食品微生物の生態

微生物制御の全貌

ICMSF（国際食品微生物規格委員会）＝編
山本茂貴・丸山務・春日文子・小久保彌太郎＝監訳

MICROORGANISMS IN FOODS 6

SECOND EDITION

MICROBIAL ECOLOGY OF FOOD COMMODITIES

中央法規

目　　次

第１章　食肉および食肉製品

第２章　家禽製品

第3章　魚介類および魚介製品

第4章　飼料およびペットフード

第5章　野菜および野菜加工品

第6章　果実および果実製品

第7章 スパイス，乾燥スープおよびアジアの香辛料

第8章 穀類および穀物食品

第9章　堅果類（ナッツ），脂肪種子類および乾燥マメ科植物類

第 10 章 カカオ，チョコレートおよび菓子類

第 11 章 油脂性食品

第 12 章　砂糖，シロップおよび蜂蜜

第 13 章　清涼飲料，果汁，濃縮果汁および果実保存食品

第 14 章　飲料水

第 15 章　卵および卵製品

第16章　乳および乳製品

第17章　発酵飲料

序　文

11カ国16人の科学者で構成されるICMSFと，コンサルタント，その他の執筆者により，Microorganisms in Foods 6 : Microbial Ecology of Food Commodities（食品の微生物 第6巻：食品微生物の生態）の第二版が完成した。

第二版の目的は，食品の加工・包装技術の発達，新しい製品，新たな病原体に関する知見，そして第一版以降に取り入れられたそれら病原体に対する管理手法を考慮し，1996年に出版された第一版を，最新の情報を取り入れて更新することである。

全体的には第一版と同じ章の構成が維持され，それぞれの章が以下の点をカバーしている。すなわち(i)食品中のミクロフローラと生態に影響する当該食品の重要な特性，(ii)と畜時あるいは収穫時の初期のミクロフローラ，(iii)微生物の存在構成に対する収穫，輸送，加工，貯蔵の影響，(iv)食品の危害要因とリスクの評価，(v)微生物数を管理するために適用される工程である。

1980年代，食品の安全性は主に，最終製品の試験を含めた検査と衛生管理基準の遵守によって管理されていた。Microorganisms in Food 2 : Sampling for Microbiological Analysis : Principle and Specific Applications（食品の微生物 第2巻：微生物学試験のためのサンプリング：原則と応用）（第二版，1986年）は，サンプリングプランを用いた，より良い統計学的見地に基づく検査法を示した。この方法は現在でも，水際の検疫などで，食品が製造され加工された条件に関する情報が皆無である場合に役立つ。ICMSFは早い段階から，いかなるサンプリングプランも，病原体が食品中に皆無であることを保証することは不可能であると認識している。水際での，あるいはフードチェーンのいずれの段階における食品検査も，食品の安全性を保証することはできない。

このことからICMSFは，食品の安全性を強化するためのHACCP（危害分析重要管理点）の潜在的価値を，特に発展途上国における可能性を探ることとした。Microorganisms in Food 4 : Application of the Hazard Analysis Critical Control Point（HACCP）Systems to Ensure Microbiological Safety and Quality（食品の微生物 第4巻：微生物学的安全性と品質を確保するためのHACCPシステムの適用）(1988年）は，食品の製造手順と工程における微生物学的危害要因の特定，危害要因が制御可能となる重要管理点の特定，管理の有効性を監視するシステムの構築のために用いられる手法について説明した。フードチェーンの各段階でHACCPがどのように適用可能であるかの事例を示しつつ，生産あるいは収穫から消費に至るまでHACCPを適用するための推奨事項が記されている。

HACCPを効果的に実践するためには，有害な微生物と食品の特性（pH，水分活性，温度，含有防腐剤など）に対する微生物の反応についての知識が必要である。ICMSFは，これらの情報が，食品産業で品質保証や技術支援，研究，開発に携わる従業員および，地域，州，地方，国家レベルで食品検査に携わる人々が容易に参照できる形で，総合的に収集されたことはなかったと考えた。

Microorganisms in Food 5 : Characterisitics of Microbial Pathogens（食品の微生物 第5巻：病原微生物の特性，1996年）は，食品由来の微生物の増殖，生存，死滅の反応に関する文献を徹底的に，しかも簡潔にレビューしたものである。本書は，HACCPプランを策定するに当たって病原体の増殖，生存，死滅を判断するために，そして食品の安全性を改善するために，容易に参照できる手引書として作成されている。

Microorganisms in Foods 6 : Microbial Ecology of Food Commodities 第二版（食品の微生物 第6巻：食品微生物の生態，2005年）は，主に食品微生物学の応用面を対象としている。17の食品群について，初期のミクロフローラと病原体の汚染程度，加工に伴う微生物の変化，典型的な腐敗のパターン，これらの食品が食品由来疾患に関与した事例，病原体を制御し腐敗を抑制する方法が記述されている。これらの制御方法は統一された書式で書かれている。

Microorganisms in Foods 6 : Microbial Ecology of Food Commodities 第二版は，Microorganisms in Foods 7 : Microbiological Testing in Food Safety Management（食品の微生物 第7巻：食品安全管理における微生物学的検査，2002年）の後に執筆されている。Microorganisms in Foods 7は，HACCPや適正衛生規範（GHP）などのシステムがいかに微生物学的検査以上に安全性の保障をもたらすことができるかを説明すると同時に，どのような場合に微生物学的検査が食品の安全性を管理するシステムとして役立つかについても解説している。第7巻においても，ICMSFの以下の目標が示されている。すなわち(a)食品の微生物学的安全性と品質に関する情報を集め，関連づけ，評価すること，(b)微生物学的規格が特定の食品の微生物学的安全性を改善し，確保するかどうかについて考察すること，(c)適切であれば，その規格を提案すること，(d)サンプリングと検査の方法を推奨すること，(e)食品の微生物学的安全性の評価と管理について指針を示すことである。第7巻には，サンプリングや微生物学的試験を含む食品の安全性の管理のための体系化した手法が紹介されている。そして，GHPとHACCPシステムを用いて，食品やその製造工程に明確な安全性の目標をどのように達成するかが解説されている。GHPおよびHACCPで採用されているような管理手段は，危害要因の初期レベルに影響するもの，微生物の減少をもたらすもの，加工や貯蔵の際などに微生物の増殖を妨げるものの3つのカテゴリーに区分される。本書Microorganisms in Foods 6では，それぞれの食品群の制御法を記述するに当たり，この分類法を踏襲した。

Microorganisms in Foods 5，Microorganisms in Foods 7およびMicroorganisms in Foods 6 第二版（2005年）は，行政の食品検査・管理目的あるいは産業ベースで，微生物学的検査を利用する，また微生物学的規格基準の設定に従事する人々を対象としている。その内容は，食品加工業者，食品微生物学者，食品技術者，獣医師，公衆衛生担当者，規制当局担当者にとって必読すべきものである。食品科学，食品技術を学ぶ学生にとっては，これらの書籍は，さらに進んだ学習に役立つ多くの出典同様，食品微生物学および食品の安全性の管理に関する豊富な情報を提供している。

監訳者まえがき

国際食品微生物規格委員会（International Commission on Microbiological Specifications for Foods; ICMSF）は，1962年に国際微生物学連合（IUMS）の構成組織として設立された。その目的，機能，構成，活動などは，本書の「付属 I．ICMSF の目標と実績」に詳細に記述されており，わが国からは本書の監訳者の1人である春日がメンバーになっている。本組織でまとめられた成果や発言は，設立時から現在に至るまで，WHO やコーデックス委員会の活動に一層の科学的根拠を賦与している。

ICMSF 設立当時の食品の安全性は，主に最終製品の試験を含めた検査と衛生管理基準の遵守によって管理されていた。しかし，いかなる検査も病原体が食品中に皆無であることを保証することは不可能であり，水際での，あるいはフードチェーンのいずれの段階における食品検査も，食品の安全性を100％保証することはできないことが，食品生産現場を踏まえた多くの研究成果から明らかにされてきた。

そこで，ICMSF は WHO と共同で食品の微生物管理のための HACCP（危害分析重要管理点）システムの有用性について追求し，1982年に国際食品規格基準における HACCP システム導入の必要性に関する報告書を公表した*。それを受け，さらに ICMSF は1988年，Microorganisms in Food 4: Application of the Hazard Analysis Critical Control Point (HACCP) Systems to Ensure Microbiological Safety and Quality（食品の微生物 第4巻：微生物学的安全性と品質を確保するための HACCP システムの適用）をまとめ出版した。本書は，フードチェーンの各段階で HACCP システムがどのように適用可能であるかの事例を示しつつ，生産あるいは収穫から消費に至るまでの各段階で HACCP システムを適用するための推奨事項を記している。本書は翻訳され，中央法規出版株式会社より「食品の安全・品質確保のための HACCP（河端俊治・春田三佐夫監訳，1993年）」として出版されている。

HACCP システムを効果的に実践するためには，食品を汚染する有害微生物の生態と食品の特性（加工過程や食品の物理化学的性状を含む）に対する微生物の反応，また微生物の管理の指標としての検査法について，多くの知見やデータ，管理に結びつけるまでの理論が必要である。その理念の下に，シリーズ Microorganisms in Foods の第5～7巻が発刊された。各巻の特徴については，序文と巻末の付属 I を参照されたい。概要を紹介すると，Microorganisms in Foods 5: Characteristics of Microbial Pathogens（食品の微生物 第5巻：病原微生物の特性，1996年）では食品汚染微生物の挙動や反応に関する文献を総合的にレビューし，世界各国の政府や企業によってデータベー

---

* ICMSF/WHO (1982) Report of the WHO/ICMSF meeting on Hazard Analysis: Critical Control Point System in Food Hygiene, WHO/VPH/82.37, WHO, Geneva.

スとして利用されるなかで，わが国でも規格基準や通知の根拠として参照されている。次いで出版された Microorganisms in Foods 6: Microbial Ecology of Food Commodities（食品の微生物 第6巻：食品微生物の生態，1998年）は，各種食品群の原材料から加工，最終製品の製造に至るまでのミクロフローラとその生態について紹介している。そして，Microorganisms in Foods 7: Microbiological Testing in Food Safety Management（食品の微生物 第7巻：食品安全管理における微生物学的検査，2002年）では，HACCPや適正衛生規範（GHP）などのシステムの重要性を再確認すると同時に，食品の安全性を管理するシステムとしての微生物学的検査の役割についても解説している。また摂食時食品安全目標値（Food Safety Objective; FSO）等新しい概念を提唱し，これらの概念はその後，コーデックス委員会により，用語として定義を含め採択されている（本書も，近々，中央法規出版株式会社より翻訳出版が予定されている）。

これらのうち，第6巻を最新の情報を入れて更新したのが，本翻訳書の原本の Microorganisms in Foods 6: Microbial Ecology of Food Commodities, 2nd edition（食品の微生物 第6巻第2版：食品微生物の生態，2005年）である。初版の各章の構成は変えず，病原体に関する最新知見，特に病原体の系統的な制御法について追加が行われた。

このたび，本書を翻訳したことにより，日本国内の企業や行政，教育の場で食品微生物に関わる皆様に，一層お役立ていただければ幸いである。翻訳に当たっては，出版元である Springer Science & Business Media から正式な翻訳権を取得するとともに，ICMSFからも許可を得，また歓迎の意を受けている。なお，図表についてはタイトルのみを翻訳して原文のままとし，微生物名は「最新版 英和・和英微生物学用語集：日本細菌学会用語委員会編集」にできるだけ準拠した。

お忙しいなか，分担翻訳執筆にご協力いただいた先生方に厚く御礼を申し上げるとともに，出版に至るまで粘り強いお励ましとお骨折りをいただいた中央法規出版株式会社企画部，編集部各氏に心より謝意と敬意を表するものである。

平成22年12月

山本茂貴・丸山 務・春日文子・小久保彌太郎

第１章
食肉および食肉製品

CHAPTER 1
Meat and Meat Products

I　はじめに

赤身肉は多くの動物種から得られる（例：ウシ，ヒツジ，ヤギ，ラクダ，シカ，水牛，ウマおよびブタ）。世界における赤身肉の総生産量および貿易量は，http://www.fao.org の http://apps.fao.org/page/collections?subset = agriculture のサイトから知ることができる。

赤身肉は消費者に病原体をもたらす可能性がある。過去において，主な公衆衛生上の問題が古典的人獣共通感染症，すなわち牛結核のように動物からヒトに伝播する疾病や病原体の原因となり，また動物における病理学的変化を生じることもあった。古典的な食肉検査に導入された方法（視診，触診，切開）は，これらの疾病または病原体に対して高い効果があったことが証明されている。それ故に，結核は極めて典型的なリンパ節の変化（肉芽腫性リンパ節炎）を示し，食肉検査の際のリンパ節切開により確実に検出することができる。しかし，現在の主な問題は潜在性の人獣共通感染症である。これらの病原体は健康な動物の体内に存在するだけで，病的な状態や変化を生じないにもかかわらず，例えばと殺の際などに食肉生産におけるフードチェーンを汚染する可能性がある。このような点から，“健康な動物，健康な食品”というスローガンは正しくない。微生物学的危害要因はと殺工程で除去されないため，食肉生産においては，と殺時における衛生について適正な実施を厳格に維持することが最も重要である。食品由来の疾病を引き起こし，少なくとも複数の食肉製品において危害要因となる可能性のある細菌には，サルモネラ属菌，高温性カンピロバクター属菌，腸管出血性大腸菌（例：血清型 O157；EHEC），*Yersinia enterocolitica* のある種の血清型，*Listeria monocytogenes*，ウエルシュ菌，黄色ブドウ球菌，ボツリヌス菌，セレウス菌がある。また，食肉は，*Pseudomonas* spp.，*Shewanella*，腸内細菌科，*Brochothrix thermophacta*，乳酸菌（LAB），低温発育性 clostridia，酵母，糸状菌を含む一連の微生物により腐敗・変敗する。

近年，牛海綿状脳症（BSE）（“狂牛病”）が公衆衛生上の注目を集めてきた。BSE の最初の症例は，1986 年 11 月に英国で報告された。この疾病は，食品を介してヒトに伝播する可能性があると考えられている。疾病を引き起こすプリオンは，熱，紫外線，電離放射線および消毒薬のような化学的・物理的影響に強く抵抗する。プリオンは，ある種のアルカリ性物質および高圧下の蒸気加熱に感受性がある。効果的な消毒法は，133℃で 3 バールの圧力を 20 分間かける蒸気滅菌である。現在わかっているところでは，BSE 流行の原因は，感染動物の脳，眼または脊髄および製造工程における不適切に加熱されたその他の組織を含む動物用飼料（肉骨粉および同種のもの）である。

人間の健康を守るために，ある種のウシの臓器（いわゆる特定危険部位：脳，眼，脊髄，脾臓，胸腺（仔牛や仔羊の膵臓または胸腺），生後 6 カ月以上のウシの腸，肉眼で確認できるリンパ組織および神経組織，同様にリンパ節）は，食料，ゼラチン，油脂，薬品，化粧品を製造するための使用が禁じられている。これ以上の情報および実際のデータは次のウェブサイトから入手できる。

http://www.oie.int/eng/en_index.htm ; http://www.who.int/mediacentre/factsheets/fs113/en/

http://www.defra.gov.uk/animalh/bse/index.html

http://www.aphis.usda.gov/oa/bse/

http://www.tseandfoodsafety.org/

http://www.unizh.ch/pathol/neuropathologie/

本章では，主に赤身肉および食肉製品を汚染する微生物，および加工，保存，流通の際の微生物数や拡散の増減を左右する因子および取り扱いについて述べる。また，食品としてのカエルの脚，カタツムリの微生物学についても含まれる。

A 定義

赤身肉とは，主に“赤色”の肉用動物の黄紋随意筋である骨格筋組織である。筋肉は収縮性の筋原線維たんぱく質，水溶性の筋形質たんぱく質（例：解糖系酵素，ミオグロビン），低分子量の水溶性有機化合物および無機化合物で構成されている。結合組織は筋細胞と密に結合し，筋たんぱく質全体の 30％以上を占めている。脂肪細胞は皮下，筋肉の内部と周囲の両方に存在する。筋肉の内部では，脂肪細胞は筋膜の隙間に分布する。筋肉重量の 1/3 以上が脂肪である場合もある。また，筋組織は 0.5～1％のリン脂質を含んでいる。

法令で規定されているように，食肉には種々の臓器（“可食内臓”または“内臓”）が含まれる。食用となる臓器およびと体の他の部位は国によって様々である。心臓は骨格筋と類似点があり，横紋不随意筋，結合組織および脂質で構成されている。肝臓は網状の血管と上皮に覆われた毛細血管が分布している均一の肝細胞を有している。腎臓には尿細管，小静脈および小動脈を含む結合組織網として存在する。

B 重要な特性

食肉は水分とたんぱく質の含有量が多く，炭水化物は少なく，また低分子量の水溶性成分を多く含んでいる（Table 1.1）。筋肉のビタミン含有量（μg/g）は，おおよそチアミン 1，リボフラビン

Table 1.1　哺乳動物の筋肉における死後硬直後の組成の概要

Component	% Wet weight
Water	75
Protein	19
Lipid	2.5
Glycogen[a]	0.1
Glucose[a,b] and glycolytic intermediates[a]	0.2
Lactic acid[a]	0.9
Inosine monophosphate[b]	0.3
Creatine[b]	0.6
Amino acids[b]	0.35
Dipeptides (carnosine and anserine)[b]	0.35
pH[a]	(5.5)

Lawrie (1985).
[a]Varies between muscles and animals.
[b]Varies with time after rigor mortis.

2，ナイアシン 45，葉酸 0.3，パントテン酸 10，B_6 3，B_{12} 0.02 およびビオチン 0.04 である（Schweigert, 1987）。ビタミンの濃度は，動物種，年齢および筋肉により様々である。ブタの筋肉は，ウシやヒツジの筋肉の５～10 倍のチアミンを有している。ビタミンは筋肉より臓器（例：肝臓，腎臓）に多い傾向がある。

食肉は，ほとんどの微生物の発育に適した水分活性（0.99）の栄養に富んだ基質である。微生物は，当初は低分子量物質（炭水化物，乳酸塩，アミノ酸）を消費して発育する。微生物による構造たんぱく質の分解は，腐敗の極めて遅い段階で起こる（Dainty *et al.*, 1975）。

筋肉への酸素供給が絶たれる動物の死において，蓄積されたグリコーゲンの嫌気性解糖により生じた乳酸が pH を低下させる。グリコーゲンが利用可能な限り，あるいは pH が解糖系酵素を抑制するレベルに達するまで死後の解糖は続く。通常の筋肉では，この pH は 5.4～5.5 である。ある種の筋肉（例：ウシの胸骨筋）では相当量のグリコーゲンが残っているにもかかわらず，およそ pH6 で解糖は止まる。最終 pH は同じ動物の筋肉でも，また個々の動物によっても異なり，筋肉のグリコーゲン含有量とグリコーゲンが解糖されやすいかどうかにより決定される。死後硬直した筋肉の pH は 5.4～5.5（乳酸塩含有量は１%付近）から 7.0（乳酸塩はほとんど存在しない）と幅がある。筋肉の乳酸塩含有量は pH と反比例する。ウシおよびヒツジのと体表面では，酸素を利用できるために好気的代謝が継続し，露出した表面組織の大部分は pH6 以上であり（Carse & Locker, 1974），これが微生物の発育を促進する。

動物の生体では筋肉のグリコーゲン濃度は平均１%であるが，これにはかなりの変動がある。ブタの筋肉内のグリコーゲンは飢えと適度な運動により容易に減少するが，ウシの筋肉内のグリコーゲンは飢えと運動に対して抵抗する。いずれの動物種でも，と殺前のストレス（例：興奮および寒さ）が筋肉のグリコーゲンを消耗させる。グリコーゲン濃度は筋肉より肝臓において高く（２～10 %），その含有量はと殺前の状態によっても影響を受ける。筋肉内のグリコーゲン濃度が低いと，結果として高い最終 pH を招き，“切ると黒ずんでいる”牛肉，あるいは黒ずんで硬いパサパサした肉（DFD）となる。

死後硬直後の筋肉におけるグルコース量は pH によって変わり（Newton & Gill, 1978），pH6.4 以上の筋肉ではグルコースは存在しない。正常な pH（5.5～5.8）の筋肉ではグルコースは 1 g あたり約 100～400μg 存在する（Gill, 1976）。肝臓はグルコースの含有量が多く（３～６mg/g），これは pH とは無関係のようである（Gill, 1988）。

最終 pH に達するまでに，アデノシン三リン酸が多量に分解し，イノシン-リン酸（IMP）となる。食肉の保蔵中，IMP とイノシンはヒポキサンチン，リボースおよびリボースリン酸へと分解し続ける。リボース，イノシンおよび IMP は，多数の発酵性グラム陰性細菌により，またリボースは *Broch. thermosphacta* や多数の乳酸菌によりエネルギー源として利用される。

脂肪組織は筋肉より水分が少なく，乳酸塩もほとんどなく，pH は中性に近く，血清由来の低分子量成分（グルコースおよびアミノ酸類）を含む（Gill, 1986）。その結果，脂肪における微生物の発育は筋肉の表面より遅い。

C　加工および保存の方法

動物は放牧されるものもあれば，集約化またはほとんど商業的な条件下で農場で飼育されるものもある。動物の腸管内または体表のミクロフローラは，動物生産システムによって様々である（例：飼育場のウシの体表には多くの糞便が付着）。仔牛は生後3～4週齢の若いうちに，またウシやヒツジは1～2歳かそれ以上でと殺される。と畜場において，ウシおよびヒツジの表皮は除去され，ブタの表皮は通常熱湯処理され(ある施設では除去されるが)，その後腸管および内臓が除去される。と体は法令で許可された場所で洗浄され，その後冷蔵される。

腐敗・変敗微生物は，極めて悪変しやすい食品である食肉中で急速に増殖する。したがって，食肉の取引きは，地方のレベルでも，腐敗・変敗フローラを制御するための保存法に従っている。

最も重要な保存法は，冷蔵または冷凍，加熱（缶詰も含む），塩漬，乾燥および包装である。包装することにより可食期間の延長が可能となる。微生物の発育を減少させるために，いくつかの手順を組み合わせることも多い。低温での保存では，生肉の腐敗・変敗が起こる前のごく限られた期間保存することができる。しかし，冷蔵肉をガス透過性の低いフィルムで真空包装したりガス置換包装することにより，保存可能期間を少なくとも12週間まで延長することが可能である。

D　食肉製品のタイプ

赤身肉は，冷蔵または冷凍したと体，大きい分割肉または小売サイズの部分肉，冷蔵または冷凍した内臓，冷蔵した真空包装肉，乾燥肉，発酵肉，生または加熱調理済み塩漬製品，加熱調理済み非塩漬肉および加熱調理済み缶詰製品として取引される。

Ⅱ　初期のミクロフローラ

A　反芻動物

反芻動物の消化管は，出生時は生理学的に単胃である。線維飼料を食べるようになる生後2～6週間に，第一胃と第二胃の複合体が急速に発達する。初めのうちは，多数の大腸菌，ウエルシュ菌および連鎖球菌が消化管中に存在し，糞便と共に排菌される（ウエルシュ菌 10^7～10^8 cfu/g，大腸菌 10^9 cfu/g）。約2週間後，およそ生後3カ月でウエルシュ菌は約 10^4 cfu/g に，大腸菌は約 10^6 cfu/g に減少する。大腸菌群の糞便排菌を比較したところ，生後3～8週間の8頭の仔牛の平均値は $\log_{10}7.2$ cfu/g，成牛で $\log_{10}4.9$ cfu/g であった（Howe *et al.*, 1976）。

Salmonella Typhimurium や *S.* Enteritidis のような侵入性のサルモネラ属菌の血清型は，飼料中に時々みられる血清型よりも生きた動物での制御が難しい。生後間もない若齢の反芻動物は，サルモネラ属菌に対して感受性が高い。生後3日以内に *S.* Typhimurium を投与された仔牛は容易に感

染し，生後 18 日の仔牛よりも長期間多数のサルモネラ属菌を排泄した（Robinson & Loken, 1968）。また，と殺時にサルモネラ属菌は若齢のウシの腸間膜および盲腸のリンパ節から検出されることが多い。牧場で過剰となった仔牛は，市場と卸売業者を介して飼育農場に売られることがある。英国では，サルモネラ属菌が仔牛の市場で採取された環境サンプルの 3.7％に，仔牛の輸送に利用された乗り物からの拭き取りサンプルの 20.6％に検出されている（Wray *et al.*, 1991）。また，サルモネラ属菌は卸売業者の施設の壁（拭き取りサンプルの 7.6％）および床（拭き取りサンプルの 5.3％）にも検出された（Wray *et al.*, 1990）。感受性の高い若齢の仔牛を一緒にして飼育農場に輸送することによりサルモネラ属菌は拡散する。飼育農場に到着した時点で，仔牛の糞便中のサルモネラ属菌の保菌率は比較的低いが，その後急速に増加する可能性がある。飼育農場に到着して 2 日以内の 437 頭の仔牛から糞便を採取したところ，サルモネラ属菌が 5.3％検出された（Hinton *et al.*, 1983）。約 2 週間後，同じ農場でサルモネラ属菌はサンプル採取した 491 頭の 42.2％に検出された。サルモネラ属菌の排菌率は 2 ～ 3 週間目にピークに達し，その後減少した。これは成牛の腸管内フローラの発育と相関する可能性がある。

適正に給餌されたウシの発達した第一胃における胃液の高濃度の揮発性脂肪酸および pH は，サルモネラ属菌およびベロ毒素産生性大腸菌（血清型 O157；VTEC であることが多い）感染に，ある程度の予防効果をもたらす（Chambers & Lysons, 1979 ; Mattila *et al.*, 1988）。これら微生物は洗浄されるより速く第一胃の胃液から消失する。サルモネラ属菌や VTEC O157 が第一胃で増殖することができるように飢餓状態あるいは間欠的に給餌された反芻動物は，感染への感受性が高い。このことは，恐らく給餌が少ない時期（例：脱水状態，集合，毛刈りまたは消毒液の塗布および高い収容密度）の農場における感染動物の割合に影響する。農場では，腸管内のサルモネラ属菌の保有率は一様ではない（Edel & Kampelmacher, 1971）。臨床的なウシのサルモネラ症の発生は季節性を示す傾向がある。英国では，ウシのサルモネラ症はほとんど夏から秋にかけて発生し，放牧シーズンの終わり頃にピークがある（Williams, 1975）。ニュージーランドにおいて，夏から秋にかけてヒツジにおける臨床的なサルモネラ症のピークは，毛刈りや消毒薬の塗布のためのヒツジの移動と集合に相関している。

成牛と仔牛の処理工程におけるサルモネラ属菌の汚染に関する研究では（Dargatz *et al.*, 2000），187 頭の成牛と仔牛の処理工程で採取された 5,049 の糞便のうち，処理工程の 11.2％（187 頭中 21 頭）で採取された 1 件または複数の糞便からサルモネラ属菌が検出された。22 の血清型に型別される合計 78 のサルモネラ属菌が，サンプルの 1.4％（5,049 件中 70 件）から分離され，1 頭の処理工程で採取された 8 件のサンプルから複数の血清型が分離された。最も一般的な 5 種類の血清型は *S.* Oranienburg（分離菌の 21.8％）および *S.* Cerro（21.8％）で，次いで *S.* Anatum（10.3％），*S.* Bredeney（9.0％），*S.* Mbandaka（5.1％）であった。

ヒトのサルモネラ症は，食品特に獣肉および家禽肉に由来することが広く認められているが，確固とした証拠を示すことは難しい。Sarwari *et al.*（2001）は 1990～1996 年の米国のデータから，と殺時に動物から分離されたサルモネラ属菌の分布とヒトからの分離菌の分布にはかなりの違いがあると結論づけた。このことは，動物由来製品がヒトのサルモネラ症の主な原因であるという想定は妥当であるか，またその違いは方法上の理由によるものかどうか，疑問を投げかけている。

農場からと畜場への輸送中，あるいは農場から農場への長時間にわたる移動中，給餌の様式と飼料のタイプが変わり，第一胃内の変化による感染に対する感受性の増加が，ウシおよびヒツジのサルモネラ属菌の保菌に影響を及ぼす。Frost *et al.*（1988）は，市場から飼育場に搬入された当初の18日間に，成牛の腸間膜リンパ節と第一胃の胃液にサルモネラ属菌の高い保菌を報告している。その飼育場で80日後，サルモネラ属菌の感染はほとんどみられなかった。オーストラリアからシンガポールおよび中東への海上輸送中のヒツジの死亡には，サルモネラ症が原因となるものがあり，これは空の消化管，食欲の喪失，新鮮な牧草から乾燥飼料への変化に順応できなかったことと関連していた。

健康なウシは糞便中に高温性カンピロバクター属菌を排菌する可能性があるが，菌数は一般的に少ない（NACMCF, 1995）。高温性カンピロバクター属菌は反芻動物の下部消化管に頻繁にみられるが（保菌率は0～54％），その菌数は通常1,000/g以下である。本菌は極めて若齢（生後3～4週間以下）の仔牛の糞便中では，より頻繁にしかもその菌数は多い。第一胃に少量菌数（100/g以下）存在し，それはおそらく一過性フローラの一部と考えられる。

河川，飼育場および野生動物は，いずれもサルモネラ属菌や*C. jejuni*の感染源と考えられる。動物間の拡散の機会は，集約的に飼育される動物で増加する。飼料を汚染したサルモネラ属菌は感染源になる可能性がある。Jones *et al.*（1982）は，*S.* Mbandakaに汚染された植物性脂肪補助飼料の摂食が直接の原因になった3カ所の牧場におけるウシの感染について報告している。

*L. monocytogenes*は植物／土壌の生態系における腐生菌として存在する可能性があり，ウシとヒツジのリステリア症の臨床的な発生は，以前から品質の悪いサイレージの給餌と関連してきた。動物を農場やと畜場で検査すると，*L. monocytogenes*は多くの国々で正常なウシの糞便中に報告されている（Table 1.2）。デンマークの農場では乳牛に本菌が多数検出され，飼料中に一般的にみられる（様々な穀類からなるサイレージおよびアルカリ処理した藁）。サイレージおよび腐敗・変敗した野菜類には多数のリステリア属菌が汚染している可能性がある。デンマークでブタよりウシに高い発生がみられるのは，ウシには湿った牧草類を給餌し，ブタには乾燥飼料を与えることと相関している（Skovgaard & Norrung, 1989）。

VTECは志賀毒素（STX）としても知られる，1つまたはそれ以上のベロ細胞毒素（VT）を産生する一群の大腸菌である。この菌群には様々な異名がある。米国およびヨーロッパの一部では，志賀毒素産生性大腸菌（STEC）が使用される。EHECという名は，元来はヒトに出血性大腸炎（HC）を引き起こすVTECを意味したが，後に欧州の一部の国々における医学分野で，VTECの同義語として使われるようになった（SCVPH, 2003）。

VTECは仔牛，成牛，水牛，ヒツジおよびヤギの糞便中にしばしば存在する（Mohammad *et al.*, 1985；Suthienkul *et al.*, 1990；Beutin *et al.*, 1993；Clarke *et al.*, 1994）。これらのVTEC菌株は多くの血清型に属する。ある菌株（例：O5：NM，O8：H9，O26：H11，O111：NMなど）は，仔牛に接着障害病変を伴う下痢または血便を引き起こす（Moxley & Francis, 1986；Schoonderwoerd *et al.*, 1988；Wray *et al.*, 1989）。しかし，VTECはヒトに食品由来感染および重度で死に至る可能性のある疾病

Table 1.2　肉用動物中における *L. monocytogenes* 汚染

Species	Sample site	Country	Number	% Positive	Reference
Cattle	Feces	Belgium	25	25	van Renterghem *et al.*, 1991
		Denmark	75	52	Skovgaard and Morgen, 1988
		New Zealand	15	0	Lowry and Tiong, 1988
		Yugoslavia	52	19	Buncic, 1991
	I.R.P.N.[a]	Yugoslavia	52	29	Buncic, 1991
Cattle	Feces		30	11	Johnson *et al.*, 1990
Cattle (dairy)	Feces	Finland	3878	6.7	Husu, 1990
	Feces	USA	40	3	Siragusa *et al.*, 1993
Cattle (beef)	Lymph nodes	B&H	8	0	Loncarevic *et al.*, 1994
Cattle	Feces	Germany	138	33.3	Weber *et al.*, 1995
Cattle	Content of large intestine	Japan	9539	2	Iida *et al.*, 1998
Cattle (dairy)	Feces	Sweden	102	6	Unnerstad *et al.*, 2000
Cattle	Feces	Scotland	29	31	Fenlon *et al.*, 1996
Sheep	Feces	New Zealand	20	0	Lowry and Tiong, 1988
Sheep	Feces	Germany	100	8	Adesiyun and Krishnan, 1995
Pig	Feces	Belgium	25	20	van Renterghem *et al.*, 1991
		Denmark	172	1.7	Skovgaard and Norrung, 1989
		Hungary		25.6	Ralovich, 1984.
		Yugoslavia	97	3	Buncic, 1991
	Tonsils	Yugoslavia	103	45	Buncic, 1991
Pig	Lymph nodes	B&H	21	5	Loncarevic *et al.*, 1994
Pig	Rectal swabs	Trinidad	139	5	Adesiyun and Krishnan, 1995
Pig	Feces	Germany	34	5.9	Weber *et al.*, 1995
Pig	Content of large intestine	Japan	5975	0.8	Iida *et al.*, 1998
Pig	Tonsils	Finland	50	12	Autio *et al.*, 2000
Horse	Feces	Germany	400	4.8	Weber *et al.*, 1995

[a]I.R.P.N., Internal retropharyngeal nodes.

をもたらす病原体である。VTECは，出血性大腸炎（HC）または溶血性尿毒症症候群（HUS）を併発する可能性のあるヒトの胃腸炎の原因になる。

ヒトに感染を起こすVTEC菌は，各種のO:H血清型が増加しており，多くのO:H血清型がある。non-O157 VTECの分離に関する知見の総説については（K. A. Bettelheimによる），Micro-BioNetのウェブサイト（http://www.sciencenet.com.au）で参照することができる。HCおよびHUSの大多数の発生および突発的な症例は，O157:H7 VTEC菌株によるものである。しかし，特にヨーロッパにおいて，O26:H11，O26:H−，O91:H−，O103:H2，O111:H−，O113:H21，O117:H7，O118:H16，O121:H19，O128:H2またはO128:H−，O145:H−，O146:H21などのnon-O157菌株の感染がヒトの重度な疾病としばしば相関する。

VTECの病原性はいくつかの毒性因子と結びつく。その主な因子は，異なる型の菌体外毒素（ベロ毒素）を形成する能力である。それらはベロ毒素1グループ（Stx1）およびベロ毒素2グループ（Stx2）に細分化することができる。*stx1*遺伝子および*stx2*遺伝子の特性により，両方のStxグループに異なる変異型の存在が明らかになった。現在，3つの*stx1*サブタイプ（*stx1*，*stx1c*，*stx1d*）およびいくつかの*stx2*遺伝子変異型（例：*stx2*，*stx2c*，*stx2d*，*stx2e*，*stx2f*）が記述されている。ベロ毒素産生能力とは別に，これらの病原群はインチミン（*eae*），VTEC自発凝集接着因子（*saa*），エンテロヘモリシン（*ehxA*）のような付加的毒性因子を有する可能性がある。*eae*遺伝子の特徴づけにより，異なるeae変異型の存在も明らかにされている。現在，*eae*遺伝子の11の遺伝子変異型が同定され，ギリシャ・アルファベットによる文字がつけられている。様々なインチミンが，それぞれ別々の宿主および組織細胞間の親和性をもたらすものと考えられている。

大腸菌 O157 はウシやヒツジ（Table 1.3），水牛の糞便中にみられる（Dorn & Angrick, 1991）。健康な成牛，乳牛や食用牛および放牧牛やフィードロット牛から分離されている（Table 1.3, 1.4）。いくつかの研究では，最も高い保菌率は離乳後間もない若齢の仔牛にみられる（Meng *et al.*, 1994）。大腸菌 O157 : H7 によるウシの感染は一過性のように見えるが，群れ単位の感染が持続されている可能性がある（Wells *et al.*, 1991 ; Zhao *et al.*, 1995 ; Faith *et al.*, 1996）。飲料水が農場における大腸菌 O157 の拡散または汚染の原因の可能性がある（Faith *et al.*, 1996）。第一胃胃液中での大腸菌 O157 : H7 の発育は，適正に給餌されている家畜では pH および揮発性脂肪酸の濃度により制限されるが，24～48 時間絶食している場合はそのようなことはない（Rasmussen *et al.*, 1993）。大腸菌 O157 : H7

Table 1.3　ウシおよびヒツジの糞便中の大腸菌 O157 : H7

Country	Animal	No. samples	% Positive	Reference
Germany	Dairy cow	47	<2	Montenegro *et al.*, 1990
Germany	Bull	212	0.9	Montenegro *et al.*, 1990
Scotland	Cattle[a]	1 247	0.4[b]	Synge and Hopkins, 1992
Scotland	Sheep	450	<0.2	Synge and Hopkins, 1992
Spain	Diarrhoeic calf	78	1.3	Blanco *et al.*, 1988
Spain	Cattle	328	0.3	Blanco *et al.*, 1996a,b
USA	Adult dairy			
USA	Cow[c]	662	0.15	Wells *et al.*, 1991
USA	Dairy heifer[c]	394	3.0[d]	Wells *et al.*, 1991
USA	Dairy Calf [c]	210	2.3[d]	Wells *et al.*, 1991
USA	Cattle	10 832	1.0[e]	Hancock *et al.*, 1997
USA	Cattle	205	3.4[e]	Rice *et al.*, 1997
USA	Cattle	1 091	4.9	Besser *et al.*, 1997
USA	Cattle	327	28[e]	Elder *et al.*, 2000
USA	Cattle	1 668	1.3	McDonough *et al.*, 2000
USA	Sheep	70	15.7[f]	Kudva *et al.*, 1997
Thailand	Cattle	55	1.8[e]	Vuddhakul *et al.*, 2000
Czech Rep	Cattle	365	20[e]	Čížek *et al.*, 1999
Japan	Cattle	387	1.8	Miyao *et al.*, 1998
Japan	Cattle	306	1.6	Shinagawa *et al.*, 2000
France	Cattle	471	0.2	Pradel *et al.*, 2000
Italy	Cattle	450	12.9	Bonardi *et al.*, 1999
England	Cattle	48 000	15.8[e]	Chapman *et al.*, 1997
England	Sheep	1 000	2.2[e]	Chapman *et al.*, 1997
Netherlands	Cattle	540	10.6[e]	Heuvelink *et al.*, 1998
Netherlands	Sheep	101	4.0[e] (3.96)	Heuvelink *et al.*, 1998
Australia	Cattle	588	1.9	Cobbold and Desmarchelier, 2000
Canada	Cattle	98	11.2	Power *et al.*, 2000
Canada	Cattle	1 478	0.8	Wilson *et al.*, 1996
Canada	Cattle	1 000	0.4	Schurman *et al.*, 2000
Canada	Cattle	1 247	7.5	Van Donkersgoed *et al.*, 1999
Brazil	Cattle	197	1.5	Cerqueira *et al.*, 1999

B&H, Bosnia and Herzogovina.
[a]Five calves positive.
[b]Not stated if H7 or non-motile (NM).
[c]Some herds implicated in human illness.
[d]One of 17 from the heifer-calf group was *E. coli* O157:NM.
[e]Not stated if H7.
[f]Seventy sheep where tested over a 16-month period and 11 tested positive at least one time.
[g]Herd implicated in human illness.

Table 1.4　ウシの種類別の糞便中の大腸菌 O157 : H7保菌

Cattle type	Country	No. of samples	% Positive	Reference
Unweaned dairy calf		649	<0.15	Hancock *et al.*, 1994
Unweaned dairy calf		6 894	0.36	NDHEP survey quoted in Zhao *et al.*, 1995
Unweaned dairy calf <10 days		304	<0.3	Martin *et al.*, 1994
Dairy calf <8 weeks old[a]		423	1.4	Garber *et al.*, 1995
Dairy calf >8 weeks old[a]		518	4.8	Garber *et al.*, 1995
Dairy calf 24 h to weaning[b]		570	1.9	Zhao *et al.*, 1995
Weaned dairy calf <4 months[b]		395	5.1	Faith *et al.*, 1996
Weaned dairy calf <4 months		560	1.8	Faith *et al.*, 1996
Cow and heifer[c]		193	4.7	Faith *et al.*, 1996
Bull and steer[c]		51	3.9	Faith *et al.*, 1996
Weaned calf[c]		273	2.9	Faith *et al.*, 1996
Cull dairy cow	USA	1 668	1.3	McDonough *et al.*, 2000
Feed-lot cattle	USA	327	28	Elder *et al.*, 2000
Dairy cows	USA	1 091	4.9	Besser *et al.*, 1997
Cull dairy cow	USA	205	3.4[d]	Rice *et al.*, 1997
Weaned heifers	USA	3 483	1.7[d]	Hancock *et al.*, 1997
Unweaned calves	USA	1 040	1.3[d]	Hancock *et al.*, 1997
Dairy cows	USA	4 762	0.4[d]	Hancock *et al.*, 1997
Bull calves 50–100 kg	Czech Rep	163	5.5[d]	Čížek *et al.*, 1999
Bulls 100–200 kg	Czech Rep	47	59.6[d]	Čížek *et al.*, 1999
Bulls 200–400 kg	Czech Rep	36	44.4[d]	Čížek *et al.*, 1999
Bulls 400–600 kg	Czech Rep	71	22.5[d]	Čížek *et al.*, 1999
Bulls slaughtered	Czech Rep	48	6.2[e]	Čížek *et al.*, 1999
Beef cattle	England	1 840	13.4[e]	Chapman *et al.*, 1997
Dairy cattle	England	1 661	16.1[e]	Chapman *et al.*, 1997
Adult cattle	Netherlands	540	10.6[e]	Heuvelink *et al.*, 1998
Veal calves	Netherlands	397	0.5[e]	Heuvelink *et al.*, 1998
Calves <7 days old	Australia	79	1.3[e]	Cobbold and Desmarchelier, 2000
Weanlings 1–14 weeks old	Australia	109	5.5[e]	Cobbold and Desmarchelier, 2000
Heifers	Australia	106	2.8[e]	Cobbold and Desmarchelier, 2000
Cattle type	Australia	588	1.9	Cobbold and Desmarchelier, 2000
Dairy calf <4 month	Brazil	64	3.1	Cerqueira *et al.*, 1999
Beef cattle >2 years	Brazil	76	1.3	Cerqueira *et al.*, 1999
Veal calves	Italy	90	0	Bonardi *et al.*, 1999
Feedlot cattle	Italy	223	16.6[e]	Bonardi *et al.*, 1999
Dairy cows	Italy	137	16.1[e]	Bonardi *et al.*, 1999
Yearling cattle	Canada	654	12.4	Van Donkersgoed *et al.*, 1999
Cull cows	Canada	593	2	Van Donkersgoed *et al.*, 1999
Calves <4 months	Spain	23	4.3	Blanco *et al.*, 1996 a,b

[a]One quarter of herds sampled were previously positive in the National Dairy Heifer Evaluation Project (NDHEP); three quarters of herds sampled were previously negative for *E. coli* O157. Calves that were older than 8 weeks were up to 4 months old.
[b]Fourteen herds sampled that were previously positive in NDHEP survey; fifty herds sampled that were previously negative for *E. coli* O157.
[c]Five herds sampled that were previously positive in Wisconsin survey; seven herds sampled that were previously negative for *E. coli* O157.
[d]Results from studies in the USA.
[e]At % positive = Not stated if H7.

の糞便排菌に及ぼす食餌制限の影響については明らかではない（Tkalcic *et al.*, 2000）。

生命の脅威となる疾病の発生は，反芻動物における VTEC を理解するための大きな取り組みにつながった（SCVPH, 2003）。

さらに，最近の調査では，反芻動物の消化管は大腸菌 O157 : H7 の主な受容体であり（Duffy *et al.*, 2001a），健康な成牛の糞便の約２～３％（米国）およびその他のウシでは7.9％に VTEC O157 : H7 の汚染が確認されている。牛群感染率（少なくとも１頭に排泄のある群）はスコットランドで22.8

%であった。若齢の雌牛では64.1%の高い保菌が報告されている（Conedera *et al.*, 2001）。

Chapman *et al.*（1997）は，ウシ，ヒツジおよびブタにおけるVTECの保菌率はそれぞれ2.8，6.1および4%であったが，家禽では検出されなかったと報告した。乳牛の群ではサンプルの1%のみ（10,832件中113件）が陽性であったが，一方で15群中9群に1頭以上の陽性が認められた（Hancock *et al.*, 1997）。Vågsholm（1999）は，スウェーデンにおいても同レベルであることを認め，農場で採取された仔牛と雌牛では個々の保菌率は1～2%であり，249群において10%のVTEC O157の保菌率であった。カナダにおいて，Van Donkersgoed *et al.*（1999）は，と畜場で採取された糞便サンプルにおいて43%にnon-O157 VTEC，および8%にVTEC O157:H7の汚染があり，間引いたウシのVTECの汚染は一層高く，VTEC O157:H7罹患率は仔牛で最も高いことを発見した。2000年における人獣共通感染症の動向に関するEC（欧州共同体）の報告書（EC, 2000）では，ウシの群（10%またはそれ以上），個々のウシ（1～5%またはそれ以上）および牛肉または挽肉（0～1%）におけるVTEC O157の保菌を報告している。

オーストラリアでは，牛肉生産のために特別に飼育されているウシのVTEC保菌率（6.7%）は乳牛の保菌率（14.6%）より低かった。排菌の季節的変動については，ほとんどのウシで晩夏から早秋にかけて陽性との結果が出ている（Chapman *et al.*, 1997; Hancock *et al.*, 1997; De Zutter *et al.*, 1999; Tutenel *et al.*, 2002）。大腸菌O157を保菌している他の動物には，ヒツジ，ヤギ，野生シカ，ブタおよびカモメ（Synge, 1999; Chapman, 2000），野生ハト（Dell'Omo *et al.*, 1998），コブウシ（Kaddu-Mulindwa *et al.*, 2001）が含まれる。

Laegreid *et al.*（1999）は，飼育場に搬入前および別の場所からのウシとの合流以前の離乳期の仔牛の大腸菌O157:H7保菌について報告した。15群のうち13群（87%）で，1頭以上の糞便に大腸菌O157:H7が分離された。すべての群に抗O157抗体の高い保有がみられ（群の63～100%が血清陽性），離乳前，飼育場への搬入前に大腸菌O157:H7の発生があったことを示していた。血清学的知見では，ほとんどの仔牛（83%）とすべての群（100%）が大腸菌O157に暴露されていたことを示唆していた。

EHECの定着場所は，直腸終末部のリンパろ胞の密な粘膜であることが確認されている（Naylor *et al.*, 2003）。

Elder *et al.*（2000）は，食肉処理場において，単一の場所（飼育場）からの牛群について糞便および表皮における大腸菌O157:H7または非運動性のO157（EHEC O157）の検出頻度を評価した。採取した29の飼育場のうち，72%が少なくとも1件のEHEC O157陽性の糞便，38%に陽性の表皮が存在した。全体として，糞便と表皮のEHEC O157汚染は，それぞれ28%（327件中91件）および11%（355件中38件）であった。

Thran *et al.*（2001）は，糞便のスクリーニングは大腸菌O157:H7に限定されるべきでなく，と殺前のSTEC陽性のウシの認定が牛肉汚染のリスクの減少に役立つことを示唆した。

ヒトにおける出血性下痢およびHUSに関連する他のベロ毒素産生性血清型（例:O26:H11，O103:H2，O111:NM，O113:H21，O157:NM）は，ヒツジ，仔牛および成牛の糞便からも分離されている（Dorn *et al.*, 1989; Montenegro *et al.*, 1990; Wells *et al.*, 1991）。

Cobbold & Desmarchelier（2000）は，オーストラリアの南東部クイーンズランド州にある3カ所の牧場で採取した588頭のウシの糞便および147件の牧場の環境について調査した。STECは糞便の16.7%，環境の4.1%から分離され，そのうち10.2%はO26:H11血清型，11.2%はO157:H7血清型であり，ウシの汚染はそれぞれ1.7%および1.9%であった。乳牛の糞便におけるSTECとEHECの汚染は，北半球と南半球の調査による汚染と同じであった。離乳期の仔牛は，STEC，大腸菌O26またはO157を排菌する可能性の最も高い牛群であると認められた。特に生後1～14週間の離乳期の仔牛は，農場においてSTECおよびEHECの主要な宿主と思われる。

拡散と伝播に結び付く管理上の因子を確認するために，Van Donkersgoed *et al.*（2001）は南部アルバータ州の2カ所の飼育場における大腸菌O157:H7の環境上の要因を認め，ウシをと殺前に収容する檻について，糞便（0.8%），飼料桶（1.7%），水桶（12%）および給水される水（4.5%）から大腸菌O157:H7を分離したが，新しい混合飼料では分離できなかった。新しい混合飼料は大腸菌O157:H7を発育させることはなかった。

大量の微生物がヒツジの表皮および毛に存在しており，これらには通常の皮膚常在フローラ（例：ミクロコッカス，ブドウ球菌および酵母）および環境（土壌，牧草および糞便）に由来するサルモネラ属菌や*L. monocytogenes*を含む。*Staph. xylosus*は一般的な菌種であり，この菌はウシの表皮にもみられる（Kloos, 1980）。ヒツジおよびヤギの表皮は比較的多数の*Staph. xylosus*および*Staph. lentus*を保有する。黄色ブドウ球菌は乳房，乳管および乳にみられ，特に乳腺炎の際にみられる。寒期には，暖期と比べてヒツジの表皮および毛に多数の低温性フローラが存在する。湿った表皮または毛での発育は，ある種の微生物数を変化させる可能性がある。飼育場では表皮に付着する糞便量は多くなる（数kg）。その結果，動物により，また飼育場によって，表皮および毛におけるミクロフローラにはかなりの変動がある。

ヒツジやウシを農場からと畜場へ運搬する間，糞便中に排菌されるサルモネラ属菌および他の微生物（例：*L. monocytogenes*および大腸菌O157:H7）は，輸送車両，市場およびと畜場一帯を汚染する。高温性カンピロバクター属菌は試験室内では比較的損傷を受けやすいが，このような環境ではよく生残する。

動物は，と殺前の収容期間が長いほど体表のサルモネラ属菌の汚染が高く，腸管内のサルモネラ属菌の保菌率も上昇する。Anderson *et al.*（1961）は，市場での仔牛の0.5%が感染し，と殺前2～3時間の感染率は0.6%であったが，と殺前に仔牛が2～5日間囲い小屋に収容されると35.6%になった。ウシの糞便中のサルモネラ属菌の汚染は，農場での10倍にもなる（Galton *et al.*, 1954）。と殺を待つヒツジが7日間留置されると，毛，胃液および糞便中のサルモネラ属菌の発生率および菌数は，日数が経つにつれ上昇した（Grau & Smith, 1974）。

英国の調査（Small *et al.*, 2002）では，ウシとヒツジで3カ所ずつの合計6カ所の商業的と畜場の囲い小屋において，荷おろしからと殺にかけての家畜の移動ルートに沿った拭き取りによる大腸菌O157，サルモネラ属菌およびカンピロバクター属菌の汚染は，ウシの囲い小屋でそれぞれ27.2，6.1および1.1%，ヒツジの囲い小屋で2.2，1.1および5.6%であった。ウシの表皮における3種類の病原体の汚染はそれぞれ28.2，17.7および0%であり，ヒツジでは5.5，7.8および0%であった。

ヒツジのと体における汚染のほとんどは，消化管内容物に汚染された表皮・毛によるものである。体表からの汚染は，肉眼的に汚れている動物をと殺しないことにより減少させることができる。これは行政上困難であるが，英国などでは，これによりと体の衛生状態を改善させることが明らかにされている。

試験室内規模において，自然の大気の流れと同じ状態で，大腸菌 O157 : H7 を接種した糞便懸濁液をウシの表皮切片に付けたところ（McEvoy *et al.*, 2001），生菌数の減少に効果があり，80 ± 2℃以下の圧縮蒸気はウシの表皮に存在する大腸菌 O157 : H7 を減少させることを示し，このことはと殺およびトリミングの際のと体への交差汚染を減少させる手段として提案するものである。

B　ブタ

若齢の仔豚において，初期の消化管内ミクロフローラは主に多数の大腸菌，ウエルシュ菌，連鎖球菌で構成されている（Smith, 1961）。動物の成長に伴って，これらの菌数は減少し，非芽胞形成の偏性嫌気性菌が下部消化管の主体となる。

若齢の動物は，成熟した動物よりサルモネラ属菌の感染への感受性が高い。以前は，臨床的疾病のほとんどは宿主適応性の *S.* Choleraesuis が原因であったが，この血清型による感染数は管理手段によりかなり減少し，英国ではブタに関して報告されるサルモネラ属菌分離の 5 % 未満となった（Hunter & Izsak, 1990）。一方，*S.* Typhimurium および *S.* Derby は分離菌の 40〜50 % を占めた。

しかし，ブタは疾病を裏付ける症状がなくても，周期的または一時的に広範囲の血清型のサルモネラ属菌を排菌する。ブタの飼料は，脂肪分を抽出して乾燥した動物性原料（例：肉骨粉，魚粉および羽粉）または植物性原料（例：穀類，綿の種子およびピーナツ粉）のいずれもサルモネラ属菌の感染源である。と殺の際，汚染された魚粉を含むマッシュを給餌されたブタの 23 % の腸管にサルモネラ属菌が検出されたが，魚粉が使用されていない場合は検出率は 2 % 未満であった（Lee *et al.*, 1972）。飼料の形態もサルモネラ属菌を排菌する範囲に影響する。調製して間もないマッシュを与えた時のみ，排菌は一過性になるようである（Linton *et al.*, 1970）。しかし，乾燥飼料中の少数のサルモネラ属菌は，大量に保存したマッシュ中およびパイプラインや飼料桶の残留物の中で発育できる。この発育は，感染および排菌期間を増加させる。ペレット化は，高熱に暴露された時間と到達温度により飼料中のサルモネラ汚染を減少させる。ペレット飼料で飼育されたブタでは，サルモネラ属菌は 6,047 頭の糞便中 1 頭のみに検出されたにすぎなかったが，ブタに同じ粉末をマッシュにして 10 週間与えると，ほぼすべての糞便にサルモネラ属菌が検出された（Edel *et al.*, 1967）。ペレット化した飼料を使用した他の多数の研究でも，ブタの感染率の低下が観察されている（Edel *et al.*, 1970 ; Ghosh, 1972）。

飼料からのサルモネラ属菌の除去は，ブタの肥育農場からサルモネラ属菌を確実には消失させない。以前に畜舎に収容されていたブタを含めて，トリ，ネズミおよび他の動物などにサルモネラ属菌の感染源は多数存在する。繁殖用の雌豚および雄豚は感染の可能性がある。家畜の移動や飼育係がサルモネラ属菌を拡散させるかもしれない。農場におけるサルモネラ汚染の管理には多面的な取り組みが要求される（例：農場の構造上の変化，家畜やヒトの移動の制限，豚舎の消毒，高温でペレット処理された飼料およびサルモネラ感染のないブタとの収容）(Ghosh, 1972 ; Linton, 1979)。集約化されたブタの環境から，サルモネラ属菌を根絶することは極めて困難である（Oosterom & Notermans, 1983 ; Swanenburg *et al.*, 2001)。

それにもかかわらず，いくつかの国ではブタおよび豚肉からサルモネラ属菌を基本的に根絶している。スウェーデンの5カ所のと畜場では，ブタのと体およびと畜場環境についてそれぞれ6回の検査を行い，合計3,388件のサンプルは，すべてサルモネラ属菌の培養検査で陰性であった（Thorberg & Engvall, 2001)。

サルモネラ属菌は養豚産業へ多大な経済的損失をもたらす可能性があり，消化管が本菌の主な宿主であるところから，加工処理直前のブタにおける本菌の汚染量を減少させるための新たな戦略が探索されている。サルモネラ属菌の持つ呼吸性の硝酸還元酵素活性は，塩素酸塩から亜塩素酸塩への細胞内の還元を触媒し，これがサルモネラ属菌に対して致死的である。8×10^7 cfu の *S.* Typhimurium の抗生物質抵抗性菌株に経口感染した離乳期のブタは，8～16時間後に0または100mM のクエン酸ナトリウムを経口摂取（10mL）することにより治療できる。塩素酸塩処理はサルモネラ属菌の盲腸での濃度を低減させ，塩素酸塩処理後16時間で減少が最大となり，と殺前にサルモネラ属菌数を減少させることを示している（Anderson *et al.*, 2001)。

また，ブタにおける *S.* Typhimurium の定着を防ぐ競合排除培養菌として使用可能な細菌を同定するための試みも行われている（Hume *et al.*, 2001a)。

高温性カンピロバクター属菌は，ブタの下部消化管に極めて高い頻度で認められ（61～100％），しばしばその菌数は糞便で 10^3～10^4 cfu/g である（Teufel, 1982 ; Stern & Line, 2000)。おそらく，この広範囲にわたる発生は動物間の拡散が主なメカニズムと推定される。分離される菌株の大多数は *C. coli* である。

生後間もない仔豚の消化管における永久的な定着は，仔豚がカンピロバクター属菌の存在する糞便に常に暴露されていることと関連があると考えられ，これは早い時期に仔豚を母豚から離し，仔豚用の豚舎で飼育することで減少させることができる（Harvey *et al.*, 2000)。*Arcobacter* spp. もまた母豚と成長期の仔豚から分離される（Hume *et al.*, 2001b)。

L. monocytogenes は，と殺されたブタの糞便，リンパ節および扁桃腺に検出される（Table 1.2)。フィンランドの10カ所の小規模なと畜場において，と体50件，臓物250件およびと畜場環境73件のサンプル（373件）についてリステリア属菌を検査した（Autio *et al.*, 2000)。と畜場の6カ所および全サンプルの9％が *L. monocytogenes* 陽性であった。臓物の9％が *L. monocytogenes* 陽性であり，最も汚染が高かったのは舌（14％）および扁桃腺（12％）であった。と体50件中6件（12％）が *L. monocytogenes* に汚染されていた。と畜場環境では，2本のノコギリ，1カ所の配水管，1カ所のドアおよび1つのテーブルに *L. monocytogenes* が検出された。2カ所のと畜場において，と体が *L. monocytogenes* に汚染されており，胸部および背部の両者に使用された電動ノコギリも *L. monocytogenes* 陽性であった。パルスフィールドゲル電気泳動による型別では，舌と扁桃腺由来の

L. monocytogenes はと殺に使用される機器を汚染し，それがと体に広がることを示している。

健康なブタは，ヒトの病原株との区別が困難な *Y. enterocolitica* の血清型をしばしば保菌している（Table 1.5）。喉，扁桃腺および舌からの分離率は盲腸や糞便よりも高い（Schiemann, 1989）。保菌率は群れにより，また地理的相違により極めて多彩である。英国のある調査によると，非病原性の生物型は頻繁にみられるが，病原株はまれであった（Table 1.5）。デンマークでは，ブタの群れの 82％に *Y. enterocolitica* を保菌することが認められたが，保菌と群れの管理法の違いに相関はみられなかった（Andersen *et al.*, 1991）。

ノルウェーでは，*Y. enterocolitica* O:3 に対する IgG 抗体が，321 の異なる群れのと殺された 1,605 頭のブタから採取した 869 件（54.1％）の血清に認められた。陽性の群れにおいては，肥育豚の群れよりも仔豚と肥育豚を合同飼育する群が有意に少なかった。

デンマーク，ノルウェー，スウェーデン，オランダおよびベルギーでは，血清型 O:3 がブタに一般的に認められる。血清型 O:3 はカナダ東部のブタに一般的であるが，O:5，27 がブタに発生することはカナダ西部ではまれである。米国では，血清型 O:3，O:5，27 および O:8 がブタの舌に検出されている（Table 1.5）。1970 年代のヨーロッパや日本および 1980 年代末までの北米における血清型 O:3 および O:9 の菌株の出現は，世界的大流行の一例である（Tauxe, 2002）。

ブタの *Y. enterocolitica* 保菌は，環境由来よりも動物の接触に由来すると考えられる。リスク要因として，と畜場にブタを輸送するための農場の自家用車両の使用，と畜豚のための寝藁の使用がある。疫学的データでは，*Y. enterocolitica* O:3 の豚群における拡散は，感染した群れと感染していない群れの接触を最小限にすることにより減少させることができる（Skjerve *et al.*, 1998）。若齢のブタは，汚染された豚舎に入って 1 ～ 3 週間以内に保菌豚となる。感染して短期間で，多量の *Y. enterocolitica*（10^6 cfu/g）が糞便中に排出される。これは，菌数が 100/g 未満に減少するまで数週間続く可能性がある（Fukushima *et al.*, 1983）。

と畜場へのブタの輸送は，糞便中に排出されるサルモネラ属菌を増加させるものと思われる（Williams & Newell, 1967, 1970）。この説明の一部として，輸送のストレスが腸管内容物を増加させるためであると考えられる。その結果，盲腸および結腸中のサルモネラ属菌は糞便中に排出されやすくなる。しかし，糞便中のサルモネラ汚染の本当の違いが農場やと畜場においてと殺されたブタに観察される（Kampelmacher *et al.*, 1963）。輸送用の車両およびと畜場でブタが係留される囲い小屋が汚染され，脚，皮膚および腸管の交差汚染が起こる。

長期間，ブタをと畜場の囲い小屋に係留すると，腸管内のサルモネラ属菌を増加させることが長年知られてきた（Table 1.6, 1.7）。1 カ所の生産者由来のブタが 2 カ所のと畜場でと殺された場合，サルモネラ属菌が農場からの搬送後 1 日目にと殺されたブタの 18.5％，2 日目では 24.1％，3 日目では 47.7％から分離された（Morgan *et al.*, 1987b）。

Y. enterocolitica もまたブタの間で伝染する可能性があり，と畜場の囲い小屋で約 20 時間係留される時は，盲腸内容物での菌数は少ないようである（Fukushima *et al.*, 1991）。皮膚は，輸送中および豚舎で排出されたエルシニア属菌に汚染される可能性がある。

ブタの皮膚には，輸送中およびと畜場の囲い小屋において，農場環境に由来する菌と一緒になっ

Table 1.5 ブタにおける *Yersinia enterocolitica*

Country	Site	No. samples	% Positive	Reference
Belgium	Tongue	29	97	Wauters *et al.*, 1988
	Tonsil	54	61	Wauters *et al.*, 1988
Canada (Quebec)	Feces	200	12.5	Mafu *et al.*, 1989
Canada (Ontario)	Throat	20	50	Schiemann and Fleming, 1981
	Tonsil	20	20	Schiemann and Fleming, 1981
	Tongue	20	55	Schiemann and Fleming, 1981
Canada (Alberta)	Throat	100	22[a]	Schiemann and Fleming, 1981
Canada (BC)	Throat	98	3[a]	Schiemann and Fleming, 1981
Canada (PEI)	Tonsils	202	28.2	Hariharan *et al.*, 1995
	Tonsils	202	7.4[b]	Hariharan *et al.*, 1995
Canada (Quebec)	Feces	1 010	13.5[c]	Pilon *et al.*, 2000
Canada (Alberta)	Cecal contents	1 420	16.5	Letellier *et al.*, 1999
	Cecal contents	1 420	1.8[d]	Letellier *et al.*, 1999
	Cecal contents	120	0.07[e]	Letellier *et al.*, 1999
	Cecal contents	1 420	0.6[f]	Letellier *et al.*, 1999
	Cecal contents	1 420	0.35[g]	Letellier *et al.*, 1999
Denmark	Feces	1 458	24.7	Andersen, 1988
	Tonsil	2 218	25	Andersen *et al.*, 1991
England	Feces	1 300	0	Hunter *et al.*, 1983
	Tonsil	631	0	Hunter *et al.*, 1983
Finland	Tongue	51	98[h]	Fredriksson-Ahomaa *et al.*, 1999
	Carcass	80	21.3	Fredriksson-Ahomaa *et al.*, 2000
	Liver	13	38.5	Fredriksson-Ahomaa *et al.*, 2000
	Kidney	13	84.6	Fredriksson-Ahomaa *et al.*, 2000
	Heart	8	62.5	Fredriksson-Ahomaa *et al.*, 2000
Japan	Feces	1 200	3.8[i]	Fukushima *et al.*, 1991
Japan	Tonsils	140	24.3	Shiozawa *et al.*, 1991
	Cecal contents	140	24.3	Shiozawa *et al.*, 1991
	Oral cavity swabs	40	85	Shiozawa *et al.*, 1991
	Masseter muscles	25	36	Shiozawa *et al.*, 1991
Norway	Tonsil	461	31.7	Nesbakken and Kapperud, 1985
Netherlands	Feces	100	16	de Boer and Nouws, 1991
		100	1[j]	de Boer and Nouws, 1991
	Tonsil	86	38.4	de Boer and Nouws, 1991
		86	3.5[a]	de Boer and Nouws, 1991
	Tongue	40	15	de Boer and Nouws, 1991
		40	5[j]	de Boer and Nouws, 1991
Switzerland	Tonsils or mesenteric lymph nodes	570	6.7	Offermann *et al.*, 1999
Trinidad	Rectal swabs	141	16.1	Adesiyun and Krishnan, 1995
	Tongue swabs	141	6.4	Adesiyun and Krishnan, 1995
	Tonsils	150	7.3	Adesiyun and Krishnan, 1995
USA	Tongue	31	6.5	Doyle *et al.*, 1981
		31	19.4[k]	Doyle *et al.*, 1981

Percent positive is for serotype O:3 (biotype 4), except as indicated by superscripts.
[a]Serotype O:5,27.
[b]Serotype O:5,27.
[c]93.5% were serotype O:3.
[d]Serotype O:5.
[e]Serotype O:8.
[f]Serotype O:9.
[g]non-typeable.
[h]98% were serotype O:3.
[i]In addition, there were 3.6% serotype O:3 (biotype 3) and a single isolate of O:5,27.
[j]Serotype O:9.
[k]Serotype O:8; serotype O:5,27 was found in 16% of another 49 pig tongues (Doyle and Hugdahl, 1983).

Table 1.6　と畜場のと畜におけるサルモネラ属菌

Country	Species	% Samples positive Feces	MLN	HLN	Liver	Gall bladder	Spleen	Cecal	Rumen	Reference
Canada	Calf	–	–	0.7	–	–	–	–	–	Lammerding *et al.*, 1988
Canada	Cattle	–	1.5	1.2	–	–	–	–	–	Lammerding *et al.*, 1988
Canada	Pig	–	13.6	4.7	–	–	–	–	–	Lammerding *et al.*, 1988
Canada (PEI)	Pig	18	–	–	–	–	–	–	–	Mafu *et al.*, 1989
	Cattle	–	–	–	–	–	–	4.6	–	Abouzeed *et al.*, 2000
Canada	Swine	–	–	–	–	–	–	5.2	–	Letellier *et al.*, 1999
Canada	Cattle	0.08	–	–	–	–	–	–	–	Van Donkersgoed *et al.*, 1999
Canada	Cattle	–	–	–	–	–	–	–	0.3	Van Donkersgoed *et al.*, 1999
Denmark	Pig	3	4	–	–	–	–	–	–	Skovgaard and Nielson, 1972
Denmark	Swine	–	–	–	–	–	–	22	–	Baggesen *et al.*, 1996
England	Calf	1.1	1.3	2.2	1.3	0.6	–	–	–	Nazer and Osborne, 1976
England	Pig	7	6	–	–	–	–	–	–	Skovgaard and Nielson, 1972
England	Pig	5.8	–	–	–	–	–	–	–	Ghosh, 1972
Germany	Swine Swab 3.7%	–	3.3	–	–	–	–	–	–	Käsbohrer *et al.*, 2000
Holland	Calf	4.9	6	3.1	0.7	6.4	1.2	–	–	Guinee *et al.*, 1964
Holland	Cow	–	0.3	–	–	–	–	–	–	Guinee *et al.*, 1964
Holland	Pig	11.7	13.9	6.4	5	10	3.1	–	–	Kampelmacher *et al.*, 1963
India	Goat	2.6	2.3	–	0.7	–	0.3	–	–	Kumur *et al.*, 1973
India	Sheep	2	1.2	–	0.2	–	0.1	–	–	Kumur *et al.*, 1973
Ireland	Pig	16.4	–	–	–	–	–	–	–	Timoney, 1970
NZ	Calf	4.2	2.1	–	1.6	–	2.9	–	–	Nottingham *et al.*, 1972
NZ	Cattle	9.4	7.2	–	2.2	–	1.6	–	–	Nottingham and Urselmann, 1961
NZ	Sheep	1.7	4	–	–	–	0	–	–	Kane, 1979
N Ireland	Cattle	7.6	–	–	–	4.7	–	–	–	McCaughey *et al.*, 1971
Papua-N.G.	Pig	27	54	–	–	11.2	–	–	–	Caley, 1972
Saudi Arabia	Sheep/Goats	4.7	14.7	–	–	–	0.8	–	–	Nabbut and Al-Nakhli, 1982
Switzerland	Swine	0.9[e]	–	–	–	–	–	–	–	Offermann *et al.*, 1999
USA	Cattle	0.6	<0.4	–	–	–	–	–	–	Gay *et al.*, 1994
USA	Horse[a]	15.2	–	–	–	–	–	–	–	Anderson and Lee, 1976
USA	Pig[b]	23.5	–	–	–	–	–	–	–	Hansen *et al.*, 1964
USA	Pig[c]	–	50	–	–	–	–	–	–	Keteran *et al.*, 1982
USA	Cattle	–	–	–	–	–	–	–	0	Galland *et al.*, 2000
USA	Swine	–	–	–	–	–	–	61[d]	–	Harvey *et al.*, 1999
USA	Swine	12	–	–	–	–	–	–	–	Davies *et al.*, 1998
USA	Swine	–	21	–	–	–	–	61	–	Gebreyes *et al.*, 2000

MLN, Mesenteric lymph nodes; HLN, hepatic lymph nodes; PEI, Prince Edward Island.
[a]Cecal samples.
[b]Pigs killed within 3 h = 10% positive; pigs killed after 3 days in abattoir holding pens = 35%.
[c]Sows killed after 10–14 days in abattoir holding pen = 58.2% positive; slaughter hogs killed after 1–3 days = 31.3%.
[d]Lleocolic lymph node or cecal.
[e]Samples from tonsils or MLN (Offerman, 1999).

Table 1.7　動物種別の糞便中に排出されるサルモネラ属菌の汚染率

Year	Species and class	No. of samples	% Positive
1991–1992	Dairy calves	6 862	2.1
1994	Feedlot cattle	4 977	5.5
1995	Swine	6 655	6.0
1996	Dairy cows	4 299	5.4
1997	Beef cow-calf	5 049	1.4
2001	Cull cows at market	2 287	14.9

Wells *et al.*, 2001.

て多数の微生物が常住している。*Staph. hyicus* はブタの鼻道および皮膚の毛で覆われた部分に常在し，黄色ブドウ球菌もブタの皮膚に常在する（Devriese, 1990）。

Ⅲ　一次加工処理

A　反芻動物

生体検査では，過度に不潔で明らかに病気の動物はと殺から除外すべきである。しかし，検査では，腸管内または表皮や毛にヒト病原体を保有する家畜のと殺を行わないようにすることは不可能である。と殺およびトリミングの際に，後肢関節，頭部，表皮，毛および内臓が除去される。この作業は重要である。その目的は，露出した無菌のと体組織および食用臓器への汚染を最小限にすることである。第一胃，腸管下部，表皮および毛にはどれも極めて多量の微生物が存在する。

糞便は 10^6/g 以上のウエルシュ菌芽胞を含み（Smith, 1961），同様に 10^8 cfu/g 以上のサルモネラ属菌（Table 1.6，1.7）や高温性カンピロバクター属菌および *L. monocytogenes* を含む可能性がある（Table 1.2）。健康な仔牛の糞便には 10^6 cfu/g の *C. jejuni* が存在する可能性がある。より月齢の高いウシではその数は少ない（Grau, 1988）。第一胃の胃液には少数のサルモネラ属菌と *C. jejuni* が含まれる可能性がある。表皮および毛にはかなりの菌数のサルモネラ属菌が存在する。Patterson & Gibbs（1978）はウシの体毛に 4×10^6 cfu/g 以上のサルモネラ属菌を認め，また 200 cfu/cm^2 のサルモネラ属菌がヒツジの毛に存在すると報告している（Grau & Smith, 1974）。*L. monocytogenes* もまた表皮や毛に存在する可能性がある（Lowry & Tiong, 1988）。酵母（例：*Candida*，*Cryptococcus* および *Rhodotorula* spp.）は，通常ミクロフローラのごく一部の割合を占めるにすぎないが，微生物量の 12.7％にもなる可能性がある（Dillon & Board, 1991）。蹄にも通常多数の微生物が存在する。ウシの蹄を削ると，260 cfu/g のサルモネラ属菌が存在した（Patterson & Gibbs, 1978）。特に，ウシが集約的に飼育されている時，表皮や蹄は糞便で高度に汚染される可能性がある。乳房は黄色ブドウ球菌やその他の菌に感染していることがある。乳腺炎の乳牛，ヤギおよびヒツジからの黄色ブドウ球菌のかなりの割合が，エンテロトキシン C を産生した（Bergdoll, 1989；Gutierrez *et al*., 1982；Stephan *et al*., 2001）。

と殺／トリミング作業に使用される装置および作業員の手や衣類が汚染され，と体からと体に汚染を拡散する可能性がある。適切に清潔にしないと，ノコギリ，スチール製メッシュグローブ，ナイフ，鞘およびその他の器具には多量の細菌が存在し，サルモネラ汚染の源になる。消化管内容物（第一胃および腸管下部）は，と体および臓器への VTEC（大腸菌 O157：H7 を含む），サルモネラ属菌，*C. jejuni*，ウエルシュ菌およびその他の clostridia の主要な源と考えられる。表皮および毛は，と体に中温性好気性菌（桿菌を含む）および低温菌（低温性酵母を含む）のほとんどを汚染させる。表皮および毛は，staphylococci，*L. monocytogenes* および clostridia の源でもある。

と体および内臓肉の汚染の範囲と特性は，と殺時の動物の微生物の状態，管理状態および使用される衛生基準やサニテーションを反映する。微生物学的危害要因は，と殺工程で除去されないので，食肉生産におけると畜衛生に関する規範を厳格に守ることが最も重要である。と体および内臓の冷却は中温性病原菌の発育を防止し，低温性病原菌および腐敗・変敗微生物の発育を低下させる。

失神および放血

動物は失神後床に倒れ，その際表皮は糞便汚染を被る可能性がある。

と殺に使用される器具に付着した細菌が，血流を介して深部組織を汚染する可能性がある（Mackey & Derrick, 1979）。細菌が多量に付着した家畜銃の末端がウシの頭蓋骨を貫通する時に，菌は筋肉からではなく脾臓から検出される可能性がある。ウシが，高度に汚染されたピッシング棒を用いて脊髄を破壊される時，細菌が脾臓内にみられ，時々頸部やわき腹の筋肉に検出される。ヒツジでは，刺殺に使用したナイフからの細菌（10^8～10^{11} cfu）が血液から分離され，時々心臓，肝臓，腎臓，脾臓および肺臓から分離されるが，筋肉からはまれである。比較的一般的な衛生状態では，刺殺用ナイフや家畜銃のいずれによっても筋肉が頻繁に汚染されるとは考えにくい。正常の動物から実験的に得られた筋肉に無菌の筋肉が比較的多いということは，本質的に筋肉が無菌であることを示唆している。

放血の効果は，食肉における微生物の発育にほとんど影響しないが，放血処理はできるだけ迅速に完了すべきである（Gill, 1991）。

食道は周辺組織から剥離し，内臓摘出の際に頸部や胸膜周辺を汚染する胃液の流出を防ぐために，第一胃近くで結紮または締め具で固定する（“rodding”）。

剥皮

と体に存在する微生物のほとんどは，剥皮の際の表皮，皮膚または毛に由来する。細菌汚染には，土壌や糞便由来の微生物だけでなく，皮膚に存在する通常の皮膚のフローラを含み，それらには酵母，桿菌，micrococci，staphylococci，corynebacteria，moraxella，acinetobacter，flavobacteria，腸内細菌科，大腸菌，サルモネラ属菌，リステリア属菌などがある。ニュージーランドでは，ウシの表皮とヒツジの毛がと体の *L. monocytogenes* の主な感染源と思われている（Lowry & Tiong, 1988）。最も多い汚染菌は中温細菌である。低温細菌の割合は季節および地理的位置により変動し，冬季や寒い気候帯で最も高い。時々，動物は汚れを落とすためにと殺前に洗浄される。しかし，このと殺前の洗浄が，と体の微生物汚染に大きな影響を持つ可能性がある。

後肢の関節が切断され，皮膚が肢の内側に沿って，頸部から胸骨および腹部に沿って，また肛門周囲を切開される。ナイフを用いて作業員の手で，残った皮膚を手動または機械を使って剥ぎ取る前に，皮膚を皮下組織から剥がす。後肢の関節および皮膚を取り扱った作業員の手は高度に汚染されており，彼らのナイフ，剣および前掛けも同様である。サルモネラ属菌はこれら作業員の手や器具にしばしば認められる（Stolle, 1981）。ドイツにおける研究では，サルモネラ属菌によるウシのと体の最も高い汚染は，蹄の切断および脚周囲の皮の剥ぎ取りと結びついた（Stolle, 1981）。汚染された皮膚を突き破って切開することは，と体の組織に微生物を付着させる。ナイフの刃と柄および作業員の手は，皮剥ぎにより，と体に微生物を機械的に移動させる。細菌数は，最初の手動による皮剥ぎを行った部位のと体で最も多く，皮膚が機械で剥ぎ取られるところで最も少ない（Empey & Scott, 1939；Kelly *et al*., 1980）。胸部は，通常細菌汚染を総合した“汚い”部位と考えられる（Roberts *et al*., 1980b）。また，微生物は毛または表皮が露出された組織に接触した時，あるいは露出された組織が作業員により取り扱われた時にも，と体に移行する。

肛門周辺の皮膚を切開して肛門括約筋と直腸終末部を切り離す作業は，と体汚染の主要な原因である。この部位周辺の表皮と毛および尾は糞便で汚染されていることが多い。この作業中の配慮が，糞便由来の汚染を抑制することに決定的な意味を持つ。皮剥ぎにより露出した直後の組織を採取したサンプルでは，後肢や胸部より肛門周辺と直腸に大腸菌およびサルモネラ属菌の汚染が優位に高いことを示した（Grau, 1979）。肉牛の下部消化管の直腸終末部は，直腸および腹腔の汚染を抑制するためにビニール袋でしばしば覆う。その後のと体のトリミングの際に，肛門開口部周辺の脂肪組織の汚染もある程度取り除く。ヒツジの肛門括約筋と直腸を切り離す作業において，作業員は肛門を取り扱い，この手で後ろ足の露出した組織を取り扱う可能性がある。肛門括約筋と直腸の切り離し後，ヒツジのと体において大腸菌は約100倍に増え，サルモネラ属菌は有意に増加するが，総好気性菌数には認められるような増加はなかった（Grau, 1986）。

ウシの機械による皮剥では，最初の刀による腹部の切り込みにより，腸管は圧搾される可能性があり，腸管が破れて腹部および胸部を汚染する可能性がある。

Elder *et al*.（2000）は，と体処理工程において，内臓摘出前，抗菌処理前の内臓摘出後，と体を冷蔵庫に搬入処理後の3つの時点のと体からサンプルを採取した。30ロット中少なくとも内臓摘出前の87％が1サンプル以上のEHEC O157陽性，内臓摘出後が57％，処理後は17％が陽性であった。3カ所の処理後のサンプルでは，EHEC O157汚染はそれぞれ43％（341中148），18％（332中59），2％（330中6）であった。糞便および表皮の汚染は，と体の汚染と有意に相関しており（$P = 0.001$），と殺工程におけると畜衛生基準の厳守の重要性を示している。

Chapman *et al*.（1993a, b）は，と畜場レベルでのウシのと体の大腸菌O157：H7汚染について，直腸の拭き取りサンプルの8.0％が陰性で，陽性は30％と報告した。他の報告では，成牛および仔牛のと体の大腸菌O157の汚染は1％未満であった（Daube, 2001）。

Byrne *et al*.（2000）は，3分間の強力洗浄が，汚染された表皮の大腸菌O157：H7菌数を有意に減少させるが，と体に移行した大腸菌O157：H7の菌数は効果的に減少させなかったと報告した。汚れた動物のと畜場施設への接近を禁止することは，VTECを含む病原体の拡散における重要な予防法として一部には評価されているが，肉眼的に汚れたウシを選択して，施設への搬入を禁ずることの効果は，と体の汚染減少のためには疑問視されている（Van Donkersgoed *et al*., 1997；Jordan *et al*., 1999）。オランダの成牛および仔牛のと畜場施設において，Heuvelink *et al*.（2001）は法令による肉眼的な糞便汚染の許容ゼロ方針を導入することにより，4カ月以上にわたり肉眼的に汚染された冷蔵と体を有意に減少（22％から7％）させることができた。Bolton *et al*.（2001）は，英国の食肉取り扱いにおける衛生評価制度（HAS）のような任意のHACCPシステムの適用は，ウシのと体の微生物レベルを減少させる効果的な手段として支持した。HASシステムの実施後，2 $\log_{10}$cfu/cm^2

未満の細菌数であった。さらに，ナイフによるトリミング，水洗浄および真空蒸気の適用は，と体から肉眼的な糞便汚染を減少または除去することのできる方法である（Castillo *et al.*, 1998b）。Brown（2000）は食肉産業における HACCP の実施を総括している。

Barkocy-Gallagher *et al.*（2001）は，VTEC の排菌とと体汚染の関連性について研究した。ロット内において，処理後（と体）の分離菌の 68.2％は処理前（生体）分離菌と一致した。個々のと体については，内臓摘出後および冷蔵庫内で検出された分離菌の＞65％が内臓摘出前に検出された分離菌と一致し，大腸菌 O157 のと体汚染の大多数は同じロットの動物由来であり，ロット間の交差汚染によるものではないことを示唆している。

Castillo *et al.*（1998c）は，試験室内条件下における化学的脱毛法を使用して，3.4～＞4.8$\log_{10}$ cfu/cm^2 の範囲で人工的に汚染されたウシの表皮における大腸菌 O157 : H7 菌数の減少を認めた。

内臓摘出

内臓摘出工程では，胸部を切断し，腹部を開いて，胸腔および腹腔の臓器を除去する。内臓肉は内臓部分から分離して検査する。胸部切断に当たっては，胃に穴を開けないように注意する必要がある。同様に，適切な形状のナイフの使用，およびそのナイフで胃または腸管を刺すことがないような内臓摘出作業員による注意が必要である。腸の破損またはその内容物の飛散は，と体および内臓肉の高度な汚染の原因となるが，これはまれなことである。技術的な解決策として，例えば直腸を切り離した直後にプラスチック袋で密封するなどの，と体を汚さずに直腸を除去できる方法がすでに見出されている。

カンピロバクター属菌は胆汁中に発生する可能性がある（Bryner *et al.*, 1972）。胆嚢，腸間膜リンパ節および肝リンパ節はサルモネラ属菌に感染している可能性がある（Table 1.6，1.7）。通常，サルモネラ属菌はこれらのリンパ節に 10％未満みられる。しかし，汚染されたと畜場環境に数日間係留されたウシやヒツジは，空腸，盲腸および結腸の各リンパ節の＞50％にサルモネラ属菌を保菌し（Samuel *et al.*, 1981），腸間膜リンパ節に 10^3 cfu/g を超えるサルモネラ属菌が存在する可能性がある（Samuel *et al.*, 1980a）。成牛では，下部の腸管にリンパ液を送るこれらのリンパ節でサルモネラ属菌の高い汚染と菌数が認められ，扁桃腺，咽頭後リンパ節，第一胃および第四胃のリンパ節の感染はまれである（Samuel *et al.*, 1980a, 1981）。また，サルモネラ属菌は気管支，横隔膜，腰大動脈，内腸骨，浅鼠径または深頸部の各リンパ節には検出されない。腸間膜リンパ節の高い感染率にもかかわらず，リンパ節以外の感染は限られている。系統的に拡散する微生物は，脾臓または肝臓に限局して出現する。ヒツジの鼻腔内にサルモネラ属菌（10^3～10^4 cfu）を接種すると，サルモネラ属菌は感染動物の頭部，頸部周辺のリンパ組織（扁桃腺，咽頭上部，下顎骨，耳下腺，気管支の各リンパ節）から分離することができる（Tannock & Smith, 1971）。

Desmarchelier *et al.*（1999）は，3カ所のと畜場において，コアグラーゼ陽性ブドウ球菌（CPS）によるウシと体の汚染が表皮の 20～68.6％の範囲であったことを報告した。と体の汚染は内臓摘出後に増加した。一晩の冷蔵前のと体における CPS 平均菌数は 50 cfu/cm^2 未満であり，冷蔵後は約 100 cfu/cm^2 に増加した。調査した分離菌のうち，71.4％がブドウ球菌エンテロトキシンを産生し，21％が表現型では分類できなかった。あると畜場では作業員の手が高度に汚染され，それがCPS汚染の源と推測された。

Vanderlinde *et al.* (1999) は，オーストラリアの某と畜場において，ウシのと体および作業員の手指由来CPSの遺伝子型パターンが識別不可能であったことを報告した。内臓を摘出しないと畜場や事務職員由来の遺伝子型は，と畜場作業員から採取された分離菌のパターンと全く異なっていた。内臓摘出時，と体は広範囲に手で触れられ，作業員の手がと体のブドウ球菌汚染の主な源であった。

ウシやヒツジの心臓，肝臓および横隔膜の一般的な汚染は，と体の腹腔からの摘出時における作業台との接触および様々な臓器の仕分け中の取り扱いにより起こることが明らかにされている（Sheridan & Lynch, 1988）。

食肉検査に導入された方法は，動物に病理学的および解剖学的変化をもたらす古典的な人獣共通感染症（例：牛結核症）のコントロールに大いに効果的であることが証明されている。しかし，今日，このような古典的システムについては異論もある。例えば，米国食品安全検査局（FSIS）は，仔羊に関して広範囲にわたると体の触診を必要とする検査システムを触診の必要のない検査システムに改めることを示した公文書を発表した。これは，(i)仔羊におけると体の広範囲にわたる触診は食肉由来の疾病を引き起こすような食品安全危害要因の検出に日常的に役立たない，(ii)手指はと体への汚染を拡散させ増幅させる可能性がある，(iii) FSISの検査システムは「病原体減少／HACCP」環境と一致する食肉由来の疾病に対応できる科学的根拠を反映したものでなければならないからである（Walker *et al.*, 2000）。

トリミング（整形）および洗浄

トリミングおよび洗浄は，と体の外観を整え，血液，骨屑，体毛および汚れを除去するために行われる。トリミングはある程度の細菌汚染を取り除く。洗浄はある程度の細菌を除去し，ある部位から別の部位に微生物を再拡散させる。洗浄効果は，水温，圧力および量，洗浄システムの様式，費やされる時間により様々である。

40～50℃の水による洗浄は，細菌汚染に対して比較的小規模な減少をもたらす。高度に汚染された部位の菌数は減少するが，当初の汚染レベルが低い部位では菌数は変化しない（Kelly *et al.*, 1981）。Sheridan（1982）は，ヒツジのと体の菌量を1/60に減少させたが，採取された部位の最初の平均菌数は高かった（$\log_{10}$4.6～4.9 cfu/cm^2）。80℃を超える温水によるすすぎ洗いでは，と体の汚染を大幅に低減させたが，その後の減少は少なかった（Bailey, 1971）。と体の洗浄にスプレー洗浄システムを使用する時，水がノズルから噴射された後水温は著しく低下する。と体に当たる洗浄水の温度が56～63℃の時，低温細菌数は約10分の1に減少する（Bailey, 1971）。65℃の温度では中温細菌量の減少は様々である（$\log_{10}$0.2～0.9；Kelly *et al.*, 1981）。80℃以上の温度が，と体の中温細菌数を少なくとも10分の1に減少させるために必要と考えられる（Kelly *et al.*, 1981）。

熱水が有効であるためには，と体の表面全体が水と十分な時間接する必要がある。80℃の湯水に10秒間浸すことにより効果が得られ，と体の大腸菌群および中温細菌数は10～100分の1減少するようであるが（Smith & Graham, 1978），これは実用的な方法ではない。牛枝肉の表面全体に継続的に水流を行き渡らせ，熱と蒸気が周囲に逃げないように設計された自動熱水洗浄キャビネットは，牛枝肉表面の大腸菌数を＞2 $\log_{10}$ 減少させることができる（Davey & Smith, 1989 ; Smith & Davey, 1990）。このシステムによる実験では，と体表面の水膜の温度は，有意な殺菌効果を得るためには55℃以上でなければならないことを示している。

洗浄水に塩素を添加することは，と体における汚染の減少にあまり効果がないようである（Bailey, 1971 ; Anderson *et al*., 1977 ; Kelly *et al*., 1981）。通常，微生物数において5分の1を超える減少はない。低濃度の塩素（20〜30 mg/L）は菌数をいくらか減少させるが，塩素濃度を上げても，その効果に明らかな変化はみられない。牛肉の大腸菌数は800 ppmの塩素でも有意に減少されなかった（Cutter & Siragusa, 1995）。

酢酸（Anderson *et al*., 1977）および乳酸（Smulders, 1987）の両水溶液をと体表面に塗布すると，細菌汚染は減少する。乳酸の1％水溶液は，成牛，仔牛およびブタのと体の中温細菌数を0.8〜1.9 $\log_{10}$ の範囲で減少させる。酢酸および乳酸は共に残留効果があり，冷蔵肉における微生物の発育を抑制する。しかし，酸の噴霧は食肉表面の大腸菌，大腸菌O157およびサルモネラ属菌を減少させることはほとんどない（Brackett *et al*., 1994）。水による減少効果にも変化のないことが多い（Cutter & Siragusa, 1994）。大腸菌O157を生残させる酸耐性には特に注意が必要である。

通常，洗浄はと体上に分布する微生物汚染全体に対してわずかの効果しかない。特別なシステムを使用する場合（高い温度の水および乳酸または酢酸水溶液のような），細菌汚染のかなりの減少が可能である。その場合，温度，適用時間，濃度／量をシステムの効果的な操作を確保するためにコントロールする必要がある。

熱水の噴霧（74〜80℃），蒸気式低温殺菌，有機酸の噴霧，その他リン酸三ナトリウム（TSP），ナイシンと50 mMのEDTAの混合物および酸性次亜塩素酸ナトリウム溶液（ASC）などの化学薬剤による消毒処理が，ウシと体の大腸菌O157 : H7汚染を減少させるための試みとして用いられてきた（Castillo *et al*., 2002）。暖かいと体表面部位に熱水を噴霧することにより，大腸菌O157 : H7菌数は3.7 $\log_{10}$ cfu/cm^2 減少した（Castillo *et al*., 1998a）。大気圧以上の圧力で操作される室内での蒸気式低温殺菌は，と殺されて間もないウシの体表で，大腸菌O157 : H7を4.4 $\log_{10}$ から3.7 $\log_{10}$ に減少させた（Phebus *et al*., 1997）。

異なる濃度の有機酸（酢酸，クエン酸または乳酸）の噴霧は，ウシのサーロイン部位における大腸菌O157 : H7を減少させることはできず（Brackett *et al*., 1994），Cutter & Siragusa（1994），Uyttendaele *et al*.（2001）による知見を裏付けている。しかし，55℃で適用した時，乳酸または酢酸の噴霧は大腸菌O157 : H7のレベルを低下させ（Hardin *et al*., 1995 ; Castillo *et al*., 1998b），乳酸は酢酸より効果的であった。55℃のTSP溶液の噴霧は，ウシの赤身肉で0.8〜1.2 $\log_{10}$ cfu/cm^2 の大腸菌O157 : H7の減少をもたらした（Dickson *et al*., 1994）。Cutter & Siragusa（1996）は，ナイシン＋乳酸塩およびナイシン＋EDTAの混合物を噴霧し，統計学的に有意な大腸菌O157 : H7の減少を認めたが，実質上の有意な減少は得られなかった。Carneiro *et al*.（1998）は，致死量以下の濃度のTSPと混合したナイシンは，*S*. Enteritidis，*C. jejuni* および大腸菌を含むグラム陰性菌を効果的に抑制することから，食肉表面の汚染除去に使用することができると報告した。

Cutter & Rivera-Betancourt（2000）は，米国の食肉産業で使用される処理について評価した。すなわち，死後硬直前の牛肉表面に，あらかじめ *S.* Typhimurium と *S.* Typhimurium DT 104，大腸菌 O157 : H7 と O111 : H8 および大腸菌 O157 : H7 と O26 : H11 を含むウシの糞便の懸濁液を接種し，その後に水，熱水（72℃），２％の酢酸，２％の乳酸，10％ TSP（15 秒，125 ± 5psi，35 ± 2℃）で噴霧洗浄した。TSP による噴霧処理が最も効果的であり，病原菌は $3\log_{10}$cfu/cm^2 減少し，次いで２％乳酸および２％酢酸（＞ $2\log_{10}$cfu/cm^2）であった。検査対象となったすべての病原菌を減少させた処理は，処理直後および長期間冷蔵された真空包装保存が効果的であった。

水のみによる洗浄または洗浄後に 55℃で 15 秒間乳酸噴霧処理を行った冷却前の温かい枝肉において，大腸菌 O157 : H7 および *S.* Typhimurium で汚染されたモモ肉の外側を冷却後に 55℃の乳酸噴霧を 30 秒間適用した（Castillo *et al.*, 2001）。冷却前の処理により，どちらの病原菌も $3\log_{10}$（熱水のみ）から $5\log_{10}$（熱水洗浄および乳酸）減少した。すべての場合において，冷却後の酸処理は大腸菌 O157 : H7（約 $2\log_{10}$）および *S.* Typhimurium をさらに約 $1.6\log_{10}$ 減少させた。

Samelis *et al.*（2001）は，施設と同じ状態で 4℃または 10℃の大気中で保存した時に，新鮮な牛モモ肉を水（10℃と 85℃）または酸性溶液（55℃，２％の乳酸と酢酸）で噴霧洗浄した後の洗浄水における大腸菌 O157 : H7, *S.* Typhimurium DT 104, *L. monocytogenes* の生存について調査を行った。接種された *S.* Typhimurium DT 104 は，いずれの保存温度でも２日で乳酸洗浄水（pH2.4 ± 0.1）および酢酸洗浄水（pH3.1 ± 0.2）において死滅したが，大腸菌 O157 : H7 および *L. monocytogenes* は乳酸洗浄水で少なくとも２日間，酢酸洗浄水でそれぞれ７日および４日間生存し，10℃より 4℃で保存した酸性洗浄水で生残性が優れていた。

ウシやヒツジの枝肉には，衛生的なと殺およびトリミングが完了した時点で，表面組織に通常 10^2 ～10^4cfu/cm^2 の中温細菌が存在する（Table 1.8～1.10）。約 10^5cfu/cm^2 以上の菌数は，枝肉のトリミングにおいてより細心の注意が必要であることを示している（Mackey & Roberts, 1993）。菌の多くはグラム陽性である（例：micrococci，staphylocci，coryneforms）。腸内細菌および大腸菌群が検出できる（Table 1.8～1.10）。しかし，これらの微生物は通常少量である（例えば，英国で検査されたウシの枝肉の拭き取りサンプル 182 件のうち２％のみに 11cfu/cm^2 を超える腸内細菌が検出された（Mackey & Roberts, 1993））。低温細菌数は中温細菌数の割合とは一定しない（約 0.2～10％）（Table 1.8～1.10；Newton *et al.*, 1978）。低温細菌数は周囲の温度により変化し，それは季節により，また地理的違いによる。枝肉に発見される低温細菌には，*Pseudomonas*，*Acinetobacter*，*Psychrobacter*，腸内細菌，*Broch. thermosphacta*，乳酸菌，酵母（*Cryptococcus*，*Candida*，*Rhodotorula* spp.）などがある。Siragusa（1995）は，肉用動物の枝肉における病原体をコントロールするための枝肉汚染除去システムの有効性を総括している。

トリミング後のラクダの枝肉の調査では（Hamdy, 1981），1cm^2 当たり 3.6×10^5 の中温細菌，4.8×10^3 の腸内細菌および 2.2×10^3 の黄色ブドウ球菌が検出された。

と殺時の衛生的取り扱いが効果的であることを保証する必要性から，枝肉の微生物学的品質に関するいくつかの調査が行われている（例：アイルランドにおける牛枝肉，Murray *et al.*, 2001；オーストラリアの牛肉，Phillips *et al.*, 2001a；オーストラリアの羊肉，Phillips *et al.*, 2001b；米国における

Table 1.8　冷却前の牛枝肉における細菌数

	European Union Member State[a]							
	1	2	3	4	5	6	7	
Survey 1								
Mean $\log_{10}$ cfu/cm^2 (30°C)	3.85	2.77	2.29	3.14	2.45	2.75	3.23	
Enterobacteriaceae (% +ve)	74	67	39	79	47	79	61	
Survey 2								
Mean $\log_{10}$ cfu/cm^2 (30°C)	3.78	3.15	2.35	3.50	2.48	3.11	3.33	
	Norway[b]							
	1	2	3	4	5	6	7	8
Mean $\log_{10}$ cfu/cm^2 (20°C)	2.46	2.24	2.87	2.09	2.56	2.42	2.36	1.98
	England[c]							
	1	2	3	4	5	6	7	8
Mean $\log_{10}$ cfu/cm^2 (37°C)	2.68	2.98	1.83	–	–	–	–	–
Mean $\log_{10}$ cfu/cm^2 (20°C/30°C)	3.12[d]	2.95[d]	2.03[d]	3.03[e]	3.06[e]	3.60[e]	3.57[e]	3.76[e]
Mean $\log_{10}$ cfu/cm^2 (1°C)	1.96	1.83	–	–	–	–	–	–
Enterobacteriaceae (% +ve)	19	–	–	66	70	–	–	–
Coliforms (% +ve)	17	–	19	–	–	–	–	–
	Other Countries							
	NZ[f]	In1[g]	In2[g]					
Mean $\log_{10}$ cfu/cm^2 (25°C)	1.85	3.62	4.02	–	–	–	–	–
Mean $\log_{10}$ cfu/cm^2 (0°C)	0.56	–	–	–	–	–	–	–
Coliforms (% >10/cm^2)	–	77.3	85.7	–	–	–	–	–
Salmonella (% positive)	–	15.5	13.6	–	–	–	–	–

[a]Samples taken in seven countries, by wet-dry swabbing 50 cm^2 at each of four sites on a carcass. Aerobic viable count determined by incubation at 30°C. For each survey, means ($\log_{10}$ cfu/cm^2) are the overall means of 4 sites/carcass, 10 carcasses/visit, 3 visits/abattoir, 3 abattoirs/country, excepting country 4 where only two abattoirs were sampled (Roberts *et al.*, 1984; and personal communication). The limit of detection of Enterobacteriaceae was 0.4 cfu/cm^2 and contamination is expressed as the percent of samples from which Enterobacteriaceae were detected.

[b]Samples obtained, at nine abattoirs, by wet-dry swabbing of 50 cm^2 at each site on a carcass. Aerobic viable count determined by incubation at 30°C. For each survey, means ($\log_{10}$ cfu/cm^2) are the overall means of 8 sites/carcass, 10 carcasses/visit, 3–6 visits/abattoir for each abattoir sampled (Johanson *et al.*, 1983).

[c]Samples obtained by wet-dry swabbing of 100 cm^2 at each of 13 sites on 10, 10 and 6 carcasses for abattoirs 1, 2 and 3 (Roberts *et al.*, 1980b). For abattoirs 4 and 5, means ($\log_{10}$ cfu/cm^2) are the overall means of 7 sites/carcass, 10 carcasses/visit, 12 visits/abattoir. Each site swabbed was 100 cm^2. Abattoir 4 was a manual (cradle) system and abattoir 5 an automated (rail) system (Whelehan *et al.*, 1986). The limit of detection of Enterobacteriaceae and coliforms for abattoirs 1–5 was 0.2 cfu/cm^2. For abattoirs 6, 7 and 8, 4 sites (each 50 cm^2) were swabbed from each of 10 carcasses on 6 visits. Abattoirs 6–8 were the same slaughterhouse at different stages of modernization (Hudson *et al.*, 1987).

[d]Aerobic viable count determined by incubation at 20°C.

[e]Aerobic viable count determined by incubation at 30°C.

[f]Samples obtained by wet swabbing of 100 cm^2 at 2 sites on each of 28 carcasses (Newton *et al.*, 1978).

[g]Samples obtained by wet-dry swabbing of 50 cm^2 at each of three sites on 22 carcasses from abattoir 1 (traditional) and 84 carcasses from abattoir 2 (semi-modern; Mukartini *et al.*, 1995).

仔羊枝肉，Duffy *et al.*, 2001b；スイスにおける仔羊枝肉，Zweifel & Stephan, 2003；生肉および家禽製品のサルモネラ汚染，Rose *et al.*, 2002）。

例えば，Phillips *et al.*（2001a）は牛枝肉および凍結骨抜き牛肉について，牛枝肉は 1,275 件，凍結骨抜き牛肉は 990 件をドリルを使ってサンプル採取した。生菌数（TVC）の平均対数は枝肉で 2.42 cfu/cm^2 および骨抜き肉で 2.5 cfu/g であった。大腸菌は枝肉の 10.3 %および骨抜き牛肉の 5.1 %に検出され，CPS は枝肉の 24.3 %および骨抜き牛肉の 17.5 %，サルモネラ属菌は枝肉の 0.2 %および骨抜き牛肉の 0.1 %に，大腸菌 O157 : H7 は枝肉の 0.1 %に検出されたが 990 件の骨抜き牛肉

Table 1.9　冷却前の羊枝肉における細菌数

	Abattoir								
	E1[a]	E2[a]	E3[a]	E4[a]	E5[a]	E6[a]	Irel[b]	NZ[c]	Aust[d]
Mean $\log_{10}$ cfu/cm^2 (37°C)	3.18	3.01	2.54	2.84	3.25	2.76	–	–	–
Mean $\log_{10}$ cfu/cm^2 (30°C)	–	–	–	–	–	–	–	–	–
Mean $\log_{10}$ cfu/cm^2 (20°C/25°C)	3.45	3.13	2.67	2.90	3.32	3.13	3.77[f]	2.78[f]	3.18[f]
Mean $\log_{10}$ cfu/cm^2 (7°C)	–	–	–	–	–	–	–	–	–
Mean $\log_{10}$ cfu/cm^2 (1°C)	2.13	–	–	–	–	–	–	0.77[g]	–
Enterobacteriaceae (% positive)	57	48	–	69	–	–	–	–	–
Coliforms (% positive)	44	28	18	59	–	–	–	–	(0.99)[h]
No. carcasses	18	6	6	12	6	6	7	29	10

[a] Abattoirs in England. Samples obtained by wet-dry swabbing of 100 cm^2 at each of 10 sites on each carcass. Aerobic viable count determined by incubation at 37°C, 20°C and 1°C. Mean $\log_{10}$ number is the mean $\log_{10}$ value for all sites (Roberts *et al.*, 1980b).
[b] Abattoir in Ireland. Samples obtained by wet swabbing of 25 cm^2 at each of 12 sites on each carcass before spray washing (Kelly *et al.*, 1980).
[c] Abattoir in New Zealand. Samples obtained by wet swabbing of 100 cm^2 at two sites on each carcass (Newton *et al.*, 1978).
[d] Abattoir in Australia. Samples obtained by dry swabbing of 100 cm^2 at each of 10 sites on each carcass immediately after spray washing (Grau, 1979).
[e] Abattoir in Spain. Samples obtained by swabbing, and excision of the swabbed and scrapped areas of 45 cm^2 at each of the three sites on each carcass (Prieto *et al.*, 1991).
[f] Aerobic viable count determined by incubation at 25°C.
[g] Aerobic viable count determined by incubation at 0°C.
[h] Mean $\log_{10}$ cfu *E. coli*/cm^2.

では検出されなかった。これらの結果は，枝肉および骨抜き肉に関するいくつかの微生物学的基準について，1993～1994 年の同様の調査よりわずかではあるが有意な改善を示していた。

Duffy *et al.*（2001b）は，24 時間冷蔵した後のサルモネラ属菌および大腸菌の微生物学的ベースラインを開発するため，米国の 6 カ所の大手の仔羊肉包装施設から 5,042 件の仔羊枝肉を採取した。冷蔵枝肉のサルモネラ汚染は，秋または冬に 1.9％，春に 1.2％であった（平均 1.5％）。冷蔵枝肉における平均菌数（log cfu/cm^2）は，好気性平板菌数（APC）4.42，大腸菌群数（TCC）1.18，大腸菌数（ECC）0.70 であった。APC は秋または冬より春に低く（$P < 0.05$），一方 TCC は春に高かった。春および冬のサンプルの ECC に差異はなかった（$P > 0.05$）。施設について横断的に採取した全サンプル 2,226 件の 7 件のみ（0.3％）が *C. jejuni/coli* 陽性であった。

Zweifel & Stephan（2003）は，スイスの 3 カ所のと畜場において，湿潤／乾燥二重拭き取り法を用いて羊枝肉の 10 カ所の部位から採取した 580 件を調査した。APCs（log cfu/cm^2）の平均値は 2.5 から 3.8 の範囲であり，胸部および頸部で最も高度な汚染を示した。腸内細菌は枝肉の 68.1％および 15.2％に検出された。陽性結果の割合は 2.6％（と畜場 C における後肢およびわき腹肉）から 42.2％（と畜場 A における会陰部）であった。PCR により *stx* 遺伝子陽性のサンプルの割合は 36.6％であった。APC と STEC 検出の間の有意な関連性がと畜場 A および B で見られたが（サンプル部位による），腸内細菌と STEC 検出の有意な関連性はと畜場 A でのみ確認された（$P < 0.05$）。

国内および国家間の衛生対策の比較は，サンプリング部位，それらの部位のサンプリング法あるいは適用すべき微生物学的試験および方法において国際的同意がないために不可能な場合が多い。

Table 1.10　冷却前の羊枝肉における細菌数

	1NZ[a,1]	1NZ[a,2]	1NZ[a,3]	1NZ[a,4]	1NZ[b,1]	1NZ[b,2]	1NZ[b,3]	1NZ[b,4]	2NZ[a,1]	2NZ[a,2]
APC	5.02	3.97	5.36	4.54	4.54	4.42	5.16	4.36	4.10	3.98
E. coli	1.49	0.89	2.11	0.54	0.99	0.72	1.32	0.38	0.96	1.05
Ent	–	–	–	–	–	–	–	–	–	–
Lm	–	–	–	–	–	–	–	–	–	–
Colif.	–	–	–	–	–	–	–	–	–	–
No.	25	25	25	25	25	25	25	25		

	Irel[a,1]	Irel[b,1]	Irel[a,2]	Irel[b,2]	Irel[a,3]	Irel[b,3]	Irel[a,4]	Irel[b,4]	Can	Scot
APC	4.52	4.88	4.81	4.84	5.01	4.84	4.63	4.63	3.43[Cana]	–
E. coli	–	–	–	–	–	–	–	–	2.61[Canb]	–
Ent	2.10	1.67	1.35	1.31	1.40	1.13	0.87	0.66	–	–
Lm	24[c]	–	–	–	–	–	–	–	–	14.3
Colif.	–	–	–	–	–	–	–	–	2.73[Canc]	–
No.	5	5	5	5	5	5	5	5	–	7

APC, mean APC $\log_{10}$/cm^2 (30°C); *E. coli*, mean *E. coli* count $\log_{10}$/cm^2 (37°C); Ent, Enterobacteriaceae $\log_{10}$/cfu/cm^2 (30°C); Lm, % of carcasses positive for *Listeria* spp.; Colif., coliforms (35°C).

NZ[a,1] 25 carcasses from slaughterhouse A. Animals were washed 20 h before slaughter and clean/shorn (maximum wool length 2 cm). Clean, faecal staining of the pelt was absent, or localized covering <5% of the surface; collection faecal material around the perineum and only minor contamination of the fleece with dirt and dust. 10 excision samples (5 cm^2 each) were removed aseptically from each carcass (six samples from the forequarters, four from the hind-legs (Bliss and Hatheway, 1996a).

NZ[a,2] 25 carcasses from slaughterhouse A. Animals were not washed but were clean/shorn (Bliss and Hatheway, 1996a).

NZ[a,3] 25 carcasses from slaughterhouse A. Animals were washed 20 h before slaughter and were clean/woolly (minimum wool length 6 cm) (Bliss and Hatheway, 1996a).

NZ[a,4] 25 carcasses from slaughterhouse A. Animals were not washed and were clean/woolly (Bliss and Hatheway, 1996a).

NZ[b,1] 25 carcasses from slaughterhouse B. Animals were washed and clean/shorn (Bliss and Hatheway, 1996a).

NZ[b,2] 25 carcasses from slaughterhouse B. Animals were not washed but were clean/shorn (Bliss and Hatheway, 1996a).

NZ[b,3] 25 carcasses from slaughterhouse B. Animals were washed and clean/woolly (Bliss and Hatheway, 1996a).

NZ[b,4] 25 carcasses from slaughterhouse B. Animals were unwashed and clean/woolly (Bliss and Hatheway, 1996a).

2NZ[a,1] Counts from pre-wash ovine carcasses visibly contaminated with fecal material but sampled from an uncontaminated site (uncontaminated carcass) (Bliss and Hatheway, 1996b).

2NZ[a,2] Counts from pre-wash ovine carcasses visibly contaminated with fecal material but sampled from an uncontaminated site (contaminated carcass) (Bliss and Hatheway, 1996b).

Irel[a,1] In plant 1, 50 cm^2 sternum/abdominal area swabbed after evisceration, using wet and dry gauze swabs, then placed in 50 mL MRD (Sierra *et al*, 1997).

Irel[b,1] In plant 1, 50 cm^2 sternum /abdominal area swabbed after washing, using wet and dry gauze swabs, then placed in 50 mL of MRD (Sierra *et al*, 1997).

Irel[a,2] In plant 2, 50 cm^2 sternum/abdominal area swabbed after evisceration, using wet and dry gauze swabs, then placed in 50 mL of MRD (Sierra *et al*, 1997).

Irel[b,2] In plant 2, 50 cm^2 sternum/abdominal area swabbed after washing, using wet and dry gauze swabs, then placed in 50 mL of MRD (Sierra *et al*, 1997).

Irel[a,3] In plant 3, 50 cm^2 sternum/abdominal area swabbed after evisceration, using wet and dry gauze swabs, then placed in 50 mL of MRD (Sierra *et al*, 1997).

Irel[b,3] In plant 3, 50 cm^2 sternum/abdominal area swabbed after washing, using wet and dry gauze swabs, then placed in 50 mL of MRD (Sierra *et al*, 1997).

Irel[a,4] In plant 4, 50 cm^2 sternum/abdominal area swabbed after evisceration, using wet and dry gauze swabs, then placed in 50 mL of MRD (Sierra *et al*, 1997).

Irel[b,4] In plant 4, 50 cm^2 sternum/abdominal area swabbed after washing, using wet and dry gauze swabs, then placed in 50 mL of MRD (Sierra *et al*, 1997).

[c]Percent of carcasses positive for spp. in four plants during four visits (Sierra *et al*, 1997).

[Cana]Total aerobic counts per cm^2 from a randomly selected site on each of 25 carcasses at trimming (25°C) (Gill and Baker, 1998).

[Canb]*E. coli* counts per 100 cm^2 from a randomly selected site on each of 25 carcasses at trimming (35°C) (Gill and Baker, 1998).

[Canc]Coliforms per 100 cm^2 from a randomly selected site on each of 25 carcasses at trimming (35°C) (Gill and Baker, 1998).

[Scot]Trimmings from the carcass (25 g) taken from the lowest part of the hanging carcass (Fenlon *et al.*, 1996).

Table 1.11 冷却前内臓における細菌数（$\log_{10}$cfu/cm^2）

Species	Liver	Heart	Kidney	Diaphragm	Tongue	Tail	Reference
Beef	4.35[a]	3.72[a]	3.73[a]	6.46[a]	5.99[a]	–	1
	5.51	4.58	–	4.86	4.97	4.45	2
	4.55	4.61	4.72	3.75	4.98	4.86	2
	2.50	2.28	2.77	–	–	–	3
	3.36	–	–	–	3.69	–	4
	3.69	3.92	3.51	–	4.20	–	5a
	3.58	3.85	3.66	–	3.61	–	5b
	2.61	3.13	2.85	–	2.32	–	5c
Sheep	4.62[a]	4.92[a]	–	5.46[a]	6.38[a]	–	1
	4.23	3.05	3.29	–	–	–	3
	3.18	–	–	–	4.28	–	4
Pig	3.28	3.04	3.80	–	–	–	3
	4.04	–	–	–	5.76	–	4
	4.78	–	–	–	–	–	6
	3.28	–	–	–	–	–	5a
	3.27	–	–	–	–	–	5b
	1.69	–	–	–	–	–	5c

[a]$\log_{10}$ cfu/g.
1. Samples excised, incubated at 25°C (Sheridan and Lynch, 1988).
2. Swab samples, incubated at 22°C (Patterson and Gibbs, 1979).
3. Samples excised, incubated at 25°C (Hanna *et al.*, 1982).
4. Samples excised, incubated at 25°C (Vanderzant *et al.*, 1985).
5. Swab samples, incubated at 37°C (5a), at 20°C (5b), at 7°C (5c), (Oblinger *et al.*, 1982).
6. Samples excised, incubated at 22°C (Gardner, 1971).

Table 1.12 冷却前内臓における細菌数（$\log_{10}$cfu/cm^2）

Species	Liver	Diaphragm	Tongue	Tail	Large intestine	Head-meat	Reference
Beef							
_[a]	2.2–4.7	–	3.6–5.5	2.9–5.7			Delmore *et al.*, 2000
_[b]	–	–	–	3.29	–	–	Gill *et al.*, 1999
_[c]	–	–	4.63	–	–	–	Gill *et al.*, 1999
_[a]	2.2–4.7	–	3.6–5.5	2.9–5.7	3.5–4.7	–	Delmore *et al.*, 2000
_[d]	1.9–3.4	–	0.2–3.1	1.5–4.2	1.8–3.0	–	Delmore *et al.*, 2000
_[e]	1.6–3.0	–	0.0–0.7	1.3–2.3	1.3–2.7	–	Delmore *et al.*, 2000
Pork							
	3.60 ± 0.481	–	–	–	–	–	Delmore *et al.*, 2000
_[f]	–	–	–	–	–	4.52 ± 0.26	Moore and Madden, 1998
_[g]	–	–	–	–	–	2.37 ± 0.42	Laubach *et al.*, 1998
_[h]	–	–	–	–	–	2.25 ± 0.42	Laubach *et al.*, 1998

[a]Range of $\log_{10}$ cfu/g aerobic plate counts (Delmore, 2000).
[b]Mean of 25 aerobic counts ($\log_{10}$) from randomly selected tails after skinning.
[c]Mean of 25 aerobic counts ($\log_{10}$) from randomly selected tongues within the mouths of carcasses.
[d]Range of $\log_{10}$ cfu/g coliform counts.
[e]Range of $\log_{10}$ cfu/g *E. coli* counts.
[f]APC $\log_{10}$ cfu/g.
[g]Coliforms $\log_{10}$ cfu/g.
[h]*E. coli* log 10 cfu/g.
[j]*Campylobacter* spp. $\log_{10}$ cfu/g.

しかし，2001年以降，EU諸国には指令が存在する（指令2001/47/EG）。と殺処理およびと畜場の衛生に構造的な取り組みが導入されて以来，衛生面でいくつかの明らかな改善がみられる。

内臓も，組織表面に通常約10^3～10^5cfu/cm^{2}の中温細菌が存在する（Table 1.11，1.12）。内臓のフローラは枝肉のそれと同じであり，主にグラム陽性菌が主体であるが，腸内細菌が初期のフローラにおいて有意な割合を占めることがある（Gardner, 1971；Gill & De Lacy, 1982；Oblinger *et al.*, 1982）。1g当たり数百の細菌が，肝臓の内部組織にみられる（Gardner, 1971）。肝臓のように，洞構造からなる内部組織は，枝肉から臓器を摘出する際に汚染される可能性がある（Gill, 1988）。

B　ブタ

主な処理は，失神および放血，熱湯処理，毛刈り，毛焼き，解体，ポリッシング，内臓摘出前の洗浄，内臓摘出および洗浄である。表皮の剥ぎ取りは通常行わず，熱湯処理と毛焼きが使用される点で反芻動物とは処理が異なる。と殺前検査で，過度に不潔で明らかに病気のブタはと殺から除外されるが，腸管内や皮膚表面にヒトに対する病原体の存在の可能性のあるブタのと殺を防ぐことはできない。

熱湯処理と毛焼きは皮膚のミクロフローラを減少させるが，それは処理に要する時間と温度に依存する。腸管由来の菌は，毛刈りおよび内臓摘出の際に，と体を汚染する可能性がある。内臓肉の汚染も内臓摘出の段階で起こる。毛刈りと解体作業は，と体表面の汚染の主な原因であることが多い。使用される装置はと体からと体を汚染して，汚染を拡大する可能性がある。汚染の増加を防ぐために，毛刈りと解体用の装置の洗浄には特別な注意が必要とされる。これらの装置は，と体がと殺処理区画から出て冷蔵室に入る時に，と体の最終的な微生物群の主な源となる。

腸管からの汚染の可能性がある病原体はウエルシュ菌，*C. coli*，*L. monocytogenes*（Table 1.2），*Y. enterocolitica*（Table 1.5）およびサルモネラ属菌（Table 1.6，1.7）である。腸間膜リンパ節および肝リンパ節にはサルモネラ属菌が存在する可能性がある。皮膚は黄色ブドウ球菌および*Staph. hyicus*，桿菌およびその他の中温細菌だけでなく，農場で輸送中またはと畜場の囲い小屋での汚染の結果として，糞便由来の微生物の感染源でもある。ブタの喉，舌および主として扁桃腺が多くの*Y. enterocolitica*を保菌している可能性があり，と殺およびトリミングの際にと体，特に頭部肉に広がる可能性がある。

冷却は中温性病原菌の発育を防止し，低温性病原菌および腐敗・変敗菌の発育を低減させる。

失神および放血

動物は失神させた後，頸動脈と頸静脈を切断することにより放血する。表皮における潜在的病原体は交差汚染により，また失神処理を行った部位の皮膚表面の微生物から増幅する可能性がある（例：リステリア属菌；Gobat & Jemmi, 1991）。放血後，皮膚は1cm^{2}当たり10^6～10^7cfuの中温細菌，10^4～10^5cfuのグラム陰性菌および10^3～10^4cfuの腸内細菌を有する可能性がある（Snijders & Gerats, 1976b）。

熱湯処理

放血後，と体は体毛と垢の除去を補助するため，熱水または蒸気で処理する。熱処理の時間と温度は，主に作業員が体毛を効果的に除去する必要性により決定される。秋の体毛は除去が最も困難であり，夏の体毛は最も容易である（Snijders & Gerats, 1976a）。通常58～62℃の温度が5～6分間使用される。63℃以上の温度で4～5分間の処理は皮膚を損傷する。ある施設では，と体を水の噴射あるいは熱湯処理前のブラッシング機によりあらかじめ洗浄する。事前の洗浄により，熱湯処理システムにおいて有機物質の量は減少するが，ブラッシング・システムの使用は，最終的に一層低い微生物レベルのと体の生産に結び付くかは明らかでない（Snijders & Gerats, 1976b ; Rahkio *et al.*, 1992）。

熱湯処理の際，糞便が肛門から流れ出す可能性があり，血液が刺し傷から漏出し，表皮や蹄からの物質が水中に溜まる。桶を使用した方法では，水およびコロイドサイズの粒子が肺や刺し傷を通って心臓や大動脈に侵入する可能性がある（Jones *et al.*, 1984）。熱湯処理と毛刈りを組み合わせた方法では（桶または噴射水），熱水からの桿菌および球菌が骨盤部大動脈にしばしば検出されるが，桶またはスプレー式で熱湯処理だけの検出はまれである（Troeger & Woltersdorf, 1990）。

桶または噴射のいずれの方式でも，使用水中の微生物量は温度とpHに依存する（Snijders, 1975）。処理中のpHは7.3～8.3であるが，アルカリを添加すると10～12に上昇する。中温性好気性菌は10^2～10^5 cfu/mLの範囲で様々であり，これらは主に芽胞形成菌と耐熱性球菌である。1mL当たり数百のウエルシュ菌芽胞が存在する可能性がある。61～62℃の桶中の水では汚染しているブドウ球菌は死滅し，時々糞便性連鎖球菌のみが検出できる（Sorqvist & Danielsson-Tham, 1986）。グラム陰性菌は，温度が60℃を超えない場合，少数みられる（Snijders, 1975 ; Sorqvist & Danielsson-Tham, 1986）。動物から熱水に移行するカンピロバクター属菌，サルモネラ属菌，エルシニア属菌の生菌数は急速に減少する（Sorqvist & Danielsson-Tham, 1991）。サルモネラ属菌は熱水サンプルに検出されている。例えば，Chau *et al.*（1977）は，処理されるブタに高度の汚染があった時，60℃の熱水サンプル20件中3件にサルモネラ属菌を検出した。一般的に，カンピロバクター属菌，サルモネラ属菌，エルシニア属菌数が一時的に熱水中で生残する可能性は糞便中と比較して少ない。リステリア属菌が熱湯処理前のブタの皮膚の拭き取りの約50％に検出された時でさえ，60～63℃の熱水からは検出されなかった（Gobat & Jemmi, 1991）。

熱湯処理は，皮膚のミクロフローラをかなりの割合で減少させることができる。中温細菌，低温細菌，桿菌，クロストリジウム属菌，腸内細菌およびサルモネラ属菌やリステリア属菌の汚染は減少する（Kampelmacher *et al.*, 1963 ; Dockerty *et al.*, 1970 ; Snijders & Gerats, 1976 b ; Scholefield *et al.*, 1981 ; Gobat & Jemmi, 1991）。Dockerty *et al.*（1970）は，桶中の熱水の温度が58.5～60℃の時，皮膚の中温細菌汚染に2～2.5$\log_{10}$の減少を認めた。Snijders & Gerats（1976b）は，60℃の熱水を噴霧されたブタでは，中温細菌数は約10^6 cfu/cm^{2}から2×10^3 cfu/cm^{2}に減少し，グラム陰性菌フローラは$> 10^4$から100未満に減少し，腸内細菌数は4×10^3 cfu/cm^{2}から70 cfu/cm^{2}未満に減少したと報告している。Rahkio *et al.*（1992）は，中温細菌数の減少範囲は，ブタの初期の汚染が低い時に一層少ないと報告している。

脱毛

熱湯処理により，抜けやすくなった毛は機械的に除去される。糞便が肛門から漏出し，と体および機械装置を汚染する可能性がある。脱毛は，と体汚染の主な源となる。Snijders & Gerats (1976b) は，脱毛後に皮膚を汚染する中温細菌およびグラム陰性菌が約 100 倍になり，腸内細菌はかなり増加することを観察した。脱毛装置もカンピロバクター属菌およびサルモネラ属菌に汚染され，これらの菌をと体に拡散させる可能性がある（Gill & Bryant, 1993）。熱水（60〜62℃）が，毛とその他の物質を除去するために脱毛機械に使用されると，と体の細菌汚染が減少する。洗浄が適切に行われないと，機械装置に付着した残留組織で菌が発育し，汚染の重大な源となる。

毛焼き

と体の残毛は毛焼きにより除去される。毛焼きの熱により皮膚の菌は死滅する。しかし，前脚の腋窩，鼠頸部，耳などの体表の熱処理は均等でない可能性がある（Roberts, 1980）。60〜63℃での毛焼きは上皮層の一部を損傷し，脱毛時にある種の細菌はそれらを保護する上皮下組織に擦りこまれる可能性がある。この段階で，効果的な毛焼きでは，と体の好気性中温細菌および腸内細菌数は最も低い。腹部の皮膚のサンプルでは，中温細菌数はほとんど 100 cfu/cm^2 未満であり，グラム陰性菌の検出はごくまれである（Snijders & Gerats, 1976b）。毛焼き後，平均菌数はサンプル採取部位により異なるが，中温細菌は 52 cfu/cm^2 であることが認められた（例：頸部のサンプルは腹部のサンプルより約 10 倍高い菌数であった）（Rahkio *et al.*, 1992）。

不適切な解体およびポリッシング

と体は手動または機械により解体され，焼け焦げ物質や残毛および垢を落とすために洗浄される。解体および洗浄は，汚染をある部位から他の部位に広げる可能性がある。この段階は，しばしば皮膚の細菌汚染を増幅させる結果となり，サルモネラ汚染の原因となる。汚染の程度はと畜場や時間帯によって異なり，中温細菌およびグラム陰性細菌が 1,000 倍高くなる可能性がある（Snijders & Gerats, 1976b）。不適切に洗浄・消毒された解体およびポリッシング装置では微生物の発育が生じ，その結果，機械作業が継続的な汚染源となり（Gerats *et al.*, 1981），作業初期にと殺されたブタが最も汚染される（Snijders & Gerats, 1976b）。と体の中温細菌および腸内細菌の汚染は，器具を洗浄する際の注意深さと関係がある（Gerats, 1987）。装置が適切に洗浄され消毒されると，と体の細菌数は毛焼き後とほぼ同等である（Gerats, 1987）。

内臓摘出

内臓摘出の際に，腹部が切開され胸部が切断される。胸腔および腹部の臓器が除去され，食用の臓器が内臓から分離され検査される。腸管由来のサルモネラ属菌およびカンピロバクター属菌のような菌がと体および臓器の両方を汚染することが多い。内臓摘出の際の注意により，サルモネラ属菌および腸内細菌の汚染は減少する（Gerats *et al.*, 1981；Gerats, 1987）。腸管の損傷は大規模な汚染の原因となる。しかし，腸管下部に明らかな損傷がない場合も，糞便からの細菌がと体にみられる。

と体から肛門括約筋と直腸を切り離すのは極めて重要な作業である。肛門の処理において，菌がと体に移行する可能性がある。手洗いおよび各と体ごとのナイフの消毒は，大腸菌およびサルモネラ属菌の汚染を減少させる（Childers *et al.*, 1977）。プラスチック袋に直腸を封入することを含めて，肛門括約筋を切り離す新たな方法は，糞便からの *Y. enterocolitica* による後脚・臀部の汚染をかなり減少することが示されている（Andersen, 1988）。ノルウェー国立公衆衛生研究所によるデータでは，ノルウェーにおけるブタのと畜場の約 90％でプラスチック袋の手法の導入以降，ヒトのエルシニア症の発生が約 30％低下したことを示した（Nesbakken *et al.*, 1994）。

摘出物（胸腔内の組織）を舌と共に除去し，舌が付随している時，扁桃腺から *Y. enterocolitica* による汚染の可能性が考えられる。舌または扁桃腺を伴わない胸部組織の除去では，この汚染は低減する（Andersen *et al.*, 1991）。

サルモネラ属菌を保菌する動物は保菌しない動物より，と体のサルモネラ属菌陽性は３～４倍も多くなる（Berends *et al.*, 1997）。と体汚染全体の 70％は保菌動物によるものであり，残りの 30％は一緒にと殺された保菌動物からの交差汚染に起因する。不潔なポリッシング装置，特に内臓摘出中のエラーは最も重要なリスク要因である。サルモネラ属菌によると体汚染の５～15％は毛焼き後のポリッシングの際に，55～90％は内臓摘出の作業中に，５～35％はトリミングと食肉検査工程から起こると概算されている。

サルモネラ属菌は腸間膜リンパ節および肝リンパ節に，時として胆嚢および肝臓や脾臓にみられることがある（Table 1.6，1.7）。サルモネラ属菌は腸内容物に検出されない場合でも，これらのリンパ節に存在することがある。サルモネラ属菌は口蓋扁桃と下顎リンパ節にもみられる（Wood *et al.*, 1989）。カンピロバクター属菌は胆嚢およびそれにつながる胆管にみられる（Rosef, 1981）。

内臓摘出中に腸内細菌のかなりの増殖があっても（Gerats, 1987），と体の中温性好気性菌数には増殖がみられないことが多い（Rahkio *et al.*, 1992）。これは，不衛生な内臓摘出により中温細菌に著しい増殖をきたさない時でも，内臓摘出前の皮膚に比較的多数の細菌を有していたと体において特に顕著である。

洗浄

ブタの体側面を水で洗浄することにより細菌の一部は除去されるが，ある種の菌は一方から他方へと拡散する。洗浄はサルモネラ属菌および大腸菌による汚染に対してほとんど効果がないと考えられ（Chiders *et al.*, 1973），洗浄時間を延長して行わない限り，低温細菌数に対してもほとんど効果がない（Skelley *et al.*, 1985）。次亜塩素酸ナトリウム（200 mg/L）を洗浄水に添加しても，細菌汚染の減少に付加的効果はほとんどない（Skelley *et al.*, 1985）。有機酸水溶液をブタの表面組織に適用した時，中温細菌および腸内細菌の菌数は減少（10 分の１以下）した（Reynolds & Carpenter, 1974；Smulders, 1987）。

と殺とトリミングが完了した時点で，ブタの体表面の細菌数と菌種は熱湯処理と毛焼きの熱に対して生残したフローラにより，また脱毛，解体，内臓摘出および取り扱いの際の再汚染により決定される。一般的に枝肉には 10^2～10^4 cfu/cm^2 の中温細菌が存在し（Table 1.13 および 1.14），内臓ではこれより幾分高い菌数である（Table 1.11 および 1.12）。腸内細菌，大腸菌群および大腸菌はウシの枝肉よりブタの枝肉で一般的な傾向にある（Table 1.8, 1.13 および 1.14；Mackey & Roberts, 1993）。ブタの枝肉の低温細菌数は通常 10^2 ～10^3 cfu/cm^2 であり（Scholefield *et al.*, 1981；Skelley *et al.*, 1985；Table 1.11，1.12），装置から主に由来するものと考えられる。枝肉に生じる可能性のある病原体にはサルモネラ属菌，*Y. enterocolitica*，高温性カンピロバクター属菌，黄色ブドウ球菌，*L. monocytogenes*，セレウス菌，ウエルシュ菌，ボツリヌス菌を含む。

冷蔵

適切な冷蔵は中温細菌，中温性病原体（例：サルモネラ属菌）の発育を防止し，低温細菌の発育を制限する。

枝肉

ヒツジや仔牛の枝肉およびウシやブタの枝肉は大気中で冷却される。大気の温度は冷蔵庫への搬入時以外は 7 ～ 8℃未満に維持される。使用される温度は動物種およびその後の製造過程により決定される。ウシまたはヒツジは冷蔵後直ちに骨抜きする場合（と殺から 18～24 時間），大気の温度は 7℃未満が使用される。枝肉，半丸または四分割した状態で冷蔵または冷凍して取引される場合，－1 ～ 2℃の大気で冷蔵されることが多い。急速冷蔵は低温収縮の原因となり肉質を堅くする。これは失神後の電気刺激により大部分が防止される。豚肉は低温収縮を起こしにくく，急速冷蔵が肉の柔らかさに影響せずに使用することができる（1.5～ 2m/s で －5℃から －12℃の温度が，当初の 1.5～ 4 時間に使用される）。

当初，水分が表面組織から失われるが，その速度は主に表面組織と周囲の大気の温度の違いによ

Table 1.13　冷却前の豚枝肉の細菌数

	Abattoir								
	N1[a]	N2[a]	N3[a]	N4[a]	N5[a]	N6[a]	N7[a]	N8[a]	N9[a]
Mean $\log_{10}$ cfu/cm^2 (20°C)	2.65	3.33	3.90	2.99	2.86	3.29	2.76	2.58	2.72
	E1[b]	E2[b]	E3[b]	E4[b]	E5[b]	A1[c]	A2[c]		
Mean $\log_{10}$ cfu/cm^2 (37°C)	3.65	4.06	3.32	2.20	2.76	3.30	3.72		
Mean $\log_{10}$ cfu/cm^2 (20°C)	4.03	4.22	3.21	2.11	2.75	3.41[d]	3.92[d]		
Mean $\log_{10}$ cfu/cm^2 (1°C)	2.65	2.21	2.03	–	–	–	–		
Enterobacteriaceae (% +ve)	–	–	77	60	68	–	–		
Coliforms (% +ve)	–	–	68	49	51	(1.30)[e]	(1.50)[e]		
No. carcasses	10	14	10	6	6	50	50		

[a]Abattoirs in Norway (N). Samples obtained by wet-dry swabbing of 50 cm^2 at each of six sites on 10 carcasses at each of 3–6 visits. Mean $\log_{10}$ number is the mean $\log_{10}$ value for all sites (Johanson *et al.*, 1983).
[b]Abattoirs in England (E). Samples obtained by wet-dry swabbing of 100 cm^2 at each of 12 sites on each carcass (Roberts *et al.*, 1980b).
[c]Abattoirs in Australia (A). Samples obtained by wet-dry swabbing of 40 cm^2 at each of four sites on 10 carcasses at each of five visits (Morgan *et al.*, 1987a).
[d]Aerobic viable count determined by incubation at 21°C.
[e]Mean log cfu *E. coli*/cm^2. *E. coli* was detected (1 cfu/cm^2) on 96% and salmonellae on 4% of samples from abattoir A1. *E. coli* was detected on 98% and salmonellae on 19.5% of samples from abattoir A2.

Table 1.14　冷却前の豚枝肉の細菌数

	Abattoir									
	C1	C2	C3	C4	C5	C6	C7	C8	C9	S1
Mean $\log_{10}$ (cfu/cm^2) (25°C)	3.48[a]	2.94[a]	2.84[a]	2.64[a]	2.33[a]	1.93[a]	2.01[a]	1.06[a]	1.06[b]	–
Mean $\log_{10}$ (cfu/cm^2) (37°C)	–	–	–	–	–	–	–	–	–	3.66±0.50[c]
Coliform counts (cfu/100 cm^2) (35°C)	2.09[d]	1.14[d]	1.12[d]	1.52[d]	1.01[d]	–	–	–	–	–
Coliform counts (number/cm^2) (35°C)	–	–	–	–	–	–	–	–	0.15[e]	0.14±0.32[c]
Enterobacteriaceae ($\log_{10}$ cfu/cm^2) (37°C)										
E. coli counts (cfu/100 cm^2) (35°C)	1.62[f]	0.63[f]	0.81[f]	–	–	–	–	–	–	0.13±0.34[c]
E. coli counts ($\log_{10}$ cfu/cm^2) (44.5°C)										

Gill *et al.*, 2000a,b; Gill and Jones, 1997; Rivas *et al.*, 2000.
[a]Abattoirs in Canada (C). Mean of 25 total aerobic counts from pig carcasses at 8 plants after dressing and the final wash (Gill *et al.*, 2000a,b).
[b]Abattoirs in Canada (C). Mean of 25 total aerobic and coliform counts from 25 randomly selected pig carcasses entering a chiller at a pig slaughtering plant (Gill, 1997).
[c]Counts for the surface of carcasses of Iberian pigs at the end of the processing line in Spain (Rivas, 2000).
[d]Abattoirs in Canada (C). Mean of 25 total coliform counts from pig carcasses at 8 plants after dressing and the final wash (Gill *et al.*, 2000a,b).
[e]Aerobic viable count determined by incubation at 21°C.
[f]Abattoirs in Canada (C). Mean of 25 *E. coli* counts from pig carcasses at eight plants after dressing and the final wash (Gill *et al.*, 2000a,b).

り左右される。表面の温度が下がり，大気の温度に近づくにつれ蒸発の速度は大気の流速と相対湿度に左右される。冷蔵の第一段階で表面は乾燥し始める。その後に，組織内部から表面への水分の移動速度が蒸発速度を上回り，表面は再び湿潤する。脂肪組織は皮下組織からの水分の移動が少ないので，乾燥状態が続く傾向にある。カットされた赤身肉は最も再湿潤しやすい。大気の冷却に伴う表面の Aw（水分活性）の低下は，菌の発育を遅らせるか防止し，一部の菌には致命的となる（Scott & Vickery, 1939）。カンピロバクター属菌は，この表面組織の乾燥に特に感受性がある（Oosterom *et al.*, 1983 ; Grau, 1988）。中温細菌は，表面の温度が発育防止温度の7～8℃未満に低下するまで，低くした Aw により阻止される（例：サルモネラ属菌，大腸菌）。低温細菌は Aw を低下させることによりコントロールされるが，いずれは発育する。

表面の乾燥の程度は枝肉の部位により様々である。乾燥および微生物のコントロールは，枝肉の中で最も厚みがあり，冷却が遅い部位で最も達成されやすい（Scott & Vickery, 1939）。そのような部位では，ある種の微生物数に有意な減少がみられる（例：低温細菌，大腸菌）。枝肉の薄い部位は乾燥が少なく，低温細菌の発育が盛んな傾向がみられる（例：牛枝肉の頸部および腹部）。ヒツジの枝肉では，体腔および扁平な表面部分は冷蔵中最も乾燥が少ないようである（Gill, 1987）。冷蔵室内において，大気の移動および温度の違いが存在するため，枝肉の冷却速度と表面の乾燥の程度にも差異が生じるものと推定される。枝肉間の接触があると，接触面は温かく湿度が残り，中温細菌の発育が生じる。このため，枝肉間の間隔を空けることが，微生物の発育をコントロールするために重要である。

冷蔵室のドアと壁は，低温細菌（Newton *et al.*, 1978）およびリステリア属菌（Gobat & Jemmi, 1991）による枝肉汚染の原因となる。

冷蔵された雌雄の仔牛の枝肉に関する大規模なUSDA-FSISによる調査では，適正製造規範の条件下で予測される微生物学的側面が示されている（Table 1.15，1.16）（McNamara, 1995も参照）。

ボーンテイント（“粘着性の死後変化”）は，枝肉の深部における腐敗臭および酸臭の発生である。異常は散在的であり，深部組織の緩慢な冷却および厚い脂肪層を有する重い枝肉と結び付いている。ボーンテイントは股関節部に最もよく発見され，上腕骨との関節近くの肩甲骨周辺部では一般的でない。ボーンテイントされた肉の顕微鏡検査では，大腿骨関節からの関節腔中，大腿骨骨髄中あるいは血管とリンパ管周囲および大腿骨に接した筋肉（例：内転筋，恥骨筋，中間広筋）間の脂肪結合組織に芽胞形成の大型グラム陽性桿菌，球菌および小型桿菌の存在がみられる。クロストリジウム属菌がボーンテイントされた豚肉および牛肉から分離されている。これらの深在性微生物の源は明らかではないが，深部組織（例：牛モモ肉）における温度検査に使用される温度計は，これらの部位に菌を汚染させ，ロット間および日々の枝肉間に腐敗・変敗微生物を移動させる経路の1つである。

Stephan *et al.*（1997）は，牛肉サンプルにおける粘着性の死後変化を特性づけるパラメーターの使用の適切性について，様々な試験（pH，NH_3，TVB-N，H_2S，R-値，IMP，ピルビン酸塩および乳酸・酢酸・酪酸・尿酸・ピログルタミン酸などの種々の揮発性酸）を行った。高濃度の酪酸が，牛肉の粘着性の死後変化では典型的と思われる。悪変開始との区別は，高い酪酸濃度，低いアンモニア量（10.5mg $100\,g^{-1}$）および低いpH値により可能である。知覚，色，匂い，堅さ，高い酪酸とピログルタミン酸量および低いIMP濃度により，通常に変化した食肉と区別することができる。

内臓

内臓にはしばしば高い初期汚染があり，枝肉よりも潜在的病原体に汚染されやすい。

大型の内臓（例：ウシの肝臓）は棚の上に置かれ，小型の内臓はトレーに載せられて，冷蔵室または冷凍室へ移動する。しかし，内臓は冷蔵室への移動前に，未だ温かい状態で一時的に容器に入れられることが一般的である。温かい肝臓，心臓，腎臓，ウシの尾は検査と洗浄の後，容器や箱に大量に収納されて，その容器と箱は冷蔵または冷凍される（Gill, 1988）。

内臓が，トレー上でゆっくりと冷却されると，細菌数にかなりの増加が起こる（Sheridan & Lynch, 1988）。表面は湿度を保ち，多くの時間10℃を超える可能性がある。大量に包装された内臓において，冷凍庫に置かれたとしても，6～15時間10℃を超える可能性がある。このように凍結された内臓では，大腸菌数が100倍を超える増殖の可能性がある（Gill & Harrison, 1985）。冷蔵および冷凍中の温度履歴の測定は，大腸菌（すなわちサルモネラ属菌も）の増殖程度を算出することができる。算出された増殖割合は測定された増殖と密接に一致する（Gill & Harrison, 1985）。ほとんどの冷蔵システムにおける内臓の表面乾燥不足が，小売枝肉より小売される内臓の高温性カンピロバクター属菌の汚染の重大な要因になっていると思われる。内臓の短い可食期間は，不適切な冷蔵の結果であることが多い。

Table 1.15　冷却された牛枝肉における細菌

Organism	No. carcasses examined	Result
Aerobic plate count	2 089	93.1% $<10^4$/cm^2
Coliforms	2 089	96.4% <100/cm^2
E. coli	2 089	95.9% <10/cm^2
Staph. aureus	2 089	4.2% positive[a]
Cl. perfringens	2 079	2.6% positive[b]
L. monocytogenes	2 089	4.1% positive[c]
C. jejuni/coli	2 064	4% positive[c]
Salmonella	2 089	1% positive[c]
E. coli O157:H7	2 081	0.2% positive[c]

USDA Nationwide Beef Microbiological Baseline Data Collection Program: Steers and Heifers (USDA, 1994; McNamara, 1995). Carcasses in chiller for at least 12 h before rump, brisket and flank surface tissue excised. Pooled sample from the three sites examined.
[a]Limit of detection ~0 cfu/cm^2.
[b]Limit of detection ~5 cfu/cm^2.
[c]60 cm^2 of surface tissue tested.

Table 1.16　冷却された牛枝肉における細菌

Organism	Carcasses examined	Result	Reference
$\log_{10}$ mean APC (25°C)	899	3.13	Vanderlinde *et al.*, 1998
$\log_{10}$ mean APC (5°C)	899	2.2	Vanderlinde *et al.*, 1998
$\log_{10}$ mean TVC (25°C)	1 275	2.42/cm^2	Phillips *et al.*, 2001a
$\log_{10}$ mean TVC (22°C)	420	2.8 ± 0.70 cfu/cm^2	Murray *et al.*, 2001
$\log_{10}$ mean TVC (37°C)	420	2.75 ± 0.64 cfu/cm^2	Murray *et al.*, 2001
E. coli (% +ve)	16[a]	43.8	Ingham and Schmidt, 2000
E. coli (% +ve)	16[b]	31.2	Ingham and Schmidt, 2000
E. coli (% >100 cfu/cm^2)	30[c]	0–6.7	Sofos *et al.*, 1999
E. coli (% >100 cfu/cm^2)	30[d]	0–6.7	Sofos *et al.*, 1999
E. coli (% >100 cfu/cm^2)	30[e]	0–1.7	Sofos *et al.*, 1999
E. coli (% >100 cfu/cm^2)	30[f]	0	Sofos *et al.*, 1999
E. coli (% >100 cfu/cm^2)	30[g]	1.1–5.6	Sofos *et al.*, 1999
E. coli (% >100 cfu/cm^2)	30[h]	0–4.4	Sofos *et al.*, 1999
E. coli (% +ve)	899	21.5	Vanderlinde *et al.*, 1998
Coliforms (% +ve)	899	39.6	Vanderlinde *et al.*, 1998
Enterobacteriaceae (22°C)	420 (15% +ve)	0.41 ± 0.37 cfu/cm^2	Murray *et al.*, 2001
Enterobacteriaceae (37°C)	420 (21% +ve)	0.40 ± 0.30 cfu/cm^2	Murray *et al.*, 2001
Salmonella spp.	899	0.22% positive	Vanderlinde *et al.*, 1998
Campylobacter spp.	629	0.16% positive	Vanderlinde *et al.*, 1998
Listeria spp.	170	0.59% positive	Vanderlinde *et al.*, 1998
E. coli O157:H7	899	0.45% positive	Vanderlinde *et al.*, 1998
E. coli O157:H7	1 275	0.10% positive	Phillips *et al.*, 2001a
Staphylococcus spp.	390	29% positive	Vanderlinde *et al.*, 1998

[a]Presumptive *E. coli* counts on carcasses chilled for 24 h.
[b]Presumptive *E. coli* counts on carcasses chilled for 7 days.
[c]% *E. coli* counts >100 cfu/cm^2, steer/heifer carcasses chilled 24 h, on brisket.
[d]% *E. coli* counts >100 cfu/cm^2, steer/heifer carcasses chilled 24 h, on flank.
[e]*E. coli* counts >100 cfu/cm^2, steer/heifer carcasses chilled 24 h, on rump.
[f]*E. coli* counts >100 cfu/cm^2, cow/bull carcasses chilled 24 h, on brisket.
[g]*E. coli* counts >100 cfu/cm^2, cow/bull carcasses chilled 24 h, on flank.
[h]*E. coli* counts >100 cfu/cm^2, cow/bull carcasses chilled 24 h, on rump.

枝肉の保存および輸送

枝肉はさらに処理するために，と畜場で保存され，小売店に輸送され，他国へも輸出される。輸送および保存中の温度管理は，微生物の発育を抑制するのに極めて重要である。

初期の冷蔵段階後，枝肉のミクロフローラは中温細菌と低温細菌の混合である。発育する菌のタイプとそれらの発育割合は，保存温度および枝肉表面の *Aw* によって決定される。最長の保存寿命を求める場合，枝肉は −1℃ + 0.5℃の温度で重量の減少を調整しながら保存および輸送する。しかし，通常の保存温度は，保存寿命が 0℃の時の約半分である 3 ～ 5℃である。

ほとんどの条件下で，シュードモナス属菌がフローラ中で最も速い発育菌である。通常，フローラにおける *Psychrobacter*，*Moraxella phenylpyruvica* および *Acinetobacter* の割合は保存中に低下する（Sauter *et al.*, 1980；Prieto *et al.*, 1992）。低温性腸内細菌は増殖するフローラの一部を形成するにすぎない。*Broch. thermosphacta* は冷蔵された枝肉で発育する主要なグラム陽性菌である。発育の速いフローラが抑制される乾燥状態は，発育の遅い球菌および酵母には都合がよい。これらは，大気の相対湿度および枝肉が，それより低い表面 *Aw* 値に達した時，最終的にフローラのかなりの割合を占めるようになる。高い菌数の黄色ブドウ球菌が処理施設に搬入されたブタの枝肉で時おり報告されてきた（Schraft *et al.*, 1992）。10^3 cfu/cm^2 を超える菌数が枝肉の 2.4％にみられ，少数ではあるが 10^6 cfu/cm^2 の菌数の枝肉もある。表面組織の乾燥は腐敗・変敗フローラの発育を抑制するが，冷蔵保存の条件が悪く，表面温度がかなりの期間＞7 ～10℃であった場合に，黄色ブドウ球菌の発育が枝肉上で予想される。脂肪組織は低い水分量のため，乾燥が一層起こりやすい。赤身肉の水分の拡散は，例えその速度が遅く，85～90％の低い相対湿度であっても，シュードモナス属菌の発育のための湿度を維持する傾向がある。枝肉は，露点が枝肉表面温度を上回る環境に移動されると，凝縮が起こり表面温度と *Aw* 値がいくらか上昇する原因になる。

C　腐敗・変敗

冷蔵条件下で中温細菌は増殖せず，低温細菌が最終的には枝肉の腐敗・変敗の原因となる。腐敗・変敗速度は，(i)枝肉の低温細菌の汚染菌数，(ii)保存温度の上昇，(iii)表面組織の *Aw* の上昇（大気の流速および相対湿度により左右）に伴って増加する。枝肉の赤身肉部分では，菌数が 10^7 cfu/cm^2 に達する時に悪臭が認められる。ネトは *Aw* が 0.99 近くで，菌数が 10^8 cfu/cm^2 付近の時にのみ明らかである。低い *Aw* 値では，コロニーは合体することはできず，小さく分離している。腐敗・変敗は，当初枝肉の湿潤した部位で発生する（ヒツジの腹腔，横隔膜近辺，前脚と胸部の間の窪みおよび頸部の切断筋肉）。

腐敗・変敗フローラは，低温発育性，好気性，グラム陰性の運動性および非運動性の桿菌が多数を占め，*Pseudomonas* spp.，*Acinetobacter* および *Psychrobacter immobilis* として同定される（Dainty & Mackey, 1992）。シュードモナス属菌は通常腐敗・変敗フローラの 50％を超え，*Ps. fragi*（クラスター 1 および 2），*Ps. lundensis* および *Ps. fluorescens* が最も重要な菌種である。*Broch. thermosphacta* および低温性腸内細菌は通常腐敗・変敗フローラのごく小さな部分を占めるに過ぎないが，羊肉および豚肉の脂肪表面では比較的高い汚染を示す。0〜1℃より5℃での保存が，これら菌の発育に適する傾向にある（Dainty & Mackey, 1992）。保存温度が高いと（25〜30℃），腸内細菌および *Acinetobacter* spp. が腐敗・変敗フローラで優性である（Gill & Newton, 1980; Rao & Sreenivasamurthy, 1985）。保存中に表面を乾燥させると，球菌，酵母および糸状菌のコロニーが発生する可能性がある。表面の *Aw* における変化により，ほとんどの枝肉におけるフローラの発育は均一でない。ウマおよびヤギのミクロフローラについての限定的なデータが報告されている（Cantoni, 1977; Sinha & Mandar, 1977）。

D　病原体

サルモネラ属菌

ウシ，ヒツジおよびブタの枝肉におけるサルモネラ属菌の分布は実に多様である。サルモネラ属菌はほとんどみられないこともある（Biemuller *et al.*, 1973）。枝肉の半分近くに検出されることもあり（Oosterom & Notermans, 1983），群れのすべての枝肉にみられることもある（Grau & Smith, 1974）。米国における大規模な調査では，サルモネラ属菌は雌雄の仔牛および成牛の3,075件の冷蔵枝肉から切り取った25gの胸部のサンプルの1%から，また397頭の仔牛由来のサンプルの5%から検出された（Hogue *et al.*, 1993）。最近の米国の調査でも（Table 1.15, 1.16），冷蔵された雌雄の仔牛の枝肉から切り取ったサンプルの1%からサルモネラ属菌を検出した（USDA, 1994）。カナダにおいて，冷蔵前の枝肉から切除された頸部筋肉を調査し，サルモネラ属菌は596件の豚枝肉の11.2%，267件の仔牛枝肉の4.1%，666件の牛枝肉の1.7%から検出された（Lammerding *et al.*, 1988）。エジプトのと畜場におけると畜の汚染割合は，バッファローで1〜2%（Lotfi & Kamel, 1964; El Moula, 1978），ラクダで44%（El Moula, 1978），ヒツジで3〜4%（Lotfi & Kamel, 1964）であり，多様な血清型がみられた。

枝肉汚染の程度は腸管内におけるサルモネラ属菌の分布と菌量およびヒツジやウシでは羊毛および表皮の汚染に強く影響される。と殺およびトリミングの際の配慮にも影響を受ける。と殺時の動物のサルモネラ属菌の状況は，農場での汚染およびと殺前の収容の条件により決定される。

サルモネラ属菌は，明らかに正常な動物の肝臓および脾臓の内部組織に見出すことができる（Table 1.6, 1.7）。

通常，枝肉または内臓肉のサルモネラ属菌数は極めて少ない。しかし，およそ7℃以上の温度での不適切な冷蔵，保存または輸送が発育を可能にする。

サルモネラ症の発生は，不適切な加熱調理，誤った取り扱いおよび再汚染により起こる可能性がある。生肉は台所または食肉処理施設において，加熱調理された肉やその他の食品の交差汚染の原因となる。

大腸菌 O157 : H7

と畜場の腸管内における EHEC O157 : H7 を保菌するウシの割合は低いが（Table 1.4），時おりその割合の高いことがある。内臓摘出および皮剥ぎの際の注意深さは枝肉の汚染を抑制することはできるが，完全に防ぐことはできない。枝肉の冷蔵，保存および輸送の条件が不適切であれば（約7℃以上の温度），菌の発育が起こる可能性がある。大腸菌O157:H7に汚染された不適切に加熱調理された牛挽肉は，出血性下痢（HC）や溶血性尿毒症症候群の発生原因となってきた（Doyle, 1991；Griffin & Tauxe, 1991）。68℃の内部温度でハンバーグを加熱調理することが推奨されている（Meng *et al.*, 1994）。牛挽肉またはハンバーグパティの不完全な加熱調理は，大腸菌O157:H7による疾病発生の一般的な原因となる。732名が罹患した米国における大規模な発生（1993）では，不完全な加熱調理ハンバーグが原因であった。

牛挽肉にもまた大腸菌O157が存在することが認められているが，公表されている分布は0％（Willshaw *et al.*, 1993；Lindqvist *et al.*, 1998；Tarr *et al.*, 1999）から0.7％（Doyle & Schoeni, 1987），1.3％（Kim & Doyle, 1992）および2.4％（Sekla *et al.*, 1990）と様々である。FSISおよびCDCにより行われた定量分析では，MPN値は1～4cfu/gの幅があり，1件のみが15cfu/gの高い値であった（FSIS, 1993）。アルゼンチンにおける研究では，11株の大腸菌O157:H7が小売店で直接作られた部分肉と骨なし牛肉の切り落としを混ぜ合わせた牛挽肉160件中6件（4％）から検出された（Chinen *et al.*, 2001）。同じ研究で，生ソーセージ83件中4件（8％）が大腸菌O157:H7陽性であった。

スイスにおける研究では，240カ所の小規模な肉屋から合計400件の挽肉が採取され，STECおよび*L. monocytogenes*の存在について分析された（Fantelli & Stephan, 2001）。サンプルは牛挽肉が211件，豚挽肉が189件であり，STECは7/400（1.75％）から分離された。5/211（2.3％）の牛挽肉，2/189（1％）の豚挽肉が汚染されていた。7株の血清型は5種類の異なる血清型に分類されたが，O157:H7は存在しなかった。2株のSTECは*stx1*遺伝子および*stx2*遺伝子を保有し，5株は*stx2c*遺伝子を保有していた。さらに，4株は1つまたはそれ以上の毒性因子を保有していた。しかし，*eae*陽性の菌株はなかった。*L. monocytogenes*は43/400のサンプル（10.75％）に分離された。43株中19株は血清型1/2a，2株は1/2b，12株は1/2c，10株は4bであった。42株が*Lhly*遺伝子を，43株が*plcA*遺伝子を保有していた。*Sma*I遺伝子を用いた*L. monocytogenes*のマクロ制限分析では，12種類の異なるPFGFパターンが得られた。多数を占めたパターンGは血清型1/2cと関連があった。

約10^6個の大腸菌O157:H7を接種して－20℃で24時間凍結し，その後4℃で12時間，23℃で3時間またはマイクロウェーブを使用して700Wで120秒加熱した牛挽肉のパティは，菌株，回収方法および解凍の仕方により様々な死滅の様相を示した（Saga & Ingham, 1998）。Podolak *et al.*（1995）は，真空包装した牛挽肉のパティにおいて，1％乳酸または酢酸よりフマル酸（1％および1.5％）が，大腸菌O157:H7の菌数の減少に効果的であると報告した。しかし，食品の微生物学的安全性に関する英国諮問委員会のガイドライン（1995）によると，70℃の温度で2分間が挽肉製品の安全性を確保するために推奨される。

Campylobacter jejuni

と殺後，高温性カンピロバクター属菌は羊枝肉の19〜70％，成牛枝肉の2〜32％および仔牛枝肉の20〜97％に認められた。高温性カンピロバクター属菌（ほとんどは *C. coli*）は豚枝肉の20〜60％に認められた。カナダの調査（Lammerding *et al.*, 1988）では，カンピロバクター属菌は冷蔵前の枝肉から採取した豚肉の12％，牛肉の15％および牛肉の頸部サンプルの35％に認められた。

3つの異なる群れの94頭の乳牛および42頭の仔牛の糞便についてカンピロバクター属菌が様々な手法で調査された（Atabay & Corry, 1998）。A群におけるウシの79％，B群の40％およびC群の37.5％がカンピロバクター属菌を保菌していた。ほとんどの動物は1種のカンピロバクター属菌のみを保菌し，*C. hyointestinalis* は11％に検出された *C. fetus* subsp. *fetus* および *C. jejuni* subsp. *jejuni* の7％と共に最も高い頻度（32％が陽性）で分離された。さらに，*C. sputorum* の新しい生物型がA群で調査された47頭の60％から分離された。

枝肉の冷蔵中，カンピロバクター属菌の分布および菌数にかなりの減少があり，比較的高度に汚

Table 1.17　市販肉における *Campylobacter jejuni/coli*

Type	Country	Number	% Positive sampled	Reference
Beef	England	127	23.6	Fricker and Park, 1989
	USA	360	4.7	Stern *et al.*, 1985
	USA	230	0.4	Harris *et al.*, 1986
	USA	520	0.2	G. Schmid quoted in Harris *et al.*, 1986
	Japan	112	0.0	Ono and Yamamoto, 1999
	Kenya	50	2.0	Osano and Arimi, 1999
	Ireland	50	0.0	Madden *et al.*, 1998
Ground beef	USA	360	3.6	Stern *et al.*, 1985
Various ground meats	Italy	58	6.9	Baffone *et al.*, 1995
Ox liver	England	96	54.2	Kramer *et al.*, 2000
Beef offal	England	97	7.0	Bolton *et al.*, 1985
Pork	England	158	18.4	Fricker and Park, 1989
	USA	360	5.0	Stern *et al.*, 1985
	USA	149	0.7	Harris *et al.*, 1986
	USA	514	0.0	G. Schmid quoted in Harris *et al.*, 1986
	Japan	126	0.0	Ono and Yamamoto, 1999
	Ireland	50	0.0	Madden *et al.*, 1998
	Italy	27	3.7	Zanetti *et al.*, 1996
Pork (bacon)[b]	England	80	84.4	Phillips, 1998
	USA	384	1.3	Duffy *et al.*, 2001
Pork liver	England	99	71.7	Kramer *et al.*, 2000
Pork sausage	USA	360	4.2	Stern *et al.*, 1985
	Italy	200	0.5	Rindi *et al.*, 1986
Pork offal	England	26	11.5	Bolton *et al.*, 1985
Lamb	England	103	15.5	Fricker and Park, 1989
	USA	360	8.1	Stern *et al.*, 1985
	USA	37	0.0	Harris *et al.*, 1986
Lamb liver	England	96	72.9[a]	Kramer *et al.*, 2000
Ground meats	England	135	2.2	Bolton *et al.*, 1985
Sausage meat	England	143	0.7	Bolton *et al.*, 1985
	Italy	41	2.4	Zanetti *et al.*, 1996
	Italy	46	8.9	Baffone *et al.*, 1995
Offal—mixed	England	689	47.0	Fricker and Park, 1989

[a]Percent positive for *Campylobacter* spp.
[b]MAP samples positive for *Campylobacter* spp.

染された枝肉でも，菌数は通常 1 cfu/cm^2 未満である。保存および輸送中に生じる乾燥が，カンピロバクター属菌を一層減少させる。枝肉が小売市場に到着するまでに，汚染の割合はかなり減少するが，比較的高い場合がある（Table 1.17）。小売りされる内臓肉における汚染割合は枝肉より高いが，これは恐らくと畜場での比較的高い初期汚染のためであり，冷蔵中もあまり乾燥しない内臓で多く生残するためと考えられる。

疫学的には，ウシ，ヒツジおよびブタの枝肉はヒトのカンピロバクター感染の原因としてあまり重要でないことが示されている。

Yersinia enterocolitica

豚枝肉における *Y. enterocolitica* の病原性血清型の分布は，低い例（210 件の枝肉において非検出，de Boer & Nouws, 1991 ; 2.5 %，Mafu *et al.*, 1989）から高い例（31 %，Christensen, 1987 ; 63 %，Nesbakken, 1988）まで様々である。内臓摘出の際の注意深さは *Y. enterocolitica* による汚染の程度に大きく影響する（Andersen *et al.*, 1991）。舌および扁桃腺の注意深い除去が，枝肉の汚染を防止するために必要である。

疫学的研究では，豚挽肉（ベルギー，Tauxe *et al.*, 1987），加熱調理不完全な豚肉（ノルウェー，Ostroff *et al.*, 1994）および米国ではチッターリング（ブタの腸，Lee *et al.*, 1991）の摂食が，ヒトのエルシニア症と結び付いている。家庭でのチッターリングの調理も子供の発病に関与している（Lee *et al.*, 1990）。ブタおよびヒトから分離された菌株の血清型の間には強い地理的な相関がある。同様に，生化学的，ファージ型別および DNA 分析で，ブタとヒトの菌株を区別することは不可能である（Andersen *et al.*, 1991）。

Fredriksson-Ahomaa *et al.*（2003）は，ドイツ南部およびフィンランドのブタの扁桃腺に異なる *Y. enterocolitica* 4 : O3 遺伝子型を検出し，4 : O3 遺伝子型は地理的に分布が限定され，疫学的研究に使用できると結論付けた。Nesbakken *et al.*（2003）はトリミング作業および検査手順に関連して，と畜場のブタにおける *Y. enterocolitica* の分布を調査した。

病原性の血清型は 1℃で発育することができるが，発育は腐敗・変敗微生物と比較すると遅く，病原株は競合菌ではない。その結果，通常の挽肉における発育の程度は，少なくとも 15℃までの温度では在来のフローラの存在で抑制される（Fukushima & Gomyoda, 1986 ; Kleinlein & Untermann, 1990）。

しかし，複数の研究では，*Y. enterocolitica* が冷蔵保存された食品の中で増殖でき，競合する可能性のあることが報告されている（Hanna *et al.*, 1977 ; Stern *et al.*, 1980 ; Grau,1981 ; Lee *et al.*, 1981 ; Gill & Reichel, 1989 ; Lindberg & Borch, 1994 ; Borch & Arvidsson, 1996 ; Bredholt *et al.*, 1999）。Bredholt *et al.*（1999）の研究では，乳酸菌 10^4～10^5 cfu/g の存在下でも 10^4 cfu/g の *Y. enterocolitica* が，真空包装された加熱調理ハムおよびセルベラートソーセージにおいて 8℃で増殖できることを示している。同じ実験において，これらの菌株は *L. monocytogenes* および大腸菌 O157 : H7 の発育は抑制した。

豚挽肉の製造における主な問題は，特に扁桃腺や口腔粘膜が存在する時の頭部肉の使用であると思われる。

Listeria monocytogenes

L. monocytogenes および他のリステリア属菌は，ウシやヒツジの表皮，毛または糞便から，また と殺やトリミングを行う区域で枝肉を汚染する可能性がある（Lowry & Tiong, 1988; Gobat & Jemmi, 1991）。豚枝肉のリステリア属菌は，特に毛焼き後および冷却室への移動の際の汚染により上昇する（Gobat & Jemmi, 1991）。枝肉が冷却室，冷蔵保存および市販のための輸送により移動するにつれて，さらに汚染の機会がある。増殖が適切な冷蔵条件下（5℃未満）でも起こる可能性がある。完全な加熱調理により菌は死滅する。生肉は調理済み加工肉の汚染源の1つとなる。

黄色ブドウ球菌

と殺およびトリミングの際に，反芻動物の枝肉は，動物の表皮，使用器具（例：メッシュの保護用グローブおよびエプロン），作業員の手から汚染される（Peel *et al.*, 1975）。同様に，豚枝肉における少数の黄色ブドウ球菌（Takacs & Szita, 1984）は，本来ブタの皮膚に存在していた菌およびと殺の際に付着した汚染が混ざり合ったものである（Rasch *et al.*, 1978）。7℃未満の温度による冷蔵，保存および輸送は本菌の発育を防止する。高い温度でも，未加工の生肉において菌は競合性に乏しく，他のフローラに劣る。食中毒を起こすために十分なエンテロトキシンを産生するには，黄色ブドウ球菌は少なくとも 10^6cfu/g の菌数に達しなければならない。さらに，動物由来の黄色ブドウ球菌は，ヒト由来のものより一般的に食中毒に関与するエンテロトキシン（例：エンテロトキシンA）を産生しにくい（Devriese, 1990）。黄色ブドウ球菌食中毒は未加工肉により起こることはない。

ボツリヌス菌

生肉に認められるクロストリジウム属菌のほとんどは害のない腐敗・変敗性中温細菌である。しかし，時折ボツリヌス菌が認められる。汚染の概算値は1kg当たり芽胞が0.1～7未満である（Lücke & Roberts, 1993）。汚染率は豚肉より牛肉および仔羊肉で低いと考えられる。生肉にボツリヌス菌が存在しないことを保証する有効な手段はない。食肉媒介ボツリヌス症の症例のほとんどは，不適切に保存された加熱調理せずに食された自家製の加工肉から起こっている（Tompkin, 1980）。しかし，低温発育性で非たんぱく分解性のボツリヌス菌が増殖する条件下で取り扱われた海洋性哺乳動物の生肉の摂食が，カナダ北部およびアラスカのイヌイット民族におけるボツリヌス症の発生原因になっている。これ以外には，生肉の摂食によるボツリヌス症の症例は報告されていない（Lücke & Roberts, 1993）。

ウエルシュ菌

ウエルシュ菌はと殺時におけるウシ，ヒツジおよびブタのと体の一般的な表面汚染である（Smart *et al.*, 1979）。それは低い菌数（200cfu/100cm^2 未満）であり，主に増殖形細胞として存在する。汚染は糞便，土壌および動物の皮膚の埃に由来する。内臓（例：肝臓）の内部組織には少数のウエルシュ菌が存在することがある（Canada & Strong, 1964 ; Bauer *et al*., 1981）。生鮮肉は増殖するには低すぎる温度（15℃未満）で保存される。生存している増殖形細胞は冷蔵保存の間に菌数が減少する傾向があり，完全な加熱調理により死滅する。食中毒は，加熱調理済み食肉に芽胞として生残し，嫌気的条件下で加熱調理製品の不適切な冷却中（15～50℃の間で数時間放置する）の発育（10^5 cfu/g 超）および増殖形細胞を死滅させる再加熱を行わずに摂食した結果である。

Toxoplasma gondii

Toxoplasma gondii によるヒトの感染はほとんど不顕性である。しかし，重大な結果（例：心筋炎，肝炎，脳炎）は，宿主細胞が原虫の増殖により破壊されることにより生じる。感染した母親からの乳児は死亡するか，失明または脳障害を起こす可能性がある。繁殖障害がヒツジ，ヤギおよびブタにおけるトキソプラスマ症により生ずる。ヒトはネコの糞便に排泄されたオーシストにより，またはブタ，ヒツジ，ヤギあるいはウシの組織内における生育能のあるシストを摂取することにより感染する。大規模なヨーロッパにおける研究では，トキソプラスマ感染の主要なリスクとして不適切に加熱調理または塩漬された食肉を認めている（Cook *et al*., 2000）。食肉はシストを破壊するために，少なくとも 60℃で加熱調理するか凍結（－15℃で 3 日間，－20℃で 2 日間）すべきである。

Sarcocystis hominis と *Sarcocystis suihominis*

ヒトは，ウシの筋肉に存在するシストを摂食することにより *Sarcocystis hominis* に感染し，また生豚肉中のシストを摂食することにより *Sarcocystis suihominis* に感染する。症状は嘔気，腹痛および下痢である。食肉の加熱調理または凍結により，シストを破壊する。ウシやブタは，感染したヒトによりあらかじめ排泄されたスポロシストを摂取することにより感染する。

Trichinella spiralis

旋毛虫（トリヒナ）症は，豚肉または野生動物（野生のブタ，キツネ，クマおよびセイウチ）の筋肉内の被嚢した幼虫の摂食により感染する。ブタでは幼虫はすべて黄紋筋にみられるが，最も多いのは横隔膜，舌，咬筋および頸部筋肉である。幼虫は少なくとも 58℃で食肉を加熱調理または凍結（例：－15℃で 30 日間）することにより死滅させることができる。

EU 諸国では，トリヒナ症の発生分布は増加していると考えられ，1966～1999 年の EU における 36 件のトリヒナ症の集団発生が MEDLINE データベースに記録された。これらの集団発生では数千人の患者が罹患し，輸入した馬肉（数百人の患者が罹患した都市部の発生），狩猟された野性豚肉（狩猟者の家族における小規模の発生），小規模農場または野生区域で放牧されていたブタ由来の豚肉（Table 1.18）の摂食の結果であった。3,300 名以上のヒトのトリヒナ症が，過去 25 年にわたりフランスおよびイタリアで輸入馬肉の摂食により発生した。スペインにおけるほとんどの発生は豚肉または野生豚肉の摂食のためであり，野生豚肉による発生がフランスの南東部およびスペインのある地域で徐々に増加している。トリヒナ症は EU 諸国において届出義務のない疾病である。

Table 1.18　過去20年間における EU 諸国地域のヒトのトリヒナの感染源

Source	No. cases	Country
Pigs bred in small family farms	>1000	Spain
Pigs grazing in wild areas	800	France, Germany, Italy and Spain
Wild boars	1300[a]	France, Germany, Italy and Spain
Horses[b]	>3300	France and Italy
Total	>6400	

[a]Including some cases due to other game.
[b]Imported from non-EU countries.

過去 20 年間，地域の家畜または野生動物の消費によるヒトのトリヒナ症は，オーストリア，ベルギー，デンマーク，フィンランド，英国，アイルランド，ルクセンブルク，ポルトガル，スウェーデンまたはオランダで報告されていない（Pozio, 1998 ; 2001）。

1998 年における調査では，フランス，ドイツ，スペインおよびイタリアで，少なくとも 791 名の患者を含む 10 件の集団発生が認められた（Dupouy-Camet, 1999）。その他にも，フランス（2 事例）およびイタリア（1 事例）における 623 名は，ユーゴスラビアとポーランドから輸入された馬肉の摂食によるものであった（Dupouy-Camet, 1999）。1999 年において，オランダ，ドイツ，スペイン，フランス，英国およびオーストリアで合計 49 件のヒトのトリヒナ症が報告されたが，そのうちの 50 % 以下が輸入品の摂食によるものであった。非輸入品は野生ブタか有機農場のブタのいずれかのためであった。2000 年に，オランダ，ドイツ，スペイン，英国およびイタリアが 88 名のヒトのトリヒナ症を報告した。これらのデータは最も信頼できる概算値である。

EU 諸国におけるブタのトリヒナ感染の分布は明らかに低く，通常は動物 100,000 頭当たり 1 頭未満であるが，地域によってはこれよりも高い。

対照的に，クロアチア東部においてトリヒナの幼虫が，1999 年に調査されたブタの 0.5～1.5 % に発見された（Marinculic *et al.*, 2001）。

1975 年以来，フランスおよびイタリアにおける数例のヒトのトリヒナ症の発生は，生または不適切に加熱調理された馬肉を摂食した結果であり，ヨーロッパにおけるヒトのトリヒナ症の最も重要な源として馬肉が認められている（Boireau *et al.*, 2000）。

齧歯類および野生動物以外にも，多様な管理システムで飼育された家畜，例えば森でブタを放し飼いにすることが，森に住む動物の遺伝子型の伝播に重要な役割を演じている可能性がある。

適切に検査されなかったトリヒナ保菌動物由来の生あるいは十分に加熱調理されていない食肉，生あるいは不適切に加熱調理された馬肉を摂食する時，消費者は自らをトリヒナ症のリスクに晒すことになる。ドイツの消費者は，生の豚肉または豚肉製品の摂食が一般的であるため，トリヒナに汚染された豚肉に暴露されることが特に多いようである（Schotte *et al.*, 1992）。

トリヒナ症の発生と家畜ブタ，野生ブタ，ウマ，セイウチ，クジラ，クマおよびイヌの肉の摂食を含む食習慣との密接な関係について，世界の多くの地域から多数の報告がある。公衆衛生の問題が，新しい食習慣や食品の料理法の導入，また他の文化圏の人々の移住に伴って生じる可能性がある。海外旅行および帰国後に，その土地伝統の変わった料理法を採用することは，輸入されたトリヒナ症の症例を説明できると思われる。高級レストランの中には適正な品質の証しとして最低限に加熱調理した料理を提供し，それらの素材が持つ新鮮さに注意を向けるところがあり，そのため加熱調理不良肉も含まれる。さらに，貿易の国際化は，動物や生鮮肉製品が野生または家畜の間でトリヒナ症が風土病である国から輸出されるので，リスク要因となっている。例えば，1998年におけるフランスのノルマンディー地方のトリヒナ症の小規模発生は，米国から輸入された真空包装野生豚肉の摂食によるものであった（Dupouy-Camet, 2000）。

自然の草地での大規模養豚が増える傾向は，トリヒナ感染のリスクを増加させている。

Taenia saginata

生育能のある幼虫または食用牛の筋肉内に被嚢した段階の嚢虫を摂取すると，牛肉の条虫はヒトの空腸で生育する。ウシはヒトの糞便中に排泄された卵から感染する。凍結（−10℃で10日間，−15℃で6日間）または加熱（56℃超）は牛肉中の嚢虫を破壊する。

Taenia solium

ヒトは，ブタの肝臓，脳，骨格筋または心筋に存在する生育能のある被嚢した嚢虫の摂取により感染する。生育した条虫はヒトの回腸で発育し，卵は感染したブタの糞便中に排泄される。ヒトはまた，ヒトの糞便中に排泄された卵の偶発的な摂取により感染する可能性もある。この場合，嚢虫はヒトの体内で発育し，これらは脳を含む様々な組織に分布する可能性がある。脳有鉤条虫症は，最も一般的な中枢神経系の寄生虫病の1つである。凍結（−10℃で少なくとも10日間）または加熱調理は食肉中の嚢虫を不活性化する。

E　管理

家畜を，ヒトの病原体が存在しないことを保証できる枝肉に転換する工程はない。枝肉の微生物汚染の主な源は，生きている動物の体内または体表上の微生物である。動物の生産，輸送，と殺および枝肉や内臓の冷蔵，保存および輸送の際の管理が必要である（Simonsen *et al.*, 1987；Snijders, 1988；Kasprowiak & Hechelmann, 1992；Mackey & Roberts, 1993；NACMCF, 1993）。ほとんどの管理手段は病原体の初期のレベル（H_0）を減少させることを目的としているが，減少（ΣR）または増加防止（ΣI）を目的としたステップも示唆される。

E　管理（農場）

要約

重大な危害要因[a]

牛肉，仔羊肉および その他の反芻動物：	• サルモネラ属菌 • VTEC • *C. jejuni/coli* • 寄生虫
豚肉：	• サルモネラ属菌 • *C. coli* • *Y. enterocolitica* • 寄生虫
管理手段	
初期レベル（H_0）	• 環境，飼料，水（由来および動物への与え方），齧歯類，野鳥，昆虫および無脊椎動物（サルモネラ属菌，高温性カンピロバクター属菌，*L. monocytogenes*） • 農場間の家畜の移動，混在および家畜売買／市場に関連するストレス（サルモネラ属菌），サイレージ（*L. monocytogenes*），肥料の管理（VTEC）
減少（ΣR）	• 該当せず
増加（ΣI）	• 前記 H_0 の実施に失敗することは増加につながる
検査	• 主に動物の疾病／健康の状態を評価することによる • 大腸菌，*C. jejuni/coli* に関しては，取水口からの水を検査することを推奨する
腐敗・変敗	• 該当せず

[a] 特定の状況下では，他の危害要因も考慮する必要があると思われる。

考慮すべき危害要因　前記参照。

飼育中の家畜の汚染源が多いため，管理の達成は困難であるが，疾病によっては成功例もある（例：ウシ結核，ブルセラ症，ブタコレラ）。水，飼料，環境，野生生物，農場の動物（ネコおよびイヌ），補充された家畜および肥料は汚染源となる。病原体は速やかに拡散するので，集約化された飼育条件下において管理が特に重要である。

動物は水から多くの病原体を獲得する可能性がある（例：カンピロバクター属菌，サルモネラ属菌，VTEC，*Y. enterocolitica*，*Sarcocystis* および *Taenia saginata*）。良質の水を使用し，水桶は定期的に清浄化すべきである。放牧されている家畜，農場の排水およびヒトの下水による水路の汚染を抑制する努力が必要である。

管理手段

危害要因の初期レベル（H_0）

適正な動物の福祉は，病原体の発生や拡散を増大させる密飼い，栄養不足，注意不足，ストレスを防止する。動物は適正に給餌され，適切な獣医の観察および処理を受けるべきである。食肉検査で発見された病理学的な解剖学的変化（例：肝膿瘍および肝蛭）と同じように，と殺時に検出される疾病情報は飼育法の改善のために使用すべきである。家畜の移動や輸送は慎重に静かに行い，別のところからの動物との混合を避け，温度の上昇および高濃度のアンモニアや炭酸ガスの発生を防止するために換気を行って，ストレスは最小限にすべきである。

農場に持ち込まれた家畜は，病原体の拡散を防ぐため，他の家畜から分離すべきである。若い感受性の高い動物が様々な農場から運ばれ，市場で売買された後の仔牛の飼育には特別な問題が存在する。輸送および市場での時間は短縮させる必要があり，いずれも定期的な清浄化が必要である。

危害要因の増加（ΣI）および減少（ΣR）

動植物由来の飼料から，サルモネラ属菌および他のヒトの病原体を除去するための手段を改善し，実行する必要がある。適切にペレット化された飼料はサルモネラ属菌を減少させる。かいば桶や配管の残留物におけるサルモネラ属菌の発育を防止するために，湿潤したマッシュには特に注意する必要がある。適切に熱処理しないと，“残飯”または“台所の残り物”で飼育された動物は，サルモネラ属菌感染のリスクを増大させる。短鎖脂肪酸の使用は，飼料中のサルモネラ属菌の減少が期待できる。pH が 4 未満である飼料の適切な貯蔵は，リステリア属菌およびサルモネラ属菌の汚染を減少させる。仔牛および他の若い動物の唾液や扁桃腺中のサルモネラ属菌は，水飲み用のボウルやバケツを汚染し，定期的なこれらの清浄化が感染の拡大を制限するために必要である。

動物を収容する建物の設計や施工は，効果的な清浄化および消毒あるいは排泄物を除去できるようにすべきである。排泄物の除去や廃棄は排泄された病原体の再循環を防止する。動物への多量の土の付着は，排泄物の不定期な除去，不適切な寝床および動物をぬかった地面に保持するような粗末な収容条件に起因する。ウシのわき腹と腹部の毛は，表皮に糞便やその他の物質の蓄積を減らすために収容前に除去する。集約化された農場では，自動的に皮膚から排泄物や汚れを除去するために洗浄する。集約的畜舎の清浄化および消毒は，家畜の補充に当たりオールイン・オールアウト方式を採用して動物群ごとに行うべきである。昆虫，鳥類，齧歯類，ネコおよびイヌは畜舎から排除すべきであり，道具や装置は清浄化し消毒し，専用の作業服と靴が飼育員により使用されるべきである。

農場には多数の汚染源があるので，完全な手法が必要とされ，それには繁殖，飼育および輸送や飼料生産などについての多面的な要素が含まれる。

F　管理（と畜場への輸送および係留）

要約

重大な危害要因[a]	
牛肉，仔羊肉および その他の反芻動物：	• サルモネラ属菌 • VTEC • *C. jejuni/coli* • 寄生虫
豚肉：	• サルモネラ属菌 • *C. coli* • *Y. enterocolitica* • 寄生虫
管理手段	
初期レベル（H_0）	• 糞便の排泄を減らすための給餌の中止（搬入前3～6時間） • サルモネラ属菌感染に対する反芻動物の感受性を高める間欠的な給餌および飢えを避ける • と殺時の消化管破損を減らすために，腸の充満の抑制，特に第一胃。 • と殺前検査，農場へのトレーサビリティー • 清浄化を容易にして，汚染を抑制できる運搬車両の設計。特に下層階の動物に糞便が落下する可能性のある多層式トラックについて • 積み荷ごとの運搬車両の清浄化および消毒 • 外部からの汚染および腸内細菌の拡散を減らすための，檻および通路の清浄化
減少（ΣR）	• 該当せず
増加（ΣI）	• 腸管系病原菌（例：サルモネラ属菌）の拡散を減少するために，輸送や係留における時間の制限およびストレスを最低にすること
検査	• 検査は適切でない
腐敗・変敗	• グリコーゲンの消耗や高pH肉（DFD）をもたらすと殺前の長期のストレスや飢えおよび寒く湿った状況を減らすこと

[a] 特定の状況下では，他の危害要因も考慮する必要があると思われる。

G　管理（ウシやヒツジのと殺およびトリミング）

要約

重大な危害要因[a]	• サルモネラ属菌 • VTEC • *C. jejuni/coli* • 寄生虫
管理手段	
初期レベル（H_0）	• 器具の清浄化および汚染除去 • 作業員の衛生
減少（ΣR）	• 熱水および食品レベルの酸（許可されている地域）による汚染除去
増加（ΣI）	• 皮膚／毛およびと体表面の接触を避ける • と体間の消化管内容物の付着を避ける • 迅速な冷蔵は増加を最小限にする
検査	• 枝肉のサンプリングによりモニタリングされたと畜場の衛生 • 微生物学的または他の試験による清浄化および消毒を検証する • 大腸菌および *C. jejuni/coli* に関しては，取水口からの水を検査することが推奨される
腐敗・変敗	• 該当せず

[a] 特定の状況下では，他の危害要因も考慮する必要があると思われる。

考慮すべき危害要因　前記参照。

管理手段

初期レベル（H_0）

枝肉および内臓は，表皮，体毛および腸管由来の微生物により汚染される可能性がある。作業員の注意深さや技術および皮剥ぎや内臓摘出に要する時間が，微生物汚染を抑制する上で極めて重要である。作業員は，加工処理中の作業における衛生面での訓練および理解が必要である。

- 作業開始前の器具（例：ナイフ，スチール棒，刀のさや，前掛け，胸部・背骨切断のためのノコギリおよび内臓を収容する容器）の清浄化および汚染除去をすること。作業員の手や前腕の洗浄およびと殺やトリミング中の器具を洗浄し汚染除去のための装置や時間を規定すること。
- 第一胃の内容物の流出を防ぐために，食道を結紮（けっさつ）すること。
- 皮剥ぎ前に泌乳動物の乳房を除去すること。
- 皮膚の外表面と露出した組織の接触（例：皮膚の垂れ下がりおよび巻き付けによる）を最小限

にすること。
- 作業員による皮膚外表面の取り扱いおよびその後の露出した組織の取り扱いを最小限にすること（機械による皮剥ぎは，皮膚とと体の交互の取り扱いを減少する）。
- 肛門周囲の表皮や尾における糞便汚染の移行を防止し（例：肛門開口部の広範にわたる切除；尾を組織と接触することの阻止），直腸が腹腔から遊離することによる汚染の移行を抑制するために，直腸と肛門括約筋を遊離させる際に特別な注意を要する（直腸端末は結紮し，プラスチック袋に封入すること）。
- 損傷せずに，胃と腸管を除去すること（胸部用のノコギリやナイフの適正な使用，外側にカーブした刃による腹壁の切開，先端が球状になっているナイフの使用）。
- 目に見える汚れを切除するか，この汚染を効果的に除去することのできる何らかの方法を使用すること，洗浄は汚染を広げる可能性がある。
- と畜場に備えられた装置で，枝肉の接触を最小限にすること。

減少（ΣR）
- 高い温度の水または食品用の酸溶液で枝肉の汚染除去を行うこと。

増加（ΣI）
- 枝肉，回収肉（横隔膜，頭肉および尾）および内臓を冷蔵室に速やかに運ぶこと。
- 中温細菌（黄色ブドウ球菌，サルモネラ属菌）の発育を助長するため，内臓や回収肉をと殺区域の臨時の容器に保存することを避ける。

検査
- APC（30℃培養）は枝肉のと殺衛生および細菌学的状態の有用な尺度である。傾向を知るための分析は時間外の衛生を予測する有用な尺度である。
- 大腸菌または腸内細菌（35～37℃培養）の試験は，糞便汚染の指標として補足できる。
- サルモネラ属菌や他の病原細菌の試験は，と殺時の衛生を改善するためにはあまり役立たない。

腐敗・変敗　該当せず。

H　管理（ブタのと殺およびトリミング）

要約

重大な危害要因[a]	• サルモネラ属菌 • *C. jejuni/coli* • *Y. enterocolitica*

	• 寄生虫
管理手段	
初期レベル（H_0）	• 装置の清浄化および汚染除去
	• 衛生的なと殺およびトリミング
減少（ΣR）	• 容器に入れる前にスプレーまたは蒸気熱水処理を使用
増加（ΣI）	• 消化管内容物の枝肉への移行を避ける
	• 迅速な冷蔵は増加を最小限にする
検査	• 枝肉のサンプリングによりモニタリングされたと殺時の衛生
	• 微生物学的検査による清浄化および消毒の確認
腐敗・変敗	• 該当せず

[a] 特定の状況下では，他の危害要因も考慮する必要があると思われる。

考慮すべき危害要因　前記参照。

管理手段

初期レベル（H_0）

- 作業開始前に，熱水処理，脱毛，解体，ポリッシング装置の清浄化および汚染を除去すること（ナイフ，スチール棒，刀のさや，前掛けおよび内臓のための収納容器もあわせて）。
- 効果的に清浄化するための装置を設計すること。
- 汚れた熱水を減らすために，熱水処理前に家畜を洗浄すること。
- 汚物の過剰な蓄積を防止するため，熱水処理容器の湯を取り替えること。
- 容器の替わりに，スプレーまたは蒸気熱水処理を使用すること。
- 皮膚の損傷なしに，60～62℃の温度で熱水処理すること。
- 熱水処理水に，または脱毛，解体，ポリッシングの際の糞便の漏出を防ぐために肛門を塞ぐこと。
- 枝肉，回収肉（横隔膜，頭部肉，尾）および内臓を冷蔵室へ速やかに運搬すること。
- 中温性病原菌（大腸菌およびサルモネラ属菌）の発育を最小限にするため，と殺区域内の臨時の容器に保存することを避けること。
- と畜場に備えられた装置と枝肉の接触を最小限にすること。

減少（ΣR）

- 枝肉の汚染を減らすため，脱毛機械には60～62℃の熱水を使用すること。
- （許可された個所では）機械による解体およびポリッシングの際に塩素水（約50ppm）を使用すること。
- 高い温度の水または食品用の酸溶液で枝肉の汚染除去を行うこと。

検査

- APC（30℃培養）はと殺衛生および枝肉の微生物学的状態の有用な尺度である。
- 傾向を知るための分析は時間外の衛生を予測する有用な尺度である。大腸菌または腸内細菌（35～37℃培養）の検査は，糞便汚染の指標として補足できる。
- サルモネラ属菌や他の病原細菌の検査は，と殺時の衛生を改善するためにはあまり役立たない。

I　管理（冷却すること（ウシ，ヒツジおよびブタ））

要約

重大な危害要因[a]	• サルモネラ属菌
	• VTEC
	• *C. jejuni/coli*
	• *Y. enterocolitica*
	• 寄生虫
管理手段	
初期レベル（H_0）	• 衛生的なと殺およびトリミング
減少（ΣR）	• 適切ではない
増加（ΣI）	• 冷却室および枝肉全体の冷却と温度分布を最大限にする
検査	• 枝肉のサンプリングによりモニタリングされたと殺時の衛生
	• 微生物学的検査による清浄化および消毒の確認
腐敗・変敗	• 該当せず

[a] 特定の状況下では，他の危害要因も考慮する必要があると思われる。

考慮すべき危害要因　前記参照。

管理手段

危害要因の初期レベル（H_0）

- 荷入れした際に，均一に大気を分布させるための冷蔵庫の設計および満杯になった冷蔵庫内の食肉の温度低下の抑制を制限するための十分な冷却能力。
- 低温細菌の増強を減らすための，冷蔵室の床，壁および扉の清浄化。

危害要因の減少（ΣR）

- 該当なし。

危害要因の増加（ΣI）

- 冷蔵中の大気の流れおよび温度を測定し調節すること（大気の流れは枝肉のすべての部位に少なくとも 0.25 m/s 以上で，搬入時を除いて大気温は 7℃未満および理想として 4℃未満にすべきである）。
- 枝肉表面に気流が邪魔されずに行き渡るように枝肉を配置すること（理想的な配置は枝肉間の最も接近した部分で 6 cm 空いているべきである）。
- 冷却が最も遅い冷蔵庫の位置に，最も軽量の枝肉を置くこと。
- 冷蔵庫の扉は，温かく湿った大気の侵入を防ぐために開放させる時間を制限すること。
- 冷蔵された枝肉の表面温度および湿度の上昇を減らすため，温かい枝肉は冷蔵枝肉から離れた区域に置くこと。1 つの方法としては，新たな枝肉のためのスペースをつくるために，当日は早めにカットおよび包装部門の作業を開始させるのもよい。

検査

- 微生物学的検査は使用が制限される。
- 表面温度（例：枝肉表面部位 1 mm の深さ）および深部組織の温度（例：股関節周辺あるいは特定された解剖学的位置）のモニタリングは，大気温および流速を調節し，冷蔵の進行を管理するために利用することができる。
- 深部の温度を 24 時間以内に 7℃に低下させるという要件は，ウシの枝肉に適用できない。
- 牛枝肉では 24 時間以内に 12～15℃まで，深部の温度を低下させるのが，中温細菌の発育を防ぎ，低温細菌をごく僅かしか増加させない（10 倍以下）ためには適当であるが，冷却は 24 時間以上継続しなければならない。
- 中温性病原菌の発育を防止するため，棚または浅い容器中で内臓や頭肉または頬肉は冷却すること（厚い材質の容器では絶縁効果が肉塊中の菌を発育させる）。
- 中温性病原菌（例：サルモネラ属菌）の発育を抑制あるいは防止するための十分な冷却速度は，枝肉から除去後短時間に肉温が約 7℃に低下するまでの温度履歴を知り，予測される発育を算出することにより設定できる（Gill & Jones, 1992）。
- 荷入れされた冷蔵庫内における複数の位置での大気温および流速をモニタリングすることが推奨される。
- APC（30℃培養）は冷蔵および集積された後の枝肉の細菌学的状態の有用な尺度である APC は，時間外の衛生および冷蔵効果の有用な尺度である。

腐敗・変敗

- 該当なし。

J　管理（保存および輸送）

要約

重大な危害要因[a]	• サルモネラ属菌 • VTEC • *C. jejuni/coli* • *Y. enterocolitica* • 寄生虫
管理手段	
初期レベル（H_0）	• 中温細菌および低温細菌による汚染を抑制するため，枝肉が搬入される前の空の冷蔵室および輸送用車両を清浄化すること • 輸送中の冷却機が正しく機能し，必要な温度に設定されていることを確認すること
減少（ΣR）	• 該当せず
増加（ΣI）	• 輸送用車両の冷却システムには，製品温度を下げるように設計されていないものがあるので，枝肉の平均温度が最終的に意図する輸送温度に近い時に荷積みすること • 保存および輸送の温度を7℃未満に維持することは，中温性病原菌の発育を防止するが，−1℃ ± 0.5℃での保存は冷却された製品の可食期間を最大にする • 露点以上を通過しないようにする
検査	• 保存および輸送中，複数の位置における大気温をモニタリングすることが推奨される • APC（30℃培養）は，冷蔵室／トラックの清潔度の指標となる
腐敗・変敗	• 該当せず

[a] 特定の状況下では，他の危害要因も考慮する必要があると思われる。

Ⅳ　枝肉のカットおよび包装

枝肉は，部分肉，小売用カット肉または骨抜き肉にするため分割される。その後，これらの食肉は大気，ガス置換または真空包装して保存される。

A　微生物に対する加工処理の影響

カットされた食肉のミクロフローラは，枝肉の履歴およびカットされる際の衛生状態により決まる。枝肉が適正に冷却され，と殺後１～２日で分割された場合は細菌数は通常 10^4cfu/cm^2 未満である。１週間保存された枝肉では 10^6cfu/cm^2 の菌数が存在する可能性がある。カット室の作業表面および器具（ナイフ，手袋，前掛け，帯鋸（おびのこ），カット台の表面およびベルトコンベアー）は，露出したばかりの組織および他の枝肉を介して，腐敗・変敗菌（例：*Pseudomonas* および *Broch. thermosphacta*）および病原体を食肉に拡散する。器具や作業表面が効果的に清浄化されていないか，または清浄化してから使用までの間に水分のある状態では，それらが直接の汚染源になる。食肉のカット中の黄色ブドウ球菌の汚染および菌数の大幅な増加は，不適切に清浄化されたカット台，表皮剥ぎ取り用装置，メッシュ手袋からの汚染に起因することが示されている（Kasprowiak & Hechelmann, 1992）。カットおよび除骨の際の作業表面と装置の微生物量は 10^4 ～10^6cfu/cm^2 の範囲と思われ（Sheridan *et al.*, 1992），清浄化時の注意深さおよび処理された枝肉の微生物量を反映する。手でカットされた食肉は，ほとんどが極めて高いレベルの汚染を示す傾向にある。

装置は，清浄化後に残存した菌の発育を減らすため乾燥する。清浄で乾燥した表面の主なフローラは球菌である。損傷したカット肉または傷ついたコンベアーベルトおよびカット表面は清浄化が困難なことから，代えるべきである。

枝肉は 10℃に保持された室で分割されることが多い。この温度では，病原体（例；*Salmonella, L. monocytogenes*）の世代時間は少なくとも８時間であり（Mackey & Roberts, 1993），低温性の腐敗・変敗細菌の世代時間は少なくとも 2.8 時間である（Table 1.19）。食肉の温度が７～10℃を超えなければ，加工中の病原体の発育はそれほどではない。しかし，枝肉は温かい時に分割される可能性があり（温と体除骨），食肉の温度は 30～35℃以上にもなる。サルモネラ属菌および大腸菌 O157 : H7 の発育は，食肉を冷却した環境から迅速に移動するので，食肉表面温度を急速に７～８℃未満に低下させないと，重要な意味を持つ可能性がある（Grau, 1987）。時間の重要性は，この温度以上に置かれた食肉表面におけるサルモネラ属菌および大腸菌の発育の予測式から算出することができる（Gill & Harrison, 1985 ; Smith, 1985 ; Mackey & Kerridge, 1988 ; Buchanan & Bagi, 1994）。

Table 1.19　大気中の食肉における低温細菌の世代時間

	Temperature (°C)			
	2	5	10	15
Pseudomonas (non-fluorescent)	7.6	5.1	2.8	2.0
Pseudomonas (fluorescent)	8.2	5.4	3.0	2.0
Acinetobacter spp.	15.6	8.9	5.2	3.1
Enterobacter spp.	11.1	7.8	3.5	2.4
Brochothrix thermosphacta	12.0	7.3	3.4	2.8

Gill, 1986.

大気中での保存

小売用カット肉はトレーに入れ，低湿気透過性で高酸素透過性のフィルムでカバーされて冷蔵保存される。メトミオグロビンの形成または細菌による腐敗・変敗により，２～３日間の保存寿命である。これらの湿気のある好気的環境下では，シュードモナス属菌が最も速く発育し（Table 1.19），*Acinetobacter* および *Psychrobacter* を含む最終的なフローラを形成する。腐敗・変敗の速度は保存温度により，また可食期間は初期に存在するシュードモナス属菌の数により決まる。フィルムでカバーされた食肉に時々みられる *Broch. thermosphacta* の高い分布は，シュードモナス属菌を抑制する炭酸ガスのわずかな増加が原因と思われる（Dainty & Mackey, 1992）。

肝臓は多量のグルコース（6 mg/g）を有し，当初高い pH である（＞6.2）。冷蔵保存中に，pH は組織の解糖により徐々に低下する。表面のフローラはシュードモナス属菌により占められるが，最終のフローラの主な構成は *Acinetobacter*，*Enterobacter*，*Broch. thermosphacta* および乳酸菌である（Gill, 1988）。組織の代謝は，包装内部の炭酸ガス濃度を上昇させる。乳酸菌が肝臓内で増殖する主なフローラである。腎臓は高い pH であり，*Shewanella putrefaciens* および *Aeromonas* spp. が最終のフローラとしてしばしば認められる。

真空包装された食肉

大部分の部分肉および仔羊の枝肉は低いガス透過性フィルムの袋に入れ（一般的には約 10～25 mL O^2/m^2/日/101 kPa，25℃で測定），脱気し封をして －1 ～ 0℃で保存される。袋中で，炭酸ガスが組織から遊離される。組織呼吸は残存する酸素を消費し，炭酸ガスを産生する。ガス環境には20～40％の炭酸ガスおよびわずかに１％未満の酸素が含まれる。

好気性のグラム陰性フローラ（*Pseudomonas*，*Acinetobacter* および *Psychrobacter*）の発育は抑制される。*Lactobacillus*，*Carnobacterium* および *Leuconostoc* は，真空包装肉のフローラで優位を占め，10^7 ～10^8 cfu/cm^2 の菌数に達する。多くのその他の細菌の発育程度は，pH，フィルム透過性，温度により決定される。pH5.4～5.8 の赤身肉において，*Broch. thermosphacta* の発育量はフィルムの酸素透過性の増加に伴って多くなる。pH6.0 を超える食肉では，*Broch. thermosphacta* は嫌気的に約 10^7 cfu/cm^2 になる。*Shew. putrefaciens* は pH が 6.0 以上の時に発育できるが，5.8 未満では発育できない。最終的な菌数に占める腸内細菌の割合は，0℃より 5℃の保存の時，または pH が高い時に（＞6.0）多くなる。真空包装豚肉や仔羊肉において，*Broch. thermosphacta* および腸内細菌は真空包装牛肉より増殖するフローラの中で大きい割合を占める。仔羊および豚肉の包装では牛肉の包装より多くの筋組織が包装されるため，高い pH の食肉となる率が高くなる。包装された仔羊枝肉では滲出物は pH6.0 を超える。低温発育性クロストリジウム属菌（例：*Cl. laramie*）は，2℃で保存された真空包装牛肉の通常の pH で発育できる（Dainty *et al.*, 1989；Kalchayanand *et al.*, 1989, 1993；Broda *et al.*, 1996a, b, 1998a,b, 1999）。

L. monocytogenes の発育は，0℃で保存された通常の pH（5.5～5.7）の真空包装肉ではよくないが，食肉の pH が高い時または保存が 5℃で優れている。エルシニア属菌は真空包装肉から分離されており，*Y. enterocolitica* の食肉分離菌株は pH の高い 0℃の真空包装肉で発育する（Gill &

Reichel, 1989)。これら菌は環境の分離菌株と思われる。エルシニア属菌の発育は，他のグラム陰性菌と同様に，0℃付近で保存された真空包装の通常のpH肉ではよくない。エルシニア属菌の病原性の血清型は，4℃で炭酸ガスにより抑制されると思われる（Kleinlein & Untermann, 1990)。

ガス置換

食肉は鮮やかな赤色を維持するため，小売用カット肉は低いガス透過性の堅いプラスチック容器中で高濃度の酸素（70〜80％）および炭酸ガス（20〜25％）とともに包装される。高濃度の炭酸ガスはグラム陰性好気性フローラを抑制し，可食期間を延長する。0℃付近の温度で，乳酸菌が最終的なフローラとして優位を占める傾向にあるが，*Broch. thermosphacta* がフローラでかなりの割合を占める可能性もある。腸内細菌および *Broch. thermosphacta* の発育は，約5℃の温度の保存により促進される。

大分割されたカット肉および仔羊枝肉は，極めて低いガス透過性のプラスチックまたはアルミ箔の袋に100％炭酸ガスとともに包装される。食肉に浸透させるために，1〜1.5Lの炭酸ガスが食肉1kgに対して封入される。0℃以下で保存中，高いpHにおいても乳酸菌の発育速度は遅く，*Broch. thermosphacta*，腸内細菌および *Shew. putrefaciens* の発育は強く抑制される。高いpH肉および非透過性が不十分なフィルムでは，保存が長引くと，*Broch. thermosphacta* および腸内細菌のある程度の発育が起こる。*L. monocytogenes* または *Aeromonas hydrophila* の発育は5℃で5週間起こらない（Gill & Reichel, 1989)。

細菌酵素により触媒されてアミノ酸の脱炭素が生じた結果，食品中に生体アミンが形成される。摂食量が多い時には，これらの化合物により頭痛，高血圧，発熱および心不全の原因となる可能性がある。真空包装および炭酸ガスのガス置換包装（CO_2-MAP）のような技術は，低温保存（−1.5〜0.5℃）と組み合わせた時，食肉の可食期間を延長させる。これらの包装システムによる豚肉の低温保存中，生体アミン形成の酵素を有する乳酸菌がミクロフローラで優位を占める。フェニルエチルアミン，プトレシン，カダベリン，ヒスタミン，チラミン，スペルミジンおよびスペルミンのモニタリングレベルは，可食期間の終わりに近づくにつれて，包装処理を行った豚肉中のチラミンおよびフェニルエチルアミンが毒性の可能性があると考えられるレベルに近いことを示した（Nadon *et al.*, 2001)。

B　腐敗・変敗

食肉における微生物の発育は，低分子化合物（例：グルコース，グルコース-6-リン酸，リボース，グリセロール，アミノ酸，乳酸塩）の消費により起こり，腐敗・変敗は臭気，風味または外観における変化の結果を示す。

大気中での保存

当初，食肉表面で発育する微生物はグルコースを優先的に利用する。グルコースの利用速度が組

Table 1.20　大気中における汚染肉の細菌代謝産物

Ethyl acetate	Methanthiol
n-Propanoate	Dimethylsulphide
Isobutanoate	Dimethyldisulphide
2-Methylbutanoate	Dimethyltrisulphide
3-Methylbutanoate	Methylthioacetate
n-Hexanoate	Ammonia
n-Heptanoate	Putrescine
n-Octanoate	Cadaverine
Crotonate	Tyramine
3-Methyl-2-butenoate	Spermidine
Tiglate	Diaminopropane
Isopropyl acetate	Agmatine
Isobutyl acetate	1,4-Heptadiene
n-Propanoate	1-Undecene
n-Hexanoate	1,4-Undecadiene
Tiglate	Acetoin
Isopentyl acetate	Diacetyl
3-Methyl butanol	3-Methyl butanal
2-Methyl butanol	

Dainty and Mackey, 1992.

織内からの拡散速度を超えると，アミノ酸が形成される（Gill & Newton, 1977）。したがって，食肉のグルコース含有量は，悪臭の開始を決定する極めて重要な要因である。グルコースが欠乏しているpHの高い食肉では，細菌数が10^6cfu/cm^{2}に達する時に腐敗・変敗を生じるが，通常の食肉では菌数が10^7cfu/cm^{2}を超えた時に起こる（Newton & Gill, 1978）。

エステルの複合混合物，分岐鎖アルコール，硫黄含有化合物，アミン，不飽和炭化水素およびケトンは大気中で保存された食肉にみられる（Dainty & Mackey, 1992；Table 1.20）。*Ps. fragi* クラスター２菌株は甘い果実臭（エチルエステル）の産生菌であり，腐敗・変敗の初期段階で検出される。これらおよび他のシュードモナス属菌もまた一連の硫黄含有化合物を産生するが，腐敗・変敗が進行した段階で硫黄臭に似た悪臭の原因となる硫化水素は産生しない。不飽和炭化水素はシュードモナス属菌，特に *Ps. lundensis* により形成される。シュードモナス属菌はオルニチンの媒介によりアルギニンからプトレシンを産生する。分岐鎖の酸およびアルコール（分岐鎖アミノ酸由来），アセトインおよびジアセチルは *Broc. thermosphacta* により形成される。腸内細菌も分岐鎖アルコールを産生するが，アセトインおよびジアセチルは通常のpH肉にのみ産生される。*Broch. thermosphacta* および腸内細菌は，通常のpH肉に2,3-ブタンジオールを産生するのみである。腸内細菌（*Enterobacter agglomerans*，*Hafnia alvei*，*Serratia liquefaciens*）も硫黄含有最終生成物を産生するが，硫化メチルを形成せず硫化水素を産生する点でシュードモナス属菌と異なる（Dainty & Mackey, 1992）。腸内細菌はリジンからカダベリンを形成する。

真空包装肉

Table 1.21は，自然に汚染された真空包装冷蔵肉に検出された微生物の最終生成物を一覧にしたものである。

Table 1.21　真空包装肉中の細菌代謝産物

L(+)-Lactic acid	Ethyl acetate[a]
D(−)-Lactic acid	Ethyl n-propanoate[a]
Acetic acid	Ethyl 3-methylbutanoate[a]
Isobutanoic acid	Propyl acetate[a]
Isopentanoic acid	Hydrogen sulfide
Ethanol	Methanethiol
3-Methylbutanol	Dimethyldisulfide
Tyramine	Dimethyltrisulfide[a]
Putrescine	*Bis*(methylthio)methane[a]
Cadaverine	Methylthioacetate
	Methylthiopropanoate[a]

Dainty and Mackey, 1992.
[a]Found in high-pH meat only.

pHが6以上の食肉において，広範囲の細菌が発育し，*Broch. thermosphacta* およびグラム陰性細菌は高い菌数に達する。その結果，高pH肉の速やかな腐敗・変敗および通常のpH肉にはみられないような細菌により，ある種の最終生成物が産生されることになる（Table 1.20）。通常のpH肉は，比較的不快でない酸臭を発生する傾向にある（Dainty & Mackey, 1992）。高いpH肉は硫黄に似た腐敗・変敗および糞便臭を発生する。

緑化は，硫化水素がオキシミオグロビンと反応してサルフミオグロビンを形成した結果として生じる（Carrico *et al.*, 1978）。*Shew. putrefaciens* は硫化水素の産生能が高く，高pH肉に急速な腐敗・変敗を引き起こす。腸内細菌は硫化水素およびその他の硫黄含有化合物を産生する（Dainty & Mackey, 1992）。*Lactobacillus sake* は通常のpH（5.6〜5.8）肉においても硫化水素を産生するが，高pH肉において，その産生は一層著しい。通常のpH肉の高濃度のグルコースは，本菌によるシステインの利用を遅らせる（Egan *et al.*, 1989）。

乳酸菌，*Broch. thermosphacta*，腸内細菌，*Aeromonas* spp. および *Shew. putrefaciens* の発育は，酢酸の濃度を上昇させる。*Broch. thermosphacta* は，高pH肉でイソ酪酸およびイソ吉草酸を産生する。より高濃度の酢酸，イソ酪酸およびイソ吉草酸は，通常のpH肉より保存された高pH肉にみられる（Dainty *et al.*, 1979）。

チラミンは，*Carnobacterium* spp. のアルギニンにより形成されることが明らかであり，このチラミンはある種の乳酸菌により利用され，その結果腸内細菌によりプトレシンに転化されるオルニチンとなる（Dainty & Mackey, 1992）。腸内細菌はカダベリンの発生の原因である。

風味の変化（酸臭，酸化およびチーズ臭）は，0℃で10〜12週間保存後の真空包装された通常のpH牛肉に検出される（Egan, 1983）。この現象は細菌数が最大に達した4〜6週間後にみられる。苦いレバーのような味は，14〜16週間後の汚染フローラの存在しないものに生じる。

長期の可食期間の必要性が高まるとともに，低温発育性クロストリジウム属菌による腐敗・変敗が一般的な問題となる。腐敗・変敗の1つの型として，包装の膨張の原因となる水素と炭酸ガス，ブタノール，酪酸，エタノール，酢酸および一連の硫黄含有化合物の産生が特徴である（Dainty *et al.*, 1989；Kalchayanand *et al.*, 1993）。Dainty *et al.*（1989）が分離した菌株は，16S rRNA塩基配列によりクロストリジウム属の新種である *Cl. estertheticum* であることが示された（Collins *et al.*, 1992）。*Cl. frigidicarnis* は，温度管理が適切でなかった真空包装牛肉から分離された（Broda *et al.*, 1999）。その他の例として，Broda *et al.*（1996a,b, 1998a, b）の研究を参照されたい。これらのクロストリジウム属菌を検出するための迅速分子法が利用されるようになっている（Helps *et al.*, 1999）。

ガス置換

高濃度の酸素および炭酸ガス中に保存された生肉について，消費者が受け入れるか否かは色の悪化（メトミオグロビンの形成）により通常決まる。微生物による腐敗・変敗は，乳酸菌および *Broch. thermosphacta* の発育の結果である。多数の有機酸，アセトイン，ジアセチル，プレトシンおよびカダベリンのレベルの増加が，ガス置換保存された食肉にみられる（Dainty & Mackey, 1992）。

炭酸ガス 100％での保存は，通常乳酸菌のみの発育および長期の可食期間をもたらす（15 週間；Gill & Penney, 1986）。高 pH 肉では，食肉に浸透する炭酸ガスが不十分な場合，包装フィルムが炭酸ガス透過性でない場合または高い初期汚染があった場合には，腸内細菌および *Broch. thermosphacta* は食肉を腐敗・変敗させるか，または酸っぱい変敗臭および風味を発生させる（Gill & Penney, 1988；Gill & Harrison, 1989）。

C　病原体

装置および枝肉の解体表面は，適切に清浄にしないと，汚染源になる可能性がある。食肉における中温性病原菌の発育は 7℃未満の保存により抑制される。大気中で保存される冷蔵肉では，低温性病原菌（*L. monocytogenes* および *Y. enterocolitica*）の発育速度は腐敗・変敗菌の発育速度よりもはるかに遅く，増加は小規模と考えられる。一般的に，真空包装はガス置換包装より低温性病原菌に対する抑制効果が劣る（Garcia de Fernando *et al.*, 1995）。真空包装肉では，*Aeromonas* spp. および *L. monocytogenes* の発育は 0℃で保存された通常の pH 肉で強く抑制されるが，高 pH 肉および高い温度で，顕著な発育が起こる可能性がある（Dainty *et al.*, 1979；Palumbo, 1988；Grau & Vanderlinde, 1990）。同様に，ガス置換包装肉における低温性病原菌の抑制は，正常な pH 肉，低い温度および炭酸ガスレベルの上昇の相互作用によるものである（Garcia de Fernando *et al.*, 1995）。100％の炭酸ガスの存在下では，高 pH 肉であってもこれら菌の発育は 0 ～ 5℃の保存温度で抑制される（Gill & Reichel, 1989）。エルシニア菌株は真空包装肉で発育するが，*Y. enterocolitica* の血清型 O：3 および O：9 は 0 ～ 4℃の温度で炭酸ガスにより強く抑制される（Kleinlein & Untermann, 1990）。真空包装およびガス置換包装は，低温性病原菌の発育が抑制されるため，正常な pH 肉の微生物学的安全性を高めるともいえるが，食肉が適切に冷蔵されている時のみ，その効果のあることがデータから示されている。

病原性 *Y. enterocolitica*，*L. monocytogenes*，大腸菌 O157：H7 およびサルモネラ属菌の発育が 60％ CO_2／40％ N_2／0.4％ CO（高濃度の CO_2／低濃度の CO の混合），70％ O_2／30％ CO_2（高濃度の O_2 の混合）のガス置換包装された牛挽肉と chub（チャブ）包装された牛挽肉で比較された

（Nissen *et al.*, 2000）。*Y. enterocolitica* の発育は高濃度の CO_2／低濃度の CO ガス置換中で，4℃および 10℃の両方でほぼ完全に抑制されたが，高濃度の O_2 ガス置換で包装されたサンプルにおける菌数は 4℃で約 10^2 倍，10℃で約 10^3 倍に増加した。*L. monocytogenes* は，あらゆる保存条件下の 4℃でほとんど発育しなかった。

牛挽肉での大腸菌 O157：H7 の発育は，高濃度の CO_2／低濃度の CO ガス置換および高濃度の O_2 ガス置換の両方で，10℃でほぼ完全に抑制された。チャブ包装された牛挽肉における発育では 5 日目に 10^5 cfu/g に達した。10℃で 5 日および 7 日間保存された挽肉のサルモネラ属菌は，高濃度の O_2 ガス置換より高濃度の CO_2／低濃度の CO ガス置換において高い菌数になり，保存中の温度管理の重要性が強調された。

D　管理（大気，真空およびガス置換包装で保存された食肉）

要約

重大な危害要因[a]

牛肉，仔羊肉およびその他の反芻動物：	• サルモネラ属菌 • VTEC • *C. jejuni/coli* • 寄生虫
豚肉：	• サルモネラ属菌 • *C. coli* • *Y. enterocolitica* • 寄生虫

管理手段

初期レベル（H_0）	• 解体され包装された食肉の微生物菌量 • 食肉処理中の温度管理
減少（ΣR）	• 適用せず
増加（ΣI）	• 温度を維持し，効果的な冷却を可能にする冷蔵庫に保存 • 保存中の温度管理 • 包装用装置を清潔保持。排気，ガス添加および封印のための包装用装置を正しく設定。封印部分の脂肪の汚れと折り目の除去。真空包装またはガス包装のための正しいサイズとフィルムのタイプ • 真空包装は隙間のない気密包装。ガス包装では適切なガス環境

検査

• 真空包装食肉の pH（pH6.0 未満）
• 包装漏れのチェック（シールの不具合またはピンホール）
• 包装時の 30℃での APC は，衛生状態および予測される冷蔵時の可食期

	間の有用な指標となる。高い APC は，清浄化が不適切な装置または原材料の許容できない時間・温度の履歴を示すことが多い • 包装時の病原体を検査することは，製品の安全性を効果的に管理しない
腐敗・変敗	• 低温性クロストリジウム属菌による腐敗・変敗は製品が良好な温度管理下で保持されている時でも起こる

[a] 特定の状況下では，他の危害要因も考慮する必要があると思われる。
注：包装される食肉の微生物学的品質は管理により左右される。腐敗・変敗菌数の低い食肉は，高い菌数の食肉より長い可食期間が見込まれる。

V　凍結肉

枝肉，半丸肉または四分割肉，箱詰めした除骨肉および箱または容器に入れた内臓は，冷気（－10～－35℃，1～12 m/s）の継続的な吹き付けにより凍結される。小さな肉片は液体窒素，ドライアイス，または製氷皿で凍結される。凍結肉は －10℃以下で保存される。物理的および生化学的変化が凍結肉では徐々に起こり品質を低下させる。一層低い温度（－18℃）が高い品質を長期間維持するために使用される。

A　微生物に対する加工処理の影響

食肉は約 －1.5℃で凍り始め，食肉の水分の約半分が －2.5℃で凍結する。冷却および初期の凍結段階では，細菌の発育程度は冷却開始時の食肉の温度と冷却速度により決定される。冷却速度は包装材料の断熱性，凍結される食肉の厚さおよび食肉または包装に吹き付ける冷気の温度と速度により様々である。枝肉，半丸肉および四分割肉では，微生物汚染は凍結が最初に起こる表面部に存在する。箱および容器の中では，汚染された表面部は，食肉の断熱性により凍結が遅くなる中心部におかれるかもしれない。食肉が 20～35℃で箱あるいは容器に包装される時に，温度が約 7℃以下に低下する前に中温細菌の大幅な発育の可能性がある（Gill & Harrison, 1985）。このことは，箱が完全に凍結する前に凍結庫から出し，運搬台に載せて保存先に運搬すると，状況を悪化させる。

凍結は微生物数，特にグラム陰性細菌を減少させ，ある種の細胞に致死寸前の損傷をきたす。特に，カンピロバクター属菌およびウエルシュ菌の増殖形細胞は凍結に感受性がある。生菌数の減少のほとんどは凍結中に起こるが，ゆっくりとした死滅が凍結保存中にも起こる。微生物数はある程度減少するが，腐敗・変敗菌および潜在的な病原菌（例：サルモネラ属菌および大腸菌 O157 : H7）は共に凍結肉で生残する。

解凍中，食肉表面の温度は解凍温度に向けて急速に上昇し，解凍が完了するまで，この温度が維持されるので，細菌数に相当数の増加がみられることが多い。10℃を超える解凍は中温細菌の発育を可能にする（Bailey *et al*., 1974 ; James *et al*., 1977）。2 段階解凍法では大気温度が初期に高く

（15～20℃），表面温度の上昇に伴い，その後温度を約5℃に下げる。さらに加工される食肉（例：粉砕肉）では，通常食肉を粉砕する前に温度を −5℃に調整する。

B　腐敗・変敗

適正に凍結された食肉は（−10℃以下で），微生物が発育して腐敗・変敗することはない。多くの糸状菌が食肉に黒い斑点の原因として検出されるが，長期にわたって温度が比較的高い時にのみ凍結肉に発生することが明らかになっている。*Cladosporium cladosporioides* の最低発育温度は約 −5℃であり，*Clad. herbarum* および *Penicillium hirsutum* では −5℃と −6℃の間に最低発育温度がある（Gill & Lowry, 1982）。−3.5～−3.8℃では，胞子の発芽に6週間を要する。1mmの糸状菌のコロニー形成には，−2℃では少なくとも1カ月，−5℃では4カ月以上かかると算定されている。−5℃で保存された食肉では，酵母（*Cryptococcus, Trichosporon, Candida*）が約8日間の世代時間で発育し，約20週後に10^6cfu/cm^{2}に達した（Lowry & Gill, 1984）。肉眼で見える黒色または白色斑点（*Chrysosporium pannorum*）の糸状菌コロニー（1～4mm）は40週間保存後に出現する。

解凍肉の腐敗・変敗速度は生肉のそれと同じである。

C　病原体

病原細菌は凍結前の食肉と同じものである。サルモネラ属菌，大腸菌 O157 : H7，*L. monocytogenes*，ウエルシュ菌の芽胞および *C. jejuni* の一部の菌体は生残する。例えば，ウエルシュ菌の芽胞は，凍結されたウシ，仔羊，ウマおよびウサギ肉の半丸肉や4分割肉から採取したサンプルを増菌することにより検出される（Uemura *et al.*, 1985）。わずか2％の分離菌がエンテロトキシンを産生した。10℃を超える解凍はサルモネラ属菌および EHEC を発育させる。解凍肉から滲出されドリップには病原体が含まれ，汚染源となる可能性がある。

十分な時間凍結することは，*Toxoplasma, Sarcocystis, Trichinella*（旋毛虫）および *Taenia* を不活性化する。

D　管理（凍結肉）

要約

重大な危害要因[a]

牛肉，仔牛肉，仔羊肉およびその他の反芻動物：	• サルモネラ属菌 • 大腸菌 • VTEC

	• *C. jejuni*
	• 黄色ブドウ球菌
	• ウエルシュ菌
	• 寄生虫
豚肉：	• サルモネラ属菌
	• *C. coli*
	• *Y. enterocolitica*
	• 黄色ブドウ球菌
	• ウエルシュ菌
	• 寄生虫
管理手段	
初期レベル（H_0）	• 凍結される食肉の微生物学的品質
	• 凍結される食肉の当初の温度
	• 凍結速度に影響する他の要因
減少（ΣR）	• 寄生虫を死滅させるための凍結
	• 病原細菌の除去は保証できない
増加（ΣI）	• 解凍の時間および温度
検査	• 凍結される食肉の微生物学的検査には，その評価に限界がある
腐敗・変敗	• 温度が長期間 −10℃を超える場合にのみ生じる
	• 酸敗が保存時間および温度により生じる可能性がある

[a] 特定の状況下では，他の危害要因も考慮する必要があると思われる。

考慮すべき危害要因

凍結肉は，新鮮な生肉と結び付く健康危害と異なることはない。

管理手段

初期レベル（H_0）

- 食肉を凍結温度まで冷却する速度，凍結保存の温度および解凍時間と温度を管理することが必要である。
- 凍結するための食肉の微生物学的品質：衛生的な生産について適正な記録を前提として，適正な微生物学的品質の食肉を選択する。
- 凍結するための食肉の当初の温度・食肉の厚さ；冷気が自由に流れるように枝肉，半丸肉，四分割肉，箱または容器の間隔を空ける。
- 凍結保存へ移動する際の食肉の内部温度。

減少（ΣR）

- 発育能のある微生物の菌数は凍結することによりわずかに減少するが，病原体の除去は保証できない。

増加（ΣI）

- 解凍の時間および温度（食肉表面は解凍温度にあり，病原体が発育する可能性がある）。

検査

30℃での APC は，凍結肉および解凍肉のための適切な試験である。

腐敗・変敗

温度が長期間 −10℃を超える場合にのみ生じる。保存時間および温度により，酸敗が生じる可能性がある。

Ⅵ　粉砕肉

粉砕肉は小売店での屑肉やと殺後に骨に残された肉，または集中方式の食肉処理場で枝肉や凍結肉の箱詰めされたものからつくられる。牛肉，仔牛肉，仔羊肉および豚肉が単独で，または混合して使用される。脂肪がしばしば添加される。また，大豆たんぱく，脱脂粉乳または穀物製品（パン粉およびラスク）のような混ぜ物を，塩や香辛料と同じように食肉と混ぜることもある。製品には挽肉，ソーセージ肉，パティまたはハンバーグ，生ソーセージを含む。これらの製品の大部分は冷蔵状態で保存され，市場で取引きされるが，凍結される製品もある（例：パティやハンバーグ）。製品は通常消費される前に加熱調理されるが，国によっては挽肉が生で摂食されることもある。

A　微生物に対する加工処理の影響

粉砕肉の細菌学は，使用される食肉の品質により大部分決定される。小売店でつくられる粉砕肉は，それらが数日間保存されていた枝肉からの屑肉や切り落とし肉からのため，多量の細菌が存在することがある。集約的に生産された粉砕肉は，通常小売用の屑肉より菌数の少ない新鮮肉あるいは凍結肉からつくられる。米国のと畜場施設から採取された牛挽肉 1,370 サンプルの好気性生菌数の平均（35℃で培養）は $\log_{10}4.6$ cfu/g であった（Hogue *et al.*, 1993）。粉砕の際，食肉表面に存在する微生物は挽肉全体に拡散する。粉砕することは食肉の温度を上昇させる。この上昇の程度は粉砕工程により左右され，低温細菌の発育速度を速めるだけでなく，大腸菌やサルモネラ属菌のような中温細菌の発育を十分に許容することもある。したがって，粉砕前および肉挽き後の肉温を管理することが重要である。粉砕機は使用前に効果的に清浄化されていないと，潜在的病原体を含む微生物により製品汚染の重要な原因になる。

枝肉の除骨後，骨に付着した食肉は手動または機械により除去される。回収された食肉は元の枝肉以上に多量の細菌が存在することが多い。手動で回収した食肉の余分な取り扱いは，総好気性フローラおよび腸内細菌を増加させる（Field, 1981）。食肉が回収前に骨に付着している時間と温度が，回収された食肉の微生物量に影響する。機械的方法では，骨を砕き，食肉をペーストとして分離する。機械によっては，1.1℃の骨からつくる製品が35℃にもなるが，他の機械では回収された食肉は4.4℃である（Swingler, 1982）。骨髄が製品の一部であるという理由から，機械的に回収された食肉のpHは6～7であり（Field, 1981），細菌の発育にとって優れた培地である。回収された食肉の迅速な冷却が微生物の著しい発育を防ぐために必要である。細菌は，暖かい温度下で取り扱われた装置内の残留物質中で発育し，病原微生物の製品への継続的汚染源となる可能性があると思われる（Gill, 1988）。取り扱い前後の装置の効果的な清浄化，および長期間の暖かい温度下での取り扱いは重要である。

生ソーセージにおいて，食肉はきれいにカットして外見を最適にするために－2℃以下で粉砕され，混合物はブタ，ヒツジまたは合成のケーシングに詰められるか，またはパティに成形される。混合された食塩や脂肪の量により低下された *Aw* は *Pseudomonas*, *Psychrobacter* および *Moraxella* spp. の発育を抑制することができる。そのようなソーセージの可食期間は挽肉単一より長い傾向にある。

ある国では，二酸化硫黄（ピロ亜硫酸ナトリウム；450 mg SO_2/kg を限度として）が穀物を含む生挽肉製品の認可された抗菌剤として添加される。硫化物はグラム陰性細菌（シュードモナス属菌，腸内細菌，サルモネラ属菌）の発育を抑制し，優勢フローラはグラム陽性細菌および酵母から構成される（Dowdell & Board, 1968；Dillon & Board, 1991）。

B　腐敗・変敗

一般的に，冷蔵された粉砕生肉製品の可食期間は短い。多くの国における調査では，市販挽肉のほとんどが高い平均値の細菌数を示している（例：Table 1.22）。腐敗・変敗はシュードモナス属菌に起因し，通常挽肉および低塩ソーセージの表面部分に限定される。生肉の代謝活性により，製品内部の酸素分圧は低くなり，嫌気的状態となる。粉砕製品の内部の腐敗・変敗は，主にグラム陽性細菌（*Broch. thermosphacta* および乳酸菌）によるものである。低温性腸内細菌がフローラのかなりの部分を占めることがしばしばある。一般的に表面部の腐敗・変敗は好気的に保存された市販肉のそれと同じであるが，製品内部の腐敗・変敗はガス置換または真空包装された食肉におけるそれに類似している。ある挽肉製品（例：暖かいうちに除骨された豚肉でつくられたフレッシュポークソーセージ）は，より長期間の可食期間（例：5℃未満で50日）を得るための手段として，酸素非透過性フィルムで包装される。ソーセージのわずかに低い *Aw* が好気性グラム陰性フローラの発育を遅らせ，腐敗・変敗は乳酸菌および *Broch. thermosphacta* の発育により“酸っぱい”ものとなる。酵母は亜硫酸塩を添加した生肉（ソーセージおよび挽肉またはパティ）のフローラのかなりの

Table 1.22　市販牛挽肉の細菌数

Organism	Country	% Positive	Count	Reference
L. monocytogenes	Scotland	91.3	<20 cfu/g	Fenlon *et al.*, 1996
	Japan	12.2	10–<100 MPN/g	Inoue *et al.*, 2000
E. coli O157:H7	Spain	5.0		Blanco *et al.*, 1996a,b
Verocytotoxin *E. coli*	England	13[a]		Willshaw *et al.*, 1993
		22[b]		Willshaw *et al.*, 1993
	Switzerland	3.3		Gilgen *et al.*, 1998
		2.4		Baumgartner and Grand, 1995
	Argentina	28[b]		Parma *et al.*, 2000
		28[c]		Parma *et al.*, 2000
APC (cfu/g)	USA	21 000[d]		Roberts and Weese, 1998
		600[e]		Roberts and Weese, 1998
	USA		<3.0 $\log_{10}$ cfu/g[f]	Gamage *et al.*, 1997.
Coliforms	USA	60[d]		Roberts and Weese, 1998
		<10[e]		Roberts and Weese, 1998
E. coli	USA	<10[d]		Roberts and Weese, 1998
		<10[e]		Roberts and Weese, 1998
Staph. aureus	USA	<10[d]		Roberts and Weese, 1998
		<10[e]		Roberts and Weese, 1998

[a]Minced (ground) beef.
[b]Beefburgers.
[c]Ground (minced) beef.
[d]Trial 1 (meatpacking plant).
[e]Trial 2 (meatpacking plant)
[f]Chub-packed ground beef (meat-packing plant).

部分を占め，10^5cfu/g 以上の菌数に達する可能性がある。酵母による膜が新鮮でないソーセージの表面に発生する可能性がある（Dillon & Board, 1991）。

C　病原体

公衆衛生上の重要な細菌が，市販の粉砕生肉にしばしばみられる（例：Table 1.22）。

47～81％のウエルシュ菌汚染が，挽肉およびフレッシュソーセージで報告されている（Ali & Fung, 1991）。菌数は通常 50cfu/g 未満であるが，1,000cfu/g に達することもある。ウエルシュ菌の極めて重要な点は，芽胞が加熱調理で生残し，その後の温度管理を間違えると，食品中（例：シチュー，タコス肉およびチリ）で大量に発育する可能性があるということである。黄色ブドウ球菌も粉砕肉にしばしばみられるが，温度管理を間違えても，これらの *Aw* 値の高い生製品では，食中毒の原因となる十分量の毒素を産生するほどの発育はしない。挽肉，パティおよびソーセージ肉について報告された *L. monocytogenes* の汚染は，10～92％の範囲である（Johnson *et al*., 1990；Farber & Peterkin, 1991）。リステリア属菌の菌数はほとんど 100cfu/g 未満であるが，約 1,000cfu/g の菌数も認められている。感染量は明らかではないが，サルモネラ属菌および大腸菌 O157：H7 を死滅させるに十分な加熱調理を行うことは，消費者保護になる。

Fantelli & Stephan（2001）は，400 サンプルの挽肉の 7 件に STEC を検出した（牛挽肉 5/211（2.3％）および豚挽肉 2/189（1％））。7 菌株は 5 種類の異なる血清型であったが，O157：H7 は存在しなかった。2菌株のSTECは*stx1*および*stx2*遺伝子を有し，5菌株は*stx2c*遺伝子を有していた。さらに，4菌株は1つまたはそれ以上の毒性因子を有していた。しかし，*eae*陽性の菌株はなかった。*L. monocytogenes*が43/400（10.75％）のサンプルから分離され，19件は血清型1/2a，2件が1/2b，12件が1/2cおよび10件が4bであった。

*Y. enterocolitica*の病原血清型は，市販の豚挽肉の30％に認められ（Andersen *et al.*, 1991），牛挽肉の一部に検出されている。しかし，他の調査では病原血清型が検出できないか（Bulte *et al.*, 1993），検出しても極めて低い検出率であった（400サンプル中1件，de Boer & Nouws, 1991）。牛挽肉の汚染は市販店舗で食肉を挽く際の交差汚染が原因と思われる。豚挽肉における高い汚染は，扁桃腺または口腔粘膜組織を含む頭部肉の使用のためと思われる。生で豚挽肉が食されるいくつかの国では，頭部肉の使用が禁じられている。挽肉における病原血清型の発育の範囲は，通常のフローラの存在により抑制される（Fukushima & Gomyoda, 1986 ; Kleinlein & Untermann, 1990）。4～15℃の保存温度では，病原血清型の菌数の増加は腐敗・変敗が生じる時間の100倍を超える。

少ない菌数のサルモネラ属菌が挽肉，ソーセージ肉およびフレッシュソーセージで検出される可能性がある。その分布は試験サンプルの約1％（Table 1.22）から30％と広範囲にわたる（Roberts *et al.*, 1975）。米国におけると畜場施設で生産された牛挽肉の調査では，1,370件の凍結肉25gサンプルのうち3.4％に，100gサンプルの5.4％にサルモネラ属菌を検出した（Hogue *et al.*, 1993）。サルモネラ症の発生は，生焼けのハンバーグの消費および生挽肉の摂食の結果である。

EHECの検出は，少なくとも20カ国で報告されている（Griffin & Tauxe, 1991）。大腸菌O157 : H7は，ある調査では牛挽肉の2～4％に検出されているが（Doyle, 1991 ; Liore, 1994），他の調査では検出されていない（例 : Willshaw *et al.*, 1993）。VTECの汚染も，赤身肉で63％以上の検出率と報告されており，調査によって広範囲にわたる（Samadpour *et al.*, 1994）。この様々な検出率は，異なる分離法の使用のためであることが少なくない（ACMSF, 1995）。多くの集団発生は，不十分な加熱調理が明らかな牛挽肉やハンバーガーパティを摂食することと関連しており，これら集団発生の1例には600名以上の患者が認められている（Tarr, 1994a, b）。米国では，ハンバーガーパティは68℃の内部温度で加熱調理することが推奨されている（Meng *et al.*, 1994）。ある報告では，製品の調製および企業による製造手順が，牛肉ハンバーガーにおける大腸菌O157 : H7の耐熱性に影響を及ぼす可能性のあることが示唆されており，加工済み屑肉を使用したハンバーガーの耐熱性は生の屑肉を使用したものより高い（Byrne *et al.*, 2002）。

大腸菌O157 : H7感染の大型集団発生が米国西部で起こり，ファーストフード・チェーンのレストランにおける牛挽肉パティの摂食と相関していた（Tuttle *et al.*, 1999）。この症例と疫学的に関連があったレストランは，2日間続けて製造されたパティを提供しており，これらの日に製造された回収牛挽肉パティの培養では，患者から分離されたものと同一の大腸菌O157 : H7が検出された。菌の最確数中央値は1g当たり1.5（0.3～15未満の範囲），パティ当たり67.5（13.5～675未満の範囲）であり，発症した患者により摂食されたロットからの食肉の検査では700個未満の感染量が示唆された。

スコットランドでは，環境汚染に由来する発症は感染量が低いことが確認された。18名の少年団および2名の大人が，少年団のキャンプの直前にヒツジから野原に排泄された大腸菌O157 4～24個を摂取したことにより感染したと推定された（Strachan *et al.*, 2001）。

サルモネラ属菌による挽肉の汚染は，未だにいくつかの国で重要な問題である。EU認可のと畜場およびカット施設で生産された挽肉のサルモネラ汚染は，両者をあわせたサンプルでは15.8％であり，個々のサンプルの6.3％に対応していた。血清型別により69.6％が*S.* Typhimuriumと同定された（Stock & Stolle, 2001）。

その後の研究で，牛挽肉を製造するための牛屑肉において，大腸菌O157:H7の菌数を減少させる工程が計画された。例えば，Kang *et al.*（2001a）は，コンベアーベルト上の食肉に応用する“複数ハードル”による抗菌工程を開発し，長期の冷蔵保存中の牛赤身屑肉組織（BTL）および脂肪で覆われた牛赤身屑肉（BTF）における接種菌の挙動をモニタリングした。① 65psiで水の洗浄を5回→②乳酸を加えた水［室温で2％乳酸により30psiで3回洗浄］→③混合処理1（乳酸を加えた65℃の温水で30psiで1回および510℃の4回の熱風）→混合処理2（乳酸を加えた82℃の温水で1回および510℃の5回の熱風）→混合処理3（乳酸を加えた82℃の温水で3回および510℃の6回の熱風）。BTLでは微生物数は約100分の1に減少した。BTFでは微生物の減少はさらに大きかった。

同じ研究者（Kang *et al.*, 2001b）は，スプレーシステムまたはホットエアガンで最大限に効果的な複数抗菌工程により，商業的に製造された種々の大きさの菌未接種の牛屑肉に対して処理を行った。処理後，屑肉は細かく粉砕され，真空包装されて4℃で20日まで保存し，この時の細菌数は未処理の牛挽肉より約1.2～1.6$\log_{10}$低かった。そのような工程が商業的条件下で有効か否かは議論の余地がある。有機酸による汚染除去はEUで認可されていない。

乳酸ナトリウム（4.5％まで）の添加は，牛挽肉において4菌株の大腸菌O157:H7混合接種菌の不活性化に効果がなかった（Huang & Juneja, 2003）。

牛挽肉における大腸菌O157:H7の生残に対しては，γ線照射（Thayer & Boyd, 1993），温度（Doyle & Schoeni, 1984）および酸処理の効果（Abdul-Raouf *et al.*, 1993）が示されている。

D　管理（粉砕肉）

要約

重大な危害要因[a]

牛肉，仔牛肉，仔羊肉およびその他の反芻動物：	• サルモネラ属菌 • VTEC • 寄生虫
豚肉：	• サルモネラ属菌 • *C. coli* • *Y. enterocolitica*

	• 寄生虫
管理手段	
初期レベル（H_0）	• と殺および加工時の衛生 • 原材料の選別 • 粉砕される食肉の初期温度
減少（ΣR）	• 病原体の減少は起こらない
増加（ΣI）	• 粉砕および保存中の時間と温度管理
検査	• 粉砕肉の微生物学的検査はその評価に限界がある • 粉砕肉が未加熱で食されるならば，サルモネラ属菌の検査を推奨する専門家もいる
腐敗・変敗	• 温度が約3～4℃を超えると，急速に発生する

[a] 特定の状況下では，他の危害要因も考慮する必要があると思われる。

考慮すべき危害要因　前記参照。

管理手段

初期レベル（H_0）

- 調製されて間もない粉砕肉の微生物量は，主に使用された食肉の微生物学的品質により決定されるため，粉砕前に食肉が保存される時間および温度が管理されるべきである。凍結肉が使用されるならば，食肉表面の細菌増殖を抑制する条件の −2～−5℃に調整すべきである。
- 食肉と接触する装置，特に粉砕，腸詰（ソーセージ）または分離（例：機械的に分離された食肉）に使用される装置は，使用前に清浄にすべきである。

減少（ΣR）

- 生菌数は凍結によりわずかに減少すると思われるが，病原体の除去は保証できない。

増加（ΣI）

- 粉砕および保存温度に冷却するまでの温度履歴を知り，管理すべきである。
- 7～10℃の期間は，サルモネラ属菌および大腸菌 O157:H7 を発育させる可能性がある。
- これらの菌の発育程度は，予測式により算定可能である（Mackey *et al*., 1980；Mackey & Kerridge, 1988）。
- 保存および流通の時の低い肉温は，可食期間を維持し，低温性病原菌の発育を最小限にするために不可欠である。

検査

病原体の汚染が試験したサンプルの1％未満であると経験上わかっていれば，これらの病原体の日常的な微生物学的検査は推奨されないが，集中的なサンプリングプランは低レベルのVTECのような病原菌を確認できる（ICMSF, 2002，第17章，p313～332）。例えば，あるロットの30サンプルから採取した各25gのサンプルにおいて，VTECを検出できないということは，そのロットにおけるVTECの濃度は＜1cfu/250gではないという95％信頼限界を示す。

Ⅶ　塩漬された長期保存可能生肉

このグループには，低い*Aw*または低いpHと*Aw*の減少の組み合わせにより微生物的に安定している生ハム，低酸性ドライソーセージおよび高酸性の発酵ソーセージを含む。

読者は，発酵肉の技術および微生物学についてLücke（2000）を参照されたい。

A　微生物に対する加工処理の影響

生ハム製造に使用する工程は多様であり，原料肉の選定，組織の奥深くを傷つけないような注意深いカットおよびトリミング，塩漬，熟成，乾燥，乾燥後の熟成，更なる熟成を含む。ある製品では，骨は塩漬前に除去され燻煙されるものもある。高pH肉は塩漬が緩慢で乾燥も遅く，通常のpH肉より広範囲の微生物の発育の危険性が大きい。したがって，高pH肉は長期保存可能な生ハムの製造には通常使用されない（Hechelmann & Kasprowiak, 1992）。

塩漬は，乾塩漬，ピックル液の注入，ピックル液に浸漬またはこれら処理の組み合わせにより行われる。骨を除去する時および食肉の襞の部分や裂け目に塩を塗布する際に特別な注意が必要である。これらの裂け目や深い切れ目の中の細菌が発育し，塩濃度が腐敗・変敗を防止するのに十分高くなる前に腐敗・変敗を引き起こす可能性がある。塩漬初期および熟成は5℃未満で行う。組織内の塩分濃度は低い（4.5％未満；*Aw*＞0.96；Lücke *et al.*, 1981）ので，低温は有害な微生物（例：ボツリヌス菌B型のたんぱく非分解菌）の発育を防ぐために必要である。ボツリヌス菌のたんぱく非分解菌による毒素形成は，初期の塩漬が8℃で行われた時に骨付きハムに発生することが示されている。

塩漬後および最終熟成前の乾燥塩漬ハムは，余分な塩分を除去するために洗浄される。洗浄されたハムが温度を上昇させて（例：30℃）乾燥すると，多量の黄色ブドウ球菌が表面に発生する可能性がある（Untermann & Muller, 1992）。ハムのあらゆる部位の*Aw*が0.96未満の時，乾燥温度は初期に15℃未満に設定され，*Aw*が低下するにつれて18～20℃にする。燻煙は22℃を超えて行わない。生ハムの最終的な*Aw*は0.90未満である。

塩漬および乾燥中のハムにみられるフローラの主要菌種は，*Staph. xylosus*, *Staph. sciuri*, *Staph. equorum*のようなMicrococcaceaeである（Molina *et al.*, 1990；Cornejo & Carrascosa, 1991；

Rodriguez *et al.*, 1994)。乳酸菌や酵母はフローラの比較的少ない部分であることが多い。これら3グループの微生物は，普通のハムの内部組織にもみられる（Lücke, 1986 ; Rheinbaben & Seipp, 1986 ; Silla *et al.*, 1989)。黄色ブドウ球菌のエンテロトキシン産生菌（ほとんどはエンテロトキシンA産生菌）が製造過程中のハムに，通常＜100cfu/gの少数を見ることができる。適切に調製され，乾燥された生ハムには黄色ブドウ球菌はほとんどみられない（Marin *et al.*, 1992)。製造の初期段階におけるハムの主要な糸状菌は*Penicillium* spp.である。これらは後で*Aspergillus* spp.に置きかわる（Rojas *et al.*, 1991 ; Casado *et al.*, 1992)。

“スベック”は南チロル（イタリア）および北チロル（オーストリア）において，農家，肉屋，食肉企業により伝統的に製造されている特産品である。北・南チロル由来の異なる製法および地域からの121サンプルのスベックから63種類の糸状菌が分離され，そのうち典型的なコロニー形成はごくわずかであった（Peintner *et al.*, 2000)。*Eurotium rubrum*および*Pen. solitum*が，あらゆるタイプや部位（外皮，肉，脂肪）で優勢な種類であった。8種類の他の*Penicillium* spp.が比較的頻繁に存在した。種類の多様性は，商業的に製造されたスベックよりも肉屋や農家の製品になるほど多彩であり，南チロルのあらゆるタイプの製品で一層多かった。糸状菌の中で，*Pen. verrucosum*, *Pen. canescens*, *Pen. commune*は潜在的にマイコトキシン産生性として知られている。

対照的に，中国のソーセージ（La Chang）は高温で乾燥される。砂糖（1～10％），食塩（2.8～3.5％），醤油および硝酸塩を混ぜた豚粗挽き肉と脂肪がブタの小腸ケーシング（16～28mm）に充填される。中身を充填したケーシングは，乾燥中に水分を放出できるようにあらかじめ穴をあける。ソーセージは45～50℃で1～2日間乾燥され，その後水分を平衡状態にするために室温で保持される（2～3日間）。微生物の安定性は，ソーセージの細い直径に助けられた*Aw*の急速な低下（12時間内に0.92未満），初期の砂糖および食塩の濃度，高い乾燥温度および低い相対湿度のためである（Leistner, 1988)。最終的な*Aw*は0.80未満である。球菌が主要なフローラであり，次いでコアグラーゼ陰性ブドウ球菌および乳酸菌である（Leistner, 1988 ; Guo & Chen, 1992)。真空包装は糸状菌の発育を抑制する。

ある種のサラミ（例：ハンガリー製）はpHが通常5.8～6.2のため，微生物の安定性は低い*Aw*に依存する（Incze, 1987, 1992)。2.5～3％の食塩，亜硝酸塩または硝酸塩，および香辛料を混合した豚挽肉と脂肪は水分透過性のケーシングに充填される。燻煙，乾燥および熟成は初期*Aw*が0.93～0.92未満に低下するまで10℃未満で行われる。乾燥および熟成は14～16℃で最終的な*Aw*が0.88未満となって完了する。初期の*Aw*（0.96～0.97）および低温はグラム陰性細菌（シュードモナス属菌，腸内細菌およびサルモネラ属菌）の発育を抑制する。さらに，これらの菌は長い熟成期間中に徐々に死滅する。乳酸菌はソーセージ全体で発育するが，砂糖を添加しないためpHの変化はほとんどない。Micrococcaceaeは硝酸塩を亜硝酸塩に還元するため好気的な外側で増殖して，パーオキサイドを分解することにより色の安定の役割を担い風味の形成に寄与する。ソーセージは硝酸塩を添加され，燻煙されない時（例：伝統的なイタリアンサラミ），Micrococcaceaeはフローラの主要な位置を占める（Lücke, 1986)。熟成の終わりの段階では，これらの菌数は減少する。黄色ブドウ球菌の発育およびエンテロトキシンの形成は，低温および競合するフローラにより遅くなる。

熟成段階の中途では糸状菌がソーセージ表面に発生する。初期の燻煙は，*Aw* が低下するまで糸状菌の発育を遅らせる。白色菌糸体の触媒活性は，腐臭を防ぐ天然の酸化防止剤として作用する。プロテアーゼおよびリパーゼは，風味と香りの形成に重要な役割を果たす（Bacus, 1986；Geisen *et al.*, 1993）。マイコトキシンは，通常に熟成されたハンガリアンサラミにはみられない（Incze, 1987）。*Pen. chrysogenum* および *Pen. nalgiovense* が，糸状菌による熟成ソーセージに接種されるかもしれない。

発酵ソーセージの微生物の安定性は，低くした pH（4.6～5.3）および *Aw*（0.95 未満）の双方に依存する。食塩（2.5～3％），亜硝酸塩または硝酸塩，砂糖（0.4～0.7％）および香辛料を混合した挽肉と脂肪は水分透過性ケーシング中で発酵される。その後，ソーセージは乾燥され，燻煙されることもある。セミドライソーセージは 15％まで水分を失い，一般的には燻煙されて緩やかな熱処理を受ける（Bacus, 1986）。ドライソーセージは水分の 25～50％を除去するために乾燥される。発酵温度は 25℃未満から 43℃と様々である。ヨーロッパ式のソーセージは，発酵温度が 20～40℃で風味が強く，低い pH（4.6～5.1）のソーセージが受け入れられる北米で使用されるよりも緩やかな酸性化速度で，通常 25℃未満で発酵される（Lücke, 1986；Bacus,1986）。例えば，ハンガリーでは，スタータによる発酵ソーセージの最終 pH は 5.1～5.3 である。ソーセージの状態（初期の *Aw*0.96～0.97，低酸素分圧）は乳酸菌に依存し，本菌は発育して約 10^8cfu/g に達する。乳酸菌の発育は香辛料やソーセージのマンガンにより刺激を受ける。ホモ型発酵菌株による添加糖の乳酸発酵は，pH を最終的に 4.6～5.3 に低下させる原因となる。ヘテロ型発酵性の lactobacilli および leuconostocs は，炭酸ガスと酢酸を発生させるとの理由から望ましくない（Egan & Shay, 1991；Geisen *et al.*, 1993）。発酵の初期段階において，Micrococcaceae（コアグラーゼ陰性ブドウ球菌）も菌数が増加する。これらの微生物は，発酵途中で添加されると，硝酸塩を減少させてパーオキサイドを分解する。硝酸塩から亜硝酸塩の産生が必要な時，または香りを発生させるため Micrococcaceae の作用が望まれる時に，望ましい変化を起こす前に酸感受性 Micrococcaceae が不活性化されないように pH の低下速度は早すぎないようにする（Incze, 1992；Geisen *et al.*, 1993）。この場合，発酵は 25℃未満で行う。グラム陰性細菌数は発酵および乾燥の間に急激に減少する。酵母（*Debaryomyces* spp.）は，燻煙されていないか，軽度に燻煙されたソーセージの好気的な外側で増殖する（Bacus, 1986）。発酵ソーセージの外部表面での糸状菌の発育は pH の上昇を招く。これは，黄色ブドウ球菌を発育させて食中毒に結びつく可能性がある（Hechelmann & Kasprowiak, 1992）。これらのソーセージにおいて，微生物の安定性は，低下した pH および低下した *Aw* の両方が必要である。対照的に，長期熟成ソーセージ（例：ハンガリー製）の安定性は低 *Aw* に基づいており，表面の糸状菌と結びついた pH の変化による，ブドウ球菌エントロトキシンの形成をもたらすことはない。

食品からの“乳酸菌”の同定結果から，臨床由来の分離菌が 16S rRNA 配列により発酵肉製品（および乳製品）でみられる菌株と一致し，ある菌種はバンコマイシン耐性を有するため，わずかに関心が持たれている（Aguirre & Collins, 1993）。このような懸念から，あらゆるリスクを評価するために，食品および消化管内の乳酸菌の広範囲な研究が行われている（Franz *et al.*, 1999；Klein, 2003；

Ben Omar *et al.*, 2004)。

適正な酸産生がない失敗事例は，望ましくない微生物（例：黄色ブドウ球菌）の発育の結果である可能性がある。pH5.3に達するまでの時間および温度の管理が，望ましくない微生物の発育を制御するために極めて重要である（米国食肉研究所，1982）。しばしば，スタータ菌がpH低下の予測速度を保証するために使用される。種々の菌株が発酵温度により使用される。例えば，32～40℃の発酵には *Pediococcus acidilactici*，25℃以下の発酵には *Lb. sake* や *Lb. curvatus* である（Egan & Shay, 1991；Geisen *et al.*, 1993)。グルコノデルタラクトンがグルコン酸への加水分解で速やかにpHを低下させるとして，肉エマルションに添加されることもある。スタータ菌の *Lb. plantarum* および *Lb. sake* は，風味の変化やにおいを発生させる酢酸にグルコン酸を変化させることが可能である（Egan & Shay, 1991)。カプセル入りのクエン酸が，現在いくつかの国々で酸味料として一般的に使用されている。生の塩漬肉および発酵ソーセージに関するそれ以上の情報が利用可能である（Bacus, 1984；Campbell-Platt & Cook, 1995)。

発酵ソーセージにおいて，時々生体アミンが存在するとの懸念から，Bover-Cid *et al.* (2000) は乾燥発酵ソーセージの製造中の生体アミン産生における混合スタータ菌として，たんぱく分解の *Staph. carnosus* または *Staph. xylosus* 菌株とアミン陰性の *Lb. sakei* 菌株の複数の組み合わせについて調査を行った。*Lb. sakei* および *Staphylococcus.* spp.（すべてアミン陰性菌株）の混合スタータ菌は，チラミン，カダベリン，プトレシンの蓄積を劇的に減少した。ヒスタミン，フェニルエチルアミンおよびトリプトアミンは産生されなかった。ポリアミン，スペルミンおよびスペルミジンは原材料にみられ，そのレベルは自然発酵した製品でわずかに減少した。たんぱく分解と生体アミン産生の相関性は観察されなかった。スタータ菌を増殖させ，適正な衛生的品質の原材料を使用する条件では，生体アミンがほとんど存在しない発酵ソーセージが得られるという結果であった。

その後，Bover-Cid *et al.* (2001) は，熟成工程における生体アミン産生の減少について，アミン陰性スタータ菌（*Lb. sakei* CTC494）の有効性を調査した。高品質の食肉から製造されたソーセージでは，極めて低い生体アミンレベルの製品が得られた（チラミンレベルは乾燥物で15mg/kg未満，プトレシンとカダベリンは乾燥物で5mg/kg未満)。低品質の原材料を使用して製造されたソーセージは，はるかに多量のアミン量を含んでいた（カダベリン，チラミン，プトレシンはそれぞれ乾燥物の308，223，36mg/kg)。

B　腐敗・変敗

長期保存可能生肉製品の細菌による腐敗・変敗は，*Aw* またはpH値が腐敗・変敗菌の発育を防止するために十分低下する前の製造中に起こる。最終製品における望ましくない糸状菌の発育が，品質の悪い外見を示したり異臭を発生させる可能性がある。そのような糸状菌の発育は，真空包装，ガス置換包装（例：スライス製品）により，または製造中に特有の望ましい糸状菌（例：糸状菌による熟成ソーセージ）の増殖により防止することができる。

生ハムの腐敗・変敗は，塩分濃度が十分に高くなる前か，初期の塩漬温度が菌の増殖を防止するのに十分低くない時に，食肉中で様々な細菌（腸内細菌，クロストリジウム属菌）が発育することにより起こる可能性がある（Gardner, 1983）。腐敗・変敗菌はカットやトリミング，ピックル液注入中の切れ目から，または生体の循環器系から組織に侵入する。酸臭または腐敗・変敗臭が，時々ガス溜を伴って，股関節の周辺に観察される（骨腐敗・変敗）。その予防は，初期段階の枝肉の適切な冷却，清潔なピックル液注入および装置の使用，塩漬および熟成中の適正な温度管理および迅速な塩分の拡散による。

中国のソーセージの腐敗・変敗は，乳酸菌を発育させて，酸っぱくさせる不十分な乾燥の結果である。

発酵ソーセージの発酵中におけるヘテロ型発酵性乳酸菌の発育は，風味および香りを損い（例：酢酸から），ソーセージ中の炭酸ガス形成によるガス溜やピンホールの原因となる。

C　病原体

考慮すべき病原体は，ボツリヌス菌，EHEC，黄色ブドウ球菌，サルモネラ属菌および *L. monocytogenes* である。

たんぱく非分解のボツリヌス菌B型菌は，自家製または農場製ハムによるボツリヌス症の主要な因子である（Lücke & Roberts, 1993）。これらのハムは，乾塩漬であり塩水注入ではない。ボツリヌス症の発生は，初期の塩漬温度が5℃を超えて行われ，食肉内部の *Aw* が0.96未満の塩分平衡が定着する以前に，ハムが5℃を超えて保持された結果である。

EHECは，発酵ソーセージの消費と関連した疾病の原因となる。これらの一例では，関連した菌は大腸菌の非運動性菌株（血清型O111）であり，製品はセミドライソーセージであった；50名以上が発病し，23名（平均年齢4歳）が溶血性尿毒症を伴った（Anonymous, 1995a）。大腸菌O157：H7に関連した別の発症例では，ドライ塩漬サラミが関与していた（CDCP, 1994, 1995；Anonymous, 1995b）。このような発症は，大腸菌株に認められている酸耐性から見て，多分驚くことではない（Benjamin & Datta, 1995）。試験室内実験では，37℃における大腸菌O157：H7の発育はpH5.0で200μg/mLの亜硝酸塩により抑制された（Tsai & Chou, 1996）。

長期保存可能な塩漬生肉製品は，pH5.2未満との組み合わせで *Aw*0.91未満または0.95以下であれば，消費者の健康上のリスクは存在しない（Leistner & Rödel, 1976）。大腸菌O157：H7は発酵肉で生残し，製造者は大腸菌O157：H7を含まないか，または極めて微量の食肉を使用すべきである（Glass *et al.*, 1992；ICMSF, 2002）。アルゼンチンにおける研究によると，大腸菌O157：H7は30本のドライソーセージの1本から分離された（Chinen *et al.*, 2001）。

商業的な発酵ソーセージまたは乾燥あるいはセミドライソーセージの加工工程は，予備的な微生物学的発酵（±25℃で3日まで），pHを低下（5.2～4.8）させる原因となる主に乳酸菌の増殖，さらに *Aw* 値が0.88に低下するまで±18℃で数日または数週間の乾燥および熟成により特徴づけられる。当初，豚／牛挽肉および豚脂の混合物は，通常2.5～3.0％の塩化ナトリウム，0.5～0.7％のグルコース，150～180mg/kgの亜硝酸塩または硝酸塩および香辛料を含む（ICMSF, 1998a,b）。場合によっては，乳酸菌（例：*Lb. plantarum*，*Lb. sake*，*Lb. curvatus*）および Micrococcaceae により構成されたスターター菌が食肉と脂肪の混合物に添加される。

商業的に加工されたレバノンボローニャの室温での発酵，乾燥および保存（2週間）後に，大腸菌 O157 : H7 の菌数に有意な減少（約 1 ～ $2\log_{10}$）が観察された（Faith *et al.*, 1997 ; 1998a,b）。同じような減少が，高温（例：43℃）で保存期間を短縮しても（20 時間）起こった（Ellajosyula *et al.*, 1988）。比較的短時間（30 分）で，例えば 54℃のような比較的低い温度で加熱することは，発酵肉の安全性を確保するための効果的な工程ステップとして示唆されている（Calicioglu *et al.*, 1997）。

ハンガリー風サラミでは，スターター菌の選択が *L. monocytogenes* や大腸菌 O111 のような病原菌の制御に重要な手段であることが証明されている（Pidcock *et al.*, 2002）。

生ハムによる食中毒は黄色ブドウ球菌に起因している（Marin *et al.*, 1992 ; Untermann & Muller, 1992）。黄色ブドウ球菌は，*Aw* 値が 0.90 を超えると生ハムのスライスしたもので発育してエンテロトキシンを産生することができる。*Aw*0.90 を超える値は，通常高い pH 肉のハムの製造と関連している。*Aw*0.90 を超える生ハムは冷蔵保存すべきである。

発酵ソーセージは，黄色ブドウ球菌食中毒（Bacus, 1986）およびサルモネラ症（Taplin, 1982 ; Cowden *et al.*, 1989）のいずれの発生にも関与している。このような疾病は，黄色ブドウ球菌またはサルモネラ属菌を発育させる不適切な発酵の結果である。どちらの菌も，使用された原料肉に存在すると推定される。発育は pH5.3 以下で抑制されるので，発酵ソーセージがこの pH 以上にとどまる時間および温度が黄色ブドウ球菌の発育程度を決定する。適正製造規範のガイドライン（米国食肉研究所，1982）が開発されており，これによると，pH5.3 に達する前にソーセージ用の食肉を 15℃未満の温度に暴露する時間を制限している。乾燥および熟成の段階で，黄色ブドウ球菌やサルモネラ属菌の菌数は，pH の低下および保存温度の上昇に伴い急速に減少する（Smith *et al.*, 1975 ; Cowden *et al.*, 1989）。

ブドウ球菌食中毒は，製品表面の糸状菌の発育が，黄色ブドウ球菌の発育を促進させる *Aw* なる発酵ソーセージにも発生している（Hechelmann & Kasprowiak, 1992）。

L. monocytogenes は，発酵に失敗すると，ソーセージ中で発育する可能性がある（Glass & Doyle, 1989a）。しかし，正常な発酵，乾燥および熟成中には菌数が 10～100 分の 1 減少する（Johnson *et al.*, 1988 ; Junttila *et al.*, 1989）。通常，最終製品に認められる少数の本菌は発育することはできない。発酵ドライソーセージおよびその他の長期間保存可能生肉によるリステリア症のリスクは極めて低い。

D　管理（塩漬された長期保存可能生肉）

要約

重大な危害要因[a]	• ボツリヌス菌 • サルモネラ属菌

	• VTEC
	• 黄色ブドウ球菌
管理手段	
初期レベル（H_0）	• 豚枝肉の効果的な冷却（24時間後の深部の筋肉温度0℃）
	• pHが5.8を超える豚肉の使用
	• 加工処理における注意（以下参照）
減少（ΣR）	• 病原菌数の減少は保証できない
増加（ΣI）	• 5℃またはそれ以下での塩漬および塩分平衡を実行する
	• 内部のAwが0.96未満になるまで，ハムを5℃に維持する
	• 初期の塩漬温度が5℃から熟成のための最終周囲温度に上昇するように，塩漬，乾燥および熟成の異なる段階での温度，時間および相対湿度を管理する
	• 0.90未満の製品全体の最終Aw
検査	• 微生物学的検査は推奨されない
腐敗・変敗	• 表面の糸状菌の発育が高い相対湿度で生じる

[a] 特定の状況下では，他の危害要因も考慮する必要があると思われる。

考慮すべき危害要因　前記参照。

管理手段

初期レベル（H_0）

• 深部の切り込みを避けるため，枝肉の注意深いカットおよびトリミング。

• 骨が除去された襞および裂け目への塩分の適用に注意。

• 清浄なピックル液およびピックル液注入装置を使用。

減少（ΣR）

• 54℃で30分間の加熱が示唆されているが，広く適用されていない。

増加（ΣI）

• 製造中の温度，Awおよび製品によっては食肉のpHの低下速度が，微生物による腐敗・変敗および病原体の発育を防ぐために管理される。

検査

• 各段階の熟成中，深部筋肉の腐敗・変敗の試験は，探査針（または骨）の挿入および臭いを嗅ぐことにより行う。

腐敗・変敗

- 表面の糸状菌の発育は高い相対湿度で生じる。
- 悪臭は保存期間および温度に依存して発生する可能性がある。

管理（中国のソーセージ）

要約

重大な危害要因[a]	• ボツリヌス菌 • サルモネラ属菌 • VTEC • 黄色ブドウ球菌 • *L. monocytogenes*
管理手段	
初期レベル（H_0）	• 深部の切り込みを避けるため，枝肉の注意深いカットおよびトリミング • 骨が除去された襞および裂け目への塩分の適用に注意 • 清浄なピックル液およびピックル液注入装置を使用
減少（ΣR）	• 病原菌数の減少は保証できない
増加（ΣI）	• Aw を減少させるための食塩および砂糖の調合 • 直径が小さく，穴のあいた透過性のあるケーシング • 乾燥中の高温（45～50℃）および低湿度（約65％）
検査	• 微生物学的検査は推奨されない
腐敗・変敗	• 悪臭は保存期間および温度に依存して発生する可能性がある

[a] 特定の状況下では，他の危害要因も考慮する必要があると思われる。

考慮すべき危害要因　前記参照。

管理手段

初期レベル（H_0）

- 深部の切り込みを避けるため，枝肉の注意深いカットおよびトリミング。
- 骨が除去された襞および裂け目への塩分の適用に注意。
- 清浄なピックル液およびピックル液注入装置を使用。

減少（ΣR）

- 病原菌数の減少は保証できない。

増加（ΣI）

- 製造中の温度，Aw および製品によっては食肉の pH の低下速度が，微生物による腐敗・変敗および病原菌の発育を防ぐために管理される。

D　管理（ドライサラミ，例：ハンガリー産）

要約

重大な危害要因[a]	• ボツリヌス菌 • サルモネラ属菌 • VTEC • 黄色ブドウ球菌
管理手段	
初期レベル（H_0）	• 初期の病原菌レベルはこのタイプの製品のリスク因子として確認されていない
減少（ΣR）	• 病原菌数の減少は保証できない
増加（ΣI）	• 初期の塩分濃度が極めて低いと，グラム陰性細菌の著しい発育が起こる可能性がある • 初期の軽度な燻煙は表面を乾燥させ，表面部の粘液形成を防ぎ，Aw が低下するまで糸状菌の発育を遅らせる • 水分の緩慢な除去は，ソーセージ内部から水分の消失を減少するケーシングの硬化を防ぐ
検査	• 大気の温度（Aw が＜0.92～0.93 までは 10℃未満），大気の流速および相対湿度が測定され管理され，ソーセージ重量の低下が監視される • 最終の Aw は 0.88 未満 • 微生物学的試験は推奨されない
腐敗・変敗	• 悪臭は保存期間および温度に依存して発生する可能性がある • 表面の糸状菌の発育が高い相対湿度で生じる

[a] 特定の状況下では，他の危害要因も考慮する必要があると思われる。

考慮すべき危害要因　前記参照。

管理手段

初期レベル（H_0）

- 低酸性のドライサラミ（例：ハンガリー産）の管理は，低温（初期に 10℃未満）で長期間をかけた緩慢な水分除去が基本となる。初期の病原菌レベルはリスク要因ではない。

減少（ΣR）

- 病原菌数の減少は保証できない。

増加（ΣI）

- 初期の塩分濃度が極めて低いと，グラム陰性細菌の著しい発育が起こる可能性がある。
- 初期の軽度な燻煙は表面を乾燥させ，表面部の粘液形成を防ぎ，Aw が低下するまで糸状菌の発育を遅らせる。

D　管理（発酵させた高酸性ソーセージ）

要約

重大な危害要因[a]	• ボツリヌス菌 • サルモネラ属菌 • VTEC • 黄色ブドウ球菌
管理手段	
初期レベル（H_0）	• 初期の塩分濃度が極めて低いと，グラム陰性細菌の著しい発育が起こる可能性があり，極めて高いと発酵が抑制される可能性がある
減少（ΣR）	• 腸内病原菌の減少が妥当性確認の過程で生じる
増加（ΣI）	• 適正な微生物学的品質の原材料の選択（多数の黄色ブドウ球菌は，ソーセージの外側部におけるエンテロトキシンの形成および腸内病原菌の生残のリスクを増加させる） • 発酵温度，発酵される炭水化物，Aw およびソーセージ中の亜硝酸塩量に適合する活発なスタータ菌の選択
検査	• 発酵の時間と温度を監視する • 微生物学的検査は工程および製品に依存する • 発酵速度は pH の測定により監視される • 乾燥や熟成室の温度，相対湿度および大気の流速を測定して管理され，ソーセージの重量の減少または Aw が監視される
腐敗・変敗	• 初期の塩分濃度が極めて低いと，グラム陰性細菌の著しい発育が起こる可能性があり，極めて高いと発酵が抑制される可能性がある • 多数のヘテロ型発酵の乳酸菌は不快な味，においおよびガス溜の原因となる可能性がある

[a] 特定の状況下では，他の危害要因も考慮する必要があると思われる。

考慮すべき危害要因　前記参照。

管理手段

初期レベル（H_0）

• 初期にpHを5.3に急速に低下させると，それ以上に4.6から4.8へ低下させることになり，Awが減少する。

減少（ΣR）

• 望ましいpHの減少をもたらす十分な発酵性の炭水化物またはグルコノデルタラクトンあるいはカプセル入りクエン酸の添加。これら製品の多くは乾燥前に加熱される。

増加（ΣI）

• サルモネラ属菌およびVTECの酸耐性は，これらの特殊な製品に関する唯一の懸念であり，これら製品の製造のためにHACCPプランを開発して実行すべきである。

検査

• 日常的な微生物学的検査は推奨されない。緩慢に発酵する製品あるいは発酵しない製品は，致死的な加熱処理あるいは乾燥を適用する前に黄色ブドウ球菌のためにサンプル採取すべきである（ケーシングの外側3mm下）。高レベルの黄色ブドウ球菌が存在する製品（$> 10^5$cfu/g）は，エンテロトキシンを検査すべきである。
• 黄色ブドウ球菌の菌数は，発酵中に10^4cfu/gを超えるべきでない。

Ⅷ　乾燥肉

乾燥肉はAwが低いために，室温で微生物学的に安定している。伝統的な乾燥肉は「ロウガン（Rou Gan）」（中国），「チャークィ（Charqui）」（南米），「ビルトン（biltong）」（南アフリカ）である（Osterhoff & Leistner, 1984 ; Prior, 1984）。

乾燥肉は調製された食品（例：スープミックス），キャンパー（camper）および軍隊用やスナック食品としてつくられる。

A　微生物に対する加工処理の影響

ビルトンは牛肉または狩猟動物の細長い肉片（厚さ約2.5cm）からつくられる。肉片は乾塩漬され（2.5～4％の食塩），食塩を均一にするために4～5℃で一晩保持し，その後水分量が24％未満になるまで温風（例：35℃，30％R. H., 3m/s）により乾燥される。乾燥工程で，細菌数，特にグラム陽性球菌が増加する（van der Riet, 1982 ; Prior, 1984）。商業的に製造されたビルトンでは，10^5～10^7 cfu/g の好気性中温細菌および 10^5～10^6 cfu/g の酵母と糸状菌が報告されている（van der Riet, 1982）。酵母（例：*Candida*, *Rhodotorula*）数は糸状菌よりも多い。最も一般的な糸状菌は *Aspergillus glaucus* グループである。これら糸状菌の発育は 67 日で *Aw* 0.72 のビルトンで起こることが示されているが，*Aw* が 0.68 では示されていない（van der Riet, 1976）。サルモネラ属菌が商業的ビルトンから検出されている。*S.* Dublin が感染動物肉からつくられたビルトンで数カ月間生育能を維持することが示されている。

ロウガンの製造において，牛肉，豚肉または羊肉の細長い肉片あるいは薄切り肉が，香辛料，砂糖，食塩および醤油と共に，それらの混合物がほとんど乾燥するまで加熱調理され，その肉片は最終 *Aw* が 0.60～0.69 になるまで 50～60℃で棚に載せて乾燥される。最終製品の細菌数は通常 10^4 cfu/g 未満である（Wang & Leistner, 1993）。

ビーフジャーキーはスナック食品として製造される。商業的に製造されたビーフジャーキーは加熱調理の段階を含むことが多い。３通りの手順が使用されている。最初の手順は，牛肉の肉眼で見える脂肪，結合組織および腱を切り取り，漬込み液を注入してマッサージ後，ケーシングに詰めて内部の温度が約 65℃になるまで加熱調理，冷却して棒状の食肉を 1.5～２mm 厚さの円盤状にスライスして広げて乾燥，網のトレイに載せて燻煙する。加熱調理は生肉中の通常のフローラを死滅させる。しかし，取り扱い，スライスおよび乾燥機に入れる際に汚染の機会がある。２番目の手順は，牛生肉を２～３mm の厚さの細長い肉片に切り，熱風で乾燥させる前に調味液に漬込み，網のトレイ上で燻煙する。３番目の手順は，牛生肉は調味材料と共にフレイク状にし，ブロック状あるいは棒状にトリミングして −2～−5℃に調節してスライスして，乾燥および燻煙する。２番目および３番目の工程では，生肉からのフローラがスライス肉に存在することがある。食肉を加熱調理するのに十分な温度が燻煙および乾燥で使用される。３通りの工程において，スライス肉どうしの分離および迅速な乾燥が微生物の発育を防ぐために必要である。*Aw* は１～３時間で約 0.86 に減少し，最終の水分量は 15～20％となる。USDA は水分対たんぱく質比をビーフジャーキーでは 0.75 と設定した。

顆粒状または粉末状の形態の乾燥肉がスープミックスに使用される。脂肪を取り除いた食肉を加熱調理し，細かく刻み，刻んだものは薄く広げて熱風トンネル内（50℃以上）で換気しながら乾燥される。トンネルで乾燥する状態は，乾燥がよく進むまでは温かく湿潤している。肉片は１～２時間で乾燥するように小さく，十分に分離されていなければならない。微生物の発育は食肉の湿った塊で起こる可能性がある。乾燥製品の微生物は初期の加熱調理において生残したものであり，食肉を刻み，トンネル内で乾燥する際に汚染したものである。微生物数は乾燥が適正に管理されていないと増加する。

加熱調理肉または生肉は凍結乾燥することができる。乾燥に使用する低温は微生物の発育を防止する。凍結乾燥中，細菌数にはほとんど変化がない。乾燥肉の微生物的品質は，使用される食肉および包装の際の汚染に依存する。

B　腐敗・変敗

微生物的安定性は製品の Aw に依存する。糸状菌および酵母が保存中に発育する可能性があり，特に水分が環境から吸収される時にみられる。これは Aw 0.8 未満の乾燥および真空包装，あるいは乾燥および Aw を 0.7 以下に維持することにより防ぐことができる。

C　病原体

元から生肉に存在するか，あるいは調製中の汚染として，クロストリジウム属菌，バチルス属菌，黄色ブドウ球菌，サルモネラ属菌およびその他の病原細菌が乾燥工程で生残する可能性がある。保存中に増殖形細胞は減少する。ビルトン（van de Riet, 1982）および商業的に調製されたビーフジャーキーはサルモネラ症の原因となる（CDC, 1967）。自家製のシカ肉のジャーキーはF型ボツリヌス症の原因となる（Midura *et al.*, 1972）。生残する病原菌は，それらの増殖が可能な温度で保持されると，湿潤した製品中で発育する。

自家製ジャーキーの安全性は疑問視され続けてきた。許容できる品質特性を保持する安全な製品を製造することは重要である。4 種類の方法により調製されるジャーキーについて，消費者が許容できるか，および官能的な特性だけではなく，サルモネラ属菌，大腸菌 O157 : H7 および *L. monocytogenes* の致死性が調査された（Harrison *et al.*, 2001）。60℃で乾燥した肉片をマリネしたもの（伝統的方法）を，マリネ液の中で細身肉を煮沸するか乾燥前にオーブンで 71℃で加熱したもの，および 71℃で乾燥後にオーブンで細身肉を加熱したものと比較した。乾燥後に加熱されたサンプルおよび乾燥前にマリネ液で煮沸されたサンプルでは，わずかに高い許容値であったが，伝統的サンプルとは統計的な差異は認められなかった。4 種類の処理による病原菌の数は，大腸菌 O157 : H7，*L. monocytogenes* およびサルモネラ属菌で，それぞれ 5.8，3.9 および 4.6$\log_{10}$ 減少し，伝統的乾燥によるものでも同様であった。乾燥後の肉片のオーブン処理は，病原菌数をさらに約 2$\log_{10}$ 減少させる可能性があり，より安全で許容できる自家製乾燥ビーフジャーキーが，乾燥後にオーブンで加熱することにより製造可能であることが示唆されている。

D　管理（乾燥肉）

要約

重大な危害要因[a]	• ボツリヌス菌 • サルモネラ属菌 • VTEC • 黄色ブドウ球菌 • *L. monocytogenes*

	• セレウス菌
管理手段	
初期レベル（H_0）	• 原材料の選択
	• 加熱調理せずに摂食する場合の，生原料肉の微生物学的品質
	• 調製，乾燥機への出し入れ，包装中の汚染を避ける
減少（ΣR）	• 病原菌数の減少は，乾燥肉が消費前に加熱調理されないと保証できない
増加（ΣI）	• 最終製品の汚染を避けるための GHP
	• 病原菌の発育を管理するための低い Aw（水分は 20～24％にすべきである）
	• 湿潤後の時間と温度の履歴
検査	• 日常的な微生物学的検査は推奨されない
腐敗・変敗	• 酵母および糸状菌の発育を防ぐための湿度と包装の管理
	• 適切な包装により，湿気の再吸収から乾燥製品の防護

[a] 特定の状況下では，他の危害要因も考慮する必要があると思われる。

考慮すべき危害要因　前記参照。

管理手段

初期レベル（H_0）

• 原材料の選択

• 加熱調理せずに摂食する場合の，生原料肉の微生物学的品質。

• 調製，乾燥機への出し入れ，包装中の汚染を避ける。

減少（ΣR）

• 病原菌数の減少は，乾燥肉が消費前に加熱調理されないと保証できない。

増加（ΣI）

• 最終製品の汚染を避けるための GHP

• 病原菌の発育を管理するための低い Aw（水分は 20～24％にすべきである）。

• 湿潤後の時間と温度の履歴。

検査

• 日常的な微生物学的検査は推奨されない。

腐敗・変敗

- 酵母および糸状菌の発育を防ぐための湿度と包装の管理。
- 適切な包装により，湿気を吸収しないように乾燥製品を防護。

コメント

最も重要な管理段階は，乾燥および適切な低水分量または *Aw* 値に乾燥する際の，時間と温度の組み合わせの厳重な規制である。

Ⅸ　加熱調理済みの腐敗・変敗しやすい非塩漬肉

以下の項は，ホール（原型のまま）カットの大規模な商業的および小規模生産の両方に適用できる。

ある種の食肉は消費のために軽く加熱調理するだけであり，このことは外側で加熱調理された様相を示すが，中心部は本質的に生の状態である。これらには，“レア”で加熱調理された肉片およびバーガーなどの挽肉製品，軽く揚げた製品を含む。加熱調理に関連する赤から灰色へ肉色の変化は60℃の温度で生じ，正確な温度変化は加熱時間に依存している。“レア”で焼いた厚さ15mmのステーキの中心は一時的にも40℃に達することがある。40〜60℃の範囲の温度は，短時間では比較的熱感受性の増殖形細菌も除去することができない。それ故に，多数の微生物が生残する；懸念される微生物にはサルモネラ属菌，*C. jejuni/coli*，大腸菌の病原株，*Y. enterocolitica* および寄生虫を含む。この製品グループでさらに懸念されることは，部分的に加熱調理された製品が，製品の調製者には十分に加熱調理されたと見えること，適正な表示にもかかわらず十分に加熱調理されていると間違える可能性があることである。

ほとんどの加熱調理された腐敗・変敗しやすい非塩漬肉は食される前に十分に加熱調理される。ある種の製造済みの調製前食肉製品は，増殖形の感染性病原細菌を除去するように特に計画された規定の加熱処理を行っていると思われる。これらは低温殺菌された食肉製品と考えることができる。通常，そのような製品は，最も緩慢な加熱部位で60〜75℃の温度になるように加熱調理される。加熱調理のための最低限の時間と温度は管理当局により設定され，法令で規定される。事例はUSDAのウェブサイトで見ることができる。

1．Appendix A Compliance Guidelines For Meeting Lethality Performance... Certain Meat & Poultry Products : http://www.fsis.usda.gov/OPPDE/rdad/FRPubs/95-033F/95-033F_Appendix% 20A.htm
2．Processed Meat & Poultry Performance Standards—Lethality & Stabilization : http://www.fsis.usda.gov/OPPED/rdad/FRPubs/97-013N/Engeljohn_Lethality/index.htm
3．Compliance Guidelines to Control *L. monocytogenes* in Post-Lethality Exposed Ready-to-

EatMeat—Studies on Post-lethality Treatments (Mention...constitute endorsement by USDA) I. Steam Pasteurization & Hot Water Pasteurization...: http://www.fsis.usda.gov/oppde/rdad/FRPubs/97-013F/CompGuidelines.doc; http://www.fsis.usda.gov/oppde/rdad/FRPubs/97-013F/CompGuidelines.pdf.

商業的に生産された典型的な加熱調理製品は，加熱調理前の骨付きローストビーフ，温製および冷製ミートパイ（パスティーおよびソーセージロールを含む）および食肉を主原料とした調理済み惣菜および惣菜の成分（真空調理を含む）を含む。これらの製品は凍結あるいは冷蔵下で保存および配送され，フードサービス施設または家庭で使用される。例えば，サンドイッチ中のローストビーフのように冷たいまま食されたり，ある製品では消費のために再加熱されると思われる（例：グレービー中のスライスされた食肉）。

A　微生物に対する加工処理の影響

商業的に生産された加熱調理食肉について行われる加熱調理工程は，すべての増殖形の病原細菌，ウイルス，寄生虫および増殖形の腐敗・変敗微生物を効果的に死滅させる。糞便性連鎖球菌およびある種の乳酸桿菌は比較的熱抵抗性があり，商業的に使用される工程で生残すると思われる。

消費者を保護するために特定の熱処理が必要と思われる。米国においては，最低限の加熱処理（63℃の一瞬の加熱に相当する16種類の時間および温度の組み合わせのいずれか1種類）が，冷蔵または凍結で出荷される加熱調理前の骨付きローストビーフの生産で使用されなければならない（USDA, 1983）。同様の要求（70℃の一瞬の加熱に匹敵）が十分に加熱調理されたパティにも義務付けられている（USDA, 1993）。前者の工程は，サルモネラ属菌を死滅させることに焦点を当てているが，後者は大腸菌O157:H7の死滅を目的とする。

そのような工程は細菌芽胞を死滅させないことが認められており，特定の冷却要件も規定されている。骨付き肉のために，48.9℃から12.8℃，さらに4.4℃に達するまで冷却を継続する時間が合計6時間を超過しないように迅速かつ連続的に冷却することを必要とする。これは芽胞形成細菌の発育を防止することを意図している。英国において，ケータリングのための加熱調理前の冷蔵および冷凍食品の製造のための保健省のガイドライン（保健省，1989）および系列店で販売される加熱調理前の冷蔵惣菜および惣菜成分のための販売用ガイドライン（CFA, 1993）がある。これらのガイドラインは加熱および冷却要件の双方を特定し，加熱された製品の汚染を防止するための衛生的取り扱いも規定している。同様のガイドラインが他の国々でも作成されており，有益な情報源となる（USDA 1988; FDA, 1993）。可食期間が10日またはそれ以下の製品に要求される加熱調理工程は，70℃で2分間の最低加熱と同等の加熱工程である。これは，少なくとも *L. monocytogenes* 10^6 個を死滅させる。

L. monocytogenes は，そのような“短い可食期間”冷蔵食品のための標的菌であるが，ボツリヌス菌の低温細菌株は腐敗・変敗しやすい“延長された可食期間”（10日間以上の冷蔵での可食期間）

の冷蔵食品において心配される主な微生物である；これらには，いわゆる“真空調理法”製品を含む。その結果，英国では食品微生物安全委員会が真空包装および関連の工程についての報告（ACMSF, 1992）の中で，“延長された可食期間”の真空包装食品の安全性について一連の勧告文書を作成した。これらは，すべての成分が90℃で10分間の最低限の加熱工程を受けるような加熱処理の使用（ボツリヌス菌のグループⅡ菌株（例：低温細菌）の6Dの減少）；すべての成分の*Aw*を0.97またはそれ以下に減少（3.5％ w/wの塩化ナトリウムと等量）；pHを5.0に低下；またはボツリヌス菌のグループⅡ菌株に対して同等の安全性を与えることの可能な色々な保存処理の組み合わせを使用することである。これらと同様の要件は，ヨーロッパ冷蔵食品連盟により公表されたガイドラインに記載されている（ECFF, 1994）。

真空包装およびその他の可食期間を延長された食肉製品のための他の国内ガイドラインまたは規制には，米国（NFPA, 1989）；カナダ（AFSDAC, 1990）；オーストラリア（AQIS, 1992）および欧州（フランス，1988，ベルギー，1991）におけるものがある。

温製および冷製の食用パイ（英国固有の食品）は71～82℃の温度で加熱調理される（ICMSF, 1980b）。これは，効果的にすべての増殖形の病原菌を死滅させ，冷蔵保存は生残している芽胞形成菌の発育および加熱調理後の汚染を防止する。

B　腐敗・変敗

このグループの食肉製品の腐敗・変敗フローラは，それらの構成物，加工処理方法，包装，保存に依存する。例えば，冷蔵されたスライス済み加熱調理食肉の腐敗・変敗フローラは，大気包装であるか真空包装であるかに依存しており，大気包装の場合の腐敗・変敗はシュードモナス属菌，腸内細菌を含むグラム陰性低温細菌が主であり，真空包装の場合は乳酸菌および*Broch. thermosphacta*により主に腐敗・変敗する。真空包装豚肉製品は，冷蔵保存中に不快なむかむかさせる悪臭を発生し，それはクロストリジウム属の新種である*Cl. algidicarnis*のためであることが示された（Lawson *et al.*, 1994）。*Cl. laramie*に類似した低温性クロストリジウム属菌による加熱調理済み非塩漬肉の腐敗・変敗は，Kalinowski & Tompkin（1999）によっても報告されている。

冷蔵食品の腐敗・変敗は，製品が加熱調理後に取り扱われているか否か，および保存の時間と温度の履歴に依存している。袋の中で調理する“真空調理”製品の腐敗・変敗は，通常低温性芽胞形成桿菌によるものであるが，これに対して加熱調理後に包装された製品の腐敗・変敗は，冷却またはその後の手作業中に持ち込まれた微生物汚染によるもので，乳酸菌および低温性グラム陰性細菌を含む。そのような菌は食肉以外の成分に由来することが多い。

ミートパイは通常糸状菌の発育の結果劣化する。これらの胞子は通常冷却中に製品を汚染するので，冷却および包装前の保存中の汚染を最小限にすることが予防策となる。糸状菌による変敗は，水分量の多いペストリーの内部で通常最初に明らかとなり，水分がペストリーを通して移動すると外側に生じる。*Mucor*種はペストリーで最も速く発育する糸状菌であるため，変敗の最も一般的である*Penicillium*，*Rhizopus*および*Aspergillus* spp. による発育は後になる（ICMSF, 1980b）。中温性のバチルス属菌およびクロストリジウム属菌による腐敗・変敗は，パイが暖かい条件下で保存されると起こる可能性がある。伝統的な英国の豚肉パイやミートパイは丸ごと加熱調理されるが，シェパードパイのような他のパイの食肉充填物は大量に加熱調理されることがある。大量に冷蔵された食肉は冷凍パイにも使用され，後で生のパスティケースに入れて密閉される。そのようなパイの食肉は，加熱調理後に迅速に冷却しないと，クロストリジウム属菌またはバチルス属菌により腐敗・変敗されることになる（Sutherland & Varnum, 1982）。

C　病原体

加熱調理後に生残あるいは加熱調理後の交差汚染により製品を汚染するサルモネラ属菌は，加熱調理肉に認められる危害要因の1つである（Bryan, 1980）。加熱調理後の取り扱いによって汚染した黄色ブドウ球菌の発育も危害要因の1つである。大きな加熱調理肉および食肉を含む製品の緩慢冷却はウエルシュ菌食中毒と頻繁に結びつき，セレウス菌および *B. subtilis* 食中毒とも時々関連する（Kramer & Gilbert, 1989）。Kalinowski *et al.*（2003）は，ウエルシュ菌の発育を制御するために米国において規定された冷却速度の必要性について考察し，彼らの実験データおよび過去の食品の安全性のデータから，商業的に加工された調理済み食肉（および家禽肉）製品は公衆衛生上のリスクが極めて低いことを示唆している。芽胞形成病原菌（例：ボツリヌス菌およびウエルシュ菌）は加熱調理下で生残し，加熱調理食品が10℃（ボツリヌス菌）または15℃を超えて（ウエルシュ菌）保持されると増殖する。多数のウエルシュ菌の増殖形の菌（10^7 以上）が疾病の発生のためには摂食されなければならない（Brynestad & Granum, 2002）。商業的取り扱いにおいて，食肉（および家禽肉）製品の加熱調理後に存在するウエルシュ菌芽胞数は，通常検出可能なレベル以下である（Kalinowski *et al.*, 2003；Taormina *et al.*, 2003）。国際貿易において，ウエルシュ菌による疾病が商業的に生産された製品で起こったという証拠はないが，同じような製品がフードサービスまたはケータリングで不適切な取り扱い後に疾病を引き起こしている。不適切な保存時間および温度はウエルシュ菌による発症において一般的である。（Brett & Gilbert, 1997；Brett, 1998；Bates & Bodnaruk, 2003；Brynestad & Granum, 2002）。発症は，通常大きな肉片または家禽肉による。塩漬肉製品は食塩および硝酸ナトリウムの存在の組み合わせ効果に対してウエルシュ菌が比較的感受性のため，ウエルシュ菌に関係することはほとんどない（Roberts & Derrick, 1978；Gibson & Roberts, 1986）。ウエルシュ菌の増殖を支持する温度帯（55℃～＜15℃）をできるだけ迅速に経過するように加熱調理食品を冷却することが一般的な勧告であり，これは大きな骨付き肉の場合に問題となる（Kalinowski *et al.*, 2003；Taormina *et al.*, 2003；第2章，「V　腐敗・変敗しやすい加熱調理家禽製品」の「C　病原体」の項も参照）。

このような製品からのボツリヌス症の報告例はなく，加熱調理肉製品が少数の *L. monocytogenes* に汚染されている可能性はあるが，発病の報告はない。

加熱調理肉製品を細切するための機械が工場Aから工場Bへ，その後工場Cへ移転された時，本来は工場Aにのみ認められたPFGE I型の *L. monocytogenes* は，工場BおよびCにもみられたという結果から，装置／機械の汚染の重要性が Lunden *et al.*（2002）により示されている。

消費前の数日間温かい温度で不注意な保存をされた冷凍パイから，少数のボツリヌス症の発生がある（CDC, 1983）。

リステリア属菌は，食肉加工工場の環境に残存する可能性がある（Senczek *et al.*, 2001）。衛生監視プログラムの一部として，131 株のリステリア属菌が，２年間にわたって異なる加工区域および食肉製品から検出された。分離株は表現型の特徴により型別され，すべての分離株の遺伝子 *Apa* I および *Sma* I フラグメントパターンは，15（*L. monocytogenes*），20（*L. innocua*）および 6（*L. welshimeri*）のパルソタイプであることがパルスフィールドゲル電気泳動法（PFGE）により調査された。その結果，環境由来の *L. monocytogenes* 分離株の PFGE-B 型は加工区域 A と明らかに結びついたが，PFGE-E 型は食肉製品において優勢であった。

D　管理（加熱調理済みの腐敗・変敗しやすい非塩漬肉）

要約

重大な危害要因[a]	• サルモネラ属菌 • VTEC（牛肉） • 黄色ブドウ球菌 • *L. monocytogenes* • ウエルシュ菌
管理手段	
初期レベル（H_0）	• 原材料の選択 • HACCP 原則を使用している供給者からの高品質の原材料を使用。
減少（ΣR）	• 病原細菌の増殖形細胞を除去するための加熱調理
増加（ΣI）	• 加熱調理製品の（再）汚染を防ぐための GHP（適所の清浄化および消毒プログラム，原材料と加熱調理製品の分離，加熱調理製品を手で取り扱うヒトの教育・訓練） • クロストリジウム属菌の発育を防止するための冷却 • 保存中の *L. monocytogenes* の発育を防ぐ手段の実施（凍結保存，酢酸／乳酸の添加，包装状態での放射線照射）
検査	• 製品の日常的な微生物学的検査は推奨されない • APCs は加工中の衛生面での失敗を指摘できる • *L. monocytogenes* を監視する環境プログラム計画 • 今までの知識が利用できなければ，*L. monocytogenes* を対象とした製品のサンプリングおよび検査は適当であるかもしれない
腐敗・変敗	• 原材料の選択

• 輸送，保存および陳列中の時間および温度

[a] 特定の状況下では，他の危害要因も考慮する必要があると思われる。

考慮すべき危害要因　前記参照。

管理手段

初期レベル（H_0）

- HACCP を使用している供給者からの高品質の原材料の使用。
- 加熱調理製品から原材料を完全に分離。

減少（ΣR）

- 適切な増殖形／芽胞形成微生物を死滅させるための加熱調理。

増加（ΣI）

- 再汚染および加熱調理で生残する菌，例えばウエルシュ菌の発育を防ぐ条件下での迅速な冷却。
- 生肉およびその他の未加熱調理食品が扱われる場所から物理的に分離された区域で，高度な衛生規格により処理を行う熟練した食品取扱者による加熱調理食品の取り扱い（例：スライス，分別および材料の混合）。
- 製品汚染を最小限にするための，装置および作業区域の衛生的設計。
- 環境汚染からの製品の防護。
- 清浄な包装材料による包装。
- 管理された温度下での保存および流通。
- 保存条件および消費前の正しい取り扱いを助言するために製品にラベルを付ける。
- 施設の変更（建設，移転または装置の導入）は適正に管理されないと，病原菌汚染のリスクを増加させる。

検査

- 病原菌のための最終製品の日常的な微生物学的検査は適切な管理手段ではない。可食期間の問題があれば，APC は適切である。
- リステリア属菌または *L. monocytogenes* のための，環境および生産ラインのサンプルを監視することは推奨される。
- APC または大腸菌群は IQF の加熱調理肉のような連続的システムのための加工ラインの監視にとって適切と思われる。

X　十分にレトルト処理された長期保存可能な非塩漬肉

非塩漬肉および食肉製品（例：スープ，種々の穀物や野菜を加えた食肉）は，密封された容器（鉄またはアルミ缶，ガラス瓶，やや硬度のある金属ホイルまたは強化プラスティック）に入れる。製品は容器内で加熱処理されるか，あるいは加熱処理後に無菌的に包装される。これらの製品は“低酸性”食品であるため，ボツリヌス菌を死滅させるために計画された最小限の加熱処理を行う必要があり（例：“ボツリヌス加熱調理”；$F_0 = 2.5$），処理後の汚染から防護されなければならない。実際には，ボツリヌス菌芽胞より高い熱抵抗性の芽胞の発芽後発育による腐敗・変敗を防ぐために，$F_0 = 4 \sim 6$ の加熱処理が必要である。

A　微生物に対する加工処理の影響

原料肉におけるほとんどの微生物は増殖形であり，加熱処理により容易に不活性化される。通常，衛生的に取り扱われた食肉には，1g当たりクロストリジウム属菌の芽胞が1個，バチルス属菌の芽胞が10個未満と極めて少ない。頭部肉，横隔膜およびブタの表皮には，しばしば比較的多数の芽胞が存在する。通常，芽胞の主な源は食肉以外の原材料（例：香辛料，大豆，乳たんぱく，乾燥血漿）である（Hechelmann & Kasprowiak, 1992）。香辛料は1g当たり10^6の芽胞を含むと思われる。汚染除去した香辛料または香辛料抽出物は缶詰肉の製造のために推奨される。

加熱処理施設は特別な領域である。加熱処理の効果は多くの要因により影響される（例：熱伝導係数，食品の当初の温度，容器の大きさ，ヘッドスペース，レトルト特性）。適正な熱処理は商業的無菌をもたらす。温暖な気候での保存および通常の流通条件下で発育する，すべてのボツリヌス菌芽胞およびその他の病原体は，製品を腐敗・変敗させる可能性のある微生物の芽胞と同じように破壊される。少数の耐熱性芽胞が生残する可能性があるが，製品が40℃未満で保存されれば腐敗・変敗の原因にならない。12～15のF_0処理は熱帯気候で保存および流通される製品中の耐熱性バチルス属菌やクロストリジウム属菌芽胞の破壊を保証する。

処理後の汚染は，缶の欠陥または外側の腐食からのピンホール，不適切な製造による欠陥のある接合部や閉め具合，または蓋が本体と接合する部分のシール剤を通して起こる。レトルト装置内のいくつかの容器では，冷却されるまで微量な漏れがある。容器内で発生する真空は，冷却水を製品に吸い込ませる可能性がある。同様に，容器をレトルト装置から出した後に，容器や移動路の水が容器の開封時に侵入する可能性がある。

B　腐敗・変敗

製品が熱処理前に劣化すると，加熱処理は腐敗・変敗の原因となる微生物を殺すが，その代謝産物が残り，許容できない製品になる。

腐敗・変敗性の嫌気性菌の芽胞は比較的高い熱抵抗性を有する。加熱処理が不適切であると，生残芽胞（例：*Cl. sporogenes*）は発育し，室温での保存後に腐敗・変敗を引き起こす可能性がある。製品が約43℃以上に保存されると，高温性腐敗・変敗が生じる可能性がある。

ピンホールや継ぎ目を通って，また雑な取り扱いから，加熱処理後に容器に付着した微生物は，様々な腐敗・変敗による欠陥を引き起こす可能性がある。一般的に，そのような腐敗・変敗は混在する様々な菌であることが特徴である。しかし，缶詰工場の冷却水に塩素が広範囲に使用された場合には，加工処理後の汚染菌として芽胞形成菌が一般的である。

C　病原体

ボツリヌス菌は心配される主な病原菌である。自家製缶詰または家庭で瓶詰めされた食肉は，ボツリヌス症発生の重要な原因となっている（Tompkin, 1980）。商業的に加工された食肉製品が関係することはまれであるが，商業的に製造されたビーフシチューはボツリヌス症の原因となったことがある（Tompkin, 1980）。腐敗・変敗を防ぐために使用される多くの商業的加熱処理は，ボツリヌス菌のための12-D処理を保証するために必要とされるよりもさらに厳重である。ウエルシュ菌およびセレウス菌の芽胞はボツリヌス菌の芽胞よりかなり熱抵抗性に乏しく，そのため適切な“ボツリヌス加熱調理”は，これら潜在的病原菌芽胞の生残しないことを保証している。飲用適でない河川水で冷却された缶詰肉製品が，英国に輸入された時に腸チフスを発生させたことがある（ICMSF, 1980a, b）。加工処理後の汚染として，サルモネラ属菌も危害要因として確認されている。

D　管理（十分にレトルト処理された長期保存可能な非塩漬肉）

要約

重大な危害要因[a]	• ボツリヌス菌
	• サルモネラ属菌
	• 黄色ブドウ球菌
管理手段	
初期レベル（H_0）	• 原材料の選別
減少（ΣR）	• 芽胞形成菌を不活性化させるための加熱調理中の温度と時間の管理
増加（ΣI）	• 適切な缶の使用（例：耐腐食性）
	• 加工工程に飲用適の水の使用
	• 濡れた缶の手作業を避ける
検査	• 微生物学的検査は推奨されない
腐敗・変敗	• 原材料の選別（少ない芽胞数）
	• 温度および時間の管理（芽胞の破壊）

• 缶の継ぎ目の管理（再汚染を避けるため）

---

[a] 特定の状況下では，他の危害要因も考慮する必要があると思われる。

考慮すべき危害要因　前記参照。

管理手段

加工工程の管理は必須である。低酸性缶詰食品の製造に関する実施規範が設定されており（例：FDA, 1973 ; CFPRA, 1977 ; FAO/WHO, 1979 ; AOAC/FDA, 1984 ; Thorpe & Barker, 1984），CCPs について概要が示されている（ICMSF, 1988a,b）。管理は加工処理前，熱加工処理中および加工処理後に必要である。

初期レベル（H_0）

• 原材料はレトルト処理前の腐敗・変敗および芽胞レベルでの増加の可能性を防ぐため，衛生的条件下で生産する。

減少（ΣR）

• 使用される容器は内容物による腐食に抵抗性があり，必要な大きさ，強度および継ぎ目の構造を持ち，破損していない傷のないものを使用する。
• 容器には内容物が適切に充填され（例：重量，ヘッドスペース，充填密度，真空，充填物の温度，充填およびレトルト処理までの時間），容器の密閉装置は正しく機能している。
• レトルト装置が適切に校正されて操作される（例：換気，装填の様式および蒸気圧，温度，時間，水の循環およびチェーンスピードなどの操作のパラメータ）。

増加（ΣI）

• 冷却は，容器の破損および内容物の汚染を避けるために慎重に行う：容器の破損により，ボツリヌス菌，サルモネラ属菌，黄色ブドウ球菌による汚染が発生している。
• 取り扱い装置および移動路は清浄であり，容器への物理的衝撃を防止する。
• 容器が乾燥するまで容器の手作業を避ける。

検査

• 微生物学的検査は推奨されない。

腐敗・変敗

• 原材料の選別（少ない芽胞数）。
• 温度および時間の管理（芽胞の破壊）。
• 缶の継ぎ目の管理（再汚染を避けるため）。

XI　加熱調理済みの腐敗・変敗しやすい塩漬肉

加熱調理済みの腐敗・変敗しやすい塩漬肉は，加熱前に約125mg/kgの亜硝酸塩を含有し，約65〜75℃で加熱調理され，冷蔵保存を必要とする。低温殺菌された塩漬肉は，市販される容器中で加熱調理されるか，または加熱調理後に再包装される。それらは，パティ，ベーコン，プレスハムおよびエマルションタイプのソーセージ（例：フランクフルトソーセージ）を含む。それらは冷蔵されて流通すると思われ，摂食前に加熱されたり加熱されない場合がある。ある国では（例：北米），ベーコンは約55℃に軽く温め，提供前に加熱調理される。

A　微生物に対する加工処理の影響

塩漬肉は，損傷のない筋肉やカット肉から作られるもの（例：コンビーフ，ハムおよびベーコン）；マッサージやタンブリングされた肉塊をケーシングや型にはめて成形される（例：プレスされた肩肉）か，ケーシングや型に搾り出された十分に粉砕された食肉から作られるもの（例：エマルションタイプのソーセージやパティ）がある。塩漬物質がエマルションを調製する間に塩水を注入，塩水に浸漬あるいは混合により食肉に添加される。塩漬物質は亜硝酸ナトリウム（許容量は通常法令で規定されている）および食塩を含む。しばしば，砂糖，アスコルビン酸塩，リン酸塩，香辛料および調味料のような他の成分が添加されることがある。抗酸化物，キレート（例：クエン酸塩），乳酸ナトリウムおよび食肉以外の混ぜ物が加熱調理済み塩漬肉に加えられることがある。天然にあるいは燻液が，製品に添加されるか使用されることがある。

食塩は*Aw*を約0.98〜0.96に低下させ，多数の細菌の発育を減少させる。解離されない亜硝酸として亜硝酸塩も微生物の発育を抑制し，嫌気的条件下で抑制は一層顕著である（例：*Broch. thermosphacta*; Egan & Grau, 1981）。乳酸菌は亜硝酸塩に比較的抵抗する。アスコルビン酸塩は亜硝酸塩の濃度を低下させ，脱酸素剤として作用し，同時に適量に使用すると，亜硝酸塩の抗ボツリヌス活性を増加させる（ICMSF, 1980a）。アルカリリン酸塩はリン酸塩ナトリウムのように塩漬肉のpHを上昇させる。高いpHほど加熱調理後の食肉中の残留亜硝酸塩は多くなり，保存中の亜硝酸塩の消失速度は遅くなるが，解離されない形の亜硝酸濃度を減少させる。乳酸ナトリウムの添加は，*Aw*を低下させることにいくらか効果があり，細菌の発育を抑制することに特異的な効果も持つ（Houtsma *et al.*, 1993）。グラム陽性細菌（*Broch. thermosphacta*，乳酸菌，リステリア属菌および黄色ブドウ球菌）およびグラム陰性細菌は，いずれも乳酸菌に感受性がある。乳酸菌による砂糖やある種の混ぜ物（例：澱粉）の発酵は，保存される製品のpHを大幅に低下させる可能性がある。

微生物は，塩漬液の注入，エマルション再形成または調合中に食肉全体に拡散する。

加熱調理済みの腐敗・変敗しやすい非塩漬肉に適用されるように，使用される商業的加工処理は寄生虫，増殖形の病原体およびほとんどの増殖形の腐敗・変敗細菌を破壊する。しかし，熱抵抗性の連鎖球菌のあるものは生残する可能性がある。バチルス属菌およびクロストリジウム属菌の芽胞は軽度な加熱処理により影響を受けることはない。軽度に加熱される製品（例：55℃で加熱されたベーコン）は生残する病原体（例：北米における *Trich. spiralis*，ヨーロッパにおける *Toxoplasma*）を含む可能性がある。様々な処理温度が特殊な工程または微生物の安定性の要求を満たすために設定されている（Tompkin, 1986）。ある種の熱抵抗性乳酸菌（例：*Lb. viridescens*）の生残が可食期間を短くし，そのため処理温度を上げる必要性があると思われる（Borch *et al.*, 1988）。調製中の著しい汚染または加熱調理前の発育は，結果としてそのような熱抵抗性の増殖形細菌の菌数を増加させ，あるものでは加熱でも生残する可能性がある。添加された亜硝酸塩の一部は加熱調理中に破壊され，残ったものも保存中に減少する。亜硝酸塩の消失速度は低い pH および高い温度ほど速くなる。

加熱調理後，製品は冷水あるいは冷気の噴射により冷却される。容器内（例：缶やプラスティックフィルム）で加熱調理されて販売された製品には，加熱処理工程で生残した微生物（芽胞形成菌および耐熱性の乳酸菌）が存在する。容器（例：ケーシングや型箱）から取り出されて再包装されるか，スライスして再包装された製品は，取り扱い，スライスおよび包装の間に汚染される。冷蔵庫は乳酸菌（Borch *et al.*, 1988），*Broch. thermosphacta* および *Listeria* spp. のような低温性微生物汚染の源となる可能性がある。汚染はケーシングの外側や製品の表面に伝搬される可能性がある。冷蔵庫で製品を保存中，低温細菌がケーシングの外側および加熱調理肉の露出した部分で発育する可能性がある。塩水冷却システムは腐敗・変敗菌の重要な源となる。その他の汚染の主な源は皮むきおよびスライス機，コンベアーベルトおよび包装中の製品の取扱者である。包装機械の圧縮または真空ガスシステムは汚染の主要な源になる。乳酸菌による汚染は加熱調理後早期に起こるのに対し（例：フランクフルトタイプのソーセージの皮むき），腸内細菌による汚染は作業員の手の接触と結びつく可能性がある（Dykes *et al.*, 1991）。これ以外の製品が主要な汚染源となる。例えば，加熱調理済み製品と同じ区域で保存，スライスおよび包装された発酵ソーセージからの乳酸菌は，他の加熱調理製品の可食期間を大幅に短縮させる可能性がある（Makela, 1992）。ある種の製品（例：パティ）は，加熱後にハーブ，香辛料またはゼラチンを添加することもあると思われる。これらの添加物は処理されたものでないと，腐敗・変敗および潜在的病原微生物の主要な源になる。

このカテゴリーの製品は，腐敗・変敗を抑制し中温性病原菌の発育を防ぐために，冷蔵下（5℃未満）で保存し流通させなければならない。

B　腐敗・変敗

これらの製品は腐敗・変敗しやすく，冷蔵する必要がある。通常，包装に冷蔵の必要性を示す表示がある。加熱調理されて容器に入れて販売される製品（例：缶入りハム）は，腐敗・変敗しにくい。それらは約 10℃以上で保存されない限り微生物学的に腐敗・変敗しない。加熱調理後に再包装，スライスまたは別のことで汚染に暴露された製品は劣化する。冷蔵温度（例：約 10℃など）での腐敗・変敗速度は，様々な要因に影響される（Tompkin, 1986, 1995）。

微生物による腐敗・変敗のタイプおよび腐敗・変敗が進行する速度は，製品の構成（例：*Aw*，亜硝酸塩，pH，乳酸塩）および加熱調理や包装条件あるいは保存温度により決定される。

最終的に容器内で加熱調理され，その後再汚染されない製品は，０～５℃で１～３年の保存性を持つことができる。しかし，加熱処理が不適切なため，*Lb. viridescens* のような比較的熱抵抗性のある低温細菌を死滅させないと，生残菌が腐敗・変敗を引き起こす（酸敗，ガス形成または緑化）。同様に，加熱処理で生残した腸球菌は５～７℃で保存された製品の腐敗・変敗を引きこす可能性がある（Chyr *et al.*, 1981）。商業的な冷蔵条件下で，特に低塩の製品において *Cl. putrefaciens* により腐敗・変敗が起こる（Tompkin, 1986）。室温で保存されると，腐敗・変敗は様々の耐熱性中温細菌と関係する可能性がある。特に中温性芽胞形成菌は温度が 10℃を超えると増殖できる可能性がある。セレウス菌または *B. licheniformis* の製品表面での発育による表面の軟化および悪臭は酸素に依存し（Bell & De Lacy, 1983），それは低透過性フィルムが使用された場合，留め金や継ぎ目周辺のフィルムの下部に限定される（Bell & De Lacy, 1982）。

低いガス透過性フィルムで再包装された製品において，10℃未満での腐敗・変敗は酸敗，変色，ミルク様滲出物，粘液およびガス産生により特徴づけられる。腐敗・変敗はほとんど乳酸菌によるものである（ホモ型またはヘテロ型発酵の lactobacilli または leuconostocs）。粘液は leuconostocs によりショ糖から産生されたデキストランであるか，leuconostocs および *Lb. sake* により産生されたグルコースおよびガラクトースから構成されていると思われる（Makela *et al.*, 1992）。緑化は，過酸化水素が（酸素の存在下で乳酸菌により産生される）ニトロソヘモクロームのポルフィリン環をコレオミオグロビンに酸化させた時に起こる。表面の緑化は製品表面の汚染と発育の結果である。中央部または中心部の緑化は，製品中央部で *Lb. viridescens* の生残の結果生じる。乳酸菌による腐敗・変敗は，通常最大菌数に達してからしばらく明確でなく（Egan *et al.*, 1980），明確になるまでの腐敗・変敗時間は保存温度に影響される。

Broch. thermosphacta は，真空包装製品の腐敗・変敗フローラにおいて重要な部分を構成し，乳酸桿菌より容易に製品を劣化させる（Egan *et al.*, 1980；Qvist & Mukherji, 1981）。*Broch. thermosphacta* の発育は乳酸菌と比較して，高濃度の亜硝酸塩，低い pH，低いフィルム透過性により減少する（Egan & Grau, 1981；Nielsen, 1983a）。

腸内細菌および好塩性ビブリオ属菌は，真空包装されたベーコンやハムの腐敗・変敗（硫化水素およびメタンオール）を引き起こす（Gardner, 1983）。この腐敗・変敗は，高い pH（6.0 超）の筋肉，低い塩分量（４％未満）および高い保存温度（15℃超）と結びつく。真空包装されたボローニャスタイルソーセージのスライスにおける低温性腸内細菌の発育は，亜硝酸塩により抑制されるが，保存温度の上昇および高いガス透過性フィルムの使用により増幅した（Nielsen, 1983b）。水分活性はこれらの発育を抑制する重要な要因である。

C　病原体

加熱調理は増殖形の病原菌を死滅させるが，再包装，スライスおよび取り扱い中に製品にそれらを汚染させる可能性がある。しかし，保存温度が約7℃以下で維持されれば，低温性病原菌のみが発育する（例：*L. monocytogenes*）。低温性病原菌の発育速度は，*Aw*，pH，亜硝酸塩，乳酸塩，大気，温度および腐敗・変敗フローラにより影響を受ける。

ボツリヌス菌の発育の制御は，発育に影響する要因である食塩，pH，乳酸塩，食肉のタイプ，加熱処理の程度，初期の芽胞数に左右される（Tompkin, 1986；Lücke & Roberts, 1993）。たんぱく非分解菌の芽胞は加熱処理により菌数が減少するか，少なくとも非致死的な損傷を受ける。

加熱調理済み塩漬肉，特にハムによる多くの黄色ブドウ球菌食中毒の発生がある。これらは，通常スライス中に加熱調理済みハムの汚染，その後摂食前の数時間ハムを室温で大気中に保持した結果である。通常，外食施設やグループ集会（例：ピクニック，教会のディナーまたは家庭）で発生する。真空包装された加熱調理済み塩漬肉製品がまれに関係している。これらの製品における黄色ブドウ球菌の発育は，食塩，亜硝酸塩，pH，嫌気的状態，低い保存温度の組み合わせにより防止される。さらに，再包装された製品において急速に発育する乳酸菌数は製品が室温で保存されるとしても，ブドウ球菌の発育を抑制する。

同様に，加熱調理済み塩漬肉の成分はサルモネラ属菌，*Y. enterocolitica* およびセレウス菌の発育を遅らせることができるが，それらは不適切な条件下では常に発育を予防するわけではない。例えば，*Y. enterocolitica* の病原性血清型は，27℃では，ある種の加熱調理済み塩漬肉で発育しないが（Raccach & Henningsen, 1984），真空包装の加熱調理済み塩漬肉では2℃でゆっくりと発育し，5℃では14日間で100,000倍（他のフローラが存在しない場合）に増加する（Nielsen & Zeuthen, 1984）。これまで，加熱調理済み塩漬肉はヒトのエルシニア症とは関連がない。サルモネラ属菌は調査された製品では約12℃およびセレウス菌は 8 ～15℃から発育することができる（Nielsen & Zeuthen, 1984；Asplund *et al.*, 1988）。ウエルシュ菌は真空包装された加熱調理済み塩漬肉では発育不能と思われる（Nielsen & Zeuthen, 1984；Tompkin, 1986）。

パティ（McLauchlin *et al.*, 1991）および豚タンのゼリー寄せ（Goulet *et al.*, 1993；Savat *et al.*, 1995）はリステリア症の大規模発生と関係している。*L. monocytogenes* は加熱調理中に死滅すると思われるが（Mackey *et al.*, 1990；Zaika *et al.*, 1990），調理後に製品を汚染する可能性がある。リステリア属菌は加工処理施設の湿潤した環境（例：床，排水溝，冷蔵庫の壁，ドア，フランクフルトの皮むき機）で増殖する可能性がある。環境中のリステリア属菌数を減少させるための清浄化および加熱調理済み製品の取り扱いに当たっては，*L. monocytogenes* の製品への伝搬を防ぐために注意が必要である。*L. monocytogenes* は多くの冷蔵された真空包装の加熱調理済みの腐敗・変敗しやすい塩漬肉で発育が可能である（Glass & Doyle, 1989b；Schmidt & Kaya, 1990）。増殖速度は pH，*Aw*，亜硝酸塩量および温度に依存する。リステリア属菌の発育は pH が中性に近く，亜硝酸塩がほとんどなく，*Aw* が～0.99の時に最大となる。

食肉製品における重要な危害要因であるという大腸菌 O157：H7の認識，および多くの伝統的加工処理における大腸菌 O157：H7の生残についての知識不足は，多くの論文に示されている。Chikthimmah & Knabel（2001）は，大腸菌 O157：H7，*S.* Typhimurium または *L. monocytogenes* をレバノン・ボローニャソーセージのスライス表面に塗抹し，積み重ねて真空包装して3.6℃または

13℃で保存した。各病原菌数は3.6℃または13℃で保存中に減少し，高い温度ほど大腸菌O157：H7および*L. monocytogenes*は有意に迅速に死滅したが，大腸菌O157：H7は最も死滅に抵抗した。

レバノン・ボローニャは，品質を最良にするために48.8℃（120°F）を超えない温度で加工されることが多い。Chikthimmah *et al.*（2001a）は，乳酸菌の発育におけるNaClの影響および大腸菌O157：H7の死滅を調査した。37.7℃でpH4.7における発酵は，塩漬時の食塩の有無にかかわらず，大腸菌O157：H7の菌数を約0.3$\log_{10}$減少した。その後，46.1℃における発酵製品の加熱中の大腸菌O157：H7の死滅は，塩漬時の食塩を含まない製品と比較して，3.5％のNaClおよび156ppmの$NaNO_2$の存在により有意に減少した。NaCl（5％）は乳酸菌の発育を抑制し，製品のpHが約5.0およびそれ以上では大腸菌O157：H7の死滅を抑制した。低濃度のNaCl（0～2.5％）では，レバノン・ボローニャにおいて乳酸菌数が高くなりpH値が低下した。低いpHは大腸菌O157：H7の死滅に直接的に影響した。

多数の製品が回収されて，21名の生命が奪われた調理済み製品によるリステリア症の衝撃的な発生後，FSISは9 CFR 417.4(a)に規定されているように，これら製品のためのHACCPプランを再評価することを調理済み食肉および家禽肉製品の製造業者に求める官報を公示した。レバノン・ボローニャは湿潤し発酵された調理済みのソーセージである。望ましくない品質の変化という理由で，レバノン・ボローニャは48.9℃（120°F）を超える温度で加工されないことが多い。モデル系におけるレバノン・ボローニャ中の*L. monocytogenes*の死滅を実証するための調査（Chikthimmah *et al.*, 2001b）では，pH4.7における発酵は，ソーセージ中の*L. monocytogenes*を2.3$\log_{10}$ cfu/g減少させることを示した（$P < 0.01$）。発酵済み製品を48.9℃で10.5時間加熱すると，ソーセージ1g当たりの*L. monocytogenes*の少なくとも7.0$\log_{10}$cfuを死滅させた。低いpH（5.0以下）および43.3℃（115°F）またはそれ以上の温度で加熱することの組み合わせは，レバノン・ボローニャ加工処理中にソーセージ1g当たり5$\log_{10}$cfuを超える*L. monocytogenes*を死滅させ，これは大腸菌O157：H7の死滅を実証した既存の商業的加工処理の効果が，5$\log_{10}$cfuを超える*L. monocytogenes*の死滅にも実証された。

Tompkin（2002）は，食品加工処理環境における*L. monocytogenes*の制御について，食品加工者に対するガイダンスを提示している。その内容は，ごく少数の発生から数百名にも拡大した症例では，非常に毒性の強い菌株が食品加工環境に定着し，多数のロットの製品を製造の数日から数カ月にわたって汚染した結果である可能性があるという体験に基づいている。この情報は，環境のサンプリング・プログラムを確立するための基礎，そのプログラムにより得られたデータの組織化や解釈，およびリステリア属菌が陽性の場合における対応に関する活動を提供する。

D　管理（加熱調理済みの腐敗・変敗しやすい塩漬肉）

要約

重大な危害要因[a]	• サルモネラ属菌

	• VTEC（牛肉） • 黄色ブドウ球菌 • *L. monocytogenes*
管理手段	
初期レベル（H_0）	• 原材料の選別および微生物学的品質
減少（ΣR）	• 病原細菌の増殖形細胞を除去するための加熱調理
増加（ΣI）	• 加工後の汚染を最小限にするための GHP（原材料と加熱調理済み製品の混合を避ける，清浄化および消毒プログラム，ヒトの教育・訓練） • 調製（亜硝酸塩および食塩量） • すべての段階における時間と温度
検査	• 衛生の手段として，APC を検査することは装置（衛生の監視）および製品（包装直後）に使用可能である • *L. monocytogenes* は加工処理環境で監視すべきである • 過去の知識がなければ，*L. monocytogenes* のための製品検査は使用してもよい
腐敗・変敗	• 保存の温度および時間

[a] 特定の状況下では，他の危害要因も考慮する必要があると思われる。

考慮すべき危害要因　前記参照。

管理手段

初期レベル（H_0）

- 調製から加熱調理に至る時間および温度。

減少（ΣR）

- 加熱調理，冷却速度および標的となる内部温度。

増加（ΣI）

- 原材料を加熱調理済み製品から物理的に分離。
- 加熱調理肉に使用される冷蔵庫および装置の清浄化（例：スライサー，コンベアーベルト）。
- 加熱調理肉は製品の汚染を最小限にするような方法で，熟練したスタッフにより取り扱う。
- 包装のタイプおよび包装の完全性。
- 保存温度。

検査

- APC（30℃）は可食期間の管理のために使用すべきである。
- 環境およびラインのサンプルにおける *Listeria* ／ *L. monocytogenes* のモニタリングも推奨される。

XII　長期保存可能な加熱調理済み塩漬肉

長期保存可能な塩漬肉は，F_0 = 2.5 の“ボツリヌス”加熱調理より弱い熱処理を受けてから容器に密封され販売される。安定性および安全性は，生残した芽胞の発育を抑制する加熱およびその他の要因の組み合わせ効果，および加工処理後の汚染を防止する密閉容器に依存する。

A　微生物に対する加工処理の影響

長期保存可能な缶詰塩漬肉にとって，加熱処理は増殖形の微生物を死滅させ，一部の芽胞を破壊し，その他の芽胞には非致死的な損傷を与える。生残する芽胞の抑制は，主として食塩と亜硝酸塩の組み合わせ効果による（Tompkin, 1986, 1993；Hauschild & Simonsen, 1985, 1986；Farkas & Andrássy, 1992；Lücke & Roberts, 1993）。安全性および安定性は，少数の固有の芽胞に対する熱破壊または損傷および適切な量の食塩と亜硝酸ナトリウムの添加による生残菌の抑制の組み合わせ効果に依存する。加熱処理前の生肉混合物中の芽胞数は少数であることが望ましい（3/g 未満のクロストリジウム属菌の芽胞，100/g 未満の中温性バチルス属菌の芽胞）（Hauschild & Simonsen, 1985, 1986）。長期保存可能な缶詰塩漬ハム，ランチョンミートおよびソーセージの安全な製造のための加熱処理（F_0 値）および食塩と亜硝酸塩量に関するガイドラインが開発されている（Hauschild & Simonsen, 1985, 1986）。

冷蔵を必要としない肝臓，血液およびボローニャスタイルのソーセージに関するガイドラインが開発されている（Hechelmann & Kasprowiak, 1992；Lücke & Roberts, 1993）。管理すべき重要な要因は，初期の芽胞数，加熱処理，pH，*Aw* および亜硝酸塩である。イタリアのモルタデラ（mortadella）およびドイツのブルーダビルスト（bruhdauerwurst）のような製品に対して，増殖形の細菌を不活性化するために 75℃を超えて加熱し，*Aw* を 0.95 未満に低下させ，再汚染を防止するために密閉容器またフィルム内で加熱し，さらに比較的 *Aw* に耐性の桿菌の発育を防ぐために低い酸化還元電位を維持することにより安定性が得られる（Hechelmann & Kasprowiak, 1992；Lücke & Roberts, 1993）。

ブラウンス（brawns）は酢酸で pH を 5.0 に調整し，加熱後の再汚染から製品を防護することにより長期保存が可能となる。ゲルダースモークソーセージ（伝統的なオランダの製品）は，グルコノデルタラクトンで pH を 5.4～5.6 に調整し，*Aw* を 0.97 に低下させ，真空包装して中心温度が 80℃で 1 時間加熱することにより長期保存が可能となる（Hechelmann & Kasprowiak, 1992；Lücke & Roberts, 1993）。

B　腐敗・変敗

通常，腐敗・変敗の原因は容器の漏れによる加工処理後の汚染（例：缶の継ぎ目またはプラスチックケーシングのシール部分から），または表面のバチルス属菌の発育によるものである。発育の範囲は主にケーシングまたは容器の酸素透過性により決定される。

C　病原体

心配される主な微生物はボツリヌス菌である。この種の製品における加熱処理および組成の調製は，本菌の発育を防ぐために考案されたものである。その他の可能性のある病原体は，加熱処理後に製品を汚染する増殖形の細菌である。河川水で冷却することにより汚染されたコーンビーフの缶詰は腸チフスを発生させた（Meers & Goode, 1965 ; Milne, 1967）。

D　管理（長期保存可能な加熱調理済み塩漬肉）

要約

重大な危害要因[a]	• ボツリヌス菌
	• サルモネラ属菌
	• VTEC
	• 黄色ブドウ球菌
管理手段	
初期レベル（H_0）	• 原材料の選別。
	• 生原材料の微生物的品質（芽胞数）
	• 調製から加熱調理までの時間および温度
減少（ΣR）	• 加熱調理および冷却中の温度と時間の管理
	• 加熱調理と冷却速度および目標とする内部温度
増加（ΣI）	• 増殖防止を確保するための調製（食塩，亜硝酸塩および pH）
	• 再汚染を防止するための密閉包装
	• 適切な品質の水を使用
	• 濡れた缶の手作業を避ける（シールに欠陥があれば汚染のリスク）
	• 容器の損傷および内容物の加熱調理後の汚染防止
検査	• 製品の日常的微生物学的検査は推奨されない
	• 一部の原材料の微生物学的検査は，芽胞数の有用な監視になる
	• 缶の継ぎ目の日常的検査は推奨される
腐敗・変敗	• 多く芽胞形成菌が存在するロットを排除するための原材料の選別

• 加熱調理および冷却中の温度と時間

[a] 特定の状況下では，他の危害要因も考慮する必要があると思われる。

考慮すべき危害要因

食品由来疾病は，例えば塩素処理していない汚染された冷却水中のチフス菌によるように，加熱調理製品の冷却水中における再汚染に由来する。

一般的に，長期保存可能な加熱調理済み塩漬肉の微生物的安定性を確保するために必要なステップは，十分にレトルト処理された“ボツリヌス加熱調理”肉の処理と同じである。

XIII　カタツムリ

カタツムリは，食物連鎖で重要な地位を占めており，主に腐敗・変敗しかけた植物に生息し，魚や様々な動物により食物として摂食される。カタツムリは多くの国で珍味と考えられており，赤身肉や家禽肉がたんぱく質源として不足するアジアの一部地域における常食の主要な部分である。

A　定義

多くの様々な食用カタツムリが使用される。しかし，モロッコ・カタツムリ（*Helix aspersa*）は西ヨーロッパおよび地中海諸国で，そして *Helix pomatia* は中央ヨーロッパおよびヨーロッパアルプスで特に好まれる（Andrews *et al.*, 1975）。熱帯種の *Achtina fulica* がアフリカおよび南西アジアの市場のために大規模に加工されている。

B　生産および加工

通常，カタツムリは湿地および沼地から得られ，除去が難しい寄生虫や病原細菌を保菌していると考えられる。現在，英国やフランスなど数カ国では，カタツムリを個別のトレー，籠または囲いの中で集約的に飼育している（Daguzan, 1985 ; Runham, 1989）。普通，カタツムリは餌を食べる時にのみ活動し，休眠中は自らを膜状のもので包んでいる（Andrews & Wilson, 1975）。水分の存在下で，膜を破って食物を求めて殻から抜け出す。輸入されるカタツムリは，通常十分な水分のある条件下でぎっしりと包装されており，したがって交差汚染の可能性は高い。本来，カタツムリは多数の固有の細菌や大腸菌群を保菌している。

通常，新鮮なカタツムリは熱湯で加熱調理後に食され，多くの地方ごとの処方に従って調製される。生あるいは凍結カタツムリは，伝統的な缶詰製品を製造するために食品産業において原材料として使用されている。カタツムリをパセリやフリカッセと共にバター・ドレッシングと和えるなど，加熱調理済みあるいは加熱調理された特色のある食品が市場に出回っている。さらに，香りのよい塩水で加工して調製されたカタツムリの卵は，一部では食通の珍味であると考えられている（Pos, 1990）。

C　病原体

カタツムリは，*Clonorchis sinensis*，*Eschinastoma ilocanum*，*Fasciola hepatica*，*Fasciola gigantica*，*Fasciolopsis buski*，*Opisthorchis felineus*，*Paragonimus mestermani* を含む多くの寄生虫（Bryan, 1977）および病原細菌の媒介物である。食品としてのカタツムリおよび養殖場のカタツムリの調査ではサルモネラ属菌がしばしば認められる汚染菌であり，ナイジェリアの *Achatina achatina*（食用の陸上に住むカタツムリ）の 62％（Obi & Nzeako, 1980），モロッコの *H. aspersa* の 43％（Andrews & Wilson, 1975），カナダおよびフロリダの *Ampullaria* spp.（養殖場のカタツムリ）の 27％（Bartlett & Trust, 1976）から分離されている。カタツムリのサルモネラ汚染は，殻とカタツムリ肉の表面に多くみられるが，カタツムリ肉に浸入していることもある（Andrews & Wilson, 1975）。さらに，ナイジェリアの *Achatina achatina* から *A. hydrophila*, *Shigella* および *Arizona* spp. がそれぞれ 72％，38％および 46％に分離された（Obi & Nzeako, 1980）。高い菌数の大腸菌群（1.4×10^6/g）および糞便系大腸菌群（1.2×10^3/g）が，養殖場のカタツムリに認められている（Bartlett & Trust, 1976）。

D　管理（カタツムリ）

要約

重大な危害要因[a]	• サルモネラ属菌 • *Shigella* • VTEC • 寄生虫
管理手段	
初期レベル（H_0）	• 汚染は管理下にない
減少（ΣR）	• カタツムリは摂食前に常に加熱調理すべきである • 寄生虫が心配されるならば，凍結が推奨される
増加（ΣI）	• 加熱調理されたカタツムリを摂食前に殻に戻すならば，殻はサルモネラ属菌等を不活性化するために加熱されるべきである
検査	• 収穫前後のサルモネラ属菌検査は，汚染レベルを明らかにする
腐敗・変敗	• 該当せず

[a] 特定の状況下では，他の危害要因も考慮する必要があると思われる。

管理手段

カタツムリは寄生虫または細菌感染（例：*Salmonella, Shigella*）の一般的な媒体であり，生または未加熱調理で食するべきでない。管理手段は適切な加熱調理および加熱調理後の再汚染を避けることである。サルモネラ属菌の検査は，Andrews & Wilson (1975) によって述べられた方法を使用することが適切と思われる。

カタツムリに存在する寄生虫は加熱調理または凍結により容易に死滅することから，サルモネラ属菌を死滅させるために十分に加熱することは寄生虫も殺すことになる。食通による典型的な処方に従って，カタツムリを加熱調理することはサルモネラ属菌を死滅させる（Andrews & Wilson, 1975)。生のカタツムリ肉および殻を取り扱うことは，台所環境や他の調製済み食品に潜在的に交差汚染を引き起こす可能性がある。多くの処方では，提供に当たって加熱調理されたカタツムリを元の殻に戻すことを勧めている（Andrews *et al.*, 1975)。通常，このことはカタツムリ肉を戻す前に殻は加熱されるので，危害要因とはならない。このことは，殻の清浄化および洗浄中に除去されなかったあらゆるサルモネラ属菌を死滅させる。

XIV　カエルの脚

カエルの脚は，発展途上国特に極東における貴重な輸出品となっていることから，国際貿易において重要な食品になっている。1994 年には 500,000kg（価格にして US ＄3,800,000）のカエルの脚が米国に輸入され，1988～1992 年には US ＄30,000,000 の商業的価値のカエルの脚が EU に輸入された。それらの輸入品のほとんどはインドネシアのものである。製品中のサルモネラ属菌は，輸出国および輸入国の双方の公衆衛生当局にとって懸念材料であり，多くの汚染されたロットが廃棄されている（Pantaleon & Rosset, 1964 ; Andrews *et al.*, 1977 ; Shrivastava, 1977)。

A　定義

商業的に重要なカエルは *Rana tigrina*（大型のウシガエル）のような種類である。

B　生産および加工

カエルの多くは自然界で捕獲され，殺処理される。通常の処理手順には細菌数を減少させ，交差汚染を避けるために複数のステップがある（Garm, 1976)。殺す前に泥，糞便，粘液およびその他の汚れを除去するために，生きたカエルを真水を入れた水槽で洗浄する。その後，生きたカエルを動けなくするために，10％の食塩水に漬けて麻痺させる。その溶液には，体表の微生物レベルを減少させるために，250ppm の塩素を含むことも多い。処理後，腸を損傷しないように後ろ脚が腰上部の腹部で切断される。脚は速やかに血液およびすべての不要な部分を除去するために，500ppm の塩素を含む5％の食塩水で洗浄される。皮をむいた状態で皮および排泄孔の残部が除去され，脚は200 ppmの塩素水で3回洗浄され，爪，不要な残肉および血管を除去することにより清浄にして，サルモネラ属菌数を減少させるために250 ppmの塩素水で再び数回洗浄される（Necker *et al.*, 1978；Rao *et al.*, 1978）。脚は最終的にポリエチレン袋に包装され凍結される。

C　病原体

は虫類および両生類はサルモネラ属菌をしばしば保菌していることがよく知られており（Ang *et al.*, 1973；Sharma *et al.*, 1974；Bartlett *et al.*, 1977；Shrivastava, 1978），捕獲地点から地域の処理場への輸送中に汚染レベルは上昇する。

サルモネラ属菌は捕獲地域における一般的な菌として存在するため，加工中の汚染を最小限にすることは可能であるが，除去することはできないので，カエルの脚にサルモネラ属菌は残留する。さらに，カエルの脚の生産は最高に衛生的な状況下で行われたとしても，すべてのサルモネラ属菌の除去は困難である（Nickelson *et al.*, 1975）。その他の病原体は認められていない。

D　管理（カエルの脚）

要約

重大な危害要因[a]	• サルモネラ属菌
管理手段	
初期レベル（H_0）	• 適正な品質の健康な蛙を使用
	• 捕獲から処理に至る間の時間を最小限にする
	• 汚染を減少させるために塩素殺菌水を使用
	• 腸管を損傷しないで分離
	• 装置や接触表面の清浄化および消毒
増加（ΣI）	• カエルの脚を調製中は冷却状態に保ち，製品を4 ℃未満に迅速に冷蔵する
検査	• サルモネラ属菌の検査は初期の汚染の有用な監視である
腐敗・変敗	• 保存の温度および時間

[a] 特定の状況下では，他の危害要因も考慮する必要があると思われる。

考慮すべき危害要因　前記参照。

管理手段

初期レベル（H_0）

• 初期の汚染は，管理下にはない生育環境および捕獲後の衛生状態を反映する。

減少（ΣR）

- 放射線照射が許可されているところでは，サルモネラ属菌（Rao *et al.*, 1978；Necker *et al.*, 1978）およびコレラ菌 O1（Sang *et al.*, 1987）を効果的に除去する。
- カエルの脚のサルモネラ汚染は，生きているカエルの体表の汚染および調製中の汚染に由来する。カエルの脚は調製および保存中に冷却状態を維持しないと，サルモネラ属菌の発育が生じる可能性がある。したがって，管理は調製中の汚染を防止すること，表面汚染を減少させることおよび温度管理が基本である。
- 混合することはサルモネラ属菌により汚染された脚の菌数を増加させ，他の食品への交差汚染の危険性もあるので，サルモネラ属菌による表面汚染を決定するためのすすぎ法が支持されている（Andrews *et al.*, 1977）。

参考文献

Abdul-Raouf, V.M., Beuchat, L.R. and Ammar, M.S. (1993) Survival and growth of *Escherichia coli* 0157:H7 in ground roasted beef as affected by pH, acidulants and temperature. *Appl. Environ. Microbiol.*, **59**, 2364–8.

Abouzeed, Y.M., Hariharan, H., Poppe, C. and Kibenge, F.S.B. (2000) Characterization of *Salmonella* isolates from beef cattle, broiler chickens and human sources on Prince Edward Island. *Comp. Immunol. Microbiol. Infect. Dis.*, **23**, 253–66.

ACMSF (Advisory Committee on the Microbiological Safety of Food, UK). (1992) Report on vacuum packaging and associated processes, advisory committee on the microbiological safety of foods. HMSO, London.

ACMSF (Advisory Committee on the Microbiological Safety of Food, UK). (1995) Report on verocytotoxin-producing *Escherichia coli*. HMSO, London. ISBN 0 11 321909 1.

Adesiyun, A.A. and Krishnan, C. (1995) Occurrence of *Yersinia enterocolitica* O:3, *Listeria monocytogenes* O:4 and thermophilic *Campylobacter* spp. in slaughter pigs and carcasses in Trinidad. *Food Microbiol.*, **12**, 99–107.

AFSDAC. (1990) Agriculture Canada—Canadian code of recommended practices for pasteurised/modified atmosphere packaged/refrigerated food, Agri-Food Safety Division, Agriculture Canada, March, 1990.

Aguirre, M. and Collins, M.D. (1993) Lactic acid bacteria and clinical infection. *J. Appl. Bacteriol.*, **75**(2), 95–107.

Ali, M.S. and Fung, D.Y.C. (1991) Occurrence of *Clostridium perfringens* in ground beef and ground turkey evaluated by three methods. *J. Food Safety*, **11**, 197–203.

American Meat Institute. (1982) Good manufacturing practices—fermented dry and semi-dry sausage, American Meat Institute, Washington, DC.

Andersen, J.K. (1988) Contamination of freshly slaughtered pig carcasses with human pathogenic *Yersinia enterocolitica*. *Int. J. Food Microbiol.*, **7**, 193–202.

Anderson, G.D. and Lee, D.R. (1976) *Salmonella* in horses: a source of contamination of horsemeat in a packing plant under federal inspection. *Appl. Environ. Microbiol.*, **31**, 661–3.

Anderson, E.S., Galbraith, N.S. and Taylor, C.E.D. (1961) An outbreak of human infection due to *Salmonella typhimurium* phage-type 20a associated with infection in calves. *Lancet*, **i**, 854–8.

Anderson, M.E., Marshall, R.T., Stringer, W.C. and Nauman, H.D. (1977) Combined and individual effects of washing and sanitizing on bacterial counts on meat—a model system. *J. Food Prot.*, **40**, 670–88.

Andersen, J.K., Sorensen, R. and Glensbjerg, M. (1991) Aspects of the epidemiology of *Yersinia enterocolitica*: a review. *Int. J. Food Microbiol.*, **13**, 231–8.

Anderson, R.C., Buckley, S.A., Callaway, T.R., Genovese, K.J., Kubena, L.F., Harvey, R.B. and Nisbet, D.J. (2001) Effect of sodium chlorate on *Salmonella typhimurium* concentrations in the weaned pig gut. *J. Food Prot.*, **64**(2), 255–8.

Andrews, W.H. and Wilson, C.R. (1975) Thermal susceptibility of *Salmonella* in the Moroccan food snail, *Helix aspersa*. *J. Assoc. Off. Anal. Chem.*, **58**, 1159–61.

Andrews, W.H., Wilson, C.R., Romero, A. and Poelma, P.L. (1975) The Moroccan food snail, *Helix aspersa*, as a source of *Salmonella*. *App. Microbiol.*, **29**, 328–30.

Andrews, W.H., Wilson, C.R., Poelma, P.L. and Romero, A. (1977) Comparison of methods for the isolation of *Salmonella* from imported frog legs. *Appl. Environ. Microbiol.*, **33**, 65–8.

Ang, O., Ozek, O., Cetin, E.T. and Toreci, K. (1973) *Salmonella* serotypes isolated from tortoises and frogs in Istanbul. *J. Hyg.*, **71**, 85–8.

Anonymous. (1995a) Community outbreak of haemolytic uremic syndrome attributable to *Escherichia coli* 0111:NM–South Australia, 1995. *MMWR*, **44**, 550, 551, 557, 558.

Anonymous. (1995b) *Escherichia coli* 0157:H7 outbreak linked to commercially distributed dry-cured salami—Washington and California 1994. *MMWR*, **44**, 157–60.
AOAC/FDA (Association of Official Analytical Chemists/United States Food and Drug Administration). (1984) Classification of visible can defects (exterior). Association of Official Analytical Chemists, Arlington.
AQIS. (1992) Australian Quarantine and Inspection Service, Code of Hygienic Practice for the Manufacture of Sous-Vide Products, AQIS, Department of Primary Industries and Energy, Australia.
Asplund, K., Nurmi, E., Hill, P. and Hirn, J. (1988) The inhibition of growth of *Bacillus cereus* in liver sausage. *Int. J. Food Microbiol.*, **7**, 349–52.
Atabay, H.I. and Corry, J.E. (1998) The isolation and prevalence of campylobacters from dairy cattle using a variety of methods. *J. Appl. Microbiol.*, **84**(5), 733–40.
Atalla, H.N., Johnson, R., McEwen, S., Usborne, R.W. and Gyles, C.L. (2000) Use of a Shiga toxin (Stx)-enzyme-linked immunosorbent assay and immunoblot for detection and isolation of Stx-producing *Escherichia coli* from naturally contaminated beef. *J. Food Prot.*, **63**(9), 1167–72.
Autio, T., Sateri, T., Fredriksson-Ahomaa, M., Rahkio, M., Lunden, J. and Korkeala, H. (2000) *Listeria monocytogenes* contamination pattern in pig slaughterhouses. *J. Food Prot.*, **63**(10), 1438–42.
Bacon, R.T., Belk, K.E., Sofos, J.N., Clayton, R.P., Reagan, J.O. and Smith, G.C. (2000) Microbial populations on animal hides and beef carcasses at different stages of slaughter in plants employing multiple-sequential interventions for decontamination. *J. Food Protect.*, **63**, 1080–6.
Bacus, J. (1984) *Utilization of Microorganisms in Meat Processing. A Handbook for Meat Plant Operators*, John Wiley & Sons, Inc., New York.
Bacus, J.N. (1986) Fermented meat and poultry products, in *Advances in meat research* (eds A.M. Pearson and T.R. Dutson), *volume 2, Meat and Poultry Microbiology*, AVI Publishing Co., Inc., Westport, CT, pp.123–64.
Baffone, W., Bruscolini, F., Pianetti, A., Biffi, M.R., Brandi, G., Salvaggio, L. and Albano, V. (1995) Diffusion of thermophilic *Campylobacter* in the Pesaro-Urbino area (Italy) from 1985 to 1992. *Eur. J. Epidemiol.*, **11**, 83–6.
Baggesen, D.L., Wegener, H.C., Bager, F., Stege, H. and Christensen, J. (1996) Herd prevalence of *Salmonella enterica* infections in Danish slaughter pigs determined by microbiological testing. Prevent. *Vet. Med.*, **26**, 201–13.
Bailey, C. (1971) Spray washing of lamb carcasses. in *Proceedings, 17th European Meeting of Meat Research Workers*, Bristol, pp. 175–81.
Bailey, C., James, S.J., Kitchell, A.G. and Hudson, W.R. (1974) Air-, water- and vacuum-thawing of frozen pork legs. *J. Sci. Food Agric.*, **25**, 81–97.
Barkocy-Gallagher, G.A., Arthur, T.M., Siragusa, G.R., Keen, J.E., Elder, R.O., Laegreid, W.W. and Koohmaraie, M. (2001) Genotypic analyses of *Escherichia coli* O157:H7 and O157 nonmotile isolates recovered from beef cattle and carcasses at processing plants in the Midwestern States of the United States. *Appl. Environ. Microbiol.*, **67**(9), 3810–8.
Bartlett, K.H. and Trust, T.J. (1976) Isolation of salmonellae and other potential pathogens from the freshwater aquarium snail *Ampullaria*. *Appl. Environ. Microbiol.*, **31**, 635–9.
Bartlett, K.H., Trust, T.J. and Lior, H. (1977) Small pet aquarium frogs as a source of *Salmonella*. *Appl. Environ. Microbiol.*, **33**, 1026–9.
Bates, J.R. and Bodnaruk, P.W. (2003) *Clostridium perfringens*, in *Foodborne Microorganisms of Public Health Significance,* 6th edn (ed A.D. Hocking), Australian Institute of Food Science and Technology Ltd (NSW Branch), Food Microbiology Group, Waterloo DC, New South Wales, Australia, pp. 479–504.
Bauer, F.T., Carpenter, J.A. and Reagan, J.O. (1981) Prevalence of *Clostridium perfringens* in pork during processing. *J. Food Prot.*, **44**, 279–83.
Baumgartner, A. and Grand, M. (1995) Detection of verotoxin-producing *Escherichia coli* in minced beef and raw hamburgers: comparison of polymerase chain reaction (PCR) and immunomagnetic beads. *Arch. Lebensmittelhyg.*, **46**, 127–30.
Bell, R.G. and De Lacy, K.M. (1982) The role of oxygen in the microbial spoilage of luncheon meat cooked in a plastic casing. *J. Appl. Bacteriol.*, **53**, 407–11.
Bell, R.G. and De Lacy, K.M. (1983) A note on the microbial spoilage of undercooked chub-packed luncheon meat. *J. Appl. Bacteriol.*, **54**, 131–4.
Ben Omar, N., Castro, A., Lucas, R., Abriouel, H., Yousif, N.M., Franz, C.M., Holzapfel, W.H., Perez-Pulido, R., Martinez-Canemero, M. and Galvez, A. (2004) Functional and safety aspects of Enterococci isolated from different Spanish foods. *Syst. Appl. Microbiol.*, **27**(1), 118–30.
Benelux. (1991) Code for the Production, Distribution and Sale of Chilled Longlife Pasteurised Meals.
Benjamin, M.M. and Datta, A.R. (1995) Acid tolerance of enterohemorrhagic *Escherichia coli*. *Appl. Environ. Microbiol.*, **61**, 1669–72.
Berends, B.R., Van Knapen, F., Snijders, J.M.A. and Mossel, D.A.A. (1997) Identification and quantification of risk factors regarding *Salmonella* spp. on pork carcasses. *Int. J. Food Microbiol.*, **36**, 199–206.
Bergdoll, M.S. (1989) *Staphylococcus aureus*, in *Food Borne Bacterial Pathogens* (ed M.P. Doyle), Marcel Dekker Inc., New York, pp. 463–523.
Besser, T.E., Hancock, D.D., Pritchett, L.C., McRae, E.M., Rice, D.H. and Tarr, P.I. (1997) Duration of detection of fecal excretion of *Escherichia coli* O157:H7 in cattle. *J. Infect. Dis.*, **175**, 726–9.
Beutin, L., Geier, D., Steinruck, H., Zimmermann, S. and Scheutz, F. (1993) Prevalence and some properties of verotoxin (Shiga-like toxin)-producing *Escherichia coli* in seven different species of healthy domestic animals. *J. Clin. Microbiol.*, **31**, 2483–8.
Biemuller, G.W., Carpenter, J.A. and Reynolds, A.E. (1973) Reduction of bacteria on pork carcasses. *J. Food Sci.*, **38**, 261–3.
Blanco, J.E., Blanco, M., Mora, A., Prado, C., Rio, M., Fernandez, L., Fernandez, M.J., Sainz, V. and Blanco, J. (1996a). Detection

of enterohaemorrhagic *Escherichia coli* O157:H7 in minced beef using immunomagnetic separation. *Microbiologia*, **12**, 385–94.

Blanco, M., Blanco, J.E., Blanco, J., Gonzalez, E.A., Mora, A., Prado, C., Fernandez, L., Rio, M., J. and Alonso, M.P. (1996b) Prevalence and characteristics of *Escherichia coli* serotype O157:H7 and other verotoxin-producing *E. coli* in healthy cattle. *Epidemiol. Infect.*, **117**, 251–7.

Blanco, J., Gonzalez, E.A., Garcia, S., Blanco, M., Regueriro, B. and Bernardez, I. (1988) Production of toxins by *Escherichia coli* strains isolated from calves with diarrhoea in Galicia (North-western Spain). *Vet. Microbiol.*, **18**, 297–311.

Bliss, M.E. and Hathaway, S.C. (1996a) Effect of pre-slaughter washing of lambs on the microbiological and visible contamination of the carcases. *Vet. Rec.*, **138**, 82–6.

Bliss, M.E. and Hathaway, S.C. (1996b) Microbiological contamination of ovine carcasses associated with the presence of wool and faecal material. *J. Appl. Bacteriol.*, **81**, 594–600.

de Boer, E. and Nouws, J.F.M. (1991) Slaughter pigs and pork as a source of human pathogenic *Yersinia enterocolitica*. *Int. J. Food Microbiol.*, **12**, 375–8.

Boireau, P., Vallée, I., Roman, T., Perret, C., Mingyuan L., Gamble, H.R. and Gajadhar, A. (2000) *Trichinella* in horses: a low frequency infection with high human risk. *Parasitology*, **93**, 309–20.

Bolton, F.J., Dawkins, H.C. and Hutchinson, D.N. (1985) Biotypes and serotypes of thermophilic campylobacters isolated from cattle, sheep and pig offal and other red meats. *J. Hyg. (Camb.)*, **95**, 1–6.

Bolton, D., Doherty, A and Sheridan, J. (2001) Beef HACCP: intervention and non-intervention systems. *Int. J. Food Microbiol.*, **66**, 119–129.

Bolton, F.J., Dawkins, H.C. and Hutchinson, D.N. (1985) Biotypes and serotypes of thermophilic campylobacters isolated from cattle, sheep and pig offal and other red meats. *J. Hyg. (Camb.)*, **95**, 1–6.

Bonardi, S., Maggi, E., Bottarelli, A., Pacciarini, M.L., Ansuini, A., Vellini, G., Morabito, S. and Caprioli, A. (1999) Isolation of verocytotoxin-producing *Escherichia coli* O157:H7 from cattle at slaughter in Italy. *Vet. Microbiol.*, **67**, 203–11.

Borch, E. and Arvidsson, B. (1996) Growth of *Yersinia enterocolitica* O:3 in pork, in *Proceedings, Food Associated Pathogens, The International Union of Food Science and Technology*, Uppsala, Sweden, pp. 202–3.

Borch, E., Nerbrink, E. and Svensson, P. (1988) Identification of major contamination sources during processing of emulsion sausage. *Int. J. Food Microbiol.*, **7**, 317–30.

Bover-Cid, S., Izquierdo-Pulido, M. and Vidal-Carou, M.C. (2000) Mixed starter cultures to control biogenic amine production in dry fermented sausages. *J. Food Prot.*, **63**(11), 1556–62.

Bover-Cid, S., Izquierdo-Pulido, M. and Vidal-Carou, M.C. (2001) Effectiveness of a *Lactobacillus sakei* starter culture in the reduction of biogenic amine accumulation as a function of the raw material quality. *J. Food Prot.*, **64**(3), 367–73.

Brackett, R.E., Hao, Y.-Y., Doyle, M.P. (1994) Ineffectiveness of hot acid sprays to decontaminate *Escherichia coli* O157:H7 on beef. *J. Food Prot.*, **57**, 198–203.

Bredholt, S., Nesbakken, T. and Holck, A. (1999) Protective cultures inhibit growth of *Listeria monocytogenes* and *Escherichia coli* O157:H7 in cooked, sliced vacuum- and gas-packaged meat. *Int. J. Food Microbiol.*, **53**, 43–52.

Brett, M.M. (1998) 1566 Outbreaks of *Clostridium perfringens* food poisoning, 1970–1996, in *Proceedings, 4th World Congress on Foodborne Infections and Intoxications, volume 1*, Berlin, pp. 243–244.

Brett, M.M. and Gilbert, R.J. (1997) 1525 Outbreaks of *Clostridium perfringens* food poisoning, 1970–1996. *Review of Medical Microbiology*, **8** (suppl. 1), S64–5.

Broda, D.M., De Lacy, K.M., Bell, R.G. and Penney N. (1996a) Association of psychrotrophic *Clostridium* spp. with deep tissue spoilage of chilled vacuum-packed lamb. *Int. J. Food Microbiol.*, **29**(2–3), 371–8.

Broda, D.M., De Lacy, K.M., Bell, R.G., Braggins, T.J. and Cook, R.L. (1996b) Psychrotrophic *Clostridium* spp. associated with 'blown pack' spoilage of chilled vacuum-packed red meats and dog rolls in gas-impermeable plastic casings. *Int. J. Food Microbiol.*, **29**(2–3), 335–52.

Broda, D.M., De Lacy, K.M. and Bell, R.G. (1998a) Influence of culture media on the recovery of psychrotrophic *Clostridium* spp. associated with the spoilage of vacuum-packed chilled meats. *Int. J. Food Microbiol.*, **39**(1–2), 69–78.

Broda, D.M., De Lacy, K.M. and Bell, R.G. (1998b) Efficacy of heat and ethanol spore treatments for the isolation of psychrotrophic *Clostridium* spp. associated with the spoilage of chilled vacuum-packed meats. *Int. J. Food Microbiol.*, **39**(1–2), 61–8.

Broda, D.M., Lawson, P.A., Bell, R.G. and Musgrave, D.R. (1999) *Clostridium frigidicarnis* sp. nov., a psychrotolerant bacterium associated with "blown pack" spoilage of vacuum-packed meats. *Int. J. Sys. Bacteriol.*, **49**, 1539–50.

Brown, M. (ed). (2000) HACCP in the meat industry. Woodhead Publishing Ltd., Cambridge, UK. (ISBN 1 85573 448 6) pp 344.

Bryan, F.L. (1977) Diseases transmitted by foods contaminated by waste water. *J. Food Prot.*, **40**, 45–56.

Bryan, F. (1980) Foodborne diseases in United States associated with meat and poultry. *J. Food Prot.*, **43**, 140–50.

Bryner, J.H., O'Berry, P.A., Estes, P.C. and Foley, J.W. (1972) Studies of vibrios from gallbladder of market sheep and cattle. *Am. J. Vet. Res.*, **33**, 1439–44.

Brynestad, S. and Granum, P.E. (2002) *Clostridium perfringens* and foodborne infections. *Int. J. Food Microbiol.*, **74**(3), 195–202.

Buchanan, R.L. and Bagi, L.K. (1994) Expansion of response surface models for the growth of *Escherichia coli* 0157:H7 to include sodium nitrite as a variable. *Int. J. Food Microbiol.*, **23**, 317–32.

Bulte, M., Klein, G. and Reuter, G. (1993) Pig slaughter. Is the meat contaminated by *Yersinia enterocolitica* strains pathogenic to man ? *Fleischwirtsch. Int.*, **1**, 6–15.

Buncic, S. (1991) The incidence of *Listeria monocytogenes* in slaughtered animals, in meat, and in meat products in Yugoslavia. *Int. J. Food Microbiol.*, **12**, 173–80.

Byrne, C.M., Bolton, D.J., Sheridan, J.J., Blair, I.S. and McDowell, D.A. (2002) The effect of commercial production and product formulation on the heat resistance of *Escherichia coli* O157:H7 (NCTC 12900) in beef burgers. *Int. J. Food Microbiol.*, **79**,

183–92.
Caley, J.E. (1972) Salmonella in pigs in Papua New Guinea. *Aust. Vet. J.*, **48**, 601–4.
Calicioglu, M., Faith, N.G., Buege, D.R., Luchansky, J.B. (1997) Viability of *Escherichia coli* O157:H7 in fermented semidry low-temperature-cooked summer sausage. *J. Food Prot.*, **60**, 1158–62.
Campbell-Platt, G. and Cook, P.E. (eds). (1995) *Fermented Meats*. Blackie Academic and Professional, London.
Canada, J.C. and Strong, D.H. (1964) *Clostridium perfringens* in bovine livers. *J. Food Sci.*, **29**, 862–4.
Cantoni, C., D'Aubert, S. and Cattaneo, P.L. (1977) The bacterial flora of horse meat: its characteristics, its relation to temperature, and its role in spoilage. *Arch. Vet. Italiano,* **28**, 83–9.
Carneiro, D., Cassar, C., Miles, R. (1998) Trisodium phosphate increases sensitivity of Gram-negative bacteria to lysozyme and nisin. *J. Food Prot.*, **61**, 839–43.
Carrico, R.J., Peisach, J. and Alben, J.O. (1978) The preparation and some physical properties of sulfhemoglobin. *Journal of Biological Chemistry*, **253**, 2386–91.
Carse, W.A. and Locker, R.H. (1974) A survey of pH values at the surface of beef and sheep carcasses, stored in a chiller. *J. Sci. Food Agric.*, **25**, 1529–5.
Casado, M.-J.M., Borras, M.-A.D. and Aguilar, R.V. (1992) Fungal flora present on the surface of cured Spanish ham. Methodological study for its isolation and identification. *Fleischwirtsch. Int.*, **2**, 29–31.
Castillo, A., Lucia, L., Goodson, K., Savell, J. and Acuff, G. (1998a) Comparison of water wash, trimming, and combined hot water and lactic acid treatments for reducing bacteria of fecal origin on beef carcasses. *J. Food Prot.*, **61**, 823–8.
Castillo, A., Lucia, L., Goodson, K., Savell, J. and Acuff, G. (1998b) Use of hot water for beef carcass decontamination. *J. Food Prot.*, **61**, 19–25.
Castillo, A., Dickson, J.S., Clayton, R.P., Lucia, L.M. and Acuff, G.R. (1998c) Chemical dehairing of bovine skin to reduce pathogenic bacteria and bacteria of fecal origin. *J. Food Prot.*, **61**(5), 623–5.
Castillo, A., Lucia, L.M., Roberson, D.B., Stevenson, T.H., Mercado, I. and Acuff, G.R. (2001) Lactic acid sprays reduce bacterial pathogens on cold beef carcass surfaces and in subsequently produced ground beef. *J. Food Prot.*, **64**(1), 58–62.
Castillo, A., Hardin, M., Acuff, G. and Dickson, J. (2002) Reduction of microbial contamination on carcasses, in *Control of Foodborne Microorganisms* (eds V. Juneja and J. Sofos), *volume 114, Food Science and Technology*, Marcel Dekker, Inc., New York, Ch. 13, pp. 351–81.
CDC. (1967) Center for Disease Control. Salmonella surveillance report No. 67. National Communicable Disease Center, Athens, Ga.
CDC. (1983) Botulism and commercial pot pies-California. *Morb. Mortal. Wkly Rep.*, **32**, 39–40, 45.
CDCP (Centers for Disease Control and Prevention). (1994) *Escherichia coli* O157:H7 outbreak linked to commercially distributed dry-cured salami—Washington and California 1994. *Morb. Mortal. Wkly Rep.*, **44**, 157–60.
CDCP (Centers for Disease Control and Prevention). (1995) Community outbreak of haemolytic uremic syndrome attributable to *Escherichia coli* O11:NM—South Australia. *Morb. Mortal. Wkly Rep.*, **44**, 550–1, 557–8.
Cerqueira, A.M.F., Guth, B.E.C., Joaquim, R.M. and Andrade, J.R.C. (1999) High occurrence of Shiga toxin-producing *Escherichia coli* (STEC) in healthy cattle in Rio de Janeiro State, *Brazil. Vet. Microbiol.*, **70**, 111–21.
CFA. (1993) *Guidelines for the Manufacture, Distribution and Retail sale of Chilled Foods*, 2nd edn, Chilled Foods Association, London.
CFPRA. (1977) *Technical Manual No. 3—Guidelines for the Establishment of Scheduled Heat Process for Low Acid Canned Foods*. Campden Food Preservation Research Association, Chipping Campden, UK.
Chambers, P.G. and Lysons, R.J. (1979) The inhibitory effect of bovine rumen fluid on *Salmonella typhimurium. Research in Veterinary Science*, **26**, 273–6.
Chapman, P.A. (2000) Sources of *Escherichia coli* O157 and experiences over the past 15 years in Sheffield, UK. *J. Appl. Microbiol.*, (Symposium Suppl.), **88**, 51S-60S.
Chapman, P.A., Siddons, C.A., Wright, D.J., Norman, P., Fox, J. and Crick, E. (1993a) Cattle as a possible source of verotoxin-producing *Escherichia coli* O157 infections in man. *Epidemiol. Infect.*, **111**, 439–47.
Chapman, P.A., Wright, D.J. and Higgins, R. (1993b) Untreated milk as a source of verotoxigenic *E. coli* O157. *Vet. Rec.*, **133**, 171–2.
Chapman, P.A., Siddons, C.A. and Harkin, M.A. (1996) Sheep as a potential source of verocytotoxin-producing *Escherichia coli* O157. *Vet. Rec.*, **138**, 23–4.
Chapman, P.A., Siddons, C.A., Cerdan Malo, A.T. and Harkin, M.A. (1997) A 1-year study of *Escherichia coli* O157 in cattle, sheep, pigs and poultry. *Epidemiol. Infect.*, **119**, 245–50.
Chau, P.Y., Shortridge, K.F. and Huang, C.T. (1977) *Salmonella* in pig carcasses for human consumption in Hong Kong: a study on the mode of contamination. *J. Hyg.*, **78**, 253–60.
Chikthimmah, N. and Knabel, S.J. (2001) Survival of *Escherichia coli* O157:H7, *Salmonella typhimurium* and *Listeria monocytogenes* in and on vacuum packaged Lebanon bologna stored at 3.6 and 13.0 degrees C. *J. Food Prot.*, **64**(7), 958–63.
Chikthimmah, N., Anantheswaran, R.C., Roberts, R.F., Mills, E.W. and Knabel, S.J. (2001a) Influence of sodium chloride on growth of lactic acid bacteria and subsequent destruction of *Escherichia coli* O157:H7 during processing of Lebanon bologna. *J. Food Prot.*, **64**(8), 1145–50.
Chikthimmah, N., Guyer, R.B. and Knabel, S.J. (2001b) Validation of a 5-$\log_{10}$ reduction of *Listeria monocytogenes* following simulated commercial processing of Lebanon bologna in a model system. *J. Food Prot.*, **64**(6), 873–6.
Childers, A.B., Keahey, E.E. and Vincent, P.G. (1973) Sources of salmonellae contamination of meat following approved livestock slaughtering procedures. II. *J. Milk Food Technol.*, **36**, 635–8.
Childers, A.B., Keahey, E.E. and Kotula, A.W. (1977) Reduction of *Salmonella* and fecal contamination of pork during swine slaughter. *J. Am. Vet. Med. Assoc.*, **171**, 1161–4.

Chinen, I., Tanaro, J., Miliwebsky, E., Lound, L., Cillemi, G., Ledri, S., Bakschir, A., Scarpin, M., Manfredi, E. and Rivas, M. (2001) Isolation and characterization of *Escheritchia coli* O157:H7 from retail meats in Argentina. *J. Food Prot.*, **64**, 1346–51.
Christensen, S.G. (1987) The *Yersinia enterocolitica* situation in Denmark. *Contr. Microbiol. Immunol.*, **9**, 93–7.
Chung, G.T. and Frost, A.J. (1969) The occurrence of salmonellae in slaughtered pigs. *Aust. Vet. J.*, **45**, 350–3.
Chyr, C.Y., Walker, H.W. and Sebranek, J.G. (1981) Bacteria associated with spoilage of braunschweiger. *J. Food Sci.*, **46**, 468–70.
Cizek, A., Alexa, P., Literák, I., Hamrík, J., Novák, P. and Smola, J. (1999) Shiga toxin-producing *Escherichia coli* O157 in feedlot cattle and Norwegian rats from a large-scale farm. *Lett. Appl. Microbiol.*, **28**(6), 435–9.
Clarke, R.C., Wilson, J.B., Read, S.C., Renwick, S., Rahn, K., Johnson, R.P., Alves, D., Karmali, M.A., Lior, H., McEwen, S.A., Spika, J. and Gyles, C.L. (1994) Verocytotoxin-producing *Escherichia coli* (VTEC) in the food chain: preharvest and processing perspectives, in *Recent Advances in Verocytotoxin-producing Escherichia coli Infections* (eds M.A. Karmali and A.G. Goglio), Elsevier Science B.V., Amsterdam, pp. 17–24.
Cobbold, R. and Desmarchelier, P. (2000) A longitudinal study of Shiga-toxigenic *Escherichia coli* (STEC) prevalence in three Australian diary herds. *Vet. Microbiol.*, **71**(1–2), 125–37.
Cobbold, R. and Desmarchelier, P. (2001) Characterisation and clonal relationships of Shiga-toxigenic *Escherichia coli* (STEC) isolated from Australian dairy cattle. *Vet. Microbiol. (Aust.)*, **79**(4), 323–35.
Collins, M.D., Rodriguez, U.M., Dainty, R.H., Edwards, R.A. and Roberts, T.A. (1992) Taxonomic studies on a psychrotrophic *Clostridium* from vacuum-packed beef: description of *Clostridium estertheticum* sp. nov. *FEMS Microbiol. Lett.*, **96**, 235–40.
Conedera, G., Chapman, P.A., Marangon, S., Tisato, E., Dalvit, P. and Zuin, A. (2001) A field survey of *Escherichia coli* O157 ecology on a cattle farm in Italy. *Int. J. Food Microbiol.*, **66**(1–2), 85–93.
Cook, A.J.C., Gilbert, R.E., Buffolano, W. *et al.* (on behalf of the European Research Network on Congenital Toxoplasmosis). (2000) Sources of Toxoplasma infection in pregnant women: European multicentre case–control study. *Br. Med. J.*, **321**, 142–7.
Cornejo, I. and Carrascosa, A.V. (1991) Characterization of *Micrococcaceae* strains selected as potential starter cultures in Spanish dry-cured ham processes. 1. Fast process. *Fleischwirtsch. Int.*, **2**, 58–60.
Cowden, J.M., O'Mahony, M., Bartlett, C.L.R., Rana, B., Smyth, B., Lynch, D., Tillett, H., Ward, L., Roberts, D., Gilbert, R.J., Baird-Parker, A.C. and Kilsby, D.C. (1989) A national outbreak of *Salmonella typhimurium* DT 124 caused by contaminated salami sticks. *Epidemiol. Infect.*, **103**, 219–25.
Cutter, C.N. and Siragusa, G.R. (1994) Efficacy of organic acids against *Escherichia coli* O157:H7 attached to beef carcass tissue using a pilot scale model carcass washer. *J. Food Prot.*, **57**, 97–103.
Cutter, C.N. and Siragusa, G.R. (1995) Application of chlorine to reduce populations of *Escherichia coli* on beef. *J. Food Safety*, **15**(1), 67–75.
Cutter, C.N. and Siragusa, G.R. (1996) Reduction of *Brochothrix thermosphacta* on beef surfaces following immobilization of nisin in calcium alginate gels. *Lett. Appl. Microbiol.*, **23**(1), 9–12.
Daguzan, J. (1985) Production of "Petit-gris" snails. *Ann. Zootechn.*, **34**, 127–48.
Cutter, C.N. and Rivera-Betancourt, M. (2000) Interventions for the reduction of *Salmonella typhimurium* DT 104 and non-O157:H7 enterohemorrhagic *Escherichia coli* on beef surfaces. *J. Food Prot.*, **63**(10), 1326–32.
Dainty, R.H. and Mackey, B.M. (1992) The relationship between the phenotypic properties of bacteria from chill-stored meat and spoilage processes. *J. Appl. Bacteriol.* (Symposium suppl.), **73**, 103S–14S.
Dainty, R.H., Shaw, B.G., de Boer, K.A. and Scheps, E.S.J. (1975) Protein changes caused by bacterial growth on beef. *J. Appl. Bacteriol.*, **39**, 72–81.
Dainty, R.H., Shaw, B.G., Harding, C.D. and Michanie, S. (1979) The spoilage of vacuum-packed beef by cold tolerant bacteria, in *Cold Tolerant Microbes in Spoilage and the Environment*, (eds A.D. Russell and R. Fuller) Academic Press, London, pp. 83–100.
Dainty, R.H., Edwards, R.A. and Hibbard, C.M. (1989) Spoilage of vacuum-packed beef by a *Clostridium* sp. *Journal of the Science of Food and Agriculture*, **49**, 473–86.
Dargatz, D.A., Fedorka-Cray, P.J., Ladely, S.R. and Ferris, K.E. (2000) Survey of *Salmonella* serotypes shed in feces of beef cows and their antimicrobial susceptibility patterns. *J. Food Prot.*, **63**(12), 1648–53.
Daube, G. (2001) Les plans de surveillance officiels de l'hygiène et des agents zoonotiques des filières de production carnée en Belgique: application à la définition de critères microbiologiques pour les carcasses de porcs et de bovins. Rapport, Université de Liège.
Davey, K.D. and Smith, M.G. (1989) A laboratory evaluation of a novel hot water cabinet for the decontamination of sides of beef. *Int. J. Food Sci. Technol.*, **24**, 305–16.
Davies, P.R., Bovee, F.G., Funk, J.A., Morrow, W.E., Jones, F.T. and Deen, J. (1998) Isolation of *Salmonella* serotypes from feces of pigs raised in a multiple-site production system. *J. Am. Vet. Med. Assoc.*, **15**, 1925–9.
Dell'Omo, G., Morabito, S., Quondam, R., Agrimi, U., Ciuchini, F., Macri, A. and Caprioli, A. (1998) Feral pigeons as a source of verocytotoxin-producing *Escherichia coli*. *Vet. Rec.*, **142**, 309–10.
Delmore, R.J., Jr., Sofos, J.N., Schmidt, G.R., Belk, K.E., Lloyd, W.R. and Smith, G.C. (2000) Interventions to reduce microbiological contamination of beef variety meats. *J. Food Prot.*, **63**, 44–50.
Department of Health. (1989) *Guidelines on Cook–Chill and Cook–Freeze catering systems*. HMSO, London.
Desmarchelier, P.M., Higgs, G.M., Mills, L., Sullivan, A.M., Vanderlinde, P.B. (1999) Incidence of coagulase positive *Staphylococcus* on beef carcasses in three Australian abattoirs. *Int. J. Food Microbiol.*, **47**(3), 221–9.
Devriese, L.A. (1990) Staphylococci in healthy and diseased animals, in *The Society for Applied Bacteriology Symposium Series No. 19* (eds R.G. Board and M. Sussman), Blackwell Scientific Publications, Oxford, England, pp. 71s-80s.
De Zutter, L., Uradzinski, J. and Pierard, D. (1999) Prevalence of enterohemorrhagic *E. coli* O157 in Belgian cattle. Abstracts

of the Second International Symposium of the European Study Group on Enterohemorrhagic *Escherichia coli*. *Acta Clin. Belgica*, **54**, 48.

Dickson, J., Cutter, C., Siragusa, G., 1994. Antimicrobial effect of trisodium phosphate against bacteria attached to beef tissue. *J. Food Prot.*, **57**, 952–955.

Dillon, V.M. and Board, R.G. (1991) Yeasts associated with red meats. *J. Appl. Bacteriol.*, **71**, 93–108.

Dockerty, T.R., Ockerman, H.W., Cahill, V.R., Kunkle, L.E. and Weiser, H.H. (1970) Microbial level of pork skin as affected by the dressing process. *J. Ani. Sci.*, **30**, 884–90.

Dorn, C.R. and Angrick, E.J. (1991) Serotype O157:H7 *Escherichia coli* from bovine and meat sources. *J. Clin. Microbiol.*, **29**, 1225–31.

Dorn, C.R., Scotland, S.M., Smith, H.R., Willshaw, G.A. and Rowe, B. (1989) Properties of Vero cytotoxin-producing *Escherichia coli* of human and animal origin belonging to serotypes other than O157:H7. *Epidemiol. Infect.*, **103**, 83–95.

Dowdell, M.J. and Board, R.G. (1968) A microbiological survey of British fresh sausage. *J. Appl. Bacteriol.*, **31**, 378–96.

Doyle, M. and Schoeni, J. (1987) Isolation of *Escherichia coli* O157:H7 from fresh retail meats and poultry. *Appl. Environ. Microbiol.*, **53**, 2394–6.

Doyle, M.P. (1991) *Escherichia coli* O157:H7 and its significance in foods. *Int. J. Food Microbiol.*, **12**, 289–302.

Doyle, M.P. and Hugdahl, M.B. (1983) Improved procedure for recovery of *Yersinia enterocolitica* from meats. *Appl. Environ. Microbiol.*, **45**, 127–35.

Doyle, M.P. and Schoeni, J.L. (1984) Survival and growth characteristics of *Escherichia coli* associated with hemorrhagic colitis. *Appl. Environ. Microbiol.*, **48**, 855–6.

Doyle, M.P., Hugdahl, M.B. and Taylor, S.L. (1981) Isolation of *Yersinia enterocolitica* from porcine tongues. *Appl. Environ. Microbiol.*, **42**, 661–6.

Duffy, G., Garvey, P., Wasteson, Y., Coia, J.E., McDowell, D.A., (2001a) *Epidemiology of Verocytotoxigenic E. coli*. A technical booklet produced for an EU Concerted Action (CT98–3935). ISBN 1 84170 206 4; http://www.research.teagasc.ie/vteceurope/epitechbook.htm.

Duffy, E.A., Belk, K.E., Sofos, J.N., LeValley, S.B., Kain, M.L., Tatum, J.D., Smith, G.C. and Kimberling, C.V. (2001b) Microbial contamination occurring on lamb carcasses processed in the United States. *J. Food Prot.*, **64**(4), 503–8.

Duffy, E.A., Belk, K.E., Sofos, J.N. Bellinger, G.R., Pape, A. and Smith, G.C. (2001c). Extent of microbial contamination in United States pork retail products. *J. Food Prot.*, **64**, 172–8.

Dupouy-Camet, J. (1999) Is human trichinellosis an emerging zoonoses in the European community ? *Helminthologia*, **36**, 201–4.

Dupouy-Camet, J. (2000) Trichinellosis—a worldwide zoonosis. *Vet. Parasitol.*, **93**, 191–200.

Dykes, G.A., Cloete, T.E. and von Holy, A. (1991) Quantification of microbial populations associated with the manufacture of vacuum-packaged, smoked Vienna sausages. *Int. J. Food Microbiol.*, **13**, 239–48.

EC (European Commission). (2002) Trends and sources of zoonotic agents in animals, feedingstuffs, food and man in the European Union and Norway in 2000: Part 1. SANCO/927/2002. Prepared by the Community Reference Laboratory on the Epidemiology of Zoonoses, BgVV, Berlin, Germany.

ECFF. (1994) *European Chilled Foods Federation Guidelines,* ECFF, Paris.

Edel, W. and Kampelmacher, E.H. (1971) Salmonella infection in fattening calves at the farm. *Zbl. Vet. Med. B*, **18**, 617–21.

Edel, W., Guinee, P.A.M., van Schothorst, M. and Kampelmacher, E.H. (1967) *Salmonella* infections in pigs fattened with pellets and unpelleted meal. *Zen. fur. Vet. Med. B*, **14**, 393–401.

Edel, W., Guinee, P.A.M. and Kampelmacher, E.H. (1970) Effect of feeding pellets on prevention and sanitation of salmonella-infections in fattening pigs. *Zbl. Vet. Med. B*, **17**, 730–8.

Egan, A.F. (1983) Lactic acid bacteria of meat and meat products. *Antonie van Leeuwenhoek*, **49**, 327–36.

Egan, A.F. and Grau, F.H. (1981) Environmental conditions and the role of *Brochothrix thermosphacta* in the spoilage of fresh and processed meat, in *Psychrotrophic Microorganisms in Spoilage and Pathogenicity* (eds T.A. Roberts, G. Hobbs, J.H.B. Christian and N. Skovgaard), Academic Press, London, pp. 211–21.

Egan, A.F. and Shay, B.J. (1991) Meat starter cultures and the manufacture of meat products, in *Encyclopedia of Food Science and Technology*, J. Wiley & Sons, Inc., pp. 1735–45.

Egan, A.F., Ford, A.L. and Shay, B.J. (1980) A comparison of *Microbacterium thermosphactum* and lactobacilli as spoilage organisms of vacuum-packaged sliced luncheon meats. *J. Food Sci.*, **45**, 1745–8.

Egan, A.F., Shay, B.J. and Rogers, P.J. (1989) Factors affecting the production of hydrogen sulphide by *Lactobacillus sake* L13 growing on vacuum-packed beef. *J. Appl. Bacteriol.*, **67**, 255–62.

Elder, R.O., Keen, J.E., Siragusa, G.R., Barkocy-Gallagher, G.A., Koohmaraie, M. and Laegreid, W.W. (2000) Correlation of enterohemorrhagic *Escherichia coli* O157 prevalence in feces, hides, and carcasses of beef cattle during processing. *Proc. Natl Acad. Sci.*, **97**, 2999–3003.

Ellajosyula, K.R., Doores, S., Mills, E.W., Wilson, R.A., Anantheswaran, R.C. and Knabel, S.J. (1998) Destruction of *Escherichia coli* O157:H7 and *Salmonella typhimurium* in Lebanon bologna by interaction of fermentation pH, heating temperature and time. *J. Food Prot.*, **61**, 152–7.

El Moula, A.A. (1978) Incidence of zoonotic disease (salmonellosis) encountered in animals slaughtered in Egypt. M.V. Sc. Thesis, Fac. Vet. Med, Lyita, Egypt.

Empey, W.A. and Scott, W.J. (1939) Investigations on chilled beef. Part 1. Microbial Contamination Acquired in the Meatworks. Bulletin No. 126, Council for Scientific and Industrial Research, Melbourne, Australia.

Faith, N.G., Shere, J.A., Brosch, R., Arnold, K.W., Ansay, S.E., Lee, M.-S., Luchansky, J.B. and Kaspar, C.W. (1996) Prevalence and clonal nature of *Escherichia coli* O157:H7 on dairy farms in Wisconsin. *Appl. Environ. Microbiol.*, **62**, 1519–25.

Faith, N.G., Paniere, N., Larson, T., Lorang, T.D., Luchansky, J.B. (1997) Viability of *Escherichia coli* O157:H7 in pepperoni during manufacture of sticks and subsequent storage of slices at 21, 4 and −20°C under air, vacuum and CO_2. *Int. J. Food*

Microbiol., **37**, 47–54.
Faith, N.G., Paniere, N., Larson, T., Lorang, T.D., Kaspar, C.W., Luchansky, J.B., (1998a) Viability of *Escherichia coli* O157:H7 in salami following conditions of batter fermentation and drying of sticks and storage of slices. *Int. J. Food Prot.*, **61**, 377–382.
Faith, N.G., Wierzba, R.K., Ihnot, A.H., Roering, A.M., Lorang, T.D., Kaspar, C.W., Luchansky, J.B. (1998b) Survival of *Escherichia coli* O157:H7 in full and reduced fat pepperoni after manufacture of sticks, storage of slices at 4°C and 21°C under air and vacuum, and baking of slices on frozen pizza at 135°C, 191°C and 246°C. *Int. J. Food Prot.*, **61**, 383–9.
Fantelli, K. and Stephan, R. (2001) Prevalence and characteristics of Shigatoxin-producing *E. coli* (STEC) and *Listeria monocytogenes* strains isolated from minced meat in Switzerland. *Int. J. Food Microbiol.*, **70**, 63–9.
FAO/WHO. (1979) Recommended International Code of Practice for Low-Acid and Acidified Low-Acid Canned Foods (CAC/RCP 23–1979), Food and Agricultural Organization/World Health Organization.
Farber, J.M. and Peterkin, P.I. (1991) *Listeria monocytogenes*, a food-borne pathogen. *Microbiol. Rev.*, **55**, 476–511.
Farkas, J. and Andrássy, É. (1992) Combined effects of physical treatments and sporostatic factors on *Clostridium sporogenes* spores. I combined effects of heat treatment, nitrite reduced a_w and reduced pH in an anaerobic nutrient medium. *Acta Alimen.*, **21**, 39–48.
FDA. (1973) Thermally Processed Low-Acid Foods packed in Hermetically Sealed Containers GMP (Section 113:40). Federal Register 38 No. 16, 24 January 1973, 2398–2410, Food and Drug Administration USA.
FDA. (1993) Food Code. 1993 Recommendations of the United States Public Health Service and Food and Drug Administration. National Technical Information Service, Springfield, Virginia.
Fenlon, D.R., Wilson, J. and Donachie, W. (1996) The incidence and level of *Listeria monocytogenes* contamination of food sources at primary production and initial processing. *J. Appl. Bacteriol.*, **81**, 641–50.
Field, R.A. (1981) Mechanically deboned red meat. *Advan. Food Res.*, **27**, 23–107.
Food Safety Authority of Ireland. (1999) VTEC in pigeons, geese.
France. (1988) Prolongation of Life Span of Pre-cooked Food Modification of Procedures enabling Authorisation to be obtained. Veterinary Service of Food Hygiene, Service Note DGAL/SVHA/N88/No 8106, 31.5.88.
Franz, C.M., Holzapfel, W.H. and Stiles, M.E. (1999) Enterococci at the crossroads of food safety? *Int. J. Food Microbiol.*, **47**(1–2), 1–24.
Fredriksson-Ahomaa, M., Hielm, S. and Korkeala, H. (1999) High prevalence of yadA-positive *Yersinia enterocolitica* in pig tongues and minced meat at the retail level in Finland. *J. Food Prot.*, **62**, 123–7.
Fredriksson-Ahomaa, M., Korte, T. and Korkeala, H. (2000) Contamination of carcasses, offals, and the environment with yadA-positive *Yersinia enterocolitica* in a pig slaughterhouse. *J. Food Prot.*, **63**, 31–5.
Fredriksson-Ahomaa, M., Niskanen, T., Bucher, M., Korte, T., Stolle, A. and Korkeala, H. (2003) Different *Yersinia enterocolitica* 4:O3 genotypes found in pig tonsils in Southern Germany and Finland. *Syst. Appl. Microbiol.*, **26**(1), 132–7.
Fricker, C.R. and Park, R.W.A. (1989) A two-year study of the distribution of 'thermophilic' campylobacters in human, environmental and food samples from the Reading area with particular reference to toxin production and heat-stable serotype. *J. Appl. Bacteriol.*, **66**, 477–90.
Frost, A.J., O'Boyle, D. and Samuel, J.L. (1988) The isolation of *Salmonella* spp from feed lot cattle managed under different conditions before slaughter. *Australian Veterinary Journal*, **65**, 224–5.
FSIS (Food Safety and Inspection Service). (1993) Report on the *E. coli* O 157:H7 outbreak in the Western State. May 21, 1993, Food Safety and Inspection Service, United States Department of Agriculture.
Fukushima, H. and Gomyoda, M. (1986) Inhibition of *Yersinia enterocolitica* serotype O3 by natural microflora of pork. *Appl. Environ. Microbiol.*, **51**, 990–4.
Fukushima, H., Nakamura, R., Ito, Y., Saito, K., Tsubokura, M. and Otsuki, K. (1983) Ecological studies of *Yersinia enterocolitica*. I. Dissemination of *Y. enterocolitica* in pigs. *Vet. Microbiol.*, **8**, 469–83.
Fukushima, H., Maruyama, K., Omori, I., Ito, K. and Iorihara, M. (1991) Contamination of pigs with Yersinia at the slaughterhouse. *Fleischwirtsch. Int.*, **1**, 50–2.
Galland, J.C., House, J.K., Hyatt, D.R., Hawkins, L.L., Anderson, N.V., Irwin, C.K. and Smith, B.P. (2000) Prevalence of *Salmonella* in beef feeder steers as determined by bacterial culture and ELISA serology. *Vet. Microbiol.*, **76**, 143–51.
Galton, M.M., Smith, W.V., McElrath, H.B. and Hardy, A.V. (1954) *Salmonella* in swine, cattle and the environment of abattoirs. *J. Infect. Dis.*, **95**, 236–45.
Gamage, S.D., Faith, N.G., Luchansky, J.B., Buege, D.R. and Ingham, S.C. (1997) Inhibition of microbial growth in chub-packed ground beef by refrigeration (2oC) and medium-dose (2.2 to 2.4 kGy) irradiation. *Int. J. Food Microbiol..*, **37**, 175–82.
Garber, L.P., Wells, S.J., Hancock, D.D., Doyle, M.P., Tuttle, J., Shere, J.A. and Zhao, T. (1995) Risk factors for fecal shedding of *Escherichia coli* O157:H7 in dairy calves. *J. Am. Vet. Med. Assoc.*, **207**, 46–9.
Garcia de Fernando, G.D., Mano, S.B., Lopez, D. and Ordóñez, J.A. (1995) Effects of modified atmospheres on the growth of psychrotrophic pathogenic microorganisms on proteinacesus foods. *Microbiologia*, **11**, 7–22.
Gardner, G.A. (1971) A note on the aerobic microflora of fresh and frozen porcine liver stored at 5°C. *J. Food Technol.*, **6**, 225–31.
Gardner, G.A. (1983) Microbial spoilage of cured meats, in *Food Microbiology: Advances and Prospects, The Society of Applied Bacteriology Symposium Series No. 11*. (eds T.A. Roberts and F.A. Skinner). Academic Press, London.
Garm, R. (1976) Processing of froglegs for human consumption, FAO—Fisheries information note.
Gay, J.M., Rice, D.H. and Steiger, J.H. (1994) Prevalence of fecal *Salmonella* shedding by cull dairy cattle marketed in Washington State. *J. Food Prot.*, **57**, 195–7.
Gaze, J.E., Brown, G.D., Gaskell, D. and Banks, J.G. (1989) Heat resistance of *Listeria monocytogenes* in homogenates of chicken, beefsteak and carrot. *Food Microbiol.*, **6**, 251–9.
Gebreyes, W.A., Davis, P.R., Morrow, W.E.M., Funk, J.A. and Altier, C. (2000) Antimicrobial resistance of *Salmonella* isolates

from swine. *J. Clin. Microbiol.*, **38**, 4633–36.
Geisen, R., Lücke, F.-K. and Krockel, L. (1993) Starter and protective cultures for meat and meat products. *Fleischwirtsch. Int.*, **1**, 34–44.
Gerats, G.G. (1987) What hygiene can achieve-how to achieve hygiene, in *Elimination of Pathogenic Organisms From Meat and Poultry* (ed F.J.M. Smulders), Elsevier Science Publishers B.V., Amsterdam, pp. 269–80
Gerats, G.E., Snijders, J.M.A. and van Logtestijn, J.G. (1981) Slaughter techniques and bacterial contamination of pig carcasses, in *Proceedings, 27th European Meeting of Meat Research Workers. Vienna, volume 1*, pp. 198–200.
Ghosh, A.C. (1972) An epidemiological study of the incidence of salmonellas in pigs. *J. Hyg. (Camb.)*, **70**, 151–60.
Gibson, A.M. and Roberts, T.A. (1986) The effect of pH, sodium chloride, sodium nitrite and storage temperature on the growth of *Clostridium perfringens* and faecal streptococci in laboratory media. *Int. J. Food Microbiol.*, **3**(4), 195-210.
Gilgen, M., Hübner, P., Höfelein, Lüthy, J. and Candrian, U. (1998) PCR-based detection of verotoxin-producing *Escherichia coli* (VTEC) in ground beef. *Res. Microbiol.*, **149**, 145–54.
Gill, C.O. (1976) Substrate limitation of bacterial growth at meat surfaces. *J. Appl. Bacteriol.*, **41**, 401–10.
Gill, C.O. (1986) The control of microbial spoilage in fresh meats, in *Advances in Meat Research* (eds A.M. Pearson and T.R. Dutson), *volume 2, Meat and Poultry Microbiology*, AVI Publishing Co. Inc., Westport, Conn, pp. 49–88.
Gill, C.O. (1987) Prevention of microbial contamination in the lamb processing plant, in *Elimination of Pathogenic Organisms From Meat and Poultry* (ed F.J.M. Smulders), Elsevier Science Publishers B.V., Amsterdam, pp. 203–19.
Gill, C.O. (1988) Microbiology of edible meat by-products, in *Edible Meat By-products. Advances in Meat Research* (eds A.M. Pearson and T.R. Dutson), *volume 5*, Elsevier Applied Science, London, pp. 47–82.
Gill, C.O. (1991) Microbial principles in meat processing, in *Microbiology of Animals and Animal Products* (ed J.B. Woolcock), World Animal Science, A6, Elsevier, Amsterdam, pp. 249–70.
Gill, C.O. and Baker, L.P. (1998) Assessment of the hygienic performance of a sheep carcass dressing process. *J. Food Prot.*, **61**, 329–33.
Gill, C.O. and Bryant, J. (1993) The presence of *Escherichia coli*, *Salmonella* and *Campylobacter* in pig carcass dehairing equipment. *Food Microbiol.*, **10**, 337–44.
Gill, C.O. and De Lacy, K.M. (1982) Microbial spoilage of whole sheep livers. *Appl. Environ. Microbiol.*, **43**, 1262–6.
Gill, C.O. and Harrison, J.C.L. (1985) Evaluation of the hygienic efficiency of offal cooling procedures. *Food Microbiol.*, **2**, 63–9.
Gill, C.O. and Harrison, J.C.L. (1989) The storage life of chilled pork packaged under carbon dioxide. *Meat Sci.*, **26**, 313–24.
Gill, C.O. and Jones, S.D.M. (1992) Evaluation of a commercial process for collection and cooling of beef offals by a temperature function integration technique. *Int. J. Food Microbiol.*, **15**, 131–43.
Gill, C.O. and Jones, T. (1997) Assessment of the hygienic performances of an air-cooling process for lamb carcasses and a spray-cooling process for pig carcasses. *Int. J. Food Microbiol.*, **38**, 85–93.
Gill, C.O. and Lowry, P.D. (1982) Growth at sub-zero temperatures of black spot fungi from meat. *J. Appl. Bacteriol.*, **52**, 245–50.
Gill, C.O. and Newton, K.G. (1977) The development of aerobic spoilage flora on meat stored at chill temperatures. *J. Appl. Bacteriol.*, **43**, 189–95.
Gill, C.O. and Newton, K.G. (1980) Growth of bacteria on meat at room temperatures. *J. Appl. Bacteriol.*, **49**, 315–23.
Gill, C.O. and Penney, N. (1986) Packaging conditions for extended storage of chilled dark, firm, dry beef. *Meat Sci.*, **18**, 41–53.
Gill, C.O. and Penney, N. (1988) The effect of the initial gas volume to meat ratio on the storage life of chilled beef packed under carbon dioxide. *Meat Sci.*, **22**, 53–663.
Gill, C.O. and Reichel, M.P. (1989) Growth of cold-tolerant pathogens *Yersinia enterocolitica*, *Aeromonas hydrophila* and *Listeria monocytogenes* on high-pH beef packaged under vacuum or carbon dioxide. *Food Microbiol.*, **6**, 223–30.
Gill, C.O., McGinnis, J.C. and Jones, T. (1999) Assessment of the microbiological conditions of tails, tongues, and head meats at two beef-packing plants. *J. Food Prot.*, **62**, 674–7.
Gill, C.O., Bryant, J. and Brereton, D.A. (2000a). Microbiological conditions of sheep carcasses from conventional or inverted dressing processes. *J. Food Prot.*, **63**, 1291–4.
Gill, C.O., Dussault, F., Holley, R.A., Houde, A., Jones, T., Rheault, N., Rosales, A. and Quessy, S. (2000b) Evaluation of the hygienic performances of the processes for cleaning, dressing and cooling pig carcasses at eight packing plants. *Int. J. Food Microbiol..*, **58**, 65–72.
Glass, K.A. and Doyle, M.P. (1989a) Fate and thermal inactivation of *Listeria monocytogenes* in beaker sausage and pepperoni. *J. Food Prot.*, **52**, 226–31.
Glass, K.A. and Doyle, M.P. (1989b) *Listeria monocytogenes* in processed meat products during refrigerated storage. *Appl. Environ. Microbiol.*, **55**, 1565–9.
Glass, K., Loeffelholz, J., Ford, P. and Doyle, M. (1992) Fate of *Escherichia coli* O157:H7 as affected by pH or sodium chloride in fermented dry sausage. *Appl. Environ. Microbiol.*, **58**, 2513–6.
Gobat, P.-F. and Jemmi, T. (1991) Epidemiological studies on *Listeria* spp. in slaughterhouses. *Fleischwirtsch. Int.*, **1**, 44–9.
Goulet, V., Lepoutre, A., Rocourt, J., Courtieu, A.L., Dehaumont, P. and Veit, P. (1993) Epidémie de listériosie en France: Bilan final et résultats de l'enquête épidémiologique. *Bull. Epidémiol. Hebdom.*, **4**, 13–4.
Grau, F.H. (1979) Fresh meats: bacterial association. *Archiv fur Lebensmittelhygiene*, **30**, 81–116.
Grau, F.H. (1981) Role of pH, lactate, and anaerobiosis in controlling the growth of some fermentative Gram-negative bacteria on beef. *Appl. Environ. Microbiol.*, **42**, 1043–50.
Grau, F.H. (1986) Microbial ecology of meat and poultry, in *Advances in Meat Research,* (eds A.M. Pearson and T.R. Dutson), *volume 2*, AVI publishing Co. Inc., Westport Conn. pp. 1–47.
Grau, F.H. (1987) Prevention of microbial contamination in the export beef abattoir, in *Elimination of Pathogenic Organisms from Meat and Poultry* (ed F.J.M. Smulders), Elsevier Science Publishers, Amsterdam, pp. 221–33.
Grau, F.H. (1988) *Campylobacter jejuni* and *Campylobacter hyointestinalis* in the intestinal tract and on the carcasses of calves

and cattle. *J. Food Prot.*, **51**, 857–61.
Grau, F.H. and Smith, M.G. (1974) Salmonella contamination of sheep and mutton carcasses related to pre-slaughter holding conditions. *J. Appl. Bacteriol.*, **37**, 111–6.
Griffin, P.M. and Tauxe, R.V. (1991) The epidemiology of infections caused by *Escherichia coli* O157:H7, other enteropathogenic *E. coli*, and the associated hemolytic uremic syndrome. *Epidemiol. Rev.*, **13**, 60–98.
Grau, F.H. and Vanderlinde, P.B. (1990) Growth of *Listeria monocytogenes* on vacuum-packaged beef. *J. Food Prot.*, **53**, 739–43.
Guinee, P.A.M, Kampelmacher, E.H., van Keulen, A. and Hofstra, K. (1964) Salmonellae in healthy cows and calves in the Netherlands. *Zen. Vet. Reihe B*, **III**, 728–40.
Guo, S.-L. and Chen, M.-T. (1992) Studies on the microbial flora of Chinese-style sausage. 1. The microbial flora and its biochemical characteristics. *Fleischwirtsch. Int.*, **1**, 42–6.
Gutierrez, L.M., Memes, I., Garcia, M.L. Morena, B. and Bergdoll, M.S. (1982) Characterization and enterotoxigenicity of staphylococci isolated from mastitic ovine milk in Spain. *J. Food Prot.*, **45**, 1282–6.
Hamdy, M. (1991) Surface contamination of slaughtered camels. *Fleischwirtscaft*, **71**, 1311–2.
Hancock, D.D., Besser, T.E., Kinsel, M.L., Tarr, P.I., Rice, D.H. and Paros, M.G. (1994) The prevalence of *Escherichia coli* O157:H7 in dairy and beef cattle in Washington State. *Epidemiol. Infect.*, **113**, 199–207.
Hancock, D.D., Besser, T.E., Rice, D.H., Herriott, D.E. and Tarr, P.I. (1997) A longitudinal study of *Escherichia coli* O157 in fourteen cattle herds. *Epidemiol. Infect.*, **118**, 193–5.
Hancock, D.D., Besser, T.E., Rice, D.H., Ebel, E.D., Herriott, D.E., Carpenter, L.V. (1998) Multiple sources of *Escherichia coli* O157 in feedlots and dairy farms in the Northwestern United States. *Prev. Vet. Med.*, **35**, 245–50.
Hanna, M.O., Stewart, J.C., Zink, D.L., Carpenter, Z.L. and Vanderzant, C. (1977) Development of *Yersinia enterocolitica* on raw and cooked beef and pork at different temperatures. *J. Food Sci.*, **42**, 1180–4.
Hanna, M.O., Smith, G.C., Savell, J.W., McKeith, F.K. and Vanderzant, C. (1982) Microbial flora of livers, kidneys and hearts from beef, pork and lamb: effects of refrigeration, freezing and thawing. *J. Food Prot.*, **45**, 63–73.
Hansen, R., Rogers, R., Emge, S. and Jacobs, N.J. (1964) Incidence of *Salmonella* in the hog colon as affected by handling practices prior to slaughter. *J. Am. Vet. Med. Assoc.*, **145**, 139–40.
Hardin, M., Acuff, G., Lucia, L., Osman, J. and Savell, J. (1995) Comparison of methods for contamination removal from beef carcass surfaces. *J. Food Prot.*, **58**, 368–74.
Hariharan, H., Giles, J.S., Heaney, S.B., Leclerc, S.M. and Schurman, R.D. (1995) Isolation, serotypes, and virulence-associated properties of *Yersinia enterocolitica* from the tonsils of slaughter hogs. *Can. J. Vet. Res.*, **59**, 161–6.
Harris, N.V., Thompson, D., Martin, D.C. and Nolan, C.M. (1986) A survey of *Campylobacter* and other bacterial contaminants of pre-market chicken and retail poultry and meats, King County, Washington. *Am. J. Public Health*, **76**, 401–6.
Harrison, J.A., Harrison, M.A., Rose-Morrow, R.A. and Shewfelt, R.L. (2001) Home-style beef jerky: effect of four preparation methods on consumer acceptability and pathogen inactivation. *J. Food Prot.*, **64**(8), 1194–8.
Harvey, R.B., Young, C.R., Anderson, R.C., Droleskey, R.E., Genovese, K.J., Egan, L.F. and Nisbet, D.J. (2000) Diminution of *Campylobacter* colonization in neonatal pigs reared off-sow. *J. Food Prot.*, **63**(10), 1430–2.
Hauschild, A.H.W. and Simonsen, B. (1985) Safety of shelf-stable canned cured meats. *J. Food Prot.*, **48**, 997–1009.
Hauschild, A.H.W. and Simonsen, B. (1986) Safety assessment of shelf-stable canned cured meats-an unconventional approach. *Food Technol.*, **40**, 155–8.
Hechelmann, H. and Kasprowiak, R. (1992) Microbiological criteria for stable products. *Fleischwirtsch. Int.*, **1**, 4–18.
Helps, C.R., Harbour, D.A. and Corry, J.E. (1999) PCR-based 16S ribosomal DNA detection technique for *Clostridium estertheticum* causing spoilage in vacuum-packed chill-stored beef. *Int. J. Food Microbiol.*, **52**(1–2), 57–65.
Heuvelink, A.E., Van Den Biggelaar, F.L.A.M., De Boer, E., Herbes, R.G., Melchers, W.J.G., Huis In'T Veld, J.H.J. and Monnens, L.A.H. (1998) Isolation and characterization of verocytotoxin-producing *Escherichia coli* O157 strains from Dutch cattle and sheep. *J. Clin. Microbiol.*, **36**, 878–82.
Heuvelink, A., Roessink, G., Bosboom, K., De Boer, E. (2001) Zero-tolerance for fecal contamination of carcasses as a tool in the control of O157 VTEC infections. *Int. J. Food Microbiol.*, **66**, 13–20.
Hinton, M., Ali, E.A., Allen, V. and Linton, A.H. (1983) The excretion of *Salmonella typhimurium* in the faeces of calves fed milk substitute. *J. Hyg. (Camb.)*, **91**, 33–45.
Hogue, A.T., Dreesen, D.W., Green, S.S., Ragland, R.D., James, W.O., Bergeron, E.A., Cook, L.V., Pratt, M.D. and Martin, D.R. (1993) Bacteria on beef briskets and ground beef: correlation with slaughter volume and antemortem condemnation. *J. Food Prot.*, **56**, 110–3, 119.
Houtsma, P.C., de Wit, J.C. and Rombouts, F.M. (1993) Minimum inhibitory concentration (MIC) of sodium lactate for pathogens and spoilage organisms occurring in meat products. *Int. J. Food Microbiol.*, **20**, 247–57.
Howe, K., Linton, A.H. and Osborne, A.D. (1976) A longitudinal study of *Escherichia coli* in cows and calves with special reference to the distribution of O-antigen types and antibiotic resistance. *J. Appl. Bacteriol.*, **40**, 331–40.
Huang, L. and Juneja, V.K. (2003) Thermal inactivation of *Escherichia coli* O157:H7 in ground beef supplemented with sodium lactate. *J. Food Prot.*, **66**(4), 664–7.
Hudson, W.R., Roberts, T.A. and Whelehan, O.P. (1987) Bacteriological status of beef carcasses at a commercial abattoir before and after slaughterline improvements. *Epidemiol. Infect.*, **98**, 81–6.
Hume, M.E., Nisbet, D.J., Buckley, S.A., Ziprin, R.L., Anderson, R.C. and Stanker, L.H. (2001a) Inhibition of in vitro *Salmonella typhimurium* colonization in porcine cecal bacteria continuous-flow competitive exclusion cultures. *J. Food Prot.*, **64**(1), 17–22.
Hume, M.E., Harvey, R.B., Stanker, L.H., Droleskey, R.E., Poole, T.L. and Zhang, H.B. (2001b) Genotypic variation among arcobacter isolates from a farrow-to-finish swine facility. *J. Food Prot.*, **64**(5), 645–51.

Husu, J.R. (1990) Epidemiological studies on the occurrence of *Listeria monocytogenes* in the feces of dairy cattle. *J. Vet. Med., B*, **37**, 267–82.
Hunter, P.R. and Izsak, J. (1990) Diversity studies of salmonella incidents in some domestic livestock and their potential relevance as indicators of niche width. *Epidemiol. Infect.*, **105**, 501–10.
Hunter, D., Hughes, S. and Fox, E. (1983) Isolation of *Yersinia enterocolitica* from pigs in the United Kingdom. *Veterinary Record*, **112**, 322–3.
ICMSF (International Commission on Microbiological Specifications for Foods). (1980a) *Microbial Ecology of Foods, 1, Factors Affecting Life and Death of Microorganisms*, Academic Press, New York.
ICMSF (International Commission on Microbiological Specifications for Foods). (1980b) *Microbial Ecology of Foods, 2, Food Commodities*, Academic Press, New York.
ICMSF (International Commission on Microbiological Specifications for Foods). (1988a) *Microorganisms in Foods, 4, Application of the Hazard Analysis Critical Control Point (HACCP) System to Ensure Microbiological Safety And Quality*, Blackwell Scientific Publications, Oxford.
ICMSF (International Commission on Microbiological Specifications for Foods). (1998b) *Microorganisms in Foods, 6, Microbial Ecology of Food Commodities*, Academic Press, New York, USA.
ICMSF (International Commission on Microbiological Specifications for Foods). (2002) *Microorganisms in Foods, 7, Microbiological Testing in Food Safety Management*, (Chapter 17) *E. coli* O157:H7 in *Frozen Raw Ground Beef Patties*, Kluwer Academic/Plenum Publishers, New York, USA.
Iida, T., Kanzaki, M., Nakama, A., Kokubo, Y., Maruyama, T. and Kaneuchi, C. (1998) Detection of *Listeria monocytogenes* in humans, animals and foods. *J. Vet. Med. Sci.*, **60**, 1341–3.
Incze, K. (1987) The technology and microbiology of Hungarian salami. Tradition and current status. *Fleischwirtschaft*, **67**, 445–7.
Incze, K. (1992) Raw fermented and dried meat products. *Fleischwirtsch. Int.*, **2**, 3–12.
Ingham, S.C. and Schmidt, D.J. (2000) Alternative indicator bacteria analysis for evaluating the sanitary condition of beef carcasses. *J. Food Prot.*, **63**, 51–5.
Inoue, S., Nakama, A., Arai, Y., Kokubo, Y., Maruyama, T., Saito, A., Yoshida, T., Terao, M., Yamamoto, S. and Kumagai, S. (2000) Prevalence and contamination levels of *Listeria monocytogenes* in retail foods in Japan. *Int. J. Food Microbiol.*, **59**, 73–7.
James, S.J., Creed, P.G. and Roberts, T.A. (1977) Air thawing of beef quarters. *J. Sci. Food Agric.*, **28**, 1109–19.
Johanson, L., Underdahl, B., Grosland, K., Whelehan, O.P. and Roberts, T.A. (1983) A survey of the hygienic quality of beef and pork carcasses in Norway. *Acta Vet. Scand.*, **24**, 1–13.
Johnson, J.L., Doyle, M.P., Cassens, R.G. and Schoeni, J.L. (1988) Fate of *Listeria monocytogenes* in tissues of experimentally infected cattle and in hard salami. *Appl. Environ. Microbiol.*, **54**, 497–501.
Johnson, J.L., Doyle, M.P. and Cassens, R.G. (1990) *Listeria monocytogenes* and other *Listeria* spp. in meat and meat products. A review. *J. Food Prot.*, **53**, 81–91.
Jones, P.W., Collins, P., Brown, G.T.H. and Aitken, M. (1982) Transmission of *Salmonella mbandaka* to cattle from contaminated feed. *J. Hyg. (Camb.)*, **88**, 255–63.
Jones, B., Nilsson, T. and Sorqvist, S. (1984) Contamination of pig carcasses with scalding water. Continued studies with radiolabelled solutes and particles. *Fleischwirtschaft*, **64**, 1226–8.
Jordan, D., McEwen, S., Lammerding, A., McNab, W. and Wilson, B. (1999) Pre-slaughter control of *Escherichia coli* O157 in beef cattle: a simulation study. *Prev. Vet. Med.*, **41**, 55–74.
Junttila, J., Hirn, J., Hill, P. and Nurmi, E. (1989) Effect of different levels of nitrite and nitrate on the survival of *Listeria monocytogenes* during the manufacture of fermented sausage. *J. Food Prot.*, **52**, 158–61.
Kaddu-Mulindwa, D., Aisu, T., Gleier, K., Zimmermann, S. and Beutin, L. (2001) Occurrence of shiga toxin-producing *Escherichia coli* in fecal samples from children with diarrhea and from healthy zebu cattle in Uganda. *Int. J. Food Microbiol.*, **66**, 95–101.
Kalchayanand, N., Ray, B., Field, R.A. and Johnson, M.C. (1989) Spoilage of vacuum-packed beef by a *Clostridium*. *J. Food Prot.*, **52**, 424–6.
Kalchayanand, N., Ray, B. and Field, R.A. (1993) Characteristics of psychrotrophic *Clostridium laramie* causing spoilage of vacuum-packaged refrigerated fresh and roasted beef. *J. Food Prot.*, **56**, 13–7.
Kalinowski, R. and Tompkin, R.B. (1999) Psychrotrophic clostridia causing spoilage in cooked meat and poultry products. *J. Food Prot.*, **62**(7), 766–72.
Kalinowski, R.M., Tompkin, R.B., Bodnaruk, P.W. and Pruett, W.P., Jr. (2003) Impact of cooking, cooling, and subsequent refrigeration on the growth or survival of *Clostridium perfringens* in cooked meat and poultry products. *J. Food Prot.*, **66**(7), 1227–32.
Kampelmacher, E.H., Guinee, P.A.M., Hofstra, K. and van Keulen, A. (1963) Further studies on salmonella in slaughterhouses and in normal slaughter pigs. *Zen. Vet. Reihe B*, **10**, 1–27.
Kane, D.W. (1979) The prevalence of salmonella infection in sheep at slaughter. *NZ Vet. J.*, **27**, 110–3.
Kang, D.H., Koohmaraie, M., Dorsa, W.J. and Siragusa, G.R. (2001a) Development of a multiple-step process for the microbial decontamination of beef trim. *J. Food Prot.*, **64**(1), 63–71.
Kang, D.H., Koohmaraie, M. and Siragusa, G.R. (2001b) Application of multiple antimicrobial interventions for microbial decontamination of commercial beef trim. *J. Food Prot.*, **64**(2), 168–71.
Käsbohrer, A., Protz, D., Helmuth, R., Nöckler, K., Blaha, T., Conraths, F.J. and Geue, L. (2000) *Salmonella* in slaughter pigs of German origin: an epidemiological study. *Eur. J. Epidemiol.*, **16**, 141–6.
Kasprowiak, R. and Hechelmann, H. (1992) Weak points in the hygiene of slaughtering, cutting and processing firms. *Fleis-*

chwirtsch. Int., **2**, 32–40.

Kelly, C.A., Lynch, B. and McLoughlin, A.J. (1980) The microbiological quality of Irish lamb carcasses. *Irish J. Food Sci. Technol.*, **4**, 125–31.

Kelly, C.A., Dempster, J.F. and McLoughlin, A.J. (1981) The effect of temperature, pressure and chlorine concentration of spray washing water on numbers of bacteria on lamb carcases. *J. Appl. Bacteriol.*, **51**, 415–24.

Keteran, K., Brown, J. and Shotts, E.B. (1982) Salmonella in the mesenteric lymph nodes of healthy sows and hogs. *Am. J. Vet. Res.*, **43**, 706–7.

Kim, M. and Doyle, M. (1992) Dipstick immunoassay to detect enterohemorrhagic *Escherichia coli* O157:H7 in retail ground beef. *Appl. Environ. Microbiol.*, **58**, 2693–8.

Klein, G. (2003) Taxonomy, ecology and antibiotic resistance of enterococci from food and the gastro-intestinal tract. *Int. J. Food Microbiol.*, **88**(2–3), 123–31.

Kleinlein, N. and Untermann, F. (1990) Growth of pathogenic *Yersinia enterocolitica* strains in minced meat with and without protective gas with consideration of the competitive background flora. *Int. J. Food Microbiol.*, **10**, 65–72.

Kloos, W.E. (1980) Natural populations of the genus *Staphylococcus*. *Ann. Rev. Microbiol.*, **34**, 559–92.

Kramer, J.M. and Gilbert, R.J. (1989) *Bacillus cereus* and other *Bacillus* species, in *Foodborne Bacterial Pathogens* (ed M.P. Doyle) Marcel Dekker Inc., New York, pp. 22–70.

Kramer, J.M., Frost, J.A., Bolton, F.J. and Wareing, D.R.A. (2000) *Campylobacter* contamination of raw meat and poultry at retail sale: identification of multiple types and comparison with isolates from human infection. *J. Food Prot.*, **63**, 1654–9.

Kudva, I.T., Hatfield, P.G. and Hovde, C.J. (1997) Characterization of *Escherichia coli* O157:H7 and other Shiga toxin-producing *E. coli* serotypes isolated from sheep. *J. Clin. Microbiol.*, **35**, 892–9.

Kumur, S., Saxena, S.P. and Gupta, B.K. (1973) Carrier rate of salmonellas in sheep and goats and its public health significance. *J. Hyg. (Camb.)*, **71**, 43–7.

Laegreid, W.W., Elder, R.O. and Keen, J.E. (1999) Prevalence of *Escherichia coli* O157:H7 in range beef calves at weaning. *Epidemiol. Infect.*, **123**(2), 291–8.

Lammerding, A.M., Garcia, M.M., Mann, E.D., Robinson, Y., Dorward, W.J., Truscott, R.B. and Tittiger, F. (1988) Prevalence of *Salmonella* and thermophilic *Campylobacter* in fresh pork, beef, veal and poultry in Canada. *J. Food Prot.*, **51**, 47–52.

Laubach, C., Rathgeber, J., Oser, A. and Palumbo, S. (1998) Microbiology of the swine head meat deboning process. *J. Food Prot.*, **61**, 249–52.

Lawrie, R.A. (1985) *Meat Science,* 4th edn, Pergamon Press, Oxford.

Lawson, P., Dainty, R.H., Kristiansen, N., Berg, J. and Collins, M.D. (1994) Characterization of a psychrotrophic *Clostridium* causing spoilage in vacuum-packed cooked pork: description of *Clostridium algidicarnis* sp. nov. *Lett. Appl. Microbiol.*, **19**, 153–7.

Lee, J.A., Ghosh, A.C., Mann, P.G. and Tee, G.H. (1972) Salmonellas on pig farms and in abattoirs. *J. Hyg. (Camb.)*, **70**, 141–50.

Lee, W.H., Vanderzant, C. and Stern, N. (1981) The occurrence of *Yersinia enterocolitica* in foods, in *Yersinia enterocolitica* (ed E.J. Bottone), CRC Press, Inc., Boca Raton, Fla., pp. 161–71.

Lee, A.A., Gerber, A.R., Lonsway, D.R., Smith, J.D., Carter, G.P., Puhr, N.D., Parrish, C.M., Sikes, R.K., Fintarn, R.J. and Tauxe, R.V. (1990) *Yersinia enterocolitica* O:3 infections in infants and children, associated with the household preparation of chitterlings. *New England J. Med.*, **322**, 984–7.

Lee, L.A., Taylor, J., Carter, G.P., Quinn, B., Farmer, J.J., III and Tauxe, R.V. (1991) *Yersinia enterocolitica* O:3: an emerging cause of paediatric gastroenteritis in the United States. *J. Infect. Dis.*, **163**, 660–3.

Leistner, L. (1988) Shelf-stable oriental meat products, in *34th International Congress of Meat Science and Technology*, Brisbane, pp. 470–5.

Leistner, L. and Rödel, W. (1976) The stability of intermediate moisture foods with respect to microorganisms, in *Intermediate Moisture Foods* (eds R. Davies, G. Birch and K. Parker), Applied Science Publishers Ltd, London, pp. 120–37.

Letellier, A., Messier, S. and Quessy, S. (1999) Prevalence of *Salmonella* spp. and *Yersinia enterocolitica* in finishing swine at Canadian abattoirs. *J. Food Prot.*, **62**, 22–5.

Lindberg, C.W. and Borch, E. (1994) Predicting the aerobic growth of *Yersinia enterocolitica* O:3 at different pH values, temperatures and L-lactate concentrations using conductance measurements. *Int. J. Food Microbiol.*, **22**, 141–53.

Lindqvist, R., Antonsson, A., Norling, B., Persson, L., Ekstrom, A., Fager, U., Eriksson, E., Lofdahl, S. and Norberg, P. (1998) The prevalence of verocytotoxin-producing *Escherichia coli* (VTEC) and *E. coli* O157:H7 in beef in Sweden determined by PCR assays and an immunomagnetic separation (IMS) method. *Food Microbiol.*, **15**, 591–601.

Linton, A.H. (1979) Salmonellosis in pigs. *Br. Vet. J.*, **135**, 109–12.

Linton, A.H., Jennett, N.E. and Heard, T.W. (1970) Multiplication of *Salmonella* in liquid feed and its influence on the duration of excretion in pigs. *Res. Vet. Sci.*, **11**, 452–7.

Lior, H. (1994) *Escherichia coli* 0157:H7 and verotoxigenic *Escherichia coli* (VETC). *Dairy, Food Environ. Sanit.*, **14**, 378–82.

Loncarevic, S., Milanovic, A., Caklovica, F., Tham, W. and Danielsson-Tham, M.-L. (1994) Occurrence of *Listeria* species in an abattoir for cattle and pigs in Bosnia and Hercegovina. *Acta Vet. Scand.*, **35**, 11–5.

Lowry, P.D. and Gill, C.O. (1984) Development of a yeast microflora on frozen lamb stored at −5°C. *J. Food Prot.*, **47**, 309–11.

Lowry, P.D. and Tiong, I. (1988) The incidence of *Listeria monocytogenes* in meat and meat products: factors affecting distribution, in *Proceedings, 34th International Congress of Meat Science and Technology*, Part B, Brisbane, Australia, pp. 528–30.

Lücke, F.-K. (1986) Microbiological processes in the manufacture of dry sausage and raw ham. *Fleischwirtschaft*, **66**, 1505–9.

Lücke, F.-K. (2000) Fermented meats, Chapter 19, in *The Microbiological Safety and Quality of Food* (eds B.M. Lund, T.C. Baird-Parker and G.W. Gould), Aspen Publishers Inc., Gaithersburg MD, pp. 420–44.

Lücke, F.-K. and Roberts, T.A. (1993) Control in meat and meat products, in *Clostridium botulinum*: *Ecology and Control in Foods* (eds A.H.W. Hauschild and K.L. Dodds), Marcel Dekker Inc., New York, pp. 177–207.

Lücke, F.-K., Hechelmann, H. and Leistner, L. (1981) The relevance to meat products of psychrotrophic strains of *Clostridium botulinum*, in *Psychrotrophic Microorganisms in Spoilage and Pathogenicity* (eds T.A. Roberts, G. Hobbs, J.H.B. Christian and N. Skovgaard), Academic Press, London, pp. 491–7.

Lunden, J.M., Autio, T.J. and Korkeala, H.J. (2002) Transfer of persistent *Listeria monocytogenes* contamination between food-processing plants associated with a dicing machine. *J. Food Prot.*, **65**(7), 1129–33.

Mackey, B.M. and Derrick, C.M. (1979) Contamination of the deep tissue of carcasses by bacteria present on the slaughter instruments or in the gut. *J. Appl. Bacteriol.*, **46**, 355–66.

Mackey, B.M. and Kerridge, A.L. (1988) The effect of incubation temperature and inoculum size on growth of salmonellae in minced beef. *Int. J. Food Microbiol.*, **6**, 57–65.

Mackey, B.M. and Roberts, T.A. (1993) Improving slaughter hygiene using HACCP and monitoring. *Fleischwirtsch. Int.*, **2**, 40–5.

Mackey, B.M., Roberts, T.A., Mansfield, J. and Farkas, G. (1980) Growth of *Salmonella* on chilled meat. *J. Hyg. (Camb.)*, **85**, 115–24.

Mackey, B.M., Pritchet, C., Norris, A. and Mead, G.C. (1990) Heat resistance of *Listeria*: strain differences and effects of meat type and curing salts. *Lett. Appl. Microbiol.*, **10**, 251–5.

Madden, R.H., Moran, L. and Scates, P. (1998) Frequency of occurrence of *Campylobacter* spp. in red meats and poultry in Northern Ireland and their subsequent subtyping using polymerase chain reaction-restriction fragment length polymorphism and the random amplified polymorphic DNA method. *J. Appl. Microbiol.*, **84**, 703–8.

Mafu, A.A., Higgins, R., Nadeau, M. and Coustineau, G. (1989) The incidence of *Salmonella*, *Campylobacter*, and *Yersinia enterocolitica* in swine carcasses and the slaughterhouse environment. *J. Food Prot.*, **52**, 642–5.

Makela, P.M. (1992) Fermented sausage as a contamination source of ropy slime-producing lactic acid bacteria. *J. Food Prot.*, **55**, 48–51.

Makela, P., Schillinger, U., Korkeala, H. and Holzapfel, W.H. (1992) Classification of ropy slime-producing lactic acid bacteria on DNA–DNA homology, and identification of *Lactobacillus sake* and *Leuconostoc amelibiosum* as dominant spoilage organisms in meat products. *Int. J. Food Microbiol.*, **16**, 167–72.

Marin, M.E., de la Rosa, M.d.C. and Cornejo, I. (1992) Enterotoxigenicity of *Staphylococcus* strains isolated from Spanish dry-cured hams. *Appl. Environ. Microbiol.*, **58**, 1067–9.

Marinculic, A., Gaspar, A., Durakovic, E., Pozio, E. and La Rosa, G. (2001) Epidemiology of swine trichinellosis in Croatia. *Parasite*, **8**, 92–4.

Martin, D.R., Uhler, P.M., Okrend, A.J.G. and Chiu, J.Y. (1994) Testing bob calf fecal swabs for the presence of *Escherichia coli* O157:H7. *J. Food Prot.*, **57**, 70–2.

Mattila, T., Frost, A.J. and O'Boyle, D. (1988) The growth of salmonella in rumen fluid from cattle at slaughter. *Epidemiol. Infect.*, **101**, 337–45.

McCaughey, W.J., McClelland, T.G. and Hanna, J. (1971) Some observations on *Salmonella dublin* in clinically healthy beef cattle. *Br. Vet. J.*, **127**, 549–56.

McDonough, P.L., Rossiter, C.A., Rebhun, R.B., Stehman, S.M., Lein, D.H. and Shin, S.J. (2000) Prevalence of *Escherichia coli* O157:H7 from cull dairy cows in New York state and comparison of culture methods used during preharvest food safety investigations. *J. Clin. Microbiol.*, **38**, 318–22.

McEvoy, J.M., Doherty, A.M., Sheridan, J.J., Blair, I.S. and McDowell, D.A. (2001) Use of steam condensing at subatmospheric pressures to reduce *Escherichia coli* O157:H7 numbers on bovine hide. *J. Food Prot.*, **64**(11), 1655–60.

McLauchlin, J., Hall, S.M., Velani, S.K. and Gilbert, R.J. (1991) Human listeriosis and pate: a possible association. *Br. Med. J.*, **303**, 773–5.

McNamara, A.M. (1995) Establishment of baseline data on the microbiota of meats. *J. Food Saf.*, **15**, 113–9.

Meers, P.D. and Goode, D. (1965) *Salmonella typhi* in corned beef. *Lancet*, **i**, 426.

Meng, J., Doyle, M.P., Zhao, T. and Zhao, S. (1994) Detection and control of *Escherichia coli* O157:H7 in foods. *Trends Sci. Technol.*, **5**, 179–85.

Midura, T.F., Nygaard, G.S., Wood, R.M. and Bodily, H.J. (1972) *Clostridium botulinum* type F; Isolation from venison jerky. *Appl. Microbiol.*, **24**, 165–7.

Milne, D. (1967) The Aberdeen typhoid outbreak, 1964, *Report of the Departmental Committee of Enquiry*, Scottish Home and Health Department, Edinburgh.

Miyao, Y., Kataoka, T., Nomoto, T., Kai, A., Itoh, T. and Itoh, K. (1998) Prevalence of verotoxin-producing *Escherichia coli* harbored in the intestine of cattle in Japan. *Vet. Microbiol.*, **61**, 137–43.

Mohammad, A., Peiris, J.S.M., Wijewanta, E.A., Mahalingam, S. and Gunasekara, G. (1985) Role of verotoxigenic *Escherichia coli* in cattle and buffalo calf diarrhoea. *FEMS Microbiol. Lett.*, **26**, 281–3.

Molina, I., Silla, H. and Monzo, J.L. (1990) Study of the microbial flora in dry-cured ham. 2. *Micrococcaceae*. *Fleschwirtsch. Int.*, **2**, 47–8.

Montenegro, M.M., Bulte, M., Trumpf, T., Aleksic, S., Reuter, G., Bulling, E. and Helmuth, R. (1990) Detection and characterization of fecal verotoxin-producing *Escherichia coli* from healthy cattle. *J. Clin. Microbiol.*, **28**, 1417–21.

Moore, J.E. and Madden, R.H. (1998) Occurrence of thermophilic *Campylobacter* spp. in porcine liver in Northern Ireland. *J. Food Prot.*, **61**, 409–13.

Morgan, I.R., Krautil, F.L. and Craven, J.A. (1987a) Bacterial populations on dressed pig carcasses. *Epidemiol. Infect.*, **98**, 15–24.

Morgan, I.R., Krautil, F.L. and Craven, J.A. (1987b) Effect of time in lairage on caecal and carcass salmonella contamination of slaughter pigs. *Epidemiol. Infect.*, **98**, 323–30.

Moxley, R.A. and Francis, D.H. (1986) Natural and experimental infection with an attaching and effacing strain of *Escherichia coli* in calves. *Infect. Immun.*, **53**, 339–46.

Mukartini, S., Jehne, C., Shay, B. and Harper, C.M.L. (1995) Microbiological status of beef carcass meat in Indonesia. *J. Food Saf.*, **15**, 291–303.

Murray, K.A., Gilmour, A. and Madden, R.H. (2001) Microbiological quality of chilled beef carcasses in Northern Ireland: a baseline survey. *J. Food Prot.*, **64**(4), 498–502.

Nabbut, N.H. and Al-Nakhli, H.M. (1982) Incidence of salmonellae in lymph nodes, spleens and feces of sheep and goats slaughtered in the Riyadh public abattoir. *J. Food Prot.*, **45**, 1314–7.

NACMCF. (1993) Generic HACCP for raw beef: National Advisory Committee on Microbiological Criteria for Foods US Department of Agriculture. *Food Microbiol.*, **10**, 449–88.

NACMCF. (1995) *Campylobacter jejuni/coli. Dairy, Food Environ. Sanit.*, **15**, 133–53.

Nadon, C.A., Ismond, M.A. and Holley, R. (2001) Biogenic amines in vacuum-packaged and carbon dioxide-controlled atmosphere-packaged fresh pork stored at −1.5 degrees C. *J. Food Prot.*, **64**(2), 220–7.

Naylor, S., Low, J., Besser, T., Mahajan, A., Gunn, G., Pearce, M., McKendrick, I., Smith, D. and Gally, D. (2003) Lymphoid follicle-dense mucosa at the terminal rectum is the principal site of colonization of Enterohemorrhagic *Escherichia coli* O157:H7 in the bovine host. *Infect. Immun.*, **71**, 1505–12.

Nazer, A.H.K. and Osborne, A.D. (1976) Salmonella infection and contamination of veal calves: a slaughterhouse survey. *Br. Vet. J.*, **132**, 192–210.

Necker, D.P., Kumta, U.S. and Sreenivasan, A. (1978) Radiation processing for the control of *Salmonella* in frog legs. *Use Radiat. Radioisot. Stud. Anim., Proc. Radiat. Symp.*, 1975, Izatnagar, India.

Nesbakken, T. (1988) Enumeration of *Yersinia enterocolitica* O:3 from the porcine oral cavity, and its occurrence on cut surfaces of pig carcasses and the environment in a slaughterhouse. *Int. J. Food Microbiol.*, **6**, 287–93.

Nesbakken, T. and Kapperud, G. (1985) *Yersinia enterocolitica* and *Yersinia enterocolitica*-like bacteria in Norwegian slaughter pigs. *Int. J. Food Microbiol.*, **1**, 301–9.

Nesbakken, T., Nerbrink, E., Røtterud, O.-J. and Borch, E. (1994) Reduction of *Yersinia enterocolitica* and *Listeria* spp. on pig carcasses by enclosure of the rectum during slaughter. *Int. J. Food Microbiol.*, **23**, 197–208.

Nesbakken, T., Eckner, K., Høidal, H.K. and Røtterud, O.-J. (2003) Occurrence of *Yersinia enterocolitica* and *Campylobacter* spp. in slaughter pigs and consequences for meat inspection, slaughtering, and dressing procedures. *Int. J. Food Microbiol.*, **80**, 231–40.

Newton, K.G. and Gill, C.O. (1978) Storage quality of dark, firm, dry meat. *Appl. Environ. Microbiol.*, **36**, 375–6.

Newton, K.G., Harrison, J.C.L. and Wauters, A.M. (1978) Sources of psychrotrophic bacteria on meat at the abattoir. *J. Appl. Bacteriol.*, **45**, 75–82.

NFPA. (1989) *Guidelines for the Development, Production and Handling of Refrigerated Foods*, National Food Processors Association, US, Microbiology and Food Safety Committee.

Nickelson, R., Wyatt, L.E. and Vanderzant, C. (1975) Reduction of *Salmonella* contamination in commercially processed frog legs. *J. Food Sci.*, **40**, 1239–41.

Nielsen, H.-J.S. (1983a) Influence of nitrite addition and gas permeability of packaging film on the microflora in a sliced vacuum-packed whole meat product under refrigeration. *J. Food Technol.*, **18**, 573–85.

Nielsen, H.-J.S. (1983b) Influence of temperature and gas permeability of packaging film on development and composition of microbial flora in vacuum-packed bologna-type sausage. *J. Food Prot.*, **46**, 693–8.

Nielsen, H.-J.S. and Zeuthen, P. (1984) Growth of pathogenic bacteria in sliced vacuum-packed Bologna-type sausage as influenced by temperature and gas permeability of packaging film. *Food Microbiol.*, **1**, 229–43.

Nissen, H., Alvseike, O., Bredholt, S. and Nesbakken, T. (2000) Comparison between growth of *Yersinia enterocolitica*, *Listeria monocytogenes*, *Escherichia coli* O157:H7 and *Salmonella* spp. in ground beef packed by three commercially used packaging techniques. *Int. J. Food Microbiol.*, **59**, 211–20.

Nottingham, P.M. and Urselmann, A.J. (1961) Salmonella infection in calves and other animals. *NZ J. Agric. Res.*, **4**, 449–60.

Nottingham, P.M., Penney, N. and Wyborn, R. (1972) Salmonella infection in calves and other animals. III. Further studies with calves and pigs. *NZ J. Agric. Res.*, **15**, 279–83.

Obi, S.K.C. and Nzeako, B.C. (1980) *Salmonella*, *Arizona*, *Shigella* and *Aeromonas* isolated from the snail *Achatina achatina* in Nigeria. *Antonie van Leeuwenhoek*, **46**, 475–81.

Oblinger, J.L., Kennedy, J.E., Jr., Rothenberg, C.A., Berry, B.W. and Stern, N.J. (1982) Identification of bacteria isolated from fresh and temperature abused variety meats. *J. Food Prot.*, **45**, 650–4.

Offermann, U., Bodmer, T., Audigé, L. and Jemmi, T. (1999) Verbreitung von Salmonellen, Yersinien und Mykobakterien bei Schlachtschweinen in der Schweiz [The prevalence of salmonella, yersinia and mycobacteria in slaughtered pigs in Switzerland]. *Schweizer Archiv fur Tierheilkunde*, **141**, 509–515.

Ono, K. and Yamamoto, K. (1999) Contamination of meat with *Campylobacter jejuni* in Saitama, Japan. *Int. J. Food Microbiol.*, **47**, 211–9.

Oosterom, J. and Notermans, S. (1983) Further research into the possibility of salmonella-free fattening and slaughter of pigs. *J. Hyg. (Camb.)*, **91**, 59–69.

Oosterom, J., de Wilde, G.J.A., de Boer, E., de Blaauw, L.H. and Karman, H. (1983) Survival of *Campylobacter jejuni* during poultry processing and pig slaughtering. *J. Food Prot.*, **46**, 702–6 and 709.

Osano, O. and Arimi, S.M. (1999) Retail poultry and beef as sources of *Campylobacter jejuni*. *E. African Med. J.*, **76**, 141–3.

Osterhoff, D.R. and Leistner, L. (1984) [South African biltong–another close look] [Article in Afrikaans], J S Afr Vet Assoc. 1984 Dec;55(4), 201–2 [abstract in English].

Ostroff, S.M., Kapperud, G., Hutwagner, L.C., Nesbakken, T., Bean, N.H., Lassen, J. and Tauxe, R.V. (1994) Sources of sporadic *Yersinia enterocolitica* infections in Norway: a prospective case–control study. *Epidemiol. Infect.*, **112**, 133–41.

Palumbo, S.A. (1988) The growth of *Aeromonas hydrophila* K144 in ground pork at 5°C. *Int. J. Food Microbiol.*, **7**, 41–8.

Pantaleon, J. and Rosset, R. (1964) Sur la présence de *Salmonella* dans les grenouilles destinée a la consommation humaine. *Ann. Institut. Pasteur, Lille*, **15**, 225–7.

Parma, A.E., Sanz, M.E., Blanco, J.E., Blanco, J., Viñas, M.R., Blanco, M., Padola, N.L. and Etcheverría, A.I. (2000) Virulence genotypes and serotypes of verotoxigenic *Escherichia coli* isolated from cattle and foods in Argentina. *Eur. J. Epidemiol.*, **16**, 757–62.

Patterson, J.T. and Gibbs, P.A. (1978) Sources and properties of some organisms isolated in two abattoirs. *Meat Sci.*, **2**, 263–73.

Patterson, J.T. and Gibbs, P.A. (1979) Vacuum-packaging of bovine edible offal. *Meat Sci.*, **3**, 209–22.

Peel, B., Bothwell, J., Simmons, G.C. and Frost, A. (1975) A study of the number and phage patterns of *Staphylococcus aureus* in an abattoir. *Aust. Vet. J.*, **51**(3), 126–30.

Peintner, U., Geiger, J. and Poder, R. (2000) The mycobiota of speck, a traditional Tyrolean smoked and cured ham. *J. Food Prot.*, **63**(10), 1399–403.

Phebus, R., Nutsch, A., Schafer, D., Wilson, R., Riemann, M., Leising, J., Kastner, C., Wolf, J. and Prasai, R. (1997) Comparison of steam pasteurization and other methods for reduction of pathogens on surfaces of freshly slaughtered beef. *J. Food Prot.*, **60**, 476–84.

Phillips, C.A. (1998) The isolation of *Campylobacter* spp. from modified atmosphere packaged foods. *Int. J. Envir. Hlth Res.*, **8**, 215–21.

Phillips, D., Sumner, J., Alexander, J.F. and Dutton, K.M. (2001a) Microbiological quality of Australian beef. *J. Food Prot.*, **64**(5), 692–6.

Phillips, D., Sumner, J., Alexander, J.F. and Dutton, K.M. (2001b) Microbiological quality of Australian sheep meat. *J. Food Prot.*, **64**(5), 697–700.

Pidcock, K., Heard, G.M. and Henriksson, A. (2002) Application of non-traditional starter cultures in production of Hungarian salami. *Int. J. Food Microbiol.*, **76**, 75–81.

Pilon, J., Higgins, R. and Quessy, S. (2000) Epidemiological study of *Yersinia enterocolitica* in swine herds in Québec. *Can. Vet. J.*, **41**, 383–7.

Podolak, R.K., Zayas, J.F., Kastner, C.L. and Fung, D.Y.C. (1995) Reduction of *Listeria monocytogenes*, *Escherichia coli* O157:H7 and *Salmonella typhimurium* during storage of beef sanitized with fumaric, acetic and lactic acids. *J. Food Saf.*, **15**(3), 283–90.

Podolak *et al.* (1996) found fumaric acid at concentrations at concentrations of 1 and 1.5% to be more effective than 1% lactic or acetic acids in reducing populations of *E. coli* O157:H7 in vacuum packaged ground beef patties.

Pos, H.G. (1990) Production of clean snail eggs of *Helix aspersa* (Muller). *Snail Farming Res.*, **3**, 1–5.

Power, C.A., Johnson, R.P., McEwen, S.A., McNab, W.B., Griffiths, M.W., Usborone, W.R. and De Grandis, S.A. (2000) Evaluation of the Reveal and SafePath Rapid *Escherichia coli* O157 detection tests for use on bovine feces and carcasses. *J. Food Prot.*, **63**, 860–6.

Pozio, E. (1998) Trichinellosis in the European Union: epidemiology, ecology and economic impact. *Parisitol. Today*, **14**, 35–8.

Pozio, E. (2001) New patterns of *Trichinella* infection. *Vet. Parasitol.*, **98**, 133–48.

Pradel, N., Livrelli, V., De Champs, C., Palcoux, J.-B., Reynaud, A., Scheutz, F., Sirot, J., Joly, B. and Forestier, C. (2000) Prevalence and characterization of Shiga toxin-producing *Escherichia coli* isolated from cattle, food, and children during a one-year prospective study in France. *J. Clin. Microbiol.*, **38**, 1023–31.

Prieto, M., Garcia, M.L., Garcia, M.R., Otero, A. and Moreno, B. (1991) Distribution and evolution of bacteria on lamb carcasses during aerobic storage. *J. Food Prot.*, **54**, 945–9.

Prieto, M., Garcia-Armesto, M.R., Garcia-Lopez, M.L., Otero, A. and Moreno, B. (1992) Numerical taxonomy of Gram-negative, nonmotile, nonfermentative bacteria isolated during chilled storage of lamb carcasses. *Appl. Environ. Microbiol.*, **58**, 2245–9.

Prior, B.A. (1984) Role of micro-organisms in biltong flavour development. *J. Appl. Bacteriol.*, **56**, 41–5.

Skovgaard, N. and Nielsen, B.B., Public Health Laboratory Service Working Group. (1972) Salmonellas in pigs and animal feeding stuffs in England and Wales and in Denmark. *J. Hyg. (Camb.)*, **70**, 127–40.

Qvist, S. and Mukherji, S. (1981) *Brochothrix thermosphacta*—an important spoilage agent in vacuum-packaged sliced meat products, in *Psychrotrophic Microorganisms in Spoilage and Pathogenicity* (eds T.A. Roberts, G. Hobbs, J.H.B. Christian and N. Skovgaard), Academic Press, London, pp.223–30.

Raccach, M. and Henningsen, E.C. (1984) Role of lactic acid bacteria, curing salts, spices and temperature in controlling the growth of *Yersinia enterocolitica*. *J. Food Prot.*, **47**, 354–8.

Rahkio, M., Korkeala, H., Sippola, I. and Peltonen, M. (1992) Effect of pre-scalding brushing on contamination level of pork carcasses during the slaughter process. *Meat Sci.*, **32**, 173–83.

Ralovich, B. (1984) Listeria research—present situation and perspective. *Academiai Kiado*, Budapest.

Rao, D.N., Sreenivasamurthy, V. (1985) A note on the microbial spoilage of sheep meat at ambient temperature. *J. Appl. Bacteriol.*, **58**, 457–60.

Rao, N.M., Nandy, S.C., Joseph, K.T. and Santappa, M. (1978) Control of *Salmonella* in frog legs by chemical and physical methods. *Indian J. Exp. Biol.*, **16**, 593–6.

Rasch, B., Lie, O. and Yndestad, M. (1978) The bacterial flora in pork skin and the influence of various singeing methods on this flora. *Nord. Vet. Med.*, **30**, 274–81.

Rasmussen, M.A., Cray, W.C., Casey, T.A. and Whipp, S.C. (1993) Rumen contents as a reservoir of enterohemorrhagic *Escherichia coli*. *FEMS Microbiol. Lett.*, **114**, 79–84.

Reynolds, A.E. and Carpenter, J.A. (1974) Bactericidal properties of acetic and propionic acids on pork carcasses. *J. Ani. Sci.*, **38**, 515–9.

Rheinbaben, K.E.V. and Seipp, H. (1986) Studies on the microflora of uncooked hams with special reference to *Micrococcaceae*. *Chem. Mikrobiol. Technol. Lebensmittel*, **9**, 152–61.

Rice, D.H., Ebel, E.D., Hancock, D.D., Besser, T.E., Herriott, D.E. and Carpenter, L.V. (1997) *Escherichia coli* O157 in cull

dairy cows on farm and at slaughter. *J. Food Prot.*, **60**, 1386–7.
Rindi, S., Cerri, D. and Gerado, B. (1986) Thermophilic campylobacter in fresh pork sausage. *Indust. Alimen.*, **25**, 648–50.
Rivas, T., Vizcaíno, J.A. and Herrera, F.J. (2000) Microbial contamination of carcasses and equipment from an Iberian pig slaughterhouse. *J. Food Prot.*, **63**, 1670–5.
Roberts, T.A. (1980) Contamination of meat. The effects of slaughter practices on the bacteriology of the red meat carcass. *R. Soc. Health J.*, **100**, 3–9.
Roberts, T.A. and Derrick, C.M. (1978) Sporulation of *Clostridium putrefaciens* NCTC 9836, and the resistance of the spores to heat, gamma radiation and curing salts. *J. Appl. Bacteriol.*, **38**, 33–7.
Roberts, W.T. and Weese, J.O. (1998) Shelf life of ground beef patties treated by gamma radiation. *J. Food Prot.*, **61**, 1387–9.
Roberts, D., Boag, K., Hall, M.L.M. and Shipp, C.R. (1975) The isolation of salmonellas from British pork sausage and sausage meat. *J. Hyg.*, **75**, 173–84.
Roberts, T.A., Britton, C.R. and Hudson, W.R. (1980a) The bacteriological quality of minced beef in the UK. *J. Hyg. (Camb.)*, **85**, 211–7.
Roberts, T.A., MacFie, H.J.H. and Hudson, W.R. (1980b) The effect of incubation temperature and site of sampling on assessment of the numbers of bacteria on red meat carcasses at commercial abattoirs. *J. Hyg. (Camb.)*, **85**, 371–80.
Roberts, T.A., Hudson, W.R., Whelehan, O.P., Simonsen, B., Olgaard, K., Labots, H., Snijders, J.M.A., van Hoof, J., Debevere, J., Dempster, J.F., Devereux, J., Leistner, L., Gehra, H., Gledel, H. and Fournaud, J. (1984) Number and distribution of bacteria on some beef carcasses at selected abattoirs in some member states of the European Communities. *Meat Sci.*, **11**, 191–205.
Robinson, R.A. and Loken, K.I. (1968) Age susceptibility and excretion of *Salmonella typhimurium* in calves. *J. Hyg. (Camb.)*, **66**, 207–16.
Rodriguez, M., Núñez, F. Córdoba, J.J., Sanabria, C., Bermúdez, E. and Asensio, M.A. (1994) Characterization of *Staphylococcus* spp. and *Micrococcus* spp. isolated from Iberian ham throughout the ripening process. *Int. J. Food Microbiol.*, **24**, 329–35.
Rojas, F.J., Jodral, M., Gosalvez, F. and Pozo, R. (1991) Mycoflora and toxigenic *Aspergillus flavus* in Spanish dry-cured ham. *Int. J. Food Microbiol.*, **13**, 249–56.
Rose, B.E., Hill, W.E., Umholtz, R., Ransom, G.M. and James, W.O. (2002) Testing for *Salmonella* in raw meat and poultry products collected at federally inspected establishments in the United States, 1998 through 2000. *J. Food Prot.*, **65**(6), 937–47.
Rosef, O. (1981) Isolation of *Campylobacter fetus* subsp. *jejuni* from the gallbladder of normal slaughter pigs, using an enrichment procedure. *Acta Vet. Scand.*, **22**, 149–51.
Runham, N.W. (1989) Snail farming in the United Kingdom. In Slugs and snails in world agriculture. *Br. Crop Prot. Council*, **41**, 49–55.
Sage, J.R. and Ingham, S.C. (1998) Survival of *Escherichia coli* O157:H7 after freezing and thawing in ground beef patties. *J. Food Prot.*, **61**(9), 1181–3.
Samadpour, M., Ongerth, J.E., Liston, J., Tran, N., Nguyen, D. Whittam, T.S., Wilson, R.A. and Tarr, P.I. (1994) Occurrence of shiga-like toxin-producing *Escherichia coli* in retail fresh seafood, beef, lamb, pork, and poultry from grocery stores in Seattle, Washington. *Appl. Environ. Microbiol.*, **60**, 1038–40.
Samelis, J., Sofos, J.N., Kendall, P.A. and Smith, G.C. (2001) Fate of *Escherichia coli* O157:H7, *Salmonella typhimurium* DT 104, and *Listeria monocytogenes* in fresh meat decontamination fluids at 4 and 10 degrees C. *J. Food Prot.*, **64**(7), 950–7.
Samuel, J.L., O'Boyle, D.A., Mathers, W.J. and Frost, A.J. (1980) Distribution of *Salmonella* in the carcasses of normal cattle at slaughter. *Res. Vet. Sci.*, **28**, 368–78.
Samuel, J.L., Eccles, J.A. and Francis, J. (1981) Salmonella in the intestinal tract and associated lymph nodes of sheep and cattle. *J. Hyg. (Camb.)*, **87**, 225–32.
Sang, F.C., Hugh-Jones, M.E. and Hagstad, H.V. (1987) Viability of *Vibrio cholerae* 01 on frog legs under frozen and refrigerated conditions and low dose radiation treatment. *J. Food Prot.*, **50**, 662–4.
Sarwari, A.R., Magder, L.S., Levinem, P., McNamara, A.M., Knower, S., Armstrong, G.L., Etzel, R., Hollingsworth, J. and Morris, J.G., Jr. (2001) Serotype distribution of *Salmonella* isolates from food animals after slaughter differs from that of isolates found in humans. *J. Infect. Dis.*, **183**, 1295–9.
Sauter, E.A., Jacobs, J.A., Parkinson, J.F. (1980) Growth of psychrophilic bacteria on lamb carcasses, in *Proceedings, 26th Meeting of Meat Research Workers, volume 2*, Colorado Springs, pp. 279–81.
Savat, G., Toquin, M.T., Michel, Y. and Colin, P. (1995) Control of *Listeria monocytogenes* in delicatessen industries: the lessons of a listeriosis outbreak. *Int. J. Food Microbiol.*, **25**, 75–81.
Schiemann, D.A. (1989) *Yersinia enterocolitica* and *Yersinia pseudotuberculosis*, in *Foodborne Bacterial Pathogens* (ed M.P. Doyle), Marcel Dekker, Inc. New York, pp. 601–72.
Schiemann, D.A. and Fleming, C.A. (1981) *Yersinia enterocolitica* isolated from throats of swine in eastern and western Canada. *Can. J. Microbiol.*, **27**, 1326–33.
Schmidt, U. and Kaya, M. (1990) Behaviour of *L. monocytogenes* in vacuum-packed sliced frankfurter-type sausage. *Fleischwirtschaft*, **70**, 1294–5.
Scholefield, J., Menon, T.G. and Lam, C.W. (1981) Psychrotrophic contamination of pig carcasses, in *Proceedings, 27th European Meeting of Meat Research Workers*, Vienna, Austria, pp. 621–4.
Schoonderwoerd, M., Clarke, R.C., van Dreumel, A.A. and Rawluk, S.A. (1988) Colitis in calves: natural and experimental infection with a verotoxin-producing strain of *Escherichia coli* O111:NM. *Can. J. Vet. Res.*, **52**, 484–7.
Schotte, M., Höfelschweiger, H. and Reuter, G. (1992) Investigations on human *Trichinella spiralis* infection in the German Federal Republic in 1987. *Arch. Lebensmittelhyg.*, **43**, 136–9.
Schraft, H., Kleinlein, N. and Untermann, F. (1992) Contamination of pig hindquarters with *Staphylococcus aureus*. *Int. J. Food Microbiol.*, **15**, 191–4.
Schurman, R.D., Hariharan, H. and Heaney, S. (2000) Prevalence and characteristics of Shiga toxin-producing *Escherichia coli*

in beef cattle slaughtered on Prince Edward Island. *J. Food Prot.*, **63**, 1583–6.
Schweigert, B.S. (1987) The nutritional content and value of meat and meat products, in *The Science of Meat and Meat Products*, 3rd edn (eds J.F. Price and B.S. Schweigert), Food and Nutrition Press, Westport, Conn., pp. 275–305.
Scott, W.J. and Vickery, J.R. (1939) Investigations on chilled beef. Part II. *Cooling and Storage in the Meatworks.* Council for Scientific and Industrial Research, Australia, Bulletin No. 129.
SCVPH (Scientific Committee on Veterinary Measures related to Public Health, European Union) Opinion of the SCVPH on verotoxigenic *E. coli* (VTEC) in foodstuffs (adopted on 22–23 January 2003). www.europe.eu.int/.
Sekla, L., Milley, D., Stackiw, W., Sisler, J., Drew, J. and Sargent, D. (1990) Verotoxin-producing *Escherichia coli* in ground beef: Manitoba. *Can. Dis. Wkly Rep.*, **16**, 103–6.
Senczek, D., Stephan, R. and Untermann, F. (2001) Pulsed-field gel electrophoresis (PFGE) typing of Listeria strains isolated from a meat processing plant over a two-year period. *Int. J. Food Microbiol.*, **62**, 155–9.
Sharma, V.K., Kaura, Y.K. and Singh, I.P. (1974) Frogs as carriers of *Salmonella* and *Edwardsiella. Antonie van Leeuwenhoek, J. Microbiol. Serol.*, **40**, 171–5.
Sheridan, J.J. (1982) Problems associated with commercial lamb washing in Ireland. *Meat Sci.*, **6**, 211–9.
Sheridan, J.J. and Lynch, B. (1988) The influence of processing and refrigeration on the bacterial numbers on beef and sheep offals. *Meat Sci.*, **24**, 143–50.
Sheridan, J.J., Lynch, B. and Harrington, D. (1992) The effect of boning and plant cleaning on the contamination of beef cuts in a commercial boning hall. *Meat Sci.*, **32**, 185–94.
Shinagawa, K., Kanehira, M., Omoe, K., Matsuda, I., Hu, D.-L., Widiasih, D.A. and Sugii, S. (2000) frequency of Shiga toxin-producing *Escherichia coli* in cattle at a breeding farm and at a slaughterhouse in Japan. *Vet. Microbiol.*, **76**, 305–9.
Shiozawa, K., Nishina, T., Miwa, Y., Mori, T., Akahane, S. and Ito, K. (1991) Colonization in the tonsils of swine by *Yersinia enterocolitica. Contrib. Microbiol. Immunol.*, **12**, 63–7.
Shrivastava, K.P. (1977) Isolation and identification of *Salmonella* present in frozen frog legs. *Indian J. Microbiol.*, **17**, 54–7.
Sierra, M.-L., Sheridan, J.J. and McGuire, L. (1997) Microbial quality of lamb carcasses during processing and the acridine orange direct count technique (a modified DEFT) for rapid enumeration of total viable counts. *Int. J. Food Microbiol.*, **36**, 61–7.
Silla, H., Molina, I., Flores, J. and Silvestre, D. (1989) A study of the microbial flora of dry-cured ham. 1. Isolation and growth. *Fleischwirtschaft*, **69**, 1123–31.
Simonsen, B., Bryan, F.L., Christian, J.H.B., Roberts, T.A., Tompkin, R.B. and Silliker, J.H. (1987) Prevention and control of salmonellosis through application of HACCP. *Int. J. Food Microbiol.*, **4**, 227–47.
Sinha, B.K. and Mandar, L.N. (1977) Studies on the bacterial quality of market goat meat and its public health importance. *Indian J. Ani. Sci.*, 47, 478–81.
Siragusa, G.R. (1995) The effectiveness of carcass decontamination systems for controlling the presence of pathogens on the surfaces of meat animal carcasses. *J. Food Saf.*, **15**(3), 229–38.
Siragusa, G.R., Dickson, J.S. and Daniels, E.K. (1993) Isolation of *Listeria* spp. from feces of feedlot cattle. *J. Food Prot.*, **56**, 102–5.
Skelley, G.C., Fandino, G.E., Haigler, J.H. and Sherard, R.C., Jr. (1985) Bacteriology and weight loss of pork carcasses treated with a sodium hypochlorite solution. *J. Food Prot.*, **48**, 578–81.
Skjerve, E., Lium, B., Nielsen, B. and Nesbakken, T. (1998) Control of *Yersinia enterocolitica* in pigs at herd level. *Int. J. Food Microbiol.*, **45**, 195–203.
Skovgaard, N. and Morgen, C.-A. (1988) Detection of *Listeria* spp. in faeces from animals, in feeds, and in raw foods of animal origin. *Int. J. Food Microbiol.*, **6**, 229–42.
Skovgaard, N. and Nielson, B.B. (1972) Salmonellas in pigs and animal feeding stuffs in England and Wales and in Denmark. *J. Hyg. (Camb.)*, **70**, 127–40.
Skovgaard, N. and Norrung, B. (1989) The incidence of *Listeria* spp. in faeces of Danish pigs and in minced pork meat. *Int. J. Food Microbiol.*, **8**, 59–63.
Small, A., Reid, C.A., Avery, S.M., Karabasil, N., Crowley, C. and Buncic, S. (2002) Potential for the spread of *Escherichia coli* O157, *Salmonella*, and *Campylobacter* in the lairage environment at abattoirs. *J. Food Prot.*, **65**(6), 931–6.
Smart, J.L., Roberts, T.A., Stringer, M.F. and Shah, N. (1979) The incidence and serotypes of *Clostridium perfringens* on beef, pork and lamb carcasses. *J. Appl. Bacteriol.*, **46**, 377–83.
Smeltzer, T., Thomas, R. and Collins, G. (1980a) The role of equipment having accidental or indirect contact with the carcass in the spread of *Salmonella* in an abattoir. *Aust. Vet. J.*, **56**, 14–7.
Smeltzer, T., Thomas, R. and Collins, G. (1980b) Salmonellae on posts, handrails, and hands in a beef abattoir. *Aust. Vet. J.*, **56**, 184–6.
Smith, H.W. (1961) The development of the bacterial flora of the faeces of animals and man: the changes that occur during ageing. *J. Appl. Bacteriol.*, **24**, 235–41.
Smith, M.G. (1985) The generation time, lag time, and minimum temperature of growth of coliform organisms on meat, and the implications for codes of practice in abattoirs. *J. Hyg. (Camb.)*, **94**, 289–300.
Smith, M.G. and Graham, A. (1978) Destruction of *Escherichia coli* and salmonellae on mutton carcases by treatment with hot water. *Meat Sci.*, **2**, 119–28.
Smith, M.G. and Davey, K.R. (1990) Destruction of *Escherichia coli* on sides of beef by a hot water decontamination process. *Food Aust.*, **42**, 195–8.
Smith, J.L., Palumbo, S.A., Kissinger, J.C. and Huhtanen, C.N. (1975) Survival of *Salmonella dublin* and *Salmonella typhimurium* in Lebanon bologna. *J. Milk Food Technol.*, **38**, 150–4.
Smulders, F.J.M. (1987) Prospectives for microbial decontamination of meat and poultry by organic acids with special reference

to lactic acid, in *Elimination of Pathogenic Organisms from Meat and Poultry* (ed F.J.M. Smulders), Elsevier, Amsterdam, pp. 319–44.
Snijders, J.M.A. (1975) Hygiene of pig slaughtering. I. Scalding. *Fleischwirtschaft*, **55**, 836–40.
Snijders, J. (1988) Good manufacturing practices in slaughter lines. *Fleischwirtschaft*, **68**, 753–6.
Snijders, J.M.A. and Gerats, G.E. (1976a) Hygiene of pig slaughtering. III. The effect of different factors on dehairing. *Fleischwirtschaft*, **56**, 238–41.
Snijders, J.M.A. and Gerats, G.E. (1976b) Hygiene of pig slaughtering. IV. Bacteriological status of carcasses at various stages of the slaughter line. *Fleischwirtschaft*, **56**, 717–21.
Sofos, J.N., Kochevar, S.L., Reagan, J.O. and Smith, G.C. (1999) Extent of beef carcass contamination with *Escherichia coli* and probabilities of passing US regulatory criteria. *J. Food Prot.*, **62**, 234–8.
Sorqvist, S. and Danielsson-Tham, M.-L. (1986) Bacterial contamination of the scalding water during vat scalding of pigs. *Fleischwirtschaft*, **66**, 1745–8.
Sorqvist, S. and Danielsson-Tham, M.-L. (1991) Survival of *Campylobacter*, *Salmonella* and *Yersinia* spp. in scalding water used in pig slaughter. *Fleischwirtsch. Int.*, **2**, 54–8.
Stephan, R., Stierli, F. and Untermann, F. (1997) Chemical attributes characterizing sticky post-mortem ageing in beef. *Meat Sci.*, **47**, 331–5.
Stephan, R., Annemüller, C., Hassan, A.A. and Lämmler, C. (2001) Characterization of enterotoxigenic *S. aureus* strains isolated from bovine mastitis in North-East Switzerland. *Vet. Microbiol.*, 373–82.
Stern, N.J. and Line, J.E. (2000) *Campylobacter* (Chapter 40), in *The Microbiological Safety and Quality of Food* (eds Lund, B.M., Baird-Parker, T.C. and Gould, G.W.), *volume II*, Aspen Publishers, Inc., Gaithersburg, MD, pp. 1040–56.
Stern, N.J., Pierson, M.D. and Kotula, A.W. (1980) Effects of pH and sodium chloride on *Yersinia enterocolitica* growth at room and refrigeration temperatures. *J. Fd. Sci.*, 45, 64–67.
Stern, N.J., Hernandez, M.P., Blankenship, L., Deibel, K.E., Doores, S., Doyle, M.P., Ng, H., Pierson, M.D., Sofos, J.N., Sveum, W.H. and Westhoff, D.C. (1985) Prevalence and distribution of *Campylobacter jejuni* and *Campylobacter coli* in retail meats. *J. Food Prot.*, **48**, 595–9.
Stock, K. and Stolle, A. (2001) Incidence of *Salmonella* in minced meat produced in a European Union-approved cutting plant. *J. Food Prot.*, **64**(9), 1435–8.
Stolle, A. (1981) Spreading of salmonellas during cattle slaughtering. *J. Appl. Bacteriol.*, **50**, 239–45.
Strachan, N.J., Fenlon, D.R. and Ogden, I.D. (2001) Modelling the vector pathway and infection of humans in an environmental outbreak of *Escherichia coli* O157. *FEMS Microbiol. Lett.*, **203**(1), 69–73.
Sutherland, J.P. and Varnum, A. (1982) Fresh meat processing, in *Meat Microbiology* (ed M.H. Brown), Applied Science Publisher, London, pp. 103–28.
Suthienkul, O., Brown, J.E., Seriwatana, J., Tienthongdee, S., Sastravaha, S. and Echeverria, P. (1990) Shiga-like-toxin-producing *Escherichia coli* in retail meats and cattle in Thailand. *Appl. Environ. Microbiol.*, **56**, 1135–9.
Swanenburg, M., Urlings, H.A., Keuzenkamp, D.A. and Snijders, J.M. (2001) *Salmonella* in the lairage of pig slaughterhouses. *J. Food Prot.*, **64**(1), 12–6.
Swingler, G.R. (1982) Microbiology of meat industry by-products, in *Meat Microbiology* (ed M.H. Brown), Applied Science Publishers Ltd, London, pp. 179–224.
Synge, B.A. (1999) Animal studies in Scotland, in *E. coli O157 in Farm Animals* (eds C.S. Stewart and H.J. Flint), CAB International, pp. 91–8; http://www.cabi-publishing.org/Bookshop/ReadingRoom/085199332X/085199332Xch7.pd.
Synge, B.A. and Hopkins, G.F. (1992) Verotoxigenic *Escherichia coli* O.157 in Scottish calves. *Vet. Rec.*, **130**, 583.
Takacs, I. and Szita, G. (1984) Studies on the technology-hygiene of pig slaughtering. *Acta Alimen.*, **13**, 272.
Tannock, G.W. and Smith, J.M.B. (1971) A *Salmonella* carrier state of sheep following intranasal inoculation. *Res. Vet. Sci.*, **12**, 371–3.
Taormina, P.J., Bartholomew, G.W. and Dorsa, W.J. (2003) Incidence of *Clostridium perfringens* in commercially produced cured raw meat product mixtures and behavior in cooked products during chilling and refrigerated storage. *J. Food Prot.*, **66**(1), 72–81.
Taplin, J. (1982) *Salmonella newport* outbreak—Victoria. *Commun. Dis. Intell.* (Aust.), **1**, 3–6.
Tarr, P.I. (1994) Review of *Escherichia coli* O157:H7 outbreak: Western United States. *Dairy Food Environ. Sanit.*, **14**, 372–3.
Tarr, P., Tran, N. and Wilson, R. (1999) *Escherichia coli* O157:H7 in retail ground beef in Seattle: results of a one-year prospective study. *J. Food Prot.*, **62**, 133–9.
Tauxe, R.V. (2002) Emerging foodborne pathogens. *Int. J. Food Microbiol.*, **78**, 31–42.
Tauxe, R.V., Vandepitte, J., Wauters, G., Martin, S.M., Goosens, V., DeMol, P., van Noyen, R. and Thiers, S. (1987) *Yersinia enterocolitica* and pork: the missing link. *Lancet*, **i**, 1129–32.
Teufel, P. (1982) *Campylobacter fetus* subsp. *jejuni*—excretion rates in the pig and survival in tap water and minced meat. *Fleischwirtschaft*, **62**, 1344–5.
Thayer, D.W. and Boyd, G. (1993) Elimination of *Escherichia coli* O157:H7 in meats by gamma-irradiation. *Appl. Environ. Microbiol.*, **59**, 1030–4.
Thorberg, B.M. and Engvall, A. (2001) Incidence of *Salmonella* in five Swedish slaughterhouses. *J. Food Prot.*, **64**(4), 542–5.
Thorpe, R.H. and Barker, P.M. (1984) *Visual Can Defects*. The Campden Food Preservation Research Association, Chipping Campden, UK.
Thran, B.H., Hussein, H.S., Hall, M.R. and Khaiboullina, S.F. (2001) Shiga toxin-producing *Escherichia coli* in beef heifers grazing an irrigated pasture. *J. Food Prot.*, **64**(10), 1613–6.

Timoney, J. (1970) Salmonella in Irish pigs at slaughter. *Irish Vet. J.*, **24**, 141–5.

Tkalcic, S., Brown, C.A., Harmon, B.G., Jain, A.V., Muellerm, E.P., Parks, A., Jacobsen, K.L., Martin, S.A., Zhao, T. and Doyle, M.P. (2000) Effects of diet on rumen proliferation and fecal shedding of *Escherichia coli* O157:H7 in calves. *J. Food Prot.*, **63**(12), 1630–6.

Tompkin, R.B. (1980) Botulism from meat and poultry products—a historical perspective. *Food Technol.*, **34**, 228–36, 257.

Tompkin, R.B. (1986) Microbiology of ready-to-eat meat and poultry products, in *Advances in Meat Research* (eds A.M. Pearson and T.R. Dutson), *volume 2*, Meat and Poultry Microbiology, AVI Publishing Westport, Connecticut, pp. 89–121.

Tompkin, R.B. (1993) Nitrite, in *Antimicrobials in Foods*, 2nd edn (eds A.L. Branen and P.M. Davidson), Marcell Dekker, Inc. New York, pp. 191–262.

Tompkin, R.B. (1995) The use of HACCP for producing and distributing processed meat and poultry products, in *Advances in Meat Research* (eds A.M. Pearson and T.R. Dutson), *volume* 10, *HACCP in Meat, Poultry, and Fish Processing*, Blackie Academic and Professional, London, pp. 72–108.

Tompkin, R.B. (2002) Control of *Listeria monocytogenes* in the food-processing environment. *J. Food Prot.*, **65**(4), 709–25.

Troeger, K. and Woltersdorf, W. (1990) Microbial contamination by scalding water of pig carcasses via the vascular system. *Fleischwirtsch. Int.*, **1**, 18–25.

Tsai, S. and Chou, C. (1996) Injury, inhibition and inactivation of *Escherichia coli* O157:H7 by potassium sorbate and sodium nitrite as affected by pH and temperature. *J. Sci. Food Agric.*, **71**, 10–2.

Tutenel, A., Pierard, D., Uradzinski, J., Jozwik, E., Pastuszczak, M., Van Hende, J., Uyttendaeale, M., Debevere, J., Cheasty, T., Van Hoof, J., De Zutter, L. (2002) Isolation and characterization of enterohemorrhagic *Escherichia coli* O157:H7 from cattle in Belgium and Poland. *Epidemiol. Infect.*, **129**, 41–7.

Tuttle, J., Gomez, T., Doyle, M.P., Wells, J.G., Zhao, T., Tauxe, R.V. and Griffin, P.M. (1999) Lessons from a large outbreak of *Escherichia coli* O157:H7 infections: insights into the infectious dose and method of widespread contamination of hamburger patties. *Epidemiol. Infect.*, **122**(2), 185–92.

Uemura, T., Kusunoki, H., Hosoda, K. and Sakaguchi, G. (1985) A simple procedure for the detection of small numbers of enterotoxigenic *Clostridium perfringens* in frozen meat and cod paste. *Int. J. Food Microbiol.*, **1**, 335–41.

Unnerstad, H., Romell, A., Ericsson, H., Danielsson-Tham, M.-L. and Tham, W. (2000) *Listeria monocytogenes* in faeces from clinically healthy dairy cows in Sweden. *Acta Vet. Scand.*, **41**, 167–171.

Untermann, F. and Muller, C. (1992) Influence of a_w value and storage temperature on the multiplication and enterotoxin formation of staphylococci in dry-cured raw hams. *Int. J. Food Microbiol.*, **16**, 109–15.

USDA (United States Department of Agriculture). (1983) Production requirements for cooked beef, roast beef and cooked corned beef. *Fed. Reg.,* **48**(106), 24314-8.

USDA (United States Department of Agriculture). (1988) *Time/Temperature Guidelines for Cooling Heated Products.* FSIS Directive 7110.3, Food Safety and Inspection Service, US Department of Agriculture, Washington, DC.

USDA (United States Department of Agriculture). (1993) *Heat-Processing Procedures; Cooling Instructions, and Cooking, Handling and Storage Requirements for Uncured Meat Patties.* Federal Register 58:41138 Docket Number 86-0141F.

USDA. (1994) *USDA Nationwide Beef Microbiological Baseline Data Collection Program: Steers and Heifers* (October 1992–September 1993). US Department of Agriculture, Food Safety and Inspection Service, Washington, DC.

Uyttendaele, M., Jozwik, E., Tutenel, A., De Zutter, L., Uradzinski, J., Pierard, D. and Debevere, J. (2001) Effect of acid resistance of *Escherichia coli* O157:H7 on efficacy of buffered lactic acid to decontaminate chilled beef tissue and effect of modified atmosphere packaging on survival of *Escherichia coli* O157:H7 on red meat. *J. Food Prot.*, **64**, 1661–6.

Vågsholm, I. (1999) EHEC än en gång, nytt GD dokument. Föredrag Veterinärmötet 1999, Uppsala 1999. Sveriges Veterinärförbund/Sveriges Veterinärmedisinska selskap, pp 87–91. ISSN 1402–9324.

van der Riet, W.B. (1976) Water sorption isotherms of beef biltong and their use in predicting critical moisture contents for biltong storage. *S. Afr. Food Rev.*, **3**, 93–6.

van der Riet, W.B. (1982) Biltong: a South African dried meat product. *Fleischwirtschaft*, **62**, 1000–1.

Vanderlinde, P.B., Shay, B. and Murray, J. (1998) Microbiological quality of Australian beef carcass meat and frozen bulk packed beef. *J. Food Prot.*, **61**, 437–43.

Vanderlinde, P.B., Fegan, N., Mills, L. and Desmarchelier, P.M. (1999) Use of pulse field gel electrophoresis for the epidemiological characterisation of coagulase positive *Staphylococcus* isolated from meat workers and beef carcasses. *Int. J. Food Microbiol.*, **48**(2), 81–5.

Vanderzant, C., Hanna, M.O., Ehlers, J.G., Savell, J.W., Griffin, D.B., Johnson, D.D., Smith, G.C. and Stiffler, D.M. (1985) Methods of chilling and packaging of beef, pork and lamb variety meats for transoceanic shipment: microbiological considerations. *J. Food Prot.*, **48**, 765–9.

Van Donkersgoed, J., Jericho, K., Grogan, H., Thorlakson, B. 1997) Preslaughter hide status of cattle and the microbiology of carcasses. *J. Food Prot.*, **60**, 1502–8.

Van Donkersgoed, J., Graham, T. and Gannon, V. (1999) The prevalence of verotoxins, *Escherichia coli* O157:H7, and *Salmonella* in the feces and rumen of cattle at processing. *Can. Vet. J.*, **40**, 332–8.

Van Donkersgoed, J., Berg, J., Potter, A., Hancock, D., Besser, T., Rice, D., LeJeune, J. and Klashinsky, S. (2001) Environmental sources and transmission of *Escherichia coli* O157 in feedlot cattle. *Can. Vet. J.*, **42**(9), 714–20.

van Renterghem, B., Huysman, F., Rygole, R. and Verstraete, W. (1991) Detection and prevalence of *Listeria monocytogenes* in the agricultural system. *J. Appl. Bacteriol.*, **71**, 211–7.

Vuddhakul, V., Patararungrong, N., Pungrasamee, P., Jitsurong, S., Morigaki, T., Asai, N. and Nishibuchi, M. (2000) Isolation and characterization of *Escherichia coli* O157 from retail beef and bovine feces in Thailand. *FEMS Microbiol. Lett.*, **182**, 343–7.

Walker, H.L., Chowdhury, K.A., Thaler, A.M., Petersen, K.E., Ragland, R.D. and James, W.O. (2000) Relevance of carcass palpation in lambs to protecting public health. *J. Food Prot.*, **63**(9), 1287–90.
Wang, W. and Leistner, L. (1993) Shafu: a novel dried meat product of China based on hurdle-technology. *Fleischwirtschaft*, **73**, 854–6.
Wauters, G., Goosens, V., Janssens, M. and Vandepitte, J. (1988) New enrichment method for isolation of pathogenic *Yersinia enterocolitica* serogroup O:3 from pork. *Appl. Environ. Microbiol.*, **54**, 851–4.
Weber, A., Potel, J., Schafer-Schmidt, R., Prell, A. and Datzmann, C. (1995) Studies on the occurrence of *Listeria monocytogenes* in fecal samples of domestic and companion animals. *Zen. Hyg. Umweltmedizin*, **198**, 117–23.
Wells, J.G., Shipman, L.D., Greene, K.D., Sowers, E.G., Green, J.H., Cameron, D.N., Downes, F.P., Martin, M.L., Griffin, P.M., Ostroff, S.M., Potter, M.E., Tauxe, R.V. and Wachsmuth, I.K. (1991) Isolation of *Escherichia coli* serotype O157:H7 and other shiga-like-toxin-producing *E. coli* from dairy cattle. *J. Clin. Microbiol.*, **29**, 985–9.
Wells, S.J., Fedorka-Cray, P.J., Dargatz, D.A., Ferris, K. and Green, A. (2001) Fecal shedding of *Salmonella* spp. by dairy cows on farm and at cull cow markets. *J. Food Prot.*, **64**, 3–11.
Whelehan, O.P., Hudson, W.R. and Roberts, T.A. (1986) Microbiology of beef carcasses before and after slaughterline automation. *J. Hyg. (Camb.)*, **96**, 205–16.
Williams, B.M. (1975) Environmental considerations in salmonellosis. *Vet. Rec.*, **96**, 318–21.
Williams, L.P. and Newell, K.W. (1967) Patterns of salmonella excretion in market swine. *Am. J. Public Health*, **57**, 466–71.
Williams, L.P. and Newell, K.W. (1970) Salmonella excretion in joy-riding pigs. *Am. J. Public Health*, **60**, 926–9.
Willshaw, G.A., Smith, H.R., Roberts, D., Thirlwell, J., Cheasty, T. and Rowe, B. (1993) Examination of raw beef products for the presence of vero cytotoxin producing *Escherichia coli*, particularly those of serogroup O157. *J. Appl. Bacteriol.*, **75**, 420–6.
Wilson, J.B., Clarke, R.C., Renwick, S.A., Rahn, K., Johnson, R.P., Karmali, M.A., Lior, H., Alves, D., Gyles, C.L., Sandu, K.S., McEwen, S.A. and Spika, J.S. (1996) Vero cytotoxigenic *Escherichia coli* infection in dairy farm families. *J. Inf. Dis.*, **174**, 1021–7.
Wood, R.L., Popischil, A. and Rose, R. (1989) Distribution of persistent *Salmonella typhimurium* infection in internal organs of swine. *Am. J. Vet. Res.*, **50**, 1015–21.
Wray, C., McLaren, I. and Pearson, G.R. (1989) Occurrence of "attaching and effacing" lesions in the small intestine of calves experimentally infected with bovine isolates of verocytotoxic *E coli*. *Vet. Rec.*, **125**, 365–8.
Wray, C., Todd, N., McLaren, I., Beedell, Y. and Rowe, B. (1990) The epidemiology of salmonella infection of calves: the role of dealers. *Epidemiol. Infect.*, **105**, 295–305.
Wray, C., Todd, N., McLaren, I.M. and Beedell, Y.E. (1991) The epidemiology of salmonella in calves: the role of markets and vehicles. *Epidemiol. Infect.*, **107**, 521–5.
Zaika, L.L., Palumbo, S.A., Smith, J.L., Del Carral, F., Bhaduri, S., Jones, C.O. and Kim, A.H. (1990) Destruction of *Listeria monocytogenes* during frankfurter processing. *J. Food Prot.*, **53**, 18–21.
Zanetti, F., Varoli, O., Stampi, S. and De Luca, G. (1996) Prevalence of thermophilic *Campylobacter* and *Arcobacter butzleri* in food of animal origin. *Int. J. Food Microbiol.*, **33**, 315–21.
Zhao, T., Doyle, M.P., Shere, J. and Garber, L. (1995) Prevalence of enterohemorrhagic *Escherichia coli* O157:H7 in a survey of dairy herds. *Appl. Environ. Microbiol.*, **61**, 1290–3.
Zweifel, C. and Stephan, R. (2003) Microbiological monitoring of sheep carcass contamination in three Swiss abattoirs. *J. Food Prot.*, **66**, 946–52.

第 2 章
家禽製品

CHAPTER 2
Poultry products

Ⅰ　はじめに

2002年におけるニワトリ（86％），七面鳥（7％），アヒル（4％），ガチョウ（3％），その他（1％未満）家禽類の世界生産量は約7,400万トン（FAOSTAT, 2002）であり，2001年の輸出量は約960万トン（FAO, 2003），輸出上位10カ国は米国（33％），ブラジル（14％），オランダ（8％），フランス（8％），香港（7％），中国（6％），タイ（5％），ベルギー（3.5％），英国（2％），ドイツ（2％）の順である（FAO, 2003）。ニワトリ，七面鳥，アヒル，ガチョウのと体と各部分肉，さらには様々な家禽肉加工製品が国際的に取引されている。

これらの家禽肉を輸入している各国の食肉加工処理管理当局は，良好な衛生管理，保存状態，可食期間，公衆衛生に対する潜在的なリスクの指標として，家禽肉製品のミクロフローラに注目している。本章では，(a)家禽肉と体およびその加工製品を汚染する微生物の汚染源，(b)加工処理中の微生物の汚染拡散に影響を与える条件，(c)家禽製品中での微生物の生育と増殖に影響を与える要因，(d)検査結果の重要性，について説明する。

本章に使用されているデータのほとんどは，一般的な養鶏場で多頭羽飼育している商業用大規模施設から得られたものである。わずかであるが，家禽類の放し飼い，あるいは少数飼育している家族での小規模飼育施設から得られたデータもある。商業用の大規模施設は十分に管理を行っているところが多い。規制は各国で異なり，常に変更されるため，本章の情報はすべての地域や国に当てはまるわけではない。

Campylobacter jejuni およびサルモネラ属菌はどちらも人獣共通感染症の病原菌であり，感染動物に対して明確な病状を示さないが，家禽肉を汚染すると食品由来感染症の主な危害物質である。放し飼いの家禽類，管理することができない野鳥は感染の危険に暴露されているため，高温性カンピロバクター属菌の感染率は，一般的に飼育される家禽類よりも顕著に高いことが認められている（Giessen *et al.*, 1996）。

高温性カンピロバクター属菌は，米国（Altekruse *et al.*, 1999）および英国；ウェールズ（Frost *et al.*, 1998）だけでなく，恐らく世界的にヒトの細菌性胃腸炎の主要な原因となっている。さらに近年では，治療用として臨床的に用いられている抗生物質に耐性を示すカンピロバクター属菌株が世界中で急速に増えつつある（Velazquez *et al.*, 1995；Smith *et al.*, 1999；Van Looveren *et al.*, 2001）。

加熱調理の不十分な家禽肉は，食品による集団および散発型カンピロバクター感染症の最も主要な原因食品である（Butzler & Oosterom, 1991；Altekruse *et al.*, 1999）。さらに，調理中での家禽生肉から他の食品への二次汚染についても問題であると考えられている。このような条件で衛生的な食品を生産するためには，健康への被害発生の可能性を低減または排除するため，「農場から食卓まで」の概念に従って，農場からのすべての生産工程において適切な対策を講じることが重要である。食鳥処理場で行われている一般的な食鳥検査（視診，触診，切開）では，衛生的な家禽肉を生産するためには十分な検査であるとは言えない。家禽と体の微生物汚染を防ぐためには，解体処理施設の衛生管理を十分に行うことが最も重要である。そのため，日常業務において「解体処理での衛生管理」と定期的なと体の微生物モニタリングを実施することにより行うことができる。さらに，リスクを予測し適切な対策をとるためには，生産農場での飼育中のデータに加え，人獣共通感染症の病原体を保有している可能性がある動物からの排菌に関するデータなどを集めておくべきである。

A　定義

家禽肉とは，通常食用として用いられる鳥類の皮付きの筋肉組織や結合組織，および食用臓器である。

B　重要な特性

家禽と体の食用筋肉部位の水分含量は，ブロイラーで約71％，ロースターで約66％，雌鶏で約56％，中程度の脂肪を有す七面鳥で約58％である（Mountney, 1976)。たんぱく質と脂肪の含有量は，フライ用若鶏ではそれぞれ20.5％と2.7％，ロースターでは20.2％と12.6％，七面鳥で20.1％と20.2％，アヒルで16.1％と28.6％である（Burton, 1976)。1996年に米国で行われた皮付き鶏肉の4部位における平均赤身含有量の調査結果では，1979年に行われた結果と変わらなかったが，脂肪含有量は3％から3.9％に増加していた（Buege *et al.*, 1998)。家禽肉の価格（価値）はわずかに変化したが，と体構成は大きな変化がみられた。むね肉を主体とした家禽の赤身肉の需要が高まったために，むね肉の割合を増加させ，体重の重いブロイラーや七面鳥を飼育するようになった（Berri *et al.*, 2001)。

筋肉組織全体に脂肪のある赤身肉と異なり，家禽類の脂肪はほとんどが皮下と腹腔のみに存在している。低脂肪食肉を生産する場合，豚肉や牛肉に比べて家禽肉のほうが脂肪を比較的取り除きやすいために有利である。脂肪の含有量はトリの年齢，性別，骨格および種類によって異なる。

家禽生肉の栄養分に加え他の要素も汚染微生物の増殖に影響を与える。食肉の乾燥状態での保存状況，または，そのような状態でどのぐらいの期間置かれているかにより肉の水分活性（*Aw*）は0.98〜0.99の付近にある。鶏むね肉のpHは5.7〜5.9であるのに対して，大腿部の筋肉部位（もも肉）は6.4〜6.7である。鶏肉の皮膚部分のpHは，9週齢鶏；平均6.6，25週齢鶏；7.2と，成長するに伴い高くなってくる（Adamcic & Clark, 1970)。家禽肉の酸化還元電位は牛肉，豚肉および羊肉と同程度である。皮膚には数多くの微生物が生存しているが，下層筋肉への微生物侵入を防ぐバリア機能も保有している。家禽類の筋肉および皮膚組織は，種々の微生物にとって好適な培養基でもある。

C　加工処理方法

産卵直後の新鮮な受精卵を選出し，一定の温度の孵卵器（室）で鶏卵は21日間，七面鳥卵では28日間保管して孵化させる。孵化した雛はそれぞれ農場（養鶏場）に搬入され，食肉に適するまで飼

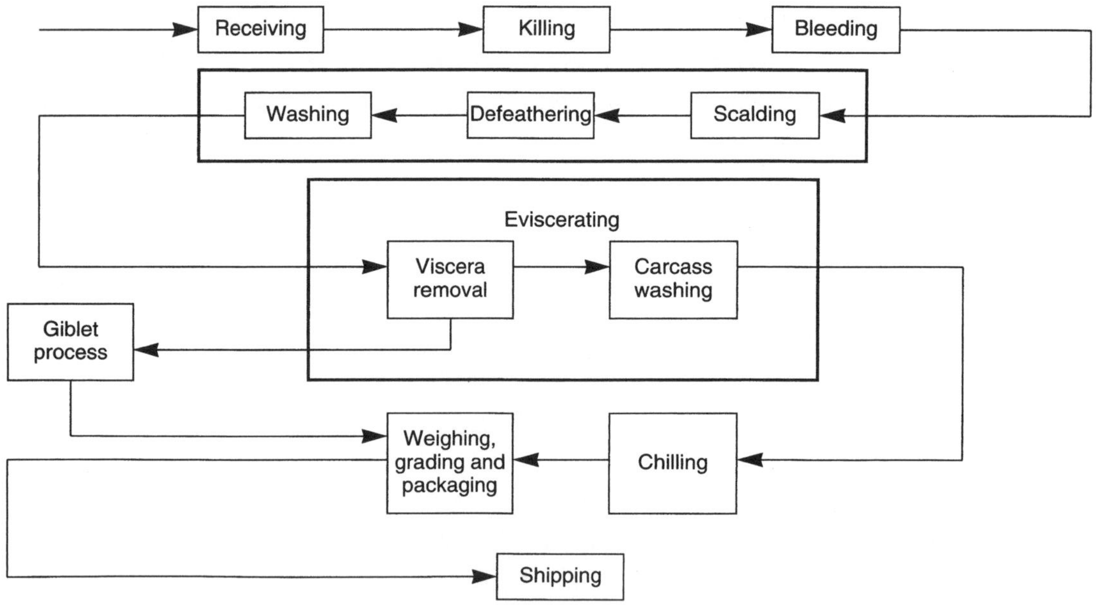

Figure 2.1　家禽処理のための一般的な工程フロー図

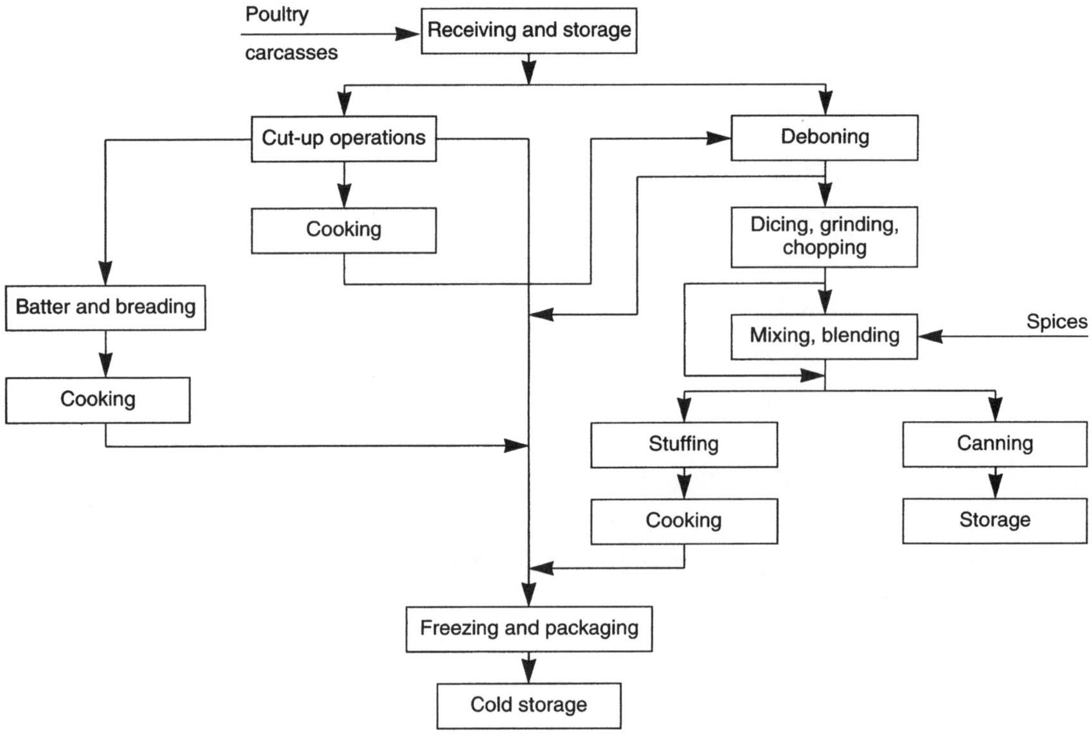

Figure 2.2　冷却された家禽と体以降の一般的な工程フロー図

Table 2.1　市販家禽製品の例

Raw fresh	Raw Frozen	Cooked, uncured	Cooked, cured	Dried
Whole birds	Whole birds	Products made from breast meat	Cured breast products	Freeze dried poultry meat
Parts-legs, thighs, breast, wings, backs	Parts-legs, thighs, breast, wings, backs	Barbecued poultry	Luncheon meat	Dry and semi-dry sausages
Uneviscerated poultry	Edible viscera-livers, gizzards, hearts	Baked whole birds	Frankfurters	Bouillon
Edible viscera-livers, gizzards, hearts	Mechanically deboned meat	Fried chicken portions	Ham, pastrami	Fat from cooking processes
Ground poultry meat	Ready-to-cook boneless poultry products	Canned products	Pate'	
Marinated poultry				

育（6～15週間）された後，食鳥肉処理施設に搬送される。処理場（施設）では，懸鳥後，頸動脈を切断して放血する。羽毛，頭部，脚および内臓を除去した後，と体は洗浄し冷蔵，さらに氷詰めまたは冷凍保存して，市場に出荷する。Figure 2.1 に，これら一般的な処理過程を示す。相当量の家禽と体が様々な生肉製品や加工製品に用いられている（Figure 2.2）。

D　家禽製品の種類

家禽肉製品には，生の丸と体あるいは部分肉製品（もも肉，胸肉など），また家禽肉を使用した種々の加工品がある（Table 2.1）。

Ⅱ　初期のミクロフローラ（農場での飼育環境による影響）

孵化用の卵内部への微生物汚染は，卵巣もしくは卵管の成育過程，あるいは卵殻からの侵入によって起こる可能性がある（第15章参照）。孵化した雛は，孵化場や農場において様々な環境要因により微生物感染を受ける。

雌鳥の卵巣や卵管に感染する微生物（特定のサルモネラ属菌，大腸菌，マイコプラズマ，カンピロバクター属菌，ビブリオ属菌，腸球菌）も知られている。このように微生物の感染は，卵巣から卵子へ，あるいは卵形成期に卵管から卵黄，卵白，膜組織へ起こる。卵巣からの汚染や卵殻から侵入したグラム陰性菌は，卵黄を経由して成長中の胚に感染する。

卵殻の殺菌は飼育業者の孵化場ではもちろんのこと，その他の孵化場でも行われている。汚染された卵内容物や糞便，新しく孵化した感染雛の羽毛は孵卵器を汚染する。このような環境において新たに孵化した雛は微生物感染を起こしやすい（Williams, 1978 ; Bailey *et al.*, 1992, 1994 ; Mitchell *et al.*, 2002）。

腸内細菌フローラは，疾病への抵抗力や病原菌（サルモネラ属菌，カンピロバクター属菌など）

の定着に影響を与えている。さらに，鶏群の健康状態は，こうした病原菌に対する感受性に影響を与える要因でもある。例えば，鶏コクシジウム症によりサルモネラ感染率が高まるという証拠がある（Arakawa *et al.*, 1992 ; Qin *et al.*, 1995）。またマイコトキシンのアフラトキシンあるいはオクラトキシンAを含有する飼料を与えることにより，サルモネラ感染若鳥の致死率は上昇する（Boonchuvit & Hamilton, 1975 ; Ellisalde *et al.*, 1994）。さらに，家禽の健康状態も，と殺処理後のと体において病原体の汚染レベルに影響を与えている。例えば，気嚢炎を呈する家禽は，体重およびサイズのいずれも健康鳥に比べ小さい。高速の自動中抜き機では，腸の切断や裂傷により，または糞便によりと体が汚染されることを最小限に抑えるため，と体の大きさが均一であることが望ましい（Russell, 2003）。

家禽類の飼料や水は，農場での微生物の感染源として重要である。ある種の動物由来原料（加工製造した動物性副産物，魚粉など）は，サルモネラ汚染の主要原因である。生きているニワトリの羽毛や皮膚に存在し，と体に付着する微生物の種類と数については，トリの飼育されている土壌や敷料の種類と条件に影響される。トリが接する土壌や敷料の種類は世界各国で様々である。敷料は排泄物や羽および土壌により汚染されてしまう。敷料を使用すると，アンモニアや pH 値が高まり，ある種の微生物（サルモネラ属菌など）には適さない状況となる（Turnbull & Snoeyenbos, 1973）が，古い湿った敷料や排泄物，さらに湿性飼料は酵母やカビの増殖に好適な培養基となる。

昆虫，ハエ，甲虫は微生物を保有し，これらを媒介する生物である。げっ歯類や他の小型ほ乳動物は，家禽類の飼育施設の微生物を足や体毛に付着し，糞便などにより拡散する（Lofton *et al.*, 1962）。野鳥が家屋や家禽の飼育環境に侵入すれば，サルモネラ属菌やその他の微生物は，家から家，農場から農場へと汚染を広げる可能性がある（Snoeyenbos *et al.*, 1967）。は虫類，両生類，ペットさらに農場の家畜もまた，何らかの病原体を保有している。農場従事者は作業靴や使用機具により病原体を容易に広げてしまい，また飼育動物の管理ミスから疾病を起こす原因微生物を拡散してしまう。

ヒトや家禽製品に問題を起こす病原体は，家庭や農場で飼育されている鳥類間で容易に感染が広がる。サルモネラ属菌やカンピロバクター属菌に感染している雛により他の雛へ急速に感染が広がる。1日齢の雛におけるサルモネラ属菌の最少感染量は非常に低い（100個以下）と考えられている。雛の成長に従って抵抗力は増強される（Snoeyenbos *et al.*, 1969）。感染鳥群の中で共食いを起こすと，腸管や皮膚に生育する多くの病原微生物や腐生性微生物は拡散を起こす。斃死した鳥類をすばやく除去しないと病原体が拡散する。ブロイラーでボツリヌス菌（C型）が大量発生するのは，この共食いのためである（Blandford & Roberts, 1970）。過度の暑さや寒さ，またその他のストレスによって，鳥類の感染抵抗性は低下する。

ブロイラーまたは七面鳥のほとんどは，通常数千羽を舎飼されている。適切な飼育舎の空間確保，十分な排気，吸気のろ過，死亡鳥の迅速な回収・除去，トリから給餌・給水器を離すような設置，さらに多くの国で一般的に使用されるようになってきたニップル型給水器の使用，毎日の給水器洗浄，ペレット飼料の使用，野鳥類・げっ歯類・は虫類および部外者の飼育舎への侵入防止，飼育鳥をオールアウトした際の飼育舎の清掃・消毒，清潔な作業服の着用，および作業靴の消毒などを適切に行うことによって，トリへの病原体の感染を防ぐことが可能である。これらを実践している国々では，生鳥や家禽加工生肉へのサルモネラ感染率は低いことが報告されている（Lundbeck, 1974 ; Zecca *et al.*, 1977）。こうした対策は間違いなくその他の病原体の感染予防にも有効である。

飼育舎における鳥類間の疾病予防はヒトの健康にも重要である。それはA群β型溶血性連鎖球菌，カンピロバクター属菌およびオウム病などの病原体が解体処理中の作業員へ感染したり，家禽肉を介してサルモネラ属菌，*C. jejuni* などが消費者に感染するためである。また，これらの感染した家禽類を生産することは飼育者にとって経済的に採算が取れない。

商業的に飼育されている家禽類は，通常農場で捕獲し，搬送ケージに入れて食鳥処理施設に搬入され，その日にと殺・解体処理される。ほとんどの国では，家禽類は農場および飼育舎別にと殺されているが，中には同一飼育舎のトリでも一部はその日にと殺し，残りは別の日に処理することもある。飼育舎でのトリの捕獲および輸送は，トリのストレスを最小限に抑えるようにしなければならない。

Ⅲ　初期の工程（丸と体・部分肉）

A　加工処理がもたらす微生物への影響

搬入された家禽は，解体処理後の家禽と体の微生物の主な汚染源である。トリの羽毛，脚，体（Barnes, 1960, 1975）および腸管のすべてが細菌汚染の重要な原因である。

解体処理作業は家禽の種類，処理羽数，設備，およびその家禽肉の使用目的によって異なる。家禽のと殺および加工処理については，一般に各国の監視・指導官庁により規制が設けられている。家禽処理の工程は次のように行われる（Figure 2.1）：搬送ケージから鳥類を取り出し，ベルトコンベアーシャックルに足をつるし，電気ショックにより失神させた後，頸動脈を切断し放血する。次に，湯漬け，脱羽（羽をむしること）を行い洗浄する。その後，頭，脚，手足，脂肪分泌腺（一部の国で行っている）を切除後，内臓を摘出して検査を行い除去，肺臓はバキュームにより除去，頸部を切除する。通常，その後，と体の噴霧洗浄を行い，冷却する。冷却後，家禽肉は等級別に分けられ丸と体，あるいは販売のための各部位（もも肉，むね肉，手羽肉など）に切り分けられて包装される。

家禽と体の微生物は，一般的に次の3つに分けられる。皮膚に常在しているミクロフローラ，解体処理時に体表や羽毛により汚染されたミクロフローラ，および処理工程中に汚染されたミクロフローラである。処理中に汚染される菌については，加工処理するための機器・設備，使用水，処理された他のトリからの汚染，さらに作業員による汚染もみられる。

と体の汚染に関しては，各処理工程での影響について数多くの研究が行われている。これらの研究成果から，処理工程中に好気性菌あるいは腸内細菌の著しい増加が起こることが示されている。処理工程中，これらは同程度存在するか，減少する。しかし，サルモネラ属菌汚染に関するデータは大きく異なり，搬入される家禽の種類，解体処理，検査のサンプル，検査方法などの条件により影響されると考えられる。家禽と体のサルモネラ属菌の一般的な検査は感度が高い方法が用いられている。家禽のサルモネラ属菌の感染率は高いが，と体の菌数は，通常皮膚では100 cfu/100 g未満と非常に少ない（Mulder *et al.*, 1977b）。カナダでの調査では，と体のサルモネラ検出率は鶏ブロイラーで平均21.1％，七面鳥は平均19.6％であった。検査したニワトリの96.9％，七面鳥の96.0％において，と体あたりサルモネラ菌数は100 cfuより少ないと推測された（CFIA, 2000）。

保持（retention），取り込み（entrapment），吸着（adhesion）

家禽と体で細菌が増殖する要因については，いくつかのメカニズムが知られている（Thomas *et al.*, 1987）。家禽における細菌汚染や加工処理による影響を理解しやすくするために簡単に述べる。

「保持」とは，と体が細菌汚染水に接触した時に発生する。と体の表面に水膜が作られるため，細菌汚染は処理水の細菌数と直接関連する（McMeekin & Thomas, 1978）。微生物の少ない清浄水でと体を洗浄すると，これらを汚染している微生物は減少する。と体の細菌数は，処理工程の特定の段階においてシャワー洗浄することによって90％以下まで減少させることができると推察される（Thomas *et al.*, 1987）。温湯漬けよりも低温湯漬けの方が，皮膚上の細菌の保持は減少する（Lillard, 1985）。

「取り込み」とは，露出した筋肉組織（皮膚，筋肉の膠質性結合組織）が水分を吸収し膨潤するときに起きる。膨潤する際に，水分の導入路やすき間ができ，細菌はそこから内部に侵入して汚染する（Thomas & McMeekin, 1980, 1984 ; Lillard, 1988, 1989b ; Benedict *et al.*, 1991）。と体のシャワー洗浄を行っても，これらの細菌を除去することはできず，消毒剤入り洗浄水を用いても効果は少ない。湯漬や脱羽方法により皮膚表皮の損傷の大きさを決める。表皮の損傷や真皮層への損傷が大きいほど，細菌は皮膚内に「取り込まれ」て汚染する危険が高まる（Kim & Doores, 1993a,b ; Kim *et al.*, 1993）。時間の経過に伴って，最初表面の水膜に付着していた細菌は最終的には内部に侵入する（Lillard, 1989a）。

「吸着」とは，微生物が皮膚表皮に付着するときに発生する。「吸着」できる細菌は限定されている。ある研究成果では，13種の血清型のサルモネラ菌株を鶏肉に吸着させる実験を行った。さらに，*Campylobacter coli*の1株と線毛を有する大腸菌株についても吸着を行った。しかし，大腸菌の有する線毛には吸着能はほとんど，あるいは全くないと考えられる（Campbell *et al.*, 1987）。莢膜の多糖体産生性を高める培地を用いて培養した細菌は吸着能が低いことが認められている。このことから，糖たんぱくによって菌体の吸着部位をブロックできることが示唆された。

家禽と体への吸着機序は解明されつつある（Sanderson *et al.*, 1991）。吸着は，皮下の筋肉を覆っている筋膜や疎性結合組織で起こる。細菌は筋繊維よりも結合組織において特異的に吸着すると考えられる（Benedict *et al.*, 1991）。実際，細菌の吸着は筋組織では観察されない。筋膜とは，グリコサアミノグリカン（GAG）のマトリックスに組み込まれたコラーゲンや弾性線維からなる緩やかな網目状の組織である。前述したとおり（Thomas & McMeekin, 1991），細菌はコラーゲン線維よりもGAGのマトリックスに明らかに接着しやすい。ムコ多糖体であるヒアルロン酸は菌体が接着するGAGの構成成分であることが確認されている（Sanderson *et al.*, 1991）。吸着の至適条件は中性でイオン強度が非常に低く，細菌へ暴露される前に一定時間（20分）浸水されており，菌体への接触時間が長いことである（Campbell *et al.*, 1987）。水に塩分（ナトリウム，マグネシウム，塩化カルシウム）を添加することにより吸着は減少し，菌体の除去をある程度促進することができる（Thomas & McMeekin, 1981；Campbell *et al.*, 1987；Lillard 1988；Benedict *et al.*, 1991）。加工処理中のと体への微生物の吸着は，鞭毛，線毛あるいは静電位による付着ではない（Thomas & McMeekin, 1981, 1984；Lillard, 1989b；Sanderson *et al.*, 1991）。生理食塩水による細菌除去は，ヒアルロン酸から菌体を分離することではなく，筋膜からヒアルロン酸を取り除くことによる（Sanderson *et al.*, 1991）。塩化亜鉛は，細菌の付着を軽減して解離を促進し，さらに恐らく *Salmonella* Typhimurium への殺菌作用を有する（Nayak *et al.*, 2001）。

3つの機序（保持・取り込み・吸着）がすべて起こった場合の各機序の相対的な重要性は解明されていない（Lillard, 1986；Thomas *et al.*, 1987）。細菌は時間の経過と共に外皮の表面とより緊密に関係してくる。このことは取り込みとおそらく“非特異的”吸着によって部分的に説明できる。こうした一般的な吸着形態は，サルモネラ属菌の筋膜および疎性結合組織への吸着で説明した特異的吸着とは異なる。

様々な汚染除去の方法についての有効性は，汚染されて内部に取り込まれて吸着した微生物の割合に影響される。さらに，家禽生肉中の微生物の定量あるいは検出するためのサンプリングについては，こうした要因を考慮する必要がある。加工処理以前に生鳥の皮膚にサルモネラ属菌が強固に吸着していれば，サルモネラ属菌陰性の家禽製品を生産することはできない（Lillard, 1989a）。筋肉内部への取り込みと吸着に関しての調査では，冷却水に浸漬する家禽と体が対象として行われた。空冷システムによる冷却については3つの機序の重要性については調査されていない。

と殺処理

と殺処理では，搬入されたトリを電気ショックで失神させ，頸動脈を切断する作業工程がある。これらの工程が最終製品での微生物学的品質に重大な影響を与えるという報告はみられない。

湯漬処理（Scalding）

と体は脱羽を容易にするために湯漬される。その方法には温湯浸漬，温湯噴霧，スチーム，さらに温湯噴霧と脱羽を同時施行する方法がある。温湯浸漬による湯漬は最も一般的に行われている。湯漬の時間と温度は，黄色の表皮層（外皮）を除去するか否かで決まる。低温の弱湯漬（52℃で約3分間）では表皮を除去することはないが，高温強湯漬（58℃で約2分半）では表皮は除去される（Thomas *et al.*, 1987）。外皮が除去された皮膚は，サルモネラ属菌の付着（Kim *et al.*, 1993）や腐敗・変敗性微生物の増殖（Ziegler & Stadelman, 1955；Essary *et al.*, 1958；Clark, 1968；Berner *et al.*, 1969）などに好適である。湯漬槽内の温湯は，オーバーフローさせるため通常1分間に1羽あたり0.2〜1Lの割合で補水されている。七面鳥では皮膚を白くするため，一般的に強湯漬が行われている。調理済家禽製品などの加工に使用される家禽（また産卵鶏（レイヤー）の廃鶏など）も通常強湯漬が行われる。ブロイラーでは，湯漬は様々な方法が用いられる。その選択は，家禽肉の販売時の形態と処理工程での冷却方法に左右される。欧州では，冷却水で冷却され，冷凍で販売されるものは強湯漬が行われる。空冷により冷却され生鳥肉で販売されるものは，強湯漬方法処理では外見が損なわれるため，弱湯漬が行われる（Richmond, 1990）。

湯漬処理では，脚，羽毛，皮膚，腸管に付着している土や塵芥，糞便などが湯漬水中に遊離する。また，湯漬槽内の水もトリの羽毛や皮膚に付着する。湯漬直後には，湯漬槽やと体あるいは気嚢内から，種々の細菌（*Clostridium*, *Micrococcus*, *Proteus*, *Pseudomonas*, *Salmonella*, *Staphylococcus*, *Streptococcus*）が分離される（Fahey, 1955；Walker & Ayres, 1956；Surkiewicz *et al.*, 1969；Mead & Impey, 1970；Lillard, 1971；Lillard *et al.*, 1973；Mulder & Dorresteijn, 1977）。しかし，湯漬槽内の好気性細菌数は通常 50,000 cfu/mL 以下である（Walker & Ayres, 1956, 1959；Schmidhofer, 1969；Mead & Impey, 1970；Mulder & Veerkamp, 1974；Lundbeck, 1974）。これは温湯のオーバーフローや清潔な換水を導入することなど，高温の湯漬水による影響である。残存する細菌数は，湯漬の条件とトリに付着している有機物の量によって異なる。例えば，湯漬温度 52℃では，総細菌数は約 10^6 cfu/mL であり，このうち腸内細菌数は約 10^4 cfu /mL である（Mulder, 1985）。

湯漬開始時，細菌数は増加した後，湯漬水（1 mL）の細菌数は1日を通して大きな変化はみられない（Schmidhofer, 1969；Veerkamp, 1974；Mulder, 1976）。湯漬直後のブロイラーの体表（皮膚）上の好気性菌数は，通常 16,000 cfu/cm^2 未満である（Walker & Ayres, 1956；Clark & Lentz, 1969；Surkiewicz *et al.*, 1969；Notermans *et al.*, 1975a）。

湯漬時間および温度は，と体の微生物除去や残存細菌の種類に影響を与える（Salvat *et al.*, 1992b；Mead *et al.*, 1993）。湯漬条件の比較を Table 2.2 に示す。53℃，128 秒間の弱湯漬において，腸内細菌や低温細菌は有意に減少したが，好気性菌数はほとんど変わらなかった。60℃，115 秒間の強湯漬では，これらの菌群はすべて有意に減少を示した。

しかし，弱湯漬（約 55.5℃）において好気性菌，腸内細菌および大腸菌はほとんど減少しなかったという報告もみられる。湯漬での残存菌数が多いと，次の処理工程での腸管内容物汚染評価を行うことが難しい。しかし，60℃で湯漬を行えば，ほとんどすべての腸内細菌および大腸菌は死滅し，それでも菌が検出されるとすればそれ以後の処理工程において汚染があったものと考えられる（Notermans *et al.*, 1977）。また，腸内細菌が湯漬後でも残存することは，と体間の二次感染の可能性がある（Mulder *et al.*, 1978）。

熱湯噴霧方式（spray scalder）と脱羽の併用（Veerkamp & Hofmans, 1973；Mulder, 1985），スチー

Table 2.2　ニワトリ肛門周囲皮膚の微生物数（$\log_{10}$ /g）における湯漬処理の比較[a, b]

	60°C for 115 s		53°C for 128 s	
Organism or group	Before	After	Before	After
E. coli	3.5	0.8	>4.0	3.4
Enterobacteriaceae	4.9	<2.0	6.1	4.2
Psychrotrophs	4.3	<2.0	4.2	<2.0
Aerobic plate count	7.9	4.9	7.9	6.5

[a]Notermans *et al.* (1975a); Mulder and Dorresteijn (1977).
[b]Means of 8 samples.

ム温水方式（steam hot-water scalder）（Patrick *et al*., 1972, 1973），減圧下スチーム一括方式（batch-type scalder using steam at sub-atmospheric pressure）（Klose *et al*., 1971；Kaufman *et al*., 1972；Lillard *et al*., 1973；Patrick *et al*., 1973）は，高温湯が使用されることや１羽当たりの処理水が多いため，湯漬式よりも細菌数の低減に効果的である。しかし，これらの方法は体表面を褪色化させたり，従来の方法に比べて経済効果は高くないため（Mulder, 1985），一般的には用いられていない。

脱羽処理（Plucking）

脱羽は，ゴム製のフィンガーを回転させて機械的に羽をむしり取る。低温細菌ばかりでなく好気性細菌も脱羽後増加する（Walker & Ayres, 1956, 1959；Clark & Lentz, 1969）。脱羽処理中の微生物拡散とゴム製フィンガーの不十分な洗浄により，好気性細菌および黄色ブドウ球菌汚染が増加する（Simonsen, 1975）。

湯漬直後のと体の熱によって脱羽機内の温度は上昇する。このように栄養豊富で高温多湿の機内環境では，黄色ブドウ球菌の増殖にとっては好条件である。ゴム製フィンガーは洗浄することが難しく，摩耗や亀裂破損が生じやすい。ゴム製フィンガーが劣化していなくても，微生物はラバー（表面下）に侵入している可能性がある（Table 2.3）。脱羽機を汚染した黄色ブドウ球菌は細胞外粘液を産生し，増殖する傾向がある（Dodd *et al*., 1988）。本菌はこのような特性を有するため，機器に付着し易く，おそらく低濃度（１～5μg/mL）の塩素に対して抵抗性は高い。これらの菌株は一度定着を示すと長く生残し，環境条件がよければ増殖し，処理機器に定着する（Mead & Dodd, 1990）。したがって，生鳥肉に存在する黄色ブドウ球菌には，生鳥由来で湯漬処理後でも生残していたものと脱羽機由来のものの両方が混在している。これまで常在黄色ブドウ球菌を除去する効果的な方法はない。適切な洗浄の強化と破損フィンガーの交換，過剰な羽毛蓄積を避けることによって，汚染を十分に除くことはできないが，少なくすることができる（Mead & Dodd, 1990）。十分な濃度（50 μg/mL 以上）の塩素水の噴霧や，熱を放出するために機械に覆いをしないことも汚染の抑制になる（Purdy *et al*., 1988）。

Table 2.3　洗浄後の３種類の脱羽機ゴム製フィンガー表面と非表面の微生物レベル

Machine	Finger No.	Degree of wear	Surface ($\log_{10}$ cfu/cm^2)		Subsurface ($\log_{10}$ cfu/g)	
			TVC	*Staph. aureus*	TVC	*Staph. aureus*
A	1	None	5.1	3.4	4.1	2.9
	2	None	6.1	3.5	3.6	<2.0
	3	Slight	5.6	3.1	5.5	2.6
B	1	Slight	5.0	3.4	5.5	3.3
	2	Moderate	>6.1	>6.0	>6.0	>5.0
	3	Substantial	5.6	3.8	5.3	3.0
C	1	Substantial	5.9	5.3	4.4	3.1
	2	Slight	5.8	5.1	5.5	4.8
	3	Substantial	5.0	4.2	5.5	4.6

Data of Thompson and patterson (1983). *Source*: Mead and Dodd (1990).
TVC = total viable count, 22°C.

Table 2.4　連続する処理群の七面鳥と設備から分離されたサルモネラ属菌の血清型[a, b]

	Day I			Day II	Day III			Day IV[c]	Day V	Day VI				Day VII				VIII N	IX
Site	A	B	C	D	E	F	(EF)		G	H	I	(HI)	J	K	L	(KL)	M	N	
Fecal droppings, farm	–	e	g	g	i,j	b			k	–	b			b	–		–	–	
Water troughs, farm	–	–	g	g	i	–				k	–	–			–	–	–	–	–
Fecal droppings, truck	–	–	–	g	–	–			b	l,n	–		–	–	–		–	–	
Picker 1	a	–	a	a,g			c,i	g	m					i	m	m,p	b,p	p	–
Picker 2	–	c	a,e				b,c	–		m			–	m		b,g	b	p	–
Picker 3	–	–	e	e			g	–		m		–		–	–		–	–	–
Spiral Picker	b,c	a,c	b,d	d,f			a,b	b	–					l	–	g	g	a	–
Chute		–	a,e	b,d	g			b	–	–		l		b		g	g	c	q
Table (picking)	–	b,e	f	g			b	–	–					l	b	g	g	c	–
Carcasses after picking		b,e,f		g	c,h		b,g		l,m	n,o	g		d,g	b	g		c	a	
Carcasses after washing				–	–				–	g,l	–		–	e	g		–		
Gutter	–	–	f				b	–	l,m			b	b			–	g	c	–
Knives		–	f				–		l			–	–				–	–	
Head remover			f	b,g			–	–	–	n		–	c			–	–	–	–
Trussing table	b,d	e	f	g			e,i	–	–	n		–	b			–	g	–	–
Spin chill 1	–	–	b	g			–	–	–			b	–			–	–	–	–
Slide	a	–	f	f			–	–	–			–	–			–	g	–	–
Spin chill 2	–	–	–	–				–	–			–	–			–	g	–	–
Spin chill 3	–	–	–	–			–	–	–			–	–			–	p	–	–
Chute and grade table	–	–	–	–			–	–	–			–	–			–	–	–	–
Carcasses before icing	–	–	f	g	a	–			–		–	–			–	–	–	–	–
Chill tank[d]		–		–	–	–		–	–	–			–		–			–	–
Carcasses before packing[d]	c	e	f	g	i	f,i			–	–	–		–	–	–			–	–
Grading, packing table[d]		–	–	–			i		–			b	–			–	–	–	
Scales[d]			–	–			–		–			–	–			–	–	–	
Baggers[d]					–		–		–				b	–			–	–	–

[a]Bryan *et al.* (1968a); A–O indicate flock.
[b]Key: a. *S. infantis*; b. *S. anatum*; c. *S. chester*; d. *S. bredeney*; e. *S. typhimurium*; f. *S. cerro*; g. *S. sandiego*; h. *S.* derby; i. *S. newington*; j. *S. senftenberg*; k. *S. halmstad*; l. *S. muenchen*; m. *S. stanley*; n. *S. saint paul*; o. *S. blockley*; p. *S. schwarzengrund*; q. *S. montevideo*; –, negative for salmonellae; all blank spaces indicate that no samples were taken.
[c]After cleanup.
[d]Isolation made on the following day.

サルモネラ属菌の自然感染七面鳥14羽について，脱羽処理時，第1，第2，第3ピッカー（脱羽機）のゴム製フィンガーからサンプリングして本菌の汚染を調べた結果，それぞれ12羽，11羽，7羽がサルモネラ陽性であり，最後のスパイラルピッカーでは12羽が陽性だった。脱羽後のと体を運ぶシュートとテーブルを調べると，それぞれ10羽，12羽が陽性だった。脱羽後と体の63％がサルモネラ陽性を示した（Bryan *et al.*, 1968a）。これら分離株は，一般に七面鳥から分離される菌株の血清型と一致している（Table 2.4）。

脱羽により汚染された少数のと体から微生物は多くのと体に拡散することが明らかである。解体処理の初期段階で皮膚を汚染し，皮膚や羽嚢のすき間から侵入した細菌は，処理の後期段階で除去することは困難となる（Bryan *et al.*, 1968a；Notermans & Kampelmacher, 1974；Notermans *et al.*, 1975c）。家禽と体に付着している微生物は，脱羽直後のと体の微生物学的品質に大きく影響している（欧州共同体委員会，1976；McMeekin & Thomas, 1978；Salvat *et al.*, 1992b；Abu-Ruwaida *et al.*, 1994／Table 2.5およびTable 2.6参照）。

内臓摘出

内臓摘出（中抜き工程）時，微生物は作業員，検査員さらに処理器具によってと体からと体へと汚染する（Galton *et al.*, 1955；Wilder & MacCready, 1966；Bryan *et al.*, 1968a）。小規模処理場では腹腔切開および内臓摘出は手で行われているため，特に腸を切除する際にかなり汚染される。手動の内臓摘出では体腔から腸を引き上げ，と体の脇にドレープする作業が含まれる。肛門などの排泄腔から糞便やその他汚物をバキューム除去する。機械式の内臓摘出の場合，と体の微生物汚染を増やさないためには機械の適切なメンテナンスと連続的な洗浄が必要である（Simonsen, 1975）。機械による内臓摘出を行うことができるのは，トリの大きさと体重が規定内にあるものである。処理するトリの大きさが異なると，腸を損傷し，と体への汚染の可能性は増大する。

噴霧洗浄

多くの国で，と体は内臓摘出後，噴霧洗浄を行うことと定められている。例えば，EU各国では1羽（最高2.5kg）当たり最低1.5Lの水を使用することが規定されている（Mulder, 1985）。

内臓摘出後1回だけ洗浄するよりも，内臓摘出時にも噴霧洗浄を行うことにより，腸内細菌やサルモネラ属菌の汚染を効果的に抑制できる（Mulder, 1985；Table 2.7および2.8）。内臓摘出を手動，機械式の両方により行っている3カ所の処理施設で実験が行われた結果，追加洗浄の有効性が示されている（Notermans *et al.*, 1980）。

噴霧洗浄によって，好気性細菌，腸内細菌および大腸菌群数を50～90％まで減少することができる（Stewart & Patterson, 1962；Sanders & Blackshear, 1971；May, 1974；Mulder & Veerkamp, 1974；Mulder, 1976）。さらに，サルモネラ汚染も低下させることができる（Bryan *et al.*, 1968a；Morris and Wells, 1970）。しかし，シュードモナス属菌の中には，噴霧によっても，と体を汚染するものがある（Lahellec *et al.*, 1973）。洗浄水に有機酸もしくは有機塩素化合物を添加しても，家禽肉の可食期間は延長しない。しかし，噴霧洗浄水および冷却槽の両方に塩素を添加すれば，細菌数を低減することができる（Jul, 1986）。

ほとんどの処理施設では，機械による内外洗浄を行っており，冷却前に体腔内とと体表面の両方を洗浄している。少数の処理施設では，と体の内外洗浄を2回行い，体表の汚染を除去している。七面鳥の体腔洗浄を評価したところ，手持ち式スプレー洗浄では効果が得られなかった（Wesley & Bovard, 1983）。

Table 2.5　浸漬冷却鶏肉の各処理段階における頸皮の細菌数/g の平均値（$\log_{10}$）[a]

Plant[b]	After defeathering	After evisceration	After spray washing	After immersion chilling	After packaging
Aerobic plate counts[c]					
1	5.24	5.42	5.15	4.51	4.72
2	4.32	5.14	5.16	5.06	5.02
3	4.43	5.44	5.00	5.14	5.15
4	5.36	5.37	5.25	5.05	5.04
5	5.15	5.34	5.25	4.99	4.98
Coliform counts[c]					
1	4.74	4.56	4.40	3.44	3.57
2	3.41	4.02	3.70	3.29	3.10
3	3.44	4.82	4.33	4.12	4.08
4	4.50	4.62	4.24	4.03	4.23
5	4.21	4.59	4.59	4.08	4.14

[a]Commission of the European Communities (1976).
[b]Plants 1, 2, and 3 used counter-current immersion chillers, and plants 4 and 5 used through-flow immersion chillers.
[c]During 8 sampling periods, 10 samples of neck skin were collected with the passage of 100 carcasses between samples from each sample station at each plant. These 10 samples were pooled for examination.

Table 2.6　空気冷却鶏肉の各処理段階における頸皮の細菌数/g の平均値（$\log_{10}$）[a]

Plant[b]	After defeathering	After evisceration	After spray washing	After air chilling	After packaging
Aerobic plate counts[c]					
1a	4.60	4.92	4.64	4.54	4.52
2a	4.84	5.21	4.66	4.73	4.74
3a	6.01	5.98	5.84	5.65	–
4a	6.22	6.24	6.39	6.12	–
5a	5.13	5.76	5.26	5.15	5.42
6a	5.36	5.37	5.25	5.37	5.15
Coliform counts[c]					
1a	3.31	3.70	3.80	3.71	3.53
2a	3.29	3.56	3.39	3.63	3.28
3a	4.96	5.07	4.70	4.68	–
4a	5.51	5.57	5.66	5.23	–
5a	4.26	5.06	4.49	4.41	4.88
6a	4.50	4.62	4.24	4.44	4.19

[a]Commission of the European Communities (1976).
[b]Plants 1a, 3a, 4a, 5a, and 6a used tunnel chilling, and plant 2a used a chilling room.
[c]During 8 sampling periods, 10 samples of neck skin were collected with the passage of 100 carcasses between samples from each sample station at each plant. These 10 samples were pooled for examination.

冷却

冷却は，低温細菌の増殖と食品由来病原体の増殖を抑制するために必要である。冷却方法は経済的，衛生的条件および各地域の規制などにより大きく影響を受けている。理想的には，最少コストで細菌汚染や増殖を抑制する方法を用いることである。冷却により微生物学的安全性・品質を向上させるための汚染防止が行われることが望ましい。多くの国では，冷却時のと体への吸水量に制限を設けている。さらなる効率化とコスト削減，一層の微生物抑制と変化する規制基準への適応のため，食鳥業界では冷却システムを改変している。

冷気の循環，冷水噴霧，あるいは冷却槽（氷あり／氷なし）への浸漬などによってと体は冷却される。欧州では湿式冷却後の家禽肉は冷凍されるが，空冷却や噴霧冷却の家禽肉は冷蔵処理される。他の地域では，家禽肉の多くは湿式冷却されており，冷蔵あるいは冷凍処理される。これらのシステムが正常に管理される場合，空冷，噴霧，浸漬冷却のいずれの方法が，と体のサルモネラ属菌を効果的に抑制できるかを示す証明はない。冷却前の他の要因（搬入鳥のサルモネラ属菌の汚染度，湯漬・脱羽・内臓摘出の条件等）が汚染に大きく影響する。

Table 2.9 に内臓摘出，冷却，包装後における鶏肉の標準温度を示す。多くの国では家禽肉の冷却要件が定められている。例えば，米国ではと体体重が 4 ポンド未満であれば 4.4℃以下で 4 時間，4～8 ポンドで 6 時間，8 ポンド以上で 8 時間の冷却が必要と定めている（CFR, 1992）。この要件はブロイラーの解体処理における重要事項として取り上げられているが（Codex, 2002），その根拠は明らかではない。おそらく，この要件が設定された時点の米国の商慣行に基づいて冷却要件が決定されたものと考えられる。病原体を抑制するために必要な条件を科学的に検証した上で，時間・温度要件が定められたという証明はみられない。

空冷

空冷とは，と体の内腔および全体に乾式／湿式の冷気を吹きつけ，その時間，温度，湿度を様々に組み合わせて行うことができる。0～−2℃の乾いた空気を吹き付ける方法（Grey & Mead, 1986 ;

Table 2.7　内臓摘出中のと体の噴霧洗浄による腸内細菌の増加防止

Plant Code	No. of extra sprays	$\log_{10}$ Enterobacteriaceae/g[a] After defeathering	After evisceration
A	0	3.93	4.70
A	3	3.93	3.87
B	0	2.98	3.98
B	3	2.98	3.00
C	0	3.66	4.97
C	1	3.57	4.38
C	2	3.57	3.88
C	3	3.66	3.70

From: Notermans *et al.* (1980).
[a]Mean values for 15–27 samples of cloacal skin.

Table 2.8　内臓摘出中のと体の噴霧洗浄によるサルモネラ属菌の汚染の減少

	Percent of samples positive for salmonellae		
		After evisceration	
	After defeathering	No sprays	With extra sprays
Test 1	NT[a]	53[b] (71)[c]	18 (33)
Test 2	68 (84)	93 (100)	29 (50)

From: Notermans *et al.* (1980).
[a]not tested; [b]rinse of cloaca skin (8 g); [c]analysis of macerated cloaca skin (8 g).

Jordan, 1991）もその1つであり，また業務用では －17℃で1時間空冷した後，4℃で一晩保存するという方法もある（Schmitt *et al.*, 1988）。乾式空冷は体表面（皮膚）を乾燥させ，微生物増殖を抑制することができると期待されるが，包装後のと体表面は再び湿気を帯びるため，この乾式冷却はあまり有効でない（Grey & Mead, 1986）。湿式空冷とは，空気と一緒に水を吹きかけることにより気化冷却する方法である。湿式空冷の後に乾いた空気を吹きつける方法もある（Jul, 1986）。1990年代半ばまでは，5℃で1時間予備空冷を行った後，0℃で1.5時間の本空冷を行う方式が，より一般的に行われていた（Ristic, 1997）。

空冷を行う場合には，生鳥を約50℃で湯漬することにより乾燥による体表面（皮膚）の変色を最小限に抑える。この湯漬温度は腸内微生物をほとんど死滅させない。EU委託の研究において，と体の空冷および水冷どちらも製品の可食期間に対する商業的優位性は示されていない。2℃で空冷および水冷の2種の方法を用いて行った結果では，平均的な可食期間は空冷が8.8日，水冷が8.6日であった（Grey & Mead, 1986）。これまでのところ可食期間に差異がみられたという報告はない（Mulder & Bolder, 1987；Schmitt *et al.*, 1988）。湯漬（50℃・57℃）および冷却方法（空冷／水冷／気化冷却）の組み合わせでの成績では，0℃におけるブロイラーの可食期間には差がみられなかった（Mulder & Bolder, 1987）。好気性細菌および腸内細菌の菌数を比較した研究では，湿式空冷の場合，それぞれ $\log_{10}3.91$ と $\log_{10}2.5$ であり，水冷の場合，$\log_{10}4.57$ と $\log_{10}2.58$ であった（Ristic, 1997）。

Table 2.9　加工処理中のニワトリと体の温度（℃）[a, b]

Plant[c]	After evisceration	After spray washing	After air chilling	After packaging
Air chilled				
1a	27.5	26.3	12.2	13.4
2a	30.5	32.5	2.0	3.4
3a	39.8	38.8	8.2	–
4a	28.0	27.0	5.0	–
5a	34.4	32.1	0.3	2.8
6a	34.0	32.0	7.6	8.0
Immersion chilled				
1	30.5	29.5	7.3	9.3
2	31.6	26.6	10.1	–
3	28.6	27.5	7.7	9.3
4	34.0	32.1	8.9	8.7
5	30.0	28.4	7.8	9.1

[a]Commission of the European Communities (1976).
[b]Average of 8 experimental periods. Ten carcasses placed into an insulated box, thermocouples inserted among the carcasses in the center of the box, and temperatures determined after an equilibration period of 30 min. In plant 4a, temperatures of carcasses were measured by thermocouples inserted into the deep breast musculature.
[c]Plants 1a, 3a, 4a, 5a, and 6a used tunnel chilling and plant 2a used a chilling room. Plants 1, 2, and 3 used counter-current immersion chillers. Plants 4 and 5 used through-flow immersion chillers.

スプレー冷却

これは，と体を懸垂し冷却水を噴霧する方法である（Leistner *et al.*, 1972；Leistner, 1973；Mulder & Veerkamp, 1974；Ristic 1997；Mielnik *et al.*, 1999)。種々の調査の結果，冷却水（0～11℃）0.3～15Lを15分～30分間，と体にスプレーすることにより体温は通常7℃以下まで低下する。家禽類のスプレー冷却方法では大量の冷却水が必要とされているが，商業的にはこの方法が行われており，水量もここに示した量まで減らすことができた。本方法の使用処理施設では，冷凍鶏肉のサルモネラ属菌汚染率は85％以上であることが示されている。このため，必ずしもこの方法が他の方法に比べ家禽肉の衛生状態を向上させているとは言えない（Eisgruber & Stolle, 1992)。スプレー冷却は乾式空冷に比べ家禽肉の色をよくし，と体の重量の損失を抑制できる（1.8％）と報告されている。微生物学的品質と家禽肉の腐敗・変敗の発生に関しては，スプレー冷却も乾式冷却も同じであった（Mielnik *et al.*, 1999)。

連続浸漬冷却（Continuous immersion chilling）

この方法は冷却水の入った1つのタンク，あるいは数個のタンクにと体を浸漬させることである。機械的にあるいは圧縮空気によって水の撹拌を行っている。新鮮な冷水はと体の進む向きとは逆に流れる必要がある。チラーの出口付近における水の細菌汚染によって，と体に付着する細菌数は左右される。連続浸漬による冷却は非常に効果が高く，比較的安価である。水を撹拌することにより微生物はと体から多少脱落するが，冷却条件が十分に管理されていなければ，他のと体に付着する可能性がある。

槽内の冷却水のサルモネラ菌数とと体のサルモネラ汚染の関係について報告されている（Table 2.10参照)。冷却水の約55％がサルモネラ陰性であったが，関連すると体の19％が陽性であった。また，水の約8％からサルモネラ属菌100cfu/mL以上が検出された（Green, 1987)。本データから，冷却水の汚染を調べることにより，冷却後のと体のサルモネラ汚染を簡易に推定することができる

Table 2.10　と体と冷却タンク水におけるサルモネラ汚染の関係[a]

No. (%) of water samples	Estimate of salmonellae in 100 mL water	% of carcasses positive
870 (54.5)	<1	19[b]
190 (11.9)	1–4	45
192 (12.0)	5–10	53
221 (13.9)	11–100	55
122 (7.6)	>100	69

Source: Green (1987).
[a]Survey data from U.S. broiler plants involving 1 719 carcasses and 1 595 water samples.
[b]Carcasses were sampled by a whole carcass rinse.

Table 2.11　2カ所の処理場におけるブロイラーと体の微生物レベルに対する浸漬冷却の効果

	Mean $\log_{10}$/ml of carcass rinse				%Positive Salmonellae	
	Aerobic count		Enterobacteriaceae			
	A	B	A	B	A	B
Pre-Chill	4.69	4.67	4.01	4.09	13	10
Pre-Chill	3.78	3.94	2.97	2.97	28	38*

Adapted from Lillard (1990).
*Significantly different from pre-chill (P = <0.05). All data are based upon 40 whole carcass rinse samples from each site at each plant (plants A and B). Chill water was not chlorinated.

と述べられている。浸漬冷却によって，ブロイラーと体における腸内細菌数を約10分の1に減少させることができるという研究結果もみられる（Table 2.11参照）。しかし，サルモネラ属菌の汚染は浸漬冷却により10〜13％から28〜38％へと上昇した（Lillard, 1990）。

連続浸漬冷却により好気性菌数および糞便指標菌数が減少することが12の検査から示されている（Thomson *et al*., 1974）。3つの検査からはこれらの細菌の1つ以上が増加した。このような相違が生じるのは，(a)冷却前におけると体の細菌感染の拡大，(b)1と体当たりの換水量，(c)冷却水量に対して体数が多いことが原因である。と体当たりの水量が十分でないと，微生物は水中に蓄積し，と体への付着が減少するよりはむしろ増加する。1970年代，80年代に行われた調査結果により，欧州では浸漬冷却法が改善された（Jul, 1986）。

適正に設置された最新の逆流浸漬冷却法によって，サルモネラ属菌の菌数を減少させることができると同時に，と体表面を洗浄することにより二次汚染を最小限に抑え，冷却水中の有機物を抑制することができる。EUおよび北米などでは，連続浸漬冷却の衛生に関して最低限必要な要件を設けている。

スラッシュアイス（静置タンク）冷却

この冷却方法はほとんどの国において，より効果的，衛生的な方法に代替されている。ほぼ同量の氷と水の中にと体を浸漬するスラッシュアイス冷却は，氷が溶解するときの冷却能力を利用する方法である。と体は冷却槽内に4〜24時間放置されるが，この間低温細菌はと体表面や水中で増殖する（Barnes & Shrimpton, 1968）。低温細菌の増殖を抑制するため塩素処理（5〜20μg/mL）を実施する処理施設もみられる。

丸と体包装・部分肉包装

冷蔵家禽肉は丸と体として包装され，また各部位別もしくは種々の加工製品として販売される。部分肉加工場（カット工場）での解体処理および加工中に微生物汚染が生じる。家禽生肉の可食期間は，低温細菌汚染の程度に大きく影響される。冷却した家禽肉に触れるコンベアーの器具（特に包丁，処理用テーブル，処理用タブ，秤）の衛生状態は，腐敗・変敗速度に影響を及ぼす重大な要因となる場合が多い。処理器具は，次の加工処理工程において腸内病原体の二次汚染を引き起こす原因となる。

短期保存

冷却後，家禽肉（丸と体，各部位別肉，骨付き肉，臓器）は，次の加工工程に移るまで処理施設内で保存されるか，もしくは別の処理施設に搬送される。この保存方法はそれぞれの地域での規制対象となっている。槽内に氷を入れその中に家禽肉を入れて保存する方法は一般的な方法の1つである。骨付き肉はビニール袋に入れ密閉して保存されるが，これは氷が融けて無制限に水分吸収を起こすことを防ぐためである。別の方法では，家禽肉を槽内に保存している間，ドライアイス（固体炭酸ガスもしくはペレット）を入れて冷却している。保存は冷却工程を終了し，家禽肉の温度を

5℃以下に下げることが大切である。槽内の清浄度および保存温度・時間は，微生物学的品質に影響を与える重大な要因である。

食用臓器

内臓摘出時，食用臓器（心臓（ハツ）・肝臓（レバー）・砂肝）はと体から切り離して冷却し，コンベアーで内臓前処理・包装エリアに運び，洗浄，仕分け，そしてバルクもしくは小袋に包装される。バルク包装した食用臓器は通常箱詰めで冷凍して出荷される。食用臓器の入った小袋は丸と体の間に差し込まれる。運搬，冷却，加工，包装に使用した器具は，適正に管理されないと重大な汚染源となる可能性がある。

内臓未処理（エフィレまたは New York dressed）家禽肉

内臓を摘出しない家禽肉の加工方法はいくつかある。この場合，と体は内臓を摘出しないか，あるいは腸のみが摘出される。羽毛は乾式，湿式により脱羽されるか，あるいはそのまま残存することもある（狩猟鳥など）。頭部と脚部は切り離す場合もあれば切り離さない場合もある。送風式冷蔵庫もしくは冷蔵室で冷却される。内臓が摘出されていないと体を乾燥処理して換気のよい冷蔵場所に保管しておくと，細菌は腸管内で増殖を示す。皮膚表面は乾燥するので細菌が増殖できない。こうしたと体は10℃前後で保存するのが伝統的なやり方であった。

キジの官能的品質を維持するには，5℃もしくは15℃よりも10℃で保存するのが望ましい（Barnes *et al.*, 1973）。10℃で保存した場合，キジは13日間で望ましい風味と柔らかさになった（Griffiths, 1975）。しかし，内臓を摘出していないと体は，なるべく5℃以下の低温でなければ腐らせずに長く保存することはできない（Barnes & Impey, 1975）。内臓摘出処理を行った家禽肉の検査工程は内臓未処理の工程に合わせて変更し，十分に適用できる（Johnson *et al.*, 1992）。

骨抜き肉（手動）

と体から切り離された家禽肉は，包丁や種々の器具・機械を用いて手作業により処理される。一般的な方法としては，コンベアーに沿って配置された多くの作業員が，各自の前に運ばれたと体を特定部位ごとにカット，切り離しを行っている。骨抜きの手作業は，一般的に低温で行われる。各部位ごとに採取された骨抜き肉は，箱やビン，また保存あるいは出荷用の大型搬送コンテナに詰められる。作業室が低温であれば，骨抜き作業中に病原体の増殖の危険性は低いが，二次感染を起こし製品の汚染増加を示すこともある。低温環境で生残する低温細菌の汚染は，最終的には製品の可食期間に影響を与える。

機械による骨抜き肉（MDM）

機械式の骨抜きでは家禽肉は頸部と背部に切り離される（もしくは骨抜き工程を経た冷却と体からつくられる）。手動による骨抜き作業では，と体の骨にかなりの肉が残存する。骨を粉砕し，細かい目のふるいを通して肉と骨破片を分けることによってこの残余肉を採取する。骨の破片は集めて，最終的には動物の飼料とする（第4章参照）。MDMは熱交換器や他の方法により温度を4℃以下にする（Mulder & Dorresteijn, 1975）。と殺，冷却，骨抜き，MDM製造を同一日に行う処理施設では，少数（10^4cfu/g）の好気性細菌の汚染の危険性がある。

MDMは生製品として直接使用，冷凍，箱詰めされ，またはさらに加工するために他の材料と混ぜて別の加工施設へ冷蔵搬送される。これが家禽肉を主原料とする加工製品（フランクフルトソーセージ・ボローニャソーセージなど）である。細かく粉砕・加工されたものが原材料として販売されている地域では，MDMはほとんどすべての調理済商品に使用することができる。MDMの使用範囲は各地域で規制されている。冷凍MDMは国際的に取引されていることが多いと考えられる。

MDMの微生物学的・化学的品質（酸敗臭，色彩安定性など）は，と殺，手動による骨抜き作業，機械式骨抜きによると体の切り離し，および加工処理の時間と温度などの衛生状態に反映される。加工処理が2カ所の施設またはそれ以上で行われる場合，生製品の保存／輸送での解凍時に微生物の増殖が起こる。MDMを加工品に使用する場合，腐敗・変敗の遅延，MDMの可食期間の延長目的で，食塩や亜硝酸ナトリウムが添加される。

WHOの会議でMDMの有する重要な特性についていくつか指摘されている（WHO, 1989）。

(1) 細菌数は使用する生肉に大きく左右される。例えば，鶏肉背部を用いて製造された製品は，鶏肉足部を用いた製品と大きく異なる。

(2) MDMはすべての肉製品の中で最も体積当りの表面積が大きく，MDM表面で細菌が増殖しやすく，非常に腐敗・変敗しやすい。

(3) MDMは粉砕され均一に混合されるため，細菌汚染は加工製品全体に拡大する。

(4) MDMはと体の病原菌（サルモネラ属菌，カンピロバクター属菌，リステリア属菌，ウエルシュ菌）に汚染されやすく，大腸菌など他の腸内細菌も比較的多いと考えらえる。

(5) ほとんどの国では，MDMは加工製品や加熱処理製品に使用され，直接多くのヒトに提供されることは少ない。

なお，WHOの会議では，MDMが食中毒の原因であるとの報告はみられないことも言及された（WHO, 1989）。MDMは調理済み製品や消費者が調理する料理などに用いられ，広く営業的に生産され，使用されている。

B　腐敗・変敗

と体・部分肉

死後に生じる生化学的変化に関しては，家禽肉でも牛肉，豚肉および羊肉と同様である。このため，赤身肉の腐敗・変敗に影響を与える要因は，家禽肉の腐敗・変敗にも同じように影響を及ぼす（Newton & Gill, 1981）。家禽類の最終処理したむね肉のpHは約5.8だが，と殺前のストレスによってこのpHは高くなる。むね肉の腐敗・変敗を起こす微生物は一般に牛肉を腐敗・変敗するミクロフローラと同様である。一方，家禽類のもも肉はグリコーゲン含有量が少ないため，最終pHは6.4～6.7と高い。また，家禽類のもも肉はDFD（dark, firm, dry）牛肉と同様に，グルコースと

Table 2.12　食肉に発育する低温性腐敗・変敗細菌の世代時間に及ぼす温度の効果

	Generation time (h)							
	Aerobic (°C)				Anaerobic (°C)			
	2	5	10	15	2	5	10	15
Pseudomonas spp.								
Non-fluorescent	7.6	5.1	2.8	2.0	–	–	–	–
Fluorescent	8.2	5.4	3.0	2.0	–	–	–	–
Acinetobacter spp.	15.6	8.9	5.2	3.1		–	–	–
Enterobacter spp.	11.1	7.8	3.5	2.4	55.7	23.2	8.5	5.4
Broc. thermosphacta	12.0	7.3	3.4	2.8	32.8	20.1	9.7	6.8
Lactobacillus spp.	–	–	–	–	8.4	6.5	4.6	3.8

Source: Adapted from Gill (1986) by Lambert *et al*. (1991).

解凍中間体が不足しているため pH が高い（6.0 超）（Newton & Gill, 1981）。このように pH が高いと，低 pH 値に感受性のある細菌では増殖し難い。また肉質に悪影響を与える硫化化合物を発生する細菌（*Shewanella putrefaciens* など）が増殖しやすい。家禽類の表皮 pH は 6.6 以上である。

冷蔵温度（－2 ～ 5℃）で保存された家禽生肉も最終的には腐敗・変敗を起こす。その速度に影響を与える主な 4 つの要因は(a)保存温度，(b)低温細菌の種類と菌数，(c) pH および(d)包装方法である。

家禽生肉の保存温度は，腐敗・変敗速度に最も影響を与える要因である。例えば，保存温度を 2℃から 0℃～－2℃に下げると，七面鳥生肉の腐敗・変敗までの期間は 14 日から 23～38 日まで延長する（Barnes *et al.*, 1978）。冷凍しない場合はできるだけ凍結点に近い温度で保存すると可食期間は延長される。シュードモナス属菌は，－2 ～ 5℃の環境で腐敗・変敗を示す主要な原因菌である。保存温度が 5℃以上になると，腐敗・変敗を起こす菌種は多岐にわたる。このことは家禽肉の腐敗・変敗を起こす一般的なフローラの出現からも明らかである（Table 2.12 参照）。

包装された直後の家禽生肉を汚染している細菌の種類と菌数は，製品の可食期間に影響を与える第 2 の重要な要因である。低温細菌は 20～30℃でよく増殖するが，5℃以下でも急増する可能性がある。このように低温での増殖性を示す低温細菌は腐敗・変敗原因の重要な原因となる（Figure 2.3）。低温性の腐敗・変敗細菌は家禽類の羽毛，足や水および氷を介して食鳥肉処理施設を汚染する。さらに重要なのは，これらの細菌が処理器具（冷却水槽，コンベアー，包丁，ワイヤーメッシュグローブ，処理タブ，処理テーブル）表面でも増殖することである。処理室の温度が細菌数や種類に関与している。室温 15℃以下の場合，室内の常在菌の中で低温細菌の割合は増加する可能性がある。また 25℃以上の場合，増殖は非常に速いことを考慮しておかなければならない。器具を汚染している微生物は，有効な洗浄および殺菌処理を行うことにより制御することができる。なお，5℃以下で保存した場合，鶏肉の腐敗・変敗に酵母（*Yarrowia lipolytica*, *Candida zeylanoides*）が関与しているという報告がある（Ismail *et al.*, 2000 ; Hinton *et al.*, 2002）。

家禽類を最初から汚染している低温細菌が，製品の可食期間に大きく影響を与える（Russell, 1997）。細菌数が 10^7 ～10^8 cfu/cm^2 になると，腐敗・変敗（悪臭など）として検出可能になる（Ayres *et al.*, 1950 ; Barnes, 1976 ; Studer *et al.*, 1988）。細菌は家禽肉に含まれる特定の栄養分を代謝し，官

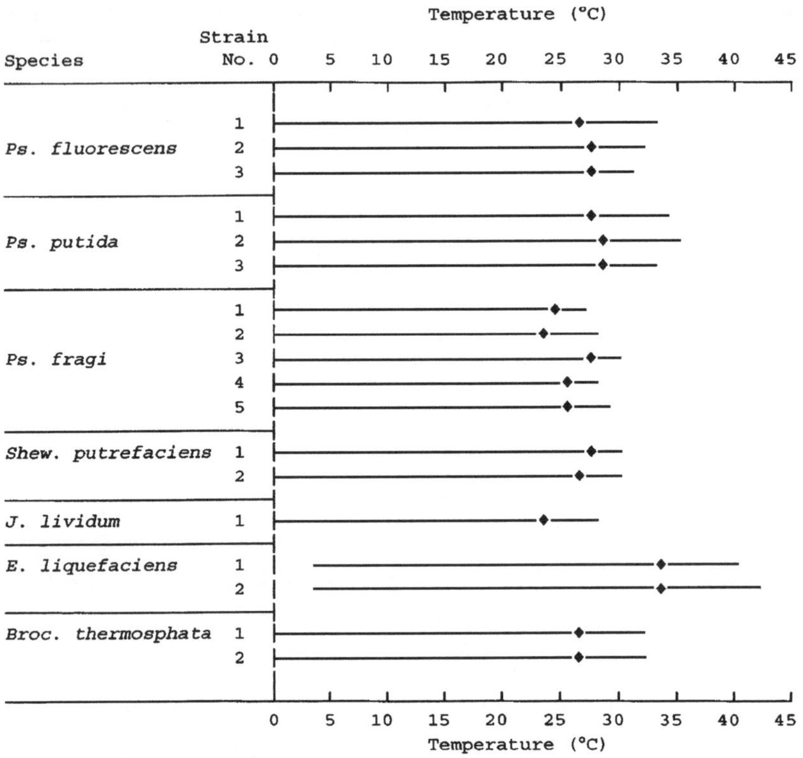

Figure 2.3　ブロイラーの皮膚から分離された19菌株の細菌の発育至適ならびに発育限界温度

能検査では検査できない最終産物を生成することにより腐敗・変敗を生じる。Table 2.13 に主な栄養分と代謝物をまとめる。グルコースは最も利用される栄養素で（Nychas *et al.*, 1988），グルコースを消費すると次に他の低分子化合物（アミノ酸など）を利用する。アミノ酸が代謝すると，少量でも検知することができる硫化化合物を生成し，腐敗として認識されることになる（McMeekin, 1975）。家禽生肉の腐敗・変敗は肉の表面で生じる。家禽肉内部に少量の細菌汚染があっても，低温保存では菌の増殖は遅いか，もしくは全く増殖しない。

家禽肉の pH は，増殖細菌種およびその増殖速度に影響を与える要因として3番目に大きい。家禽類の場合，むね肉の pH（5.7～5.9）に比べ，もも肉の pH（6.4～6.7）は高い。腐敗・変敗の原因となるシュードモナス属菌は，むね肉，もも肉のどちらにおいても同様に増殖する（Barnes & Impey, 1968）。好気性条件下で，鶏もも肉とむね肉を包装した場合，腐敗・変敗速度は同じであると報告されている（Clark, 1970）が，一般に商業的にはむね肉よりもも肉が早く腐敗・変敗を示す。また，もも肉では増殖するが，むね肉では増殖が遅いか，全く増殖しない腐敗・変敗細菌（*Acinetobacter*, *Shew. putrefaciens*）も存在する（Barnes, 1976；McMeekin, 1975, 1977）。もも肉の表皮 pH は高いことを十分知っておく必要がある。マリネされた鶏肉部位の利用が増えると腐敗・変敗速度に変化が現れる可能性があるが，これは特にマリネの pH が低い（Perko-Mäkelä *et al.*, 2000a；Buses

Table 2.13　主な食肉腐敗・変敗微生物の発育に使用される基質と代謝産物

Microorganism	Substrates used for growth[a] Aerobic	Anaerobic	Major end products of metabolism Aerobic	Anaerobic
Pseudomonas	Glucose[1] Amino acids[2] Lactic acid[3]		Slime, sulfides, esters, acids, amines	
Acinetobacter/ Moraxella	Amino acids[1] Lactic acid[2]		Esters,nitriles, oximes, sulfides	
Shewanella putrefaciens	Glucose[1] Amino acids[2] Lactic acid[3]	Glucose[1] Amino acids[1]	Volatile sulfides	H_2S
Brochothrix thermosphacta	Glucose[1] Ribose[2]	Glucose[1]	Acetic acid Acetoin Isovaleric acid Isobutyric acid	Lactic acid, volatile fatty acids
Enterobacter	Glucose[1] Glucose 6 phosphate[2] Amino acids[3] Lactic acid[4]	Glucose[1] Glucose 6-phosphate[2] Amino acids[3]	 Sulfides Amines	Lactic acid, CO_2, H_2 H_2S Amines
Lactobacillus	–	Glucose[1] Amino acids[1]	–	Lactic acid, Volatile fatty acids

[a]The superscript number indicates the order of substrate utilization.
Adapted from: Lambert *et al*. (1991).

& Thompson, 2003）場合である。しかし，カンピロバクター属菌などの病原菌の生存には影響を与えない（Perko-Mäkelä *et al*., 2000a）。

包装材料と包装方法（好気性，真空，修正ガス）は腐敗・変敗のスピードに影響を与える4番目に重要な要因である。酸素透過性のフィルムを使用する場合，シュードモナス属菌（*Pseudomonas fluorescens*, *Ps. putida*, *Ps. fragi*, 関連菌）が腐敗・変敗の主な原因菌種となるが，頻度は少ないが *Shew. putrefaciens*, *Acinetobacter* および *Moraxella* 菌種も原因となる（Barnes, 1976；McMeekin, 1975, 1977；Sawaya *et al*., 1993）。酸素不透過性のフィルムの場合，包装内の CO_2 蓄積がシュードモナス属菌を抑制し，腐敗・変敗の原因菌種としては低酸素依存性の細菌（乳酸桿菌，leuconostocs, *Shew. putrefaciens*, *Broc. thermosphacta*, Enterobacteriaceae, *Aeromonas*）である。空気（O_2）がない環境では，増殖速度は遅く不快な腐敗・変敗臭も少ないため，結果的に可食期間が延長する（Barnes & Melton, 1971；Mead *et al*., 1986；Studer *et al*., 1988；Sawaya *et al*., 1993）。腐敗・変敗に影響を与えるすべての要因が複合的に作用して細菌の増殖を決定づける。例えば，包装条件（嫌気性）によってはシュードモナス属菌の増殖が抑制され，腐敗・変敗に対しては他の菌種が重要な役割を果たす。強い硫化化合物産生菌である *Shew. Putrefaciens* は嫌気性条件下での腐敗・変敗細菌の主要な細菌である（Newton & Gill, 1981；Gill *et al*., 1990）。高い pH の筋肉組織（もも肉，皮）では，*Shew. putrefaciens* の増殖は抑制される。酸を含むマリネの場合，包装家禽肉の pH は変化する。フィンランドでの調査成績では，修正ガスを用いた小売用包装鶏肉マリネを可食期間内（7～9日）に開封し，そこに存在するフローラは *Leu. gasicotatum* であった（Susiluoto *et al*., 2003）。真空パッ

Table 2.14　1℃に保持された生七面鳥肉の可食期間に及ぼす真空包装の効果

	Days until spoilage	
	Air	Vacuum
Breast meat	16	25
Drumsticks	14	20

From: Jones *et al*. (1982).

クなどで包装時の残存酸素を完全に除去することができれば可食期間はさらに延長する（Jones *et al*., 1982；Gill *et al*., 1990；Sawaya *et al*., 1993）。Table 2.14には，家禽肉の可食期間に影響を及ぼす2つの要因による効果を示す：酸素制限（真空パック）および白身肉（むね肉）に比べもも肉（ドラム肉）の酸素に対する高い感受性。

酸素不透過性フィルムで炭酸ガス充填包装を行うことは，真空包装より効果的である（Gill *et al*., 1990）。低酸素透過性フィルムで真空包装したブロイラーは3℃で2週間，−1.5℃で3週間で腐敗・変敗を示すが，これは優勢菌の*Enterobacter*が原因である。酸素不透過性フィルムで炭酸ガスの充填包装ブロイラーは初期段階では，乳酸菌によって，そして最終的には*Enterobacter* spp.によって悪臭を伴う腐敗・変敗を示す。この包装方法では可食期間は3℃で7週間，−1.5℃で14週間の延長がみられる。ニワトリひき肉と七面鳥肉を2種類のガス（窒素ガス（酸素あり／酸素なし）・炭酸ガス（酸素あり／酸素なし））を充填し，1℃で20日間保存した場合，肉の組成（脂肪およびミオグロビン含有量）により肉色の赤味や許容基準を満たす外観に影響がみられた（Saucier *et al*., 2000）。どちらのガスを充填した場合も，優勢な腐敗・変敗菌は保存15日間で出現した。

商業的には，新鮮な外観を維持し腐敗・変敗抑制のためのいくつかの包装方法が用いられている。これらの包装方法には様々なガスが使用され，炭酸ガス20％以上の充填によりシュードモナス属菌の増殖抑制を行う。低酸素レベルでは肉色が悪くなり，製品の外観が劣る。無酸素状態の包装では，筋組織の主要色素であるミオグロビンの脱酸素化により家禽の肉色は（紫色のように）濃くなる。炭酸ガス20％以上の充填では，酸素を添加することにより肉の新鮮な色味を維持することができる。窒素ガスは一般に不活性充填剤として加えられる。充填する炭酸ガス量が多いと，パッケージを破損したり，炭酸ガスが肉に吸収され真空包装したときと同じ外観を呈するものが出る可能性がある。

家禽生肉の別の包装方法としては，酸素不透過性の大きな袋にトレイ包装をした家禽肉を入れて箱詰めするやり方がある。この袋は真空にし20％以上の炭酸ガスを再充填して封を行い，小売店に搬送後，袋からトレイを出して店頭に並べる。小売段階では，酸素透過性のフィルムで包装されているため，店頭に置いている間に酸素が製品に吸収され，肉本来の新鮮な外観に戻る。可食期間を長く保つため，小売店では製品を店頭に並べるまでこの袋の封は切らないでおく（Bohnsack *et al*., 1988）。

小売段階での包装方法としては，家禽肉をトレイに入れ酸素不透過性のフィルムで包み，真空処理をした後，20％以上の炭酸ガスと高濃度の酸素を混合したガスを再充填して封をするやり方もある。ガス置換されたこれらのトレイは，小売店に出荷されると直接店頭に並べられる。

ガス置換で包装した場合，赤身肉のほうが白身肉よりも通常可食期間が短い。Table 2.14 に示した真空包装に見られる可食期間の相違は，ガス置換包装でもよくみられる。炭酸ガスは家禽生肉を販売業者に大量にまとめて出荷する際（Hart *et al.*, 1991），また二次加工のために他の処理施設に移送する際に使用される。家禽肉冷却用のドライアイスなど炭酸ガスを固形で使用すると，腐敗・変敗を遅らせることができるといった効果が得られる可能性が知られている。

食用臓器

一般的に筋肉組織は食用臓器よりも可食期間が長い。家禽と体の体腔に保存された食用臓器は，急速に劣化し廃棄処分となる。これを防止するには，と体の冷却速度や汚染レベルを管理することが重要で，数日経つまでと体内腔へ食用臓器を挿入して保存することはやめなければならない。

内臓未処理（エフィレまたは New York dressed）家禽肉

内臓未処理の家禽肉の微生物増殖は，その保存温度によって左右される。家禽類（ニワトリ，七面鳥など）の場合，腸内細菌が硫化水素を産生し，その硫化水素が筋肉組織内に拡散してヘモグロビンと結合し緑色に変色する。最初に肛門付近や盲腸先端のすぐ上の腹部が変色し，その後，背部，肋骨，頸部へと広がる（Barnes *et al.*, 1973）。家禽肉を低温（4℃）保存すると，緑色の変色スピードを大幅に遅らせることができる。このような変色を呈さない家禽類もあるが，これは飼料の相違やと殺後の保存期間中の腸内細菌数の多少によるものだと報告されている（Barnes, 1979）。筋組織に損傷を受けているような場合（野鳥類の狩猟）を除いて，内臓未処理の家禽類の筋組織では，微生物の増殖は認められなかった（Barnes & Shrimpton, 1957；Barnes *et al.*, 1973；Barnes & Impey, 1975）。皮膚に生存する低温細菌（シュードモナス属菌など）の増殖は遅いか，あるいは表面が乾燥していて傷がない限り全く増殖しない。切断した頭部，頸部および内臓に区分すると，腐敗・変敗微生物は筋肉の切断面を汚染し，増殖して悪臭を発するようになる（Barnes, 1976）。

C　病原体

生あるいは調理不十分な家禽肉の消費，または取り扱いが，これまでの食中毒の原因であった（Bryan, 1980；Bean & Griffin, 1990；Beckers, 1988；Todd, 1992；Studahl & Andersson, 2000；WHO/FAO, 2002；Stern *et al.*, 2003）。集団発生を起こす菌は，サルモネラ属菌，ウエルシュ菌および黄色ブドウ球菌である。カンピロバクター感染症は集団発生ではなく，むしろ散発的に発生することが多い。世界的に見ても，カンピロバクター属菌とサルモネラ属菌は家禽製品にとって最も重要なヒトの病原菌であることは間違いない。

サルモネラ属菌

加工処理施設におけるサルモネラ属菌の主な汚染源は，加工される前の家禽そのものにある。すなわち，家禽と体に存在するサルモネラ属菌は，主としてと殺前の家禽のサルモネラ属菌の血清型と同じである（Bryan *et al.*, 1968a ; McBride *et al.*, 1978, 1980 ; Rigby, 1982 ; Olsen *et al.*, 2003, Table 2.4 参照）。加工処理中，と体は汚染され，サルモネラ属菌は処理機械・器具および作業者を介してと体からと体へと拡散する（Bryan *et al.*, 1968a ; Morris *et al.*, 1969 ; Notermans *et al.*, 1975a, Finlayson, 1978 ; McBride *et al.*, 1980 ; Lillard, 1990）。家禽の加工処理段階ではサルモネラ属菌を除去する工程はなく，サルモネラ汚染の抑制は農場段階で行わなければならない（Simonsen *et al.*, 1987）。しかし，処理場でのと殺および冷却工程で確実な衛生管理を行えば，二次汚染を最小限に抑えることができる。ブロイラーと体がサルモネラ属菌に汚染されている場合，その菌数は多くのものが 10～20 cfu/100 g と少ないが，時には表皮に 1400 cfu/100 g 以上存在することもみられる（Notermans *et al.*, 1975b ; Mulder *et al.*, 1977b）。5 カ所の処理場で 12～13 週間にわたりサルモネラ調査を行った成績では，検出された菌数は 1 と体あたり平均 10 cfu であり，また各施設の汚染率は 9 ～77 % であった（Table 2.15 参照 ; Waldroup *et al.*, 1992a）。と体のサルモネラ属菌の汚染菌数

Table 2.15　冷却後のブロイラーと体における細菌の検出に及ぼす 6 通りの処理効果[a]（Waldroap *et al.*, 1992a から）

	No. of Samples	$\log_{10}$/ml of carcass rinse				
		A	B	C	D	E
Aerobic plate count						
Control[b]	112	3.76	3.83	4.45	3.94	3.55
Test[c]	96	3.27*	3.23*	4.04*	3.64*	3.34*
Coliform						
Control[b]	112	2.50	2.17	2.87	2.75	2.35
Test[c]	96	2.26	1.91	2.69*	2.68	2.42
E. coli						
Control[b]	112	2.02	1.80	2.36	2.23	1.97
Test[c]	96	1.67	1.48	2.06*	2.17	11.98
		$\log_{10}$/carcass[d] (% positive carcasses)				
Salmonellae						
Control[b]	112	0.11 (26)	0.17 (32)	0.74 (77)	0.19 (38)	0.85 (30)
Test[c]	96	0.11 (17)	0.15 (28)	0.22* (48)*	0.15 (24)	0.23* (9)*
L. monocytogenes						
Control[b]	112	0.48(1)	0.48 (1)	1.01 (76)	0.90 (59)	0.48 (0)
Test[c]	96	0.48 (0)	0.48 (0)	0.54* (29)*	0.54* (19)*	0.48 (0)
C. jejuni/coli						
Control[b]	96	3.65 (96)	2.37 (67)	3.86 (96)	4.19 (98)	3.45 (98)
Test[c]	96	2.83* (78)*	1.84* (78)*	3.46* (91)	4.26 (100)	2.70* (82)*

* $P = \leq 0.05$ or lower.
[a]Changes tested: counter current scalder; bird wash after scalder; 20 ppm chlorine added to water sprays for carcasses after defeathering, transfer belt between defeathering and evisceration, and carcasses before chilling; and chlorination of chill tank water to provide free chlorine (1–5 ppm) in overflow water. Data were collected at five commercial plants (Plants A–E).
[b]Control carcasses collected over 6–7 weeks.
[c]Test carcasses collected over 6 weeks after implementing the changes.
[d]MPN procedures used. Lower limits of detection were used for statistical analysis (i.e. salmonellae = 1/carcass or $\log_{10} = 0$; *C. jejuni/coli* and *L. monocytogenes* = 3/carcass or $\log_{10} = 0.477$).

は少なく，本菌の検出には一般的に広範囲からサンプリングを行うことが必要である。サンプリングと試験方法に関する国際的な基準はなく，多国間における家禽肉のサルモネラ汚染データを比較することは難しい。さらにフードチェーンの中でサンプリングを行う場所によってそれぞれ異なる汚染結果がみられる（Simmons *et al.*, 2003）。

と体を1回洗浄してもサルモネラ属菌の汚染をすべて除去することはできない（Rigby, 1982）。本菌が残存しているにもかかわらず，すべてのと体からサンプリングをしても菌を検出できないことがある（Lillard, 1989a）。

サルモネラ感染症の集団発生は，家禽肉の不十分な調理，加工品の再汚染もしくは調理済加工食品の二次感染が原因である場合が多い。鶏肉の汚染率を50％に低減すれば，結果的に1人当たりのリスクは50％軽減されると予測される。さらに，冷却槽内のニワトリと体におけるサルモネラ属菌の汚染菌数を40％低減することにより，1人当たりのリスクは結果的に65％軽減されることになる（WHO/FAO, 2002）。

サルモネラ属菌，カンピロバクター属菌および腸球菌の抗生物質耐性株が，家畜および家禽に存在することはよく知られている（Anderson *et al.*, 2003）。成長促進の目的で動物飼料添加剤として抗生物質を使用してはならない，という国際的コンセンサスはここから生まれた。しかし，抗生物質は獣医師が診療する時に，罹患動物や家禽の治療に有用である。可能であれば，獣医師はヒトの疾病治療において重要である抗生物質を動物の治療には使用しないことが必要である。家禽およびヒトへの抗生物質耐性を有する病原体に関する情報は，DANMAP（2002, 2003），European Antimicrobial Resistance Surveillance System，および WHO Antimicrobial Resistance Information Bank（CDC, 2003；DVI, 2003；EARSS, 2003；EC, 2002；WHO, 2003）など，色々なところから入手することができる。

カンピロバクター属菌

家禽生肉はヒトのカンピロバクター感染症の重要なリスク因子の1つであると考えられる（Richmond, 1990；Kapperud *et al.*, 1992；ACMSF, 1993；Hernandez, 1993；Pearson *et al.*, 1993；Jacobs-Reitsma *et al.*, 1994；NACMCF, 1994；Stern *et al.*, 2003）。ニワトリ由来株の82％，胃腸炎を呈したヒト由来株の98％が同じ生物型を有す *C. jejuni* であったことから，疫学的な関連性が示唆されている（Shanker *et al.*, 1982）。さらに最近の調査において，他の要因（未殺菌乳や未処理／汚染水の飲用，家畜／ペットとの接触）が家禽肉と同程度，もしくはそれ以上にヒトの感染に重要であることが認められている（Friedman *et al.*, 2000；Studahl & Andersson, 2000；Tenkate & Stafford, 2001；WHO/FAO, 2002）。2つの症例対照研究（ケースコントロールスタディ）では，鶏肉の喫食や取り扱いによるヒトのカンピロバクター感染率は10％に満たなかったとの報告（Neal & Slack, 1997；Neimann *et al.*, 1998）がみられるが，これは他の国や地域では異なった割合となる。家庭内やレストランにおいては，家禽生肉から調理済食品への二次汚染がもう1つの別のリスク要因と考えられる（Effler *et al.*, 2001；Rodrigues *et al.*, 2001；WHO/FAO, 2002）。スウェーデンでは，ニワトリにおけるカンピロバクター感染率が10～15％に減少しても，国内におけるヒトの感染率は減少することはなかった。このことについて，この時期にヒトの感染率が上昇したのは，特に冷蔵鶏肉の消費が伸びたためと考えられている（Studahl & Andersson, 2000）。3年間にわたりフィンランドで行われたカンピロバクター属菌の分離株に関する研究では，ヒト感染症および小売段階の鶏肉由来菌株のパルスフィールドゲル電気泳動法（PFGE：Pulsed Field Gel Electrophoresis）による遺伝子型はばらつきを有することが示された。また，ヒト分離株のPFGE遺伝子型のうち主な型はほとんどが鶏肉由来株と一致していた。これらの結果からヒトのカンピロバクター感染症における感染源は鶏肉である可能性が示唆されるが，多くのヒトの感染源からの分離菌株の遺伝子型は共通しており，主要な遺伝子型は様々な宿主動物間を移動・定着していることを示すものでもある（Hänninen *et al.*, 2000）。続いて行われた分離株の血清型による解析といくつかの遺伝子同定法により，*C. jejuni* の共通の遺伝子型はヒトおよびニワトリのどちらにも感染する遺伝系統により形成していることが明らかとなった（Hänninen *et al.*, 2001）。

最少感染量は不明だが，ヒトへの感染には数百個の菌数で十分であると考えられる（Robinson, 1981；Hernandez, 1993；NACMCF, 1994）。鶏肉を調理・消費する場所（レストラン・家庭）が感染の危険性を左右する（Friedman *et al.*, 2000；Rodrigues *et al.*, 2001）。温暖な地域では，ヒトのカンピロバクター感染症はより暖かい時期に多発する高い季節性を示す（Hänninen *et al.*, 2000；Nylen *et al.*, 2002）。これは家禽類におけるカンピロバクター属菌の汚染率が暖かい時期に高くなることと関係している（Kapperud *et al.*, 1993；Jacobs-Reitsma *et al.*, 1994；Willis & Murray, 1997；Hänninen *et al.*, 2000；Wedderkopp *et al.*, 2000, 2001；Refrégier-Petton *et al.*, 2001）。米国CDCのFoodNet（The Foodborne Diseases Active Surveillance Network）の調査（1999）では，多くの国民が伝統的に七面鳥料理を喫食する11月の祝日（感謝祭）後におけるカンピロバクター感染症の有意な増加傾向は認められていない。症例対照研究からは，七面鳥肉が主要なリスク因子であることについては特定されなかった。また，七面鳥や鶏肉以外の家禽肉の，ヒトのカンピロバクター感染症における役割に関する研究はほとんどみられない。英国のある研究（Fitzgerald *et al.*, 2001）では，1つの飼育場から3年間にわたって採取した七面鳥由来株のうち，ヒト由来株と一致したものは少ないことがわかった。最終的にはWHO/FAOリスク評価により，ヒトのカンピロバクター感染症における鶏肉の役割は高いことが理解され，調査の必要性が認識されて，潜在的なリスクに対する管理戦略の方向性が示されることが望ましい。

デンマークで行われた予備リスク評価では，カンピロバクター属菌への暴露と感染の可能性を低減するため，次の3つのアプローチが検討された：(1)カンピロバクター陽性家禽の汚染率低減，(2)感染鶏肉におけるカンピロバクター菌数の低減，および(3)各家庭の台所における食品取り扱い時の衛生管理の向上。シミュレーションを行った結果，これら3つのアプローチすべてが鶏肉によるカンピロバクター感染の可能性を低減することが示された。例えば，ヒト症例を25分の1に低減するためには，家禽類の感染率を25分の1に下げる必要がある。感染鶏のカンピロバクター濃度を100分の1に下げること（2 logcfu/g），あるいは各家庭の台所における衛生レベルを25倍向上させることで，同様にヒト症例数を減じることができる（Christensen *et al.*, 2001；Rosenquist.,2003）。

Campylobacter jejuni は家禽肉を保存する冷蔵温度では増殖できない。冷凍することにより，冷

蔵と体に比べカンピロバクター属菌を10～100分の1に減じることができる（Stern *et al.*, 1985）。アイスランドでは，マーケットにおいて冷凍鶏肉が減少し冷蔵鶏肉が増加したことが，消費者のカンピロバクター感染率が高くなった重要な要因であると考えられている（Stern *et al.*, 2003）。家禽類に定着するカンピロバクター属菌の多くの菌株はヒトに対する病原性はなく，またヒト由来株の中には家禽類に感染し難いものもみられる（Korolik *et al.*, 1995 ; Koenraad *et al.*, 1995 ; Corry & Atabay, 2001）。カンピロバクター属菌の遺伝子型同定法の開発（Wassenaar & Newell, 2000）が進み，家禽類の *C. jejuni* とヒトのカンピロバクター感染症との関係が明らかにされてきている（Nadeau *et al.*, 2002 ; Perko-Mäkelä *et al.*, 2002）。例えば，カナダのケベックにおいて，ヒト由来カンピロバクター株のおよそ20％は，家禽類から検出される遺伝子型と同じであり，遺伝的な関係がみられた（Nadeau *et al.*, 2002）。オランダにおいてAFLP（Amplified restriction Fragment Polymorphism）法を用いた解析では，ニワトリ由来64株中16株がヒトの感染症由来67株と一致した（Duim *et al.*, 2000）。オーストラリアでニワトリおよびヒトから分離した *C. jejuni* と *C. coli* のDNA解析を行った結果，ヒトに病原性を有すニワトリ由来の *C. jejuni* の割合は極めて少数であることが示された（Korolik *et al.*, 1995）。

国によっては，と殺段階ではカンピロバクター陰性を示す家禽類が多く，家禽類に定着して陽性を示すものは限られたカンピロバクター亜種であることが報告されている（Ayling *et al.*, 1996 ; Berndstrom *et al.*, 1996 ; Jacobs-Reitsma, 1997 ; Shreeve *et al.*, 2000, 2002 ; Newell *et al.*, 2001 ; Petersen & Wedderkopp, 2001 ; Nadeau *et al.*, 2002 ; Perko-Mäkelä *et al.*, 2002a, b）。家禽類のカンピロバクター汚染率は，と殺時期によって非常に変わりやすい。菌株の多様性は，と殺，内臓摘出および冷却中に減少する（Newell *et al.*, 2001 ; Hiett *et al.*, 2002）。

生鳥とと殺時のと体から分離されたカンピロバクター属菌のほとんどは *C. jejuni* である。多くの国で，小売販売用のニワトリと体の多数（50～80％）が *C. jejuni* に汚染されている（Hernandez, 1993）。5処理施設を対象とした12～13週間の調査では，*C. jejuni* は平均 10^2 ～10^3 cfuのと体汚染がみられた。と体の *C. jejuni/coli* 陽性率は，平均67％～100％であった（Table 2.15参照，Waldroup *et al.*, 1992a）。と体から *C. jejuni* が 10^3 ～10^6 cfu検出された（Shanker *et al.*, 1982），空冷と体の排せつ腔の周囲から *C. jejuni* が 10^3 cfu/g検出された（Oosterom *et al.*, 1983a）などの報告がある。カンピロバクター属菌はそ嚢から少なくても 10^3 cfu/g，盲腸内容物から 10^6 cfu/g認められる（Stern *et al.*, 1995 ; Achen *et al.*, 1998 ; Berrang *et al.*, 2000a, b ; Musgrove *et al.*, 2001）。そ嚢は内臓摘出時におけると体汚染の重要な汚染源となる可能性がある（Sarlin *et al.*, 1998）。サルモネラ属菌を制御するため実施した対策により，ニワトリと体のカンピロバクター属菌も低減することができるという報告がある（Stern & Robach, 2003）。ブロイラーと体における好気性菌数とカンピロバクター／サルモネラ属菌の汚染率には関連性はみられず，好気性菌数の多少による病原菌の有無を判定することは不適切であるとの報告もある（Cason *et al.*, 1997）。

黄色ブドウ球菌

生きている家禽類は損傷組織，感染病変，鼻部，関節炎罹患関節および体表面（皮膚）に黄色ブドウ球菌を保有している可能性がある。生鳥の体表面に常在する黄色ブドウ球菌のほとんどは湯漬けにより死滅するが，その後の脱羽機によってと体は処理施設内の汚染黄色ブドウ球菌に再び汚染される場合がある（Gibbs *et al.*, 1978b）。このため湯漬けおよび脱羽の条件が家禽と体の黄色ブドウ球菌数に影響を与える。家禽肉から分離される菌株の多くは，ヒト由来株に対する活性の有無により決定した国際的なファージ型には当てはまらない。家禽肉由来黄色ブドウ球菌の毒素産生性に関しては様々な報告がある（Gibbs *et al.*, 1978a；Isigidi *et al.*, 1992）。家禽類や家禽と体に存在する黄色ブドウ球菌がエンテロトキシン産生を示すことは一般的に少なく，そのためこれらの菌株は公衆衛生上問題となることは少ない（Hajek & Marsalek, 1973；Shiozawa *et al.*, 1980；Isigidi *et al.*, 1992）。今のところ家禽由来株が食中毒の主な原因菌となりうるとの報告はみられない。低温での保存と，競合する腐敗・変敗フローラは，生の家禽製品において黄色ブドウ球菌の増殖とエンテロトキシン産生を抑制する。

Listeria monocytogenes

L. monocytogenes は家禽肉に多く認められる（Table 2.15, Waldroup *et al.*, 1992a）。家禽肉での *L. monocytogenes* 増殖条件は赤身肉における条件と同様である。ある報告では，皮なし鶏むね肉（pH5.8）を1℃で保存した場合，包装形態に関係なく増殖を示さなかった。6℃保存では好気的包装をしたむね肉では，腐敗・変敗前には10倍の増殖を示したが，炭酸ガス充填包装（30％ CO_2 ＋空気，30％ CO_2 ＋ N_2，100％ CO_2）では増殖は認められなかった（Hart *et al.*, 1991）。高pHのもも肉では増殖に好条件であるが，検討はされていない。家禽肉の保存中増殖を示す *L. monocytogenes* が，ヒトのリステリア症の原因になりうるという証拠はない。しかし初期の症例対照研究において，加熱の不十分な家禽肉が，リステリアに感受性の高い人達に対しリステリア症を起こすのではないかと示唆された（Schuchat *et al.*, 1992）。

ウエルシュ菌

一般にウエルシュ菌は少数であるが家禽肉に存在する（Strong *et al.*, 1963；Hall & Angelotti, 1965；Mead & Impey, 1970；Bryan & Kilpatrick, 1971）。本菌の主な汚染源は，糞便や土壌である。家禽肉は一般にウエルシュ菌の増殖できない低温に保存される。家禽肉におけるウエルシュ菌の定性的・定量的な規格は推奨されない。

ボツリヌス菌

ボツリヌスC型菌は家禽類に高い致死性を示すが，C型菌によるヒトのボツリヌス症は確認されていない。この問題に関しては，Roberts & Gibson が批判的に論じている（1979）。ヒトがたとえC型毒素に感受性を有していても，と殺直後の家禽類において毒素が産生されている可能性は非常に低い。さらに，本毒素は比較的熱に弱く調理により不活性化される（Smart & Rush, 1987）。他型によるボツリヌス中毒発症を防ぐために通常用いられる予防法により，芽胞の発芽および毒素産生は抑制される（Roberts & Gibson, 1979）。家禽類および家禽肉を含む食品を加熱調理した後に不適切に高温で保存すると，ボツリヌスA型およびB型菌は人ボツリヌス症を起こし，致死させることがある（Tompkin, 1980）。

飼育農場および孵化施設

農場での飼育方法により，家禽肉の可食期間（腐敗・変敗率）が影響を受けることはみられない。しかし，農場での飼育方法は家禽肉の *C. jejuni* およびサルモネラ属菌の汚染に大きな影響を与える可能性がある。家禽のサルモネラ属菌をいかに排除するかについては，家禽由来の他の病原体に比べ多くの研究と議論がされてきた。近年，検出，菌数測定および分類に関する方法の改良が進み，*C. jejuni* に関して科学データがかなり整ってきた。農場レベルで *C. jejuni* やサルモネラ属菌の制御を行う上で大きな障害となるのは，ヒトの健康危害を起こす *C. jejuni* とサルモネラ属菌の主な血清型が，飼育農場において経済的損失をもたらさないことである。このため，特定のサルモネラ血清型を除いては，飼育者が家禽からヒト病原体を排除しようとする経済的な根拠はあまりない。このような事実にもかかわらず，ヒトの健康被害への関心から農場におけるサルモネラの管理に関する公式な対策計画を定めた国もある（Wierup, 1991；Wray & Corkish, 1991；Bisgaard, 1992；Dawson, 1992；Hirn *et al.*, 1992；Balzer, 1993；Edel, 1994；Wierup *et al.*, 1995；Wegener *et al.*, 2003）。また，家禽類のカンピロバクター汚染率を調査し，その傾向を見極め，リスク要因を特定するための公式監視プログラムを策定した国もみられる。

C. jejuni が飼育鶏から孵化施設を介して農場へ垂直感染することは全くみられないか，あるいは農場での水平感染に比べて極めて少ない（Acuff *et al.*, 1982；Lindblom *et al.*, 1986；Pokamunski *et al.*, 1986；Hoop & Ehrsam, 1987；Annan-Prah & Janc, 1987；Jones *et al.*, 1991b；Pearson *et al.*, 1993；Humphrey *et al.*, 1993；van de Giessen *et al.*, 1998；Fitzgerald *et al.*, 2001；Petersen *et al.*, 2001）。このような考えに対し疑問も述べられている（Cox *et al.*, 2002）。*C. jejuni* が卵管に侵入する可能性は示唆されている（Camarda *et al.*, 2000）が，このことが家禽感染のリスク要因であることの証明はない。農場における水平感染は，ニワトリの主要感染経路として広く知られており最も重要である（Genigeorgis *et al.*, 1986；Lindblom *et al.*, 1986；Pokamunski *et al.*, 1986；Hoop & Ehrsam, 1987；Shanker *et al.*, 1990；Jones *et al.*, 1991；van de Giessen *et al.*, 1992, 1998；Pearson *et al.*, 1993；Humphrey *et al.*, 1993；Shreeve *et al.*, 2000, 2002；Hiett *et al.*, 2002）。若鳥が *C. jejuni* に暴露されると，若鳥に高い病原性を有し，病理学的に特徴を示すある特定株の感染が急速に拡散する（Clark & Bueschkens, 1988）。ブロイラーは多様な遺伝子型を有す *C. jejuni* を保有しているが，これは様々な環境要因への暴露やカンピロバクター属菌の遺伝的変遷によるものである（Thomas *et al.*, 1997）。家禽における *C. jejuni* の感染源を特定しようとする試みが行われ，様々な成果が得られている。感染源としては，農場におけるサルモネラ感染において特定されたものとほぼ一致する原因によるものであった（ハエ，昆虫，野鳥類，げっ歯類，農場従事者の作業靴，既感染群に汚染された敷料・飼育舎，農場にいる他の家畜，周囲の環境，等）。飲水の汚染は重要な感染源となるが，飼料は関係ないといわれている。これらの管理手段としては，飼育農場での家禽への *C. jejuni* 感染を防止することと，その衛生規範を設定すべきであることが示唆されている。農場における調査のほとんど

は，ウインドレスの密閉鶏舎での鳥類間における *C. jejuni* 感染を主体に行われている。家禽への感染防止には乳酸菌などの競合的排除を用いる方法も効果がある。

カンピロバクター感染症が発生した農場のブロイラーは，その後18カ月間はその農場から出荷される家禽類における散発発症例の感染源となり続ける。汚染された給水がブロイラーの *C. jejuni*の原因と特定されている。カンピロバクター属菌が定着する家禽の割合は，給水の塩素消毒，給水器の洗浄・殺菌および飼料へのフラゾリドン添加禁止などの対策を行うことにより81％から7％に減少した。こうした対策を行うことにより，加工処理後のと体におけるカンピロバクター属菌も 10^3 ～10^4 cfu 程度減少した。また，このような対策を怠った場合，本菌保有家禽類およびと体のカンピロバクター菌数は以前のレベルに逆戻りした。*C. jejuni* は水中で生残しているが培養することはできず，直接鏡検法や蛍光抗体法により検出することができる（Pearson *et al.*, 1993）。さらに，176農場を対象に行われた研究では，飲料水の殺菌を行うことによりブロイラーにおけるカンピロバクター属菌の汚染率を削減するのに最も有効な方法であることが報告されている（Kapperud *et al.*, 1993）。また，ブロイラー飼育舎に入る前に，他の家禽類や養豚の世話を行わないことも重要である。ブロイラー飼育舎に入る前に作業靴を消毒液に浸漬することも家禽の菌定着リスクを削減，もしくは遅延させることができる（Humphrey *et al.*, 1993；Shreeve *et al.*, 2000）。生後42日齢の若鳥13群と25対照群を比較した場合，バイオセキュリティー対策の標準化（搬入前の飼育舎の洗浄・殺菌，各作業従事者の衛生管理など）によって，感染率を50％以上削減することができた。有効な管理手段と確認された方法としては，作業靴の殺菌液浸漬（週2回）および給水殺菌（毎日）の励行がある。壁にファン（送風機）のついた飼育舎では，天井にファンがついているよりも洗浄および殺菌は容易に行うことができるために，汚染のリスクは低くなる（Gibbens *et al.*, 2001）。

1つの家禽群から次の家禽群への本菌のキャリーオーバーがあるかどうかを調べるため分子タイピング（*fla*A，PFGE：パルスフィールド電気泳動）を用いて検討された。飼育舎100カ所中60カ所において，次の家禽群が陽性を示した。しかし，遺伝子型別の成績では，キャリーオーバーを示して保菌する家禽群となることは少ないことが認められた。新しく家禽を入れる前の20カ所の飼育舎から得られた環境サンプルからは，カンピロバクター属菌が検出されたものはなかった。英国では家禽を入れ替えるたびに敷料は交換し，飼育舎の洗浄および殺菌を行っており，キャリーオーバーの発生する可能性は少ないと判断される。外から飼育舎に持ち込まれるカンピロバクター属菌がより重要であると考えられる（Shreeve *et al.*, 2002）。

継続して陽性を示す家禽の比率が高い（最低5世代連続して陽性／1年間）デンマークのブロイラー飼育農場と別の1カ所の飼育農場を対象に行った研究において，特定菌株の持続性を判定するため，遺伝子型別法と血清型別法を併用して行った結果，特定の *C. jejuni*（*fla*A：1/1型，血清型：O2のクローン）が飼育農場において持続的に感染していることが明らかになった。本成績は，各飼育農場におけるこうしたクローン株の保菌が，自然界にみられる散発的な分離株よりも，家禽への本菌定着に重要であることを示す有用な証明である（Petersen & Wedderkopp, 2001）。同時に，1つ以上のクローン株が定着する家禽においては，それぞれのクローン株は互いに排除するのではなく，むしろ共存する（Petersen *et al.*, 2001）。

家禽間のサルモネラ感染は，水平感染でも垂直感染でも発生する；そのため飼育農場から食鳥肉処理場へ搬送されるすべての段階において多面的な対策を行うことが必要である（Bailey *et al.*, 2001, 2002 ; Russell, 2002 ; Fluckey *et al.*, 2003）。本菌の主な感染源としては，汚染された飼料，種鶏の搬入，孵化場の環境，養鶏場で飼育されていた前の家禽群からの残存サルモネラ属菌などによる汚染が挙げられる（Lahellec & Colin, 1985 ; Hinton *et al.*, 1987 ; McCapes *et al.*, 1991 ; Bailey *et al.*, 2001 ; Heyndrickx *et al.*, 2002）。5年間にわたって農場32カ所の飼育ブロイラー111群を対象に多変量解析を実施した結果，飼育施設への入舎前の作業用具殺菌槽の設置や衛生対策（作業靴・作業服の更衣室，施設の整頓，適切な洗浄，殺菌）の実施，および大規模飼料工場からの飼料使用においては，サルモネラ属菌の陽性家禽群は46分の1に減少するという結論が得られた（Henken *et al.*, 1992）。飼育舎における家禽の飼育密度は，内臓摘出後のと体におけるサルモネラ汚染率に影響を及ぼす要因ではなかった（Waldroup *et al.*, 1992b ; Angen *et al.*, 1996）。フランスにおいて温暖で換気が十分でない（ファン無し）施設で，作業員が2人以上で，しかも3施設以上の飼育舎を所有する養鶏場，また飲水が酸性でゴミムシダマシの大量発生などがみられる施設では，家禽群の陽性となるリスクは高まることが明らかとなった（Refrégier-Petton *et al.*, 2001）。バイオセキュリティー対策が遵守されていないことは，環境要因がカンピロバクター属菌の主な感染源であると考えられているのと同様に，重要な原因であると言われている。

これまで提案されてきたカンピロバクター属菌の管理手段の中には，その有効性について矛盾するものがあることから，その意義が問われているものもみられる。そのいくつかは飼育農場における問題の複雑性と各原因の相互依存性による。これまで有効であると繰り返し証明されてきた管理方法も，他の重要な要因を管理できない場合，これらは効果のないものとなるおそれがある。次に，これまでサルモネラ属菌とカンピロバクター属菌のリスクを軽減すると報告されてきた，飼育農場および孵化施設における管理計画を立案する場合の方法について述べる。

孵化卵

ヒトの健康にとって最も問題となるのは *Salmonella* Enteritidis の経卵巣感染である（Humphrey, 1994 ; Mason, 1994 ; Edel, 1994 ; WHO/FAO, 2002）。サルモネラ属菌の汚染のない家禽肉を生産するためには，サルモネラフリーの孵化卵を生産するためのサルモネラ陰性家禽を飼育することが重要である（Edel, 1994 ; Skov *et al.*, 1999a,b, 2002 ; Cox *et al.*, 2000, 2001 ; Gruber & Köfer, 2002）。欧州の多くの国では，すべての種鶏に *Salmonella* Enteritidis のワクチン接種を義務づけている（Gruber & Köfer, 2002）。デンマークでは，糞便，孵化施設の羽毛あるいは臓器からの細菌検査分析と，血清あるいは卵黄の抗体価検査を併用して飼育家禽群の保菌状況を調べている（Skov *et al.*, 2002）。また国によっては，飼育家禽群の検査により，感染鶏（陽性反応鶏）を隔離し除菌を行っているところもある（Edel, 1994）。感染鶏が飼育家禽群に侵入することを防ぐため，飼育舎に新たなトリを入れる場合，検疫を行う。

卵殻もまた，卵が排出腔を通過するとき，または巣材（産卵場所）や敷料あるいは孵卵器に接触するとき，腸内細菌類に汚染される可能性がある（Board, 1969 ; Williams *et al.*, 1968 ; Humphrey,

1994 ; Camarda *et al.*, 2000 ; WHO/FAO, 2002)。清潔な巣材を十分に供給して卵の回収頻度を増やし，回収後適切に卵を洗浄および殺菌することにより卵殻の汚染を減らすことができる（Williams, 1978)。具体的な推奨事項については第15章を参照。

孵化用卵の採取，洗浄および殺菌操作の管理を行い，飼育家禽群から孵化場へ，さらに農場全体へのサルモネラ汚染を最小限に抑える必要がある（Davies & Wray, 1994)。孵化場に到着した卵は燻蒸消毒が行われる。ホルムアルデヒドによる燻蒸消毒は，一般に卵や孵化場の設備器具の殺菌に使用されてきたが，しかし現場作業員に対する発ガン性の懸念を有することから，オゾンガスあるいはオゾン水殺菌など代替が必要となるだろう（Whistler & Sheldon, 1989a,b,c ; Brake & Sheldon, 1990 ; Kuhl, 1990 ; Patterson *et al.*, 1990 ; Sheldon & Brake, 1991 ; Davies & Wray, 1994)。サルモネラ属菌の管理に対する孵化用卵の殺菌効果については，十分でない等の疑問も報告されている（Cox *et al.*, 2000)。しかし総じて，前述したこれらの方法はヒトあるいは家禽類の病原体の汚染源の排除に役立つ。

孵化場内の空気の流れ（気流）により場内全体に微生物は拡散する。不衛生な場所を陰圧にして，流入空気はフィルターを通す必要がある。孵化場の設計と作業担当者の管理，設備器具，空気および廃棄物質の管理などは，卵間の病原体拡散と孵化雛への感染を防ぐために重要である。

孵化場の衛生

孵化場におけるサルモネラ属菌の管理は，効果的な衛生対策プログラムに基づいて行わなければならない重要事項である（Davies & Wray, 1994 ; Bailey *et al.*, 2001, 2002)。サルモネラ属菌の特定な菌株は孵化場内に長期間生存し，新たに孵化した雛に感染する可能性がある（Davies *et al.*, 2001 ; Bailey *et al*, 2002 ; Wilkens *et al.*, 2002 ; Liebana *et al.*, 2002)。孵化場がヒトのサルモネラ症の感染源であることが明らかにされ，ヒトへの健康に対しても孵化場の衛生管理の重要性が確認された。1999年，同一のPFGE型を示す*S.* Infantis株が孵化場のサンプル，ニワトリおよび罹患者19名から分離された。加えて2000年春には，同一のPFGE型の5症例が認められたことから，孵化場の菌がそのまま移行したと考えられた（Wilkins *et al.*, 2002)。しかし，孵化場の衛生対策プログラムを強化しても，新しく搬入される卵が汚染されていれば，孵化におけるサルモネラ属菌の拡散を防ぐことは困難である（Bailey *et al.*, 1994)。孵化用卵のサルモネラ汚染の割合は1万個に1個程度と低いことが報告されている（Wilding & Baxter-Jones, 1985)。しかし，1個のサルモネラ汚染卵から多量のサルモネラ属菌が孵化器全体に拡散する可能性がある（Bailey *et al.*, 1992, 1994, 1998)。卵の孵化に必要な高温多湿の環境はサルモネラ属菌の増殖に対しても好適である。ある調査では，卵殻の破片，および一連の幼鳥搬送台のベルトコンベアーおよびペーパーパッドなどのサンプルについてサルモネラ検査を行った結果，高い陽性率（71〜84％）を示した。検査した40サンプル中38サンプルから1,000cfu/g個以上のサルモネラ属菌が検出されたことから，孵化器内での本菌の増殖が示唆された（Cox *et al.*, 1990)。このような結果から，孵化工程でのサルモネラ属菌の管理に向けた研究が始まった。例えば，孵化工程中における過酸化水素（2.5％）噴霧により，孵化器内のサルモネラ汚染レベルおよび生後7日齢幼鳥の盲腸内サルモネラ属菌の定着率を低下させることができた

（Bailey *et al.*, 1996）。また，孵化器に静電集塵装置（electrostatic space charge system）を装着することにより，大気中に浮遊する塵埃や細菌を相当量軽減することができた。さらに，生後７日齢幼鳥の盲腸内容物におけるサルモネラ菌数（１g 中）も減少させることができた（Mitchell *et al.*, 2002）。

家禽飼育舎の衛生

幼鳥の入れ替え前のサルモネラ陽性ブロイラー飼育舎では，結果的には飼育終了時の家禽群の陽性率はさらに高くなっている（Rose *et al.*, 1999）。飼育家禽群の入れ替え時における飼育舎洗浄および殺菌は，新たな幼鳥が搬入される際の環境のサルモネラ汚染率，さらにはと殺時の家禽にみられる菌型に影響を与える可能性がある（Lahellec *et al.*, 1986）。七面鳥の飼育舎における鳥群入れ替え時の洗浄，および殺菌手順が示されている。これらのいくつかについてモニタリングを行った結果，洗浄・殺菌の工程が数年間にわたるサルモネラ属菌の管理に効果のあることが立証された（Poss, 1985）。水分の多い（*Aw*：0.85 以上，水分：35％以上）敷料は，サルモネラ属菌の増殖の可能性を高める。散水装置や飼育舎の外部からの漏水を防止し，適切な換気を行うことが敷料の乾燥状態維持に役立つ（Mallison *et al.*, 1998；Hayes *et al.*, 2000；De Rezende *et al.*, 2001）。デンマークでは湿式加熱とホルマリンの併用による飼育舎の殺菌が一般的な方法である（Gradel, 2002）。予備試験により，飼育舎は 60℃の蒸気（100％ RH）で 24 時間加熱することにより殺菌できることが示されている。またフェノール系殺菌剤をスプレー後，ホルムアルデヒド溶液の霧煙を立ちこめさせることも効果がある（Davies *et al.*, 2001）。スコットランドでは家禽飼育舎の衛生管理に向けて，ホルマリン基剤の殺菌剤を用いる殺菌方法の提案も含めて詳細なガイドラインを作成している（DEFRA, 1997）。フランスで 86 棟のブロイラー飼育舎を対象とした調査では，最終的な殺菌消毒にホルムアルデヒド基剤あるいはグルタールアルデヒド基剤の殺菌剤を使用すること，さらに専門業者による殺菌消毒を行うことにより，新幼鳥入れ替え前の陽性率を減少させることが明らかにされた。また，病気治療を要する鳥群を飼育していた飼育舎では，洗浄・殺菌後もサルモネラ陽性率は高くなると考察されている（Rose *et al.*, 2000）。

敷料の管理方法は世界各地で異なり，多くの国では各飼育舎を洗浄・殺菌し，新しい幼鳥の導入前に敷料を交換している。英国では，家禽群入れ替えの際に使用済み敷料の搬出および飼育舎の洗浄・殺菌により，カンピロバクター属菌が１つの家禽群から次の家禽群へキャリーオーバーされることを防ぐのに十分な効果があることを明らかにしている（Shreeve *et al.*, 2002）。欧州および英国のデータにおいて，*S.* Enteritidis と他の家禽由来サルモネラ菌株の管理手段を改善することにより，家禽群の感染率が低下したことについては，カンピロバクター属菌が農場において制御可能であることを示唆している。ある調査では，飼育農家で改善した予防対策を実施した結果，３代連続家禽群の感染防止に役立ち，また，別の農家では家禽群は６代連続で *C. jejuni* 陰性であった（van de Giessen *et al.*, 1992）。同様の予防対策を行わなかった地域では，家禽群の感染率は依然高く，同一家禽群および次代家禽群においては多様な菌型を示し，また菌型によっては同一農場の別の飼育舎からも発見されることもみられた（Hiett *et al.*, 2002）。

飼育舎への家禽導入間隔は，導入家禽群がカンピロバクター陽性となるか否かに影響を及ぼす。デンマークでは，ブロイラー飼育舎の50％において12日以内に入れ替えを行っており，6日以内の入れ替えでは，家禽群の陽性となるリスクは上昇することが明らかとなった（Wedderkopp *et al.*, 2000）。フィンランドでは，家禽導入間隔は約2週間である（Perko-Mäkelä *et al.*, 2002b）。フランスでは，64％の飼育農業者が清掃済飼育舎に殺菌剤を散布してから，新たに家禽を導入するまでの間隔は15日以内である（Refrégier-Petton *et al.*, 2001）。徹底したバイオセキュリティー対策を維持することにより，家禽飼育舎へのカンピロバクター属菌の侵入を制御することができるが，一度侵入したカンピロバクター属菌は家禽全体に急速に伝搬する（Pattison, 2001）。カンピロバクター属菌の感染源を特定し，その感染源が飼育舎外部か内部であるかを特定することは困難であることを多くの研究者が経験している（Nesbit *et al.*, 2001）。

商業用育雛（幼鳩）農家12カ所を対象に農場の管理業務を調査したところ，巣材からの糞便の排除，頻繁な水の消毒，止まり木の清掃，陽性親鳥の飼育，出荷鳥箱の非洗浄などによりカンピロバクター属菌の保菌性は変化することが明らかになった。ほかの鳥種には適切であると考えられる対策と矛盾する調査結果がいくつか得られたことから，鳥種ごとに最良の管理手法を確認する必要性が示唆される（Jeffrey *et al.*, 2001）。

飼料

飼料がカンピロバクター属菌の感染源ではないと認識されてきたのは，おそらくカンピロバクター属菌が乾燥に弱いためである（Humphrey *et al.*, 1993；Whyte *et al.*, 2003）。しかし，サルモネラ属菌の汚染のない飼料を給餌することは極めて重要である（MacKenzie & Bains, 1976；Zecca *et al.*, 1977；Hinton *et al.*, 1987；Jones *et al.*, 1991a；McCapes *et al.*, 1991；Angen *et al.*, 1996；Davies *et al.*, 2001；Corry *et al.*, 2002；Chadfield *et al.*, 2001）。飼料の穀物原料におけるサルモネラ汚染は一般的に非常に低い。しかし，サルモネラ属菌の感染源になりうる可能性を有す（Bains & MacKenzie, 1974）。動物由来原料（精製した肉骨粉など）は，これまでサルモネラ属菌の汚染が多くみられた。動物由来原料を除くことにより，と殺時の家禽サルモネラ汚染のリスクを軽減することができる（Jacobs-Reitsma *et al.*, 1994）。サルモネラ属菌のある特定の菌型が飼料工場に定着し，長期間生残する可能性がある（Davies *et al.*, 2001；Liebana *et al.*, 2002）。飼料のペレット（微粉砕）化はサルモネラを排除することができるが，そのペレット化のシステムは適正に管理される必要がある（Davies *et al.*, 2001）。ペレット飼料製造後，再汚染を防ぐことが大切である。農場に導入した幼鳥に非ペレット飼料を与えると，飼育の最終時での成鳥群のサルモネラ陽性率は上昇した（Rose *et al.*, 1999）。

生後1日齢雛の腸および7～10日齢ブロイラーの盲腸へのサルモネラ属菌の付着は飼料にD-マンノース，乳糖もしくは複合糖質を添加することによって抑制されるという報告がみられるが，生鳥または処理場での冷却前にサンプリングした家禽と体のサルモネラ汚染率および菌数に，常に影響するという成績を示すものではない（Izat *et al.*, 1990b；Waldroup *et al.*, 1992c；Chambers *et al.*, 1997）。酵母の *Saccharomyces boulardii* を飼料に添加すると，幼鶏の盲腸内でのサルモネラ陽性率を減少させることができた（Line *et al.*, 1998）。

飲料水

開放型給水槽は塵埃，敷料，飼料，羽，トリの足やくちばし，さらに糞便などで汚染される（Patterson & Gibbs, 1977）。また，開放型給水システム（水槽，釣り鐘型給水器）は糞便に汚染されやすく，ニップル型給水器に交換することが望ましい（Renwick *et al.*, 1992）。飲料水は殺菌消毒する必要がある（Kapperud *et al.*, 1993；Pearson *et al.*, 1993）。飲料水が敷料や飼料にこぼれると，その部分では微生物の増殖が可能となる。他方，飲料水の塩素消毒はブロイラーのカンピロバクター属菌の保菌低減に有効な対策であるとは言えないとの報告もある（Stern *et al.*, 2002）。

死亡鳥の排除

死亡したトリは焼却，あるいは飼育施設内から完全に除去し適時に廃棄することが，ボツリヌスC型による家禽群の死亡回避のために重要である（Renwick *et al.*, 1992）。

野鳥／げっ歯類の管理

野鳥／げっ歯類に対する効果的な管理プログラムを構築することにより，家禽飼育舎への侵入防止を行うことが必要である。野鳥／げっ歯類は，サルモネラ属菌やカンピロバクター属菌の保菌動物である。

ワクチン接種

生鳥におけるサルモネラの管理手段で最も有効な方法の１つとしてワクチン接種がある。英国および欧州では，食肉用および産卵用家禽群にワクチン接種を行い，家禽肉や卵による *S.* Enteritidis 感染の低減に成功した（Soo *et al.*, 2002）。ドイツでは，現在 250 羽以上を飼育する鶏舎においてはすべての初生雛に対しワクチン接種を義務づけている（Schroder, 2002）。ワクチンには生ワクチンと不活性化ワクチンがあり，より効果の高い，また他の血清型サルモネラ属菌に対しても広い抗菌スペクトルを有するワクチンの一層の開発が進められている（Schroder, 2002；Springer *et al.*, 2002；Clifton-Hadley *et al.*, 2002a, b；Woodward *et al.*, 2002；Oostenbach, 2002；Witvlieft, Mols-Vorstermans & Wijnhoven, 2002；Gruber & Köfer, 2002）。カンピロバクター属菌がニワトリを含む種々の動物に定着するためには，鞭毛が不可欠であることが明らかにされた。この鞭毛に直接作用して本菌定着を阻止するワクチンの開発は，家禽類におけるカンピロバクター属菌の効果的な管理戦略となる（Nachamkin *et al.*, 1993）。

競合排除（CE）法

初生雛に正常腸内ミクロフローラを早期に定着させることによる競合排除（CE）法を用いて，サルモネラ属菌の定着を阻止することができる。いくつかの市販製剤が入手できるようになり，ブロイラーのサルモネラ管理に効果を上げている国もある（Aho *et al.*, 1992；Hirn *et al.*, 1992；Wierup *et al.*, 1992 ; Salvat *et al.*, 1992a ; Schneitz *et al.*, 1998 ; Ferreira *et al.*, 2003)。この概念は七面鳥やアヒルなど他の家禽類にも適応可能と考えられる（Schneitz *et al.*, 1992 ; Schneitz & Nuoto, 1992)。盲腸内壁の上皮由来 CE 製剤によって，ブロイラー（Stern *et al.*, 2001 ; Chen & Stern, 2001）および投薬済家禽群のと体（Blankenship *et al.*, 1993a）におけるサルモネラ属菌およびカンピロバクター属菌を低減することに成功した。*Lactobacillus acidophilus* および *Streptococcus faecium* など鳥類特有のプロバイオティックを初生雛に 11〜33 日間与えると，と殺時での *C. jejuni* 定着および糞便への排出数が減少するという結果が得られている（Morishita *et al.*, 1997)。*S.* Typhimurium に対する特異抗体を併用した場合，*S.* Typhimurium のブロイラーへの定着が減少した（Promsopone *et al.*, 1998)。CE 法は病原菌の管理の特効薬ではないが，他の手法の併用により効果を高めることができる（Nurmi *et al.*, 1992)。雛を農場に搬入した段階で CE 法を実施した場合，その有効性は，孵化場で初生雛がサルモネラ属菌に暴露される前に実施するよりかなり低い。さらに多くの研究成果により，この CE 法の概念は向上し，家禽業界で幅広く適応されるようになった（Stavric & D'Aoust, 1993 ; Hollister *et al.*, 1994 ; Behling & Wong, 1994 ; Nisbet, 2002 ; Ferreira *et al.*, 2003)。

ストレス

孵化場からの移動および最もサルモネラ属菌に感染しやすい農場入雛後 1 週間での幼鳥のストレスを最小限に抑えることが非常に重要である（Bailey, 1988)。同様に，食鳥処理場へ搬送のための捕獲においてもストレスを軽減する必要がある。捕獲および搬送時にストレスを受けた家禽は，処理場へ搬入された際，サルモネラ属菌を排出する可能性が高い（Bhatia & McNabb, 1980)。

餌切り（餌止め）

食鳥処理場へ家禽搬送前，適切な時期（8 〜12 時間前）に餌切りを行うことが重要である（Wabeck, 1972 ; Rigby & Pettit, 1981 ; Papa & Dickens, 1989 ; Papa, 1991 ; Duke *et al.*, 1997)。飼料でいっぱいになっている腸管は内臓摘出時に破裂しやすい。餌切りのタイミングは，トリの種類，内臓摘出の方法（手動／機械式)，および使用器具の種類によっても異なる。餌切りの間では，そ嚢内でサルモネラ属菌およびカンピロバクター属菌レベルが増加する（Ramirez *et al.*, 1997 ; Byrd *et al.*, 1998 ; Willis *et al.*, 2000)。発酵性糖質（ブドウ糖）を給餌すると，そ嚢内の乳酸が高まりそ嚢の pH 値は低下し，結果的にサルモネラ属菌が低下する（Hinton *et al.*, 2000)。食鳥処理場への搬送の約 8 時間前に飲料水に乳酸を添加すると，と殺後のそ嚢およびと体におけるサルモネラ属菌およびカンピロバクター属菌の汚染率は低下した（Byrd *et al.*, 2001)。捕獲および搬送の 60 時間前に酵母，*Sacch. boulardii* を給餌すると，搬送後のニワトリ盲腸内のサルモネラ陽性率が低下することが明らかにされている（Line *et al.*, 1997)。

家禽群のモニタリング

多くの国ではモニタリングプログラムを策定して，1 菌種以上のサルモネラ属菌（*S.* Enteritidis など）陽性家禽群を同定したり，家禽群の管理もしくは廃棄処分を行うための特別な要件を課している。このようなプログラムはその国の管理対策の現状を監視し，一層の改善を図るための効果的な方法であることが示されている（Wegener *et al*., 2003 ; Rose *et al*., 2003）。用いるサンプルおよび検査方法は国内で標準化されたもので，陽性家禽群を十分に検出できる感度が必要である（Skov *et al*., 1999a, b）。こうしたデータベースを用いた多変量解析を行うことによって，さらなる管理が必要なリスク因子を特定することが可能となる。限られた資源を意味のないリスク因子の特定に費やすといった無駄を省くことも重要である（Angen *et al*., 1996 ; Skov *et al*., 1999 ; Rose *et al*., 2003）。サルモネラ属菌および *C. jejuni* 陽性家禽群は陰性群の後に処理することが重要である（Sarlin *et al*., 1998 ; Codex, 2003）。

農場から処理場への搬送

農場での餌切り，捕獲，搬送ケージへの箱詰め，搬送，処理場での保留などにおいて受けるストレスにより，処理加工時の家禽群のサルモネラ感染（保菌）率は高まる可能性がある（Line *et al*., 1997）。トリを搬送ケージに閉じ込めて処理場へ輸送するため，鳥羽は糞便中の微生物に汚染される確率は高くなる（Seligmann & Lapinsky, 1970 ; Patterson & Gibbs, 1977 ; Rigby & Pettit, 1980 ; Rigby *et al*., 1980a,b ; 1982）。糞便中および羽に付着した微生物は，搬送ケージ内でトリからトリへ拡散する。懸吊(けんちょう)および放血時の羽ばたきによりエアロゾルと塵埃が発生する。サルモネラ属菌およびカンピロバクター属菌は，食鳥処理場の荷下ろし場（生鳥ホーム）の大気中からも分離される（Zottola *et al*., 1970 ; Abu-Ruwaida *et al*., 1994）。

汚染された搬送ケージは，処理と体のサルモネラ属菌の重要な感染源となる（Rigby *et al*., 1980a, b, 1982 ; Carr *et al*., 1999 ; Bailey *et al*., 2001 ; Slader *et al*., 2002）。飼育農場でサルモネラ陰性家禽群がおそらくストレスの影響により搬送中に陽性となり，サルモネラ汚染と体となる可能性がある。このことは，可能であれば処理場への搬入後ケージを洗浄・殺菌する必要がある。しかし，実施上の問題（冬期のケージ洗浄）が生じる可能性を示唆している。費用効率の高いケージ洗浄・殺菌方法の開発のために調査研究も行われている（El-Assaad *et al*., 1990, 1993 ; Ramesh *et al*., 2003）。病原体低減のためのこのような方法の利点をさらに実証することは必要である。搬送用ケージの不十分な洗浄が処理時のと体のサルモネラ感染率にもたらす影響は，管理手段の有効性によって影響される（Davies & Bedford, 2002 ; Corry *et al*., 2002）。ケージに汚染するサルモネラ属菌が内臓摘出後および冷却後のと体から検出されるという証明から（Newell *et al*., 2001 ; Slader *et al*., 2002），ケージもまたカンピロバクター属菌の感染源になる（van de Giessen *et al*., 1998 ; Stern *et al*., 2001）。捕獲およびケージ詰め工程により，カンピロバクター汚染の可能性は有意に（$P < 0.001$）上昇した（Slader *et al*., 2002）。カンピロバクターレベルは搬送およびと殺前の係留時に上昇する（Stern *et al*., 1995）。

食鳥処理場

と殺，脱羽，内臓摘出，冷却および包装の各条件は，処理と体の病原体および腐敗・変敗細菌の汚染程度に影響を与える。有効な衛生プログラムを導入している処理施設では，家禽肉の食品由来病原体の感染源は生鳥であって処理施設によるものではない。このため食鳥生産農場において *C.*

jejuni およびサルモネラ属菌を排除することが，処理加工時の汚染防止，またこれらの病原菌の汚染のない家禽肉生産において必要不可欠である。

家禽がヒトに感染する病原体を保有していることは多い。このため処理加工での条件は家禽肉の汚染程度に大きく影響する。汚染は頸動脈切断に使用されるカッターから始まり，処理場から家禽肉が出荷されるためにパック包装されるまでの間において発生する。処理加工においては，家禽の微生物汚染を最小限にする家禽肉加工を行うことが大切である。処理加工においては，家禽体表面や腸管からの汚染，さらにと体からと体への汚染を最小限に抑えられるように管理することが必要である。このためには，適切な設備・メンテナンス・衛生管理，施設内のレイアウト，作業員の教育および技術，および各処理工程（湯漬／脱羽／冷却）における管理条件を整えることが必要である。設備の設計，レイアウトおよび衛生管理の重要性については，これまで検討されてきている（ICMSF, 1988）。次に挙げる処理工程が適切に管理されれば，腸管病原菌（サルモネラ属菌，*C. jejuni*）および他の微生物汚染のレベルを減少させることができる。

湯漬処理

強湯漬システム（58℃・約2分半）は弱湯漬よりも非芽胞形成菌に対して殺菌効果は高い。湯漬の条件は，家禽の種類と市販される製品の特性を生かせる範囲において，殺菌性の最も高い条件下で行うべきである。しかし，過剰な湯漬は，熱が掛かりすぎ脱羽中に傷がつく可能性があり，避けるべきである。湯漬前にと体へ水を吹き付け，湯漬槽で微生物が付着することを軽減させ（Mulder, 1985），槽内の水流はと体とは逆方向（向流）にする必要がある（Mulder, 1985；Waldroup *et al*., 1992a）。サルモネラ属菌は洗浄／湯漬工程中で減少するが，生残するものもみられる。例えば，3槽式向流湯漬槽からそれぞれサンプルを8日間にわたり採取し検査したところ，当初の2槽では7日間，また3槽目では2日間にわたってサルモネラ属菌が検出された（Cason *et al*., 2000）。

細菌は皮膚に付着すると熱抵抗性は増強される（Notermans & Kampelmacher, 1974, 1975；Humphrey *et al*., 1984；Yang *et al*., 2001）。湯漬水のpHが高くなれば，鶏皮表面に付着している細菌の致死率は上昇する。鶏皮に付着している *S.* Typhimurium の52℃加熱による *D* 値（$D_{52℃}$）は，pH6.0では61.7 ± 0.4minであったが，pH9.0では26.6 ± 3minと減少した（Humphrey *et al*., 1984）。他の研究でも，55℃・105秒間の湯漬後ではニワトリと体からサルモネラ属菌が検出されたが，60℃・200秒間では検出されなかった（Notermans *et al*., 1975a；Mulder & Dorresteijn, 1977）。しかし，60℃の湯漬処理を行っても七面鳥と体からはサルモネラ属菌は分離された（Bryan *et al*., 1968a）。

湯漬処理工程は細菌の重要な汚染場所でもなければ，家禽と体の *C. jejuni* 汚染率を減少する場でもない（Yusufu *et al*., 1983；Oosterom *et al*., 1983b；Wempe *et al*., 1983；Genigeorgis *et al*., 1986）。

食鳥処理場から分離されたサルモネラ属菌が10分の1に減少する温度と時間については $D_{52℃}$ = 150秒および $D_{62℃}$ = 8秒であると報告されている（Mulder *et al*, 1978）。しかし，湯漬槽の撹拌や水流によりと体から血液や糞便，残屑が遊離するため，これらの値は湯漬処理での細菌の耐熱性を過小評価していることになる。おそらく糞便等により湯漬槽には有機固形分が多くなり，pHは約6.0となる（Humphrey, 1981）。有機固体分の増加はサルモネラ属菌の耐熱性に影響を与えるものではないが，pHが約6.0と低下することは非常に重要である。例えば，ニワトリと体から分離した7種のサルモネラ属菌の$D_{52℃}$値は，pH約6.0の湯漬水では10.2～34.5minであった（Humphrey, 1981）。pHが9.0と高くなると，*S.* Typhimuriumの耐熱性は52℃で34.5minから1.25minに減少した（Humphrey *et al.*, 1984）。このように湯漬槽内のpHをアルカリに保つことが，湯漬における家禽サルモネラ属菌のレベルを下げるのに効果的な方法である。

脱羽処理

脱羽処理はカンピロバクター属菌（Yusufu *et al.*, 1983 ; Oosterom *et al.*, 1983a ; Wempe *et al.*, 1983 ; Dromigny *et al*, 1985 ; Genigeorgis *et al.*, 1986），サルモネラ属菌（Bryan *et al.*, 1968a ; Morris & Wells, 1970 ; Notermans *et al.*, 1975a）および大腸菌（van Schothorst *et al.*, 1972 ; Mulder *et al.*, 1977a ; Whyte *et al.*, 2001 ; Berrang *et al.*, 2001）の主な汚染源である。カンピロバクター属菌の高い汚染率および菌数は，脱羽中における排せつ腔からの糞漏出によるものである（Berrang *et al.*, 2001）。脱羽によると体汚染は，機械の適切なメンテナンスと衛生管理，羽毛の過剰蓄積の回避，塩素消毒水（50μg/mL以上）の噴霧および処理中の放熱により最小限に抑えることができる。湯漬後と体に水を噴霧し，さらに脱羽後にもう一度水を噴霧する（Mulder, 1985）。排せつ腔をシールすることによって，脱羽時のと体のカンピロバクター汚染率と菌数を減少することができた（Berrang *et al.*, 2001）。排せつ腔のシールについては特許が付下されているが，商品化されたものはない（Singh, 1998 ; Anderberg, 2000）。

内臓摘出

トレーニングを受け適切な技術を有する作業員は，手動により内臓摘出における内臓切断あるいは腸管破損等による重要な汚染のリスクを減らすことができる。機械式の内臓摘出機については適切な保守整備とラインのスピードが重要である。内臓摘出中に腸を切断あるいは破損した場合，汚染されたと体は洗浄あるいはトリミングして，目に見える汚染物を除去することが大切である。この処理によって腸管由来の細菌（大腸菌群，大腸菌，サルモネラ属菌など）を正常と体と同等あるいはそれ以下に減らすことができる（Blankenship *et al.*, 1975, 1990, 1993b ; Walsh & Thayer, 1990 ; Bilgili *et al.*, 1992 ; Waldroup *et al.*, 1993）。肉眼的に糞便汚染のあると体とないと体の検査を行った結果，検出される腸内細菌の主なものは大腸菌であった（Jiménez *et al.*, 2003）。内臓摘出中の汚染の割合が，と体の水冷却から包装前の解体処理に至る細菌汚染レベルに影響を及ぼすことが考えられる。と体の内外洗浄によって腸内細菌数の増加と，サルモネラ属菌の汚染率を抑えることができる。一般的に，家禽と体と処理機器におけるサルモネラ属菌の血清型は，処理される家禽に保菌している菌型に影響される。しかし，と殺工程中にサルモネラ属菌は1つの家禽群から次の家禽群へと汚染を示し，通常行われている洗浄殺菌方法では機械・器具のサルモネラ属菌を除去することができず，次の日に処理される家禽群への汚染を防止することはできない（Olsen *et al.*, 2003）。

冷却

と体の冷却処理を管理することによって，低温発育性腐敗・変敗菌と病原体の汚染を最小限に抑えることができる。浸漬冷却を行う中で，いくつかの要因を管理することにより洗浄効果を発揮することができ，と体の汚染細菌数を減らすことができる。(1)冷却水量に対応したと体数，(2)換水量，(3)複数のチラー設置と向流冷却，冷却にはと体をより清浄な水に向けて移動させること，(4)最終冷却槽における塩素処理，(5)冷却器具の衛生管理，(6)冷却に氷を添加する場合，氷の微生物学的品質，pH を酸性（pH6.5）に保持することにより，塩素処理はより効果的である。炭酸ガスの注入，酸性溶液の添加により，水の pH を必要に応じて調整することができる。

空冷および蒸気噴霧冷却において，と体が晒される環境要因（空気，器具，水，コンデンセート）の衛生状態に十分注意する必要がある。

設備機器の衛生

設備機器における微生物の増殖を抑制するため，効果的な洗浄・殺菌処理を行う必要がある。微生物は羽，足，皮膚などから処理器具や設備機器を介して他のと体に拡散される。こうした菌の汚染拡散が生じるのは，トリをシャックルにかけてナイフでと殺するとき，脱羽機においてラバーフィンガーで羽を取り除くとき，足と頭部を機械あるいはナイフで切り落とすとき，手動あるいは機械式による内臓摘出時，と体が処理テーブルの上を移動してシュートに落とされ，冷却槽や冷却器の側面および底面に接触するとき，さらにシャックルに再度かけられるとき，などである。また，さらに冷却したと体をテーブルの上に落として移動させたり，包装前に重量を測ったり，シュートに落として容器や輸送用の箱に入れるときにも菌の拡散は起こる。食用臓器はシュートの表面やテーブル，砂嚢剥皮機（gizzard skinning machine），ナイフおよびはさみなどを介して汚染される。

1日の作業終了時点で，設備機器が洗浄・殺菌されていない場合，脂肪分や血液および肉片が器具に残っており，微生物の増殖に必要な栄養分として増殖し，次の日に処理される製品を汚染することになる。特に，冷却から包装までに使用される設備機器は，腐敗・変敗細菌の主な感染源となる。洗浄・殺菌の原理については，ICMSF 第4巻「微生物学的安全性と品質を確保するための HACCP システムの適用」（ICMSF, 1988）において取り上げている。適切に洗浄消毒された設備機器を使用することによって，と体は前日の処理群に見られた病原体に汚染されることはない。このことは Table 2.4 および大腸菌の検査でも証明されている。6週間にわたり4カ所の設備機器から分離した大腸菌の生物型を調べた結果，それぞれ4カ所から分離された菌の生物型の 90％以上は，1つの設備機器のみから回収され，また同じ生物型は6週間調査したうち3週間以上は検出されなかった。このことから，大腸菌は処理される家禽から汚染された一時的なもので，設備機器には定着していたとは判断されなかった。処理器具の洗浄・殺菌によって，大腸菌（Cherrington *et al.*, 1988）およびその他の腸内細菌の定着を抑制することができる。1日約 10,000 羽をと殺する食鳥処理場のブロイラーを対象として大規模な検査を行った結果，設備機器を適切に洗浄しないと，同日の後半あるいは後日処理される家禽と体を汚染することが判明した（Olsen *et al.*, 2003）。

作業員の業務と衛生

正確に仕事をこなすよう訓練された作業員は，製品の汚染を最少限にするために非常に重要な役割を果す。汚染は家禽と体から作業員の手指あるいは手袋，さらに他のと体へと拡散される。作業員は手指を切ったり，その他損傷を受けたり，汚染と体から病原体の感染を受けるリスクを有している。作業員は，特に皮膚感染症あるいは呼吸器感染症に罹患している場合，または自己の衛生管理が悪い場合，皮膚や髪，鼻および喉から病原体を拡散する可能性がある。しかし，作業員からのと体汚染は，家禽に常在するミクロフローラや特定の処理機器（脱羽機など）から汚染しているものと比較すると少ない。15 年間にわたり食鳥処理場の作業員の便 41,000 サンプルについて調査した結果，サルモネラ属菌の検出された者は 0.085 %に過ぎなかった（Lundbeck, 1974）。

製品温度

生鮮家禽肉を低温で保存・流通・陳列することは，可食期間に影響を与える重要な要件である。温度が低いほど可食期間は延びる。多くの病原体は 6℃以下では増殖できないが，低温発育性腐敗・変敗菌は 0℃以下でも増殖することができる。−2℃で低温細菌の生育は遅滞され，世代時間は長くなった。このため，可食期間を延ばすためには 3℃以下，あるいは可能であれば −2℃で保管することが望ましい。低温保存では製品を冷凍するが，処理業者によっては一度冷凍して冷蔵温度で出荷するところもある。一般的に，製品の冷凍時間が長くなれば可食期間が延長する。予測モデリングは，製品の品質および受容性に対する様々な保存温度と時間の影響を推測する上で有効な手段である。

汚染除去

これまで，食鳥検査機関では処理加工中の肉眼的な汚染を防ぐことが重要であると述べられてきた。しかし，衛生管理として，微生物学的に安全な家禽肉を生産するためには必ずしも有効な手段であるとは言えなかった。殺菌工程（加熱・放射線照射など）がなければ，家禽が保有する特定腸管病原菌（サルモネラ属菌，*C. jejuni* など）の汚染は許容できない状態が続くことになる。汚染除去工程の必要性が認識され，ここ数十年にわたって研究されてきた。許容できる除去方法は迅速で経済性，有効性に優れ，消費者および処理施設の作業員に安全な添加物を用いて，製品の品質を落とすことなく，消費者が認めることができると考えられるものでなければならない。検査の条件は，検査データの解釈および有効性評価に影響を与える可能性があり，できれば，一般的な汚染レベルの民間施設のサンプルを用いて評価するべきである。一般的な汚染防止方法として 6 つの方法を取り上げる。⑴処理水の塩素消毒，⑵有機酸の噴霧あるいは浸漬，⑶酸性溶液処理，⑷アルカリ溶液での処理，⑸加熱，および⑹放射線照射殺菌がある。

処理水の塩素消毒

塩素消毒した水を家禽処理に使用することを禁じている国もある。家禽処理における細菌の拡散を減少，防止するために塩素を使用することについて多くの調査が行われてきた（Thomson *et al.*,

Table 2.16　冷却槽水および冷却槽以降の胸部皮膚における微生物レベルに及ぼす塩素処理効果

	Mean log_{10}/ml or /g			
Chill water	Aerobic count	Fecal coliform	Salmonellae no. positive/ no. tested	Days of shelf life
Untreated	3.41[a] (4.60)[b]	2.38 (3.07)	25/60[c] (8/56)	20.6[d]
20 ppm Cl_2[e]	2.89 (3.55)	1.11 (1.39)	9/52 (1/52)	28.2
34 ppm Cl_2	2.61 (3.83)	<1.00 (1.68)	0/44 (2/44)	32.3

Aerobic count and fecal coliform data are mean values for 44-60 samples per variable collected over 11–15 operating days.
Source: Lillard (1980).
[a]Count/ml of chill tank water.
[b]Count/g of breast skin.
[c]25 positive out of 60 water samples.
[d]Mean no. of days at 2°C until off odor for carcasses packaged immediately after chill tank.
[e]Concentration of free chlorine in water entering chill tank (source of chlorine: gas).

1974；Tompkin, 1977)。その結果は様々であり，その原因はおそらく適用条件の差による。スプレーキャビネット内で塩素消毒済みの水に短時間暴露した場合，その効果は未処理水と変わらない。しかし，スプレーを多く行うことや冷却槽内の水に塩素を添加することにより，長時間暴露を行うと細菌汚染を減少させることができる。

塩素は有機物により急速な不活性化を示す。しかし，塩素は設備機器の細菌スライム（粘質物）の蓄積を防止し，給水あるいは冷却槽の水に存在する微生物，特に低温細菌を除去することができる（Barnes, 1965；Mead & Thomas, 1973；Mead *et al.*, 1975)。脱羽機に使用する水に塩素（50 μg/mL 以上）を添加する方法が提案された（Purdy *et al.*, 1988)。機械による内臓摘出スプーンの噴霧水に塩素を添加することも有効である。ある実験では，4時間稼働後の内臓摘出機械の好気性生菌数は 40,000 cfu/cm^2 であったが，噴霧水に塩素をそれぞれの濃度に添加した場合，生菌数は 400 cfu/cm^2（20μg/mL 添加），20 cfu/cm^2（40μg/mL），3 cfu/cm^2（70μg/mL）であった（Bailey *et al.*, 1986)。また，と体の内部およびと体表面を塩素によって洗浄することも，細菌数を効果的に減らすことができる。

冷却槽内の適量残留塩素濃度は，1と体当たり 5L の水を使用する場合は 45～50μg/mL，8L の水を使用する場合は 25～30μg/mL である（Mead & Thomas, 1973)。冷却槽に注入する水に遊離塩素 20μg/mL あるいは 34μg/mL に添加すると，好気性菌，糞便系大腸菌群およびサルモネラ属菌の菌数は有意に減少し，家禽肉の可食期間は延長した（Table 2.16 参照，Lillard, 1980)。

処理工程のいくつかの工程での塩素水による消毒は，家禽と体の細菌抑制を促すことができる（Mead *et al.*, 1995)。例えば，脱羽後のと体洗浄水や，脱羽から内臓摘出に至る輸送ベルトに噴霧される水，および内臓摘出後の最終と体洗浄に用いる水に 20μg/mL の塩素を添加することや，冷却水に塩素を添加してオーバーフロー水に 1～5μg/mL の遊離塩素を有するように補給することも効果があると考えられる（Table 2.15 参照，Waldroup *et al.*, 1992a)。

冷却槽内の水の塩素消毒は，サルモネラ属菌を除去するには十分ではないが，サルモネラ属菌や問題となる他の微生物を減少させることができる（Lillard, 1980 ; Green, 1987 ; James *et al.*, 1992）。冷却後の家禽のサルモネラ属菌に対する基準を確立するとともに pH をコントロールした塩素消毒済冷却水を使用することは，確実に遵守されるべき施設内の管理手段として重要であり，このことにより米国では家禽のサルモネラ属菌の汚染を全般的に低下させることができた（Russell, 2002）。

２つの処理施設において七面鳥と体のカンピロバクター属菌を比較したところ，冷却前の汚染率は両者とも 40～42％であった。しかし，冷却水の塩素消毒を行わなかった施設では，冷却後の汚染率は 37.6％であったのに対して，20μg/mL の塩素を使用した施設では 19.8％であった（Logue *et al.*, 2003）。

有機酸の噴霧・浸漬

過去 30 年間にわたり有機酸を使用した広範囲な調査が行われてきた（Dickson & Anderson, 1992）。湯漬槽に有機酸を添加しても家禽と体の微生物学的品質は向上しない（Lillard *et al.*, 1987 ; Izat *et al.*, 1990a）が，冷却前，冷却中あるいは冷却後に有機酸を添加することは有効である。

乳酸添加水への浸漬は，ブロイラー処理において各工程で調査された。空冷前の乳酸水浸漬（１％もしくは２％乳酸添加水に 19℃ 10 秒間浸漬）は効果があった。処理加工において各工程で乳酸水浸漬を継続しても細菌数を減らすことはできなかったが，冷却後と体を浸漬した場合，家禽肉の腐敗・変敗は遅延した。２％乳酸水浸漬は１％乳酸水の場合と同等の成績であった。0℃保存で菌数 10^7 ～10^8 個/g に達する時間は，乳酸処理を行わなかった場合 11～15 日，行った場合 18～22 日であった（van der Marel *et al.*, 1988）。別の検査では，２％乳酸水で処理した脚部の可食期間は 6℃でわずか８日であった（Zeitoun & Debevere, 1990）。

一般的に有機酸の殺菌作用は濃度上昇とともに直線的に増加すると報告されている（Tamblyn & Conner, 1997）。家禽皮膚への細菌付着モデル（Conner & Bilgili, 1994）を用いて調べた結果，サルモネラ属菌は家禽皮表面に緩く付着させても固着させても有機酸に対する抵抗性は上昇し，*S.* Typhimurium を 10^2 個以上減少させるために有機酸の濃度は４％以上は必要であった（Tamblyn & Conner, 1997）。

有機酸殺菌の最大の問題は皮表の変色である。有機酸の暴露時間・温度は，変色度合とサルモネラ属菌の死滅割合に影響する（Izat *et al.*, 1990a）。皮表面の変色は，乳酸と乳酸ナトリウム溶液の混合液において乳酸濃度５％，7.5％および 10％で pH3.0 の調整液を使用することにより軽減された。乳酸濃度が高くなると，ビニール袋で 6℃で保存したもも肉（脚部）の可食期間は延長した。10％乳酸濃度で処理したもも肉は，未処理のものでは６日の可食期間であったのに比べて 12 日間まで良好と判定された。

乳酸処理と鮮度保持包装（90％ CO_2 : 10％ O_2）を併用することにより可食期間はさらに延長した。乳酸０％，２％，５％，7.5％，10％で処理した場合，6℃におけるもも肉（脚部）の可食期間はそれぞれ 13 日，14 日，15 日，16 日，17 日であった（Zeitoun & Debevere, 1992）。

冷却後のニワトリと体表面に二酢酸ナトリウム粉末を散布して汚染除去を行うことが提案されてきた（Moye & Chambers, 1991）。

酸性溶液での処理

酸性での亜塩素酸ナトリウム溶液はブロイラーと体を効果的に抗菌できることが実証されている（Kemp *et al.*, 2000, 2001 ; Schneider *et al.*, 2002 ; Kemp & Schneider, 2002）。処理場の5施設を対象とした実験では，酸性亜塩素酸ナトリウム液（pH2.5，14～18℃）を内臓摘出後のブロイラーの外側および内側に15秒間噴霧すると，糞便に汚染されたと体の大腸菌，サルモネラ属菌およびカンピロバクター属菌のレベルは，汚染と体を再処理するためにラインから除去して処理したものよりも効果的に減少した（Kemp *et al.*, 2001）。

アルカリ溶液での処理

肉眼的な糞便やそ嚢などの汚物を除去するために，ラインからと体をはずすかわりに，連続的なオンライン処理システム上において，家禽への噴霧剤としてリン酸三ナトリウム溶液を使用している国もある（Russell, 2002）。リン酸三ナトリウム溶液は家禽と体のサルモネラ属菌およびカンピロバクター属菌のレベルを低下することができる（Bender & Brotsky, 1992 ; Greene, 1992 ; Whyte *et al.*, 2001）。この他，冷却後10℃でリン酸三ナトリウム水溶液（pH11.5）12％（w/w）に，と体を15秒間浸漬する方法もある。

加熱処理

家禽肉のサルモネラ汚染を軽減するために，温湯に浸漬する湿式加熱方法が行われることは非常にまれである。サルモネラ属菌を除去するための必要な温度と時間で加熱を行うと家禽体表面は変性する。そのため，このような処理を行うのは，消費者が変性していることを理由に製品を排除しない特別な適用に制限される。表面変性を起こしていない場合，汚染軽減は達成されないと考えられている（Göksoy *et al.*, 2001 ; Berrang *et al.*, 2000a,b）。

放射線照射殺菌処理

10kGy以下の照射殺菌では，食品に対して毒性学，栄養学あるいは微生物学上のいかなる危険性をもたらすことはない（WHO, 1981, 1994）が，家禽肉の品質に有害な影響がないように低線量で照射することが必要である。10kGy以下の照射線量での殺菌は，腐敗・変敗細菌と同様に家禽肉製品にとって重要な病原菌（サルモネラ属菌，カンピロバクター属菌など）を不活性化するために用いられる。放射線に対する微生物の感受性には非常にばらつきがみられる。2～7kGyの照射線量は，衛生管理された環境で生産された家禽肉の病原菌を殺滅する必要量を十分超えている（WHO, 1989）。包装された家禽肉は冷却あるいは冷凍時において照射殺菌する。7kGy以下で照射殺菌された家禽肉は，殺菌処理後冷蔵あるいは冷凍保存する必要がある。1992年，11カ国において特定の食品由来病原体の殺菌方法として放射線照射が承認された（Israel Official Gazette, 1982 ; Kampelmacher, 1984 ; Lynch *et al.*, 1991 ; Cross, 1992 ; ICGFI, 1992）。家禽生肉の照射殺菌について承認は得られたが，主な3つの理由から商業（販売）上認可されていない。第一は，多くの消費者が照射に対して否定的な見解を持っていることである（Frenzen *et al.*, 2001）。第二として，家禽生肉へ放射線を照射することにより色や風味が損なわれる可能性がある（Nam & Ahn, 2002；McKee, 2002；Liu *et al.*, 2003；Yoon, 2003）。第三に，家禽生肉によるカンピロバクターやサルモネラ感染症は重要な課題であるが，これら感染症の重症度，公衆衛生上の影響および消費者の反応にはばらつきがある。これらの状況から米国の生産者の中には大腸菌 O157：H7 の滅菌方法として，少数であるが牛ひき肉に対し電子ビーム照射を使用するところもある。

照射殺菌を行うことによって効果的に可食期間を延長させることができる。他の方法と同様に照射殺菌も完璧ではないが，他の方法に比べて確実なメリットがある（Kampelmacher, 1984）。2.5 kGy 以下の照射殺菌により，家禽肉に生ずる色やにおいの変化は加熱処理あるいはローストによって消失し，味の変化には影響を与えなかった。しかし，商業条件下では結果にばらつきがあり，高線量（7.5 kGy 以下）照射は製品の品質低下を避けるために凍結温度（−18℃）で適用すべきである（Mulder, 1984）。これまで照射殺菌は，と殺・解体処理時の衛生管理の不足を補完あるいはカバーするために用いるべきとする考え方が示されてきた。この様な考えから，国際的な食品の適正製造規範（GMP）を遵守した食鳥処理方法であるのか，また照射殺菌の採用が可能であるかの判断を行うためのガイドラインも提唱されてきた。ガイドラインには培養温度 20℃での好気性菌数についても $n = 5$，$c = 3$，$m = 5 \times 10^5$ および $M = 10^7$ と記されている（WHO, 1989）。

Co^{60} あるいは Cs^{137} から発生する γ 線，あるいは 10 MeV 以下の高速電子が，包装済み家禽製品の照射殺菌に用いられる。2～7 kGy の照射殺菌により可食期間が延長され，5～7 kGy の照射では病原微生物が有意に減少を示す。ブロイラーと体のサルモネラ属菌など腸内細菌数を 10 分の 1 以下に減少するには約 1 kGy の照射量が必要である（Mossel *et al.*, 1968；Mulder, 1975）。2.5 kGy の照射によって，冷凍と体のこれら微生物の減少率は 25 分の 1 である（Mulder, 1975）。ある研究グループは，家禽肉に通常汚染しているサルモネラ属菌数を死滅させるのに必要な放射線量は 2 kGy であると報告している（Kamat *et al.*, 1991）。また別のグループは，適切な微生物管理と許容できる官能特性を維持することができる非冷凍食鳥肉への必要な放射線量は最大 3 kGy であると提唱した（Kahan & Howker, 1978）。

照射殺菌の冷凍と体にみられるサルモネラ属菌に対する殺滅効果は，冷却と体の場合よりも低く（Matsuyama *et al.*, 1964；Mulder, 1984），冷凍製品の場合，5 kGy 以上の照射処理を行う必要がある（FAO/IAEA/WHO Expert Committee, 1999）。

家禽生肉に照射殺菌を行った後，冷蔵保存する場合，*Moraxella* spp. が腐敗・変敗の主な原因となる。腸球菌は放射線にかなり強い抵抗性を示し，腐敗・変敗製品からも多量に検出される。嫌気条件での包装家禽肉の腐敗・変敗は乳酸菌によるものが主な原因である。

線量 2.5 kGy の照射により可食期間は少なくとも 7 日間延長する（Mulder, 1984）。家禽と体に 2.5 kGy の γ 線を照射し，1℃で保存した場合の可食期間は 6～11 日間であった。包装済みニワトリ脚部を約 3.7 kGy で照射し，1～2℃で保存した場合，少なくとも 1 週間は保たれるが，約 3 週間までは保存されない。むね肉の場合は，約 3 週間は保たれるが約 4 週間後までは保存できない（Basker *et al.*, 1986）。七面鳥むね肉を 2.5 kGy で照射し，バリアフィルムで包装して 1℃で 21 日間保存したところ，確認することができる微生物の増殖はわずかであった。しかし，この方法で保存した場合，微生物の作用によるものではなかったが，強くピンク色となり，許容しがたい臭気を発生した。同じ条件で処理して酸素透過性フィルムで包装した場合，微生物の増殖はみられたが腐敗・変敗には至らなかった。さらに，製品の保存性は冷凍対照サンプルとほとんど変らなかった。このため，酸素バリアフィルムの使用は，照射家禽肉に対して有害となりうる（Lynch *et al.*, 1991）。これと同様のピンク味の変色は他の報告でも指摘された（Coleby *et al.*, 1960；Rhodes, 1965；Kahan & Howker, 1978）。電子ビーム照射と炭酸ガスレベルを高める包装の併用により，どちらか一方だけの処理を行うよりも可食期間を延長させることができる（Grandison & Jennig, 1993）。鶏ひき肉パテを3.1kGyで照射することにより，独特の照射臭の発生がみられる。

家禽肉あるいは家禽皮表面に汚染するサルモネラ属菌に対するD_{10}値は0.18～1.29kGyである（Mulder, 1984）。5～7kGyの照射線量の場合，食鳥のサルモネラ属菌の減少は約10,000分の1以下と考えられる（国際原子力（IAEA），1968）。皮膚1g当たり，あるいは解凍水500mL当たりのサルモネラ属菌数は通常100個（cfu）未満であり，これを殺菌するためには十分な照射線量である（Mulder *et al.*, 1977b）。家禽肉に汚染する*L. monocytogenes* 4株について調べた結果，D_{10}値は0.417～0.553kGyであった（Patterson, 1989）。このため，照射殺菌は家禽生肉のサルモネラ属菌や*L. monocytogenes*などの非芽胞形成病原菌を除去するために有効な手段であるといえる。ボツリヌス菌に対する照射殺菌効果について再検討を行った結果，3kGyで照射殺菌した家禽には十分に細菌が生存し，ボツリヌス毒素が検出される前に腐敗・変敗が発生しているという結論が導かれた。このように線量3kGy以下の照射処理では，ボツリヌス菌A型，B型およびE型に対しては健康被害が増大することはない（Hoeting, 1990）。

照射殺菌前に包装することにより，その後に発生する汚染を無くすことができる。4℃以下で家禽肉を保存し，生残する微生物の増殖を抑制し，芽胞の発芽を阻止することが重要である。

D　管理（初期の工程／丸と体・部分肉）

要約

重大な危害要因[a]	• サルモネラ属菌／高温性カンピロバクター属菌
管理手段	
初期レベル（H_0）	• 管理対策は食鳥飼育から食鳥処理全体に適用する
減少（ΣR）	• 家禽生肉の汚染サルモネラ属菌およびカンピロバクター属菌のレベルを管理する機会は非常に限られている
増加（ΣI）	• 家禽生肉を低温保存することによりサルモネラ属菌およびカンピロバクター属菌の増殖を抑える必要がある
	• 食鳥処理および保存中に生じる二次汚染によって，家禽生肉が小売市場に到着するまでに汚染率は拡大する
検査	• 飼育農場から加工処理に至る食鳥肉処理のいくつかのステップを選択し

	て，サルモネラ属菌およびカンピロバクター属菌のモニタリングを実施し，企業，業界あるいは国の定めた管理対策の長所・短所を評価するための情報を提供することができる
腐敗・変敗	• 冷蔵における家禽生肉の腐敗・変敗の程度および状態に影響を与えるものとして次の4要因がある：保存温度，低温細菌の菌数と種類，pH，包装形態

[a] 特定の状況下では，他の危害要因も考慮する必要があると思われる。

考慮すべき危害要因

ヒトの健康に重大な危害を及ぼすのはサルモネラ属菌およびカンピロバクター属菌である。

管理手段

育雛農場，孵化施設，飼育農場，輸送およびと殺の各段階において，いくつかの細菌管理対策が，育雛農場から食鳥処理加工段階に至るまでに起こるサルモネラ属菌の垂直および水平感染予防に有用であることが示された。カンピロバクター属菌の水平感染は主に飼育農場の段階で始まる。

危害要因の初期レベル（H_0）

家禽生肉のサルモネラ属菌およびカンピロバクター属菌は，と殺される家禽に存在するこれらの病原菌の感染率とその菌数，さらにはと殺・解体方式によりと体汚染をどの程度抑制することができるかに強く影響される。

危害要因の減少（ΣR）

家禽生肉におけるサルモネラ属菌およびカンピロバクター属菌を抑制できる機会は限られている。

危害要因の増加（ΣI）

家禽生肉の低温保存によって，サルモネラ属菌およびカンピロバクター属菌の増殖を抑制する必要がある。取り扱いおよび保存中に二次感染が生じると，結果的に小売販売での汚染率は拡大する。

検査

飼育農場から処理加工に至る食肉処理のいくつかのステップにおいてサルモネラ属菌およびカンピロバクター属菌のモニタリングを実施し，企業，業界あるいは国の定めた管理対策について評価するための情報を提供できる。

腐敗・変敗

冷蔵（−2～5℃）で保存される家禽生肉は次の4つの要因によって腐敗・変敗を示す：(a)保存温度，(b)低温細菌の数と種類，(c) pH，(d)包装状態。

Ⅳ　冷凍家禽製品

冷却された家禽肉の可食期間は，氷点前後で保存される日数による。−18℃前後で冷凍保存されれば微生物による腐敗・変敗を起こすことはない。家禽製品の冷凍方法としては，冷凍トンネルを通過あるいは冷凍室で冷風を連続的に吹きつけて行う。包装済み製品の場合は，塩水あるいはプロピレングリコール溶液に浸漬，冷気を暴露，液化ガスまたは固化ガス（窒素・炭酸ガスなど）へ暴露，プレートフリージング（通常加工調理済ディナーに使用），さらにこれらの方法を様々に併用して行う。Table 2.1 に主な製品を記載する。家禽生肉の冷凍に関する情報を以下に示す。家禽生肉の細菌死滅に対する冷凍処理の影響は，一般に，調理済冷凍家禽製品の細菌についても同じである。Ⅴ項に記載した調理済家禽製品に関する情報は，解凍後の家禽製品についても応用可能である。

A　微生物に対する処理効果

冷凍処理および冷凍保存は，家禽肉における特定の微生物を減少させる；死滅するものもあれば，死滅までは達しないが損傷を受けるだけのものもみられる（Kraft, 1992；Bailey *et al.*, 2000）。−10℃以下保存では，致死に達しない損傷を受けただけの微生物は，時間の経過とともに死滅していく。それ以上の温度では回復する可能性がある（Mulder, 1973）。

家禽皮表の好気性菌は冷凍処理を行うことにより10～90％減少する；冷凍保存中にさらに死滅するが，その死滅速度はゆっくりである。七面鳥皮表の好気性菌数は塩水浸漬中に84～98％，送風冷凍中に95～99％の減少を示した。これに対し，蛍光染色した細菌はこれらの方法により99.9％減少した。送風空冷中に，大腸菌は99％，腸球菌は97％，ブドウ球菌は96％減少した（Kraft *et al.*, 1963）。別の実験では，−20℃の食鳥肉の保存では好気性菌数の減少はみられず，腸内細菌がわずかに減少しただけであった。冷凍処理によって死滅する細菌のほとんどは，と体表面の水分中に存在していたもので，皮膚に付着あるいは皮膚の中に生存していたものではない（Notermans *et al.*, 1975d）。冷凍家禽肉には解凍および冷蔵保存において増殖する多数の低温細菌が生残している。解凍処理の時間と温度のコントロールを行わない場合，腐敗・変敗を発生する。micrococci と腸球菌は冷凍家禽に長い時間生残する（Straka and Combes, 1951；Wilkerson *et al.*, 1961）。自然汚染のニワトリを用いて実験を行った結果，サルモネラ属菌の汚染率とその汚染菌数は4～8℃で14日間保存した場合でも変化がみられなかった（Bailey *et al.*, 2000）。

B　腐敗・変敗

一般的に冷凍家禽肉製品では微生物学的腐敗・変敗は起きない。微生物による腐敗・変敗に関する情報がほとんど発表されていないことは，おそらく微生物学的腐敗・変敗は起きないためである。酵母や真菌（カビ）の中には −7℃の冷凍肉で増殖するものもみられる。黒い斑点を呈す *Cladosporium herbarum*，ひげのように成長を示す *Thamnidium elegans*，白い斑点を呈す *Sporotrichum carnis* などがその例である。カビは冷凍機器の除霜サイクルの中で，冷凍製品（家禽肉入りの冷凍パイなど）の表面で成長する（Gunderson, 1962）。製品を解凍したり，冷蔵で一定時間保存すると腐敗・変敗を発生する。腐敗・変敗の発生率は冷蔵家禽肉と同じであり（Elliott & Straka, 1964），その原因も同じである。細菌学的観点から考えれば，家禽肉（丸と体／各部分肉）を冷凍し，その販売店で解凍する作業を行うことは，冷凍処理によってすべての冷蔵製品の可食期間が小売販売および消費者に至るまで延長するため，冷蔵家禽肉の流通にとっては確かなメリットがある（Elliott & Straka, 1964）。酵素活性によって，長期保存の冷凍家禽肉製品に異臭を発することがみられる。製品の劣化程度は製品の種類，処理加工および包装方法，さらに保存状態によって異なる。

C　病原体

冷凍家禽肉には冷蔵製品と同程度の病原体が存在し，解凍後の二次感染という問題も発生する。解凍中に浸出する水分には病原体が存在する可能性があり，潜在的なリスクを有す。この水分と家禽肉によって，多くの肉の表面が汚染される可能性がある（van Schothorst *et al.*, 1976）。冷凍処理によってすべてのサルモネラ属菌が死滅するわけではなく，冷凍家禽肉からサルモネラ属菌が検出されることも多い（Gunderson & Rose, 1948；Kraft *et al.*, 1963；Bryan *et al.*, 1968c）。しかし，*Campylobacter jejuni* およびウエルシュ菌の増殖形細胞は，冷凍感受性が極めて高い。その死滅する割合は冷凍条件と保存期間に影響される（Oosterom *et al.*, 1983b；Rayes *et al.*, 1983；Gill & Harris, 1984）。家禽肉を冷凍処理することはカンピロバクター感染症を低減する効果的な予防対策となりうることが，アイスランドの調査研究において示された（Chan *et al.*, 2001；Stern *et al.*, 1985, 2003）。家禽肉を冷凍するまでの時間と温度により，カンピロバクター属菌の減少が左右される。−20℃保存で 52 週間後に，カンピロバクター属菌は 10^4cfu 減少した；一方，−86℃ではわずか $10^{0.5}$cfu の減少であった（Zhao *et al.*, 2003）。このことは冷凍家禽肉が通常 −20℃前後で日数ではなく週単位，月単位で保存されるため重要なポイントとなる。ウエルシュ菌およびボツリヌス菌の芽胞は，冷凍に対し非常に高い耐性を示す。

D　管理（冷凍家禽製品）

要約

重大な危害要因[a]	• サルモネラ属菌
管理手段	
初期レベル（H_0）	• 冷凍家禽肉においてサルモネラ属菌およびカンピロバクター属菌が存在していると想定する
減少（ΣR）	• 加熱調理により，サルモネラ属菌およびカンピロバクター属菌は死滅する
増加（ΣI）	• サルモネラ属菌の増殖を抑制する温度で解凍を行うこと
検査	• 通常検査は推奨されていない
腐敗・変敗	• 冷凍温度では微生物による腐敗・変敗は生じない

[a] 特定の状況下では，他の危害要因も考慮する必要があると思われる。

考慮すべき危害要因

サルモネラ属菌およびカンピロバクター属菌は家禽肉に汚染していることが多い。

管理手段

危害要因の初期レベル（H_0）

家禽肉においてサルモネラ属菌およびカンピロバクター属菌の汚染率と菌数は，感染源と農場および処理加工中の管理によって異なる。これらが冷凍家禽生肉の細菌数と汚染率にも影響する。

危害要因の減少（ΣR）

保存期間・温度はカンピロバクター属菌の減少に影響を及ぼすが，サルモネラ属菌に対しては変化を与えない。冷凍した家禽肉は食べる前に加熱調理等を行うべきである。

危害要因の増加（ΣI）

家禽肉はサルモネラ属菌の菌数上昇を抑制および調理済食品への汚染を増加させない等の条件で解凍する必要がある。

検査

冷凍家禽肉の検査義務を導入している国もある。微生物学的基準とサンプリング計画は，国内製品への適用と同等（厳格すぎない・緩和しすぎない）であることが必要である。

腐敗・変敗

冷凍家禽肉の微生物学的品質は，先に記載した冷蔵家禽肉と同じ要因に左右される。冷蔵と体は包装後直ちに冷凍し，約－18℃で保存することが望ましい。微生物が許容範囲を超えて増殖することを抑制し，腐敗・変敗を起こすことのない温度と時間内でと体解凍を行う必要がある。

V　腐敗・変敗しやすい調理済み家禽肉製品

種々の種類の腐敗・変敗しやすい調理済み（ready-to-eat）家禽肉製品が容易に入手できる状況にあり（Table 2.1 参照），その加工手段も様々で（Tompkin, 1986, 1995b ; Acuff *et al*., 2001），多くは一般的に3つの処理が行われている。丸と体と部分肉を目的の調理溶液に漬け込み，棚またはメリヤス編状の袋（stockinettes）に入れる。必要に応じて燻製にする。こうした製品は流通および販売のために冷凍あるいは冷蔵処理をされる。

大型のボンレス製品は，肉を成型して作られる。すなわち，可溶性たんぱく質エキスと混ぜてこね回し，規定の型，ケース，メリヤス編状の袋もしくはプラスチックバリア包装に詰め，加熱する。これらの製品は加熱している間，またはその後に追加調理（燻煙，カラメルコーティング，オーブンで焼く，油であげる，スパイスもしくは調味料を入れる，など）を行う。いくつかの製品はスライスして包装される。これらの製品は冷凍もしくは冷蔵して流通・販売される。

一般的に家禽肉ひき肉を含む調理済み製品は，肉を細かく挽き，他の材料を加え，目的の大きさと形に成形し，衣やパン粉をつけ調理し，冷凍して包装を行うといった連続したシステムを経て作られる。大量の家禽肉部位（むね，手羽，もも）は連続したシステムの中で油を用いて調理し，味付け，冷凍後包装を行う。冷凍調理済みひき肉製品／部位肉は通常，冷凍のまま流通し，販売される箇所で解凍され，冷蔵状態で販売されている。冷凍調理済み家禽肉製品の中には，販売される時点で冷蔵で陳列されているものもみられる。

A　微生物に対する処理効果

調理済み製品に含まれる微生物は，加工処理・包装・保存方法によって影響を受ける（Denton & Gardner, 1982 ; Tompkin, 1986 ; Tompkin, 1995b ; Acuff *et al*., 2001）。このカテゴリーに含まれる製品は，すべて調理済みとわかる外観を呈し，適切な柔らかさと望ましい官能特性を有する状態にするための時間と温度により調理を行う必要がある。さらに，腸管病原菌を確実に死滅させるための最適な加工を行うことが求められる。例えば，牛肉製品（牛ひき肉パテ／レアローストビーフ）と比較すると，調理済み家禽肉製品は製品製造での最低加熱部で 10^7 個/g のサルモネラ属菌を確実に死滅させることができる加工条件で，望ましい官能特性も維持できる加熱製造工程を設計し管理することが必要である。こうした加熱製造工程によって，通常家禽肉を汚染するサルモネラ属菌，*C. jejuni*，*L. monocytogenes* および黄色ブドウ球菌を十分に死滅させることができる。家禽製品は十分な官能特性を得るために，牛肉製品よりも十分に加熱することが必要である。

細菌の増殖形細胞と，おそらく家禽製品の表面に汚染している芽胞細胞の一部は加熱調理中に死滅するが，製品の中心部に汚染する細菌は加熱処理によっても生残することがみられる（腸球菌，*Lactobacillus viridescens* など）。加熱処理は芽胞形成菌（ウエルシュ菌，ボツリヌス菌）を確実に死滅することはできない。調理済み製品はスライスおよび包装など，さらにその後の工程で汚染されやすい。

丸焼き家禽肉は，グリルもしくは回転式串焼き器（rotisserie）で焼き鳥肉に使用する温度よりも低温で時間をかけて焼く。丸焼き家禽肉が細菌に汚染され不適当な温度で数時間保存されると，細菌は増殖する（Pivnick *et al.*, 1968；Seligmann & Frank-Blum, 1974）。

鶏肉を油で揚げる際の中心温度は通常93℃以上に達するが，この加熱温度で増殖形細胞は致死性を示すが，芽胞細胞を死滅させることはできない。これらの製品も調理後の取り扱いや包装など，さらにその後の工程において汚染されやすい。

B　腐敗・変敗

冷蔵で保存，流通，陳列された調理済み家禽肉製品は最終的には腐敗・変敗を示す。微生物学的な腐敗・変敗の割合とその種類は，これらの製品の加工，包装，保存の条件に左右される。

保存料（亜硝酸ナトリウムの使用）を添加した製品は塩分が高く水分が少ないことが多く，一般に同様の保存料を添加した牛肉，豚肉，羊肉あるいは子牛肉と同じような経過を経て腐敗・変敗を起こす（第1章参照）。最終包装前の加工処理で汚染されると，様々な腐敗・変敗細菌が汚染する。真空もしくはガス包装などで酸素を遮断した場合，腐敗・変敗フローラとして *Lactococcus*，*Carnobacterium*，*Lactobacillus* spp. などの乳酸菌で占められる（Barakat *et al.*, 2000）。このように包装された製品は無酸素状態において乳白色の浸出液を産生し，ガスがたまり，発酵性の炭水化物を添加したものでは pH が低下し酸味が出る。

調理済みむね肉製品のほとんどには亜硝酸ナトリウムが含まれていない。これらの製品を調理（スライスするなど）し，無酸素状態で包装した後に細菌汚染を受けると，様々な菌種の腸内細菌などの多数のグラム陰性菌が増殖する。腐敗・変敗の特徴として，パックを開けないと検出できない強烈な悪臭を発する。また生体アミンが生成される可能性もある。このような腐敗・変敗は，日付表示の短縮（週数ではなく日数にするなど），より効果的な適正衛生規範（GHP）に基づく汚染の軽減，および製品に適量の乳酸ナトリウム／二酢酸ナトリウムを添加といったことにより防ぐことができる。乳酸ナトリウム添加は，保存処理をしていない家禽製品においてボツリヌス毒素の産生を遅延させることができるとの報告もある。一般に可食期間を延長することができる乳酸ナトリウム添加量（2% w/w）が，抗ボツリヌス毒素産生剤としての限界値である。1980年代に冷凍保存・流通から冷蔵保存・流通に移行して以来，非保存処理のむね肉製品によるボツリヌス食中毒は報告されていない。

調理済みの非保存処理のむね肉製品もまた酸素不透過性フィルムに入れて冷蔵する。これら

cook-in-bag 製品は 4℃以下で保存した場合，可食期間は比較的長い（60 日間以上）。しかし，調理過程で生残した低温細菌が増殖することによって腐敗・変敗が生じることがある（Kalinowski & Tompkin, 1999；Meyer *et al.*, 2003）。これらの種類の製品も，保存・流通には冷凍処理を行うものもある。

この他，微生物による２つの劣化（欠損）が調理済みの非保存処理家禽製品にみられ，どちらも調理前の家禽肉での微生物の増殖が原因と考えられる。１つはある種のチーズにみられるものと同様に小さな穴を形成する。こうした欠損は保存剤を添加し，調理前に冷蔵で一定期間保存した製品にみられ，食塩水／リン酸塩溶液を注入したむね肉では 10℃以下で増殖可能な細菌（*Aeromonas* spp. など）が増殖することにより発生する。この小さな穴は肉から放出される炭酸ガスによって作られると考えられており，調理中に拡大する。調理済み製品での小さな穴の形成以外，品質劣化はみられない。外観や臭気などに関しては正常で，復活可能な微生物は含まれていない。この種の欠損は，ドライアイス（氷結した炭酸ガス／固形炭酸ガス）として大量の炭酸ガスを調理前の段階で肉の冷却に用いると発生する小さな穴と混同されやすい。調理前の生肉の保存時間／温度を管理することにより，こうした欠損をコントロールすることができる。食塩水／リン酸塩溶液注入後の時間と温度といった要因は，２つの理由から重要であると考えられる。注入により肉の内部が汚染されること，また含有成分が汚染源となりえることである。

２つ目の劣化は肉製品の内部全体がピンク色に変色することである。調理済みで非保存処理の家禽肉むね肉がピンク色に変色するのには，いくつかの原因が考えられる（Cornforth, 1991；Cornforth *et al.*, 1998；Schwarz *et al.*, 1999）。１つには，家禽肉に存在するミクロフローラによって，処理加工における水分中の硝酸塩が亜硝酸塩に還元されることによる。ピンク色に変色させるこの原因をコントロールする最もよい方法は，水分中の硝酸塩を除去することである。cook-in-bag むね肉製品での微生物によるピンク色の変色は，低温性のクロストリジウム属菌の増殖によって起こる。こうした変色と同時に，強烈な硫化水素臭を発生する。しかし，ガスは産生されないため，パック包装内の製品は開封するまでは正常に見える。悪臭と肉内部のピンク色が重なり，このような製品は廃棄処分される（Kalinowski & Tompkin, 1999；Meyer *et al.*, 2003）。

C　病原体

腐敗・変敗しやすい調理済み家禽肉製品の生産と利用する際の危害分析において，特定の病原体を考慮する必要がある。家禽肉を汚染しているサルモネラ属菌は加熱調理しても生存し，処理加工された最終包装される製品を汚染する可能性がある。適切な加熱調理の管理によりサルモネラ属菌の生残性を防止することができる。同様に，生肉の加工区域と調理・冷却・保存・包装区域を区分するなど，生産施設の適切なレイアウトによって，最終的にはサルモネラ属菌による再汚染のリスクを除去することができる。このことは，製造施設で行った２つの大規模調査から明白である。ある大規模調査では，４年間にわたり米国の処理加工施設から採取した調理済み家禽肉製品 6,606 サンプルを検査したところ，サルモネラ陽性を示したのはわずか 4 サンプルであった（Green, 1993）。

2001年から2002年にかけて，法規制を遵守する製造施設で調理済み家禽肉および家禽肉製品を採取し，14,000サンプル以上の検査を行った結果，サルモネラ陽性はわずか23サンプルであった（USDA-FSIS, 2003）。このように陽性を示す製品が少ないことは，GHP（適正衛生規範）およびHACCP（危害分析重要管理点）の手法が効果的に適用されたためだと考えられる（Simonsen *et al.*, 1987 ; ICMSF, 1988 ; Tompkin, 1990, 1994, 1995a,b）。

腐敗・変敗しやすい家禽肉製品の調理後に生残する芽胞形成病原菌（ボツリヌス菌，ウエルシュ菌）により食中毒を発生する可能性がある。こうした嫌気性病原菌により食中毒を発生するのは，家禽肉を調理後10℃以上（ボツリヌス菌）あるいは15℃以上（ウエルシュ菌）で増殖を示すほど十分な保存時間を有する場合に限られる。食中毒の発症にはウエルシュ菌の増殖形細胞が多量（10^7個以上）必要である（Brynestad & Granum, 2002）。食肉および家禽肉製品を販売するために調理を行った後に存在するウエルシュ菌芽胞数は，概して検出可能以下の菌数である（Kalinowski *et al.*, 2003 ; Taormina *et al.*, 2003）。国際的に取引されるような大規模な商業ベースで生産された製品によってウエルシュ菌食中毒発生を証明する報告は存在しないと思われる。しかし，ユーザーレベル（飲食関係，小売業者，家庭，施設での調理など）で取り扱いを誤ると，これらの製品による食中毒発生を示す。これまでユーザーレベルで保存時間・温度などの取り扱い不良により，腐敗・変敗しやすい調理済み食品により食中毒発生原因となった事例がみられる。例えば，1970年から1996年まで英国で報告されたウエルシュ菌食中毒の発生事例1,525件のうち94％が，飲食関係レベルでの取り扱いミスによって発生している（Brett & Gilbert, 1997 ; Brett, 1998）。オーストラリアやノルウェー（Bates & Bodnaruk, 2003 ; Brynestad & Granum, 2002）でも同様の事例が示されており，これは他の多くの国でも共通したシナリオである可能性が非常に高い。ウエルシュ菌食中毒は，家禽肉や家禽丸と体肉，またこれらを原料として用いた種々の加工食品により発生している。肉汁やスパイス，他の添加物を含む食品において家禽肉がウエルシュ菌の感染源としていかに重要であるかについては不明である。保存処理を行った家禽肉あるいは家禽肉製品がウエルシュ菌食中毒の原因となることはほとんどない。これは当該製品に含まれる食塩および亜硝酸ナトリウムの複合効果によってウエルシュ菌は比較的高い感受性を有することによると考えられることは当然である（Roberts & Derrick, 1978 ; Gibson & Roberts, 1986）。冷却する速度と商業ベースで製造された調理済み家禽肉製品におけるウエルシュ菌の許容レベル（パフォーマンス目標など）に関しては双方それぞれの見解がある。本菌の接種試験（Juneja & Marmer, 1996）では，従来から製造施設で一般に行われていたよりも厳しい取り扱い注意と，急速冷却が重要であることが示されている。しかし，疫学データと商業ベースで生産された製品に関する事例ではこの結論を裏付けることができない（Kalinowski *et al.*, 2003 ; Taormina *et al.*, 2003）。リスク評価がこの問題の解決につながる。

黄色ブドウ球菌の低レベル汚染は，取り扱いおよび包装の際に発生することが多いが，適切に冷蔵することによって製品中の本菌の増殖とエンテロトキシン産生リスクを抑制することができる。ブドウ球菌食中毒は家庭あるいは飲食店において調理・加工される家禽肉製品によるものが多いが，このような場所では細菌汚染も生じ，さらに高温で長時間不適切条件で食品を保存しており，エンテロトキシンの産生がみられる。家禽由来のブドウ球菌による食中毒は，ほとんどすべて家禽肉からではなく食品の取扱者による調理済み家禽肉への再汚染によるものである（Bryan, 1968, 1980；Cox & Bailey, 1987；Mead, 1992）。

最後に挙げるのが低温性病原菌であり，調理済み製品の冷却および取り扱いは，前述の病原菌が増殖できない低温下で行われているが，低温性病原菌はこうした製造施設での環境においても定着し増殖できるものである。これらのグループで，商業的に生産された調理済み家禽肉製品において重要な汚染菌であることが認められているものとして *L. monocytogenes* がある。調理済み家禽肉製品の調査では，処理加工後に汚染される可能性も指摘されている。小売販売店の調理済み家禽肉製品 527 個のうち，12％が *L. monocytogenes* 陽性であった報告もみられる（Gilbert *et al*., 1989）。1990 年から 1999 年にかけて，米国の製造施設から採取した調理済み家禽肉製品の本菌汚染率は 1.0～3.2％であった（Levine *et al*., 2001）。小売店の調理済みランチ用家禽肉および家禽スライス製品を対象に調査したところ，9,199 サンプル中汚染率は 0.89％であることが判明した（Gombas *et al*., 2003）。商業的に生産された調理済み家禽肉製品は，散発事例およびいくつかの大規模集団発生事例でリステリア症の発生がある（McLauchlin, 1991；CDC, 1999a,b, 2000, 2002；USDA-FSIS, 2002；Tompkin, 2002）。リステリア症集団発生の原因は *L. monocytogenes* の持続性株によるもので，製造施設に定着し調理から包装される間で汚染されたものである。施設内の設備機器および調理済み家禽肉製品が汚染される環境で持続性株が存在することが，この問題の重要な特徴である（Tompkin, 2002；Lundén *et al*., 2002；Autio *et al*., 2002；Berrang *et al*., 2002）。米国のある症例研究において，家庭もしくは飲食店で十分に調理されなかった鶏肉がヒトのリステリア症のリスク要因であると特定された（Schuchat *et al*., 1992）。多くの種類の調理済み食品に因るリステリア症の発生報告によって，これまで業界で一般的に行われたことが改善され（Tompkin *et al*., 1992；Tompkin, 1995a），調理済み家禽肉製品における *L. monocytogenes* の規制基準および規範が確立されてきた。

FDA-FSIS のリスク評価では，“デリミート”は米国においてリステリア症の最も高いリスク食品群と特定された（FDA-FSIS, 2003）。本評価は，食料品店のデリコーナーでスライス・販売された非保存処理の調理済み七面鳥むね肉製品による 2 件の大きな集団発生事例によるものである。FDA-FSIS で発表される食品群のリスクランキングと，FAO-WHO で発表される調理済み食品の *L. monocytogenes* に対するリスク評価（FAO-WHO, 2004a, b）を組み合わせたデータにより，国内および国際的な方針が影響を受けることになる。輸出業者はそれぞれ輸入相手国の規制基準を把握しておく必要がある。

調理済み製品の微生物学的安全性・品質は，GHP および HACCP 方式を活用することにより，以下の事項を履行できるかどうかに影響される。(a)非芽胞形成性の病原菌を死滅させるための加熱工程をきちんと定める。(b)中温性芽胞形成病原菌の増殖を抑制するために冷却工程を管理する。(c)家禽肉生肉から調理済み製品への二次汚染を防止する。(d) *L. monocytogenes* 汚染を最小限に抑えるために，環境および調理済み製品の取り扱いを管理する。(e)微生物学的安全性を確保するために，保存および流通にかかる時間・温度を管理する。さらに必要があれば，(f)食品取り扱いおよび調理手法を消費者に提供する（Tompkin, 1995b）。

一般的な 3 つのアプローチの発展により，増殖可能な条件での保存・処理される調理済み家禽肉

製品中の *L. monocytogenes* リスクをコントロールするのに役立っている。１つ目のアプローチは調理済み家禽肉製品が暴露され汚染されやすい製造環境を管理することである。多くの情報がこれまでの研究と経験から整理され，環境での *L. monocytogenes* 管理に関する指導提供に役立っている（Tompkin *et al.*, 1999）。これは施設のレイアウト・構造，設備器具の設計および洗浄・殺菌手法が改善されるのに伴って発展する分野である。２つ目のアプローチでは，研究によって冷蔵で保存する際に *L. monocytogenes* の増殖を阻止しないまでも低減するために使用される添加物（乳酸ナトリウム，二酢酸ナトリウム）が特定された（Seman *et al.*, 2002）。現在用いられているよりも幅広い種類の添加物が，研究されることによって利用可能となる。３つ目のアプローチは，市場へ出荷される前にリステリア殺菌工程（加熱・超高圧処理）を伴う最終包装後の製品取り扱いに関するものである（Muriana, *et al.*, 2002 ; Murphy & Berrang, 2002 ; Murphy *et al.*, 2003a,b）。様々な国で数多くの包装詰殺菌システムが商業的に用いることができるようになり，調理済み家禽肉製品製造業者に活用されている。これらのシステムに関する成果が積まれることにより，包装あたりの生産コスト削減と機能性が改善され，本アプローチが幅広く適用されるようになる。

D　管理（腐敗・変敗しやすい調理済み家禽製品）

要約

重大な危害要因[a]	• *Listeria monocytogenes*，サルモネラ属菌，ウエルシュ菌
管理手段	
初期レベル（H_0）	• 家禽生肉における *L. monocytogenes*，サルモネラ属菌，ウエルシュ菌芽胞濃度は低い
	• 家禽生肉の腐敗・変敗を防止する低温短時間処理により初期の細菌数増加も抑制される
減少（ΣR）	• 加熱調理により増殖型の病原菌は破壊されるが芽胞は破壊されない。
	• 包装詰殺菌処理される包装済み家禽製品もある
増加（ΣI）	• 食品が正常な保存･流通条件下における菌の増殖を促進するのであれば，調理済み家禽製品における *L. monocytogenes* の再汚染を防止することは重要である
	• 冷凍あるいは添加物は，包装済み製品における *L. monocytogenes* の増殖を防止するために使用される
	• 調理後の十分な急速冷却によってウエルシュ菌の発芽と増殖を防止する必要がある
	• GHP のシステムが十分効果的に適用されない場合，サルモネラ属菌汚染が問題となる
検査	• 製造条件が明確でなく食品が菌の増殖を促進してしまう場合，*L.*

monocytogenes 検査をするのが妥当である
- 冷却程度が問題となっている場合，ウエルシュ菌の濃度検査によって製品処理に関する指導を提供することができる

[a] 特定の状況下では，他の危害要因も考慮する必要があると思われる。

考慮すべき危害要因

調理済み家禽製品に関する重大な危害要因は *L. monocytogenes*，サルモネラ属菌，ウエルシュ菌である。住民の間で特定の疾病（細菌性赤痢など）が流行している地域では他の病原体が問題となる可能性があり，検査手続きが有効である。規制基準からの逸脱があり，増殖可能な高温で製品が保存された場合，ウエルシュ菌リスクを慎重に考慮する。

管理手段

危害要因の初期レベル（H_0）

家禽生肉における *L. monocytogenes* およびサルモネラ属菌の菌濃度は概して低い（< 10 cfu/g)。家禽生肉における芽胞濃度は通常 1 cfu/g 未満である。家禽生肉の腐敗・変敗を防止するために低温短時間処理が行われるが，調理済み家禽製品を製造する際も，これによって細菌の初期数の増加も抑制される。カンピロバクター属菌の菌数は生産されたばかりの家禽生肉のほうが高いが，調理済み製品の製造に使用される家禽生肉のデータはほとんどない。カンピロバクター属菌と流通市場に登場する調理済み家禽製品との関連性はない。

危害要因の減少（ΣR）

L. monocytogenes およびサルモネラ属菌が現在概して低い菌数であるのは，調理済み家禽製品の製造段階で時間―温度併用処理によって容易に菌が破壊されているためである。*L. monocytogenes* に対する予防措置として包装詰殺菌処理を行う調理済み家禽製品が増加している。

危害要因の増加（ΣI）

菌の増殖を促す調理済み家禽製品の *L. monocytogenes* 再汚染は重要なリスク要因である。これら製品の可食期間が延びるにつれ，菌数増加に十分な時間が与えられることになり，リスクはさらに高まる。*L. monocytogenes* に汚染された場合，使用可能な抑制因子の添加により冷蔵保存時における細菌数の増加を抑えることができる。サルモネラ属菌は，腐敗・変敗しやすい調理済み家禽製品に使われる冷蔵温度では増加しない。ウエルシュ菌の菌数は調理後の冷却工程時に増加するが，この菌数が国際取引市場に乗る商業製品において食中毒をまねくほど高くなるという証拠はほとんどないか，あるいは全くない。

検査

製造条件が明確でなく食品が菌の増殖を促進してしまう場合，調理済み家禽製品について *L. monocytogenes* 検査をするのが妥当である。冷却程度が問題となっている場合，ウエルシュ菌の菌数検査によって製品処理に関する指導を提供することができる。

腐敗・変敗

腐敗・変敗に要する時間は，調理済み製品が最終包装前に菌に暴露されたまま処理されたり，長時間低温保存される際の低温細菌の汚染の程度に左右される。

Ⅵ　完全レトルト（“ボツリヌス殺菌”）家禽製品

可食期間の長い（shelf-stable）缶詰家禽製品の加工処理工程は，他の低酸性食品の場合と同様である。家禽肉は他の原料とともに缶に詰めて真空密閉し，115℃前後で“商業的滅菌”目標を達するのに十分なレトルト処理を行い，その後冷却する。時間—温度を管理したレトルト処理をすることで，製品が晒されるその後の条件の間に発芽・増殖する芽胞をすべて破壊する必要がある。すでに市場で使用されているにもかかわらず，可食期間の長い缶詰家禽製品の生産現場で利用できる情報は非常に限られている（Tompkin, 1986 ; Acuff *et al.*, 2001）。これは，こうした製品の良好な安全性報告と微生物学的品質の反映である。

可食期間の長い缶詰食品に関するさらなる情報は本書の別章に記載されている（第1章（10項）／第5章（6項））。

A　管理（可食期間の長い完全レトルト家禽製品）

要約

重大な危害要因[a]	• ボツリヌス菌，腸内病原菌，黄色ブドウ球菌
管理手段	
初期レベル（H_0）	• 原料の選択
減少（ΣR）	• 芽胞形成を不活性化するためのレトルト処理時における温度と時間を管理する
増加（ΣI）	• 適切な容器および蓋（腐食耐性）を使用する
	• 十分に密封され缶の完全性が保たれていることを確認し，取り扱い不備による缶の損傷を避ける
	• 冷却用に飲用水を使用する
	• ウェット缶の手作業を避ける

検査	• 推奨される微生物学的検査はないが，密封確認を日常的に行う
腐敗・変敗	• 原料の選択 • レトルト処理時の温度と時間を管理する（芽胞破壊） • 缶の継ぎ目を管理する（二次汚染の防止） • 冷却・乾燥時においてウェット缶を衛生的に処理する

[a] 特定の状況下では，他の危害要因も考慮する必要があると思われる。

考慮すべき危害要因

考慮すべき主要な危害要因は生の素材（原料，家禽生肉など）に汚染するボツリヌス菌である。適切な工程管理と缶詰製造作業により，ボツリヌス菌リスクは管理することができる。汚染された冷却水（サルモネラ属菌）もしくはウェット缶を手作業する（黄色ブドウ球菌）ことによって冷却時に容器の封を介して再汚染されるなど，低酸性缶詰食品に他の微生物学的危害が発生する場合がある。非常にまれだが，ボツリヌス菌がレトルト処理後の環境に存在したためにボツリヌス菌再汚染が発生し，食中毒となり死亡に至ることがある。

管理手段

工程管理は必要不可欠である。低酸性缶詰食品の生産基準が制定され（FDA, 1973；FAO/WHO, 1979；CFPRA, 1977；AOAC/FDA, 1984；Thorpe & Barker, 1984），各 CCP（重要管理点）の概要がまとめられた（ICMSF, 1988）。加工処理前，熱処理および加工処理後の管理が必要となる。

初期レベル（H_0）

生の素材はレトルト処理前の腐敗・変敗と芽胞レベルの増加を防止するために，衛生的な条件下で保存・準備が行われるようにする。特定の原料（乾燥オニオン，その他根菜類）は元来ボツリヌス菌の芽胞を持っている。

減少（ΣR）

容器は内容物による腐食に耐性を持ち，規定のサイズ・強度・シーム構造があり損傷，欠陥のないものでなければならない。

容器には適正に内容物を充填し（重量，ヘッドスペース，パッキング密度，充填された内容物の真空・温度状態，内容物充填とレトルト処理までの時間），容器密閉装置は正しく稼働していること。

レトルト処理が適正に調整され，稼働（ガス抜き，ローディングパターン，および蒸気圧・温度・時間・水循環・チェーン速度などの運転項目）していること。

増加（ΣI）

容器の完全性を損なわないよう，さらに内容物が汚染されないように注意を払って冷却する。

処理用の設備器具および通路は清潔にし，容器への物理的ショックを防止する。

容器が乾燥するまでは手作業を行わない。

検査

製品の微生物学的検査は推奨されていない。

冷却水においては殺菌剤濃度を確認し，不明の場合は飲用適の水を使用する。

冷却水の微生物学的品質をモニタリングすることは有効である。

缶の密封状態の完全性を日常的に確認する必要がある。

腐敗・変敗

家禽缶詰製品を含む低酸性缶詰食品の腐敗・変敗は管理可能であり，発生することはまれである。

Ⅶ　乾燥家禽製品

乾燥家禽肉の製造にはいくつかの方法がとられてきた（Mountney, 1976）。細かく粉砕した鶏肉はスープ用に噴霧乾燥される。トレイに乗せた調理済ひき肉の薄層はオーブンもしくは真空槽で乾燥する。ぶつ切りの家禽肉は従来からの空気乾燥機で乾燥する。また，家禽製品は加熱ローラーや食用油で加熱して乾燥する。

凍結乾燥は乾燥家禽肉を製造するもう 1 つの方法である。凍結乾燥の準備段階では，と体を加熱調理し，皮を剥いだ後で骨を抜く。その後肉の水分を抜き，冷却し，サイコロ状にカットして冷凍，温度を高めて昇華が生じる真空槽に入れる。その後，窒素で圧力を一定にする。製品は酸素および水分不透過性のパッケージ，もしくは缶に包装する。凍結乾燥した肉は乾燥スープミックスや同様の製品を生産するため他の乾燥原料と混合することができる。

A　微生物に対する処理効果

増殖形の微生物のほとんどはオーブンや油で加熱する間に死滅するが，高度化した乾燥方法では細胞組織が維持されるよう設計されているため，微生物が生存する可能性がある。包装時における加工処理後の汚染は深刻な問題ではない。

B　腐敗・変敗

10％未満の水分を含み水分不透過性の容器に包装した乾燥家禽肉においては，微生物の増殖が促されることはなく，常温での長期保存が可能となる。水分量が10％を少し越えると，カビと酵母が増殖し，製品は腐敗・変敗する。

C　病原体

芽胞形成病原菌（セレウス菌，ウエルシュ菌）は，加熱調理，冷凍，乾燥処理後も生残し，製品を水で戻し増殖可能な温度で保存すると発芽，増殖する。調理済乾燥製品は，家禽生肉からの二次汚染が発生したり，加工処理の管理が行われていない環境下で処理を行うと，サルモネラ属菌，ブドウ球菌，リステリア属菌および他の微生物に汚染される。

D　管理（乾燥家禽製品）

要約

重大な危害要因[a]	• サルモネラ属菌
管理手段	
初期レベル（H_0）	• 乾燥家禽製品の製造に使用する家禽生肉にサルモネラ属菌が存在すると想定しなければならない
減少（ΣR）	• 加熱調理によりサルモネラ属菌は死滅する
増加（ΣI）	• 再汚染を防止するために，低水分活性を維持する
検査	• 通常検査の必要はないが，製造履歴が不明な場合はサルモネラ試験を行う
腐敗・変敗	• 低水分活性環境下で微生物による腐敗・変敗は起きない

[a] 特定の状況下では，他の危害要因も考慮する必要があると思われる。

考慮すべき危害要因

サルモネラ属菌が家禽生肉に存在することは多い。

管理手段

危害要因の初期レベル（H_0）

家禽生肉は腐敗・変敗しやすく，品質の劣化を防ぐために十分な低温で保存することが望ましい。品質を維持するために求められる低温（5℃未満）によって，サルモネラ属菌の増殖も防止できる。

危害要因の減少（ΣR）

乾燥家禽肉は乾燥スープミックスや同様の製品用に製造され，乾燥する前に調理されている。調理プロセスはサルモネラ属菌を死滅させることが確認されなければならない。

危害要因の増加（ΣI）

工場のレイアウトや GHP が適切に遵守され，乾燥および包装処理時における調理済家禽製品の汚染を防止する必要がある。

検査

製造条件が明らかでない場合，あるいは調理済乾燥家禽肉が後の殺菌工程を経ずに食される食品の原料として使われる場合（スナックのディップの材料など）には，サルモネラ属菌検査が妥当である。

腐敗・変敗

乾燥家禽肉の品質は，と殺後の急速冷蔵を徹底し，加工処理前の時間を管理することで維持される。

参考文献

Abu-Ruwaida, A.S., Sawaya, W.N., Dashti, B.H., Murad, M. and Al-Othman, H.A. (1994) Microbiological quality of broilers during processing in a modern commercial slaughterhouse in Kuwait. *J. Food Protect.*, **57**, 887–92.

Achen, M.T., Morishita, T.Y. amd Ley, E.C. (1998) Shedding and colonization of *Campylobacter jejuni* in broilers from day-of-hatch to slaughter age. *Avian Dis.*, **42**, 732–7.

ACMSF (Advisory Committee on the Microbiological Safety of Food) (1993) Interim Report on *Campylobacter*. HMSO, London. ISBN 0 11 321662 9 (£10.65).

Acuff, G.R., Vanderzant, C., Gardner, F.A. and Golan, F.A. (1982) Examination of turkey eggs, poults and brooder facilties for *Campylobacter jejuni*. *J. Food Protect.*, **45**, 1279–81.

Acuff, G.R., McNamara, A.M. and Tompkin, R.B. (2001) Meat and poultry products, in *Compendium of Methods for the Microbiological Examination of Foods* (eds F.P. Downes and K. Ito), 4th edn, American Public Health Association, Washington, DC, pp. 463–71.

Adamcic, M. and Clark, D.S. (1970) Bacteria-induced biochemical changes in chicken skin stored at 5°C. *J. Food Sci.*, **35**, 103–6.

Aho, M., Nuotio, L., Nurmi, E. and Kiiskinen, T. (1992) The competitive exclusion of campylobacters from poultry with K-bacteria and Broilact. *Int. J. Food Microbiol.*, **15**, 265–75.

Altekruse, S.F., Stern, N.J., Fields, P.I. and Swerdlow, D.L. (1999) *Campylobacter jejuni*—an emerging foodborne pathogen. *Emerg. Infect. Dis.*, **5**, 28–35.

Anderson, A.D., McClellan, J., Rossiter, S. and Angulo, F.J. (2003) *Public Health Consequences of Use of Antimicrobial Agents in Food Animals in the United States*. Foodborne and Diarrheal Diseases Branch, Division of Bacterial and Mycotic Diseases, Centers for Disease Control and Prevention, Atlanta. http://www.cdc.gov/narms/pub/publications/a_anderson.pdf.

Angen, Ø., Skov, M.N., Chriél, M., Agger, J.F. and Bisgaard, M. (1996) A retrospective study on salmonella infection in Danish broiler flocks. *Prev. Vet. Med.*, **26**, 223–37.

Annan-Prah, A. and Janc, M. (1987) The mode of spread of *Campylobacter jejuni/coli* to broiler flocks. *J. Vet. Med. Ser. B*, **35**, 11–8.

Arakawa, A., Fukata, T., Baba, E., McDougald, L.R., Bailey, J.S. and Blankenship, L.C. (1992) Influence of coccidiosis on *Salmonella* colonization in broiler chickens under floor-pen conditions. *Poult. Sci.*, **71**, 59–63.

Autio, T., Lundén, J., Fredriksson-Ahomaa, M., Björkroth, J., Sjöberg, A-M. and Korkeala, H. (2002) Similar *Listeria monocytogenes* pulsotypes detected in several foods originating from different sources. *Int. J. Food Microbiol.*, **77**, 83–9.

Ayling, R.D., Woodward, M.J., Evans, S. and Newell, D.G. (1996) Restriction fragment length polymorphism of polymerase chain reaction products applied to the differentiation of poultry campylobacters for epidemiological investigations. *Res. Vet. Sci.*, **60**, 168–72.

Ayres, J.C., Ogilvy, W.S. and Stewart, G.F. (1950) Postmortem changes in stored meats. I. Microorganisms associated with the development of slime on eviscerated cut-up poultry. *Food Technol.*, **4**, 199–205.

Bailey, J.S. (1988) Integrated colonization control of *Salmonella* in poultry. *Poult. Sci.*, **67**, 928–32.

Bailey, J.S., Thomson, J.E., Cox, N.A. and Shackelford, A.D. (1986) Chlorine spray washing to reduce bacterial contamination of poultry processing equipment. *Poult. Sci.*, **65,** 1120–3.

Bailey, J.S., Cason, J.A. and Cox, N.A. (1992) Ecology and implications of Salmonella-contaminated hatching eggs, in *Proceedings XIX World's Poultry Congress*, Amsterdam, pp. 72–5.

Bailey, J.S., Cason, J.A. and Cox, N.A. (1998). Effect of *Salmonella* in young chicks on competitive exclusion treatment. *Poult.*

Sci., **77**, 394–9.
Bailey, J.S., Cox, N.A. and Berrang, M.E. (1994) Hatchery-acquired salmonellae in broiler chicks. *Poult. Sci.*, **73**, 1153–7.
Bailey, J.S., Buhr, R.J., Cox, N.A. and Berrang, M.E. (1996) Effect of hatching cabinet sanitation treatments on *Salmonella* cross-contamination and hatchability of broiler eggs. *Poult. Sci.*, **75**, 191–6.
Bailey, J.S., Lyon, B.G., Lyon, C.E. and Windham, W.R. (2000) The microbiological profile of chilled and frozen chicken. *J. Food Protect.*, **63**, 1228–30.
Bailey, J.S., Stern, N.J., Fedorka-Cray, P., Craven, S.E., Cox, N.A., Cosby, D.E., Ladely, S. and Musgrove, M.T. (2001). Sources and movement of *Salmonella* through integrated poultry operations: a multistate epidemiological investigation. *J. Food Protect.*, **64**, 1690–7.
Bailey, J.S., Cox, N.A., Craven, S.E., Cosby, D.E. (2002) Serotype tracking of Salmonella through integrated broiler chicken operations. *J. Food Protect.*, **65**, 742–5.
Balzer, J. (1993) Preharvest pathogen reduction efforts in Denmark, in *Proceedings of U.S. Department of Agriculture, Food Safety and Inspection Service*, World Congress on Meat and Poultry Inspection—1993, pp. A2.01–A2.04.
Barakat, R.K., Griffiths, M.W. and Harris, L.J. (2000) Isolation and characterization of *Carnobacterium*, *Lactococcus* and *Enterococcus* spp. from cooked, modified atmosphere packaged refrigerated poultry meat. *Int. J. Food Microbiol.*, **62**, 83–94.
Barnes, E.M. (1960) The sources of the different psychrophilic organisms on chilled eviscerated poultry, in *Proceedings 10th International Congress of Refrigeration*, Copenhagen **3**, 97–100.
Barnes, E.M. (1965) The effect of chlorinating chill tanks on the bacteriological condition of processed chicken. *Suppl. Bull. Inst. Int. Froid, Commission 4, Karlsruhe*, Annexe **1965-1**, 219–25.
Barnes, E.M. (1975) The microbiological problems of sampling a poultry carcass. Quality Poultry Meat, in *Proceedings of the 2nd European Symposium on Poultry Meat Quality*, Oosterbeek, Netherlands. pp. (23) 1–8.
Barnes, E.M. (1976) Microbiological problems of poultry at refrigerator temperatures—a review. *J. Sci. Food Agric.*, **27**, 777–82.
Barnes, E.M. (1979) The intestinal microflora of poultry and game birds during life and after storage. *J. Appl. Bacteriol.*, **46**, 407–19.
Barnes, E.M. and Impey, C.S. (1968) Psychrophilic spoilage bacteria of poultry. *J. Appl. Bacteriol.*, **3**, 97–107.
Barnes, E.M. and Impey, C.S. (1975) The shelf-life of uneviscerated and eviscerated chicken carcasses stored at 10°C and 4°C. *Br. Poul. Sci.*, **16**, 319–26.
Barnes, E.M. and Melton, W. (1971) Extracellular enzymic activity of poultry spoilage bacteria. *J. Appl. Bacteriol.*, **34**, 599–609.
Barnes, E.M. and Shrimpton, D.H. (1957) Causes of greening of uneviscerated poultry carcasses during storage. *J. Appl. Bacteriol.*, **20**, 273–85.
Barnes, E.M. and Shrimpton, D.H. (1968) The effect of processing and marketing procedures on the bacteriological condition and shelf life of eviscerated turkeys. *Br. Poult. Sci.*, **9**, 243–51.
Barnes, E.M., Mead, G.C. and Griffiths, N.M. (1973) The microbiology and sensory evaluation of pheasants hung at 5, 10 and 15°C. *Br. Poult. Sci.*, **14**, 229–40.
Barnes, E.M., Impey, C.S., Geeson, J.D. and Buhagiar, R.W.M. (1978) The effect of storage temperature on the shelf life of eviscerated air-chilled turkeys. *Br. Poult. Sci.*, **19**, 77–84.
Basker, D., Klinger, I., Lapidot, M. and Eisenberg, E. (1986) Effect of chilled storage of radiation-pasteurized chicken carcasses on the eating quality of the resultant cooked meat. *J. Food Technol.*, **21**, 437–41.
Bates, J.R. and Bodnaruk, P.W. (2003) *Clostridium perfringens*, in *Foodborne Microorganisms of Public Health Significance* (ed A.D. Hocking),6th edn, Australian Institute of Food Science and Technology Ltd (NSW Branch), Food Microbiol. Group, Waterloo DC, New South Wales, Australia, pp. 479–504.
Bean, N.H. and Griffin, P.M. (1990) Foodborne disease outbreaks in the United States, 1973–1987: pathogens, vehicles, and trends. *J. Food Protect.*, **53**, 804–17.
Beckers, H.J. (1988) Incidence of foodborne diseases in the Netherlands: annual summary 1982 and an overview from 1979 to 1982. *J. Food Protect.*, **51**, 327–34.
Behling, R.G. and Wong, A.C.L. (1994) Competitive exclusion of *Salmonella enteritidis* in chicks by treatment by a single culture plus dietary lactose. *Int. J. Food Microbiol.*, **22**, 1–9.
Bender, F.G. and Brotsky, E. (1992) Process for treating poultry carcasses to control salmonellae growth. U.S. patent No. 5,143,739.
Benedict, R.C., Schultz, F.J. and Jones, S.B. (1991) Attachment and removal of *Salmonella* spp. on meat and poultry tissues. *J. Food Safety*, **11**, 135–48.
Berndtson, E., Emanuelsson, U., Danielsson-Tham, M.-L. and Engvall, A. (1996) One year epidemiological study of campylobacters in eighteen Swedish chicken farms. *Prev. Vet. Med.*, **26**, 167–85.
Berner, H., Kluberger, A. and Bresse, M. (1969) Investigations into a new method of chilling poultry. III. Testing aspects of hygiene for the new method. *Fleischwirtschaft*, **49**, 1617–20, 23.
Berrang, M.E., Buhr, R.J. and Cason, J.A. (2000) *Campylobacter* recovery from external and internal organs of commercial broiler carcasses prior to scalding. *Poult. Sci.*, **79**, 286–90.
Berrang, M.E., Dickens, J.A. and Musgrove, M.T. (2000) Effects of hot water application after defeathering on the levels of *Campylobacter*, coliform bacteria and *Escherichia coli* on broiler carcasses. *Poult. Sci.*, **79**, 1689–93.
Berrang, M.E., Buhr, R.J., Cason, J.A. and Dickens, J.A. (2001) Broiler carcass contamination with *Campylobacter* from feces during defeathering. *J. Food Protect.*, **64**, 2063–66.
Berrang, M.E., Meinersmann, R.J., Northcutt, J.K. and Smith, D.P. (2002) Molecular characterization of *Listeria monocytogenes* isolated from a poultry further processing facility and from fully cooked product. *J. Food Protect.*, **65**, 1574–9.
Berri, C., Wacrenier, N., Millet, N. and Le Bihan-Duval, E. (2001) Effect of selection for improved body composition on muscle and meat characteristics of broilers from experimental and commercial lines. *Poult. Sci.*, **80**, 833–8.

Bhatia, T.R.S. and McNabb, G.D. (1980) Dissemination of *Salmonella* in broiler chicken operations. *Avian Dis.*, **24**, 616–24.
Bilgili, S.G., Jetton, J.F., Conner, D.E., Kotrola, J.S. and Moran, E.T. (1992) Microbiological quality of commercially processed broiler carcasses: The influence of fecal contamination during evisceration, in *Proceedings of Salmonella and Salmonellosis*, CNEVA Ploufragan/Saint-Brieuc, France, pp. 118.
Bisgaard, M. (1992) A voluntary *Salmonella* control programme for the broiler industry, implemented by the Danish Poultry Council. *Int. J. Food Microbiol.*, **15**, 219–24.
Blandford, T.B. and Roberts, T.A. (1970) An outbreak of botulism in broiler chicken. *Vet. Rec.*, **87**, 258–61.
Blankenship, L.C., Cox, N.A., Craven, S.E., Mercuri, A.J. and Wilson, R.L. (1975) Comparison of the microbiological quality of inspection-passed and fecal contamination-condemned broiler carcasses. *J. Food Sci.*, **40**, 1236–8.
Blankenship, L.C., Bailey, J., Cox, N.A., Rose, M., Dua, M., Berrang, M., Musgrove, M. and Wilson, R. (1990) Broiler carcass reprocessing reevaluated. *Poult. Sci.*, **69** (Suppl. 1), 158.
Blankenship, L.C., Bailey, J.S., Cox, N.A., Stern, N.J., Brewer, R. and Williams, O. (1993a) Two-step mucosal competitive exclusion flora treatment to diminish salmonellae in commercial broiler chickens. *Poult. Sci.*, **72**, 1667–72.
Blankenship, L.C., Bailey, J.S., Cox, N.A., Musgrove, M.T., Berrang, M.E., Wilson, R.L., Rose, M.J. and Dua, S.K. (1993b) Broiler carcass reprocessing, a further evaluation. *J. Food Protect.*, **56**, 983–5.
Board, R.G. (1969) Microbiology of the hen's egg. *Adv. Appl. Microbiol.*, **11**, 245–81.
Bohnsack, U., Knippel, G. and Höpke, H.-U. (1988) The influence of a CO_2 atmosphere on the shelf-life of fresh poultry. *Fleischwirtschaft*, **68**, 1553–7.
Boonchuvit, B. and Hamilton, P.B. (1975) Interaction of aflatoxin and paratyphoid infections in broiler chickens. *Poult. Sci.*, **54**, 1567–73.
Brake, J. and Sheldon, B.W. (1990) Effect of a quaternary ammonium sanitizer for hatching eggs on their contamination, permeability, water loss, and hatchability. *Poult. Sci.*, **69**, 517–25.
Brett, M.M. (1998) 1566 outbreaks of *Clostridium perfringens* food poisoning, 1970–1996, in *Proceedings of 4th World Congress on Foodborne Infections and Intoxications*, Berlin, *volume 1*, pp. 243–244.
Brett, M.M. and Gilbert, R.J. (1997) 1525 outbreaks of *Clostridium perfringens* food poisoning, 1970–1996. *Rev. Med. Microbiol.*, **8** (Supplement 1) S64–S65.
Brown, D. (1993) Evolution of world trade. *Broiler Ind.* **56**, 72, 74, 76.
Bryan, F.L. (1968) What the sanitarian should know about staphylococci and salmonellae in non-dairy products. I. Staphylococci, *J. Milk Food Technol.*, **31**, 110–6.
Bryan, F.L. (1980) Foodborne diseases in the United States associated with meat and poultry. *J. Food Protect.*, **43**, 140–50.
Bryan, F.L. and Kilpatrick, E.G. (1971) *Clostridium perfringens* related to roast beef cooking, storage, and contamination in a fast food service restaurant. *Am. J. Public Health*, **61**, 1869–85.
Bryan, F.L., Ayres, J.C. and Kraft, A.A. (1968a) Contributory sources of salmonellae on turkey products. *Am. J. Epidemiol.*, **87**, 578–91.
Bryan, F.L., Ayres, J.C. and Kraft, A.A. (1968c) Destruction of salmonellae and indicator organisms during thermal processing of turkey rolls. *Poult. Sci.*, **47**, 1966–78.
Brynestad, S. and Granum, P.E. (2002) *Clostridium perfringens* and foodborne infections. *Int. J. Food Microbiol.*, **74**, 195–202.
Burton, B.T. (1976) *Human Nutrition*, 3rd ed, McGraw-Hill, New York.
Buses, H. and Thompson, L. (2003) Dip application of phosphates and marinade mix on shelf life of vacuum-packaged chicken breast fillets. *J. Food Protect.*, **66**, 1701–03.
Butzler, J.P. and Oosterom, J. (1991) *Campylobacter*: pathogenicity and significance in foods. *Int. J. Food Microbiol.*, **12**, 1–8.
Byrd, J.A., Corrier, D.E., Hume, M.E., Bailey, R.H., Stanker, L.H. and Hargis, B.M. (1998) Incidence of *Campylobacter* in crops of preharvest market-age broiler chickens. *Poult. Sci.*, **77**, 1303–05.
Byrd, J.A., Hargis, B.M., Caldwell, D.J., Bailey, R.H., Herron, K.L., McReynolds, J.L., Brewer, R.L., Anderson, R.C., Bischoff, K.M., Callaway, T.R. and Kubena, L.F. (2001) Effect of lactic acid administration in the drinking water during preslaughter feed withdrawal on *Salmonella* and *Campylobacter* contamination on broilers. *Poult. Sci.*, **80**, 278–83.
Camarda, A., Newell, D.G., Nasti, R. and Di Modugno, G. (2000) Genotyping *Campylobacter jejuni* strains isolated from the gut and oviduct of laying hens. *Avian Dis.*, **44**, 907–12.
Campbell, S., Duckworth, S., Thomas, C.J. and McMeekin, T.A. (1987) A note on adhesion of bacteria to chicken muscle connective tissue. *J. Appl. Bacteriol.*, **63**, 67–71.
Carr, L., Rigakos, C., Carpenter, G., Berney, G. and Joseph, S. (1999) An assessment of livehaul poultry transport container decontamination. *Dairy, Food Environ. Sanitation*, **19**, 753–9.
Cason, J.A., Bailey, J S., Stern, N.J., Whittemore, A.D. and Cox, N.A. (1997) Relationship between aerobic bacteria, salmonellae and *Campylobacter* on broiler carcasses. *Poult. Sci.*, **76**, 1037–41.
Cason, J.A., Hinton, A. and Ingram, K.D. (2000) Coliform, *Escherichia coli* and salmonellae concentrations in a multiple-tank, counterflow poultry scalder. *J. Food Protect.*, **63**, 1184–8.
CDC (Centers for Disease Control and Prevention). (1999a) Incidence of foodborne illnesses: preliminary data from the foodborne diseases active surveillance network (FoodNet)—United States, 1998. *Morb. Mortal. Wkly Rep.*, **48**, 189–95.
CDC (Centers for Disease Control and Prevention). (1999b) Update: multistate outbreak of listeriosis—United States, 1998–1999. *Morb. Mortal. Wkly Rep.*, **47**, 1117–8.
CDC (Centers for Disease Control and Prevention). (2000) Multistate outbreak of listeriosis—United States, 2000. *Morb. Mortal. Wkly Rep.*, **49**, 1129–1130.
CDC (Centers for Disease Control and Prevention). (2002) Outbreak of listeriosis—Northeastern United States, 2002. *Morb. Mortal. Wkly Rep.*, **51**, 950–951.

CFIA (Canadian Food Inspection Agency). (2000) Canadian microbiological baseline survey of chicken broiler and young turkey carcasses, June 1997–May 1998. Canadian Food Inspection Agency, Food of Animal Origin Division. http://www.cfia-acia.agr http://www.cfia-acia.agr

CFR (1992) Temperatures and chilling and freezing requirements. General chilling requirements. *Code of Federal Regulations. Animals and Animal Products*. 9CFR381.66b2. U.S. Government Printing Office, Washington, pp. 435.

Chadfield, M., Skov, M., Christensen, J., Madsen, M. and Bisgaard, M. (2001) An epidemiological study of *Salmonella enterica* serovar 4, 12:b:—in broiler chickens in Denmark. *Vet. Microbiol.*, **82**, 233–47.

Chan, K.F., Tran, H.L., Kanenaka, R.Y. and Kathariou, S. (2001) Survival of clinical and poultry-derived isolates of *Campylobacter jejuni* at a low temperature (4°C). *Appl. Environ. Microbiol.*, **67**, 4186–91.

Chambers, J.R., Spencer, J.L. and Modler, H.W. (1997) The influence of complex carbohydrates on *Salmonella typhimurium* colonization, pH and density of broiler ceca. *Poult. Sci.*, **76**, 445–51.

Chen, H-C. and Stern, N.J. (2001) Competitive exclusion of heterologous *Campylobacter* spp. in chicks. *Appl. Environ. Microbiol.*, **67**, 848–51.

Cherrington, C.A., Board, R.G. and Hinton, M. (1988) Persistence of *Escherichia coli* in a poultry processsing plant. *Lett. Appl. Microbiol.*, **7**, 141–3.

Christensen, B., Sommer, H., Rosenquist, H. and Nielsen, N. (2001) Risk assessment on *Campylobacter jejuni* in chicken products, First edn, January 2001. The Danish Veterinary and Food Administration. http://www.foedevaredirektoratet.dk/Foedevare/Mikrobiologiske_forureninger/Campylobacter/Forside.htm

Clark, A.G. and Bueschkens, D.H. (1998) Horizontal spread of human and poultry-derived strains of *Campylobacter jejuni* among broiler chicks held in incubators and shipping boxes. *J. Food Protect.*, **51**, 438–41.

Clark, D.S. (1968) Growth of psychrotolerant pseudomonads and *Achromobacter* on chicken skin. *Poult. Sci.*, **47**, 1575–78.

Clark, D.S. (1970) Growth of pschrotolerant pseudomonads and achromobacter on various chicken tissues. *Poult. Sci.*, **49**, 1315–18.

Clark, D.S. and Lentz, C.P. (1969) Microbiological studies in poultry processing plants in Canada. *Can. Inst. Food Technol. J.*, **2**, 33–6.

Clifton-Hadley, F.A., Breslin, M., Venables, L.M., Sprigings, K.A., Cooles, S.W., Houghton, S. and Woodward, M.J. (2002) A laboratory study of Salenvac®T, an inactivated and bivalent iron restricted *Salmonella enterica* serovar Enteritidis and Typhimurium dual vaccine, against Typhimurium challenge in poultry, in *Salmonella & Salmonellosis 2002, Proceedings*, May 29–31, Saint-Brieuc (eds P. Colin and G. Clement), ISPAIA-ZOOPOLE development, Ploughfragan, France, pp. 617–618.

Clifton-Hadley, F.A., Dibb-Fuller, M.P., Venables, L.M., Sprigings, K.A., Venables, L.M., Cooles, S.W., Osborn, M.K., Houghton, S. and Woodward, M.J. (2002) Efficacy of Salenvac®T, an inactivated and bivalent iron restricted *Salmonella enterica* serovar Enteritidis and Typhimurium dual vaccine, in reducing other Salmonella group B infections in poultry, in *Salmonella & Salmonellosis 2002, Proceedings*, May 29–31, Saint-Brieuc (eds P. Colin and G. Clement), ISPAIA-ZOOPOLE development, Ploughfragan, France, pp. 619–620.

Codex (Codex Alimentarious Commission). (2002) Discussion paper on risk management strategies for Salmonella spp. in poultry. CX/FH 03/5-Add.1, November 2002, Joint FAO/WHO Food Standards Programme, Codex Committee on Food Hygiene, Food and Agriculture Organization of the United Nations, Rome.

Codex (Codex Alimentarious Commission). (2003) Discussion paper on risk management strategies for Campylobacter spp. in poultry. CX/FH 02/X—Joint FAO/WHO Food Standards Programme, Codex Committee on Food Hygiene, Food and Agriculture Organization of the United Nations, Rome.

Coleby, B., Ingram, M. and Shepherd, H.J. (1960) Treatment of meats with ionizing radiations. III. Radiation pasteurization of whole, eviscerated chicken carcasses. *J. Sci. Food Agric.*, **11**, 61–71.

Commission of the European Communities. (1976) *Evaluation of the Hygienic Problems Related to the Chilling of Poultry Carcasses*, Information on Agric. No. 22. EEC, Brussels.

Cornforth, D.P. (1991) Methods for identification and prevention of pink color in cooked meat, in *44th Am. Recip. Meat Conf.* (no editor), National Livestock and Meat Board, Chicago, IL, pp. 53–58.

Cornforth, D.P., Rabovitser, J.K., Ahuja, S., Wagner, J.C., Hanson, R., Cummings, B. and Chudnovsky, Y. (1998) Carbon monoxide, nitric oxide and nitrogen dioxide levels in gas ovens related to surface pinking of cooked beef and turkey. *J. Agric. Food Chem.*, **46**, 255–61.

Corry, J.E.L. and Atabay, H.I. (2001) Poultry as a source of *Campylobacter* and related organisms. *J. Appl. Microbiol.*, **90**, 96S–114S.

Corry, J.E.L., Allen, V.M., Hudson, W.R., Breslin, M.F. and Davies, R.H. (2002) Sources of salmonella on broiler carcasses during transportation and processing: modes of contamination and methods of control. *J. Appl. Microbiol.*, **92**, 424–32.

Cox, N.A. and Bailey, J.S. (1987) Pathogens associated with processed poultry, in *The Microbiology of Poultry Meat Products* (eds F.E. Cunningham and N.A.Cox), Academic Press, Inc., New York, pp. 293–316.

Cox, N.A., Bailey, J.S., Mauldin, J.M. and Blankenship, L.C. (1990) Presence and impact of *Salmonella* contamination in commercial broiler hatcheries. *Poult. Sci.*, **69**, 1606–09.

Cox, N.A., Berrang, M.E. and Cason, J.A. (2000) *Salmonella* penetration of egg shells and proliferation in broiler hatching eggs—a review. *Poult. Sci.*, **79**, 1571–74.

Cox, N.A., Berrang, M.E. and Mauldin, J.M. (2001) Extent of salmonellae contamination in primary breeder hatcheries in 1998 as compared to 1991. *J. Appl. Poult. Res.*, **10**, 202–5.

Cox, N.A., Stern, N.J., Hiett, K.L and Berrang, M.E. (2002) Identification of a new source of *Campylobacter* contamination in poultry: transmission from breeder hens to broiler chickens. *Avian Dis.*, **46**, 535–41.

Cross, H.R. (1992) Irradiation of poultry products. 9CFR Part 381. *Fed. Reg.*, **57**, 43588–600.

DANMAP 2001 (2002). Use of antimicrobial agents and occurrence of antimicrobial resistance in bacteria from food animals, foods and humans in Denmark. ISSN 1600–2032. (http://www.vetinst.dk www.vetinst.dk) (G-1606).
DANMAP (2003) Danish Integrated Antimicrobial resistance Monitoring and Research Programme. http://www.vetinst.dk/high_uk.asp?page_id=180.
Davies, R.H. and Wray, C. (1994) An approach to reduction of salmonella infection in broiler chicken flocks through intensive sampling and identification of cross-contamination hazards in commercial hatcheries. *Int. J. Food Microbiol.*, **24**, 147–60.
Davies, R., Breslin, M., Corry, J.E.L., Hudson, W. and Allen, V.M. (2001) Observations on the distribution and control of salmonellae species in two integrated broiler companies. *Vet. Rec.*, **149**, 227–32.
Davies, R. and Bedford, S. (2002) Intensive investigation of *Salmonella* contamination in a poultry processing plant, in *Salmonella & Salmonellosis 2002, Proceedings*, May 29–31, Saint-Brieuc (eds P. Colin and G. Clement), ISPAIA-ZOOPLE development, Ploughfragan, France, pp. 275–282.
Dawson, P.S. (1992) Control of *Salmonella* in poultry in Great Britain. *Int. J. Food Microbiol.*, **15**, 21–7.
DEFRA (Department for Environment, Food and Rural Affairs). (1997) *Code of Practice for the Prevention and Control of Salmonella in Chickens reared for meat on farm.* Scottish Executive Environment and Rural Affairs Department, DEFRA Publications, London.
Denton, J.H. and Gardner, F.A. (1982) Effect of further processing systems on selected microbiological attributes of turkey meat products. *J. Food Sci.*, **47**, 21–7.
Dickson, J.S. and Anderson, M.E. (1992) Microbiological decontamination of food animal carcasses by washing and sanitizing systems:a review. *J. Food Protect.*, **55**, 133–40.
Dodd, C.E.R., Chaffey, B.J. and Waites, W.M. (1988) Plasmid profiles as indicators of the source of contamination of *Staphylococcus aureus* endemic within poultry processing plants. *Appl. Environ. Microbiol.*, **54**, 1541–9.
Dromigny, E., Vachine, I. and Jouve, J.L. (1985) *Campylobacter* in turkey hens at the slaughterhouse:contamination during various steps in processing. *Rev. Med.*, **136**, 713–20.
Duim, B., Ang, C.W., van Belkum, A., Rigter, A., van Leeuwen, N.W.J., Endtz, H.P. and Wagenaar, J.A. (2000) Amplified fragment length polymorphism analysis of *Campylobacter jejuni* strains isolated from chickens and from patients with gastroenteritis or Guillain-Barré or Miller Fisher syndrome. *Appl. Environ. Microbiol.*, **66**, 3917–23.
Duke, G.E., Basha, M. and Noll, S. (1997) Optimum duration of feed and water removal prior to processing in order to reduce the potential for fecal contamination in turkeys. *Poult. Sci.*, **76**, 516–22.
EARSS (European Antimicrobial Resistance Surveillance System). (2003) http://www.earss.rivm.nl/.
EC (European Commission) (2002). Trends and Sources of Zoonotic Agents in Animals, Feedstuffs, Food and Man in the European Union and Norway in 2000 to the European Commission in accordance with Article 5 of the Directive 92/117/EEC, prepared by the Community Reference Laboratory on the Epidemiology of Zoonoses, BgVV, Berlin, Germany. Working document SANCO/927/2002, Part 1.
Edel, W. (1994) *Salmonella enteritidis* eradication programme in poultry breeder flocks in The Netherlands. *Int. J. Food Microbiol.*, **21**, 171–8.
Effler, P., Ieong, M.-C., Kimura, A., Nakata, M., Burr, R., Cremer, E. and Slutsker, L. (2001) Sporadic *Campylobacter jejuni* infections in Hawaii: associations with prior antibiotic use and commercially prepared chicken. *J. Infect. Dis.*, **183**, 1152–5.
Eisgruber, H. and Stolle, A. (1992) *Salmonella* in commercial chickens cooled by the air/water spray system, in *Proceedings 3rd World Congress.* Foodborne Infections and Intoxications, June 16–19, *Volume 1*, Berlin, Robert von Ostertag-Institut (BGA), Berlin, pp. 327–330.
El-Assaad, F.G., Stewart, L.E. and Carr, L.E. (1990) Disinfection of poultry transport cages. Presented at the Am. Soc. Agric. Eng., Columbus, Ohio, June 24–27, Paper no. 90–6015 (24 pages).
El-Assaad, F.G., Stewart, L.E., Mallinson, E.T., Carr, L.E., Joseph, S.W. and Berney, G. (1993) Decontamination of poultry transport cages. Presented at the Am. Soc. Agric. Eng., Spokane, Washington, June 20–23, Paper no. 933010 (26 pages).
Elissalde, M.H., Ziprin, R.L., Huff, W.E., Kubena, L.F. and Harvey, R.B. (1994) Effect of ochratoxin A on *Salmonella*-challenged broiler chicks. *Poult. Sci.*, **73**, 1241–8.
Elliott, R.P. and Straka, R.P. (1964) Rate of microbial deterioration of chicken meat at 2°C after freezing and thawing. *Poult. Sci.*, **43**, 81–6.
Essary, E.O., Moore, W.E.C. and Kramer, C.Y. (1958) Influence of scald temperatures, chill times, and holding temperatures on the bacterial flora and shelf-life of freshly chilled, tray-packed poultry. *Food Technol.*, **12**, 684–7.
Fahey, J.E. (1955) Some observations on "air sac" infection in chickens. *Poult. Sci.*, **34**, 982–4.
FAOSTAT. (2002) FAOSTAT Agriculture Data. Food and Agriculture Organization of the United Nations, Rome. http://apps.fao.org/page/collections?subset=agriculture
FAO/IAEA/WHO (1999) Report of a Joint Study Group on "High-Dose Irradiation: Wholesomeness of Food Irradiated with Doses above 10 kGy", WHO Technical Report Series, no. 890, WHO, Geneva.
FAO/WHO (Food and Agriculture Organization of the United Nations/ World Health Organization) (2004a) Risk Assessment of Listeria monocytogenes in ready-to-eat foods. *Interpretative Summary. Microbiological Risk Assessment Series No. 4.* Food and Agriculture Organisation, Rome and World Health Organisation, Geneva.
FAO/WHO (2004b) Risk Assessment of *Listeria monocytogenes* in Ready-to-Eat Foods, Technical Report. *Microbiological Risk Assessment Series No. 5*, Food and Agriculture Organisation, Rome and World Health Organisation, Geneva.
FDA (2001) Risk assessment on the human health impact of fluoroquinolone resistant *Campylobacter* Associated with the consumption of chicken, October 18, 2000, revised January 5, 2001.
FDA–FSIS (Food and Drug Administration–Food Safety and Inspection Service) (2003) Quantitative assessment of the relative risk to public health from foodborne *Listeria monocytogenes* among selected categories of ready-to-eat foods. Food and Drug

Administration, Center for Science and Applied Nutrition, College Park, Maryland.
Ferreira, A.J.P., Ferreira, C.S.A., Knobl, T., Moreno, A.M., Bacarro, M.R., Chen, M., Robach, M. and Mead, G.C. (2003) Comparison of three commercial competitive-exclusion products for controlling *Salmonella* colonization of broilers in Brazil. *J. Food Protect.*, **66**, 490–2.
Finlayson, M. (1978) Salmonellae in Alberta poultry products and their significance in human infection. *Proc. Int. Symp. Salmonella Prospects Control*, Univ. Guelph, pp. 156–180.
Fitzgerald, C., Stanley, K., Andrew, S. and Jones, K. (2001) Use of pulsed-field gel electrophoresis and flagellin gene typing in identifying clonal groups of *Campylobacter jejuni* and *Campylobacter coli* in farm and clinical environments. *Appl. Environ. Microbiol.*, **67**, 1429–36.
Fluckey, W.M., Sanchez, M.X., McKee, S.R., Smith, D., Pendelton, E. and Brashears, M.M. (2003) Establishment of a microbiological profile for an air-chilling poultry operation in the United States. *J. Food Protect.*, **66**, 272–9.
Food and Agriculture Organization/International Atomic Energy Agency/World Health Organization (FAO/IAEA/WHO) Expert Committee. (1977) Wholesomeness of Irradiated Food, *Tech. Rep. Ser.*, No. 604. WHO, Geneva.
Frenzen, P.D., DeBess, E.E., Hechemy, K.E., Kassenborg, H., Kennedy, M., McCombs, K. and McNees, A. (2001) Consumer acceptance of irradiated meat and poultry in the United States. *J. Food Protect.*, **64**, 2020–6.
Friedman, C., Reddy, S., Samual, M., Marcus, R., Bender, J., Desai, S., Shiferaw, B., Helfrick, D., Carter, M., Anderson, B., Hoekstra, M. and the EIP Working Group. (2000) Risk factors for sporadic *Campylobacter* infections in the United States: a case-control study on FoodNet sites. Presented at the Int. Conference on Emerging Infectious Diseases, Atlanta, GA, July 16–19, 2000. http://www.cdc.gov/foodnet/pub/iceid/2000/friedman_c.htm
Frost, J.A., Oza, A.N., Thwaites, R.T. and Rowe, B. (1998) Serotyping scheme for *Campylobacter jejuni* and *Campylobacter coli* based on direct agglutination of heat-stable antigens. *J. Clin. Microbiol.*, **36**, 335–9.
Galton, M.M., Mackel, D.C., Lewis, A.L., Haire, W.C. and Hardy, A.V. (1955) Salmonellosis in poultry and poultry processing plants in Florida. *Am. J. Vet. Res.*, **16**, 132–7.
Genigeorgis, C., Hassuneh, M. and Collins, P. (1986) *Campylobacter jejuni* infection on poultry farms and its effect on poultry meat contamination during slaughtering. *J. Food Protect.*, **49**, 895–903.
Gibbs, P.A., Patterson, J.T. and Harvey, J. (1978a) Biochemical characteristics and enterotoxigenicity of *Staphylococcus aureus* strains isolated from poultry. *J. Appl. Bacteriol.*, **44**, 57–74.
Gibbs, P.A., Patterson, J.T. and Thompson, J.K. (1978b) The distributin of *Staphylococcus aureus* in a poultry processing plant. *J. Appl. Bacteriol.*, **44**, 401–10.
Giessen A.W., Bloemberg, B.P. va de, Ritmeester, W.S. and Tilburg, J.J. (1996) Epidemiological study on risk factors and risk reducing measures for Campylobacter infections in Dutch broiler flocks. *Epidemiol. Infect.*, **117**, 245–50.
Gilbert, R.J., Miller, K.L. and Roberts, D. (1989) *Listeria monocytogenes* and chilled foods. *Lancet*, **i**, 383–4.
Gibbons, J.C., Pascoe, S.J.S., Evans, S.J., Davies, R.H. and Sayers, A.R. (2001) A trial of biosecurity as a means to control *Campylobacter* infection of broiler chickens. *Prev. Vet. Med.*, **48**, 85–99.
Gibson, A.M. and Roberts, T.A. (1986) The effect of pH, sodium chloride, sodium nitrite and storage temperature on the growth of *Clostridium perfringens* and fecal streptococci in laboratory media. *Int. J. Food Microbiol.*, **3**, 195–210.
Gill, C.O. (1986) The control of microbial spoilage in fresh meats, in *Meat and Poultry Microbiology* (eds A.M. Pearson and T.R. Dutson), Advances in Meat Research, *Volume 2*, AVI Publishing Co., Inc., Westport, CT, pp. 49–88.
Gill, C.O. and Harris, L.M. (1984) Hamburgers and broiler chickens as potential sources of human *Campylobacter* enteritis. *J. Food Protect.*, **47**, 96–9.
Gill, C.O., Harrison, J.C.L. and Penney, N. (1990) The storge life of chicken carcasses packaged under carbon dioxide. *Int. J. Food Microbiol.*, **11**, 151–8.
Göksoy, E.O., James, C., Corry, J.E.L. and James, S.J. (2001) The effect of hot water immersions on the appearance and microbiological quality of skin-on chicken breast pieces. *Int. J. Food Sci. Technol.*, **36**, 61–9.
Gombas, D.E., Chen, Y., Clavero, R.S. and Scott, V.N. (2003) Survey of *Listeria monocytogenes* in ready-to-eat foods. *J. Food Protect.*, **66**, 559–69.
Gradel, K.O. (2002) Heat treatment of persistently Salmonella infected poultry houses, in *Salmonella & Salmonellosis 2002, Proceedings*, May 29–31, Saint-Brieuc (eds P. Colin and G. Clement), ISPAIA-ZOOPOLE development, Ploughfragan, France, pp. 595–595.
Grandison, A.S. and Jennings, A. (1993) Extension of the shelf life of fresh minced chicken meat by electron beam irradiation combined with modified atmosphere packaging. *Food Control*, **4**, 83–8.
Green, S.S. (1987) Results of a national survey:*Salmonella* in broilers and overflow chill tank water, 1982–1984. Science Division, Food Safety and Inspection Service, U.S. Department of Agriculture, Washington, DC.
Green, S.S. (1993) Personal communication. Food Safety and Inspection Service, U.S. Department of Agriculture, Washington, DC.
Greene, J. (1992) FSIS Backgrounder. FSIS permits trisodium phosphate in poultry plants. U.S. Department of Agriculture, Food Safety and Inspection Service, Washington, DC.
Grey, T.C. and Mead, G.C. (1986) The effects of air and water chilling on the quality of poultry carcasses, in *Meat Chilling*, 1986, Bristol, September 10–12, Int. Inst. Refrigeration, Paris, pp. 95–99.
Griffiths, N. (1975) Sensory evaluation of pheasants hung at 10°C for up to 15 days. *Br. Poult. Sci.*, **16**, 8–7.
Gruber, H. and Köfer, J. (2002) Results of five years *Salmonella* prevention in parent flocks in Styria (Austria), in *Salmonella & Salmonellosis 2002, Proceedings*, May 29–31, Saint-Brieuc (eds P. Colin and G. Clement), ISPAIA-ZOOPOLE development, Ploughfragan, France, pp. 589–590.
Gunderson, M.F. (1962) Mold problem in frozen foods, in Proc. Low Temperature Microbiology Symposium—(1961) Camden, New Jersey. Campbell Soup Company, Camden, pp. 299–312.

Gunderson, M.F. and Rose, K.D. (1948) Survival of bacteria in a precooked fresh-frozen food. *Food Res.*, **13**, 254–63.
Hajek, V. and Marsalek, E. (1973) The occurrence of enterotoxigenic *Staphylococcus aureus* strains in hosts of different animal species. *Zbl. Bakt. Hyg., I. Abt. Orig.*, **A223**, 63–8.
Hall, H.E. and Angelotti, R. (1965) *Clostridium perfringens* in meat and meat products. *Appl. Microbiol.*, **13**, 352–7.
Hänninen, M-L., Perko-Mäkelä, P., Pitkälä, A. and Rautelin, H. (2000) A three-year study of *Campylobacter jejuni* genotypes in humans with domestically acquired infections and in chicken samples from the Helsinki area. *J. Clin. Microbiol.*, **38**, 1998–2000.
Hart, C.D., Mead, G.C. and Norris, A.P. (1991) Effects of gaseous environment and temperature on the storage behaviour of *Listeria monocytogenes* on chicken breast meat. *J. Appl. Bacteriol.*, **70**, 40–6.
Hayes, J.R., Carr, L.E., Mallinson, E.T., Douglass, L.W. and Joseph, S.W. (2000) Characterization of the contribution of water activity and moisture content to the population distribution of *Salmonella* spp. in commercial poultry houses. *Poult. Sci.*, **79**, 1557–61.
Henken, A.M., Frankena, K., Goelema, J.O., Graat, E.A.M. and Noordhuizen, J.P.T.M. (1992) Multivariate epidemiological approach to salmonellosis in broiler breeder flocks. *Poult. Sci.*, **71**, 838–843.
Hernandez, J. (1993) Incidence and control of *Campylobacter* in foods. *Microbiologia SEM*, **9**, 57–65.
Heyndrickx, M., Vandekerchove, D., Herman, L., Rollier, I., Grijspeerdt, K. and de Zutter, L. (2002) Routes for salmonella contamination of poultry meat: epidemiological study from hatchery to slaughterhouse. *Epidemiol. Infect.*, **129**, 253–65.
Hiett, K.L., Stern, N.J., Fedorka-Cray, P., Cox, N.A., Musgrove, M.T. and Ladely, S. (2002) Molecular subtype analyses of *Campylobacter* spp. from Arkansas and California poultry operations. *Appl. Environ. Microbiol.*, **68**, 6220–36.
Hinton, A., Buhr, R.J. and Ingram, K.D. (2000) Reduction of *Salmonella* in the crop of broiler chickens subjected to feed withdrawal. *Poult. Sci.*, **79**, 1566–70.
Hinton, A., Cason, J.A. and Ingram, K.D. (2002) Enumeration and identification of yeasts associated with commercial poultry processing and spoilage of refrigerated broiler carcasses. *J. Food Protect.*, **65**, 993–8.
Hinton, M.H., Al-Chalaby, Z.A.M. and Hinton, A.H. (1987) Field and experimental investigations into the epidemiology of *Salmonella* infections in broiler chickens, in *Elimination of pathogens from meat and poultry* (ed F.J.M. Smulders), Elsevier Science Publishers, Amsterdam, The Netherlands, pp. 27–37.
Hirn, J., Nurmi, E., Johansson, T. and Nuotio, L. (1992) Long-term experience with competitive exclusion and salmonellas in Finland. *Int. J. Food Microbiol.*, **15**, 281–5.
Hoeting, A.L. (1990) Irradiation in the production, processing and handling of food. 21CFR Part 179. *Fed. Reg.*, **55**, 18538–18544.
Hollister, A.G., Corrier, D.E., Nisbet, D.J., Beier, R.C. and DeLoach, J.R. (1994) Effect of cecal cultures lyophilized in skim milk or reagent 20 on *Salmonella* colonization in broiler chicks. *Poult. Sci.*, **73**, 1409–16.
Hoop, R. and Ehrsam, H. (1987) A study of the epidemiology of *Campylobacter jejuni* and *Campylobacter coli* in broiler production. *Schweiz. Arch. Tierheilk.*, **129**, 193–203.
Humphrey, T.J. (1981) The effects of pH and levels of organic matter on the death rates of Salmonellas in chicken scald-tank water. *J. Appl. Bacteriol.*, **51**, 27–39.
Humphrey, T.J. (1994) Contamination of egg shell and contents with *Salmonella enteritidis*: a review. *Int. J. Food Microbiol.*, **21**, 31–40.
Humphrey, T.J., Lanning, D.G. and Leeper, D. (1984) The influence of scald water pH on the death rates of *Salmonella typhimurium* and other bacteria attached to chicken skin. *J. Appl. Bacteriol.*, **57**, 355–9.
Humphrey, T.J., Henley, A. and Lanning, D.G. (1993) The colonization of broiler chickens with *Campylobacter jejuni*: some epidemiological investigations. *Epidemiol. Infect.*, **110**, 601–7.
IAEA (1968) *Elimination of Harmful Organisms from Food and Feed by Irradiation*, STI/PUB/200. Int. Atomic Energy, Vienna.
ICGFI (1992) Ninth meeting of the Int. consultative group on food irradiation. Inventory of product clearances. *Int.* Consultative Group on Food irradiation. Joint FAO/IAEA Division, Atomic Energy Agency, Vienna.
ICMSF (1988) *Microorganisms in Foods. 4. Application of the Hazard Analysis Critical Control Point System to Ensure Microbiological Safety and Quality*, Blackwell Scientific Publications, London.
ICMSF (1994) Choice of sampling plan and criteria for *Listeria monocytogenes*. Int. Commission on Microbiological Criteria for Foods. *Int. J. Food Microbiol.*, **22**, 89–96.
Isigidi, B.K., Mathieu, A.- M., Devriese, L.A., Godard, C. and van Hoof, J. (1992) Enterotoxin production in different *Staphylococcus aureus* biotypes isolated from food and meat plants. *J. Appl. Bacteriol.*, **72**, 16–20.
Ismail, S.A.S., Deak, T., Abd El-Rahman, H.A., Yassein, M.A.M. and Beuchat, L.R. (2000) Presence and changes in populations of yeasts on raw and processed poultry products stored at refrigeration temperature. *Int. J. Food Microbiol.*, **62**, 113–21.
Israel Official Gazette. (1982) Public health ordinance. Preservation of foodstuffs (amended). *Collection of Regulations*, **4354**, 1073.
Izat, A.L., Colberg, M., Thomas, R.A., Adams, M.H. and Driggers, C.D. (1990a) Effects of lactic acid in processing waters on the incidence of salmonellae on broilers. *J. Food Quality*, **13**, 295–306.
Izat, A.L., Hierholzer, R.E., Kopek, J.M., Adams, M.H., Reiber, M.A. and McGinnis, J.P. (1990b) Effects of D-mannose on incidence and levels of salmonellae in ceca and carcass samples of market age broilers. *Poult. Sci.*, **69**, 2244–7.
Jacobs-Reitsma, W. (1997) Aspects of epidemiology of *Campylobacter* in poultry. *Vet. Q.*, **19**, 113–7.
Jacobs-Reitsma, W.F., Bolder, N.M. and Mulder, R.W.A.W. (1994) Cecal carriage of *Campylobacter* and *Salmonella* in Dutch broiler flocks at slaughter: a one-year study. *Poult. Sci.*, **73**, 1260–6.
James, W.O., Brewer, R.L., Prucha, J.C., Williams, W.O. and Parham, D.R. (1992) Effects of chlorination of chill water on the bacteriologic profile of raw chicken carcasses and giblets. *J. Am. Vet. Med. Assoc.*, **200**, 60–3.
Jeffrey, J.S., Atwill, E.R. and Hunter, A. (2001) Farm and management variables linked to fecal shedding of *Campylobacter* and

Salmonella in commercial squab production. *Poult. Sci.*, **80**, 66–70.
Jimenéz, S.M., Tiburzi, M.C., Salsi, M.S., Pirovani, M.E. and Moguilevsky, M.A. (2003) The role of visible faecal material as a vehicle for generic *Escherichia coli*, coliform, and other enterobacteria contaminating poultry carcasses during slaughtering. *J. Appl. Microbiol.*, **95**, 451–6.
Johnson, P.L., Baker, T., Getz, M., Lynch, J. and Brodsky, M. (1992) Health risk assessment of undrawn (New York dressed) poultry in Ontario, in *Proc. 3rd World Congress Foodborne Infections and Intoxications, volume 1*, pp. 252–255.
Jones, J.M., Mead, G.C., Griffiths, N.M. and Adams, B.W. (1982) Influence of packaging on microbiological, chemical and sensory changes in chill-stored turkey portions. *Br. Poult. Sci.*, **23**, 25–40.
Jones, F.T., Axtell, R.C., Rives, D.V., Scheideler, S.E., Tarver, F.R., Walker, R.L. and Wineland, M.J. (1991a) A survey of *Salmonella* contamination in modern broiler production. *J. Food Protect.*, **54**, 502–7.
Jones, F.T., Axtell, R.C. Rivers, D.V., Scheideler, S.E., Tarver, F.R., Walker, R.L. and Wineland, M.J. (1991b) A survey of *Campylobacter jejuni* contamination in modern broiler production and processing systems. *J. Food Protect.*, **54**, 259–62.
Jordan, P. (1991) On line chilling for poultry. *Meat Int.*, **1**, 66–7.
Jul, M. (1986) Chilling broiler chicken: an overview, in *Meat Chilling 1986*, Bristol, September 10–12, Int. Institute of Refrigeration, Paris, pp. 83–93.
Juneja, V.K. and Marmer, B.S. (1996) Growth *Clostridium perfringens* from spore inocula in *sous-vide* turkey products. *Int. J. Food Protect.*, **32**, 115–23.
Kahan, R.S. and Howker, J.J. (1978) Low-dose irradiation of fresh non-frozen chicken and other preservation methods for shelf-life extension and for improving its public-health quality, in *Food Preservation by Irradiation, Volume 2*, Int. Atomic Energy Agency, Vienna, pp. 221–242.
Kalinowski, R.M. and Tompkin, R.B. (1999). Psychrotrophic clostridia causing spoilage in cooked meat and poultry products. *J. Food Protect.*, **62**, 766–72.
Kalinowski, R.M., Tompkin, R.B., Bodnaruk, P.W. and Pruett, W.P. (2003) Impact of cooking, cooling, and subsequent refrigeration on the growth or survival of *Clostridium perfringens* in cooked meat and poultry products. *J. Food Protect.*, **66**, 1227–32.
Kamat, A.S., Alur, M.D., Nerkar, D.P. and Nair, P.M. (1991) Hygienization of Indian chicken meat by ionizing radiation. *J. Food Safety*, **12**, 59–71.
Kampelmacher, E.H. (1984) Irradiation of food. A new technology for perserving and ensuring the hygiene of foods. *Fleischwirtschaft*, **64**, 322–7.
Kapperud, G., Skjerve, E., Bean, N.H., Ostroff, S.M. and Lassen, J. (1992) Risk factors for sporadic *Campylobacter* infections: results of a case-control study in Southeastern Norway. *J. Clin. Microbiol.*, **30**, 3117–21.
Kapperud, G., Skjerve, E., Vik, L., Hauge, K., Lysaker, A., Aalmen, I., Osteroff, S.M. and Potter, M. (1993) Epidemiogical investigation of risk factors for Campylobacter colonization in Norwegian broiler flocks. *Epidemiol. Inf.*, **111**, 245–55.
Kaufman, V.F., Klose, A.A., Bayne, H.G., Pool, M.F. and Lineweaver, H. (1972) Plant processing of sub-atmospheric steam scalded poultry. *Poult. Sci.*, **51**, 1188–94.
Kemp, G.K., Aldrich, M.L. and Waldroup, A.L. (2000) Acidified sodium chlorite antimicrobial treatment of broiler carcasses. *J. Food Protect.*, **63**, 1087–92.
Kemp, G.K., Aldrich, M.L., Guerra, M.L. and Schneider, K.R. (2001) Continuous online processing of fecal- and ingesta-contaminated poultry carcasses using an acidified sodium chlorite antimicrobial intervention. *J. Food Protect.*, **64**, 807–12.
Kemp, G.K. and Schneider, K.R. (2002) Reduction of *Campylobacter* contamination on broiler carcasses using acidified sodium chlorite. *Dairy, Food Environ. Sanit.*, **22**, 599–602.
Kim, J.-W. and Doores, S. (1993a) Influence of three defeathering systems on microtopography of turkey skin and adhesion of *Salmonella typhimurium*. *J. Food Protect.*, **56**, 286 91.
Kim, J.-W. and Doores, S. (1993b) Attachment of *Salmonella typhimurium* to skins of turkey that had been defeathered through three different systems: scanning electron microscopic examination. *J. Food Protect.*, **56**, 395–400.
Kim, J.-W., Knabel, S.J. and Doores, S. (1993) Penetration of *Salmonella typhimurium* into turkey skin. *J. Food Protect.*, **56**, 292–6.
Kim, J-L., Slavik, M.F., Griffis, C.L. and Walker, J.L. (1993) Attachment of *Salmonella typhimurium* to skins of chicken scalded at various temperatures. *J. Food Protect.*, **56**, 661–5.
Klose, A.A., Kaufman, V.F. and Pool, M.F. (1971) Scalding poultry by steam at subatmospheric pressures. *Poult. Sci.*, **50**, 302–04.
Koenraad, P.M., Ayling, R., Hazeleger, W.C., Rombouts, F.M. and Newell, D.G. (1995) The speciation and subtyping of *Campylobacter* isolates from sewage plants and waste water from a connected poultry abattoir using molecular techniques. *Epidemiol. Inf.*, **115**, 485–94.
Kraft, A.A. (1992) Refrigeration and freezing, in *Psychrotrophic Bacteria in Foods* (ed A.A. Kraft), CRC Press, Inc., London, pp. 241–64.
Kraft, A.A., Ayres, J.C., Weiss, K.F., Marion, W.W., Balloun, S.L. and Forsythe, R.H. (1963) Effect of method of freezing on survival of microorganisms on turkey. *Poult. Sci.*, **42**, 128–37.
Kuhl, H.Y. (1990) Washing and sanitizing hatching eggs. *Int. Hatch. Pract.*, **3**, 29–33.
Lahellec, C. and Colin, P. (1985) Relationship between serotypes of *Salmonella* from hatcheries and rearing farms and those from processed poultry carcasses. *Br. Poult. Sci.*, **26**, 179–86.
Lahellec, G., Meurier, C. and Bennejean, G. (1973) *J. Res. Avic.* Cunic. December (Cited in Barnes, 1974).
Lahellec, C., Colin, P., Bennejean, G., Paquin, J., Guillerm, A. and Debois, J.C. (1986) Influence of resident *Salmonella* on contamination of broiler flocks. *Poult. Sci.*, **65**, 2034–39.
Lambert, A.D., Smith, J.P. and Dodds, K.L. (1991) Shelf life extension and microbiological safety of fresh meat—a review. *Food*

Microbiol., **8**, 267–97.
Leistner, L. (1973) Sprüh-Luft Kühlung von Schlachthahnchen ein Alternativ-Verfahren zum Spinchiller. *Proceedings Poultry Meat Symp.*, Roskilde, Denmark, A13, pp. 1–8.
Leistner, L., Rossmanith, E. and Woltersdorf, W. (1972) Rationalisierung des Sprüh-Kühlverfahrens für Schlachthahnchen. *Fleischwirtschaft*, **52**, 362–4.
Liebana, E., Crowley, C.J., Garcia-Migura, L., Breslin, M.F., Corry, J.E., Allen, V.M. and Davies, R.H. (2002) Use of molecular fingerprinting to assist the understanding of the epidemiology of *Salmonella* contamination within broiler production. *Br. Poult. Sci.*, **43**, 38–46.
Lillard, H.S. (1971) Occurrence of *Clostridium perfringens* in broiler processing and further processing operations. *J. Food Sci.*, **36**, 1008–10.
Lillard, H.S. (1980) Effect on broiler carcasses and water of treating chiller water with chlorine or chlorine dioxide. *Poult. Sci.*, **59**, 1761–66.
Lillard, H.S. (1985) Bacterial cell characteristics and conditions influencing their adhesion to poultry skin. *J. Food Protect.*, **48**, 803–07.
Lillard, H.S. (1986) Distribution of "attached" *Salmonella typhimurium* cells between poultry skin and a surface film following water immersion. *J. Food Protect.*, **49**, 449–54.
Lillard, H.S. (1988) Effect of surfactant or changes in ionic strength on the attachment of *Salmonella typhimurium* to poultry skin and muscle. *J. Food Sci.*, **53**, 727–30.
Lillard, H.S. (1989a) Incidence and recovery of salmonellae and other bacteria from commercially processed poultry carcasses at selected pre- and post-evisceration steps. *J. Food Protect.*, **52**, 88–91.
Lillard, H.S. (1989b) Factors affecting the persistence of *Salmonella* during the processing of poultry. *J. Food Protect.*, **52**, 829–32.
Lillard, H.S. (1990) The impact of commercial processing procedures on the bacterial contamination and cross-contamination of broiler carcasses. *J. Food Protect.*, **53**, 202–4.
Lillard, H.S., Klose, A.A., Hegge, R.I. and Chew, V. (1973) Microbiological comparison of steam (at sub-atmospheric pressure) and immersion-scalded broilers. *J. Food Sci.*, **38**, 903–4.
Lillard, H.S., Blankenship, L.C., Dickens, J.A., Craven, S.E. and Shackelford, A.D. (1987) Effect of acetic acid on the microbiological quality of scalded picked and unpicked broiler carcasses. *J. Food Protect.*, **50**, 112–4.
Lindblom, G.-B., Sjögren, E. and Kaijser, B. (1986) Natural campylobacter colonization in chickens raised under different environmental conditions. *J. Hyg.*, **96**, 385–91.
Line, J.E., Bailey, J.S., Cox, N.A. and Stern, N.J. (1997) Yeast treatment to reduce *Salmonella* and *Campylobacter* populations associated with broiler chickens subjected to transport stress. *Poult. Sci.*, **76**, 1227–31.
Line, J.E., Bailey, J.S., Cox, N.A., Stern, N.J. and Tompkins, T. (1998) Effect of yeast-supplemented feed on *Salmonella* and *Campylobacter* populations in broilers. *Poult. Sci.*, **77**, 405–10.
Liu, Y., Fan, Z., Chen, Y-R. and Thayer, D.W. (2003) Changes in structure and color characteristics of irradiated chicken breasts as a function of dosage and storage time. *Meat Sci.*, **63**, 301–07.
Lofton, C.B., Morrison, S.M. and Leiby, R.D. (1962) The Enterobacteriaceae of some Colorado small mammals and birds and their possible role in gastroenteritis in man and domestic animals. *Zoonoses Res.*, **1**, 277–93.
Logue, C.M., Sherwood, J.S., Elijah, L.M., Olah, P.A. and Dockter, M.R. (2003) The incidence of *Campylobacter* spp. on processed turkey from processing plants in the midwestern United States. *J. Appl. Microbiol.*, **95**, 234–41.
Lundbeck, H. (1974) *Prevention of* Salmonella *infections in the chicken industry (Mimeo.) VI Latin American Congress of Microbiology*, Caracas. Unpublished.
Lundén, J.M., Autio, T.J. and Korkeala, H.J. (2002) Transfer of persistent *Listeria monocytogenes* contamination between food-processing plants associated with a dicing machine. *J. Food Protect.*, **65**, 1129–33.
Lynch, J.A., Macfie, H.J.H. and Mead, G.C. (1991) Effect of irradiation and packaging type on sensory quality of chill-stored turkey breast fillets. *Int. J. Food Sci. Technol.*, **26**, 653–68.
MacKenzie, M.A. and Bains, B.S. (1976) Dissemination of *Salmonella* serotypes from raw feed ingredients to chicken carcasses. *Poult. Sci.*, **55**, 957–60.
Mallinson, E.T., Joseph, S.W. and Carr, L.E. (1998) *Salmonella*'s Achilles' heel. Broiler Industry (**December**), 22, 24, 26, 30, 32.
Mason, J. (1994) *Salmonella enteritidis* control programs in the United States. *Int. J. Food Microbiol.*, **21**, 155–69.
Matsuyama, A., Thornley, M.J. and Ingram, M. (1964) The effect of freezing on the radiation sensitivity of vegetative bacteria. *J. Appl. Bacteriol.*, **27**, 110–24.
May, K.N. (1974) Chilling of poultry meat. 3. Changes in microbiological numbers during final washing and chilling of commercially slaughtered broilers. *Poult. Sci.*, **53**, 1282–85.
McBride, G.B., Brown, B. and Skura, B.J. (1978) Effect of bird type, growers, and season on the incidence of salmonellae in turkeys. *J. Food Sci.*, **43**, 323–26.
McBride, G.B., Skura, B.J., Yada, R.Y. and Bowmer, E.J. (1980) Relationship between incidence of *Salmonella* contamination among pre-scalded, eviscerated and post-chilled chickens in a poultry processing plant. *J. Food Protect.*, **43**, 538–42.
McCapes, R.H., Osburn, B.I. and Riemann, H. (1991) Safety of foods of animal origin: Model for elimination of *Salmonella* contamination of turkey meat. *J. Am. Vet. Med. Assoc.*, **199**, 875–80.
McKee, S.R. (2002) Effect of electron beam irradiation on poultry meat safety and quality. *Poult. Sci.*, **81**, 896–03.
McLauchlin, J. (1991) The epidemiology of listeriosis in Britain, in *Proc. Int. Conf. on Listeria and Food Safety.* (ed A. Amgar), Aseptic Processing Association, Laval, France, pp. 38–47.

McMeekin, T.A. (1975) Spoilage association of chicken breast muscle. *Appl. Microbiol.*, **29**, 44–47.
McMeekin, T.A. (1977) Spoilage association of chicken leg muscle. *Appl. Environ. Microbiol.*, **33**, 1244–46.
McMeekin, T.A. and Thomas, C.J. (1978) Retention of bacteria on chicken skin after immersion in bacterial suspensions. *J. Appl. Bacteriol.*, **45**, 383–87.
Mead, G.C. (1975) Hygiene aspects of the chilling process. Qual. Poult. Meat, Proc. Eur. Symp. Poult. Meat, 2nd, Oosterbeck, Neth. pp. (35) 1–8.
Mead, G.C. (1992) Colonization of poultry processing equipment with staphylococci: an overview, in *Prevention and Control of Potentially Pathogenic Microorganisms in Poultry and Poultry Meat Processing*. Proceedings 10. The Attachment of Bacteria to the Gut. (A).
Mead, G.C. and Dodd, C.E.R. (1990) Incidence, origin and significance of staphylococci in processed poultry. *J. Appl. Bacteriol.* (Symposium Supplement) 81S–91S.
Mead, G.C. and Impey, C.S. (1970) The distribution of clostridia in poultry processing plants. *Br. Poult. Sci.*, **11**, 407–14.
Mead, G.C. and Thomas, N.L. (1973) Factors affecting the use of chlorine in the spin-chilling of eviscerated poultry. *Br. Poult. Sci.*, **14**, 99–117.
Mead, G.C., Adams, B.W. and Parry, R.T. (1975) The effectiveness of in-plant chlorination in poultry processing. *Br. Poult. Sci.*, **16**, 517–26.
Mead, G.C., Griffiths, N.M., Grey, T.C. and Adams, B.W. (1986) The keeping quality of chilled duck portions in modified atmosphere packs. *Lebens.-Wiss. u. Technol.*, **19**, 117–21.
Mead, G.C., Hudson, W.R. and Hinton, M.H. (1993) Microbiological survey of five poultry processing plants in the UK. *Br. Poult. Sci.*, **34**, 497–503.
Mead, G.C., Hudson, W.R. and Hinton, M.H. (1995). Effect of changes in processing to improve hygiene control on contamination of poultry carcasses with *Campylobacter*. *Epidemiol. Inf.*, **115**, 495–500.
Meyer, J.D., Cerveny, J.G. and Luchansky, J.B. (2003) Inhibition of nonproteolytic clostridia and anaerobic sporeformers by sodium diacetate and sodium lactate in cook-in-bag turkey breast. *J. Food Protect.*, **66**, 1474–78.
Mielnik, M.B., Dainty, R.H., Lundby, F. and Mielnik, J. (1999) The effect of evaporative air chilling and storage temperature on quality and shelf life of fresh chicken carcasses. *Poult. Sci.*, **78**, 1065–73.
Mitchell, B.W., Buhr, R.J., Berrang, M.E., Bailey, J.S. and Cox, N.A. (2002) Reducing airborne pathogens, dust and *Salmonella* transmission in experimental hatching cabinets using an electrostatic space charge system. *Poult. Sci.*, **81**, 49–55.
Morishita, T.Y., Aye, P.P., Harr, B.S., Cobb, C.W. and Clifford, J.R. (1997) Evaluation of an avian-specific probiotic to reduce the colonization and shedding of *Campylobacter jejuni* in broilers. *Avian Dis.*, **41**, 850–55.
Morris, G.K. and Wells, J.G. (1970) *Salmonella* contamination in a poultry-processing plant. *Appl. Microbiol.*, **19**, 795–99.
Morris, G.K., McMurray, B.L., Galton, M.M. and Wells, J.G. (1969) A study of the dissemination of salmonellosis in a commercial broiler chicken operation. *Am. J. Vet. Res.*, **30**, 1413–21.
Mossel, D.A.A., van Schothorst, M. and Kampelmacher, E.H. (1968) *Prospects for Salmonella Radicidation of Some Foods and Feeds with Particular Reference to the Estimation of the Dose Required. Elimination of Harmful Organisms from Food and Feed by Irradiation*, IAEA, Vienna, pp. 43–57.
Mountney, G.J. (1976) *Poultry Products Technology*, 2nd ed, AVI, Westport, CT.
Moye, C.J. and Chambers, A. (1991) Poultry processing. An innovative technology for salmonella control and shelf life extension. *Food Aust.*, **43**, 246–249.
Mulder, R.W.A.W. (1973) *Shelf Life of Thawed Poultry Meat*, Rep. No. 9873. Spelderholt Inst. Poult. Res., Beekbergen, Netherlands.
Mulder, R.W.A.W. (1975) Radiation-inactivation of *Salmonella panama* and *Escherichia coli* K 12 present on deepfrozen poultry carcasses. Qual. Poult. Meat, Proc. Symp. Poult. Meat Qual., 2nd, Oosterbeek, The Netherlands, pp. (14) 1–7.
Mulder, R.W.A.W. (1976) Microbiological aspects of poultry processing. Vleesdistrib. *Vleestechnol.*, **2**, 20–22 (in Dutch).
Mulder, R.W.A.W. (1984) Ionising energy treatment of poultry. *Food Technol., Aust.*, **36**, 418–20.
Mulder, R.W.A.W. (1985) Decrease microbial contamination during poultry processing. *Poultry*, **March**, 52–55.
Mulder, R.W.A.W. and Bolder, N.M. (1987) Shelf life of chilled poultry after various scalding and chilling treatments. *Fleischwirtschaft*, **67**, 114–6.
Mulder, R.W.A.W. and Dorresteijn, L.W.J. (1975) Microbiological quality of mechanically deboned poultry meat. Qual. Poult. Meat, Proc. Eur. Symp. Poult. Meat Qual., 2nd, Oosterbeek, Neth. pp. (50) 1–7.
Mulder, R.W.A.W. and Dorresteijn, L.W.J. (1977) Hygiene beim brühen von Schlachtgeflügel. (Hygiene during the scalding of broilers.) *Fleischwirtschaft*, **57**, 2220–2.
Mulder, R.W.A.W. and Veerkamp, C.H. (1974) Improvements in poultry slaughterhouse hygiene as a result of cleaning before cooling. *Poult. Sci.*, **53**, 1690–4.
Mulder, R.W.A.W., Dorresteijn, L.W.J. and van der Brock, J. (1977a) Cross-contamination during the scalding and plucking of broilers. *Br. Poult. Sci.*, **19**, 61–70.
Mulder, R.W.A.W., Notermans, S. and Kampelmacher, E.H. (1977b) Inactivation of salmonellae on chilled and deep frozen broiler carcasses by irradiation. *J. Appl. Bacteriol.*, **42**, 179–85.
Mulder, R.W.A.W., Dorresteijn, L.W.J. and Van Der Broek. (1978) Cross-contamination during the scalding and plucking of broilers. *Br. Poult. Sci.*, **19**, 61–70.
Muriana, P.M., Quimby, W., Davidson, C.A. and Grooms, J. (2002) Postpackage pasteurization of ready-to-eat meats by submersion heating for reduction of *Listeria monocytogenes*. *J. Food Protect.*, **65**, 963–9.
Murphy, R.Y. and Berrang, M.E. (2002) Effect of steam and hot water post process pasteurization on microbial and physical property measures of fully cooked vacuum packaged chicken breast strips. *J. Food Sci.*, **67**, 2325–9.
Murphy, R.Y., Duncan, L.K., Driscoll, K.H. and Marcy, J.A. (2003a) Lethality of *Salmonella* and *Listeria innocua* in fully cooked

chicken breast meat products during postcook in-package pasteurization. *J. Food Protect.*, **66**, 242–8.

Murphy, R.Y., Duncan, L.K., Driscoll, K.H, Marcy, J.A. and Beard, B.L. (2003b) Thermal inactivation of *Listeria monocytogenes* on ready-to-eat turkey breast meat products during postcook in-package pasteurization with hot water. *J. Food Protect.*, **66**, 1618–22.

Musgrove, M.T., Berrang, M.E., Byrd, J.A., Stern, N.J. and Cox, N.A. (2001) Detection of *Campylobacter* spp. in ceca and crops with and without enrichment. *Poult. Sci.*, **80**, 825–8.

Nachamkin, I., Yang, X.-H. and Stern, N.J. (1993) Role of *Campylobacter jejuni* flagella as colonization factors for three-day-old chicks: analysis with flagellar mutants. *Appl. Environ. Microbiol.*, **59**, 1269–73.

NACMCF (National Advisory Committee on Microbiological Criteria for Foods). (1994) *Campylobacter jejuni/coli*. The National Advisory Committee on Microbiological Criteria for Foods. *J. Food Protect.*, **57**, 1101–21.

Nadeau, É., Messier, S. and Quessy, S. (2002) Prevalence and comparison of genetic profiles of *Campylobacter* strains isolated from poultry and sporadic cases of campylobacteriosis in humans. *J. Food Protect.*, **65**, 73–8.

Nam, K.C. and Ahn, D.U. (2002). Carbon monoxide–heme pigment is responsible for the pink color in irradiated raw turkey beast meat. *Meat Sci.*, **60**, 25–33.

Nayak, R., Kenney, P.B. and Bissonnette, G.K. (2001) Inhibition and reversal of *Salmonella typhimurium* attachment to poultry skin using zinc chloride. *J. Food Protect.*, **64**, 456–61.

Neal, K.R. and Slack, R.C.B. (1997) Diabetes mellitus, anti-secretory drugs and other risk factors for *Campylobacter* gastroenteritis in adults: a case-control study. *Epidemiol. Inf.*, **119**, 307–11.

Neimann, J., Engberg, J., Molbak, K. and Wegener, H.C. (1998) Foodborne risk factors associated with sporadic campylobacteriosis in Denmark.. *Dan. Veterinaertidsskr.*, **81**, 702–5.

Newell, D.G., Shreeve, J.E., Toszeghy, M., Domingue, G., Bull, S., Humphrey, T. and Mead, G. (2001) Changes in the carriage of *Campylobacter* strains by poultry carcasses during processing in abattoirs. *Appl. Environ. Microbiol.*, **67**, 2636–40.

Newton, K.G. and Gill, C.O. (1981) The microbiology of DFD fresh meats: a review. *Meat Sci.*, **5**, 223–32.

Nesbit, E.G., Gibbs, P., Dreesen, D.W. and Lee, M.D. (2001) Epidemiologic features of *Campylobacter jejuni* isolated from poultry broiler houses and surrounding environments as determined by use of molecular strain typing. *Am. J. Vet. Res.*, **62**, 190–4.

Nisbet, D. (2002) Defined competitive exclusion cultures in the prevention of enteropathogen colonisation in poultry and swine. *Antonie Van Leeuwenhoek*, **81**, 481–6.

Notermans, S. and Kampelmacher, E.H. (1974) Attachment of some bacterial strains to the skin of broiler chickens. *Br. Poult. Sci.*, **15**, 573–85.

Notermans, S. and Kampelmacher, E.H. (1975) Further studies on the attachment of bacteria to skin. *Br. Poult. Sci.*, **16**, 487–96.

Notermans, S., van Leusden, F.M., van Schothorst, M. and Kampelmacher, E.H. (1975a) Salmonella-contaminatie van Slachtkuikens Tijdens Het Slachtproces in Enkele Pluimveeslachterijen. (Contamination of broiler chicken by *Salmonella* during processing in a number of poultry-processing plants.) *Tijdschr. Diergeneesk.*, **100**, 259–64.

Notermans, S., van Schothorst, M., van Leusden, F.M. and Kampelmacher, E.H. (1975b) Onderzoekingen over het Kwantitatief Voorkomen van Salmonellae bij Diepvrieskuikens. (Quantitative studies for the presence of salmonellae in deep frozen broiler chickens.) *Tijdschr. Diergeneesk.*, **100**, 648–53.

Notermans, S., van Schothorst, M. and Kampelmacher, E.H. (1975c) Der Einfluss des Keimgehaltes des Spinchiller-Wassers auf den Keimgehalt des Tauwassers von Gefrierhähnchen. (The influence of the bacterial content of spin-chiller water on the bacterial content of thaw water from frozen chickens.) *Fleischwirtschaft*, **55**, 1087–90.

Notermans, S., van Schothorst, M. and Kampelmacher, E.H. (1975d) Der Einfluss des Keimgehaltes des Spinchiller-Wassers auf den Keimgehalt des Tauwassers von Gefrierhähnchen (The influence of the bacterial content of spin-chiller water on the bacterial count of thaw water from frozen chickens). *Fleischwirtschaft*, **55**, 1087–90.

Notermans, S., van Leusden, F.M. and van Schothorst, M. (1977) Suitability of different bacterial groups for determining faecal contamination during post scalding stages in the processing of broiler chickens. *J. Appl. Bacteriol.*, **43**, 383–9.

Notermans, S., Terbijhe, R.J. and van Schothorst, M. (1980) Removing faecal contamination of broiler chickens by spray cleaning during evisceration. *Br. Poult. Sci.*, **21**, 115–21.

Nurmi, E., Nuotio, L. and Schneitz, C. (1992) The competitive exclusion concept: development and future. *Int. J. Food Microbiol.*, **15**, 237–40.

Nychas, G.J., Dillon, V.M. and Board, R.G. (1988) Glucose, the key substrate in the microbiological changes occurring in meat and certain meat products. *Biotechnol. Appl. Biochem.*, **10**, 203–31.

Nylen, G., Dunstan, F., Palmer, S.R., Andersson, Y., Bager, F., Cowden, J., Feierl, G., Galloway, Y., Kapperud, G., Megraud, F., Molbak, K., Peterson, L.R. and Ruutu, P. (2002) The seasonal distribution of *Campylobacter* infection in nine European countries and New Zealand. *Epidemiol. Inf.*, **128**, 383–390.

Olsen, J.E., Brown, D.J., Madsen, M. and Bisgaard, M. (2003) Cross-contamination with salmonella on a broiler slaughterhouse line demonstrated by use of epidemiological markers. *J. Appl. Microbiol.*, **94**, 826–35.

Oostenbach, P. (2002) The use of Nobilis Salenvac, Nobilis SG9R and flavomycin to control *Salmonella* in poultry, in *Salmonella & Salmonellosis 2002, Proceedings*, May 29–31, Saint-Brieuc (eds P. Colin and G. Clement), ISPAIA-ZOOPOLE development, Ploughfragan, France, pp. 613–614.

Oosterom, J., Notermans, S., Karman, H. and Engles, G.B. (1983a) Origin and prevalence of *Campylobacter jejuni* in poultry processing. *J. Food Protect.*, **46**, 339–44.

Oosterom, J., de Wilde, G.J.A., de Boer, E., de Blaauw, L.H. and Karman, H. (1983b) Survival of *Campylobacter jejuni* during poultry processing and pig slaughtering. *J. Food Protect.*, **46**, 702–6.

Papa, C.M. and Dickens, J.A. (1989) Lower gut contents and defacatory responses of broiler chickens as affected by feed

withdrawal and electrical treatment at slaughter. *Poult. Sci.*, **68**, 1478–84.
Papa, C.M. (1991) Lower gut contents of broiler chickens withdrawn from feed and held in cages. *Poult. Sci.*, **70**, 375–80.
Patrick, T.E., Goodwin, T.L., Collins, J.A., Wyche, R.C. and Love, B.E. (1972) Steam versus hot-water scalding in reducing bacterial loads on the skin of commercially processed poultry. *Appl. Microbiol.*, **23**, 796–8.
Patrick, T.E., Collins, J.A. and Goodwin, T.L. (1973) Isolation of *Salmonella* from carcasses of steam- and water-scalded poultry. *J. Milk Food Technol.*, **36**, 34–6.
Patterson, M. (1989) Sensitivity of *Listeria monocytogenes* to irradiation on poultry meat and in phosphate-buffered saline. *Lett. Appl. Microbiol.*, **8**, 181–4.
Patterson, J.T. and Gibbs, P.A. (1977) Incidence and sources of Enterobacteriaceae found on frozen broilers. Proceedings of the 3rd European Symposium on Poultry Meat Quality, pp. 69–75.
Patterson, P.H., Ricke, S.C., Sunde, M.L. and Schrefer, D.M. (1990) Hatching eggs sanitized with chlorine dioxide foam: egg hatchability and bactericidal properties. *Avian Dis.*, **34**, 1–6.
Pattison, M. (2001) Practical intervention strategies for *Campylobacter*. *J. Appl. Microbiol.*, **90**, 121S–125S.
Pearson, A.D., Greenwood, M., Healing, T.D., Rollins, D., Shahamat, M., Donaldson, J. and Colwell, R.R. (1993) Colonization of broiler chickens by waterborne *Campylobacater jejuni*. *Appl. Environ. Microbiol.*, **59**, 987–96.
Perko-Mäkelä, P., Koljonen, M., Miettinen, M. and Hänninen, M.-L. (2002a) Survival of *Campylobacter jejuni* in marinated and nonmarinated chicken products. *J. Food Saf.*, **20**, 209–16.
Perko-Mäkelä, P., Hakkinen, M., Honkanen-Buzalski, T. and Hänninen, M.-L. (2002b) Prevalence of campylobacters in chicken flocks during the summer of 1999 in Finland. *Epidemiol. Inf.*, **129**, 187–92.
Petersen, L. and Wedderkopp, A. (2001) Evidence that certain clones of *Campylobacter jejuni* persist during successive broiler flock rotations. *Appl. Environ. Microbiol.*, **67**, 2739–45.
Petersen, L., Nielsen, E.M. and On, S.L.W. (2001) Serotype and genotype diversity and hatchery transmission of *Campylobacter jejuni* in commercial poultry flocks. *Vet. Microbiol.*, **82**, 141–54.
Pivnick, H., Erdman, I.E., Manzatiuk, S. and Pommier, E. (1968) Growth of food poisoning bacteria on barbecued chicken. *J. Milk Food Technol.*, **31**, 198–201.
Pokamunski, S., Kass, N., Borochovich, E., Marantz, B. and Rogol, M. (1986) Incidence of *Campylobacter* spp. in broiler flocks monitored from hatching to slaughter. *Avian Pathol.*, **15**, 83–92.
Poss, P.E. (1985) Cleaning and disinfection programs in the turkey breeder industry, in *Proc. Int. Symp. Salmonella* (ed G.N. Snoeyenbos), American Assoc. Avian Path., Kennett Square, PA., pp. 134–141.
Promsopone, B., Morishita, T.Y., Aye, P.P., Cobb, C.W., Veldkamp, A. and Clifford, J.R. (1998) Evaluation of an avian-specific probiotic and *Salmonella typhimurium*-specific antibodies on the colonization of *Salmonella typhimurium* in broilers. *J. Food Protect.*, **61**, 176–80.
Purdy, J., Dodd, C.E.R., Fowler, D.R. and Waites, W.M. (1988) Increase in microbial contamination of defeathering machinery in a poultry processing plant after changes in the method of processing. *Lett. Appl. Microbiol.*,**6**, 35–8.
Qin, Z.R., Fukata, T., Baba, E. and Arakawa, A. (1995) Effect of *Eimeria tenella* infection on *Salmonella enteritidis* infection in chickens. *Poult. Sci.*, **74**, 1–7.
Ramesh, N., Joseph, S.W., Carr, L.E., Douglass, L.W. and Wheaton, F.W. (2003) Serial disinfection with heat and chlorine to reduce microorganism populations on poultry transport containers. *J. Food Protect.*, **66**, 793–7.
Ramirez, G.A., Sarlin, L.L., Caldwell, D.J., Yezak, C.R., Hume, M.E., Corrier, D.E., Deloach, J.R. and Hargis, B.M. (1997) Effect of feed withdrawal on the incidence of *Salmonella* in the crops and ceca of market age broiler chickens. *Poult. Sci.*, **76**, 654–6.
Rayes, H.M., Genigeorgis, C.A. and Farver, T.B. (1983) Prevalence of *Campylobacter jejuni* on turkey wings at the supermarket level. *J. Food Protect.*, **46**, 292–4.
Refrégier-Petton, J., Rose, N., Denis, M. and Salvat, G. (2001) Risk factors for *Campylobacter* spp. contamination in French broiler-chicken flocks at the end of the rearing period. *Prev. Vet. Med.*, **50**, 89–100.
Renwick, S.A., Irwin, R.J., Clarke, R.C., McNab, W.B., Poppe, C. and McEwen, S.A. (1992) Epidemiological associations between characteristics of registered broiler chicken flocks in Canada and the *Salmonella* culture status of floor litter and drinking water. *Can. Vet. J.*, **33**, 449–58.
Rhodes, D.N. (1965) The radiation pasteurization of broiler chicken carcasses. *Br. Poult. Sci.*, **6**, 265–71.
Richmond, M. (1990) The Microbiological Safety of Food. Part 1. (Campylobacter). *Report of the Committee on the Microbiological Safety of Food*. HMSO, London, pp. 45–58 and 130–131.
Rigby, C.E. (1982) Most probable number cultures for assessing *Salmonella* contamination of eviscerated broiler carcasses. *Can. J. Compar. Med.*, **46**, 279–82.
Rigby, C.E. and Pettit, J.R. (1980) Changes in the salmonella status of broiler chickens subjected to simulated shipping conditions. *Can. J. Compar. Med.*, **44**, 374–81.
Rigby, C.E. and Pettit, J.R. (1981) Effects of feed withdrawal on the weight, fecal excretion, and *Salmonella* status of market age broiler chickens. *Can. J. Compar. Med.*, **45**, 363–5.
Rigby, C.E. and Pettit, J.R., Baker, M.F., Bentley, A.H., Salomons,M.D. and Lior, H. (1980a) Sources of salmonellae in an uninfected commercially-processed broiler flock. *Can. J. Compar. Med.*, **44**, 267–74.
Rigby, C.E., Pettit, J.R., Baker, M.F., Bentley, A.H., Salomons, M.O. and Lior, H. (1980b) Flock infection and transport as sources of salmonellae in broiler chickens and carcasses. *Can. J. Compar. Med.*, **44**, 328–37.
Rigby, C.E., Pettit, J.R., Bentley, A.H., Spencer, J.L., Salomons, M.O. and Lior, H. (1982) The relationships of salmonellae from infected broiler flocks, transport crates or processing plants to contamination of eviscerated carcasses. *Can. J. Compar. Med.*, **46**, 272–8.
Ristic, M. (1997) Application of chilling methods on slaughtered poultry. *Die Fleischwirtschaft*, **77**, 810–1.

Roberts, T.A. and Derrick, C.M. (1978) The effect of curing salts on the growth of *Clostridium perfringens* (*welchii*) in a laboratory medium. *J. Food Technol.*, **13**, 349–53.

Roberts, T.A. and Gibson, A.M. (1979) The relevance of *Clostridium botulinum* type C in public health and food processing. *J. Food Technol.*, **14**, 211–26.

Robinson, D.A. (1981) Infective dose of *Campylobacter jejuni* in milk. *Br. Med. J.*, **282**, 1584.

Rodrigues, L.C., Cowden, J.M., Wheeler, J.G., Sethi, D., Wall, P.G., Cumberland, P., Tompkins, D.S., Hudson, M.J., Roberts, J.A. and Roderick, P.J. (2001) The study of infectious intestinal disease in England: risk factors for cases of infectious intestinal disease with *Campylobacter jejuni* infection. *Epidemiol. Inf.*, **127**, 185–93.

Rose, N., Beaudeau, F., Drouin, P., Toux, J.Y., Rose, V. and Colin, P. (1999) Risk factors for *Salmonella enterica* subsp. *enterica* contamination in French broiler-chicken flocks at the end of the rearing period. *Prev. Vet. Med.*, **39**, 265–77.

Rose, N., Beaudeau, F., Drouin, P., Toux, J.Y., Rose, V. and Colin, P. (2000) Risk factors for *Salmonella* persistence after cleansing and disinfection in French broiler-chicken houses. *Prev. Vet. Med.*, **44**, 9–20.

Rose, N., Mariani, J.P., Drouin, P., Toux, J.Y., Rose, V. and Colin, P. (2003) A decision-support system for *Salmonella* in broiler-chicken flocks. *Prev. Vet. Med.*, **59**, 27–42.

Rosenquist, H., Nielsen, N.L., Sommer, H.M., Norrung, B. and Christensen, B.B. (2003) Quantitative risk assessment of human campylobacteriosis associated with thermophilic *Campylobacter* species in chickens. *Int. J. Food Microbiol.*, **83**, 87–103.

Russell, S.M. (1997). Rapid prediction of the potential shelf-life of fresh broiler chicken carcasses under commercial conditions. *J. Appl. Poult. Res.*, **6**, 163–8.

Russell, S.M. (2002) Intervention strategies for reducing *Salmonella* prevalence. *WATT Poultry*, 28–45.

Russell, S.M. (2003) The effect of airsacculitis on bird weights, uniformity, fecal contamination, processing errors and populations of *Campylobacter* spp. and *Escherichia coli*. *Poult. Sci.*, **82**, 1326–31.

Salvat, G., Lalande, F., Humbert, F. and Lahellec, C. (1992a) Use of a competitive exclusion product (Broilact) to prevent *Salmonella* colonization of newly hatched chicks. *Int. J. Food Microbiol.*, **15**, 307–11.

Salvat, G., Colin, P. and Allo, J.C. (1992b) Evolution of microbiological contamination of poultry carcasses during slaughtering: A survey on 12 French abattoirs, in *Proc. 8. Other pathogens of concern (no salmonella and campylobacter)* (eds E. Nurmi, P. Colin and R.W.A.W. Mulder), DLO Centre for Poultry Research and Information Services, Beekbergen, The Netherlands, pp. 25–35.

Sanders, D.H. and Blackshear, C.D. (1971) Effect of chlorination in the final washer on bacterial counts of broiler chicken carcasses. *Poult. Sci.*, **50**, 215–9.

Sanderson, K., Thomas, C.J. and McMeekin, T.A. (1991) Molecular basis of the adhesion of *Salmonella* serotypes to chicken muscle fascia. *Biofouling*, **5**, 89–101.

Sarlin, L.L., Barnhart, E.T., Caldwell, D.J., Moore, R.W., Byrd, J.A., Caldwell, D.Y., Corrier, D.E., Deloach, J.R. and Hargis, B.M. (1998) Evaluation of alternative sampling methods for *Salmonella* critical control point determination at broiler processing. *Poult. Sci.*, **77**, 1253–7.

Saucier, L., Gendron, C. and Gariépy, C. (2000) Shelf life of ground poultry meat stored under modified atmosphere. *Poult. Sci.*, **79**, 1851–6.

Sawaya, W.N., Abu-Ruwaida, A.S., Hussain, A.J., Khalafawi, M.S. and Dashti, B.H. (1993) Shelf life of vacuum-packaged eviscerated broiler carcasses under simulated market storage conditions. *J. Food Saf.*, **13**, 305–21.

Schmidhofer, T. (1969) Hygiene bei der Geflügelschlachtung. *Wien. Tieraerztl. Montatsschr.*, **56**, 402–10.

Schmitt, R.E., Gallo, L. and Schmidt-Lorenz, W. (1988) Microbial spoilage of refrigerated fresh broilers. IV. Effect of slaughtering procedures on the microbial association of poultry carcasses. *Lebensm. Wiss. u.-Technol.*, **21**, 234–8.

Schneider, K.R., Kemp, G.K. and Aldrich, M.L. (2002). Antimicrobial treatment of air chilled broiler carcasses. Acidified sodium chlorite antimicrobial treatment of air chilled broiler carcasses. *Dairy, Food Environ. Sanit.*, **22**, 102–8.

Schneitz, C. and Nuotio, L. (1992) Efficacy of different microbial preparations for controlling salmonella colonization in chicks and turkey poults by competitive exclusion. *Br. Poult. Sci.*, **33**, 207–11.

Schneitz, C., Nuotio, L., Mead, G. and Nurmi, E. (1992) Competitive exclusion in the young bird: challenge models, administration and reciprocal protection. *Int. J. Food Microbiol.*, **15**, 241–4.

Schneitz, C., Kiiskinen, T., Toivonen, V. and Nash, M. (1998) Effect of Broilac®on the physicochemical conditions and nutrient digestibility in the gastrointestinal tract of broilers. *Poult. Sci.*, **77**, 426–32.

Schröder, I. (2002) A contribution to consumer protection: TAD *Salmonella* vac®E—a new oral vaccine for chickens against *Salmonella* Enteritidis, in *Salmonella & Salmonellosis 2002*, *Proceedings*, May 29–31, Saint-Brieuc (eds. P. Colin and G. Clement), ISPAIA-ZOOPOLE development, Ploughfragan, France, pp. 571–575.

Schuchat, A., Deaver, K.A., Wenger, J.D., Plikaytis, B.D., Mascola, L., Pinner, R.W., Reingold, A.L. and Broome, C.V. (1992) Role of foods in sporadic listeriosis. I. Case-control study of dietary risk factors. *J. Am. Med. Assoc.*, **267**, 2041–5.

Schwarz, S.J., Claus, J.R., Wang, H., Marriott, N.G., Graham, P.P. and Fernandes, C.F. (1999) Inhibition of pink color development in cooked, uncured turkey breast through ingredient incorporation. *Poult. Sci.*, **78**, 255–66.

Seligmann, R. and Frank-Blum, H. (1974) Microbial quality of barbecued chickens from commercial rotisseries. *J. Milk Food Technol.*, **37**, 473–6.

Seligmann, R. and Lapinsky, Z. (1970) *Salmonella* findings in poultry as related to conditions prevailing during transportation from the farm to the processing plant. *Res. Vet.*, **27**, 7–14.

Seman, D.L., Borger, A.C., Meyer, J.D., Hall, P.A. and Milkowski, A.L. (2002) Modeling the growth of *Listeria monocytogenes* in cured ready-to-eat processed meat products by manipulation of sodium chloride, sodium diacetate, potassium lactate, and product moisture content. *J. Food Protect.*, **65**, 651–8.

Shanker, S., Rosenfield, J.A., Davey, G.R. and Sorrell, T.C. (1982) *Campylobacter jejuni*: incidence in processed broilers and biotype distribution in human and broiler isolates. *Appl. Environ. Microbiol.*, **43**, 1219–20.

Shanker, S., Lee, A. and Sorrell, T.C. (1990) Horizontal transmission of *Campylobacter jejuni* amongst broiler chicks: experimental studies. *Epidemiol. Inf.*, **104**, 101–10.

Sheldon, B.W. and Brake, J. (1991) Hydrogen peroxide as an alternative hatching egg disinfectant. *Poult. Sci.*, **70**, 1092–8.

Shiozawa, K., Kato, E. and Shimizu, A. (1980) Enterotoxigenicity of *Staphylococcus aureus* strains isolated from chickens. *J. Food Protect.*, **43**, 683–5.

Shreeve, J.E., Toszeghy, M., Pattison, M. and Newell, D.G. (2000) Sequential spread of *Campylobacter* infection in a multipen broiler house. *Avian Dis.*, **44**, 983–8.

Shreeve, J.E., Toszeghy, M., Ridley, A. and Newell, D.G. (2002) The carry-over of *Campylobacter* isolates between sequential poultry flocks. *Avian Dis.*, **46**, 378–85.

Simmons, M., Fletcher, D.L., Cason, J.A. and Berrang, M.E. (2003) Recovery of *Salmonella* from retail broilers by a whole-carcass enrichment procedure. *J. Food Protect.*, **66**, 446–50.

Simonsen, B. (1975) Microbiological aspects of poultry meat quality. *Qual. Poult. Meat, Proc. Eur. Symp. Poultry Meat Qual., 2nd, Oosterbeek, Neth.*, **2**, 1–10.

Simonsen, B., Bryan, F.L., Christian, J.H.B., Roberts, T.A., Tompkin, R.B. and Silliker, J.H. (1987) Prevention and control of food-borne salmonellosis through application of Hazard Analysis Critical Control Point (HACCP). *Int. J. Food Microbiol.*, **4**, 227–47.

Singh, P.S. (1998) Method for reducing fecal leakage and contamination during meat processing. U. S. Patent Number 5,733,185.

Skov, M.N., Angen, Ø., Chriél, M., Olsen, J.E. and Bisgaard, M. (1999a) Risk factors associated with *Salmonella enterica* Serovar *typhimurium* infection in Danish broiler flocks. *Poult. Sci.*, **78**, 848–54.

Skov, M.N., Carstensen, B., Tornøe, N. and Madsen, M. (1999b) Evaluation of sampling methods for the detection of *Salmonella* in broiler flocks. *J. Appl. Microbiol.*, **86**, 695–700.

Skov, M.N., Feld, N.C., Carstensen, B. and Madsen, M. (2002) The serologic response to *Salmonella enteritidis* and *Salmonella typhimurium* in experimentally infected chickens, followed by an indirect lipopolysaccharide enzyme-linked immunosorbent assay and bacteriologic examinations through a one-year period. *Avian Dis.*, **46**, 265–73.

Slader, J., Domingue, G., Jørgensen, F., McAlpine, K., Owen, R.J., Bolton, F.J. and Humphrey, T.J. (2002) Impact of transport crate reuse and of catching and processing on *Campylobacter* and *Salmonella* contamination of broiler chickens. *Appl. Environ. Microbiol.*, **68**, 713–9.

Smart, J.L. and Rush, P.A.J. (1987) *In-vitro* heat denaturation of *Clostridium botulinum* toxins types A, B and C. *Int. J. Food Sci. Technol.*, **22**, 293–8.

Smith, K.E., Besser, J.M., Hedberg, C.W., Leano, F.T., Bender, J.B., Wicklund, J.H., Johnson, B.P., Moore, K.A. and Osterholm, M.T. (1999) Quinolone-resistant *Campylobacter jejuni* infections in Minnesota, 1992–1998. *Invest. Team. N. Engl. J. Med.*, **340**, 1525–32.

Snoeyenbos, G.H., Morin, E.W. and Wetherbee, D.K. (1967) Naturally occurring *Salmonella* in "blackbirds" and gulls. *Avian Dis.*, **11**, 642–6.

Snoeyenbos, G.H., Carlson, V.L., Smyster, C.F. and Olesiuk, O.M. (1969) Dynamics of *Salmonella* infection in chicks reared on litter. *Avian Dis.*, **13**, 72–83.

Soo, S.S., Evans, S.J., O'Brien, S.J., Velander, N.Q. and Ward, L.R. (2002) The United Kingdom *Salmonella* Enteritidis epidemic one decade on: controlling infection in poultry has reduced human disease, in *Salmonella & Salmonellosis 2002, Proceedings*, May 29–31, Saint-Brieuc (eds P. Colin and G. Clement), ISPAIA-ZOOPOLE development, Ploughfragan, France, pp. 555–9.

Springer, S. Lehman, J., Lindner, T. Alber, G. and Selbitz, H-J. (2002) A new live *Salmonella* Enteritidis vaccine for chicken—experimental evidence of its safety and efficacy, in *Salmonella & Salmonellosis 2002, Proceedings*, May 29–31, Saint-Brieuc (eds P. Colin and G. Clement), ISPAIA-ZOOPOLE development, Ploughfragan, France, pp. 609–10.

Stavric, S. and D'Aoust, J.-Y. (1993) Undefined and defined bacterial preparations for the competitive exclusion of *Salmonella* in poultry—a review. *J. Food Protect.*, **56**, 173–80.

Stern, N.J. and Robach, M.C. (2003) Enumeration of *Campylobacter* spp. in broiler feces and in corresponding processed carcasses. *J. Food Protect.*, **66**, 1557–63.

Stern, N.J., Clavero, M.R.S., Bailey, J.S., Cox, N.A. and Robach, M.C. (1995) *Campylobacter* spp. in broilers on the farm and after transport. *Poult. Sci.*, **74**, 937–41.

Stern, N.J., Cox, N.A., Bailey, J.S., Berrang, M.E. and Musgrove, M.T. (2001) Comparison of mucosal competitive exclusion and competitive exclusion treatment to reduce *Salmonella* and *Campylobacter* spp. colonization in broiler chickens. *Poult. Sci.*, **80**, 156–60.

Stern, N.J., Fedorka-Cray, P., Bailey, J.S., Cox, N.A., Craven, S.E., Hiett, K.L., Musgrove, M.T., Ladely, S., Cosby, D. and Mead, G.C. (2001) Distribution of *Campylobacter* spp. in selected U.S. poultry production and processing operations. *J. Food Protect.*, **64**, 1705–10.

Stern, N.J., Robach, M.C., Cox, N.A. and Musgrove, M.T. (2002) Effect of drinking water chlorination on *Campylobacter* spp. colonization of broilers. *Avian Dis.*, **46**, 401–4.

Stern, N.J., Hiett, K.L., Alfredsson, G.A., Kristinsson, K.G., Reiersen, J., Hardardottir, H., Briem, H., Gunnarsson, E., Georgsson, F., Lowman, R., Berndtson, E., Lammerding, A.M., Paoli, G.M. and Musgrove, M.T. (2003) *Campylobacter* spp. in Icelandic poultry operations and human disease. *Epidemiol. Inf.*, **130**, 23–32.

Stewart, D.J. and Patterson, J.T. (1962) Bacteriology of processed broilers. 2. Experiments in broiler processing. *Northern Ireland Ministry of Agriculture Rec. Exp. Res.*, **11**, Part 1, 65–71.

Straka, R.P. and Combes, F.M. (1951) The predominance of micrococci in the flora of experimental frozen turkey meat steaks. *Food Res.*, **16**, 492–3.

Strong, D.H., Canada, J.C. and Griffiths, B.B. (1963) Incidence of *Clostridium perfringens* in American foods. *Appl. Microbiol.*,

11, 42–4.
Studahl, A. and Andersson, Y. (2000) Risk factors for indigenous campylobacter infection: a Swedish case-control study. *Epidemiol. Inf.*, **125**, 269–75.
Studer, P., Schmitt, R.E., Gallo, L. and Schmidt-Lorenz, W. (1988) Microbial spoilage of refrigerated fresh broilers. II. Effect of packaging on microbial association of poultry carcasses. *Lebensm.-Wiss. u.-Technol.*, **21**, 224–8.
Surkiewicz, B.F., Johnston, R.W., Moran, A.B. and Krumm, G.W. (1969) A bacteriological survey of chicken eviscerating plants. *Food Technol.*, **23**, 1066–9.
Susiluoto, T., Korkeala, H. and Bjorkroth, K.J. (2003) *Leuconostoc gasicomitatum* is the dominating lactic acid bacterium in retail modified atmosphere packaged marinated broiler meat strips on sell-by-day. *Int. J. Food Microbiol.*, **80**, 89–97.
Tamblyn, K.C. and Conner, D.E. (1997) Bactericidal activity of organic acids against *Salmonella typhimurium* attached to broiler chicken skin. *J. Food Protect.*, **60**, 629–33.
Taormina, P.J., Bartholomew, G.W and Dorsa, W.J. (2003) Incidence of *Clostridium perfringens* in commercially produced cured raw meat product mixtures and behavior in cooked products during chilling and refrigerated storage. *J. Food Protect.*, **66**, 72–81.
Tenkate, T.D. and Stafford, R.J. (2001) Risk factors for campylobacter infection in infants and young children: a matched case-control study. *Epidemiol. Inf.*, **127**, 399–404.
Thomas, C.J. and McMeekin, T.A. (1980) Contamination of broiler carcass skin during commercial processing procedures: an electron microscopic study. *Appl. Environ. Microbiol.*, **40**, 133–44.
Thomas, C.J. and McMeekin, T.A. (1981) Attachment of *Salmonella* spp. to chicken muscle surfaces. *Appl. Environ. Microbiol.*, **42**, 130–4.
Thomas, C.J. and McMeekin, T.A. (1984) Effect of water uptake by poultry tissues on contamination by bacteria during immersion in bacterial suspensions. *J. Food Protect.*, **47**, 398–402.
Thomas, C.J. and McMeekin, T.A. (1991) Factors which affect retention of *Salmonella* by chicken muscle fascia. *Biofouling*, **5**, 75–87.
Thomas, L.M., Long, K.A., Good, R.T., Panaccio, M. and Widders, P.R. (1997) Genotypic diversity among *Campylobacter jejuni* isolates in a commercial broiler flock. *Appl. Environ. Microbiol.*, **63**, 1874–7.
Thomas, C.J., McMeekin, T.A. and Patterson, J.T. (1987) Prevention of microbial contamination in the poultry processing plant, in *Elimination of Pathogenic Organisms from Meat and Poultry* (ed F.J.M. Smulders), Elsevier Science Publishers, Amsterdam, The Netherlands, pp. 163–179.
Thomson, J.E., Whitehead, W.K. and Mercuri, A.J. (1974) Chilling poultry meat—A literature review. *Poult. Sci.*,**53**, 1268–81.
Thompson, J.K. and Patterson, J.T. (1983) *Staphylococcus aureus* from a site of contamination in a broiler processing plant. *Rec. Agric. Res.*, **31**, 45–53.
Todd, E.C.D. (1992) Foodborne disease in Canada—a 10-year summary from 1975 to 1984. *J. Food Protect.*, **55**, 123–32.
Tompkin, R.B. (1977) Control by chlorination, in Proceedings of International Symposium on Salmonella and Prospects for Control (ed D.A Barnum), University of Guelph, Guelph, Ontario, June 8–11, pp. 122–130.
Tompkin, R.B. (1980) Botulism from meat and poultry products—a historical perspective. *Food Technol.*, **34**, 229–36, 257.
Tompkin, R.B. (1986) Microbiology of ready-to-eat meat and poultry products, in *Advances in Meat Research* (ed A.M. Pearson and T.R. Dutson), *Volume 2*, pp. 89–121, AVI Publishing Co., Westport, CT.
Tompkin, R.B. (1990) Use of HACCP in the production of meat and poultry products. *J. Food Protect.*, **53**, 795–803.
Tompkin, R.B. (1994) HACCP in the meat and poultry industry. *Food Control*, **5**, 153–61.
Tompkin, R.B. (1995a) The hazard analysis critical control point (HACCP) system, in *Proceedings of International Meat Poult HACCP Alliance Symposium* (eds S.C. Ricke and G.R. Acuff), Texas A&M University, College Station, Texas (In press).
Tompkin, R.B. (1995b) The use of HACCP for producing and distributing processed meat and poultry products, in *Advances in Meat Research* (eds A.M. Pearson and T.R. Dutson), *Volume 10*, Blackie Academic & Professional, London, pp. 72–108.
Tompkin, R.B. (2002) Control of *Listeria monocytogenes* in the food-processing environment. *J. Food Protect.*, **65**, 709–25.
Tompkin, R.B., Christiansen, L.N., Shaparis, A.B., Baker, R.L. and Schroeder, J.M. (1992) Control of *Listeria monocytogenes* in processed meats. *Food Aust.*, **44**, 370–6.
Tompkin, R.B., Scott, V.N., Bernard, D.T., Sveum, W.H. and Gombas, K.S. (1999) Guidelines to prevent post-processing contamination from *Listeria monocytogenes*. *Dairy, Food Environ. Sanit.*, **19**, 551–62.
Turnbull, P.C.B. and Snoeyenbos, G.H. (1973) The role of ammonia, water activity, and pH in the salmonellacidal effect of long-used poultry litter. *Avian Dis.*, **17**, 72–86.
USDA-FSIS (United States Department of Agriculture, Food Safety and Inspection Service). (2002) New Jersey firm recalls poultry products for possible *Listeria* contamination. Recall Release, November 20:FSIS-RC-098-2002. http://www.fsis.usda.gov/oa/recalls/prelease/pr098-2002.htm.
USDA-FSIS (United States Department of Agriculture, Food Safety and Inspection Service). (2003) Electronic reading room: microbiological testing program. Table 9. Prevalence (%) of Salmonella in RTE meat and poultry products, CY 2001–2002 (combined results). http://www.listeria/FSIS salmonella data 2001 and 2002.htm.
van de Giessen, A., Mazurier, S-I., Jacobs-Reitsma, W., Jansen, W., Berkers, P., Ritmeester, W. and Wernars, K. (1992) Study on the epidemiology and control of *Campylobacter jejuni* in poultry broiler flocks. *Appl. Environ. Microbiol.*, **58**, 1913–7.
van de Giessen, A.W., Tilburg, J.J.H.C., Ritmeester, W.S. and van der Plas, J. (1998). Reduction of *Campylobacter* infections in broiler flocks by application of hygiene measures. *Epidemiol. Inf.*, **121**, 57–66.
van der Marel, G.M., van Logtestijn, J.G. and Mossel, D.A.A. (1988) Bacteriological quality of broiler carcasses as affected by in-plant lactic acid decontamination. *Int. J. Food Microbiol.*, **6**, 31–42.
Van Looveren, M., Daube, G., De Zutter, L., Dumont, J.M., Lammens, C., Wijdooghe, M., Vandamme, P., Jouret, M., Cornelis, M. and Goossens, H. (2001) Antimicrobial susceptibilities of *Campylobacter* strains isolated from food animals in Belgium.

J. Antimicrob. Chemother., **48**, 235–40.
van Schothorst, M., Notermans, S. and Kampelmacher, E.H. (1972) Hygiene in poultry slaughter. *Fleischwirtschaft*, **6**, 749–52.
van Schothorst, M., Northholt, M.D., Kampelmacher, E.H. and Notermans, S. (1976) Studies on the estimation of the hygienic condition of frozen broiler chickens. *J. Hyg.*, **76**, 57–63.
Veerkamp, C.H. (1974) The simultaneous scalding and plucking of broiler carcasses compared with an industrial method of processing. *Proceedings of the 15th World Poultry Congress*, New Orleans, pp. 450–451.
Veerkamp, C.H. and Hofmans, G.J.P. (1973) New development in poultry processing, simultaneous scalding and plucking. *Poult. Int.*, **12**, 16–18.
Velazquez, J.B., Jimenez, A., Chomon, B. and Villa, T.G. (1995) Incidence and transmission of antibiotic resistance in *Campylobacter jejuni* and *Campylobacter coli*. *J. Antimicrob. Chemother.*, **35**, 173–178.
Wabeck, C.J. (1972) Feed and withdrawal time relationship to processing yield and potential fecal contamination of broilers. *Poult. Sci.*, **51**, 1119–21.
Waldroup, A.L., Rathgeber, B.M., Forsythe, R.H. and Smoot, L. (1992a) Effects of six modifications on the incidence and levels of spoilage and pathogenic organisms on commercially processed postchill broilers. *Appl. Poult. Sci.*, **1**, 226–234.
Waldroup, A.L., Skinner, J.T., Hierholzer, R.E., Kopek, J.M. and Waldroup, P.W. (1992b) Effects of bird density on *Salmonella* contamination of prechill carcasses. *Poult. Sci.*, **71**, 844–9.
Waldroup, A.L., Yamaguchi, W., Skinner, J.T. and Waldroup, P.W. (1992c) Effects of dietary lactose on incidence and levels of salmonellae on carcasses of broiler chickens grown to market age. *Poult. Sci.*, **71**, 288–95.
Waldroup, A.L., Rathgeber, B.M., Hierholzer, R.E., Smoot, L., Martin, L.M., Bigili, S.F., Fletcher, D.L., Chen, T.C. and Wabeck, C.J. (1993) Effects of reprocessing on microbiological quality of commercial prechill broiler carcasses. *J. Appl. Poult. Res.*, **2**, 111–6.
Walker, H.W. and Ayres, J.C. (1956) Incidence and kinds of microorganisms associated with commercially dressed poultry. *Appl. Microbiol.*, **4**, 345–9.
Walker, H.W. and Ayres, J.C. (1959) Microorganisms associated with commercially processed turkeys. *Poult. Sci.*, **38**, 1351–5.
Walsh, J.L. and Thayer, S.G., (1990) Acid treatments for on-line reprocessing of contaminated poultry. *Technical Report, Volume 1*, Southeastern Poultry & Egg Association. Decatur, Georgia.
Wasseneaar, T.M. and Newell, D.G. (2000) Genotyping of *Campylobacter* spp. *Appl. Environ. Microbiol.*, **66**, 1–9.
Wedderkopp, A., Rattenborg, E. and Madsen, M. (2000) National surveillance of *Campylobacter* in broilers at slaughter in Denmark in 1998. *Avian Dis.*, **44**, 993–9.
Wedderkopp, A., Gradel, K.O., Jorgenson, J.C. and Madsen, M. (2001) Pre-harvest surveillance of *Campylobacter* and *Salmonella* in Danish broiler flocks: a 2-year study. *Int. J. Food Microbiol.*, **68**, 53–9.
Wegener, H.C., Hald, T., Wong, D.L.F., Madsen, M., Korsgaard, H., Bager, F., Gerner-Smidt, P. and Mølbak, K. (2003) *Salmonella* control programs in Denmark. *Emerg. Infect. Dis.*, **9**, 774–80.
Wempe, J.M., Genigeorgis, C.A., Farver, T.B. and Yusufu, H.I. (1983) Prevalence of *Campylobacter jejuni* in two California chicken processing plants. *Appl. Environ. Microbiol.*, **45**, 355–9.
Wesley, R.L. and Bovard, K.P. (1983) The effect of hand-held inside bird washers on turkey carcass hygienic quality. *Poultry Sci.*, **62**, 338–40.
Whistler, P.E. and Sheldon, B.W. (1989a) Biocidal activity of ozone *versus* formaldehyde against poultry pathogens in a prototype setter. *Poult. Sci.*, **68**, 1068–73.
Whistler, P.E. and Sheldon, B.W. (1989b) Bactericidal activity, eggshell conductance, and hatchability effects of ozone versus formaldehyde disinfection. *Poult. Sci.*, **68**, 1074–7.
Whistler, P.E. and Sheldon, B.W. (1989c) Comparison of ozone and formaldehyde as poultry hatchery disinfectants. *Poult. Sci.*, **68**, 1345–50.
Wilkins, M.J., Bidol, S.A., Boulton, M.L., Stobierski, M.G., Massey, J.P. and Robinson-Dunn, B. (2002) Human salmonellosis associated with young poultry from a contaminated hatchery in Michigan and the resulting public health interventions. *Epidemiol. Inf.*, **129**, 19–27.
Willis, W.L. and Murray, C. (1997) *Campylobacter jejuni* seasonal recovery observations of retail market broilers. *Poult. Sci.* **76**, 314–7.
WHO (World Health Organization). (1981) Wholesomeness of irradiated food. Report of a Joint FAO/IAEA/WHO Expert Committee. *Technical Report Series No. 659*. World Health Organization, Geneva.
WHO (World Health Organization). (1989) Consultation on microbiological criteria for foods to be further processed including by irradiation. Int. Consultative Group on Food Irradiation. World Health Organization, Geneva.
WHO (World Health Organization). (1994) Safety and nutritional adequacy of irradiated food. World Health Organization, Geneva.
WHO (World Health Organization). (2003) WHO Antimicrobial Resistance Information Bank, Geneva. http://oms2.b3e.jussieu.fr/arinfobank/
WHO/FAO (World Health Organization /Food and Agriculture Organization of the United Nations). (2002) Risk assessments of Salmonella in eggs and broiler chickens. Interpretive summary, in *Microbiological Risk Assessment Series No. 1*. Food Safety Department, World Health Organization, Geneva.
Whyte, P., Collins, J.D., McGill, K., Monahan, C. and O'Mahony, H. (2001) Quantitative investigation of the effects of chemical decontamination procedures on the microbiological status of broiler carcasses during processing. *J. Food Protect.*, **64**, 179–183.
Whyte, P., McGill, K. and Collins, J.D. (2003) A survey of the prevalence of *Salmonella* and other enteric pathogens in a commercial poultry feed mill. *J. Food Saf.*, **23**, 13–24.

Wierup, M. (1991) The control of salmonella in food producing animals in Sweden, in *Proc. Symp. Diagnosis and Control of Salmonella* (ed G.H. Snoeyenbos), Carter Printing Co., Richmond, VA, pp. 65–77.
Wierup, M., Wahlström, H. and Engström, B. (1992) Experience of a 10-year use of competitive exclusion treatment as part of the *Salmonella* control programme in Sweden. *Int. J. Food Microbiol.*, **15**, 287–291.
Wierup, M., Engström, B., Engvall, A. and Wahlström, H. (1995) Control of *Salmonella enteritidis* in Sweden. *Int. J. Food Microbiol.*, **25**, 219–226.
Wilder, A.N. and MacCready, R.A. (1966) Isolation of *Salmonella* from poultry. Poultry products and poultry processing plants in Massachusetts. *New England J. Medicine*, **274**, 1453–1460.
Wilding, G.P. and Baxter-Jones, C. (1985) Egg borne salmonellosis: is prevention feasible? in *Proceedings of an Int. Symposium on Salmonella* (ed G.N. Snoeyenbos), American Assoc. Avian Path., Kennett Square, PA, pp. 126–133.
Wilkerson, W.B., Ayres, J.C. and Kraft, A.A. (1961) Occurrence of enterococci and coliform organisms on fresh and stored poultry. *Food Technol.*, **15**, 286–92.
Williams, J.E. (1978) Paratyphoid infection, in *Diseases of Poultry* (eds M.S. Hofstad, B.W. Calnek, C.F. Helmboldt, W.M. Reid and H.W. Yoder, Jr.), 7th ed, Iowa State Univ. Press, Ames.
Williams, J.E., Dillard, L.H. and Hall, G.O. (1968) The penetration patterns of *Salmonella typhimurium* through the outer structures of chicken eggs. *Avian Dis.*, **12**, 445–66.
Willis, W.L., Murray, C. and Talbott, C. (2000) Effect of delayed placement on the incidence of *Campylobacter jejuni* in broiler chickens. *Poult. Sci.*, **79**, 1392–5.
Wray, C. and Corkish, J.D. (1991) Salmonella control programmes in the United Kingdom, in *Proceedings of a Symposium on Diagnosis and Control of Salmonella* (ed G.H. Snoeyenbos), Carter Printing Co., Richmond, VA, pp. 59–64.
Yang, H., Li, Y. and Johnson, M.G. (2001) Survival and death of *Salmonella typhimurium* and *Campylobacter jejuni* in processing water and on chicken skin during poultry scalding and chilling. *J. Food Protect.*, **64**, 770–6.
Yoon, K.S. (2003) Effect of gamma irradiation on the texture and microstructure of chicken beast meat. *Meat Sci.*, **63**, 273–7.
Yusufu, H.I., Genigeorgis, C., Farver, T.B. and Wempe, J.M. (1983) Prevalence of *Campylobacter jejuni* at different sampling sites in two California turkey processing plants. *J. Food Protect.*, **46**, 868–72.
Zecca, B.C., McCapes, R.H., Dungan, W.W., Holte, R.J., Worcester, W.W. and Williams, J.E. (1977) The Dillon Beach project: a five-year epidemiological study of naturally occurring *Salmonella* infection in turkeys and their environment. *Avian Dis.*, **21**, 141–59.
Zeitoun, A.A.M. and Debevere, J.M. (1990) The effect of treatment with buffered lactic acid on microbial decontamination and on shelf life of poultry. *Int. J. Food Microbiol.*, **11**, 305–12.
Zeitoun, A.A.M. and Debevere, J.M. (1992) Decontamination with lactic acid/sodium lactate buffer in combination with modified atmosphere packaging effects on the shelf life of fresh poultry. *Int. J. Food Microbiol.*, **16**, 89–98.
Ziegler, F. and Stadelman, W.J. (1955) Increasing shelf-life of fresh chicken meat by using chlorination. *Poult. Sci.*, **34**, 1389–91.
Zhao, T., Ezeike, G.O.I., Doyle, M.P., Hung, Y.-C. and Howell, R.S. (2003) Reduction of *Campylobacter jejuni* on poultry by low temperature treatment. *J. Food Protect.*, **66**, 652–5.
Zottola, E.A., Schmeltz, D.L. and Jezeski, J.J. (1970) Isolation of salmonellae and other airborne microorganisms in turkey processing plants. *J. Milk Food Technol.*, **33**, 395–9.

第 3 章
魚介類および魚介製品

CHAPTER 3
Fish and fish products

I　はじめに

魚介類は世界の多くの国で食肉類および家禽類に次ぐ主要な動物性たんぱく質食品である。水産加工品の種類は伝統的な製法によるものから，最新の食品技術を駆使して作られるものまで非常に多様である。国によっては，魚が主要なたんぱく質源となっている場合もある。ここ20年の間，主に養殖技術が進歩したことから，魚介類の生産量は著しく増加している。天然魚の漁獲量が1990年以降，最高で9,000万トンと頭打ちであるのに対して，2000年の養殖魚の生産量は最高3,000万トンにまで増加した（Figure 3.1；FAO, 1998）。今日食用として用いられる魚介類の20〜30％は養殖によるものである。

国際貿易においては非工業（発展途上）国および温暖な熱帯海域で漁獲もしくは養殖された魚介類の割合が増えつつある。品質と安全面に関する研究のほとんどは温暖な海域の魚介類を対象に行われてきたが，熱帯海域の魚に関する研究が今後必要であろう。魚介類資源の各国所有権に関する国際協定によって供給パターンが変化したため，以前は漁獲面で優勢を誇っていた外国船が，現在では地元漁師が獲った魚の集荷・加工施設にまでその役割を広げている。先進工業国および非工業国のどちらにおいても，かなり大量の魚介類が短期航海による小型船によって漁獲されており，こうした船のほとんどは氷を積載せず，船上での衛生状態も適切ではないことが多い。このような魚介類は国内および国際市場のどちらにも流通している。

魚介類は遠洋の深層からも，沿岸の浅い海からも漁獲される。海水と淡水（大きな川のことが多

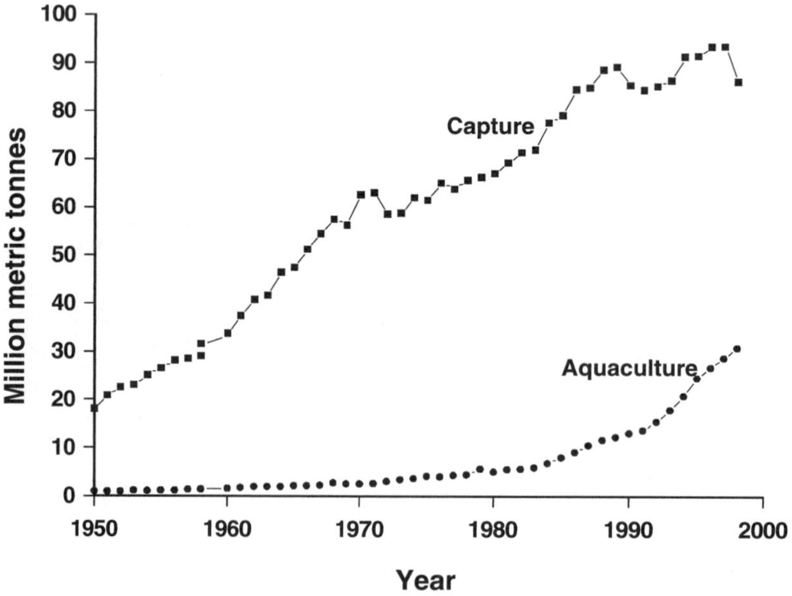

Figure 3.1　世界の漁獲量の推移―天然魚ならびに養殖魚

い）が入り交じる河口は，ヒトや動物由来の細菌に汚染される可能性が高いが，魚介類の豊富な漁場であることが多い。商業漁業は川や湖でも行われているが，川や湖は全くきれいなところから汚染されているところまで，その程度は様々である。そのため，魚介類の優勢菌群は極めて共通したいくつかの菌種によって構成されていても，活魚における食品衛生および品質の面で重要な意味を持つ細菌汚染レベルは地域によって大きく異なる可能性がある。魚類，甲殻類，貝類はそれぞれの生理機能，生態，飼料，漁獲後に必要な処理・加工方法が異なることから，通常別々に検討される。淡水種対海産種，沿岸種対外洋種，暖水（熱帯）種対冷水種など生息域によって細分化することも，微生物学的特性および公衆衛生に対するリスクなどを分類する上で役立つ。これまで述べたように，魚介類の国際貿易において養殖は主要な位置を占めている。養殖飼育の環境によっては，同種の製品であっても養殖ものと天然ものは分けて考える必要がある。

A　定義

本章で取り上げる食品には，海洋哺乳類，両生類，は虫類，インスタント食品および動物飼料以外の，通常，食用として流通する淡水産・海産動物からつくられるすべての製品が含まれる。「魚（fish）」という言葉は，通常以下の２つの意味で使われる：⑴「魚類（finfish）」（硬骨魚類 *Pisces* および板鰓類 *Elasmobranchii* の自由遊泳性のもの）をあらわす特定用語，⑵食用となる淡水産・海産のすべての魚類，軟体動物貝類，甲殻類を示す一般名。しかし，誤解を避けるために本章では，魚（fish）という用語は一般的な場合にのみ用いるものとし，個々の魚類（finfish）には具体的な名称を用いることとする。

「甲殻類（crustacea）」にはエビ，クルマエビ，カニ，ロブスター，ザリガニなどキチン質の外骨格を持つ関連動物が含まれる。

「貝類（mollusc, molluscan shellfish）」という言葉にはイガイ，ザルガイ，ホタテ貝，二枚貝，カキ，アワビなど石灰殻を持つその他の水生動物が含まれる。こうした動物は主に定着性であるか，あるいは限られた範囲の移動をする。こうした動物のろ過摂食行動は消費者の健康に重大な危害を及ぼす可能性がある。陸生カタツムリについては第１章で取り上げている。

B　重要な特性

食用となる水生動物の筋肉には，食肉および家禽類と同様にたんぱく質と水分が豊富に含まれている。温血動物と比較すると，魚類はグリコーゲンを蓄積しないため，炭水化物の含有量が非常に少ない。魚類は脂肪の少ない魚と脂肪の多い魚に分類できる。タラのように脂肪の少ない魚では脂質が蓄積するのは肝臓だけだが，サバのように脂肪の多い魚は筋肉にも脂質を蓄積する。魚の成分組成は季節によって大きく異なり産卵周期と関連する。脂質含量と水分含量は反比例する。これはテクスチャー，風味のどちらにも影響を与え，例えば，半保存処理をされた水産加工品に使われるニシンは，脂質含量が多い時期にのみ適切に熟成させることができる。その一方で，脂質含量が製

Table 3.1　各種の魚類，甲殻類，貝類の成分分析（g/100 g）

Fish	% Composition (w/wet weight)				
	Water	Protein	Lipid	Carbohydrate	Ash
Marine finfish					
Cod	80	18	0.7	<0.5	1.2
Tuna	70	23	1	<0.5	1.3
Herring	72	18	9	<0.5	1.5
Salmon	68–78	20	3.5–11	<0.5	1.2–2.5
Freshwater fish					
Nile perch	75–79	15–20	1–10	<0.5	Nd
Trout	72	20	3–6	<0.5	1.3
Crustacean					
Crab	80	18	0.6–1.1	<0.5	1.8
Shrimp	76	20	1	<0.5	1.5
Mollusc					
Oyster	82–85	7–10	2.5	4–5	1.3
Clam	82	13	1	2.6	1.9

Table 3.2　魚類および甲殻類の非たんぱく質性窒素（NPN）の構成

Compound	mg per 100 g wet weight			
	Cod	Herring	Shark	Lobster
Amino acids (total)	75	300	100	3000
Arginine	<10	<10	<10	750
Glycine	20	20	20	100–1000
Glutamic acid	<10	<10	<10	270
Histidine	<1	86	<1	<1
Proline	<1	<1	<1	750
Creatine	400	400	300	0
Betaine	0	0	150	100
Trimethylamine oxide	350	250	500–1000	100
Anserine	150	0	0	0
Carnosine	0	0	0	0
Urea	0	0	2000	0
NPN (total)	1200	1200	3000	5500

Gram and Huss (2000) modified from Shewan (1974).

品の微生物特性に影響を与えることはほとんどない。様々な海産魚における標準的な一般成分組成を Table 3.1 に示す。食用として用いられる淡水・海産動物数百種の成分組成はそれぞれ大きく異なるが，多くの場合食用とされる筋肉部位に関してはほぼ同じである。

甲殻類には主に水分とたんぱく質が含まれ，料理法としては乾燥させて他の主要栄養素の割合を増やす傾向がある。貝類は炭水化物をかなり多く含有する点で他の魚とは異なる（Table 3.1）。

魚肉は，細菌の増殖やそれに関連した生化学的活性にも影響を与え，ほとんどの従属栄養細菌が増殖するのに非常に適した成分を含んでいる。魚類および甲殻類に含まれる炭水化物量はごくわずかで，死後硬直中に生成される乳酸による pH 低下は少ない。マグロやオヒョウの pH が 5.4 まで低下するのに比べ，死後硬直後のタラの pH は 6.0～7.0 である（Kelly *et al.*, 1966）。軟体動物には２～５％のグリコーゲンが含まれるが（Bremner & Statham, 1983），これは炭水化物が筋肉細胞によって代謝される際に起きる pH 低下を非常に促進する。

魚の組織には，死後に細菌の増殖を促進する働きのある遊離の非たんぱく質性窒素（NPN）化合物が多く含まれる（Table 3.2）。魚類の中には臭いのほとんどしないトリメチルアミンオキシド（TMAO）が存在するものがあり，これが腐敗・変敗細菌によってトリメチルアミンに変換されると悪変した魚の独特な「魚臭さ」が生まれる。軟骨魚類に高レベルで含まれる尿素は代謝されてアンモニアに分解される。魚肉に含まれる遊離アミノ酸の組成は腐敗・変敗の様相に非常に大きく影響し，生体アミンなどを生成し，ヒトの健康にも影響を与える可能性がある（後述参照）。

魚の組織に含まれるヌクレオチド量は品質と腐敗・変敗の関係から重要である。ヌクレオチド含量の比率は特に日本では品質の指標として用いられる。最初に存在する ATP，ADP，AMP の比率は漁獲時の魚の生理的状態によって大きく左右される。疲労した魚の ATP レベルは少なく，死後硬直が早い。細菌もまたヌクレオチドの減少に関与しており，その代謝産物量はヒトの受容性，腐敗・変敗および官能的品質低下と相関する（Manthey *et al.*, 1988；Fletcher *et al.*, 1990；Boyd *et al.*, 1992）。

Ⅱ　初期のミクロフローラ

鮮魚のミクロフローラは，漁獲時の環境におけるミクロフローラを反映しているが，表皮・殻の表面，えら部分，消化管などで様々な微生物（主に細菌）が増殖しうるので，それらによっても異なる。人間の生活圏に近い水域で採取された貝類や甲殻類は遠洋のものと比べると，付着細菌数が多く，微生物の種類も多岐にわたる傾向がある（Faghri *et al.*, 1984）。漁獲されたばかりの健康な魚介類の筋肉組織や内臓は通常無菌であるが，表皮やキチン質の外殻，魚のえらからは腸管と同様に細菌が検出される（Baross & Liston, 1970；Shewan, 1977）。甲殻類の中には「開放型の」循環系を有するものがあり，カニの血リンパには特にビブリオ属などの細菌が大量に生息している可能性がある。異なる生息域から漁獲された魚介類における種々の好気性細菌群を Table 3.3 に示す。

付着微生物数は水域の条件や温度によって様々である。冷水域（< 10～15℃）で捕獲した魚介類は表皮およびえらに通常 10^2 ～10^4 cfu/cm^2 の細菌が存在するが，温帯水域の細菌レベルは 10^3 ～10^6 cfu/cm^2 である。熱帯域のエビの細菌数は 10^5 ～10^6 cuf/g と冷水種（10^2 ～10^4 cfu/g）よりも高い。腸内の細菌数には幅があり，非魚食性では 10^2 cfu/g と少なく，魚食性の場合は 10^8 cfu/g と多い。貝類の細菌数は水温によって異なり，汚染されていない冷水域のものは 10^3 cfu/g 以下，温暖域あるいは細菌汚染レベルの高い水域のものは 10^6 cfu/g 以上のこともある。

A　腐敗・変敗微生物

魚類は通常，漁獲後あるいは死後・解体後，砕氷あるいは冷塩水で保存されるため，ミクロフローラが変化する。魚類におけるミクロフローラに影響を及ぼす最も重要な環境因子は温度である。一

Table 3.3　各種魚介類を汚染する細菌とそれらのミクロフローラに占める％

Fish type	% Composition								Reference
	Pseudomonas	*Vibrionaceae*	*Acinetobacter–Moraxella*	*Flavobacterium–cytophaga*	Other Gram-negative	Coryneforms	Gram-positive cocci	*Bacillus*	Other or not identified	
Marine fish (temperate)										
North Sea Fish 1932	5	1	56	11	5	–	23	–	–	Shewan (1971)
North Sea Fish 1960	16	2	23	27	10	18	4	–	–	Shewan (1971)
North Sea Fish 1970	22	1	41	10	21	–	1	–	–	Shewan (1971)
Haddock (North Atlantic)	26	2	45	15	–	4	4	2	–	Laycock and Regier (1970)
Flatfish (Japan)	21	29	22	13	–	13	2	–	–	Simidu *et al.* (1969)
"Pescada" (Brazil)	32	–	35	5	18	4	4	–	3	Watanabe (1965)
Shrimp (North Pacific)	10	–	47	22	–	3	7	4	8	Harrison and Lee (1969)
Scampi (UK)	3	–	11	2	–	81	–	–	3	Walker *et al.* (1970)
Marine fish, (tropical)										
Mullet (Australia)	18	–	9	8	–	12	51	2	–	Gillespie and Macrae (1975)
Prawn (India)	11	10	23	6	–	13	6	–	–	Surendran *et al.* (1985)
Sardine (India)	20	28	30	4	–	–	7	–	11	Surendran *et al.* (1989)
Shrimp (Texas Gulf)	22	2	14	9	1	40	11	–	2	Vanderzant *et al.* (1970)
Shrimp (Texas, pond)	2	–	15	25	12	43	3	0.5	1	Vanderzant *et al.* (1971)
Freshwater fish, (temperate)										
Pike (Spain)	10		15		55	10		5	5	González *et al.* (1999)
Brown trout (Spain)		6			40		15		34	
Trout (Spain, reared)	11		7		26	5	45		6	González *et al.* (1999)
Trout (DK, reared)	26	7	47	–	–	15	4	–	–	Spanggaard *et al.* (2001)
Freshwater fish, (tropical)										
Nile perch (Kenya)	6	2	43	–	9	5	30	5	–	Gram *et al.* (1990)
Catfish (India)	–	–	10	–	–	–	50	40	–	Venkataranan and Sreenivasan (1953)
Carp (India)	–	–	20	11	30	–	39	–	–	Venkataranan and Sreenivasan (1953)

般に温帯水域で獲れた魚介類における細菌群については，大部分が10℃以下という水塊の水温を反映し，低温細菌がそのほとんどを占めている。しかし，暑い天候が続くと海水面の温度が上昇し，そうした条件下では遠洋魚種（サバ・ニシン等）の表皮の細菌数が増加し，中温細菌数も増える。遠洋魚種および熱帯海洋の浅海に生息する他の生物においては，中温細菌の菌数が高いのが一般的である。低温細菌も中温細菌も室温（20～35℃）でよく増殖し，15℃を超える温度では1～2日で腐敗・変敗が生じる。低温細菌は温暖な熱帯海域で獲れた魚にもかなり大量に存在するが（Gram *et al.*, 1989），通常熱帯域の魚を氷蔵すれば可食期間は延長する（Lima dos Santos, 1981 ; Deveraju & Setty, 1985 ; Gram *et al.*, 1989）。

海産魚介類における優勢なミクロフローラは好塩細菌であると間違われることが多い。ほとんどの場合，ミクロフローラは真の好塩細菌ではない。むしろ大部分は耐塩性細菌（食塩濃度が1～3％のときに最もよく増殖する）である。魚介類を冷蔵するために通常用いられる氷によってその増殖が促進されるが，これは氷によって貯蔵中の塩分濃度が低下するため，これらの耐塩性細菌の生残や増殖により適した条件になるためである。このような塩分効果の一例として挙げられるのが，魚類の腸内で検出される耐塩性細菌のビブリオ属菌であるが，これは淡水魚の優勢菌であるエロモナス属菌とともに海産魚の優勢菌としてたびたび報告されている。これらの菌属は淡水で産卵し成魚時を海で過ごす遡河魚においては入れ替わる。

腸内の微生物の数および種類は，魚の食べる餌の量と来源によって決まる。空腹時の魚の腸内における細菌数は非常に低い。採餌中は発酵性グラム陰性菌が優勢となることが多い。海産動物の体表面に生育する細菌は表現型としては，アミノ酸やペプチドなど他の非炭水化物源のような炭素源でも生育することが可能である（Table 3.4）。これらの基質を利用することによって，通常，貯蔵中の水産加工品で若干アルカリ性の条件が作り出される。一般的に温血動物やは虫類の腸内で検出される腸内細菌科の細菌が沿岸から離れた海域で獲れた魚類から分離されることはない。

通常，表皮およびえらに存在する細菌の大部分は好気性だが，特にビブリオ属菌などの通性嫌気性菌が遠洋魚に多くみられることもある（Simidu *et al.*, 1969）。偏性嫌気性菌が魚の体表面に増殖することはまれだが，腸内にはかなり数多く存在する（Matches & Liston, 1973 ; Matches *et al.*, 1974 ;

Table 3.4　ニジマスのえら，体表および腸管内の微生物構成

Group/genera	Number of isolates: 26 Skin samples	38 Gill samples	33 Gut samples	Total number of isolates
Pseudomonas spp.	27	96	23	146
Acinetobacter/Moraxella	73	133	32	238
Enterobacteriaceae	0	46	168	214
Vibrionaceae	4	59	100	163
Other Gram-negative	26	53	77	156
Gram-positive	15	23	38	76
Yeasts	0	1	23	24
Total	145	412	461	1 018

Modified from Spanggaard *et al.* (2001).

Huber *et al*., 2004)。特に carnobacteria などの乳酸菌も一般に魚の腸管から分離される（Ringø & Gatesoupe, 1998)。

魚介類にみられる細菌については，温帯性の海域で獲れた魚ではグラム陰性菌が優勢を占める。暑い熱帯海域の魚からはグラム陽性球菌とバチルス属菌の割合が高く，いくつかの研究でこうした魚のミクロフローラの 50〜60 % を占めていると報告されている（Shewan, 1977)。しかし，暑い熱帯海域の魚では，グラム陰性菌が優勢となる可能性もある（Table 3.3 ; Gram *et al*., 1990)。温帯海域で生きている魚におけるミクロフローラは驚くほど似ており，通常は *Psychrobacter*, *Moraxella*, *Pseudomonas*, *Acinetobacter*, *Shewanella*（旧 称 *Alteromonas*），*Flavobacterium*, *Cytophaga*, *Vibrio/Aeromonas*, *Corynebacterium*, *Micrococcus* などが存在する。温帯海域の魚類に存在するグラム陰性菌は寒冷海域の魚のものと同様である。淡水魚の場合も *Aeromonas* が *Vibrio* に変わる以外は同じパターンを示す。甲殻類では *Pseudomonas* の割合が低く，*Psychrobacter—Acinetobacter—Corynebacterium* および *Micrococcus* が優勢である。軟体動物におけるミクロフローラは魚の場合と同様であるが，ビブリオ属菌の割合が高く，カキのミクロフローラにおいては優勢を占めることも多い。貝類は通常沿岸環境に生息するため，そのミクロフローラは陸地の影響を受けて腸内細菌および連鎖球菌が多い。陸地からの流出水は陸地に近い場所で養殖される魚のミクロフローラに影響を及ぼす。このため，開水域で新たに捕獲された魚からは *Listeria monocytogenes* が検出できなくても，農業による流出水の混入している水域で獲れた魚からは高い割合で検出されることがある（Ben Embarek, 1994a ; Jemmi & Keusch, 1994 ; Huss *et al*., 1995)。

細菌に加えて，*Rhodotorula*, *Torulopsis*, *Candida* spp. などの酵母や時には真菌類が魚介類から報告されている（Table 3.4)。しかし，活魚におけるこれらの分布に関する文献は少ない（Morris, 1975 ; Sikorski *et al*., 1990)。酵母は淡水および海水のどちらにも同じように広範に存在するが，菌数は細菌よりも低レベルである。真菌類の場合は，ある特殊な浮遊型を除いては主に河口および淡水にだけ存在する。魚におけるこれらの真菌類は，特に *Fusarium solani* などキチン分解能を有するものがサケ科魚類（通常水温の上昇や産卵によって衰弱する）や甲殻類に寄生することが報告されているが，それ以外は外来性のものである。

B　病原体・毒素

鮮魚介類とその加工品はヒトに様々な食中毒を引き起こす可能性があり，1993〜1997 年に米国において発生した食中毒事例 967 件中（原因判明済み）19 % を占めている（Table 3.5 ; Olsen *et al*., 2000)。食中毒事例のほぼ3分の2（2,751 件中 1,784 件）においては，原因となる食品が特定されなかった。貝類と甲殻類（軟体動物および甲殻類）は，より消費量の多い家禽類と同程度多くの事例（患者約 1,900 人）で食中毒の原因となっている。主な病原体は細菌，ウイルス，寄生虫，魚貝毒，生体アミンである（Table 3.6)。ウイルス性疾患および貝毒は貝によって運ばれるのが一般的だが，魚介毒，シガテラ毒および生体アミンによる中毒は魚類が原因となることが多い。

日本では，魚介類による食中毒発生がいくつか報告されている（Table 3.7)。特に，貝類が魚介

Table 3.5　米国の食品媒介疾病に関係した食品（1993—1997）

Food	Outbreaks Number	Outbreaks %	Cases Number	Cases %	Deaths Number	Deaths %
Meat	66	2.4	3 205	3.7	4	13.8
Pork	28	1.0	988	1.1	1	3.4
Poultry	52	1.9	1 871	2.2	0	0.0
Other meat	22	0.8	645	0.7	2	6.9
Shellfish	47	1.7	1 868	2.2	0	0.0
Fish	140	5.1	696	0.8	0	0.0
Egg	19	0.7	367	0.4	3	10.3
Dairy products	18	0.7	313	0.4	1	3.4
Ice cream	15	0.5	1 194	1.4	0	0.0
Bakery goods	35	1.3	853	1.0	0	0.0
Fruits and vegetables	70	2.5	12 369	14.4	2	6.9
Salads	127	4.6	6 483	7.5	2	6.9
Other	66	2.4	2 428	2.8	0	0.0
Several foods	262	9.5	25 628	29.8	1	3.4
Total (known foods)	967	35.2	58 908	68.5	16	55.2
Known food	967	35.2	58 908	68.5	16	55.2
Unknown food	1 784	64.8	27 150	31.5	13	44.8
TOTAL	2 751	100.0	86 058	100.0	29	100.0

Modified from Olsen *et al.* (2000).

Table 3.6　甲殻類と貝類による疾病に関係した因子（1993—1997）

Agent	Number of outbreaks (% of total) caused by Shellfish	Fin fish
Bacteria	5 (11%)	2 (1%)
Virus	11 (23%)	1 (<1%)
Parasites	0 (0%)	0 (0%)
Aquatic biotoxins	3 (6%)	55 (39%)
Histamine	2 (4%)	66 (47%)
Known	21 (45%)	124 (89%)
Unknown	26 (55%)	16 (11%)
Total	47 (100%)	140 (100%)

Modified from Olsen *et al.* (2000).

類による食中毒事例の３分の２を占めている。またフグ毒中毒による死亡例も数例発生している（厚生労働省, 2002）。これらの事例は通常，レストランではなく家庭でフグを調理したために発生している。原因の判明した病原体は，特にノロウイルス（および他の小型球形ウイルス）と腸炎ビブリオが多い。また，1998年にはイクラの醤油漬けが原因で病原大腸菌 O157 : H7 の大規模食中毒が発生した（IARS, 1998）。

細菌

Table 3.8 に，魚介類との関連性がある病原微生物を示す。これらの微生物は水域環境（生原料の可能性がある場合）由来か，一般環境に由来か，あるいは病原体を保有するヒト・動物による汚

Table 3.7　日本の厚生労働省が報告した食品媒介疾病の原因食品別の事件数，患者数，死者数(1999〜2001)

	Outbreaks		Outbreaks[a]		Cases		Cases[a]		Deaths[a]	
Food	NO	%	NO	%	NO	%	NO	%	NO	%
Meat, poultry, pork	137	2.0	137	2.0	2 826	2.7	2 826	3.0	0	0.0
Fish, total	594	8.6	594	8.6	10 212	9.8	10 212	10.8	6	40.0
Molluscan	305	4.4	305	4.4	5 749	5.5	5 749	6.1	1	6.7
Pufferfish	80	1.2	80	1.2	126	0.1	126	0.1	5	33.3
Fish products	46	0.7	46	0.7	3 316	3.2	3 316	3.5	0	0.0
Egg	115	1.7	115	1.7	2 479	2.4	2 479	2.6	0	0.0
Dairy products	11	0.2	10	0.1	14 246	13.6	4 246	4.5	0	0.0
Cereal, grain	67	1.0	67	1.0	1 143	1.1	1 143	1.2	0	0.0
Vegetable	245	3.6	245	3.6	3 048	2.9	3 048	3.2	4	26.7
Snacks	47	0.7	47	0.7	1 792	1.7	1 792	1.9	0	0.0
Several foods	274	4.0	274	4.0	10 367	9.9	10 367	11.0	2	13.3
Others	1 305	19.0	1 305	19.0	39 720	38.1	39 720	42.1	2	13.3
Total known	2 841	41.3	2 840	41.3	89 149	85.4	79 149	83.9	14	93.3
Unknown	4 031	58.7	4 031	58.7	15 234	14.6	15 234	16.1	1	6.7
Total	6 872	100.0	6 871	100.0	104 383	100.0	94 383	100.0	15	100.0

[a]Excluding a major outbreak (10 000 cases) from year 2000 of staphylococcal enterotoxin caused by milk powder.

Table 3.8　魚およびその加工品からヒトに伝播される病原因子

	Agents of disease from fish and fish products				
Natural habitat	Bacteria	Virus	Parasites	Aquatic toxins	Biogenic amines
Aquatic sources	*Cl. botulinum* E (B and F), *V. parahaemolyticus, V. cholerae, V. vulnificus, Aeromonas* spp., *Plesiomonas*		Nematodes, *(Anisakis, Pseudoterranova)*, Cestodes, Trematodes	Ciguatera, Tetrodotoxin, PSP, ASP, DSP	Enterobacteriaceae, *Photobacterium*
General environment	*L. monocytogenes, Cl. botulinum* A and B				
Animal–man-resevoir	*Staph. aureus, Salmonella, Shigella, E. coli*	Noro, Hep A, B, SRV, Rotavirus			Enterobacteriaceae

Modified from Huss *et al.* (2001).

染なのかによって分類される。

いくつかの細菌は明らかにヒトの病原体でもあり，海洋環境あるいは海産動物の正常なミクロフローラに固有なものでもある。これらの中には低温性のボツリヌス菌およびビブリオ属菌などが含まれる（Hackney & Dicharry, 1988）。*Plesiomonas shigelloides* と *Aeromonas hydrophila* はどちらも水棲細菌でヒトの胃腸炎の原因となる。これらの細菌は下痢型事例から大量に分離されることがあるが，ボランティアによる摂食実験では症状を再現することはできず，ヒト食中毒における正確な役割はいまだに不明である。

ボツリヌス菌は海洋堆積物に最も関係が深く，すべての魚介類に存在する可能性がある（Dodds, 1993 ; Dodds & Austin, 1997 ; Pullela *et al.*, 1998）。ボツリヌス食中毒は神経毒によるもので，その毒素型はA〜G型に分けられている。血清型がE型およびB・F型のたんぱく質非分解性の菌株は海産魚類の腸や時には体表面から分離される可能性がある（Hobbs, 1976）。低温性ボツリヌス菌は一般的には海産魚類に少量のみ存在するが，池中飼育のマスにかなり大量に存在することが報告され

（Huss *et al.*, 1974a），E型は正確には水棲細菌であると考えられる（Huss, 1981）。魚類もボツリヌス症で死んだ魚類を摂食して，自らも死亡することがある（Eklund *et al.*, 1982b）。水産養殖される動物においては，管理体制が悪いと，土底の池で飼育されたマスでのボツリヌス菌の出現率の増加（Cann *et al.*, 1975）や，共食いによるサケの稚魚群におけるボツリヌス中毒の流行（Eklund *et al.*, 1982b）などを招くことになる。魚類のボツリヌス中毒事例が増えるのは飼料の与え過ぎと関連があると思われる。

中温性のビブリオ属菌はこれまで回遊魚および底生魚のどちらからも分離されてきた（Simidu *et al.*, 1969；Baross & Liston, 1970；Sera & Ishida, 1972；Joseph *et al.*, 1982）。魚介類に自然に付着し病原性を示す可能性のあるビブリオ属菌の中でも最も広範に分布しているのが腸炎ビブリオである。海産物由来の食中毒を引き起こす血清型はここ数年で変化し，例えば現在では血清型 O3：K6 によることが多い（CAOF, 2000；Chowdhury *et al.*, 2000）。コレラ発生事例においては，コレラ菌が魚から分離されることもあるが，それは本来海洋由来でもあり，食中毒の発生していない海域からも分離されることがある（Rogers *et al.*, 1980；Feachem, 1981, 1982；Feachem *et al.*, 1981）。中温性のビブリオ属菌は塩分の低い沿海域で最もよく検出される。例えば，*V. vulnificus* は河口域の魚介類，特に底生魚介類からよく検出されるが，外洋魚には少ない（DePaola *et al.*, 1994）。ビブリオ属菌は汚染された貝類や甲殻類を摂食することによって起きる細菌性疾患の原因となることが最も多い（Janda *et al.*, 1988；Levine *et al.*, 1993）。

海産生物における中温性のビブリオ属菌の出現率およびその数は，海水温度に大きく影響され（Kaneko & Colwell, 1973；Kelly, 1982；Williams & LaRock, 1985；West, 1989；O'Neil *et al.*, 1990），一

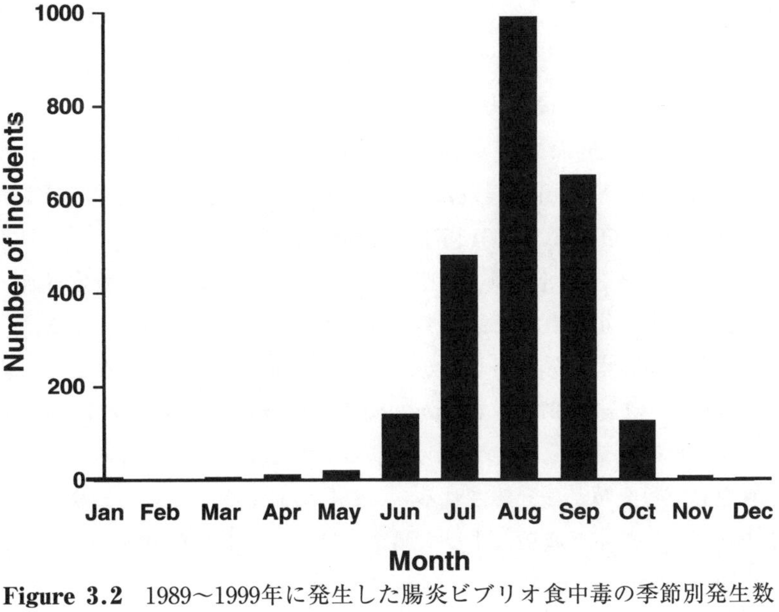

Figure 3.2　1989～1999年に発生した腸炎ビブリオ食中毒の季節別発生数（CAOF, 2000）

般的に水温20～40℃で急速に増殖する。そのため水温が30℃に上昇すると貝類からこれらの微生物が大量に分離されるのに対し，冷水域から捕獲した貝類からは分離されない（IOM, 1991）。しかし，これらの微生物は冷水域から獲れたカニから分離されることもある（Faghri *et al.*, 1984）。腸炎ビブリオは水温が15℃を超えると広範にみられ（Kaneko & Colwell, 1973；Liston & Baross, 1973），食中毒の発生率には極めて高い季節性がみられる（Figure 3.2）。河口環境におけるビブリオ菌数のレベルは時刻，深度，潮位によって左右される（Koh *et al.*, 1994）。腸炎ビブリオ，*V. cholerae* および *V. vulnificus* は河口域で捕獲される甲殻類に通常よくみられるミクロフローラの一部である（Davis & Sizemore, 1982；Faghri *et al.*, 1984；Molitoris *et al.*, 1985；Varma *et al.*, 1989）。西洋諸国では，病原性ビブリオによる海産物由来の食中毒において一般的に原因となるのは甲殻類と貝類であるが，日本および他のアジア諸国では魚類が食中毒発生の原因食品であることが多い。*V. vulnificus* による食中毒は特にカキの生食によって起こるが，日本ではシャコ（甲殻類）による発生事例も報告されている（Ono *et al.*, 2001）。主な疾患形態は原発性敗血症型，すなわち明らかな感染巣を伴わない敗血症である（Levine & Griffin, 1993；Oliver & Kaper, 1997）。他には創部感染症もしくは胃腸感染症などを発症する。こうした疾患形態のうち胃腸感染症を呈することは非常にまれで，米国においては *V. vulnificus* を原因とする報告例のわずか3％に過ぎない。欧州においては *V. vulnificus* を原因菌とする胃腸感染症の報告は全くない。腸炎ビブリオについては最新の米国食品医薬品局によるリスクアセスメントにおいて詳細な情報を得ることが可能である（FDA, 2001a）。

Listeria monocytogenes は様々な環境下に存在し（Farber, 1991；Dillon & Patel, 1992；Farber & Peterkin, 2000），魚介類から分離されるが，特に農地からの流出水のある土地に近い場所で漁獲あるいは養殖された魚から分離される（Huss *et al.*, 1995）。調理済み食品から少量が分離されることも多い。水産加工品における菌の存在は加工時のリステリア殺菌工程が不十分であったことを示すが，この微生物は食品加工環境における独特な定着能を有しており，魚の燻製所から同じDNA型が4年間にわたって分離されたことがある（Fonnesbech Vogel *et al.*, 2001）。イガイの燻製およびマスのマリネ（gravad trout）が最近ではヒトのリステリア症に関与しており（Mitchell, 1991；Misrachi *et al.*, 1991；Ericsson *et al.*, 1997；Brett *et al.*, 1998），冷燻マスを摂食した健康人が発熱性胃腸炎を発症することもある（Miettinen *et al.*, 1999）。本菌は調理済み食品における食品由来病原体として特に重要である（WHO/FAO, 2001；FDA/FSIS, 2003）。

中温性・耐塩性のボツリヌス菌（A型・B型）のような環境微生物もまた水産加工品由来の疾患を引き起こす可能性があり，塩蔵食品を高温で保存する場合には特に重要となる。

ウエルシュ菌はしばしば魚から分離されるが，おそらくこれはヒトおよび動物の糞便による汚染が原因である（Matches *et al.*, 1974）。*Campylobacter jejuni*，*Yersinia enterocolitica*，大腸菌，*Shigella* spp. およびサルモネラ属菌はすべて，ヒトの下水汚染や陸上からの流入水の影響を受けやすい水域から漁獲された魚介類から分離される。これらの微生物は一般的に病原体を保有するヒトや動物に由来するが，サルモネラ属菌および大腸菌はひとたび温暖な海域に入ると長期間生存することが知られている（Jiminez *et al.*, 1989）。このため，微生物が魚にもともと存在しているものか，捕獲あるいは養殖時に後から付着したものか判明しない場合がある。腸内微生物の存在やその数を評価する際には，これらの細菌がストレスの多い条件下に暴露されると，半致死的な損傷を受け，選択培地上で見つからない可能性のあることを念頭に置くことも必要である。さらに，腸内微生物およびビブリオ属菌の中には，低栄養もしくは低温環境で生存している場合には，いわゆる「生存可能だが培養不能（viable-but-non-culturable）」な状態となり，標準的な非選択培地上でも検出されない可能性を指摘する研究がある。その後，生存至適な条件になると，それらの微生物は培養可能な状態に戻る可能性がある（Turner *et al.*, 2000 ; Ohtomo & Saito, 2001）。

ウイルス

公衆衛生上懸念されるウイルスは海産物，特に貝類から分離されているが，これらの中ではウイルス粒子が濃縮されて保有される（Jaykus, 2000）。ウイルスは海洋環境に普通に存在し，海中で最も豊富な生命体である。しかし，それらはヒトに病原性を有するウイルスではない（Lees, 2000）。海産物由来の食中毒を引き起こすウイルスはすべてヒトの消化管に常在し，ヒトの糞便に由来する（Cliver, 1988）。ウイルスは汚染水や食品取扱者によって伝播するために，海産物にウイルスが存在するのは不十分な衛生管理が原因といえる。

ヒトの腸内ウイルスによって感染したウイルス性疾患ではウイルス性胃腸炎やウイルス性肝炎を呈する（Caul, 2000）。海産物由来の食中毒で最もよくみられるのがいわゆるノロウイルスとA型肝炎ウイルスによるものである（Morse *et al.*, 1986 ; Gerba, 1988 ; IOM, 1991 ; ACMSF, 1995 ; EEC, 2002）。ウイルスは核酸の種類（DNA か RNA か）およびその構造や性状によって分類される（Table 3.9）。1988 年に上海で約 300,000 人が発症したA型肝炎は最も大規模な発生事例だが，その原因食品はハマグリであった（Halliday *et al.*, 1991 ; Cheng *et al.*, 1992）。

寄生虫

寄生虫は魚類および甲殻類に広範に存在するが，これらの自然な生活環は一般的にいくつかの宿主を通じて最終宿主である海産・陸上哺乳類と関わりを持つ。多くの蠕虫類の中でヒトに感染でき

Table 3.9　海産食品に起因する食中毒の原因となったウイルスの種類

Virus	Type	Family	Associated with seafood-borne disease	Comment
Noro	SS RNA	Caliciviridae	Frequently	
Hepatitis A	SS RNA	Picornaviridae	Frequently	
Hepatitis E	SS RNA	Caliciviridae?	Not documented	Cause of enteric non-A and non-B hepatitis. Outbreaks associated with drinking water
Astrovirus	SS RNA	Astroviridae	Astrovirus from oysters were suspected in *one* outbreak	Few food-borne cases
Rotavirus	DS RNA	Reoviridae	Not documented	Isolated from sewage
Adenovirus	DS DNA	Adenoviridae	Not documented	Isolated from sewage

From Huss *et al.* (2004) based on Lees (2000) and Caul (2000).
SS, single stranded and DS, double stranded.

るものは少ない。詳細な情報はいくつかの総説を参照されたい（Higashi, 1985 ; Olson, 1987 ; WHO, 1995 ; Cross, 2001 ; Orlandi *et al.*, 2002)。疾患の主な原因は，寄生虫が生きたままの，生もしくは軽く加工された海産物を摂食することによる（IOM, 1991 ; WHO, 1995)。魚に存在するおよそ 50 種の蠕虫類がヒトに病気を引き起こす。寄生虫の中でも魚および水産加工品由来のヒト病原体として重要なのは，線虫類（回虫)，吸虫類（吸虫)，多節条虫類（条虫）と呼ばれる 3 群である。これらの多くは様々な宿主において成長段階をとげる生活環を有する。例えば，線形動物である *Anisakis simplex*（"herring worm"）はエビ類から魚類へ移り，通常最終宿主となる哺乳類に寄生する。吸虫の場合，その最終宿主は陸生哺乳類で，カタツムリや魚を中間宿主とするものもある。寄生虫感染症が発生するのは，寄生虫が特定の宿主および場所に適応できる特定の対象地域に限定されるが，これらのパターンは徐々に変化している。海外旅行や食品の国際貿易が増えたことによって，食物由来の寄生虫感染症が広がった（Orlandi, 2002)。

冷水域では，*Diphyllobothrium* 属の条虫や *Anisakis* 属および *Pseudoterranova* 属の回虫が最もよく報告されている。例えば，Adams *et al.* の調査（1994）ではサケの 10 %，サバ鮨の 5 % からアニサキスが分離されるが，マグロやメバルから線形動物は分離されなかった。別の調査では，生のシロザケの腹部の 40 % から筋肉 200g あたり 1 ～ 3 個のアニサキスが検出された（Gardiner, 1990)。*Anisakis simplex* の幼虫は種々の海産魚に寄生するが（Table 3.10)，この寄生虫は天然魚に摂食される活餌に由来するため，養殖魚から検出されることはない。裂頭条虫症がサケにより発症し（Ruttenber *et al.*, 1984)，また種々の魚類がアニサキス症の感染源（Muraoka *et al.*, 1996 ; Machi *et al.*, 1997）となっている。

約 4,000 万人の人々が食物由来感染により吸虫症に罹患し，さらにそのほとんどは（最高 3,800 万人）鮮魚とその水産加工品が原因と推測されている（WHO, 1995)。魚由来の吸虫症感染の主な原因は肝吸虫である *Opisthorchis felineus*, *Opisthorchis viverrini*, *Clonorchis sinensis* と *Paragonimus* spp. に属する肺吸虫である。異形吸虫科および棘口吸虫科に属する腸管に寄生する吸虫に

Table 3.10　海産魚類における *Anisakis simplex* の分布

Fish	Origin	Number of samples	% Positive	Rereference
Farmed salmon	Washington	50	0	Deardorff and Kent (1989)
Farmed salmon	Norway	2 832	0	Angot and Brasseur (1993)
Farmed salmon	Scotland	867	0	Angot and Brasseur (1993)
Farmed coho salmon	Japan	249	0	Inoue *et al.* (2000)
Farmed rainbow trout	Japan	40	0	Inoue *et al.* (2000)
Wild salmon	Washington	237	100	Deardorff and Kent (1989)
Wild salmon	North Atlantic	62	65	Bristow and Berland (1991)
Wild salmon	West Atlantic	334	80–100	Beverley-Burton and Pippy (1978)
Wild salmon	East Atlantic	34	82	Beverley-Burton and Pippy (1978)
Wild coho salmon	Japan	40	100	Inoue *et al.* (2000)
Sardines	Mediterranean	7	14	Pacini *et al.* (1993)
Herring	Mediterranean	4 948	86	Declerck (1988)
Herring	Pacific Ocean	127	88	Myers (1979)
Kulmule	Mediterranean	40	25	Pacini *et al.* (1993)
Cod	Pacific Ocean	509	84	Myers (1979)

よっても感染症となる（WHO, 1995)。吸虫はある温暖な海域に特有であるとともに特に中国および東南アジアの数地域に固有の種である。コイが肝吸虫の重要な中間宿主である一方，肺吸虫は甲殻類（モクズガニやサワガニなど）を中間宿主とし，腸管に寄生する吸虫は一連の水生生物（魚・貝類・甲殻類）によって運ばれる。

Ani. simplex 幼虫は燻製やマリネにしても，ある程度の耐性を示すが，−17〜−20℃で24時間の凍結によって死滅させることができる（Ganowiak, 1990)。欧州産水産加工品に使用される程度の十分量の食塩および酸によって幼虫は死滅する。Karl *et al.* の報告（1995）によると，2.5％酢酸に4〜5％の塩化ナトリウムを加え17週間おいても *Ani. simplex* 幼虫は死滅しなかったが，同量の酸に8〜9％の塩化ナトリウムを加えると5〜6週間で幼虫が死滅した（ICMSF, 1996)。

吸虫症は，衛生環境の改善および養殖池や陸上での肥料として，動物糞尿もしくは「し尿」を使わないなど一定の管理手段によって抑制することが可能となる（WHO, 1995)。すべての吸虫が種々の宿主を必要とするため，中間宿主（巻貝）の除去は今後さらに研究が求められる管理手段である。水産加工品から吸虫を除去することに関して行われた研究はほとんどない。しかし，食品加工におけるいくつかの工程が吸虫の除去に効果を示している。例えば，*O. viverrini* は加熱（80℃で5分間）や有機酸への暴露（4％で1〜2時間），さらに加塩（10％で4時間）により除去される。また，冷凍処理（−20℃で3〜4日もしくは−28℃で1日）によっても寄生虫は死滅する（WHO, 1995)。

Cryptosporidium parvum，*Cyclospora*，*Giardia*（*lamblia*）*intestinalis* などの原生動物は主に汚染水から感染するもので，その水を使って栽培あるいは洗浄された野菜や果物を摂食することにより食中毒を引き起こしてきた。これまでのところ原虫感染症と魚の摂食との関連性を示す事例はない。

魚介毒

最近では，米国における海産物由来の食中毒全事例の30％までもが魚介毒によって発生し，そのほとんどが魚類の摂食によっている（Olson *et al.*, 2000；Table 3.5)。入手可能な疫学データから世界的に同じような状況であることがうかがわれる。微生物由来の海産物による主な中毒としては，麻痺性貝中毒（PSP）・下痢性貝中毒（DSP）・神経性貝中毒（NSP）・記憶喪失性貝中毒（ASP；ドウモイ酸中毒としても知られる）・シガテラ中毒などが挙げられる。これらの中で最も多いものがシガテラ中毒で，アレルギー様食中毒と合わせるとその数は米国における海産物由来の食中毒のほぼ3分の2を占める（Ragelis, 1984；Taylor, 1986, 1988；Table 3.5)。PSP，DSP，およびNSPはすべて渦鞭毛藻の産生する毒により，またASPは珪藻の産生する毒によって引き起こされる。これらの中毒は通常，有毒微細藻類を餌にすることで内臓に毒素が蓄積した二枚貝を摂食することから発生する。プランクトン摂餌魚は特にPSPおよびDSPと関連する有毒微細藻類を大量に摂食する可能性がある。こうした魚は内臓を除去せずに食べると極めて有害となる可能性があり，フィリピンやグアムではPSPによるヒトの死亡例も報告されている（IOM, 1991)。赤潮の大発生がなくなると，PSPのような藻類毒素の動物における濃縮は少なくなる。このようなPSPの減少は一部細菌の分解によっても起こる（Smith *et al.*, 2001)。

Table 3.11　海産食品と関連する有毒藻類

Disease	Microorganisms	Toxin	Incriminated seafood
Paralytic shellfish poisoning	*Alexandrium catenella* *Alexandrium tamarensis* Other *Alexandrium* spp. *Pyrodinium bahamense* *Gymnodinium catenatum*	Saxitoxin Neosaxitoxin Gonyautoxins Other saxitoxin derivatives	Mussels, oysters, clams, scallops, planktonivorous fish
Diarrhetic shellfish poisoning	*Dinophysis fortii,* *Dinophysis acuminate,* *Dinophysis acuta,* *Dinophysis mitra,* *Dinophysis norvegica,* *Dinophysis sacculus,* *Prorocentrum lima,* Other *Prorocentrum* spp.	Okadaic Acid Dinophysistoxin Pectenotoxin Yessotoxin	Mussels, scallops, clams
Neurotoxic shellfish poisoning	*Gymnodinium breve*	Brevetoxins	Oysters, mussels, clams, scallops
Amnesic shellfish poisoning	*Pseudonitzschia pungens*	Domoic Acid	Mussels, clams
Ciguatera	*Gambierdiscus toxicus* *Ostreopsis lenticularis*	Ciguatoxin Maitotoxin Scaritoxin	Reef-associated fish
Pufferfish poisoning	??	Tetrodotoxin	Pufferfish (Tetraodontia)

シガテラ毒は，熱帯珊瑚礁内およびその周辺で増殖する毒素産生の微細藻類に由来する。毒素は海洋食物連鎖によって，珊瑚礁に生息する草食性の魚類から，非常に広範な肉食種にまでもたらされる（以下参照）。原因となる毒素産生微生物とその毒素，および中毒原因となる魚介類をTable 3.11に示す。ヒトは有毒魚を摂食して典型的な中毒を起こす。魚介毒は種々の化学構造を有する。

微細藻類および渦鞭毛藻の産生する毒素は通常特定地域にみられ，これら藻類の大発生（赤潮）と関連することが多い（Taylor, 1990）。有害な微細藻類の発生が世界規模で増加しているとの指摘もある（Hallegraeff, 1993）。すべての魚介毒は耐熱性を有し，加熱調理によって破壊されることはない。これらは官能試験や通常の微生物分析では検出できない。魚介毒の直接検出法は進歩しているが（Croci *et al.*, 1994），ほとんどの検査は毒素を産生する植物プランクトンの同定が中心である。同定は顕微鏡試験により判断される形態学的特性により行われる。毒素産生種を正確に特定するには，関連する微細藻類に精通した専門性が必要である。毒素産生種については種々の専門書に記載されている（Anderson *et al.*, 1985 ; Graneli *et al.*, 1990）。毒素産生生物は通常水産物からは検出されず，毒素分析によって同定される。中毒が発生した際の調査研究は主に指標動物（イガイ等）もしくは疑わしい有毒な市販魚介類の分析によって行われる。特定の地域では，海水試料（プランクトンネット採取試料）を用いて可能性のある毒素産生藻類を定期的に検査している。この10年間で，PSP検出のための細胞を用いたバイオアッセイ（Manger *et al.*, 1993, 1995），およびPSPやDSP等のHPLC分析などいくつかの魚介毒検出法に進歩がみられる。しかし，多くの国で使われている公定法はマウス・バイオアッセイである。

シガテラ中毒は，異なる多種類の毒素が関係し，主に神経症状を起こすが，時に奇妙な症状を伴うなど種々の症状を呈することから，特定疾患というよりむしろ症候群とされてきた。しかし，最も普遍的に存在するシガトキシンとマイトトキシンは *Gambierdiscus toxicus* および原因魚類の両方から分離されている（IOM, 1991）。最も関係深い魚類は珊瑚礁に生息する魚類，あるいはそれらを捕食する魚類である（Lehane & Lewis, 2000）。草食種も偶然に *G. toxicus* を摂食することによって毒素が蓄積することがある。毒素はこれらの魚が捕食者に食べられると食物連鎖を通じて，症状の現れる毒量レベルにまで濃縮される。有毒な熱帯魚種をいくつか Table 3.12 に示す。ブリ，ウツボ，イトヨリダイ類，バラクーダ，ハタ科魚類など，大型の食肉種は最も有毒となりやすい。毒性は種や漁獲地域によって異なり，ハタ科魚類やイトヨリダイのようにほとんどの時期は無毒である種も多い。「危険海域」は毒性レベルが常に高い珊瑚礁海域であるが，こうした地域の毒性は長期間持続することもあれば，比較的急速に消えることもある。有毒魚からの毒素検出技術の開発が不十分であり，さらに微細藻類が固着性の大型渇藻類と密接に関連して増殖するために，水試料中の微細藻類の検出が困難であるため，現在は有毒な微細藻類を調べるために珊瑚礁海域の調査を行うことはできない。現在行われている管理は「危険海域」周辺における有毒種の漁獲を禁止し，こうした海域での商業漁業およびスポーツフィッシングをやめさせることである。シガテラ中毒はカリブ海地域や熱帯太平洋の周辺諸国における漁業にとって最大の問題である。しかし，オーストラリア，インド，バングラデシュ，東南アジア諸国，中南米の数カ国，米国南東部など本土が熱帯海域と隣接している国々でもこのような中毒が発生している。シガテラ中毒の散発例は熱帯の島で休暇を過ごして帰国した観光客や，有毒魚が存在しうる地域から北方諸国に輸出された魚により増加する傾向にある（IOM, 1991）。

フグ中毒は *Tetraodontiae* 科に属する魚種に存在するテトロドトキシンによって起こる。このような生物種を珍重する日本ではフグ中毒が以前から問題となっていた（Table 3.7）。毒素は生殖腺

Table 3.12　シガテラと関係する魚類

Common fish name	Genus or family name
Amberjack	*Seriola* spp.
Snapper	*Lutjanidae*
Grouper	*Serranidae*
Goatfish	*Mullidae*
Jacks	*Carangidae*
Barracuda	*Sphyrenidae*
Ulua	*Caranx* spp.
Wrasse	*Labridae*
Surgeonfish	*Acanthuridae*
Moray Eel	*Muraeinidae*
Pampano	*Trachinotus* spp.
Rabbit Fish	*Signidae*
Parrot Fish	*Scaridae*
Spanish Mackerel	*Scomberomorus*
Triggerfish	*Balistidae*
Angelfish	*Pomancanthidae*
Hogfish	*Lachnolaimus*
Sardines	*Sardina, Sardinops*
Miscellaneous Reef Fish	

など特定臓器に蓄積する。テトロドトキシンは内因性の魚類毒と考えられてきた。しかしまた，テトロドトキシンあるいは類縁体が，特にビブリオ属菌などの海洋細菌によって産生されることも示唆されている（Sugita *et al.*, 1989；Lee *et al.*, 2000）。最終的な毒素産生者は細菌であるといわれてきたが，現在のところフグ内のテトロドトキシンが微生物由来であることを裏付ける証拠はなく，研究者の中には細菌培養におけるテトロドトキシンの検出は人為的な結果であるとの考えもある（Matsumura, 1995, 2001）。また，海藻毒素の中には細菌によって産生されるものがあるとの報告があるが，それらが魚介類によるヒト中毒の原因であることを十分に示す証拠はない。*Tetraodontiformes* 目の仲間はすべて有毒となる可能性があるため，EU ではこうした生物群に属する魚の輸入を禁止している（EEC, 1991b）。

水産生物毒による疾患の重篤度は摂食量と患者の健康状態によって異なる。PSP あるいはフグ中毒では死亡する可能性があるが，生存者には後遺症は残らない。シガテラ中毒では死に至ることはほとんどないが，呼吸不全など重症例が報告されている（Gillespie *et al.*, 1986）。しかし，障害が長期間続いたり，明らかに回復した後，たとえ数年後であっても再発することがある。オカダ酸は発ガン性物質として働き，腫瘍形成を促進する（Fujiki & Suganuma, 1999）。NSP もしくは DSP による死亡例が報告されたことはなく，症状は自然に回復すると考えられる。ドウモイ酸は高齢者に重度の精神障害をもたらすなど，死亡例が発生している。

微生物由来の魚介毒の詳細については Hallegraeff（1993），Lehane & Lewis（2000）および Whittle & Gallacher（2000）を参照されたい。有毒微細藻類の同定に関する詳しい図解入りガイドブックが Larsen & Moestrup により編集されている（1989）。

アレルギー様食中毒

アレルギー様食中毒（ヒスタミン中毒）は，魚の死後に増殖した細菌のヒスチジン脱炭酸化作用により生成されるヒスタミン（および他の生体アミン）を高レベルで含有する魚を摂食することで起こる。

アレルギー様食中毒は，遊離アミノ酸が細菌の産生する酵素により脱炭酸化して生成される生体アミンであるため，他の水産物による食中毒とは異なる。アレルギー様食中毒の機序に関するこれまでの研究では，筋肉中のヒスチジンからヒスチジンデカルボキシラーゼを介して生成されたヒスタミンの役割に焦点が当てられてきた。しかし，同時に生成される他の生体アミンも中毒作用を持つため，ヒトが発症するのに必要な魚のヒスタミン量ははっきりしない。James & Olley（1985）は種々の生体アミンの組み合わせ効果として，ヒスタミンとカダベリンとの相乗作用の可能性について述べている。幸いにも，アレルギー様食中毒の病態は通常軽く，嘔吐，下痢，アレルギー様反応（眼や口の周りの腫脹・ピリピリ感・かゆみを含む）などの症状を伴うが，完全に回復し，重大な死亡原因となることはない。ボランティアを使ったいくつかの研究では，高含量のヒスタミン（および他のアミン）とアレルギー様食中毒を関連づけることはできなかったが（Clifford *et al.*, 1991；Ijomah *et al.*, 1991），マスト細胞から放出された内因性ヒスタミンが発症に関与している可能性が示唆されている（Ijomah *et al.*, 1991）。

Table 3.13　アレルギー様食中毒と関係する魚類

Common name	Genus
Mahi mahi	*Coryphaena*
Tuna	*Thunnus*
Bluefish	*Pomatomus*
Marlin	*Makaira*
Mackerel	*Scomber*
Blue Ulua	*Caranx*
Opelu	*Dicapterus*
Redfish	*Sebastes*
Salmon[a]	*Onchorhynchus /Salmo*

[a]High levels of histamine has been reported on cold-smoked salmon, however, no reports of scombroide toxicity have been related to salmon.

魚介毒と同じくヒスタミンは消費者が視覚的にとらえることはできず，加熱により破壊することもできない。アレルギー様食中毒の発生例は世界中で報告されている（Taylor, 1986）。マグロやカツオ，サバ，シイラ（マヒマヒ），青魚などがアレルギー様食中毒の原因となることが最も多い。アレルギー様食中毒発生に関与する魚種一覧を Table 3.13 に示す。これらの魚はすべて筋肉内にもともと含まれる遊離ヒスチジン量が多い。生成される他のアミンの割合は魚種により異なる。アレルギー様食中毒に関与する魚の多くは，熱帯および亜熱帯海域で捕獲されるもので，漁獲後すぐに冷却されなかった場合が多い。

アレルギー様食中毒の原因となるアミンは，細菌によるアミノ酸代謝によって生成されると考えられる。最もよく関与する細菌は *Morganella morganii*, *Proteus* spp., *Klebsiella pneumoniae*, *Hafnia alvei* など中温性の腸内細菌科の細菌である。これらの細菌の由来はいまだ不明である。低温性の腸内細菌科の細菌は通常魚のミクロフローラに含まれるが（Table 3.4），中温性の細菌は海産魚類本来のミクロフローラの一部とは考えられず，漁獲時および漁獲後の取り扱い不適によると予測される。中毒症状は 4 時間以内に発現し，10^6cfu/g を超える細菌が増殖している（Okuzumi *et al.*, 1984）。デカルボキシラーゼがひとたび合成されると，細菌の最低増殖温度以下でも，また低菌量であってもその活性は持続する（Klausen & Huss, 1987）。

米国食品医薬品局では，取り扱い不適の指標となる魚の筋肉に含まれるヒスタミン含有量をマグロの場合は 5mg/100g 以上とし，健康被害となるレベルを 50mg/100g と考えている。後者は Simidu & Hibiki によって推定された中毒量の閾値 60mg/100g（1955）に近いレベルである。十分にヒスタミンが蓄積するほどの期間，高い温度に置かれても，腐敗・変敗特有の異臭や風味が生じることはない。したがって，消費者の注意を喚起するような腐敗・変敗の一般的な官能的指標は存在しない。魚からよく検出される *Photobacterium phosphoreum* など低温細菌の仲間は温度 5℃以下でもヒスタミンを生成するがその速度は遅い。この場合，アミンは通常腐敗・変敗生成物として，悪変の指標であると考えられてきた。しかし，Ritchie & Mackie（1980）が 1℃で 15 日間保存したサバから 35mg/100g と 23mg/100g のヒスタミンを検出したように，時には高レベルとなる可能性がある。一般的には，ヒスタミンの含有量は加工工程の適正管理，特に漁獲から消費に至るまでの温度管理によって低く抑えることができる。

Ⅲ　一次加工

A　海産・淡水魚類

漁獲・一次加工

魚類はトロール，網，延縄，海に仕掛けたわななどで捕獲し最終的には加工施設に搬送される。数時間を要することもある漁獲方法や不安定で困難な海での作業条件のため，漁獲時や漁獲後（死後）の魚の条件はほとんど管理されていない。これは，良好な生理的状態で生きたまま食肉処理施設に搬入され，最小限のストレス負荷のもとですぐにと殺される食肉および食鳥肉産業とは対照的である。生鮮魚類における一般的な加工処理工程の1例をFigure 3.3のフローチャートに示す。

漁獲後，魚類は処理施設への搬送中に生じる腐敗・変敗をできる限り抑制し，微生物学的品質および安全性を確保する必要がある。その搬送時間は数時間から3週間以上と幅がある。通常は0℃の氷もしくは −2℃の冷却食塩水（もしくは海水）で保持している。海で漁獲した魚類を冷凍する設備を備えた漁船が増えているため，微生物による腐敗・変敗は効果的に防止されている。

魚類は氷に詰める前に船上で内臓を除去することもある。これは，欧州の漁船では，少なくとも

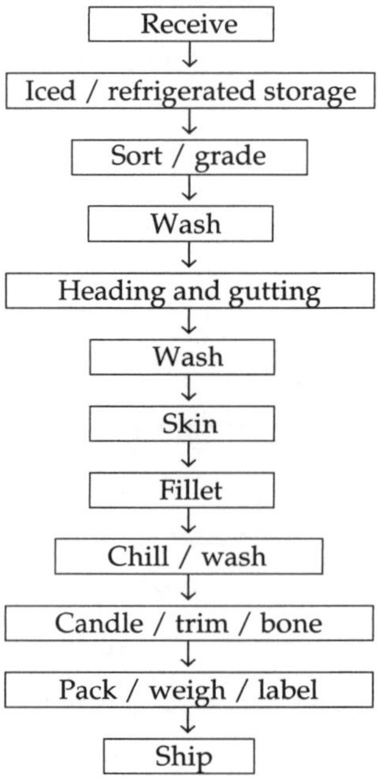

Figure 3.3　生鮮魚類の加工フロー図の例

大型魚類の場合は一般的な方法である。一方，特に漁場と港との航海時間が短い国では（米国の太平洋岸など），帰港するまで魚の内臓を除去しない。一般にニシンなど小型魚は漁獲時に内臓を除去することはない。

漁獲時に内臓を除去すべきかどうかについては，今も意見が分かれている。この処理によって腐敗・変敗細菌が蓄積されている部位を取り除くことになるが，切断面が直接細菌の攻撃に晒されることになる。内臓での細菌増殖に伴う代謝産物や腸内酵素の作用，腸内容物などにより腹腔内で肉の変色や異臭が発生する。内臓を除去せずに保存された魚は，満腹状態の時には，腹部が解けた状態となり，いわゆる「腹部破裂」が生じる。このため，漁獲後すぐに内臓を処理し，その魚体を十分に洗浄することが最良の方法と考えられる。

特に冷却時の温度変化により微生物環境は変化する。一般には，氷あるいは冷却海水で保存される魚の体内で起きる微生物的変化は船上および陸地のものと変わらない。しかし，船上で理想的な保存方法を維持することは難しいことが多く，そのために望ましくない状況がつくられてしまう。木製の板囲いの中に押し込まれた魚は嫌気性細菌の増殖により「ビルジ臭（船底の垢臭）」がするようになる。ビルジ臭は冷却食塩水の循環が十分でない場合にも，嫌気性菌が局在的に増殖することによりえらの周囲でも発生する。

かなり大量の魚が丸ごともしくは内臓を除去した状態で消費者に販売されるので，魚類の大部分は生の状態でさらに加工処理される。こうした作業はすべて手作業で行われるか，あるいは手作業と機械作業の併用によって行われる。魚肉を骨や皮から機械的に切り離す方法（脱骨機）によって，従来の切り身やステーキ，さらには厚切り肉などとは全く違ったすり身製品がつくられる。これらの等級付け，洗浄，うろこ取り，頭部処理，皮の除去および肉の切り離しについてはBykowski（1990）の記述を参照されたい。

腐敗・変敗

細菌による代謝産物の蓄積が，鮮魚介類の官能的腐敗・変敗をまねく主な原因であることは疑いの余地がない。魚の死後，特にヌクレオチド成分に内因性の生化学的変化が生じ（Pedrosa-Menabrito Hultin, 1992；Regenstein, 1988），漁獲されたばかりの魚の生鮮度が損なわれる。しかし，こうした変化は魚の悪臭やアンモニア臭，硫化物臭，さらにはぬるぬるとして歯ごたえのないテクスチャーの原因とはならない。こうした異常は，TMAO還元によるトリメチルアミンの生成，アミノ酸の酸化的脱アミノ反応，脂肪酸の遊離，含硫アミノ酸の分解によるメチルメルカプタンやジメチルサルファイドおよび硫化水素の生成など微生物作用によって起こる（Gram, 1992；Kraft, 1992；Table 3.14）。

魚介類を氷冷保存することで，初期にみられた多種の細菌群は数種の細菌群となる。腐敗・変敗時のミクロフローラは *Pseudomonas* spp.，*Shewanella* spp.（海産魚類）および *Acinetobacter/Moraxella* が優勢である。こうしたミクロフローラの変化は，漁獲した水域の水温や衛生状態にかかわらず，すべての魚種に共通である。数種の細菌だけが悪臭や異臭の原因となる。特定の腐敗・変敗細菌が自然に悪変する製品と同量，同条件下で腐敗・変敗生成物をつくりだすことができる。

Table 3.14　魚類製品の腐敗・変敗による悪臭の発生と原因物質

Sensory impression	Spoilage product	Spoilage substrate	Product example	Specific spoilage organism
Slime	EPS (dextran)	Sucrose	Brined shrimp	*Leuconostoc*
Fishy off-odor	Trimethylamine	Trimethylamine oxide	Cod	*Shewanella, Photobacterium*
Ammonia (putrid)	NH_3	Amino acids	Several products	Many microorganisms
Sulfidy off-odor	H_2S	Cysteine	Cod, smoked salmon	*Shewanella, L. saké, L. curvatus*
Sulfydryl off-odor	$(CH_3)_2S_2$	Methionine	Cod	*Pseudomonas*
Fruity off-odor	Esters	Phospholipid	Nile perch	*Ps. fragi*

Modified from Gram *et al.* (2002).

氷冷した鮮魚の腐敗・変敗において最もよくみられる細菌は *Shewanella* および *Pseudomonas* で（Liston, 1980；Jørgensen & Huss, 1989），0～2℃で保存された海洋魚類においては *Shewanella putrefaciens* 様細菌が優勢である（Gram, 1992；Kraft, 1992）。*Shewanella putrefaciens* 様細菌は世界中の腐敗・変敗した冷蔵魚類からこれまで一貫して分離されてきており，おそらく「魚類の腐敗・変敗細菌」といった汚名がぴったりである。氷冷した海産魚類における *Shew. putrefaciens*（硫化水素産生菌）の数は可食期間の残り日数と直線的な相関がみられる（Figure 3.4）。*Shewanella putrefaciens* は嫌気呼吸で TMAO を還元し TMA を生成，硫化水素や他の硫黄化合物を産生することができる。冷蔵（氷冷）された淡水魚の腐敗・変敗では，悪変細菌であるシュードモナス属菌を中心としたグラム陰性菌が関係している（Gram *et al.*, 1989）。5℃以上で保存された魚では，エロモナス属菌やビブリオ科の仲間が優勢な腐敗・変敗ミクロフローラとなる（Barile *et al.*, 1985；Gram *et al.*,

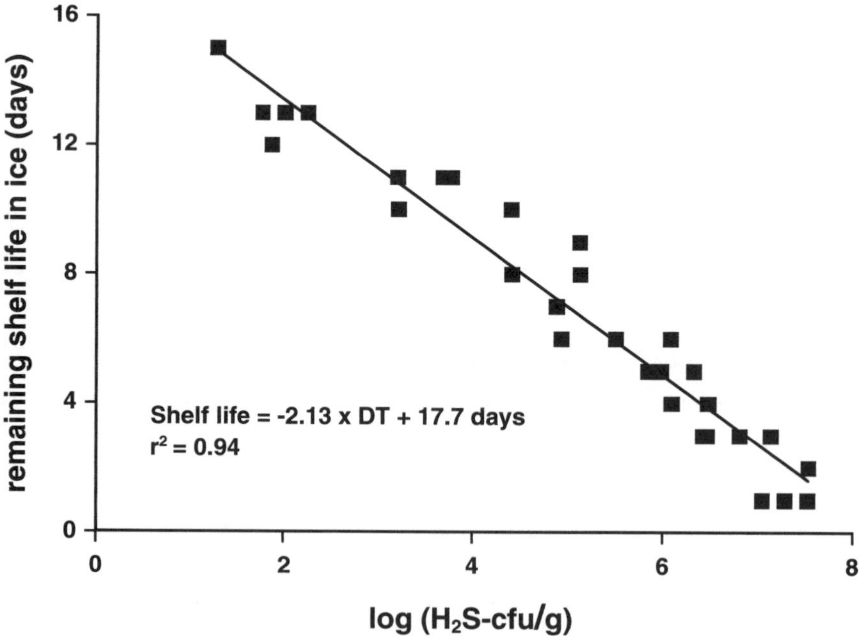

Figure 3.4　氷冷されたタラの H_2S 値と可食期間の関係

1987 ; Liston, 1992 ; Wong *et al.*, 1992)。低温での腐敗・変敗の特徴は硫化水素やトリメチルアミンではなく，むしろ甘いスルフヒドリル臭がする（Gram *et al.*, 1989)。トリメチルアミンオキシドは主に海産魚種と関連が深く，淡水魚には関係ないと考えられている。しかし，ヴィクトリア湖で捕獲されたナイルパーチとテラピアはともに高レベルの TMAO を含有している（Anthoni *et al.*, 1990)。TMAO が存在しているにもかかわらず，腐敗・変敗は主に TMAO を還元しないシュードモナス属菌によって起こる。

ガス置換包装（CO_2 含有）で魚を貯蔵すると *Pseudomonas* や *Shewanella* など好気性細菌の増殖が抑制される。こうした増殖阻害にもかかわらず，ガス置換包装された海産魚類は含気包装された魚とほぼ同じぐらい急速に腐敗・変敗するが，これは CO_2 耐性の *P. phosphoreum* の増殖によるもので，この菌は *Shew. putrefaciens* に比べ細胞当たり約 30 倍のトリメチルアミンを生成する（Dalgaard, 1995)。この海洋細菌はもともと海産魚の腸管に存在し，その量は高レベルであることも多い（Dalgaard *et al.*, 1993)。この細菌は熱に弱く，混釈時に溶解した寒天や 25℃以上での培養によって死滅してしまうため，その役割が認識されたのはごく最近のことである。CO_2 ガス置換で冷蔵保存される前に，冷凍処理などで *P. phosphoreum* が死滅した場合には，乳酸菌が優勢となる（Emborg *et al.*, 2002)。CO_2 ガス置換下にある熱帯性魚類の腐敗・変敗についてはあまり知られていないが，乳酸菌が優勢となることを示す研究がいくつか存在する。ミクロフローラのこうした変化により，氷蔵魚の可食期間はかなり延長されると考えられる。海洋微生物であるこの細菌が CO_2 ガス包装した淡水魚の腐敗・変敗において，どのような役割を果たすのかについてはわかっていない。

鮮魚の腐敗・変敗を抑制する最も重要な要因は温度であり，−2 ～ 0℃の保存で可食期間をかなり延長することができる（Boyd *et al.*, 1992)。冷却により細菌群に選択圧がかかり，低温性の菌株はみずからの生存競争力によって中温細菌を抑えて増加する。低温下での貯蔵によってミクロフローラが影響を受ける（Kraft, 1992)。一般的には，温暖な地域で漁獲された魚類を約 0℃で保存すると，細菌の遅滞期（Lag phase）は全くないか 1 ～ 5 日と短く，6 ～14 日の対数期を経て定常期に入る。多くの商業的条件下では，温暖な海域で獲れた魚の可食期間を官能的にはかると魚種によって差があるが，およそ 12 日を超える頃から急速な品質低下を示す。これは細菌の代謝産物の蓄積によるもので，熱帯性の魚を急速冷蔵し 0℃前後で保存した際の細菌数をみると，氷冷保存された温暖な海域の魚に比べて遅滞期がいくぶん長く，増殖速度が遅いことがわかる。そのため多くの魚種で可食期間が 30 日以上となる（Poulter & Nicolaides, 1985 ; Gram *et al.*, 1989)。

網や釣針，延縄で捕獲された魚類は通常空気中に置かれると比較的早い段階で死亡する。魚類においては，腸内細菌が周囲組織や血管に侵入し死に至らしめるといった証拠はない。しかし，刺創や捕獲時に暴れてできた痣にさえも細菌は侵入経路を見出し，そうした局所で急速に増殖する可能性がある（Tretsven, 1964)。船上での取り扱いや積載作業で腐敗・変敗細菌に汚染された魚はその後の悪変が影響される可能性がある（Thrower, 1987 ; Ward & Baj, 1988)。熱帯地方の条件下では魚類は捕獲後すぐに冷蔵する必要がある。これは，発症量のヒスタミンを生成させる遊離ヒスチジンを高レベルで含有する魚（マグロ・サバ・マヒマヒなど）にとっては特に重要なことである（後述参照)。外気温が高い時に冷蔵が遅れると，その後の冷蔵保存時の可食期間が非常に短くなる

(Gram, 1989 ; Liston, 1992)。温帯性地域では，海上の甲板の温度は通常低いため，冷蔵処理が遅れると腐敗・変敗が速く進行することになるが，そのミクロフローラが最終的に大きな影響を受けることはほとんどない。周囲温度が高い場合には，冷蔵処理がわずかに遅れただけで可食期間や腐敗・変敗時の優勢細菌種が違ってくる。このため，Barile *et al.* (1985) によると，サバをすぐに氷冷した場合，*Shew. putrefaciens* および *Pseudomonas* spp. によって氷冷15日後に腐敗・変敗するが，氷冷前に26℃で9時間放置した場合には，*Pseudomonas* および中温性のバチルス属菌によってサバは5日後に腐敗・変敗すると報告している。

漁獲後の様々な処理工程によって，さらなる汚染のリスクが生じる。氷や荷箱，荷下ろし作業や競りでの取り扱いによって細菌汚染の可能性がある。しかし，Huss *et al.* (1974b) によると，初期の付着細菌数に1,000倍もの差異がみられ，氷冷したアカガレイやタラの可食期間が12日から9日に短縮されるという。つまり，数多くの処理工程のうち，品質を確保するために最も重要なのは，氷を使用して確実に低温保存し，迅速に処理・流通することである。

多くの国で魚類は競り売りされるが，その際，屋外もしくは屋根のある漁港や競り場で木製や金属製，あるいはプラスチック製の容器に並べられる。こうした過程では細菌汚染を受ける可能性があり，不適切な温度に晒されると腐敗・変敗細菌が増殖することになる (Shamshad *et al.*, 1992)。

水産加工施設では，一時的な氷冷もしくは冷蔵保存，あるいは実際の加工処理をする前に選別や洗浄作業を行うことが多いが，すべての食品加工作業と同様，飲料適の水を使うことが望ましい。

単純な作業工程で製品の細菌数が増加するのは，取り扱いが不適切であることを意味する。しかし，魚に存在する初発菌数は 10^2 から 10^7 cfu/g と開きがあり，好気性菌の総数は既知のデータが十分にそろっている特定の魚種を保存する場合にのみ，時間—温度条件の指標として利用することができる。加工処理は水を使う作業であり，加工施設の多くは作業道具や作業台，床や機械から作業中に付着した製品の残渣物を除去するのに大量の水を使うことで，汚染を最小限に抑えている。食品やそれが触れるところに用いる水は飲料水（塩素処理済み）を使用すべきだが，地域によっては一次加工時に井戸水や海水が使われ病原体の汚染源となる可能性がある。作業者は防護服と水洗い可能な手袋を着用し，手と作業道具（身おろし用の包丁など）は消毒液に漬ける必要がある。手に切傷や擦過傷がある作業者はウォータープルーフの包帯で保護すべきである (Ganowiak, 1990)。

腐敗・変敗細菌は魚類の体表のほぼ全面で増殖する。したがって，魚重量に対して体表面積の比率が低いと腐敗・変敗の進行速度は遅く，高い場合は速い。そのため，魚が未処理で丸ごとの状態から，内臓を除去した状態，切り身やステーキになった状態，魚肉を細断（粉砕）した状態へと変化するに従って腐敗・変敗は速く進行する。餌を飽食状態で捕獲された魚は例外であり，こうした動物の腸管内では酵素作用が強く働くため，死後すぐに腸管壁が消化され，腹部破裂を招き，細菌が腹部周辺の肉部に侵入してしまう (Pigoff & Tucher, 1990a)。

鮮度低下により生じるいくつかの産物が保存中の魚の品質指標として利用されてきた。特にATPとその関連化合物のヌクレオチドは鮮度の指標として用いられることが多いが，これはヌクレオチドの分解が主に，魚の死後に生じる細菌活性とは関係のない内因性の生化学的変化であることによる。しかし，これらは *Pseudomonas*，*Shewanella* などの腐敗・変敗菌によって分解され，

IMP，イノシン，ヒポキサンチンへと変化することから，ヌクレオチドの分解が基本的にはっきりとした内因性であるということに対して多少疑問が持たれている（van Spreekens, 1987 ; Fletcher & Stantham, 1988a, b ; Gram, 1989）。

病原体

鮮魚で問題となる病原体はほとんどない。一次加工工程の最終時に冷蔵生鮮魚に付着している病原体は，基本的には最初のミクロフローラもしくは捕獲時に付着したものと同じである。先に述べたとおり，たんぱく非分解性のB，EおよびF型のボツリヌス菌は魚に存在する。芽胞の数はキロあたり10〜500個（Dodds & Austin, 1997）と少ないのが一般的だが（Dodds, 1993），デンマークの養殖マスからキロあたり5,300個もの高レベルの芽胞が報告されたことがある（Huss *et al*., 1974a）。ボツリヌス菌は淡水池で養殖されたマスやサケの稚魚に存在することがわかっている（Huss *et al*., 1974a）。低温性のものは3.3℃の低温においても増殖し毒素を産生するため，特に注目されている。魚類において特に注意すべきなのは，ボツリヌス菌の芽胞を殺滅するのに不十分な温度で熱処理され，その後3℃を超える温度で長期間保存（嫌気的に）されることである。徹底した温度管理（3℃以下）が維持されないと，この問題は軽度保存処理をした魚（lightly preserved fish）や真空もしくはガス置換包装など酸素の少ない条件下で保存する鮮魚においても懸念される（Genigeorgis, 1985 ; Statham & Bremner, 1989 ; Reddy *et al*., 1992, 1996）。ハワイで起きたクロハギの焼き魚によるボツリヌス中毒3事例から，温度管理が不十分だと生鮮魚にリスク要因が存在することが示された（MMWR, 1991c）。内臓を除去しないまま魚が冷蔵機能のない容器の中に最高11℃の温度で6〜16日間保存されていたので，B型ボツリヌス菌が腸や腹腔内で増殖したと考えられる。魚をまるごと火を通しても，毒素は腸内や肉の周辺部に残る。このことによって，保存前や調理前には必ず内臓を除去し，腸の摂食を避け，適切に冷却し，2℃以下で保存することが望ましいといえる。包装された鮮魚によってボツリヌス中毒の危険性があることに多くの関心が寄せられているが，多少可食期間が延びているにもかかわらず，多くの場合，たとえ包装されていても毒素が産生される前に腐敗・変敗する。真空包装された市販魚1,100サンプル（最大）を対象とした研究では，官能的な腐敗・変敗が生じる前に毒化したものはなかった（Lilly & Kautter, 1990）。

適切な温度管理は，ビブリオ属菌，サルモネラ属菌，黄色ブドウ球菌，セレウス菌，大腸菌，ウエルシュ菌，*L. monocytogenes*，*Shigella* spp. など，一次加工処理後の魚類に存在している可能性のある海洋および陸由来の病原菌の増殖を抑制あるいは防除するためにも必要不可欠である。これらの微生物は，魚を冷蔵保存や加熱をすれば食中毒を起こすことはない。しかし魚を生食する地域においては，衛生管理を徹底し，低菌数で発症する細菌の汚染を避けることが重要である。日本や他のアジア諸国で腸炎ビブリオによる胃腸炎の発症率が高いのは，高温な気候と魚類を生食，あるいはほんのわずかな処理をしただけで食べる習慣があるためである（Sakazaki, 1969 ; Chan *et al*., 1989）。腸炎ビブリオは25〜42℃で極めて急速に増殖し，2〜3時間で10^5cfu/g以上の発症レベルに達してしまう（Katoh, 1965 ; Liston, 1974）。ビブリオ属菌は加熱により急速に死滅する（Delmore & Crisley, 1979 ; Ama *et al*., 1994）。*Listeria*，*Shigella* および *Salmonella* は淡水域から分離されている（Ward, 1989 ; Singh & Kulshrestha, 1993）。*Campylobacter jejuni* は淡水魚の体表面からも分離される（Khalafalla, 1992）。

温度管理が悪いと中温性の腸内細菌（*Morganella morganii* など）によってアミノ酸が脱炭酸されるため，冷蔵保存が不十分だとアレルギー様食中毒の大きな要因となる。ヒスタミンは熱安定性に優れ，加熱処理では不活化されない。Table 3.6 で明らかなように，ヒスタミン中毒は海産物由来の疾患によくみられる。

天然魚は寄生虫を運搬すると考えられ，ヒト病原体となるものもある。これらの寄生虫は魚を生食したり，食べる前に除去あるいは殺滅してしまわないとリスクとなる。EU の規制では，生食もしくは半生で食べる魚は －20℃で 24 時間冷凍しなくてはならない（EEC, 1991b）。淡水魚の寄生虫は魚種や水の状態によって異なる。

相互関係

鮮魚を腐敗・変敗させる低温微生物は一般的におよそ 0 ～30℃でよく増殖する。病原体の多くが含まれる中温微生物は通常 8 ～42℃でよく増殖する。このため，5℃未満で海産魚を冷蔵保存すれば病原体の増殖が促進されることはない。さらに，両方の微生物がよく増殖できる温度（8 ～30℃）では，低温微生物の遅滞期は短縮され（すなわち，増殖がより早く始まる），増殖速度が速くなり，通常病原体が危険レベルに達する前に魚類を腐敗・変敗させる（Michener & Elliot, 1964 ; Elliot & Michener, 1965）。一般的には，捕獲後の冷蔵処理が遅れると，熱帯性の魚には中温細菌が大量に増殖し，冷蔵保存中も生残可能であることに注意しなければならない（Barile *et al.*, 1985）。さらに，ヒスチジンデカルボキシラーゼのような酵素は中温細菌の増殖によって産生され，その後の冷却処理においても活性を維持することができる。

前記の温度幅には次のような例外がある。ボツリヌス菌E型・F型は 3.3℃で増殖可能であり，サルモネラ属菌は 8℃以上で保存された魚において競合的に増殖し（Matches & Liston, 1968），腸炎ビブリオは魚類において腐敗・変敗細菌とともに増殖できる（Katoh, 1965）。また *L. monocytogenes*，*Y. enterocolitica*，*A. hydrophila* など低温性の病原体は 5℃未満で増殖可能である。反対にブドウ球菌は特に 30℃以下では通常他の菌に負けてしまう。

管理（海産魚類・淡水魚類）

要約

重大な危害要因[a]	• 魚介毒（シガテラ毒） • ヒスタミン • ボツリヌスE型菌（包装した魚介類） • 寄生虫（生食の場合） • ビブリオ属菌（生食の場合）

	• 腸内病原体（生食の場合）
管理手段	
初期レベル（H_0）	• 特定海域（熱帯）あるいは赤潮が発生した海域の魚を避けること
	• 汚染された海域の魚（の生食）を避けること
減少（ΣR）	• 冷凍して寄生虫を死滅させること
	• 加熱により芽胞非形成細菌は死滅し，E型毒素は破壊される
増加（ΣI）	• 時間―温度管理により下記の増殖を制御する
	• ヒスタミン産生菌
	• ボツリヌスE型菌
	• ビブリオ属菌
検査	• 微細藻類の発生を対象に漁場の水を調査する
	• 官能的評価により温度上昇の有無を調べる
腐敗・変敗	• 腐敗・変敗細菌の増殖
	• 時間×温度の管理
	• 官能的評価

[a] 特定の状況下では，他の危害要因も考慮する必要があると思われる。

考慮すべき危害要因

疫学的データおよび製品の微生物学的生態から考えて，鮮魚における重大な危害要因は魚介毒（シガテラ）およびヒスタミンである（Olsen *et al.*, 2000）。真空あるいはCO_2ガス下で魚を包装する場合，低温性のボツリヌス菌が危害要因になると考えなければならない。魚を生食もしくは半生で摂食する場合のみ，寄生虫（*A. simplex* など），病原性の常在細菌（腸炎ビブリオなど），腸内菌（サルモネラ属菌，ウイルス）が潜在的なリスクとなる。

管理手段

危害要因の初期レベル（H_0）

シガテラ中毒および微細藻類による中毒に対する最もよい方法は漁場の規制であり，「危険水域」や赤潮の発生時における漁獲は避けなければならない。このことは，最近では，漁業水域における有毒藻類の定期評価を行うことと高リスク水域から特定の大型魚を捕獲しないことによって達成されている。低汚染量の腸内細菌による潜在的なリスク（魚を生食する場合）は，危害要因が初期レベル（H_0）であるときに限って，ヒトや動物の排泄物に汚染された水域を避けることで防除することができる。飲料適の水の使用などGHP（適正衛生規範）を履行することは，いくつかの病原体の初期レベルを管理する上で重要である。

危害要因の減少（ΣR）

天然魚には寄生虫がいるものと考える必要があり，この危害要因は加熱調理などの削減手段によって管理することができる。生食用の魚類は，十分な時間冷凍し寄生虫を確実に不活性化させなければならない（−20℃で最低24時間；EEC, 1991b）。このことは，ヒトに感染するおそれのある寄生虫が魚に付着している割合の高い漁業水域では特に重要である。ビブリオ属菌はもともと海洋環境に生息しているため，生魚への付着は避けることはできない。加熱済み製品においては，寄生虫（およびその潜在的リスク）は除去される。

危害要因の増加（ΣI）

細菌の中には低温でヒスタミンを生成するものもあるが，ヒスタミンの毒性を抑制する主な方法は漁獲後すぐに，できれば氷水で急速冷却し（～0℃），その後も低温を維持することである。できる限り低温（2℃以下）での保存により，包装生鮮食品における低温性病原菌（たんぱく質非分解性のボツリヌス菌）の増殖も避けられる。これらに共通して言えることは，毒素やヒスタミン産生菌が存在することが危害要因ではなく，保存中に増殖することが危害要因であるということである。生食用の製品では腸炎ビブリオの増殖を防止するために，低温管理を維持し，また，確実に二次感染を防ぐ適切な取り扱いによってその蔓延を最小限に抑えることが必要である。

検査

魚介毒を検査するのは難しく，時間がかかり，この危害要因を管理するのに適した方法ではない。ヒスタミンが生成される鮮魚においては，官能的評価によって温度管理の不備がわかることがある。鮮魚の病原菌検査は推奨できない。目視検査は寄生虫の有無を確認するために行われるが，冷凍前の魚の品質チェックにも用いられる。

腐敗・変敗

最適な腐敗・変敗防止策は，漁獲後すぐに魚を確実に急速に冷蔵することである。化学的検査（タラ科魚類に含まれるトリメチルアミン測定など）によって腐敗・変敗度を判定することができるが，官能的評価が腐敗・変敗度を判定する最良の方法である。魚の中には腐敗・変敗細菌（氷蔵生鮮タラにおけるH_2S産生菌）の数によって残存する可食期間を予測できる場合もあるが，菌数そのものが品質の指標となるものではない。氷と水は腐敗・変敗（および病原）細菌の原因となる可能性があり，水の品質は良好であることが求められる。氷は再利用するべきではない。

B　甲殻類

エビ，カニ，ロブスターなど甲殻類は無脊椎動物の仲間で，硬骨魚のような骨格を持たない。つまり，これらの外殻が骨格である。甲殻類は価値の高い代表的な食品で，養殖エビおよび養殖クルマエビは，特に東アジアや東南アジアにおいては主要な輸出品となっており，1998年には150万トンの甲殻類が生産された。インドでも1998年に415,000トンが生産され，甲殻類の主要な産出国となりつつある。バングラデシュでは養殖甲殻類の量が飛躍的に伸び，1988年から1998年の間に約3倍に増加した（約32,000トンから約97,000トン；FAOSTAT, 2001）。

捕獲・一次加工工程

カニとロブスターは餌を入れた壷や籠で捕獲し，生きたまま冷却した海水に入れて貯蔵タンクに収容するか，直接加工施設に運搬される。生きたものだけを加工し，死んでいるものは廃棄処分される。深海漁業では，カニは海上で加工処理する。最初の処理工程は加熱調理であるが，カニおよびロブスターの加工については加熱済甲殻類の項で述べる。

エビは通常トロール漁船で捕獲し，氷もしくは冷却した海水で保存して加工施設に送られる。大規模エビ漁業では，船上で頭部を除去する。これにより食用となる尾部から器官や内臓の一部が含まれる頭部，わた，胸部が除去される。これで細菌汚染の大きな外部要因を取り除くことになるが（Novak, 1973），損傷部位の肉が暴露される。この処理過程から得られる微生物学的なメリットはほんのわずかだと思われるが，黒点（メラノーシス）の出現の主原因となる酵素の源を除去することになる。

カニやロブスターとは異なり，エビは漁獲後すぐに死に，生きたまま保存することはできない。罠で捕獲し生きたまま保存するエビ漁業もわずかにあるが，これらは通常地元で消費される。養殖エビの供給割合は増加している。こうしたエビは養殖池で直接加工されたり，遠方の加工施設に輸送される。

加工施設では，エビを洗浄し大きさによって等級付けする。頭部を除去した後，エビの殻を剥き背わたを取る。こうした作業は生でも加熱したエビでも行われる。食用となる尾部の肉を背甲から切り離し「sand vein（下部腸管）」を除去する「採肉（picking）」は，通常非常に衛生的で適切なメンテナンスが施されたピーリングマシンで行う。しかし，いまだに手作業で大量のエビの殻を剥き，理想的とはいえない衛生条件下に置かれていることも多い。特に殻剥き作業が家内産業である特定の熱帯地域のエビにおいては，これが黄色ブドウ球菌およびサルモネラ属菌やその他の病原体の汚染源となっている。漁獲したばかりのエビは殻剥き作業を容易にするために1日氷で保存することもある。多くのエビはその後，必要に応じて，下ごしらえとしての加熱処理や衣付けをして，冷凍される。

腐敗・変敗

生の甲殻類のミクロフローラは漁獲された海水の影響を受け，船上および加工施設の環境と同時に，冷蔵期間と方法にも影響される（Vanderzant *et al.*, 1970, 1971；Faghri *et al.*, 1984；Heinsz *et al.*, 1988）。生きているカニやロブスターのミクロフローラは大部分がキチン質の殻と腸管に付着している。ヒトの生活圏に近い水域で漁獲されたカニは遠海で獲れたものより付着細菌数が多く，多種多様なミクロフローラを有する傾向がある（Faghri *et al.*, 1984）。

生きた筋肉組織は無菌状態なので，ここでは腐敗・変敗微生物はあまり重要ではない。しかし，前述のように，カニの血リンパ組織は開放型で，特にビブリオ属菌などの細菌を有している可能性がある。死んだ甲殻類は加工前に廃棄処分されるため，死後に起きる細菌の組織への侵入はほとんど重要なことではない。カニやロブスターは生きたまま保存される間に内部で生化学的変化が生じて品質に影響を及ぼす可能性があるが，細菌による重大な変化はないと考えられる。

エビは漁獲後すぐに死んでしまうのでその腐敗・変敗は異なる。加工施設における初期の細菌レベルは品質と船上での保存期間との関数である。つまり，ほとんどのエビが加工施設への搬入時には高レベルの細菌（10^5～10^7 cfu/g）を有している。熱帯海域のエビの細菌レベルは高い傾向がある（Cann, 1977）。適切に管理された加工工程では，初期の加工中に中温細菌の数が 1/7 から 1/10 に減少するが，これは主に洗浄することで細菌が除去されるためである（Surkiewciz *et al*., 1967；Duran *et al*., 1983）。しかし，衛生状態が悪い施設では細菌レベルが増える。殻剥き機を導入している施設では，細菌レベルが低い傾向にある（Ridley & Slabyj, 1978）。冷蔵により低温性のミクロフローラが選択され，数の上で優勢となる腐敗・変敗細菌は *Acinetobacter*–*Moraxella* の仲間だと考えられる。しかし通常は *Pseudomonas* および Coryneforms が腐敗・変敗フローラとなる。冷凍保存によりグラム陰性菌の数が減少し，その後冷蔵温度（0～5℃）で保存することによってグラム陽性球菌と乳酸菌が増殖する可能性がある。

各加工段階における生エビの細菌数を Figure 3.5 に示す。ほとんどの場合，基準に満たない施設で加工された製品は未加工製品よりも細菌レベルが高い。

腐敗・変敗の過程では，エビ肉の生化学的変化の多くは魚類にみられるものと同じである。揮発

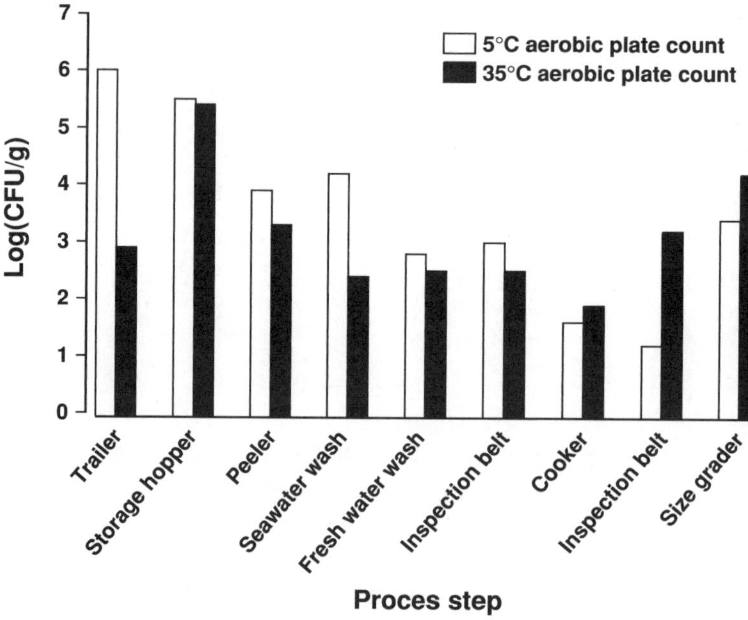

Figure 3.5　生エビの各種加工段階における低温性および中温性好気性菌数（Ridley & Slabyi, 1978 を改変）

Table 3.15　エビにおけるインドール形成

Species	Temperature (°C)	Time (days)	Indole (μg/100 g)	Reference
Penaeus merguiensis	0–4	9–13	4	Shamshad *et al.* (1990)
Penaeus setiferus or	0–4	8–13	10–15	Chang *et al.* (1983)
Penaeus duorarum	12–22	1–2	>100	
Pandalus platycens	0	14–21	30–40	Layrisse and Matches (1984)
Pandalus jordani	0	10	65	Matches (1982)
	11	3	130	
	22	2	623	
Pandalus borealis	0	10	4	Solberg and Nesbakken (1981)
	22	1	1	

性塩基物質が増加しpHが上昇する。保存したエビの温度が上昇してしまったり，漁獲後の初期冷却が遅れると，インドールが産生され，規制機関の中にはインドールの存在を腐敗・変敗の指標として使うところもある。インドールは細菌によるトリプトファンの分解産物である。すべてのエビにトリプトファンが含まれているわけではないので，インドールが腐敗・変敗の指標として利用されるのは数種のエビのみである（Table 3.15）。ホルムアルデヒドの量がbanana shrimp（*Penaeus merguiensis*）における有効な腐敗・変敗指標であると報告されている（Yamagata & Low, 1995）。

病原体

甲殻類は米国およびその他の諸国において腸炎ビブリオの汚染源であり（Barker *et al.*, 1974），河口域で漁獲された生の甲殻類のミクロフローラには通常，腸炎ビブリオ，コレラ菌，*V. vulnificus*が含まれる（DePaola *et al.*, 1994）。日本では，シャコ（甲殻類）の摂食を原因とする*V. vulnificus*感染により3名の死亡例が発生した。市販の生エビを対象に行われた調査では，腸炎ビブリオが37％，*V. vulnificus*が17％検出され，これらの分離株の54％は1つ以上の抗生物質に耐性を有していた（Berry *et al.*, 1994）。ビブリオ属菌およびエロモナス属菌は通常甲殻類の殻に付着しているが，これはこれらの菌がキチン質を炭素源／エネルギー源として利用するためである（Baross & Liston, 1970 ; Colwell, 1970 ; Nalin *et al.*, 1979 ; Cann *et al.*, 1981 ; Yu *et al.*, 1991 ; Platt *et al.*, 1995）。

河口域もしくは沿岸海域で捕獲された甲殻類は汚水により潜在的に病原細菌に汚染されている可能性があり，そのため多種の腸内菌や病原菌，ウイルスに汚染されている可能性がある。通常，生鮮の天然海産甲殻類が*Salmonella*および*Shigella* spp.を有していることは少ないが，これには地域差がある（D'Aoust *et al.*, 1980 ; Fraiser & Koburger, 1984 ; Gerigk, 1985 ; Sedik *et al.*, 1991）。サルモネラ属菌は養殖エビに高い割合で発生することがよくある（Ⅳ項参照）。食品取扱者が普遍的に黄色ブドウ球菌を保菌しているということは，生鮮甲殻類に過度に触れることが，生鮮甲殻類におけるこの病原体の出現率を高めることにつながることを意味する。検品および商品包装という2つの作業は黄色ブドウ球菌の付着の原因となる（Ridley & Slabyj, 1978）。また，これは，特に殻剥き作業が家内産業である特定の熱帯地域で漁獲されたエビにおいては，サルモネラ汚染の感染経路の1つと考えられる。同様に，不衛生な条件下で行われる殻剥き手作業によって，サルモネラ属菌などヒト由来の病原菌が持ち込まれる可能性がある。*L. monocytogenes* は淡水および低塩分海水試料に高い割合で存在し（Colburn *et al.*, 1990），生のエビ，カニ，ザリガニから日常的に分離される（Weagant *et al.*, 1988 ; Hartemink & Georgsson, 1991 ; Motes, 1991 ; Adesiyun, 1993）。多くの国から輸入された市販の生エビを調査したところ，各菌の出現率はサルモネラ属菌が8％（国別では3～100％の幅あり），*L. monocytogenes* が7％（国別では4～60％の幅あり）であった（Gecan *et al.*, 1994）。冷凍エビに含まれる 8.5×10^4 cfu/g の *L. monocytogenes* を完全に除去するには5kGy の放射線量では不十分である（Brandao-Areal *et al.*, 1995）。

カニおよびエビは米国および中南米における伝統的なコレラ発生の原因食品であるという報告がある（Blake *et al.*, 1980b ; Morris & Black, 1985 ; MMWR, 1991a, b, 1992a ; Popovic *et al.*, 1993）。沿岸海域および河口水域に定着するようになった *V. cholerae* O1 が，特に流行地においてはコレラ伝播の主な媒介物であると考えなければならないと思われる（Blake *et al.*, 1980b ; Shandera *et al.*, 1983 ; Lin *et al.*, 1986 ; Kaysner *et al.*, 1987）。

ボツリヌス菌の低温性菌株はおそらく甲殻類に由来する。ボツリヌス菌A型・C型はエビから，C型・F型は熱帯地域のカニおよびエビから分離される。こうした微生物のリスクは正常な処理および加工条件下ではほとんどないと考えられる。White shrimp および Brown shrimp（*Penaeus* spp.）にボツリヌス菌E型菌を接種した場合，10℃で毒素を産生したが，4℃では産生しなかった（Garren *et al.*, 1994）。甲殻類もまたウイルス性疾患の媒介物の役割を果たす可能性がある。

甲殻類を汚染するドウモイ酸の潜在的な危害要因は最近，米国西海岸産のカニサンプルにおいて特定された（Horner & Postel, 1993）。汚染された甲殻類を餌にするカニ，あるいは直接プランクトンを食べるカニの内臓は汚染されており，カニを丸ごと摂食する者に，あるいは足部や体部の肉を食べる者には二次感染によってリスクをもたらす。以前，PSP（麻痺性貝毒）による同様の汚染があったが，これまでのところヒトの食中毒の報告はない（Horner & Postel, 1993）。

管理（甲殻類）

要約

重大な危害要因[a]	• ビブリオ属菌（生食の場合）
	• 腸管系病原菌（生食の場合）
管理手段	
初期レベル（H_0）	• 汚染された海域での漁獲を避けること
減少（ΣR）	• 加熱により増殖形細菌は死滅する
増加（ΣI）	• 時間×温度
検査	• 官能的評価
腐敗・変敗	• 腐敗・変敗細菌の増殖
	• 時間×温度

• 官能的評価

[a] 特定の状況下では，他の危害要因も考慮する必要があると思われる。

考慮すべき危害要因

生鮮な甲殻類の健康上の危害要因は他の生鮮魚といくつかの点で共通する。しかし，魚介毒は通常蓄積することはなく，ヒスタミンは生成されず，寄生虫の報告も少ない。病原体はウイルス性であっても細菌性であっても，生食したり加熱後に二次汚染が生じると，どちらも潜在的な危害要因となる。殻剥きが手作業で行われると，病原体が取り込まれる可能性がある。殻剥きを手作業で行うのは多くが加熱済みエビで，これに関する特定の危害要因については後項で検討する。生のまま殻を剥く場合は，その後に行う加熱処理によって病原菌を除去する。

管理手段

生エビの微生物学的な高品質を維持するためにとられる防除策の多くは，安全な魚場からの漁獲，漁獲後の急速冷蔵，衛生管理の維持，二次感染の回避など，魚類の項で述べたとおりである（前記参照）。

危害要因の初期レベル（H_0）

エビの漁獲はトロール漁で行われるので，泥や砂を除去するためにすぐに新鮮な海水で洗い流し，初期の汚染レベル（H_0）を低減する。

危害要因の減少（ΣR）

ヒトが過度にエビに触れることが，サルモネラ属菌，黄色ブドウ球菌やその他の病原体の汚染原因となる可能性がある。幸いなことに，こうした細菌は通常，カニやロブスター，多くのエビに対して通常行われる加熱処理によって殺滅され，安全性に向けた危害要因の減少（ΣR）が期待される。しかし，初期の汚染レベルが高い場合は，加熱によって細菌のすべてが殺滅されるわけではない。30分間ボイルした後の細菌数は，カニが 3.7×10^5 cfu/g，熱帯性のクルマエビが 4.5×10^4 cfu/g と高い数字が報告されており，加熱済み製品における再汚染（ΣI）が管理に関する主要な課題である。

危害要因の増加（ΣI）

漁獲後エビの頭を落とす場合は，すぐに行われる。漁獲直後，エビは船上で氷冷し，氷もしくは冷蔵状態を維持して病原細菌の増殖（ΣI）を抑える。漁獲後2時間以内に温度を5℃以下にしなければならない。適切にメンテナンスされた殻剥き機で採肉が行われる場合，それは再汚染による増加（ΣI）を予防するための衛生的な加工工程となる。機械にエビの残物が堆積するのを防ぐには，衛生的な設計と適切な洗浄が必要である。エビの殻剥きが手作業で行われ，特にそれが理想的な衛生状態とは言いがたい環境下にある場合には，同等の管理レベルを達成することは難しい。カニおよびロブスターにおける第一の管理は，加熱するまで生きたまま健康な状態で保存し，病原細菌／腐敗・変敗細菌の増殖（ΣI）を抑えることである。これには慎重な取り扱いが重要で，数時間以上保存する場合は，冷たい通気性した海水に浸漬する必要がある。保存中は温度をチェックし，死んだものをモニタリングして，すぐに取り除かなければならない。

検査

微生物学的鮮度指標がエビに存在するサルモネラ属菌の予測に有効であるとは考えられない（D'Aoust *et al.*, 1980）。ビブリオ属菌は本来海洋細菌なので，必ず存在していると考えるべきである。したがって，加工処理によって調理済製品に対する二次汚染を確実に排除する必要がある。新鮮な魚類と同様，生の甲殻類におけるビブリオ属菌検査は安全性を確保するには有効ではない。

腐敗・変敗

氷冷した生鮮甲殻類は新鮮な魚類と同じように腐敗・変敗し，時間―温度管理が最も大切な管理手段である。できるならば，甲殻類は最高でも0℃の溶解氷に保存するべきである。

C　貝類

この項に分類される貝類には，細菌などプランクトンを選択的に海水からろ過して餌とするすべての二枚貝の仲間が含まれる。基本的には，アサリ，イガイ，ザルガイ科の貝，カキ，ホタテ貝などが挙げられる。

捕獲・加工処理

アサリは，海水および淡水の砂底に数センチから1メートル以上埋没して生育している。これらの貝は浚渫（しゅんせつ）機や大気ジェットやウォータージェットを用いてスキューバダイバーによって漁獲するか，干潮時には手作業で砂を掘って捕獲する。多くは自然の再生系によるものだが，近年，自然系での二枚貝の人工繁殖や閉鎖循環式養殖が増えつつある。イガイは自然に岩や崖などその他潮で覆われた表面に固着して生育する。これらは，世界中で，筏やその他浮遊物から採取しやすいように下げられた水中の縄に付着させて養殖されることもある。これらは手作業で漁獲する。カキは河口水域もしくは干潮域の下部に自然に発生し，砂底の表面で成長する。カキは何世紀にもわたり漁獲地を選択的に交代しながら養殖され，最近では孵化場での産卵量を制御することでさらに管理された養殖が行われている。しかし，カキの成長は海中にいる自然の餌料によって左右される。カキは手や挟み道具，くま手や機械式ドレッジを使用して採取する。カキはきれいな（殺菌された）水に数日間浸漬して病原体を除去することができる（後記参照）。

こうした貝類はすべて成体においては本来固着性を持っているが，水から上がった状態では長時間生存できるようにみずからの殻をしっかりと閉じる能力がある。これらは通常，加工されるまで，

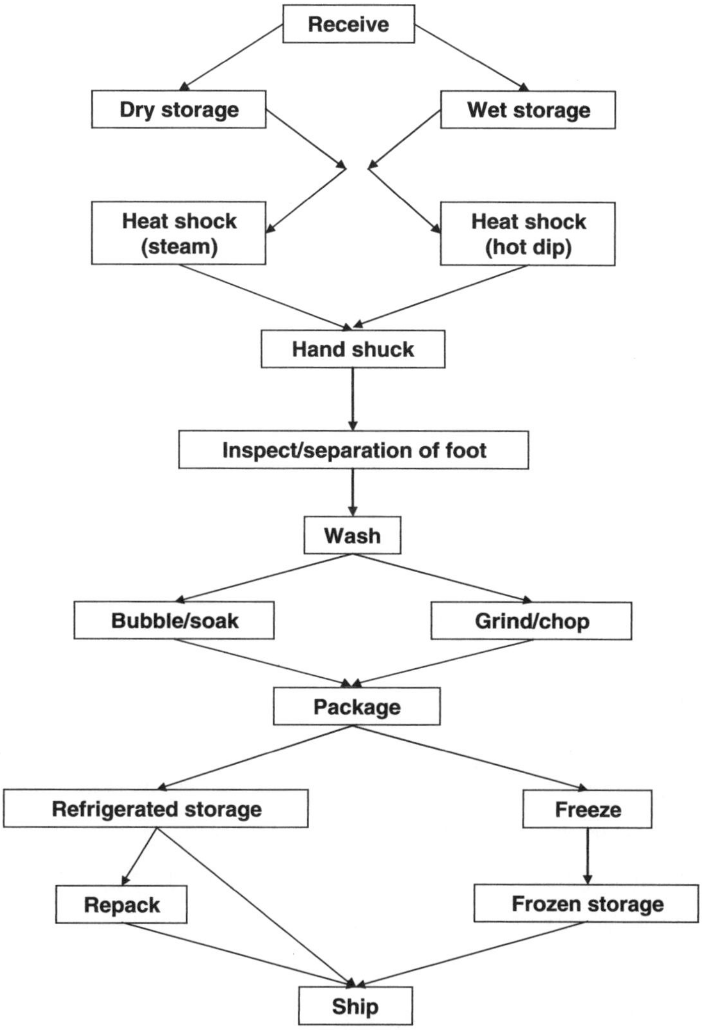

Figure 3.6　殻剥き貝類の工程の例（NMFS, 1990b）

あるいは未加工品は流通および小売りされるまで生きたまま保存される。これらは殻を外した（殻取）後で生食されることも多い。氷を入れて輸送するのが望ましい。貝類の代表的な加工処理の流れを Figure 3.6 のフローチャートに示す。

ホタテ貝は可動性のある動物だが，通常限られた場所に集まっており，かなり浅瀬で閉じた貝殻などから出る水の噴出を利用して短い距離を移動する。これらはドレッジを用いて採取し，船上で殻取りをすることもあれば，そのまま浅瀬へ運ぶこともある。一般的に，北米および欧州の多くの国では，閉殻筋（貝柱）のみを食べる。国際貿易において主要なのはこの部位だが，多くの美食家や文化によってはホタテ貝を丸ごと食べるところも多い。

カキ，イガイなどの二枚貝は殻付で生きたまま丸ごと市場に出ることもあれば，殻を取って貝肉を市場に出すこともある。殻剥き貝肉は個別包装して消費者にバルク売りされたり，加工施設でプラスチック容器やガラス瓶に包装して冷蔵で出荷される。殻剥きは主に手作業で行われる。カキの加工処理には，殻取り貝肉を通気した新鮮な水中で激しく撹拌するような，機械的「ブロー」作業が行われる。これにより貝殻の破片を除去し，カキの身を「太らせる」。

腐敗・変敗

貝類には細菌群が生息しており，組織中の細菌数はカキの場合には10^4～10^6cfu/g と幅があり，海水温度が上昇すると細菌数が増える。そのミクロフローラは *Vibrio—Pseudomonas—Acinetobacter—Moraxella*, *Flavobacterium* および *Cytophaga* などグラム陰性菌で占められている(Colwell & Liston, 1960 ; Lovelace *et al.*, 1968 ; Vanderzant *et al.*, 1973)。数は少ないもののグラム陽性菌も存在する。

二枚貝が汚染された水を摂取すると，腸管系病原菌およびウイルスなど汚染細菌が存在する場合，それらが濃縮される。ヒトの食用として漁獲されるカキおよびその他の二枚貝は，通常陸からの汚染水や流出水が流れ込む河口水域で採取されるので，中温性の大腸菌群が検出されることもまれではない。しかし，これらは普段は常在する細菌群ではない。例外的に糞便汚染が起こる可能性としては，特にアザラシやアシカなど，多くの海洋哺乳類が挙げられる（Smith *et al.*, 1986)。

殻取りした二枚貝が腐敗・変敗すると，通常細菌数は10^7cfu/g 以上に増加し，シュードモナス属菌およびビブリオ属菌などたんぱく非分解性のグラム陰性菌が腐敗・変敗フローラの優勢を占める。さらに，糖分解性の菌も存在し，筋肉組織に含まれるグリコーゲンを発酵させて種々の有機酸を生成する。乳酸菌が腐敗・変敗フローラの主な菌種であるとの報告もある（Shiflett *et al.*, 1966）が，乳酸菌は水産物に常に存在するわけではなく，真空包装したホタテ貝に乳酸菌を添加した場合，ビブリオ属菌の増殖を抑えることはできなかった（Bremner & Statham, 1983)。しかし，乳酸洗浄による腐敗・変敗防止法は実験的に使われている（Kator & Fisher, 1995)。

腐敗・変敗は，生化学的には，たんぱく分解作用と糖分解作用の両方によって起こるので，アンモニアやアミン類とともに，酸も蓄積する。二枚貝の pH は通常，腐敗・変敗時に低下する（pH が上昇する魚類および甲殻類とは対照的)。新鮮なカキの pH は 6.2～6.5 だが，腐敗・変敗時には 5.8 以下に低下する。

病原体

生の貝類は，おそらく海産物由来の食中毒の最も一般的な原因食品である（Table 3.2)。これは，これらの貝類がフィルターフィーダーであり，病原体を蓄積し，加熱処理されずに食べられるという事実によって容易に説明がつく。

貝類は常に中温性のビブリオ属菌を伝播する。最もよく検出されるのは *Vibrio alginolyticus*（Baross & Liston, 1970 ; Matté *et al.*, 1994 ; Suñén *et al.*, 1995）だが，*V. cholerae* non-O1，*V. palginolyticus*，*V. vulnificus* なども，特に水温が高い時には検出されることが多い。実際，暖水域ではこれらの微生物が貝肉 1g 中に 10 万～数百万個存在することもあるが（Kaspar & Tamplin,

1993)，通常その量はかなり少ない（Matté *et al.*, 1994)。コレラが風土病となっている暖水域では *V. cholerae* O1が貝類から散発的に検出される。しかし，流行時においては，それらは多く存在する可能性がある。貝類における *V. cholerae* O139（流行している新しい血清型）に関する情報は今のところない。

腸炎ビブリオは保存温度が高い（26℃）と，生きた動物内でも増加するため，生きたカキにおいては26℃ 10時間でその数は1.7$\log_{10}$，24時間で2.9$\log_{10}$に増加する（Gooch *et al.*, 2002)。逆に冷蔵温度で保存した場合には腸炎ビブリオの数は減少する（14日間で0.8$\log_{10}$)。

これらビブリオ属菌の付着している貝類を生または軽く加工しただけで摂食した人による食中毒の発生が報告されている（Blake, 1983；Klontz *et al.*, 1993；Popovic *et al.*, 1993)。さらに，*V. mimicus*，*V. hollisae*，*V. furnissii* が貝類由来の食中毒発生の偶発例に関与しているとの報告がある。ビブリオ感染症の多くは症状が軽度で，患者は通常下痢を起こし，2，3日の下痢のあと，早期に自然回復する。しかし，*V. cholerae* O1は適切に治療しないと命を落とす危険があり，まれではあるが，*V. cholerae* non-O1，*V. parahaemolyticus*，*Vibrio hollisae* により重度の敗血症となった例もある。肝不全やその他特定の基礎疾患（肝硬変・ヘモクロマトーシス・糖尿病など）を有するヒトにとって特に危険な微生物は *V. vulnificus* である。こうした患者においては，この菌種によって24～48時間で死に至る劇症型の原発性敗血症を引き起こす可能性がある。幸いなことに，健康人においては，通常この微生物によって病気になることはないか，あるいは軽度で自然に治る程度の症状を呈する。この微生物は特にカキと関係があり，ほとんどすべての例で，生ガキの摂食が原因となっている。*V. vulnificus* がカキに取り込まれることによって，カキ中における生残力が高まるのではないかとの指摘がある（Harris-Young *et al.*, 1995)。

貝類は定着性で河口水域に生息しているため，ヒトの生活排水に由来する細菌に汚染されやすいことはよく知られている。過去には，欧州および北米で生ガキの摂食によって腸チフスがよく発生していたが，近年は腸チフスやサルモネラ症，細菌性赤痢など，下水由来の細菌感染症は先進国ではあまりみられなくなっている。これは，下水処理方法が改善されたことと，貝類の生育場所がヒトの排泄物に汚染されていないかどうかを効果的に監視できるようになったためである。しかし，適正な規制プログラムを有する国々でも，漁獲禁止区域から不法に採取した汚染貝類によって，いまだに食中毒が発生することがある。日本では，2001～2002年に生ガキを原因とする細菌性赤痢が発生している（Miyahara & Konuma, 2002；Konuma, 2002)。生育水域の指標菌と貝類に含まれる特定病原菌との間の直接の関連性を実証することができないことも多い（Hood *et al.*, 1983；Martinez-Manzanares *et al.*, 1992)。*Campylobacter jejuni* は貝類由来の胃腸炎発生の原因に関係があるとされてきた（Griffin *et al.*, 1980；Abeyta *et al.*, 1993)。この細菌はカモメの糞に由来すると考えられている（Teunis *et al.*, 1997)。貝類からカンピロバクター属菌が検出できなかった研究例もあるが（Ripabelli *et al.*, 1999)，陽性反応を示すサンプルが42％検出されたという研究もある（Wilson & Moore, 1996)。概して，データが不足しており，この問題の重要性を解決するにはさらなる研究が必要である。黄色ブドウ球菌が貝肉サンプルからかなりの割合で分離されているが（Ayulo *et al.*, 1994)，おそらく殻剥き作業中の処理によるものだと考えられる。しかし他の細菌が圧倒的に多いため，黄色ブドウ球菌が疾患を引き起こすことはないと思われる。

貝類を摂食した場合に最も起こりやすい微生物学的問題はウイルス感染である（Liston, 1990；Lees, 2000）。ウイルスは水処理過程にも耐性があるため，流出水の中で生存する可能性が高い。さらに，ウイルスは海洋環境においても海水温度が低ければ数カ月，あるいは数年にわたって生存する可能性がある（Boardman & Evans, 1986；Gerba, 1988）。そのため，少なくとも米国においては，主に冷たい北方海域で収穫された二枚貝によりウイルス感染に罹り，温暖な南方海域で生育したカキによりビブリオ腸炎に罹るというパターンになる。しかし，貝類由来のウイルス性疾患およびビブリオ腸炎はともにいずれの温度域でも発生する可能性がある。肝炎ウイルス（A型・非A／非B型・未確認）は二枚貝によって感染するが（IOM, 1991），ノロウイルスおよびその他の小型球形ウイルスが海産物を含む食品による胃腸炎の主な原因となっている（ACMSF, 1994；Lees, 2000）。

食品の観点から見た重要な魚介毒の大部分は，貝類が餌とする植物性プランクトンの微細藻類によって産生される。有毒藻類は，少なくとも危険な毒性を引き起こすレベルでは，常に存在するわけではなく，物理・化学的条件の変化に反応して増殖するが，これに関しては完全に解明されているわけではない（Hallegraeff, 1993）。貝類の摂食者にとって重大な毒素はPSP，NSP，DSPおよびASPを引き起こす4グループである。これに関与する主な毒素産生微生物として，渦鞭毛藻類の *Alexandrium*（*Gonyaulax*），*Gymnodium*，*Dinophysis* と羽状類珪藻の *Pseudonitzschia* が挙げられる。PSP産生の *Alexandrium* は世界中に分布していると思われ，5月から9月にかけて赤潮が大発生する（予想不能）北米海岸沿いでは季節的に出現している。しかし，偶発例が冬期にも報告されており，これは嵐によって砂底中のシストが再懸濁されたことが原因とされている。この発生パターンは世界の他の地域でもかなり散発的にみられる。NSPはメキシコ湾と米国の南東大西洋沿岸でのみ報告されているようだが，*Gymnodinium* は典型的な赤潮と同様，広範に分布することから，この危害要因は予想以上に広範囲にわたると考えられる。一方，DSPは日本から欧州沿岸まで広がっているものの，北米では報告されていない。しかし，関与が疑われる *Dinophysis* 種は大西洋でも太平洋でも発生している。ドウモイ酸中毒（ASP）はカナダ北東からカリフォルニア，オレゴン，およびワシントンの沿岸にかけて報告されているが，*Pseudonitzschia* 珪藻はおそらく世界中で発生している。この疾患は多分冷たい海水温度（5℃）と関連性があると思われるが，関連情報は限られている。毒産生種は海を渡る船のバラスト水によってある地域から別の地域へと広がってきた（Hallegraeff, 1993）。

相互関係

もともと海に存在する細菌群が，病原性のある細菌やウイルスの貝類への取り込みやそこでの短期間の生存に影響を与えることはないと思われる。しかし，カキの腐敗・変敗時（pHが6.0未満に低下する）のこれら細菌の増殖速度に関する情報はほとんどない。Palumbo *et al.* の報告（1985）では，殻取りカキの冷蔵保存時に *Aero. hydrophila* の数が減少し，このことがpH低下と対応することを示している。しかし，殻付で保存されたカキの中でもいくつかの病原体は長期間生存可能であるため，こうしたpH低下により病原体が死滅すると期待するのは賢明ではない。

管理（貝類）

要約

重大な危害要因[a]	• 貝毒 • ウイルス • 腸管系病原菌 • ビブリオ属菌
管理手段	
初期レベル（H_0）	• 汚染海域での採取を避けること
減少（ΣR）	• 浄化（多少効果的） • 加熱調理
増加（ΣI）	• 生きたまま保存すること
検査	• 赤潮および腸内ウイルス（可能であれば）を見るための水質調査 • 貝類のサルモネラ検査
腐敗・変敗	• 生きたまま保存すれば腐敗・変敗は発生しない

[a] 特定の状況下では，他の危害要因も考慮する必要があると思われる。

考慮すべき危害要因

生で食べられる貝類（カキなど）は，摂食者にいくつか重大なリスクをもたらす。これらの貝類のろ過摂食性によって病原体が濃縮されるので，数が少なくても非常に低いリスクがもたらされる。ウイルス，貝毒，ビブリオ属菌および腸内細菌はすべてこの製品における主要な危害要因である。

管理手段

摂食者にとって貝類の安全性を確実なものにするのは，次の２つの段階で行われる対策にかかっている。(1)病原体が初期レベル（H_0）での抑制，(2)加熱処理などによる危害要因の減少（ΣR）である。

危害要因の初期レベル（H_0）

H_0 は増殖条件や採取および流通を管理することによって制御される。初期レベルを「抑制」するために導入される管理手段で生製品の安全性を保証できるものはない。このため，製品は常に摂食者にとって何らかのリスクをもたらす危険がある。生の貝類の摂食によりもたらされる健康危害に関する注意を消費者に促すための表示が米国のいくつかの州の小売協会で利用されている。

危害要因の減少（*ΣR*）

消費者は，危害要因の減少の手段（*ΣR*）を取り入れることによって貝類の摂食に伴う健康リスクを大きく減らすことができる。適切に調理された貝類だけを食べるようにすることによって，これら食品の摂食に伴うリスクが劇的に減少する（IOM, 1991）。このことは非細菌性の問題にも影響を及ぼす可能性がある。例えば，オオノガイにおける麻痺性貝毒の熱不活化速度は，一般細菌の場合と同様であることが知られている（Gill *et al.*, 1985）。

貝類は，下水やその他好ましくない土壌（動物の排泄物など）の流出に汚染されていない地域で採取する必要があり，また，採取水域の水には貝類に害を与える微細藻類が有毒となるほど多く含まれてはいけない。米国貝類衛生プログラム管理マニュアル（U. S. National Shellfish Sanitation Program Manual of Operations Parts I&II ; FDA, 1989a,b）で用いられている手法は適切に取り入れれば非常に有効であることが分かっている。多くの貝類は砂底から採取されるので，採取後すぐにきれいな海水で洗い流して泥や砂屑を除去する必要がある。しかし，洗浄してもフィルターフィーダーである貝類はみずからの消化管に高レベルの細菌を有していると考えられる。これは，生きた貝類に細菌数の少ないきれいな海水を与えて吐き出させることで多少減らすことができる。最も広く使われている方法は浄化と移植である。どちらの方法も，きれいな水が与えられると汚染物質を除去しようとする貝類本来の性質に頼るものである。浄化というのは，人工的な浄化水流の中に比較的短時間（通常24～48時間）貝類を置く方法である。移植とは，貝類をきれいな自然海水の新しい貝床に移し，最大数週間そこに置いてから再採取するものである。こうした浄化を行っても病原体は貝類に残存し続ける可能性がある。これらの方法は貝類に含まれる腸内細菌科の細菌をほとんど除去もしくは低減するにはかなり効果的だが，ウイルスや毒素には実際あまり効果がなく，*V. cholerae* O1（Richards, 1988 ; Croci *et al.*, 1994 ; Murphree & Tamplin, 1995）や *V. vulnificus* などのビブリオ属菌にはほとんど効果がない。採取後加工処理するまで，もしくは生きたまま市場に出す場合は，販売中も貝類の保存温度を下げることで中温性の腐敗・変敗細菌や病原菌の増殖を低下させることができる。

採取時の貝類に元来存在する可能性のある病原性ビブリオ属菌を処理するのが難しいのは，多くの場合，ビブリオ菌数も摂食者の感受性もどちらもわからないためである。コレラの流行地では，消費者に貝類の生食に対する注意を促し，常に *V. cholerae* O1が分離される水域での採取をやめることが最も安全な対策である。このためには採水したサンプルの微生物検査を行うことが必要である。*V. vulnificus* に関する知見から，リスクは貝類に存在する菌数と一部関連性があり，それは普通，海水温度が関与していることが知られている（Ruple & Cook, 1992）。海水温度が，カキ中の *V. vulnificus* 群の増殖率が高くなる温度を超えた場合には，採取を禁止することが提言されている（NACMCF, 1992）。最近，海水温度の高い海域の生産者の中には，感受性のある消費者にカキの生食に伴う潜在的な危害要因に対する注意を促すラベルを貼る者もいる。採取後すぐにカキを冷却することで，*V. vulnificus* 量をかなり低減することが可能となる（Cook & Ruple, 1989 ; Ruple & Cook, 1992）。浄化もまた *V. vulnificus* 量の低減を促進すると考えられる（Groubert & Oliver, 1994）。軽い加熱処理や冷凍，もしくは高圧処理など様々な処理技術も病原細菌の数を減らすのに役立っている。

カキの殻を外す場合は，殻取り作業中の二次汚染を避け，適切に冷却して，食べる前に細菌数が感染力を持つほどに増殖することを阻止しなければならない（Cook, 1994 ; Bouchriti *et al.*, 1995）。これら2つの要因から，魚類および甲殻類に関して前述したことと同様の管理が必要となる。

危害要因の増加（ΣI）

軟体動物は生きたまま低温で保存し，病原菌の増殖を抑える必要がある。

検査

貝類の採取場所を管理するには，生育水域の水質評価をすることが必要だが，水質の検査評価によって貝類が無菌であることが保証されるわけではない。関連する検査手順には，排水経路を調べて水域が適性であることを確認することや，水および貝類の細菌学的検査やウイルス検査によって基本データを得ること，さらにはその後の定期検査が含まれる。その検査とは水の分析と，必要な場合は，指標貝類における藻類毒についての分析である。貝床は分析結果をもとに採取が許可されたり禁止されたりし，さらに採取場所から出荷地まで，場所別に貝類を識別する規定がある。また，EUの規制では（EEC, 1991a），貝類の生育水域に関する特別な要求事項が課せられ，水域を糞便系大腸菌群などの数に応じてA，B，Cに分類している（EEC, 1991a ; Lees, 2001）。

一般的に水質検査では，腸内細菌科の細菌数など，糞便汚染の指標菌の存在を定期的に検査する。こうした検査は一般的には有用であるが，特定の腸管系病原体の指標菌としての有効性は限られている（Hood *et al.*, 1983 ; Martinez-Manzanares *et al.*, 1992）。さらに，生育水域における腸内指標菌と貝類に存在するビブリオ属菌やウイルス，または藻類毒とには関連性がほとんどない。前述のように，藻類毒の場合には毒の種類を同定することが必要である。同時に，ウイルスの場合は特別な分析が求められる。

殻剥きした貝類の一般生菌数や大腸菌数など微生物学的な指標について，定期的に検査することによって，長期間にわたる工程管理プログラムの全般的な有効性を確認することができる。しかし，これらを製品ロットに対する通常の検査に用いても，生の貝類の微生物学的安全性と品質を確保するには不十分である。

水質検査によって製品の安全性が保証されるわけではないので，当局によっては貝類の大腸菌やサルモネラ属菌などに関して微生物学的基準を設けている（EEC, 1991a, 1993）。しかし，こうした最終製品の管理では一定レベルのリスクを除去することはできず（ICMSF, 2001），このことを消費者に周知しておく必要がある。

腐敗・変敗

貝類の免疫系が肉質の劣化を防ぐため，生食用貝類にとって，腐敗・変敗は問題にはならない。殻剥きした冷蔵カキの場合は，官能評価が腐敗・変敗を見極める最もよい方法であり，腐敗・変敗を防止するには低温保存（0～2℃）を維持する必要がある。

Ⅳ　養殖

市場に出回っている水産食品の多くは，今も天然の魚介類からつくられているが，水産食品の中で最も急速に伸びている品目は養殖魚からつくられる製品である。養殖は現在，淡水性・汽水性・海洋性の魚類や貝類，甲殻類などを含む水産物の世界供給量の25％を占めていると予測される（FAO, 1998）。これにはナマズ，サケ，マス，エビ，ザリガニ，カキなどよく知られた種が含まれる。養殖は世界中で行われており，米国南東部ではナマズ，欧州北部やタスマニア，米国のメイン州や北西太平洋沿岸ではサケ，アジアおよび南米ではエビやクルマエビが生産されている（IOM, 1991）。これから増大するであろう水産物の供給量は養殖魚を利用したものになると考えられる；それは天然魚の漁獲が持続可能な最大量に達していると思われるからである（Reilly *et al.*, 1992）。

A　初期のミクロフローラ

漁獲されたばかりで適切に扱われている養殖魚に存在する初期のミクロフローラは，漁獲された天然魚と同じ組成で，*Acinetobacter*, *Aeromonas*, *Citrobacter*, *Enterobacter*, *Escherichia*, *Flavobacterium*, *Micrococcus*, *Moraxella*, *Pseudomonas*, *Staphylococcus*, *Streptococcus*, *Vibrio* など多種多様なグラム陰性菌とグラム陽性菌が混在している。養殖の魚介類で，特に熱帯地域のものは，天然のものと比べると腸内細菌の付着率がかなり高いことが多い（Reilly *et al.*, 1986）。しかし，これは地域性と養殖池に与える厩肥によるものと思われる（Christopher *et al.*, 1978；Reilly *et al.*, 1992；Dalsgaard *et al.*, 1995）。

B　腐敗・変敗

温暖な養殖池で生育した魚を氷冷することによって，初期の細菌群が減少し，グラム陽性菌が多くなる傾向がある。しかし，冷蔵期間が長くなると，特に *Pseudomonas* や *Acinetobacter* などのグラム陰性菌が優勢となり（Acuff *et al.*, 1984；Wempe & Davidson, 1992；Nedoluha & Westhoff, 1993），天然の海産魚と同じように腐敗・変敗する。

C　病原体

養殖魚に存在する病原体は，池の生産性を高めるために使用される栄養源，給餌率，生育密度，捕獲方法，加工方法，流通方法など種々の要因によって左右される。養殖のマスではボツリヌス菌の検出率が高いとの報告があり（Huss *et al.*, 1974a；Cann *et al.*, 1975），これは餌の過剰給餌によってさらに増加する可能性がある。マスの餌に「生餌」を使うことによって，デンマークのマス養殖池では非常に高レベルの芽胞が検出された例がある（Huss, 1980）。「生餌」は餌として不適で，押出成型された乾燥飼料であれば高レベルに細菌を持ち込まないと思われる。

隣接する農地からの流出水だけでなく，池の生産力を高めるために動物やヒトの糞を使用することによって，養殖池および養殖魚のどちらにも腸内細菌の出現率が著しく高くなってしまう（Ward, 1989 ; Reilly *et al.*, 1992 ; Twiddy, 1995）。こうした慣習が，特に吸虫類（吸虫）など食品由来の寄生虫感染症の原因となってきた。サルモネラ属菌や *Shigella* などよく知られた腸管系病原菌は肥料や下水流出水の流れ込む水で高い出現率を示し（Wyatt *et al.*, 1979 ; Saheki *et al.*, 1989 ; Reilly *et al.*, 1992 ; Twiddy, 1995），生の養殖魚やその加工環境における腸管系病原菌の出現率の増加の原因になっていると考えられる（Iter & Varma, 1990 ; Reilly *et al.*, 1992 ; Reilly & Twiddy, 1992 ; Ward, 1989）。しかし，鶏糞肥料によりサルモネラ属菌の分離率が高められるわけではないとの報告もある（Dalsgaard *et al.*, 1995）。明らかな糞便汚染がなくても，養殖池や池飼い養殖魚におけるサルモネラ属菌の出現率が低いとは限らない。池水におけるその存在に影響を与えると考えられる要因には，水温，有機物含量，衛生状態，pH，養殖密度，魚の大きさなどが挙げられる。両生類や水鳥と同様，養魚飼料も潜在的な原因であるとされてきた。ここで重要なのは，サルモネラ属菌および大腸菌は温暖な熱帯水域で長く生残するという事実である（Jiménez *et al.*, 1989）。池飼いの魚類および甲殻類から高い割合で分離されるサルモネラ属菌は多数の抗生物質に耐性であった（Hatha & Lakshmanaperumalsamy, 1995 ; Twiddy, 1995）。

V. cholerae non-O1，*V. parahaemolyticus*，*V. vulnificus* など病原性のビブリオ属菌は，生育水からも熱帯地域の養殖池で獲れた魚介類からも高い割合で検出される可能性がある（Christopher *et al.*, 1978 ; Leangphibul *et al.*, 1986 ; Varma *et al.*, 1989 ; Nair *et al.*, 1991 ; Reilly & Twiddy, 1992 ; Wong *et al.*, 1992 ; Dalsgaard *et al.*, 1995）。下水によって富栄養化された水で飼育した養殖魚介類に *V. cholerae* non-O1，*V. parahaemolyticus*，*V. vulnificus* の出現率が増えていると報告されている（Varma *et al.*, 1989 ; Nair *et al.*, 1991）。しかし，熱帯のエビ養殖地域に *V. cholerae* non-O1 が存在することと水の衛生状態，温度，溶存酸素あるいは pH との間に相互関係はない（Dalsgaard *et al.*, 1995）。

リステリア属菌は淡水養殖の環境ではよくみられるが（Jemmi & Keusch, 1994），通常開放系の海洋からの養殖魚介類で分離されることはない（Huss *et al.*, 1995）。降水量が多いために流出水が生じる陸地近くに養殖網がある場合，リステリア属菌の出現率は非常に高くなる可能性がある。

上述した養殖魚介類に特有の問題に加えて，天然魚介類に付着している病原体を防除することにも配慮しなければならない。排水を利用した養殖場で採取した魚介類が食用となる場合，特に生食される場合には，特別な対処を施すことが提言されている（Hejkal *et al.*, 1983）。しかし，後に加熱される養殖魚介類が，ほかの生肉あるいは生の食鳥肉に比べて食中毒に関連したリスクが特に高いということはほとんどないと考えられる（Reilly *et al.*, 1992）。管理技術が今後進んでいくことを考えると，健全な管理手法を用いて飼育された養殖魚介類の微生物学的安全性および品質は向上するものと期待される。

養殖を制約する主な要因の1つが病気である。適正な管理基準とワクチン接種が病気を抑制する重要な対策である一方，場所によっては抗生物質による治療法が今も用いられている。魚は殺す前に，抗生物質治療をしない期間を一定期間設けなければならないため，残留抗生物質が検出されることはほとんどない。抗生物質の使用は耐性菌群の増加をもたらす（Spanggaard *et al.*, 1993；DePaola *et al.*, 1995）。したがって，もはや魚の抗生物質耐性病原体を除去することはできないため，抗生物質を（予防薬として）無制限に使用することは養殖場の崩壊につながる（Karunasagar *et al.*, 1994）。消費者にとってさらに懸念されるのは，そうした抗生物質に対する耐性がヒト病原菌に拡大する可能性があることである（Twiddy, 1995）。2000年に米国で輸入された食品から分離されたサルモネラ属菌187株のうち，15株は1種類以上の抗生物質に耐性を示し，その15株のうち10株は水産物由来であった（Zhao *et al.*, 2001）。これは，農業，あるいは生育・漁獲水域において治療用抗生物質の過剰使用が広がりつつあることが原因となっていると同時に，養殖池あるいは養殖網への抗生物質の使用によってもたらされた結果でもある。知られている限りにおいては，養殖現場での抗生物質の使用が直接ヒトの治療の失敗につながったことはないが，1998年にデンマークで発生した *Salmonella enterica* DT104による事例では患者25名中2名が死亡しており，このキノロン剤耐性菌がブタに由来することが突き止められた（Mølbak *et al.*, 1999）。

D　管理（養殖）

要約

重大な危害要因[a]	• 魚介毒
	• 「鮮魚」（生食の場合）に関しては細菌性・ウイルス性病原体
	• 抗生物質の残留
	• 寄生虫（特定海域；乾燥飼料を餌とする養殖サケなどの魚を除く）
管理手段	
初期レベル（H_0）	• 赤潮の発生期およびその後の漁獲を避けること
	• 動物・ヒトの糞便を肥料として使用しないこと
	• 抗生物質投与後は一定期間を設けること
減少（ΣR）	• 冷凍
	• 加熱調理
増加（ΣI）	• 時間×温度
検査	• 糞便汚染のための養殖池の水質調査
腐敗・変敗	• 時間×温度
	• 官能評価

[a] 特定の状況下では，他の危害要因も考慮する必要があると思われる。

考慮すべき危害要因

養殖魚は海で漁獲された天然魚とは異なる点もあるが，危害要因は海産魚および淡水魚の場合と全般的に同じである。しかし，シガテラ毒のような魚介毒は熱帯サンゴ礁の魚類と関連したものであり，養殖魚では安全性の問題は起きない。一方，貝毒は養殖網が設置された池や海域で赤潮が発生すると蓄積してしまうことがある。寄生虫は乾燥飼料からうつることはなく，生きた魚（あるいは魚の臓器）を飼料として使用する場合に限ってリスクとなり得る。腸内微生物は，特に養殖池が農業流出水の生じる土地にあったり，池を富栄養化するために肥料を使用したりすると，数多くみられる場合がある。*L. monocytogenes* は農業流出水のある淡水池でより普通にみられる。抗生物質の残留があったり，抗生物質が不適切に使用されたりすると抗生物質耐性菌が生じる可能性がある。

管理手段

危害要因の初期レベル（H_0）

魚介毒は，赤潮の発生に関して養殖水域の調査を行い初期の濃度（H_0）を制限することによって抑制される。抗生物質の残留は，漁獲前に一定の無投与期間をおくことにより避けることができる。その正確な期間は動物の大きさと水温によって決まる。抗生物質のクリアランスに関する時間×温度要件について，法に基づいた手引書を提供しているところも多い。

危害要因の減少（ΣR）

加熱済み製品の場合，潜在的な腸管系病原菌とビブリオ属菌は加熱時の減少工程（ΣR）によって管理される。養殖場の微生物学的な質を維持することによって病原菌の存在を制限する。次の管理で製品のリスクが拡大しないことが保証されない限り，養殖池の富栄養化に動物あるいはヒトの排泄物を使用することは避けるべきである。これにより，病原性腸内微生物の出現率が高いことで知られる養殖魚からつくる加熱済み（もしくは加工）製品の二次汚染を予防することにもなる。少量のビブリオ属菌や，別の地域でのサルモネラ属菌の存在が予測される場合，さらにボツリヌス菌のような常在菌に関しては，加工工程でこれらの微生物が確実に危害要因とならないようにする必要がある。生の海産魚は，他の生の食材と同様，ヒト病原菌が低レベルで存在する可能性があるので適切に処理される必要がある。

危害要因の増加（ΣI）

包装鮮魚における低温性の芽胞形成細菌の制御は，天然魚の場合と同様，保存中の温度管理により危害要因の増加（ΣI）を抑制する。

検査

養殖池の水サンプルや堆積物サンプルを用いて糞便汚染の指標菌（腸内細菌・大腸菌など）あるいはビブリオ属菌などを定期的に検査することは，養殖魚に持ち込まれる可能性のある病原菌の種類（例えば，腸管内のビブリオ属菌）や相対的な汚染の程度を評価するのに役立つ（Leung *et al.*, 1992）。淡水池の場合，*L. monocytogenes* が大量に存在するかどうかを知ることは，その菌数を減らし，また養殖魚の中で菌が確実に増殖しないような対策や処置を講じる上で有効である。

腐敗・変敗

養殖魚も天然魚も腐敗・変敗に関して違いはなく，時間―温度管理が腐敗・変敗細菌の増殖（ΣI）を抑える最も重要な要因である。

V　生の冷凍水産物

A　冷凍処理

生の水産物は，丸ごと，あるいは殻付，内臓を除去・解体して，ツナロイン，切り身，ステーキあるいは殻取り貝類など，様々な形で冷凍される。これらの製品の中には冷凍する前にパン粉をつける処理を行うものもある。多くの場合，急速冷凍しやすいように包装しないで冷凍するが，目的によっては冷凍前に包装するものもある。成型品（フィッシュスティックなど）用の魚類はブロックで冷凍し，後にのこぎりで切断する。水産物に使用される冷凍システムには，コンタクトフリーザー，ブライン凍結，その他の接触型冷凍システムをはじめ，連続可動ベルト式冷凍システムやパッシブエアブラストフリーザーなどがある（Pigoff & Tucker, 1990b）。冷凍はできる限り急速に行うが，マグロやサメのような大型魚を丸ごと冷凍するには数日間かかる。冷凍水産物の温度は －18℃以下まで下げるが，現在はさらに低温にすることもよくある。最初の冷凍処理は速ければ速いほど，たんぱく質に対するダメージは少なく良質な製品となる。二次加工されるマグロは，そこまで低温にはならないブライン槽に漬けて船上で丸ごと冷凍される。冷凍水産物は品質を維持するため，貯蔵温度を －20℃以下にする。死後硬直前に冷凍される魚は，品質を向上させるために数日間 －7℃で保存されることが多い。

B　腐敗・変敗

冷凍により細菌の増殖と代謝は抑えられ，冷凍保存中の品質変化の主な原因は魚肉に含まれるたんぱく質・脂質の非微生物学的変化である。

冷凍製品の細菌数は，生原材料の細菌学的品質と加工中の細菌の汚染・除去をある程度反映する。パン粉や衣をつけることで新たな細菌が付着する可能性がある（Surkiewicz *et al.*, 1967 ; Duran *et al.*, 1983）。冷凍処理や冷凍保存による細菌数減少の程度はまちまちで，そのため冷凍前の品質を評価することが難しい場合もある（DiGirolamo *et al.*, 1970）。魚の低温細菌は冷凍ストレスに特に耐性はないが，そのレスポンスは菌株によって異なり，一般的なルールを当てはめることはできない。冷凍による損傷は普通，グラム陽性菌よりもグラム陰性菌によくみられる。

生の水産物においては，冷凍前に長時間放置された場合，冷凍速度が著しく遅かった場合，解凍速度が非常に遅かった場合，解凍状態で長時間おかれた場合などに腐敗・変敗微生物が増殖する。−10〜−12℃未満で増殖する微生物はいない。加温せずに解凍することは本来時間のかかるプロセスなので，この間に低温細菌群が活動する。一度解凍した後の生化学的・微生物学的変化は，生の冷蔵水産物で前述したのと変わりない（Ⅲ項参照）。

水産物が不適切に温度上昇した状態（例えば −10℃以下から −5℃に上昇）におかれた場合，非常にゆっくりだがカビが増殖すると考えられる。数種のカビと，おそらく酵母もこの程度の低温で増殖可能であるが，細菌はもう少し高温でなければ増殖しない。凍結した食品中で細菌が増殖することはないが，冷凍保存中，程度は様々だが生残する可能性がある。解凍された冷凍魚は，冷凍していない魚とほとんど同じ速さで腐敗・変敗する。例外は解凍した海産魚の CO_2 を用いた冷凍貯蔵である。先に述べたように，CO_2 貯蔵では CO_2 に耐性のある腐敗・変敗細菌の *Photobacterium phosphoreum* が出現する（Dalgaard *et al.*, 1993）。しかし，この細菌は冷凍に弱く，解凍した冷凍魚を CO_2 保存すると可食期間が劇的に延びる可能性がある（Bøknæs *et al.*, 2000）。細菌群は冷凍保存中徐々に減少する傾向にあるが，その速度は細菌の種類によって異なる。例えば，腸球菌は長時間の冷凍保存に高い耐性を示す。一般に，冷凍保存においてはグラム陰性菌のほうがグラム陽性菌よりも早く死滅する。芽胞はさらに強い耐性を持っている。

C　病原体

上述のとおり，冷凍処理によって水産物の細菌群は全般的に減少する。このことは病原体にも低温性の腐敗・変敗微生物にも当てはまる。一般的に，サルモネラ属菌やその他腸内細菌など，グラム陰性菌は冷凍による損傷に弱く，中温性のビブリオ属菌も死滅するものがある。しかし，水産物はたいてい冷凍前に冷蔵温度におかれるため，冷凍による損傷程度が大きいとは考えられない。どんな場合でも計数しうる程度の菌が生残し，実際の死滅率にはかなりのばらつきがある。芽胞には冷凍処理による影響はなく，ブドウ球菌やリステリア属菌などグラム陽性菌の増殖形細胞も通常同じように生残する。冷凍水産物を保存中，増殖形細胞はそれぞれの種固有の感受性と冷凍庫の温度に対応した速さで次々に死滅していく。

凍結処理後に冷凍保存をすることにより，通常ヒトに危険を及ぼす魚の寄生虫はすべて死滅する。これは寿司として食べられる魚介類に勧められる方法である。凍結処理は，生きている動物に蓄積される自然毒や冷凍前の不適切な保存によって生成される細菌毒素には効果がない。

冷凍保存中の水産物における細菌の生残は，*Salmonella*，*Shigella*，*Listeria*，*V. cholerae* やその他のビブリオ属菌などの病原微生物に関して重要だが，それは，こうした微生物がさらに増殖しなくても感染し，その感染力が菌量に依存するためである。多くの報告から，*V. cholerae* は保存後約3〜6週間で非常に低レベルまで減少するが，腸炎ビブリオは数カ月も生存できることが分っている（Johnson & Liston, 1973）。

凍結処理により，細菌によるヒスチジン脱炭酸酵素の産生が停止するが，すでに産生された酵素はすべて活性を持ち続ける。このため冷凍保存期間が長いと，特に冷凍温度が高い場合にはヒスタミン量がかなり上昇してしまう可能性がある。観察されるその酵素活性は，ヒスタミン量を腐敗・変敗の限界値である5ppmよりも高く，さらには危険レベルである50ppmを超えるほどにまで増やしてしまうことができる。

D　管理（生の冷凍水産物）

要約

重大な危害要因[a]	• 魚介毒
	• ヒスタミン（ヒスチジン含有種）
管理手段	
初期レベル（H_0）	• 赤潮の発生期の漁獲を避けること
	• 特定海域での漁獲を避けること
減少（ΣR）	
増加（ΣI）	• 時間×温度
検査	• 官能評価
腐敗・変敗	• 冷凍前の魚の品質（前記参照）
	• 時間×温度
	• 官能評価

[a] 特定の状況下では，他の危害要因も考慮する必要があると思われる。

考慮すべき危害要因

冷凍した生の魚介類は非凍結鮮魚と異なり健康に影響を及ぼす危害要因はない。

管理手段

すでに取り上げた生魚における対策に加え（魚介毒，ヒスタミンなど），冷凍水産物の場合には他に2つの要因について考慮する必要があり，それは凍結速度と保存温度の管理である。これらの要因は主に水産物の官能的品質に影響を及ぼすが，低温であることが冷凍水産物における微生物活性を止める最良の方法である。冷凍処理はできるだけ迅速に行い，一度冷凍した製品は −18℃以下で保存しなければならない。解凍処理も製品における微生物学的品質・安全性に大きな影響を及ぼす可能性がある。解凍処理はできるだけ迅速に行い，中心部まで解凍する間に魚介類の表面を不適切な温度に暴露させないことが必要である。

検査

冷凍温度で維持された水産物の微生物検査によって提供される冷凍前の魚の細菌学的品質に関する情報は限られた範囲にとどまる。低温菌は水産物がかなり長い間，解凍条件にさらされると増えることが予測されるので，冷凍保存中の温度管理の失敗は低温細菌数を調べることによって知ることができる。しかし，この手法は水産物に通常存在する低温菌数に関する過去のデータを有していることが必要であり，またサンプルを迅速に分析することで，サンプルの収集・処理中に晒される解凍条件の影響を避ける必要がある。

温暖な海域の魚介類を凍結した冷凍水産物についてビブリオ属菌を検査する際には，この微生物が海域に常在しており，その存在が予測されることを考慮しておく必要がある。

Ⅵ　魚のミンチ・すり身製品

魚類のブロック，ミンチ肉，すり身，さらにこれらの加工品が大量に国際取引されている。ブロックは切り身からだけでなく，切り身の一部あるいはミンチ肉からも圧縮してつくられ，冷凍される。切り身からつくられるブロックと同様，これらは多くの場合パン粉や衣をつけてフィッシュ・フィンガー（スティック）や魚のフライとなる。こうした製品は，通常凍結前加熱あるいは弱く加熱がされている。魚ミンチのブロックは，内臓を除去した魚から脱骨機によって皮や骨を取り除いた肉部分からつくられたり，切り身をつくる過程で出る残余物からつくられることも多い。すり身の場合も脱骨機を用いるが，繰り返し洗浄することで基本的に筋肉たんぱく繊維にまでする。すり身にするための内臓除去は通常手作業で行う。ブロックに圧搾し，冷凍する前に繊維に凍結保護剤を混ぜる。魚ミンチのブロックは，生原材料を使用することとミンチにする際の混合操作の両方の理由から，切り身ブロックよりも一般的に細菌数が多い。すり身の場合は，前処理，魚の保存期間，さらには加工の工程管理によって細菌数にばらつきがある。どちらの場合も 10^6cfu/g 程度存在することもまれではない。

すり身は，機械化された工程でつくられる種々の擬似練り製品（イミテーション）の主原料である。氷点下で部分解凍し，なめらかなペースト状にするために食塩やその他の添加物を加える作業があるが，ペースト状になったものは平らなひも状で可動式のベルトに押し出される。その後，種々の加熱段階を経るので，このとき芽胞以外のすべての細菌が殺菌される。それから細いひも状にして独特のテクスチャーが与えられ，その後さらに必要な形に成型される。最も一般的なのは，カニやエビ，ホタテ貝などに似せた製品である。すべてではないが，多くの加工工程において，製品を凍結する前に最終的に熱湯殺菌が行われている。

すり身は，木製の板の上で加熱して作られるかまぼこの原料にもなる。

すり身製品は魚類からつくられるが，多くの水産食品とはその組成が異なる。すり身には，腐敗・変敗細菌の主要な栄養成分である水溶性窒素化合物は含まれていないが，大量の糖分が添加されていたり，卵製品が入っていることも多い。すり身に使われる魚ミンチのミクロフローラは鮮魚と非常に似ているが，すり身製品の芽胞形成細菌の数（10^1～10^2cfu/g）はごくわずかにとどまっている（Elliot, 1987；Matches *et al*., 1987；Yoon *et al*., 1988）。冷蔵温度で解凍，保存した場合，製品の可食期間は官能的には非常に長い。しかし実験では，すり身製品は多くの病原菌の増殖に適した栄養成分を含んでいることがわかっている。したがって，これらの製品が温度不備な状態におかれた場合，潜在的な危害要因となるが，これは水産加工品が不適切に扱われた場合の腐敗・変敗指標となる悪臭が発生しないため，さらに重大である。*Aeromonas hydrophila* は低塩環境では *Pseudomonas fragi* と競合するが，塩分含有量が高いすり身では競合しない（Ingham & Potter, 1988）。

魚ミンチあるいはすり身製品の摂食による食中毒は報告されていない。すべての食品と同じようにこうした製品も，ヒトや原料魚からの二次汚染を防止するために GHP を順守しながら製造することが求められる。

Ⅶ　加熱済み甲殻類（冷凍・冷蔵）

国際取引される甲殻類のうち，市場に出る前に加熱されるものはかなりの割合になる。これにはエビやロブスター，さらに最近ではザリガニも含まれる。カニ加工の第一段階は加熱することなので，すべてのカニ製品がこのカテゴリーに分類される。一度加熱されたこれらの製品は冷蔵状態か，あるいはかなりの割合で冷凍されて流通する。冷凍製品はそのままの状態，もしくは小売店で陳列される前に解凍して販売される。パン粉を付けた冷凍エビは冷凍前に加熱されるものも少しある。かなりの量のカニ肉が長く冷蔵保存するために低温殺菌される（低温殺菌製品の項参照）。加熱済みのエビおよびワタリガニの加工の流れを，それぞれ Figure 3.7 および 3.8 のフローチャートに示す。

A　加熱・採肉・包装

カニは一般にピッキングやその他の加工をする前に熱処理されるので，加熱済み食品として分類されるのが妥当である。ほかの多くの甲殻類（エビ・ロブスター・イセエビ・ザリガニなど）は加熱済みの調理済み食品として，冷蔵・冷凍されて市場に出ることが多い。加熱処理では湯通し（エビ：95～100℃），煮沸，あるいは加圧蒸煮（ロブスター・カニ：100℃以上）する。加熱時間は品質低下を最小限に抑えるため一般的に短く，通常，カニの場合は沸騰した海水で20分相当である。小さいものは丸ごとだが，大きいカニ（タラバガニ・ズワイガニなど）は加熱前に分割する。

特にハサミ部分やロブスター，さらに特定のカニ（ワタリガニなど）の肉は手作業か，もしくは簡単な機械を使って取る。カニ肉は塩水に浮かばせて小さい殻から選別することも多く，その後，淡水で洗浄してから包装し，冷蔵・冷凍する。加熱済みエビは，むき身でも殻付でも市販される。むきエビは，常にとは限らないが，一般的に殻を外す前に加熱調理される。エビの殻剥きは機械で行うことが増えているが，世界的には，特に発展途上国では今も手作業のほうが多く，多くの加工

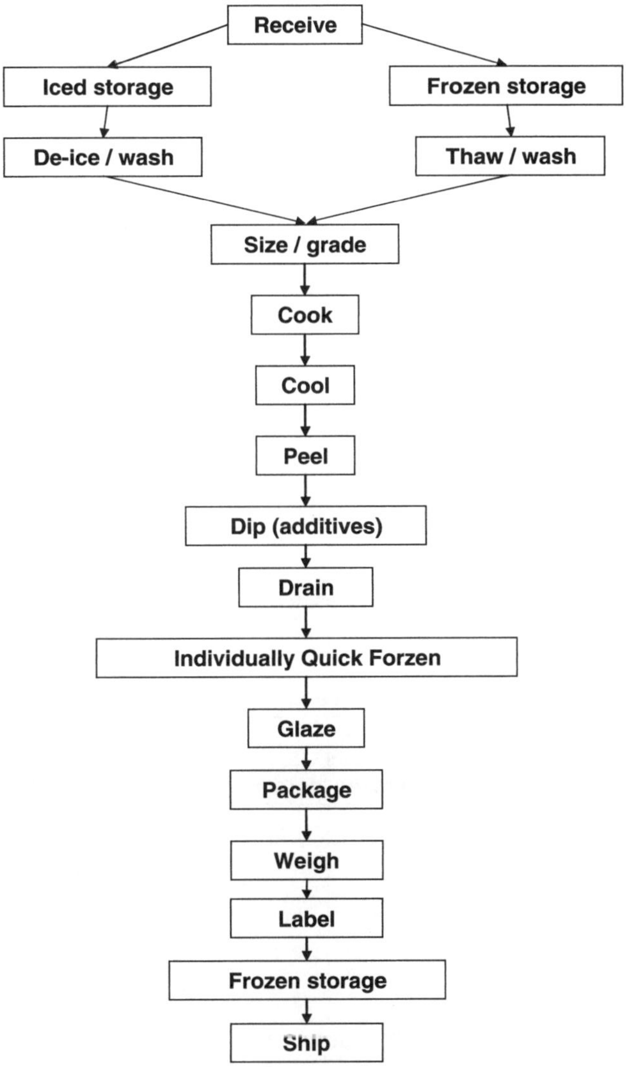

Figure 3.7　加熱済みエビの加工フロー図の例（NMFS, 1989）

施設では機械で剥いだ後に，さらに手作業で細かくきれいに採肉している。

カニ肉は，採肉を容器に入れ，内部温度85℃（185°F）で最低1分間殺菌することによって可食期間を延ばすことができる（FDA, 2001b）。その後，製品を冷蔵保存する（2℃以下）。この方法のおかげでカニ肉を最長6カ月間大量保存することができる。加熱済みむきエビは，そのまま包装・冷凍することもあれば，衣やパン粉をつけることもある。

B　腐敗・変敗

加熱によって甲殻類に含まれるかなりの細菌数が減少し，腐敗・変敗細菌および病原細菌の増殖

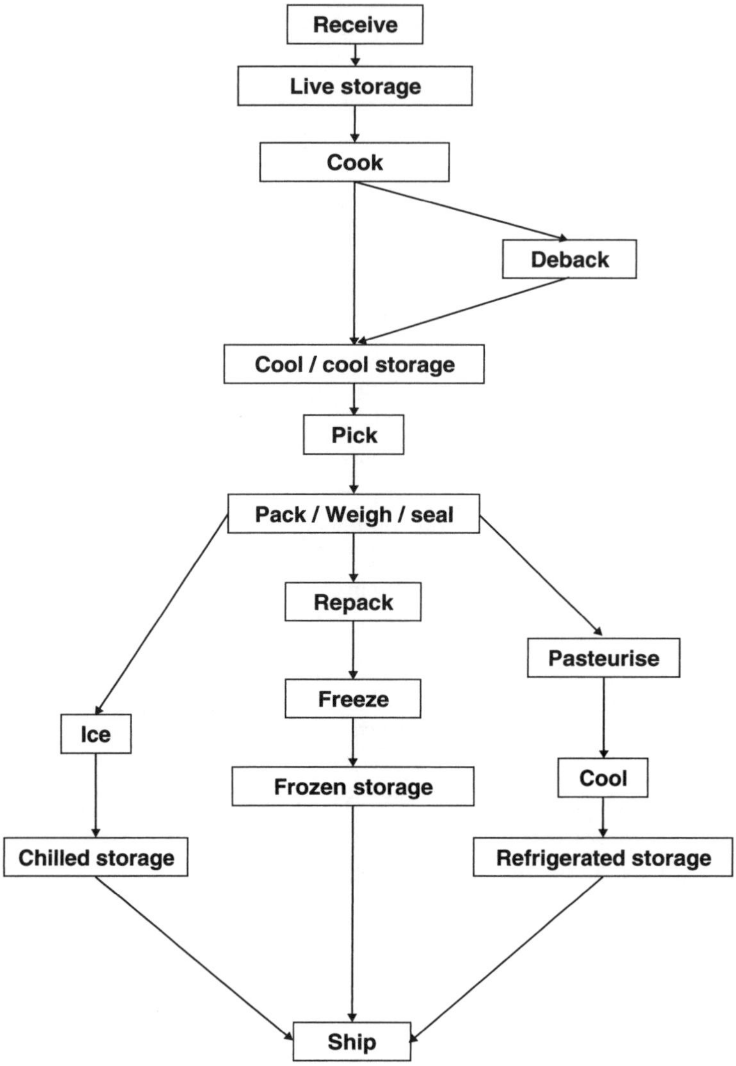

Figure 3.8　ワタリガニの加工フロー図の例（NMFS, 1990c）

形細胞が死滅する（Ingham & Moody, 1990）。しかし，熱処理が不十分な「冷点」を絶対につくらないよう注意しなければならない。

食塩水中での選別を含むカニの採肉作業や殻剥ぎ作業では，取り出した肉が種々の微生物に再汚染されることが多い。採肉作業時の廃棄物用ごみ容器や昆虫，生きたカニ荷からの二次汚染が，加熱後の再汚染の原因である。取り出した肉には通常 10^5 cuf/g の微生物が存在し，その中にはグラム陽性桿菌およびグラム陽性球菌，グラム陰性桿菌や酵母などが含まれる。採肉を冷蔵保存すると，菌数は 7 日間で 10^7 cfu/g 以上にまで漸増する。ミクロフローラは，特に *Pseudomonas* および *Acinetobacter-Moraxella* spp. などグラム陰性桿菌が優勢となる。腐敗・変敗過程では一般的に揮発性アミンが生成される。

死んだ状態で加工施設に搬入されるエビの加工工程は，カニやロブスターとは多少異なる。加工施設への搬入時における初期の細菌数は，エビの品質と船上での保存時間に相関し，10^3～10^7 cfu/gの範囲である。熱帯海域で漁獲されたエビの菌数は多い傾向がある（Cann, 1977）。エビは殻剥き前あるいは殻剥き後のどちらかに煮沸もしくは蒸煮処理をした場合，その菌数は中温細菌が最高100分の1，低温細菌が最高10,000分の1にまで減少する（Ridley & Slabyj, 1978）。しかし，製品検査や等級付けの間に保存されたり人の手が入るために，加熱前と同じ程度の細菌レベルに急速に戻ってしまい，ミクロフローラはより中温性へと変化する。一般に，加工処理後の菌数レベルは搬入時の原材料における菌数を反映している（Høegh, 1986）。塩水処理後に加熱した殻付きエビでは再汚染率が多少低くなることが観察されている（Ridley & Slabyj, 1978）。人の手が入るため，最終製品には低レベルの大腸菌群や大腸菌，ブドウ球菌が存在する可能性がある。加熱済みエビを冷凍ではなく冷蔵保存すると，腐敗・変敗フローラは *Pseudomonas* あるいは *Acinetobacter-Moraxella*，時にはコリネ型菌（Cann, 1977）もしくは *Aeromonas*（Palumbo *et al.*, 1985；Palumbo & Buchanan, 1988）が優勢となる。

C　病原体

加熱済み甲殻類で，病原細菌が存在もしくは増殖する可能性は，熱処理の適切性と処理後の汚染程度，さらには適正な冷蔵・冷凍保存の維持にかかっている。カニ肉，エビなどにとって不適切な温度が与えられることにより，特に熱処理の結果，競合微生物が除去されてしまった場合には幅広い種類の細菌の増殖が可能となる。手作業の度合いによっては，種々のヒト病原体が持ち込まれる機会をつくってしまうことが多い。このことが，報告されている加熱済み甲殻類に由来する食中毒発生事例に反映されている（Bryan, 1980）。生のエビやカニのミクロフローラに多くみられる腸炎ビブリオは，こうした製品に由来する食中毒の原因菌である。その一例として，日本では1996年，ゆでカニが原因で691名が腸炎ビブリオによる胃腸炎となった（厚生労働省，1999）。流行地で漁獲されたカニの摂食によるコレラ事例も発生している（Finelli *et al.*, 1992）。しかし，加熱済みのエビやロブスター，さらにはカニ肉製品由来の食中毒事例の大部分は，従来からの食品由来病原菌である黄色ブドウ球菌，*Salmonella*, *Shigella* およびウイルスが原因である。特に製品の腐敗・変敗が顕在化する前に病原菌が増殖するような条件下においては，適正な保存温度の維持が最大の課題である（Ingham *et al.*, 1990）。

採肉処理は手作業なので，病原細菌がヒトからカニ肉へと移る可能性は高い。エビの加工処理が手作業で行われる割合は，殻剥きを手作業で行うなど，その割合が非常に高いところから，殻剥き，検査から包装作業まで機械化されているなど最小限にとどまるところまで様々である。食品取扱者が普遍的に黄色ブドウ球菌を保菌していることによって生および加熱済み製品，特にカニ肉に低レベルの菌が持ち込まれる結果となることも多いが（Ridley & Slabyj, 1978；D'Aoust *et al.*, 1980；Hackney *et al.*, 1980；Swartzentruber *et al.*, 1980；Wentz *et al.*, 1985），生製品の場合は加熱処理によって除去しなければならない。病原菌の再汚染は，肉から殻の破片を取り除くことを目的とする塩水への懸濁処理によってさらに増大するおそれがある；塩分が高いとグラム陰性の腐敗・変敗細菌よりも耐塩性のブドウ球菌が選択される。幸い，ブドウ球菌は，特に多少不適切な温度ではカニ肉の正常な植物フローラとそれほど競合せず，冷蔵保存中に徐々に死滅する傾向がある（Slabyj *et al.*, 1965）。しかし，不適切な温度におかれた製品では，特に熱処理によって腐敗・変敗フローラが抑制されてしまった場合，ブドウ球菌がかなり大量に増殖する可能性がある（Gerigk, 1985；Buchanan *et al.*, 1992）。このために，特にカニ肉由来のブドウ球菌食中毒の偶発事例が起こる（Bryan, 1980）。加熱済みエビの殻剥きを手作業で行うことによって製品に黄色ブドウ球菌が持ち込まれ，不適切な温度の場合，菌が増殖してエンテロトキシンが産生される。場合によっては，製品のミクロフローラをかなり変化させるガス置換包装などの処理を行うことで，不適切な温度に置かれた製品に腐敗・変敗が顕在化する前に黄色ブドウ球菌の危険な毒素が生産される可能性を止めることができる。冷凍カニ肉からは，そのほかにも種々のブドウ球菌が分離されている（Ellender *et al.*, 1995）。

不適切な温度におかれた加熱済みの甲殻類が様々な病原菌の媒介となる可能性があるので，初期の熱処理後における適切な衛生管理と温度管理を維持する必要性に関心が寄せられている。こうした関心は，加熱済み甲殻類によるサルモネラ属菌や *Shigella* など腸管系病原菌による食中毒事例が起きていることによってさらに高まっている（Bryan, 1980；Mazurkiewicz *et al.*, 1985）。生および加熱済み製品における *Salmonella* および *Shigella* の出現率は通常低い。しかし，これには地域によるばらつきがある（D'Aoust *et al.*, 1980；Gilbert, 1982；Fraiser & Koburger, 1984；Gerigk, 1985；Sedik *et al.*, 1991）。ガス置換包装が，不適切な温度（11℃）におかれた加熱済みカニにおけるサルモネラ属菌の増殖を遅らせるという知見がある。しかし，非常に不適切な温度におかれた製品においてはその効果はない（Ingham *et al.*, 1990）。

腸管系病原菌の菌数は冷蔵保存中に減少する傾向がある。しかし，これは確実に除去するには速度においても量においても不十分である（Taylor & Nakamura, 1964）。低温性の腸管系病原菌である *Yersinia enterocolitica* は，冷蔵温度における加熱済みのエビおよびカニ肉のどちらでも増殖する例外的な例である（Peixotto *et al.*, 1979）。この菌は生のエビ・カニからも低量が分離されている（Peixotto *et al.*, 1979；Faghri *et al.*, 1984）。しかし，これは加熱によりすでに損傷を受けており，冷凍保存中に減少する（Peixotto *et al.*, 1979）。

Vibrio parahaemolyticus, *V. cholerae*, *V. vulnificus* は河口水域で獲れた生の甲殻類の微生物フローラに必ず存在するものであり（Davis & Sizemore, 1982；Faghri *et al.*, 1984；Molitoris *et al.*, 1985；Varma *et al.*, 1989），加熱済み甲殻類において重要な病原菌である。これらの菌種は漁獲海域の水温が高い場合に多く存在する（Kelly, 1982；Williams & LaRock, 1985；O'Neil *et al.*, 1990）；しかし，冷水域から獲れたカニからも分離されている（Faghri *et al.*, 1984）。

生の甲殻類におけるビブリオ属菌の出現率が高いため，加熱済み製品における病原性ビブリオ属菌を未然に防ぐには，適切な熱処理による殺菌および二次汚染の防止といった対策が重要となってくる。ビブリオ属菌は熱処理に感受性が高いと考えられるため（Delmore & Crisley, 1979；Shultz *et al.*, 1984），二次汚染の防止は特に重要である（Hackney *et al.*, 1980；Karunasagar *et al.*, 1984）。しかし，カニの初期加工における標準的な熱処理では組織内部の *V. cholerae* を死滅するには不十分で，さらに厳密な処理が求められている（Blake *et al.*, 1980a）。ビブリオ属菌数は，冷蔵および高めの冷凍温度（4℃／－20℃）で保存される間にゆっくりと減少するが，さらに低い温度（－80℃）で保存されると安定する（Bradshaw *et al.*, 1974 ; Oliver, 1981 ; Boutin *et al.*, 1985 ; Oliver & Wanucha, 1989）。*V. cholerae* の耐凍結因子がクルマエビの殻に確認され（Shimodori *et al.*, 1989），キチン質がその病原菌の耐酸性を促進すると報告されているが（Nalin *et al.*, 1979），耐熱性には影響しない（Platt *et al.*, 1995）。冷蔵・冷凍保存に高い耐性を示す *V. cholerae* non-O1 株が確認されている（Wong *et al.*, 1995）。

一般生菌数，大腸菌，糞便系大腸菌群および腸球菌の分析など通常行われる指標菌の微生物学的検査は，腸炎ビブリオの存在を示すにはあまり役に立たない（Hackney *et al.*, 1980）。

ヒトのリステリア症の病因における食品由来感染の果たす役割を，冷蔵温度での *L. monocytogenes* の増殖能とともに検証することによって，加熱済みのエビ・カニ肉・ザリガニにおけるその特性を追究する研究がかなり進んでいる。例えば，加熱済みのザリガニ尾肉の場合，6℃あるいは12℃に短時間の暴露では *L. monocytogenes* はすぐに増殖したが，0℃に維持された製品では増殖しなかった（Dorsa *et al.*, 1993a）。殺菌済みカニ肉の場合は，1℃で *L. monocytogenes* の増殖が促進され，保存温度を5℃に上げると，増殖速度が大幅に増した（Rawles *et al.*, 1995）。*L. monocytogenes* は低塩分の淡水域に高い割合で存在し（Colburn *et al.*, 1990），生のエビ・カニから日常的に分離される（Motes, 1991）。加熱済みむきエビと加熱済みカニ肉からはほぼ同率（10％）で *L. monocytogenes* が分離される（Weagant *et al.*, 1988 ; Hartemink & Georgsson, 1991 ; Rawles *et al.*, 1995）。これが不十分な加熱殺菌によるものか，二次感染によるものか，環境あるいは食品取扱者からの加工後の汚染によるものかは不明である。本菌は加工環境に存在していることも多く，Destro *et al.*（1996）はRAPD/PFGEパターンが異なるいくつかの型が未加熱冷凍エビを製造する加工施設に存在することを確認している。特に熱処理温度が低い場合，*L. monocytogenes* はビブリオ属菌や腸管系病原菌よりも耐熱性がかなり高い（Harrison & Huang, 1990 ; McCarthy *et al.*, 1990 ; Dorsa *et al.*, 1993a）。例えば，ザリガニ尾肉ホモジネートにおける $D_{60℃}$ 値は4.7分であった（Dorsa & Marshall, 1995）。肉を1％の乳酸で処理することによって，この値は $D_{60℃}$ ＝2.4分まで短縮する。また *L. monocytogenes* は高食塩濃度に対する耐性でも腸内細菌よりかなり優れ（Buchanan *et al.*, 1989），塩水への懸濁時のカニ肉にも十分存在することができる。ザリガニの尾部にクエン酸あるいはソルビン酸カリウムを噴霧することは，加熱済みザリガニにおける *L. monocytogenes* の低減という意味ではあまり効果的ではなかった（Dorsa *et al.*, 1993b）。冷蔵温度における *L. monocytogenes* の増殖はガス置換包装である程度抑制できるが，不適切な温度ではこの効果が失われる（Oh & Marshall, 1995）。ザリガニ尾部を1.5％以上の乳酸で処理することにより，ガス置換包装の有効性が高まる（Pothuri *et al.*, 1996）。

Listeria monocytogenes は5℃でもかなり増殖し，菌接種試験ではカニ肉内の菌量が14～21日以内に 10^6cfu/g を上回った（Brackett & Beuchat, 1990 ; Buchanan & Klawitter, 1992）。本菌は冷凍食品内でも本質的に変化せずに長時間生存することができる（Harrison *et al.*, 1991 ; Palumbo &

Williams, 1991)。*L. monocytogenes* は加熱済みのエビおよびカニ肉のどちらからも分離され，その生存性と増殖性が懸念されるが，加熱済み甲殻類製品と食品由来性リステリア症の原因とを直接結びつけるものはないことに留意することが大切である。

ボツリヌス菌（通常は血清型E型）株はカニから分離されたことがあるが，これまでのところ特にボツリヌス症が問題となるような証拠はない。低温殺菌されたカニ肉は，嫌気的条件と考えられる缶詰で数カ月にわたり保存される。U. S. National Blue Crab Industry Association が導入している殺菌処理基準では，たんぱく非分解性のものは十分に死滅するものの，たんぱく分解性であるボツリヌス菌の芽胞は死滅しない。製品は冷蔵により，微生物学的な品質および安全性のどちらにも影響を及ぼす芽胞の発芽と増殖を阻止する必要がある。不適切な殺菌によって偶発的に食中毒事例が起きると考えるのが妥当だと思われる。しかし，殺菌処理が行われてきたこの50年間に，殺菌不足に由来する食中毒事例はない。

D　管理（加熱済み冷凍・冷蔵甲殻類）

要約

重大な危害要因[a]	• 黄色ブドウ球菌（加熱後汚染）
	• 細菌性腸管系病原体（加熱後汚染）
	• ウイルス性腸管系病原体（加熱後汚染）
	• ボツリヌス菌（カニ肉缶詰における中温性菌）
管理手段	
初期レベル（H_0）	• 適用なし
減少（ΣR）	• 加熱・調理により病原体は破壊される
増加（ΣI）	• GHP を順守し二次汚染を回避すること
	• カニ肉缶詰の低温保存
検査	• 調理済み甲殻類における黄色ブドウ球菌
	• サルモネラ属菌
腐敗・変敗	• 時間×温度

[a] 特定の状況下では，他の危害要因も考慮する必要があると思われる。

考慮すべき危害要因

生の甲殻類の項で説明したように，魚介毒やヒスタミン，寄生虫が安全性に関する主要な問題ではない。常在するもの，汚染により付着したもの，どちらの病原体も加熱処理によって死滅し，原則的には製品は無菌となる。加熱済み甲殻類の殻剥き作業は通常，加熱処理後に機械でも手作業でも行われるため，黄色ブドウ球菌，サルモネラ属菌，あるいはウイルスなどヒトに由来する病原体に汚染される可能性がある。生原料においてはビブリオ種による再汚染もみられる。

管理手段

危害要因の初期レベル（H_0）

生の魚介類の項を参照。

危害要因の減少（ΣR）

サルモネラ属菌，*Shigella* spp.，ウイルスなど腸管系病原体の存在は不十分な熱処理が原因である（ΣR 対策の欠如）。

加熱済み製品は適切に冷却し，2℃以下で保存しなければならない。懸濁処理の塩水は冷却し，微生物数を適切に管理するために計画に従って交換，処理する必要がある。交換に際しては，その都度タンクを洗浄し殺菌することが求められる。処理の温度，冷却速度，冷蔵・冷凍保存の温度は継続的にモニタリングする必要がある。

冷蔵での可食期間が長い製品においては，*L. monocytogenes* やボツリヌス菌など低温性の病原菌の増殖を抑制するための管理が必要となる（軽度保存処理水産加工品の項参照）。

危害要因の増加（ΣI）

多量の黄色ブドウ球菌汚染の原因は，過剰な手作業とその後の菌の増殖である。こうした再汚染（ΣI）は，作業者の教育と加熱済み製品への直接の接触を最小限に抑えること（手袋／器具の使用など）で抑制される。この病原菌は，耐塩性のため塩水中でも増殖することができる。これは塩水の冷却と定期的な交換によって抑制することができる。その後の低温貯蔵と加熱，殻剥ぎによって黄色ブドウ球菌がエンテロトキシン産生レベルの菌数にまで増殖する（ΣI）のを防止することができる。腸内微生物の汚染が熱処理後の再汚染（ΣI）によっても生じることがあり，これは作業者の不適切な取り扱いが原因であることも多い。ビブリオ属菌は加熱済み製品の二次汚染（ΣI）が原因であることが最も多い。これは適切な加工施設の設計と製品移動の管理，作業者や設備，衛生プログラムの遵守によって予防することができる。

検査

黄色ブドウ球菌が食中毒を引き起こすには増殖と毒素産生が必要で，もし加工工程についての予備知識（GHP・HACCP プログラムなど）が入手できない場合には，微生物学的検査によって安全性をある程度保証することができる。EU では黄色ブドウ球菌に関する加熱済み甲殻類の微生物基準（$n = 5$，$c = 2$，$m = 100$ cfu/g/，$M = 1{,}000$ cuf/g）を設けている（EEC, 1991a, 1993）。EU の規制（EEC, 1991a, 1993）では，サルモネラ属菌に関しても 5 サンプル，25 g 中に菌が存在してはならないという基準がある。加熱済み甲殻類はビブリオ属菌の検査を行うことがあるが，それにより再汚染があったかどうかが判明する。もし検出された場合には，殺菌されているか（再加熱などにより），あるいは保存剤添加の酸—食塩系のブラインに浸漬するなどによって増殖が抑制されていることを確認した上でその製品を使用しなければならない。

腐敗・変敗

加熱済み甲殻類は急速冷却し腐敗・変敗細菌の増殖を抑制しなければならない。製品は通常冷凍されるが，品質の劣化は冷凍保存中のたんぱく変性によるものである。

Ⅷ　軽度保存処理水産加工品

A　はじめに

世界で漁獲された魚のおよそ15％は，通風乾燥・天日乾燥，振り塩漬け，火を使った燻製など多くは伝統的方法で今も保存加工されている。これに対して，いわゆる軽度保存処理水産加工品（lightly preserved fish products）とは，軽く加塩したり，冷燻したり，pHを下げたりといった保存手法を組み合わせることによってつくられる保存食品である。通常のグラム陰性腐敗・変敗フローラは多少抑制されるため，可食期間は氷蔵の鮮魚より長い。こうした製品は無菌ではなく，微生物は増殖することができるので微生物活性によって通常腐敗・変敗する。これらの製品には，冷燻した魚，魚の酢漬け（マリネ），魚卵の醤油漬け，甲殻類の塩漬け，加熱済み甲殻類の塩漬けなどがある。

水産物の燻煙処理は，主としておいしそうな外観と風味のある食品をつくるために行われる。軽く塩漬け（6％以下）するだけで燻すため，細菌増殖が可能となる。冷燻製品（30℃以下）は通常種々の細菌群が付着しており，保存温度や包装のガスによって腐敗・変敗パターンが異なる。温燻水産物（60℃以上）では細菌群はかなり減少するが，競合する細菌が除去されてしまうため潜在的に病原菌の増殖に最適な基質を提供することになる。温燻製品は殺菌食品として分類し，後に取り上げる。

冷燻には数種類の魚を使用するが，最も一般的なのがサケ（通常養殖サケ）である。切り身にしてから，乾燥塩漬け，あるいは塩水漬け・塩水注入のどれかの方法で塩を加える。短時間の塩抜き後，切り身は冷燻される。冷燻は通常22～30℃で6～24時間かけて行われる。魚のたんぱく質が凝固するのを防ぐためにこのような低温で行われる。そのため切り身の見た目は生のままである。冷却してから，切り身を包装するか，あるいはスライスしてから包装する。可食期間は食塩濃度によって異なるが，真空包装された製品であれば冷蔵温度で3～8週間保存することができる（Figure 3.9）。

魚の酢漬け（マリネ）は北欧諸国の代表的な製品でサケ，マス，オヒョウからつくられる。魚の切り身に塩，砂糖，香辛料（ディル）をふりかけ，冷蔵温度（5℃）で1～3日間加圧する。切り身はスライスして冷蔵保存する。可食期間は通常1～2週間と短い。この製品は，塩漬けあるいは酸性塩水に浸漬する他の酢漬け魚（いわゆるニシンのマリネ：ニシンは酢酸＋食塩＋スパイスの入ったマリネ液に漬けられる）と異なる。こうした製品の可食期間はより長く，下記に記載する。

このカテゴリーに分類される日本の食品の例としてイクラの醤油漬けがある。製品は包装して，

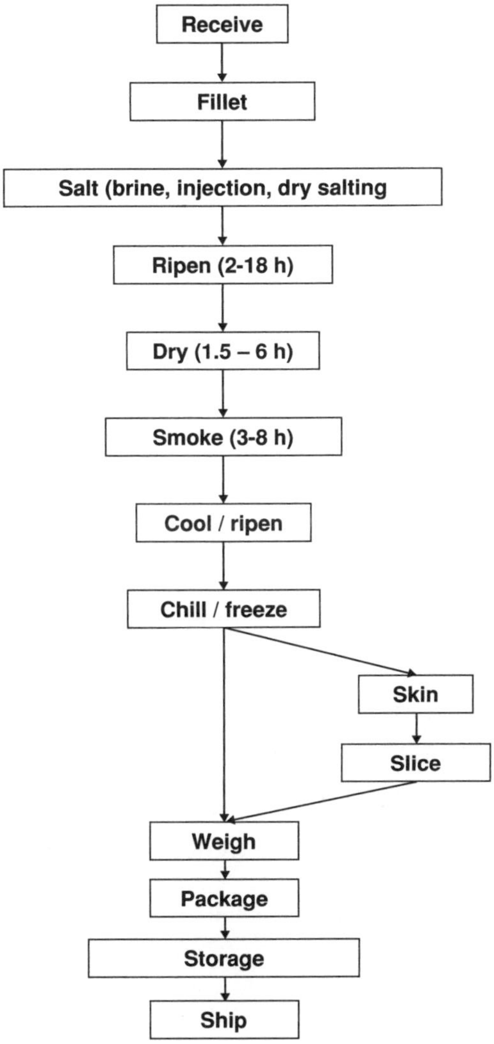

Figure 3.9　冷燻サケの加工処理フロー図の例（Huss *et al.*, 1995）

冷凍保存される。

加熱済み甲殻類の塩漬けはエビあるいはカニ肉でつくられるのが代表的である。加熱済みの肉を塩（4～6％），クエン酸（pH4.5～5.5），砂糖（もしくは甘味料），安息香酸，ソルビン酸の入った塩水に浸漬する。製品は冷蔵保存で4～6カ月間安定して保存できる。

B　腐敗・変敗

燻製の加工処理によって，生製品ではグラム陰性菌に占められていた菌群がグラム陽性菌優勢へと転じる。この変化の割合は加工の程度に関連する。一般的に芽胞形成性のクロストリジウム属菌およびバチルス属菌，グラム陽性球菌，乳酸菌が優勢に生残するが，いくつかのグラム陰性菌（低温性の腸内細菌など）も通常生き残る。後の冷蔵保存中にこれらの細菌は増殖し，腐敗・変敗を引き起こす。こうした製品では，包装によって酸素が遮断されるため微好気性のグラム陽性菌や発酵性のグラム陰性菌が選択されることが多い。例えば，0～2℃で80日間保存されたカナダ産およびノルウェー産のサケの冷燻の包装では，優勢な腐敗・変敗微生物として乳酸菌がみられる（Parisi *et al.*, 1992）。こうした製品の微生物生態は，包装済み肉製品やCO_2ガス充填包装で保存された低処理野菜と多少似ているところがある。*Carnobacterium piscicola* や *Lactobacillus viridescens* のチラミン産生株が冷蔵保存中の砂糖・塩漬け魚から分離され，この生体アミンが微生物学的品質の指標として提案されている（Leisner *et al.*, 1994）。真空包装の冷燻魚では冷蔵保存時に乳酸菌の急速な増殖がみられる。腐敗・変敗フローラにはばらつきがあるが，通常次の3群に分けられる；⑴最高10^8cfu/gの乳酸菌が優勢，⑵乳酸菌（10^7～10^8cfu/g）と腸内細菌科の細菌（10^6cfu/g）が共存，⑶海洋性ビブリオ群（*P. phosphoreum* など；乳酸菌が共存することも多い）（Truelstrup Hansen *et al.*, 1998）。腐敗・変敗には複数の揮発性物質が増加するという特徴があり（Jørgensen *et al.*, 2000），乳酸菌（*Lb. curvatus/saké*）とグラム陰性菌のグループによって腐敗・変敗が生じる。*Lb. curvatus/saké* 群には含硫アミノ酸を分解して硫化水素を生成する作用がある。

反対に，ミクロフローラで優勢となることが多い *C. piscicola* は官能的な品質には悪影響はないと考えられる（Paludan-Müller *et al.*, 1998）。

乳酸菌は塩漬け甲殻類の冷蔵保存中にも優勢となるが，このときの増殖率は通常非常に遅い。*Leuconostoc* はショ糖のような炭水化物が甘味料として使用されている場合，粘着，粘液性の腐敗・変敗を引き起こす可能性がある。これは人工甘味料の使用で回避される。

C　病原体

冷燻魚類および甲殻類は他の軽度保存処理の加工水産物と同じように，食中毒発生の原因となる。加工工程および製品の危害分析により，魚介毒のある水域で漁獲した原料を使用しないと仮定した場合でも，4つの主要因子すなわち，E型ボツリヌス菌，*L. monocytogenes*，ヒスタミン，寄生虫が考えられる（IFT, 2001；Huss *et al.*, 1995）。しかし，ヒトや動物の病原体も，特に手作業で加工処理が行われると，製品へと移行することがある。そのために，日本ではイクラの醤油漬けが原因で69名が大腸菌O157：H7に感染した（厚生労働省，1998）。

E型ボツリヌス菌（芽胞）は生原料に存在する可能性があり，加工中も生存する。水域にボツリヌス菌が広く検出されるにもかかわらず（Dodds, 1993；Dodds & Austin, 1997），サケの燻製から検出されることはまれである。Heinitz & Johnson（1998）は，真空包装の市販燻製魚201サンプルを調べた結果，いかなる芽胞も検出できなかったという。

食塩と低温を使った保存加工の手法では，どちらも真空包装製品における菌の増殖と毒素産生を抑制することはできない。いくつかの研究から，菌の増殖と毒素産生を抑制するためには食塩と低温度の併用が必要だと判断された（Graham *et al.*, 1997）。Dufresne *et al.*（2000）は冷燻マスに植菌し，1.7％食塩（塩水）に4～12℃で保存すると，毒素が産生される前に腐敗・変敗することを見出した。真空包装したマスは12℃で11～12日で腐敗・変敗し，毒素が検出されたのは14日後であった。4℃で28日目の時点では製品は腐敗・変敗したと考えられたが，毒素は検出されなかった。3.5％食塩（塩水）と5℃の組み合わせで，少なくとも4週間は毒素が産生されない（ACMSF, 1992）。Cann & Taylor (1979) は，もともとボツリヌス菌の芽胞に汚染されていたマスからつくられた温燻魚を使用して，3％食塩に10℃で30日間保存した場合，毒素が産生されないことを明らかにしている。E型ボツリヌス菌を冷燻マスに植菌したフィンランドの研究では，その毒素産生の驚くべき速さが報告されている（Hyytiia *et al.*, 1997）。3.4％の食塩を含有する真空包装の冷燻マスでは，4℃で4週間後，8℃で3週間後に毒素が検出された。不思議なことに，ボツリヌス菌の菌数は同じ期間で140から70～80 cfu/gに減少したと考えられる（Hyytiia *et al.*, 1997）。著者はこの例外的な結果について考察していないが，検出された毒素は増殖した細菌から産生されたのではなく，溶解した細菌から放出された可能性もある。

最近，冷燻水産物やその他の軽度保存処理の水産加工品における *L. monocytogenes* の増殖の可能性に高い関心が寄せられるようになった。タスマニアで発生したリステリア症集団事例では，10^7/g以上の *L. monocytogenes* を含有する冷燻イガイが原因に関与しているとされた（Mitchel, 1991；Misrachi *et al.*, 1991）。また，スウェーデンで起きたリステリア症の小規模事例で原因をたどると，冷燻したマスのマリネに帰着した（Ericsson *et al.*, 1997）。定量的リスク評価（FDA/FSIS, 2003）では，冷燻魚をリステリア症にかかわる高リスク製品と認定している。

この病原菌は温燻・冷燻の魚類（Rørvik *et al.*, 1992；Dillon *et al.*, 1994）と加工環境（Jemmi & Keusch, 1994；Fonnesbech Vogel *et al.*, 2001）の両方から分離されている。新たに加工された冷燻魚における出現率は0％から100％とばらつきがある（Heinitz & Johnson, 1998；Jørgensen & Huss, 1998）。最近の米国の調査（Kraemer, 2001）では，冷燻魚（小売段階）の3％が *L. monocytogenes* 陽性であることが判明した。温燻魚でも3％の保有率で陽性であり，輸入品も国産燻製もその値はほぼ同一であった。さらに最近の米国の調査（Gombas *et al.*, 2003）でも，燻製魚サンプルの4～5％が *L. monocytogenes* 陽性であった。

特にサケの場合，*L. monocytogenes* は冷燻中も生存し，その後冷蔵保存中に高レベルに増殖する（Guyer & Jemmi, 1991；Dillon & Patel, 1993；Embarek & Huss, 1993；Peterson *et al.*, 1993；Eklund *et al.*, 1995）。本菌は菌接種されたパック内では簡単に10^8 cfu/gほどのレベルにまで増殖するが（Nilsson *et al.*, 1999），もともと自然に汚染されていた製品ではもっとゆっくりと増殖し（低増殖率），菌数も少ない（Jørgensen & Huss, 1998）ことに注目する必要がある。小売段階の冷燻魚の大部分の細菌数は低く，10^5/gの *L. monocytogenes* を含有するサンプルは数少なかった（Kraemer, 2001）。加熱済み食品30,000サンプル以上を検査したところ，10^4～10^6/gの *L. monocytogenes* を含有していたのは2サンプルのみで，どちらも魚の燻製であった（Gombas *et al.*, 2003）。衛生管理と清掃作業によって本菌を除去することができる；しかし，加工が再開されるとすぐに再汚染が生じる（Eklund *et al.*, 1995）。いくつかの研究から，生魚はおそらく本菌の汚染源であるが，加工設備機器（スライサーなど）が最も重要な製品汚染の直接の原因であることが判明した。ある燻製加工

Table 3.16　燻製室内のサーモンの *L. monocytogenes* 陽性数と分離菌株の DNA 型（RAPD 法）

year	Sample	Number of samples	Number of positives	No of samples with RAPD type (2, 3, . . . , X)									
				2	3	5	6	7	12	13	15	110	X
1995	Product	20	17			2		4	25				
1996	Product	20	12						12				
1998	Raw fish	36	0										
	Raw fish environment	239	55	4	1		36	4	1	1	6		2
	Smoking environment	8	0										
	Slicing environment (1)	150	80	3			1		63	1	10		2
	Slicing environment (2)	147	39						37		1	1	
	Product	40	15	7					7		1		
1999	Raw fish	12	0										
	Raw fish environment	105	17		3			5			6		3
	Smoking environment	2	0										
	Slicing environment (1)	75	9						6		3		
	Slicing environment (2)	100	3						2		1		
	Product	148	15					6	7		7		

X = unique types, isolated only once each (Fonnesbech Vogel *et al.*, 2001).

場では，*L. monocytogenes* の特定の DNA 型が 4 年間にわたって製品とスライス機から分離された（Fonnesbech Vogel *et al.*, 2001 ; Table 3.16）。冷凍処理，硝酸ナトリウムとガス置換包装，同様に硝酸ナトリウムと食塩に乳酸ナトリウムの併用が，真空包装のサケにおける *L. monocytogenes* の増殖を阻止するために役立つ（Pelroy *et al.*, 1994a, b）。菌接種試験と比べて自然汚染された製品における増殖が少ないのは，製品内で増殖する乳酸菌の抗リステリア活性によって説明される。こうした実験では，冷燻サケにおける *L. monocytogenes* の増殖が高レベルの carnobacteria の添加により阻止される可能性が示された（Nilsson *et al.*, 1999 ; Duffes *et al.*, 1999）。

ヒスタミンとその他の生体アミンが冷燻した魚のマリネから検出され（Leisner *et al.*, 1994 ; Jørgensen *et al.*, 2000），ヒスタミンの前駆物質であるヒスチジンを高レベルに含有する冷燻マグロに対して特に関心が高まっている。ヒスタミンは冷燻サケの冷蔵保存中に，例えば *P. phosphoreum* などによって生成される可能性があるが，冷燻加工中にヒスタミンが生成される可能性についてはは何もわかっていない。

冷燻法ではサケ内のアニサキスは死滅しないので（Gardiner, 1990），冷燻前もしくは冷燻後に冷凍して寄生虫を確実に除去する必要がある。EU の規制では，野生のサケは加工中のいずれかの段階で −18℃で最低 24 時間冷凍することを規定している（EEC, 1991b）。前述したように（Table 3.6），養殖魚には寄生虫はいない。

D　管理（軽度保存処理水産加工品）

要約

重大な危害要因[a]　　• 魚介毒

	• 寄生虫
	• E型ボツリヌス菌
	• *L. monocytogenes*
	• ヒト由来の腸管系病原菌
管理手段	
初期レベル（H_0）	• 赤潮が発生した水域の魚を避けること
	• 特定（熱帯）海域の魚を避けること
減少（ΣR）	• 冷凍して寄生虫を死滅させること
増加（ΣI）	• 食塩＋低温（E型）
	• 食塩＋低温（*L. monocytogenes* の増殖遅延）
	• 二次汚染を予防するためのGHP
	• 冷凍保存，乳酸塩あるいはその他の添加物により *L. monocytogenes* の増殖を抑制する
検査	• 食塩含量
	• *L. monocytogenes*（既知情報や履歴がない場合）
	• 官能評価
腐敗・変敗	• 時間×温度
	• 官能評価

[a] 特定の状況下では，他の危害要因も考慮する必要があると思われる。

考慮すべき危害要因

魚介類に確認された危害要因の中には軽度保存処理の加工品にも該当するものがある。魚介毒は生原料に存在する可能性があり，さらに加工した製品においても同じく存在する可能性がある。寄生虫は，通常軽度保存処理の加工品で行われる加工過程では除去されず，危害要因と考えるべきである。ヒスタミンは生原料，あるいは冷燻マグロなどいくつかの製品の加工・保存中に生成される可能性がある。加工工程で除去されない低温性病原菌はこうした製品における潜在的な危害要因である。これにはボツリヌス菌や *L. monocytogenes* が挙げられる。適切な衛生条件が整っていないと，ヒト由来の腸管系病原菌が加工処理中に製品内に持ち込まれる。手作業によって黄色ブドウ球菌が持ち込まれるが，競合するミクロフローラのおかげでこの細菌は有害レベル（エンテロトキシン産生など）になるほど増殖できない。

管理手段

危害要因の初期レベル（H_0）

魚介毒は赤潮が発生した水域での漁獲をやめることで抑制できる。

危害要因の減少（ΣR）

天然魚を使用する場合，寄生虫からのリスクはこの生物の除去（ΣR）によって抑制できる。これは加工中のいずれかの時点で冷凍処理（−18℃で最低24時間）を導入することで可能となる。養殖サケを使用する場合には，冷凍処理の必要はない（EEC, 1991b）。

すべての冷燻魚は迅速に冷蔵し，その後の保存および輸送時には5℃未満に保つ必要がある。冷燻法では低温性の病原菌を死滅させることは期待できないため，保存時の温度をできるだけ低温に保つことが冷燻魚には特に重要である。

危害の増加（ΣI）

低温性のボツリヌス菌は加工処理では除去されず，保存時の増殖（ΣI）と毒素産生を抑制する必要がある。最低3.5％の塩水で5℃に保てば，少なくとも4週間は増殖と毒素産生が阻止される（Graham *et al.*, 1997）。*L. monocytogenes* は主に加工工程での汚染（ΣI）によって取り込まれ，その増殖（ΣI）は保存中に阻止あるいは抑制しなければならない。加工工程での汚染は効果的な洗浄・衛生プログラムによって最小限に抑えられる。特に加工環境では，*L. monocytogenes* が増殖する可能性のある汚染箇所（スライサー・排水溝・塩水）での存在をモニタリングしなければならない。現在の塩分·温度レベルによってこの微生物が増殖しないと保証することはできない。つまり，冷凍処理などほかの方法に基づいて確実に増殖させないことが必要である。

検査

適切な温度管理が導入されている場合，塩水と最終製品の食塩濃度を調べることが，ボツリヌス菌の増殖を確実に抑制するために重要である。適正な安全性の目標値として消費時の *L. monocytogenes* は100/gと提言され（ICMSF, 1994），そのためのサンプリング法が決められている。この微生物に関する加工環境の調査は，管理手段における重要部分である。

腐敗・変敗

前述したように，こうしたタイプの製品の腐敗・変敗は複雑で，乳酸菌の特定の菌群が原因菌である（影響を与える）ことも多い一方，乳酸菌の別の菌群は官能的品質に影響を与えない。低温（5℃以下）によって腐敗・変敗が遅れる。好気性菌数は保存2週間後にはすでに高いことが多く，品質あるいは腐敗・変敗の評価に使うことができない。腐敗・変敗を判断するのに最もよい方法は官能評価である。

Ⅸ　半保存処理水産加工品

A　はじめに

半保存処理水産加工品（semi-preserved fish products）は多種類に及ぶが，普通は食塩，酸，安息香酸，ソルビン酸，亜硝酸塩などの添加物を含有している。製品は加工中あるいは消費段階で加熱処理を受けないことが多いため，寄生虫など病原因子の不活化は食塩と酸の組み合わせに頼らざるを得ない。北欧諸国のニシンのマリネ，ドイツの roll-mopps，あるいは南欧のアンチョビはこのグループの代表例である。水産発酵食品のいくつかは厳密に言えば半保存処理水産加工品であるが，後に別項で取り上げる。

ニシンのマリネは，部分的に内臓を除去したニシンを大量の塩で塩蔵し，6～12カ月保存するか，酸性の塩水にニシンの切り身を浸漬してつくられる。ニシンの切り身は大量の塩に漬ける間に柔らかくなる（熟成する）；魚の内臓から出る酵素によって熟成する。ニシンは，酢酸，食塩と多くは一定量の砂糖や香辛料が含まれたマリネ液に漬けておかれる，冷蔵温度で保存する。

アンチョビは樽で塩漬けしたニシンと同じで，部分的に内臓を除去した（あるいは除去せず）魚を丸ごと塩と塩水に漬けて，熟成するまで数カ月おく。一般的に缶詰で販売されるが，加熱殺菌処理をしていないので，冷蔵保存しなければならない。

種々の魚卵を大量の塩（食塩濃度15～25％）に漬けて数カ月おいた後，キャビア製品に加工される。アンチョビと同じように，キャビアも缶詰で販売されるが加熱処理はされていない。

B　腐敗・変敗

半保存処理水産加工品で使われるような酸と食塩を組み合わせたときに増殖できる微生物はあまり多くない。15～25％の食塩で行われる塩漬けによって，微生物はほとんど活動できなくなる。マリネ製造中の食塩濃度は5～10％まで低下する。酸性化が十分でないと，酵母や乳酸菌が増殖してガスや腐敗・変敗臭を発生させるが，pHを4.5に保ち保存剤を入れることで，この発生は通常抑制される。樽で塩漬けしている間に，酵母と嫌気性の芽胞形成細菌が増殖し，果実臭あるいは腐敗・変敗臭を発生させる（Knøchel & Huss, 1984）。この問題はまれで，主として鮮度低下した生原料が使われたときにみられる。

C　病原体

このタイプの水産物で本当に懸念される病原体は少ない。製品は加熱処理されないため，食塩と酸を組み合わせて寄生虫を不活化しなければならない。食塩と酢酸によってアニサキスの幼虫は確実に死滅する（Karl *et al.*, 1984）。特に食塩濃度が重要で，幼虫は食塩4.3％，酢酸3.2％で14週間生存する可能性があるが，酢酸濃度が同じで塩化ナトリウム濃度を6.3％にすると，6週間ですべての幼虫が死滅する。

加工・保存中の嫌気的条件によっては，クロストリジウム属菌の増殖とそれによる毒素産生について考慮する必要がある。低温性のボツリヌス菌は使用される食塩濃度で増殖しないが，中温性のたんぱく分解菌はさらに高濃度の食塩に耐性を示す。しかし，十分な食塩量と冷蔵によってこの問題は回避できる。

ヒスタミンは塩漬けおよびその他加工前の生原料において生成される。

D　管理（半保存処理水産加工品）

要約

重大な危害要因[a]	• 寄生虫
	• ボツリヌス菌
	• *L. monocytogenes*
管理手段	
初期レベル（H_0）	• 適用なし
減少（ΣR）	• 適量の食塩と酸により寄生虫は死滅する
増加（ΣI）	• 適量の食塩と酸
	• 低温保存
検査	• 適用なし
腐敗・変敗	• 適量の食塩と酸
	• 新鮮な生原料を使用すること

[a] 特定の状況下では，他の危害要因も考慮する必要があると思われる。

考慮すべき危害要因

こうした製品は一般的に生の状態を基本としており，熱処理や冷凍処理といった加工段階を踏まないため，寄生虫がリスク要因となる。ヒスタミンは使用される魚のうちいくつかの種で生成されることがあり，これもまた潜在的なリスク要因となる。一般的には，酢酸，食塩および保存剤（ソルビン酸，安息香酸など）の量が多ければ，病原体は死滅するので心配はない。

管理手段

食塩と酸の適切な組み合わせによって，こうした製品の潜在的な微生物危害要因と腐敗・変敗が抑制される。寄生虫の制御は，酢酸と食塩を組み合わせて生物を死滅させること（ΣR）により達成される。

半保存処理水産加工品の安全性は，二次的制御因子（pH，水分活性，抗菌剤など）がボツリヌス菌の芽胞の発芽や増殖（ΣI），あるいは*L. monocytogenes*のような耐性の強い芽胞非形成の病原菌をいかに効果的に阻止できるかにかかっている。生産段階においては，管理手段というものは，数多くの制御因子がそれぞれ実効的なレベルにあることを保証する処理方法や加工工程を注意深く構築し検証することである。管理すべき特定の工程やその範囲は，関連する処理方法や加工工程によってかなりばらつきがある。多くの場合，安全性を保証するのは流通，販売，さらには家庭での使用に当たって製品を冷蔵することである。加工処理後の管理手段では，適切な温度管理に重点を置く必要がある。取扱説明ラベルは，消費者が安全に製品を取り扱う手助けとなる。

検査

製造中には食塩濃度と酸性度を測定し管理する必要があるが，安全性を確保するために適した微生物学的検査はない。

腐敗・変敗

病原体に打ち勝つための保証が酸性度，水分活性，さらに製品によっては低温度にかかっているように，腐敗・変敗微生物（酵母，乳酸菌）もこうしたパラメータによって抑制される。

X　水産発酵食品

世界中には様々なタイプの水産発酵食品がある。魚—米，魚—野菜を用いた様々な水産発酵食品が東南アジアおよび太平洋諸島でつくられており，製品の安全性および安定性は製品内の乳酸菌（その他に酵母）による酸産生にかかっている。熱帯地方の温度（30℃）で促進される発酵により急速に嫌気性となる。こうした製品は通常低濃度の食塩（10％未満）を含む。また，より高濃度の食塩を含む一連の製品が東南アジアや日本にある。魚醤油や魚ペーストといった製品は微生物による発酵ではなく，自己消化酵素による緩やかな加水分解の結果つくられる。こうした製品の微生物については「香辛料」の章で取り上げる。アラスカやカナダの北極地方では，イヌイットが魚や海産動物を土の中に埋めたり，暖かいストーブの後ろに保存するなど簡単なやり方で様々な水産発酵食品をつくっている。これらの製品の中にはボツリヌス症の原因となるものもある（Wainwright *et al.*, 1988）。

水産発酵食品の微生物についてはほとんどわかっていない。乳酸菌と酵母が一緒に東南アジアの製品から分離されており（Adams *et al.*, 1985；Paludan-Müller *et al.*, 2002），こうしたいくつかの製品の酸性化の原因はおそらく*L. plantarum*である。魚の炭水化物含有量は少ないため，発酵には炭水化物を加える必要がある。米やキャッサバを加えることでその目的が果されてきたが，最近，ニンニク（正確にはニンニクのフルクタン）が東南アジアの製品の発酵に使われる炭水化物源として重要であることが分っている（Paludan-Müller *et al.*, 2002；Figure 3.10）。

こうした製品は食塩，酸性あるいは発酵に依存しており，特に北極地方の製品はボツリヌス症を

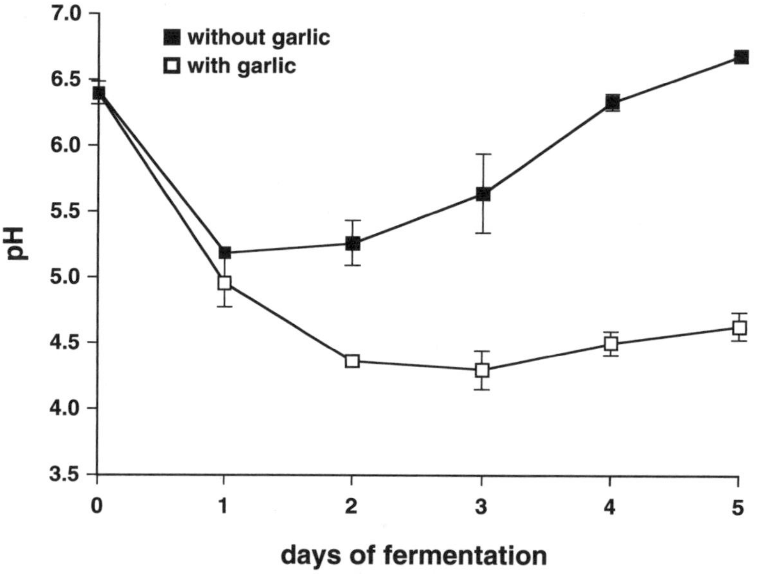

Figure 3.10　4％ニンニク添加と無添加におけるタイの *som-fak* の醗酵（Paludan-Müller *et al.*, 2002）

引き起こしている。発酵水産物におけるボツリヌス症の問題は，加工工程の管理不良と関係している。問題を引き起こす主な水産加工品は，本質的に危険性のある伝統的な管理不十分な技術によって生産されている。酸の産生があまりにも遅いと，ボツリヌス菌が増殖し毒素を産生する可能性がある。そのため，1951 年には日本で魚ー米の発酵食品が原因となるE型ボツリヌス中毒が発生した（Dolman & Iida, 1963 ; Iida, 1970）。

たんぱく質・脂質成分の変化によって製品を安定させたり，あるいはボツリヌスE型菌の増殖を抑制するといった効果については疑わしい。そのため，イヌイットの人々の間では毎年大量のボツリヌス中毒が発生している（Wainwright *et al.*, 1988 ; MMWR, 2001）。

ボツリヌス中毒を引き起こす民族特有の食品として，魚を丸ごと塩漬けにして内臓を除去せずに風乾するものがある。こうした作業が冷却せずに行われる場合に，ボツリヌス菌が増殖する可能性が十分にある。kapchunka や moloha が関係する発生事例が米国で報告され（MMWR, 1985, 1992b ; Badhey *et al.*, 1986 ; Slater *et al.*, 1989 ; Telzak *et al.*, 1990），さらにエジプトでは faseikh（内臓除去していない塩漬けのボラ）の摂食後，91 名が入院するといった大規模なボツリヌス中毒事例が発生している（Weber *et al.*, 1993）。ボツリヌス中毒に関連する原因には家庭で調理されたセビチェ（ceviche）があり，これは 1978 年にプエルトリコで発生した 3 例の事件の原因であった（CDC, 1981）。

発酵食品に由来する寄生虫によって引き起こされる疾患についてはほとんどわかっていないが，用いられる加工工程（および時間）では寄生虫を死滅するには不十分であると考えておかなければならない。加熱してから食べないと寄生虫のリスクが高い。

A　管理（水産発酵食品）

要約

重大な危害要因[a]	• 寄生虫
	• ボツリヌス菌
	• ビブリオ属菌
	• ヒトの腸管系病原体
管理手段	
初期レベル（H_0）	• 汚染された水域の魚は使用しないこと
	• 養殖池に動物・ヒト由来の肥料を使用しないこと
減少（ΣR）	• 加熱すること
	• 冷凍した生原料を使用すること
増加（ΣI）	• pH の急速低下と十分な食塩を確保すること
検査	• pH および食塩量を測定すること
腐敗・変敗	• 確実に pH を急速低下させること
	• スタータ菌が腐敗・変敗微生物を制御することができる

[a] 特定の状況下では，他の危害要因も考慮する必要があると思われる。

発酵食品の安全性は，食塩や香辛料などによる病原細菌の初期の増殖阻止（ΣI）と，製品を安定させるための急速な酸性化にかかっている。pH は 2 日で 4.5 まで下げる必要がある（Adams *et al.*, 1985)。ボツリヌス菌はこうした製品の主要な危害要因である。一般的に，本加工工程にはリスクと考えられる寄生虫を殺滅するような工程はない。これらは冷凍した生原料を使用するか，消費者が加熱することで管理できる（ΣR)。汚染された水域の魚に存在する腸内細菌はリスクであり，原料食材での除去や H_0 の管理，さらには細菌の増殖（ΣI）を防ぐため pH を急速に下げることなどによって抑制する必要がある。

XI　十分に乾燥あるいは塩漬けされた加工品

十分に保存処理をして安定した製品の水分活性は，好乾微生物や好塩微生物を除くすべての微生物の増殖を防ぐことができるほど低い。硬い燻製品（サケの燻製など）は水分活性が非常に低くなるまで乾燥しており，冷蔵保存しなくても安定している。しかし，このような製品でも乾燥に対する耐性が強い汚染病原体が生残している可能性がある。実際には，こうした製品による微生物学的危害要因は少ないと考えられるが，伝統的な水産乾製品からマイコトキシン，特にアフラトキシンが検出されたとの報告がわずかだがある。

Doe & Olley は水産乾製品の製造と腐敗・変敗について総説している（1990）。腐敗・変敗性真菌は塩干魚においても増殖可能だが，塩の阻害作用により水分活性が 0.7 を超えるときのみ増殖できる。温帯域の塩干魚の主な腐敗・変敗の原因は *Wallemai sebi*（= *Sporendonema epizoum*）と報告されている（Frank & Hess, 1941）。熱帯条件下ではこの真菌はあまり生育せず（Wheeler *et al.*, 1988），腐敗・変敗の主な原因は *Polypaecilum pisce* である（Wheeler *et al.*, 1986）。

魚の干物におけるアフラトキシン産生の報告は少ない。東南アジアの塩干魚の生産では，*Aspergillus flavus* が乾操作業の早い段階で急速に増殖するが，魚の水分活性を 0.87〜0.85 未満にまで乾燥すれば増殖は停止する。*Aspergillus flavus* はインドネシアの干物から検出されることが非常に多かったが，これらはすべて水分活性が 0.8 未満であり，カビの明白な増殖はみられず，アフラトキシンは検出されなかった（Pitt, 1995）。しかし，アフリカでは燻してから塩を加えずに乾燥させた淡水魚の干物において，極めて多量のアフラトキシンが報告されている（Jonsyn & Lahai, 1992；Mugula & Lyimo, 1992；Diyaolu & Adebajo, 1994）。これは温暖な気候と製品が昆虫に暴露されたためにさらに悪化したと考えられる。

通風乾燥は，この処理の早い段階で細菌が過剰に増殖しないよう十分迅速に行う必要がある。従来の魚の乾燥処理では，特に魚を海岸や背の低い木製の乾燥棚に並べるところでは，魚がヒトからの微生物に汚染されるリスクはかなり高い。これに対処するには，魚を汚染源から離すために乾燥処理の方法を変更し，関係者が作業員の適正な衛生管理の重要性を認識することしかない。幸い，この種の干物は加熱処理後に食べるため消費者のリスクは大幅に減少する。

干物を加熱せずに（そのまま）食べると，ヒトや動物からの病原体に汚染され，その結果食中毒発生のリスクが生じる。このため，乾燥イカが日本でサルモネラ症の原因となったことがあり（*Salmonella* Oranienburgh, *S.* Chester），乾燥環境におけるこの微生物の生存力が重視されている（厚生労働省，1999）。

A　管理（十分に乾燥あるいは塩漬けされた水産加工品）

要約

重大な危害要因[a]	• マイコトキシン産生
管理手段	
初期レベル（H_0）	• できるなら胞子による汚染を抑制すること
減少（ΣR）	• 適用なし
増加（ΣI）	• できるだけ急速に乾燥させること；保存中の水分活性を注意深く管理すること
検査	• 塩蔵魚および干物では要求されていない。淡水魚の燻製では検査を行うことが望ましい
腐敗・変敗	• 確実な急速乾燥

• 真菌の増殖が可能な湿潤地域に保存することを避けること

[a] 特定の状況下では，他の危害要因も考慮する必要があると思われる。

こうした製品では，水分活性が非常に低いため病原体あるいは寄生虫のリスクはない。健康上有害なのは主にマイコトキシン産生である。

XII　低温殺菌製品

A　はじめに

加熱済み製品や缶詰，あるいは冷燻製品以外の水産物は熱処理される。低温殺菌される製品もあり，代表的なものとして温燻魚やsous-vide（フランス語で「真空下」の意味）製品が挙げられる。

欧州，カナダ，北米では，温燻魚はサバやニシン，サケなど脂肪の多い魚からつくられることが多い。魚を振り塩か立て塩で塩蔵してから60～70℃で30分から1時間燻す。温燻法はアフリカで魚を保存するためによく使われる方法で，通常もう少し長い時間をかけて燻す。冷燻魚とは対照的に，温燻魚の肉は加熱されたように見える。

最近，sous-vide処理が普及してきた。こうした製品は65～90℃で事前に加熱調理され，真空で保存，冷蔵状態で流通する。このような低温加熱チルド長期保存食品（REPFED ; Refrigerated & processed food with extended durability）はケータリング分野での普及が進んできている。

B　腐敗・変敗

魚の温燻によって細菌数は著しく減少する。好気的に保存すると，保存中の燻製魚にカビが繁殖することが非常に多く，製品が不合格となる主な原因でもある（Efiuvwevwere & Ajiboye, 1996）。真空包装製品を冷蔵温度で保存すると，微生物の増殖はほとんどみられないが，酸敗臭や風味の変化から官能的に不合格となることは多い。

真空調理の水産加工品における腐敗・変敗についてはほとんどわかっていない。Ben Embarek（1994b）は，5℃で3週間保存した後，真空調理の加熱済みタラの中に芽胞形成グラム陽性菌の増殖によって腐ったような不快な異臭の発生したものがあることを報告している。同様に，クロストリジウム属菌が低温殺菌カニ肉の腐敗・変敗に関与していた（Cockey & Chai, 1991）。

C　病原体

低温殺菌水産加工品においては，ボツリヌス菌と *L. monocytogenes* の2つの病原菌が非常に懸念されている。温燻魚によるボツリヌス中毒発生は，60年代および70年代には重大な問題であった。これは，おそらく漁獲時に魚に付着していたボツリヌス菌が加工後増殖し毒素を産生したために発生したものである。温燻魚によって発生したボツリヌス中毒事例では，熱処理が不十分でボツリヌスE型菌の芽胞が死滅しなかった。食塩濃度が低く，加工後の保存温度は菌が増殖できるほど高かった（Pace & Krumbiegel, 1973）。60～92℃まで温度を上げる温燻法ではたんぱく非分解性のボツリヌス菌の芽胞は殺滅できるが，たんぱく分解性菌株の芽胞を殺滅するには不十分である（Eklund *et al.*, 1988）。温燻魚の酸化還元電位は極めて低く，たとえ酸素のある環境でもボツリヌス菌は十分に増殖できる。温燻法は競合する細菌を除去することでボツリヌス菌の増殖を促進する可能性がある。共存する微生物によって毒素産生が高まることもある。Huss *et al.*(1980)によると，温燻ニシンに腐敗・変敗細菌を一緒に接種すると，おそらく腐敗・変敗細菌によって酸素が吸収され望ましい嫌気的環境が生まれるために毒素生成が早まることが示された。重大なリスク要因は，燻製施設における不十分な清掃と衛生管理である。そのためボツリヌス菌が増え，その結果，燻製魚は確実に再汚染される。燻製後の低温殺菌処理について記述されている（Eklund *et al.*, 1988）。温燻魚は通常加熱せずに食べるものなので，潜在的なボツリヌスリスク要因を効果的に抑制することが特に重要となる。こうした製品には冷蔵保存する必要があることを明記したラベルを貼ることが勧められる（Eklund *et al.*, 1988）。

*L. monocytogenes*の*D*値および*z*値は他の食品で報告されている範囲内だが，魚種によって異なる（Ben Embarek & Huss, 1993）。例えば，塩漬けミドリイガイの56℃，58℃，59℃，60℃，62℃における*D*値は，それぞれ48.1，16.3，9.5，5.5，1.9分であり，*z*値は4.3℃であった（Bremer & Osborne, 1995）。*L. monocytogenes*は温燻マスでは生存できないと考えられるが，熱処理後に低レベルを接種すると，10^7 cfu/g以上にまで増殖した（Jemmi & Keusch, 1992）。真空包装に高レベルの食塩（5％以上）を組み合わせた場合，燻製サケにおける増殖は5℃では阻止されたが，10℃では阻止されなかった（Peterson *et al.*, 1993）。*L. monocytogenes*の出現率は燻す温度には影響されないと考えられる。Heinitz & Johnson（1998）の研究では冷燻魚の18％，温燻魚の8％が陽性であったが，最近の米国の検査では，小売りされている温燻魚の3.1％が*L. monocytogenes*に陽性を示しており，これは冷燻魚で報告されている3.3％とほぼ同じである（Kraemer, 私信）。このことは，加工後汚染が生じていることを示すものである。さらに熱感受性の高い微生物である*Aero. hydrophila*がかなり多くの温燻・冷燻の水産加工品から検出されることは注目すべきことであり（Gobat & Jemmi, 1993），加工後の再汚染の重大な潜在的可能性を示唆している。

D　管理（低温殺菌水産加工品）

要約

重大な危害要因[a]	• 魚介毒 • ヒスタミン

	• ボツリヌス菌
	• *L. monocytogenes*（加熱後に取り扱われる場合）
	• ヒト腸管系病原菌（加熱後に取り扱われる場合）
管理手段	
初期レベル（H_0）	• 赤潮の発生した海域の魚を避けること
	• 特定（熱帯）海域の魚を避けること
減少（ΣR）	• 加熱中の時間×温度
増加（ΣI）	• 保存中の時間×温度
	• 二次汚染を予防するためのGHP
検査	• *L. monocytogenes*（既知情報や履歴がない場合）
腐敗・変敗	• 時間×温度
	• 官能評価

[a] 特定の状況下では，他の危害要因も考慮する必要があると思われる。

考慮すべき危害要因

魚介毒や生体アミンはどちらもこの種の製品においては危害要因であり，生原料において生成されると，加熱処理では除去されない。芽胞非形成細菌は低温殺菌工程で死滅するが，芽胞は生残し，真空包装製品ではボツリヌス菌は重大な危害要因となる。加工後 *L. monocytogenes* に汚染されることがあり，温燻魚のように真空包装の冷蔵製品において危害要因となる。

管理手段

危害要因の初期レベル（H_0）

鮮魚において述べたように，魚介毒は漁場水域の監視，つまりは H_0 の管理によって抑制することが必要である。温燻製品におけるボツリヌス菌の問題を回避するには，加工段階のすべてで対策をとることが求められる。効果的な清掃を頻繁に行い，ボツリヌス菌による環境汚染（H_0）を低いレベルに保つ。

危害要因の減少（ΣR）

内部温度が82℃を上回る加熱処理によりE型ボツリヌス菌の生存とその後の増殖の機会が大幅に低減する（Eklund *et al.*, 1982a；Pelroy *et al.*, 1982）。温燻法で使用される温度と真空調理により *L. monocytogenes* を十分死滅させることができる。

危害要因の増加（ΣI）

生体アミンは，生原料を冷蔵して（2℃以下）脱炭酸酵素を持つ細菌の増殖を回避する（ΣI の管理）ことで抑制される。ボツリヌス菌を制御することにおいても，増殖を抑制することが求められる。特に食塩や亜硝酸塩の量や温度など，処理方法を管理することは，増殖（ΣI）を抑えるために不可欠である。軽度保存処理された製品の場合は，3.5％の食塩濃度（塩水）と5℃以下の保存温度を併用することで，菌の増殖と毒素産生を最低4週間は阻止できる。加熱殺菌は *L. monocytogenes* を十分に死滅させる温度で行われるので，二次汚染（ΣI）を回避するためには加工環境の適切な清掃および衛生管理が極めて重要である。

検査

食塩濃度と温度の測定は，低温性のボツリヌス菌の制御を確保するには重要である。微生物が存在する場合，加工施設での *L. monocytogenes* 汚染を試験し，最終製品の検査結果が食品安全性の基準（例：消費時の *L. monocytogenes* 数は100/g）を満たしているかどうか判断する必要がある。

腐敗・変敗

適切な加熱処理を確実に行い，必要に応じて，その後冷蔵保存することは，腐敗・変敗を抑制するための管理手段である。このために勧められる特定の検査はない。

XIII　水産物の缶詰

A　加工

完全にレトルト加工されたサケ，マグロ，イワシなどの水産物缶詰は，「商業的には無菌」で潜在的に病原体となる生きた細菌が存在してはならない。こうした食品にとって細菌学的に有害となるのは，１つの例外を除いては他の低酸性缶詰類と同じで，不適切あるいは不十分な加工・漏出の問題と関係する。適切な工程管理が最終製品の安全性を確保する鍵である。

１つの例外とはアレルギー様食中毒である。原因物質（前記参照）は熱に強く，マグロの缶詰を摂食したことによるアレルギー様食中毒が発生している（MMWR, 1975）。マグロやカツオの缶詰が原因となったアレルギー様食中毒は，主に加工前に生成されたヒスタミンによるもので，その状態は加工中のヒスチジン脱炭酸作用によって増大する可能性がある。実験では，カツオを116℃（F_0値＝6.0）で加工処理した後にヒスタミンの有意な上昇がみられた（Pan & James, 1985）。しかし，缶詰用の魚中の過剰なヒスタミンは大きな問題とは考えられていない（Lopez-Sabater *et al.*, 1994）。

B　管理（海産物の缶詰）

要約

重大な危害要因[a]	• 魚介毒

	• ヒスタミン
	• ボツリヌス菌
管理手段	
初期レベル（H_0）	• 赤潮の発生した海域の魚を避けること
	• 特定（熱帯）海域の魚を避けること
減少（ΣR）	• 殺菌中の時間×温度の管理
増加（ΣI）	• 生原料の保存中の時間×温度の管理
検査	• ヒスタミン検査（官能分析，確認のための HPLC 法）
腐敗・変敗	• 官能評価

[a] 特定の状況下では，他の危害要因も考慮する必要があると思われる。

低酸性缶詰に用いられる一般的な HACCP 管理プログラム（本シリーズ第 4 巻「微生物学的安全性と品質を確保するための HACCP システムの適用」に記載）は世界規模で広く利用され，完全に加工された水産缶詰にも同様によく適用される。魚にのみ該当する要因は，特に魚介毒やヒスタミンに関連する生原料の安全性である。魚の由来やその種類，さらには生原料の保存状況を知ることは，魚介毒，シガテラ，ヒスタミンなどの中毒を防止する上で重要な情報となる。魚の由来について確かな疑念が生じた場合は常に，特定の毒素に関する分析を行う必要がある。

参考文献

Abeyta, C., Jr., Deeter, F.G., Kaysner, C.A., Stott, R.R. and Wekell, M.M. (1993) *Campylobacter jejuni* in a Washington state shellfish growing bed associated with illness. *J. Food Prot.*, **56**, 323–25.

ACMSF (Advisory Committee on the Microbiological Safety of Food). (1992) Report on Vacuum Packaging and Associated Processes, HMSO, London, UK.

ACMSF (Advisory Committee on the Microbiological Safety of Food). (1995) Workshop on Foodborne Viral Infections, HMSO, London, ISBN 0 11 321961 X.

Acuff, G.A., Izat, L. and Finne, G. (1984) Microbial flora of pondreared tilapia. *J. Food Prot.*, **47**, 778–80.

Adams, A.N., Leja, L.L. Jinneman, K., Beer, J., Yuen, G.A. and Wekell, M.M. (1994) Anisakid parasites, *Staphylococcus aureus* and *Bacillus cereus* in sushi and sashimi from Seattle area restaurants. *J. Food Prot.*, **57**, 311–17.

Adams, M.R., Cooke, R.D. and Rattagool, P. (1985) Fermented fish products of South East Asia. *Trop. Sci.*, **25**, 61–73.

Adesiyun, A.A. (1993) Prevalence of *Listeria* spp., *Campylobacter* spp., *Salmonella* spp., *Yersinia* spp., and toxigenic *Escherichia coli* on meat and seafoods in Trinidad. *Food Microbiol.*, **10**, 395–403.

Ama, A.A., Hamdy, M.K. and Toledo, R.T. (1994) Effects of heating, pH, and thermoradiation on the inactivation of *Vibrio vulnificus*. *Food Microbiol.*, **11**, 215–27.

Anderson, D.M., White, A.W. and Baden, D.G. (1985) *Toxic Dinoflagellates*, Elsevier Science Publishers, NYC.

Angot, V. and Brassuer, P. (1993) European farmed Atlantic salmon (*Salmo salar* L.) are safe from anisakid larvae. *Aquaculture*, **118**, 339–44.

Anthoni, U., Børresen, T., Christophsersen, C., Gram, L. and Nielsen, P.H. (1990) Is trimethylamine oxide a reliable indicator for the marine origin of fishes? *Comp. Biochem. Physiol.*, **97B**, 569–71.

Ayulo, A.M.R., Machado, R.A. and Scussel, V.M. (1994) Enterotoxigenic *Escherichia coli* and *Staphylococcus aureus* in fish and seafood from the southern region of Brazil. *Int. J. Food Microbiol.*, **24**, 171–8.

Badhey, H., Cleri, D.J., D'Amato, R.F., Veinni, V., Tessler, J., Wallman, A.A., Mastellone, A.J., Giuliani, M. and Hochstein, L. (1986) Two fatal cases of type E adult food-borne botulism with early symptoms and terminal neurologic signs. *J. Clin. Microbiol.*, **23**, 616–8.

Barile, L.E., Milla, A.D., Reilly, A. and Villadsen, A. (1985) Spoilage patterns of mackerel (*Rastrelliger faughni*) 1. Delays in icing, in *Spoilage of Tropical Fish and Product Development*, A. Reilly, FAO Fish. Rep., 317 (Suppl.), pp. 29–40.

Barker, W.H., Weaver, R.E., Morris, G.K. and Martin, W.T. (1974) Epidemiology of *Vibrio parahaemolyticus* infections in humans, in *Microbiology—1974* (ed D. Schlessinger), Amer. Soc. Microbiol., Washington, DC, pp. 257–62.
Baross, J. and Liston, J. (1970) Occurrence of *Vibrio parahaemolyticus* and related hemolytic vibrios in marine environments of Washington state. *Appl. Microbiol.*, **20**, 179–86.
Ben Embarek, P.K. (1994a) Presence, detection and growth of *Listeria monocytogenes* in seafoods: a review. *Int. J. Food Microbiol.*, **23**, 17–34.
Ben Embarek, P.K. (1994b) Microbial safety and spoilage of sous vide fish products. *PhD Thesis*, Technological Laboratory of the Danish Ministry of Agriculture and Fisheries & the Royal Veterinary and Agricultural University.
Ben Embarek, P.K. and Huss, H.H. (1993) Heat resistance of *Listeria monocytogenes* in vacuum packaged pasteurized fish fillets. *Int. J. of Food Microbiol.*, **20**, 85–95.
Berry, T.M., Park, D.L. and Lightner, D.V. (1994) Comparison of the microbial quality of raw shrimp from China, Ecuador, or Mexico at both wholesale and retail levels. *J. Food Prot.*, **57**, 150–3.
Beverley-Burton, M. and Pippy, J.H.C. (1978) Distribution, prevalence and mean number of larval *Anisakis simplex* (Nematoda: Ascaridoidea) in Atlantic salmon, *Salmo salar* L. and their use as biological indicators of host stocks. *Enviorn. Biol. Fishes*, **3**, 211–22.
Blake, P.A. (1983) Vibrios on the half shell: What the walrus and the carpenter didn't know. *Ann. Intern. Medi.*, **99**, 558–9.
Blake, P.A., Weaver, R.E. and Hollis, D.G. (1980a) Diseases of humans (other than cholera) caused by vibrios. *Ann. Rev.Microbiol.*, **34**, 341–67.
Blake, P.A., Allegra, D.T., Synder, J.D., Barrett, T.J., McFarland, L., Caraway, C.T., Feeley, J.C., Craig, J.P., Lee, J.V., Puhr, N.D. and Feldman, R.A. (1980b) Cholera—a possible endemic focus in the United States. *N. Engl. J. Medi.*, **302**, 305–9.
Boardman, G.D. and Evans, S.M. (1986) Detection and occurrence of waterborne viruses. *J. Water Pollut. Control Fed.*, **58**, 717–21.
Bøknæs, N., Østerberg, C., Nielsen, J. and Dalgaard, P. (2000) Influence of freshness and frozen storage temperature on quality of thawed cod fillets stored in modified atmosphere packaging. *Food Sci. Technol.*, **33**, 244–8.
Bouchriti, N., El Marrakchi, A., Goyal, S.M. and Boutaib, R. (1995) Bacterial loads in Moroccan mussels from harvest to sale. *J. Food Prot.*, **58**, 509–12.
Boutin, B.K., Reyes, A.L., Peeler, J.T. and Twedt, R.M. (1985) Effect of temperature and suspending vehicle on the survival of *Vibrio parahaemolyticus* and *Vibrio vulnificus*. *J. Food Prot.*, **48**, 875–78.
Boyd, L.C., Green, D.P. and LePors, L.A. (1992) Quality changes of pond-raised hybrid striped bass during chillpack and refrigerated storage. *J. Food Sci.*, **57**, 59–62.
Brackett, R.E. and Beuchat, L.R. (1990) Pathogenicity of *Listeria monocytogenes* grown on crabmeat. *Appl. Environ. Microbiol.*, **56**, 1216–20.
Bradshaw, J.G., Francis, D.W. and Twedt, R.M. (1974) Survival of *Vibrio parahaemolyticus* in cooked seafood at refrigeration temperatures. *Appl. Microbiol*, **27**, 657–61.
Brandao-Areal, H., Charbonneau, R. and Thibault, C. (1995) Effect of ionization on *Listeria monocytogenes* in contaminated shrimps. *Sci.Aliments*, **15**, 261–72.
Bremer, P.J. and Osborne, C.M. (1995) Thermal-death times of *Listeria monocytogenes* in green shell mussels (*Perna canaliculus*) prepared for hot smoking. *J. Food Prot.*, **58**, 604–8.
Bremner, H.A. and Statham, J.A. (1983) Spoilage of vacuum packed chill-stored scallops with added lactobacilli. *Food Technol., Aust.*, **35**, 284–7.
Brett, M.S.Y., Short, P. and McLauchlin, J. (1998) A small outbreak of listeriosis associated with smoked mussels. *Int. J. Food Microbiol.*, **43**, 223–9.
Bristow, G.A. and Berland, B. (1991) A report on some metazoan parasites of wild marine salmon (*Salmo salar* L.) from the west coast of Norway with comments on their interactions with farmed salmon. *Aquaculture*, **98**, 311–8.
Bryan, F.L. (1980) Epidemiology of foodborne diseases transmitted by fish, shellfish, and marine crustaceans in the United States, 1970–1978. *J. Food Prot.*, **43**, 859–76.
Buchanan, R.L. and Klawitter, L.A. (1992) Effectiveness of *Carnobacterium piscicola* LK5 for controlling the growth of *Listeria monocytogenes* Scott A in refrigerated foods. *J. Food Safety*, **12**, 219–36.
Buchanan, R.L., Stahl, H.G. and Whiting, R.C. (1989) Effects and interactions of temperature, pH, atmosphere, sodium chloride, and sodium nitrite on the growth of *Listeria monocytogenes*. *J. Food Protect.*, **52**, 844–51.
Buchanan, R.L., Schultz, F.J., Golden, M.H., Bagi, L.A. and Marmer, B. (1992) Feasibility of using microbiological indicator assays to detect temperature abuse in refrigerated meat, poultry, and seafood products. *Food Microbiol.*, **9**, 279–301.
Bykowski, P.J. (1990) The preparation of the catch for preservation and marketing, in *Seafood: Resources, Nutritional Composition, and Preservation* (ed Z.E. Sikorski), CRC Press, Inc. Boca Raton, FL, pp. 77–92.
Cann, D.C. (1977) Bacteriology of shellfish with reference to international trade, *Handling, Processing and Marketing of Tropical Fish*, Trop. Prod. Inst., London, pp. 377–94.
Cann, D.C. and Taylor, L.Y. (1979) The control of the botulism hazard in hot-smoked trout and mackerel. *J. Food Technol.*, **14**, 123–9.
Cann, D.C., Taylor, L.V. and Hobbs, G. (1975) The incidence of *Clostridium botulinum* in farm raised trout raised in Great Britain. *J. Appl. Bacteriol.*, **39**, 331–6.
Cann, D.C., Taylor, L.V. and Merican, Z. (1981) A study of the incidence of *Vibrio parahaemolyticus* in Malaysian shrimp undergoing processing for exports. *J. Hyg.*, **87**, 485–91.
CAOF (Committee on Animal Origin of Foods). (2000) Report on Preventive Measures for *Vibrio Parahaemolyticus* Foodborne

Infections. Committee on Animal Origin of Foods under the Food Sanitation Investigation Council, Japan.
Caul, E.O. (2000) Foodborne viruses, in *The Microbiological Safety and Quality of Foods* (eds B.M Lund, T.C. Baird-Parker and G.W. Gould), Gaithersburg, Aspen, pp. 1457–89.
CDC (Centers for Disease Control). (1981) *Annual Summary of Foodborne Disease, 1978*, U.S. Department of Health and Human Services, Atlanta, GA, 53 pp.
Chan, K., Woo, M.L., Lam, L.Y. and French, G.L. (1989) *Vibrio parahaemolyticus* and other vibrios assoicated wiht seafood in Hong Kong. *J. Appl. Bacteriol.*, **66**, 57–64.
Chang, O., Cheuk, W.L., Nichelson, R., Martin, R. and Finne, G. (1983) Indole in shrimp: effect of fresh storage temperature, freezing and boiling. *J. Food Sci.*, **48**, 813–6.
Cheng, X.K., Lai-Yi, k. and Moy, G.G. (1992) An epidemic of foodborne hepatitis A in Shanghai, in *Proc. 3rd Worlg Cong. Foodborne Infec. Intoxications*, Robert von Ostertag Instit., Berlin, p. 119.
Chowdhury, N.R., Chakraborty, S., Ramamurthy, T., Nishibuchi, M., Yamasaki, S., Takeda, Y. and Nair, G.B. (2000) Molecular evidence of clonal *Vibrio parahaemolyticus* pandemic strains. *Emerging Infect. Dis.*, **6**, 631–6.
Christopher, F.M., Vanderzant, C., Parker, J.D. and Conte, F.S. (1978) Microbial flora of pond-reared shrimp (*Penaeus stylirostris*, *Penaeus vannamei*, and *Penaeus setiferus*). *J. Food Prot.*, **41**, 20–3.
Clifford, M.N., Walker, R., Wright, J., Ijomah, P., Hardy, R., Murray, C.K. and Rainsford, K.D. (1991) Evidence of histamine being the causative toxin in scombroid poisoning. *N. Engl. J Med.*, **325**, 515–6.
Cliver, D. (1988) Virus transmission via foods. *Food Technol.*, **42**, 241–8.
Cockey, R.R. and Chai, T. (1991) Microbiology of crustaceae processing: crabs, in *Microbiology of Marine Food Products* (eds D.R. Ward and C.R. Hackney), Van Nostrand Reinhold, New York, London, pp. 41–63.
Colburn, K.G., Kaysner, C.A., Abeyta, C., Jr. and Wekell, M.M. (1990) *Listeria* species in a California coast estuarine environment. *Appl. Environ. Microbiol.*, **56**, 2007–11.
Colwell, R.R. (1970) Polyphasic taxonomy of the genus Vibrio: Numerical taxonomy of *Vibrio cholerae*, *Vibrio parahaemolyticus*, and related *Vibrio* species. *J. Bacteriol*, **104**, 410–33.
Colwell, R.R. and Liston, J. (1960) Microbiology of shellfish: Bacteriological study of the natural flora of Pacific oysters (*Crassostrea gigas*). *Appl. Microbiol.*, **8**, 104–9.
Cook, D.W. (1994) Effect of time and temperature on multiplication of *Vibrio vulnificus* in postharvest gulf coast shellstock oysters. *Appl. Environ. Microbiol.*, **60**, 3483–4.
Cook, D.W. and Ruple, A.D. (1989) Indicator bacteria and Vibrionaceae multiplication in post-harvet shellstock oysters. *J. Food Prot.*, **52**, 343–49.
Croci, L., Toti, L., de Medici D. and Cozzi, L. (1994) Diarrhetric shellfish poison in mussels: Comparison of methods of detection and determination of the effectiveness of depuration. *Int. J. Food Microbiol.*, **24**, 337–42.
Cross, J.H. (2001) Fish and invertebrate-borne helminths, in *Foodborne Disease Handbook* (eds Y.H. Hui, S.A. Sattar, K.D. Murell, W.K. Nip, and P.S. Stanfield), 2nd edn, *Volume 2*, Marcel Dekker Inc., NY Basel, pp. 249–88.
Dalgaard, P. (1995) Qualitative and quantitative characterization of spoilage bacteria from packed fish. *Int. J. Food Microbiol.*, **26**, 319–33.
Dalgaard, P., Gram L. and Huss, H.H. (1993) Spoilage and shelf life of cod fillets packed in vacuum or modified atmospheres. *Int. J. Food Microbiol.*, **19**, 283–94.
Dalsgaard, A., Huss, H.H., H-Kittikun, A. and Larsen, J.L. (1995) Prevalence of *Vibrio cholerae* and *Salmonella* in a major shrimp production area in Thailand. *Int. J. Food Microbial.*, **28**, 101–13.
D'Aoust, J.Y., Gelinas, R. and Maishment, C. (1980) Presence of indicator organisms and the recovery of *Salmonella* in fish and shellfish. *J. Food Prot.*, **43**, 679–82.
Davis, J.W. and Sizemore, R.K. (1982) Incidence of *Vibrio* species associated with blue crabs (*Callinectes sapidus*) collected from Galveston Bay, Texas. *Appl. Environ. Microbiol.*, **43**, 1092–97.
Deardorff, T.L. and Kent, M.L. (1989) prevalence of larval *Anisakis simplex* in pen-reared and wild-caught salmon (salnidae) from Pugets Sound, Washington. *J. Wildlife Dis.*, **25**, 416–9.
Declerck, D. (1988) Présence de larves de *Anisakis simplex* dans le hareng (*Clupea harengus* L.) *Rev l Agric.*, **41**, 971–80.
Delmore, R.P., Jr. and Crisley, F.D. (1979) Thermal resistance of *Vibrio parahaemolyticus* in clam homogenate. *J. Food Prot.*, **42**, 131–4.
DePaola, A., Capers, G.M. and Alexander, D. (1994) Densities of *Vibrio vulnificus* in the intestines of fish from the U.S. Gulf coast. *Appl. Environ. Microbiol.*, **60**, 984–8.
DePaola, A., Peeler, J.T. and Rodrick, G.E. (1995) Effect of oxytetracycline-medicated feed on antibiotic resistance of Gram-negative bacteria in catfish ponds. *Appl. Environ. Microbiol.*, **61**, 2335–40.
Destro, M.T., Leitäo, M.F.F. and Farber, J.M. (1996) Use of molecular typing methods to trace the dissimination of *Listeria monocytogenes* in a shrimp processing plant. *Appl. Environ. Microbiol.*, **62**, 705–11.
Devaraju, A.N. and Setty, T.M.R. (1985) Comparative study of fish bacteria from tropical and cold/temperate marine waters, in *Spoilage of Tropical Fish and Product Development* (ed A. Reilly), FAO Fish. Rep., 317 (Suppl.), pp. 97–107.
DiGirolamo, R., Liston, J. and Matches, J. (1970) The effects of freezing on the survival of *Salmonella* and *E. coli* in Pacific oysters. *J. Food Sci.*, **35**, 13–6.
Dillon, R. and Patel, T.R. (1992) *Listeria* in seafood: a review. *J. Food Prot.*, **55**, 1009–15.
Dillon, R. and Patel, T. (1993) Effect of cold smoking and storage temperatures on *Listeria monocytogenes* inoculated cod fillets (*Gadus morhus*). *Food Res. Int.*, **26**, 97–101.
Dillon, R., Patel, T. and Ratnam, S. (1994) Occurrence of *Listeria* in hot and cold smoked seafood products. *Int. J. Food Microbiol.*, **22**, 73–77.
Diyaolu, S.A. and Adebajo, L.O. (1994) Effects of sodium chloride and relative humidity on growth and sporulation of moulds

isolated from cured fish. *Nahrung*, **38**, 311–7.
Dodds, K.L. (1993) *Clostridium botulinum* in the environment, in *Clostridium botulinum: Ecology and Control in Foods* (eds A.H.W. Hauschild and K.L. Dodds), Marcel Dekker, New York, pp. 21–52.
Dodds. K.L. and Austin, J.W. (1997) *Clostridium botulinum*, in *Food Microbiology—Fundamentals and Frontiers* (eds M.P. Doyle, L.R. Beuchat and T.J. Montville), American Society for Microbiology, Washington DC, pp. 288–304.
Doe, P. and Olley, J. (1990) Drying and dried fish products, in *Seafood: Resources, Nutritional Composition, and Preservation* (ed Z.E. Sikorski), CRC Press, Inc. Boca Raton, FL, pp. 125–46.
Dolman, C.E. and Iida, H. (1963) Type E botulism: Its epidemiology, prevention and specific treatment. *Can. J. Public Health.*, **54**, 293–308.
Dorsa, W.J. and Marshall, D.L. (1995) Influence of lactic acid and modified atmosphere on thermal destruction of *Listeria monocytogenes* in crawfish tail meat homogenate. *J. Food Safety*, **15**, 1–9.
Dorsa, W.J., Marshall, D.L., Moody, M.W. and Hackney, C.R. (1993a) Low temperature growth and thermal inactivation of *Listeria monocytogenes* in precooked crawfish tail meat. *J. Food Prot.*, **56**, 106–9.
Dorsa, W.J., Marshall, D.L. and Semien, M. (1993b) Effect of potassium sorbate and citric acid sprays on growth of *Listeria monocytogenes* on cooked crawfish (*Procambarus clarkii*) tail meat at 4°C. *J. Appl. Bacteriol.*, **26**, 480–2.
Duffes, F., Corre, C., Leroi, F., Dousset, X. and Boyaval, P. (1999) Inhibition of *Listeria monocytogenes* by in situ produced and semipurified bacteriocins on *Carnobacterium* spp. on vacuum-packed, refrigerated cold-smoked salmon. *J. Food Prot.*, **62**, 1395–403.
Dufresne, I., Smith, J.P., Liu, J.N., Tarte, I., Blanchfield, B. and Austin, J.W. (2000) Effect of films of different oxygen transmission rate on toxin production by *Clostridium botulinum* type E in vacuum packaged cold and hot smoked trout fillets. *J. Food Safety*, **20**, 251–68.
Duran, A.P., Wentz, B.A., Lanier, J.M., McClure, F.D., Schwab, A.H., Swartzentruber, A., Barnard, R.J. and Read, R.B., Jr. (1983) Microbiological quality of breaded shrimp during processing. *J. Food Prot.*, **46**, 974–7.
EEC. (1991a) Council directive 91/492/EEC of 15th July laying down the health conditions for the production and the placing on the market of live bivalve molluscs. *Off. J. Eur. Commun.*, No. **L268**, 1.
EEC. (1991b) Council directive 91/493/EEC of 22nd July 1991 laying down the health conditions for the production and the placing on the market of fishery products. *Off. J. Eur. Commun.*, No. **L268**, 15.
EEC. (1993) Commission decision 93/51/EEC of 15 December 1992 on the microbiological criteria applicable to the production of cooked crustaceans and molluscan shellfish. *Off. J. Eur. Commun.*, No. **L013**, 11–3.
EEC. (2002) Opinion of the Scientific Committee on Veterinary Measures relating to public health on Norwalk-like viruses. European Commission. Health and Consumer Protection Directorate-General. Adopted on 30–31 January 2002.
Efiuvwevwere, B.J.O. and Ajiboye, M.O. (1996) Control of microbiological quality and shelf-life of catfish (*Clarias gariepinus*) by chemical preservatives and smoking. *J. Appl. Bacteriol.*, **80**, 465–70.
Ekanem, E.O. and Adegoke, G.O. (1995) Bacteriological study of West African clam (*Egeria radiata* Lamarch) and their overlying waters. *Food Microbiol.*, **12**, 381–5.
Eklund, M.W., Pelroy, G.A., Paranjpye, R., Peterson, M.E. and Teeny, F.M. (1982a) Inhibition of *Clostrodium botulinum* types A and E toxin production by liquid smoke and NaCl in hot-process smoke-flavored fish. *J. Food Prot.*, **45**, 935–41.
Eklund, M.W., Peterson, M.E., Poysky, F.T., Peck L.W. and Conrad, J.F. (1982b) Botulism in juvenile Coho salmon (*Oncorynchus kisutch*) in the United States. *Aquaculture*, **27**, 1–11.
Eklund, M.W., Peterson, M.E., Paranjpuke R. and Pelroy, G. (1988) Feasibility of a heat-pasteurization process for the inactivation of non-proteolytic *Clostridium botulinum* types B and E in vacuum-packaged hot-process (smoked) fish. *J. Food Prot.*, **51**, 720–6.
Eklund, M.W., Poysky, F.T., Paranjpye, R.N., Lashbrook, L.C., Peterson, M.E. and Pelroy, G.A. (1995) Incidence and sources of *Listeria monocytogenes* in cold-smoked fishery products and processing plants. *J. Food Prot.*, **58**, 502–8.
Ellender, R.D., Huang, L., Sharp, S.L. and Tettleton, R.P. (1995) Isolation, enumeration, and identification of Gram-positive cocci from frozen crabmeat. *J. Food Prot.*, **58**, 853–7.
Elliot, E.L. (1987) Microbiological quality of Alaska pollock surimi, in *Seafood Quality Determination* (eds D.E. Kramer and J. Liston), Elsevier Science Publishers, Amsterdam, pp. 269–82.
Elliott, R.P. and Michener, H.D. (1965) *Factors affecting the growth of psychrophilic microorganisms in foods—a review*, Tech. Bull. No. 1320. U.S. Dept. Agric., Albany, CA.
Emborg, J., Laursen, G., Rathjen, T. and Dalgaard, P. (2002) Microbiology and spoilage of CO_2 packed fresh and frozen/thawed salmon. *J. Appl. Microbiol.*, **92**, 790–9.
Ericsson, H., Eklöw, A., Danielsson-Tham, M.L., Loncarevic, S., Mentzing, L.O., Persson, I., Unnerstad, H. and Tahm, W. (1997) An outbreak of listeriosis sustpected to have been caused by rainbow trout. *J. Clin. Microbiol.*, **35**, 2904–7.
Evans, M.C., Griffin, P.M. and Tauxe, R.V. (1999) *Vibrio* surveillance system. Summary data 1997–1999. Letter of information dated October 4th from Public Health Service, CDC, Atlanta, USA.
Faghri, M., Pennington, C.L., Cronholm, L.S. and Atlas, R.M. (1984) Bacteria associated with crabs from cold waters with emphasis on the occurrence of potential human pathogens. *Appl. Environ. Microbiol.*, **47**, 1054–61.
FAO (Food andAgricultural Organization) (1998) *The State of World Fisheries and Aquaculture*. FAO, Rome, Italy.
FAOSTAT. (2001) FAOSTAT. http://www.fao.org/fi/statist/FISOFT/FISHPLUS.asp.
Farber, J.M. (1991) *Listeria monocytogenes* in fish products. *J. Food Prot.*, **54**, 922–924.
Farber, J.M and Peterkin, P.I. (2000) *Listeria monocytogene*, in *The Microbiological Safety and Quality of Foods* (eds B.M. Lund, A.C. Baird-Parker and G.W. Gould), Chapman & Hall, London, pp. 1178–232.
FDA (Food and Drug Administration). (1989a) Revision of Sanitation of shellfish growing areas. *National Shellfish Sanitation*

Program Manual of Operations Part I., Center for Food Safety and Applied Nutrition, Division of Cooperative Programs, Shellfish Sanitation Branch, Washington, DC.
FDA (Food and Drug Administration). (1989b) Revision of Sanitation of the harvesting, processing and distribution of shellfish, in *National Shellfish Sanitation Program Manual of Operations Part II.*, Center for Food Safety and Applied Nutrition, Division of Cooperative Programs, Shellfish Sanitation Branch, Washington, DC.
FDA (Food and Drug Administration) (2001a) *Draft Risk Assessment on the Public Health Impact of Vibrio parahaemolyticus in Molluscan Shellfish*, FDA, Center for Food Safety and Applied Risk Assessment.
FDA (Food and Drug Administration) (2001b) *Fish and Fishery Products, Hazards and Controls Guidance*, 3rd edn, US Food and Drug Administration, Center for Food Safety and Applied Nutrition, Washington DC, USA.
FDA/FSIS (Food and Drug Administration). (2003) Quantitative Assessment of the Relative Risk to Public Health from Foodborne *Listeria monocytogenes* Among Selected Categories of Ready-To-Eat Foods. Food and Drug Administration, Center for Science and Applied Nutrition, College Park, Maryland.
Feachem, R.G. (1981) Environmental aspects of cholera epidemiology I. A review of selected reports of endemic and epidemic situations during 1961–1980. *Trop. Dis. Bull.*, **78**, 675–98.
Feachem, R.G. (1982) Environmental aspects of cholera epidemiology. III. Transmission and Control. *Trop. Dis. Bull.*, **79**, 1–47.
Feachem, R.G., Miller, C. and Drasar, B. (1981) Environmental aspects of cholera epidemiology. II. Occurrence and survival of *Vibrio cholerae* in the environment. *Trop. Dis. Bull.*, **78**, 865–80.
Frank, M. and Hess, E. (1941) Studies of salt fish. V. Studies of *Sporendonema epizoum* from "dun" salt fish. *J. Fish. Res. Bd. Can.*, **5**, 276–86.
Finelli, L., Swerdlow, D., Mertz, K., Regazzoni, H. and Spitalny, K. (1992) Outbreak of cholera associated with crab brought from an area with epidemic disease. *J. Infec. Dis.*, **166**, 1433–35.
Fletcher, G.C. and Statham, J.A. (1988a) Shelf-life of sterile yellow-eyed mullet (*Aldrichetta forsteri*). *J. Food Sci.*, **53**, 1030–35.
Fletcher, G.C. and Statham, J.A. (1988b) Deterioration of sterile chill-stored and frozen trumpeter fish (*Latridopsis forsteri*). *J. Food Sci.*, **53**, 1336–9.
Fletcher, G.C., Bremner, H.A., Olley, J. and Statham, J.A. (1990) The relationship between inosine monophosphate, hypoxanthine and Smiley scales for fish flavor. *Food Rev. Int.*, **6**, 489–503.
Fonnesbech Vogel, B., Ojeniyi, B., Ahrens, P., Huss, H.H. and Gram, L. (2001) Elucidation of *Listeria monocytogenes* contamination routes in cold-smoked salmon processing plants detected by DNA-based typing methods. *Appl. Environ. Microbiol.*, **68**, 2586–95.
Fraiser, M.B. and Koburger, J.A. (1984) Incidence of salmonellae in clams, oysters, crabs, and mullet. *J. Food Prot.*, **47**, 343–5.
Fujiki, H. and Suganuma, M. (1999) Unique features of the okadaic acid activity class of tumor promoters. *J. Cancer Res. Clin. Oncol.*, **125**, 150–5.
Ganowiak, Z.M. (1990) Sanitation in marine food industry, in *Seafood: Resources, Nutritional Composition and Preservation* (ed Z.E. Sidorski), CRC Press, Inc. Boca Raton, FL, pp. 211–30.
Gardiner, M.A. (1990) Survival of *Anisakis* in cold smoked salmon. *Can. Inst. Food Sci. Technol. J.*, **23** (2/3), 143–4.
Garren, D.M., Harrison, M.A. and Huang, Y.-W. (1994) *Clostridium botulinum* type E outgrowth and toxin production in vacuum-skin packaged shrimp. *Food Microbiol.*, **11**, 467–72.
Gecan, J.S., Bandler, R. and Staruszkiewicz, W.F. (1994) Fresh and frozen shrimp: A profile of filth, microbiological contamination, and decomposition. *J. Food Prot.*, **57**, 154–8.
Genigeorgis, C. (1985) Microbial safety of the use of modified atmospheres to extend the storage life of fresh meat and fish. A review. *Int. J. Food Microbiol.*, **1**, 237–41.
Gerba, C.P. (1988) Viral transmission by seafood. *Food Technol.*, **42**(3), 99–103.
Gerigk, V.K. (1985) Microbiologische Untersuchungen von gekochten, geschalten, tiefgefrorenen Garnelenschwanzen (shrimps). *Arch. Lebensmittelhyg.*, **36**, 40–3.
Gilbert, R.J. (1982) The microbiology of some foods imported into England through the port of London and Heathrow (London) Airport, in *Control of the Microbial Contamination of Foods and Feeds in International Trade: Microbial Standards and Specifications* (eds H. Kurata and C.W. Hesseltine), Saikon Pub. Co. Tokyo, pp. 105–19.
Gill, T.A., Thompson, J.W. and Gould, S. (1985) Thermal resistance of paralytic shellfish poison in soft-shell clams. *J. Food Prot.*, **48**, 659–62.
Gillespie, N.C. and Macrae, I.C. (1975) The bacterial flora of some Queensland fish and its ability to cause spoilage. *J. Appl Bacteriol.*, **39**, 91–100.
Gillespie, N.C., Lewis, R.J., Pearn, J.H., Bourke, A.T.C., Holmes, M.J., Bourke, J.B. and Shields, W.J. (1986) Ciguatera in Australia: occurrence, clinical features, pathophysiology and management. *Med. J. Aust.*, **145**, 584–90.
Gobat, P.-F. and Jemmi, T. (1993) Distribution of mesophilic *Aeromonas* species in raw and ready-to-eat fish and meat products in Switzerland. *Int. J. Food Microbiol.*, **20**, 117–20.
Gombas, D.E., Chen, Y., Clavero, R.S. and Scott, V.N. (2003). Survey of *Listeria monocytogenes* in ready-to-eat foods. *J. Food Prot.*, **66**, 559–69.
Gooch, J.A., DePaola, A., Bowers, J. and Marshall, D.L. (2002) Growth and survival of *Vibrio parahaemolyticus* in postharvest American oysters. *J. Food Prot.*, **65**, 970–4.
Graham, A.F., Mason, D.R., Maxwell, F.J. and Peck, M.W. (1997) Effect of pH and NaCl on growth from spores of non-proteolytic *Clostridium botulinum* at chill temperature. *Lett. Appl. Microbiol.*, **24**, 95–100.
Gram, L. (1989) Identification, characterization and inhibition of bacteria isolated from tropical fish. *PhD Thesis*, Technological Laboratory, Ministry of Fisheries, Lyngby, Denmark.
Gram, L. (1992) Evaluation of the bacteriological quality of seafood. *Int. J. Food Microbiol.*, **16**, 25–39.

Gram, L. and Huss, H.H. (2000) Fresh and processed fish and shellfish, in *The Microbiological Safety and Quality of Foods* (eds B.M. Lund, A.C. Baird-Parker and G.W. Gould), Chapman & Hall, London, pp. 472–506.
Gram, L., Ravn, L., Bruhn, J.B., Rasch, M., Christensen, A.B. and Givskov, M. (2002) Food spoilage—interactions between food spoilage bacteria. *Int. J. Food Microbiol.*, **78**, 79–97.
Gram, L., Wedell-Neergaard, C. and Huss, H.H. (1990) The bacteriology of spoiling Lake Victorian Nile perch (*Lates niloticus*). *Int. J. Food Microbiol.*, **10**, 303–16.
Gram, L., Oundo, J.O. and Bon, J. (1989) Storage life of Nile perch (*Lates niloticus*) in relation to temperature and initial bacterial load. *Trop. Sci.*, **29**, 221–36.
Gram, L., Trolle, G. and Huss, H.H. (1987) Detection of specific spoilage bacteria on fish stored at high (20°C) and low (0°C) temperatures. *Int. J. Food Microbiol.*, **4**, 65–72.
Graneli, E., Sundstrom, B., Edler, L. and Anderson, D.M. (1990) *Toxic Marine Phytoplankton*, Elsevier Science Publishers, Amsterdam, p. 553.
Griffin, M.R., Dalley, E., Fitzpatrick, M. and Austin, S.H. (1980) *Campylobacter gastroenteritis* associated with raw clams. *J. Med. Soc. New Jersy.*, **80**, 607–9.
Groubert, T.N. and Oliver, J.D. (1994) Interaction of *Vibrio vulnificus* and the eastern oyster, *Crassostrea virginica*. *J. Food Prot.*, **57**, 224–8.
Guyer, S. and Jemmi, T. (1991) Behavior of *Listeria monocytogenes* during fabrication and storage of experimentally contaminated smoked salmon. *Appl. Environ. Microbiol.*, **57**, 1523–7.
Hackney, C.R. and Dicharry, A. (1988) Seafood borne bacterial pathogens of marine origin. *Food Technol.*, **42**(3), 104–9.
Hackney, C.R., Ray, B. and Speck, M.L. (1980) Incidence of *Vibrio parahaemolyticus* in and the microbiological quality of seafood in North Carolina. *J. Food Protect.*, **43**, 769–3.
Hallegraeff, G.M. (1993) A review of harmful algal blooms and their apparent global increase. *Phycotogia*, **32**, 79–99.
Halliday, M.L., Kang, L.Y., Zhou, T.K., Hu, M.D., Pan, Q.C., Fu, T.Y., Huang, Y.S. and Hu, S.L. (1991) An epidemic of hepatitis a attributable to the ingestion of raw clams in Shanghai, China. *J. Infect. Dis.*, **164**, 852–9.
Harrison, J.M. and Lee, J.S. (1969) Microbial evaluation of Pacific shrimp processing. *Appl. Microbiol.*, **18**, 188–92.
Harrison, M.A. and Huang, Y.-W. (1990) Thermal death times for *Listeria monocytogenes* (Scott A) in crabmeat. *J. Food Prot.*, **53**, 878–80.
Harrison, M.A., Huang, Y.W., Chao, C.-H. and Shineman, T. (1991) Fate of *Listeria monocytogenes* on packaged, refrigerated, and frozen seafood. *J. Food Prot.*, **54**, 524–7.
Harris-Young, L., Tamplin, M.L., Mason, J.W., Aldrich, H.C. and Jackson, J.K. (1995) Viability of *Vibrio vulnificus* in association with hemocytes of the American oyster (*Crassostrea virginica*). *Appl. Environ. Microbiol.*, **61**, 52–7.
Hartemink, R. and Georgsson, F. (1991) Incidence of *Listeria* species in seafood and seafood salads. *Int. J. Food Microbiol.*, **12**,189–96.
Hatha, A.A.M. and Lakshmanaperumalsamy, P. (1995) Antibiotic resistance of *Salmonella* strains isolated from fish and crustaceans. *Lett. Appl. Microbiol.*, **21**, 47–9.
Heinitz, M.L. and Johnson, J.M. (1998) The incidence of *Listeria* spp., *Salmonella* spp., and *Clostridium botulinum* in smoked fish and shellfish. *J. Food Prot.*, **61**, 318–23.
Heinsz, L.J., Harrison, M.A. and Leiting, V.A. (1988) Microflora of brown shrimp (*Penaeus aztecus*) from Georgia coastal waters. *Food Microbiol.*, **5**, 141–5.
Hejkal, T.W., Gerba, C.P., Henderson, S. and Freeze, M. (1983) Bacteriological, virological and chemical evaluation of a wastewater aquaculture system. *Water Res.*, **17**, 1749–56.
Higashi, G.H. (1985) Foodborne parasites transmitted to man from fish and other aquatic foods. *Food Technol.*, **39**, 69.
Hobbs, G. (1976) *Clostridium botulinum* and its importance in fishery products. *Adv. Food Res.*, **22**, 135–85.
Hood, M.A., Ness, G.E. and Blake, N.J. (1983) Relationship among fecal coliforms, *Escherichia coli* and *Salmonella* spp. in shellfish. *App. Environ. Microbiol.*, **45**, 122–26.
Horner, R.A. and Postel, J.R. (1993) Toxic diatoms in western Washington waters (U.S. west coast). *Hydrobiologia*, **269/270**, 197–205.
Huber, I., Spangaard, B., Nielsen, J., Appel, K.F., Nielsen, T.F. and Gram, L. (2004) Phylogenetic analysis and *in situ* identification of the intestinal microflora of rainbow trout (*Onchorhynchus mykiss*, Walbaum). *J. Appl. Microbiol.*, **96**, 117–32.
Hultin, H.O. (1992) Biochemical deterioration of fish muscle, in *Quality Assurance in the Fish Industry* (eds H.H. Huss, M. Jakobsen and J. Liston), Elsevier Science Publishers, Amsterdam, pp. 125–38.
Huss, H.H. (1980) Distribution of *Clostridium botulinum*. *Appl. Environ. Microbiol.*, **39**, 764–9.
Huss, H.H. (1981) *Clostridium botulinum* type E and botulism. *DSc Thesis*, Lyngby (DK) Technical University,Technological Laboratory of the Danish Ministry of Fisheries. 58 pages.
Huss, H.H., Pedersen, A. and Cann, D.C. (1974a) The incidence of *Cl. botulinum* in Danish trout farms. II: measures to reduce the contamination of the fish. *J. Food Technol.*, **9**, 451–8.
Huss, H.H., Dalsgård, D., Hansen, L., Ladefoged, H., Pedersen, A. and Zittan, L. (1974b) The influence of hygiene in catch handling on the storage of cod and plaice. *J. Food Technol.*, **9**, 213–21.
Huss, H.H., Schaeffer, I., Pedersen, A. and Jepsen, A. (1980) Toxin production by *Clostridium botulinum* Type E in smoked fish in relation to the measured oxidation reduction (Eh) potential, packaging method and the associated microflora, in *Advances in Fish Science and Technology* (ed J.J. Connell), Fishing News Books Ltd, England, pp. 476–9.
Huss, H.H., Ben Embarek, P.K. and From Jeppesen, V. (1995) Control of biological hazards in cold-smoked salmon production. *Food Control*, **6**, 335–40.
Huss, H.H., Reilly, A. and Ben Embarek, P.K. (2001) Prevention and control of hazards in seafood. *Food Control*, **11**, 149–56.

Huss, H.H., Ababouch, L. and Gram, L. (2004) Assessment and Management of Seafood Safety and Other Quality Aspects. FAO Fish. Techn. Pap. 444.

Hyytia, E., Eerola, S., Hielm, S. and Korkeala, H. (1997) Sodium nitrite and potassium nitrate in control of non-proteolytic *Clostridium botulinum* outgrowth and toxigenesis in vacuum-packed cold-smoked rainbow trout. *Int. J. Food Microbiol.*, **37**, 63–72.

Høegh, L. (1986) Bacteriological quality control of cooked, peeled Greenland shrimp [In Danish]. *MSc Thesis*, Danish Institute for Fisheries Research.

IARS (Infectious Agents Surveillance Report). (1998) [In Japanese]. October, Volume 19.

ICMSF (International Commission for the Microbiological Specifications for Foods). (1994) Choice of sampling plan and criteria for *Listeria monocytogenes*. *Int. J. Food Microbiol.*, **22**, 89–96.

ICMSF (International Commission for the Microbiological Specifications for Foods). (1996) Microorganisms in Foods 5, *Characteristics of Microbial Pathogens*, Blackie Academic & Professional, London, UK.

ICMSF (International Commission for the Microbiological Specifications for Foods) (1998) Microorganisms in Foods 6, *Microbial Ecology of Food Commodities*, Blackie Academic & Professional, London, UK.

ICMSF (International Commission for the Microbiological Specifications for Foods) (2001) Microorganisms in Foods 7, *Managing the Microbiological Safety of Foods*, Aspen.

IFT (Institute of Food Technologists). (2001) Processing Parameters Needed to Control Hazards in Cold-smoked Fish. Task Order #2.

Iida, H. (1970) Epidemiological and clinical observations of botulism outbreaks in Japan, in *Proceedings of the First US-Japan Conference on Toxic Microorganisms, Mycotoxin, Botulism* (ed Herzberg), UJNR Jount Panels on Toxic Microorganisms and the U.S. Department of the Itnerior.

Ijomah, P., Clifford, M.N., Walker, R., Wright, J., Hardy, R. and Murray, C.K. (1991) The importance of endogenous histamine relative to dietary histamine in the aetiology of scombrotoxicosis. *Food Addit. Contam.*, **8**, 531–42.

Ingham, S.C. and Moody, M.W. (1990) Enumeration of aerobic plate count and *E. coli* during blue crab processing by standard methods, petrifilm, and redigel. *J. Food Prot.*, **53**, 423–4.

Ingham, S.C. and Potter, N.N. (1988) Growth of *Aeromonas hydrophila* and *Pseudomonas fragi* on mince and surimis from Atlantic pollock and stored under air or modified atmosphere. *J. Food Prot.*, **51**, 966–70.

Ingham, S.C., Alford, R.A. and McCown, A.P. (1990) Comparative growth rates of *Salmonella typhimurium* and *Pseudomonas fragi* on cooked crab meat stored under air and modified atmosphere. *J. Food Prot.*, **53**, 566–7.

Inoue, K., Oshima, S.-I., hirata, T. and Kimura, I. (2000). Possibility of anisakid larvae infection in farmed salmon. *Fish. Sci.*, **66**, 1049–52.

IOM (Institute of Medicine). (1991) *Seafood Safety* (ed F.E. Ahmed), National Academy of Sciences, Washington DC, USA.

Iter, T.S.G. and Varma, P.R.G. (1990) Sources of contamination with *Salmonella* during processing of frozen shrimps. *Fish Technol.*, **27**, 60–3.

James, D. and Olley, J. (1985) Summary and future research needs, in *Histamine in Marine Products: Production by Bacteria, Measurement and Prediction of Formation* (eds B.S. Par and D. James), *FAO* Fisheries Technical Paper 252, pp. 47–50.

Janda, J.M., Powers, C., Bryant, R.G. and Abbott, S.L. (1988) Current perspectives on the epidemiology and pathogenesis of clinically significant *Vibrio* spp. *Clin. Microbiol. Rev.*, **1**, 245–67.

Japanese Ministry for Health, Labour and Welfare. (1999) National Institute of Infectious Diseases and Infectious Diseases Control Division. *Infectious Agents Surveillance Report vol 20*, July 1999.

Japanese Ministry for Health, Labour and Welfare. (1998) National Institute of Infectious Diseases and Infectious Diseases Control Division. *Infectious Agents Surveillance Report vol. 19*, October 1998.

Japanese Ministry for Health, Labour and Welfare. (2002) Japanese statistics for foodborne outbreaks.

Jaykus, L. (2000) Enteric viruses as 'emerging agents' of foodborne disease. *Irish J. Agric. Food Res.*, **39**, 245–55.

Jemmi, T. and Keusch, A. (1992) Behavior of *Listeria monocytogenes* during processing and storage of experimentally contaminated hot-smoked trout. *Int. J. Food Microbiol.*, **15**, 339–46.

Jemmi, T. and Keusch, A. (1994) Occurrence of *Listeria monocytogenes* in freshwater fish farms and fish-smoking plants. *Food Microbiol.*, **11**, 309–16.

Jiménez, L., Muniz, I, Toranzos, G.A. and Hazen, T.C. (1989) Survival and activity of *Salmonella typhimurium* and *Escherichia coli* in tropical waters. *J. Appl. Bacteriol.*, **67**, 61–9.

Johnson, H.C. and Liston, J. (1973) Sensitivity of *Vibrio parahaemolyticus* to cold in oysters, fish fillets and crabmeat. *J. Food Sci*, **38**, 437–41.

Joseph, S.W., Colwell, R.R. and Kaper, J.B. (1982) *Vibrio parahaemolyticus* and related halophilic vibrios. *CRC Crit. Rev. Microbiol.*, **10**, 77–124.

Joslyn, F.E. and Lahai, G.P. (1992) Mycotoxic flora and mycotoxins in smoke-dried fish from Sierra Leone. *Nahrung* **36**, 485–9.

Jørgensen, B.R. and Huss, H.H. (1989) Growth and activity of *Shewanella putrefaciens* isolated from spoiling fish. *Int. J. Food Microbiol.*, **9**, 51–62.

Jørgensen, L.V. and Huss, H.H. (1998) Prevalence and growth of *Listeria monocytogenes* in Danish Seafood. *Int. J. Food Microbiol.*, **42**, 127–31.

Jørgensen, L.V., Huss, H.H. and Dalgaard, P. (2000) The effect of biogenic amine production by single bacterial cultures and metabiosis on cold-smoked salmon. *J. Appl. Microbiol.*, **89**, 920–34.

Kaneko, T. and Colwell, R.R. (1973) Ecology of *Vibrio parahaemolyticus* in Chesapeake Bay. *J. Bacteriol.*, **113**, 24–32.

Karl, H., Roepstorff, P., Huss, H.H. and Bloemsma, B. (1995) Survival of *Anisakis* larvae in marinated herring fillets. *Int. J. Food Sci. Technol*, **29**, 661–70.

Karunasagar, I., Venugopal, M.N. and Karunasagar, I. (1984) Levels of *Vibrio parahaemolyticus* in Indian shrimp undergoing processing for export. *Can. J. Microbiol.*, **30**, 713–5.

Karunasagar, I., Pai, R., Malathi, G.R. and Karunasagar, I. (1994) Mass mortality of *Penaeus monodo* larvae due to antibiotic-resistant *Vibrio harveyi* infection. *Aquaculture*, **128**, 203–9.

Kaspar, C.W. and Tamplin, M.L. (1993) Effects of temperature and salinity on the survival of *Vibrio vulnificus* in seawater and shellfish. *Appl. Environ. Microbiol.*, **59**, 2425–9.

Katoh, H. (1965) Studies on the growth rate of various food bacteria. III. The growth of *Vibrio parahaemolyticus* in raw fish meat. *Nippon Saikingaku Zasshi* **20**, 541–4.

Kator, H. and Fisher, R.A. (1995) Bacterial spoilage of processed sea scallop (*Placopecten magellanicus*) meats. *J. Food Prot.*, **58**, 1351–6.

Kaysner, C.A., Abeyta, C., Wekell, M.M., DePaola, A., Stott R.F. and Leitch, J.M. (1987) Incidence of *Vibrio cholerae* from estuaries of the United States West coast. *Appl. Environ. Microbiol.*, **53**, 1344–8.

Kelly, M.T. (1982) Effect of temperature and salinity on *Vibrio* (Beneckea) *vulnificus* occurrence in a Gulf Coast environment. *Appl. Environ. Microbiol.*, **44**, 820–4.

Kelly, K., Jones, N.R., Love, R.H. and Olley, J. (1966) Texture and pH in fish muscle related to 'cell fragility' measurements. *J. Food Technol.*, **1**, 9–15.

Khalafalla, F.A. (1992) *Campylobacter jejuni* as surface contaminant of fresh water fish, *in Proc. 3rd World Congr. Foodborne Infections and Intoxications, Volume 1*, Robert von Ostertag-Institute, Berlin, pp. 458–60.

Klausen, N.K. and Huss, H.H. (1987) Growth and histamine production by *Morganella morganii* under various temperature conditions. *Int. J. Food Microbiol.*, **5**, 147–56.

Klontz, K.L., Williams, L., Baldy, L.M. and Campos, M. (1993) Raw oyster-associated *Vibrio* infections: Linking epidemiologic data with laboratory testing of oysters obtained from a retail outlet. *J. Food Prot.*, **56**, 977–9.

Koh, E.G.L., Huyn, J.-H. and LaRock, P.A. (1994) Pertinence of indicator organisms and sampling variables to *Vibrio* concentrations. *Appl. Environ. Microbiol.*, **60**, 3897–900.

Kraft, A.A. (1992) *Psychrotrophic Bacteria in Foods: Disease and Spoilage*, CRC Press, Inc. Boca Raton, FL.

Larsen, J. and Moestrup, O. (1989) *Guide to Toxic and Potentially Toxic Marine Algae*, The Fish Inspection Service, Ministry of Fisheries, Dronningens Tvaergade 21, P.O. Box 9050, DK-1022 Copenhagen K, Denamark (ISBN 87 983238 0 6).

Laycock, R.A. and Regier, L.W. (1970) Pseudomonads and achromobacters in the spoilage of irradiated haddock of different preirradiation quality. *Appl. Microbiol.*, **20**, 333–41.

Layrisse, M.E. and Matches, J.R. (1984) Microbiological and chemical changes of spotted shrimp (*Pandalus platyceros*) stored under modified atmosphere. *J. Food Prot.*, **47**, 453–7.

Leangphibul, P., Nilakul, C., Sornchai, C., Tantimavancih, S. and Kasemsuksakul, K. (1986) Investigation of pathogenic bacteria from shrimp farms. *Kasetsart J.*, **20**, 333–7.

Lee, M.J., Jeong, D.Y., Kim, W.S., Kim, H.D., Kim, C.H., Park, W.W., Kim, K.S., Kim H.M. and Kim, D.S. (2000) A tetrodotoxin-producing *Vibrio* strain, LM-1 from the puffer fish *Fugu vermicularis radiatus*. *Appl. Environ. Microbiol.*, **66**, 1698–701.

Lees, D. (2000) Viruses and bivalve shellfish. *Int. J. Food Microbiol.*, **59**, 81–116.

Lehane, L. and Lewis, R.J. (2000) Ciguatera: recent advances but the risk remains. *Int. J. Food Microbiol*, **61**, 91–125.

Leisner, J.J., Millan, J.C., Huss, H.H. and Larsen, L.M. (1994) Production of histamine and tyramine by lactic acid bacteria isolated from vacuum-packed sugar-salted fish. *J. Appl. Bacteriol.*, **76**, 417–23.

Leung, C.-K., Huang, Y.-W. and Pancorbo, O.C. (1992) Bacterial pathogens and indicators in catfish and pond environments. *J. Food Prot.*, **55**, 424–7.

Levine, W.C., Griffin, P.M. and the Gulf Coast *Vibrio* Working Group. (1993) *Vibrio* infections on the Gulf Coast: Results of first year of regional surveillance. *J. Infect. Dis.*, **67**, 479–83.

Lilly, T., Jr. and Kautter, D.A. (1990) Outgrowth of naturally occurring *Clostridium botulinum* in vacuum-packaged fresh fish. *J. Assoc. Offical Anal. Chem.*, **73**, 211–2.

Lima dos Santos, C.A.M. (1981) The storage of tropical fish on ice–a review. *Tropi Sci.* **23**, 97–127.

Lin, F.-Y.C., Morris, J.G., Jr., Kaper, J.B., Gross, T., Michalski, J., Morrison, C., Libonati, J.P. and Israel, E. (1986) Persistance of cholera in the United States: isolation of *Vibrio cholerae* O1 from a patient with diarrhea in Maryland. *J. Clin. Microbiol.*, **23**, 624–26.

Liston, J. (1974) Influence of seafood handling procedures on *Vibrio parahaemolyticus*, in *International Symposium on Vibrio parahaemolyticus* (eds T. Fujino, G. Sakaguchi, R. Sakazaki and Y. Takeda), Saikon, Tokyo.

Liston, J. (1980) Microbiology in fishery science, in *Advances in Fishery Science and Technology*, Fishing News Books Ltd., Farnham, Surrey, England, pp. 138–57.

Liston, J. (1990) Microbial hazards of seafood consumption. *Food Technol.*, **44**, 56, 58–62.

Liston, J. (1992) Bacterial spoilage of seafood, in *Quality Assurance in the Fish Industry* (eds H.H. Huss, M. Jacobsen and J. Liston), Elsevier Science Publishers, Amsterdam, pp. 93–105.

Liston, J. and Baross, J. (1973) Distribution of *V. parahaemolyticus* in the marine environment. *J. Milk Food Technol.*, **36**, 113–7.

Lopez-Sabater, E.I., Rodriguez-Jerez, J.J., Roig-Sagues, A.X. and Mora-Ventura, M.A.T. (1994) Bacteriological quality of tuna fish (*Thunnus thynnus*) destined for canning: Effect of tuna handling on presence of histidine decarboxylase bacteria and histamine level. *J. Food Prot.*, **57**, 318–23.

Lovelace, T.E., Tubiash, H. and Colwell, R.R. (1968) Quantitative and qualitative commensal bacterial flora of *Crassostrea virginica* in Chesapeake Bay. *Proc. Natl Shellfish Assoc.*, **58**, 82–87.

Machi, T., Okino, S., Saito, Y., Horita, Y., Taguchi, T., Nakazawa, T., Nakamura, Y., Hirai, H., Miyamori, H. and Kitagawa, S.

(1997) Severe chest pain due to gastric anisakiasis. *Intern. Med.*, **36**, 28–30.
Manger, R.L., Leja, L.S., Lee, S.Y., Hungerford, J.M. and Wekell, M.M. (1993) Tetrazolium-based cell bioassay for neurotoxin active on voltage-sensitive sodium channels: semiautomated assay for saxitoxins, brevetoxins and ciguatoxins. *Anal. Biochem.*, **214**, 190–4.
Manger, R.L., Leja, L.S., Lee, S.Y., Hungerford, J.M., Hokama, Y., Dickey, R.W., Granade, H.R., Lewis, R., Yasumoto, T. and Wekell, M.M. (1995) Detection of sodium channel toxins: directed cytotoxicity assays of purified ciguatoxins, brevetoxins, saxitoxins and seafood extracts. *J. Am. Organization Anal. Chem.*, **78**, 521–7.
Manthey, M., Karnop, G. and Rehbein, H. (1988) Quality changes of European catfish (*Silurus glanis*) from warm-water aquaculture during storage on ice. *Int. J. Food Sci Technol.*, **23**, 1–9.
Martinez-Manzanares, E., Morinigo, M.A., Castro, D., Baledona, M.C., Munoz, M.A. and Borrego, J.J. (1992) Relationship between indicators of fecal pollution in shellfish-growing water and the occurrence of human pathogenic microorganisms in shellfish. *J. Food Prot.*, **55**, 609–14.
Matches, J.R. (1982) Effects of temperature on the decomposition of Pacific coast shrimp (*Pandalus jordani*). *J. Food Sci.*, **47**, 1044–7, 1069.
Matches, J.R. and Liston, J. (1968) Low temperature growth of *Salmonella*. *J. Food Sci.*, **33**, 641–5.
Matches, J.R. and Liston, J. (1973) Methods and techniques for isolation and testing of clostridia from the estuarine environment, in *Estuarine Microbial Ecology* (eds L.H. Stevenson and R.R. Colwell), University of South Carolina Press, SC, pp. 345–62.
Matches, J.R., Liston, J. and Curran, D. (1974) *Clostridium perfringens* in the environment. *Appl. Microbiol.*, **28**, 655–66.
Matches, J.R., Raghubeer, E., Yoon, I.H. and Martin, R.E. (1987) Microbiology of surimi based products, in *Seafood Quality Determination* (eds D.E. Kramer and J. Liston), Elsevier, Amsterdam, pp. 373–87.
Matsumura, K. (1995) Reexamination of tetrodotoxin production by bacteria. *Appl. Environ. Microbiol.*, **66**, 3468–70.
Matsumura, K. (2001) Letter to the editor: No ability to produce tetrodotoxin in bacteria. *Appl. Environ. Microbiol.*, **67**, 2393–4.
Matté, G.R., Matté, M.H., Rivera, I.G. and Martins, M.T. (1994) Distribution of potentially pathogenic vibrios in oysters from a tropical region. *J. Food Prot.*, **57**, 870–3.
Mazurkiewicz, E., Tordoir, B.T., Oomen, J.M.V., de Lange, L. and Mol, H. (1985) *Bacillaire dysenterie* in Utrecht; twee epedemieen. *Ned Tijdschr. Genneskd.*, **129**, 895–9.
McCarthy, S.A., Motes, M.L. and McPhearson, R.M. (1990) Recovery of heat-stressed *Listeria monocytogenes* from experimentally and naturally occurring contaminated shrimp. *J. Food Prot.*, **53**, 22–5.
Michener, H.D. and Elliott, R.P. (1964) Minimum growth temperatures for food-poisoning, fecal-indicator and psychrophilic microorganisms. *Adv. Food Res.*, **13**, 349–96.
Miettinen, M.K., Siitonen, A., Heiskanen, P., Haajanen, H., Björkroth, K.J. and Korkeala, H.J. (1999) Molecular epidemiology of an outbreak of febrile gastroenteritis caused by *Listeria monocytogenes* in cold-smoked rainbow troug. *J. Clin. Microbiol.*, **37**, 2358–60.
Misrachi, W.A., Watson, A.J. and Coleman, D. (1991) *Listeria* in smoked mussels in Tasmania. *Commun. Dis. Intell.*, **15**, 427.
Mitchell, D.L. (1991) A case cluster of listeriosis in Tasmania. *Commun. Dis. Intell.*, **15**, 427.
Miyahara, M. and Konuma, H. (2002) Detection of *Shigella sonnei* from imported frozen oysters [in Japanese]. *Bokin Bobai* (*The Society for Antibacterial and Antifungal Agents, Japan*), **30**, 299–302.
MMWR (Morbidity and Mortality Weekly Report). (1975) Scombroid Poisoning—New York City. *MMWR*, **24**, 342, 347.
MMWR (Morbidity and Mortality Weekly Report). (1985) Botulism associated with commercially distributed kapchunka—New York City. *MMWR*, **34**, 546–7.
MMWR (Morbidity and Mortality Weekly Report). (1991a) Update: cholera outbreak—Peru, Ecuador, and Columbia. *MMWR*, **40**, 225–7.
MMWR (Morbidity and Mortality Weekly Report). (1991b) Update: cholera—Western Hemisphere, and recommendations for treatment of cholera. *MMWR*, **40**, 562–5.
MMWR (Morbidity and Mortality Weekly Report). (1991c) Fish botulism—Hawaii, 1990. *MMWR*, **40**, 412–4.
MMWR (Morbidity and Mortality Weekly Report). (1992a) Cholera associated with international travel, 1992. *MMWR*, **41**, 664–8.
MMWR (Morbidity and Mortality Weekly Report). (1992b) Outbreak of type E botulism associated with an uneviscerated, salt-cured fish product—New Jersy, 1992. *MMWR*, **41**, 1–2.
MMWR (Morbidity and Mortality Weekly Report) (2001) Botulism outbreak associated with eating fermented food—Alaska, 2001. *MMWR*, **50**, 680–2.
Molitoris, E., Joseph, S.W., Krichevsky, M.I., Sindhuhardja, W. and Colwell, R.R. (1985) Characterization and distribution of *Vibrio alginolyticus* and *Vibrio parahaemolyticus* isolated from Indonesia. *Appl. Environ. Microbiol.*, **50**, 1388–94.
Morris, E.O. (1975) Yeasts from the marine environment. *J. Appl. Bacteriol.*, **38**, 211–23.
Morris, J.G. and Black, R.E. (1985) Cholera and other vibrioses in the United States. *N. Engl. J. Med.*, **312**, 343–50.
Morse, D.L., Guzewich, J.J., Hanrahan, J.P., Strigof, R., Shayegani, M., Deibel, R., Herrmann, J.E., Cukor G. and Blacklow, N.R. (1986) Widespread outbreaks of clam- and oyster-associated gastroenteritis. Role of Norwalk virus. *N. Engl. J. Med.*, **314**, 678–81.
Motes, M.L., Jr. (1991) Incidence of *Listeria* spp. in shrimp, oysters, and estuarine waters. *J. Food Prot.*, **54**, 170–5.
Mugula, J.K. and Lyimo, M.H. (1992) Microbiological quality of traditional market cured fish in Tanzania. *J. Food Safety*, **13**, 33–41.
Muraoka, A., Suehiro, I., Fujii, M., Nagata, K., Kusunoki, H., Kumon, Y., Shirasaka, D., Hosooka, T. and Murakami, K. (1996) Acute gastric anisakiasis: 28 cases during the last 10 years. *Dig. Sci.*, **41**, 2362–5.
Murphree, R.L. and Tamplin, M.L. (1995) Uptake and retention of *Vibrio cholerae* O1 in the eastern oyster, *Crassostrea virginica*. *Appl. Environ. Microbiol.*, **61**, 3656–60.

Myers, B.J. (1979) Anisakine nematodes in fresh commercial fish from waters along the Washington, Oregon and California coasts. *J. Food Prot.*, **42**, 380–4.

Mølbak, K., Baggesen, D.L., Aarestrup, F.M., Ebbesen, J.M., Engberg, J., Frydendahl, K., Gerner-Smidt, P., Munk Petersen, A. and Wegener, H.C. (1999) An outbreak of multidrug-resistant, quinolone-resistant *Salmonella enterica* serotype Typhimurium DT104. *N. Engl. J. Med.*, **341**, 1420–5.

NACMCF (National Advisory on Microbiological Criteria for Foods). (1992) Microbiological criteria for raw molluscan shellfish. *J. Food Prot.*, **55**, 463–80.

Nair, G.B., Bhadra, R.K., Ramamurthy, T., Ramesh, A. and Pal, S.C. (1991) *Vibrio cholerae* and other vibrios associated with paddy field cultured prawns. *Food Microbiol.*, **8**, 203–8.

Nalin, D.R., Daya, V., Levine, M.M and Cisneros, L. (1979) Adsorption and growth of *Vibrio cholerae* on chitin. *Infect. Immun.*, **25**, 768–70.

Nedoluha, P.C. and Westhoff, D. (1993) Microbiological flora of aquacultured hybrid striped bass. *J. Food Prot.*, **56**, 1054–60.

Nilsson, L., Gram, L. and Huss, H.H. (1999) Growth control of *Listeria monocytogenes* on cold-smoked salmon using a competitive lactic acid bacteria flora. *J. Food Prot.*, **62**, 336–42.

NMFS (National Marine Fisheries Service). (1989) *Model Seafood Surveillance Project: HACCP Regulatory Model: Cooked Shrimp*, National Seafood Inspection Laboratory, Pascagoula, MS.

NMFS (National Marine Fisheries Service). (1990a) *Model Seafood Surveillance Project: HACCP Regulatory Model: Raw Fish*, National Seafood Inspection Laboratory, Pascagoula, MS.

NMFS (National Marine Fisheries Service). (1990b) *Model Seafood Surveillance Project: HACCP Regulatory Model: Molluscan Shellfish*, National Seafood Inspection Laboratory, Pascagoula, MS.

NMFS (National Marine Fisheries Service). (1990c) *Model Seafood Surveillance Project: HACCP Regulatory Model: Blue Crab*, National Seafood Inspection Laboratory, Pascagoula, MS.

Novak, A.F. (1973) Microbiological considerations in the handling and processing of crustacean shellfish, in *Microbial Safety of Fishery Products* (eds C.O. Chichester and H.D. Graham), Academic Press. New York, pp. 59–73.

Oh, D.-H. and Marshall, D.L. (1995) Influence of packaging method, lactic acid and monolaurin on *Listeria monocytogenes* in crayfish tail meat homogenate. *Food Microbiol.*, **12**, 159–63.

Ohtomo, R. and Saito, M. (2001) Increase in the culturable cell number of *Escherichia coli* during recovery from saline stress: possible implication for resuscitation for the VBNC state. *Microbial Ecol.*, **42**, 208–14.

Okuzumi, M., Yamanaka, H., Kubozuka, T., Ozaki H. and Matsubara, K. (1984) Changes in numbers of histamine forming bacteria on/in common mackerel stored at various temperatures. *Bull. Jpn Soc. Sci. Fish.* **50**, 653–65.

Oliver, J.D. (1981) Lethal cold stress of *Vibrio vulnificus* in oysters. *Appl. Environ. Microbiol.*, **41**, 710–7.

Oliver, J.D. and Kaper, J.B. (1997) *Vibrio* species. in *Food Microbiology—Fundamentals and Frontiers* (eds M.P. Doyle, L.R. Beauchat and T.J. Montville), ASM Press, Washington, DC, pp. 228–64.

Oliver, J.D. and Wanucha, D. (1989) Survival of *Vibrio vulnificus* at reduced temperatures and elevated nutrient. *J. Food Safety*, **10**, 79–86.

Olsen, S.J., MacKinnon, L.C., Goulding, J.S., Bean, N.H. and Slutsker, L. (2000) Surveillance for foodborne-disease outbreaks—United States, 1993–1997. *Morbidity Mortality Weekly Report CDC Surveill. Summ.*, **49**, 1–62.

Olson, R.E. (1987) Marine fish parasites of public health importance, in *Seafood Quality Determination* (eds D.E. Kramer and J. Liston), Elsevier Science Publishers, Amsterdam, pp. 339–55.

O'Neil, K.R., Jones, S.H. and Grimes, D.J. (1990) Incidence of *Vibrio vulnificus* in northern New England water and shellfish. *FEMS Microbiol. Lett.*, **72**, 163–8.

Ono, T., Inoue, Y., Yokoyama, M., Sakae, J., Goto, K., Kawazu, T., Hirano, Y., Minami, R., Matsui, T., Komatsuzaki, M., Oyama, T. and Okabe, T. (2001) *Vibrio vulnificus* infections reported in Kumamoto Prefecture, Japan in Japanese. *Infect. Agents Surveill. Rep.*, **22**, 249–9.

Orlandi, P.A., Chu, T.D.-M., Bier, J.W. and Jackson, G.J. (2002) Parasites and the food supply. *Food Technol.*, **56**, 72–81.

Pace, P.J. and Krumbiegel, E.R. (1973) *Clostridium botulinum* and smoked fish production: 1963–1972. *J. Milk Food Technol.*, **36**, 42–9.

Pacini, R., Panizzi, L., Galleschi, G., Quagli, E., Galassi, R., Fatighenti, P. and Morganti, R. (1993) Presenza di larve di anisakidi in prodotti ittici freschi e congelati del commercio. *Ind. Alimentari*, **32**, 942–4.

Paludan-Müller, C., Dalgaard, P., Huss, H.H. and Gram, L. (1998) Evaluation of the role of *Carnobacterium piscicola* in spoilage of vacuum- and modified-atmosphere-packed cold-smoked salmon stored at 5°C. *Int. J. Food Microbiol.*, **39**, 155–66.

Paludan-Müller, C., Valyasevi, R., Huss, H.H. and Gram, L. (2002) Genotypic and phenotypic characterisation of garlic fermenting lactic acid bacteria isolated from *som fak*, a Thai low-salt fermented fish product. *J. Appl. Microbiol.*, **92**, 307–14.

Palumbo, S.A. and Buchanan, R.L. (1988) Factors affecting the growth or survival of *Aeromonas hydrophila* in foods. *J. Food Safety*, **9**, 37–51.

Palumbo, S.A. and Williams, A.C. (1991) Resistance of *Listeria monocytogenes* to freezing in foods. *Food Microbiol.*, **8**, 63–8.

Palumbo, S.A., Maxino, F., Williams, A.C., Buchanan, R.L. and Thayer, D.W. (1985) Starch ampicillin agar for the quantitative detection of *Aeromonas hydrophila* in foods. *Appl. Environ. Microbiol.*, **50**, 1027–30.

Pan, B.S. and James, D. (1985) Histamine in marine products: production by bacteria, measurement and prediction of formation. FAO Fisheries Technical Paper 252, Rome, Italy.

Parisi, E., Civera, T. and Giacone, V. (1992) Changes in the microflora and in chemical composition of vacuum-packed smoked salmon during storage, in *Proc. 3rd World Congr. Foodborne Infections and Intoxications, Volume 1*, Robert von Ostertag-Institute, Berlin, pp. 257–60.

Pedrosa-Menabrito, A. and Regenstein, J.M. (1988) Shelf-life extension of fresh fish: A review. I. Spoilage of fish. *J. Food Qual.*, **11**, 117–27.

Peixotto, S.S., Finne, G., Hanna, M.O. and Vanderzant, C. (1979) Presence, growth and survival of *Yersinia enterocolitica* in oysters, shrimp, and crab. *J. Food Prot.*, **42**, 974–81.

Pelroy, G., Eklund, M.W., Paranjpye, R.N., Suzuki, E.M. and Peterson, M.E. (1982) Inhibition of *Clostridium botulinum* types A and E toxin formation by sodium nitrite and sodium chloride in hot-process (smoked) salmon. *J. Food Prot.*, **45**, 833–41.

Pelroy, G., Peterson, M., Paranjpye, R., Almond, J. and Eklund, M.W. (1994a) Inhibition of *Listeria monocytogenes* in cold-process (smoked) salmon by sodium lactate. *J. Food Prot.*, **57**, 108–13.

Pelroy, G., Peterson, M., Paranjpye, R., Almond, J. and Eklund, M.W. (1994b) Inhibition of *Listeria monocytogenes* in cold-process (smoked) salmon by sodium nitrite and packaging method. *J. Food Prot.*, **57**, 114–9.

Peterson, M.E., Pelroy, G.A., Paranjpye, R.N., Poysky, F.T., Almond, J.S. and Eklund, M.W. (1993) Parameters for control of *Listeria monocytogenes* in smoked fishery products: Sodium chloride and packaging methods. *J. Food Prot.*, **56**, 938–43.

Pigoff, G.M. and Tucker, B.W. (1990a) Methods that cause fish to die while struggling, in *Seafood: Effects of Technology on Nutrition*, Marcel Dekker, Inc., New York, pp. 26–7.

Pigoff, G.M. and Tucker, B.W. (1990b) Adding and removing heat, in *Seafood: Effects of Technology on Nutrition*, Marcel Dekker, Inc. New York, pp. 104–35.

Pitt, J.L. (1995) Fungi from Indonesian dried fish, in *Fish Drying in Indonesia. Proceedings of an international workshop held at Jakarta*, Indonesia on 9–10 February 1994 (eds B.R. Chapm and E. Highley), Canberra, A.T.C., Australian Centre for International Agricultural Research, ACIAR Proceedings, Vol. 59, pp. 89–96.

Platt, M.W., Rich, M.D. and McLaughlin, J.C. (1995) The role of chitin in the thermoprotection of *Vibrio cholerae*. *J. Food Prot.*, **58**, 513–4.

Popovic, T., Olsvik, O., Blake, P.A. and Wachsmuth, K. (1993) Cholera in the Americas: foodborne aspects. *J. Food Prot.*, **56**, 811–21.

Pothuri, P., Marshall, D.L. and McMillin, K.W. (1996) Combined effects of packaging atmosphere and lactic acid on growth an survival of *Listeria monocytogenes* in crayfish tail meat at 4°C. *J. Food Prot.*, **59**, 253–6.

Poulter, N.H. and Nicolaides, L. (1985) Quality changes in Bolivian Fresh-water fish species during storage in ice, in *Spoilage of Tropical Fish and Product Development* (ed A. Reilly), FAO Fish. Rep. 317 Suppl, pp. 11–28.

Pullela, S., Fernandes, C.F., Flick, G.J., Libey, G.S., Smith, S.A. and Coale, C.W. (1998) Indicative and pathogenic microbiological quality of aquacultured finfish grown in different production systems. *J. Food Prot.*, **61**, 205–10.

Ragelis, E.P. (1984) Ciguatera seafood poisoning: An overview, in *Seafood Toxins* (ed E.P. Ragelis), American Chemical Society, Washington, DC, pp. 25–36.

Rawles, D., Flick, G., Pierson, M., Diallo, A., Wittman, R. and Croonenberghs, R. (1995) *Listeria monocytogenes* occurrence and growth at refrigeration temperatures in fresh blue crab (*Callinectes sapides*) meat. *J. Food Prot.*, **58**, 1219–21.

Reddy, N.R., Armstrong, D.J., Rhodehamel, E.J. and Kautter, D.A. (1992) Shelf-life extension and safety concerns about fresh fishery products packaged under modified atmospheres: a review. *J. Food Safety*, **12**, 87–118.

Reddy, N.R., Paradis, A., Roman, M.G., Solomon, H.M. and Rhodehamel, E.J. (1996) Toxin development by *Clostridium botulinum* in modified atmosphere-packaged fresh tilapia fillets during storage. *J. Food Sci.*, **61**, 632–5.

Reilly, P.J.A. and Twiddy, D.R. (1992) *Salmonella* and *Vibrio cholerae* in brackishwater cultured tropical prawns. *Int. J. Food Microbiol.*, **16**, 293–301.

Reilly, A., Dangla, E. and Dela Cruz, A. (1986) Postharvest spoilage of shrimp (*Penaeus monodon*), in *The First Asian Fisheries Forum* (eds J.L. Maclean, L.B. Dizon and L.V. Hosillos), Asian Fisheries Society, Manila, Philippines.

Reilly, P.J.A., Twiddy, D.R. and Fuchs, R.S. (1992) Review of the occurrence of *Salmonella* in cultured tropical shrimp. *FAO Fisheries Circular No. 851*, United Nations FAO, Rome.

Richards, G.P. (1988) Microbial purification of shellfish: a review of depuration and relaying. *J. Food Prot.*, **51**, 218–51.

Ridley, S.C. and Slabyj, B.M. (1978) Microbiological evaluation of shrimp (*Pandalus borealis*) processing. *J. Food Prot.*, **41**, 40–3.

Ringø, E. and Gatesoupe, J. (1998) Lactic acid bacteria in fish: a review. *Aquaculture*, **160**, 177–203.

Ripabelli, G., Sammarco, M.L., Grasso, G.M., Fanelli, I., Crapioli, A. and Luzzi, I. (1999) Occurrence of *Vibrio* and other pathogenic bacteria in *Mytilus galloprivincialis* (mussels) harvested from Adriatic Sea, Italy. *Int. J. Food Microbiol.*, **49**, 43–48.

Ritchie, A.H. and Mackie, I.M. (1980) The formation of diamines and polyamines during storage of mackerel (*Scomber iscombris*), in *Advances in Fish Science and Technology* (ed. J.J. Cornell), Fishery News Books, Ltd. Farnham, UK.

Rogers, R.C., Cuffe, R.G.C.J., Cossins, Y.M., Murray, D.M. and Bourke, A.T.C. (1980) The Queensland cholera incident of 1977. 2. The epidemiological investigation. *Bull. WHO*, **58**, 665.

Rørvik, L.M., Yndestad, M., Caugant, D.A. and Heidenreich, B. (1992) *Listeria monocytogenes* and *Listeria* spp.: Contamination in a salmon slaughtery and smoked salmon processing plant, in *Proc. 3rd World Congr. Foodborne Infections and Intoxications, Volume 2*, Robert von Ostertag-Institute, Berlin, p. 1090.

Ruple, A.D. and Cook, D.W. (1992) *Vibrio vulnificus* and indicator bacteria in shellstock and commercially processed oysters from the Gulf Coast. *J. Food Prot.*, **55**, 667–71.

Ruttenber, A.J., Weniger, B.G., Sorvillo, F., Murray, R.A. and Ford, S.L. (1984) Diphyllobothriasis associated with salmon consumption in Pacific coast states. *Am. J. Trop. Med. Hyg.*, **33**, 455–59.

Saheki, K., Kobayashi, S. and Kawanishi, T. (1989) *Salmonella* contamination of eel culture ponds. *Nippon Suisan Gakkaishi*, **55**, 675–679.

Sakazaki, R. (1969) Halophilic vibrio infections, in *Food-Borne Infections and Intoxications* (ed H. Riemann), Academic Press, New York, pp. 115–129.

Sedik, M.F., Roushdy, S.A., Khalafalla, F.A. and Awad, H.A.E. (1991) Microbiological status of Egyptian prawn. *Die Nahrung*,

35, 33–38.
Sera, H. and Ishida, Y. (1972) Bacterial flora in the digestive tract of marine fish. III. Classification of isolated bacteria. *Nippon Suisan Gakkaishi*, **38**(8), 853–858.
Shamshad, S.I., Zuberi R. and Quadri, R.B. (1992) Bacteriological status of seafood marketed in Karachi, Pakistan, in *Quality Assurance in the Fish Industry* (eds H.H. Huss, M. Jakobsen and J. Liston), Elsevier Science Publishers, Amsterdam, pp. 315–319.
Shandera, W.X., Hafkin, B., Martin, D.L., Taylor, J.P., Maserang, D.L., Wells, J.G., Kelly, M., Ghandi, K., Kaper, J.B., Lee, J.V. and Blake, P.A. (1983) Persistance of cholera in the United States. *Am. J. Trop. Med. Hyg.*, **32**, 812–17.
Shewan, J.M. (1971) The microbiology of fish and fishery products—a progress report. *J. Appl. Bacteriol.*, **34**, 299–315.
Shewan, J.M. (1977) The bacteriology of fresh and spoiling fish and some related chemical changes induced by bacterial action, in *Handling Processing and Marketing of Tropical Fish*, Tropical Products Institute, London, pp. 51–66.
Shiflett, M.A., Lee, J.S. and Sinnhuber, R.O. (1966) Microbial flora of irradiated Dungeness crabmeat and Pacific oysters. *Appl. Microbiol.*, **14**, 411–15.
Shimodori, S., Moriya, T., Kohashi, O., Faming, D. and Amako, K. (1989) Extraction from prawn shells of substances cryoprotective for *Vibrio cholerae*. *Appl. Environ. Microbiol.*, **55**, 2726–28.
Shultz L.M., Rutledge, J.E., Grodner, R.M. and Biede, S.L. (1984) Determination of the thermal death time of *Vibrio cholerae* in blue crabs (*Callinectes sapidus*). *J. Food Prot.*, **47**, 4–6.
Sikorski, Z.E., Kolakowska, A. and Burt, J.R. (1990) Postharvest biochemical and microbial changes, in *Seafood: Resources, Nutritional Composition, and Preservation* (ed Z.E. Sikorski), CRC Press, Inc. Boca Raton, FL, pp. 55–76.
Simidu, W. and Hibiki, S. (1955) Studies on the putrefaction of aquatic products. XXIII On the critical concentration of poisoning for histamine. *Bull. Japan. Soc. Sci. Fish.*, **21**, 365–367.
Simidu, W., Kaneko, E. and Aiso, K. (1969) Microflora of fresh and stored flatfish *Kareius bicoloratus*. *Nippon Suisan Gakkaishi*, **35**(1), 77–82.
Singh, B.R. and Kulshrestha, S.B. (1993) Prevalence of *Shigella dysentriae* group A type in fresh water fishes and seafood. *J. Food Sci. Technol.*, **30**, 52–53.
Slabyj, B.M., Dollar, A.M. and Liston, J. (1965) Post irradiational survial of *Staphylococcus aureus* in seafoods. *J. Food Sci.*, **30**, 344–350.
Slater, P.E., Addiss, D.C., Cohen, A., Leventhal, A., Chassis, G., Zehavi, H., Bashari, A. and Costin, C. (1989) Foodborne botulism: an international outbreak. *Int. J. Epidemiol.*, **18**, 693–96.
Smith, A.W., Skilling, D.E., Barlough, J.E. and Berry, E.S. (1986) Distribution in the North Pacific Ocean, Bering Sea and Artic Ocean of animal populations known to carry pathogenic calici viruses. *Dis. Aquatic Org.*, **2**, 73–80.
Smith, E.A., Grant, F., Ferguson, C.M.J. and Gallacher, S. (2001) Biotransformation of paralytic shellfish toxin by bacteria isolated from bivalve molluscs. *Appl. Environ. Microbiol.*, **67**, 2345–53.
Spanggaard, B., Jørgensen, F., Gram, L. and Huss, H.H. (1993) Antibiotic resistance in bacteria isolated from three freshwater fish farms and an unpolluted stream in Denmark. *Aquaculture*, **115**, 195–207.
Spanggaard, B., Huber, I., Nielsen, J., Sick, E.B., Bressen Pipper, C., Martinussen, Slierendrecht, W.J. and Gram, L. (2001) The probiotic potential against virbiosis of the indigenous microflora of rainbow trout. *Environ. Microbiol.*, **3**, 755–65.
Statham, J.A. and Bremner, H.A. (1989) Shelf-life extension of packaged seafoods: a summary of a research approach. *Food Technol. Aust.*, **41**, 614–20.
Stelma, G.N., Jr. and McCabe, L.J. (1992) Nonpoint pollution from animal sources and shellfish sanitation. *J. Food Prot.*, **55**, 649–56.
Sugita, H., Iwata, J., Miyajima, C., Kubo, T., Noguchi, T., Hashimoto, K. and Deguchi, Y. (1989) Changes in microflora of a puffer fish *Fugu niphobles* with different water temperatures. *Marine Biol.*, **101**, 299–304.
Suñén, E., Acebes, M. and Fernádez-Astorga, A. (1995) Occurrence of potentially pathogenic vibrios in molluses (mussels and clams) from retail outlets in the north of Spain. *J. Food Safety*, **15**, 275–81.
Surendran, P.K., Joseph, J., Shenoy, A.V., Perigreen, P.A., Mahadeva, I. and Gopakumar, K. (1989) Studies on spoilage of commercially important tropical fishes under iced storage. *Fish. Res.*, **7**, 1–9.
Surendran, P.K., Mahadeva, I.K. and Gopakumar, K. (1985) Succession of bacterial genera during iced storage of three species of tropical prawns, *Penaeus indicus, Matapenaeus dobsoni* and *M. affinis*. *Fish. Technol.*, **22**, 117–20.
Surkiewicz, B.F., Hyndman, J.B. and Yancey, M.V. (1967) Bacteriological survey of the frozen prepared foods industry. II. Frozen breaded raw shrimp. *Appl. Microbiol.*, **15**, 1–9.
Swartzentruber, A., Schwab, A.H., Duran, A.P., Wentz, B.A. and Read, R.B. Jr. (1980) Microbiological quality of frozen shrimp and lobster tail in the retail market. *Appl. Environ. Microbiol.*, **40**, 765–69.
Taylor, S.L. (1986) Histamine food poisoning:toxicology and clinical aspects. *CRC Crit. Rev. Toxicol.*, **17**, 91–128.
Taylor, S.L. (1988) Marine toxins of microbial origin. *Food Technol.*, **42**(3), 94–8.
Taylor, F.J.R. (1990) Red tides, brown tides and other harmful algal blooms: the view into the 1990's, in *Toxic Marine Phytoplankton* (eds E. Graneli, B. Sundstrom, L. Edler and D.M. Anderson), Elsevier, Amsterdam, pp. 527–33.
Taylor, B.C. and Nakamura, M. (1964) Survival of shigellae in food. *J. Hyg., Camb.*, **62**, 303–11.
Taylor, S.L. (1986) Histamine food poisoning:toxicology and clinical aspects. Telzak, E.E., Bell, E.P., Kautter, D.A., Crowell, L., Budnick, L.D., Morse, D.L. and Schultz, S. (1990) An international outbreak of type E botulism due to uneviscerated fish. *J. Infect. Dis.*, **161**, 340–42.
Teunis, P., Havelaar, A., Vliegenthart, J., Roessink, C. (1997) Risk assessment of *Campylobacter* species in shellfish: identifying to unknown. *Water Sci. and Technol.*, **35**, 29–34.
Thrower, S.J. (1987) Handling practices on inshore fishing vessels: effect on the quality of finfish products. *CSIRO Food Res.*,

47, 50–55.
Tretsven, W.I. (1964) Bacteriological survey of filleting processes in the Greater Northwest. III. Bacterial and physical effects of pughing fish incorrectly. *J. Milk and Food Technol.*, **27**, 13–17.
Truelstrup Hansen, L., Drewes Røntved, S. and Huss, H.H. (1998) Microbiological quality and shelf life of cold-smoked salmon from three different processing plants. *Food Microbiol.*, **15**, 137–150.
Turner, K., Porter, J., Pickup, R. and Edwards, C. (2000) Changes in viability and macromolecular content of long-term batch cultures of *Salmonella typhimurium* measured by flow cytometry. *J. Appl. Microbiol.*, **89**, 90–99.
Twiddy, D.R. (1995) Antibiotic-resistant human pathogens in integrated fish farms. *ASEAN Food J.*, **10**, 22–29.
Vanderzant, C., Mroz, E. and Nickelson, R. (1970) Microbial flora of Gulf of Mexico and pond shrimp. *J. Milk and Food Technol.*, **33**, 346–50.
Vanderzant, C., Nickelson, R. and Judkins, P.W. (1971) Microbial flora of pond reared brown shrimp (*Peneaus aztecus*). *Appl. Microbiol.*, **21**, 916–21.
Vanderzant, C., Thompson, C.A., Jr. and Ray, S.M. (1973) Microbial flora and level of *Vibrio parahaemolyticus* of oysters (*Crassostrea virginica*), water and sediment from Galveston Bay. *J. Milk Food Technol.*, **36**, 447–52.
van Spreekens, K. (1987) Histamine production by the psychrophilic flora, in *Seafood Quality Determination* (eds D.E. Kramer and J. Liston), Elsevier Science Publisher, Amsterdam, pp. 309–18.
Varma, P.R.G., Iter, T.S.G., Joseph, M.A. and Zacharia, S. (1989) Studies on the incidence of *Vibrio cholerae* in fishery products. *J. Food Sci. and Technol.*, **26**, 341–42.
Venkataraman, R. and Sreenivasan, A. (1953) The bacteriology of freshwater fish. *Ind. J. Med. Res.*, **41**, 385–92.
Wainwright, R.B., Heyward, W.L., Middaugh, J.P., Hatehway, C.L., Harpster, A.P. and Bender, T.R. (1988) Food-borne botulism in Alaska, 1947–1985: epidemiology and clinical findings. *J. Infect. Dis.*, **157**, 1158–62.
Walker, P., Cann, D. and Shewan, J.M. (1970) The bacteriology of "scampi" (*Nephrops norvegicus*). I. Preliminary bacteriological, chemical, and sensory studies. *J. Food Technol.*, **5**, 375–85.
Ward, D.R. (1989) Microbiology of aquaculture products. *Food Technol.*, **43**(11), 82–86.
Ward, D.R. and Baj, N.J. (1988) Factors affecting the microbiological quality of seafoods. *Food Technol.*, **42**(3), 85–89.
Watanabe, K. (1965) Technological problems of handling and distribution of fresh fish in southern Brazil, in *The Technology of Fish Utilization* (ed R. Kreuzer), Fishing News, London, pp. 44–46.
Weagant, S.D., Sado, P.N., Colburn, K.G., Torkelson, J.D., Stanley, F.A., Krane, M.H., Shields, S.C. and Thayer, C.F. (1988) The incidence of *Listeria* species in frozen seafood products. *J. Food Prot.*, **51**, 655–57.
Weber, J.T., Hibbs, R.G., Jr., Darwish, A., Mishu, B., Corwin, A.L., Rakha, M., Hatheway, C.L., el Sharkawy, S., el-Rahim, S.A., al-Hamd, M.F. *et al.* (1993) A massive outbreak of type E botulism associated with traditional salted fish in Cairo. *J. Infect. Dis.*, **167**, 451–54.
Wempe, J.W. and Davidson, P.M. (1992) Bacteriological profile and shelflife of white amur (*Ctenopharyngodon idella*). *J. Food Sci.*, **57**, 66–68, 102.
Wentz, B.A., Duran, A.P., Swartzentruber, A., Schwab, A.H., McClure, F.D., Archer, D., Read, R.B., Jr. (1985) Microbiological quality of crabmeat during processing. *J. Food Prot.*, **48**, 44–49.
West, P.A. (1989) The human pathogenic vibrios—A public health update with environmental perspectives. *Epidemiol. Infect.*, **103**, 1–34.
Wheeler, K.A., Hocking, A.D., Pitt, J.L. and Anggawati, A. (1986) Fungi associated with Indonesian dried fish. *Food Microbiol.*, **3**, 351–57.
Wheeler, K.A., Hocking, A.D. and Pitt, J.L. (1988) Effects of temperature and water activity on germination and growth of *Wallemia sebi*. *Trans. Br. Mycol. Soc.*, **90**, 365–68.
Whittle, K. and Gallacher, S. (2000) Marine toxins. *Br. Med. Bull.*, **56**, 236–53.
WHO (World Health Organization). (1995) Control of foodborne trematode infections. WHO Technical Report Series No. 849, Geneva, Switzerland.
WHO/FAO (World Health Organization/Food and Agricultural Organization). (2001) Joint FAO/WHO Expert Consultation on risk assessment of microbiological hazards in foods. Risk characterization of *Salmonella* spp. in eggs and broiler chickens and *Listeria monocytogenes* in ready-to-eat product. 30th April–4th May 2001, Rome, Italy (as of April 2002: http://www.fao.org/WAICENT/FAOINFO/ECONOMICS/ ESN/pagerisk/reportSL.pdf).
Williams, L.A. and LaRock, P.A. (1985) Temporal occurrence of *Vibrio* species and *Aeromonas hydrophila* in estuarine sediments. *Appl. Environ. Microbiol.*, **50**, 1490–95.
Wilson, I.G. and Morre, J.E. (1996) Presence of *Salmonella* spp. and *Campylobacter* spp. in shellfish. *Epidemiol.Infect.*, **116**, 147–53.
Wong, H.-C., Ting, S.-H. and Shieh, W.-R. (1992) Incidence of toxigenic vibrios in foods available in Taiwan. *J. Appl. Bacteriol.*, **73**, 197–202.
Wong, H.-C., Chen, L.-L. and Yu, C.-M. (1995) Occurence of vibrios in frozen seafoods and survival of psychrotrophic *Vibrio cholerae* in broth and shrimp homogenate at low temperature. *J. Food Prot.*, **58**, 263–67.
Wyatt, L.E., Nickelson, R. and Vanderzant, C. (1979) Occurrence and control of *Salmonella* in freshwater catfish. *J. Food Sci.*, **44**, 1067–1069, 1073.
Yamagata, M. and Low, L.K. (1995) Banana shrimp, *Penaeus merguiensis*, quality changes during iced and frozen storage. *J. Food Sci.*, **60**, 721–26.
Yoon, I.H., Matches, J.R. and Rasco, B. (1988) Microbiological and chemical changes of surimi-based imitation crab during storage. *J. Food Sci.*, **53**, 1343–1346, 1426.
Yu, C., Lee, A.M., Bassler, B.L. and Roseman, S. (1991) Chitin utilization by marine bacteria. A physiological function for bacterial adhesion to immobilized carbohydrates. *J. Biol. Chem.*, **266**, 24260–267.

Zhao, S. (2001) Antimicrobial resistance of *Salmonella* isolated from imported food. *Paper presented at the 101st Annual Meeting of the American Sociely for Microbiology*, Orlando, Florida, 19th–23rd May 2001.

第 4 章
飼料およびペットフード

CHAPTER 4
Feeds and pet foods

I　はじめに

飼料とは，有益な機能を供給するあらゆる食料成分である（Church, 1979）。飼料原料の多くは，1つ以上の栄養素を提供するものだが，中には受容性を高めたり保存料として入っているものもある。飼料は通常6つのカテゴリーに分類される（National Research Council, 1972）：

- 牧草などの粗飼料・緑色植物からつくられる飼料
- 乾燥飼い葉・粗飼料（干し草）・サイレージ
- 穀物，製粉由来副産物，種子および粉砕篩別物，獣類，植物性および海産脂肪，糖蜜，その他主にエネルギー源となる濃縮物
- 20％以上のたんぱく質を含有する濃縮物（植物性たんぱく源〔脂肪種子製粉・トウモロコシ・グルテン・蒸留酒および醸造副産物・乾燥マメ科植物〕，動物由来たんぱく質〔肉粉・肉骨粉・種々の動物および家禽副産物・魚粉・ミルクおよび乳製品〕，単細胞たんぱく質を含む）
- ミネラル・ビタミンなど栄養補助食品
- 栄養のない添加物（抗生物質・酸化防止剤・緩衝剤・色素および香料・乳化剤・酵素・細菌製剤など）

飼料は集約的な家畜生産システムにおいて最も経費がかかるため，飼料の準備と加工処理における条件は，無駄がないように消費を促進しながら飼料消費効率の良い，適切な栄養食を供給するように管理されている。飼料は取り扱い機器の効率化を図り，他の原料を加える目的で加工されることもある。また，物理的形状や粒の大きさを変え，特定成分を分離し，嗜好性を高め，無毒化し，腐敗・変敗を防ぐといった目的で飼料を加工することもある（Church, 1979）。飼料およびその加工方法には，非常に多種多様な機械式（粉砕・圧搾もしくは製粉・混合・混練・ペレット化・剥離・押出など），および熱加工（コンディショニング・脱水・加熱処理・蒸気処理・焼成），化学処理（溶媒抽出・酸性化による保存性の向上など），さらに微生物による発酵（サイレージ飼料の製造）などがある。

飼料の品質は提供できるエネルギー，消化率，栄養分，および無毒性によって決まる。さらに，飼料の腐敗・変敗や腐食によりその利用効率が損なわれるため，飼料の品質は微生物学的条件にも左右される。

病原体や毒素，特にマイコトキシンの含まれた飼料は，動物の直接の疾病原因となる。疫学的データによって，動物の処理あるいは動物由来製品の摂食の結果，汚染飼料がヒトの健康に害を及ぼす可能性のあることが認められる。ヒトのサルモネラ感染症は懸念すべき主要な病原体である。リステリア症，ボツリヌス中毒症，あるいは畜産牛における牛海綿状脳症（BSE）などの発生が報告され，汚染動物飼料によって病原体の拡散される危険性がますます重視されている（Hinton & Bale, 1990；Anonymous, 1996；Brown *et al.*, 2001）。

飼料に含まれる動物由来原料によってマイコトキシンを摂食した結果，動物由来製品中の毒によ

Table 4.1　飼料中のアフラトキシンと食用部位中の残留アフラトキシン

Animal	Tissue	Level in feed (μg/kg)	Residue (μg/kg)
Beef steer	Muscle	700	1
	Liver	14000	1
	Kidney	5500	1
Dairy cow	Milk	300	1
Pig	Muscle	400	1
	Liver	800	1
Laying hen	Egg	2200	1
Chicken	Muscle	2000	1
	Liver	1200	1

Modified from Stoloff (1977).

りヒトが罹患する可能性は毒素および動物の種類の両方に左右される。特に反芻動物はみずからのルーメン内の微生物によって極めて効果的にマイコトキシンを解毒できる。Table 4.1 に，1 μg/kg のアフラトキシンが食用肉に残る場合，摂食されたアフラトキシンレベルを家畜別に示す。1μg/kg というレベルは許容量であると考えられており，ここまでに達することはほとんどない。特に，家禽類はアフラトキシンに非常に感受性が高いため，殊に問題となるのは汚染されたトウモロコシだが，多くの家禽生産国では家禽類飼料におけるアフラトキシンのモニタリングプログラムを有しており，その結果家禽肉および家禽卵のアフラトキシンレベルは通常低いものである。

主に問題となるのは，ミルクに排出されるアフラトキシン M1 である。この毒素はアフラトキシン B1 が飼料で摂食されると，水酸化されて産生される。アフラトキシン M1 は動物に配合飼料を与える多くの国で検出されており（Van Egmond, 1989），特に乳牛に多くみられる（Veldman *et al.*, 1992a）。その結果，乳牛に与える飼料中のアフラトキシンの許容レベルは先進国においては非常に低く設定されている（Van Egmond, 1989）。飼料中にマイコトキシンが存在する結果，その他の乳製品，特にチーズにおけるマイコトキシンも問題となる可能性がある（Scott, 1989）。

単胃動物は反芻動物に比べてマイコトキシンの解毒能力が低い。特にブタは飼料中のマイコトキシンに感受性が高く，1～5mg/kg とほんの少量のトリコテセン系カビ毒であるデオキシニバレノール（vomitoxin）によって飼料への拒絶反応（食欲不振）や嘔吐を引き起こす（Vesonder & Hesseltine, 1981 ; D'Mello *et al.*, 1999）。代謝が速く細胞組織への感染率が低いため，トリコテセン系カビ毒の食用肉へのキャリーオーバーは通常問題にならない（Prelusky, 1994 ; Bauer, 1995）。しかし，オクラトキシン A は通常北温帯地域の穀物において，その貯蔵中に *Penicillium verrucosum* が増殖して産生し，ブタの腎臓や貯蔵脂肪に蓄積する（Hald, 1991a）。豚肉消費量の高い欧州では，ヒトへの健康影響を防除する必要がある（Höhler, 1998）。多くの欧州人が検出可能レベルのオクラトキシン A を血中に有する（Hald, 1991b ; Zimmerli & Dick, 1995）。

動物飼料に使用されるすべての飼料原料をカバーすることは，あまりにも多種多様であるため不可能である。むしろ，ここではヒトの病原体もしくはマイコトキシンの間接的な原因となる主要な原料のいくつかに的を絞って取り上げることとする。飼料原料は粗飼料（特にサイレージ），動物由来原料（肉粉，肉骨粉，魚粉，その他特定動物由来副産物），配合飼料およびペットフードに分類される。

Ⅱ　粗飼料

粗飼料とは種子および根菜を除く植物飼料のことで，反芻動物やウマなど放牧される家畜の飼料に使用される。粗飼料は容積比重が軽くかさの大きい飼料である。粗飼料の物理的化学的組成および栄養価は非常に変化しやすい。栄養源に対する評価は非常に良いもの（新鮮な若草，マメ科植物，高品質サイレージ）から，非常に悪いもの（ワラ，殻，ある種の新芽）まで幅が広い（Church, 1979）。植物飼料は処理を行わずに使用することもあれば（牧草，放牧草地等），集めた飼料を地面の上に適当に置くか飼い葉桶に入れて給餌することもある。

粗飼料（干し草等）は，冬期あるいは干ばつなど放牧のできない時期に，動物に飼料を与えるため乾燥させて貯蔵される。従来の干し草製造では，牧草を最適な成長段階でカットし，野外で乾燥させた後，移動してバラバラな状態もしくは，多くの場合，俵状にして貯蔵する。粗切り，粉砕，ペレット処理および小さな立方体にすることにより輸送や取り扱い，さらには給餌の作業が容易になる。場合によっては，熱風を干し草にあてることで納屋の中で乾燥作業が完了することもある。他の作物（アルファルファ，トウモロコシ，ビートパルプ等）もまた貯蔵するために乾燥させてから給餌される。粗切りした牧草は回転ドラムの中で熱風（800～1,000℃の最新の高温処理方法）をかけて乾燥する。乾燥後細かくし，不活性ガス下でバルク貯蔵し，押圧もしくはペレット処理をする。

牧草の多くは嫌気的発酵によりサイレージとされる。すべてのトウモロコシ，牧草およびマメ科類など幅広い作物がサイレージ製造に使われる。また，サイロ貯蔵によるサイレージ調製では缶詰工場から出る残渣物や加工農作物（スィートコーン，サヤインゲン，グリーンピース），さらには野菜くず（ビートトップ）など非常に多様な草類を使用する。

A　加工処理の微生物への影響

干し草を製造する場合，著しい栄養成分の変化や微生物活性をもたらすことなく貯蔵できるよう水分を減らす。牧草は通常，カットする際には 70～80％の水分を含んでいるが，貯蔵するにはこれを 15～20％に低減する必要がある。水分 14～15％に急速に乾燥させると，化学的組成および微生物活性における変化は少ない。しかし，乾燥によって細菌または真菌の胞子が不活性化することはなく，非胞子形成性微生物は生存している可能性がある。

サイロ貯蔵によるサイレージ調製には乳酸産生菌による自然な嫌気的発酵があり，この場合，可溶性炭水化物から乳酸が生成されて pH が低下し，酵素および微生物活性が抑制される（McDonald *et al.*, 1991；Driehuis & Oude Elferink, 2000）。pH を十分に低下（作物特性によるが約

3.8〜4.5）させ，サイレージを酸素制限下で貯蔵すれば可食期間は延びる。サイレージ調製においては，牧草を収穫して刈り込み，サイロに入れて包装し，酸素を制限して適切な発酵を促すために密封する。

収穫前あるいは収穫したばかりの飼料作物に認められる初期の主要な微生物群には様々な好気性微生物があるが，これらがサイレージ発酵に関与することはなく，サイロが密封されるとすぐにその生育は阻害される。サイロ貯蔵によるサイレージ調製の初期段階では，種々の偏性あるいは通性嫌気性菌（乳酸菌，腸内細菌，クロストリジウム属菌，酵母）が栄養分を求めて競合する。保存状態の良いサイレージでは，乳酸菌が急速に優勢となり発酵が進む。生草における乳酸菌数は比較的少ない（通常 10^3 〜10^5 cfu/g）。通常の加工条件下では急速に増殖し，8日以内にその数は 10^{10} cfu/g に達する。こうした細菌の多くは乳酸菌（通性ヘテロ型発酵菌である *Lactobacillus plantarum*，*Lb.casei*，*Lb.curvatus*，もしくは偏性ヘテロ型発酵菌である *Lb.brevis*，*Lb.buchneri*）で，数は少ないものの *Enterococcus*，*Leuconostoc*，*Pediococcus* などの乳酸菌も存在する。こうした細菌によって可溶性炭水化物から乳酸（保存状態の良いサイレージでは乾物総量の10％以下），および程度は低いが酢酸やプロピオン酸が生成される。作物特性にもよるが，pH がおよそ 3.8〜4.5 まで低下すると，結果的に発酵が停止する。サイレージ内に揮発性脂肪酸があれば，サイレージが空気に暴露されると起きる真菌の増殖が妨げられる（Moon, 1983 ; Driehuis *et al*., 1999）。

B　腐敗・変敗

干し草製造時，草地で山積みあるいは俵状にしてゆっくりと乾燥することで明らかな変化が生じることがある。干し草に余分な水分があると細菌の発酵により結果的に温度の上昇，褐変反応，さらには好熱性真菌が増殖する。カビの生えた干し草の消費により，時として深刻な毒性が発現することがあり，特にウマなどの単胃動物にみられる（Lacey, 1991）。

サイレージ調製時には，異常発酵が生じて pH 低下が遅延あるいは不十分となり，腸内細菌，酵母あるいはクロストリジウム属菌が多量に増殖する可能性がある。こうしたことが起きるのは，例えば水溶性炭水化物の含有量が少なく緩衝能の高い原料草（マメ科など）など，非常に湿潤な材料をサイロ貯蔵によってサイレージ調製する場合である。サイレージ内のクロストリジウム属菌の芽胞が主に存在するのは，土壌と家畜の糞尿由来の肥やしの2つである。サイレージ用作物の刈り込みおよび収穫時に作物が土壌粒子に汚染されることは避けられない。クロストリジウム属菌の芽胞は家畜に摂食されたサイレージが消化管を通過しても生残し，その糞便に排出される。様々な状況において，家畜の糞尿をサイレージ用作物の有機肥料として使用している。こうした慣習によって，クロストリジウム属菌の芽胞は土壌や作物に蓄積される。しかし，芽胞の初期値はほんのわずかで，サイレージ内におけるクロストリジウム属菌増殖が可能となる条件下で芽胞の最終値に影響を及ぼすことは少ない。サイレージに関与するクロストリジウム属菌には，一般的に糖分解性（*Clostridium tyrobutyricum*，*Cl. butyricum* など）とたんぱく質分解性（*Cl. sporogenes*，*Cl. bifermentans* など）のものがある（McDonald *et al*., 1991）。サイレージ内でクロストリジウム属菌が増殖する原因はpHが高いことにあり，そのためサイレージの安定性が低下し，酪酸，アンモニア，さらにトリプタミンやヒスタミンといった生体アミンが比較的大量に発生し，栄養価と嗜好性が低下する（Van Os, 1997）。

別タイプの腐敗・変敗としては，空気に触れた結果，（通性）好気性微生物が増殖して生じるものがある。サイレージの好気的腐敗・変敗には明らかに2種類ある。第一に，カビの増殖によってよくみられる表層の劣化が挙げられる。第二には，サイレージの温度上昇によく認められるサイロ内深部の原料草の劣化がある。こうした劣化過程が生じる原因は基質となる酸耐性酵母，酸化残存糖や乳酸である。こうした劣化過程が進むと，pHが上昇して，その結果カビ，桿菌，腸内細菌およびリステリア属菌など多くの腐敗・変敗性微生物が増殖可能となる（Woolford, 1990；McDonald *et al.*, 1991）。

C　病原体

干し草やサイレージは比較的高レベルのボツリヌス菌を含有し，特に土壌を含んでいたり，牧草が下水スラッジや特に家禽類の排泄物肥料を与えた土地から収穫された場合には顕著である。ボツリヌス菌は，一般的に耕作あるいは有機質肥料を与えた土壌や汚泥から検出されるという証左がある（Mitscherlich & Marth, 1984）。干し草やサイレージ内のボツリヌス菌のもう1つの原因となるのは（ネズミや鳥などの）死骸であるが，これは収穫時に干し草やサイレージに混入する。ボツリヌス菌はpH5.3以下では増殖しないため，良質発酵したサイレージ内でこの微生物が増殖することはあり得ない。しかし，劣化部位での増殖を除外することはできない。ボツリヌス菌の芽胞や毒素が大型ベールラップサイレージの外層から検出されている（Ricketts *et al.*, 1984；Wilson *et al.*, 1995）。ボツリヌス中毒症は「大型ベールサイレージ」を給餌する畜牛やウマにみられる（Hinton & Bale, 1990）。特に畜牛にみられるサイレージを原因とするボツリヌス中毒症は，Roberts（1988）およびKehler & Scholz（1996）らによって詳細にレビューされている。

ヒトにおける出血性腸炎および溶血性尿毒症症候群（HUS）の症例あるいは集団発生の原因となる大腸菌O157および別の大腸菌株は，理論的には草類や他の非加工あるいは再汚染された飼料原料を介して感染すると考えられる。こうした菌株は何カ月も生残し，湿性飼料や飼い葉桶内で増殖することが実証されている（Hancock *et al.*, 2001）。しかし，飼料，特に多種多様な飼料がどのような役割を果たすかについては十分に解明されていない（Herriott *et al.*, 1998；Buchko *et al.*, 2000）。サイレージ内の腸内細菌数はpHが4.5以下に低下すると急激に減少する。しかしLindgren *et al.*（1985）は，サイレージ調製中に酸素が侵入すると，その生存期間が延長し，サイレージ内で好気的腐敗・変敗が起きる際に腸内細菌が大増殖すると述べている。

反芻動物への*Listeria monocytogenes*感染におけるサイレージの役割は1960年代に立証された（Gray, 1960）。以来，他の研究者たちはサイレージが農場におけるリステリア属菌の主要な感染源であることを発見してきた（Grønstøl, 1979）。正常なサイレージ調製では，pHは4.2以下に低下し，リステリア属菌は静菌状態となる。空気を排除すると，リステリア属菌は急速に死滅する。発酵不良の場合，*L. monocytogenes* が増殖する。不良サイレージ内では *L. monocytogenes* がしばしば 12,000 cells/g 以上のレベルで検出されている（Fenlon, 1986）。さらに *L. monocytogenes* はサイレージ内で数年間にわたって生残可能である（Dijkstra, 1975）。

不十分な酸性化と好気的腐敗・変敗がサイレージ内の *L. monocytogenes* の増殖を可能にする最大の要因である（Hird & Genigeorgis, 1990；Perry & Donnelly, 1990）。サイレージ内の pH が高くなると，リステリア属菌の分離頻度が上昇する。ある調査では，pH 値が 4 未満では 22％，4～5 では 37％，5 を超えると 56％のサンプルからそれぞれ *L. monocytogenes* が分離された（Graostal, 1979）。また別の調査では，pH4 未満の 114 サイレージサンプルの 7.9％，pH5.0～5.9 の 70 サンプルの 52.9％，さらに pH6 を超えると 5 サンプルすべてからリステリア属菌が分離された。分離されたリステリア属菌は *L. innocua*（84.3％）および *L. monocytogenes*（15.7％）のみであった（Perry & Donnelly, 1990）。サイレージ内の pH に対する影響因子（乾物容量・基質となる炭水化物・緩衝能など），pH の低下率およびサイレージの安定性（サイレージ材の完全被覆・完全密封など）が *L. monocytogenes* 増殖を左右する。サイロ貯蔵した材料に酸素が混入すると，pH3.8 の低 pH 状態が長時間続いても，リステリア属菌は活性を保持できる可能性がある（Fenlon, 1989）。乾物 26％のサイレージにおいて，*L. monocytogenes* を発病レベルまで増殖させるのに要する酸素の最低レベルは 0.5～0.1％であることが，ある実験で証明されている。酸素量 0.1～0％の低レベルで，*L. monocytogenes* は死滅する（Donald *et al.*, 1993）。高品質サイレージにおいても，表面や側面に酸素が侵入すると，真菌が増殖して pH 上昇が起こりリステリア属菌の増殖が可能となる。

サイレージ内には *L. monocytogenes* の汚染源が数多く存在する。*L. monocytogenes* は土壌で生存，さらには増殖することも可能で（Botzler *et al.*, 1974），川，湖，運河，その他表層水に存在し，牧草地や川，湖，運河には頻繁にみられる（Brackett, 1988）。そのため，*L. monocytogenes* は牧草にみられることが多く（Weishimer, 1968；Weiss & Seeliger, 1975），サイレージ調製用に収穫される植物にも存在する可能性が高い。*L. monocytogenes* はまた未処理および処理済みの汚水や下水スラッジで処理された植物からも検出されている（Al-Ghazaii & Al-Azawi, 1986）。野鳥やスカベンジャーはサイレージを汚染する *L. monocytogenes* の媒介動物となり得る（Fenlon, 1985）。

カビの生えたサイレージから毒素産生能を持つ種々の真菌が分離されたが，サイレージを原因とする真菌中毒症の発生は驚くほど少ない（Lacey, 1991；Scudamore & Livesey, 1998）。中毒を引き起こすと認識されているものの多くは，特に *Aspergillus fumigatus* に代表される *Aspergillus* 種である（Yamazaki *et al.*, 1971；Cole *et al.*, 1977；Lacey, 1991）。サイレージにおいてアフラトキシンが検出されることもあるが，重大な問題にはならないと考えられている（Lacey, 1991）。

D　管理（粗飼料）

要約

重大な危害要因	• サイレージ調製における *L. monocytogenes*

管理手段	
汚染の初期レベル（H_0）	• リステリア症の感染動物を飼育していた牧草，その他生材料を使用しない
汚染レベルの増加（ΣI）	• 適切な発酵と空気の遮断，発酵性炭水化物や酸もしくはスタータ菌の添加を確実に行う
汚染レベルの減少（ΣR）	• 空気の侵入を遮断し，低 pH（乾物 25％のサイレージの場合：4.2）を維持した良質サイレージをつくり，*L. monocytogenes* の数を十分に低減する
検査	• 観察，臭気，pH（乾物 25％のサイレージの場合：4.2）
腐敗・変敗	• サイレージおよび他の粗飼料は過剰な水分によりカビが発生する

一般的に，粗飼料における微生物病原体は植物を適切に栽培し，収穫後速やかに乾燥することで抑制することができる。有機肥料を与えたり，下水スラッジに触れる土地には特別な配慮が求められる。水分含有量の多い植物（アルファルファ等）の茎を鎮圧するように設計された機械により乾燥作業の短縮化が可能となる。腐敗・変敗もしくはカビの発生した材料を除外して，動物の疾病さらにはヒトへの感染リスクを低減する。

理論的にではあるが，粗飼料には動物およびヒト病原体が多く存在し，特にサイレージ調製時には *L. monocytogenes* が危険な問題となる。サイロ貯蔵工程時には一定の措置をとり，腐敗・変敗と *L. monocytogenes* の増殖を防止する。そのため，植物の収穫時には可能な限り土壌の付着を避け，原料草を切断して均一にし，水溶性炭水化物を含む植物汁液の浸出を促進する必要がある。長さ 0.5～2cm に細断し，すぐにサイロに詰め込むことで最良の結果が得られる。サイレージ調製中は空気を遮断し良好な発酵を促進する。そのためには，タワーサイロもしくはバンカーサイロで密封あるいはビニールフィルムを使用して密封するなど，切断後できるだけ速やかに原料を完全に包装して密封することが必要である。

こうした条件下におけるサイレージの品質は，主に原料作物の水分量と適切な添加剤による pH 管理によって決まる。ほとんどの作物の場合，サイレージ調製の至適乾物含有量は 25～45％である。乾物量が少なく（乾物量 15％以下），特に可溶性炭水化物が正常値より低いと，酸が十分に生成されない。こうした問題は，牧草よりも水溶性炭水化物の量が少なく緩衝能が高いマメ科植物において顕著である。集めた原料植物の水分量が高く，またマメ科植物もしくは牧草・マメ科の混合原料をサイロ貯蔵する場合には，貯蔵する前にそうした原料草を予乾することが非常に望ましい。

予乾は，干し草製造と非常に似た方法で牧草地において機械的に行うこともできるし，納屋で加熱して行うこともできる。予乾することで乾物含有量が増加し，リステリア属菌レベルを有意に低減できる（Fenlon, 1989）。

4つのカテゴリーに分類される添加物によってサイレージ発酵が管理可能となる。第1のカテゴリーには，発酵基質を追補的に供給する添加物が挙げられ，主に糖蜜と多糖類分解酵素である。第

2のカテゴリーに挙げられるのは，主にギ酸を中心とする化学系添加物で，酸性化段階において腐敗・変敗性微生物の成長を抑制する。第3のカテゴリーには，乳酸菌の培養物など乳酸発酵を促進する添加物が挙げられる。このカテゴリーの添加物には多糖類分解酵素が添加される場合もある。第4のカテゴリーには，好気的腐敗・変敗を抑制する添加物があるが，そこには化学的物質も培養細菌も含まれる。このカテゴリーにはプロピオン酸や安息酢酸など抗真菌活性を持つ化学系添加物がある一方，さらに乳酸菌，プロピオン酸菌，およびバチルス属菌の各種培養物など細菌の添加物も含まれる。

接種用乳酸菌など生物系添加物の使用に関する大規模調査が行われた（Weinberg *et al.*, 1993）。これらの接種で水溶性炭水化物は急速かつ十分に発酵し，ホモ乳酸発酵により確実に乳酸を産生する。また，急速なpH低下とサイレージの安定性向上が実現する。ホモ型発酵の乳酸菌接種には *Lb. plantarum*，*Pediococcus acidilactici*，*Lactococcus lactis* に，ときには *Enterococcus faecium* を添加したものが推奨されてきた。こうした接種菌による乳酸産生のほうが，バクテリオシンよりも効果的に望ましくない微生物を抑制することは多くの研究で明らかにされてきた（Perry & Donnelly, 1990）。しかし，ホモ型乳酸発酵を促進するサイレージの接種物によって好気的安定性が損なわれることを示す研究結果も多数存在する（Weinberg *et al.*, 1993）。これには，こうした接種物を使用することによって，結果的に非遊離酢酸濃度が減少するといった背景がある。近年，ヘテロ型発酵の乳酸菌である *Lb.buchneri* が好気的腐敗・変敗の抑制に非常に効果を発揮することがわかった。*Lb.buchneri* がこうした効果を生むのは，主に乳酸に対する嫌気的な分解能によって酢酸や1,2-propanediolが生成されて，結果的にサイレージ内の真菌数を有意に低減するからである（Driehuis *et al.*, 1999）。

サイレージ内におけるリステリア属菌の増殖と生存は嫌気状態とpHのレベルによって左右される。サイロ貯蔵中に草に付着した *L. monocytogenes* は徹底した嫌気条件と4.4未満の低pH条件下で急速に死滅する。しかし，酸素圧0.5％（v/v）では，生存期間は延長し，pH4.2においても増殖が確認された。酸素圧が高いと *L. monocytogenes* の増殖が非常に促進される（Donald *et al.*, 1995）。そこで，良質サイレージの調製には *L. monocytogenes* の生存と増殖の抑制が不可欠となる。

サイレージにおけるカビの発育の制御は，嫌気状態を維持することに通常依存している。サイレージの貯蔵に使用されるサイロやその他のコンテナの密閉に注意することが重要である。糸状菌抑制因子として使用されるほとんどの化学物質は，商業的に使用できるレベルで一般のカビに対してわずかな効果しかない。

サイレージの品質を正確に評価するために用いられる検査は1つではない。臭気・外観検査はサイレージの評価によく用いられる優れた方法である。サイレージは褐色あるいは黒味を帯びることなく緑色で，粘液性のない硬質感を有し，アンモニアや酪酸などの不快臭やカビの発生がないことが望まれる。一般的にpH検査も使われるが，サイレージの至適pHは乾物含有量に左右されるので，それだけでは信頼性に欠ける。乾物25％の良質サイレージに求められるpHは4.2以下である。乾物量がこれよりも少ない場合はpHもさらに低くなければならない（Church, 1979）。

Ⅲ　動物由来副産物

温血動物由来の飼料原料は長い間たんぱく源を補うために利用されてきた。生原料としては非食用臓器，内臓，骨，血液，羽，と畜場施設から回収された廃棄処分のと体あるいは部位，食肉加工処理施設や小売店から回収したくず肉や骨，死亡した動物あるいはこれらの混合物が挙げられる。

こうした動物性たんぱく質の原料はすべてレンダリングされて粉末や他の副産物（油脂など）となる。レンダリングとは加熱などの処理をして水分，脂肪分，たんぱく質を分離するプロセスである。基本的なプロセスとしては，生原料を回収，下処理をして，一般的には110～150℃の温度で加熱して水分を除去し，遠心分離や圧搾あるいは溶媒抽出により脂肪分を取り除き，冷却，乾燥，製粉，篩別，選別，混合，そして貯蔵に至る。開発が進み，こうした処理作業は多種多様で，原料，機械，および施設のタイプによって使い分けされている。

温血動物由来の粉末は主に肉粉と肉骨粉である。これらの製品は専門組織や飼料監督機関により規定されている。実際に肉粉とは，と体もしくは毛，蹄，角，皮，内臓，糞尿，羽，加水分解した羽，卵殻または非動物性原料を除く動物の部位をレンダリング処理した後にできる細かい粉末状の乾燥した残留物である。4.4％以上のリンを含む製品は肉骨粉に分類される。ほとんどすべての肉粉および肉骨粉は混合してたんぱく質・脂肪・灰分の配合基準値を得る。通常，品質の決め手となるたんぱく質は約50％，55％，60％，灰分は24～36％配合される。脂肪分は加工処理の過程によって異なる。溶媒抽出では2～4.5％，圧搾では7～12％の脂肪分が残留する。水分量は概して少なく5％から多くても10％である。肉粉および肉骨粉は，単胃家畜やペットに与える混合飼料のたんぱく源として利用される。血粉や羽毛粉もまた，たんぱく質を補うために使用される。血粉は乾燥，粉末化した血液からつくられ，たんぱく質含有量は85％である。加圧蒸気で羽毛を加熱してつくられた羽毛粉（加水分解羽毛粉）は平均85～87％のたんぱく質を含有する。動物飼料への動物性加工たんぱく質の使用とBSEとの関連性が指摘されて以来，EU Regulation 1234/2003に基づき，食品製造のために飼育，肥育，あるいは繁殖されるいかなる動物にも前記の食用粉を与えることが禁止されている。その他の国でも，同様あるいは多少緩めの制限，禁止令が施行されている。

A　加工処理の微生物への影響に対する処理効果

生肉および家禽生肉に存在する初期のミクロフローラについては第1章および第2章で説明している。非可食生原料に生育する微生物は非常に多く，おそらく寄生生物，病原菌，真菌，あるいはウイルスも存在する。

レンダリング処理前に，原料は加熱するために事前に粉砕しサイズを小さくしておく。粉砕時に出る塵埃およびエアロゾルによって，最終製品を取り扱う場所も含め施設内全体に微生物汚染の広がる危険がある（Swingler, 1982）。

温血動物由来原料の多くはドライレンダリング法で処理する。あらかじめ粉砕した後，内部に撹拌器を備えた蒸気ジャケットタンクであるクッカー（あるいは乾式溶解器（dry-melter））に原料を移す。レンダリング時には，水分のほとんどが蒸発するまで（20 分～ 4 時間（温度によって異なる）），材料を加圧下でバッチ加熱（通常 115～150℃）する。その後乾燥した原料を穴あきパンに移しかえ，油脂分を排出する。さらに余分な脂肪分を除去するための工程を経て，肉粉は販売の準備が整う（Wilder, 1971）。溶媒抽出によって脂肪分を除去する場合，原料は粉末状にしてから溶剤を混合する（70℃・8 時間）。溶剤と脂肪分はその後蒸発—濃縮プロセスを経て，脂肪分は分離され，溶剤は再処理される。抽出された固形物はジャケットタンク内で加熱処理され（110～120℃／45～60 分），最終的に蒸気で洗浄される。脂肪分が高速遠心分離機もしくは圧搾によって抽出された場合，レンダリング後の材料がそれ以上高温になることはない。いかなる方法であっても，搾油によりハードケーキとして有機物となり，製粉，篩別，選別，他の粉末あるいは原材料との混合，貯蔵，袋詰が行われる。

レンダリング時における加熱処理の条件は，細菌および寄生生物のほとんどを殺滅する程度である（Hess *et al.*, 1970）。しかし，業界での加熱処理の時間—温度の組み合わせは 87.8℃で数分間から 140.6℃で 20 分と非常に幅が広い（Swingler, 1982）。さらに，レンダリングされた乾燥材料は高脂肪・低水分といった環境にあるため，細菌芽胞を熱による不活性化から守ることになる（Lowry *et al.*, 1979, Swingler, 1982 により引用）。このため，不十分な処理条件によって芽胞もしくは他の耐熱性生体物質を有する未殺菌製品がつくられてしまう。加熱処理後は高温で次の処理（溶剤による脂肪抽出工程など）が行われるが，これによって熱感受性の高い汚染物質を破壊することができる。しかし，加熱処理後には，機械，塵埃，粉砕機から出るエアロゾル，ハエ，げっ歯類などによって原料の二次汚染による再汚染の危険性が高い。

市販されている肉粉および肉骨粉のバッチを対象に微生物汚染を評価する目的で行われた調査では，好気性生菌数は 1 g あたり 3×10^4から 3×10^6，亜硫酸還元性のクロストリジウム属菌が 10^4，腸内細菌が 10^6，腸球菌が 10^2から 3×10^3，カビが 10～10^4であった（Milanovic & Beganovic, 1974）。腸内細菌による汚染は国によって大きく異なる（Reusse *et al.*, 1976 ; Van Schothorst & Oosterom, 1984）。加熱処理後の汚染に関して最も重大なのはサルモネラ属菌による汚染である。

B　腐敗・変敗

多くの動物由来粉は微生物学的に安定した製品である。それは保存時の低水分と *Aw* にかかっている。市販の肉骨粉の *Aw* は 0.3 から 0.45 で水分量は約 5％である。こうした条件では微生物は成長できず，粉末は乾燥した状態で保存される。このため通常，微生物による腐敗・変敗は重要な要因とはならない。しかし，製品が加湿されると（輸送・保管中など），急速に微生物が増殖し腐敗・変敗の生じる可能性がある。通常は，比較的水分活性が低くても増殖可能なカビによって腐敗・変敗する。

油脂に関しては，水分が少なく培養基として適さない上，様々な物理的・化学的精製を行っているため，微生物学的に重大な問題となる証左はない。

C　病原体

動物由来副産物およびその飼料原料としての使用は，安全な加工処理を行い，加熱後の再汚染を防止できなければ問題を引き起こす可能性がある。肉粉が原因となる動物疾病（手足口病・豚コレラ・豚水疱症など；Hinton & Bale, 1990）は，世界的にもよく知られている。そのため，動物由来製品の取り扱いは法律や規制によって管理されている。しかし前述のとおり，処理工程における時間—温度の多様性や一部の劣悪な衛生管理のため，結果的に病原体はなくなっていない。不十分な加熱処理により炭疽病と BSE が家畜に発生したことは疫学的な証左から示唆されている。サルモネラ属菌はレンダリング後の再汚染によって問題となる。

炭疽病の原因となる炭疽菌（*Bacillus anthracis*）は芽胞形成細菌であり，不十分な温度—時間条件下で生残する。世界の一部の地域では，病畜のと体は不適切な加熱処理しか受けず，そのため *B. anthracis* が骨粉から検出されたことがある（Morehouse & Wedman, 1961 ; Davies & Harvey, 1972）。

牛海綿状脳症は 1986 年英国で初めて認識された。初期の疫学的研究から共通の感染源により広範囲に伝染すると指摘された。スクレイピーとの疾病の類似性を考慮して行われた後の研究によって，反芻動物由来の肉骨粉を含有する飼料に含まれる伝達性海綿状脳症（TSE）の原因物質に暴露されたウシが感染源である可能性の高いことが確認されている（Wilesmith *et al.*, 1988 ; WHO, 1992）。英国では 1981～1982 年にかけてレンダリング方法が変更されたことが，突然の疾病発生を説明できる重要な点である。レンダリング施設の中には，バッチ法から約 100℃の温度で行う連続処理法に変えたところもある。同時期に，脂肪の抽出も溶媒抽出から高速遠心分離に変わった。1981 年以降，溶媒抽出により製造された肉骨粉はわずか 15％に過ぎない（Wilesmith *et al.*, 1991）。

以前の製造システムには，TSE の原因物質を不活性化するために重要となる要因：原料加熱処理時の高温—時間条件，有機溶剤の使用，溶媒抽出時の再加熱，低脂肪粉を製造するための高圧蒸気処理，が含まれていた。新システムではこうした防除対策に欠けるため，原因物質が生存し疾病が拡大する可能性があった。バッチ法と溶媒抽出の組み合わせ方式を使用して粉末を製造しているスコットランドやイギリス北部では，低温処理と遠心分離法による脂肪抽出を行った南部地域よりも BSE の発生率が低かった（Garcia, 1992）。その背景と一般的なガイダンスが危険病原体諮問委員会（Advisory Committee on Dangerous Pathogens :ACDP, 1996）および Brown *et al.*（2001）により発表されている。

BSE の専門家グループが，特に伝染病の発生，地域別の発生率，疾病と感染の特徴，予防措置，および防除対策について出した情報は，OIE（Office International des Epizooties：国際獣疫事務局）および世界保健機関（Anonymous, 1996 ; WHO, 2000 ; WHO, 2002）から出版され，第 1 章に記載したウェブサイトで閲覧できる。

ウエルシュ菌もまた重要な食肉および家禽由来の病原体である（Craven *et al.*, 1999）。飼料原料中にある微生物（Xylouri *et al.*, 1997）は腸管内で増殖し，と殺処理時の汚染源となる可能性がある。

サルモネラ属菌は問題となる主要な病原体であり，動物由来粉での存在は数多くの科学文献に記載されている（Table 4.2）。レンダリングによってサルモネラ・フリーの製品が生産されるが，加熱後に汚染される可能性がある。生の動物副産物（肉，骨，臓器，羽）にはサルモネラ属菌が存在することが多い。加熱後プレスケーキにはサルモネラ属菌は存在しないが，原材料と接触することで再汚染される。また，レンダリングのために原材料を処理する場所も原材料によって汚染される。こうした場所の汚染度はとても高く，通常の衛生処理では施設へのサルモネラ属菌の混入，および最終製品エリアへの拡大を防ぐことはできない。さらに，原材料は加熱前に破砕もしくは粉砕するため，このときに出る塵埃やエアロゾルによって最終製品への直接汚染も含め工場全体に汚染が広がる可能性がある（Quevedo & Carranza, 1966 ; Loken *et al.*, 1968）。また塵埃およびエアロゾルは結露溜まり，もしくは処理ライン内あるいはその近くの湿度の高い場所に混入する可能性もある（Clise & Swecker, 1965）。温熱溶媒抽出法を使用する工場を対象とした調査では，最終製品からサルモネラ属菌は分離されなかったが，抽出エリアからは多くの分離菌が検出された（Timoney, 1968）。レンダリング施設には栄養分が豊富に存在する。そのため，サルモネラ属菌をはじめ多数の微生物が湿度の高い場所から検出され，新たな感染場所に定着する。レンダリング処理された製品は冷却，排出，乾燥，製粉，篩別，混合，袋詰を経て，さらに最終製品の貯蔵場所へ搬送されるが，その間に種々多様な汚染物質が増殖場所からはがれ落ち，製品に付着する（Gabis, 1990 ; Jones *et al.*, 1991 により引用）。ハエもしくはゴキブリなどの昆虫もまたサルモネラ属菌をそうした場所から最終製品へと運び込む。鳥類やげっ歯類の糞便がサルモネラ陽性を示すことも多く，汚染の媒介動物となる（Jones *et al.*, 1991）。

このように非常に様々な環境要因により，処理施設における衛生条件の改善にもかかわらず，今もサルモネラ属菌が発見されることがあり（Anonymous, 2002），殺滅することが非常に困難である特有な血清型の菌が発見された施設もある（Eld *et al.*, 1991）。菜種や大豆など植物由来飼料製造の現場でも同様の問題に直面している。

Table 4.2 に，限定されたものであるが，粉末飼料および他の動物由来副産物におけるサルモネラ汚染率に関したリストを示す。

報告事例には非常にばらつきがあるが，その原因は実際のばらつきによるものと分析方法の違いによるものとがある。この種の乾燥製品では，サルモネラ属菌は損傷しているため，損傷回復（前培養）する必要がある（Van Schothorst *et al.*, 1979）。サンプルの大きさもばらつきのもう 1 つの重要な要因である。ある研究では，1985 年夏と 1990 年冬の調査における陽性率が 55.1％から 30.9％へと顕著に減少したのは，分析サンプルの大きさを 75 g から 25 g へと変更したためであったとされた（Smittle *et al.*, 1992）。

粉末および他の動物飼料原料におけるサルモネラ属菌の報告推定数は 1 から 40/g と幅があるが，それ以上の数が発見されることもある。サルモネラ菌数と陽性サンプルの率との有意な関連性についてはまだ明らかにされていない（Patterson, 1972 ; Jardy & Michard, 1992 ; Smittle *et al.*, 1992）。

粉末飼料からは非常に多種の血清型が発見されている。いくつかの研究では，動物から分離した特定の血清型について，摂食した飼料を追跡した（Rowe, 1973 ; Mackenzie & Bains, 1976 ; Jones *et*

Table 4.2　動物由来飼料と配合飼料中のサルモネラ属菌の検出

Material	No. of samples analyzed	Positive samples (%)	References
Meat and bone meal	982	21.3	Skovgaard and Nielsen (1972)
Fish meal	30	3.3	
Meat and bone meal	242	7	Patterson (1972)
Blood meal	36	5.6	
Poultry offal meal	101	9	
Feather meal	414	7.2	
Meat and bone meal	15	60	Jones *et al*. (1991)
Poultry meal	10	40	
Fish meal	18	33.3	
Meat meal	5276	2.2	Eld *et al*. (1991)
Bone meal	3205	3.1	
Feather meal	2624	0.6	
Fish meal 1988	893	16	Vielitz (1991)
Fish meal 1989	1564	24	
Rendered animal protein			
1990 winter	4935	30-9	Smittle *et al*. (1992)
1990 fall	5186	37	
1991 spring	6089	21	
1992 winter	6610	26	
Meat and bone meal	146	8.9	Jardy and Michard (1992)
Fish meal	92	4.3	
Compound feeds			
1999	2416	0.4	Anonymous (2002)
2000	2516	0.3	
2001	2616	0.2	

al., 1982)。しかし，飼料から頻繁に分離されるサルモネラ属菌の血清型は動物のサルモネラ症とは無関係のことが多い（HMSO, 1995；Veldman, 1995)。特に *Salmonella* Dublin および *S.* Typhimurium の飼料汚染率は非常に低い。例えば，1974～1985年の米国では，輸入および国内産飼料サンプルにおける *S.* Typhimurium 汚染率は2％未満であった（Wagner & McLauhlin, 1986)。この数字はウシの有病率と比べても低い（Eld *et al*., 1991)。家禽類から発見される侵襲的な主要血清型である *S.* Enteritidis, *S.* Thompsom および *S.* Typhimurium にも同様の現象がみられる。これらが家禽飼料から発見されることも少ない（Hinton & Bale, 1990)。しかし非侵襲的な血清型はよくみられる（Williams, 1981)。つまり，サルモネラ属菌に汚染された動物飼料は考えられているほど問題とはならないようである。動物疾病の原因は他にあり，原因となる飼料由来の血清型はほんのわずかしかない。飼料からサルモネラ属菌を除去しても，動物からサルモネラ属菌がなくなるとは保証されない（Oosterom *et al*., 1982)。しかし，サルモネラ属菌に対する管理対策を実施して動物由来副産物の汚染を減らし，サルモネラ属菌の農場環境へのさらなる侵入を抑制する必要がある（Edel *et al*., 1970 ; Davies *et al*., 2001)。

動物の廃棄物質を動物飼料にするリサイクル処理においても健康リスクが生まれる。特に，家禽類の有機肥料（ケージ飼いレイヤーの湿性副産物，家禽の乾燥廃棄物，サイロ貯蔵した家禽敷料など）はウシの飼料に利用される。ボツリヌス菌あるいはサルモネラ属菌などの病原体を伝達するリスクがあるため，こうした廃棄物質の飼料に対する懸念が高まっている。ボツリヌスC型菌が鶏ブロイラーを飼育していた敷料の深部から分離された（Smart *et al*., 1987 ; Neill *et al*., 1989)。家禽由来の廃棄物質および家禽敷料を混合した飼料を摂食した後，ウシはボツリヌス中毒症（通常C型）に罹患した（Neill *et al.*, 1989）。

家禽敷料からサルモネラ属菌が検出されることは数多くの文献で示されている。敷料由来のサルモネラ属菌は，家禽群およびと体両方の汚染指標として信頼できることが認められている（Bhatia *et al.*, 1979）。デンマークでは，汚染されたレイヤー群を検出するために“sock-sample”を使用する。“sock-sample”とは家禽飼育舎の検査官の靴に15cmほどのチューブガーゼを装着したものである。ある実験では，*S.* Typhimuriumが飼料用のケージ飼いレイヤーの湿性副産物から分離され，その結果感染症が再発した。しかし，プロピオン酸や酢酸で処理したケージ飼いレイヤーの湿性副産物や，家禽の廃棄物質および敷料を混合した飼料を摂食したウシの腸間膜リンパ節や胆嚢からは菌は検出されなかった（Smith *et al.*, 1978）。

D　管理（動物由来副産物）

要約

重大な危害要因	• サルモネラ属菌およびBSE（特定地域）
管理手段	
汚染の初期レベル（H_0）	• 炭疽病あるいはBSEに罹患した動物，動物性加工たんぱく質あるいは（BSEの）危険性が高い材料を使用しないこと
汚染レベルの減少（ΣR）	• 3気圧で130℃で20分間加熱し，BSEの原因物質を1000分の1まで低減する。この加熱処理により炭疽菌およびサルモネラ属菌も安全レベルまで軽減される
汚染レベルの増加（ΣI）	• 生原料と加工製品を確実に分離し，ライン環境を乾燥状態でサルモネラ・フリーに保つこと
検査	• サルモネラ属菌の有無を確認するために環境サンプルを検査し，腸内細菌レベルを特定し増殖の起きる可能性がある場所を検出する
腐敗・変敗	• 粉末の乾燥状態が維持されていれば，腐敗・変敗は問題にならない

温血動物由来粉の製造時に主に気をつけなければならないのは，炭疽菌およびBSEなど耐熱性病原体の飼料を排除してウシ・ヒトへの伝播を回避することと，サルモネラ属菌の再汚染を抑制することである。前者2つの危害要因の初期レベルを管理することはほとんど不可能であるが，これは宿主動物が菌の増殖によりと殺あるいは死亡に至り，その結果レンダリングされるためである。しかし，こうした危害要因の初期レベルを軽減するために，感染したと体やその部位（後述参照）をレンダリング施設ではなく焼却施設に搬送することは可能である。肉骨粉の製造では，適切な処理プロセスを経て動物の組織内の病原体を不活性化することが非常に重要である。

炭疽菌の芽胞を殺滅するため，140℃で20分間の加熱処理を義務づけている国もある

（Genigeorgis & Riemann, 1979, Swingler, 1982 により引用）。

BSE 原因物質について考えれば，その感染力を 1000 分の 1 まで下げるには 3 気圧で 133℃／20 分間（粒子サイズは 50mm 未満）もしくは同等の条件下で処理することが必要である（SSC, 1999）。しかし，BSE 原因物質の汚染度が高い動物由来副産物のリスクが顕著な BSE 発生国では，原材料の処理は BSE の感染を撲滅し飼料の安全性を確保するための確実な方法ではないと考えられている。そのため，施行されている措置は BSE 原因物質の飼料連鎖への侵入を最小限に抑えることが基本となっている。このため，英国および EU 各国では，ウシが汚染の危険性のある飼料原料に暴露されるのを抑制する目的で多くの法的措置がとられてきた。最初は 1988 年，英国は反芻動物由来たんぱく質のすべての反芻動物への給餌を禁止した。次に，1994 年欧州委員会は，哺乳動物由来たんぱく質のすべての反芻動物への使用を禁止する決定を下した。

しかし，こうした措置や 1993 年以降 BSE の発生率が低下しているという事実にもかかわらず，使用禁止令によって BSE の蔓延を十分に阻止することはできなった。禁止令の後に生まれたウシ（BAB）も BSE に感染した。その後の調査で，飼料流通過程（飼料製粉，運搬トラック，農場）の様々な過程においてブタや家禽類の飼料に使われる反芻動物由来たんぱく質と牛飼料に使われるそれとの間に二次感染が生じたことが明らかとなった。その結果，1996 年 3 月，英国は哺乳動物由来の肉骨粉（MBM）をすべての家畜動物の飼料に使用することを禁止した。EU もまた同様の規制を施行し，2000 年 12 月欧州委員会は臨時の措置として，動物性加工たんぱく質飼料のすべての家畜動物への使用を禁止した。EU Regulation 1234/2003 では，市販されるほぼすべての動物性加工たんぱく質を食品製造のために飼育，肥育あるいは繁殖されているすべての家畜動物の飼料に使用することを禁止している。特定の条件下では，非反芻動物への魚粉，ゼラチン，たんぱく加水分解物の使用とすべての家畜動物へのミルクおよび乳製品の使用を許可する例外を設けている。ネコもまた BSE 原因物質に高い感受性を示すことを考慮し，この規定はペットフードにも適用された。他国でも予防措置を導入している。例えば，1997 年 8 月米国食品医薬品局（FDA）は，ほとんどすべての哺乳動物たんぱく質を反芻動物の動物飼料製造に使用することを禁止した。

BSE 発生国では，飼料禁止に加え，他にも公衆衛生に関する規制を設けている。国によって異なるが，それらの規制（EC, 2001a, b）を下記に示す。

- BSE の疑い例と，国によって異なるが，BSE が確認された同一施設で飼育されたすべての反芻動物あるいは動物の集団（同一世代で同じリスクへの暴露があるもの）は法で定めた方法により殺処分すること。
- 感染動物における検出可能レベルの BSE 感染性が確認あるいは疑われるウシ，ヒツジ，ヤギの組織など特定危険部位（SRM）の使用禁止。この規制幅は国によって異なる。欧州委員会では，SRM を次のように定義している。(1) 12 カ月齢を超えるウシ科動物の脳と眼を含む頭蓋，扁桃腺，脊髄，およびすべての年齢のウシ科動物の十二指腸から直腸に至るまでの腸。(2) 12 カ月齢を超えるもしくは永久門歯が歯茎を切って出ている状態のヒツジおよびヤギの脳と眼を含む頭蓋，脊髄，もしくはすべての年齢のヒツジおよびヤギの脾臓（英国およびポルトガルにおいて追加条例が出された)。

- 機械回収肉の製造におけるウシ，ヒツジ，ヤギの頭骨および脊柱の使用禁止。
- 30カ月齢を超える（BSE）および24カ月齢を超える（緊急殺処分）のウシのBSEサーベイランスおよび全頭検査。

BSEが確認もしくは疑われる国からの輸入が規制される。ゼラチン，獣脂，化粧品および医薬品についても安全性を確認するための様々な措置が提言されている。こうした製品の安全性確認の基本原則は原材料の安全にある（WHO, 2001）。

乾式あるいは湿式レンダリングはどちらの場合も，製品は芽胞を不活性化するのに適した高温および圧力条件下におかれるため，サルモネラ属菌は殺滅される。使用される機械は非常に精巧で，例えば出口制御のついた自動供給装置によって加熱済み製品のみをクッカーから出すことが可能となり，またエンドポイント管理によって，加熱工程において製品が十分に加熱，乾燥処理されるポイントが表示される（Wilder, 1971）。サルモネラ菌数を十分に減らすことが，いかなるレンダリング処理においても一般的に必要不可欠となる。疑わしい場合には，プロセス・バリデーションと検査の実施が求められる。さらに，次の乾燥および加工処理時に製品を再汚染する可能性があるサルモネラ属菌の数を低減するために，追加処理が行われることもある。加熱およびペレット処理によってサルモネラ属菌レベルは100～1000分の1に減少し（Stott *et al.*, 1975），拡散および抽出処理はさらに効果がある。イオン化照射によってこうした製品中のサルモネラ属菌は効果的に減少できる（Mossel *et al.*, 1967）。飼料に化学系添加物を添加する代替技術もある（Hinton & Linton, 1988）。こうした処理では特別な管理が必要となるが，これについてはⅤ項に記述する。

再汚染を防ぐ管理手段は生原料と加工材の分離，良好な衛生状態の維持，および衛生的な作業手順を徹底することである。生原料と最終製品の完全分離は，加熱済みもしくは押し出し成形済み材料へのサルモネラ属菌の再付着を防止するには不可欠である。生原料と加工製品の場所は漏出防止壁で物理的に分離する必要がある。さらに，この2カ所では加工およびメンテナンスに使用する機器および作業員も完全に分けることが望ましい。

良好な衛生手順は重要である。加工製品の場所は細心の注意を払って清潔に保つ必要がある。生原料から出る塵埃が最終製品に拡散するのを防止するためには特別な配慮が求められる。蒸気および水分は加工製品に近づけない。特に温度が低下しやすい加工もしくは輸送時には水分の濃縮を回避する。このことが主要な問題となる場合は，換気を増やすか，問題の場所を断熱材で分離するなどの管理が必要となる。乾式クリーニングのほうが湿式クリーニングよりも環境中のサルモネラ属菌増殖の可能性を阻止する能力が高い。

運搬作業はできるだけ短縮することが望ましい。冷却室の換気は工場内の空気ではなく，生原料エリアからできるだけ離れた場所の外気を入れること。“清潔な”最終製品エリアに入る作業員は，清潔な服に着替え，手を洗浄し，靴底を消毒すること（もしくは靴を履き替える）。鳥類，ハエ，げっ歯類，その他害獣を同エリアから駆除すること。

動物由来副産物の最終製品のパラメーターは予測される保存期間によって異なる。保存期間が2

～3年の場合は，Aw0.65で水分8.5％以下であることが必要となる。保存期間が5カ月以下ならば，Aw0.75で水分9％が望ましい。保存期間が5週間未満では，Aw0.75で水分10.5％でも容認できる（Thalmann & Wolf, Boloh, 1992により引用）。菌の増殖によって増えるリスク要因は，こうしたAwレベルで抑制される。

加工施設のパフォーマンス検査は不可欠である。環境サンプルにおけるサルモネラ属菌の有無に関する検査は頻繁に行う必要がある（MAFF, 1989）。陽性結果が出たら，汚染源を排除するために施設全体を調査する。最終製品のサンプルには直接，サルモネラ検査が行われる。サルモネラ属菌は製品中に均一に広がっているわけではなく，少数で存在し，熱あるいは浸透圧衝撃によって損傷している場合もあるので，その検出は検出方法，サンプルの大きさ，前培養の有無に大きく左右される。サルモネラ検査に代わって，サンプルは指標菌のために培養されることもある。オランダではウエルシュ菌分析と，加熱効果を証明するための熱加工の評価が義務づけられている。加工処理ラインにおける汚染の可能性のある場所を特定するために腸内細菌科の細菌検査を推奨している国もある（Quevedo, 1965；Van Schothorst & Oosterom, 1984）。最終粉末または飼料における二次汚染と増殖の判断を行う場合もある（Cox *et al.*, 1988）。ある調査では，腸内細菌とサルモネラ属菌の相関係数は0.81（95％信頼限界0.35～0.95）であった。腸内細菌はサルモネラ属菌の有無を知るためには好ましい指標菌ではないが，動物由来副産物の衛生状態を評価するために利用できると判断された（Michanie *et al.*, 1985）。

Ⅳ　魚粉

世界の総漁獲量の20～30％が動物飼料製造に利用されている。骨や脂肪分が多過ぎたり，満足が得られないなどの理由から食用には適さない加工魚類の利用量が増えている。こうした魚類は“産業用魚（industrial fish）”と呼ばれることもある。魚粉に利用される魚としてはカペリン（訳注：日本ではシシャモとして流通），メンハーデン（*Brevoortia*属），イカナゴ，スプラート，ノルウェーコダラ，アオギス，アジ，タイセイヨウニシン（*Clupea*属），カタクチイワシ（*Engraulis*属），ピルチャード，その他の関連魚などが挙げられる。例えば米国では，漁獲されるメンハーデンはすべてレンダリング処理に回される。2番目に多く利用されるのが魚介類加工製品から出る残余物（臓器）である。特にペルーやチリなど南米は年間漁獲量が500万～1,500万トンと有数の生産国である。漁獲量はエルニーニョによって変動することもある。欧州では数カ国（デンマーク，ノルウェー，アイスランド，その他）が年間6万トンにおよぶ魚貝を加工し，米国では1万トンを加工製造している。

魚粉は基本的に3種類の工程（蒸煮，解体，乾燥）を経て製造される。100kgの産業用魚から約20kgの魚粉と2～10kgの魚油がつくられる。間接蒸気を使い，丸ごとあるいは粉砕された魚類をそれ自身の水分で蒸煮する。加熱済みの原料はその後スクリュープレスを通して，液体分（プレスウォーター）と固形分（プレスケーキ）に分離される。液体分には約50％の水分と油のほとんどが含まれる。液体分はデカンターに送られ，固形分は分離されてプレスケーキに戻され，さらに遠心分離により油分が除去される。残った液体分（スティックウォーター）は，フィルムエバポレーターを使用した蒸留作用によって濃縮され，できた製品“可溶分”がプレスケーキに加えられる。その後プレスケーキは水分含有量 5 ～10％まで乾燥される。従来の方法では乾燥温度は 90～100℃だが，LT ミールを製造する工場では 70℃以下の低温乾燥を行う施設もある。乾燥産物は以降の工程の間に冷却される。粉砕および袋詰処理をする前に魚粉を倉庫に積み残し酸化させてしまうこともある。多くの場合，魚粉がドライヤーにあるうちにブチル化ヒドロキシトルエンなどの酸化防止剤を混ぜる。安定した魚粉はドライヤーから直接，粒子サイズを小さくするハンマーミルに送られ，袋もしくはバルク貯蔵容器に入れられる。国によっては（アンゴラなど）加熱・圧搾した魚類を単純に太陽の下で乾燥させるところもある。

魚のサイロ貯蔵によって製造される動物飼料が増加しており，こうした製品への関心度の高さから，今後ますます増えることが予想される。サイロ貯蔵では酸性条件下で魚を液化すると pH は 4.5 以下となり，微生物学的に安定した製品ができる。1 つの方法としては，粉砕あるいは細粉した魚と無機酸（硫酸など）あるいは有機酸（ギ酸など）を直接混合し，20℃を超える温度で液化する。別のやり方では，糖蜜あるいは穀物粉などの発酵性炭水化物をすり身もしくは粉砕した魚と混ぜて，乳酸菌（*Lb. plantarum* もしくは *Streptococcus lactis* など）を接種し，30℃前後の至適温度で発酵させる。どちらの方法においても，脱脂あるいは遠心分離により最終製品から油脂が除去される。

フィッシュ・ソリュブルあるいはフィッシュ・コンセントレートはどちらも魚粉の副産物もしくは全魚類の主要な酵素消化物である。

魚粉はたんぱく質含有量が多いため（60～70％），動物飼料に幅広く利用されている。脂肪分は様々だが，通常は約 10％である。魚粉には水分（水分量は通常 7 ～10％）以外の微生物増殖に必要なすべての栄養価が含まれている。世界規模で見ると，700 万トンもの魚粉と 150 万トンの魚油が製造されている。過去 10 年間で水産養殖が著しく増加し（第 3 章参照），魚粉の約 50％と魚油の 90％が魚飼料に使われている。魚粉はまた家禽類および豚飼料としても利用されている。相当量の魚油がヒトの食用に利用されている（IFFO, 2003）。

A　加工処理の微生物への影響

水中環境の微生物の影響を強く受け，魚類には種々の微生物が生息している可能性がある（第 3 章参照）。熱処理によって微生物数は減少する（実際の数は初期のフローラと加熱処理時の時間―温度の組み合わせによって異なる）。しかし，程度の差はあるものの特にサルモネラ属菌など腸内細菌は加熱後の再汚染によって存在している可能性がある。5 施設の魚粉を対象に行われた調査では，平均して好気性平板菌数が 10^4，亜硫酸塩還元性のクロストリジウム属菌が約 3×10^3，腸内細菌と大腸菌が 10^2 ～10^4，カビが 10^2 ～10^5/g 検出された（Milanovic & Beganovic, 1974）。サルモネラ属菌をはじめとする腸内細菌科の細菌の再汚染度は製造場所や生産国などによって大きく異なる（Van Schothorst *et al.*, 1996 ; Reusse *et al.*, 1976）。

B　腐敗・変敗

魚粉は*Aw*が菌の増殖を促進する範囲よりも低い（0.33〜0.65）ため，微生物学的に安定した製品である。このため，ほとんどの場合，微生物による腐敗・変敗は重要ではない。製品が濡れると（輸送，保存中），真菌および細菌の急速な増殖によって劣化する。

油脂に関しては培養基に適さない上，様々な物理的・化学的精製を行っているため，微生物学的に重大な問題となる証左はない。

C　病原体

魚粉は，1950年代初期に*S.* Agonaなどサルモネラ属菌の数種の血清型がペルー産魚粉の輸入により多くの国に持ち込まれるようになって以来，動物飼料としての感染源と認識されてきた。飼料中のサルモネラ属菌が深刻な問題となるのは，それによって動物が病気となるためでなく，その動物由来製品の取扱者および摂食するヒトが最終的に食中毒を起こすためである（Wiseman & Cole, 1990）。ある調査では，加工処理のすべての段階の製品においてサルモネラ属菌など腸内細菌科の細菌が分離されうることが明らかとなった（Quevedo, 1965）。魚粉レンダリング施設における劣悪な衛生管理が原因で汚染が拡大する。Table 4.2に，いくつかの調査で陽性が発見された魚粉サンプルの割合を示す。*Erysipelothrix insidiosa*がアイルランド産魚粉から発見された（Buxton & Fraser, 1971）。魚粉は濡れるとカビが発生し，マイコトキシンを産生する可能性がある（Mossel, 1972 ; Gedek, 1973）。

D　管理（魚粉）

要約

重大な危害要因	• サルモネラ属菌
管理手段	
汚染の初期レベル（H_0）	• 魚類におけるサルモネラ属菌レベルは通常非常に低い
汚染レベルの減少（ΣR）	• 生原料は100℃以上で加熱し，サルモネラ属菌数を十分に低減する
汚染レベルの増加（ΣI）	• 生原料と加工製品は適切に分離し，乾燥した処理工程環境とサルモネラ・フリーを確実に維持する
検査	• サルモネラ属菌の有無を環境サンプルを用いて調べ，腸内細菌科の細菌レベルを測定し菌増殖が発生しやすい場所を検出する
腐敗・変敗	• 魚粉が乾燥状態にあれば腐敗・変敗が問題となることはない

サルモネラ属菌は懸念される主要な危害要因である。サルモネラ属菌は魚の病原菌ではないため初期レベルは問題ではなく，加工時の時間―温度によってその数を十分に低減することができる。

以前は，魚粉製造施設の床や壁，その設備が細かい魚粉で覆われ，機械に魚が引っかかっていたり，室の隅に魚が転がっていることが普通であった。加熱およびレンダリングが“無菌”製品をつくることであり，そのために良好な衛生管理は不必要だと考えられていた。しかし，現在は規制当局からの圧力とサルモネラ陰性の製品を求める購買者規格に直面し，少なくとも先進国の魚粉製造業者は，自身が食品加工に従事し再汚染を管理すべきであることを認識するようになった。達成率には幅があるが，多くの製造業者が様々な段階を踏んで製品の再汚染を防止している（EC, 2002）。

魚粉製造業者の防除措置は動物由来副産物（第Ⅱ項）の場合と同様に不可欠で，輸送および保存時には魚粉を乾燥した状態に保ち，微生物の増殖を防止する。飼料における病原体管理においても，一連の製造流通過程の各段階において注意深く計画された適切な監督下における介入，すなわちHACCP システムの適用と実施が求められる（Wiseman & Cole, 1990）。

管理手段の有効性の指標として，サルモネラ属菌および腸内細菌の有無を調べるために，環境サンプル検査が推奨される。サルモネラ属菌の有無を調べる最終製品の検査は，購買者および法的要件を満たすには必要かもしれないが，その汚染検出力は非常に限られている（第7巻「食品安全管理における微生物学的検査」参照）。

V　配合飼料

過去10年間，家畜の生産性改善を図るため配合飼料の広範な開発が進められてきた。配合飼料には家禽類やブタの完全飼料，もしくは特定状況下の動物（乳牛など）の補助飼料として適切な処方設計を持つ粉末や固形物がある。配合飼料は穀物（小麦，大麦，トウモロコシなど），製粉副産物，脂肪種子製粉，固形物（大豆，菜種，ヒマワリ，ベニバナ，綿など），乾燥アルファルファ，根菜類（キャッサバなど），動物由来副産物，油脂，シトラスパルプなど食品業界から得られる種々の副産物など，非常に多岐にわたる原料が利用されている。これらの原料は飼料工場に輸送，サイロで保管し，適切な処方設計に基づいて混合され，給餌用に粉末にしてバルクもしくは袋詰で保存される。粉末をさらに処理してペレット化し，輸送後，農場のサイロでバルク保存することが多く，袋詰することはまれである。

基本的に配合飼料の品質は，特定の動物生産および栄養面の要件に基づいた適切な処方設計と，カビ分解およびマイコトキシンの有無という観点から見れば原材料の品質によって決まる。配合飼料製造に用いる穀類は比較的低品質であり，カビの増殖や天候による影響を受けて食用から格下げされた場合には特に悪い。非常に高感度の検出方法が可能となり，マイコトキシンが検出されることも多い（Veldman *et al.*, 1992b）（第8章参照）。

配合（混合）飼料における細菌の状態もまた重要である。加工処理時の二次汚染および保存中の汚染により，原料に病原体が存在する可能性もある。サルモネラ属菌は最も重大な細菌学的危害要因である。

英国では，動物飼料に直接使用もしくは混合する生原料の保存，処理，輸送（MAFF, 1995a）および，加工処理の設計条件，家畜飼料の製造施設（MAFF, 1995b）に関する規制でサルモネラ・フリーの飼料を製造するために良好な衛生状態にある設備を用いることとしている。HACCP 原則の適用が強く勧められ（Butcher & Miles, 1995），オランダなど数カ国で適用されている。

A　加工処理の微生物への影響

穀類，製粉副産物，種子など主要原料や他の植物生成物は加熱の前処理をせずに原料として使用するため，微生物が飼料に混入してしまう。脂肪種子由来製品など他の植物原料は，大量の熱を発生する機械処理（連続圧搾工程など）や溶媒抽出，もしくはその両方によって処理される。こうした加工条件によって増殖形の微生物は除去できるが，細菌の芽胞もしくは真菌の胞子を除去することはできない。動物由来副産物は高温処理される（第Ⅲ項参照）。脂肪種子および動物由来製品はどちらも処理後あるいは保存時に汚染されやすく，完成した混合飼料におけるサルモネラ属菌など種々の細菌源となる。

加工前に原料は保存，混合，粉砕される。これらの処理中に，原料，不衛生なサイロおよび機械，塵埃，環境により多くが汚染される。粉砕および液体原料の添加によって細菌もしくは真菌の生育至適条件である高温多湿となる。

ペレット処理は混合飼料製造の基本工程である。飼料を粉砕してサイコロ型に成形し完了する。必ずしも常にではないが，通常，飼料原料はペレット処理前に蒸煮もしくは湿度を与えて，形状を維持できる硬質のペレット飼料をつくりやすくする（Church, 1979）。コンディショニングおよびペレット処理時の加熱により増殖形細菌の減少率は 1,000 倍に達し，飼料は殺菌される（Stott *et al.*, 1975）。しかし，おそらく再汚染された結果，腸内細菌がペレット飼料から検出される（Cox *et al.*, 1988）。ペレット処理によるサルモネラ属菌などの病原菌除去の効果は，飼料の湿度，コンディショニング処理の時間と温度，飼料に影響する熱および湿度の効果，微生物の数と耐熱性によって異なる（Blankenship *et al.*, 1985 ; Himathongkham *et al.*, 1996）。

ペレット処理後，急速冷却および垂直／水平冷却システムによる過剰な水分除去が行われる。こうしたシステムでは，冷却が不十分なために温かい湿った材料が貯蔵所やサイロに保管されることになり微生物の増殖をまねくことから，飼料製造の弱点となる可能性がある。また，乾燥作業に使われる大気も汚染源となり得る。冷却システムやコンベアーライン，さらに貯蔵所やサイロの塵埃や堆積物が菌の生育場所をつくり，最終的な混合飼料の汚染につながる。このため，混合飼料のミクロフローラは原料の初期フローラと製造条件の影響を受ける。

Erwinia および *Enterobacter*（*Enterobacter agglomerans*）など有色細菌は通常穀類や高品質の穀類由来副産物に存在し，こうした原料の含有量が高い混合飼料から検出されるのが一般的である。他の腸内細菌（*Citrobacter*，*Klebsiella*，*Serratia*，*Escherichia*，*Proteus* spp.）と *Pseudomonas* は様々なレベルで存在する。*Staphylococcus*，*Sarcina*，*Bacillus*，*Clostridium* および *Enterococcus* などグラム陽性菌の検出数は少ない。

真菌の検出については，十分な加熱処理を行わない限り生原料における真菌レベルをそのまま反映する。加熱処理を実施，あるいは防腐剤の添加により，芽胞形成能を持つバチルス属菌およびクロストリジウム属菌が主要なミクロフローラとなる。混合飼料における真菌の検出レベルは低い（10^2cfu/g 未満；IAG, 1993）。

B　腐敗・変敗

水分および *Aw* の低減により，混合飼料の保存期間は延長し微生物増殖が抑制される。しかし，飼料が濡れて再び水分が与えられると，細菌および真菌の増殖によって急速に腐敗・変敗する。加工処理の最終段階における冷却および乾燥処理が不十分なためにそのような事態が生じる。農場のサイロ貯蔵時の日中の温度変化によって水分が移動および凝縮し，水滴がつくられ原料が濡れてしまうことが多いが，そのために細菌および真菌の増殖，腐敗・変敗が発生し毒素が産生されることになる。

混合飼料における腐敗・変敗性微生物の特徴は，高品質飼料において少量の細菌および真菌が生育することである。重要な細菌として *Micrococcus*，*Staphylococcus*，*Bacillus*，*Streptomyces* および *Thermoactinomyces* が挙げられる。保存時のカビによる腐敗・変敗は *Eurotium* spp. や *Aspergillus penicilloides* など好乾性カビ類によって起こる。*Aw* が高まると他の *Aspergillus* spp. が *Penicillium* spp. とともに増殖する。発熱が起きると，*Asp. condidus*，*Asp. flavus* そしてその後 *Thermoascus* spp. が増殖する（Sauer *et al.*, 1992；Ominski *et al.*, 1994；第 8 章参照）。高い *Aw* 値では，*Paecilomyces*，*Scopulariopsis*，*Trichoderma*，*Chaetomium*，*Mucor* および *Rhizopus* が増殖する。こうした菌属は飼料原料の腐敗・変敗の進行度をはかる指標である（IAG, 1993）。

C　病原体

混合飼料がブロイラーおよびブタの生産におけるサルモネラ属菌の汚染源であることは，種々の報告に記載されている（Edel *et al.*, 1967；Smeltzer *et al.*, 1980；Hinton *et al.*, 1987；Eld *et al.*, 1991；Jones *et al.*, 1991）。場合によっては，混合飼料におけるサルモネラ属菌は使用されている原料にさかのぼって追跡可能である。汚染された動物由来副産物の重要性については第Ⅲ項Cに記述した。植物性原料は通常あまり汚染されることはないと考えられているが，いくつかの調査では，これらの原料がサルモネラ属菌の重要な汚染源であると指摘しているように，サルモネラ属菌はヒマワリから 22％，大豆由来固形物から 16％分離されている（Mackenzie & Bains, 1976）。輸入大豆，ヒマワリ，菜種由来固形物から検出されたサルモネラ陽性率は，それぞれ 3.1％，10.1％，1.9％であった（Jardy & Michard, 1992）。動物由来副産物（使用される場合）の 5 ～ 6％，魚粉の 1％に比べて大豆由来製品の 50％以下，菜種もしくはヒマワリ由来製品の 20％以下と植物性原料の使用割合が非常に高いことから，これらの汚染率は特に懸念されている。英国の情報によると，脂肪種子由来製品もまたサルモネラ属菌の汚染源として重要である。

ペレット処理は飼料中のサルモネラ属菌の低減に有効であると考えられている（Eld *et al.*, 1991）。

しかし，ある調査では，粉餌から 35％，ペレット飼料から 6.3％のサルモネラ属菌が分離され，これはペレット処理の有効性を実証する必要性と再汚染防止が求められることを意味している（Jones *et al.*, 1991）。

ペレット処理中にサルモネラ属菌が生残している場合，飼料製造施設が汚染される危険性がある。菌が定着さらには増殖すると，汚染が集中して起きる。冷却システムは表面が濡れているとそこが増殖に最適な培地となるため，サルモネラ属菌の重要な汚染源である。動物由来製品の場合には，コンベアーラインやサイロの塵埃および飼料の堆積物が飼料汚染の場所となる可能性がある。スウェーデンでは 1983〜1987 年にかけて，加工処理施設の塵埃および剥離物からサルモネラ属菌 233 株中 94 株（40.3％）が分離された（Eld *et al.*, 1991）。

製造後の配合飼料においてマイコトキシンが産生されることがあるが（前述どおり），広汎な取り扱いの不備が原因であり，通常，原因は農場での不適切な保存に限られている。低品質の穀物原料の使用によってより重大かつ広範な問題が生じる。世界各地で食用の許容基準を満たさない穀物が動物飼料に使用されている。こうした穀類は湿度の高い収穫条件あるいは地理的要因によって収穫前にカビが増殖し腐敗・変敗している可能性がある（詳細は第 8 章参照）。

D　管理（配合飼料）

要約

重大な危害要因	• サルモネラ属菌
管理手段	
汚染の初期レベル（H_0）	• 配合飼料に含まれる種々の原料は，通常低菌量ではあるがサルモネラ属菌に汚染されている可能性がある • 原料の乾燥状態を保ち，菌の増殖を防止することが重要である • ドライ混合製粉にはサルモネラ・フリーの原料を選択することが推奨されるが，目標を達成することは困難である • カビの発生した原料を使用してはならない
汚染レベルの増加（ΣI）	• 生原料と加工製品を適切に分離し，ライン環境の乾燥とサルモネラ・フリーの状態を確実に保つこと
汚染レベルの減少（ΣR）	• 粉末のペレット化でサルモネラ・レベルを 1/1,000〜1/10,000 に低減することができる • 粉末に水分を加えて給餌する場合は，酸を添加して汚染低減を図ること
検査	• サルモネラ属菌の有無を環境サンプルを用いて調べ，腸内細菌レベルを測定し菌増殖が発生しやすい場所を検出する。原料を用いてサルモネラ属菌の有無を検査し，高汚染ロットの検出に役立てる

腐敗・変敗	• 粉末が乾燥状態にあれば腐敗・変敗が問題となることはない。飼料が（偶然に）濡れてカビが増殖すると，マイコトキシンが産生されて問題となる可能性がある

サルモネラ属菌は懸念される主要なリスク要因である。農場にはサルモネラ属菌の汚染源が多いため，飼料からサルモネラ属菌を除去しても動物におけるサルモネラ・フリーは保証されないことが認められている。それでもやはり，飼料におけるサルモネラ汚染を最小限に抑えるために管理は必要である。飼料製造における管理の重要なポイントは広範な研究によってレビューされている（Williams, 1981 ; Skovgaard, 1988）。管理対策を成功させるためには，次のような基本的な介入が求められる。

- サルモネラ属菌に汚染された原料を使用しない。通関港（輸入原料）もしくは　飼料受領時（国産原料）におけるサルモネラ検査により高汚染原料を特定する。
- 原料と最終製品である飼料との交差汚染を防止するため工場設備を適切に配置すること。汚染の原因となり菌が定着する可能性のある原料のサイロおよびウシ，ブタ，家禽類飼料の製造ラインを分離すること。
- 濃縮やペレット処理などの殺菌処理，あるいは化学的殺菌（以下に記述）などその他の保存技術の正しい使用。
- 設備の適切な稼働，良好な衛生管理および清掃業務の遂行。冷却機，特に冷却槽の上部において飼料への水分付着を防止するため結露を抑制すること。サイロ，ミキサー，冷却システム，昇降機，輸送システムにおいて，その表面と飼料の堆積物が湿潤するのを回避するために特に注意を要する。飼料の粉末を介した汚染拡大を防止すること。“不衛生な”場所近辺にある吸気口は回避する，もしくは閉鎖すること。ペレット化した製品を冷却するために使用する大気はフィルターを通すこと。虫やげっ歯類など他の害獣を排除する。作業員は適切な清掃および殺菌業務を行うための特別な訓練を受けること。
- 最終製品を検査するよりも，環境サンプルおよび作業ラインサンプルを用いて汚染源と求められる改善点を特定することが，サルモネラ属菌の管理に一層効果的であることが立証されている。

温湿度管理（建設資材，適切な換気，必要な断熱材），適切な使用と室内清掃（粉末の被覆と飼料の堆積物を防止するための定期的な流れ，飼料の完全排出，排出後の徹底した洗浄，定期的な消毒），温度と湿度のモニタリング，サルモネラ属菌およびカビの定期検査などに特に配慮した農場のサイロにおける適切な貯蔵条件が必要である。汚染除去は管理対策において重要な役割を果たすが，この点に焦点を当てて話を進める。

コンディショニングとペレット化によりサルモネラ属菌を効果的に低減，除去するためには，適切な温度管理が不可欠である。実験データ（Van der Wal, 1979 ; Skovgaard, 1989）ではコンディショナー温度は74℃以上で，ペレット処理では製品温度を81～85℃の範囲まで高めるため，ペレット製造機に残るペレット飼料の温度は81℃より低くなることはない。モニタリングでは最低2時間おきにコンディショナーと最終製品の温度を連続して記録もしくは計測する。これら種々の条件は研究整備され，飼料の栄養価を損なうことのない加熱処理が可能となった。直接生蒸気を使用したコンディショニング（水分含有量14.5％の粉末に対して85℃以下），プレス前の押出成形（50～100気圧下93～183℃）もしくは膨張（40気圧下140℃で数秒間）によってサルモネラ属菌の軽減率を高めることができる。

ペレット処理後の照射殺菌によるサルモネラ・フリーの飼料製造が計画されてきたが（Mossel *et al.*, 1967），技術面，規制面，コスト面から考えてその使用は実験動物用など特殊飼料の製造に限られている。

化学系防腐剤の添加は飼料原料の加熱処理に代わる代替技術である（Hinton & Bale による総説，1990）。短鎖脂肪酸（乳酸，ギ酸，プロピオン酸など）は人工的に汚染させた酸処理済み飼料を摂食した雛におけるサルモネラ感染率を軽減することが認められている（Hinton & Linton, 1988）。流通している製品には主にプロピオン酸，プロピオン酸塩もしくはこれらの混合液または混合固形物が含まれている。こうした防腐剤は保存時のマイコトキシン産生抑制にも効果がある。これらは乾燥飼料においては不活性もしくはわずかな活性を示すだけだが，塩から脂肪酸が遊離するほど水分活性が十分に高まると抗菌作用を発揮する。飼料は通常乾燥条件下で保存されるため，飼料が湿潤状態になるか，もしくは動物による摂食後，その抗菌効果を発揮する（Hinton *et al.*, 1991）。酸処理の有効性は飼料の水分含有量，保存温度，周囲湿度，微生物汚染度，動物の種類などによって異なる。酸による予防効果は特に幼畜育成期間の飼料原料において有益である。動物が他の感染源に暴露されたり，飼料に含まれる微生物数が多い場合には，酸による感染防止効果はない。酸が最も効果を発揮するのは，低水分（12～13％未満）の飼料が高温多湿条件下で保存される場合や，水分含有量の高い（13.5～14％超）飼料の場合である。発酵飼料の給餌はサルモネラ汚染を低減するもう1つの可能性である（Van Winsen, 2001）。

飼料の最終製品におけるサルモネラ検査は法的あるいは流通面での根拠から不可欠であろう。

製造後の配合飼料におけるマイコトキシン管理は，良好な保存と温度変化の抑制および湿度条件にかかっている。

Ⅵ　ペットフード

流通する加工ペットフードには水分の多い缶詰製品，水分が中間レベルのセミモイスト（*Aw* 0.80～0.90）製品とドライ製品（*Aw* 0.60未満）がある。

乾燥および中間水分タイプのペットフードには穀類と動物由来副産物が混合されている。中には“飼料級”無脂肪ドライミルク，乾燥酵母および大豆粉の含まれるペットフードもある。乾燥ペットフードの主要なたんぱく質がレンダリング処理した動物由来副産物であるのに対して，中間水分タイプの場合は生の動物臓器である。ネコはプリオン病（猫海綿状脳症）に高い感受性を示すことから，BSE 発生国や企業によってはペットフード製造における動物由来副産物の使用を制限するようになった（WHO, 2001）。同じ理由から，“高リスク”の動物組織のペットフードへの使用が禁止されることもある。

国によっては，生の動物臓器をそのままペットフードとして使用するところもある。低酸性缶詰食品の仕様を満たすことが求められる缶詰ペットフードにおいては，こうした製品が取りざたされることはなく，微生物的問題を取り上げる必要はない。しかしヒトが缶詰ペットフードを摂食することもあるため，実際にはこうした議論は必要なことである。

A　加工処理の微生物への影響

乾燥ペットフードにおける，二大原料である加熱済み穀類と肉骨粉（もしくは他の動物由来副産物）は加熱処理を行わずに混合されることがあるため，そのミクロフローラは多かれ少なかれ原料の初期フローラを反映する。しかし，ほとんどの場合，原料は膨張—押出プロセスによって100℃以上の高温で加熱処理されるため，サルモネラ属菌など増殖微生物はすべて殺滅される。中間レベルの水分を含むペットフードは必ずしも膨張するわけではないので，その温度にはばらつきがある。下記に示す3つのプロセスのうち1つが使用される。

1．1段階プロセスでは，原料を混合した後，クッカーの押出機に入れる。
2．2段階プロセスでは，肉類および液体原料の予備殺菌を行ってから加熱，押出処理に入る。
3．冷却抽出プロセスでは，先に殺菌処理を行う。ほとんどの場合，製品の最高温度は95℃前後である。

低 Aw と低 pH および防腐剤を組み合わせることで，求められる安定性を得ることができる。抗菌作用を持つ吸湿剤（1,2-プロパンジオール，1,3-ブタンジオール，ソルビトールもしくはジオールエステルなど）によって水分活性が低下する。最終製品のミクロフローラは初期フローラと使用される加工処理技術によって異なる。それらは非常にばらつきがあるため，中間レベルの水分を含有するペットフードの“通常の”微生物学的条件について言及することは困難である。

B　腐敗・変敗

乾燥および中間水分タイプのペットフードの場合，その水分活性が低い限り，腐敗・変敗が問題となることはないが，濡れて再び水分が加わると，細菌および真菌の増殖によって急速に腐敗・変敗する。

C　病原体

原料の多く（動物由来副産物，無脂肪ドライミルク，乾燥酵母，大豆粉など）にサルモネラ属菌が含まれていると報告されている。膨張および押出プロセスに用いられる加熱によってサルモネラ属菌は十分に死滅するが，最終製品は環境による二次汚染あるいは再汚染によって汚染されることがある。

サルモネラ属菌に汚染されたペットフードが家庭に持ち込まれると，ヒトが感染する可能性がある。ペットフードを摂食する人々もいるが，よりリスクが高いのは人間用の食品へ二次汚染し，菌が増殖して有害となることである。汚染されたペットフードを摂食し顕性／不顕性疾患に罹患したペットもヒトに病原体を拡散する。ペットフードは通常給餌する際に水に戻して環境温度で長期間保存する。このためペットへの感染が結果的にヒト，特に同居する子供に拡大するリスクが高まる（Morse *et al.*, 1976）。

生後2カ月半の小児の *S.* Havana 感染例が出たことから，代表的な4つの製造業者と2つの小売店チェーンの乾燥ドッグフード25サンプルを調べたところサルモネラ属菌が検出された（Pace *et al.*, 1977）。流通する加工乾燥ドッグフード8袋中7袋からサルモネラ血清型が分離された。1つの製造業者では11サンプルすべてから1つ以上のサルモネラ属菌の血清型が検出された。*S.* Havana の見つかった8サンプルは抗生物質感受性型がドッグフード，感染児，母親から検出された *S.* Havana 分離株10株中9株と同等もしくは同一であった。

中間水分タイプのペットフードは，製造時に十分に加熱しサルモネラ属菌などの腸管系病原菌は死滅しており，*Aw* および pH は低く，微生物増殖を防止するために保湿剤や防腐剤を添加しているため，健康に重大な害を与えることはない。この種の飼料は水分を与えずにペットに給餌されるため，偶発的に濡れることがなければ微生物増殖をまねくことはない。

不適切に加工された缶詰ペットフードは，理論的には，それらを口にする高齢者や貧困層の人々にとってリスクとなる可能性がある。しかし適正製造規範（GMP）に従って加工されている場合，缶詰ペットフードは商業的に無菌であり他の低酸性缶詰食品と同程度の安全性を持つ。

D　管理（ペットフード）

要約

重大な危害要因	• サルモネラ属菌（乾燥ペットフード）
管理手段	
汚染の初期レベル（H_0）	• 原料におけるサルモネラ菌数は通常少ない
汚染レベルの減少（ΣR）	• ペレット処理，特に押出処理によりサルモネラ菌数は 1/10,000～1/1,000,000 に低減される
汚染レベルの増加（ΣI）	• 生原料と加工製品を適切に分離し，ライン環境の乾燥とサルモネラ・フリーの状態を確実に保つこと • 中間水分タイプのフードにおける菌の増殖を防止するために必要量の吸湿剤を添加すること
検査	• サルモネラ属菌の有無を環境サンプルを用いて調べ，腸内細菌レベ

	ルを測定し菌増殖が発生しやすい場所を検出する
腐敗・変敗	• ペットフードの乾燥状態が維持されるかぎり，またほとんどの中間水分タイプのフードにおいては腐敗・変敗が問題となることはない

非加熱乾燥ペットフードの製造時において，ヒトへの健康被害が起きないよう原料を管理することは必要不可欠である。すべてのペットフード製造において，GMP と HACCP を適用し製品の安全性を確保することができる。サルモネラ検査は乾燥ペットフードに適しているが，特に使用前に水分を加えるように設計されたペットフードに適合している。

参考文献

ACDP (Advisory Committee on Dangerous Pathogens) (1996) *BSE (Bovine Spongiform Encephalopathy). Background and General Occupational Guidance*, HSE Books, London (ISBN 07176 12120).

Al-Ghazali, M.R. and Al-Azawi, S.K. (1986) Detection and enumeration of *Listeria monocytogenes* in a sewage treatment plant in Iraq. *J. Appl. Bacteriol.*, **60**, 251–4.

Anonymous (1996) Bovine Spongiform Encephalopathy: an update. *Revue Scientifique et Technique de l'Office International des Epizooties*, **15**(3), 1087–118.

Anonymous (2002) Annual report on Zoonosis in Denmark, Danish Zoonosis Center, Copenhagen, Denmark.

Bauer, J. (1995) Zum Metabolismus von Trichothecenen beim Schwein. *Deutsche Tierärztliche Wochenschrift*, **102**, 50–52.

Bhatia, T.R.S., McNabb, G.D., Wyman, H. and Nayar. G.P. (1979) *Salmonella*: isolation from litter as an indication of flock infection and carcass contamination. *Avian Dis.*, **23**, 838–47.

Blankenship, U.C., Shackelford, D.A., Cox. N.A., Burdick, D., Bailey, J.S. and Thomson, J.E. (1985) Survival of Salmonellae as a function of poultry feed processing conditions, in *Proceedings of International Symposium on Salmonella* (ed. G. Snoeyenbos), American Association of Avian Pathologists, University of Pennsylvania Publication, Kennett Square. PA. pp. 211–20.

Boloh, Y. (1992) Farines de viande. *Rev. Ind. Agric. Alim.*, **459**, 60–2.

Botzler, R.G., Cowan, A.B. and Wetzler. T.F. (1974) Survival of *Listeria monocytogenes* in soil and water. *J. Wild Dis.*, **10**, 204–I2.

Brackett, R.E. (1988) Presence and persistence of *Listeria monocytogenes* in food and water. *Food Technol.*, **42**, 162–4, 178.

Brown, P., Will, R.G., Bradley, R., Asher, D.M. and Detwiler, L. (2001) Bovine Spongiform Encephalopathy and variant Creutzfeld–Jacob Disease: background, evolution, and current concerns. *Emerg. Infect. Dis.*, **7**, 6–16

Buchko, S.J., Holley, R.A., Olson, W.O., Gannon, V.P. and Veira, D.M. (2000) The effect of different grain diets on fecal shedding of *Escherichia coli* O157:H7 by steers. *J. Food Prot.*, 63(11), 1467–74.

Butcher, G.D. and Miles, R.D. (1995) Minimizing microbial contamination in feed mills producing poultry feed. Florida Cooperative Extension Service, Institute of Food and Agricultural Sciences, University of Florida, VM-93.

Buxton, A. and Fraser. G. (1977) *Animal Microbiology, Volume 1*, Blackwell Scientific Publications, Oxford.

Church, D.C. (1979) *Livestock Feeds and Feedings*, 4th edn, O & B Books, Corvalis, Oregon.

Clise, J.D. and Swecker, E.E. (1965) Salmonellae from animal by-products. *Public Health Rep.*, **80**, 899–905.

Cole, R.J., Kirksey, J.W., Dorner, J.W., Wilson, D.M., Johnson, J.C., Johnson, A.N., Bedell, D.M., Springer, J.P., Chexal, K.K., Clardy, J.C. and Cox, R.H. (1977) Mycotoxins produced by *Aspergillus fumigatus* species isolated from moulded silage. *J. Agric. Food Chem.*, **25**, 826–30.

Cox, L.J., Keller, N. and van Schothorst, M. (1988) The use and misuse of quantitative determination of Enterobacteriaceae in food microbiology. *J. Appl. Bacteriol.*, **65** (Symposium Supplement), S237–49.

Craven, S.E., Stern, N.J., Fedorka-Cray, P., Bailey, J.S. and Cox. N.A. (1999) Epidemiology of *Clostridium perfringens* in the production and processing of broiler chickens, in *Proceedings of the 17th ICFMH*, Veldhoven, The Netherlands, September 13–17, 357–360.

Davies, D.G. and Harvey. R.W.S. (1972) Anthrax infection in bone meal from various countries of origin. *J. Hyg.*, **70**(3), 455–7.

Davies, P.R., Morrow, W.E.M., Jones, F.T., Deen, J., Fedorka-Cray, P.J. and Gray, J.T. (2001) Elevated risk of *Salmonella* carriage by market hogs in a barn with open flush gutters. *JAVMA*.

Dijkstra, R.G. (1975) Recent experiences of the survival times of *Listeria* bacteria in suspension of brain, tissue, silage, faeces and in milk, in *Problems of Listeriosis* (ed M. Woodbine), Leicester University Press Publication, Surrey, p. 71.

D'Mello, J.P.F., Placinta, C.M. and Macdonald, A.M.C. (1999) *Fusarium* mycotoxins: a review of global implications for animal health, welfare and productivity. *Animal Feed Sci. Technol.*, **80**, 183–205.

Donald. S., Fenlon, D.R. and Seddon, B. (1993) A novel system for monitoring the influence of oxygen tension on the microflora of grass silage. *Lett. Appl. Microbiol.*, **17**, 253–5.
Donald, A.S., Fenlon, D.R. and Seddon, B. (1995) The relationships between ecophysiology, indigenous microflora and growth of *Listeria monocytogenes* in grass silage. *J. Appl. Bacteriol.*, **79**, 141–8.
Driehuis, F. and Oude Elferink, S.J.W.H. (2000) The impact of the quality of silage on animal health and food safety: a review. *Vet. Q.*, **22**, 212–7.
Driehuis, F., Oude Elferink, S.J.W.H. and Spoelstra, S.F. (1999) Anaerobic lactic acid degradation in maize silage inoculated with *Lactobacillus buchneri* inhibits yeast growth and improves aerobic stability. *J. Appl. Microbiol.*, **87**, 583–94.
EC (2002) Trends and sources of zoonotic agents in animals, feedstuffs, food and man in the European Union and Norway in 2000. Part 1. SANCO/927/2002.
EC (2001a) Regulation (EC) No. 999/2001 of the European Parliament and of the Council of 22 May 2001, laying down the rules for the prevention, control and eradication of certain transmissible spongiform encephalopathies. *J. Eur. Commun.*, L 147/1–40.
EC (2001b) Regulation (EC) No. 1234/2003 of the European Parliament and of the Council and Regulations (EC) No 1236/2001 as regards transmissible spongiform encephalopathies and animal feeding. *J. Eur. Commun.*, L 173/6–7.
Edel, W., Guinée, P.A.M., van Schothorst, M. and Kampelmacher, E.H. (1967) *Salmonella* infections in pigs fattened with pellets and unpelleted meal. *Zbl. Vet. Med. B*, **14**, 393–401.
Edel, W., van Schothorst, M., Guinee, P.A.M. and Kampelmacher, E.M. (1970) Effect of feeding pellets on the prevention and sanitation of salmonella infections in fattening pigs. *Zbl. Vet. Med. B*, **17**, 730–8.
Eld, K., Gunnarsson, A., Holmberg, T., Hurvell, B. and Wierup, M. (1991) *Salmonella* isolated from animals and feedstuffs in Sweden during 1983–1987. *Acta Vet. Scand.*, **32**, 261–77.
Fenlon, D.R. (1985) Wild birds and silage as reservoirs of *Listeria* in the agricultural environment. *J. Appl Bacteriol.*, **59**, 537–44.
Fenlon, D.R. (1986) Rapid quantitative assessment of the distribution of *Listeria* in silage implicated in a suspected outbreak of listeriosis in calves. *Vet. Rec.*, **118**, 240–2.
Fenlon, D.R. (1989) The influence of gaseous environment and water availability on the growth of *Listeria*. *Microbiol. Alim. Nut.*, **7**, 165–9.
Garcia, V. (1992) L'encephalopathie spongiforme bovine. Rapport de la Commission de l'Agriculture, de la Peche et du Developpement Rural au Parlement Européen. no. A3-0368/92.
Gedek, B. (1973) Futtermittelverderb durch Bakterien und Pilze und seine nachteiligen Folgen. Uebers. *Tierernährung*, **1**, 45–46.
Gray, M.L. (1960) Isolation of *Listeria monocytogenes* from natural silage. *Science*, **132**, 1767–8.
Grønstøl, H. (1979) Listeriosis in sheep. Isolation of *Listeria monocytogenes* from grass silage. *Acta Vet. Scand.*, **20**, 492–7.
Hald, B. (1991a) Porcine nephropathy in Europe, in *Mycotoxins, Endemic Nephropathy and Urinary Tract Tumors* (eds M. Castegnaro, R. Plestina, G. Dirheimer, I.N. Chermozensky and H. Bartsch), International Agency for Research on Cancer, Lyon, France, pp. 49–56.
Hald, B. (1991b) Ochratoxin A in human blood in European countries, in *Mycotoxins, Endemic Nephropathy and Urinary Tract Tumors* (eds M. Castegnaro, R. Plestina, G. Dirheimer, I.N. Chermozensky and H. Bartsch), International Agency for Research on Cancer, Lyon. France, pp. 159–64.
Hancock, D., Besser, T., Lejeune, Davis, M. and Rice, D. (2001) The control of VTEC in the animal reservoir. *Int. J. Food Microbiol.*, **66**, 71–78.
Hess, G.W., Moulthrop, J.I. and Norton, H.R., II (1970) New decontamination efforts and techniques for elimination of *Salmonella* from animal protein rendering plants. *J. Am. Vet. Med. Assoc.*, **157**, 1975–80.
Herriott, D.E., Hancock, D.D., Ebel, E.D., Carpenter, L.V., Rice, D.H. and Besser, T.E. (1998) Association of herd management factors with colonization of dairy cattle by Shiga toxin-positive *Escherichia coli* O157. *J. Food Prot.*, **61**(7), 802–7.
Himathongkham, S.M., Des Gracas Pereira, M. and Riemann, H. (1996) Heat destruction of *Salmonella* in poultry feed: effect of time, temperature and moisture. *Avian Dis.*, **40**, 72–77.
Hinton, M. and Bale. M.J. (1990) Animal pathogens in feed, in *Feedstuff Evaluation* (eds J. Wiseman and D.J.A. Cole), Butterworths Publications, London, pp. 429–44.
Hinton, M. and Linton, A.H. (1988) Control of *Salmonella* infections in broiler chickens by the acid treatment of their feed. *Vet. Rec.*, **123**, 416–21.
Hinton. M., Al Chalaby, Z.A.M. and Linton, A.H. (1987) Field and experimental investigations into the epidemiology of *Salmonella* infections in broiler chickens, in *Elimination of Pathogenic Organisms from Meat and Poultry* (ed F.J. Smulders), Elsevier, Amsterdam, pp. 27–36.
Hinton, M., Cherrington, C.A. and Chopra, I. (1991) Acid treatment of feed for the control of *Salmonella* infections in poultry. *Vet. Annu.*, **31**, 90–5.
Hird, D.W. and Genigeorgis, C. (1990) Listeriosis in food animals: clinical signs and livestock as a potential source of direct (non foodborne) infection for humans, in *Foodborne Listeriosis* (eds A.S. Miller, J.L. Smith and G.A. Somkuti), Elsevier Science, Amsterdam, pp. 31–9.
HMSO (1995) *Steering Group on Microbiological Safety of Foods: Annual Report 1994*, HMSO, London.
Höhler, D. (1998) Ochratoxine A in food and feed: occurrence, legislation and mode of action. *Z. Ernährungswissenschaft*, **37**, 2–12.
IAG (International Analytical Group) (1993) Microbiological analysis and quality assessment of mixed feeds: the IAG concept. Working document of the Section on Feed Microbiology, Posieux, Switzerland.
IFFO (International Fishmeal & Fish Oil Organisation) (2003) http://www. iffo.org.uk.

Jardy, N. and Michard. J. (1992) *Salmonella* contamination in raw feed components. *Microbial. Alim. Nut.*, **10**, 233–40.
Jones. P.W., Collins, P., Brown, G.T.H. and Aitkin, M. (1982) Transmission of *Salmonella* mbandaka to cattle from contaminated feed. *J. Hyg.*, **88**, 255–63.
Jones, F.T., Axtell, R.C., Rives, D.V., Scheideler, S.E., Tarver, F.R., Walker. R.L. and Wineland, M.J. (1991) A survey of *Salmonella* contamination in modern broiler production. *J. Food Prot.*, **54**, 502–7.
Kehler, W. and Scholz, H. (1996) Botulismus des Rindes. *Übersichten zur Tierernährung* **24**, 83–91.
Lacey. J. (1991) Natural occurrence of mycotoxins in growing and conserved forage crops, in *Mycotoxins and Animal Foods* (eds J.E. Smith and R.S. Henderson), CRC Press, Boca Raton, Florida, pp. 363–97.
Lindgren S., Petterson, K., Kaspersson, A., Jonsson, A. and Lingvall, P. (1985) Microbial dynamics during aerobic deterioration of silages. *J. Sci. Food Agric.*, **36**, 765–74.
Loken. K.I., Culbert, K.H., Solee, R.E. and Pemeroy, B.S. (1968) Microbiological quality of protein feed supplements produced by rendering plants. *Appl. Microbiol.*, **16**, 1002–5.
Mackenzie. M.A. and Bains, B.S. (1976) Dissemination of *Salmonella* serotypes from raw feed ingredients to chicken carcasses. *Poulty Sci.*, **55**, 957–60.
MAFF (1989) UK Processed and Animal Protein Order (SI 1989/661).
MAFF (1995a) Code of practice for the control of *Salmonella* during the storage handling, transportation of raw materials intended for incorporation into, or direct use as, animal feeding stuff. UK Ministry of Agriculture, Fisheries and Food Publication.
MAFF (1995b) Code of practice for the control of *Salmonella* in the production of feed for livestock. UK Ministry of Agriculture, Fisheries and Food Publication.
McDonald, P., Henderson, A.R. and Heron, S.J.E. (1991) *The Biochemistry of Silage*, Chalcombe Publications, Marlow.
Michanie, S., Isequilla, P., Lasta. J. and Quevedo, F. (1985) Enterobacteriaceae as indicators of the presence of *Salmonella* and the hygienic quality in meat and bone meal. *Rev. Argent. Microbiol.*, **21**, 43–6.
Milanovic. A. and Beganovic, A. (1974) Microflora of fodder of animal origin. *Veterinaria (Sarajevo)*, **23**, 467–75.
Mitscherlich, E. and Marth, E.H. (1984) *Microbial Survival in the Environment*, Springer Verlag, Berlin.
Moon, N.J. (1983) Inhibition of the growth of acid tolerant yeasts by acetate, lactate and propionate and their synergistic mixture.*J. Appl. Bacteriol.*, **55**, 453–60.
Morehouse, L.G. and Wedman. E.E. (1961) *Salmonella* and other disease-producing organisms in animal by-products. A survey. *J. Am. Vet. Med. Assoc.*, **139**, 989–95.
Morse, E.V., Duncan, M.A., Estep, D.A., Riggs, W.A. and Blackburn, B.O. (1976) Canine Salmonellosis: a review and report of dog to child transmission of *Salmonella enteritidis*. *Am. J. Public Health*, **66**, 82–3.
Mossel, D.A.A. (1972) Hygiene of food and fodder in South America. *Scienza dell Alimentazione*, **18**(5), 172–81.
Mossel, D.A.A., van Schothorst, M. and Kampelmacher, E.H. (1967) Comparative study on decontamination of mixed feeds by radicidation and by pelletisation. *J. Sci. Food Agric.*, **18**, 362–7.
National Research Council (NRC) (1972) *United States–Canada Tables of Feed Composition*, N.R.C. Publishers, Washington, DC.
Neill, S.D., McLaughlin, M.F. and McIlroy, S.G. (1989) Type C botulism in cattle being fed ensiled poultry litter. *Vet. Rec.*, **124**, 558–60.
Ominski, K.H., Marquardt, R.R., Sinha. R.N. and Abramson, D. (1994) Ecological aspects of growth and mycotoxin production by storage fungi, in *Mycotoxins in Grain: Compounds other than Aflatoxin* (eds J.D. Miller and H.L. Trenholm), Eagan Press, St Paul, Minnesota, pp. 287–312.
Oosterom, J., van Erne, E.H.W. and van Schothorst, M. (1982) Epidemiological studies on *Salmonella* in a certain area ('Walcheren Project'). *Zbl. Bakt. Hyg. l Abt. Orig. A.* **252**, 490–506.
Pace, P.J., Silver, K.H. and Wisniewski, H.J. (1977) *Salmonella* in commercially produced dried dog food: possible relationship to a human infection caused by *Salmonella enteritidis* serotype Havana. *J. Food Prot.*, **40**, 317–21.
Patterson, J.T. (1972) Salmonellae in animal feedingstuffs. *North. Ireland Minist. Agric. Rec. Agric. Res.*, **20**, 27–33.
Perry, C.M. and Donnelly, C.W. (1990) Incidence of *Listeria monocytogenes* in silage and its subsequent control by specific and nonspecific antagonism. *J. Food Prot.*, **53**, 642–7.
Prelusky, D.B. (1994) Residues in food products of animal origin, in *Mycotoxins in Grain: Compounds other than Aflatoxin* (eds J.D. Miller and H.L. Trenholm), Eagan Press, St Paul, Minnesota, pp. 405–19.
Quevedo, F. (1965) Les enterobacteriaceae dans la farine de poisson. *Ann. Inst. Pasteur, Lille*, **16**, 157–62.
Quevedo, F. and Carranza, N. (1966) Le role des mouches dans la contamination des aliments au Perou. *Ann. Inst. Pasteur, Lille*, **17**, 199–202.
Reusse, U., Meyer. A. and Tillack, J. (1976) Zur Methodik des Salmonellen Nachweises aus gefrorenem Geflügel. *Arch. Lebensmittelhyg.*, **27**, 98–100.
Ricketts, S.W., Greet, T.R.C. and Glyn, P.J. (1984) Thirteen cases of botulism in horses fed big bale silage. *Equine Vet. J.*, **16**, 515–8.
Roberts, T.A. (1988) Botulism, in *Silage and Health* (eds B.A. Stark and J.M. Wilkinson), Chalcombe Publications, Marlow, Bucks, UK, pp. 35–43.
Rowe, B. (1973) Salmonellosis in England and Wales, in *The Microbiological Safety of Food* (eds B.C. Hobbs and J.M.B. Christian), Academic Press, London, pp. 165–80.
Sauer, D.B., Meronuck. R.A. and Christensen, C.M. (1992) Microflora, in *Storage of Cereal Grains and their Products* (ed D.B. Sauer), American Association of Cereal Chemists, St Paul, Minnesota, pp. 313–40.
Scott, P.M. (1989) Mycotoxigenic fungal contaminants of cheese and other dairy products, in *Mycotoxins in Dairy Product* (ed H.P. van Egmond), Elsevier Applied Science, Amsterdam, pp. 193–259.

Scudamore, K.A. and Livesey, C.T. (1998) Occurrence and significance of mycotoxins in forage crops and silage: a review. *J. Sci. Food Agric.*, **77**, 1–17.
Skovgaard, N. (1989) *Salmonella*: critical control points for feedstuff production, in *Report of WHO Consultation on Epidemiological Emergency in Poultry and Egg Salmonellosis*, WHO/CDS/VPH/89-82, WHO Pub., Geneva, Switzerland.
Skovgaard, N. and Nielsen, B.B. (1972) Salmonellas in pigs and animal feedingstuffs in England and Wales and in Denmark. *J. Hyg.*, **70**, 127–40.
Smart, J.L., Jones, T.O., Clegg, F.G. and McMurtry, M.J. (1987) Poultry waste associated type C botulism in cattle. *Epidemiol. Infect.*, **98**, 73–9.
Smeltzer, T., Thomas, R., Tranter, G. and Klemm, J. (1980) Microbiological quality of Queensland stockfeeds with special reference to *Salmonella. Aust. Vet. J.*, **56**, 335–8.
Smith, O.B., Macleod, G.K. and Usborne, W.R. (1978) Organoleptic, chemical and bacterial characteristics of meat and offals from beef cattle fed wet poultry excreta. *J. Food Prot.*, **41**(9), 712–16.
Smittle, R.B., Kornacki, J.L. and Flowers, R.S. (1992) *Salmonella* survey in rendered animal proteins in the USA and Canada, in *Proc. 3rd World Cong. Foodborne Infect. Intox*, Berlin, Inst. Vet. Med., R. von Ostertag Inst. Pub., Berlin, pp. 997–1001.
Stoloff, L. (1977) Aflatoxins—an overview, in *Mycotoxins in Human and Animal Health* (eds J.V. Rodricks, C.W. Hesseltine and M.A. Mehlman), Pathotox Publishers, Park Forest South, Illinois, pp. 7–28.
Stott, J.A., Hodgson, J.E. and Chaney, J.C. (1975) Incidence of salmonellae in animal feed and the effect of pelleting on content of Enterobacteriaceae. *J Appl. Bacteriol.*, **39**, 41–6.
Swingler, G.B. (1982) Microbiology of meat industry by-products, in *Meat Microbiology* (ed M.H. Brown), Applied Science, London.
Timoney, J. (1968) The sources and extent of *Salmonella* contamination in rendering plants. *Vet. Rec.*, **83**, 541–3.
Van Egmond, H.P. (1989) Aflatoxin M1: occurrence, toxicity, regulation, in *Mycotoxins in Dairy Products* (ed H.P. van Egmond), Elsevier Applied Science, Amsterdam, pp. 11–55.
Van der Wal, P. (1979) *Salmonella* control of feedstuffs by pelleting or acid treatment. *World's Poult. Sci. J.*, **35**, 70–8.
Van Os, M. (1997) Role of ammonia and biogenic amines in intake of grass silage by ruminants. Thesis, Wageningen University, The Netherlands.
Van Schothorst, M. and Oosterom, H. (1984) Enterobacteriaceae as indicators of good manufacturing practice in rendering plants. *Antonie van Leeuwenhoek*. **50**, 1–6.
Van Schothorst, M., Mossel, D.A.A., Kampelmacher, E.H. and Drion, E.F. (1966) The estimation of the hygienic quality of feed components using an Enterobacteriaceae enrichment test. *Zentralbl. Veterinaermed., Reihe B*, **13**, 273–85.
Van Schothorst, M., Van Leusden, F.M., De Gier, F., Rijnierse, V.F.M. and Veen, A.J.D. (1979) Influence of reconstitution on isolation of *Salmonella* from dried milk. *J .Food Prot.*, **42**, 936–7.
Van Winsen, R.L. (2001) Contribution of fermented feed to porcine gastrointestinal microbial ecology: influence on the survival of *Salmonella*, Universiteit Utrecht, VVDO, Fac Diergeneeskunde, ISBN 90-393-2810-2.
Veldman, A., Meijs, J.A.C., Borggreve, G.J. and Heeres-van der Tol, J.J. (1992a) Carry-over of aflatoxin from cow's food to milk, *Animal Prod.* **55**, 163–8.
Veldman, A., Borggreve, G.J., Mulders, E.J. and van de Lagemaat, D. (1992b) Occurence of the mycotoxins ochratoxin A, zearalenone and deoxynivalenol in feed components. *Food Addit. Contam.*, **9**, 647–5.
Veldman, A., Vahl, H.A., Borggreve, G.J. and Fuller, D.C. (1995) A survey of the incidence of *Salmonella* species and Enterobacteriaceae in poultry feeds and feed components. *Vet. Rec.*, **136**, 169–72.
Vesonder, R.F. and Hesseltine, C.W. (1981) Vomitoxin: natural occurrence on cereal grains and significance as a refusal and emetic factor to swine. *Process Biochem.*, **16**, 12, 14–15, 44.
Vielitz, F. (1991) EG Zoonosen Verordung—neue Vorschriften für die Bekämpfung von Geflügelkrankheiten, Lohmann Information, March–April, 9–13.
Wagner, D.E. and McLaughlin, S. (1986) *Salmonella* surveillance by the Food and Drug Administration: a review 1974–1985. *J. Food Prot.*, **49**, 734–8.
Weinberg, Z.O., Ashbell, G., Hen, Y. and Azrieli, A. (1993) The effect of applying lactic acid bacteria at ensiling on the aerobic stability of silage. *J. Appl. Bacteriol.*, **75**, 512–18.
Weiss, J. and Seeliger, H.P.R. (1975) Incidence of *Listeria monocytogenes* in nature. *Appl. Microbiol.*, **30**, 29–32.
Welishimer, H.J. (1968) Isolation of *Listeria monocytogenes* from vegetation. *J. Bacteriol.*, **95**, 300–3.
WHO (World Health Organization) (1992) Public health issues related to animal and human spongiform encephalopathies: memorandum from a WHO meeting. *Bull. World Health Org.*, 183–90.
WHO (2000) Consultation on Public Health and Animal Transmissible Spongiform Encephalopathies: Epidemiology, Risk and Research Requirements, Document WHO/CDS/CSR/APH 2000.2. World Health Organisation, Geneva.
WHO (2001) Joint WHO/FAO/OIE Technical Consultation on BSE: public health, animal health and trade, OIE Headquarters, Paris, 11–14 June 2001. WHO, Geneva, Switzerland.
WHO (2002) Bovine Spongiform Encephalopathy, Fact sheet No 113, Revised November 2002, http://www.who.int/mediacentre/factsheets/fs 113/en.
Wilder, D.M.H. (1971) Feeds, in *The Science of Meat and Meat Products* (eds J.F. Price and B.S. Schweigert), 2nd edn, W.H. Freemann, San Francisco.
Wilesmith, J.W., Wells, G.A., Cranwell, M.P. and Ryan, J.B. (1988) Bovine spongiform encephalopathy: epidemiological studies. *Vet. Rec.*, **123**, 364–8.
Wilesmith. J.W., Ryan, J.B. and Atkinson. M.J. (1991) Bovine spongiform encephalopathy: epidemiological studies on the origin. *Vet. Rec.*, **128**, 199–203.

Williams, J.E. (1981) *Salmonella* in poultry feeds. A world wide review. *World Poult. Sci. J.*, **37**, 6–25, 97–105.
Wilson, R.B., Boley, M.T. and Corvin, B. (1995) Presumptive botulism in cattle associated with plastic packaged hay. *J. Vet. Diag. Invest.*, **7**, 167–9.
Wiseman, J. and Cole, D.J. (eds) (1990) Feedstuff evaluation, in *Animal Pathogens in Feeds*.
Woolford, M.K. (1990) The detrimental effects of air in silage. *J. Appl. Bacteriol.*, **68**, 101–16.
Xylouri, E., Papadopoulou, C., Antoniadis, G. and Stoforos, E. (1997) Rapid identification of *Clostridium perfringens* in animal feedstuffs. *Anaerobe*, **3**, 191–3.
Yamazaki, M., Suzuki, S. and Miyaki, K. (1971) Tremorgenic toxins from *Aspergillus fumigatus*. *Chem. Pharmacol. Bull.*, **19**, 1739–40.
Zimmerli, B. and Dick, R. (1995) Determination of ochratoxin A at the ppt level in human blood, serum, milk and some foodstuffs by high-performance liquid chromatography with enhanced fluorescence detection and immunoaffinity column cleanup methodology and Swiss data. *J. Chromatogr. B*, **666**, 85–99.

第 5 章
野菜および野菜加工品

CHAPTER 5
Vegetables and vegetable products

I　はじめに

A　定義および重要な特性

野菜は，葉，茎，根，塊茎，球根，花，果実，および種などの植物の可食部である。キノコの場合，子実体は通常，食品として用いられる。多くの場合，野菜であるとみなされるが，トマトは果物である。しかし，本章に含めた。一部の種を除いて，植物組織はたんぱく質が少ない。水，繊維，澱粉，一部のビタミン，ミネラル，および脂質が主成分である。概して，植物性組織の pH は 5 ～ 7 である。全般的な配合や pH は非常に良好であるため，湿度が適切であれば，多くの微生物種が増殖すると推測される。

実質的には，自然状態の野菜はいずれも微生物により腐敗・変敗しやすく，その程度は様々な内因性および外因性要因による。乾燥，加塩，冷凍，冷蔵，缶詰，発酵，照射および真空または鮮度保持包装により，植物成分を保存する。場合により，2つ以上の過程を組み合わせる。食品の安定性を高めるように，ミクロフローラ，環境，あるいはその両者を変える処置が用いられる。

概して，無傷の細胞構造により保護層が作られるため，最良の状態にある生の野菜では動物性食品よりも食品由来病原体の増殖が起こらない。しおれ，熟れ，あるいは切る，細かく切る，傷める，搾るなどの損傷により細胞統合性が損なわれると，生の野菜でも病原体の増殖が起こると考えられる。ガス置換包装（MAP）などの保護手段が用いられない限り，細胞統合性が損なわれた場合，野菜は急速に腐敗・変敗しやすく，消費される可能性が減少する。加工過程の少ない商品に対する消費者の嗜好傾向，防腐方法が最小限に抑えられた場合に微生物学的なリスク要因や腐敗・変敗の可能性が大きいことを受けて，過去 10 年間の野菜に関する科学文献は，ほぼ例外なく新鮮または最小限に加工された商品に関連していた。

野菜類は国際貿易で主要な役割を担っている。米国での生鮮野菜の消費量は 1970～1997 年で 24 %増加したが，食中毒発生も増加した（Tauxe *et al.*, 1997 ; Burnett & Beuchat, 2000）。同様の傾向がカナダ（Sewell & Farber, 2001）と欧州（ECSCF, 2002）でもみられた。米国では，野菜類に関連する食物由来疾病は，1970 年代では 1 %であったのに対し，1990 年代では 6 %であった（Sivapalasisngam & Friedman, 2001）。1970 年代では 1 件の集団発生における患者数が平均で 4 名と少なかったが，1990 年代には 1 件あたり 43 名に増えた。通常，野菜に付着した病原性微生物の伝播によるヒトの疾患は，未処理下水や肥料の使用による野菜の汚染（Wachtel *et al.*, 2002），灌漑や冷却，洗浄に使用される水の汚染，汚染された運搬用の氷，または非衛生的な取り扱いなどが原因である。病原性微生物，ウイルス，寄生虫は下水スラッジや土壌，あるいは野菜に数カ月から数年間生存可能である（ICMSF, 1988）。汚水による散布灌漑はエーロゾル化によって腸内細菌が分散されるが（Katzenelson *et al.*, 1997），地表灌漑を用いた場合，汚染は減少する（Solomon *et al.*, 2002）。さらに，サルモネラ属菌などの一部の病原体は野菜の表面や野菜の中で増殖可能である。

「有機栽培された」食品は米国や欧州で人気が高まっており，人工肥料や農薬，成長促進剤を使わない方法で生産される（IFST, 2001）。有機栽培やその他の栽培による野菜作物に肥料として未処理の動物堆肥を使用することにより，病原体が存在する可能性が高まる（RCP, 1996；Nicholson *et al.*, 2000）。有機栽培された作物に堆肥が広く用いられるため，このような作物の微生物学的な安全性については疑問視される（Tauxe, 1997）。病原性細菌を除去するために，堆肥を適切に熟成させる必要がある（Lung *et al.*, 2001）。また，腸内ウイルス（糞尿堆肥や下水スラッジに由来すると考えられる）は最長で30日間野菜に生存可能である（Badawy *et al.*, 1985）。EU規定2092/91では，欧州での有機作物の栽培，生産，加工，包装，表示について厳密に規定されており，生産者や製造加工業者に対する査察や認可条件について定義されている。米国での国家基準は2002年に施行され，多くの州および民間の認証機関が存在する。

菜食主義や絶対菜食主義も人気が高まっている。野菜加工品は菜食主義の主な食品であるが，そのような食品としては果物，ナッツ，穀物またはシリアル，そして大豆食品も重要である。本章では野菜類のみを対象とする。世界中で食物由来疾病の原因となった発芽野菜については特に記載する（NACMCF, 1999；IFT, 2001）。その他の菜食主義食品に関する情報については関係する各章を参照されたい。

キノコやキャッサバは世界各地で経済的に非常に重要な農作物である。これらの生産方法や加工方法は本章で述べた野菜とはずいぶん異なるため，この農産物は別々に考えられる。一方，バジル，パセリなどの新鮮なハーブはその他の葉もの野菜と同様の微生物生態を共有しているため，関係する各項で述べる。

Ⅱ　初期のミクロフローラ（圃場作業および収穫を含む）

土壌，水，空気，昆虫，および動物はいずれも野菜のミクロフローラに関与するが，菌の起源としてその相対的な重要性は植物の構造により異なる。例えば，葉は空気により多く暴露するが，根菜類は土壌に暴露する。とりわけ，人間の活動や農作業は重要である。例えば，害虫を抑えるために農薬を使用することで，微生物の拡がりが制限される。手または機械を使った耕作により，微生物は以前まで存在していなかった生態的生存域に入り込み，分布し，水や土壌へのヒトや他の動物の老廃物の導入は明らかに，野菜のミクロフローラに影響する。

微生物が植物組織に侵入する方法は明らかにされていないが，通常，植物の成長に対して無害である。均衡または共生が起こるが，それが崩れた場合，ある条件下では腐敗・変敗が起こる。圃場の野菜の外表面は微生物により高度に汚染されていることが多いが，様々な機序で侵入が起きた結果，植物組織内部にも細菌がいることがある。例えば，キュウリが果実の気孔（Wiles & Walker, 1951）あるいは茎と花柄の接合部位にある創部（Pohronezny *et al.*, 1978）から *Pseudomonas lachrymans* に侵されることがある。害虫，菌類，線虫，動物，トリ，雨，ひょうなどの因子により，腐敗・変敗細菌が侵入しやすくなることがある（Lund, 1983）。また，寄生虫や微胞子虫に汚染された灌漑用水は果物や野菜の汚染源であると考えられる。米国や中米各国での農作物用灌漑用水の調査では，水のサンプルの28％が微胞子虫検査で，60％は*Giardia*嚢胞検査で，35％は*Cryptosporidium*オーシスト検査で陽性を示した（Thurston-Enriquez *et al.*, 2002）。また，収穫，刈り込み，選別，結束，包装に関わる作業者の手やその作業に用いる装置が生産物における微生物の数や分布に関与する。収穫の際，野菜類を傷つけると，微生物の成長を促進する栄養素が放出され，また微生物の侵入ポイントとなり，そのため野菜類が腐敗・変敗することになる。野菜運搬用のコンテナや自動車を，とりわけ洗浄せずに繰り返し使用した場合，さらなる微生物汚染の原因となる。

A　腐生性微生物

新鮮な野菜にいる微生物は土壌，空気，および水に由来する。ほとんどの場合，腐敗・変敗の原因は，主に*Penicillium*，*Sclerotinia*，*Botrytis*および*Rhizopus*などの真菌である（Wu *et al.*, 1972；Pendergrass & Isenberg, 1974；Goodliffe & Heale, 1975）。Table 5.1に市販の野菜の（腐敗・変敗により発現することがある）病気および原因となる微生物の一覧を示す。ほとんどの場合，葉の腐敗・変敗の原因は，*Ps. cichorii*，*Ps. marginalis*および*Erwinia carotovora*などの細菌（Grogan *et al.*, 1977；Ohata *et al.*, 1979；Tsuchiya *et al.*, 1979；Miller, 1980）あるいは*Sclerotinia* spp.や*Botrytis cinerea*などの真菌（Nguyen-the & Carlin, 2000）である。さらに，セロリのばらいろカビ病の原因である*Sclerotinia sclerotiorum*は，野菜類を取り扱う農作業者における強い皮膚反応を引き起こす植物性自然毒を産生する（Wu *et al.*, 1972）。

その他の腐生菌にはコリネ型細菌，乳酸菌，芽胞菌，大腸菌群，micrococciなどがある。通常，乳酸菌はごく少数で存在するが，加工後の腐敗・変敗に関連して，また自然作用による野菜の発酵において，乳酸菌の重要性が高まっている。酵母のうち，*Rhodotorula* spp.，*Candida* spp.，*Kloeckera apiculata*は優勢となる傾向にある（Nguyen-the & Carlin, 2000）。*Sclerotinia* spp.，*Bot. cinerea*，*Aureobasidium pullulans*，*Fusarium* spp.，および*Alternaria* spp.などの真菌が存在するが，その数は細菌よりも少ない。缶詰の野菜の腐敗・変敗において重要となる一部の耐熱芽胞菌を除いて，偏性嫌気性微生物も存在する可能性があるが，特徴は十分解明されていない。

Table 5.1　市販の野菜の腐敗・変敗の原因となる一般的な真菌

Vegetable	Genus	Type of spoilage
Carrots	*Alternaria*	Black rot
Celery	*Sclerotinia*	Watery soft rot
Lettuce	*Bremia, Phytophthora*	Downy mildew
Onions	*Aspergillus*	Black mold rot
	Colletotrichum	Smudge (anthracnose)
Asparagus	*Fusarium*	Fusarium rot
Green beans	*Rhizopus*	Rhizopus soft rot
	Pythium	Wilt
Potatoes	*Fusarium*	Tuber rot
Cabbages	*Botrytis*	Gray mold rot
Cauliflower	*Alternaria*	Black rot
Spinach	*Phytophthora*	Downy mildew

B　病原体

概して，未処理のヒトまたは他の動物の糞便に暴露されていない新鮮な野菜には，腐敗・変敗植物など土壌で自然に発生する病原体を除いて，動物やヒトの病原体が含まれない。セレウス菌，*Listeria monocytogenes* およびボツリヌス菌は土壌中にみられ，新鮮な野菜類に存在する。未処理のヒトまたは動物の糞便や汚染された地表水による野菜作物の灌漑や施肥は，感染性肝炎，腸チフス，細菌性赤痢，サルモネラ症，リステリア症，ウイルス性胃腸炎，コレラ，アメーバ症，ジアルジア症，およびその他の腸疾患や寄生虫症などの原因となることがある（Beuchat & Ryu, 1997 ; Robertson & Gjerde, 2001）。根菜類や丈の低い葉や茎作物は廃水や汚染した灌漑用水を使用した場合，ひどく汚染される（Geldreich & Bordner, 1971 ; Nichols *et al.*, 1971 ; Solomon *et al.*, 2002）。市販の野菜類の灌漑に用いられる河川水へ，半処理の汚水が漏出したことにより，6 種以上の血清型の大腸菌に大量のキャベツが汚染された（Wachtel *et al.*, 2001）。汚水由来ウイルスは土壌粒子と容易に結合せず，水源の汚染をもたらす地下水へ侵入可能である（Seymour & Appleton, 2001）。旅行者は，旅行者下痢症を予防するため，世界の一部の地域で生野菜を食べないよう注意されている。また，フィード・ロット由来の大量の動物の排泄物の処理に関連して，先進各国では，堆肥の管理や野菜に付着する病原体に対する潜在的影響が疑問視されている。適正農業規範（GAP）の採用により，野菜作物が病原体に汚染される可能性を最小限に抑えられる（FDA, 1998 ; ECSCF, 2002）。特定の病原体については第Ⅲ項で解説する。

C　適正農業規範

収穫前

生の野菜の初期フローラは収穫前の農作物に対する農作業手順により大きく影響される。野菜類の汚染による食品由来疾病の発生率が先進国でも上昇しているため，生で消費される野菜に対して適正農業規範の採用に注目する必要がある。EU Council Directive 86/278 では，EU での下水スラッジの使用を規制している（MAFF, 1998）。EPA 規則 40 CFR Part 503（EPA, 2002）には，米国での下水スラッジの使用・処理に関する基準の概要が示されている。土壌改良として使用する処理下水スラッジについても対象である。このような土地改良の後，規制される可能性がある事項には，3 週間以内の動物の放牧や飼料用作物の収穫，および 10 カ月以内の果物や野菜作物の収穫などがある。ヒト病原体による公衆衛生への影響を抑えるために必要な下水スラッジの処理には，殺菌，嫌気性消化，堆肥化，石灰安定化，液体貯蔵や，脱水保存などがある。ヒト病原体による作物汚染の可能性を最小限に抑える収穫前の農業規範には以下のものがある（IFPA & WGA, 1997 ; FDA, 1998 ; Brackett, 1999）。

土壌

初期汚染の可能性を最小限に抑えるため，農場の土地が以前どのように使用されていたかについて調査する。その前に牧草地だった土地は，生で消費される作物用には使用しない。動物の農場への接近を最小限に抑える。流出水による作物の汚染を防ぐために，牧草地よりも低い土地を避けるか，あるいは降雨時の流出を防ぐ手段を講じる。

肥料

生で消費する作物に使用する前に病原体が除去されたことを確認するため，肥料や堆肥の分解過程をモニタリングする。病原体は肥料や肥料スラリー中に数カ月間生存可能である（Wang *et al.*, 1996 ; Nicholson *et al.*, 2000）。Jiang *et al.*（2001）は，堆肥を土と混合した中で，大腸菌 O157 : H7 が 15℃でも 21℃でも 6 カ月間生残したことを報告した。45℃で堆肥を熟成させた場合，10^7 cfu/g の濃度で堆肥に接種した大腸菌 O157 : H7 および *Salmonella* Enteritidis は，それぞれ 72 時間および 48 時間後に生存しなかったが，室温で貯蔵した場合，これらの細菌数に変化は認められなかった（Lung *et al.*, 2001）。UK 規則では，堆肥は最低 3 カ月間熟成され，使用前に温度が 60℃に達することを義務づけている。しかし，堆肥積み全体におけるこの規範の有効性については今後実証する必要がある（IFST, 2001）。野菜類の微生物に及ぼす肥料管理基準の影響に関する最近のレビューは IFT 専門委員会報告書で入手可能である（IFT, 2001）。

灌漑

病原体がいるかどうかについて使用水を調査する。地表水は井戸水より汚染しやすいが，汚染を防ぐため，農地からの流出水から井戸水を守る必要がある。大腸菌検査は，地表水や井戸水の潜在的な糞便汚染の有益な指標である。最適な灌漑方法の選択は使用水により異なる。散布灌漑はエーロゾルにより汚染する可能性が広がるが，細流灌漑では汚染の可能性が低くなる。

農作業者

作物の汚染の可能性に関する農作業者の教育は，作物汚染の可能性を最小限に抑えるのに必要である。作業者が病気である場合，圃場で作業すべきではない。生で消費される作物の汚染を防止するため，適切なトイレ・手洗い施設が必要である。作物圃場に水が流出しないように，トイレ施設を十分に維持管理する必要がある。可能であれば，可動トイレは圃場区域から移動させた後に汚物を廃棄し，ヒト排泄物のエーロゾルが発生しないようにしなければならない。US 規則 29 CFR 1928.110 には，手洗い施設，トイレ施設，飲料水，手洗い・トイレ施設の維持管理など，圃場衛生の最小限の必要条件について詳述されている。米国労働省労働安全衛生管理局（Occupational Safety and Health Administration : OSHA）はこの規則を施行している。米国の州には，連邦 OSHA 基準よりも厳しい基準を設けている州もある。

収穫後

野菜が損傷を受けたまたは汚れた区域を撤去することで，微生物数が減少することがあり，収穫や調理の最初の作業となる（Adams *et al.*, 1989 ; IFPA & WGA, 1997）。最終的に洗浄した野菜に病

Table 5.2　野菜を汚染する細菌数

Vegetable	$\log_{10}$ count/g	Reference
Asparagus	4.0–5.0	Berrang *et al*. (1990)
Beans (green, pieces)	6.0–7.6	Swanson (1990)
Beets	6.5[a]	Splittstoesser (1970)
Broccoli	4.0	Berrang *et al*. (1990)
	6.7	Brackett (1989)
Broccoli (florets)	3.9–6.7	Swanson (1990)
Cabbage (nappa, leaves and sliced)	5.5–7.4	Swanson (1990)
Cabbage (red, sliced)	3.6–5.8	Swanson (1990)
Cabbage (white)	3.6–6.3[a]	Splittstoesser (1970)
	4.3	Garg *et al*. (1990)
Carrots	5.6[a]	Splittstoesser (1970)
Carrots (cut)	3.7–7.3	Swanson (1990)
Cauliflower	4.0–5.0	Berrang *et al*. (1990)
Cauliflower (florets)	3.9–6.7	Swanson (1990)
Corn	5.0–7.0[a]	Splittstoesser (1970)
Kale	6.1–7.0[a]	Splittstoesser (1970)
Lettuce	4.3	Garg *et al*. (1990)
Lima beans	3.0–5.2[a]	Splittstoesser (1970)
Mushrooms (sliced)	5.3–8.9	Swanson (1990)
Onions (green, sliced)	6.3–7.7	Swanson (1990)
Onions (red, sliced)	3.0–6.9	Swanson (1990)
Peas (green)	5.3–7.5[a]	Splittstoesser (1970)
Peas (trimmed)	4.9–5.9	Swanson (1990)
Peas (snow, trimmed)	3.8–7.7	Swanson (1990)
Peppers (green, red, yellow, cut)	6.0–7.8	Swanson (1990)
Peppers (whole)	3.3–4.1	Swanson (1990)
Potatoes	4.9–7.5[a]	Splittstoesser (1970)
Snap beans	5.8–6.5[a]	Splittstoesser (1970)
Spinach	6.3–7.4[a]	Splittstoesser (1970)
Squash (yellow cut)	4.6–7.1	Swanson (1990)
Zucchini (cut)	6.9–8.4	Swanson (1990)
Zucchini (whole)	4.1–7.4	Swanson (1990)

[a]Data from seven investigations.

原体が付着する可能性を最小限に抑えるため，冷却する前に圃場コンテナを洗って土を取り除く必要がある（IFPA & WGA, 1997）。

収穫時の野菜の研究では，組織中の平均のカビ数は 10^3 ～6.7 × 10^4 cfu/g（または cm^2）未満であった。収穫直前に雨が降った場合や気温が 24℃を下回った場合，植物組織のカビ数は増加した（Webb & Mundt, 1978）。試料採取時に植物に付着している土の量は微生物数に大きく影響する。好気性細菌の総数は 10^3 ～10^7/g である（Table 5.2）。その数は野菜の種類で大きく異なる。Nguyen-the & Carlin（2000）は，新鮮および加工野菜に付着する初期の好気性中温細菌数について総説した。

Ⅲ　生野菜および最小限に加工された野菜

生野菜は収穫後，直接小売市場に出荷されるか，販売前の様々な期間，貯蔵されることもある。生野菜または比較的未加工の野菜を基本とする一部の一般的な商品類は定義可能であるが，商品タイプの識別は必ずしも明確であるとは限らない。洗浄せずに，生野菜を袋や箱，クレートに入れることもある。最小限の加工をしたとして，販売前に，みじん切りにしたり，細かく切ったり，皮を剥く場合もある。また，野菜ジュースを作るために，混合や抽出を行う場合もある。調理済みサラダには，みじんにまたは細かく切った，あるいは丸ごとの野菜にドレッシングをかけたものが入っている（Brocklehurst, 1994）。一般的なマヨネーズやフレンチドレッシングのpHはそれぞれ3.2～5.1，3.7～4.0であるが，その他のドレッシングのpHは4.0～5.7程度（Rose, 1984），あるいは6.6程度に高いものもある（Pace, 1975；Terry & Overcast, 1976）と考えられる。調理済みのサラダの中には，個別に包装されたドレッシングが入っているものもある。概して，微生物はマヨネーズやサラダドレッシング，ソース内で十分に生存しないが，大腸菌O157：H7は他の大腸菌株に比べ不活化される速度が遅いと考えられる（Smittle, 2000）。

MAP（ガス置換包装）により，野菜の老化速度をコントロールし，可食期間を長くすることがある。概して，このことはO_2含有量を減らし，CO_2含有量を増やすことで実現可能である。生野菜の組織は呼吸しているため，正確な大気管理は達成するのが困難である。温度調節は，品質の維持，とりわけ最小限に加工された野菜には必要不可欠である。

A　運搬，加工および貯蔵の微生物への影響

生野菜における微生物数は多くの要因に影響を受ける。農業規範や収穫規範の重要性については前項に記述した。圃場の初期フローラは，輸送，加工および貯蔵中の生野菜と関連している。

鞘の中にあるエンドウ豆のように保護されている野菜と，ジャガイモのように保護されていない野菜の微生物数の間に比較的小さな違いしか認められない（Table 5.2）。同様に，根菜作物と葉菜作物の菌数にもほとんど差は認められないが，それは葉菜類の1g当たりの表面積が非常に大きいためである。洗浄により，1～2log程度の表面のフローラは除去可能ではあるが，野菜表面に付着する粘液性浸出液に捕集された微生物は残存する。加工野菜または未加工野菜に残った水の中で，残存微生物が急速に増殖する可能性があることから，洗浄が有害となることもある。

野菜類が卸売りや小売市場に到着すれば，さらなる手で触れての取り扱いが発生する。これは適切な冷蔵の下で，最適な品質と食品の安全性を維持するために衛生状態に十分に気を配りながら行う必要がある。野菜類は開梱され，形を整え，再度湿気を与え，再梱包され，そして商品として陳列される。野菜の中には，すぐに食べられるように細かく切られていたり，みじん切りにされているものもある。微生物は，カットされた野菜類では栄養素や水を非常に得やすいため，増殖が速くなる。カットされたピーマンやズッキーニと，丸ごとのピーマンやズッキーニの細菌数には，大きな差が認められた（Swanson, 1990；Table 5.2）。

野菜類の取り扱いが増えるほど，作業者，作業者や器具との接触表面，以前他の食物に触れた用具などに由来する汚染（病原体を含む）の機会も増加することになる。十分な湿度，適切な温度，十分な時間により，細菌数が連続的に増加するのは確かなことであるが，取り扱い中の微生物数の変化の程度を推測するのは困難である。作業者が手袋を正しく使用すれば，食品由来病原体の伝播

が減少する。しかし，大部分の手袋は実際の使用のシミュレーションで，細菌に対して浸透性があり，またその浸透性は使用時間とともに増加することが分かった（Montville *et al.*, 2001）。

B　腐生菌および腐敗・変敗

たいていの場合，正常な生野菜に付着する優勢な微生物は細菌であるが，相当数のカビや酵母が存在することがある（Koburger & Farhat, 1975 ; Splittstoesser *et al.*, 1977 ; Swanson, 1990）。また，水質が維持されない場合，ハイドロクーリングは腐敗・変敗フローラの原因となると考えられる（NFPA, 2001）。作物よりも冷たい水で洗った場合に，微生物を取り込む可能性のある物もある（FDA, 1998）。このため，ある特定の作物用の洗浄水には超塩素処理を行い，搬入される野菜よりも10℃以上温かい水を用いることという勧告もある。

細菌は，収穫後の腐敗・変敗の一因となる。このような腐敗・変敗は，軟腐病やその他の悪変，斑点，胴枯れ病，立ち枯れ病を引き起こす細菌によるものであると考えられる。たいていの場合，輸送や保存中に起こる軟腐病の原因は，大腸菌群，*Er. Carotovora* および *Ps. fluorescens*（*marginalis*）などの一部のpseudomonadsである。軟腐病以外に腐敗・変敗を引き起こす微生物には，corynebacteria，xanthomonads，pseudomonadsなどがある（Brocklehurst & Lund, 1981）。軟腐病の微生物による汚染は圃場で起こることがあるが，植物組織の浸潤は，その後の輸送や保存によって誘発される外傷後に生じる。さらに，クロストリジウム属菌によるジャガイモの軟腐病が報告されている（Lund & Nicholls, 1970）。

ほとんどの新鮮なカット野菜がこれによって劣化する軟腐病を，洗浄し，皮をむき，スライスまたはみじん切りし，包装し，10℃以下で貯蔵して8～10日以内に売られたエンダイブとチコリーの調理済みフレッシュサラダを用いて調査した。劣化は主に，蛍光ペクチン分解シュードモナス属菌（特に *Ps. marginalis*）によるものであった。サラダに接種された *Ps. marginalis*（植物の葉の広範囲に広まっている）の量と可食期間との間に明確な関連性が認められた。*Erwinia herbicola* は，次いで最も多く分離された細菌であった（Nguyen-the & Prunier, 1989）。

ケベックでは，ニンジンに付着する微生物の総数は平均で 9×10^6 cfu/gであり，カビ菌数は 4×10^3/gであった。この菌数は，洗浄やブラッシング→すすぎ，あるいは洗浄やブラッシング→完全な皮むき→すすぎにより，10～100分の1に減少した（Munsch *et al.*, 1982）。

生で最小限に加工された野菜の研究では，ニンジン，セロリ，エンダイブ，ミネストローネを混合したものでは，好気性中温菌数は70/g（皮をむいたジャガイモ）～ 3×10^8/g程度（ウィートスプラウト）と広範囲であることが示された。黄色ブドウ球菌は存在せず，腸内細菌や酵母，カビによる汚染レベルは非常に低かった。4℃および20℃で6日間貯蔵後，ミックスサラダの野菜の好気性菌数はそれぞれ 3×10^6/gと 3×10^8/gに達したが，大腸菌数はそれぞれ100/g未満および 1×10^6/gであった（Masson, 1988）。

コールスローやみじん切りにしたレタスにおいてはグラム陰性桿菌（主にシュードモナス属菌）が優勢なミクロフローラであり，包装された商品では中温菌数は 3×10^4/g～ 1×10^6/g，低温菌

数は $3 \times 10^3 \sim 3 \times 10^5$/g であった。ニンジンやタマネギの皮をむくか，あるいはレタスやキャベツ，カリフラワーの外葉を取り除くことで，内在するフローラのレベルが減少したが，氷冷した塩素処理水（基準遊離 Cl_2 値 300 mg/L）への浸漬による効果はほんのわずかであった。また，生産設備の衛生状態は重要な影響を持つ。微生物が増加する最も深刻な場所はシュレッダーとスライサーであり，そこでは微生物数が100倍にも増加する傾向があり，乳酸菌数と真菌数（ニンジンスティックを除く）が少ないだけであった（Garg *et al.*, 1990）。カット野菜では，多くの微生物は急速に増殖する。例えば，7～10℃で保存した加工済み野菜では，可食期間の最後の頃のシュードモナス属菌および乳酸菌の数は 10^8/g を上回っていた（Brocklehurst *et al.*, 1987 ; Nguyen-the & Prunier, 1989）。

多くの病原菌の増殖は管理しない場合に生じるため，最小限に加工され，冷蔵し包装された野菜の可食期間をMAPを用いて延長するのは，危険である可能性がある。MAPにより，チコリー・エンダイブの低温貯蔵中における腐敗・変敗微生物の増殖は遅くなったが，*L. monocytogenes* は抑制されなかった（Bennick *et al.*, 1996）。MAPにより，新鮮カット作物の可食期間は50％以上延長したが，*L. monocytogenes* および *Aeromonas* spp. の増殖が促進された（Jacxsens *et al.*, 1999）。

加工および貯蔵期間を通じ，冷蔵は重要な微生物抑制因子である。キャベツや酸性化されていないコールスローでの微生物の増殖は基本的に1℃で抑制されるが，高温での劣化は微生物によるものではなく，主として組織分解によるものである（King *et al.*, 1976）。一部の病原体は5℃でも生存・増殖可能であるため（Berrang *et al.*, 1989a,b），最小限加工された野菜の貯蔵期間の延長の是非については考える必要がある。効果的な冷蔵の維持能力は非常に多様であり，流通，小売陳列，また家庭における冷蔵条件が4℃を上回ることが非常に一般的な地域もある。加工や包装により，高温における正常な腐敗・変敗微生物の増殖を遅らせることもあるが，*L. monocytogenes* などの低温細菌の増殖についてはその限りではない（Brackett, 1987）。例えば，冷蔵野菜が比較的大幅な温度調節により劣化した場合，より高温で増殖する可能性のある他の病原体が問題になると考えられる（King & Bolin, 1989）。

温度に次ぐ第二・第三の抑制因子（酸性度，保存料，気圧，バクテリオシンなど）は，病原体の増殖を抑制するのに望ましい。気体の拡散をコントロールするような包装材料を注意深く選択したり，あるいはMAPを用いることで，気圧はコントロールすることができる。亜硫酸塩剤やアスコルビン酸，その他の添加剤などの保存料も珍しくない。MAPの最適条件は極めて食品に特異的である。非常に多くの文献でガス置換について記述されており，そのほとんどは外見，味，栄養因子について論じているが，微生物の増殖については完全に無視されている。Nguyen-the & Carlin（2000）は，新鮮野菜のガス置換貯蔵に関する微生物の考察についてレビューした。

腐敗・変敗を防ぐための最適温度は食品ごとに異なる。低温貯蔵による損傷は，キュウリ，トマト，ピーマン，ジャガイモなどの熱帯や亜熱帯の野菜類における微生物による腐敗・変敗を高めると考えられる（Nguyen-the & Carlin, 2000）。

C　病原体

初期フローラの項で既述した農業規範の結果として，病原体が野菜に伝播することがある。病原体による野菜類の汚染は，動物の排泄物を肥料として利用している国では予期されてしかるべきである。次の段階として，病原体の除去を目的に行われる塩素処理水による洗浄も，その効果については疑わしい（Nichols *et al.*, 1971 ; Zhang & Farber, 1996）。塩素処理温水（100 ppm）によるレタスの洗浄により，*L. monocytogenes* や大腸菌 O157 : H7 などの食品由来病原菌が増殖しやすくなることさえある（Delaquis *et al.*, 2001）。

ほとんどの生野菜に付着する大腸菌群，病原細菌および腸内ウイルスの生存期間は，湿度および温度依存性であり，作物の寿命を超えて大幅に延長する（Geldreich & Bordner, 1971 ; Nichols *et al.*, 1971 ; Konowalchuk & Speirs, 1975）。市場の野菜類に付着する病原体の存在は十分に立証されている（Papavassiliou *et al.*, 1967 ; Garcia-Villanova Ruiz *et al.*, 1987 ; Kaneko *et al.*, 1999 ; IFT, 2001）。人糞肥料を使っていなくても，ヒト病原体により野菜が汚染されることがある。病原体が分離された 30 種類以上の野菜を一覧にまとめたレビューもある（Beuchat, 1996 ; Nguyen-the & Carlin, 2000 ; IFT, 2001）。生野菜の微生物による汚染のリスクの統計結果もまた，近年発表された（ECSCF, 2002）。

Shigella および *Salmonella*

細菌性赤痢の発症は，数カ国でレタス（Martin *et al.*, 1986 ; Davis *et al.*, 1988 ; Frost *et al.*, 1995 ; Kapperud *et al.*, 1995），ネギ（Cook *et al.*, 1995），およびパセリ（Crowe *et al.*, 1999）が関わっている。パセリは *Shigella sonnei* により汚染されていた（Naimi *et al.*, 2003）。発症に関連するレストランでは，パセリをみじん切りにし，室温に保ち，多様な料理の材料や付け合わせとして用い，一方，いくつかのレストランでは，感染した食品取扱者（従業員）が発生の伝播の一因となり，原因となるパセリのほとんどはある特定のメキシコの農場から生産されたものであった。また，*Shigella* spp. はエジプトの生野菜およびサラダからもまた分離されている（Saddick *et al.*, 1985 ; Satchell *et al.*, 1990）。好気条件下だけでなく真空またはガス置換下で包装・保存された場合も，*Shigella sonnei* は千切りキャベツ内で生存し，あるいは増殖する（Satchell *et al.*, 1990）。パセリの *S. sonnei* 菌数は 4℃で 1 log/週減少したが，21℃で保存した場合，1 ～ 3 log 増加し，温度管理の有効性を示した（Crowe *et al.*, 1999）。サルモネラ属菌が，小売りで袋詰め調理済みサラダ野菜の 3,852 サンプル中 5 サンプルから検出された。この 5 サンプル中，2 サンプルは “wild rocket” サラダ，1 サンプルは四つ葉のサラダ，1 サンプルは有機サラダ（リトルジェム，ロロロッサ，ロケット，水菜）であり，いずれもイタリアの同じ生産者からのものであった。その他のサラダはスペインの生産者の四つ葉のサラダであり，このサラダは *Salmonella* Newport PT33 に汚染されていた。さらなる調査により，サルモネラ症の国内発生が明らかとなり，英国およびウェールズでは 19 名の患者から分離された *S.* Newport PT33 の菌株と同一であった（Sagoo *et al.*, 2003）。

様々な種類のサルモネラ属菌の血清型が，野菜から分離されている（Tamminga *et al.*, 1978a,b ;

Garcia-Villanova Ruiz *et al.*, 1987；Jerngklinchan & Saitanu, 1993；D'Aoust, 1994；NACMCF，1998；IFT, 2001）。汚染したモヤシ（O'Mahony *et al.*, 1990），アルファルファの芽（Mahon *et al.*, 1997；Van Beneden, 1996；NACMCF, 1998；Winthrop *et al.*, 2003），セロリ，レタス，キャベツ，エンダイブおよびクレソンに起因するサルモネラ症が広範囲で発生した（Beuchat, 1996；Nguyen-the & Carlin, 2000）。また，マメ，エンドウマメ，ヒマワリの種，アルファルファなどの広範囲の「有機栽培された」野菜類でサルモネラ属菌が検出された（Andrews *et al.*, 1979）。米国で栽培された野菜類では，コリアンダーの 62 サンプル中１サンプルにサルモネラ属菌および *Shigella* が，レタスの 111 サンプル中２サンプルにサルモネラ属菌が，ネギの 66 サンプル中３サンプルに *Shigella* が検出された（FDA, 2001）。分析された 767 食品中，６サンプルでサルモネラ属菌あるいは *Shigella* が陽性であった。21 カ国から輸入された総数 1,003 の果物・野菜をサンプルとして採取したところ，4.4％がサルモネラ属菌あるいは *Shigella* 検査で陽性を示した（FDA, 2001）。

新鮮なブロッコリーとカリフラワーに接種したサルモネラ属菌は 25℃で増殖率が同程度であり，世代時間は２～４時間で，時間差は３時間であった。15.5℃では，増殖はカリフラワーの方がブロッコリーよりも速く，世代時間はそれぞれ約７～８時間および 13～25 時間で，時間差は約 24 時間であった。サルモネラ菌数は 7.5℃では 13 日間で 1.5log 減少した（Swanson, 1987）。

消毒浸漬や消毒処理により，最小限に加工した生野菜に付着するサルモネラ菌数を減少することは可能だが，完全な不活性化を保証するものではない（Beuchat & Ryu, 1997；Weissinger *et al.*, 2000；IFT, 2001）。新鮮カット野菜に付着したサルモネラ属菌の生体防除手段としてバクテリオファージの使用が検討されている。ファージは有効ではあるが，菌株特異的である必要があり，サルモネラ属菌の減少・除去を十分に有効にするためには，ファージ伝達を最適化しなければならない（Leverentz *et al.*, 2001）。

Caldwell *et al.*（2003）による研究では，自由生活線虫は病原体を取り込み，野菜類の洗浄薬からそれらを保護できることが明らかになった。線虫 *Caenorhabditis elegans* による *S.* Poona の摂取をモデルとして用いた結果，カンタロープ・メロンの表面に接種した場合はその限りではないが，レタスの表面に接種した場合，*S.* Poona を取り込んだ *Caen. elegans* は，消毒薬から細菌を保護したことが分かった。

大腸菌

生野菜，特にレタスは旅行者の下痢の一般的な原因として特定されている（Merson *et al.*, 1976；Beuchat, 1996）。大腸菌 O157 : H7 の大発生は通常牛挽肉により起こるが，サラダバーの野菜が原因である場合もあり，おそらく牛肉による二次汚染によるものであると考えられる（Barnett *et al.*, 1995；Beuchat, 1996）。レタスが大腸菌 O157 : H7 の大発生の原因であり，1995 年モンタナ州では 100 名以上が発症し（CDC, 1995），同年オンタリオ州では 21 名が発症した（Sewell & Farber, 2001）。日本では，生の発芽野菜による非常に大規模な大腸菌 O157 : H7 が発生し 6,000 名以上にも及んだ。複数の PFGE パターンが示され，汚染源は分かっていない（Michino *et al.*, 1996）。また，ニンジンによる腸管毒素原性大腸菌の大発生が起こった（CDC, 1994）。31 のフードサービス店で提供された63サンプルのサラダを調査したところ，8サンプルで大腸菌（O157:H7ではない），1サンプルで *L. monocytogenes* が検出された（Lin *et al.*, 1996）。

千切りレタスに付着した大腸菌O157:H7の生存・増殖は，ガス置換下で包装しても影響を受けなかった（Abdul-Raouf *et al.*, 1993）。大腸菌O157:H7は酸性環境に対し，サルモネラ属菌よりもかなりの耐性を示す。そのため，今まで安全であると思われていた環境においても，生き残る可能性がある。大腸菌O157:H7は，温度変化の激しい条件下で21カ月以上，ヒツジの肥料中に生存した（Kudva *et al.*, 1995）。土壌に添加したウシの肥料中における大腸菌の生存を調べる研究では，この菌は9～21℃で19週間以上生存可能であり（Lau & Ingham, 2001），肥料を使用した21週間後にも，土壌中に検出可能であることが分かった（Natvig *et al.*, 2002）。しかし，肥料を適切に堆肥化することにより，存在するすべての大腸菌O157:H7を除去できると考えられる（Lung *et al.*, 2001）。

Goodburn（1999）は，最小限に加工された食品中のベロ毒素産生大腸菌の起こりうる問題や適切な管理について検討した。汚染菌量が低く，最小限に加工された野菜の微生物を除去する効果的な加工処理がないため，適正農業規範は重要である。レタスへの大腸菌汚染は，灌漑することによって，その方法にはかかわらず起こることが示された（Solomon *et al.*, 2002）。しかし，Little *et al.*（1999）は輸入レタスの大腸菌汚染が極めて少ないことを認め，菌が検出された時，そのレタスはスーパーマーケット以外の場所で購入されていた。Solomon *et al.*（2002）による最近の研究では，灌漑水および肥料中の大腸菌O157:H7はレタスの植物組織に取り込まれる可能性があることが示唆されている。しかし，この研究は標準的な増殖条件を反映するものではなく，この分野での研究をさらに行う必要がある。

L. monocytogenes

L. monocytogenes は冷蔵保存状態で増殖可能であるため，野菜では広く研究されている。本菌は土壌や野菜に広く分布しており，長期間存続することができる（Beuchat *et al.*, 1990; Beuchat, 1996）。Pinner *et al.*（1992）は，リステリア症患者の冷蔵庫からサンプルとして採取した683サンプルの野菜のうち，11％が *L. monocytogenes* に汚染されていたと報告した。*L. monocytogenes* は一般的に環境中に存在するが，野菜と結び付いた発症はまれである（FDA & FSIS, 2001）。リステリア症の発生は，コールスローを作るために使われた *L. monocytogenes* に汚染されたキャベツ（おそらくヒツジの堆肥による）が原因であった（Schlech *et al.*, 1983）。また，セロリ，トマト，レタスは疫学的な根拠から（最終的ではないが）関連があった（Ho *et al.*, 1986）。その他の野菜は疫学的あるいは散発的な場合に関連していた（FDA & FSIS, 2001）。

調理済み野菜に付着する *L. monocytogenes* の菌数は少ない可能性があり，汚染された食品の平均の割合は91％で1cfu/g未満であった（FDA & FSIS, 2001）。*L. monocytogenes*（主に血清型1）は，米国での市場のキャベツ，キュウリ，ジャガイモ，ダイコン（Heisick *et al.*, 1989），オランダでの新鮮カット野菜の25サンプル中11サンプル（Beckers *et al.*, 1989），北アイルランドでのサラダ野菜の66サンプル中7サンプル（Harvey & Gilmour, 1993），およびマレーシアでのモヤシおよび葉菜の高い割合（Arumugaswamy *et al.*, 1994）から分離された。Guerra *et al.*（2001）は，ポルトガルで生産された調理済みおよび加工された食品について調査した。購入された野菜は地方市場やスーパーマーケットで包装されていた。調理済み野菜の23サンプル中1サンプルには*L. innocua*が汚染し，生野菜の14サンプルのうち，病原体により汚染されたものはなかった。リステリア属菌は，カナダで分析されたレタス，セロリ，トマト，ダイコンの110サンプル（Farber *et al.*, 1989），米国で市場に出回る新鮮野菜（Petran *et al.*, 1988），日本でのサラダ用の27サンプルの生のカット野菜で検出されなかった。*L. monocytogenes*および多くのリステリア属菌が，ワシントンD.C.の小売市場から販売された特定の新鮮野菜の126サンプルで検出された（Thunberg *et al.*, 2002）。別の研究では，Porto & Eiroda（2001）は250の野菜サンプルについて調べ，リステリア属菌の検出率は3.2％であることが分かった。Sagoo *et al.*（2001）は，調理済み有機野菜の3,200サンプルの微生物学的品質について調べ，10^2cfu/gを超える菌数の4サンプルにおいて，リステリア属菌（*L. monocytogenes*を除く）の検出率が0.2％（6/3200）であることが分かった。その他のサンプルは検出限界（25gのサンプル中20cfu/g）以下であった。3,200サンプルのいずれでも*L. monocytogenes*は検出されなかった。*L. monocytogenes*汚染の頻度は，収穫地域，温度，肥料，洗浄方法および土壌との接触により異なり，いずれも汚染に影響を及ぼすものである（NACMCF, 1991）。

野菜に付着する*L. monocytogenes*の増殖は冷蔵温度では遅く，平均の増殖速度は5℃で0.07 log/日（FDA & FSIS, 2001）およびレタスやエンダイブでは10℃・7日間で0.5～1.5logであった（Carlin & Nguyen-the, 1994）。*L. monocytogenes*は，空気中またはガス置換下で15℃で保存されたアスパラガス，ブロッコリーおよびカリフラワーの場合，6日以内で約10^4倍増加したが，4℃で保存した場合，菌数が減少または増加はわずか10倍にすぎなかった（Beuchat *et al.*, 1986；Berrang *et al.*, 1989a；Beuchat & Brackett, 1990b）。また，*L. monocytogenes*は，5℃，12℃，25℃で保存した千切りレタスで増殖したが，増殖率は5℃および12℃で14日後でわずか10倍，25℃で1,000倍であった（Steinbrugge *et al.*, 1988）。4日間4℃で放置した種々のサラダでは，*L. monocytogenes*がわずかに（2倍）増加した（Sizmur & Walker, 1988）。Farber *et al.*（1998）は，新鮮カット野菜に*L. monocytogenes*を接種し4℃で9日間保存したところ，増殖はほとんど認められないことが分かった。ニンジンで増殖が最も少なかったが，バターナットカボチャでかなりの増殖が認められた。同様の研究では，検査終了までに菌数が～2log units減少したみじん切りのニンジンを除き，10℃・9日間保存したすべての新鮮カット野菜で*L. monocytogenes*の良好な発育がみられた。菌は通常大気下で保存され，炭酸ガス70％，窒素30％に変更された千切りキャベツでは，5℃で約1log増加した（Kallender *et al.*, 1991）。一部の野菜には，*L. monocytogenes*の天然の阻害物質が含まれていることがある（Beuchat & Brackett, 1990a；NACMCF, 1991）。5℃または15℃で保存中に，ニンジンには*L. monocytogenes*に対する阻害作用があるが，ニンジンを調理すると，この作用は消失した。液体培地中の1％の生のニンジンジュースでもこの微生物の増殖を阻害した（Beuchat & Brackett, 1990a；Beuchat *et al.*, 1994；Beuchat & Doyle, 1995）。レタスの加熱処理（20℃または50℃）後，5℃または15℃で保存すると，*L. monocytogenes*の増殖が促進されることがある（Li *et al.*, 2002）。管理された大気中での貯蔵は*L. monocytogenes*の増殖速度に影響しないとみなされた（Berrang *et al.*, 1989a）。

Yersinia

ヒトの病原体であることが知られている生物・血清群が検出された場合，*Yersinia enterocolitica* の分離だけは重要になる。疾病は一般に野菜よりも畜産物に関連している（ICMSF, 1996）。*Y. enterocolitica* は，フランスでサンプルとして採取された生野菜の 50％以下から分離されたが，ヒトの疾病を引き起こす血清型 O：3，O：9 は検出されなかった（Delmas & Vidon, 1985）。他の研究では，オランダでのサラダや生野菜（de Boer *et al.*, 1986），フランスのレストランで出されているすりつぶしたニンジン（Catteau *et al.*, 1985），野菜サラダミックス（Brocklehurst *et al.*, 1987）で，*Y. enterocolitica* が検出されたと報告されたが，血清型は特定されなかった。

芽胞形成菌

現在，生野菜で用いられる何らかの加工技術により，芽胞形成病原菌を除去することができない。病原菌は存在し，適切な貯蔵条件を用いる必要があると考えられる。セレウス菌の食品由来疾病は通常，米類が関与しているが，グリーンサラダ，クレソン，マスタードスプラウト，およびマングビーンスプラウトも関与していた（Roberts *et al.*, 1982；Portnoy *et al.*, 1976）。果実および野菜は，ボツリヌス食中毒の症例の 24％で関与しているが（Hauschild, 1989），これは主に不適切に缶詰された食品によるものである。野菜は時として土壌と接触しているため，ボツリヌス菌の芽胞に汚染されやすい。Hauschild *et al.*（1975）は，未洗浄のマッシュルーム 100 g 当たり 15 個，洗浄したマッシュルーム 100 g 当たり 41 個のボツリヌス菌の芽胞を検出した。Solomon & Kautter（1986, 1988）はタマネギの皮と新鮮なニンニクの皮からボツリヌス菌を分離し，Solomon *et al.*（1990）は新鮮なキャベツの外葉からボツリヌス菌 A 型を分離した。野菜の MAP がボツリヌス菌の増殖をもたらす嫌気性環境となるとの懸念から，ガス置換で包装した野菜の 1,118 サンプル（454 g lots）をサンプルとして検査した（Lilly *et al.*, 1996）。ボツリヌス菌の芽胞の検出率はわずか 0.36％であった。

増殖や毒素形成をもたらす条件下で生野菜が調理・貯蔵されない場合を除いて，ボツリヌス菌を含有する生野菜が危険である可能性は低い。pH4.6 を超える冷蔵してない大豆油中のみじん切りされたニンニクは，B 型ボツリヌス食中毒の発生の原因であった（Health & Welfare Canada, 1986；FDA, 1989）。このような発生は，油中のみじん切りされたニンニクを加熱処理していない，酸味料や保存料が含まれていない，安全性のため冷蔵だけに依存していた，といった食品の温度調整不良後に起きた（Solomon & Kautter, 1988；St. Louis *et al.*, 1988）。

切断により損傷された野菜組織（特に裂傷ではなく切断されたもの）は損傷を受けていない組織よりも呼吸数が多い（Brocklehurst, 1994）。このように呼吸数が多くなると，O_2 濃度が低くなり，野菜類が高温で不適切に保存された場合，ボツリヌス菌の危険性が高くなる（Sugiyama & Yang, 1975；Tamminga *et al.*, 1978a）。試験室内の研究では，穴の開いていないフィルムで包装された新鮮なマッシュルーム（Kautter *et al.*, 1978）や瓶詰めのみじん切りされたニンニク（Solomon & Kautter, 1988）において，ボツリヌス菌には毒素を産生する能力があることが確認された。キャベツやレタスなどのカット野菜から発生するボツリヌス食中毒の潜在的なリスクは疑問の余地があり，保存温度や毒素が産生されたときの野菜類の官能特性に左右される（Solomon *et al.*, 1990 & Petran *et al.*, 1995）。ガス置換包装された野菜類の腐敗・変敗前に産生されるボツリヌス毒素のリスクは $1/10^5$ 未満であると推測された（Larson *et al.*, 1997）。Austin *et al.*（1998）はボツリヌス菌の芽胞を接種し，最長21日間，またはサンプルが毒化するまでMAPで5℃，10℃，15℃，25℃で保管した野菜について研究を行った。ボツリヌス菌は，保存温度が増殖を促す場合，種々のMAP野菜で増殖可能であるという結果が示された。包装でのO_2減少やCO_2増加はボツリヌス菌の増殖に有益である。保管温度はこの病原菌の増殖やサンプル中の毒素の産生における重要な因子であった。

ウイルス

種々のヒト病原性ウイルスは新鮮な野菜によって伝播される可能性がある（Bagdasargan, 1964；Herrmann & Cliver, 1968；Badawy *et al.*, 1985）。食品取扱者は，報告されたウイルス性胃腸炎14事例のうち8事例で関係しており，5事例でサラダが原因であった（Hedberg & Osterholm, 1993）。ノーウォークウイルス（Norwalk virus）の2事例は，グリーンサラダを媒介して食品取扱者（後に発症）から伝播された（Griffin *et al.*, 1982；Gross *et al.*, 1989）。また，ミネソタ州では，サラダの食材がノーウォークウイルスあるいは同様のウイルスに起因すると考えられるウイルス性胃腸炎の12事例中6事例で関与していた（Karitsky *et al.*, 1984）。ケンタッキー州では，市販レタスはA型肝炎感染の202名と関連していた（Rosenblum *et al.*, 1990）。A型肝炎の発生にはネギが関与しており，43名が発症した（Dentinger *et al.*, 2001）。1990～1996年，ノロウイルス（norovirus）は，ミネソタ州での新鮮野菜での発生と関連のある最も一般的な因子であり，発生の54％を引き起こした。ほとんどの場合，このような発生の原因は，準備の時点で野菜類を汚染した，罹患している食品取扱者であった（NACMCF, 1998）。

ポリオウイルス（poliovirus）は，一部の野菜類において冷蔵保存条件下で十分に生存する。ネギでは，菌数が減少しなかったが，レタスでは11.6日で，冷蔵した白キャベツでは14.2日で90％減少した（Kurdziel *et al.*, 2001）。

唾液中の単純ヘルペスウイルス1型は，接種30～60分後に力価が2log低下した場合でも，レタスやトマトの表面に存在すると，2℃で1時間以上感染性であることが示された（Bardell, 1997）。Bidawid *et al.*（2001）は，4℃と室温で12日間，通常大気およびガス置換でレタスにA型肝炎ウイルスを接種した。4℃でのウイルス生存率は47.5％（通常大気）～83.6％（70％ CO_2），室温では，0.01％（通常大気）～42.8％（70％ CO_2）であった。

寄生虫

寄生虫症の伝播における新鮮野菜の役割は新しい研究分野である。疫学的な関連性は，寄生虫を容易に検出する費用効果の高い方法がないため，野菜類に関連した寄生虫の役割を調査する手段である。寄生原虫類である *Cryptosporidium parvum*，*Cyclospora cayetanensis* および *Giardia lamblia* は，生野菜または最小限に加工された野菜に起因する発生事例に関与していた（IFT, 2001）。

Cyclospora cayetanensis により，メスクランレタス（CDC, 1996）およびバジル入り食品（CDC, 1997）に関連する発生が起きた。セロリの入ったサラダに関与する発生では，*Cryptosporidium parvum* ではないかと疑われた（Besser-Wiek *et al*., 1996）。*Giardia lamblia* はレタスやタマネギの発生と関連があり，おそらく野菜を洗うのに用いた水で汚染されたと考えられた（CDC, 1989a）。*Fasciola hepatica* 感染は汚染されたクレソンの摂食によるものであった。その他，水媒介寄生虫は，放牧地から流出しやすい池に栽培された場合，クレソン，オニビシ，ヒシの実，マコモタケなどの水生野菜に伝播する可能性がある（WHO, 1995）。

最近，灌漑用水の 25 サンプルを検査し（中米で 22 件，米国で 3 件），いずれも *Giardia* および *Cryptosporidium* 嚢胞に関与していた（Thurston-Enriquez *et al*., 2002）。ノルウェーでは，果実や野菜（プレカットサラダミックスを含む）の寄生虫に関する検査では，475 の果実や野菜のうち，4％は Cryptosporidium に，2％は *Giardia* 嚢胞に汚染されていた（Robertson & Gjerde, 2001）。

その他懸念される病原体

概して，*Campylobacter jejuni* は野菜ではなく畜産物と関連がある。マッシュルームに関連した *C. jejuni* の発生についてはマッシュルームの項で述べる。Thunberg *et al*.（2002）による，ワシントン D. C. での小売りスーパーマーケットや産地直売店から販売される新鮮な野菜類の調査では，127 サンプルにおいてカンピロバクター属菌やサルモネラ属菌が認められないことが分かった。野菜が，リスクとなる可能性のある状況に日和見病原体の可能性を無視すべきではない。例えば，生野菜は，*Ps. aeruginosa* や *Klebsiella* spp. などの微生物を病院環境に導入する媒介物として疑われており，熱傷創の患者や手術から回復している患者への暴露は危険である可能性がある。

D　管理（生野菜および最小限に加工された野菜）

要約

重大な危害要因	• 腸管系病原菌
	• ウイルス
	• 寄生虫
	• *L. monocytogenes*
	• ボツリヌス菌
管理手段	
初期レベル（H_0）	• 適正農業規範
増加（ΣI）	• 冷蔵下（4 ℃未満）での保存・輸送
	• 凝結を避けるための包装
	• ボツリヌス菌の場合，嫌気性条件を避けるための包装

	• 毎日洗浄・消毒を行い，*L. monocytogenes* のエーロゾル形成を避ける • 組織損傷を最小限に抑えるため，シャープカット器材の使用 • 野菜類の表面湿度を最小限に抑える • 二次汚染を避けるため，加工された野菜と圃場野菜に分ける • ウイルス，寄生虫および腸管系病原体に対する個人衛生の重要性に関する食品取扱者の教育 • ボツリヌス菌を管理するため，油に詰めた野菜を pH 4.6 未満まで酸性化する
減少（ΣR）	• きれいな冷水，オゾン処理水，塩素，二酸化塩素もしくは必要に応じてその他の消毒剤を用いて洗浄
検査	• 野菜の日常の微生物学的検査は推奨されない • 好気性菌数により，加工の有効性についてモニタリング可能 • 大腸菌は腸内細菌の指標として用いられるが，大腸菌群および糞便系大腸菌群は有用ではない • *L. monocytogenes* またはリステリア属菌の環境モニタリングは有用である • ATP 法などの検査を用いて，設備衛生のモニタリングを行う
腐敗・変敗	• 病原体の管理手段により乳酸菌以外のほとんどの腐敗・変敗菌が制御される • 最も腐敗・変敗しやすい野菜類の場合，病原体が危険なレベルまで増殖する前に腐敗・変敗が起こる

管理手段

以下の管理手段は生野菜や最小限に加工された野菜の生産に必要である。

危害要因の初期レベル（H_0）

適正農業規範

生野菜や最小限に加工された野菜の微生物学的品質や安全性は，さらなる加工により微生物を除去することができないため，前項で述べた農業規範および収穫規範の依存度が高い。収穫後の生野菜に付着する病原体や腐敗・変敗微生物の管理には，機材の洗浄・消毒や，生野菜を貯蔵する環境（温度，相対湿度（RH），大気組成など）の管理の有効な手段が必要である。この方法でのみ，本質的な微生物の増加を防ぐことができる。最小限に加工した野菜における細菌による腐敗・変敗を管理する一般原則は以下の通りである（IFPA & WGA, 1997 ; FDA, 1998 ; Nguyen-the & Carlin, 2000）。

危害要因の増加（*ΣI*）

温度調節

温度調節は生野菜や最小限に加工した野菜の品質や安全性を維持するために用いられる主要な方法である。野菜の冷却はいくつかの方法により行うことができる。真空冷却は，作物を冷やすために水が蒸発し，耐寒性のある野菜に適用可能なポイントまで圧力を減じる。圧力冷却では，野菜から空気を抜く。ハイドロクーリング（過冷却）は，野菜から水を段階的に流すことにより圃場から熱を除去する。真空ハイドロクーリングは，真空サイクルの「引火点」の直前に野菜に水を散布することにより，真空とハイドロクーリングを組み合わせる。真空ハイドロクーリングによる野菜を冷却する速度および均一性には，品質およびより長い貯蔵期間を達成する際に顕著な長所がある。そのような冷却方法が有効である野菜には，レタス，アスパラガス，ブロッコリー，芽キャベツ，キャベツ，セロリ，トウモロコシおよびエンドウなどがある（Ryall & Lipton, 1979）。

野菜保存中の温度と大気の操作は腐敗・変敗を遅らせるうえで非常に有効である。理論的には，0℃付近で保存することで，ほとんどの腐敗・変敗フローラが予防され，大幅に遅らせられる。例えば，食品科学＆技術研究所（Institute of Food Science and Technology）は，pH5.0以下のドレッシング付きのサラダやドレッシングのない調理済みのサラダでは貯蔵温度は0～5℃を推奨している（IFST, 1991）。低温では，ピーマン，トマト，ジャガイモ，キュウリは組織損傷を起こす可能性があるため，すべての野菜をこのような低温で貯蔵するとは限らない。ジャガイモは0～7℃以下で貯蔵すると低温糖化が起こる。

包装およびガス置換

野菜を貯蔵する場合，温度を下げるだけでは不十分である。同様に重要となるのは，脱水を防ぎ，構造的な完全性を維持するため，高いRHを維持することである。多くの野菜はRHが90～95％に維持されている。RHが低値になると湿度が減少し，品質が悪化する原因になる。しかし，局所的に微生物を増殖してしまう可能性がある，環境や野菜表面の湿度の凝縮を防ぐために，適切な湿度と気流の調節は必要である。

カビによる変敗の予防や抑制は，主として野菜の正常な生理学的条件を維持することで行われるため，真菌自体に直接作用するよりも，野菜がより攻撃されにくい。野菜組織は生きた呼吸する物体である。貯蔵中，O_2は消費され，CO_2が発生する。O_2濃度の低下とCO_2濃度の上昇の相乗効果はカビによる変敗を防ぐ効果的な方法である。最適な貯蔵条件を維持すべく，継続的なモニタリングと各気体の濃度の調節が必要不可欠である。窒素ガス包装の使用により，1℃，5℃，10℃で5日間貯蔵した場合，カットされたばかりのレタスやキャベツに付着する微生物（総好気性細菌，大腸菌群，セレウス菌，低温細菌）の増殖はあまり変化しなかった（Koseki & Itoh, 2002）。

軟腐病を引き起こす通性嫌気性大腸菌群はガス置換下で増殖する。*Er. carotovora* および *Er. carotovora* var. *atroseptica* の増殖下限はそれぞれ4.0℃および1～2.8℃であるため，低温ではこれらの細菌が管理されない。したがって，野菜表面の湿気の堆積を最小限に抑えることは，空気の移動および交換により得られ，腐敗・変敗を遅らせるために必要である。

研究されている興味深いテーマは，生物分解性包装フィルムにナイシンおよびリゾチーム，あるいはEDTAを取り込むことである。これら化合物には，heat-press加工およびcast-forming加工による殺菌特性がある（Padgett *et al*., 1998）。

小売店や外食店で包装された最小限に加工されたカット野菜において，ボツリヌス菌の発育の可能性があるという懸念が示されたが，量や販売が増えても，ボツリヌス食中毒に関連する野菜類はほとんどない。Petran *et al*.（1995）は，レタスは，毒素が産生される前でも許容しがたいと述べた。しかし，ボツリヌス食中毒の発生は，油で焼いたニンニクなど他の生野菜により起きた。油で焼いたニンニクなどの食品から発生するボツリヌス食中毒のリスクは，適切な酸性化により防ぐことができる。可食期間を延長する嫌気性包装への新しい食品の導入については，ボツリヌス菌が適切に抑制されることを確かめるために慎重に研究すべきである。

施設衛生および設備保全

微生物量を減らすための野菜の洗浄・塩素消毒に加えて，未洗浄・未処理の野菜から洗浄した完成された食品へ二次汚染する危険性を最小限にするため，設備レイアウトや工程フローを設計する必要がある。加工または包装設備や環境が，食品の微生物学的品質や安全性に悪影響を及ぼさないように，適切な頻度で効果的な洗浄や衛生法を適用する必要がある。加工・洗浄中，高圧ホースによりエーロゾルが発生しないように注意しなければならない。このエーロゾルが管理されない場合，野菜の清浄表面が汚染されることがある。

生野菜の一般的な自然汚染菌である *L. monocytogenes* の抑制に特に注意する。本菌は低温で生存・増殖する能力があるため，食品加工施設の冷却され，湿気のある環境で抑制するのは困難である。また，衛生加工の効果を妨げるバイオフィルム内に存在することも可能である。*L. monocytogenes* を抑制するため，侵入および二次汚染のいくつかの可能性のある手段を考慮する必要がある（NACMCF, 1991）。

大量の水により，冷却された野菜に拡がる可能性のある細菌が増殖するため，冷却システムの衛生は特に重要である。あらゆる種類の冷却では，貯水池を検査し，きれいな水を毎日使用する必要がある。真空ホースは残留物について検査し，可能性のある腐敗・変敗菌や病原菌の増殖を予防するため洗浄する必要がある（IFPA & WGA, 1997）。細菌，特に *L. monocytogenes* の増殖を予防するために，各システムの凝縮ドリップパンを定期的に検査・洗浄する必要がある。

新鮮カット野菜の場合，切断面付近の植物細胞への損傷により，可食期間が短くなるが，切断によって放出される野菜の組織片を取り除くために洗浄することで可食期間が長くなることがある（Bolin *et al*., 1977）。そのため，野菜組織の損傷を最小限に抑えるための設備設計や保全は微生物抑制には重要である。例えば，千切りレタスの安定性は，切断方法に影響される。包丁でスライスした場合，みじん切りにした場合に比べて貯蔵可能期間は2倍である。貯蔵可能期間は細胞損傷を抑え，微生物数を軽減し，冷蔵より若干高い温度で乾燥保存する複合効果によりさらに延長される（Bolin *et al*., 1977）。また，厚さ1mmでみじん切りにした場合，3mmでみじん切りにした場合と比べて，可食期間が短くなった（Bolin & Huxsoll, 1991）。

前述の通り，食品取扱者は，最小限に加工された野菜における腸管系病原菌，ウイルスおよび寄生虫の源である。このような危害要因の伝播を抑制した，個人衛生の重要性に関する教育は，病気が伝播する危険性を最小限に抑えるのに重要である。食品からレストランの従業員の手への細菌の伝播，その他の食品への伝播を防ぐために手袋の使用は有用である（Montville *et al.*, 2001）。

製剤

ドレッシング入りの最小限加工された野菜では，管理手段として製剤を使用する機会がある。多くのドレッシングは酸性であり，微生物が増殖する危険性が最小限に抑えられる。例えば，小売りのマスタードに接種した場合，大腸菌 O157 : H7 の 3 種の菌株は生存しなかった。唯一の例外はマヨネーズ付きのディジョン・マスタード（Dijon mustard）であり，3 菌株のうち 2 菌株は生存することができた（Mayerhauser, 2001）。4 ～21℃で保存された市販のコールスロー（pH4.3～4.5）では，大腸菌 O157 : H7 の菌数が 0.1log から 0.5log 減少し，21℃で大幅に減少した（Wu *et al.*, 2002）。前述した通り，最小限に加工されて油漬けされた野菜を pH4.6 未満まで酸性化するのはボツリヌス菌の抑制には重要である。

危害要因の減少（ΣR）

野菜類の洗浄および消毒

Beuchat（1998）は生野菜および最小限に加工された野菜表面の汚染除去について再調査した。野菜類の洗浄または冷却用の水の塩素処理により，注意深く管理されていれば，細菌量が減少する可能性がある。塩素（塩素ガスまたは次亜塩素酸塩として添加）は遊離の有効塩素として部分的に残留し，その残留物は水中で有機物および他の混入物質と結合することで不活化される。溶液の pH に依存するこの方法では，塩素の最も活性のある殺菌型は非解離の次亜塩素酸である。中性 pH での遊離の有効塩素が 10mg/L を超える濃度は，数分以内で増殖形細菌を死滅させるには十分であるが，このレベルを維持するのは難しい可能性があるため，塩素レベルを継続的にモニタリングする必要がある。有機物の存在下では，塩素が不安定になるため，低レベルの塩素が，水中にいる腐敗・変敗菌を死滅させる以上のことをするかどうか疑わしい。塩素殺菌処理の効果は，pH，温度，時間，および使用中に水が再利用される場合に生じるような有機物の量によって異なる。100mg/L の塩素溶液の pH を 9 から 4.5～5.0 に調節したところ，有効性が 1.5～4.0 倍上昇した（Adams *et al.*, 1989）。新鮮な野菜類を 200mg/L の塩素に浸漬したところ，*L. monocytogenes* の菌数が芽キャベツでは 2log，カットレタスでは 1.3～1.7log，カットキャベツでは 0.9～1.2log 減少した（Alzamora *et al.*, 2000）。また，消毒中，野菜表面の構造や損傷には病原体を保護する役割があると考えられる（Burnett & Beuchat, 2000 ; Takeuchi & Frank, 2001）。

洗浄・冷却用の水の追加は腐敗・変敗微生物の増殖の一因となる可能性がある。50～100mg/L の完全な有効塩素のレベルでは，塩素殺菌処理により，洗浄水の微生物数が低下するが，包装した野菜への効果は様々である（Lund, 1983）。例えば，処理水に浸漬したジャガイモやニンジンに付着した *Er. carotovora* による細菌性軟腐病の発生率は 2 ～25mg/L の塩素を維持することで減少し（Segall & Dow, 1973），わずか5mg/Lの塩素でも水中や葉の表面の一般細菌数は減少したが，包装したホウレンソウに対しては，100mg/Lの塩素でも腐敗・変敗を減らすことができなかった（Friedman, 1951）。また，塩素処理温水によるレタスの洗浄は大腸菌O157：H7および*L. monocytogenes*が増殖する原因となった（Delaquis *et al.*, 2002）。洗浄後，野菜表面に残留する水により，微生物の増殖に必要な湿度が得られることがあり，野菜全体に腐敗・変敗が拡がる可能性のある媒介物がもたらされる。腐敗・変敗を促進する可能性のある組織損傷を予防するために，徐々に水を除去しなければならない。

塩素は生野菜および最小限に加工された野菜に用いられる主な消毒剤であるが，一部の国では塩素の使用は禁止されており他の薬剤を使用する。Xu（1999）は新鮮野菜にオゾンの使用について検査した。米国では，過酸化水素と1-hydroxyethylidene-1,1-di-phosphoric acidを混合したペルオキシ酢酸が野菜での使用に認可されている。二酸化塩素ガスにより，ピーマンでは大腸菌O157：H7が5log減少している（Han *et al.*, 2001）。多くの場合，洗浄・消毒方法（製造業者の経験によって進展する実際の使用方法）は専用の農薬に基づいている。農薬の中には，一部の野菜の香り，触感や外観に悪影響を及ぼすものもある（Huxsoll & Bolin, 1989）。その他研究されている汚染除去法は，レタスではオゾン（Kim *et al.*, 1999）および酸性電解水（Koseki *et al.*, 2001；Koseki *et al.*, 2002）を使用している。酸性電解水および酸性化塩素処理水により，レタスでは品質を変えずに，水処理のみよりも大腸菌O157：H7および*L. monocytogenes*が2.4～2.6log減少した（Park *et al.*, 2001）。新しい消毒の技術に関する検査を継続することは必要である。種々の衛生的方法では菌数減少の効果について研究されている。乳酸または緩やかな加温と併用した過酸化水素により，レタスの大腸菌O157：H7，サルモネラ属菌および*L. monocytogenes*のレベルが低下した。乳酸による処理により，レタスの官能的品質は低下したが，過酸化水素による緩やかな加温は野菜類の高い品質を維持するのに優れていた（Lin *et al.*, 2002）。リンゴ酢，白酢，漂白剤や還元レモン汁の使用により，冷蔵レタスに付着する大腸菌O157：H7の菌数が減少するかどうか検査した。白酢は最も効果があったが，レタスの官能的品質が悪くなり，レタスが酸っぱくなり，若干しおれた（Vijaykumar & Wolf-Hall, 2002）。pH無調整の遊離塩素50mg/LおよびpH7.0の遊離塩素100mg/Lは，それぞれアーティチョークおよびルリヂサに対するミクロフローラを排除するのに最適であることがわかった（Sanz *et al.*, 2002）。

一般的に用いられる殺菌剤による，イチゴ，レタス，食品の接触表面に付着するカリシウイルス（calicivirus）を不活化する能力を比較すると，製造業者が推奨する力価では効果のある殺菌剤がないことがわかった。しかし，推奨濃度の2～4倍のフェノール化合物は環境表面を消毒するのに効果的であるとみなされ，第四級アンモニウム化合物および炭酸ナトリウムの化合は推奨濃度の2倍で効果があった。人為的に汚染されたイチゴ，レタスの場合，唯一効果のある消毒剤は，製造業者が10分間の使用で推奨する濃度の4倍のペルオキシ酢酸および過酸化水素であった（Gulati *et al.*, 2001）。

検査

生野菜および最小限に加工された野菜の腐敗・変敗速度は，切り立ての野菜またはパックされた野菜に付着する微生物の初期の細菌数や種類により影響を受ける。好気性平板菌数の検査は一般的な加工や取り扱いの影響を調べるのに有用である。ATP法などの迅速な方法は設備衛生を測定するのに有用な手段である。

腸管系病原菌の存在は，主な食品安全性に関する不安材料である。上述のすべての病原体の検査は推奨されない。しかし，生育，収穫，輸送および加工の衛生状態の指標として大腸菌を使用することは適切であると考えられる。腸内細菌，大腸菌群および「糞便系大腸菌群」は圃場や植物環境で自然に発生するため，有用な指標とはならない（Nguyen-the & Carlin, 2000；Bracket & Splittstoesser, 2001）。

L. monocytogenes の増殖を支持する生野菜および最小限に加工された野菜では，加工環境の微生物検査は適切であると考えられる。食品に接触していない表面の環境モニタリングは，微生物の存在の潜在的な宿主部位を特定するのに有用である。排水溝，貯留水，亀裂や割れ目はいずれも潜在的なサンプル採取場所である。また，野菜に接触する表面，特に野菜が細菌減少段階（洗浄，消毒など）を通過した後に使用された設備から試料を採取する。これらのデータを用いて，加工環境に存在する病原体の制御や食品汚染の危険性について評価することができる。

Ⅳ　調理済み野菜

A　加工処理の微生物への影響

多くの野菜は摂食前に調理される。この加工は植物細胞構造を破壊するため，微生物は，ほとんどの野菜のpHや水分含量で増殖しやすい。煮込み，蒸し加熱，焼き，フライなどの従来の加熱調理は増殖形細菌を破壊し，熱処理が広範囲になると，致死性が高くなる。しかし，芽胞菌は生存可能である。いったん解凍されると，冷凍野菜には加熱調理した野菜に類似する特性がある。開封後の缶詰野菜にも同様の特性があるが，中温芽胞菌は存在しない。

B　腐生菌および腐敗・変敗

調理直後の野菜にはほとんど微生物が存在しない。しかし，生野菜と加熱調理した野菜との二次汚染がレストラン，家庭および食品加工環境で起こる可能性がある。存在する腐敗・変敗微生物の種類，亜種，数は二次汚染の程度，貯蔵温度および包装状態により異なる。最終包装で調理された真空調理食品は，初期の一般細菌数は少ないが，加熱調理後に広範囲に取り扱われた野菜では微生物数が増加し可食期間が短くなる。

C　病原体

飲食店で不適切に取り扱われた食品同様，家庭で調理された様々な食品が，ボツリヌス食中毒の集団発生の原因となったことがある。これらの食品は，適切な加熱処理をしないで調理したハラペーニョを含むホットソース（Terranova *et al.*, 1978），室温で貯蔵したアルミホイルで包んだベークドポテトで調理したポテトサラダ，冷蔵保存せず，その後パティメルトサンドウィッチで出された炒めたタマネギ（MacDonald *et al.*, 1985）などが含まれる。Solomon & Kautter（1986）は，炒めたタマネギにおいて，ボツリヌス菌は毒素を発生させることを示した。

1978年以降，米国ではボツリヌス食中毒のいくつかの事例でベークドポテトが関与しており，公表されている事例もある（Seals *et al.*, 1981 ; MacDonald *et al.*, 1986 ; Hauschild, 1989 ; Brent *et al.*, 1995）。いずれの場合にも，ポテトはアルミホイルで焼かれ，長期間，室温で放置された。その後，そのポテトを使い，ポテトサラダや他の料理を作った。生のジャガイモに対する2段階の低温殺菌法（Tyndallization）では，25℃で5～9日以内に真空パックされた，皮をむいたジャガイモに接種されたボツリヌス菌による毒素生成を防げなかった。このことは，皮をむいた生のジャガイモは，少なくとも F_0 = 3に相当する加熱処理を行わない場合，4℃未満で保存する必要があることを示す（Lund *et al.*, 1988）。真空パックされたレンコンによるボツリヌス食中毒により，食中毒の原因として野菜の重要性が示されている（Otofuji *et al.*, 1987）。実際に，野菜によるものとされるボツリヌス食中毒の全症例では，A型あるいはB型の毒素が関与していた（Notermans, 1993）。

増殖形病原体は，加熱調理後に再度汚染された場合，不適切な温度で保存された調理済み野菜で増殖可能である。例えば，非侵襲性のリステリア症の発生では，缶詰のトウモロコシで作られたサラダが関与していた（Aureli *et al.*, 2000）。トウモロコシは最初，商業的に殺菌され，調理中に微生物が取り込まれた。*L. monocytogenes* の菌数は残留サンプルで約 10^6cfu/g であった。実験により，菌接種されたトウモロコシは室温で10時間後にこのレベルに達したことが示された。

D　管理（調理済み野菜）

要約

重大な危害要因	• *L. monocytogenes*
	• ボツリヌス菌（嫌気的に包装された場合）
管理手段	
初期レベル（H_0）	• 二次汚染を防ぐため，加熱調理した食材と生の食材を分ける
増加（ΣI）	• 5℃未満または60℃を超える温度で保存・輸送
	• ボツリヌス菌ではpH 4.6未満
	• 不適切な温度による発生が繰り返されたため，ジャガイモにおけるボツリヌス菌に関する教育

	• 摂食前に *L. monocytogenes* が 1 ～2log 増加しないように可食期間を規定する
	• 毎日，設備や生産環境を洗浄・消毒し，エーロゾル形成を避ける
減少（ΣR）	• 菌数の減少は加熱調理の時間や温度により異なる
検査	• 野菜の日常の微生物学検査は推奨されない
	• 好気性菌数および大腸菌群は工程管理のモニタリングに用いられる
	• *L. monocytogenes* もしくは指標の製造環境モニタリングにより，汚染の可能性が最小限に抑えられる
	• ATP 法などの検査を用いて設備衛生のモニタリングを行う
腐敗・変敗	• 病原体の管理手段により乳酸菌以外のほとんどの腐敗・変敗菌が制御される

V　冷凍野菜

A　加工処理の微生物への影響

ほとんどの野菜は，植物の酵素を不活性化し，その後の冷凍保存の間の製品を安定させるために凍結前にブランチングする。しかし，ブランチングを行わないと，一部の野菜（ピーマン，リーキ，およびパセリ）の官能的品質はよくなる。ブランチング中，ベルトコンベアーまたはスクリューコンベアーにより，野菜が 1 ～ 5 分間 95～99℃の水槽中を移動する。ブランチングにより，微生物数は $1/10 \sim 1/10^4$ に減少すると考えられる（Splittstoesser, 1970）。ブランチングの温度は増殖形細胞を不活性化することができるが，冷凍野菜のミクロフローラは，ブランチング後に受け取った野菜の取り扱いに影響される。生野菜の取り扱いによる大気由来微生物はブランチング後の表面に定着する（Mundt *et al.*, 1966 ; Mundt & Hammer, 1968）。スライサー，カッター，チョッパー，コンベアーベルト，用水路，リフト，ホッパーおよびフィラーに由来する微生物は野菜を汚染する。それぞれの原因となる汚染状況は，設備の部品を洗浄する頻度や効果により異なる。

ブランチングから冷凍までの時間が比較的短いため，冷凍前の野菜に付着する微生物の増殖はほとんど問題ではないが，例外がある。例えば，重量必要条件を満たすために機械包装された容器に野菜を手動で加えることが必要かもしれない。長期間室温で保たれる「計量サービス（weighing service)」では最終生産物に影響する微生物レベルが高いため，微生物が増殖する危険性を少なくするため時間あるいは温度を管理する必要がある。

概して，冷凍段階は致死過程ではないが，ミクロフローラの一部が損なわれ，冷凍食品の一部の種類の販売に影響を及ぼすことがある。グラム陰性細菌は，冷凍することで，グラム陽性細菌よりも容易に殺菌・損傷できる。冷凍の状態で長期間貯蔵すると，経過時間，微生物の性質，食品の性質および貯蔵温度によって細菌数や範囲がさらに減少することがある。しかし，一部の微生物は常に生存する可能性がある。

B　腐生菌および腐敗・変敗

ほとんどの冷凍野菜では，優勢微生物は乳酸菌である（Mundt *et al.*, 1967 ; Splittstoesser, 1970）。相当数の *Leuconostoc mesenteroides* および腸球菌が検出されることがある。また，球菌，グラム陽性桿菌およびグラム陰性桿菌（大腸菌群を含む）は一部の野菜の全ミクロフローラの相当部分を構成する。米国での冷凍野菜産業が当時何を成し遂げたかを評価する研究では，ブランチングされた冷凍野菜の好気性平板菌数は 10^3 ～10^6 cfu/g であることが分かり（Splittstoesser & Corlett, 1980），エンドウ豆では最低値を示し，みじん切りのブロッコリーでは最高値を示した。ブランチング後，大腸菌群，連鎖球菌および乳酸菌は野菜を再汚染する可能性がある。ブランチングされた冷凍野菜では，糞便系大腸菌群検査で陽性を示したのは 40％を超えるが，大腸菌検査で陽性を示したのは12％にすぎなかった（Splittstoesser *et al.*, 1983）。

冷凍野菜の微生物による腐敗・変敗はまれである。冷凍状態では，腐敗・変敗は基本的に低温により妨げられ，*Aw* を減少させる。解凍した野菜の腐敗・変敗に関するいくつかの報告では，腐敗・変敗速度は温度に依存することが示唆される（White & White, 1962 ; Michener *et al.*, 1968）。

冷凍野菜では，好気性細菌数が 10^1 ～＞ 10^5 cfu/g であると観測された。適正衛生規範の保守により，定期的に好気性菌数を 10^5 cfu/g 以下にすることが可能となる。

C　病原体

冷凍野菜は，次の理由から食中毒事例にほとんど関与していない。(i)概して，非芽胞形成菌はブランチングすると生存しない，(ii)ブランチング後の野菜を汚染する病原体は冷凍食品の温度で増殖できない，(iii)ほとんどの冷凍野菜は，食される前に加熱調理される。この処理によりウイルスも不活化される。公衆衛生の記録では，冷凍野菜における病原体の発生率や数に関する調査が比較的少数であった。Insalata *et al.*（1970）は，60 袋の真空パックした冷凍のホウレンソウのうち，6 袋でボツリヌス菌を検出した。しかし，冷凍により微生物の増殖が抑制され，効果的に管理される。サルモネラ属菌は，冷凍のエンドウ豆，グリーンビーンズ，およびトウモロコシの限られた数のサンプルの調査中には検出されなかった（Splittstoesser & Segen, 1970）。冷凍のエンドウ豆，豆，トウモロコシの 112 サンプルいずれでも，コアグラーゼ陽性ブドウ球菌は 10 cfu/g を上回らなかった（Splittstoesser *et al.*, 1965）。以上の理由から，冷凍野菜に付着した微生物に起因する食品由来疾病は考えにくい。調理後の汚染や不適切な時間—温度の管理は，疾病を予防するのに必要である。

D　管理（冷凍野菜）

要約

重大な危害要因	• なし
管理手段	
初期レベル（H_0）	• 生野菜で用いられる管理
増加（ΣI）	• 冷凍により微生物の増殖を予防
	• 調理後に必要な時間—温度管理（5 ℃未満または60℃を超える温度）
減少（ΣR）	• ブランチングにより微生物数が低下
	• 冷凍により寄生虫を不活化
検査	• 好気性菌数および大腸菌群を用いて工程管理のモニタリング
	• *L. monocytogenes* もしくは指標の製造環境モニタリングにより，汚染の可能性が最小限に抑えられる
	• ATP 法などの検査を用いて設備衛生のモニタリングを行う
腐敗・変敗	• 冷凍により腐敗・変敗菌の増殖を予防
	• 適切な衛生や温度の管理手段が行われなかった場合，初期の腐敗・変敗が起こる

コメント

ほとんどの食品では，冷凍野菜における微生物レベルの抑制は，酵素を破壊するために行われるブランチングの段階によって影響される。また，到達した温度により，増殖形微生物が除去される。例えば，エンドウ豆でカタラーゼおよびペロキシダーゼを不活化するのに十分なブランチング処理は，5log の *L. monocytogenes* を不活化する（Mazzotta, 2001）。加熱調理器具から冷凍庫まで，設備を頻繁かつ徹底的に洗浄・消毒することは微生物レベルを比較的低く維持するのに必要である。ブランチングした野菜の運搬用のコンベアーベルトを洗浄するのは困難であり，再汚染の原因である（Splittstoesser *et al.*, 1961 ; Surkiewicz *et al.*, 1967 ; Splittstoesser, 1983）。

長期貯蔵の場合，微生物による腐敗・変敗は －16℃以下で抑制される。0℃ちょうどの温度では増殖することがある（Geiges & Schuler, 1988）。野菜を汚染する多くの微生物は冷凍しても生存可能であるため，貯蔵・輸送中に温度が氷点付近まで上昇する場合，低温微生物により腐敗・変敗を生じる可能性がある。－18℃以下でエンドウ豆を貯蔵することは，赤色酵母 *Rhodotorula glutinis* による劣化を防ぐために必要であることが主張されている（Collins & Buick, 1989）。

Ⅵ　缶詰野菜

A　加工処理の微生物への影響

缶詰工程は,「長期保存用」野菜などの種々の食品を製造するために設計される。これを実現すべく，加熱処理により貯蔵の周囲条件下（例：35℃程度）で増殖可能な微生物を破壊しなければならない。最も熱に強い微生物は中温細菌および高温細菌の芽胞である。中温細菌には，多数の腐敗・変敗のタイプおよび1種類の重要な病原体（ボツリヌス菌）がある。高温細菌は病原性はないが，概して中温細菌よりも熱に強い。しかし，高温細菌は非常に特異的な条件下でのみ，すなわち熱帯気候や非常に熱くなる貯蔵施設で生じるような異常に高い貯蔵温度で腐敗・変敗を起こす。自家製の缶詰製造による低酸性野菜の加熱不足はボツリヌス食中毒の主原因である。例えば，1950～1996年に米国では，野菜によるボツリヌス食中毒が他の農産物よりも頻繁に発生していた（CDC, 1998）。ほとんどの事例の原因はサヤインゲンであり，その他の野菜として，ピーマン，ジャガイモ，豆，ビート，マッシュルーム，トウモロコシ，ニンジン，オリーブおよびセロリなどが挙げられた。1970年代にUS Low Acid Canned Food規則が施行されたため，市販用の長期保存用野菜缶詰に由来するボツリヌス食中毒の事例はまれになった。

ほとんどの缶詰野菜のpHは4.6を超えるため,「低酸性」であると定義される。低酸度の缶詰野菜は，野菜を「商業的殺菌」するために，*Cl. sporogenes*などの比較的熱に強い中温細菌を破壊するのに十分な加熱処理を行う。缶詰野菜に対する加熱工程は個々の商品タイプの容器への熱浸透率，容器サイズ，および加熱用設備に基づいている。通常，商業的殺菌に必要な加熱処理は，安全性，すなわちボツリヌス菌を破壊する「12D概念」に基づく「ボツリヌス調理」（$F_0 > 3.0\,\mathrm{min}$）に必要な加熱処理より優れている。一部の国では，芽胞形成高温細菌の増殖を予防すべく，温度が極端になりやすい一部の缶詰食品に抗生物質ナイシンを添加することがある（Jarvis & Morisetti, 1969）。

加熱処理前，野菜は酸性になることがある（サルサ，漬け物など）。このような野菜のpHが4.6以下である場合，ボツリヌス菌は増殖しないが，問題は酸耐性クロストリジウム属菌や*Cl. pasteurianum*および*B. coagulans*などの桿菌，非芽胞形成酸耐性微生物による腐敗・変敗である。商業的無菌性を達成するために適用される加熱処理は，主に酸性野菜のpHに依存する。pH値が3.8未満である場合，酸耐性芽胞形成菌は増殖できず，商業的無菌性のために加熱が必要なくなる。すべての組成・成分のpHが加熱処理（24時間未満）前または直後で一定であるという酸性化の条件が確立されることは重要である。酸性化食品の平衡pHは重要な管理ポイントであり，モニタリングする必要がある（Codex Alimentarius, 1983；U. S. Department of Health and Human Services, 2002）。

B　腐生菌および腐敗・変敗

商業的に殺菌された缶詰野菜には，通常の保存条件下で増殖できない高温細菌芽胞が含まれる。高温細菌の発生源は，野菜類を運搬する用水路に用いられる水，成分として用いられる澱粉や糖，または生野菜自体であると考えられる。

不十分な加熱処理，容器漏れ，高温保存などにより缶詰野菜が腐ることがある。不十分な処理により，異臭や缶の膨張を引き起こす中温細菌芽胞の生存が可能になる。ボツリヌス菌が野菜の中で生存し，毒素を生成したことを示すため，腐敗・変敗のこの形態が重要である。加熱不足の原因は，欠陥設備（不正確な温度計，不適切な蒸気供給，不正確な時間計測器など）や操作方法のミス（不十分な充填コントロール，不適切な通気，レトルトに食品をセットできない）である可能性がある。また，食品の一貫性はバッチ間で異なることがある。予測されるとおり，バッチに特に粘着性があると熱伝達が遅くなるため，缶の中心が加熱不足になることがある。このような問題を回避するために，エンドウ豆などの乾燥野菜の再水和を慎重に管理する必要がある。

缶を処理した後，冷却水やぬれた缶のコンベアートラックの腐敗・変敗微生物が，不完全な缶の継ぎ目や穴，あるいは熱く，まだ軟らかいシームマスチック樹脂から侵入することがある。漏れにより腐食した缶では，球菌，乳酸菌および連鎖球菌などの微生物の混合された菌数が検出されることがある。冷却水を塩素処理した場合，リーク缶（leaker can）には主に芽胞形成菌が含まれることがある（Denny & Parkinson, 2001）。

長期間の高温貯蔵により野菜に以下の3種類の腐敗・変敗が生じる。

1．フラット・サワー（Flat sour）による腐敗・変敗は，*B. stearothermophilus* や *B. coagulans* などガスを伴わない酸を産生する通性嫌気性細菌により生じる。これらの微生物の芽胞は40℃を超えると生育するが，増殖形細菌はより広範囲の温度で増殖することができる。*B. stearothermophilus* の最低増殖温度は30〜45℃，最高温度は65〜75℃である。*B. coagulans* では最低増殖温度は15〜25℃，最高温度は55〜60℃である（Buchanan & Gibbons, 1974）。
2．好熱性嫌気性菌による腐敗・変敗は，大量の水素および炭酸ガスを産生する *Cl. thermosaccharolyticum* などの偏性好熱性芽胞形成嫌気性菌により生じる。
3．硫化“Sulfide stinker”による腐敗・変敗は，硫化水素を産生する偏性好熱性芽胞形成嫌気性菌 *Desulfotomaculum nigrificans* により生じる。缶は変形していないが，硫化水素臭が検出され，鉄が存在する場合，食品が黒変することがある。

C　病原体

原材料においてボツリヌス菌の芽胞が広く発生しているが，通常，市販用の缶詰野菜には安全性に関する優れた記録がある。しかし，一部のまれな事例では，加熱不足によるボツリヌス食中毒（Lynt *et al.*, 1975），処理後の接触汚染によるブドウ球菌食中毒（Bashford *et al.*, 1960），マッシュルームの加工前の微生物増殖（Hardt-English *et al.*, 1990）の原因は直接，缶詰野菜にあった。家庭で缶詰にした食品は，ほとんどのボツリヌス食中毒の発生事例に関与している。加熱段階で不十分な管理により，缶詰のアスパラガス（Notermans, 1993）および瓶詰の野菜スープ（Bruno, 1998）を含む加熱不足を引き起こした場合，市販用に生産された野菜からボツリヌス食中毒が発生した。缶詰に関するマニュアルでは特定の調理法の加工の時間や温度，および容器の大きさが設定されるが，家庭で缶詰を作る場合は調理法を変更し，加工処理を十分に調節せずに若干大きめの食品容器を用い，圧力鍋を不適切に用いるか，あるいは全く用いず，安全性が確認されていない食品を食べるからかもしれない。時として，ボツリヌス毒素による野菜の匂いや外観は正常であるか，あるいはほぼ正常に近い。不適切に家庭で瓶詰めされたトマトジュース，家庭で缶詰にされたハラペーニョ，家庭で缶詰にされたオリーブの摂食によるボツリヌス食中毒の事例が，Notermans（1979）によりいくつか報告された。野菜はボツリヌス菌の Group Ⅰ（たんぱく質分解）株（Notermans, 1993）および Group Ⅱ（糖分解）株（Carlin & Peck, 1995）の増殖および毒素産生を促す。

D　管理（缶詰野菜）

要約

重大な危害要因	• ボツリヌス菌
管理手段	
初期レベル（H_0）	• なし
増加（ΣI）	• 酸性化された食品では pH 4.6 未満
	• 適切な容器の密閉
減少（ΣR）	• 加熱処理の妥当性確認
検査	• 缶詰野菜の微生物学検査は推奨されていない
	• 澱粉および糖成分の好熱菌検査は適している
腐敗・変敗	• 通常，腐敗・変敗に対する加熱処理は安全性に必要な処理より高い

考慮すべき危害要因

ボツリヌス菌の死滅を確実にすべく，缶詰加工の発展には広汎な技術的な専門知識が必要である。その他の食品由来病原体は，商業的無菌性に必要な高温殺菌処理することで生存しない。しかし，一部の処理では，微生物毒素は残存可能である。このような理由から，有益な成分の使用は，食品の安全性において重要である。

管理手段

缶詰野菜の管理に関する詳しい情報については，詳しい文献を調べる必要がある。さらなる管理の情報については，国際食品規格（Codex Alimentarius, 1983），ICMSF の「食品中の微生物：第 4

巻」第2章（1988），Denny & Parkinson（2001），および米国保健福祉省（U. S. Department of Health and Human Services, 2002）を参照のこと。管理の要約は以下の通り。

危害要因の初期値（H_0）

ボツリヌス菌は土壌中に自然に発生し，輸入野菜には低レベルで存在することがある。初期値を低下させる効果的な処置はない。

危害要因の増大（ΣI）

酸性化野菜の平衡 pH を 4.6 未満とする。これは食品の長期保存によるボツリヌス菌芽胞の増殖を予防するものである。温度差による真空により，きちんと密閉されない容器に汚染物質が混入する可能性がある場合，効果的な容器の施栓により，冷却中，微生物の侵入が予防される。

危害要因の減少（ΣR）

野菜，容器の種類や大きさに適した時間—温度に対応することは，商業的に無菌にした野菜の生産には不可欠である。加熱処理の広範囲の教育・訓練を受けたヒトが作成する必要がある。

検査

缶詰野菜の日常的な培養は推奨されていないが（Deibel & Jantschke, 2001），効果的な加熱処理を行うには以下のモニタリングは不可欠である。

- レトルトに入れる野菜の初期温度が計画された処理の最小限の条件を満たす
- 正確な時間および温度を確かめるため，自動レトルト管理・記録を検討する
- レトルトにおける温度分布の妥当性確認
- 酸性化野菜の pH のモニタリング
- 容器の施栓効果の日常的な評価

野菜が高温で保存される可能性が高い場合，澱粉や糖の成分中の好熱菌のモニタリングは有用である。

腐敗・変敗

概して，耐熱性腐敗・変敗菌を死滅させるために必要な加熱処理は，ボツリヌス菌を死滅させるのに必要な加熱処理よりも優れている。前述の管理に加えて，腐敗・変敗菌を抑制するには，以下のことが必要である。

- 原材料の品質がよく，微生物に最小限汚染されていることを確認する
- 缶詰用の野菜の調理，特に高温性微生物が増殖する加熱調理器具では衛生をよくする
- 加工前後の設備を適切に洗浄・消毒する

- ほとんど好熱性芽胞を含まない原材料（スパイスなど）の選択
- 充填から加工までの時間をできる限り短くする
- 塩素消毒水による管理された冷却
- ぬれた容器の手作業を含まない加工後の慎重な缶の取り扱い
- 適切なシール管理・取り扱いにより容器の品質を維持
- 食品は高温細菌を死滅するのに十分な加熱処理を行わない限り（$F_0 > 18.0$min），中程度の温度で貯蔵

Ⅶ　乾燥野菜

本項はエンドウ豆，タマネギ，ニンニク，ジャガイモ，ニンジンなどの人工的に乾燥させた野菜のみ対象とする。乾燥野菜は，水分活性が低いため本質的に安定しており，食品由来疾病に関与することはまれである。加工食品で原材料として一般的に用いられる場合，乾燥野菜は重要な商品である。乾燥野菜の微生物に関する最近公表された情報は比較的少ない。

A　加工処理の微生物への影響

野菜の中には，乾燥前にブランチングされるものもあるが，その他の野菜（タマネギ，ニンニクなど）は異なる。そのため，乾燥野菜のミクロフローラは生で洗浄された野菜のフローラがブランチングにより大幅に破壊されたか否かでかなり異なる。乾燥用の野菜が大気温度で長時間保存される場合，微生物の増殖を促す可能性がある。また，汚れた設備により汚染されると考えられる（Vaughn, 1951）。

ほとんどの場合，野菜は，容器に温風を吹き付けることで，あるいは乾燥トンネル内の穴あきベルトにより乾燥される。不均等な負荷により，不適切な換気および微生物増殖を可能にする一時的な「水蒸気」を引き起こすため，ベルトや容器の負荷は重要である。乾燥中，水が蒸発するため，野菜温度は35～45℃以上になることはないが，大気温度は80～100℃になることがある。乾燥により微生物数が減少することは滅多になく，微生物はごく少量の野菜に集中するため，細菌数が増加すると考えられる（Murphy, 1973）。穴あき容器やベルト上の野菜に温風を吹き付けることで乾燥された野菜では，菌数は10^3～10^4cfu/gであったという報告がある（Dennis, 1987）。ブランチング後，15～20分以内に凍結乾燥されたエンドウ豆の場合，菌数は10^2cfu/gであった。乾燥野菜から通常分離された微生物には，乳酸菌，*Enterococcus faecalis*，staphylococci，*Bacillus* spp.の芽胞，酵母およびカビ（*Penicillium* および *Aspergillus* 属）などが含まれる。

タマネギに付着するほとんどの微生物は，外皮，根の部分，および先端部に残存する。スライスされるタマネギで行われるように，トリミングにより多くの微生物を除去することが可能である。しかし，さいの目切りのタマネギ，みじん切りのタマネギ，あるいは薄切りのタマネギは，広範囲

にトリミングされないことがあるため，乾燥野菜の細菌数はスライスした場合より多い。脱水前に24％塩水であらかじめ処理した生のタマネギは，最終的な野菜として微生物数が減少した（Firstenberg *et al.*, 1974）。

B　腐生菌および腐敗・変敗

微生物の数や種類は，野菜の種類および生育・収穫の条件により異なる。例えば，乾燥セロリは，生育条件により微生物量が多い。また，タマネギおよびニンニクは土壌中で生育するため，菌数が多くなりやすい。乾燥前にブランチングされた野菜の腐生フローラは，設備の食品に接触する表面で十分に増殖する微生物からなる。冷凍野菜同様，乳酸菌は優勢である。ブランチングしなかった乾燥野菜に関連する腐生菌は，生野菜のフローラにほぼ近い。また，乾燥方法はフローラに影響を及ぼす。一例として，ベルト乾燥されたタマネギの細菌数は容器乾燥されたタマネギよりも少ない。ベルト乾燥されたタマネギのフローラは主に細菌芽胞からなるが，容器乾燥されたタマネギの乳酸菌数は多い（Sheneman, 1973）。通常，大腸菌群，腸球菌，およびクロストリジウム属菌は生野菜と関連しているため，乾燥タマネギで検出されることが多い（Clark *et al.*, 1966；Vaughn, 1970）。タマネギジュースは大腸菌に対して毒性があることは明らかであるが（Vaughn, 1951；Sheneman, 1973），通常この野菜には存在しない。

ほとんどの場合，乾燥野菜の Aw が低いため，腐敗・変敗はまれである。不注意で湿気が製品野菜に添加された場合，腐敗・変敗が生じる可能性があるが，めったに生じることはない。

C　病原体

増殖形の細菌性病原体は乾燥野菜に存在することはまれであるが，土壌中に存在する場合，セレウス菌，ボツリヌス菌，あるいはウエルシュ菌の芽胞は最終乾燥野菜で存続する可能性が高い。乾燥野菜が再水和されるとき，増殖が可能でない限り安全である。

大腸菌やサルモネラ属菌同様，非芽胞形成微生物はブランチングにより死滅するが，動物またはヒト排泄物で汚染された土壌で生育された場合，あらかじめブランチングされなかった乾燥野菜には，これらの微生物が含まれる可能性がある。

乾燥スープが調理用に出される場合に行うように，多くの乾燥野菜は熱湯でもどされる。また，乾燥野菜は，加熱調理された加工食品を作る際に原材料として用いられる。例えば，乾燥ピーマンは加熱調理されたランチョンミートの成形や加工中に加えられる。そのため，このような野菜において，存在する可能性のある増殖形病原体は加熱調理中に死滅する。

D　管理（乾燥野菜）

要約

重大な危害要因	• 生鮮野菜の管理を用いた場合はなし
管理手段	
初期レベル（H_0）	• 生野菜に対する管理
増加（ΣI）	• Aw 0.6 未満まで迅速乾燥
	• 設備の洗浄
	• 均等なドライヤー負荷
	• 加工環境の湿度調節
	• 再水和後の時間—温度調節（５℃未満または60℃超の温度）
減少（ΣR）	• 適用する場合，ブランチングにより微生物数が低下する
検査	• 日常の培養は推奨されない
	• 衛生や工程管理での好気性菌数
	• 大腸菌群は有用な指標ではない
	• 大腸菌は懸念される要因である
腐敗・変敗	• Aw 0.6 未満で増殖が予防される

考慮すべき危害要因

新鮮野菜および冷凍野菜に対する前述の方法を用いて，食品の微生物学的安全性に関する危害要因は効果的に管理される。

管理手段

危害要因の初期値（H_0）

乾燥野菜製品の材料を得る場合，生野菜で記述された管理を用いるのが重要である。乾燥工程は細菌数減少に効果がないことが多いため，受入原材料に付着する病原体は生存することがある。

危害要因の増加（ΣI）

水の除去により，乾燥工程は，原材料に付着する微生物を集中させるため，微生物数が明らかに増加する原因となる。乾燥野菜の保存基準は，Aw が微生物の増殖を阻害するレベル（<0.6）まで減少することである。乾燥前の洗浄したカット野菜の保存時間の短縮により，乾燥前に菌数が増える可能性がなくなる。その他の野菜加工同様，設備を頻繁かつ徹底的に洗浄することで，設備に増殖する微生物による野菜の汚染が予防される。また，乾燥食品の衛生的な取り扱いは，乾燥食品への微生物の導入を防ぐのに必要である。

乾燥機内での食品の適切な取り扱いが，均一に乾燥させるために必要である。湿潤した製品はその後の腐敗・変敗につながる。同様に，処理環境における湿度管理は，乾燥野菜が再汚染する危険性を最小限に抑える重要な因子である。水分を野菜にもどすと，微生物が増殖することがある。そのため，再水和後，時間―温度管理（5℃未満または60℃を超える温度）を実施することは重要である。

危害要因の減少（ΣR）

適応可能である場合，ブランチングにより微生物数は減少する。減少の範囲は，生産物や作物に用いられる条件によって異なる。ブランチングの主な目的は酵素を不活化することであり，重要な品質問題が生じるため，すべての乾燥野菜がブランチングされるとは限らない。

検査

細菌数を測定するための乾燥野菜の日常の培養試験は推奨されていないが，好気性菌数の測定は衛生と加工の管理の有用な方法である。微生物数は，野菜の種類や，生育・処理の条件により異なる。以上の理由から，標準的な細菌数は，市販されている種々の乾燥野菜で大きく異なる。大腸菌群は多くの乾燥野菜で，自然に発生することがあり，時に大量に発生することがあるので（タマネギなど），糞便汚染の有用な指標であるとみなされない。しかし，大腸菌の存在は懸念される要因である。

高感受性集団（幼児など）を対象とした乾燥野菜は，乳児用ミルクと同様の方法で検査される。

腐敗・変敗

食品の安全性に関する懸念に対する全面的な管理は，潜在的な腐敗・変敗に対しても有効である。Aw 値が 0.60 未満で乾燥されると，微生物の増殖は効果的に制御される。湿気が入らないように野菜類を保存する必要があり，湿気の侵入はその後のカビの増殖の原因となる。

Ⅷ　発酵野菜および酸性化野菜

野菜は，加塩，酸性化，あるいは発酵により保存・加工される（Fleming *et al*., 2001）。アジア諸国では，キムチ，safur，asin，ぬか漬け，dua chua，および paw tsay として知られる種々の野菜の発酵がある。このような製品には魚，ナッツ類，加熱調理前に米を洗った後に残った液体などが含まれる（Orillo *et al*., 1969；Pederson, 1979；Steinkraus, 1983）。北米および西ヨーロッパでは，キャベツが最も一般的に発酵される野菜であるが，キュウリ，カリフラワー，ニンジン，ダイコン，ビート，豆，グリーントマト，ピーマン，チャード（フダンソウ），およびカブなどもこのような方法で保存される。加工は，野菜の種類や使用目的（つまり，直接摂食する，あるいは付け合わせ）により異なる。

大量の塩で浸漬することで，完全に塩漬けされた塩蔵ピクルスは様々な食品になる。このピクルスに酢を加えると「サワーピクルス」になり，酢と砂糖を加えると「スイートピクルス」になる。直接酸性化により作られるピクルスを「フレッシュピクルス」といい，発酵されない。ピクルスに酢とスパイスをあわせ，その後殺菌される。

A　加工処理の微生物への影響

野菜の発酵に関連するフローラは，生野菜および発酵タンク用に生野菜を下処理するために用いる加工工場設備に由来する。野菜はブランチングされないため，圃場に関連した着生乳酸菌を保持している。

野菜はまず，塩水または乾燥塩結晶により塩漬けされる。加塩は優勢なミクロフローラを選択するうえで顕著な効果がある。pH，塩，有機酸，*Aw*，温度，酸化還元電位，酸素，炭酸ガスなどの因子の複雑な相互作用は，発酵中や腐敗・変敗中に発育する微生物の状態を支配する。わずかな変化により，すべての植物性食品の発酵は同じような経路をたどるが，*Leuc. mesenteroides*，*Lactobacillus brevis*，*Pediococcus acidilactici*，*Ped. pentosaceus*，*Lb. plantarum* などの乳酸菌の規則的な増殖によるものである。*Enterococcus faecalis* など，その他の乳酸菌がみられるが，発酵において重要ではない。

キャベツの発酵は代表的なものである。キャベツは完全なまま，塩水に浸した丸ごとを発酵することがあるが（Pederson *et al.*, 1962），キャベツを切り，乾塩に漬けるのがより一般的である。塩により，発酵性糖質やその他の栄養素などの野菜の汁が出て，塩水となる。収穫や輸送設備に由来する土壌菌や微生物が多く残存する。さらに微生物がスパイスや香辛料から侵入する。20～24℃の温度の維持は重要であるが，重大ではない。高温により，望ましくない微生物が優勢となり，その微生物により食品が劣化あるいは商品にならなくなる。低温では酸増加は遅くなり，野菜が腐敗・変敗しやすい。発酵樽は，発酵中に発生する酸を利用する酸化微生物の増殖を最小限に抑えるため蓋をする。嫌気状態が維持された場合，ザウアークラウト（塩漬け発酵キャベツ）は7.5℃の低温で冬期に生産することに成功している。*Leuc. mesenteroides* は，他の乳酸菌よりも低い温度で増殖し，保存に必要な条件をもたらす。大部分のザウアークラウトが春に暖められると，ほかの乳酸菌により発酵は完了する；製品ができあがるまでに6カ月以上必要であり，その結果高品質な発酵野菜ができる（Pederson & Albury, 1969）。

発酵の初期段階，すなわち大量の酸が乳酸菌により発生される前では，グラム陰性通性嫌気性菌（大腸菌群など）は容易に増殖する。これは正常な発生であり，乳酸発酵が失敗しない限り重要ではない。通常，発酵の初期段階で *Leuc. mesenteroides* は優勢な乳酸菌である。pH 値は4.6～4.9まで低下し，*Leuc. mesenteroides* には酸耐性乳酸菌（pediococci，乳酸桿菌）がある。数週間で発酵は終わり，最終製品の pH は3.5～3.8であり，滴定酸度（乳酸として）は1.8％である。塩と酸の相互作用，および溶存酸素不足により好気性菌や多くのグラム陰性菌の増殖が妨げられる。できあがったザウアークラウトは加工されずに販売されるか，殺菌されるか缶詰にされる。

キュウリは，発酵や直接酸性化など様々な方法でピクルスに加工される。最も軽度な発酵プロセスは，濃度の低い（2.6〜4.0％）塩水の生のキュウリから始まる。乳酸発酵は室温で数日間行われ，冷蔵保存中も継続する。また，「塩蔵」ピクルスは発酵され，高濃度の塩で塩漬けされる。通常，発酵プロセスは中間の塩濃度（８〜10％）で開始され，塩濃度は15％まで漸増する。しかし，タンクがいっぱいになったとき気候が涼しい場合，初期の塩濃度は発酵速度を高めるため，６％程度まで低くする。初期フローラは主に大腸菌群であるが，pediococci や *Lb. plantarum* は発酵においてすぐに優勢になる。

キュウリの純粋培養発酵により，最良の発酵野菜ができる（Etchells *et al.*, 1964, 1966）。容量５ガロン（22L）の容器で発酵を行った場合，自然フローラを破壊するため，キュウリは高温殺菌される。大量産生の場合，低温殺菌は実用的ではなく，キュウリの塩水を pH3.3 まで酸性化することで，自然フローラを抑制する。フローラを制御するために塩素消毒を用いること（Etchells *et al.*, 1973）は，腐臭が発生するため，大部分で中止された。その後，*Lb. plantarum* の純粋培養，あるいは *Lb. plantarum* と *Ped. cerevisiae* を混合して加えられ，発酵が行われている。

B　腐生菌および腐敗・変敗

発酵野菜の腐敗・変敗は様々な過程で起こる可能性がある。主な原因の１つは塩の偏在である。塩濃度が局所的に非常に高い場合，一部の酵母（Pederson & Kelly, 1938）や乳酸菌（Stamer *et al.*, 1973）が増殖し，野菜をピンク色に変える。塩濃度が低い場合，ザウアークラウトは大腸菌により軟らかくなる。本質的に，すべての発酵性炭水化物が一次発酵中に除去される場合，発酵野菜は微生物学的に安定し，芽胞形成腐敗・変敗細菌の増殖を防ぐのに十分な酸が存在し，酵母，カビ，および腐敗・変敗細菌の表面増殖を防ぐため，野菜から酸素が排除される（Fleming *et al.*, 1983）。酸素が存在する場合，酸化酵母は増殖しやすく，発生している乳酸を利用することがある。これは pH を上昇させ，酸耐性のない腐敗・変敗型の増殖を可能にする。

生のザウアークラウトの可食期間は保存温度により管理される。容器が開けられるまで，低温殺菌または缶詰にされたザウアークラウトは微生物学的に安定しているが，温度や侵入する酵母の数や種類に応じた速度で，酸化酵母が侵入し食品を腐敗・変敗させる。

塩漬けキュウリの腐生フローラおよび腐敗・変敗フローラは食品の製造方法により異なる。塩濃度の高い（15％）塩蔵ピクルスでは，乳酸菌により発生される酸度が不十分である場合，酵母，偏性好塩菌および大腸菌群が発生することがある。適切な発酵フローラが発生しない場合，低濃度の塩水（５％未満）で加工されたディル・ピクルスは，酵母，ヘテロ型発酵乳酸菌および大腸菌群により膨張作用を示すことがある（Etchells *et al.*, 1968）。さらに，果肉の軟化は，酵母や塩水で増殖するバチルス属菌の酵素作用，あるいはキュウリの発酵を促した酵素により起こる。後者の酵素は，圃場の果実のフラワーエンドに生育する糸状菌に由来する（Etchells *et al.*, 1958）。塩水中の酵母数は，ソルビン酸を添加することで定性的かつ定量的に変化することがある。通常優性である *Brettanomyces*，*Picha* および *Saccharomyces* の胞子はその後抑制され，塩水の含塩量が少ない場合，*Candida* の胞子が優勢になる（Etchells *et al.*, 1961）。そのため，ソルビン酸使用によって得られる効果には疑問の余地がある。

塩蔵ピクルスで作られたスイートピクルスおよびサワーピクルス（低温殺菌されていないもの）は，酢または糖により保存される。酸また糖の濃度が不十分である場合，乳酸菌または酵母による腐敗・変敗が起こると考えられる（Fleming *et al.*, 2001）。

フレッシュパックのピクルスの保存が不適切である場合，酵母や乳酸菌により食品が腐敗・変敗する。塩水の酸度が不十分である場合，酪酸嫌気性菌の芽胞が発生し，増殖し，食品を腐敗・変敗させる。この種の食品の芽胞菌数が多いのは，塩水漬け前のキュウリの洗浄が不適切であることを示唆するが，酢酸含有量が十分に高く，pH が十分に低い場合，公衆衛生上重要ではない。

スープ用の一部の野菜は乾塩か，塩水（20％ NaCl）に漬けられ，1.7〜4.4℃で保存される（Fleming *et al.*, 2001）。このような食品には好塩菌，球菌および芽胞が含まれるが，通常問題が発生する前に用いられる。

C　病原体

適切な酸性化により，微生物病原体が効果的に制御されるため，市販のピクルスの摂食による食中毒の実証された症例は認められていない（Fleming *et al.*, 2001）。新鮮発酵野菜における何らかの増殖形の食品由来病原菌の増殖を妨げる塩および酸度の能力は当然のことではない。増殖形の病原菌は，pH，塩濃度および温度によってそれに応じた速度で死滅しやすい。

D　管理（発酵野菜および酸性化野菜）

要約

重大な危害要因	• なし
管理手段	
初期レベル（H_0）	• 生野菜に対する管理
増加（ΣI）	• pH 低下により病原体の増殖が抑制される
減少（ΣR）	• 一定の酸性度で病原体が減少する
検査	• 日常の培養は推奨されていない
腐敗・変敗	• 食品の種類により異なり，以下の項目により管理される
	• 塩もしくは塩水補給の正確な分布
	• （発酵ピクルスにおける）正確な発酵手順
	• 発酵中の，適切な温度の維持
	• 酸化酵母の活性の破壊・阻害
	• スターター菌の使用

考慮すべき危害要因

病原体は，発酵野菜の重要な問題ではない。

腐敗・変敗

酸素を除去するため，樽の表面をしっかりと覆うことで酵母が抑制される。しかし，発酵中，塩水の表面に短波の紫外線を当てることでも同様の効果が得られる。

汚れを取り，好ましくない微生物数を減らすために徹底的に洗浄し，酵素を軽減することでスタータ菌は自然ミクロフローラを食い止めることができる（Fleming, 1982；Vaughn, 1985）。

自然フローラに依存するよりも，*Lb. plantarum* のスタータ菌あるいは *Ped. cerevisiae* との混合物の使用は推奨されており，発酵が完了するまで，ガスの発生は，塩水からの CO_2 を除去するため N_2 ガスにより清浄することで管理される（Etchells *et al.*, 1973；Fleming *et al.*, 1975）。

塩水の処分は多くの地域で強く規制されている。再利用された塩水は酵素や微生物を不活化するために加熱し，その後，沈殿，凝集，ろ過を行う必要がある。酸化酵母を促すため，空気で清浄することで過量の酸が除去される。

73℃で15分間加熱して，発酵されていないピクルスの低温殺菌を行い，その後，加熱のしすぎや同時に起こる軟化を防ぐため急速冷却を行う。場合により，比較的適度な塩水や低温殺菌処理が望ましければ，安息香酸ナトリウムが保存料として用いられる。しかし，安息香酸塩でも，大量の耐糖性酵母または耐酢性酵母が発生している，非衛生的な状態で調理されたピクルスの腐敗・変敗を防げない。

貯蔵性は，生の発酵野菜の適切な冷蔵，適切な低温殺菌や缶詰により異なる。

Ⅸ　発芽野菜（Sprouts）

アルファルファ，ヒヨコ豆，クレソン，コロハ，大豆，レンズ豆，ヒマワリ，大根，およびその他の野菜などのシードスプラウトは，これまで，その栄養価やフレーバー（香り）のため生で摂食される。グリーン・ビーンズも生で摂食されるが，加熱調理されることもある。NACMCF（1999）は，現在の米国産業規範（US industry practices）および発芽野菜生産期間中の食品由来病原体の微生物生態について調査した。多数の食品由来疾病の集団発生は，発芽野菜と関連している（Taormina *et al.*, 1999；Sewell & Farber, 2001）。例えば，発芽野菜は，1996～1998年にカリフォルニアで原因食品が確認された広域の集団発生の50％以上に関与していた（Mohle-Boetani *et al.*, 2001）。発芽に用いられる種子は国際貿易の品目であり，輸入国では食品由来病発生の原因である（NACMCF, 1999）。

A　収穫，輸送，加工および貯蔵の影響

種子発芽に必要な湿った温かい増殖条件や，種皮や損傷を受けた種子からの栄養の利用により微生物の増殖が促進されるため，発芽野菜に付着する非病原菌数が多いことは，必ずしも公衆衛生の問題や品質の欠如を示すとは限らない。しかし，増殖し，問題を引き起こす病原菌数が低い可能性もある（Brown & Oscroft, 1989；Hara-Kudo *et al.*, 1997；Itoh *et al.*, 1998；NACMCF, 1999）。

種子を発芽・生育前に水または消毒液に浸す。管理の項で述べる消毒液により，病原体などの微生物数が低下するが，微生物を排除するには効果的ではない。グリーン・ビーンズは様々な大きさの容器に浸して（8～18時間）発芽され，その後，胚軸が希望の大きさに達するまで暗闇で湿気が保たれる。通常，発芽野菜は3～8日間20～30℃（適温：25℃）で生育する。低温は根の成長を助け，高温では胚軸の太さが減少する。発芽野菜の呼吸作用によって発生した熱により温度調節が必要となる。4～8時間ごとに発芽野菜を水に浸したり散水して時折水分補給することが，通常行われており，自動的に行うことがのぞましい。不規則な散水を行うスプリンクラーは発芽野菜の腐敗の原因となることがある。アルファルファ，ブロッコリー，クローバー，ダイコンなどの小さい発芽野菜は，自動噴霧システムを備えた回転ドラムで生育することがある。また，トレイでも生育することがある。回転ドラムにより自動的に空気が循環され，水が散布される。通常，発芽野菜は25℃以下で3～7日間浸水され，洗われ，発芽され，生育される。ドラムおよび加工場の洗浄・衛生は，発芽中の農作物の腐敗・変敗を防ぐために必要である。

種皮には毒性はないが，悪臭がする。発芽野菜の収穫後，概して撹拌水で洗われる。発芽野菜は浮き，好ましくないものは沈む。洗浄は，手，業務用のリール式ウォッシャーあるいは機械的な殻除去機により行われる。脱水により発芽野菜への損傷を防ぐ必要があるが，可食期間を延ばすため，できる限り湿気を取り除く。発芽野菜の呼吸は速く，急速な立ち枯れ病や腐食の問題を引き起こす。冷蔵は腐敗・変敗を遅らせるのに重要である。冷蔵手段が利用不可の場合，発芽野菜をフィルムで包装し，涼しい環境を維持するため，十分な量の氷により断熱した容器に移す。

B　腐生菌および腐敗・変敗

種子の好気性平板菌数は10^3～10^7cfu/gであり（NACMCF, 1999），発芽前では，大腸菌群数は1×10^4cfu/g程度である（Prokopowich & Blank, 1991）。グリーン・ビーンズやその他の発芽野菜の好気性平板菌数は，通常10^8～10^9cfu/g，低温細菌は10^7cfu/g，大腸菌群は10^6～10^7cfu/gである（Patterson & Woodburn, 1980；Andrews *et al.*, 1982；Sly & Ross, 1982；Splittstoesser *et al.*, 1983）。大腸菌群数は不衛生によるものではなく，種子由来ミクロフローラの増殖によるものであると考えられる。ある研究では，大腸菌群は主に*Klebsiella pneumoniae*および*Enterobacter aerogenes*であるが，32サンプルの「糞便系」大腸菌群分離株のうち，大腸菌はわずかに1つであった（Splittstoesser *et al.*, 1983）。ほとんどの場合，発芽の最初の2日で微生物が増殖する。高い微生物菌数は発芽野菜に由来するものであるが，これは必ずしも公衆衛生に問題があるということではない。

発芽野菜は長持ちしない。胚軸は早急にしおれ，茶色に変色し，特に発芽野菜が日光に晒された場合，フレーバー（香り）が変化することがある。冷蔵庫ではビニール袋に密閉すると，可食期間は約7～12日である（Buescher & Chang, 1982）。また，発芽野菜は粘液性の腐敗・変敗が起こるが，微生物に関する信頼できる資料はほとんど公表されていない。

C　病原体

アルファルファ，クローバー，グリーン・ビーンズ，クレソン，および発芽野菜によるサルモネラ属菌や大腸菌O157：H7に関与する国際的疾病の発生が多数報告されている（NACMCF, 1999；Taormina *et al.*, 1999；IFT, 2001；Sewell & Farber, 2001）。発芽野菜に関連する最も大規模な発生は，発芽野菜を汚染した大腸菌O157：H7に関係し，日本では6,000名以上が感染した（Watanabe & Ozasa, 1997；Michino *et al.*, 1999）。英国での発生では，分離されたものと同一の*S.* Saint-paulが未開封のグリーン・ビーンズの袋で検出され，*S.* Virchow PT34感染の事例もグリーン・ビーンズの発芽野菜に関連している（O'Mahony *et al.*, 1990）。フィンランドおよびスウェーデンにおける492名に関与する発生の原因は，オーストラリアから輸入された種子によるアルファルファの芽の*S.* Bovismorbificansであった（Pönkä *et al.*, 1995）。1995年，米国の17州およびフィンランドでは，242名が同一の種子販売店から購入した種子で作られたアルファルファの芽を摂食したことによる*S.* Stanley感染により発病した（Mahon *et al.*, 1997）。カリフォルニア州だけで，1996～1998年に発芽野菜により推定22,800名が消化管疾患や尿道感染を起こし，2人が死亡した（Mohle-Boetani *et al.*, 2001）。

前記のほとんどの発生では，汚染した種子が要因であった。サルモネラ属菌，大腸菌O157：H7またはセレウス菌が存在する場合，発芽野菜の発芽中に増殖する（Andrews *et al.*, 1982；Brown & Oscroft, 1989；Hara-Kudo *et al.*, 1997；Itoh *et al.*, 1998, NACMCF, 1999）。発芽開始時にアルファルファの種子に接種した場合，腸チフス菌およびコレラ菌も24時間以内に10^5cfu/gを超える菌数まで増殖した。しかし，発芽24時間後に接種した場合，細菌数が1～2log減少した（Castro-Rosas & Escartín, 2000）。自然に汚染されたアルファルファの種子に付着する1MPN/g未満のサルモネラ属菌は発芽中に10^2～10^4MPN/gまで増殖した（Stewart *et al.*, 2001）。病原菌の原因は種子，汚染された水，あるいは作業者である。種皮では，病原菌は割れ目によって防がれており，粉砕，昆虫侵入あるいはカビより損傷を受けた種子はサルモネラ属菌を遮断するため，日常の通常の分析では検出不可能であるが，発芽期間を延長すると増殖可能である（Jaquette *et al.*, 1996）。発芽野菜懸濁液中の大量の有機物が，洗浄により有効塩素を速く減らし，サルモネラ属菌が破壊されるには，最初に大量の塩素に浸漬することが必要であると考えられる。病原菌数を減らす非常に効果的な処理として，20,000ppmの次亜塩素酸カルシウムに種子を浸漬したが（Taormina & Beuchat, 1999；Weissinger & Beuchat, 2000；Lang *et al.*, 2000；Holliday *et al.*, 2001），発芽中の病原菌増殖を防ぐ種子の化学消毒処理については述べられていない。単一ロットのアルファルファの種子は，1998～1999年の発芽野菜に関連する*S.* Mbandakaの発生事例に関与していた。2,000～20,000

ppm の次亜塩素酸カルシウムで予浸した種子を用いた3つの発芽野菜では，疾患が報告されなかったが，一貫性のない浸漬方法による2つの発芽野菜が関連していた（NACMCF, 1999）。しかし，1999 年の *S.* Muenchen による発生事例では，関連した種子は 20,000ppm の次亜塩素酸カルシウムで前処理されていた（Proctor *et al.*, 2001）。発芽条件下では，病原菌の増殖が速いため，収穫前に使用済みの潅漑用水で検出可能なレベルに達する（Fu, 2001；Stewart *et al.*, 2001；Howard & Hutcheson, 2003）。発芽野菜栽培者は，病原菌の有無について使用済みの潅漑用水を検査するよう勧告された（FDA, 1999）。

また，セレウス菌は，大豆，カラシナおよびクレソンの種子に関与する自家製発芽野菜の発生の1事例と関連していた（Portnoy *et al.*, 1976）。アルファルファ，グリーン・ビーンズ，米および小麦の種子の発芽中，セレウス菌の増殖が促進された（Harmon *et al.*, 1987；Piernas & Giraud, 1997）。その他の発芽野菜による発生事例に関する疫学的証拠が認められないため，セレウス菌が一部の発芽野菜の商業生産の重要なリスク要因となるとは考えられない。

D　管理（発芽野菜）

要約

重大な危害要因	• サルモネラ属菌 • 大腸菌 O157：H7 • セレウス菌（国内生産のみ）
管理手段	
初期レベル（H_0）	• 発芽用の種子の生産に対する適正農業規範 • 種子の洗浄・保存における適正衛生規範
増加（ΣI）	• 個人衛生に関する食品取扱者の養成 • 発芽野菜の生産に対する適正衛生規範
減少（ΣR）	• 5D 削減のための種子処理 • 種子の消毒に関する食品取扱者の養成 • 摂食前に発芽野菜の加熱調理（可能な場合）
検査	• 好気性菌数もしくは大腸菌群は有用な指標ではない • 収穫前，病原菌および大腸菌について使用した潅漑用水の検査 • *L. monocytogenes* またはリステリア属菌に対する環境モニタリング • ATP 法などの検査による設備衛生のモニタリング
腐敗・変敗	• 病原菌に対する管理手段により，ほとんどの腐敗・変敗菌が制御される • 植物性病原体増殖による不作を防ぐには，衛生状態の厳重な管理も必要である • 急速に冷却するため，冷水で発芽した種子の洗浄 • 腐敗・変敗防止のため，5℃未満で保存

全般的な考察

グリーン・ビーンズ・スプラウトの品質管理に関する議論が，Buescher & Chang（1982）およびBrown & Oscroft（1989）でみられる。さらに，NACMCF（1999）およびIFT（2001）はその他の種類の発芽野菜に適した管理について検討している。

危害要因の管理は栽培者から始まり，適正農業規範に従い，鳥，動物，昆虫などによる汚染から種子作物を防ぎ，清潔で消毒した設備を維持し，乾燥種子を出荷する前に微生物学的にサンプルを採取する（NACMCF, 1999）。もっぱら，発芽目的で種子が生産されることはほとんどないことを認識することが重要である。むしろ，ほとんどの種子は農業目的で生産される。そのため，種子栽培者や生産者に対する可能性のある危害要因や適切な管理に関する知識を高めるプログラムは，潜在的なリスクを軽減するのに重要である。

種子を入手したら，カビや細菌の増殖を防ぐため，清潔で乾燥した環境で保存する必要がある。浸漬する前に異物を取り除く必要がある。低刺激性の洗浄剤や塩素消毒水（２～４ppmの遊離塩素）での予浸により，さらなる塩素消毒の効果を低下させる残留異物が取り除かれる。種子は，病原体で汚染されている可能性がある農作物であるため，浸漬や生育用の水の消毒は管理の重要な側面である。いくら注意深く種子を選んでも，生育中，増殖する可能性のある病原体に汚染される可能性がある。浸漬は病原体を減少させる最初の機会であるが，処理により病原体が確実に除去されない（NACMCF, 1999）。商業施設での0.5％次亜塩素酸ナトリウム溶液で45分間アルファルファの種子を浸漬することは，フィンランドでのサルモネラ属菌の発生を防ぐには不十分であった（Pönkä *et al.*, 1995）。総塩素レベル20,000ppmの水への初期浸漬の目的は，微生物汚染を低下させるためであった（NACMCF, 1999）。緩衝3.0％（wt/vol）$Ca(OCl)_2$によるグリーン・ビーンズの種子の処理により，サルモネラ属菌および大腸菌O157:H7が４～5log減少した（Fett, 2002）。洗浄水が透明になるまで，水道水で洗浄して余分な塩素を取り除く必要がある。塩素処理は一部の地域（ヨーロッパなど）では認められていないため，その他の消毒方法を使用する必要がある（適切な場合）。種子の照射は米国では承認されている（FDA, 2000）。アンモニアガスによるアルファルファの種子やグリーン・ビーンズの種子の燻蒸消毒により，大腸菌O157:H7および*Salmonella* Typhimuriumが２～3log破壊されることが分かった（Himathongkakham *et al.*, 2001）。また，サルモネラ属菌は５分間57～60℃の熱湯で種子を加熱することで不活化される。しかし，種子の発芽率を大幅に減少することなく，*S.* Stanleyを死滅させることができるのは，ごく狭い範囲の時間と温度のみであるため加熱による種子の消毒は商業的な実用性としては限られていた（Jaquette *et al.*, 1996）。しかし，乾式加熱と照射の組み合わせは，アルファルファ，ダイコン，およびグリーン・ビーンズの種子に由来する大腸菌O157:H7を減少・除去する効果的な方法であることが分かった（Bari *et al.*, 2003）。

種子発芽では，温度に依存する時間の場合（涼しい場合，時間を長くする必要がある），消毒した容器での推奨される総塩素レベルは100～200ppmである（Brown & Oscroft, 1989）。発芽中（20～30℃，４～７日間），潅漑用水に，自動システムにより維持された２～4ppm以上の遊離塩素を加える必要がある。塩素は全システムを消毒するため，潅漑用水の紫外線処理よりも好ましい。すべての設備や部屋を簡単に洗浄・消毒し，大量の微生物が含まれていることがある洗浄水を適切に排水する必要がある。

収穫した発芽野菜の最初の洗浄水を冷やし，100〜200 ppm の総塩素を入れる必要がある。また，最終洗浄段階（5 ± 2℃）では，2〜4 ppm の遊離塩素を入れる必要がある。水が再循環される場合，種皮，根などを取り除く必要がある。

保存時の急速なしおれや腐敗・変敗を防ぐため，発芽野菜の急速な呼吸速度を下げなければならない。発芽野菜を冷水でよく洗浄し，急速に冷却し，0.6〜4.4℃を維持する（Buescher & Chang, 1982）。ポリエチレン袋，セロファンまたはPVDC フィルムバッグでは鮮度が長持ちする。0〜5℃では可食期間は10〜11日であり，保存期間は20℃でわずか1時間後に50％減少した（Tajiri, 1979a, b）。日光に晒すことは最小限にとどめること。しおれ，褐変，腐敗・変敗などについては目視で検査し，悪臭についてはサンプルを検査する必要がある。輸送中，フィルムで梱包されたカートンは冷却を維持する必要があり，慎重に運搬しなければならない。再利用の容器や箱は使用終了ごとに洗浄・消毒する必要がある。

最後に，必要に応じ，熱湯に短時間浸漬して発芽野菜を殺菌することで，消費者は腸内細菌のリスクを低下させることが可能である。1988年，発芽野菜の種子の安全性に関する懸念から UK Department of Health and Social Security は，摂食前に15秒間ビーン・スプラウトをゆでるように勧告した。使用直前に，アルファルファなどのグリーン・スプラウトを熱湯に10秒間浸すことで，品質への影響を最小限に抑えて，病原菌数が減少する（R. Buchanan, 私信）。

検査

発芽および萌芽期間中に広汎な微生物増殖が起きるため，高い好気性平板菌数や腸内細菌の発生が予測される。そのため，この種の検査は，食品の衛生や微生物的品質を評価する上でほとんど有用ではない。また，このような情報は腐敗・変敗率の予測には役に立たない。

種子の微生物学的検査ではサルモネラ属菌に汚染された商品ロットは正確に不合格と判断されなかった。萌芽した種子（Pönkä *et al.*, 1995）や使用済みの潅漑用水（Fu, 2001 ; Howard & Hutcheson, 2003）の検査は陽性ロットの検出にはより有効であった。病原体，特に腸内細菌の存在を管理するその他の方法は必要である。*L. monocytogenes* やリステリア属菌の製造環境モニタリングは，汚染のリスクを最小限に抑えるため，潜在的な宿主部位を特定するのに適切である。

腐敗・変敗

概して，病原体の管理手段はほとんどの腐敗・変敗菌を制御する。また，衛生状態の厳重な管理は植物性細菌の増殖による不作を防ぐために必要である。急速に冷却するために冷却水で発芽した種子を洗浄することは，製品の温度を低下させ，腐敗・変敗を減少させる。腐敗・変敗を防ぐため，発芽野菜を損傷せずに，できるだけ水分を排除することが重要である。腐敗・変敗を防ぐため，食品を5℃未満で保存する必要がある。

X　マッシュルーム

マッシュルームは生のまま，または乾燥，マリネあるいは缶詰にして生産・販売される。マッシュルームの胞子が発芽して，基質にコロニーを形成する多数の菌糸体を形成する。栄養増殖が終わると，生殖期が始まる。基質が完全にコロニー形成され，子実体（菌傘，かさ，およびヒダ組織）が形成される。多くの国では，ホワイトマッシュルーム *Agaricus bisporus* が多数生産されている。ほとんどの場合，マッシュルーム生態に関する知識は *Ag. bisporus* に関連している（Hayes, 1985）。

無菌の増殖状態はマッシュルームには用いられず，その他の微生物が重要な役割を果たすことがある。*Ag. bisporus* および *Coprinus comatus*（ササクレヒトヨタケ）には結実するために混成土壌や腐葉土が必要である。*Agaricus* および *Coprinus* の主な栄養源は，小麦わらや稲わら，およびウマ，水牛，ニワトリの肥料に由来する堆肥であり，競合する微生物を防ぐため低レベルの栄養素を安定した培地に与えるため数日間発酵されたものである。最新のシステムは，わら，肥料および化学肥料を主に積み重ねて用い，その後，害虫やマッシュルームの汚染物質を死滅させ，急速に遊離アンモニアを消費する微生物数を選択するのに十分高い温度で好気性状態を維持した温室で管理された低温殺菌を行う。発酵中の温度は 63℃（Harper & Miller, 1992），あるいは 80℃程度（Derikx *et al.*, 1990）に達する。その後，堆肥を 23～28℃まで冷やし，菌糸を接種される。

Lentinus edodes（椎茸または Japanese Forest Mushroom）は丸太で広く栽培されており，適度な湿度と 8 カ月間 24～28℃に保った種々の丸太にあけた穴に菌糸を接種し，その後日陰（12～20℃）に移し，定期的に水やりをする。約 6 年で実が生長する。*Volvariella volvaceae*（Chinese straw mushroom）および *Pleurotus*（oyster mushroom）は，稲わら，あるいはその他のわらで増殖する。*Vol. volvaceae* は，従来から，連続した稲作の間に湿ったわらの束の堆積に接種されている。堆積の内部の温度は 40～50℃まで上昇し，実は 12～14 日で形成される。局所的な気候条件下の生産性は一定ではなく，齧歯類，カタツムリおよびナメクジは重要な害虫である。近年，耕作への産業アプローチにおいては，室内の増殖床，蛍光灯，および短期間の低温殺菌法が導入されている。

A　微生物に対する収穫，輸送，加工，および貯蔵の影響

マッシュルームはそれ自体に由来する微生物で汚染される。さらに，マッシュルームは齧歯類の老廃物や昆虫から汚染することがある。また，収穫のほとんどを手で行っているため，ヒトの病原体が子実体に移動することがある。軟らかい果肉は傷つきやすく，シュードモナス属菌，酵母およびカビなどの腐敗・変敗微生物の拡散を促進させる。新鮮なマッシュルームは，周辺温度で好気的に保存された場合，早急に腐敗・変敗するため，概して，*Agaricus* はプラスチックフィルムで包装

されて販売されている。また，マッシュルームには芽胞形成菌が存在しており，中でもボツリヌス菌は最大の懸念である。

B　腐生菌および腐敗・変敗

増殖中の微生物相互作用は複雑であり，種々のマッシュルームの菌類病原体，細菌性およびウイルス性病原体などが存在している。例えば，*Verticillium fungicola* 感染の原因は奇形の茎や子実体である。*Ps. tolaasii* は菌傘の茶色の斑点を引き起こす。ラ・フランスなどの不良，湿った茎，および枝枯れ病は，ウイルス感染によって起こり，以前は深刻な作物の損失をもたらしたが，増殖溶媒の適切な低温殺菌や消毒により大幅に予防される。その他の問題は，優位性のあるカビ，マッシュルーム基質にいるハエやダニなどの害虫，土壌や堆肥に由来する線虫，および菌糸の基底培地である穀物に引きつけられる齧歯類から生じる。

新鮮なマッシュルームに付着する微生物汚染菌には，主に *Ps. fluorescens*，酵母およびカビなどがあり，土壌に由来するものであると考えられる。収集ステーションにおける水による洗浄により，ほとんどの汚れが除去され，残った汚れはブランチング段階でほとんど取り除かれる。しかし，すべての微生物数は加工中に，おそらく汚れたテーブル，コンベアー，スクリーンによる再汚濁により急速に増加する（Su & Lee, 1987）。

C　病原体

マッシュルームの生産はボツリヌス菌A型（Kautter *et al.*, 1978）またはB型（Hauschild *et al.*, 1975）の存在を事実上確実にしている。嫌気性保存状態により，マッシュルームを含む食品において毒素が発生することがある。ボツリヌス食中毒の数件の発生事例の原因は，自家製またはレストランの缶詰マッシュルーム（CDC, 1973a；Health and Welfare Canada, 1987），販売用のマリネしたマッシュルーム（CDC, 1973b；Pivnick *et al.*, 1973；Todd *et al.*, 1974），および販売用の缶詰マッシュルーム（Lynt *et al.*, 1975）の摂食であった。中国での缶詰マッシュルームによるボツリヌス食中毒の発生において，手動の包装から振動による機械での包装へ変えたことで，マッシュルームがよりぎっしり詰められた。内容量は同じであるが，熱の浸透率が低下し，その結果不十分な加工処理をもたらした。

フィルム包装された *Agaricus* 内部の大気は，可食期間を延長させるが，ボツリヌス菌が増殖しやすい酸素量が減少した。ボツリヌス菌を接種された気密パックにおいて毒素が発生するという根拠（Sugiyama & Yang, 1975；Kautter *et al.*, 1978；Sugiyama & Rutledge, 1978）から，米国FDAはマッシュルームのパックに穴を開けるように求めた。マッシュルームの腐敗・変敗フローラは重要であり，低温保存が一般的であるということから，この規範では危険性や必要性について詳細に調べている（Notermans *et al.*, 1989）。

1989年，中国産の缶詰マッシュルームは米国で起きた一連のブドウ球菌食中毒の発生と関連していた（CDC, 1989b）。マッシュルームが缶詰工場に到着する前に塩水に長期間浸漬されている間に，エンテロトキシンが形成され，レトルト殺菌でも不活化されなかったか，あるいは缶の継ぎ目に不備があったために黄色ブドウ球菌が増殖したという説が述べられた（Hardt-English *et al.*, 1990）。ある研究（Park *et al.*, 1992）で，ブドウ球菌エンテロトキシンのサンプル検査に用いられる酵素免疫測定法（enzyme-linked immunosorbent assay）では，偽陽性の結果が出たことが示唆された。その後の研究で，あらかじめ生成されたエンテロトキシンは，缶詰マッシュルームなどの低酸性缶詰食品に必要な加熱処理により血清学的に不活化されると立証された。エンテロトキシンは生物学的に活性であり，疾病の原因となるが，これは従来の血清学的試験とは一致しない。エンテロトキシンの血清学的検出を再建するため，様々な方法が開発された（Bennett, 1992, 1994 ; Bennett *et al.*, 1993）。

新鮮なマッシュルームが，ワシントン地区のシアトルでの *C. jejuni* の発生と疫学的に関連があった。マッシュルームは感染したマッシュルームのつみ取り作業者あるいは袋詰め作業者から汚染されたと推定された（Seattle-King County Department of Public Health, 1984）。*C. jejuni* は，小売りマッシュルーム 200 袋の 1.5％から分離された（Doyle & Shoeni, 1986）。

ドイツでは，乾燥マッシュルームがサルモネラ属菌の媒介物であった（BgVV, 2002）。マッシュルームをぬるま湯に浸漬することにより，サルモネラ属菌は増殖可能となり，サラダ，発芽野菜および摂食前に加熱調理されないその他の食品への二次汚染を引き起こす可能性がある。

D　管理（マッシュルーム）

要約

重大な危害要因	• ボツリヌス菌
	• 黄色ブドウ球菌エンテロトキシン（缶詰マッシュルーム）
	• 腸管系病原菌
管理手段	
初期レベル（H_0）	• マッシュルーム増殖床の堆肥を低温殺菌する
	• 病原菌について環境のモニタリング
増加（ΣI）	• 生鮮マッシュルームの好気性包装の維持（ボツリヌス菌）
	• マッシュルーム収穫用の塩水の予防もしくは冷蔵（10℃未満）（黄色ブドウ球菌）
	• 個人衛生の重要性に関する食品取扱者の養成
	• 乾燥マッシュルームの水和時間のコントロール
減少（ΣR）	• 缶詰マッシュルームの適切な缶詰方法の使用
	• 原因が病原菌に対して管理されていない場合，加熱調理用として使用
検査	• 大腸菌は，新鮮な場合，糞便性汚染の指標となる

	• 日常の検査に対するその他の微生物学的検査は推奨されていない
腐敗・変敗	• 病原菌に用いられる管理によって，腐敗・変敗微生物，特に堆肥の増殖床の低温殺菌が効果的に管理される

全般的な考察

適切な発酵や，堆肥を低温殺菌する加熱処理による増殖床を正確に準備することは，マッシュルームの病原菌による不作を防ぐのに必要である。マッシュルームの生育中，ハエ，緑虫および齧歯類が堆肥床に近づかないように措置を講ずるべきである。生育サイクルの終了時に，生育構造全体を生蒸気で消毒し，ウイルスやその他のマッシュルーム病原体を除去する必要がある。

収穫時，ヒト病原体の移動を防ぐため，摘み取り作業者は個人衛生を順守しなければならない。傷みを防ぐため，すべての段階ではマッシュルームを慎重に取り扱わなければならない。マッシュルームが缶詰収集ステーションに到着するまで，塩水を用いて新鮮なマッシュルームを保存する場合，黄色ブドウ球菌が増殖しないように冷蔵（10℃未満）する必要がある。収集ステーションでは，きれいな洗浄水のみを使用する必要がある。残骸の蓄積や腐敗・変敗微生物の拡散を防ぐために，テーブル，コンベアー，およびスクリーンを頻繁に洗浄・消毒することは必要である。

acid vacuum-chelation process（減圧酸浸漬法）は，ボツリヌス菌の存続や毒素発生の危険性がなく，わずかに工程を短縮することで缶詰マッシュルームの色やきめをよくすることが求められる。0.05M クエン酸溶液でブランチングして，真空水和されたマッシュルームを酸性化し（pH3.5），200ppm の $CaNa_2$-EDTA 当量を缶詰塩水に添加した（Okereke *et al.*, 1990）。

検査

新鮮なマッシュルームが加熱調理されずに用いられる場合，糞便汚染の指標として大腸菌の検査が適用されることがある。新鮮，乾燥，マリネした，あるいは缶詰のマッシュルームの日常の観察で推奨されるその他の微生物検査はない。

腐敗・変敗

病原体用の管理，とりわけ堆肥増殖床の殺菌により，腐敗・変敗微生物が効果的に管理される。

XI　キャッサバ

キャッサバ（タピオカ）は多くの国では主食であり，フレッシュ・キャッサバ，beiju（発酵されたもの），サワー・キャッサバ・スターチ（sour cassava starch），タピオカチップス，キャッサバパウダー（gari）など，用途に応じてたくさんの調理法がある。

概して，キャッサバの加工は，洗練された管理技術の適用が不可能な条件下で行われる。キャッサバパウダーは，乾燥前に発酵やその他の加工を行う（Steinkraus, 1989a）。ザイールでは，キャッサバの塊茎が掘られ，皮をむき，水につけ（水中で腐らせ），水分を抜き，たたいて粉にしてドロドロにし，脱繊維用に運搬され，練り，下ごしらえをし，再度練り，葉で包み，120分ほど加熱してパン（chikwangue）が作られる（Regez *et al.*, 1987）。その他キャッサバから作られる発酵食品には"Tapai ubi"（マレーシア），"Tape ketella"（インドネシア）などがある。これは，スタータ菌（ragi）の下地としてキャッサバを用いて加工される。その他よく用いられる下地はもち米である（Steinkraus, 1983, 1989b）。

A　微生物に対する収穫，輸送，加工，および貯蔵の影響

ザイールの3地域に由来するキャッサバ加工のサンプルでは，塊茎を水に浸した段階で平均好気性菌数は 2×10^8 cfu/g であり，焼きたてのパンでは 1×10^2 cfu/g 未満まで減少し，保存7日後では 1×10^9 cfu/g まで上昇した。浸水中，バチルス属菌，乳酸菌（*Leuconostoc* spp. および *Lactobacillus* spp.），および *Corynebacterium* spp. の菌数は 1×10^9 cfu/g に達し，加熱調理によりほぼ消失し，その後，保存3日後におよそ 5×10^4 cfu/g まで漸増した（Okafor *et al.*, 1984）。微生物は従来のキャッサバ食品のきめや香りにおいて重要な役目を担っているため，加工中，多量の好気性菌や乳酸菌は加工不良や健康リスクの徴候としてみなされない（Okafor *et al.*, 1984）。乳酸菌は優勢であるが，酵母やクロストリジウム属菌が検出される（Brauman *et al.*, 1996）。乳酸発酵によりエタノールや乳酸が生成された（Brauman *et al.*, 1996）。

パン生地を包むために用いられる葉は汚れていることがあり，明らかな汚染の原因である。浸漬用の水のサンプルすべてに，4×10^5 cfu/mL 以下の大腸菌群（*Klebsiella* spp.）が検出され，キャッサバパルプでは 8×10^3 cfu/g 検出されたが，焼きたてのパンや保存したパンでは検出されなかった。大腸菌群は植物では自然に発生し，焼くことで，増殖形微生物を破壊する温度に達するため，このことは異例ではない。

浸漬した塊茎の高い真菌数（3×10^8 cfu/g）が加熱調理後 1×10^2 cfu/g 以下に減少したが，保存7日後には 3×10^7 cfu/g まで上昇した。カビはキャッサバ食品の可食期間を限定する主な因子であるが，マイコトキシンが産生する危険性もある。

タンザニアでは，あらかじめ自然発酵させた5％接種材料の使用と比較して，キャッサバ粉の発酵に *Lb. plantarum* スタータ菌を使用したところ，食品の品質が高くなり，発酵中の腸内細菌，酵母，およびカビの量が減少した（Kimaryo *et al.*, 2000）。スタータ菌の使用により，キャッサバ粉の生産において，より一貫性のある管理が可能となる。

様々なキャッサバ食品で，アフラトキシンが報告されているが（Masimango & Kalengayi, 1982），今回と他に報告されたアフラトキシン検出は分析方法の人為的な結果であると考えられる。

B　管理（キャッサバ）

要約

重大な危害要因	• データが限定されているため，特定不可
管理手段	
初期レベル（H_0）	• なし
増加（ΣI）	• 浸漬では汚染されていない水を使用
	• 適切な発酵
減少（ΣR）	• 浸漬された食品の加熱調理
腐敗・変敗	• 時間—温度管理

コメント

キャッサバに導入された潜在的な病原体数を減らすため，可能な限り高品質の水を含む樽に浸漬することで，浸漬の質をよくする必要がある。また，適切な乳酸発酵は pH を下げるが，*Aspergillus flavus* や *Asp. parasiticus* の増殖を遅らせる（Holmquist *et al.*, 1983）。

冷房が不可能である場合，市場で販売されるキャッサバパンは，温度の上昇を最小限に抑えるため，少なくとも直射日光を避ける必要がある。可食期間を延長し，キャッサバパンの保存中に微生物の増殖を減らすため，いくつかの規範が推奨されている（Regez *et al.*, 1987）。

パンは少なくとも2時間加熱料理する必要があり，この規範は，製品を急速に売るために無視されることがある。

汚染レベルを縮小するために，包むために使用された葉を熱湯につける必要がある。

地方市場で売られたキャッサバパンは不適当に処理された原材料を検出するために定期的に検査する必要がある。

参考文献

Abdul-Raouf, U.M., Beuchat, L.R. and Ammar, M.S. (1993) Survival and growth of *Escherichia coli* O157:H7 on salad vegetables. *Appl. Environ. Microbiol.*, **59**, 1999–2006.

Adams, M.R., Hartley, A.D. and Cox, J.L. (1989) Factors affecting the efficacy of washing procedures used in the production of prepared salads. *Food Microbiol.*, **6**, 69–77.

Alzamora, S.M., Tapia, M.S. and López-Malo, A. (2000) *Minimally Processed Fruits and Vegetables*, Aspen Publishers, Inc., pp. 86.

Andrews, W.H., Wilson, C.R., Poelma, P.L., Rornero, A. and Mislivec, P.B. (1979) Bacteriological survey of sixty health foods. *Appl. Environ. Microbiol.*, **37**, 559–66.

Andrews, W.H., Mislivec, P.B., Wilson, C.R., Bruce, V.R., Poelma, P.L., Gibson, R., Trucksess, M.W. and Young, K. (1982) Microbial hazards associated with bean sprouting. *J. Assoc. Off. Anal. Chem.*, **65**, 241–8.

Arumugaswamy, R.K., Rusul Rahamat Ali, G. and Hamid, S.N.B.A. (1994) Prevalence of *Listeria monocytogenes* in foods in Malaysia. *Int. J. Food Microbiol.*, **23**, 117–21.

Aureli, P., Fiorucci, G.C., Caroli, D., Marchiaro, G., Novara, O., Leone, L. and Salmaso, S. (2000) An outbreak of febrile gastroenteritis associated with corn contaminated by *Listeria monocytogenes*. *N. Engl. J. Med.*, **342**, 1236–41.

Austin, J.W., Dodds, K.L., Blanchfield, B. and Farber, J.M. (1998) Growth and toxin production by *Clostridium botulinum* on inoculated fresh-cut packaged vegetables. *J. Food Prot.*, **61**, 324–8

Badawy, A.S., Gerba, C.P. and Kelley, L.M. (1985) Survival of rotavirus SA-11 on vegetables. *Food Microbiol.*, **2**, 199–205.

Bagdasargan, G.A. (1964) Survival of viruses of the enterovirus group (poliomyelitis, ECHO, Coxsackie) in soil and on vegetables. *J. Hyg. Epidemiol. Microbiol. Immunol.*, **8**, 497–505.

Bardell, D. (1997) Survival of herpes simplex virus type I on some common foods routinely touched before consumption. *J. Food Prot.*, **60**, 1259–61.

Bari, M.L., Nazuka, E., Todoriki, S. and Isshiki, K. (2003) Chemical and irradiation treatments for killing *Escherichia coli* O157:H7 on alfalfa, radish and mung bean seeds. *J. Food Prot.*, **66**, 767–74.

Barnett, B.J., Schwartze, M., Sweat, D., Lea, S., Taylor, J., Bibb, B., Pierce, G. and Hendricks, K. (1995) Outbreak of *Escherichia coli* O157:H7, Waco, Texas. *Epidemic Intelligence Service* 44th, March 27–31, 1995, Centers for Disease Control, Atlanta, GA, pp.17–18.

Bashford, T.E., Gillespy, T.J. and Tomlinson, A.J.H. (1960) Report of the Fruit and Vegetable Canning and Quick Freezing Association, Chipping Camden, England.

Beckers, H.J., in't Veld, P.H., Soentoro, P.S.S. and Delfgou-van Asch, E.H.M. (1989) The occurrence of *Listeria* in food, in *Proceedings, Symposium on Foodborne Listeriosis*, Wiesbaden, Germany, September 1988, Behr's Verlag, Hamburg, pp. 85–97.

Bennett, R.W. (1992) The biomolecular temperament of staphylococcal enterotoxin in thermally processed foods. *J. AOAC Int.*, **75**, 6–12.

Bennett, R.W. (1994) Urea renaturation and identification of *Staphylococcal enterotoxin*, in *Rapid Methods and Automation in Microbiology and Immunology*. (eds R.C. Spencer, E.P. Wright and S.W.B. Newsom), Intercept Ltd., Hampshire, UK, pp. 401–11.

Bennett, R.W., Sullivan, T., Catherwood, K., Lukey, L.J. and Abhayaratna, N. (1993) Behavior and serological identification of *Staphylococcal enterotoxin* in thermally processed mushrooms, in *Mushroom Biology and Mushroom Products* (eds S.-T. Chang, J.A. Buswell and S.-W. Chiu), The Chinese University Press, The Chinese University of Hong Kong, Hong Kong, pp. 193–207.

Bennick, M.H.J., Peppelenbos, H.W., Nguyen-the, C., Carlin, F., Smid, E.J. and Gorris, L.G.M. (1996) Microbiology of minimally processed, modified atmosphere packaged chicory endive. *Postharvest Biol. Technol.*, **9**, 209–21.

Berrang, M.E., Brackett, R.E. and Beuchat, L.R. (1989a) Growth of *Listeria monocytogenes* on fresh vegetables stored under controlled atmosphere. *J. Food Prot.*, **52**, 702–5.

Berrang, M.E., Brackett, R.E and Beuchat, L.R. (1989b) Growth of *Aeromonas hydrophila* on fresh vegetables stored under a controlled atmosphere. *Appl. Environ. Microbiol.*, **55**, 2167–71.

Berrang, R.E., Brackett, R.E and Beuchat, L.R. (1990) Microbial, colour and textural qualities of fresh asparagus, broccoli, and cauliflower stored under controlled atmosphere. *J. Food Prot.*, **53**, 391–5.

Besser-Wiek, J.W., Forfang, J., Hedberg, C.W., *et al.* (1996) Foodborne outbreak of diarrheal illness associated with *Cryptosporidium parvum*—Minnesota, 1995. *Morb. Mortal. Wkly Rep.*, **45**, 783–4.

Beuchat, L.R. (1996) Pathogenic microorganisms associated with fresh produce. *J. Food Prot.*, **59**, 204–16.

Beuchat, L.R. (1998) Surface decontamination of fruits and vegetables eaten raw: a review. World Health Organization (WHO/FSF/FOS/98.2).

Beuchat, L.R. and Brackett, R.E. (1990a) Inhibitory effects of raw carrots on *Listeria monocytogenes*. *Appl. Environ. Microbiol.*, **56**, 1734–42.

Beuchat, L.R. and Brackett, R.E. (1990b) Survival and growth of *Listeria monocytogenes* on lettuce as influenced by shredding, chlorine treatment, modified atmosphere packaging and temperature. *J. Food Sci.*, **55**, 755–8, 870.

Beuchat, L.R. and Doyle, M.P. (1995) Survival and growth of *Listeria monocytogenes* in foods treated or supplemented with carrot juice. *Food Microbiol.*, **12**, 73–80.

Beuchat, L.R. and Ryu, J.-H. (1997) Produce handling and processing practices. *Emerg. Infect. Dis.*, **3**, 459–65.

Beuchat, L.R., Brackett, R.E., Han, D.Y.Y. and Conner, D.E. (1986) Growth and thermal inactivation of *Listeria monocytogenes* in cabbage and cabbage juice. *Can. J. Microbiol.*, **32**, 791–5.

Beuchat, L.R., Berrang, R.E. and Brackett, R.E. (1990) Presence and public health implications of *Listeria monocytogenes* on vegetables, in *Foodborne Listeriosis* (eds A.L. Miller, J.L. Smith and G.A. Somkuit), Elsevier, Amsterdam, pp. 175–81.

Beuchat, L.R., Brackett, R.E. and Doyle, M.P. (1994) Lethality of carrot juice to *Listeria monocytogenes* as affected by pH, sodium chloride and temperature. *J. Food Prot.*, **57**, 470–4.

BgVV. (2000) German Institute for Health and Consumer Protection and Veterinary Medicine. Caution when using dried mushrooms! http://www.bfr.bund.de/cms5w/sixcms/detail.php/1411

Bidawid, S., Farber, J.M. and Sattar, S.A. (2001) Survival of heatitis A virus on modified atmosphere packaged (MAP) lettuce. *Food Microbiol.*, **18**, 95–102.

Bolin, H.R., Stafford, A.E., King, A.D., Jr. and Huxsoll, C.C. (1977) Factors affecting the storage stability of shredded lettuce. *J. Food Sci.*, **42**, 1319–21.

Bolin, H.R. and Huxsoll, C.C. (1991) Effect of preparation procedures and storage parameters on quality retention of salad-cut lettuce. *J. Food Sci.*, **56**, 60–7.

Brackett, R.E. (1987) Microbiological consequences of minimally processed fruits and vegetables. *J. Food Qual.*, **10**, 195–306.

Brackett, R.E. (1989) Changes in the microflora of packaged fresh broccoli. *J. Food Qual.*, **12**, 169–81.

Brackett, R.E. (1999) Incidence, contributing factors, and control of bacterial pathogens in produce. *Postharvest Biol. Technol.*, **15**, 305–11.

Brackett, R.E. and Splittstoesser, D.F. (2001) Fruits and vegetables, in *Compendium of Methods for the Microbiological Exami-*

nation of Foods (eds F.P. Downes and K. Ito), 4th edn, Am. Public Health Assoc., Washington, DC, pp. 515–20.

Brauman, A., Keleke, S., Malonga, M., Miambi, E. and Ampe, F. (1996) Microbiological and biochemical characterization of cassava retting, a traditional lactic acid fermentation for foo-foo (cassava flour) production. *Appl. and Environ. Microbiol.*, **62**, 2854–8.

Brent, J., Gomez, H., Judson, F., Miller, K., Rossi-Davis, A., Shillam, P., Hatheway, C., McCrosky, L., Mintz, E., Kallander, K., McKee, C., Romer, J., Singleton, E., Yager, J. and Sofos, J. (1995) Botulism from potato salad. *J. Food Prot.*, **15**, 420–2.

Brocklehurst, T.F. (1994) Delicatessen salads and chilled prepared fruit and vegetables, in *Shelf life Evaluation of Foods* (eds C.M.D. Man and A.A. Jones), Blackie Academic and Professional, London, pp. 87–126.

Brocklehurst, T.F and Lund, B.M. (1981) Properties of pseudomonas causing spoilage of vegetables stored at low temperature. *J. Appl. Bacteriol.*, **50**, 259–66.

Brocklehurst, T.F., Zaman-Wong, C.M. and Lund, B.M. (1987) A note on the microbiology of retail packs of prepared salad vegetables. *J. Appl. Bacteriol.*, **63**, 409–15.

Brown, K.L. and Oscroft, C.A. (1989) Guidelines for the hygienic manufacture and retail sale of sprouted seeds with particular reference to Mung beans. Technical Manual No. 25, Campden Food and Drink Research Association, Chipping Campden, UK.

Bruno, S. (1998) Botulism caused by Italian bottled vegetables. *Lancet*, **352**, 884.

Buchanan, R.E. and Gibbons, N.E. (eds) (1974) *Bergey's Manual of Determinative Bacteriology*, 8th edn, Williams & Wilkins, Baltimore, MA, USA.

Buescher, R.W. and J.-S. Chang. (1982) Production of mung bean sprouts. *Arkansas Farm. Res.*, **31**, 13.

Burnett, S.L. and Beuchat, L.R. (2000) Human pathogens associated with raw produce and unpasteurized juices, and difficulties with decontamination. *J. Ind. Microbiol. Biotechnol.*, **25**, 281–7.

Caldwell, K.K., Adler, B.B., Anderson, G.L., Williams, P.L. and Beuchat, L.R. (2003) Ingestion of *Salmonella enterica* serotype poona by a free-living nematode, *Caenorhabditis elegans*, and protection against inactivation by produce sanitizers. *Appl. Environ. Microbiol.*, **69**, 4103–10.

Carlin, F. and Nguyen-the, C. (1994) Fate of *Listeria monocytogenes* on four types of minimally processed green salads. *Lett. Appl. Microbiol.*, **18**, 222–6.

Carlin, F. and Peck, M.W. (1995) Growth and toxin production by non-proteolytic and proteolytic *Clostridium botulinum* in cooked vegetables. *Lett. Appl. Microbiol.*, **20**, 152–6.

Castro-Rosas, J. and Escartín, E.F. (2000) Survival and growth of *Vibrio cholerae* O1, *Salmonella typhi*, and *Escherichia coli* O157:H7 in alfalfa sprouts. *J. Food Sci.*, **65**, 162–5.

Catteau, M., Krembel, C. and Wauters, G. (1985) *Yersinia enterocolitica* in raw vegetables. *Sci. Aliment.*, **5**, 103–6.

CDC (Centers for Disease Control and Prevention) (1973a) Botulinal toxin in a commercial food product. *Morbid. Mortal. Wkly Rep.*, **22**, 57–58.

CDC (1973b) Botulism traced to commercially canned mushrooms. *Morbid. Mortal. Wkly Rep.*, **22**, 241–2.

CDC (1989a) Epidemiologic notes and reports common-source outbreak of giardiasis—New Mexico. *Morbid. Mortal. Wkly Rep.*, **38**, 405–7.

CDC (1989b) Multiple outbreaks of staphylococcal food poisoning caused by canned mushrooms. *Morbid. Mortal. Wkly Rep.*, **38**, 417–8.

CDC (1994) Foodborne outbreaks of enterotoxigenic *Escherichia coli*—Rhode Island and New Hampshire, 1993. *Morbid. Mortal. Wkly Rep.*, **43**, 81, 87–9.

CDC (1995) Outbreak of *E. coli* O157:H7, Northwestern Montana, EPI-AID 95–68.

CDC (1996) Update: outbreaks of *Cyclospora cayetanensis* infections—U.S. and Canada, 1996. *Morbid. Mortal. Wkly Rep.*, **45**, 611–2.

CDC (1997) Outbreak of cyclosporiasis—Northern Virginia—Washington, DC—Baltimore, Maryland, metropolitan area, 1997. *Morbid. Mortal. Wkly Rep.*, **46**, 689–91.

CDC (1998) Botulism in the United States, 1899–1996. *Handbook for Epidemiologists, Clinicians and Laboratory Workers*, Center for Disease Control and Prevention, Atlanta, GA, USA.

Clark, W.S., Jr., Reinbold, G.W. and Rambo, R.S. (1966) Enterococci and coliforms in dehydrated vegetables. *Food Technol.*, **20**, 1353–6.

Codex Alimentarius (1983) Recommended international code of practice for low-acid and acidified low-acid canned foods. CAC/RCP 23-1979, Joint FAO/WHO Food Standards Programme, FAO, Rome.

Collins, M.A. and Buick, R.K. (1989) Effect of temperature on the spoilage of stored peas by *Rhodotorula glutinis*. *Food Microbiol.*, **6**, 135–41.

Cook, K.A., Boyce, T., Langkop, C., Kuo, K., Schwartz, M., Ewert, D., Sowers, E., Wells, J. and Tauxe, R. (1995) Scallions and shigellosis: a multistate outbreak traced to imported green onions, *Epidemic Intelligence Service 44th Annu. Conf.*, March 27–31, CDC, Atlanta, GA, pp. 36.

Crowe, L., Lau, W., McLeod, L., *et al.* (1999) Outbreaks of *Shigella sonnei* infection associates with eating fresh parsley—United States and Canada, July–August 1998. *Morbid. Mortal. Wkly Rep.*, **48**, 285–9.

D'Aoust, J.-Y. 1994. *Salmonella* and the international food trade. *Int. J. Food Microbiol.*, **24**, 11–31.

Davis, H.J., Taylor, P., Perdue, J.N., Stelma, G.N., Humphreys, J.M., Rowntree, R. and Greene, K.D. (1988) A shigellosis outbreak traced to commercially distributed lettuce. *Am. J. Epidemiol.*, **128**, 1312–21.

de Boer, E., Seldam, W.M. and Oosterom, J. (1986) Characterization of *Yersinia enterocolitica* and related species isolated from foods and porcine tonsils in the Netherlands. *Int. J. Food Microbiol.*, **3**, 217–24.

Deibel, K.E. and Jantschke, M. (2001) Canned foods-tests for commercial sterility, in *Compendium of Methods for the Microbiological Examination of Foods* (eds F.P. Downes and K. Ito), 4th edn. Am. Public Health Assoc., Washington, DC.,

pp. 577–82.
Delaquis, P., Stewart, S., Cazaux, S. and Tiovonen, P. (2002) Survival and growth of *Listeria monocytogenes* and *Eschericihia coli* O157:H7 in ready-to-eat iceberg lettuce washed in warm chlorinated water. *J. Food Prot.*, **65**, 459–64.
Delmas, C.L. and Vidon, D.J.-M. (1985) Isolation of *Yersinia enterocolitica* and related species from foods in France. *Appl. Environ. Microbiol.*, **50**, 767–71.
Dennis, C. (1987) Microbiology of fruits and vegetables, in *Essays in Agricultural and Food Microbiology* (eds J.R. Norris and G.L. Pettipher), J. Wiley & Sons, UK, pp. 227–60.
Denny, C.B. and Parkinson, N.G. (2001) Canned foods-tests for cause of spoilage, in *Compendium of Methods for the Microbiological Examination of Foods* (eds F.P. Downes and K. Ito), 4th Edition, Am. Pub Health Assoc., Washington, DC. pp. 583–600.
Dentinger, C.M., Bower, W.A., Nainan, O.V., Cotter, S.M., Myers, G.M., Dubusky, L.M., Fowler, S., Salehi, E.D. and Bell, B.P. (2001) An outbreak of hepatitis a associated with green onions. *J. Infect. Dis.*, **183**, 1273–6.
Derikx, P.J.L., op den Camp, H.J.M., van der Drift, C., van Griensven, L.J.L.D. and Vogels, G.D. (1990) Biomass and biological activity during the production of compost used as a substrate in mushroom cultivation. *Appl. Environ. Microbiol.*, **56**, 3029–34.
Doyle, M.P. and Shoeni, J.L. (1986). Isolation of *Camplylobacter jejuni* from retail mushrooms. *Appl. Environ. Microbiol.*, **51**, 449.
EPA (Environmental Protection Agency) (2002) Code of Federal Regulations. Title, 40 CFR Part 503 and 114, US Gov. Print. Off., Washington DC, USA.
Etchells, J.L., Bell, TA., Monroe, R.J., Masley, P.M. and Demain, A.L. (1958) Populations and softening enzyme activity of filamentous fungi on flowers, ovaries, and fruit of pickling cucumbers. *Appl. Microbiol.*, **6**, 427–40.
Etchells, J.L., Borg, A.F. and Bell, T.A. (1961) Influence of sorbic acid on populations and species of yeasts occurring in cucumber fermentations. *Appl. Microbiol.*, **9**, 139–44.
Etchells, J.L., Costilow, R.N., Anderson, T.E. and Bell, T.A. (1964) Pure culture fermentation of brined cucumbers. *Appl. Microbiol.*, **12**, 523–35.
Etchells, J.L., Borg, A.F., Kittel, ID., Bell, T.A. and Fleming, H.P. (1966) Pure culture fermentation of green olives. *Appl. Microbiol.*, **14**, 1027–41.
Etchells, J.L., Borg, A.F. and Bell, T.A. (1968) Bloater formation by gas-forming lactic acid bacteria in cucumber fermentations. *Appl. Microbiol.*, **16**, 1029–35.
Etchells, J.L., Bell, T.A., Fleming, H.P., Kelling, R.E. and Thompson, R.L. (1973) Suggested procedure for the controlled fermentation of commercially brined pickling cucumbers—the use of starter cultures and reduction of carbon dioxide accumulation. *Pickle Pack. Sci.*, **3**, 4–14.
ECSCF (European Commission Scientific Committee on Foods) (2002) *Risk Profile on the Microbiological Contamination of Fruits and Vegetables Eaten Raw.* Adopted April 2002 (http://europa.eu.int/comm/food/fs/sc/scf/out125_en.pdf).
Farber, J.M., Sanders, G.W. and Johnston, M.A. (1989) A survey of various foods for the presence of *Listeria* species. *J. Food Prot.*, **52**, 456–8.
Farber, J.M., Wang, S.L.M., Cai, Y. and Zhang, S. (1998) Changes in populations of *Listeria monocytogenes* inoculated on packaged fresh-cut vegetables. *J. Food. Prot.*, **61**, 192–5.
FDA (Food and Drug Administration) (1989) HHS News, P89-20, United States Food and Drug Administration, Washington DC, USA.
FDA (1998) *Guidance for Industry—Guide to Minimize Microbial Food Safety Hazards for Fresh Fruits and Vegetables*, United States Food and Drug Administration, Washington DC, USA (http://www.foodsafety.gov/~dms/prodguid.html.
FDA (1999) Guidance for Industry: Reducing Microbial Food Safety Hazards for Sprouted Seed and Guidance for Industry: Sampling and Microbial Testing of Spent Irrigation Water During Sprout Production. Fed. Reg. 64, 57893–57902.
FDA (2000) Irradiation in the Production, Processing and Handling of Food. Final Rule. Fed. Reg. 65, 64605–7.
FDA (2001) Survey of domestic produce (http://www.cfsan.fda.gov/~dms/prodsur8.html).
FDA and FSIS (Food Safety Inspection Service, United States Department of Agriculture). (2001) Draft Assessment of the Relative Risk to Public Health from Foodborne *Listeria monocytogenes* Among Selected Categories of Ready-to-Eat Foods, January 2001, Washington DC, USA.
Fett, W.F. (2002) Reduction of *Escherichia coli* O157:H7 and *Salmonella* spp. On laboratory-inoculated mung bean seed by chlorine treatment. *J. Food Prot.*, **65**, 848–52.
Firstenberg, R., Mannheim, C.H. and Cohen, A. (1974) Microbial quality of dehydrated onions. *J. Food Sci.*, **39**, 685–8.
Fleming, H.P. (1982) Fermented vegetables. in *Economic Microbiology* (ed A.H. Rose), *volume 7*, Fermented Foods, Academic Press, London, pp. 227–58.
Fleming, H.P., Etchells, J.L., Thompson, R.L. and Bell, T.A. (1975) Purging of $C0_2$ from cucumber brines to reduce bloater damage. *J. Food Sci.*, **40**, 1304–10.
Fleming, H.P., McFeeters, R.F., Thompson, R.L. and Sanders, D.C. (1983) Storage stability of vegetables fermented with pH control. *J. Food Sci.*, **48**, 975–81.
Fleming, H.P., McFeeters, R.F. and Breidt, F. (2001) Fermented and acidified vegetables, in *Compendium of Methods for the Microbiological Examination of Foods* (eds F.P. Downes and K. Ito) 4th edn, Am. Public Health Assoc., Washington, DC, pp. 521–32.
Friedman, B.A. (1951) Control of decay in prepackaged spinach. *Phytopathology*, **41**, 709–13.
Frost, J.A., McEvoy, M.B., Bentley, CA., Andersson, Y. and Rowe, A. (1995) An outbreak of *Shigella sonnei* infection associated with consumption of iceberg lettuce. *Emerg. Infect. Dis.*, **1**, 26–9.
Fu, T., Stewart, D., Reineke, K., Ulaszek, J., Schlesser, J. and Tortorello, M. (2001) Use of spent irrigation water for microbiological

analysis of alfalfa sprouts. *J. Food Protect.*, **64**, 802–6.
Garcia-Villanova Ruiz, B., Galvez Vargas, R. and Garcia-Villanova, R. (1987) Contamination on fresh vegetables during cultivation and marketing. *Int. J. Food Microbiol.*, **4**, 285–91.
Garg, N., Churey, J.J. and Splittstoesser, D.F. (1990) Effect of processing conditions on the microflora of fresh-cut vegetables. *J. Food Prot.*, **53**, 701–3.
Geiges, O. and Schuler, U. (1988) Behaviour of microorganisms during long-term storage of food products at sub-zero temperatures. *Microbiol. Alim. Nutr.*, **6**, 249–57.
Geldreich, E.E. and Bordner, R.H. (1971) Fecal contamination of fruits and vegetables—a review. *J. Milk Food Technol.*, **34**, 184–95.
Goodburn, K. (1999) VTEC and agriculture, European Chilled Foods Federation.
Goodliffe, J.P. and Heale, J.B. (1975) Incipient infections caused by *Botrytis cinerea* in carrots entering storage. *Ann. Appl. Biol.*, **80**, 243–6.
Griffin, MR., Sarowiec, J.J., McCloskey, D.L., Capuano, B., Pierzynski, B., Quinn, M., Wajuarski, R., Parkin, W.E., Greenberg, H. and Gary, G.W. (1982) Foodborne Norwalk virus. *Am. J. Epidemiol.*, **115**, 178–84.
Grogan, R.G., Misaghi, I.J., Kimble, K.A., Greathead, A.S., Rivie, D. and Bardin, R. (1977) Varnish spot, destructive disease of lettuce in California caused by *Pseudmoonas cichorii*. *Phytopathology*, **67**, 957–60.
Gross, T.P., Ceade, J.G., Gary, G.W., Harting, D., Goeller, D. and Israel, E. (1989) An outbreak of acute infectious nonbacterial gastroenteritis in a high school in Maryland. *Public Health Rep.*, **104**, 164–9.
Guerra, M.M., McLauchlin, J. and Bernardo, F.A. (2001) *Listeria* in ready-to-eat and unprocessed foods produced in Portugal. *Food Microbiol.*, **18**, 423–9.
Gulati, B.R., Allwood, P.B., Hedberg, C.W. and Goyal, S.M. (2001) Efficacy of commonly used disinfectants for the inactivation of calicivirus on strawberry, lettuce and a food-contact surface. *J. Food Prot.*, **64**, 1430–4.
Han, Y., Floros, J.D., Linton, R.H., Nielsen, S.S. and Nelson, P.E. (2001) Response surface modeling for the inactivation of *Escherichia coli* O157:H7 on green peppers (*Capsicum annuum* L.) by chlorine dioxide gas treatments. *J. Food Prot.*, **64**, 1128–33.
Hara-Kudo, Konuma, H., Iwaki, M., Kasuga, F., Sugita-Konishi, Y., Ito, Y. and Kumagai, Y. (1997) Potential hazard of radish sprouts as a vehicle of *Escherichia coli*. *J. Food Prot.*, **60**, 1125–7.
Hardt-English, P., York, G., Stier, R. and Cocotas, P. (1990) Staphylococcal food poisoning outbreaks caused by canned mushrooms from China. *Food Technol.*, **44**, 74–8.
Harmon, S.M., Kautter, D.A., Solomon, H.M. 1987. *Bacillus cereus* contamination of seeds and vegetable sprouts grown in a home sprouting kit. *J. Food Prot.*, **50**, 62–5.
Harper, F. and Miller, F.C. (1992) Physical management and interpretation of an environmentally controlled composting ecosystem. *Aust. J. Exp. Agric.*, **32**, 657–67.
Harvey, J. and Gilmour, A. (1993) Occurrence and characteristics of *Listeria* in foods produced in Northern Ireland. *Int. J. Food Microbiol.*, **19**, 193–205.
Hauschild, A.H.W. (1989) *Clostridium botulinum*, in *Foodborne Bacterial Pathogens* (ed. M.P. Doyle), Marcel Dekker, New York, pp.111–89.
Hauschild, A.H.W., Aris, B.J. and Husheimer, R. (1975) *Clostridium botulinum* in marinated products. *Can. Inst. Food Sci. Technol. J.*, **8**, 84–7.
Hayes, W.A. (1985) Biology and technology of mushroom culture, in *Microbiology of Fermented Foods* (ed. B.J.B. Wood) *Volume I*, Elsevier Applied Science, London, pp. 295–321.
Health and Welfare Canada (1986) Botulism in Canada—summary for 1985. *Can. Dis. Wkly Rep.*, **12**, 53–4.
Health and Welfare Canada (1987) Restaurant-associated botulism from in-house bottled mushrooms—British Columbia. *Can. Dis. Wkly. Rep.*, **13**, 35–6.
Hedberg, C.W. and Osterholm, M.T. (1993) Outbreaks of foodborne and waterborne viral gastroenteritis. *Clin. Microbiol. Rev.*, **6**, 199–210.
Heisick, J.E., Wagner, DE., Nierman, M.L. and Peeler, J.T. (1989) *Listeria* spp. found on fresh market produce. *Appl. Environ. Microbiol.*, **55**, 1925–7.
Herrmann, J.E. and Cliver, D.O. (1968) Methods of detecting foodborne enteroviruses. *Appl. Microbiol.*, **16**, 1564–9.
Himathongakham, S., Nuanualsuwan, S., Riemann, H. and Cliver, D.O. (2001) Reduction of *Escherichia coli* O157:H7 and *Salmonella* Typhimurium in artificially contaminated alfalfa seeds and mung beans by fumigation with ammonia. *J. Food Prot.*, **64**, 1817–9.
Ho, J.L., Shands, K.N., Friedland, G., Eckind, P. and Fraser, D.W. (1986) An outbreak of type 4b *Listeria monocytogenes* infection involving patients from eight Boston hospitals. *Arch. Int. Med.*, **146**, 520–4.
Holliday, S.L., Scouten, A.J. and Beuchat, L.R. (2001) Efficacy of chemical treatments in eliminating *Salmonella* and *Escherichia coli* O157:H7 on scarified and polished seeds. *J. Food Protect.*, **64**, 1489–95.
Holmquist, G.U., Walker, H.W. and Stahr, H.M. (1983) Influence of temperature, pH, water activity and antifungal agents on growth of *Aspergillus flavus* and *Aspergillus parasiticus*. *J. Food Sci.*, **48**, 778–82.
Howard, M.B. and Hutcheson, S.W. (2003) Growth dynamics of *Salmonella* Enterica strains on alfalfa sprouts and in waste seed irrigation water. *Appl. Environ. Microbiol.*, **69**, 548–53.
Huxsoll, C.C. and Bolin, H.R. (1989) Processing and distribution alternatives for minimally processed fruits and vegetables. *Food Technol.*, **43**(2), 124–8.
ICMSF (International Commission on Microbiological Specifications for Foods). (1988) *Microorganisms in Foods 4: Application of the Hazard Analysis Critical Control Point (HACCP) System to Ensure Microbiologicol Safety and Quality*, Blackwell Scientific Publications, Oxford.

ICMSF. (1996) *Microorganisms in Foods 5: Characteristics of Microbial Pathogens*, Blackie Academic & Professional, London.
IFST (Institute of Food Science and Technology). (1991) *Guidelines for the Handling of Chilled Foods*, 2nd edn, Institute of Food Science and Technology, London, UK.
IFST. (2001) *ISFT Position Statement: Organic Foods*, March 16, 2001 (http://www.ifst.org/hottop24.htm).
Insalata, N.F., Witzeman, S.J. and Berman, J.H. (1970) The problems and results of an incidence study of the spores of *Clostridium botulinum* in frozen vacuum-pouch-pack vegetables. *Dev. Ind. Microbiol.*, **11**, 330–4.
IFPA (International Fresh-cut Produce Association) and WGA (Western Growers Association). (1997) *Voluntary Food Safety Guidelines for Fresh Produce*, Washington DC.
IFT (Institute of Food Technologists). (2001) *Analysis and Evaluation of Preventive Control Measures for the Control and Reduction/Elimination of Microbial Hazards on Fresh Produce and Fresh-Cut Produce*, Contract 223-98-2333, Task Order No. 3 for The US Food and Drug Administration.
Itoh, Y., Sugita-Konishi, Y., Kasuga, F., Iwaki, M., Hara-Kudo, Y. Saito, N., Noguchi, Y., Konuma, H. and Kumagai, S. (1998) Enterohemorrhagic *Escherichia coli* O157:H7 present in radish sprouts. *Appl. Environ. Microbiol.*, **64**, 1532–5.
Jacxsens, L., Devlieghere, F., Falcato, P. and Debevere, J. (1999) Behavior of *Listeria monocytogenes* and *Aeromonas* spp. on fresh-cut produce packaged under equilibrium-modified atmosphere. *J. Food Prot.*, **62**, 1128–35.
Jaquette, C.B., Beuchat, L.R. and Mahon, B.E. (1996) Efficacy of chlorine and heat treatment in killing *Salmonella stanley* inoculated onto alfalfa seeds and growth and survival of the pathogen during sprouting and storage. *Appl. Environ. Microbiol.*, **62**, 2212–15.
Jarvis, B. and Morisetti, M.D. (1969) The use of antibiotics in food preservation. *Int. Biodeterior. Bull.*, **5**, 39–61.
Jerngklinchan, J. and Saitanu, K. (1993) The occurrence of salmonellae in bean sprouts in Thailand. *Southeast Asian J. Trop. Med. Pub. Health*, **24**, 114–8.
Jiang, X., Morgan, J.M. and Doyle, M.P. (2001) Fate of *Escherichia coli* O157:H7 in cow manure-amended soil, in *8th Annual Meeting of the Univ. of Georgia Center for Food Safety*, March 6–7, 2001, Atlanta, GA.
Kallender, K.D., Hitchins, A.D., Lancette, G.A., Schmieg, J.A., Garcia, G.R., Solomon, H.M. and Sofos, J.N. (1991) Fate of *Listeria monocytogens* in shredded cabbage stored at 5 and 25°C under a modified atmosphere. *J. Food Prot.*, **54**, 302–4.
Kapperud, G., Rorvik, L.M., Hasseltvedt, V., *et al.* (1995) Outbreak of *Shigella sonnei* infection traced to imported iceberg lettuce. *J. Clin. Microbiol.*, **33**, 609–14.
Karitsky, J.N., Osterholm, M.T., Greenberg, H.B., *et al.* (1984) Norwalk gastroenteritis: a community outbreak associated with bakery product consumption. *Ann. Intern. Med.*, **100**, 519–21.
Katzenelson, E., Telch, B. and Shuval, H.I. (1997) Spray irrigation with wastewater: the problem of aerosolization and dispersion of enteric microorganisms. *Prog. Water Technol.*, **9**, 1–11.
Kautter, D. A., Lilly, T., Jr. and Lynt, R. (1978) Evaluation of the botulism hazard in fresh mushrooms wrapped in commercial polyvinylchloride film. *J. Food Prot.*, **41**, 120–1.
Kim, J-G., Yousef, A.E. and Chism, G.W. (1999) Use of ozone to inactivate microoganisms on lettuce. *J. Food Saf.*, **19**, 17–34.
Kimaryo, V.M., Massawe, G.A., Olasupo, N.A., Holzapfel, W.H. (2000) The use of a starter culture in the fermentation of cassava for the production of kivunde, a traditional Tanzanian food product. *Int. J. Food Microbiol.*, **56**, 179–190.
King, A.D., Jr. and Bolin, H.R. (1989) Physiological and microbiological storage stability of minimally processed fruits and vegetables. *Food Technol.*, **43**, 132–6, 139.
King, A.D., Jr., Michener, H.D., Bayne, H.G. and Mihara, K.L. (1976) Microbial studies on shelf life of cabbage and cole slaw. *Appl. Environ. Microbiol.*, **31**, 404–7.
Koburger, J.A. and Farhat, B.Y. (1975) Fungi in foods. VI. A comparison of media to enumerate yeasts and moulds. *J. Milk Food Technol.*, **38**, 466–8.
Konowalchuk, J. and Speirs, J.I. (1975) Survival of enteric viruses on fresh vegetables. *J. Milk Food Technol.*, **38**, 469–72.
Koseki, S. and Itoh, K. (2002) Effect of nitrogen gas packaging on the quality and microbial growth of fresh-cut vegetables under low temperatures. *J. Food Prot.*, **65**, 326–32.
Koseki, S. Yoshida, K., Isobe, S. and Itoh, K. (2001) Decontamination of lettuce using acidic electrolyzed water. *J. Food Prot.*, **64**, 652–8.
Kudva, I.T., Hatfield, P.G. and Hovde, C.J. (1995) Effect of diet on the shedding of *E. coli* O157:H7 in a sheep model. *Appl. Environ. Microbiol.*, **61**, 1363–70.
Kurdziel, A.S., Wilkinson, N., Langton, S. and Cook, N. (2001) Survival of poliovirus on soft fruit and salad vegetables. *J. Food Prot.*, **64**, 706–9.
Lang, M.M., Ingham, B.H. and Ingham, S.C. (2000) Efficacy of novel organic acid and hypochlorite treatments for eliminating *Escherichia coli* O157:H7 from alfalfa seeds prior to sprouting. *Int. J. Food Microbiol.*, **58**, 73–82.
Larson, A.E., Johnson, E.A., Barmore, C.R. and Hughes, M.D. (1997) Evaluation of the botulism hazard from vegetables in modified atmosphere packaging. *J. Food Prot.*, **60**, 1208–14.
Lau, M.M. and Ingham, S.C. (2001) Survival of faecal indicator bacteria in bovine manure incorporated into soil. *Lett. Appl. Microbiol.*, **33**, 131–6.
Li, Y., Brackett, R.E., Chen, J. and Beuchat, L.R. (2002) Mild heat treatment of lettuce enhances growth of *Listeria monocytogenes* during subsequent storage at 5°C or 15°C. *J. Appl. Microbiol.*, **92**, 269–75.
Lilly, T., Solomon, H.M. and Rhodehamel, E.J. (1996) Incidence of *Clostridium botulinum* in vegetables packaged under vacuum of modified atmosphere. *J. Food Prot.*, **59**, 59–61.
Lin, C.-M., Fernando, S.Y. and Wei, C-i. (1996) Occurrance of *Listeria monocytogenes*, *Salmonella* spp., *Escherichia coli* and *E. coli* O157:H7 in vegetable salads. *Food Contam.*, 7, 135–40.
Lin, C.-M., Moon, S.S., Doyle, M.P. and McWatters, K.H. (2002) Inactivation of *Escherichia coli* O157:H7, *Salmonella enterica* serotype Enteritidis, and *Listeria monocytogenes* on lettuce by hydrogen peroxide and lactic acid and by hydrogen peroxide

with mild heat. *J. Food Prot.*, **65**, 1215–20.
Little, C., Roberts, D., Youngs, E. and de Louvis, J. (1999) Microbiological quality of retail imported unprepared whole lettuces: a PHLS food working group study. *J. Food Prot.*, **62**, 325–8.
Lund, B.M. (1983) Bacterial spoilage, in *Post-Harvest Pathology of Fruits and Vegetables* (ed C. Dennis), Academic Press, London, pp. 219–57.
Lund, B.M. and Nicholls, J.C. (1970) Factors influencing the soft-rotting of potato tubers by bacteria. *Potato Res.*, **13**, 210–4.
Lund, B.M., Graham, A.F. and George, S.M. (1988) Growth and formation of toxin by *Clostridium botulinum* in peeled, inoculated, vacuum-packed potatoes after a double pasteurisation and storage at 25°C. *J. Appl. Bacteriol.*, **64**, 241–6.
Lung, A.J., Lin, C.-M., Kim, J.M., Marshall, M.R., Nordstedt, R., Thompson, N.P. and Wei, C.I. (2001) Destruction of *Escherichia coli* O157:H7 and *Salmonella enteritidis* in cow manure composting. *J. Food Prot.*, **64**, 1309–14.
Lynt, R.K., Kautter, D.A. and Read, R.B. (1975) Botulism in commercially canned foods. *J. Milk Food Technol.*, **38**, 546–50.
MacDonald, K.L., Spengler, R.F., Hatheway, C.L., Hargrett, N.T. and Cohen, M.L. (1985) Type A botulism from sautéed onions. *J. Am. Med. Assoc.*, **253**, 1275–8.
MacDonald, K.L., Cohen, M.L. and Blake, P.A. (1986) The changing epidemiology of adult botulism in the United States. *Am. J. Epidemiol.*, **124**, 794–9.
MAFF (Ministry of Agriculture, Fisheries and Food). (1998) *Code of Good Agricultural Practice for the Protection of Soil, October 1998*, UK.
Mahon, B.E., Pönkä, A., Hall, W., Komatsu, K., Beuchat, L., Shiflett, S., Siitonen, A., Cage, G., Lambert, M., Hayes, P., Bean, N., Griffin, P. and Slutsker, L. (1997). An international outbreak of *Salmonella* infections caused by alfalfa sprouts grown from contaminated seed, *J. Infect. Dis.*, **175**, 876–82.
Martin, D.L., Gustafson, T.L., Pelesi, J.W., Suarez, L. and Pierce, G.V. (1986) Contaminated produce—a common source for two outbreaks of *Shigella gastroenteritis*. *Am. J. Epidemiol.*, **124**, 299–305.
Masimango, N.T. and Kalengayi, M.M.R. (1982) Aflatoxins in foods and foodstuffs in Zaire, in *Proceedings of the International Symposium on Mycotoxins* (eds K. Naguib, D.L. Park, M.M. Naguib and A.E. Pohland) Cairo, Egypt, 1981, pp 431–5.
Masson, A. (1988) Microbiologie des legumes frais predecoupes (Microbiology of fresh ready cut vegetables). *Microbiol. Alim. Nutr.*, **6**,197–9.
Mayerhauser, C.M. (2001) Survival of enterohemorrhagic *Escherichia coli* O157:H7 in retail mustard. *J. Food Prot.*, **64**, 783–7.
Mazzotta, A. (2001) Heat resistance of *Listeria monocytogenes* in vegetables: evaluation of blanching processes. *J. Food Prot.*, **64**, 385–7.
Merson, M.H., Morris, G.K., Sack, D.A., Wells, J.E., Feeley, J.C., Sack, R.B., Creech, W.B., Zapikan, A.Z. and Gangarosa, E.J. (1976) Travelers' diarrhea in Mexico. *N. Engl. J. Med.*, **294**, 1299–305.
Michener, H.D., Boyle, F.P., Notter, G.K. and Guadagni, D.G. (1968) Microbiological deterioration of frozen parfried potatoes upon holding after thawing. *Appl. Microbiol.*, **16**, 759–61.
Michino, H., Araki, K., Minami, S., Takaya, S. and Sakai, N. (1996) Investigation of large-scale outbreak *Escherichia coli* O157:H7 infection among school children in Sakai City, 1996, in *Abstracts of the 32nd Joint Conference US-Japan Cooperative Medical Science Program, Cholera and Related Diarrheal Diseases Panel*, 1996, Nagasaki, Japan, pp. 84–9.
Michino, H., Araki, K., Minami, S., Takaya, S., Sakai, N., Miyazaki, M., Ono, A. and Yanagawa, H. (1999) Massive outbreak of *Escherichia coli* O157:H7 infection in school children in Sakai City, Japan, associated with consumption of white radish sprouts. *Am. J. Epidemiol.*, **150**, 787–96.
Miller, S.A. (1980) Susceptibility of lettuce cultivars to marginal leaf blight caused by *Pseudomonas marginalis*. *N.Z. J. Exp. Agric.*, 8, 169–71.
Mohle-Boetani, J.C., Farrar, J.A., Werner, S.B., Minassian, D., Bryant, R., Abbott, S., Slutsker, L. and Vugia, D.J. (2001) *Escherichia coli* O157 and *Salmonella* infections associated with sprouts in California. Ann. Intern. Med., **135**, 239–47.
Montville, R., Chen, Y. and Schaffner, D.W. (2001) Glove barriers to bacterial cross-contamination between hands to food. *J. Food Prot.*, **64**, 845–9.
Mundt, J.O. and Hammer, J.L. (1968) Lactobacilli on plants. *Appl. Microbiol.*, **16**, 1326–30.
Mundt, J.O., Anandam, E.J. and McCarty, I.E. (1966) Streptococceae in the atmosphere of plants processing vegetables for freezing. *Health Lab. Sci.*, **3**, 207–13.
Mundt, J.O., Graham, W.F. and McCarty, I.E. (1967) Spherical lactic acid-producing bacteria of southern-grown raw and processed vegetables. *Appl. Microbiol.*, **15**, 1303–8.
Munsch, M.H., Simard, R.E. and Girard, J.M. (1982) Effect of further treatments on the microflora of commercially washed stored carrots. *Can. Inst. Food Sci. Technol. J.*, **15**, 322–4.
Murphy, R.P. (1973) Microbiological contamination of dried vegetables. *Process. Biochem.*, **8**, 17–9.
NACMCF (National Advisory Committee on Microbiological Criteria for Foods). (1991) *Listeria monocytogenes*. Recommendations by the National Advisory Committee on Microbiological Criteria for Foods. *Int. J. Food Microbial.*, **14**, 185–246.
NACMCF (1998). Microbiological safety evaluations and recommendations on fresh produce. *Food Control.*, **10**, 321–47.
NACMCF (1999). Microbiological Safety Evaluations and Recommendations on Sprouted Seeds, Adopted May 28, 1999, US Food and Drug Administration.
Naimi, T.S., Wicklund, J.H., Olsen, S.J., Krause, G., Wells, J.G., Bartkus, J.M., Boxrud, D.J., Sullivan, M., Kassenborg, H., Besser, J.M., Mintz, E.D., Osterholm, M.T. and Hedberg, C.W. (2003) Concurrent outbreaks of *Shigella sonnei* and enterotoxigenic *Escherichia coli* infections associated with parsley: implications for surveillance and control of foodborne illness. *J. Food Prot.*, **66**, 535–41.
Natvig, E.E., Ingham, S.C., Ingham, B.H., Cooperbrand, L.R. and Roper, T.R. (2002) *Salmonella enterica* serovar Typhimurium and *Escherichia coli* contamination of root and leaf vegetables grown in soils with incorporated bovine manure. *Appl. Environ. Microbiol.*, **68**, 2737–44.

NFPA (National Food Processors Association), International Fresh-cut Produce Association, United Fresh Fruit and Vegetable Association. (2001) *Field Cored Lettuce Best Practices*, NFPA, Washington, DC.
Nguyen-the, C. and Carlin, F. (2000) Fresh and processed vegetables, in *The Microbiological Safety and Quality of Food* (eds B.M. Lund, T.C. Baird-Parker and G.W. Gould), Aspen Publishers, Gaithersburg, MD, pp. 620–84.
Nguyen-the, C. and Prunier, J.P. (1989) Involvement of pseudomonads in deterioration of 'ready-to-use' salads. *Int. J. Food Sci. Techno*l., **24**, 47–58.
Nichols, A.A., Davies, P.A., King, K.P., Winter, E.J. and Blackwall, F.L.C. (1971) Contamination of lettuce irrigated with sewage effluent. *J. Hortic. Sci.*, **46**, 425–33.
Nicholson, F.A., Hutchison, M.L., Smith, K.A., Keevil, C.W., Chambers, B.J. and Moore, A. (2000) *A Study on Farm Manure Applications to Agricultural Land and an Assessment of the Risks of Pathogen Transfer into the Food Chain*, MAFF.
Notermans, S.H.W. (1993) Control in fruits and vegetables, in *Costridium botulinum: Ecology and Control in Foods* (eds A.H.W. Hauschild and K.L. Dodds), Marcel Dekker, New York. NY, pp 233–60.
Notermans, S., Dufrenne, J. and Gerrits, J.P.G. (1989) Natural occurrence of *Clostridium botulinum* on fresh mushrooms (*Agaricus bisporus*). *J. Food Prot.*, **52**, 733–6.
Ohata, K.T., Tsuchiya, Y. and Shirata, A. (1979) Difference in kinds of pathogenic bacteria causing head rot of lettuce of different cropping trees. *Ann. Phytopathol. Soc. Jpn*, **45**, 333–8.
Okafor, N., Ijoma, B. and Oyulu, C. (1984) Studies on the microbiology of cassava retting for foo-foo production. *J. Appl. Bacteriol.*, **56**, 1–13.
Okereke, A., Beelman, R.B. and Doores, S. (1990) Control of spoilage of canned mushrooms inoculated with *Clostridium sporogenes* PA3679 spores by acid-blanching and EDTA. *J. Food Sci.*, **5**, 1331–3, 1337.
O'Mahony, M., Cowden, J., Smyth, B., *et al.* (1990) An outbreak of *Salmonella saint-paul* infection associated with beansprouts. *Epidemiol. Infect.*, **104**, 229–35.
Orillo, C.A., Sison, E.C., Luis, M. and Pederson, C.D. (1969) Fermentation of Philippine vegetable blends. *Appl. Microbiol.*, **17**, 10–3.
Otofuji, T., Tokiwa, H. and Takahashi, K. (1987) A food poisoning incident caused by *Clostridium botulinum* toxin A in Japan. *Epidemiol. Infect.*, **99**, 167–72.
Padgett, T., Han, I.Y. and Dawson, P.L. (1998) Incorporation of food-grade antimicrobial compounds into biodegradable packaging films. *J. Food Prot.*, **61**, 1330–5.
Pace, P.J. (1975) Bacteriological quality of delicatessen foods: are standards needed? *J. Milk Food Technol.*, **38**, 347–53.
Papavassiliou, J., Tzannetis, S., Leka, H. and Michopoulos, G. (1967) Coli-aerogenes bacteria on plants. *J. Appl. Bacteriol.*, **30**, 219–23.
Park, C.E., Akhtar, M. and Rayman, M.K. (1992) Nonspecific reactions of a commercial enzyme-linked immunosorbent assay kit (TECRA) for detection of staphylococcal enterotoxins in foods. *Appl. Environ. Microbiol.*, **58**, 2509–12.
Park, C.M., Hung, Y.C., Doyle, M.P., Ezeike, G.O.I. and Kim, C. (2001) Pathogen reduction and quality of lettuce treated with electrolyzed oxidizing and acidified chlorinated water. *J. Food Sci.*, **66**, 1368–72.
Patterson, J.E. and Woodburn, M.J. (1980) *Klebsiella* and other bacteria on alfalfa and bean sprouts at the retail level. *J. Food Sci.*, **45**, 492–5.
Pederson, C.S. (1979) *Microbiology of Food Fermentations*, 2nd edn, AVI, Westport, CT, USA.
Pederson, C.S. and Albury, M.N. (1969) The sauerkraut fermentation. New York Sta. Agric. Exp. Sta. Bull., 824.
Pederson, C.S. and Kelly, C.D. (1938) Development of pink color in sauerkraut. *Food Res.*, **3**, 583–8.
Pederson, CS., Niketic, G. and Albury, M.N. (1962) Fermentation of the Yugoslavian pickled cabbage. *Appl. Microbiol.*, **10**, 86–9.
Pendergrass, A. and Isenberg, F.M.R. (1974) The effect of relative humidity on the quality of stored cabbage. *Hortic. Sci.*, **9**, 226–7.
Petran, R.L., Zottola, E.A. and Gravini, R.B. (1988) Incidence of *Listeria monocytogenes* in market samples of fresh and frozen vegetables. *J. Food Sci.*, **53**, 1238–40.
Petran, R.L., Sperber, W.H. and Davis, A.B. (1995) *Clostridium botulinum* toxin formation in Romaine lettuce and shredded cabbage: effect of storage and packaging conditions. *J. Food Prot.*, **58**, 624–7.
Piernas, V. and Giraud, J.P. (1997) Disinfection of rice seeds prior to sprouting. *J. Food Sci.*, **62**, 611–5.
Pinner, R.W., Schuchat, A., Swaminathan, B., *et al.* (1992) Role of foods in sporadic listeriosis: II. Microbiologic and epidemiologic investigation. JAMA, **267**, 2046–50.
Pivnick, H., Chang, P.C. and Rioti, J.F. (1973) Botulism. *Quebec Epidemiol. Bull.* Health Welfare Can., **17**, 88.
Pohronezny, K., Larsen, P.O. and Leben, P.O. (1978) Observations on cucumber fruit invasion by *Pseudomonas lachrymans*. *Pl. Div. Reptr*, **62**, 306–9.
Pönkä, A., Andersson, Y., Siltonen, A., de Jong, B., Jahkola, M., Halkala, O., Kuhmonen, A. and Pakkala, P. (1995) *Salmonella* in alfalfa sprouts. *Lancet*, **345**, 462–3.
Portnoy, J.E., Goepfert, J.M. and Harmon, S.M. (1976) An outbreak of *Bacillus cereus* food poisoning resulting from contaminated vegetable sprouts. *Am. J. Epidemiol.*, **103**, 589–93.
Porto, E. and Eiroa, M.N.U. (2001) Occurrence of *Listeria monocytogenes* in vegetables. *Dairy Food Environ. Sanit.*, **21**, 282–6.
Proctor, M.E., Hamacher, M., Tortorello, M.L., Archer, J.R. and Davis, J.P. (2001) Multistate outbreak of *Salmonella* serovar Muenchen infections associated with alfalfa sprouts grown from seeds pretreated with calcium hypochlorite. *J. Clin. Microbiol.*, **39**, 3461–5.
Prokopowich, D. and Blank, G. (1991) Microbiological evaluation of vegetable sprouts and seeds. *J. Food Prot.*, **54**, 560–2.
Regez, P.F., Ifebe, A. and Mutinsumu, M.N. (1987) Microflora of traditional cassava foods during processing and storage: the cassava bread (Chikwangue) of Zaire. *Microbiol. Alim. Nutr.*, **5**, 303–11.

Roberts, D., Watson, G.N. and Gilbert, R.J. (1982) Contamination of food plants and plant products with bacteria of public health concern, in *Bacteria and Plants* (eds M.E. Rhodes-Roberts and F.A. Skinner), Academic Press, London, pp.169–95.
Robertson, L.J. and Gjerde (2001) Occurrence of parasites on fruits and vegetables in Norway. *J. Food Prot.*, **64**, 1793–8.
Rose, S.A. (1984) Studies of the microbiological status of prepacked delicatessen salads collected from retail chill cabinets. Campden Food Preservation Research Association, Technical Memorandum, No. 371.
Rosenblum, L.S., Mirkin, I.R., Allen, D.T., Safford, S. and Badler, S.C. (1990) A multifocal outbreak of hepatitis A traced to commercially distributed lettuce. *Am. J. Public Health*, **80**, 1075–9.
RCP (Royal Commission on Environmental Pollution). (1996) *Sustainable Use of Soil*, HMSO, ISBN 0-10-131652–6.
Ryall, A.L. and Lipton, W.J. (1979) *Handling Transportation and Storage of Vegetables. I. Vegetables and Melons*, AVI Publishing Inc., Westport, CT, USA.
Saddick, M.F., El-Sherbeeny, M.R. and Bryan, F.L. (1985) Microbiological profiles of Egyptian raw vegetables and salads. *J. Food Prot.*, **48**, 883.
Sagoo, S.K., Little, C.L. and Mitchell, R.T. (2001) The microbiological examination of ready-to-eat organic vegetables from retail establishments in the United Kingdom. *Lett. Appl. Microbiol.*, **33**, 434–9.
Sagoo, S.K., Little, C.L., Ward, L., Gillespie, I.A. and Mitchell, R.T. (2003) Microbiological study of ready-to-eat salad vegetables from retail establishments uncovers a national outbreak of salmonellosis. *J. Food Prot.*, **66**, 403–9.
Sanz, S., Gimenez, M., Olarte, C., Lomas, C. and Portu, J. (2002) Effectiveness on chlorine washing disinfection and effects on the appearance of artichoke and borage. *J. Appl. Microbiol.*, **93**, 986–93.
Satchell, F.B., Stephenson, P., Andrews, W.H., Estela, L. and Allen, G. (1990) The survival of *Shigella sonnei* in shredded cabbage. *J. Food Prot.*, **53**, 558–62, 624.
Schlech, W.F., III, Lavigne, P.M., Bortulussi, R.A., *et al.* (1983) Epidemic listeriosis—evidence for transmission by food. *N. Engl. J. Med.*, **308**, 203–6.
Seals, J.E., Snyder, J.D., Edell, TA., Hatheway, CL., Johnson, C.J. and Hughes, J.M. (1981) Restaurant-associated type A botulism: transmission by potato salad. *Am. J. Epidemiol.*, **113**, 436–44.
Seattle-King County Department of Public Health. (1984) Surveillance of the flow of *Salmonella* and *Camplylobacter* in a community, FDA Bureau of Veterinary Medicine, Washington DC.
Segall, R.H. and Dow, A.T. (1973) Effects of bacterial contamination and refrigerated storage on bacterial soft rot of potatoes. *Pl. Dis. Reptr.*, **57**, 896–9.
Sewell, A.M. and Farber, J.M. (2001) A review: foodborne outbreaks in Canada linked to produce. *J. Food Prot.*, **64**, 1863–77.
Seymour, I.J. and Appleton, H. (2001) A review: foodborne viruses and fresh produce. *J. Appl. Microbiol.*, **91**, 759–73.
Sheneman, J. (1973) Survey of aerobic mesophilic bacteria in dehydrated onion products. *J. Food Sci.*, **38**, 206–9.
Sivapalasisngam, S. and Friedman, C.R. (2001) Sprouts, salads ciders: the growing challenge of fresh produce-associated food-borne infections. In *8th Annual Meeting of the Univ. of Georgia Center for Food Safety*, March 6–7, 2001, Atlanta, GA.
Sizmur, K. and Walker, C.W. (1988) *Listeria* in prepacked salads. Lancet, **i**(8595), 1167.
Sly, T. and Ross, E. (1982) Chinese foods: relationship between hygiene and bacterial flora. *J. Food Prot.*, **45**, 115–8.
Smittle, R.B. (2000) Microbiological safety of mayonnaise, salad dressings and sauces in the United States: a review. *J. Food Prot.*, **63**, 1144–53.
Solomon, H.M. and Kautter, D.A. (1986) Growth and toxin production by *Clostridium botulinum* in sautéed onions. *J. Food Prot.*, **49**, 618–20.
Solomon, H.M. and Kautter, D.A. (1988) Outgrowth and toxin production by *Clostridium botulinum* in bottled chopped garlic. *J. Food Prot.*, **51**, 862–5.
Solomon, H.M., Kautter, D.A., Lilly, T. and Rhodehamel, E.J. (1990) Outgrowth of *Clostridium botulinum* in shredded cabbage at room temperature under a modified atmosphere. *J. Food Prot.*, **53**, 831–3, 845.
Solomon, E.B., Potenski, C.J. and Matthews, K.R. (2002) Effect of irrigation method on transmission to and persistance of *Escherichia coli* O157:H7 on lettuce. *J. Food Prot.*, **65**, 673–6.
Splittstoesser, D.F. (1970) Predominant microorganisms on raw plant foods. *J. Milk Food Technol.*, **33**, 500–5.
Splittstoesser, D.F. (1983) Indicator organisms on frozen blanched vegetables. *Food Technol.*, **37**(6), 105–6.
Splittstoesser, D.F. and Corlett, D.A., Jr. (1980) Aerobic plate counts of frozen blanched vegetables processed in the United States. *J. Food Prot.*, **43**, 717–9.
Splittstoesser, D.F. and Segen, B. (1970) Examination of frozen vegetables for *Salmonella. J. Milk Food Technol.*, **33**, 111–3.
Splittstoesser, D.F., Wettergreen, W.P. and Pederson, C.S. (1961) Control of microorganisms during preparation of vegetables for freezing. *Food Technol.*, **15**, 332–4.
Splittstoesser, D.F., Hervey, G.F.R., II and Wettergreen, W.P. (1965) Contamination of frozen vegetables by coagulase-positive staphylococci. *J. Milk Food Technol.*, **28**, 149–51.
Splittstoesser, D.F., Groll, M., Downing, D.L. and Kaminski, J. (1977) Viable counts versus the incidence of machinery mold (*Geotrichum*) on processed fruits and vegetables. *J. Milk Food. Technol.*, **40**, 402–5.
Splittstoesser, D.F., Queale, D.T. and Andaloro, B.W. (1983) The microbiology of vegetable sprouts during commercial production, *J. Food Saf.*, **5**, 79–86.
Stamer, J.R., Hrazdina, G. and Stoyla, B.O. (1973) Induction of red color formation in cabbage juice by *Lactobacillus brevis* and its relationship to pink sauerkraut. *Appl. Microbiol.*, **26**, 161–6.
Steinbruegge, E.G. Maxcy, R.B. and Liewen, M.B. (1988) Fate of *Listeria monocytogenes* on ready-to-serve lettuce. *J. Food Prot.*, **51**, 596–9.
Steinkraus, K.H. (ed) (1983) *Handbook of Indigenous Fermented Foods, volume 9*, Microbiology Series, Marcel Dekker Inc. New York.
Steinkraus, K.H. (1989a) Industrialization of gari fermentation, in *Industrialization of Indigenous Fermented Foods* (ed. K.H.

Steinkraus), Marcel Dekker Inc., pp. 208–20.
Steinkraus, K.H. (1989b) Tapai processing in Malaysia: a technology in transition, in *Industrialization of Indigenous Fermented Foods*, (ed. K.H. Steinkraus), Marcel Dekker Inc., pp. 169–90.
St. Louis, M.E., Peck, S.H.S., Bowering, D., *et al.* (1988) Botulism from chopped garlic: delayed recognition of a major outbreak. *Ann. Intern. Med.*, **108**, 363–8.
Stewart, D.S., Reineke, K.F., Ulaszek, J.M. and Tortorello, M.L. (2001) Growth of *Salmonella* during sprouting of alfalfa seeds associated with salmonellosis outbreaks. *J. Food Protect.*, **64**, 618–22.
Su, J.-M. and Lee, H.C. (1987) Studies on microbial contamination of fresh mushroom during postharvest handling and processing. *Food Sci. China*, **14**, 95–104.
Sugiyama, H. and Rutledge, K.S. (1978) Failure of *Clostridium botulinum* to grow in fresh mushrooms packaged in plastic film overwraps with holes. *J. Food Prot.*, **41**, 348–50.
Sugiyama, H. and Yang, K.H. (1975) Growth potential of *Clostridium botulinum* in fresh mushrooms packaged in semipermeable plastic film. *Appl. Microbiol.*, **30**, 964–69.
Surkiewicz, B.F., Groomes, R.J. and Padron, A.P. (1967) Bacteriological survey of the frozen prepared foods industry. III. Potato products. *Appl. Microbiol.*, **15**, 1324–31.
Swanson, K.M.J. (1987) Growth of *E. coli*, *Salmonella*, and *Staph. aureus* on fresh broccoli and cauliflower, personal communication.
Swanson, K.M.J. (1990) Microbial counts on fresh vegetables prior to processing, personal communication.
Tajiri, T. (1979a) Studies on production and keeping quality of bean sprouts. Effect of storage temperature and its fluctuation on keeping quality of mung bean sprouts. *J. Jpn. Soc. Food Sci. Technol.*, **26**, 18–24.
Tajiri, T. (1979b) Studies on production and keeping quality of bean sprouts, II. Effect of packaging materials and storage temperatures on the keeping quality of mung bean sprouts. *J. Jpn. Soc. Food Sci. Technol.*, **26**, 542–6.
Takeuchi, K. and Frank, J.F. (2001) Quantitative determination of the role of lettuce leaf structures in protecting *Escherichia coli* O157:H7 from chlorine disinfection. *J. Food Prot.*, **64**, 147–51.
Tamminga, S.K., Beumer, R.R., Kiejbets, M.J.H. and Kampelmacher, E.H. (1978a) Microbial spoilage and development of food poisoning bacteria in peeled completely or partly cooked vacuum packaged potatoes. *Arch. Litbensmittelhyg.*, **29**, 215–9.
Tamminga, S.K., Beumer, R.R. and Kampelmacher, E.H. (1978b) The hygienic quality of vegetables grown in or imported into the Netherlands: a tentative survey. *J. Hyg. (Cambridge)*, **80**, 143–54.
Taormina, P.J. and Beuchat, L.R. (1999) Comparisons of chemical treatments to eliminate enterohaemorrhagic *Escherichia coli* O157:H7 from alfalfa seeds. *J. Food Protect.*, 62, 318–24.
Taormina, P.J., Beuchat, L.R. and Slutsker, L. (1999) Infections associated with eating seed sprouts: an international concern. *Emerg. Infect. Dis.*, **5**, 626–34.
Tauxe, R.V. (1997) Does organic gardening foster foodborne pathogens? *J. Am. Med. Assoc.*, **277**(21), 1680.
Tauxe, R., Kruse, H., Hedberg, C., Potter, M., Madden, J. and Wachsmuth, K. (1997) Microbial hazards and emerging issues associated with produce. A preliminary report to the National Advisory Committee on Microbiological Criteria for Foods. *J. Food Prot.*, **60**, 1400.
Terranova, W., Bremen, R.R., Locey, R.P. and Speck, S. (1978) Botulism type B: epidemiological aspects of an extensive outbreak. *Am. J. Epidemiol.*, **108**, 150–6.
Terry, R.C. and Overcast, W.W. (1976) A microbiological profile of commercially prepared salads. *J. Food Sci.*, **41**, 211–3.
Thunberg, R.L., Tran, T.T., Bennett, R.W., Matthews, R.N. and Belay, N. (2002) Microbial evaluation of selected fresh produce obtained at retail markets. *J. Food Prot.*, **65**, 677–82.
Thurston-Enriquez, J.A., Watt, P., Dowd, S.E., Enriquez, R., Pepper, I.L. and Gerba, C.P. (2002) Detection of protozoan parasites and microsporidia in irrigation waters used for crop protection. *J. Food Prot.*, **65**, 378–82.
Todd, E.C.D., Pivnick, H., Chang, P.C., Sharpe, A.N., Park, C. and Riou, J. (1974) *Clostridium botulinum* in commercially marinated mushrooms. *Can. J. Public Health*, **65**, 63–4.
Tsuchiya, Y., Ohata, K., Iemura, H., Sanematsu,T., Shirata, A. and Fujii, H. (1979) Identification of causal bacteria of head rot of lettuce. *Bull. Natl Inst. Agric. Sci. C.*, **33**, 77–99.
U.S. Department of Health and Human Services (2002) Food and Drug Administration. Code of Federal Regulations. Thermally Processed Low-Acid Foods Packaged in Hermetically Sealed Containers and Acidified Foods, 21 CFR 113 and 114. US Gov. Print. Off., Washington DC, USA.
Van Beneden, C.A. (1996) A prolonged multistate outbreak of *Salmonella newport* infections—sprouts from a health food gone bad, in *Abst. Epidemic Intelligence Service 45th Annu. Conf.*, April 22–26, CDC, Atlanta, GA.
Vaughn, R.H. (1951) The microbiology of dehydrated vegetables. *Food Res.*, **16**, 429–38.
Vaughn, R.H. (1970) Incidence of various groups of bacteria in dehydrated onions and garlic. *Food Technol.*, **24**, 189–91.
Vaughn, R.H. (1985) The microbiology of vegetable fermentations, in *Microbiology of Fermented Foods, volume 1* (ed B.J.B. Wood), Elsevier Applied Science, London, pp. 49–109.
Vijaykumar, C. and Wolf-Hall, C.E. 2002. Evaluation of household sanitizers for reducing levels of *Escherichia coli* O157:H7 on iceberg lettuce. *J. Food. Prot.*, **65**,1646–50.
Wachtel, M.R., Whitehand, L.C. and Mandrell, R.E. (2002) Prevalence of *Escherichia coli* associated with a cabbage crop inadvertently irrigated with partially treated sewage wastewater. *J. Food Prot.*, **65**, 471–5.
Wang, G., Zhoa, R. and Doyle, M.P. (1996) Fate of enterohemorrhagic *Escherichia coli* O157:H7 in bovine feces. *Appl. Environ. Microbiol.*, **62**, 2567–70.
Watanabe, Y. and Ozasa, K. (1997) An epidemiological study on an outbreak of *Escherichia coli* O157:H7 infection. *Rinsho Byori.*, **45**, 869–74.
Webb, T.A. and Mundt, J.O. (1978) Moulds on vegetables at the time of harvest. *Appl. Environ. Microbiol.*, **35**, 655–8.

Weissinger, W.R. and Beuchat, L.R. (2000) Comparison of chemical treatments to eliminate *Salmonella* on alfalfa seeds. *J. Food Prot.*, **63**, 1475–82.
Weissinger, W.R., McWatters, K.H. and Beuchat, L.R. (2001) Evaluation of volatile chemical treatments for lethality to *Salmonella* on alfalfa seeds and sprouts. *J. Food Prot.*, **64**, 442–50.
White, A. and White, H.R. (1962) Some aspects of the microbiology of frozen peas. *J. Appl. Bacteriol.*, **25**, 62–71.
WHO (1995) Control of foodborne trematode infections, WHO Technical Report Series 849, Geneva, Switzerland.
Wiles, A.B. and Walker, J.C. (1951) The relation of *Pseudomonas lachrymans* to cucumber fruits and seeds. *Phytopathology*, **41**, 1059–64.
Winthrop, K.I., Palumbo, M.S., Farrar, J.A., Mohle-Boetani, J.C., Abbott, S., Beatty, M.E., Inami, G. and Werner, S.B. (2003) Alfalfa sprouts and *Salmonella* Kottbus infection: a multistate outbreak following inadequate seed disinfection with heat and chlorine. *J. Food. Prot.* **66**, 13–7.
Wu, C.M., Koehler, P.E. and Ayres, J.C. (1972) Isolation and identification of xanthotoxin (8-methoxypsoralen) and bergapten (5-methoxypsoralen) from celery infected with *Sclerotinia sclerotiorum*. *Appl. Microbiol.*, **23**, 852–6.
Wu, F.M., Beuchat, L.R., Doyle, M.P., Garrett, V., Wells, J.G. and Swaminathan, B. (2002) Fate of *Escherichia coli* O157:H7 in coleslaw during storage. *J. Food Prot.*, **65**, 845–7.
Xu, L. (1999) Use of ozone to improve the safety of fresh fruits and vegetables. *Food Technol.* **53**, 58–62.
Zhang, S. and Farber, J.M. (1996) The effects of various disinfectants against *Listeria monocytogenes* on fresh-cut vegetables. *Food Microbiol.*, **13**, 311–21.

第 6 章
果実および果実製品

CHAPTER 6
Fruits and fruit products

I　はじめに

A　定義

「果実」は一般論として，「種子を生じる植物の一部」であると定義される。このような定義には柑橘類などの真果，リンゴ，ナシなどの偽果，およびベリー類などの複果などがある。定義として，トマト，オリーブ，赤唐辛子，唐辛子，ナス，オクラ，エンドウ豆，豆，カボチャおよびキュウリやメロンなどのウリ類などが挙げられるが，料理用の場合，これらの果実の多くは野菜に分類される。本章では，トマト，オリーブ，キュウリおよびメロンは果実であると考えるが，ナス，オクラ，エンドウ豆，豆，カボチャ，赤唐辛子，唐辛子は野菜または香辛料であると考える。

B　重要な特性

ほとんどの果実は有機酸が高く，pH は低い（Table 6.1）。しかし，メロンやドリアン（*Durio* spp.）などの一部の熱帯果実類の pH はほぼ中性である。かんきつ類の果実やベリー類の主要な酸はクエン酸，ナシ状果や核果（石果）ではリンゴ酸，およびブドウやカランボラ（スターフルーツ，ゴレンシ）では酒石酸およびリンゴ酸である。ほとんどの果実について，pH 値を解釈する上では注意を払わなければならない。通常，無傷の果実を均質化し，圧搾された汁や果肉の pH を測定することで，果実の pH 値を決定する。しかし，これは微生物が無傷の果実を侵す際に接する微小環境ではない。例えば，無傷のオレンジでは，酸性果汁は砂嚢内で維持され，pH 値がほぼ中性である周囲組織から離れている。多くの果実での酸性度についての従来の解釈は，リンゴ，トマト，オレンジによる最近の研究で修正されており，そのことは，無傷または損傷を受けた果実内における病原性

Table 6.1　新鮮果実の pH 値[a]

Fruit	pH range	Fruit	pH range
Apple	2.9–3.9	Mango	3.8–4.7
Apricot	3.3–4.4	Olive	3.6–3.8
Banana	4.5–4.7	Orange	3.0–4.0
Blackberry	3.0–4.2	Passionfruit	1.9–2.2
Blueberry	3.2–3.4	Peach	3.3–4.2
Cantaloupe	6.2–6.5	Pear	3.4–4.7
Cherry	3.2–4.0	Pineapple	3.4–3.7
Cranberry	2.5–2.7	Plum	3.2–4.0
Fig	4.6–5.0	Raspberry	2.9–3.5
Grape	3.0–4.5	Squash	5.0–5.4
Grapefruit	2.9–3.4	Strawberry	3.0–3.9
Honeydew	6.3–6.7	Tomato	4.0–4.5
Lemon	2.2–2.6	Watermelon	5.2–5.6
Lime	2.3–2.4		

[a]Adapted from Beuchat (1978), Splittstoesser (1987), CRC (1990) and Brackett (1997).

腸内細菌の発育を証明している（Asplund & Nurmi, 1991 ; Wei *et al.*, 1995 ; Janisiewicz *et al.*, 1999a ; Dingman, 2000 ; Liao & Sapers, 2000）。

果実は，成熟中の呼吸パターンによって，クライマクテリック（climacteric）型果実と非クライマクテリック型果実の2種類に分類される。クライマクテリック型果実は中等度の呼吸を示す果実で，クライマクテリック期中にピークに達する。クライマクテリック型果実は，成熟開始（1週間）後の寿命は短く，総収穫後の寿命は中期（数日から数週間）である。クライマクテリック型果実には非常に重要な収穫成熟度があり，クライマクテリックの呼吸ピーク後，損傷や微生物感染に対して影響を受けやすい。例として，イチゴ，ブドウ，ライチなどが挙げられる。非クライマクテリック型果実の呼吸率は低度から中程度であり，保存期間は短期から中期である。成熟しているが未熟な果実を収穫する場合，成熟が遅れると，可食期間が長くなる可能性がある。例として，バナナ，パパイヤ，アボカドなどが挙げられる（ASEAN-COFAF, 1984）。

果実はビタミンCの主な源として栄養価が高い。一部の果実では，カリウム，カルシウム，マグネシウムの量は有用であり，ビタミンA，チアミンおよびナイアシンの含有容量が高い（Holland *et al.*, 1992）。

C　加工法

ほとんどの場合，果実のpHは低いため，細菌よりも真菌（および酵母）による損傷を受けやすい。また，このようにpHが低いため，ほとんどの果実製品を微生物学的に安定させるためには低温殺菌のみ必要である。オリーブ，キュウリ，メロンおよび一部の種類のトマトなどは例外である。熱帯条件下で調理された果実製品の場合，低温殺菌だけでは不十分である。

果実は，缶詰，冷凍，天日乾燥，あるいは，凝縮・脱水または塩や糖の添加を通じて水分活性を低下させることによる脱水などの加工を受ける。加工中に，トマトのpHは，酸を加えて4.5以下まで減少させるが，オリーブ，赤唐辛子，キュウリおよびドリアンは，微生物学的に安定した食品を製造するために，塩漬けにするか，あるいは乳酸菌で発酵させる。これは，腐敗・変敗を遅らせるための低酸性缶詰加工を必要としない。

D　最終製品の種類

生鮮果実は，最小限の加工および包装後に販売されるのが一般的であり，冷蔵あるいは冷凍されることもある。生鮮果実の共通した加工段階には洗浄，浸漬，ワックス加工，カビに対する保存料を含浸させた紙での包装などがある。一部の国では，リンゴなど特定の果実は冷蔵あるいはCA貯蔵（controlled atmosphere storage）下で数カ月間保存され，その後生鮮食品として販売される。あらかじめ皮をむいてスライスした，あるいは調理され包装された生鮮果実が小売店でますます販売されるようになってきている。

また，果実は缶詰食品，冷凍食品，あるいは乾燥果実として販売されることがある。防腐剤を加えて包装されたウェットタイプの乾燥果実は人気が高くなっている。さらに，乾燥果実は，菓子バー，ビスケット，チョコレート，パン，ミューズリーおよびその他シリアル食品など種々の食品で用いられる。通常，これら食品の微生物学は，未加工の乾燥果実の微生物学とほとんど相違がないため，ここではこれ以上言及しない。

刻んだ生鮮果実，冷凍果実，あるいは缶詰果実などはフルーツサラダや関連食品として販売されるか，あるいはヨーグルトなど乳製品に入れられる。

トマトは，果汁として，また，丸ごとのままか，皮をむくか，さいの目に切り，場合によっては果汁を加えた果実として，あるいは濃縮したピューレやペーストまたはスープとして缶詰にされる。また，丸ごとあるいは半分の果実として，あるいはパウダーとして乾燥される。酢で保存されたトマトソース（ケチャップ）などの製品かチリソースの形として配合される。みじん切りのトマトや様々な野菜からなる缶詰サルサ食品も普及している。

核果（桃など）はグルコース・シロップをかけ，一部分を乾燥させて砂糖菓子を作ることがある。

Ⅱ　初期のミクロフローラ（生鮮果実）

果実の初期ミクロフローラは圃場，および収穫機器や輸送設備に由来する。圃場でのミクロフローラの起源には土壌，昆虫，空気，トリ，動物および果実浸出物などがある。土壌は耐熱真菌性子嚢胞子，特に *Byssochlamys* 類の主な源である。昆虫は様々な微生物を運び，また，果実に穴を開けたり傷めたりする微生物種は，腐敗・変敗微生物の重要な媒介物である。例えば，刺す虫（piercing insects）は酵母や *Aspergillus flavus* などのその他の真菌によるイチジクの汚染に関与している。昆虫はヒト腸内細菌が果実へ伝播する潜在的な経路である（Janisiewicz *et al.*, 1999a, b）。火傷病などの植物病原体は，雨水の流出によりナシやリンゴの木に広まる可能性がある（van der Zwet & van Buskirk, 1984）。灌漑用水はサルモネラ属菌などの腸内細菌を含む微生物の重要な原因である。果実浸出物は酵母，特に *Rhodotorula* spp. などの色素性担子菌酵母に栄養を与える。一部の果実の菌類病原体（*Lasiodiplodia theobromae* など）は木の全体に存在し，茎から生育中の果実に侵入する（Johnson *et al.*, 1991, 1992）。作物の損失や「市場病（market disease）」をもたらす植物病原体は，植物に侵入する様々な手段を展開させる。一例として，*Pseudomonas syringae* および *Ps. solanacearum* の2種はトマトに感染するが，それぞれ，間質および根から侵入する（Getz *et al.*, 1983；Vasse *et al.*, 1995）。

微生物は，主に無傷で健康な果実の表面にのみ存在するが，低レベルのグラム陰性細菌，特に *Pseudomonas*, *Xanthomonas*, *Enterobacter* および *Corynebacterium* の各菌種はごく普通に果実の内部から分離されることもある。細菌の発生頻度や発生場所は果実や成熟段階で異なり，内部共生細菌の発生頻度はトマトおよびキュウリで高く，メロンやバナナでは中程度であり，柑橘類の果実，ブドウ，モモ，オリーブでは低い（Samish *et al.*, 1961, 1962；Samish & Etinger-Tulezynska, 1963）。

熱帯果実類には微生物が多数存在することがある。圃場，スーパーマーケットおよび生鮮市場から収集されたマンゴーの総平板菌数は10^4～10^6cfu/gであり，酵母およびカビの菌数は10^3～10^4 cfu/gであると報告された（Anonymous, 1999a）。

Ⅲ　一次加工

A　加工処理の微生物への影響

通常，果実の収穫，洗浄，選別，包装および初期保存の加工は，初期ミクロフローラにほとんど影響を及ぼさない。真菌負荷や感染の縮小を目的とした，長期間用いられている技術の例として，ワックス加工，ベノミル剤，チアベンダゾール，またはオルトフェニルフェノールナトリウム（sodium *o*-phenylphenate；SOPP）などの殺菌剤・防カビ剤を含有する温水（40～50℃）への浸漬，および200ppmの塩素での洗浄などが挙げられる。浸漬後，果実はビフェニルなどの防カビ剤を含浸させた紙に個々に包まれるか，個々の果実が衝突しないトレイに包装される。微生物による食品安全が懸念される生鮮食品の増加とともに，微生物数減少のための乾式または湿式洗浄処理の認識への関心が高まっている。これには，リン酸三ナトリウム，過酸化水素，ペルオキシ酢酸，二酸化塩素，酸性次亜塩素酸ナトリウムなどの多種類の殺菌剤の評価（Zhuang & Beuchat, 1996；Pao & Brown, 1998；Buchanan *et al.*, 1999；Park & Beuchat, 1999；Sapers *et al.*, 1999；Liao & Sapers, 2000；Pao *et al.*, 2000；Wisniewsky *et al.*, 2000；Du *et al.*, 2002）や，新規の抗菌保護塗装（コーティング）の評価（Zhuang *et al.*, 1996；McGuire & Hagenmaier, 2001）が含まれる。このような処理の効果には限界があり，概して，微生物の減少は1～3logにとどまる。

このような一次加工は効果的に腐敗・変敗を遅らせるが，一部の果実を傷めることもあるため，感染や最終的な腐敗・変敗を促進させる可能性がある。フルーミング，洗浄，およびハイドロクーリングなどの作業中，微生物の内在化に対する果実の水への浸漬の影響については，腐敗・変敗とヒト病原体の伝播に関して広汎に研究されている。ウォームフルーツ（warm fruit）を冷水に浸漬させると圧力差が生じ，水が吸収される。果実が十分な深さの水に浸漬された場合，同様の圧力差が生じる。このことは多くの果実により実験的に確認されている。この水の内部への移動は実験的に，リンゴ，ナシおよびトマトにおける腐敗・変敗性細菌および真菌の取り込みと関連があり（Segall *et al.*, 1977；Bartz & Showalter, 1981；Bartz, 1982；Sugar & Spotts, 1993；Bartz, 1999），リンゴの褐色心腐れ病の因子として特定されている。また，無傷の果実への腸管系病原菌の侵入は，リンゴ，トマト，オレンジ，グレープフルーツ，マンゴーおよびカンタロープ・メロンで実験的に示されている（Buchanan *et al.*, 1999；Burnett *et al.*, 2000；Walderhaug *et al.*, 2000）。

B　腐敗・変敗

細菌，酵母およびカビは生鮮品の収穫後腐敗・変敗の15％程度を占める。したがって，微生物にによる腐敗・変敗は，果実の販売網全体の重大な経済損失を意味する（Brackett, 1994）。果実の腐敗・変敗は，悪変が明らかになった場所と時間により分類されることがある。収穫前あるいは圃場での腐敗・変敗は果実が収穫される前に起こる悪変のことであるが，収穫後に起こる悪変を収穫後腐敗・変敗ということがある。しかし，収穫前および収穫後に一部の微生物により腐敗・変敗が生じることがあり，収穫後に明らかになる微生物学的問題は収穫前に生じたものである（Wiley, 1994）。前記に含まれる腐敗・変敗状態を市場病と呼び，明白な条件の特徴にちなんで付けられたもので通常，微生物によるものではない。例えば，黒腐病の原因は，オレンジでは *Alternaria citri*，イチジクでは *Asp. niger*，トマトおよびメロンでは *Alt. alternata* である。

重要な細菌による市場病（特に *Erwinia carotovora* によって起こる細菌性軟腐病）の原因はいくつかあるが，自然に酸が存在するため，果実の低い pH により細菌の増殖が抑制される場合がある。したがって，真菌（酵母およびカビ）は多くの果実では優勢な微生物であり，腐敗・変敗と無害の種類を含む。共通の属には，*Aspergillus*，*Penicillium*，*Mucor*，*Alternaria*，*Cladosporium* および *Botrytis* spp. がある（Brackett, 1994）。概して，真菌は果実の腐敗・変敗の原因であるが，果実から分離された真菌は必ずしも腐敗・変敗菌ではない。

果実に発生する酵母は均等に ascosporogeneous 種と不完全種に分かれる。*Saccharomyces*，*Hanseniaspora*，*Pichia*，*Kloeckera*，*Candida* および *Rhodotorula* は最も一般的な属である（Splittstoesser, 1987）。果実に付着する酵母の菌数は平均で 38,000〜680,000 cfu/g と多く，ブドウから分離され，損傷した，または不完全な果実の菌数は 10^7 cfu/g 程度である。対照的に，傷んでいないリンゴの酵母は約 1,000 個/g にすぎない（Brackett, 1994）。

果実における防御機序は，ほぼすべての真菌に対して非常に効果的であると考えられる。特定の果実の種類に侵入可能であり，深刻な損失をもたらす属や種は比較的少数にすぎない。真菌の中には，病原体が高度に特殊化したものがあり，１〜２種類の果実のみを攻撃する。その他の真菌には果実の組織に侵入する総合能力がある。生鮮果実で検出される一般的な腐敗・変敗真菌の一覧を Table 6.2 に示す。果実の最も重大な真菌性の病害については果実別に以下の項目で詳述する。

果実の腐敗・変敗は明確であり，安全性とは別であると考えられるが，細菌性軟腐病による生鮮果実および野菜のサルモネラ属菌汚染と明らかに関連があることが認められている（Wells & Butterfield, 1997）。リンゴにおける大腸菌 O157 : H7 の生存および増殖は，植物性病原菌，物的損傷，あるいは昆虫による傷により拡大すると考えられるが（Janisiewicz *et al*., 1999a ; Dingman, 2000 ; Riordan *et al*., 2000），リンゴの収穫後の腐敗・変敗の防止により大腸菌 O157 : H7 の増殖を防ぐことができる（Janisiewicz *et al*., 1999a）。

柑橘類の果実

世界中に共通する柑橘類の果実の腐敗・変敗の原因は *Penicillium italicum* および *Pen. digitatum* であり，それぞれ青カビ病および緑カビ病と呼ぶ。感染は収穫後，どの段階でも起こる。当初に表皮組織の損傷があり，最新のバルクハンドリングシステム（bulk handling system）で起こりやすい。腐敗・変敗は接触により果実から果実へ拡がる（Snowdon, 1990）。

Table 6.2 新鮮果実を腐敗・変敗させる一般的真菌[a]

Fruit	Fungus	Spoilage
Citrus	*Penicillium digitatum*	Green rot
Oranges, lemons	*Penicillium italicum*	Blue rot
	Alternaria citri	Stem end, black rot
	Geotrichum candidum	Sour rot
	Penicillium ulaiense	Whisker mould
Pome fruits		
Apples, pears	*Penicillium expansum*	Blue rot
	Penicillium solitum	Blue rot
	Phlyctema vagabanda	Bulls eye rot
	Rhizopus stolonifer	Transit rot
Stone fruits		
Peaches, apricots	*Alternaria* sp.	Black to brown spots
Cherries, plums	*Monilinia fructicola*	Brown rot
Nectarines	*Rhizopus stolonifer*	Transit rot
	Trichothecium sp.	Pink rot
Bananas	*Lasiodiplodia theobromae*	Cushion rot
	Colletotrichum sp.	Crown rot
	Nigrospora oryzae	Squirter rot
	Fusarium semitectum	Soft rot
Figs	*Aspergillus niger*	Black rot
	Fusarium spp.	Soft rot
	Hanseniaspora uvarum	Souring
Tropical fruits	*Lasiodiplodia theobromae*	Stem end rot
Avocadoes	*Colletotrichum* spp.	Anthracnose
Mangoes	*Phomopsis* sp.	Stem end rot
Papayas	*Diplodia* sp.	Stem end rot
Soft fruits	*Botrytis cinerea*	Grey rot
Strawberries	*Rhizopus stolonifer*	Leaking rot
Raspberries	*Mucor piriformis*	Leaking rot
	Phytophthora cacotorum	Leather rot
Grapes	*Botrytis cinerea*	Grey rot
Pineapples	*Fusarium* sp.	Brown rot
	Penicillium sp.	Brown rot
Tomatoes	*Alternaria alternata*	Black rot
	Rhizopus stolonifer	Watery rot
	Geotrichum candidum	Sour rot
Melons	*Colletotrichum lagenarium*	Anthracnose
	Alternaria alternata	Black rot

[a]From Hall and Scott (1977), Beuchat, 1978, Ryall and Pentzer (1982), Splittstoesser (1987), and Snowdon (1991).

レモンおよびライムでは，*Geotrichum candidum* は白カビ病（その後，クリーム状で粘液性のある表面への増殖に発展する腐敗・変敗の白く柔らかな部分）を引き起こす（Butler *et al.*, 1965 ; Morris, 1982 ; Snowdon, 1990）。通常，感染は長期および高温保管後に過熟した果実で起こる。オレンジの黒腐病（black centre rot）は *Alt. citri* により起こるが，果実内部の黒色化であると考えられる。

Penicillium ulaiense は最近同定された柑橘類の病原体である。*Pen. italicum* と密接に関連があり，この種はカリフォルニア州などの地域で損失を引き起こしたが，*Pen. italicum* の防カビ管理は効果があった（Holmes *et al.*, 1993, 1994）。まれで，通常それほど深刻ではない柑橘類の腐敗・変敗は，種々の真菌により発生する（Table 6.3）。

Table 6.3 新鮮果実を腐敗・変敗させるその他の真菌[a]

Fruit	Fungus	Spoilage
Citrus	*Aspergillus niger*	Black rot
Oranges, lemons	*Botrytis cinerea*	Grey mould rot
	Diaporthe sp.	Stem end rot
	Sclerotinia spp.	Cottony rot
	Septoria sp.	Septoria rot
	Trichoderma sp.	Cocoa-brown rot
	Fusarium sp.	Brown rot
	Phytophthora sp.	Brown rot
	Diplodia sp.	Stem end rot
	Phomopsis sp.	Stem end rot
Pome fruits		
Apples, pears	*Botrytis cinerea*	Grey mould rot
	Phytophthora sp.	Brown rot
	Venturia sp.	Black spot
	Physalospora obtusa	Black rot
	Alternaria sp.	Black to brown spots
Stone fruits		
Peaches, apricots	*Cladosporium herbarum*	Grey black rot
Cherries, plums	*Diplodia* sp.	Watery, tan rot
Nectarines	*Geotrichum candidum*	Sour rot
	Aspergillus niger	Black rots
	Botrytis cinerea	Grey rot
	Penicillium expansum	Blue rot
	Monilinia fructicola	Brown rot
Figs	*Alternaria* spp.	Brown to black spot
	Botrytis cinerea	Grey mould rot
	Penicillium spp.	Blue mould
	Kloeckera apiculata	Souring
Tropical fruits	*Lasiodiplodia theobromae*	Stem end rot
Avocadoes	*Colletotrichum* spp.	Anthracnose
Mangoes	*Phomopsis* sp.	Stem end rot
Papayas	*Diplodia* sp.	Stem end rot
Soft fruits	*Cladosporium* spp.	Grey black rot
Strawberries	*Sclerotinia* spp.	Watery white rot
Raspberries		
Grapes	*Cladosporium* spp.	Black rot
	Penicillium spp.	Blue mould
	Rhizopus stolonifer	Watery soft rot
Blueberries	*Alternaria* spp.	Woolly mould
	Botrytis cinerea.	Grey mould rot
	Monilinia spp.	Mummification
Tomatoes	*Cladosporium herbarum*	Grey black rot
	Botrytis cinerea	Grey mould rot
	Rhizoctonia solani	Soft rot
Melons	*Cladosporium* spp.	Black rot
	Fusarium spp.	Pink rot
	Penicillium spp.	Blue mould rot

[a]From Hall and Scott (1977), Ryall and Pentzer (1982), Splittstoesser (1987), Snowdon (1991).

ナシ状果実

リンゴおよびナシの最も有害な真菌性腐敗・変敗の因子は，青カビ病を引き起こす *Pen. expansum* である。*Penicillium expansum* は低温で増殖するため，低温貯蔵（冷蔵）では腐敗・変敗が予防されるのではなく，遅延されるだけである（Hall & Scott, 1977）。損傷を受けた果実や，過熟した果実は最も感染しやすい。*Pen. expansum* の効果的な防カビ管理の出現に伴って，リンゴにおいて

Pen. solitum が深刻な問題となっている（Pitt *et al*., 1991）。

リンゴにおける褐色心腐れ病は，はじめ種子腔で種々のカビが増殖し，その後，中果皮組織まで拡がる。この種の腐敗・変敗と一般的に関連があるカビは，*Alt. alternata*, *Botrytis cinerea*, *Penicillium* spp., *Coniothyrium* spp., *Pleospora herbarum* および *Pestalotia laurocerasi* である（Combrink *et al*., 1985）。

低温貯蔵したナシでは，*Botrytis cinerea* は灰色カビ病を引き起こすが，リンゴではまれである（Hall & Scott, 1977）。灰色カビ病は青カビ病よりも安定しており，灰色の胞子で覆われている。カビは傷または擦り傷から侵入し，包装した果実では急速に拡がることがある。ナシ状果の腐敗・変敗をよく引き起こすその他の真菌の一覧を Table 6.3 に示す。

火傷病はナシの木やリンゴの木の細菌性病害であり，*Erwinia amylovora* が原因である。火傷病は，ストレプトマイシン，テトラサイクリン，オキシテトラサイクリンなどの抗生物質を使って治療される。しかし，果実と関連のある共生細菌において，抗生物質耐性の発生率が上昇し，トランスポゾン媒介性耐性遺伝子が転移すると考えられる（Schnabel & Jones, 1999）。

核果（石果）

核果（モモ，プラム，アンズ，ネクタリンおよびサクランボ）はいずれも *Monilia fructicola* あるいは近縁種である *Mon. fructigena* および *Mon. laxa* によって起こる灰星病に感染しやすい。灰星病は果実に付着する水浸状斑を形成し，24 時間以内に急速に茶色部分が拡大し，深化し，その後極めて薄茶色の分生子を産生する。丸ごとの果実は，3～4 日で腐敗・変敗することがある（Hall & Scott, 1977 ; Snowdon, 1990）。

輸送病（輸送による傷み）（transit rot）は *Rhizopus stolonifer* によるものであるが，輸送中に箱詰めの果実でみられる高い湿度条件で起こるので，そのように呼ばれる。果実では軟腐病を引き起こし，その後，粗く緩い菌糸体の「巣」で囲まれる。増殖が急速に広まると，わずか 2～3 日で隣接する果実に感染し，場合により箱の中の果実すべてを巻き込む。

サクランボおよびプラムでは，*Penicillium expansum* は青カビ病を引き起こすが，その他の種類の核果ではまれである（Ryall & Pentzer, 1982）。核果のその他の腐敗・変敗真菌の一覧を Table 6.3 に示す。

モモおよびアンズの重要な細菌性病原体は *Xanthomonas campestris* pv. *pruni* であり，斑点細菌病と呼ばれる市場病を引き起こす。火傷病同様，ストレプトマイシン，テトラサイクリン，オキシテトラサイクリンにより治療されるが，これらの果実に関連のある共生微生物において抗生物質耐性が現れる懸念をもたらす（Schnabel & Jones, 1999）。

ブドウ

Botrytis cinerea は一部のワイン用のブドウでは大変好ましい「貴腐」とされているが（Coley-Smith *et al*., 1980），食用のブドウでは非常に深刻な腐敗・変敗の原因である（Ryall & Pentzer, 1982）。侵入の初期段階では，真菌は茎および液果内で増殖し，その後，後期増殖が湿度の高い堅い房で拡

大し，腐敗・変敗の大きな「巣」が急速に発達する。

黒色 *Aspergillus* 種の *Asp. niger*，*Asp. carbonarius* および *Asp. aculeatus* による感染はより温暖な気候で損傷を受けたブドウで起こる。このような損傷は昆虫や機械による穿通，収穫前の雨による亀裂，または *Botrytis* や *Rhizopus* などの病原性真菌による感染に起因する（Snowdon, 1990；Leong *et al*., 2004)。

通常，*Penicillium* 種による病気は収穫前のブドウでは起こらないが，貯蔵したブドウではよく起こる（Barkai-Golan, 1974；Hall & Scott, 1977；Ryall & Pentzer, 1982)。

ベリー類／液果

ほとんどのベリーと，それに関連する液果でみられる2つの主な真菌性腐敗・変敗の原因は *Botr. cinerea* および *Rhiz. stolonifer* である（Dennis, 1983a)。ラズベリーやローガンベリーなどのケインベリー類では，*Botrytis* が軟腐病を引き起こすが，イチゴでは堅く乾燥した悪変を起こす。いずれの場合も，果実は灰色カビの増殖で覆われる。接触により真菌が拡がり，腐敗・変敗する果実の「巣」を形成すると，イチゴの損失は多くなる。概して，初期の汚染は圃場で起こり，とりわけ開花時に防カビ剤により治療されなければ，相当な作物の損失につながる。果実のへたの *Botrytis cinerea* 感染は花の初期汚染と関連があると考えられ，果実が成熟するまでカビは潜伏したままである。これは，*Bot. cinerea* によるイチゴの悪変の約15％にのぼる。大部分の腐敗・変敗は収穫後の果実の表面にある複数のカビ感染ポイント（mold infecting multiple points）によるものである。カビは0℃という低温でイチゴに増殖可能であるため，冷蔵により腐敗・変敗が遅くなるが，予防されない。可食期間は，低線量の電離放射線の使用あるいはガス置換包装により延長することがある。また，*Botrytis cinerea* は，ラズベリー，ブラックベリー，ローガンベリー，およびグズベリーでは重大な腐敗・変敗の原因である。

Rhizopus stolonifer はベリーフルーツの大部分の市場損失を引き起こし，一部の地域では，シーズン後半に収穫したイチゴの市場損失の主因である。カビは，「軟腐（leak）」病と呼ばれるイチゴの市場病と関連があり，腐敗・変敗果実は外見がぬれており，最終的には完全に崩壊し，汁がしみ出る。この感染は20℃以上の温度で果実を保存すると起きやすく，真菌は急速に拡がってしまう。

Mucor piriformis はイチゴにおけると同様の状況を起こす。*Bot. cinerea* と同様に，このカビによる初期の感染は開花中，あるいは無傷の果実の表面で起こる。液果の腐敗・変敗と関連のあるさらなるカビ種は *Colletotrichum gloeosporioides*，*Mucor hiemalis*，*Rhizopus sexualis* および *Penicillium*，*Cladosporium*，*Alternaria* および *Stemphylium* spp. の様々な種である。

酵母はイチゴの正常なコロニー形成因子であり，成熟したベリーの浸軟部では 10^5 cfu/g 程度存在する（Buhagiar & Barnett, 1971)。イチゴには様々な種類の酵母が存在するが，酵母によるこの液果の腐敗・変敗はまれである（Dennis, 1983b)。

イチジク

酵母によるスミュルナイチジクへの侵入は，Miller & Phaff（1962）により実証された。この種のイチジクは，イチジクコバチにより授粉されると同時に，酵母（*Candida guilliermondii* 等）および細菌（*Serratia* spp.）が汚染される。これらの微生物は腐敗・変敗自体を起こさないが，成熟時に，腐敗・変敗酵母である *Hanseniaspora uvarum*，*Kloeckera apiculata* および *Torulopsis stellata* を運ぶショウジョウバエを引きつける。これら腐敗・変敗酵母は，酸産生によりイチジクの「酸性化」を起こす。

イチジクにおける *Asp. flavus* の増殖および関連するアフラトキシンの産生は重大な問題であると認識されている（Buchanan *et al.*, 1975）。また，*Aspergillus* 種はイチジクに感染し，オクラトキシンAを生成する可能性がある（Özay & Alperden, 1991 ; Doster *et al.*, 1996）。

トマト

トマト内部の pH は 4.0～4.5 であり，真菌性および細菌性市場病に影響を受ける。主要な腐敗・変敗菌は，細菌性軟腐病を起こす *Erwinia carotovora* subsp. *carotovora* である。さらに，多くの市場病は細菌性植物病原体と関連があり，作物の損失や不良をもたらし，作物の経済的価値を下げる。一例として，成熟したトマトに付着する「細菌性斑点」は，*Xan. campestris* pv. *vesicatoria*，*Xan. campestris* pv. *tomato* および *Cornyebacterium michiganense* pv. *michiganense* による植物の感染と関連がある（Getz *et al.*, 1983）。

真菌によって発生する市場病のいくつかは重要である。トマトの *Alternaria* による腐敗・変敗は暗褐色～黒色で滑らかで，わずかにくぼんだ病変であり，きめは細かく，直径数センチ（cm）になることがある。*Alt. alternata* が原因であり，機械的損傷により損われた果実が侵襲を受け，増殖あるいは低温貯蔵中の過湿により亀裂が入る（Snowdon, 1991）。

また，低温障害によりその他の真菌が侵入する。*Cladosporium herbarum* によって起こる *Cladosporium* 腐敗・変敗および *Bot. cinerea* による灰色カビ病はいずれも低温障害により増強されることがある。さらに，*Botrytis cinerea* は機械的に損傷を受けた未熟な果実に影響を及ぼし，小さく白っぽいリングである「トマト灰色カビ病（ゴーストスポット）」を形成し，中央部分が黒くなることがある。高温で，包装や輸送中に，腐敗・変敗が急速に拡がることがある（Ryall & Lipton, 1979 ; Snowdon, 1991）。

Rhizopus spp. は，ほとんどの果実や野菜に感染する可能性があると考えられ，トマトは例外ではない。「*Rhizopus* 腐敗・変敗の重症例では，果実は赤く，水の入った風船に似ている」（Ryall & Lipton, 1979）。果実が崩壊した場合，灰色の菌糸体（発酵したような異臭がし，白色～黒色の胞子）が見えるようになる。病害は亀裂の入った，あるいは損傷した果実で始まるが，その後は接触により拡がる。

トマトの白カビ病の原因は *Geo. candidum* である。病変は淡い緑がかった灰色であり，果実の端から端まで扇型に拡がる。組織は最初は堅いが，その後弱化し，酸っぱいにおいを放つ。この病害は損傷した，あるいは亀裂の入った果実だけに侵入し，ショウジョウバエにより伝播する（Ryall & Lipton, 1979）。

支柱やブドウ棚なしに栽培されたトマトは，*Rhizoctonia solani* によって起こる苗立枯病を発症する。トマトが直径5mm以上に育つと，この病害の小さな茶色の斑点は同心円状の輪を作る。損傷はこの病害の発生には必要ないが，土壌への接触は必要である（Snowdon, 1991）。

メロン類

ほとんどのメロンのpHは比較的中性であるため，細菌および真菌により腐敗・変敗しやすい。軟腐病は主な細菌性腐敗・変敗の条件であり，ほとんどの場合 *Erw. carotovora* に関連している。

スイカは，時として *Col. lagenarium* に起因する炭疽病を発症する。この病害は環状あるいは細長いみみず腫れ（最初は濃緑色であり，後に茶色に変色）を形成し，メロンの表面は損なわれる。湿度が高い場合，淡紅色の *Colletorichum* 分生子が現れる（Snowdon, 1991）。

カンタロープメロンおよびロックメロンは，様々な病害の影響を受けるが，*Alt. alternata* による *Alternaria* 腐敗・変敗は最も重要である。概して，カビの侵入は果柄痕で発生し，暗褐色〜黒色の病変が発生し，最終的に果肉に侵入し，堅く粘着性のある部分を形成する。

また，*Cladosporium* 種は果柄痕からメロンに侵入し，*Alternaria* によって起こる場合と同様の腐敗・変敗を形成する。いずれの場合でも，迅速な出荷と適度な冷温貯蔵により，これらの病害による損失は抑えられる。

数種の *Fusarium* 種は，特に保存温度が高いか，あるいは保存期間が長期間である場合，メロンに侵入することがある。また，*Penicillium* 種はこのような条件下では害を及ぼすことがある（Ryall & Lipton, 1979 ; Snowdon, 1991）。

熱帯果実類

熱帯地域からの果実は，亜熱帯や温帯気候で栽培された果実より，様々な病害にかかりやすい。このような病害の研究は，多くの差し迫った課題のある，未だ開発段階にある科学であり，ほとんどの熱帯・亜熱帯果実類は低温により害されないため，病害対策は冷蔵により助長されない。概して，熱帯果実類は8〜10℃以下の温度に耐えられず，ショウジョウバエは絶滅するため，1〜2℃で保存した場合，低温障害を起こす（Chan, 1997）。

バナナは，国際貿易において最も重要な熱帯果実である。ほとんどの場合，バナナの収穫後の病害は果実部分ではなく，茎や樹冠の真菌性腐敗・変敗によるものである（Eckert *et al.*, 1975）。ウィンドワード諸島から英国へ出荷されたバナナの包括的な研究では，約20種の真菌種が菌核病を起こすことが示された。最も重要な菌は *Col. musae*（別名：*Gloeosporium musarum*）および *Fusarium semitectum* であり，その他数種の *Fusarium* 種も重要であった（Wallbridge, 1981）（Table 6.3）。

通常，その他の熱帯果実の主な腐敗・変敗は炭疽病（作物の価値を下げ，最終的には果実を崩壊させる，表皮状の茶色または黒色の斑点）である。概して，炭疽病の原因は *Colletotrichum* 種（文献では，*Gloeosporium* 種と呼ばれることもある）である。*Las. theobromae*（= *Botryodiplodia theobromae*）による軸腐れ病はほとんどの熱帯果実で起こる（Snowdon, 1990）。

ウイルスのうち，パパイヤリングスポットウイルスは，世界のパパイヤやウリ類に感染する，最も広範囲に損傷を与えるウイルスである。このような経済的な負担により，ハワイではウイルス耐性の遺伝子組換えパパイヤの最新の開発に弾みがついた（Swain & Powell, 2001）。

C　病原体

細菌性病原体

病原菌は通常では果実と関連しないが，糞便汚染により病原菌が存在する可能性がある。歴史的に見れば，果実はリスクの低い食品であると考えられ，ごくまれに病気と関係があった。このことは部分的に，果実はほとんどの食品由来病原菌の増殖を支持しない酸性食品であるとこれまで考えられているという事実を反映する。しかし，前述のとおり，メロン，リンゴおよびトマトなど，酸含有量の低い果実では腸管系病原菌は長期間生存し，増殖することがある（Escartin *et al.*, 1989；Asplund & Nurmi, 1991；Madden, 1992；Golden *et al.*, 1993）。特にカットした果実の表面で増殖しやすい。果実が感染経過となる可能性は1990年代に高まったが，一連の食品由来疾病の発生の原因は低温殺菌されていないリンゴジュース／サイダーおよびオレンジジュースの摂食であった。この発生の原因は，大腸菌O157：H7，サルモネラ属菌および *Cryptosporidium parvum* の3種の病原性微生物であった（第14章参照）。この発生は，果実が食品由来疾病の媒介物となる可能性のさらに詳しい調査に推進力を与えた（Conner & Kotrola, 1995；Semanchek & Golden, 1996；NACMCF, 1999；Sewell & Farber, 2001）。

多くの場合，サルモネラ症の発生は生鮮トマト（Wood *et al.*, 1991；CDC, 1993；Beuchat, 1996），スイカ（Gayler *et al.*, 1955；Lawson *et al.*, 1979；Blostein, 1993），およびカンタロープ・メロン（Anonymous, 1993；Del Rosario & Beuchat, 1995；Beuchat, 1996；Sewell & Farber, 2001；Anderson *et al.*, 2002）によるものであった。後者の事例では，*S.* Poona（Sewell & Farber, 2001；Anderson *et al.*, 2002），およびより少ない程度ではあるが *S.* Chester（Ries *et al.*, 1990）と *S.* Oranienburg（Sewell & Farber, 2001）による一連の発生があった。これらの発生の調査により，カンタロープ・メロンからメキシコの圃場を突き止め，灌漑用および収穫後の洗浄・冷却用の汚染された水がサルモネラ属菌の発生源であると特定した。最近では，米国での *S.* Newport 感染の発生はマンゴーに端を発した事例である（Sivapalasingam *et al.*, 2003）。この場合，微生物の発生源は，輸入前に果実を加熱し，地中海ミバエの幼虫を除去した後に用いられた冷却水であると考えられた。

保存されたトマトにおいて，カビ（*Alternaria* あるいは *Fusarium*，*Rhizoctonia* ではない）が増殖した場合，ボツリヌス菌が増殖し，毒素が発生する可能性があると報告された（Draughon *et al.*, 1988）。しかし，ボツリヌス菌（A型およびB型）および *Alternaria* を接種し，MA貯蔵（密閉，O_2：1.0～2.9％）あるいはCA貯蔵（O_2：1％，CO_2：20％，N_2：平衡）で保存したトマトによるごく最近の実験では，ボツリヌス毒素は，トマトがカビの増殖により食べられなくなるまで検出されなかった（Hotchkiss *et al.*, 1992）。保存されたトマトの摂食によるボツリヌス食中毒のリスクは重要ではないということが結論づけられた。異なる大気条件下で，カンタロープ・メロンやハネデューメロンに接種されたボツリヌス菌の増殖実験では，正しく冷蔵された（7℃未満）メロンでは，神経毒を形成しないことが示された（Larson & Johnson, 1999）。不適切な温度（15℃）でも，果実全体にわたる腐敗・変敗前に，毒素は発生しなかった。しかし，競合するミクロフローラがUV処理により減少した場合，27℃で周縁の腐敗・変敗のみでは毒素産生が起きた。

ウイルス，原生動物および寄生虫

収穫前後のヒトの糞便汚染が原因で，腸管系ウイルスが果実に付着することがある。ノロウイルス（かつてはノーウォークおよびノーウォーク様ウイルス，あるいは小型球形ウイルス（small round structured viruses : SRSV と呼ばれていた），およびA型肝炎ウイルスは主要な問題である。摂食用の果実を調理する作業者は汚染の重要な発生源であるが，その他の生産場所や処理または汚染水にいた作業者も発生源であると考えられる。A型ウイルスやノロウイルスの生存に関する研究はいくつかあったが，前述の病原体の生存に対する主な影響も腸管系ウイルスの生存時間を決定する（Cliver, 1983）。果実の基質の中には，ウイルスの可逆的不活性化を起こすものもある（Cliver & Kostenbader, 1979）。しかし，生鮮ラズベリーにおけるポリオウイルス生存に関する研究では，2週間の冷蔵保存期間では生存度を損なわなかったことが示された（Kurdziel *et al.*, 2001）。種々の果実や果汁は，A型肝炎（Cliver, 1983）またはウイルス性胃腸炎（Caul, 1993）を感染させる。

場合によって，果実（アップルサイダーなど）は経口－糞便経路により感染する種々の原虫感染症の媒介物となり，*Cryp. parvum* の発生と関連性がある。しかし，1990 年代の最も顕著な発生では，グアテマラからカナダおよび米国へ輸入されたラズベリーと *Cyclospora cayetanensis* 感染が年に1回くらいの頻度で関与していた（CDC, 1997b ; Herwaldt & Ackers, 1997 ; Shellabear & Shah, 1997 ; Soave *et al.*, 1998 ; Herwaldt *et al.*, 1999 ; Sterling & Ortega, 1999 ; Sewell & Farber, 2001）。原生動物は *Eimeria* 属と最も密接に関連しており，種々のトリや動物において下痢性疾病の一般的な原因である（Soave *et al.*, 1998）。しかし，現在まで，*Cyc. cayetanensis* の宿主として知られているのはヒトだけである。そのため，発生に関連するラズベリーの最も可能性の高い汚染源は圃場，食品加工工場の作業者，あるいは植物の灌漑または灌漑用の水のいずれかである。しかし，現在まで，生産および食品加工工場の環境における原虫の発生源は特定されていない。

マイコトキシン

マイコトキシンの問題は生鮮果実で起こりやすく，リンゴでは *Pen. expansum* によりパツリン，イチジクでは *Asp. flavus* によりアフラトキシン，ブドウでは *Asp. carbonarius* によりオクラトキシンAが形成される。リンゴの腐敗・変敗やカビの生えたブドウは目につきやすいので，果実が生で食される前に，消費者が排除すると予測することができる。したがって，パツリンおよびオクラトキシンAは果汁メーカーにおいてむしろ問題であり，第 13 章で詳述する。

イチジクワインの生産において，アフラトキシンは汚染されたイチジクから持ち込まれる（Möller & Nilsson, 1991）。アフラトキシンの分解は一定の割合で起こり，算出された半減期は 115 日である。しかし，ほとんどのイチジクは乾燥後に消費されるため，イチジクのアフラトキシンについては以下で述べる。

D　管理（生鮮果実）

要約

重大な危害要因[a]	• 細菌：大腸菌 O157 : H7，サルモネラ属菌
	• 原虫，寄生虫，ウイルス：*Cryptosporidium parvum*，*Cyclospora cayetanensis*，A型肝炎ウイルス，ノロウイルス
	• マイコトキシン：リンゴではパツリン（*Pen. expansum*），イチジクではアフラトキシン（*Asp. flavus*），ブドウではオクラトキシンA（*Asp. carbonarius*）
管理手段	
初期レベル（H_0）	• 危害となる農業規範を避ける
	• 果樹園では未処理のもしくは不適切に処理された肥料の使用を避ける。化学肥料として使われる前に細菌を死滅させるため肥料を処理する
	• 汚染された潅漑用水と果実を分ける
	• 果実の洗浄・加工には飲料水または処理水を使用する
	• 落ちた果実または風で落ちた果実を使用しない
	• ひどく損傷した，あるいは腐った果実を迅速に破棄する
	• GAP や農場での適切な取り扱いによる生鮮果実の微生物学的安全性や品質，および包装工場や出荷およびその後の販売時の効果的な加工・取り扱いを確保する
減少（ΣR）	• 危害要因を減らすため，選別や洗浄以外に有用な方法はほとんどない
増加（ΣI）	• 適切な保存により増加を最小限に抑える
	• トイレを利用し，正しく手洗いするよう作業者を教育する
	• 包装工場を清潔に保ち，害虫を駆除する
検査	• 日常の果実の微生物学的検査は推奨されていない
	• 微生物数に対する加工の有効性のモニタリングには好気性菌数が有用である
	• 大腸菌は糞便汚染の指標として用いられる
	• ATP 法などの迅速検査法により，設備衛生のモニタリングを行う
腐敗・変敗	• ほとんどの果実の腐敗・変敗の原因は真菌の増殖である。食品安全に対する危害要因を予防するほとんどの衛生規範により腐敗・変敗を防げる

[a] 特定の状況下では，他の危害要因も考慮する必要があると思われる。

管理手段

正しく作成された，果実の生産に関する HACCP プランにより，果実が食品由来疾病の発生源となるリスクが大幅に減少する（Rushing *et al*., 1996）。HACCPは，果実が病原体を運ぶという可能性を考慮すべきである。果実および果実食品は，確実に病原体を排除可能な処理を経ないで生で摂食されることがある。そのため，糞便由来の病原体による果実の汚染を予防するための対策が，栽培，加工，保存，販売および調理のいずれの時点でも行われることが必要である（Brackett, 1992）。この対策として，不適切な有機肥料の使用，動物の糞便に晒されている可能性のある落下したリンゴの収穫など危害要因となる農業規範の回避などが挙げられる。摘果，包装および格付け時に衛生状態をよくしなければならない。水での果実の洗浄が，正確に行われた場合，微生物数はわずかに減少する。洗浄水への塩素の添加や塩素溶液への浸漬により，果実表面に付着する病原体の濃度が大幅に減少するため，消費者へのリスクが低減するが，病原体の除去は確実ではない（Beuchat, 1996）。果実の皮をむき，スライスされる，あるいは食用に調理される際，加工環境の不適切な衛生や，作業者における不衛生は特に危険である。

生鮮果実に関する微生物学的安全性を改善すると同様の規範の多くは，腐敗・変敗を予防できるものである。果実への損傷を最小限に抑え，適切な保存温度や条件を維持し，微生物の侵入を最小限に抑える方法で果実を洗浄・冷却し，適切な衛生環境を維持するために注意を払わなければならない。早期に汚染された果実を隔離することで，周囲にある果実への汚染の拡がりを防ぐことができる。

真菌

収穫前，果実への真菌侵入の発生頻度を減少させる上で，殺菌剤や殺虫剤は効果的である。管理は出荷，輸送および保存の適切な条件により異なる。しかし，管理手段の実施は，(i)発生しうる腐敗・変敗菌の種類，(ii)果実の生理機能による制限，(iii)果実の老化や成熟に適した条件により真菌増殖にも適することで，困難になる（Smith, 1962）。

温度調節，相対湿度，大気組成および化学的抑制剤の使用はいずれも，生鮮果実の保存において重要であり，果実への物的損傷の回避やカビ胞子の内在化の予防も重要である。以下に詳細を示す。

柑橘類

柑橘類の果実における真菌性腐敗・変敗の管理は，主に慎重な取り扱いに依存している。収穫後の処理は，40～50℃に加熱し，洗浄剤，弱アルカリおよびチアベンダゾール，オルトフェニルフェノールナトリウム（SOPP）といった殺菌剤を含有する洗浄液により行われる。浸漬後，果実はビフェニルを含浸させたパラフィン紙に個々に包まれるか，それぞれの果実が接触しないトレイに包装される（Ryall & Pentzer, 1982）。*Geo. candidum* の制御は5℃以下での保存に依存している。

ナシ状果実

管理手段には，慎重な取り扱いやベノミル剤，ジクロラン，SOPPなどの殺菌剤の使用などがある。腐敗・変敗は接触により果実から果実へ拡がるため，果実を個々にビフェニルなどの殺菌剤を含浸させたパラフィン紙で包むのも一般的な規範である。適切なCA貯蔵は長期間腐敗・変敗していない果実（特にリンゴ）を効果的に維持することができる。

核果（石果）

Monilia fructicola による感染は果樹園で起こる。ベノミル剤あるいは類似するベンジミダゾール殺菌剤による綿密な収穫前散布プログラムは必要である。5℃以下での保存により制御が促進される（Snowdon, 1990）。

ジクロランは *Rhizopus* に対して効果的な殺菌剤である。*Monilia* および *Rhizopus* の制御におけるベノミル剤およびジクロランの併用による収穫前の散布プログラムはモモ，アンズおよびネクタリンに広く用いられている（Hall & Scott, 1977 ; Ryall & Pentzer, 1982）。

ブドウ類

真菌管理には，ベノミル剤の使用による収穫前散布や，摘果後の低温保存への果実の迅速な移動などが必要である。また，収穫後，二酸化硫黄やベノミル剤による処理も効果がある（Hall & Scott, 1997）。

ベリー類

冷蔵保存されるため，ベノミル剤による収穫前散布プログラムは管理のために重要である。ほとんどの液果では，湿気を避けることは可食期間を延ばす上で重要である。収穫後の抗真菌処理はほとんど効果がないが（Ryall & Pentzer, 1982），低線量の放射線照射は，カビによる腐敗・変敗を遅らせるのに非常に効果があることが示された（Thayer & Rajkowski, 1999）。

トマトおよびメロン

Alternaria alternata は種子から伝播するため，種まき前の抗カビ処理はトマトおよびメロンのいずれにも効果がある。*Alternaria alternata* は許容範囲にある取り扱い温度で増殖するため，収穫後の侵入を避ける方法は迅速な市場での販売のみである。亀裂を避けるために慎重な洗浄や取り扱い，および収穫後の殺菌剤への浸漬により損失が減少される（Snowdon, 1991）。

トマトにおける *Rhizopus* による腐敗・変敗は，圃場における衛生管理の改善，胞子の拡散を減らすため，落ちたあるいは間引きされた果実の排除，加熱によるフィールドボックス（field box）消毒，および慎重な収穫により効果的に減少する（Snowdon, 1991）。収穫後の温水や殺菌剤への浸漬，照射，ワックス加工および包装はいずれも効果がある。

白カビ病（*Geotrichum*）の管理には，果実に穴を開ける昆虫の管理，機械的損傷の減少および亀裂の入った果実の間引きが必要である（Snowdon, 1991）。

厳密な衛生条件（すべての作物の残骸の除去やコンテナの洗浄）により，メロンの炭疽病を管理しなければならない。また，プラスチックシートでの植林により，土壌への接触が減る。苗に真菌を接種することで病害の重症度が低下し，殺菌剤の散布は効果がある（Snowdon, 1991）。抵抗性品種を使用すると，*Cladosporium* による腐敗・変敗を減らすか克服することができる。

Fusarium による腐敗・変敗は管理が困難であり，場合により，土壌の消毒，種の消毒，浸透性殺菌剤，および食品加工工場の入念な検査などを必要とする（Snowdon, 1991）。

熱帯果実類

ベノミル剤およびサイアベンダゾール，塩素，温水はいずれもバナナの腐敗・変敗の管理での使用に成功した（Eckert *et al.*, 1975）。炭疽病の管理はベノミル剤やその他種々の殺菌剤により行われる。*Colletotrichum* 分生子は特に熱に弱く，約 55℃で5分間，熱湯への浸漬はマンゴー（Smoot & Segall, 1963）およびその他の果実の保存にとって有用である。しかし，そのような加熱処理後，その果実を冷却する際には，適切に処理された水だけを使用するように注意しなければならない。汚染された冷却水は，マンゴー関連のサルモネラ症の事例と関連している。熱帯果実類の病害の管理に関する詳しい情報については，Eckert *et al.* (1975) および Champ *et al.* (1994) を参照のこと。

Ⅳ　カット済み（最小限に加工された）果実

A　加工処理の微生物への影響

カット済み（Pre-Cut：P-C）果実には，そのまま食する果実，カットされた果実，簡単に加工された果実および切りたての青果などがある。これらの果実は，スーパーマーケット，小売店および飲食店では冷蔵保存された状態で，多くの発展途上国では道路沿いの青果店で氷で冷やされて販売されている。P-C 果実は生体組織を含むために，性質や品質が新鮮な果実とほとんど同じ食品である（Wiley, 1994）。このように最小限に加工され冷蔵された果実は，貯蔵期間が長い「ほぼ新鮮な」果実食品であり，食品の安全性が保証され，栄養価や官能的品質を維持しているという点で消費者のニーズに合っている。P-C 果実の一般的な加工過程には保存方法が含まれていることがあるが，すべての種類の微生物の数を減らせるわけではなく，また包装時あるいは包装前に，特異的な酵素システムを一部あるいは完全に不活化することはできない（Wiley, 1994）。

加工段階にある P-C 果実では，皮むきなどの作業により，汚染に対する重要な自然の防御機能が取り除かれている。同様に，果実を切ることで新たな表面が出て，微生物により汚染され，概して微生物の増殖を促進する栄養素が放出される。切断やスライス加工により，微生物が，外面から新たにむき出しになった切断面に移動しやすくなる（Lin & Wei, 1997）。多くの果実では，新たにむき出しになった内面は，腸内細菌（ヒトに対して病原となる）などの多種の微生物の増殖を促す（Escartin *et al.*, 1989；Liao & Sapers, 2000；Larson & Johnson, 1999；Riordan *et al.*, 2000；Weissinger *et al.*, 2000）。そのため，P-C 果実を安全に加工するにあたり重要なことは，切断前の果実表面の効果的な洗浄・衛生化および加工・包装を通しての高レベルな衛生の維持である。一般的に，果実は200ppmの塩素あるいはその他の衛生剤で広範な洗浄・消毒を行う（以下参照）。

B　腐敗・変敗

P-C果実の腐敗・変敗の種類や重要性は，食品の用途や低温流通の妥当性に影響する。露天の場合，食品の可食期間は数時間であり，概して食品は長期保存するために冷蔵または包装されないので，通常，腐敗・変敗は問題ではない。食品の可食期間をさらに長くするには，適切に冷蔵することが一層重要になる。可食期間が7～14日である食品の場合，懸念される微生物は低温細菌であり，2～4℃で増殖可能であり，通常，増殖の至適温度は20～30℃である（Brackett, 1994）。

ドリアンやドラゴンフルーツで示されるように，適切に加工されたP-C果実の微生物汚染は低い（Anonymous, 1990a,b）。P-Cジャックフルーツでは，TPC（総菌数），酵母，カビおよび大腸菌群を1～3log減らす必要がある（Faridah *et al.*, 1999）。生鮮市場やスーパーマーケットからサンプルを採取されたP-Cドリアンの微生物汚染は低く，病原体は検出されなかったと報告された。生鮮市場から採取されたサンプルでは，TPCおよび酵母は10^2～10^4cfu/g，カビは菌数が少ないため測定不可であり，大腸菌群は3～23MPN/g未満であり，大腸菌は3MPN/g未満であると報告された。スーパーマーケットから採取したサンプルでは，次のような結果を示した。TPCは検出限界未満（ND）～10^3cfu/g，酵母はND～10^2cfu/g，カビは菌数が少ないため測定不可であり，大腸菌群は3～9MPN/g未満，大腸菌は3MPN/g未満であった（Chudhangkura *et al.*, 1999）。露天で販売されていたスライスパパイアの30サンプルの評価では，TPCは10^3～10^7cfu/gであり，サンプルの70％では検出可能な大腸菌群は3～160cfu/g未満であり，大腸菌は大腸菌群陽性サンプルのおよそ半数で検出された（Mukhopadhyay *et al.*, 2002）。

C　病原体

病原体は，土壌，水，動物の排泄物，昆虫，および果実の取扱業者から果実に侵入する。果実はほとんどの食品由来病原体の媒介物となり，好条件下では疾病をもたらすことがある。しかし，通常，冷蔵果実に対する深刻な驚異であると考えられる病原体は比較的少数である（Brackett, 1994）。多くの集団感染はカット済み果実により起こっており，サルモネラ症などはP-Cスイカ（Gayler *et al.*, 1955；Lawson *et al.*, 1979；CDC, 1979），およびP-Cカンタロープメロン（CDC, 1991）が原因であった。P-Cトマト食品によるサルモネラ症の発生が数件あり（O'Mahoney *et al.*, 1990；Cummings *et al.*, 2001），あらかじめスライスされたキュウリやトマトによるカンピロバクター属菌による感染が1件以上報告されている（Kirk *et al.*, 1997）。

最近では，メロン（pH：5.5～6.5）などの果実では，*Listeria monocytogenes*の増殖の懸念が生じており（Ukuku & Fett, 2002；Leverentz *et al.*, 2003），ある研究（Leverentz *et al.*, 2003）では，10℃の保存では微生物が急速に増殖することが示された。

最近では，大腸菌O157による集団発生の原因は，キュウリサラダに入っているキュウリであったことが分かり（Duffell *et al.*, 2003），生鮮果実はこの微生物の媒介物であるとみなす必要がある。

D　管理（カット済み（最小限に加工された）果実）

要約

重大な危害要因[a]	• 病原性腸内細菌，原虫，*Listeria monocytogenes*（メロン）
管理手段	
初期レベル（H_0）	• 高品質の果実を使用する
減少（ΣR）	• 生鮮果実は，P-C果実に加工される前に外側の汚染を減らすため，通常，消毒剤で処理する • 使用される方法はP-C野菜食品での方法（第5章参照）および果汁生産前の果実を消毒する方法（第13章参照）と同様である • 最終製品の酸性化は，細菌増殖の管理および果実の褐変防止の方法としてよく用いられる • いくつかの有機酸には防カビ作用もしくは静真菌作用がある（Wiley, 1994）
増加（ΣI）	• 流通・販売システム全体の低温流通の維持は，望ましい可食期間および微生物的安全性を実現するのに必要である • 加工工場における衛生管理
検査	• 主要な工程管理により，微生物による汚染を最小限にする重要な措置が適用される • 不良の果実の数が可能な限り少ないかどうかを確認する • 従業員教育・実績の定期的な審査により，選別・洗浄の取り組みが有効であるかどうかを確認する • 消毒液の濃度が正確かつ活性であり，植物衛生プログラムが使用可能であるかどうかを確認する • 作業者の衛生管理
腐敗・変敗	• ほとんどの場合，腐敗・変敗の原因は真菌増殖であるため，時間および温度の管理により腐敗・変敗を防ぐことができる

[a] 特定の状況下では，他の危害要因も考慮する必要があると思われる。

管理手段

塩素，酸性次亜塩素酸ナトリウム，Tsunami™，過酸化水素，二酸化塩素および温水など，種々の殺菌剤を様々な病原性腸内細菌に対する効果について検討した（Pao & Brown, 1998；Park &

Beuchat, 1999 ; Sapers *et al.*, 1999 ; Liao & Sapers, 2000 ; Pao *et al.*, 2000 ; Wisniewsky *et al.*, 2000 ; Fleischman *et al.*, 2001 ; Du *et al.*, 2002 ; Ukudu & Fett, 2002)。

高品質の果実を使用することは，P-C 果実の生産を成功させるのに重要である。食品の安全性の条件を満たすため順守される GAP や適切な処理を確保するためには，承認された生産者の供給プログラムを，生鮮果実用に作成する必要がある。果実を受け取ってすぐに徹底的に洗浄し，問題のある果実が P-C 食品の生産の条件を満たしていることを確認するため検査される必要がある。風で落ちた果実や落下した果実を，P-C 食品の生産で使用すべきではない。

包装・MAP 貯蔵・冷蔵

包装には，P-C 果実を保護し，適切な大気中におく役割があるが，保存するということではない。包装により脱水を防ぐため，望ましい相対湿度が維持される。一方，冷蔵は品質低下や栄養変化を減らし，果実の貯蔵期間を延ばすための保存方法である。実際の保存方法は包装より先に行われるか，あるいは果実を処理すると同時に包装して行われることがある（Wiley, 1994）。その他の選択肢として，包装直後あるいは長期保存中の MAP 処理などが挙げられる。後者の場合，包装時の混合ガスならびに冷蔵により保存する。

MAP では混合ガスと低温を組み合わせて，微生物による腐敗・変敗や果実の老化を遅らせる。微生物の増殖は，包装内部に含有する O_2 や CO_2 の量に影響される（Day *et al.*, 1990）。P-C 果実は活発に呼吸する組織であり，一部のガスの併用は果実の代謝や可食期間に悪影響を及ぼすため，使用すべき MAP の選択には注意しなければならない。

施設の衛生および設備のメンテナンス

モニタリング

好気性平板菌数の検査は，一般的な加工および取り扱いの影響を調べるのに有用である。ATP 法などの迅速検査法は設備衛生を測定するのに有用な手段である。

腸管系病原体の存在は主な食品安全性に関する不安材料であるが，前述のすべての病原体の検査は推奨されない。しかし，生育，収穫，輸送および加工の衛生状態の指標として大腸菌を使用することは適切であると考えられる。腸内細菌，大腸菌群および「糞便系大腸菌群」は圃場や植物環境に元々存在するが，微生物学的安全性と品質確保ために管理される属性と直接関連していないため有用な指標とはならない（「野菜」の章参照）。

L. monocytogenes の増殖を促す最小限に加工された野菜では，加工環境の微生物検査は適切であると考えられる。

V　冷凍果実

A　加工処理の微生物への影響

冷凍保存される果実は，時としてブランチングして酵素を不活化することにより前処理される。これは，表面の植物ミクロフローラを効果的に破壊する。酸化を抑制するためにアスコルビン酸，あるいは褐変症を抑制するためにクエン酸などの薬品を添加することがある。このような処理は食品のミクロフローラに対する何らかの実質的な効果があるとは考えられない。モモなどの一部の果実はすぐに茶色に変色するため，薄くスライスされ，数時間亜硫酸塩剤に浸漬される。このような処理により，微生物数が大幅に減少される。

真菌特に酵母は，冷凍用の食品を調理するために用いられる設備において増殖する。中には，冷凍加工により死滅あるいは損傷されるものもあるが，多くは保存時にさらに徐々に減少する。冷凍果実は通常，解凍後に注意深く取り扱われるため，真菌や酵母による汚染はほとんど重要ではない。

B　腐敗・変敗

冷凍果実の正常なミクロフローラは主に真菌（特に酵母）から構成されている。増殖および腐敗・変敗は保存温度により影響を受ける。部分解凍あるいは完全解凍により，ガスが発生するため，酵母による腐敗・変敗を起こすこともある。しかし，冷凍温度で適切に保存された場合，概して，腐敗・変敗は微生物以外の原因によるものである。

C　病原体

特に果実が非酸性であるか，あるいは微生物が酸耐性であり，または耐酸性を獲得していた場合，冷凍果実では病原性細菌は長期間生存可能となる。概して，食品由来疾病の主因であると考えられないが，冷凍果実に関連する事例が報告されている。一例として，米国では，チフス菌（*S.* Typhi）によるマメイ（マンメア）の汚染により，腸チフスが発生した（Katz *et al.*, 2002）。腸内ウイルスは集団発生を起こせるほど，冷凍果実で生存可能である。例として，米国では，冷凍イチゴはA型肝炎の集団発生に関連しており（Ramsay & Upton, 1989；CDC, 1997a），フィンランドでは，冷凍ラズベリーはカリシウイルスの集団発生に関連している（Pönkä *et al.*, 1999）。

D　管理（冷凍果実）

要約

重大な危害要因[a]	• 重要な危害なし
管理手段	
初期レベル（H_0）	• 冷凍される果実に付着する微生物数は次の項目により十分に管理されている：適切な洗浄，明らかに病的な果実の排除，変色を防ぐため慎重な取り扱い，取扱・運搬設備の頻繁な洗浄・衛生および調理済み果実の迅速な冷凍
減少（ΣR）	• 亜硫酸処理には限られた効果しかない
増加（ΣI）	• −10℃以下での冷凍保存により，すべての微生物増殖は防げるが，必ずしも微生物の不活性化をもたらすものではない • 調理前や調理中，調理後，および輸送，保存，販売中に必要な時間・温度管理
検査	• 日常の果実の微生物学検査は推奨されていない • 好気性菌数および大腸菌群を用いて，工程管理のモニタリングもしくは可能性のある温度不適切のモニタリングを行う • *L. monocytogenes* または指標に対する環境検査により，汚染の可能性をモニタリングする • ATP 法などの検査により設備衛生をモニタリングする
腐敗・変敗	• 微生物腐敗・変敗に関する問題はない

[a] 特定の状況下では，他の危害要因も考慮する必要があると思われる。

Ⅵ　缶詰果実

A　加工処理の微生物への影響

加熱殺菌処理は，ほぼすべての果実食品で用いられる。トマトなど，低酸性の果実の場合注意が必要であり，一部の国では，加工前，pH が 4.5 以下になるよう酸性化される（Lopez, 1971；Schoenemann & Lopez, 1975）。pH 値 4.6 以上あるいは Aw0.85 以上の果実食品は，ボツリヌス菌の芽胞を死滅させるため，低酸性缶詰食品用の滅菌処理法の対象となる。

B　腐敗・変敗

細菌

腐生細菌は低温殺菌により破壊されるため，缶詰果実の腐生細菌フローラは中温性芽胞および耐熱性芽胞から構成される。缶詰果実の細菌性腐敗・変敗はまれであり，酪酸嫌気性菌および好熱性嫌気性菌によるものである。*Cl. pasteurianum* などの酪酸嫌気性菌は pH3.8 のシロップで増殖可能であり，酪酸，水素，および CO_2 の発生によりナシの腐敗・変敗を起こす（Jakobsen & Jensen, 1975）。

トマト食品の処理不足は，*Bacillus coagulans* などの耐熱性通性嫌気性菌の増殖を起こし，その結果フラットサワーによる腐敗・変敗を起こす。*B. coagulans* によるトマトジュースの腐敗・変敗はガス生成ではなく，pH 低下を伴い，腐敗・変敗した食品の味は「薬品臭」，「フェノール臭」，「果実臭」と表現されている（Pederson & Becker, 1949）。*B. coagulans* は土壌中によくみられ，トマトの加工ラインを汚染しやすい。土壌粒子の濃度とトマト洗浄用のタンク水中の *B. coagulans* 芽胞数は直接の因果関係がある。冷水の導入が不十分であり，水温が 27～32℃に上昇する場合，この菌種は洗浄設備で増殖可能である（Fields, 1970 ; Segmiller & Evancho, 1992）。*B. coagulans* の一部の菌株の増殖形細胞は pH4.2 のトマトジュースでは増殖可能であるが，ジュースの pH が 4.3 以上の場合，加熱処理した芽胞のみ発芽・増殖可能である（Pederson & Becker, 1949）。

耐熱性乳酸菌は缶詰トマト食品の腐敗・変敗を起こすことがある（Gould, 1974）。

耐熱性真菌

従来，中温度加熱処理は果実や果実食品などの酸性食品に用いられていた。70～75℃での低温殺菌は効果的であるため，ほとんどの酵素，酵母およびよくみられる汚染菌の胞子を不活化する。しかし，子嚢胞子を産生する真菌はこのような処理でも生存し，腐敗・変敗を起こす可能性がある。

実際，加熱処理後，果実食品から分離された耐熱性真菌の種はごくわずかであり，腐敗・変敗を起こすと報告された事例は少ない。*Byssochlamys fulva* および *Bys. nivea* は缶や瓶内のイチゴ（Hull, 1939 ; Put & Kruiswijk, 1964 ; Richardson, 1965），パッションフルーツ入りのブレンド果汁およびフルーツゼリーのベビーフード（Hocking & Pitt, 1984）を腐敗・変敗させる種の筆頭である。また，*Neosartorya fischeri* はイチゴ（Kavanagh *et al*., 1963 ; McEvoy & Stuart, 1970）およびその他の食品から繰り返し分離されているが，ほとんど腐敗・変敗を起こすと報告されていない。加熱処理した食品では，*Talaromyces flavus*，*Tal. Bacillisporus* および *Eupenicillium* spp. は腐敗・変敗を起こす可能性のあるもう１つの原因である（Hocking & Pitt, 1984）。

耐熱性真菌性子嚢胞子の発生源は土壌である。特に耐熱性真菌によるリスクのある果汁は，収穫前あるいは収穫中に土壌に接触する頻度が高い果実であるパイナップル，パッションフルーツ，およびベリー類から作られたものである（Cartwright & Hocking, 1984）。

C　病原体

缶詰果実は加工食品の中で最も安全であるが，家庭で缶詰にされたナシ，アンズ，モモおよびトマトなどの果実からボツリヌス食中毒の発生が報告されている（Odlaug & Pflug, 1978）。根底にある原因は，処理不足と果実の初期 pH が 4.5 以上であることである。しかし，家庭で缶詰にされた果実によるボツリヌス食中毒の一部の事例は，ボツリヌス菌を増殖可能にする pH の上昇を引き起こすその他の微生物の増殖により起きた（Odlaug & Pflug, 1978）。商品化の作業では，pH は安全な加熱処理を確保し，このような問題を防ぐよう管理されている。

トマトは，*L. monocytogenes* の増殖には不向きな基質であるが，商品加工されたトマトジュースに接種した菌は，通常の可食期間よりも長い期間生存した（Beuchat & Brackett, 1991）。

缶詰果実食品のマイコトキシンの存在は主に，アップルジュースにおける *Bys. nivea* によるパツリンの形成に限られる。（Roland & Beuchat, 1984）。腐敗・変敗した缶詰果実では，*Byssochlamys* spp. が極めて低レベルであるが，パツリンを産生したことが報告されている。トマト食品は，*Alternaria* spp. の増殖によるテヌアゾン酸に起因して，有害となる可能性が高いが，このような事例については十分に裏付けされていない。

D　管理（缶詰果実）

要約

重大な危害要因[a]	• 食品の pH が 4.5 以上であれば，ボツリヌス菌を考慮しなければならない
	• リンゴジュース中のパツリン（*Byss. nivea*）
管理手段	
初期レベル（H_0）	• ASP（認証された生産者プログラム）による原材料の管理
	• 取り扱い・加工チェーン全体に GMP の適用
	• 初期芽胞数が非常に多い場合，正確に加工された食品でも細菌性腐敗・変敗が起こる
	• 加工ラインおよび設備の適切な洗浄により，このような発生を防ぐ必要がある
減少（ΣR）	• 低酸性および酸性化果実の缶詰に対する HACCP 原則の活用
増加（ΣI）	• 高温での缶詰食品の保存および販売前の膨張の監視
検査	• 腐敗・変敗原因の特定のため，疑わしい缶の検査
	• 食品が高温で保存される可能性がある場合，原材料および食材中の好熱菌数のモニタリングは有用である
腐敗・変敗	• *Cl. pasteurianum*，*B. coagulans*，耐熱性真菌
	• *Cl. pasteurianum* による缶詰ナシの腐敗・変敗管理は，pH 3.8～4.0 へ

の調整，糖液による Aw の 0.97〜0.98 への低下，および適切な加熱処理の併用を行う（Jakobsen & Jensen, 1975）

[a] 特定の状況下では，他の危害要因も考慮する必要があると思われる。

管理手段

真菌

ベリー類，パイナップル，マンゴー，およびパッションフルーツなどの果実は土壌中の耐熱性真菌性胞子により汚染される。果実の官能特性が損なわれるため，通常では，耐熱性真菌性胞子が破壊されるレベルまで低温殺菌処理を行うのは実用的ではない。前述の果実の場合，管理には，耐熱性子嚢胞子の存在について原材料として用いられる果汁をモニタリングする必要がある。原材料の規格は，耐熱性子嚢胞子が 100 mL 当たり 1 個と低く設定されていることがある。このような規格にあわない原材料は廃棄されるか，あるいは冷凍食品など別の方法に用いられる（Cartwright & Hocking, 1984 ; Hocking & Pitt, 1984）。

耐熱性真菌についての原材料のモニタリングでは，30 分間 75℃でサンプルを加熱し，その後，寒天培地の添加の有無にかかわらず，サンプル接種後最長 4 週間培養する。耐熱性真菌（*Byssochlamys*, *Talaromyces*, *Neosartorya* および *Eupenicillium* spp. など）はこの方法で選択的に検出可能である。培養方法については Beuchat & Rice（1979）により概説された。次の 2 つの方法が推奨される。平板法（Murdock & Hatcher（1978）より最初に述べられ，より大きなサンプルに適応される）（Pitt & Hocking, 1997）と直接接種法（Hocking & Pitt, 1984 ; Pitt & Hocking, 1997）である。

Ⅶ　乾燥果実

A　加工処理の微生物への影響

硫黄処理されたツリーフルーツおよびブドウ類

モモ，アンズ，ナシおよびバナナなどの果実を乾燥前に高レベルの二酸化硫黄で処理し，メイラード反応による褐変を防ぐことで果実の外観が保たれる。このような処理を受けた果実は，長期保存中でも，SO_2 によりミクロフローラが完全に排除される。通常，湿式包装による再加湿はこの状況を変えない。このような食品は微生物学的危害要因には当てはまらないため，これ以上検討されることはない。しかし，このような種類の「中性」果実は二酸化硫黄なしで乾燥されることもあり，該当する以下の章で述べるとおりである。このような果実はメイラード反応を受ける食品であるため，通常の褐色変色により識別可能である。

硫黄処理されていない果実

SO_2 で処理されていない果実にはプルーン，ナツメヤシ，イチジクおよびブドウ類などがある。これらの果実を処理することによる微生物学的影響について以下で説明する。

果実は加工前に洗浄され，一部の種類はアルカリ性洗浄液で処理され，表面ワックスを揮散して脱水を促す。使用されるその後の脱水加工は乾燥食品のミクロフローラに影響する。自然乾燥（世界中で，一部の果実で広く使用されている）は予測のつかない天候に影響を受けやすい。強い日光により初期ミクロフローラが大幅に低下する。黒胞子 *Aspergillus* 類のみ生存可能であり，結果としてオクラトキシンAを産生する可能性がある。しかし，乾燥条件の悪化により，酵母や糸状菌（特に *Penicillium* spp.）が増殖する可能性がある。

機械的な脱水により総微生物量が低下するが，低下の幅は果実の種類や加工の程度により異なる。例えば，低温（54～60℃）でのイチジクの乾燥により酵母は減少したが，除去されなかった（Natarajan *et al.*, 1948）。一方，プルーンは，商業的殺菌につながる加工の 70～80℃で乾燥される（Miller *et al.*, 1963）。しかし，プルーンは以後の処理中に再汚染しやすい（Pitt & Christian, 1968；Pitt & Hocking, 1997）。

通常，イチジクは，イチジクが落ちる地面で自然乾燥される場合，真菌増殖までの時間が十分にある。アフラトキシンはイチジクで発生しやすいため，*Aspergillus flavus* は重要である。*Asp. flavus* の胞子を完熟したイチジクに接種することで，真菌が増殖し，２日以内にアフラトキシンが生成された（Boudra *et al.*, 1994）。

湿式包装

より味の良い調理済み食品に対する消費者のニーズを満たすべく，乾燥果実は包装前に *Aw* 0.85～0.90 になるよう再加湿されることがある。乾燥果実は，効果的にミクロフローラを破壊する温水浴または熱水浴で再加工される。通常，硫黄処理された果実は，十分に包装された場合，安定した状態を保つため十分な SO_2 を維持する。しかし，SO_2 なしに加工されたナツメヤシ，イチジクおよびプルーンは加熱調理後に再汚染されやすい。現在，多くの国では微生物安定性を確保するため，このような包装にソルビン酸や安息香酸などの弱酸性保存剤の添加が許可されている。

グラッセ（砂糖漬けの）果実

グラッセ果実は，ブランチングした果実に保存剤として SO_2 を含有する高濃度のグルコースシロップを注入して生産される。この処理後，通常，果実には低温脱水加工を行い，*Aw* を約 0.85 まで下げる。この加工により，初期ミクロフローラは大幅に破壊される。

B　腐敗・変敗

硫黄処理されていない果実

SO_2 処理されていない果実は，好乾性真菌による腐敗・変敗を起こしやすい。しかし，果実が適切に乾燥・保存された場合，損傷の程度は軽度であると考えられる。

通常，自然乾燥され，SO_2で保存されていないオーストラリア産のブドウは*Asp. niger*やその近縁種に汚染され，これらの菌は乾燥中にある程度まで増殖する（King *et al.*, 1981 ; Leong *et al.*, 2004）。その他の真菌は少ない。カリフォルニア産のブドウも天日干しされるが，雨や地表水予防としてオーストラリアで使用される昇降式の乾燥棚を用いない。カリフォルニア内陸では，不定期の雨の多い乾期の損失は壊滅的である。

工場の衛生状態の悪化により，包装中に乾燥果実が汚染されると考えられる。特に，大量の好乾性菌*Xeromyces bisporus*は，*Aw*0.70〜0.75で非常に急速に増殖可能であり，コンベアーやその他の設備で増殖し，果実を汚染し，その後食品の腐敗・変敗を起こす（Pitt & Hocking, 1982, 1997）。

完熟したイチジクは常に酵母により種子腔で汚染される（Miller & Phaff, 1962）。これらの汚染酵母に好乾性菌種が含まれる場合，乾燥イチジクの腐敗・変敗が起こることがある。

調理済み包装

Pitt & Christian（1968）により，オーストラリア産の乾燥および高湿度のプルーンからほぼすべての既知の好乾性真菌が分離された。その当時，製品の微生物学的安定は高温包装（ホット充填）に依存していた。最も多く分離された真菌は*Eurotium* spp.（特に*Eur. herbariorum*，*Xer. bisporus*および好乾性*Chrysosporium* spp.）であった。湿気のある生食用プルーンおよびナツメヤシは現在では安息香酸あるいはソルビン酸添加により保存されることが多く，真菌増殖を防ぐ。

グラッセ果実

遊離SO_2はグルコースにより結合されるため，グラッセ果実加工において保存剤として用いられる二酸化硫黄は部分的に効果的である。部分的に調理されたグラッセパイナップルは酵母*Schizosaccharomyces pombe*の増殖により腐敗・変敗する。この種は，SO_2への耐性および低下した*Aw*で増殖する能力を有していることは明らかであり，グルコースシロップ注入過程のある特定の時点で増殖可能となる（Pitt & Hocking, 1997）。

C　病原体

病原細菌

通常，乾燥果実に付着する病原細菌の生存は悪く，数週間にとどまる。販売前の比較的長期の保存により，このような食品では正常であるが，さらにリスクが最小限に抑えられる。しかし，大腸菌O157 : non-H7は，従来の方法で栽培された輸入干しブドウの1つのサンプルおよび有機栽培された輸入アンズの1つのサンプルから分離された（Johannessen *et al.*, 1999）。

マイコトキシン

高水分で硫黄処理されていない乾燥果実（*Aw*0.85以上）では，マイコトキシンが発生する可能性があるが，大きな問題であるとは報告されていない。

乾燥前または乾燥中，ブドウに付着する*Asp. carbonarius*（黒色の*Aspergillus* spp.）の増殖はオクラトキシンAの産生をもたらす。*Asp. carbonarius*（および近縁種*Asp. niger*の数種の分離株）によるオクラトキシンAの生成がごく最近発見された（Abarca *et al.*, 1994；Téren *et al.*, 1996；Heenan *et al.*, 1998）。黒色の*Aspergillus* spp.によるブドウの汚染は，ブドウ畑において，昆虫や機械的な侵入，収穫前の雨による分裂，あるいは*Botrytis*または*Rhizopus*などの病原性真菌による汚染が原因で発生する（Snowdon, 1990；Leong *et al.*, 2004）。

昆虫によって運ばれる真菌は収穫前に果実に侵入可能であるため，アフラトキシンは乾燥イチジクでは長年の懸念の原因であった（Buchanan *et al.*, 1975）。トルコ産およびギリシャ産（Masson & Meier, 1988；Reichert *et al.*, 1988；Boyacioglu & Gonul, 1990；Özay & Alperden, 1991；Sharman *et al.*, 1991）およびシリア産（Haydar *et al.*, 1990）の乾燥イチジクでは許容できないレベルが報告されたが，パキスタン産（Shah & Hamid, 1989）では報告されなかった。ピーナッツと同様に，アフラトキシンは均一に分布しているのではなく，通常，イチジクに低率で存在する。有意水準（通常，10 μg/kg以上）を含む割合は1％（Steiner *et al.*, 1988），2～4％（Boyacioglu & Gonul, 1990），高値の場合でも7％（Masson & Meier, 1988），24％（Sharman *et al.*, 1991）あるいは29％（Özay & Alperden, 1991）であると報告された。個々の果実で検出されたアフラトキシンB_1の最大値は12μg/kg（Haydar *et al.*, 1990）から63μg/kg（Özay & Alperden, 1991），112μg/kg（Boyacioglu & Gonul, 1990）および165μg/kg（Sharman *et al.*, 1991）であった。

また，イチジクはオクラトキシンAにより汚染される。黒穂病のイチジクは，*Asp. carbonarius*などの黒色の*Aspergillus* spp.に汚染され，許容できないレベルのオクラトキシンAを含有していることがある（Özay & Alperden, 1991；Doster *et al.*, 1996）。

D　管理（乾燥果実）

要約

重大な危害要因[a]	• 干しブドウのオクラトキシンA，およびイチジクのアフラトキシンおよびオクラトキシンA
管理手段	
初期レベル（H_0）	• 乾燥前，洗浄したカット果実の保存時間の短縮
減少（ΣR）	• 適用できる場合，ブランチングにより微生物数が低下する
増加（ΣI）	• 設備の頻繁かつ徹底的な洗浄 • 自然乾燥あるいは脱水のいずれかによる，*Aw*を低下させるための迅速な乾燥

	• 均一に乾燥するため，乾燥機への食品の適切な積載
	• 乾燥食品の衛生的な取り扱い
	• 湿気侵入を避けるための乾燥食品の保存
	• 乾燥果実の再汚染のリスクを最小限にするため，湿度調節は重要な因子である
検査	• 好気性平板菌数は衛生および工程管理の有用な指標である
	• 細菌数は果実の種類や生育・加工の条件により異なる
	• 大腸菌群の存在は糞便汚染の有用な指標ではない
	• 大腸菌の存在は懸念される要因である
腐敗・変敗	• 乾燥果実は糸状菌の増殖により腐敗・変敗する

[a] 特定の状況下では，他の危害要因（病原体など）も考慮する必要があると思われる。

管理手段

調理済み包装

現在，ほとんどの国では，高水分のプルーン，イチジク，およびその他同様の食品へのソルビン酸塩あるいは安息香酸塩などの弱酸性保存料の添加が許可されている。それでも，真菌（特に，*Xer. bisporus* および好乾性 *Chrysosporium* spp.）の増殖を予防するため，加工ラインや充填ラインおよび設備の頻繁かつ入念な洗浄が必要である（Pitt & Hocking, 1997）。

グラッセ果実

グラッセ果実生産中，*Schiz. pombe* の管理は容易ではない。効果的な方法は加工設備の入念な洗浄だけである。

乾燥イチジク

イチジクにおけるアフラトキシン生成の管理は非常に難しい。しかし，短波長の UV 光によるアフラトキシンの有無に関する果実のスクリーニングは有用な方法である。トウモロコシと同様に，イチジク中のアフラトキシンは短波長（365 nm）の UV 光下で淡い緑黄色蛍光により検出可能である（Steiner *et al.*, 1988）。この方法により，56 kg バッチのイチジク中の総アフラトキシン量は初期レベルで 23～0.3 μg/kg 減少した。現在，この方法は多くの包装工場で用いられており，妥当な加工管理であると認められている。

加熱処理やその他の処理を用いるかにかかわらず，二酸化硫黄によるアフラトキシンの破壊について研究されている（Altug *et al.*, 1990 ; Icibal & Altug, 1992）。0.2％過酸化水素と混合した重亜硫酸ナトリウム（1％溶液）あるいは 2 g/kg 二酸化硫黄ガス ＋65℃加熱および 0.2％過酸化水素への暴露により，イチジクのアフラトキシンレベルが大幅に減少した。しかし，そのような方法が商業的応用を見いだす可能性は低い。

その他のアフラトキシン含有食品同様，アフラトキシン分析により，最終的に管理が行われる。それぞれの製品のロットの大きさが大きいと，アフラトキシンの検出や，管理のためのイチジクのサンプル採取がとりわけ難しくなる。10〜20kg ロットに基づくサンプリングプランが開発されている（Bruland *et al.*, 1992；Hussain & Vojir, 1993；Sharman *et al.*, 1994）。

イチジクのオクラトキシンAの管理についてほとんど報告されていない。

干しブドウ

Asp. carbonarius は様々な原因による損傷からブドウに侵入するため，オクラトキシンA生成の管理は非常に難しい。虫の繁殖減少による損傷の減少，疾病管理および乾燥前の慎重な取り扱いは重要である。また，迅速な乾燥は実用的であり，オクラトキシンのレベルを低下させる。

イチジク中のアフラトキシンと同様，最終的な管理手段が分析・整理されている。含オクラトキシン量に基づく個々のベリー類を選別する方法はないが，損傷を受けたあるいは浅黒いベリー類の選別は，場合により非常に効果的に毒素の危害を低下させる。

Ⅷ　発酵果実および酸性化果実

A　加工処理の微生物への影響

一般的に発酵される頻度が高い果実はキュウリ，オリーブ，ナツメグ（*Myristica fragrance*），グリーンパパイヤ（*Carica papaya*），グリーンマンゴー（*Mangifera* spp.）であり，kedondong（*Spondias cytherea*），belimbing asam（*Averrhoa bilimbi*），chermai（*Eugeria michelii*）およびライム（*Citrus aurantifolia*），少量であるがピーマン，唐辛子およびトマトなどの多くの東南アジア産で使用される果実もこの方法で加工される（Merican *et al.*, 1984；Saono *et al.*, 1986）。用いられる加工法は，最終食品の種類によって異なる。

オリーブ

テーブルオリーブには主に次の3種類がある。スペイン風グリーン・オリーブ，ギリシャ風ナチュラル黒オリーブ，カリフォルニア風熟したオリーブである。オリーブの生産は種類によって異なるが，概して加工法は同じである。収穫時のオリーブには，苦味成分であるオレウロペイン（oleuropein）を含有しており，乳酸菌（Fleming *et al.*, 1973）（特に発酵加工開始時の優勢細菌である *Leuconostoc* spp.）に対する抑制化合物に分解される。オレウロペインは発酵前に，希アルカリ（1.8〜2.5％苛性アルカリ溶液）でオリーブを処理して除去される。苛性アルカリ溶液がほとんど窪みに浸透した場合，アルカリは水により侵出される。また，この工程により発酵性糖質が侵出される（Beuchat, 1978）。生鮮オリーブの正常なフローラはアルカリ処理によりほとんど除去されるが，再汚染が侵出中およびその後の加工中に起こる。

望ましい発酵微生物はザウアークラウト発酵に関与する微生物とほぼ同じであり，*Leuconostic mesenteroides*，*Lactobacillus brevis*，*Lb. plantarum* を含む。また，*Enterococcus* spp. は，スペイン風オリーブのスタータ菌として *Ent. casseliflavus* および *Lb. pentosus* とともに自然発酵でよくみられる（de Castro *et al.*, 2002）。オリーブの発酵に影響する主な因子は発酵性糖質の有用性，含塩量，pH，通気および温度である（Garrido Fernandez *et al.*, 1997；Duran Quintana *et al.*, 1999；Tassou *et al.*, 2002）。オリーブは6〜10％食塩水で発酵される（Beuchat, 1978；Tassou *et al.*, 2002）。含塩量の3〜4％の減少はオリーブの軟化や気泡（gas pocket）の形成をもたらすが，*Saccharomyces kluyveri*，*Sac. oleaginosus* および *Hansenula anomala* の3種の酵母の増殖が関連していると考えられる（Beuchat, 1978）。含塩量や発酵温度の変更は，発酵中に発生する6種の有機酸の絶対量や比率の変化，エタノール生産量の変化およびD-乳酸およびL-乳酸の比率の変化をもたらす（Tassou *et al.*, 2002）。

発酵したグリーン・オリーブは0.6〜0.9％乳酸含有の7〜8％食塩水で覆われ，通常ガラス・ジャーに真空包装され，低温殺菌される。黒（完熟）オリーブは，オレウロペイン処理からアルカリを完全に除去するには数回洗浄を行う必要がある。

キュウリ

キュウリは，発酵，直接酸性化などいくつかの方法でピクルスに加工される。マイルドな発酵は低濃度の食塩水（2.6〜4.0％）中に生キュウリを漬け込むことから始まる。乳酸発酵は室温で数日間行われ，冷蔵保存中継続する。他の発酵は比較的高濃度の塩（8〜10％）ではじめ，その後，塩は15％まで漸増する。初期フローラは非常に多様であるが，*Pediococcus* spp.および *Lb. plantarum* はすぐに優勢になる。

キュウリの純培養発酵により最良の食品ができる（Etchells *et al.*, 1964, 1966）。発酵が小さな容器で行われた場合，低温殺菌により，キュウリの表面フローラを破壊することがある。しかし，大規模工場では，初期の食塩水をpH3.3まで酸性化して自然フローラが抑制される。その後，*Lb. plantarum* の純培養，もしくは *Lb. plantarum* および *Pediococcus cerevisiae* の混合が添加され，発酵がすぐに始まる（Etchells *et al.*, 1973）。

また，ピクルスは直接酸性化により作られる。この工程は酢とスパイスにキュウリを合わせ，その後低温殺菌を行う。

完全保存され，塩漬けされたピクルスは，酢酸添加前に塩を除去するために侵出され，砂糖を加えてスウィートピクルス，砂糖を加えずにサワーピクルスが作られる。

東南アジア産の果実類

基本的なピクルス漬けの工程は，種々の塩濃度および期間で，丸ごとあるいはカットした果実の塩漬けである（Merican *et al.*, 1984；Saono *et al.*, 1986）。乳酸発酵が行われるが，発酵性糖質の添加，不添加はどちらでも構わない。塩漬け樽から分離された微生物には *Lb. brevis*，*Lb. plantarum* および *Leuc. mesenteroides* が含まれる（Saono *et al.*, 1986）。作物の収穫の準備が整った際，高濃度の塩が添加された場合，塩が侵出され，塩漬けされた果実は酸性化シロップで包装されるか，香辛料のきいた「アチャル（acar）」の材料として使われる。ナツメグなどの一部の果実では褐色変色を防ぎ，色を保つため，塩に重亜硫酸を加えて用いる。

B　腐敗・変敗

オリーブ

処理されたオリーブからのアルカリの不適切な侵出は正常な *Leuconostoc* 発酵を阻害し，酵母や大腸菌群による腐敗・変敗を可能にする（West *et al.*, 1941；Etchells *et al.*, 1966）。オリーブの発酵は遅いため，問題が発生するまでに時間がかかる。ヘテロ発酵乳酸菌，酵母および大腸菌群によるガス発生や膨満の頻度は最も高く，チーズのようなにおいを発することがある（Pederson, 1971）。低塩濃度で酸性化した塩水でのオリーブの保存は，*Pichia* および *Saccharomyces* spp. の増殖により気泡欠陥を起こすことがある。発酵させたグリーン・オリーブの軟化の原因は，ペプチン分解性である *Rhodotorula* spp. の増殖である（Vaughn *et al.*, 1969a, 1972）。オリーブ表面に付着する小さく白い斑点は *Lb. plantarum*（Thompson *et al.*, 1955；Vaughn *et al.*, 1953）もしくは種々の酵母（Pederson, 1971）によるものである。*Aspergillus*，*Geotrichum*，*Paecilomyces*，*Verticillium*，*Penicillium* などの種々のカビは，開いたままの樽の塩水表面で広範囲に増殖するが（Beuchat, 1978），食品品質に対する影響については不明である。

グリーン・オリーブの腐敗・変敗は，容器がしっかりと密閉されていない場合に起こる。優勢な初期フローラは，乳酸を酸化する偏性好気性酵母である。増殖や酸の使用により pH は上昇し，その他の耐塩性酵母や細菌の増殖が可能になる。

缶詰用に調理された黒オリーブで表皮や果肉の軟化および腐肉形成が認められた（Vaughn *et al.*, 1969b）。ペプチン分解活性のある細菌が原因であると考えられる。

キュウリ

塩漬けしたキュウリの腐生フローラおよび腐敗・変敗フローラは，用いられる加工処理により異なる。酸産生が低い場合，高濃度（15％）の塩水につけられたピクルスは酵母，好塩菌および大腸菌群の増殖を促す。望ましい発酵フローラが適切に発生できない場合，低濃度（5％以下）の塩水でのディル・ピクルスは酵母，ヘテロ型発酵乳酸菌もしくは大腸菌群により膨張することがある（Samish *et al.*, 1957；Etchells *et al.*, 1968）。腸内細菌などの種々の細菌は無傷の発酵トマトおよびキュウリに自然発生し（Samish & Dimant, 1959；Samish & Etinger-Tulczynsky, 1962；Meneley & Stanghellini, 1974），膨張の原因となる。未処理水が新たに収穫されたキュウリを過冷却するのに用いられた場合，微生物がさらに内在化する（Reina *et al.*, 1995）。

また，果肉の軟化は，圃場にあるキュウリの花で増殖する酵母や真菌に由来する酵素により生じることがある（Etchells *et al.*, 1958）。大量の空気の入れ替え中，塩水処理されたキュウリ組織内でのカビの増殖は，食品の軟化を起こすことがある。

塩水漬け中に弱酸性保存料を添加することでフローラは変化する。正常な酵母フローラは望ましくない菌種により抑制され，置換される（Etchells *et al.*, 1961）。そのため，加工中に保存料を使用しても，ほとんど効果がないと考えられる。

スウィートピクルスおよびサワーピクルスは低温殺菌されないが，保存には酢酸を使用しており，保存料に耐性のある酵母（特に *Can. krusei* および *Pichia membranaefaciens* などのフィルム形成剤）により腐敗・変敗しやすい（Pitt & Hocking, 1997）。

C　病原体

正しく発酵された果実食品から食中毒が発生する可能性は極めて低い。マイコトキシンによる問題については不明である。

D　管理（発酵果実および酸性化果実）

要約

重大な危害要因[a]	• 正しく発酵された，もしくは酸性化された果実による食品由来疾病は極めてまれである • マイコトキシンの生成は報告されていない
管理手段	
初期レベル（H_0）	• 適用せず
減少（ΣR）	• 適用せず
増加（ΣI）	• 適用せず
検査	• 適用せず
腐敗・変敗	• 一部の食品では微生物腐敗・変敗が起き，管理は適切な加工法により異なる

[a] 特定の状況下では，他の危害要因も考慮する必要があると思われる。

管理手段

多くの場合，管理手段は野菜で用いられるGMPとほぼ同様であり，野菜に関する章を参照のこと。

オリーブ

発酵したグリーン・オリーブ生産における腐敗・変敗の管理は，初期には効果的なアルカリ処理に依存し，その後，完全にアルカリを除去することである。これは，低濃度塩水中の乳酸菌による適切な酸発生を確実にするのに必要である。また，適切な発酵は，発酵性糖質源の入手管理によって異なる。適切な塩水濃度および発酵温度は，適正な最終発酵製品を得るために必要である。嫌気条件の維持は，酸化酵母の増殖を予防する上で必要である。

キュウリ

腐敗・変敗の管理は適切な塩水濃度，酸性化および純粋なスタータ菌により異なる。低温殺菌処理は適切に行われ，管理される必要がある。望ましい発酵細菌を抑制して腐敗・変敗をもたらす，大量の不要な細菌や酵母を防ぐために適切な処理が必要である。保存料に耐性のある酵母は，低温殺菌されていない食品では特別な問題を引き起こす。効果的な管理は，食品包装工場における綿密な洗浄のみである。ガス交換の促進および発酵速度の上昇の手段として，CO_2 を除去し，キュウリ内部へ O_2 を導入するため，発酵樽の清掃を通じて膨張を管理する（Daeschel & Fleming, 1981, 1983）。

IX　缶詰トマト食品

主なトマト食品は，果汁入りもしくは果汁なし，あるいはトマトピューレにパックされた缶詰食品（丸ごと，皮をむいたもの，さいの目に切ったもの），トマトジュースやトマトペーストなどのトマト濃縮食品，トマトパウダーおよびサルサ，トマトソース（ケチャップ），トマトスープやトマトチリソースなどの調合食品である。

A　加工処理の微生物への影響

トマトは，通常 pH 値 4.6 以下の酸性原材料であるため，比較的中温度加熱処理により，トマト食品は商業的殺菌する必要がある。食品の酸含有量はボツリヌス菌の芽胞など細菌芽胞の増殖を防ぐ。しかし，トマトの酸度はここ数十年間で減少しており，機械による収穫により，手摘み果実よりも微生物濃度が高くなる。腐敗・変敗を防ぐため，トマトの品質が保てるように十分に加工する必要がある。缶詰トマト食品の酸性化はこの問題に対する現実的な解決法であることが示唆されている（Lopez, 1971 ; Schoenemann & Lopez, 1975 ; Powers, 1976）。

トマトジュースの加工では，次のような方法を用いる。加圧して包装された食品の乾留，撹拌中もしくは静止状態での大気加工（atmospheric processing），およびホットパックとその後の蒸気での大気加工である（Gould, 1974）。撹拌および加圧加工は結果的に加工時間が短くなる。大気加工により耐熱性の低い微生物は死滅するが，耐熱性のフラットサワー細菌芽胞を死滅させるには不十分である。バルク殺菌（すなわち，フラッシュ滅菌器使用後のホットパック，ホールディングおよび水冷却）により，フラットサワー芽胞を死滅させる。また，ごく最近では殺菌後に無菌包装が用いられている。

B　腐敗・変敗

加工不良または漏出のため，缶詰トマトの腐敗・変敗が起こることがある。

通常，トマトで検出される細菌は，乳酸菌およびその他の相対的に易熱性の菌である。そのため，加工中における腐敗・変敗の原因は，主にガスを発生する嫌気性菌 *Cl. pasteurianum* およびさらに一般的なフラットサワー種 *B. coagulans* などの耐酸性の芽胞形成菌である。

耐酸性のフラットサワーにより腐敗・変敗したトマトジュースの味は「薬品臭」，「フェノール臭」または「果実臭」であると表される。また，概して，この味は pH 低下を伴う。腐敗・変敗した食品の缶の両端は平らである。

Bacillus coagulans は一般的な土壌細菌である。一部の分離株の増殖形細胞は pH4.15〜4.25 のトマトジュースで増殖可能であるが，加熱処理した芽胞は，pH を 4.3 以下に調製したトマトジュースでは発芽・増殖できない（Pederson & Becker, 1949）。

土壌粒子の濃度と，トマト浸漬タンクの水のフラットサワー芽胞数には決定的な関係がある。これらの細菌は，冷水の量が不十分で水温が 27〜32℃まで上昇したトマト洗浄用の設備で増殖することが知られている。芽胞はトマトの缶詰工場の様々な箇所から分離された（Fields, 1970 ; Segmiller & Evancho, 1992）。

「機械カビ（machinery mould）」である *Geo. candidum*（= *Oidium lactis*）は衛生状態の悪いトマトジュース工場での汚染物質であり，トマト加工設備では優勢なカビである。*Bacillus coagulans* は，このカビが増殖したトマトジュースで増殖し，芽胞を形成することができる（Fields, 1962）。

それほど多くはないが，その他のタイプの微生物腐敗・変敗，特に乳酸菌の一部の耐熱菌種による缶の膨張が起こる（Gould, 1974）。

C　病原体

トマト食品の加熱処理は，食品で増殖する可能性のある増殖形および芽胞形成細菌を不活化するように設計される必要がある。食品の pH が 4.5 以下の場合，ボツリヌス菌の増殖は阻害されるが，トマトジュースの pH を上昇させる能力のある耐酸性のバチルス属菌は土壌および自然の植物質から分離されることがある（Al-Dujaili & Anderson, 1991）。家庭で缶詰にされたトマト由来のボツリヌス食中毒の事例は，カビの増殖との関連が明らかであり，ボツリヌス菌芽胞の増殖が可能となるくらい pH が上昇していた。

トマトは *L. monocytogenes* の増殖の好ましい基質ではない。しかし，商業的に加工されたトマトジュースおよびトマトソースに接種された *L. monocytogenes* は，正常な食品の可食期間よりも長い期間，生存した（Beuchat & Brackett, 1991）。

D　管理（トマト食品）

要約

重大な危害要因	• ボツリヌス菌
	• *L. monocytogenes*
管理手段	
初期レベル（H_0）	• 芽胞数を少なくするための洗浄
減少（ΣR）	• 増殖形細胞を減少させるための加熱処理
増加（ΣI）	• pH 調節（酸性化）は生存する微生物の増殖を防ぐには重要である
検査	• 高温での缶詰食品の保存および膨張の監視（「缶詰野菜」の項より引用）
腐敗・変敗	• *Cl. pasteurianum*
	• *B. coagulans*

管理手段

細菌性芽胞数は果実に残存する土壌と密接に関係しているため，加工する前にトマトは完全に洗浄されなければならない（Mercer & Olson, 1969）。すべての加工設備は，設備で増殖する好熱性芽胞形成菌による腐敗・変敗のリスクを最小限に抑えるため，日常的にフラッシュ洗浄する必要がある。

効果的な加工に極めて重要なことは，(i)食品で発育可能な微生物を死滅させること，および(ii)生存する微生物の増殖を予防するよう，pH の低下もしくは酸性度の上昇を達成することである。

この障壁により，酸産生フラットサワー細菌だけでなく，酸利用微生物の増殖をも制御しなければならない。このような酸利用微生物の増殖は pH を上昇させ，その結果ボツリヌス菌が増殖可能になるからである。トマトジュースの *B. coagulans* 加熱処理は 121.1℃（250°F）で 0.7 分間もしくは同程度である（NRC, 1985）。

トマトにおける細菌の管理は食用の有機酸（通常ではクエン酸）を添加して行われ，さらに，酸添加による酸味を補正するために固体甘味料が添加されることがある（Gould, 1974；Wahem, 1990）。

参考文献

Abarca, M.L., Bragulat, M.R., Castellá, G. and Cabañes, F.J. (1994) Ochratoxin A production by strains of *Aspergillus niger* var. *niger*. *Appl. Environ. Microbiol.*, **60**, 2650–52.

Al-Dujaili, F. and Anderson, R.E. (1991) Aciduric, pH elevating *Bacillus* which cause non effervescent spoilage of underprocessed tomatoes. *J. Food Sci.*, **56**, 1611–13.

Altug, T., Yousef, A.E. and Marth, E.H. (1990) Degradation of aflatoxin B_1 in dried figs by sodium bisulfite with or without heat, ultraviolet energy or hydrogen peroxide. *J. Food Prot.*, **53**, 581–2.

Anderson, S. M., Verchick, L., Sowadsky, R., *et al.* (2002) Multistate outbreaks of *Salmonella* serotype Poona infections associated with eating cantaloupes from Mexico – United States and Canada. *Morb. Mortal. Wkly Rep.*, **51**, 1044–7.
Anonymous. (1993) Cantaloupe appears to be source of Oregon *E. coli* outbreaks. *Food Chemical News*, August 30th, 1993, 14–5.
Anonymous. (1999a) *Minimal Processing and Food Safety of Harumanis Mango*. Center for Food and Nutrition Studies, Bogor Agriculture University, Indonesia.
Anonymous. (1999b) Project Terminal Report. Vietnam. Annex J. *Development of additional MP technologies needed for QA systems for MP fruits*. Association of South East Asian Nation (ASEAN) Australian Economic Cooperation Programme (AAECP) III Quality Assurance Systems for ASEAN Fruits (QASAF) Project.
ASEAN-COFAF (1984). ASEAN Horticultural Produce Handling Workshop Report. Association of South East Asian Nations Committee on Food, Agriculture and Forestry Secretariat, Jakarta, Indonesia.
Asplund, K. and Nurmi, E. (1991) The growth of salmonellae in tomatoes. *Int. J. Food Microbiol.*, **13**, 177–82.
Barkai-Golan, R. (1974) Species of *Penicillium* causing decay of stored fruits and vegetables in Israel. *Mycopathol. Mycol. Appl.*, **54**, 141–5.
Bartz, J. A. (1982) Infiltration of tomatoes immersed at different temperatures to different depths in suspensions of *Erwinia carotovora* subsp. *carotovora*. *Plant Dis.*, **66**, 302–6.
Bartz, J. A. (1999) Washing fresh fruits and vegetables: lessons from treatment of tomatoes and potatoes with water. *Dairy Plant Environ. Sanit.*, **19**, 853–64.
Bartz, J. A. and Showalter, R.K. (1981) Infiltration of tomatoes by aqueous bacterial suspensions. *Phytopathology*, **71**, 515–8.
Beuchat, L.R. (1978) *Food and Beverage Mycology,* AVI Publishing Co., Inc. Westport, CT. pp. 83–109.
Beuchat, L.R. (1996) Pathogenic microorganisms associated with fresh produce. *J. Food Prot.*, **59**, 204–16.
Beuchat, L.R. and Brackett, R.F. (1991) Behaviour of *Listeria monocytogenes* inoculated into raw tomatoes and processed tomato products. *Appl. Environ. Microbiol.*, **57**, 1367–71.
Beuchat, L.R. and Rice, S.L. (1979) *Byssochlamys* spp. and their importance in processed fruits. *Adv. Food Res.*, **25**, 237–88.
Blostein, J. (1993) An outbreak of *Salmonella javiana* associated with consumption of water melon. *J. Environ. Health*, **56**, 29–31.
Boudra, H., LeBars, J., LeBars, P. and Dupuy, J. (1994) Time of *Aspergillus flavus* infection and aflatoxin formation in ripening of figs. *Mycopathologia*, **127**, 29–33.
Boyacioglu, D. and Gonul, M. (1990) Survey of aflatoxin contamination of dried figs grown in Turkey in 1986. *Food Addit. Contam.*, **7**, 235–7.
Brackett, R.E. (1992) Shelf stability and safety of fresh produce as influenced by sanitation and disinfection. *J. Food Prot.*, **55**, 808–14.
Brackett, R.E. (1994) Microbiological spoilage and pathogens in minimally processed refrigerated fruits and vegetables, in *Minimally Processed Refrigerated Fruits and Vegetables* (ed. R.C. Wiley) Chapman & Hall, New York, pp. 269–312.
Breidt, F. and Fleming, H.P. (1997) Using lactic acid bacteria to improve the safety of minimally processed fruits and vegetables. *Food Technol.*, **51**(9), 44–8, 51.
Bruland, H.G., Matthiaschk, G., Sanitz, W., Vierkotter, S., Weber, R. and Wenzel, H. (1992) Aflatoxins in dried figs – sampling techniques (in German). *Deutsche Lebensmittel-Rundschau*, **88**, 183–5.
Buchanan, J.R., Sommer, N.F. and Fortlage, R.J. (1975) *Aspergillus flavus* infection and aflatoxin production in fig fruits. *Appl. Microbiol.*, **30**, 238–41.
Buchanan, R.L., Edelson, S.G., Miller, R.L. and Sapers, G.M. (1999) Contamination of intact apples after immersion in an aqueous environment containing *Escherichia coli* O157:H7. *J. Food Prot.*, **62**, 444–50.
Buchanan, J.R., Sommer, N.F. and Fortlage, R.J. (1975) *Aspergillus flavus* infection and aflatoxin production in fig fruits. *Appl. Microbiol.*, **30**, 238–41.
Buhagiar, R.W.M. and Barnett, J.A. (1971) The yeasts of strawberries. *J. Appl. Bacteriol.*, **34**, 727–39.
Burnett, S.L., Chen, J. and Beuchat, L.R. (2000) Attachment of *Escherichia coli* O157:H7 to the surfaces and internal structures of apples as detected by confocal scanning laser microscopy. *Appl. Environ. Microbiol.*, **66**, 4679–87.
Butler, E.E., Webster, R.K. and Eckert, J.W. (1965) Taxonomy, pathogenicity, and physiological properties of the fungus causing sour rot of citrus. *Phytopathology*, **55**, 1262–8.
Cartwright, P. and Hocking, A.D. (1984) *Byssochlamys* in fruit juices. *Food Technol. Aust.*, **36**, 210–11.
Caul, E.O. (1993) Outbreaks of gastroenteritis associated with SRSV's. *Public Health Laboratory Service Microbiology Digest*, **10**(1), 2–8.
de Castro, A., Montano, A., Casado, F.-J. Sanchez, and Rejano, L. (2002) Utilization of *Enterococcus casseliflavus* and *Lactobacillus pentosus* as starter cultures for Spanish-style green olive fermenation. *Food Microbiol.*, **19**, 637–44.
Caul, E.O. (1993) Outbreaks of gastroenteritis associated with SRSV's. Public Health Laboratory Service, *Microbiol. Digest*, **10** (1), 2–8.
CDC (Centers for Disease Control and Prevention). (1979) *Salmonella oranienburg* gastroenteritis associated with consumption of precut water melon. Illinois *Morb. Mortal. Wkly Rep.* **28**, 522–3.
CDC (Centers for Disease Control and Prevention). (1991) Multistate outbreak of *Salmonella poona* infections. US and Canada *Morb. Mortal. Wkly Rep.* **40**, 549–52.
CDC Centers for Disease Control and Prevention). (1993) Multistate outbreak of *Salmonella* serotype Montevideo infections. EPI-AID 79–93.
CDC (Centers for Disease Control and Prevention). (1997a) Hepatitis A associated with consumption of frozen strawberries – Michigan 1997. *Morb. Mortal. Wkly Rep.* **46**, 288, 295.
CDC (Centers for Disease Control and Prevention). (1997b) Outbreak of cyclosporiasis. Northern Virginia-Washington DC-

Baltimore Maryland Metropolitan Area *Morb. Mortal. Wkly Rep.* **46**, 689–91.

Champ, B.R., Highley, E. and Johnson, G.I. (eds). (1994). *Postharvest Handling of Tropical Fruits.* ACIAR Proceedings No. 50 Australian Centre for International Agricultural Research, Canberra, A.C.T.

Chan, H.T. (1997). Heat shocking fruits for heat and cold tolerance, in *Proceedings of the Sixth Association of South East Asian Nations food Conference.* Singapore Institute of Food Technology, Singapore, pp. 99–106.

Chudhangkura A, Maneepun S., Varanyanond W. Satonsaovapak S., Saiyudthong S., Japakaset J., Anantraksakul P. and Wattanasiritham L. (1999). Minimal processing and food safety in Durian. *ASEAN Australian Economic Cooperation Programme (AAECP) III Quality Assurance Systems for ASEAN Fruits (QASAF) Project.* Institute of Food Research and Product Development, Kasetsart University, Bangkok, Thailand.

Cliver, D.O. (1983) Manual on Food Virology. World Health Organisation, Geneva.

Cliver, D.O. and Kostenbader, K.D. (1979) Antiviral effectiveness of grape juice. *J. Food Prot.*, **42**, 100–4.

Coley-Smith, J.R., Verhoeff, K. and Jarvis, W.R. (eds). (1980) in *The Biology of Botrytis.* Academic Press, London.

Combrink, J.C., Kotzé, J.M., Wehner, F.C. and Grobbelaar, C.J. (1985). Fungi associated with core rot of Starking apples in South Africa. *Phytophylactica*, **17**, 81–3.

Conner, D.E. and Kotrola, J.S. (1995) Growth and survival of *Escherichia coli* O157:H7 under acidic conditions. *Appl. Environ. Microbiol.*, **61**, 382–5.

Cummings, K., Barrett, E., Mohle-Boetani, J.C., Brooks, J.T., Farrar, J., Hunt, T., Fiore, A., Komatsu, K., Werner, S.B, and Slutsker, L. (2001) A multistate outbreak of ***Salmonella enterica*** serotype baildon associated with domestic raw tomatoes. *Emerg. Infect. Dis.*, **7**, 1046–8.

Daeschell, M.A. and Fleming, H.P. (1983) Rapid and specific staining for routes of liquid entry into cucumber fruit. *J. Am Soc. Hortic. Sci.*, **108**, 481–3.

Day, N.B., Skura, B.J. and Powrie, W.D. (1990) Modified atmosphere packaging of blueberries: microbiological changes. *Can. Inst. Food Sci. Technol. J.*, **23**, 59–65.

de Castro, A., Montano, A., Casado, F. -J. Sanchez and Rejano, L. (2002) Utilization of *Enterococcus casseliflavus* and *Lactobacillus pentosus* as starter cultures for Spanish-style green olive fermentation. *Food Microbiol.*, **19**, 637–644.

Del Rosario, B.A. and Beuchat, L.R. (1995) Survival and growth of enterohemorrhagic *Escherichia coli* O157:H7 in cantaloupe and watermelon. *J. Food Prot.*, **58**, 105–7.

Dennis, C. (1983a) Soft fruit, in *Post-Harvest Pathology of Fruits and Vegetables* (ed. C. Dennis), Academic Press, London, pp. 23–42.

Dennis, C. (1983b) Yeast spoilage of fruit and vegetable products. *Indian Food Packer*, **37**, 38–53.

Dingman, D.W. (2000) Growth of *Escherichia coli* O157:H7 in bruised apple (*Malus domestica*) tissue as influenced by cultivar, date of harvest, and source. *Appl. Environ. Microbiol.*, **66**, 1077–83.

Doster, M.A., Michailides, T.J. and Morgan, D.P. (1996) *Aspergillus* species and mycotoxins in figs from California orchards. *Plant Dis.*, **80**, 484–9.

Draughon, F.A., Chen, S. and Mundt, J.O. (1988) Metabolic association of *Fusarium*, *Alternaria*, and *Rhizoctonia* with *Clostridium botulinum* in fresh tomatoes. *J. Food Sci.*, **53**, 120–3.

Du, J., Han, Y. and Linton, R.H. (2002) Inactivation by chlorine dioxide gas (ClO_2) of *Listeria monocytogenes* spotted onto different apple surfaces. *Food Microbiol.*, **19**, 481–90.

Duffell, E., Espie, E., Nichols, T., Adak, G.K., De Valk, H., Anderson, K. and Stuart, J.M. (2003). Investigation of an outbreak of *E.coli* O157 infections associated with a trip to France of schoolchildren from Somerset, England. *Eurosurveillance*, **8**, 81–6

Duran Quintana, M.C., Garcia Garcia, P. and Garrido Fernandez, A. (1999). Establishment of conditions for green table olive fermentation at low temperature. *Int. J. Food Microbiol.*, **51**, 133–43.

Eckert, J.W., Rubio, P.P., Mattoo, A.K. and Thompson, A.K. (1975) Diseases of tropical fruits and their control, in *Postharvest Physiology, Handling and Utilization of Tropical and Subtropical Fruits and Vegetables* (ed. E.B. Pantastico) AVI Publishing Co., Westport, CT, pp. 415–43.

Escartin, E.F., Ayala, A.C. and Lozano, J.S. (1989) Survival and growth of *Salmonella* and *Shigella* on sliced fresh fruit. *J. Food Prot.*, **52**, 471–2.

Etchells, J.L., Bell, T.A., Monroe, R.J., Masley, P.M. and Demain, A.L. (1958) Populations and softening enzyme activity of filamentous fungi on flowers, ovaries, and fruit of pickling cucumbers. *Appl. Microbiol.*, **6**, 427–40.

Etchells, J.L., Borg, A.F. and Bell, T.A. (1961) Influence of sorbic acid on populations and species of yeasts occurring in cucumber fermentations. *Appl. Microbiol.*, **9**, 139–44.

Etchells, J.L., Costilow, R.N., Anderson, T.E. and Bell, T.A. (1964) Pure culture fermentation of brined cucumbers. *Appl. Microbiol.*, **12**, 523–35.

Etchells, J.L., Borg, A.F., Kittel, I.D., Bell, T.A. and Fleming, H.P. (1966) Pure culture fermentation of green olives. *Appl. Microbiol.*, **14**, 1027–41.

Etchells, J.L., Borg, A.F. and Bell, T.A. (1968) Bloater formation by gas-forming lactic acid bacteria in cucumber fermentations. *Appl. Microbiol.*, **16**, 1029–35.

Etchells, J.L., Bell, T.A., Fleming, H.P., Kelling, R.E. and Thompson, R.L. (1973) Suggested procedure for the controlled fermentation of commercially brined pickling cucumbers – the use of starter cultures and reduction of carbon dioxide accumulation. *Pickle Packing Sci.*, **3**, 4–19.

Faridah, M.S., Latifah, M.N., Asiah A.S. and Mahmud M. (1999). Microbiological changes in minimally processed jackfruit packed in different packaging system. *ASEAN Australian Economic Cooperation Programme (AAECP) III Quality Assurance Systems for ASEAN Fruits Project, Regional Technical Workshop 2–4 Dec.* Malaysian Agricultural Research and Development Institute, Kuala Lumpur, Malaysia.

Fields, M.L. (1962) The effect of *Oidium lactis* on the sporulation of *Bacillus coagulans* in tomato juice. *Appl. Microbiol.*, **10**, 70–3.
Fields, M.L. (1970) The flat sour bacteria. *Adv. Food Res.*, **18**, 163–217.
Fleischman, G.J., Bator, C., Merker, R. and Keller, S.E. (2001) Hot water immersion to eliminate *Escherichia coli* O157:H7 on the surface of whole apples: thermal effects and efficacy. *J. Food Prot.*, **64**, 451–5.
Fleming, H.P., Walter, W.M. and Etchells, J.L. (1973) Antimicrobial properties of oleuropein and products of its hydrolysis from green olives. *Appl. Microbiol.*, **26**, 777–81.
Garrido Fernandez, A., Dams, M. and Fernandez Diez, M.J. (1997) *Table Olives: Production and Processing,* Kluwer Academic, New York.
Gayler, G.W., MacCready, R.A., Reardon, J.P. and McKernan, B.F. (1955) An outbreak of salmonellosis traced to water melon. *Public Health Rep.*, **70**, 311–3.
Getz, S., Fulbright, D.W. and Stephens, C.T. (1983) Scanning electron microscopy of infection sites and lesion development on tomato fruit infected with *Pseudomonas syringae* pv. *tomato*. *Phytopathology,* **73**, 39–43.
Golden, D.A., Rhodehamel, E.J. and Kautter, D.A. (1993) Growth of *Salmonella* spp. in cantaloupe, watermelon, and honeydew melons. *J. Food Prot.*, **56**, 194–6.
Gould, W.A. (1974) *Tomato Production, Processing and Quality.* AVI Publishing Co., Westport, CT.
Hall, E.G. and Scott, K.J. (1977) *Storage and Market Diseases of Fruit,* Commonwealth Scientific and Industrial Research Organisation, Melbourne, Australia.
Haydar, M., Bennelli, L. and Brera, C. (1990) Occurrence of aflatoxins in Syrian foods and foodstuffs: a preliminary study. *Food Chem.*, **37**, 261–8.
Hedberg, C.W., Angulo, F.J., White, K.E., Langkop, C.W., Schell, W.L., Stobierski, M.G., Schuchat, A., Besser, J.M., Dietrich, S., Helsel, L., Griffin, P.M., McFarland, J.W. and Osterholm, M.T. (1999) Outbreaks of salmonellosis associated with eating uncooked tomatoes: implications for public health. *Epidemiol. Infect.*, 122(**3**), 385–93.
Heenan, C.N., Shaw, K.J. and Pitt, J.I. (1998). Ochratoxin A production by *Aspergillus carbonarius* and *A. niger* isolates and detection using coconut cream agar. *J. Food Mycol.,* **1**, 63–72.
Herwaldt, B.L. and Ackers, M.L. (1997) An outbreak of cyclosporiasis associated with imported raspberries. *New Engl. J. Med.*, **336**, 1548–56
Herwaldt, B.L., Beach, M.J. and the Cyclospora Working Group (1999) The return of *Cyclospora* in 1997: another outbreak of cyclosporiasis in North America associated with imported raspberries. *Ann. Intern. Med.*, **130**, 210–20.
Hocking, A.D. and Pitt, J.I. (1984) Food spoilage fungi. II. Heat resistant fungi. *CSIRO Food Res. Q.*, **44**, 73–82.
Holland, B., Unwin, I.D. and Buss, D.H. (1992) Fruit and nuts, *First Supplement to the Fifth Edition of McCance and Widdowson's The Composition of Foods,* Royal Society of Chemistry, Cambridge.
Holmes, G.J, Eckert, J.W. and Pitt, J.I. (1993) A new postharvest disease of citrus in California caused by *Penicillium ulaiense*. *Plant Dis.*, **77**, 537.
Holmes, G.J, Eckert, J.W. and Pitt, J.I. (1994) Revised description of *Penicillium ulaiense* and its role as a pathogen of citrus fruits. *Phytopathology*, **84**, 719–27.
Hotchkiss, J.H., Banco, M.J., Busta, F.F., Genigeorgis, C.A., Kociba, R., Rheaume, L., Smoot, L.A., Schuman, J.D. and Sugiyama, H. (1992) The relationship between botulinal toxin production and spoilage of fresh tomatoes held at 13 and 23 degrees under passively modified and controlled atmospheres and air. *J. Food Prot.*, **55**, 522–7.
Hull, R. (1939) Study of *Byssochlamys fulva* and control measures in processed fruits. *Ann. Appl. Biol*, **26**, 800–22.
Hussain, M. and Vojir, F. (1993) A sampling plan for the control of aflatoxin B_1 in imported dried figs (in German). *Dtsch. Lebensmittel-Rundsch.*, **89**, 379–83.
Icibal, N. and Altug, T. (1992) Degradation of aflatoxins in dried figs by sulphur dioxide alone and in combination with heat, ultraviolet energy and hydrogen peroxide. *Lebensmittel-Wiss. Technol.*, **25**, 294–6.
Jakobsen, M. and Jensen, H.C. (1975) Combined effect of water activity and pH on the growth of butryic anaerobes in canned pears. *Lebensmittel-Wiss. Technol.*, **8**, 158–60.
Janisiewicz, W.J., Conway, W.S., Brown, M.W., Sapers, G.M., Fratamico, P. and Buchanan R.L. (1999a) Fate of *Escherichia coli* O157:H7 on fresh-cut apple tissue and its potential for transmission by fruit flies. *Appl. Environ. Microbiol.*, **65**, 1–5.
Janisiewicz, W.J., Conway, W.S. and Leverentz, B. (1999b) Biological control of postharvest decays of apple can prevent growth of *Esherichia coli* O157:H7 in apple wounds. *J. Food Prot.*, **62**, 1372–5.
Johannessen, G.S., Kruse, H. and Torp, M. (1999) Occurrence of bacteria of hygienic interest in organically grown fruits and vegetables. *Proceedings of the Food Micro and Food Safety into Next Millennium*, pp. 377–80.
Johnson, G.I., Mead, A.J., Cooke, A.W. and Dean, J.R. (1991) Mango stem-end rot pathogens - infection levels between flowering and harvest. *Ann. Appl. Biol.*, **119**, 465–73.
Johnson, G.I., Mead, A.J., Cooke, A.W. and Dean, J.R. (1992) Mango stem-end rot pathogens - fruit infection by endophytic colonisation of the inflorescence and pedicel. *Ann. Appl. Biol.*, **120**, 225–34.
Katz, D.J., Cruz, M.A., Trepka, M.J., Suarez, J.A., Fiorella, P.D. and Hammond, R.M. (2002) An outbreak of typhoid fever in Florida associated with an imported frozen fruit. *J. Infect. Dis.*, **186**, 234–9.
Kavanagh, J., Larchet, N. and Stuart, M. (1963) Occurrence of a heat-resistant species of *Aspergillus* in canned strawberries. *Nature*, **198**, 1322.
King, A.D., Hocking, A.D. and Pitt, J.I. (1981) Mycoflora of some Australian foods. *Food Technol. Aust.*, **33**, 55–60.
Kirk, M., Waddel, R., Dalton, C., Creaser, A. and Rose, N. (1997) A prolonged outbreak of *Campylobacter* infection in a training facility. *Commun. Dis. Intell.*, **21**, 57–61.
Kurdziel, A.S., Wilkinson, N., Langton, S. and Cook, N. (2001) Survival of poliovirus on soft fruit and salad vegetables. *J. Food*

Prot., **64**, 706–9.
Larson, A.E. and Johnson, E.A. (1999) Evaluation of botulinal toxin production in packaged fresh-cut cantaloupe and honeydew melons. *J. Food Prot.*, **62**, 948–52.
Lawson, A., Wallis, J., Lewandowski, C., Jenson, D., Potsic, S., Nickels, M.K., Lesko, M., Langkap, C., Martin, R.J., Endo, T., Ehrhard, H.B. and Francis, B.J. (1979) *Salmonella oranienburg* gastroenteritis associated with consumption of precut water melons – Illinois. *Morb. Mortal. Wkly Rep.*, **28**, 522–3.
Leong, S.-L., Hocking, A.D. and Pitt, J.I. (2004) Occurrence of fruit rot fungi (*Aspergillus* section *Nigri*) on some drying varieties of irrigated grapes. *Aust. Grape Wine Res.* **10**(1) 83–8.
Leverentz, B., Conway, W.S., Camp, M.J., Janisiewicz, W.J., Abuladze, T., Yang, M., Saftner, R. and Sulakvelidze, A. (2003) Biocontrol of *Listeria monocytogenes* on fresh-cut produce by treatment with lytic bacteriophages and a bacteriocin. *Appl. Environ. Microbiol.*, **69**, 4519–26.
Liao, C.-H. and Sapers, G.M. (2000) Attachment and growth of *Salmonella* Chester on apple fruits and in vivo response of attached bacteria to sanitzer treatments. *J. Food Prot.*, **63**, 876–83.
Lin, C.-M. and Wei, C.-I. (1997) Transfer of *Salmonella* Montevideo onto the interior surfaces of tomatoes by cutting. *J. Food Prot.*, **60**, 858–63.
Lopez, A. (1971) Updating developments in acidification of canned whole tomatoes. *Canning Trade*, April 12th, p. 8.
Madden, J.M. (1992) Microbial pathogens in food produce – the regulatory perspective. *J. Food Prot.*, **55**, 821–3.
Masson, A. and Meier, P. (1988) Contamination of spices, dried or frozen mushrooms and Turkish figs by mold (in French) *Microbiol. Alim. Nutr.*, **6**, 403–6.
McEvoy, I.J. and Stuart, M.R. (1970) Temperature tolerance of *Aspergillus fischeri* var. *glaber* in canned strawberries. *Irish J. Agric. Res.*, **9**, 59–67.
McGuire, R.G. and Hagenmaier, R.D. (2001) Shellac formulations to reduce epiphytic survival of coliform bacteria on citrus fruit postharvest. *J. Food Prot.*, **64**, 1756–60.
Meneley, J.C. and Stanghellini, M.E. (1974) Detection of enteric bacteria within locular tissue of healthy cucumbers. *J. Food Sci.*, 39, 1267–8.
Mercer, W.A. and Olson, W.A. (1969) Tomato Infield Washing Station Study. National Canners' Assn, Research Laboratory Report D-2167. National Canners' Association, Washington, DC.
Merican, Z., Yeoh, Q.L. and Idrus, A.Z. (1984) Malaysian Fermented Foods. ASEAN Protein Project Occasional Paper No. 10. Science Council of Singapore, Singapore.
Miller, M.W. and Phaff, H.J. (1962) Successive microbial populations of Calimyrna figs. *Appl. Microbiol.*, **10**, 394–400.
Miller, M.W., Fridley, R.B. and McKillop, A.A. (1963) The effects of mechanical harvesting on the quality of prunes. *Food Technol.*, **17**, 1451–3.
Möller, T. and Nilsson, K. (1991) Aflatoxins in fig wine (in Swedish). *Vaar Foda*, **43**, 111–3.
Morris, S.C. (1982). Synergism of *Geotrichum candidum* and *Penicillium digitatum* in infected citrus fruits. *Phytopathology*, **72**, 1336–9.
Mukhopadhyay, R., Mitra, A., Roy, R. and Guha, A.K. (2002) An evaluation of street-vended sliced papaya (*Carica papaya*) for bacteria and indicator micro-organisms of public health significance. *Food Microbiol.*, **19**, 663–7.
Murdock, D.I. and Hatcher, W.S. (1978) A simple method to screen fruit juices and concentrates for heat-resistant mold. *J. Food Prot.*, **41**, 254–6.
NACMCF (National Advisory Committee for Microbiological Criteria for Foods) (1999) Microbiological safety evaluation and recommendations on fresh produce. *Food Control*, **10**, 117–43.
Natarajan, C.P., Chari, C.N. and Mrak, E.M. (1948) Yeast populations in figs during drying. *Fruit Products J.*, **27**, 242–3, 267.
NRC (U.S. National Research Council) (1985) *An Evaluation of the Role of Microbiological Criteria for Foods and Food Ingredients*. National Academy Press, Washington, DC, p. 269.
Odlaug, T.E. and Pflug, I.J. (1978) *Clostridium botulinum* and acid foods. *J. Food Prot.*, **41**, 566–73.
O'Mahoney, M., Barnes, H., Stanwell-Smith, R. and Dickens, T. (1990) An outbreak of *Salmonella* Heidelberg associated with a long incubation period. *J. Public Health Med.*, **12**, 19–21.
ÖPzay, G. and Alperden, I. (1991) Aflatoxin and ochratoxin - contamination of dried figs (*Ficus carina* L.) from the 1988 crop. *Mycotoxin Res.*, **7**, 85–91.
Pao, S. and Brown, G.E. (1998) Reduction of microorganisms on citrus fruit surfaces during packinghouse processing. *J. Food Prot.*, **61**, 903–6.
Pao, S., Davis, C.L. and Kelsey, D.F. (2000) Efficacy of alkaline washing for decontamination of orange fruit surfaces inoculated with *Escherichia coli*. *J. Food Prot.*, **63**, 961–4.
Park, C.M. and Beuchat, L.R. (1999) Evaluation of sanitizers for killing *Escherichia coli* O157:H7, *Salmonella*, and naturally occurring microorganisms on cantaloupes, honeydew melons, and asparagus. *Diary Food Environ. Sanit.*, **19**, 842–7
Pederson, C.S. (1971) *Microbiology of Food Fermentations*. AVI, Westport, CT.
Pederson, C.S. and Becker, M.E. (1949) Flat Sour Spoilage of Tomato Juice. *N.Y. State Agric. Exp. Sta. Tech. Bull. 287*. New York State Agricultural Experiment Station, Geneva, N.Y.
Pitt, J.I. and Christian, J.H.B. (1968) Water relations of xerophilic fungi isolated from prunes. *Appl. Microbiol.*, **16**, 1853–8.
Pitt, J.I. and Hocking, A.D. (1982) Food spoilage fungi. I. *Xeromyces bisporus* Fraser. *CSIRO Food Res. Q.*, **42**, 1–6.
Pitt, J.I. and Hocking, A.D. (1997). *Fungi and Food Spoilage*, 2nd ed., Blackie Academic and Professional, London.
Pitt, J.I., Spotts, R.A., Holmes, R.J. and Cruickshank, R.H. (1991) *Penicillium solitum* revived, and its role as a pathogen of pomaceous fruit. *Phytopathology*, **81**, 1108–12.
Pönkä, A., Maunula, L., von Bonsdorff, C.H. and Lyytikäinen, O. (1999) Outbreak of calicivirus gastroenteritis associated with eating frozen raspberries. *Eurosurveillance Monthly*, **4**(6), 66–9.

Powers, J.J. (1976) Effect of acidification of canned tomatoes on quality and shelf life. *CRC Crit. Rev. Food Sci. Nutr.*, **7**, 371–95.

Put, H.M.C. and Kruiswijk, J.T. (1964) Disintegration and organoleptic deterioration of processed strawberries caused by the mould *Byssochlamys nivea*. *J. Appl. Bacteriol.*, **27**, 53–8.

Ramsay, C.N. and Upton, P.A. (1989) Hepatitis A and frozen raspberries. *Lancet*, **i**(8628), 43–4.

Reichert, N., Steinmeyer, S. and Weber, R. (1988) Determination of aflatoxin B_1 in dried figs by visual screening, thin-layer chromatography and ELISA(in German). *Z. Lebensmittel-Untersuchung Forschung*, **186**, 505–8.

Reina, L.D., Fleming, H.P. and Humphries, E.G. (1995) Microbiological control of cucumber hydrocooling water with chlorine dioxide. *J. Food Prot.*, **58**, 541–6.

Richardson, K.C. (1965) Incidence of *Byssochlamys fulva* in Queensland-grown canned strawberries. *Queensland J. Agric. Anim. Sci.*, **22**, 347–50.

Ries, A.A., Zaza, S., Langkop, C., Tauxe, R.V., and Blake, P.A. (1990) A multistate outbreak of*Salmonella* Chester linked to imported cantaloupe (Abstract). in *American Society for Microbiology. Program and abstracts of the 30th Interscience Conference on Antimicrobial Agents and Chemotherapy*. American Society for Microbiology, Washington, DC, p. 238.

Riordan, D.R., Sapers, G.M. and Annous, B.A. (2000) The survival of *Escherichia coli* O157:H7 in the presence of *Penicillium expansum* and *Glomerella cingulata* in wounds on apple surfaces. *J. Food Prot.*, **63**, 1637–42.

Roland, J.O. and Beuchat, L.R. (1984) Influence of temperature and water activity on growth and patulin production by *Byssochlamys nivea* in apple juice. *Appl. Environ. Microbiol.*, **47**, 205–7.

Rushing, J.W., Angulo, F.J. and Beuchat, L.R. (1996) Implementation of a HACCP program in a commercial fresh-market tomato packinghouse: A model for the industry. *Dairy Food Environ. Sanit.*, **16**, 549–53.

Ryall, A.L. and Lipton, W.J. (1979) *Handling, Transportation and Storage of Fruits and Vegetables*. AVI Publishing Co, Westport, CT.

Ryall, A.L. and Pentzer, W.T. (1982) Handling, Transportation and Storage of Fruits and Vegetables, *Fruits and Tree Nuts, volume 2*, 2nd ed. AVI Publishing Co, Westport, CT.

Samish, Z. and Dimant, D. (1959) Bacterial population in fresh, healthy cucumbers. *Food Manufact.*, **34**, 17–20.

Samish, Z., Dimant, D. and Marani, T. (1957) Hollowness in cucumber pickles. *Food Manufact.*, **32**, 501–6.

Samish, Z. and Etinger-Tulezynska, R. (1962) Bacteria within fermenting tomatoes and cucumbers. in *Proceedings of the First International Congress on Food Science and Technologies* (ed. J.M. Leitch), Gordon and Breach, New York. pp. 373–84.

Samish, Z. and Etinger-Tulezynska, R. (1963) Distribution of bacteria within the tissue of healthy tomatoes. *Appl. Microbiol.*, **11**, 7–10.

Samish, Z., Etinger-Tulezynska, R. and Bick, M. (1961) Microflora within healthy tomatoes. *Appl. Microbiol.*, **9**, 20–5.

Samish, Z., Etinger-Tulezynska, R. and Bick, M. (1962) The microflora within the tissue of fruits and vegetables. *J. Food Sci.*, **28**, 259–66.

Saono, S., Hull, R.R. and Dhamcharee, B. (1986). *A Concise Handbook of Indigenous Fermented Foods in the Asca Countries*, LIPI, Jakarta, Indonesia. pp. 107–12.

Sapers, G.M., Miller, R.L. and Mattrazzo, A.M. (1999) Effectiveness of sanitizing agents in inactivating *Escherichia coli* in golden delicious apples. *J. Food Sci.*, **64**, 734–6.

Schnabel, E.L. and Jones, A.L. (1999) Distribution of tetracycline resistance genes and transposons among phylooplane bacteria in Michigan apple orchards. *Appl. Environ. Microbiol.*, **65**, 4898–907.

Schoenemann, D.R. and Lopez, A. (1975) Heat processing effects on physical and chemical characteristics of acidified canned tomatoes. *J. Food Sci.*, **40**, 195.

Segall, R.H., Henry, F.E. and Dow, A.T. (1977) Effect of dump-tank water temperature on the incidence of bacterial soft rot of tomatoes. *Proc. Florida State Hortic. Soc.*, **90**, 204–5.

Segmiller, J.L. and Evancho, G.M. (1992). Aciduric flat sour spore formers, in *Compendium of Methods for the Microbiological Examination of Foods* (eds C. Vanderzant and D.F. Splittstoesser), American Public Health Association, Washington, DC, pp. 291–7.

Semanchek, J.J. and Golden, D.A. (1996) Survival of *Escherichia coli* O157:H7 during fermentation of apple cider. *J. Food Prot.*, **59**(12), 1256–9.

Sewell, A.M. and Farber, J.M. (2001) Foodborne outbreaks in Canada linked to produce. *J. Food Prot.*, **64**, 1864–77.

Shah, F.H. and Hamid, A. (1989) Aflatoxins in various foods and feed ingredients. *Pak. J. Sci. Ind. Res.*, **32**, 733–6.

Sharman, M., Macdonald, S., Sharkey, A.J. and Gilbert, J. (1994) Sampling bulk consignments of dried figs for aflatoxin analysis. *Food Addit. Contam.*, **11**, 17–23.

Sharman, M., Patey, A.L., Bloomfield, D.A. and Gilbert, J. (1991) Surveillance and control of aflatoxin contamination of dried figs and fig paste imported into the United Kingdom. *Food Addit. Contam*, **8**, 299–304.

Sharman, M., Macdonald, S., Sharkey, A.J. and Gilbert, J. (1994) Sampling bulk consignments of dried figs for aflatoxin analysis. *Food Addit. Contam.*, **11**, 17–23.

Shellabear, C.K. and Shah, A.J. (1997) *Cyclospora cayatenensis:* an emerging food pathogen. in *Proceedings of the Sixth ASEAN Food Conference*. SIFST, Singapore, pp 99–106.

Sivapalasingam, S., Barrett, E., Kimura, A., et al., (2003) A multistate outbreak of *Salmonella enterica* serotype Newport infection linked to mango consumption: impact of water-dip disinfection technology, *Clin. Infect. Dis.* **37**, 1585–90.

Smith, W.L. (1962) Chemical treatments to reduce postharvest spoilage of fruits and vegetables. *Bot. Rev.*, **28**, 411–45.

Smoot, J.J. and Segall, R.H. (1963) Hot water as a postharvest treatment of mango anthracnose. *Plant Dis. Rep.*, **47**, 739–42.

Snowdon, A.L. (1990) *A Colour Atlas of Post-harvest Diseases and Disorders of Fruits and Vegetables, volume 1,* General Introduction and Fruits. Wolfe Scientific, London.

Snowdon, A.L. (1991) *A Colour Atlas of Post-harvest Diseases and Disorders of Fruits and Vegetables, volume 2,* Vegetables.

Wolfe Scientific, London.
Soave, R., Herwaldt, B.L. and Relman, D.A. (1998) Cyclospora. *Infect. Dis. Clin. N. Am.*, **12**, 1–13.
Splittstoesser, D.F. (1987) Fruits and fruit products, in *Food and Beverage Mycology*, 2nd ed. (ed. L.R. Beuchat), Van Nostrand Reinhold, New York, pp. 101–28.
Steiner, W.E., Rieker, R.H. and Battaglia, R. (1988) Aflatoxin contamination in dried figs: distribution and association with fluorescence. *J. Agric. Food Chem.*, **36**, 88–91.
Sterling, C.R. and Ortega, Y.R. (1999) *Cyclospora*: an enigma worth unravelling. *Emerg. Infect. Dis.*, **5**, 48–53.
Sugar, D. and Spotts, R.A. (1993) The importance of wounds in infection of pear fruit by *Phialophora malorum* and the role of hydrostatic pressure in spore penetration of wounds. *Phylopathology,* **83**, 1083–6.
Swain, S. and Powell, D.A. (2001) Papaya Ringspot Virus Resistant Papaya: A Case Study. Technical report. http://www.plant.uoguelph.ca/safefood/gmo/papayarep.htm.
Tassou, C.C., Panagou, E.Z. and Katsaboxakis, K.Z. (2002) Microbiological and physicochemical changes of naturally occurring black olives fermented at different temperatures and NaCl levels in the brines. *Food Microbiol.*, **19**, 605–15.
Tēren, J., Varga, J., Hamari, Z., Rinyu, E. and Kevei, F. (1996) Immunochemical detection of ochratoxin A in black *Aspergillus* strains. *Mycopathologia,* **134**, 171–6.
Thayer , D.W. and Rajkowski, K T. (1999) Developments in irradiation of fresh fruits and vegetables. *Food Technol.*, **53**(11), 62–5.
Thompson, T.L, Engelhead, W.E. and Pivnick, H. (1955) Pustule formation by lactobacilli on fermented vegetables. *Appl. Microbiol.*, **3**, 314–6.
Ukuku, D.O. and Fett, W. (2002). Behavior of Listeria monocytogenes inoculated on cantaloupe surfaces and efficacy of washing treatments to reduce transfer from rind to fresh-cut pieces. *J. Food Prot.*, **65**, 924–30.
Van der Zwet, T. and van Buskirk, P. D. (1984) Detection of endophytic and epiphytic *Erwinia amylovora* in various pear and apple tissues. *Acta Horticul.*, **151**, 69–77.
Vasse, J., Frey, P. and Trigalet, A. (1995) Microscopic studies of intercellular infection and protoxylem invasion of tomato roots by *Pseudomonas solanacearum. Mol. Plant Microbe Interact.*, **8**, 241–51.
Vaughn, R.H., Won, W.D., Spencer, F.B., Pappagianus, D., Foda, I.O. and Krumperman, P.H. (1953) *Lactobacillus plantarum*, the cause of "yeast spots" on olives. *Appl. Microbiol.*, **1**, 82–5.
Vaughn, R.H., Jakubczyk, T., MacMillan, J.D., Higgins, T.E., Davé, B.A. and Crampton, V.M. (1969a) Some pink yeasts associated with softening of olives. *Appl. Microbiol.*, **18**, 771–5.
Vaughn, R.H., King, A.D., Nagel, C.W., Ng, H., Levin, R.E., MacMillan, J.D. and York, G.K. (1969b) Gram negative bacteria associated with sloughing, a softening of California ripe olives. *J. Food Sci.*, **34**, 771–5.
Vaughn, R.H., Stevenson, K.E., Davé, B.A. and Park, H.C. (1972) Fermenting yeasts associated with softening of olives. *Appl. Microbiol.*, **23**, 316–20.
Wahem, I.A. (1990) The effects of acidification and sugar addition on quality attributes of canned tomatoes. *J. Food Process. Preserv.*, **14**, 1–15.
Walderhaug, M.O., Edelson-Mammel, S.G., DeJesus, A.J., Eblen, B.S., Miller,A.J. and Buchanan, R.L. (2000). Routes of infiltration, survival, and growth of *Salmonella enterica* serovar hartford and *Escherichia coli* O157:H7 in oranges, *Abstract, Presented at International Association for Food Protection Meeting*, August 6–9, 2000.
Wallbridge, A. (1981) Fungi associated with crown-rot disease of boxed bananas from the Windward Islands during a two-year survey. *Trans. Br. Mycol. Soc.*, **77**, 567–77.
Wei, C.I., Huang, T.S., Kim, J.M., Lin, W.F., Tamplin, M.L. and Bartz, J.A. (1995) Growth and survival of *Salmonella* Montevideo on tomatoes and disinfection with chlorinated water. *J. Food Prot.*, **58**, 829–36.
Weissinger, W.R., Chantarapanont, W. and Beuchat, L.R. (2000) Survival and growth of *Salmonella* Baildon in shredded lettuce and diced tomatoes and the effectiveness of chlorinated water as a sanitizer. *Int. J. Food Microbiol.*, **62**, 123–31.
Wells, J.M. and Butterfield, J.E. (1997). *Salmonella* contamination associated with bacterial soft rot of fresh fruits and vegetables in the market place. *Plant Dis.*, **81**, 867–72
West, N.S., Gililland, J.R. and Vaughn, R.H. (1941) Characteristics of coliform bacteria from olives. *J. Bacteriol.*, **41**, 341–53.
Wiley, R.C. (1994) Introduction to minimally processed refrigerated fruits and vegetables. in *Minimally Processed Refrigerated Fruits and Vegetables* (ed. R.C. Wiley) Chapman & Hall, New York, pp. 1–14.
Wisniewsky, M.A., Glatz, B.A., Gleason, M.L. and Reitmeier, C.A. (2000) Reduction of *Escherichia coli* O157:H7 counts on whole fresh apples by treatment with sanitizers. *J. Food Prot.* **63**, 703–8.
Zhuang, R.-Y. and Beuchat, L.R. (1996) Effectiveness of trisodium phosphate for killing *Salmonella* Montevideo on tomatoes. *Lett. Appl. Microbiol.,* **22**, 97–100.
Zhuang, R., Beuchat, L.R., Chinnan, M.S., Shewfelt, R.L. and Huang, Y.-W. (1996) Inactivation of *Salmonella* Montevideo on tomatoes by applying cellulose-based edible films. *J. Food Prot.,* **59**, 808–12.
van der Zwet, T. and van Buskirk, P.D. (1984) Detection of endophytic and epiphytic *Erwinia amylovora* in various pear and apple tissues. *Acta Hortic.,* **151**, 69–77.

第 7 章

スパイス，乾燥スープ
およびアジアの香辛料

CHAPTER 7

Spices, dry soups,
and oriental flavorings

本章ではスパイス，ハーブ，および乾燥野菜調味料について論じ，しょう油，魚のペースト状の調味料，エビソースなどの一部のアジアの香辛料も対象にする。また，乾燥スープおよびグレイビーミックスソースの微生物学について概説する。

I　スパイス，ハーブおよび乾燥野菜調味料

A　定義

国際標準化機構（ISO）では，スパイスは「異物がなく，香味料，調味料および食品の香り付けとして用いられる野菜食品もしくはその混ぜ合わせたもの」であると定義される（ISO, 1995）。

広義で，「スパイス」は種々の芳香性植物食品の一部であり，主に味付け，風味付け，あるいは食品への香り付けに用いられる。この用語は丸ごと，粉砕した，もしくは粉末状のスパイスと同様に当てはまる。ほとんどの場合，香りが高く，香りが良く，鼻にツンとくる臭いがあり，地下茎，根，樹皮，葉，花，果実，種子および植物の他の部分から作られる。

いわゆる「トゥルー・スパイス（true spice）」は熱帯植物の食品であり，コショウ，オールスパイスおよびコリアンダーでは果実，ニクズクでは仮種皮，クローブでは花らい，ショウガでは根，およびカッシア，シナモンでは樹皮が原料である。スパイスシード（ナツメグ，コロハ，マスタード，キャラウェー，セロリおよびアニシードなど）は熱帯もしくは温帯地域産である。

スパイスの精油は，粉末のスパイスの蒸気蒸留により調理された揮発性芳香族物質である。スパイスオレオレジンはスパイスに存在し，ヘキサンや二塩化エチレンなどの適切な食品用溶媒を用いる粗びきのスパイスの溶媒抽出により調製された揮発性および非揮発性樹脂からなる。

調味料はスパイスのみ，あるいはスパイスのブレンドであり，食品の香りを高めるため，その他のフレーバー増強剤（flavor potentiator）で作られる。調味料は，セロリ，ガーリック，もしくはオニオンソルトなどの単純な混合物あるいは，チリソース，マスタードもしくはチャツネなどの複雑な混合物のいずれかである。配合フレーバーは，精油および伝統的ではないキャンディ，ビスケットおよびソフトドリンクに風味付けするフレーバー組成で用いられる合成芳香族化合物の混合物である。

あらゆる認可されたスパイスおよび調味料の特性や名称はPruthi（1983）により精査された。

一般的に，ハーブは，種々の多年生および一年生植物の茎の軟らかい植物（オレガノ，マジョラム，バジル，カレー葉，ミント，ローズマリーおよびパセリなど）の葉の部分であると定義される。ハーブは用途に応じて，料理用ハーブもしくは薬用ハーブに分類される。料理用ハーブは，性質上，芳香性が強いものも弱いものもあるが，食品の風味付けに用いられるハーブには独特な香りの特徴がある。薬用ハーブは薬理効果（medicinal value）のある植物すべてを指す。

B　重要な特性

組織学的および化学的に，スパイスおよびハーブは多様であるため，ここで記載できないが，これらの品質に関する簡潔な論文は入手可能である（Peter, 2001；Tainter & Grenis, 2001）。

スパイスは，次の3つの主な理由から微生物学者の関心を集めている。スパイスは，(i)抗菌作用を示し，時として保存に役立つ。(ii)不適切に乾燥された場合，あるいは腐敗・変敗や場合によりマイコトキシン産生をもたらす。保存時に湿気を帯びる場合，カビの増殖を支持する。(iii)食品に添加した場合，腐敗・変敗や比較的まれであるが，疾病を起こす大量の微生物を含む。

スパイスの抗菌作用と食品におけるそれらの効果

抗菌薬としてのスパイスやハーブの役割については多くの出版物で述べられている。このような研究は次の4つのカテゴリーに分類される。(i)スクリーニング検査，(ii)特異的な食品由来細菌（通常では病原菌）と特異的なスパイスの相互作用に関する研究，(iii)抗真菌活性に関する研究，および(iv)特異的な有効成分に関する研究である（Tainter & Grenis, 2001）。

最も抑制作用のある精油を含むスパイスおよびハーブは，クローブ，タイム，オレガノ，シナモン，オールスパイス，クミンおよびキャラウェーである（Table 7.1）。オニオンやガーリックなど，同様の成分を含むことが知られるものもある。しかし，ほとんどのハーブおよび多くのスパイスはほとんど抗菌作用を示さない。特異的な抗菌薬はスパイスやハーブにより異なるが，最も重要なフレーバー成分と同一である（Peter, 2001）。通常，これらの抗菌薬はオイゲノールおよびオイゲノール誘導体などの主要な成分と関連するが，アリシン，イソチオシアン酸アリルおよびアネトール桂皮アルデヒド（anethol cinnamic aldehyde）などのほかの成分についてはFarkas（2000）により記述・要約されている。精油の組成および含有量はスパイスごと，および農業規範や生育期の地理的・気候的な条件により同一のスパイスでも異なる（Lawrence, 1978）。

阻害の程度は，有効成分の濃度，食品マトリックス，阻害活性の測定方法，食品の異なる成分中の成分溶解度，対象となる微生物などのいくつかの要因で異なる。発表された大量（数百）の特別な研究を考慮すると，今回完全かつバランスのとれた要約を記載することは難しい。しかし，Shelef（1983）は1980年代以前の論文を精査し，Hirasa & Takemasa（1998），Smith-Palmer *et al.*（1998），Hammer *et al.*（1999），Dorman & Deans（2000），Tainter & Grenis（2001）およびKalemba & Kunicka（2003）によるごく最近のレビューは，新旧の研究に関する優れた要約であり，より詳細で特別な論文を入手するための出発点になる。

食品における抗菌薬としてのスパイスの実際の利用に関する論文はほとんどない。これは，一般的に有効に阻害するための必要な濃度は，食品の官能特性に悪影響を及ぼすことが多いという理由からである。そのため，香辛料入りの食品中の精油濃度（Table 7.1）は通常低いため，微生物の増殖を予防できず（Salzer *et al.*, 1977；Zaika, 1988），実験培地での阻害作用を検出するレベルは，食品マトリックスでの阻害を起こすには不十分であることがある（Evert Ting & Deibel, 1992）。

精油の有効成分による芽胞の発芽阻害，あるいは増殖形菌の増殖のメカニズム（機序）は様々で

Table 7.1　スパイス中の精油濃度および活性物質の抗菌活性

Spice	Essential oil in whole spice (%)	Antimicrobial compounds in distillate or extract		Antimicrobial concentration (ppm) lab media	Organisms
		Compound	%		
Allspice	3.0–5.0	Eugenol	73–78	1000 (G)	Yeast,
(*Piementa dioica*)		Methyl eugenol	9.6	150 (I)	*Acetobacter*,[a]
					Cl. botulinum 67B[b]
Cassis	1.2	Cinnamic aldehyde	75–90	10–100 (G)	Yeast,
(*Cinnamomum cassis*)		Cinnamyl acetate			*Acetobacter*[a]
Clove	16.0–19.0	Eugenol	72–92	1000 (G)	Yeast,
(*Syzgium aromaticum*)		Eugenol acetate		150 (I)	*Cl. botulinum*,[b]
					V. parahaemolyticus[c]
Cinnamon bark	0.5–1.0	Cinnamic aldehyde	65–76	10–1000 (G)	Yeast, *Acetobacter*,[a]
(*Cinnamomum zeylanicum*)					*Cl. botulinum* 67B,[b]
		Eugenol	4–10	100 (I)	*L. monocytogenes*[d,e]
Garlic	0.3–0.5	Allyl sulfonyl		10–100 (I)	*Cl. botulinum* 67B,[b]
(*Allium sativum*)		Allyl sulfide			*L. monocytogenes*,[d-f]
					Yeast, bacteria[e]
Mustard	0.5–1.0	Allyl isothionate	90	22–100	Yeast, *Acetobacter*,[a]
(*Sinapis nigra*)					*L. monocytogenes*[d]
Oregano	0.2–0.8	Thymol		100 (G)	*V. parahaemolyticus*,[g]
(*Origanum vulgare*)		Carvacrol	60–85	100–200 (I)	*Cl. botulinum* A, B, E[f]
Paprika		Capsicidin		100 (I)	*Bacillus*
(*Capsicum annuum*)					
Thyme	2.5	Thymol		100 (G)	*V. parahaemolyticus*,[g]
(*Thymus vulgaris*)		Carvacrol		100 (I)	*Cl. botulinum* 67B,[b]
					Gram + bacteria,[h]
					Asp. parasiticus,
					Asp. flavus,[c,d,i]
					aflatoxin B_1 and G_1

[a]Blum and Fabian (1943). [b]Ismaiel and Pierson (1990a,b). [c]Farag *et al.* (1989b). [d]Karapinar and Aktug (1987). [e]Tynecka and Gos (1973). [f]Bahk *et al.* (1990). [g]Beuchat (1976). [h]Gál (1968, 1969). [i]Farag *et al.* (1989a).
(G) = Germicidal; (*I*) = Inhibitory

あり，その化学的多様性に影響する。ほとんどの研究は，チモール，カルバクロールもしくはオイゲノールなどのフェノール化合物の影響に集中している（Ultee *et al.*, 1998, 1999；Lambert *et al.*, 2001；Walsh *et al.*, 2003）。

C　加工方法・保存方法

従来，ハーブおよびスパイスは，輸送や保存が簡単であることを考慮して乾燥食品として流通されていた。それは現在でも同様の状況である。しかし，多くのハーブおよびスパイスは，湿気の多い熱帯地域で生育するため，特に機械乾燥用の設備の利用が制限されていると，乾燥は困難な場合がある。

加工の主な段階は，洗浄，塩漬け，乾燥，粉砕および微粉砕である。発酵などのその他の段階は，外層の除去を容易にするため，桂皮あるいは色や外観を発生するためオールスパイスの実など少数例で適用される。

洗浄は害虫，石，小枝や土を除去するのに必要である。この操作に用いられる設備では，スパイスと異物の物質的な相違が用いられる。磁石，ふるい，選別機，大気テーブルおよび分離器，インデントおよびスパイラル分離器は最も使用頻度の高い備品である。処理されたハーブやスパイスに応じて，様々な種類の異物を除去するため，設備の数種類のアイテムが組み合わせて使用される。装置ごとの異なる可能性やその後の粉砕操作の詳細な説明は，Tainter & Grenis (2001) により行われている。

乾燥食品に加えて，生鮮または冷凍ハーブも商品化されている。生鮮食品の場合，販売はハーブの冷蔵や冷凍を利用する地域に限定され，比較的広範囲の販売が可能となる。また，ガーリックなどのスパイスは，通常中温処理により，酸性化のみあるいは併用して長期保存用の食品に加工される。

D　最終製品の種類

丸ごと，あるいは粉末状のスパイスは使用頻度が高い。多くの産業的に調理された食品では，濃縮されたスパイス抽出物（揮発性油もしくはオレオレジン）が使用される。この抽出物にはいくつかの利点がある。フレーバーの強さや色を均一にする，異物に関する問題を示さない，そしてほぼ無菌である。一般的に，このような抽出物はスパイスを粉砕して得られ，水あるいは溶液で抽出され，その後，その水や溶液は乾燥あるいは蒸留により除去される。このような抽出物は溶液として用いられるか，乾燥もしくは塩，ブドウ糖，マルトデキストリン，アラビア・ガムなどの担体に封入される。このような抽出物の製造については Tainter & Grenis (2001) および Peter (2001) により詳述されている。

E　初期のミクロフローラ

収穫前の圃場におけるハーブやスパイスの初期ミクロフローラに関するデータはほとんどない。このようなデータがない場合，初期ミクロフローラは，同一の土壌・気候条件下で収穫されたその他の農作物の初期ミクロフローラと同様であると考えられる。比較的少数しかないスパイス植物の微生物学的研究は，疾病に関わる病原体の研究に限定されている。

スパイスやハーブには，これらスパイスやハーブが生育する土壌や施設に固有の微生物や，乾燥しても生存可能である微生物が含まれると推測される。汚染の原因は，ちりや土壌，鳥，げっ歯類およびその他の動物による糞便，および場合により，白コショウを下処理するためのコショウの実の浸漬などの一部の過程で使用した水などである。

微生物数は，発生地域，生産年および乾燥前の収穫・保存状態により異なる。そのため，実際の菌数は，最初の汚染微生物数，増殖および死滅 (die-off) に影響される。乾燥やその後の保存により増殖形細胞数が減少し，この個体減数は酸化やハーブやスパイス中の有効成分の存在により促進されると考えられる (Farkas, 2000)。乾燥原料では長期間生存可能であるため，その他のフローラは主に芽胞形成菌やカビで構成される。

加工処理施設や輸入時に試料採取された未処理スパイスの微生物汚染調査に関する結果を Table 7.2 に示し，Farkas (2000) により最新の結果が発表されているが，大きな相違はみられない。同様の汚染パターンが他の地域で実施された別の調査で示されている（Hartgen & Kahlan, 1985 ; Shamshad *et al.*, 1985 ; Pafumi, 1986 ; Garcia *et al.*, 2001）。

多くのスパイスでは，ほとんどの場合，微生物フローラは好気性中温菌芽胞からなり，50％未満が中温性好気性菌数を示すことがある（Table 7.3）。検出頻度の最も高い種は *Bacillus subtilis*，*B. licheniformis*，*B. megaterium*，*B. pumilus*，*B. brevis*，*B. polymyxa* および *B. cereus* である（Goto *et al.*, 1971 ; Julseth & Deibel, 1974 ; Palumbo *et al.*, 1975 ; Seenappa *et al.*, 1979 ; Baxter & Holzapfel, 1982 ; Fábri *et al.*, 1985 ; Ito *et al.*, 1985 ; Shamshad *et al.*, 1985）。例として，Sheneman (1973) は，乾燥オニオンの細菌フローラは主に *B. subtilis*，*B. licheniformis*，*B. cereus* および *B. firmus* などのバチルス属菌から構成されることを公表した。一般的に，偏性嫌気性芽胞形成菌の割合は小さい（Inal *et al.*, 1975 ; Fábri *et al.*, 1985 ; Kovács-Domján, 1988）。

Table 7.2　未処理スパイス中の好気性菌数（APC）およびカビ数の分布[a, b]（%）

Spice	Aerobic Plate Count (cfu/g)								Mold count (cfu/g)						
	N[c]	<2[d]	2–3	3–4	4–5	5–6	6–7	>7	*N*	<2	2–3	3–4	4–5	5–6	6–7
Allspice	33	–	–	3	7	46	42	3	27	37	22	15	18	7	–
Anise	22	–	–	23	36	36	5	–	16	56	25	6	13	–	–
Basil	21	–	–	–	14	48	38	–	17	65	24	6	6	–	–
Bay	41	5	5	46	34	7	3	–	35	34	29	26	11	–	–
Capsicum (chili)	57	–	2	9	28	18	31	12	59	44	15	22	7	7	5
Caraway	17	–	12	35	29	18	6	–	14	57	7	29	7	–	–
Cardamon	15	7	13	13	27	7	33	–	15	67	13	20	–	–	–
Cassia	36	6	66	11	14	3	–	–	20	55	5	25	5	10	–
Cinnamon	42	2	5	19	48	21	2	2	51	18	33	43	6	–	–
Cloves	28	32	21	25	18	4	–	–	26	88	–	8	4	–	–
Coriander	30	–	3	3	30	37	13	13	23	4	–	61	26	9	–
Cumin	12	–	–	–	33	42	25	–	8	25	–	62	–	13	–
Fennel	16	13	6	13	43	13	13	–	11	73	27	–	–	–	–
Fenugreek	10	–	–	20	30	30	20	–	8	13	37	25	–	25	–
Garlic	32	–	–	16	47	28	9	–	15	60	49	–	–	–	–
Ginger	33	3	9	21	15	45	7	–	28	57	14	18	11	–	–
Mace	28	–	–	43	50	7	–	–	22	59	14	23	4	–	–
Marjoram	21	–	5	–	19	43	28	5	14	–	7	64	29	–	–
Mustard	67	9	30	33	18	9	1	–	63	86	6	6	2	–	–
Nutmeg	45	11	20	44	16	4	4	–	33	52	27	12	9	–	–
Oregano	56	2	4	21	41	23	9	–	48	35	25	33	9	–	–
Paprika	80	–	–	–	11	9	62	18	61	44	44	7	5	–	–
Pepper (black)	108	–	–		3	5	50	42	82	32	10	28	5	2	23
Pepper (white)	42	–	–	12	26	57	5	–	44	2	2	34	36	23	2
Sage	17	–	–	11	41	41	6	–	14	7	21	21	50	–	–
Savory	10	–	–	40	50	10	–	–	6	–	67	33	–	–	–
Thyme	19	–	–	5	11	32	53	–	16	6	–	6	81	6	–
Turmeric	24	–	–	4	–	21	46	29	32	87	3	6	3	–	–

[a]Spices not treated with microbiocidal agents.
[b]Collated from published and unpublished data for dried spices analyzed in North America, Europe, the Middle East, and Japan
[c]*N* = number of samples: APC = 962, mold count = 808: most of the samples examined for mold count were also examined for APC.
[d]Numbers are $\log_{10}$: <2 = <100; 2–3 = 100–999; 3–4 = 1000–9999, etc.

Table 7.3　各種スパイスサンプル中の好気性細菌数と芽胞数[a]

Spice	$\log_{10}$ (cfu/g) at 30°C	
	Aerobic count	Spore count
Allspice	5.8	5.9
Caraway seed	5.2	3.4
Chili	6.0	5.8
Coriander I	6.4	5.9
Coriander II	6.0	4.5
Ginger	8.4	7.9
Marjoram	6.5	4.8
Mustard	5.8	5.7
Nutmeg	5.7	5.7
Paprika I	7.0	7.1
Paprika II	6.0	5.7
Paprika III	5.4	5.4
Paprika IV	5.0	4.5
Paprika V	4.8	4.3
Pepper, Black I	8.0	8.1
Pepper, Black II	7.5	7.4
Pepper, Black III	7.4	7.4
Pepper, White I	5.6	4.1
Pepper, White II	5.6	5.2
Pepper, White III	3.5	3.5
Mixed Spices	6.3	6.2

[a]From Neumayr *et al.* (1983).

好熱性嫌気性菌および好気性菌はまれに，場合により中程度の菌数で検出されることがある（Kadis *et al.*, 1971 ; Pruthi, 1983 ; Kovács-Domján, 1988）。したがって，一部のスパイスは，耐熱性フラットサワー菌，腐敗・変敗性嫌気性菌，および「硫化物臭（sulfide stinker）細菌」などの高熱性芽胞による汚染の原因となる可能性があり（Krishnaswamy *et al.*, 1973），周囲が熱帯温度で保存された缶詰食品の安定性を低下させる。

低温性芽胞形成菌は，中温菌数が高くても，スパイスやハーブではあまりみられない（Michels & Visser, 1976）。一般的に，スパイスやハーブの低温性非芽胞形成細菌（7℃未満で増殖可能）は中温菌よりも少ない。de Boer *et al.*（1985）は，143 サンプルのうち 88％で低温菌数が 10^5 cfu/g 未満であり，サンプルの 53％では 10^3 cfu/g 未満であったことを明らかにした。タイム，ディル，コリアンダー，バジル，チャービルおよび甘草など一部の試料では，低温菌数は 10^6 cfu/g 以上であった。

種々の中温性非芽胞形成細菌がスパイスに存在することがある（Julseth & Deibel, 1974）。大腸菌群が検出されることがあるが（Pafumi, 1986 ; Table 7.4 も参照），大腸菌の検出頻度は低い（Baxter & Holzapfel, 1982 ; Schwab *et al.*, 1982）。しかし，30％以下の黒コショウおよび白コショウの実では大腸菌による汚染があった（Pafumi, 1986）。ドイツの小売店，メーカー，および市場向け菜園由来のパセリ 64 サンプルのうち，30 サンプルは大腸菌に汚染されていた（Käferstein, 1976）。英国の調査では，10 種類のスパイスやハーブからの 100 サンプルのうち 42％で 10 cfu/g 以下のレベルで大腸菌が認められた（Roberts *et al.*, 1982）。その他の研究では，スパイスやハーブ 53 サンプルのうち 23％で腸内細菌が 10^4 cfu/g 以上汚染していた（de Boer *et al.*, 1985）。米国に輸入された特定の 4 種

Table 7.4　未処理スパイス中の大腸菌群と大腸菌の検出頻度[a–c]

cfu/g	Coliforms Number of samples	%	*Escherichia coli* Number of samples	%
$<10^{-1}$	110	48	180	79
10^{-1}–10^{1}	29	13	11	5
10^{1}–10^{2}	31	14	22	10
10^{2}–10^{3}	21	9	10	4
10^{3}–10^{4}	20	9	4	2
10^{4}–10^{5}	10	4	1	–
10^{5}–10^{6}	7	3	–	–
Total	228		228	

[a]Whole and ground spices.
[b]*E. coli* was found in the following untreated spices: basil, bay, capsicum, celery seed, coriander, cumin, dill, fennel, garlic, ginger, onion, oregano, parsley, pepper (black), rosemary, sage, and thyme.
[c]Collated from published and unpublished data for dried spices analyzed in North America, Europe, the Middle East, and Japan.

Table 7.5　未処理スパイスのカビフローラの主な構成要素とカビ数の割合[a, b]

	Mold[c] (cfu/g)	*Absidia* spp.	*Asp. can.*	*Asp. flav.*	*Asp. fum.*	*Asp. gl.*	*Asp. nid.*	*Asp. nig.*	*Asp. tam.*	*Asp. terr.*	*Asp. ver.*	*M.p* spp.	*Pen.* spp.	*Rhiz.* spp.
Allspice	7.0×10^{4}	3	+[d]	1	–	9	–	80	–	–	1	–	6	–
Anise	9.5×10^{3}	–	–	1	1	55	–	3	–	1	2	–	33	–
Cardamon	1.6×10^{3}	–	–	3	–	64	12	12	–	–	–	–	–	9
Capsicum (chili)	3.9×10^{4}	–	–	4	–	69	1	17	–	–	1	1	1	1
Cinnamon	8.7×10^{4}	33	–	+	–	–	–	62	+	–	+	–	2	–
Coriander	1.3×10^{5}	4	7	5	1	67	1	1	–	2	10	–	2	–
Cumin	1.5×10^{3}	–	–	–	–	62	7	7	–	7	–	–	17	–
Fennel	6.7×10^{3}	2	3	2	2	62	4	6	2	2	5	–	–	–
Fenugreek	2.5×10^{3}	–	2	–	–	16	6	8	–	2	–	2	60	2
Ginger	1.7×10^{3}	–	15	3	–	32	–	9	–	–	–	–	35	3
Mace	8.0×10^{2}	12	–	–	–	88	–	–	–	–	–	–	–	–
Nutmeg	6.2×10^{4}	–	–	4	–	70	–	12	8	2	–	–	3	–
Paprika	5.5×10^{2}	27	–	–	–	27	–	10	–	–	–	–	18	18
Pepper (black)	6.4×10^{5}	–	2	1	–	92	–	+	+	–	1	–	2	–
Pepper (white)	6.5×10^{4}	–	16	7	8	2	13	11	2	3	12	–	21	–
Turmeric	2.0×10^{1}	–	–	–	–	100	–	–	–	–	–	–	–	–

[a]From Flannigan and Hui (1976); see also Pal and Kundu (1972), Moreau and Moreau (1978), Dragoni (1978).
[b]Minor components were *Thermoascus crustaceus* in black pepper; *Talaromyces dupontii* in fenugreek; *Thermomyces lanuginosus* in white pepper, *Alternaria altenata* in red pepper, *Fusarium poae* in fennel, *Syncephalastrum racemosum* in ginger and nutmeg.
[c]*Asp., Aspergillus*; *can., candidus*; *flav., flavus*; *fum., fumigatus*; *gl., glaucus* (group); *nid., nidulans*; *nig., niger*; *tam., tamarii*; *terr., terreus*; *ver., versicolor*; *M.p, Mucor pusillus*; *Pen., Penicillium*; *Rhiz., Rhizopus*.
[d] +, present; –, not present.

類のスパイス（黒コショウの実，白コショウの実，コリアンダー，フェンネルの種子）は，スパイスでみられる腸内ミクロフローラと関連する糞石でみられるミクロフローラとの関係を示さなかった（Satchell *et al.*, 1989）。

糞便系連鎖球菌はスパイスのサンプルのおよそ半数に，通常少数で付着し，10^4 cfu/g 以上汚染することはまれである（Masson, 1978 ; Baxter & Holzapfel, 1982）。連鎖球菌および乳酸菌はスパイスではまれである（Baxter & Holzapfel, 1982 ; Masson, 1978）。Flannigan & Hui（1976）は，粉末スパイス 20 サンプルのうち 6 サンプルで，4 × 10^3cfu/g 程度の好熱性放線菌（主に *Thermoactinomycetes vulgaris*）を検出した。

スパイスは食肉製品におけるカビ汚染の主な原因となる（Eschmann, 1965 ; Christensen *et al.*, 1967 ; Hadlok, 1969）。スパイスのカビ菌数は好気性菌数とは無関係である（Table 7.2）。白コショウ，黒コショウ，トウガラシおよびコリアンダーは最もカビで汚染されると考えられる。スパイスから分離されたカビの種類は大きく変わるが，通常，*Eurotium* spp.，*Aspergillus niger* および *Penicillium* spp. が最もよくみられる（Table 7.5）。

酵母がスパイスでごく少数検出された（Masson, 1978 ; Baxter & Holzapfel, 1982）。インド産のスパイスでは，主な酵母は *Candida huminicola*，*Can. parapsilosis* および *Can. tropicalis* であると報告された（Krishnaswamy *et al.*, 1973）。

F　一次加工

収穫および初期加工

種々のスパイスには，収穫および収穫後の様々な取扱方法が必要であり，初期の微生物濃度に影響する。スパイスの微生物学的品質に影響を及ぼす主要な加工要因は，望ましい特性を維持しながら，腐敗・変敗を予防するための乾燥の速さである。

あらゆる主要なハーブおよびスパイスの記述，特性，生産，収穫・初期加工，用途および機能特性については，Tainter & Grenis（2001）および Peter（2001）により詳述されている。

『スパイスおよび乾燥芳香性植物に対する衛生的取扱いに関するコーデックス食品規範（Codex Alimentarius Code of Hygienic Practice for Spices and Dried Aromatic Plants）』が発表され，生産／収穫エリアにおける環境衛生，施設設計および機能，個人衛生・衛生条件，衛生的な加工条件，および最終製品の規格などの条件について記述されている。GAP のほかに，生のスパイスはヒト，動物およびスパイスを通じて消費者の健康に有害となるその他の排泄物による汚染を防ぐ必要があると強調されている。

腐敗・変敗

スパイスの腐敗・変敗

実質的には，収穫や乾燥後にスパイスの細菌による腐敗・変敗は起きない。しかし，乾燥前，もしくは相対湿度や温度が高い場合，あるいは局部的な湿潤が起こる場合，保存・出荷時に真菌による腐敗・変敗が起こる。

湿度 80 % を超えるポリエチレン袋で保存された，未処理のスパイス（ターメリック，ローズマリー，白コショウ）のカビ菌数は，30〜35℃で 1 〜 3 カ月の保存中に 10^8cfu/g 程度まで増加した（Ito *et al.*, 1985）。Seenappa & Kempton（1980a, b）は，相対湿度 70 % で乾燥ホール赤トウガラシの保存中に *Eurotium* spp. が増殖し，茎，鞘および種子にコロニー形成したことを観察した。相対湿度 85 % では，*Eurotium* spp. は *Asp. niger*, *Asp. flavus* および *Asp. ochraceus* に置き換わった。相対湿度95％では，*Asp. flavus* および *Asp. ochraceus* あるいは *Asp. flavus* のみが優勢な真菌汚染菌であった。

害虫の侵入は，カビ胞子の原因となることでスパイスの生物的劣化の一因となる（Seenappa *et al.*, 1979）。

混合精油のエマルション（emulsion）では，抑制因子（シナモンオイル中の桂皮アルデヒド）が非抑制油相（ナツメグオイル）に分配されるため，水相において 10^7～10^8 cfu/mL までの細菌増殖を支持することがある。乳酸による pH4 への調節により，この問題は効果的に抑制される（Pirie & Clayson, 1964）。

スパイス由来の微生物による食品の腐敗・変敗

大量の細菌芽胞を含有するスパイスは，缶詰食品の腐敗・変敗と関連性がある（Bean & Salvi, 1970；Julseth & Deibel, 1974）。カビの生えたスパイスは一部の食品で増殖する生存胞子を取り込み，カビ臭や食品のテクスチャ特性に影響を及ぼす酵素（ペクチナーゼおよびプロテアーゼ）が発生する。加工された食肉の品質は，スパイスとともに取り込まれた細菌やカビによって悪影響を受ける（Palumbo *et al.*, 1975）。しかし，腐敗・変敗の可能性は，食肉が缶詰にされるか，長期保存用の食品を確保するために低温殺菌もしくは加熱処理されるか，発酵されるか，あるいは加熱調理および冷蔵されるかどうかで異なる。汚染されたスパイスが腐敗・変敗を起こす可能性がない場合でも（乾燥グレイビーベースまたは乾燥スープにおいて），スパイスは産業または規制に不適当であると考えられる微生物を持ち込むことがある（Kadis *et al.*, 1971；Surkiewicz *et al.*, 1972, 1976）。

病原体

ハーブおよびスパイスは，食品由来疾病の主因ではない。しかし，ハーブおよびスパイスには感染を引き起こす細菌が含有されることがある。スパイスは毒素産生カビで汚染されることが多く，マイコトキシンを含有することもある。

細菌

大量に取り込まれた場合，胃腸炎を起こす可能性のある芽胞形成菌がスパイスで検出されるが，通常その数は少ない。その代表例はセレウス菌であり，いくつかの論文（de Boer *et al.*, 1985；Powers *et al.*, 1976；Roberts *et al.*, 1982；Pafumi, 1986；Kovács-Domján, 1988）で報告されており，スパイスが添加された食品では 10^5～10^6 cfu/g 以上に増殖すると考えられる。110 の種々のスパイスサンプルについてセレウス菌の汚染頻度や量について検査した結果，サンプルの 53％でセレウス菌が検出され（50～8,500 cfu/g），その分離株の 89％は腸管毒素原性であった（Powers *et al.*, 1976）。極端な事例では，10^5 cfu/g 程度の菌数が検出された（Baxter & Holzapfel, 1982；Pafumi, 1986）。多くのスパイスで検出される *B. subtilis* および *B. licheniformis* は，数事例では食品由来の胃腸炎に関連しているが（Kramer *et al.*, 1982），スパイスが直接の原因であるものはない。

また，数種類のスパイスでは，ウエルシュ菌の発生率が比較的高かったが（Powers *et al.*, 1975；Leitao *et al.*, 1973-1974；de Boer *et al.*, 1985；Roberts *et al.*, 1982；Salmeron *et al.*, 1987），通常ではその菌数は500cfu/g未満であり，1,000cfu/gを超えるものはまれである。ウエルシュ菌の芽胞は加熱温度でも生存可能であり，室温もしくは50℃程度で保存された食品で増殖するため，スパイスは，このような食品に対する潜在的な問題であることを考慮しなければならい。

ボツリヌス菌は，ガーリックなど油に漬けられたスパイス（St. Louis *et al.*, 1988；Morse *et al.*, 1990；Lohse *et al.*, 2003）や，油で揚げたレンコンに詰められたマスタード（カラシ）（Otofuji *et al.*, 1987）などを原因として集団発生を起こしたことがある。

サルモネラ属菌が数種のハーブおよびスパイスで検出され（Guarinao, 1972；Leitao *et al.*, 1973-1974；Bockemühl & Wohlers, 1984；Pafumi, 1986；Satchell *et al.*, 1989；Bruchmann, 1995），その汚染率は2～7％であると報告された。ハーブおよびスパイスが生で摂食されるか，あるいはそれ以降加熱調理されない食品に添加された場合，サルモネラ属菌の存在は特に懸念される（D'Aoust, 1994, 2000）。*S.* Thompsonは生鮮コリアンダー（シラントロ）により集団発生を起こした（Campbell *et al.*, 2001）。近縁種である*Citrobacter freundii*は，汚染されたパセリを含むグリーンバター（green butter）で調理されたサンドイッチによる集団発生の原因であった（Tschappe *et al.*, 1995）。黒コショウおよび白コショウは，サルモネラ症の重症事例を引き起こす*Salmonella* Weltevredenの伝播の媒介物であるとみなされた（Laidley *et al.*, 1974；Severs, 1974；WHO, 1973, 1974）。また，*S.* Oranienburgで汚染された黒コショウは1981～1982年にノルウェーで起きた集団発生の原因であり，120名以上が発症し，1名が死亡した（CDC, 1982；WHO, 1982；Gustavsen & Breen, 1984）。

1993年に，ドイツで全国的なサルモネラ症の集団発生が起こり，南米産の汚染されたパプリカおよびわずか約0.04/gのサルモネラ属菌を含むパプリカ粉末入りのポテトチップが原因であった（Lehmacher *et al.*, 1995）。約1,000名の患者のうち，年齢14歳以下の小児が多数を占めた。*S.* Saint Paul，*S.* Rubislaw，*S.* JavianaおよびまれなサルモネラBE属菌のO群の単相性および非運動性菌株がパプリカ食品および患者のいずれからも分離された。

黄色ブドウ球菌が乾燥スパイスで検出されるのはまれである（Julseth & Deibel, 1974；Powers *et al.*, 1976）。また，このことは*Listeria monocytogenes*にも当てはまり，種々の種類のハーブおよびスパイスでは，本菌は0.04cfu/g未満のレベルで検出されたにすぎなかった（Benezet *et al.*, 2001）。

多くのスパイスで報告された病原微生物の量は，手法的な限界のため，公衆衛生的に重要な細菌が過少に報告されていると考えられる。多くのスパイス中の抑制成分の存在には，特別な技術（損傷された細胞の蘇生および低希釈での抑制克服（overcoming inhibition）など）が必要であるが，未だに汚染率を過小評価することがある（Wilson & Andrew, 1976）。確信を持ってサルモネラ属菌を分離するためには，クローブ，ピメント（パプリカ），シナモン，オレガノおよびマスタード種子を1：1000で希釈したスパイスの前培養が必要であると示唆された（Pafumi, 1986）。

カビ

一部のスパイスでは，*Asp. flavus*，*Asp. parasiticus*，*Asp. fumigatus*，*Asp. ochraceus*，*Penicillium citrinum* および *Pen. islandicum* などの毒素産生カビの比較的高い発生率が報告されている（Christensen, 1972 ; Mislivec *et al.*, 1972 ; Pal & Kundu, 1972 ; Shank *et al.*, 1972a, b ; Bhat *et al.*, 1987 ; Anisa Ath-kar *et al.*, 1988）。

アフラトキシンは，黒コショウ，ジンジャー（ショウガ），ターメリック，セロリの種子，ナツメグ，コリアンダー，赤トウガラシ，クミンの種子およびマスタードの種子などの様々なスパイスで検出されたが（Scott & Kennedy, 1973, 1975 ; Flannigan & Hui, 1976 ; Seenappa & Kempton, 1980a, b ; Awe & Schranz, 1981 ; Emerole *et al.*, 1982 ; Misra, 1987 ; Misra *et al.*, 1989 ; Sahay & Prasad, 1990），記録された量は一般的に低かった。特にシナモン，クローブおよびおそらくオレガノなどの特定のスパイスやハーブは，菌糸生長やその後起こる毒素発生を抑制するが，ゴマ，ジンジャーおよびローズマリーなどその他のスパイスやハーブはアフラトキシン産生につながると考えられる（Llewellyn *et al.*, 1981 ; Buchanan & Shepherd, 1982）。

ナツメグや赤トウガラシは，アフラトキシンを特に産生しやすいと考えられるが（Seenappa & Kempton, 1980b），報告された量は，通常では25μg/kg未満である（Beljaars *et al.*, 1975）。米国食品医薬品局（FDA）による21種類の輸入スパイスの調査において，ナツメグおよびトウガラシには検出可能なレベルのアフラトキシンが最も高い頻度で含有することが分かった（Wood, 1989）。アフラトキシンの総量はナイジェリアでは700μg/kg（Emerole *et al.*, 1982），タイでは966μg/kg（Shank *et al.*, 1972b）であると報告された。フランスの調査では，トウガラシが毒素産生 *Asp. flavus* の原因であるとみなされたが，ソーセージやペッパーチーズ（pepper cheese）では高レベルのアフラトキシンを産生した（Jacquet & Teherani, 1974）。スパイスを粉砕し殺菌する試験では，スパイスは自然状態の場合よりも毒素産生カビに感染しやすいため，その試験結果を出す際には注意しなければならない。

広範囲にわたるスパイスの使用により，アフラトキシン産生菌やその他のマイコトキシン産生菌による汚染を抑制することが重要となるが，通常，マイコトキシンとスパイスの実際の摂食は，シリアルなどの主食で起こる場合と比べて低い。

G　加工

加工をさらに行わずに取り扱われているハーブやスパイスが多い。しかし，最終用途によっては，例えば，調理済み食品や，菌の生育が可能な食品では，病原菌の存在しない，非常に菌数の低いスパイスが必要とされる。周知の様々な技術が，病原菌，特にサルモネラ属菌などの増殖形病原菌を死滅させ，微生物量を減少させるために用いられている。

利用可能な技術に関しては，Gerhardt（1994），Hirasa & Takemasa（1998），Peter（2001）および Tainter & Grenis（2001）により要約されている。

ガス処理

一部の国では，害虫を駆除するため，低レベルの臭化メチルあるいはエチレンオキシドによるスパイスの処理が適用されている。長期にわたり，乾燥食品の成分での微生物の駆除に最も広く使用された方法は，エチレンオキシド，あるいはまれに酸化プロピレンによる燻蒸（消毒）であった（Mayr & Suhr, 1972 ; Gerhardt & Ladd Effio, 1982 ; Farkas, 1998）。エチレンオキシドは非常に可燃性が高いため，不活性ガス（炭酸ガスあるいは塩素化炭化水素）中でエチレンオキシドの種々の非可燃性混合ガスが適用された。この不活性ガスはエチレンオキシドの殺菌作用を高めたり，損なわせることもない。通常，このような燻蒸処理は専用の真空槽で行われた。乾燥食品での微生物処理に用いられるエチレンオキシドの濃度は400～1,000 mg/L である。そのため，処理されたスパイスは，しばしば誤って「無菌である」とみなされる。

産業条件下では，スパイスの種類，ミクロフローラの組成および処理状態に応じて，エチレンオキシド処理により，スパイスの好気性平板菌数（/g）が $1/10^1$～$1/10^4$ に減少される。ごくわずかの細胞芽胞が増殖形細胞よりも耐性がある（Blake & Stumbo, 1970 ; Werner *et al.*, 1970）。通常，カビ菌数の減少はグラム当たり $1/10^2$～$1/10^3$ であり，それ以上になるケースもある。微生物の死滅率は燻蒸剤の濃度，温度燻蒸槽内の大気の温度と相対湿度，処理される食品の含湿度量（微生物細胞の乾燥度），食品の多孔率，包装材料の浸透性により異なる（Hoffman, 1971 ; Russell, 1971）。

処理されるスパイスの含湿度量は可能な限り高くする必要があるが，品質の維持にも対応する必要がある（Guarino, 1972）。微生物の死滅率を高めるため，温度は25℃以下から30℃まで徐々に上昇させる必要がある（Coretti & Inal, 1969）。20～25℃では，6～7時間の燻蒸が必要であるが，これは存在するミクロフローラによって異なる（Hadlok & Toure, 1973）。

槽の温度は50～60℃とするが，槽内のスパイスの袋や樽の中心部がこの温度に達する可能性は低い。エチレンオキシドおよびギ酸メチルの混合物は数種のスパイス（ターメリックおよびマスタード種子）では推奨されたが，エチレンオキシドによりスパイスの色やフレーバーが悪影響を受ける（Mayr & Suhr, 1972）。

一部の国では，酸化プロピレンがエチレンオキシドより多く使われている。重量ベースで，エチレンオキシドと比べて殺菌性が低いが，有害な副生成物を発生する可能性はほとんどない。

毒物学的な考慮から，これらのガスの使用がますます推奨されなくなってきている（Gerhardt & Ladd Effio, 1983 ; Neumayr *et al.*, 1983 ; OSHA, 1984 ; EEC, 1989）。ガス処理のさらに詳しい考察については ICMSF（1980a, Vol. 1, 第10章）も参照のこと。

照射殺菌

紫外線照射には透過力がほとんどなく，継続的に撹拌し表面を暴露したとしても（Eschmann, 1965），スパイスに付着する細菌を減少させる効果は限られている（Walkowiak *et al.*, 1971）。

40年以上にわたる，種々の乾燥食品成分やハーブに関する研究開発では，電離放射線（イオン化放射線）は汚染菌を死滅させるための効果的なプロセスであることが分かった（Farkas, 1988 ; Steele, 2001）。実用的な理由から，食品に適用される電離放射線は，^{60}Co や ^{137}Cs などの同位体由来のγ（ガンマ）線，X線（5MeV程度のエネルギー）を生じる機器，もしくは（10MeV程度のエネルギーのある）加速電子に制限される。γ線およびX線は，加速電子と比較して透過能力が高い。透過率は，光子や電子の運動エネルギーおよび処理される食品の密度によって異なる。透過や暴露時間に関する差異を除いて，電磁波電離放射線および電子ビームは食品照射と等価なので，交互に用いることができる（Josephson & Peterson, 1982–1983 ; Urbain, 1986）。

照射施設のデザインや条件に応じて，食品は大量に処理されることがある。スパイスは，放射線処理後の再汚染を避けるため，照射前に最適に包装される。電離放射線を用いて食品を処理する場合，食品の温度はほとんど上昇しないため，照射は非耐熱性のスパイスなどの原料の包装に適用される。

スパイスの放射線処理の主な目的は，細菌芽胞やカビ胞子を不活性化させることである。微生物の数や種類，食品の化学組成に応じて，天然のスパイスやハーブでは商業的な「無菌」（生存菌総数：10cfu/g未満）を得るため，20kGy以下の放射線量が必要である。しかし，線量3～10kGyでは品質特性に影響せずに，生存菌数が満足のいくレベル（10^5～10^7cfu/gから10^3～10^4cfu/g）まで減少する（Zehnder & Ettel, 1982 ; Sugimoto *et al.*, 1986 ; Munasiri *et al.*, 1987 ; Farkas, 1988 ; Singh *et al.*, 1988 ; Narvaiz *et al.*, 1989 ; Ito & Islam, 1994, Nieto-Sandoval *et al.*, 2000）。通常，細菌芽胞数は5kGyの照射後に$1/10^2$以下に減少する。スパイスで最も発生頻度の高い好気性芽胞の放射線抵抗に関して，差異はほとんど認められない（明白な総D値は1.7～2.7kGyである）。少なくとも実用的な観点から，これは，スパイスの水分活性によってほとんど影響を受けない。実際には，スパイスのサンプルの照射から派生するD値は，水溶液系の好気性芽胞菌の関連する純粋な菌株で得られた値とほぼ同じである（Briggs, 1966 ; Härnulv & Snygg, 1973）。γ線照射の場合よりもわずかに高いD_{10}値が，電子ビームや変換X線照射で得られる。これは，微生物に対して酸化損傷をあまり与えないマシンソース（machine source）の非常に高い線量率によって説明された（Ito & Islam, 1994）。

亜硫酸還元性クロストリジウム属菌は，通常，低い細菌数（10^3cfu/g未満）で存在するが，4kGyの線量で除去できる（Neumayr *et al.*, 1983）。缶詰工業で極めて重要な好熱性芽胞形成菌は，基本的には，好気性生存細菌総数を十分に減らすのに必要な放射線量と同程度の線量で除去される。腸内細菌群は乾燥成分でもかなり放射線感受性があるので，ほとんどの場合，この菌の除去には線量5kGy以下で十分である。4～5kGyの線量では，エチレンオキシド処理とほぼ同程度に効果的にカビを除去できる。照射の殺菌効果は，エチレンオキシドに比べて，含湿度量や湿度にそれほど左右されない（Farkas *et al.*, 1973 ; Farkas & Andrássy, 1984）。

スパイスの微生物含量に対する照射の影響，および黒コショウの処理に対する放射線の効果をTable 7.6に示す。

照射されたスパイスのサンプルの保存中に，生存微生物の照射後の回復は認められなかった。しかし，一部の事例では生存菌のさらなる減少が認められた（Bachman & Gieszczynska, 1973）。未処理のスパイスのミクロフローラと比べて，電離照射線の「殺菌」線量により処理されたスパイスの生存ミクロフローラは，熱耐性および耐塩性が低く，pH，湿度および生育温度条件に対しても十分適応しないので，加工食品で生存・増殖するミクロフローラの能力を低下させる（Farkas *et al.*, 1973 ;

Table 7.6　γ線照射による黒コショウの微生物除去[a]

Group of microorganisms	log$_{10}$ cfu/g at a dose of (kGy) 0	2	4	6	8	10
Total aerobic mesophiles	8.0	6.2	5.2	3.9	2.1	<1.8
Aerobic mesophilic spores						
(a) Surviving 1min at 80°C	7.7	6.6	4.7	3.0	1.8	<1.8
(b) Surviving 20min at 100°C	6.0	2.9	0.2	–	–	–
Anaerobic mesophilic spores						
(a) Surviving 1min at 80°C	7.5	6.1	3.1	<1.8	<1.8	<1.8
(b) Surviving 20min at 100°C	5.9	<1.8	<1.8	<1.8	<1.8	<1.8
Enterobacteriaceae	4.7	2.8	1.7	1.1	<–0.5	
Lancefield Group D streptococci	4.9	1.7	0.4	<–0.5	<–0.5	
Molds	4.6	<1.8	–	–	–	

[a]From Soedarman *et al.* (1984).

Kiss & Farkas, 1981 ; Farkas & Andrássy, 1985）。放射線量を増加すると，照射の感熱効果も高くなり，照射された乾燥原料の生存ミクロフローラの弱体化は永続的であるが，原料の標準的な保存中に減少しない（Farkas & Andrássy, 1984）。

病原体の制御およびスパイス，ハーブやその他の野菜調味料の他のミクロフローラに関する適正照射規範（good irradiation practice ; GIP）の規約は，国際食品照射諮問グループ（International Consultative Group on Food Irradiation）により作成された（ICGFI, 1988）。照射処理のさらに詳しい考察についてはICMSF（1980a, Vol. 1，第2章および第3章）を参照のこと。

その他の汚染除去法

多くのスパイスおよびハーブでは，繊細な香りやその他の必須成分の熱感度，もしくはその他の特異的な機能特性のために，標準的な加熱殺菌処理は適用できない（Thiessen & Hoffmann, 1970 ; Thiessen, 1971 ; Maarse & Nijssen, 1980）。エタノール熱蒸気が，天然スパイスやその他の食品の代替的な「ガス滅菌」処理として推奨されている（Wistreich *et al.*, 1975）。この処理により丸ごとの種子（丸ごとのコショウ）に対する望ましい抗菌効果は生じるが，粉末もしくは葉状のスパイスには適していない（Neumayr & Leistner, 1981）。その他の化学的な方法は，塩酸で酸性化による生存細菌数の減少であり，その後，中和，すなわち *in situ* 塩生成を行う（Scharf, 1967）。このような方法はパプリカの汚染除去について検討されており，これに伴うペーストは一部の食肉製品での使用に適しているが（Huszka *et al.*, 1973），この処理は極めて限定された条件および商品でのみ適用される。

マイクロ波加熱は乾燥食品の低い含湿度量で著しく阻害されるため，マイクロ波処理はほとんど実用性がない（Vajdi & Pereira, 1973）。食品および誘電フィールドの不均一性により，これらの原料では加熱効果は極めて不均一である。これにより，官能的品質は大きく低下する（Neumayer *et al.*, 1983 ; Dehne *et al.*, 1990）。

スパイスの種子，実，根もしくは地下茎の処理において，過熱蒸気を利用する工程は関心を引き起こした（Dehne *et al.*, 1992a, b）。しかし，加熱／蒸気は，葉状のハーブなどの食品では香りや色が損なわれ，オニオンおよびガーリックなどの粉末食品では固まり，再度製粉しなければならないため有用ではない。スパイスの殺菌を目的とした別の加熱法として，押出（成形）機での処理がある（USP, 1985）。様々な圧力／時間／温度を組み合わせて検査し，その方法は商業的操作段階にある。英国特許（G. B. 2236 6588，発行年：1993年）に従った，調理押し出し形成により，剪断力，温度衝撃，圧力差および高応力環境内のスパイスオイルの抗菌効果によって生存菌数が，$1/10^4$ 以下に減少する。押出成型機では高温で短時間であったため，この過程では，ハーブやパプリカなどの感色性原料をうまく処理している（Tuley, 1991）。Almela *et al.*（2002）による研究は，ごくわずかに色落ちしたパプリカを処理するために超過圧力下でHTST処理を用いて行った。

水蒸気処理は，ホールスパイス用に開発され（Sorensen, 1987, 1989），加熱処理中の揮発性が失われるのを防ぐため，コーティング材として食品用の牛骨由来のエキスの一部を利用するものである。この処理では，過度の褐変（パプリカおよびガーリック），緑色の喪失（ディル），あるいは焼いた／加熱調理した味覚（オニオン）の発生により問題が起きる場合を除いて，ほとんどのスパイスに適することが求められる。

生存細菌数の大幅な減少に必要な加熱処理により，食品の官能特性や機能特性が著しく損失されるため（Modlich & Weber, 1993），本章で記述されている種々の別の最新の加熱処理法は，わずか～中程度に汚染されたホールスパイスの細菌数減少，もしくはカビ数減少など特別な場合に適している。Dehne & Bögl（1993）により示されたとおり，高度に汚染された天然スパイスの問題は，殺菌処理により簡単に対処することができず，生産国での適切な衛生対策を導入する必要がある。

H　管理（スパイス，ハーブおよび乾燥野菜調味料）

要約

重大な危害要因	• サルモネラ属菌や，ボツリヌス菌，ウエルシュ菌およびセレウス菌などその他の菌種は，ハーブおよびスパイスの最終用途により重要となる
管理手段	
初期レベル（H_0）	• 未処理のハーブおよびスパイスでは，病原菌が低レベルで存在する可能性がある
減少（ΣR）	• ハーブおよびスパイスの洗浄，キュアリング（curing），乾燥，粉砕，および微粉砕は初期フローラに影響しない。減少は，前述のプロセスを適用してのみ達成できる
増加（ΣI）	• 乾燥状態が不適切であると，初期フローラ，特にカビの増殖を起こす。処理されたハーブおよびスパイスでは処理後汚染を考慮する必要があり，適切な予防対策が実施された
検査	• 微生物規格の設定はハーブおよびスパイスの最終用途に関連する必要がある。未処理のハーブおよびスパイスの検査は，病原体が存在しないことを保証するわけではない。そのため，望ましい品質を得るため，納入

	業者（suppliers）を選び協力することは重要である。総生菌数や腸内細菌などの指標の検査により，適正衛生規範やその範囲からの逸脱に関するデータが得られる
腐敗・変敗	• 湿度が抑制不良である場合，特に乾燥前および乾燥中に，カビによる腐敗・変敗が起こる可能性がある

II　乾燥スープおよびグレイビーミックスソース

A　定義

固形ブイヨンおよびコンソメなどの乾燥スープおよびグレイビーミックスソースには，共通して多くの材料がある。ビーフ風味ミックスなど，スープもしくはグレイビーのいずれかとして用いられるものもある（Komarik *et al.*, 1974）。主要成分は，食肉（第1章），家禽（第2章），魚介類（第3章），野菜（第5章），小麦粉，澱粉および増粘剤（第8章），脂肪（第11章），砂糖（第12章），牛乳（第16章），卵（第15章）および調味料（本章）である（Binsted & Devey, 1970）。

乾燥スープおよびグレイビーミックスソースは，レシピに応じて異なる材料を混ぜて作られる。一部の原材料は，このような乾燥ミックス過程（例えば凝集，乾燥，脂肪コーティング，あるいは製粉など）での使用に適するように作られる必要がある。このような過程では，通常，加熱処理（殺菌段階）は適用されない。粉末あるいはペーストのいずれにしても，最終食品は異なる形式で包装され，固形としてプレスされるか，ラミネート加工した小袋もしくは防湿容器に詰められる。

製造業者によっては，同じ目的で作られた食品は，長期保存用の原液，中間水分もしくは低水分ペーストとして製造されると考えられる。

B　初期のミクロフローラ

ほとんどの場合，このような特別な食品は簡単な混合物であるため，初期ミクロフローラは乾燥材料のフローラによって異なる（Karlson & Gunderson, 1965）。製造業者は，特に摂食前に加熱調理を必要としない，いわゆるインスタントスープの調理では，低い微生物レベルで材料を選ぶことが可能である。例として，一部の会社では，乾燥スパイスの代わりにスパイスエキスを使用し，他の会社では特別に加工した材料（殺菌したスパイスやフリーズドライの野菜など）を使用している（Anema & Michels, 1974）。しかし，一般的にドライミックスは種々の微生物を含有する（Table 7.7）。通常，好気性平板菌数は10^3～10^5cfu/gである（Catsaras *et al.*, 1961；Fanelli *et al.*, 1965；Krugers-Dagneux & Mossel, 1968；Kadis *et al.*, 1971；Anema & Michels, 1974）。スープおよびブイヨンに関する微生物規格は，材料に関する詳細な研究に基づいて，その制定がいわゆるインスタン

Table 7.7　乾燥スープ中の各種微生物の検出

Microorganism	Samples positive (%)	Numbers (per gram)
Enterobacteriaceae	39[a]	Tested in 0.1 g
Coliforms	80[b]	10^1–6.4×10^3 (mean 9.2×10^1)
Escherichia coli	3–18[a,b,d]	1×10^2–5×10^2
Aerobic spores	50–71[b,d]	<10^c–10^{4d}
Yeasts and molds	–	2.1×10^2–3.9×10^{3c}

[a]Krugers-Dagneux and Mossel (1968). [b]Catsaras *et al.* (1961). [c]Fanelli *et al.* (1965). [d]Coretti and Müggenburg (1967).

トスープおよび普通のスープ用であるか否かが，国際スープ委員会（International Soup Commission）により提案された（AIIBP, 1992）。

C　一次加工

加工処理の微生物への影響

乾燥衛生状態での混合および包装は，ミクロフローラには影響がない。しかし，湿気の侵入を防ぐため，材料の保存容器をデザインし，フィルターが清潔かつ乾燥していることを確かめる必要がある。できる限り，湿気洗浄は，水分があるので避ける必要があり，このような加工環境にあるドライミックスは潜在的な汚染物質の発育培地となる。

腐敗・変敗

これらの食品は長期保存用である。その化学的および微生物安定性は，貯蔵，混合・注入および防湿パックでの包装中に，水分量7％以下（Aw＝0.1～0.35 に相当）の維持によって左右される。

pH および水分活性に応じて，原液やペーストは，好乾性酵母やカビで腐敗・変敗しやすい。その他の食材と同様に，食品は安定させるために水分活性を 0.7 未満にする必要がある。

病原体

黄色ブドウ球菌や，比較的発生頻度の高いウエルシュ菌やセレウス菌などの芽胞形成菌は，ドライミックス中に少数で存在することがある（Nakamura & Kelly, 1968；Keoseyan, 1971；Fallesen, 1976）。水分を添加された食品が 30～50℃で 6 時間以上保存されると，これらの病原菌は疾病を起こす菌数まで増殖すると考えられる（Tuomi *et al.*, 1974；Fallesen, 1976；Gilbert & Taylor, 1976；Jephcott *et al.*, 1977；Craven, 1980）。実際には，この種の微生物による集団発生は，主に不適切な状態下で保存した調理済みの料理（食肉やグレイビーなど）と関連していた。

まれではあるが，サルモネラ属菌による汚染（発生源は，汚染された材料もしくは異なる操作時における処理環境による汚染のいずれか）が乾燥スープやグレイビーで発生することがある（Powers *et al.*, 1971；Anonymous, 1974, 1979；Sveum & Kraft, 1981）。サルモネラ症の集団発生は，綿実粉（cottonseed flour）および乾燥酵母を含有するドライミックスから発生している（McCall *et al.*, 1966)。

摂食前に加熱調理が不要である，いわゆるインスタントスープの微生物品質は特に重要である(Anema & Michels, 1974；AIIBP, 1992)。

D　管理（乾燥スープおよびグレイビーミックスソース）

要約

重大な危害要因	• サルモネラ属菌，ウエルシュ菌およびセレウス菌，その他の菌種は，スープまたは調理の最終用途によっては，重大な問題となる
管理手段	
初期レベル（H_0）	• 食品の組成により，未処理のハーブおよびスパイスが材料として用いられた場合，病原菌が低レベルで存在する可能性がある。適正衛生規範の順守やHACCPの適用により低レベルであることを確認する
減少（ΣR）	• 乾式混合した食品では，加工中に減少しない。加熱処理した食品の場合，その程度は初期レベルにより異なるが，殺菌される
増加（ΣI）	• 乾燥食品では，水分活性・pHの低いもしくは含塩量の高いペーストまたは液体製品は，加工環境による汚染によってのみ起こる
検査	• 検査は，あらかじめ決められた規格（AIIBP [1992]など）の遵守を確認するためにのみ行われる
腐敗・変敗	• 特に水分活性0.7以上のペーストまたは液体製品では，カビによる変敗が起こる可能性がある

Ⅲ　しょう油

A　定義

しょう油は東アジアでは重要な調味料である。原型となるしょう油は，2000年以上前に中国で作られ，日本に持ち込まれて以来，実質的には変わっていない。しょう油は琥珀色から茶色にいたる，塩辛い液体の調味料であり，好気的な固相真菌発酵の終了後に嫌気的な混合乳酸酵母を入れる段階，および高濃度の塩水での浸水発酵の二段発酵により，大豆または，場合によっては小麦，大麦および米を加えた脱脂加工大豆から製造される。

B　重要な特性

しょう油には主に中国製と日本製があり，原材料の割合や発酵の種類により，官能特性や組成が異なる。東南アジア各国で生産されたしょう油は，中国しょう油に最も酷似しており，その生産（方法）は地域ごとで異なる。日本のしょう油の含塩量は16～18％であり，水分活性は0.80以下である。中国および東南アジアのしょう油の含塩量は，インドネシアの「ケチャップ」を除いて10～26％であり，NaClは6～7％である。日本のしょう油のpHは4.7～5.0である（Yokotsuka, 1986b）。フィリピン産の一部の市販銘柄のしょう油では，pH値は5.2～6.1であると報告された（Soriano & Pardo, 1978）。タイ産およびマレーシア産の種々のしょう油のpH値は4.0～5.5である（Merican, 1978 ; Sundhagul *et al*., 1978）。

中国しょう油は，通常，小麦をほとんど入れないで大豆から作られ，アルコール含有量は極めて低い。良質の中国の「chiang-yiu」は浅黒く，比重，粘度および窒素含有量が高い。日本のしょう油は，異なる割合の大豆および炒った小麦から製造され，アルコール含有量は中国しょう油よりも高い（～3％程度）。粘度および窒素含有量は中国しょう油よりも低いが，アミノ酸含有量は中国しょう油より高い。日本のしょう油には，こいくちしょう油（最もよく生産されている），うすくちしょう油，たまりしょう油，しろしょう油，およびさいしこみしょう油の主に5種類がある。こいくちは赤褐色で香りが強い。うすくちは淡く，最大総窒素含有量は1.2％である。いずれのしょう油も，ほぼ当量の大豆と小麦の穀粒から作られる。こいくちおよびうすくちしょう油は，アルコール含有量（1～3％）および乳酸含有量（0.8～1.5％）が高い。基本的には，たまりしょう油は，主に加熱調理した大豆と少量の小麦粉もしくは大麦粉から作られた中国しょう油である。たまりしょう油は，こいくちおよびうすくちに比べて，アルコール含有量（0.5％未満）が少なく，乳酸含有量（0.5～1.2％）が若干少ない。しろしょう油は主に，小麦の穀粒および極めて少量の大豆から作られ，色は非常に淡い。さいしこみしょう油は，固相真菌発酵の生成物（麹）および食塩水の代わりに低温殺菌がされていない生しょう油から製造され，色は非常に浅黒く，固形成分含有量は高い（Yokotsuka, 1986a, b）。

C　加工方法・保存方法

こいくちしょう油

日本のしょう油（こいくちしょう油）の工業生産の工程は以下の通りである（Yokotsuka, 1986a ; Hose, 1992）。

- 原材料の処理
- 製麹
- もろみの準備および発酵（熟成）

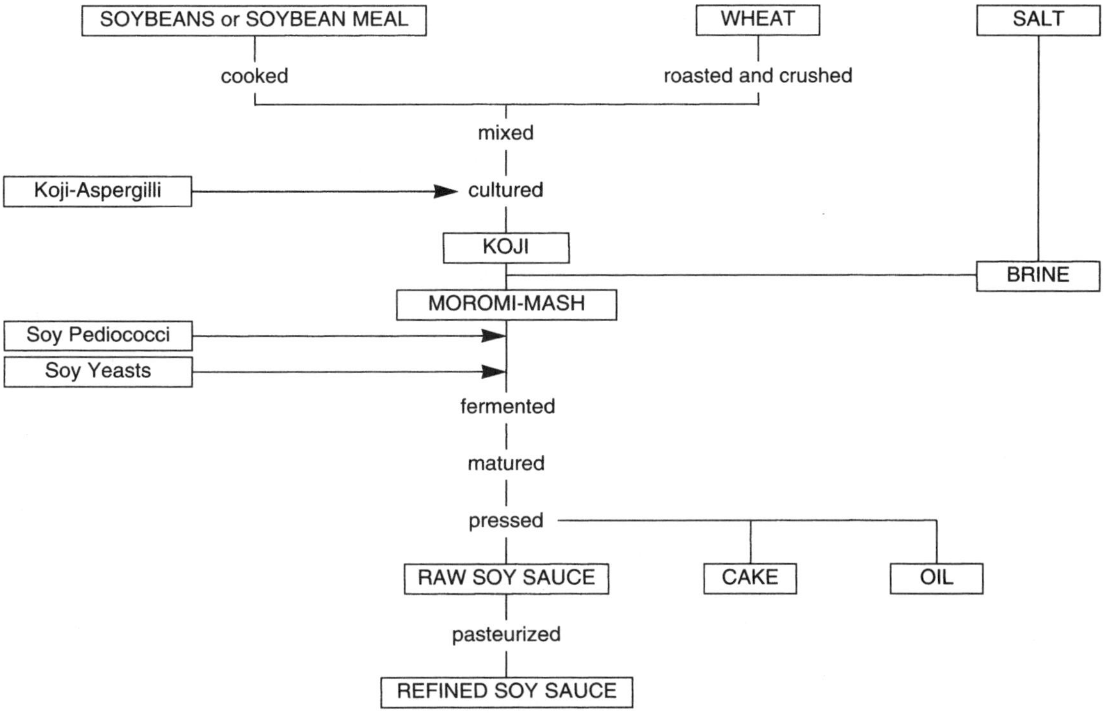

Figure 7.1　こいくちしょう油の製造工程図

- 熟成したもろみの圧搾
- 低温殺菌および精製

以上の工程を Figure 7.1 に示す。

原材料の処理

大豆・脱脂大豆を浸水し，加圧して蒸気で加熱する。この工程は大豆たんぱくの消化率に大きな影響を及ぼすため，麹発酵およびもろみ発酵（以下の項を参照）に影響する。小麦の穀粒は160～180℃で短時間で炒られ，その後，粗く粉砕される。

麹発酵

加熱した大豆・炒った小麦の混合物は，*Asp. oryzae* および *Asp. soyae* のスタータ菌を接種され，麹室で穿孔処理した大きなステンレス鋼板上に厚さ 30～40cm の層を広げる。この塊は 30℃以下で 2～3 日間，湿度を調節した空気により通気され，原材料のたんぱく質や澱粉を加水分解するのに必要な酵素を発生させるために，カビが塊全体に生育される（Tochikura & Nakadai, 1988）。このカビを培養した物質を麹と呼ぶ。

もろみの段階

麹とは，原材料量の120〜130％の最終容量に含塩量22〜23％の冷たい食塩水を混合したものである。もろみは，温度により4〜8カ月間発酵タンクで保存され，場合により，もろみを気泡圧縮空気で撹拌し，微生物の増殖を促進する。通常の発酵を行うもろみでは，乳酸菌がまず増殖し，乳酸とクエン酸を産生しpHを低くするため，主要な発酵酵母は増殖する。その後，第2グループの酵母による「熟成」発酵を行う。この3つのグループの微生物が増殖する順番や程度およびそのバランスは，しょう油の品質に影響するため重要である（Noda *et al.*, 1980）。

この発酵期間中に，麹菌酵素がほとんどのたんぱく質を加水分解しアミノ酸とオリゴペプチドになり，製麹後に残留した澱粉も加水分解される。大量の砂糖が乳酸菌および酵母により乳酸，クエン酸およびアルコールと発酵される。日本の産業における現行の規範では，*Pediococcus halophilus* および *Zygosaccharomyces rouxii* の純粋培養を用い，もろみに添加される。はじめに，pediococciはpHを6.5〜7.0から4.7〜4.9に減少させる。乳酸発酵は徐々に酵母発酵に変わっていく。

しょう油酵母は，食塩水濃度が高い場合，pH4.0〜5.0で活発に増殖する（Ohnishi, 1957）。しかし，実際には十分な酵母増殖および適した発酵を確保すべく，酵母（もろみの10^6cfu/gの濃度で）は，もろみのpHが5.0〜5.2である時に添加される（Matsumoto & Imai, 1981）。その後，酵母増殖や発酵を促進するため，適切なタイミングでもろみに吹きかけた圧縮空気により，もろみを活発に撹拌する。

しょう油酵母には，*Zygosaccharomyces rouxii* などの主要な発酵酵母および *Candida versatilis* および *Can. etchellsii* などの熟成酵母の2種類がある。*Z. rouxii* は，水分活性0.78〜0.81および24〜26％食塩を含有する培地で増殖する（Yoshii, 1979）。塩分濃度17〜18％のもろみの水分活性は0.80を超え，*Z. rouxii* が増殖し発酵を生じるには望ましい。また，熟成酵母である *Can. versatilis* および *Can. etchellsii* は耐塩性が高く，水分活性0.78もしくは含塩量26％（w/v）のもろみで増殖可能である（Yoshii, 1979）。

圧搾

発酵した熟成もろみは，ナイロン布フィルターで高圧下でろ過され，ろ過液と固形物に分けられる。ろ過液は，油層が沈殿・分離するようにタンクで保存される。沈殿物および油層を除去し，生しょう油が得られる。

低温殺菌および精製

生しょう油は，食塩水および全窒素の標準的な濃度を得るために調製され，その後70〜80℃で20〜30分間低温殺菌される。しかし，生しょう油は，数秒間の120℃の高温短時間処理を受け，生しょう油に存在する細菌芽胞の死滅に影響を及ぼす。低温殺菌後，しょう油は3〜4日間50〜60℃で（撹拌せずに）保存され，より良い色および香りが得られる。さらに沈殿が行われ，その後精製されたしょう油は，種類により，適切な容器に包装されるか，さらに処理が行われる。

包装および保存期間

産業生産された精製しょう油は，通常では低温殺菌後に，瓶詰めされるか，あるいは種々の乾燥法により脱水される。精製・低温殺菌された，ファイバー・ドラム（fiber drum）に包装された保存料無添加の「しょう油」の保存期間は，未開封の状態で保存された場合，室温で1年である。室温で開封した状態で保存された場合，保存期間は約2週間である。日本しょう油協会の公定方法では，保存期間はガラス瓶では3年，プラスチック容器では1.5年である。保存中，しょう油の色はアミノ酸と糖とのアミノカルボニル反応により徐々に黒くなる。また，香りは劣化する。

中国および東南アジア各国で生産される伝統的なしょう油

中国および日本以外のアジア諸国におけるしょう油の発酵は，以前のロット由来の環境中の真菌による「天然」発酵を伝統的に使用している。東南アジアでは，初期の過程は小麦粉と混合したゆでた大豆の固体発酵としてたんぱく質および澱粉を分解し，竹製トレイ（bamboo tray）に広げる。伝統的な韓国の発酵は，レンガ状の塊に蒸した大豆を練り込み種々のカビが増殖するように室温で放置する。このような種類のしょう油の発酵は，必要なカビが汚染する可能性により異なる。通常，*Aspergillus* spp. およびその他のカビは，以前の発酵で使用した竹製トレイに存在する。よくみられる微生物として，*Asp. oryzae* およびその他のアスペルギルス属，*Rhizopus oligosporus*，*R. oryzae* およびその他の *Rhizopus* spp.，*Mucor* spp.，まれに *Penicillium* spp. などが挙げられる。従来の発酵方法の使用は，*Asp. oryzae* の純粋培養の使用へと徐々に変わり，最新の無菌麹室もしくはステンレストレイで豆と小麦粉の混合物に接種される。

中国製のしょう油発酵の塩水段階（もろみ段階）は，自然に存在する耐塩性細菌および酵母により異なる。液内塩水発酵で存在すると報告された種は，*B. subtilis*，*B. pumilus*，*B. citreus*，*B. licheniformis*，*Sarcina maxima* および *Z. rouxii*（以上，韓国），*Pediococcus halophilus*，*Ped. soyae*，*Pichia* spp.，*Candida* spp. および *B. lichenifomis*（以上，マレーシア），*Hansenula anomala*，*H. subpelliculosa* および *Lb. delbrueckii*（以上，フィリピン），*Saccharomyces* spp. および *Lactobacillus* spp.（以上，シンガポール），*Ped. halophilus*，*Staphylococcus* spp. および *Bacillus* spp.（以上，タイ）である。日本の方法とは異なり，一般的にこれらの微生物は意図的に添加されない。発酵は，発酵過程の種々の段階で特定の物理的化学的パラメーターにより，環境に適した微生物を発生させられるかによって左右される。東南アジアおよび韓国のしょう油の場合，もろみの段階では熟成させるために天日に2カ月以上放置される。東南アジアのしょう油の保存期間は1年未満である。一般的に，保存期間は，主に含塩量や使用された保存料により異なる。保存料が使用された場合，ほとんどの場合，安息香酸ナトリウムである（400～1,000 mg/kg）。

D　最終製品の種類

しょう油やしょう油を乾燥したものは，スープ，食肉・家禽，野菜および魚介類などの食品の香りを高めるために天然の調味料として用いられる。しょう油は，種々のソース，グレイビーソース，サラダドレッシングおよびその他の香辛料に加えた場合，肉のような，力強い味となる。

一連の食品は，主要な材料としてしょう油を用いて生産され，多くの東南アジア諸国ではしょう油の総称に該当する。この地域における濃いソースは，天日での蒸発により伝統的に調理された濃縮しょう油である。しかし，現在では製品はカラメル，糖蜜および澱粉などによりとろみをつけることがある。淡いまたは「白色の」ソースは，必要な濃度まで水でしょう油を希釈して作られるが，インドネシアの「ケチャップマニス」などの甘口しょう油は，その他の東南アジアのしょう油と同じ方法で黒大豆（小麦なし）から作られ，熟成ソースにパーム糖およびハーブエキスを添加し，その後，ろ過され加熱により濃縮され包装される。

ブレンドしょう油（加水分解した植物性たんぱく質を混ぜたしょう油）は多くの東南アジア諸国で作られる。このような製品や加水分解した植物性たんぱく質ソース，スープ，グレイビーミックスおよび固形ブイヨンなどの材料として加水分解した植物性たんぱく質を用いた製品では，多くの国で許容されたレベルよりも高いレベルで 3-monochloropropane-1, 2-diol（3-MCPD）を含有していることが報告された（Hamlet, 1999 ; MAFF, 1999）。3-MCPD は自然発酵されたしょう油には存在してはいけない。

E　初期のミクロフローラ

しょう油の原成分である大豆，小麦，大麦および米の初期ミクロフローラは，第8章（穀類および穀物食品）で詳述されている。大腸菌群などの中温性増殖形微生物は，バチルス属菌およびクロストリジウム属菌の少数の芽胞とともに低い細菌数で存在することが多い。ほとんどの場合，低温細菌および *Actinomycetes* が存在する（ICMSF, 1980b, Vol. 2, p. 672）。また，大豆のあらびき穀物には，糞便系連鎖球菌，大腸菌群および大腸菌を含む好熱菌が存在する（Hose, 1992，Table 7.8）。

従来の技術では，麹発酵中の主な汚染源は竹製の発酵トレイである。このトレイは一度も洗浄されず，新しいロットを接種する。その他の汚染源は，発酵の第二段階で用いられる粗製塩である。発酵や香りの発生に必要である好塩性微生物の発生源である。

Table 7.8　あらびき大豆の9ロット中の細菌数[a]

Type of microbial count	$\log_{10}$ cfu/g
Total mesophilic bacteria	2.9–5.5
Total thermophilic bacteria	2.6–4.1
Mesophilic spores	<1.0–4.1
Thermophilic spores	<1.0–3.8
Fecal streptococci	<1.0–3.7

[a]Hose (1992).

F　一次加工

微生物に対する加工の影響

麹発酵の原材料の加熱処理により，ほとんどの初期ミクロフローラが除去され，その後，製造環境における天然ミクロフローラあるいはスタータ菌が意図的に添加される。しょう油の工業生産では，大豆／小麦の混合物の真菌性スタータである「種麹」は，蒸した精米，あるいは小麦のふすま（wheat bran）と大豆ミールの混合物のいずれかで *Asp. oryzae* または *Asp. sojae* の選択した菌株を培養して作られる（Yong & Wood, 1976; Beuchat, 1984）。製麹中の微生物学的変化については Figure 7.2 に示す（Hose, 1992）。

しょう油もろみのもろみ発酵におけるミクロフローラの変化は Figure 7.3 に示す（Tamagawa *et al.*, 1975）。食塩水もろみ（brine mash）で増殖する微生物は，*Ped. halophilus*（以前は *Ped. soyae*）などの耐塩乳酸菌や酵母，および *Z. rouxii*，*Torulopsis halophilus*，*Tor. nodaensis* および *Tor. halonitratophila* などの酵母（Ho *et al.*, 1984），および *Can. versatilis* や *Can. etchellsii* などの *Candida* spp.（Fukushima, 1989）であり，これらの菌は高濃度の塩に耐性がある。また，マレーシアのしょう油発酵では，*Bacillus licheniformis* および *B. subtilis* が増殖していることが分かった（Ho *et al.*, 1984）。カビがもろみ表面に発生することがあるが，この段階や熟成時の適切な発酵とは関連がないと考えられる（Yokotsuka, 1960）。

最近のしょう油製造の全段階での純粋培養菌接種の使用により，ロットからロットへの好ましくない汚染菌が運搬される危険性が減少し，発酵時間が短縮された。しょう油発酵で用いられるスタータ菌の選択パラメーターは，特に対象となる *Asp. oryzae/A. soyae* 菌株の非マイコトキシン産生性である。*Pediococcus halophilus* は乳酸やその他の有機酸を産生する可能性があり，酵母株は，高濃度の食塩水でアルコールおよび望ましい香り物質を産生すると考えられる（Sugiyama, 1984）。

麹から分離されたと報告された汚染菌として，*Micrococcus*，*Streptpcoccus*，*Lactobacillus* および

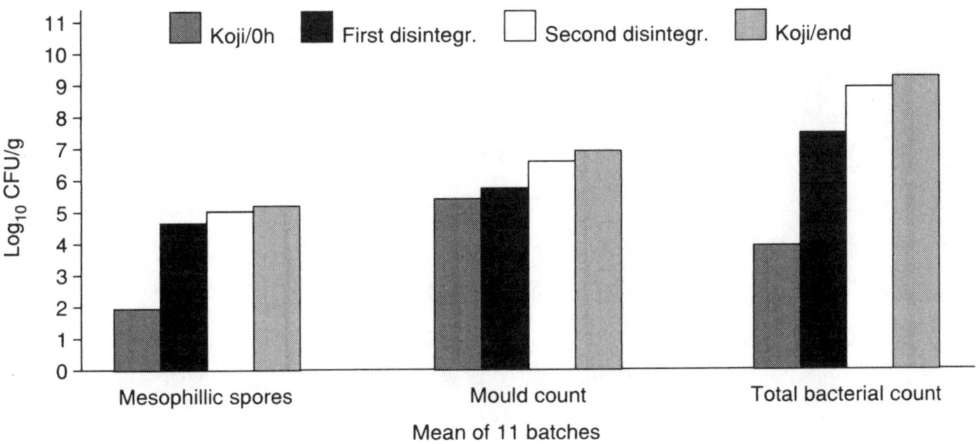

Figure 7.2　種麹製造中のカビ，総細菌，中温性芽胞数の変化（Hose, 1992 引用）

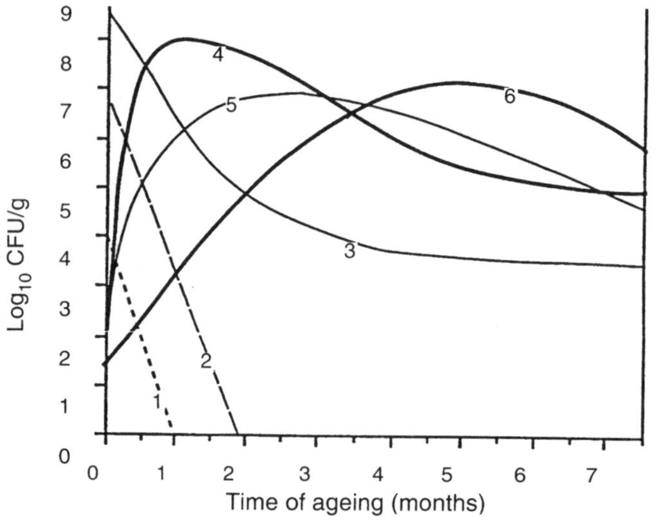

Figure 7.3　もろみ中の微生物の変化

Bacillus が挙げられる（Fukushima, 1989）。ほとんどの場合，このような汚染菌は耐塩性ではないため食塩水発酵では生存できない。しょう油—麹製造工程で示される初期の酢酸濃度は，麹基質の非耐酸性汚染細菌の増殖を抑える助けとなる（Hayashi *et al.*, 1979）。おそらく，食塩水で生存可能であるのは汚染桿菌の芽胞だけである。

腐敗・変敗

従来の製品，非低温殺菌の製品，もしくは低含塩量の製品では，アスペルギルス属菌や，被膜や菌膜を形成する酵母により腐敗・変敗が起こる可能性がある（Roling *et al.*, 1994）。低塩（15％未満）ソースでは，pH が低くて保存料（安息香酸ナトリウムなど）が含有していない限り，一部の種類の腐敗・変敗菌は増殖可能である。

麹の主な汚染菌は，コアグラーゼ陰性ブドウ球菌および *B. subtilis* である（Chiba, 1977）。汚染ブドウ球菌は麹菌と共生して増殖し，麹発酵が低温（25℃以下）で起きた場合，競合は問題となるが，特に高温では *B. subtilis* は麹菌と競合して増殖する。

野生耐塩性乳酸菌はしょう油で増殖し，チラミンやヒスタミンなどの生体アミンを産生する（Uchida, 1982；Stratton *et al.*, 1991）。一部の野生耐塩性乳酸菌は異常発酵におけるアルギニン分解によりオルニチンを産生し，その結果，中間生成物としてシトルリンが蓄積する。このような生しょう油が低温殺菌された場合，カルバミン酸エチルがシトルリンとアルコールとの反応により産生される（Matsudo *et al.*, 1993）。

耐塩性酵母 *Z. rouxii* var. *halomembranis* は，熟成過程に達したもろみで増殖することができる。この野生酵母は健康には無害であるが，耐塩性が高く，増殖してもろみやしょう油表面に膜質の被膜を形成するため，しょう油の香りや味が劣化する。

病原体

しょう油に関連する腸管系病原性微生物による疾病に関する報告はない。汚染された原材料由来のマイコトキシンのキャリー・オーバー（carry over）が問題であるとは考えられない。ひどくカビの生えた大豆や穀物は，食品の品質に影響を及ぼすため使用されない。日本で使用される *Asp. oryzae* および *Asp. soyae* の菌株はアフラトキシンを産生せず，その他のマイコトキシン産生試験では重大な問題を示していない（Steinkraus *et al.*, 1983）。シクロピアゾン酸，コウジ酸，*β*-ニトロプロピオン酸，アスペルギリン酸などのマイコトキシンを産生しない菌株を選択することが重要である。しかし，従来の発酵では純粋カビ培養を使用せず，好ましくない種類を含めて，種々の真菌が存在する。そのため，従来のしょう油の低レベルのマイコトキシン汚染の可能性を否定することができない。

発酵させたしょう油には，*S.* Typhi-Shikata，*Shigella flexnerii* および *Vibrio cholerae*-inaba などの一部の腸管系病原細菌に対する殺菌作用があると判断された。しょう油に接種されたボツリヌス菌A型およびB型の芽胞は生存したが，30℃で3カ月以内に増殖しなかった（Steinkraus *et al.*, 1983）。

G　管理

通常では，pH，水分活性（含塩量）および競合する無害あるいは望ましい微生物の存在により，しょう油の発酵中および発酵後に望ましくない微生物の増殖が予防されるが，それによって密閉容器での初期保存時の防腐が確定される。主な管理因子は高い含塩量である。低温殺菌は，微生物学的安定性を延長させる手段として広く認められるようになっている（Husin & Yeoh, 1989）。

しょう油の生産における管理の重要な点は以下の通りである。

原料およびその加熱処理

大豆／粗挽き大豆は，多数の中温好気性細菌および中温性・好熱性好気性芽胞を含有する。これらの細菌の望ましくない増殖が浸漬中に起こることがあるので，浸漬の時間を考慮する必要がある。浸漬水は少なくとも2～3時間ごとに交換する必要があり，それを行わない場合は，望ましくない芽胞形成バチルス属菌は高レベルまで増殖可能である（Beuchat, 1984）。浸漬後に高圧蒸気殺菌した大豆は時間―温度測定法（1kg/cm^{2}の蒸気圧で1時間）によりモニタリングを行う必要がある（Steinkraus *et al.*, 1983）。細菌による腐敗・変敗を防ぐため，蒸した大豆の水分含量は62％を上回ることは認められるべきではない。

小麦粉の機能は大豆の表面を覆うことであり，それにより細菌の増殖が抑制される。そのため，粉砕した小麦を使用した場合，その粒径はこの機能を行うことができるほど十分に小さいと考えられる。粉砕前の小麦の焙煎の時間―温度（40～50秒で170 ± 5℃）および粒径（メッシュサイズ：30以下で30％）は，管理ポイントであると考えられる。

冷却

加熱処理後に設備による原料の再汚染が起こる。冷却が不十分である場合，管理発酵が開始される前に，汚染菌が増殖する可能性がある。また，不十分な冷却はカビのスタータ菌（種麹）の発芽に悪影響を及ぼす。30℃までの冷却時間および冷却用空気の流量をモニタリングする必要がある。

麹発酵

麹発酵の基質は発酵前に加熱処理を行うが，設備による汚染およびカビのスタータ菌に存在する細菌による汚染が起こる。そのため，麹室（設備）の状態は麹菌に適している必要がある。これには，麹室の温度，湿度および通気を調節し，「種麹」の発芽率を検査する必要がある。麹菌の順調な成長は，酵素の産生が始まる発酵の開始時に30～32℃で麹を接種することで得られる。開始24時間後，麹室の培養温度は28～30℃に下げられる。コンベアーベルトにより麹室まで原料や設備を輸送する場合，徹底的に洗浄し殺菌する必要がある。

食塩水発酵（もろみ段階）

食塩が不適当に添加された場合（食塩水の含塩量22％未満），もろみスタータ菌の耐塩性細菌や酵母以外の微生物の望ましくない増殖が可能となる。正確な食塩および水の添加や乾物含量の調節は管理ポイントである。もろみの含塩量は，発酵時の望ましくない腐敗・変敗菌の増殖を防ぐため，17％を超える必要がある。しかし，23％以上の食塩濃度では，望ましい好塩性細菌および酵母の増殖が阻止される（Beuchat, 1984）。もろみ発酵の管理には，温度（30 ± 2℃），エアレーション（通気）のタイミングおよび流量のモニタリングが必要である。また，もろみの輸送ルート，発酵タンクおよびあらゆる接触面が日常の手入れ法として清潔に保たれ，消毒されることを確認することが重要である。

生しょう油の低温殺菌

もろみ発酵または熟成および圧搾後，しょう油は低温殺菌過程（20～30分間70～80℃での加熱）に入る。この低温処理では *B. subtilis* 芽胞は死滅しないが，ろ過助剤としてセライト（celite）を用いたろ過により減少される（Haga, 1971）。生しょう油の低温殺菌は時間—温度測定法によりモニタリングする必要がある。しょう油や，しょう油で味付けされた缶詰食品の低温殺菌または消毒は，好熱性および通性嫌気性細菌の特性を考慮に入れる必要があるが，マレーシアでは，これらの菌がしょう油の食塩水発酵で存在することが報告されている（Ho *et al.*, 1984）。

低温殺菌後の段階

沈殿，ろ過および瓶詰めまたは噴霧乾燥時の低温殺菌後のしょう油の再汚染も，汚染された設備もしくは空気汚染フローラとの接触により起こる可能性がある。製品のpHに応じて，保存中の酵母の増殖を防ぐため，安息香酸ナトリウムなどの保存料（0.4～1.0 g/L）が添加されることがある。瓶詰め時に，蒸気やアルコールを用いる瓶詰め施設のノズル（噴き出し口）を消毒することは望ましく，日本の工場では実施されている。

Ⅳ　魚醤および魚のペースト状の調味料／エビソースおよびエビのペースト状の調味料

A　定義

魚醤およびペースト状の調味料は，高い塩濃度で，場合により微生物作用を利用して，魚の筋肉の浸軟あるいは自己分解により得られる伝統的な食品である。通常，この食品には強い特有の香りがあり，多くの東洋の食品では調味料として用いられる。エビおよび魚のペースト状の調味料，魚醤および塩漬けしたエビまたは魚のソースなどはここに分類される。

B　重要な特性

魚醤および魚のペースト状の調味料は，高い塩濃度で，加水分解により製造される。このような状態では，魚の酵素のたんぱく質分解作用は低いため，発酵は長くなることがある。一例として，魚醤の発酵は完成までに6～12カ月かかる。

主に，加水分解は，生魚の筋肉および内臓にあるたんぱく質分解酵素により起こる（Amano, 1962）。

基質は，加工の初期段階で適切に処理され，食塩と完全に混ぜられる。通常では，pH，酸度および温度などの因子は，加工中にモニタリングされない。塩濃度は重要な因子である。従来の加工は，病原菌および腐敗・変敗菌の増殖を防ぐため，高塩濃度（マレーシアのエビのペースト状の調味料では13～15％［Merican *et al.*, 1984］，フィリピンの「バゴオン（bagoong）」では20～25％［Soriano *et al.*, 1986］）および低い Aw（マレーシアのエビのペースト状の調味料では0.67［Adnan & Owen, 1984］）に大きく依存する。調理方法は何世代にもわたって行われており，気候，環境および取り扱いにおける問題を考慮する製造での安全策を含む。一般的に，食品は保存性がよい。さらに，これらの食品は瓶詰めされる前に低温殺菌される。他の食品と混ぜられることがある。

C　加工方法・保存方法

高い塩濃度で，魚醤，エビソース，魚・エビのペースト状の調味料は，基本的には筋肉や内臓にある酵素の作用により発酵される。微生物が特有の香りの一因であると考えられるが，その理由として，無菌状態で調理された食品ではその香りは欠如しているためである（Amano, 1962）。エビソースなどの一部の食品では，発酵はエビの酵素および微生物酵素の複合効果に影響される。

魚／エビのペースト状の調味料

魚／エビのペースト状の調味料は，制塩した嫌気的発酵の過程により，塩分6～10％の魚もしくはエビから作られる。エビのペースト状の調味料の製造は季節限定であり，アキアミエビ（*Acetes* shrimp）の入手により異なる。

魚またはエビは最初に沿岸陸域で海水で洗浄される。沿岸水がひどく汚染されている場合，この段階で高いレベルで汚染されることがある。その後，異物を取り除くための選別が行われる。選別は一般的には手で行われ，さらに微生物が入り込む可能性がある。魚／エビは除水し，食塩で完全に混ぜられ，含水量が約50％になるまでマットに広げ，天日で5～8時間乾燥される。その後，魚／エビはミンチにされ，小型容器にしっかりと包装され，嫌気状態で約7日間発酵される。ペースト状の調味料は空気を排除して酸化を防ぎ，腐敗した製品とならないようにしっかりと圧搾される。ペースト状の調味料はかたまりで取り出され，さらに天日で5～8時間乾燥される。その後，2回目のミンチを行い，小型容器で圧搾し，さらに7日間発酵する。乾燥，ミンチ，圧搾および発酵の過程は，必要な香りおよび質感により6～7回繰り返される。発酵が長くなると，香りは強くなる。さらに強い香りを求める場合は，エビは食塩と混ぜられ，最初の乾燥・ミンチ段階の前に，室温で一晩保存される（Adnan, 1984）。

魚醤

魚醤は，嫌気的状態で6～12カ月間塩漬けされ，保存された小魚の自己分解および発酵により伝統的に調理される。マレーシアでは，魚醤は小さなアンチョビ，すなわち *Anchoviella commersonii* および *Anch. indicus* から作られる。タイなどでは，比較的大きな魚を使った場合，食塩と混ぜられる前に魚は粉砕され，胆膵管組織が追加されることがある（Raksakulthai & Haard, 1992）。

エビソース

アキアミエビはエビのペースト状の調味料とほぼ同じ方法で発酵用に調理される。加塩後（10～20％），エビは一晩除水され，その後，米飯（6～15％）を加える。混ぜたものは，密閉した容器で7日間発酵される。その後，均一性を確かめるために発酵を撹拌し，さらに2週間，発酵を続ける。熟成した食品（マレーシアではチンチャロ（chinchalok）として知られる）はトマトケチャップと混ぜられ，瓶詰めする前に加熱される。

D　最終製品の種類

魚およびエビの分類では，ソースおよびペースト状の調味料は，異なる地域で異なる名前で知られる東南アジア諸国の食品であり，加工方法や最終製品の使用方法には違いがある。これらの食品の例は以下の通りである。

- フィリピンの「バゴオン（Bagoong）」は，小魚もしくは小エビおよび食塩の一部または完全に発酵させた食品であり，場合により，香辛料，調味料や着色料を加える（Soriano *et al.*, 1986）。バゴオンは生もしくは加熱調理して食べられ，通常では多くの伝統料理で調味料あるいは香辛料として使われる。また，バゴオンは前菜として用いられ，オニオン，ガーリック，トマトあるいはグリーンマンゴと混ぜて提供される。

- 「トラシ（trassi）」（インドネシア），「ブラチャン（belacan）」（マレーシア）および「カピ（kapi）」（タイ）の魚あるいはエビのペースト状の調味料は，嫌気的発酵を行った小魚あるいはエビおよび食塩の浸軟させたミンチである。この食品は，スパイシーな「漬け汁」，もしくは伝統料理では材料として使われる。
- 「ブドゥ（budu）」（マレーシア），「ナンプラー（nampla）」（タイ，ラオス），「ニョクマム（nuoc-mam）」（カンボジア，ベトナム）および「パティス（patis）」（フィリピン）などの魚醤は，塩漬けした魚の発酵の琥珀色～茶色の液体上清である。これらは国ごとに一貫して異なり，しょう油，すなわち卓上調味料，漬け汁，伝統料理の調理では材料とほぼ同じ方法で使われる。
- 発酵させた（塩漬けした）魚もしくはエビソースである「チンチャロ（cincaluk）」（エビ）（マレーシア），および「ブロン・イスダ（burong isda）」あるいは「ブロン・ダラ（burong dalag）」（魚）（フィリピン）は発酵させたエビ／魚と食塩にご飯を混ぜたものである。食品は乳酸発酵を行う（Soriano *et al.*, 1986）。また，これらのソースは，香辛料，漬け汁もしくは料理では材料として使われる。フィリピンの食品「ブロン・イスダ（burong isda）」はそのままで，あるいは米と一緒に食べられる。魚は丸ごとで手を加えないことがある。一部のソースは，魚および米の部分加水分解により作られるが，大部分は固形である。

E　初期のミクロフローラ

同一性状，数および分布などの最終製品のミクロフローラは，漁師や食品取扱者の手などの人体接触，およびこれらの作業で使用された設備の初期ミクロフローラにより影響を受ける。

初期ミクロフローラは原材料に存在するものであり，海洋環境や食塩のミクロフローラに影響を及ぼす。魚やエビが沿岸水で捕獲された場合，*Streptococcus faecalis* などの汚染菌が発酵の初期段階に存在することが報告された（Orillo & Pederson, 1968；Ohhira *et al.*, 1990）。魚およびエビの微生物の詳細に関しては，第3章を参照のこと。食塩料理のミクロフローラに関しては，本章の既述のコメントを参照のこと。加工および保存中に，原材料の不十分な取り扱いおよび不衛生な環境は，これらの食品に関連する最も重要な問題（例えば，塩漬けしたエビまたは魚の天日での乾燥により，食品がハエやその他の害虫に晒される）である。

F　一次加工

微生物に対する加工の影響

高い含塩量や，発酵時の微好気性または嫌気的状態により，乳酸菌（マレーシアのエビのペースト状の調味料では *Leuconostoc mesenteroides* subsp. *mesenteroides* および *Lactobacillus plan-*

tarum，インドネシアのエビのペースト状の調味料では *Leuc. mesenteroides* subsp. *mesenteroides*，マレーシアの魚醤では *Lb. plantarum*，塩漬けしたエビでは *Leuc. mesenteroides* subsp. *mesenteroides*，塩漬けした魚では *Strep. faecium* および *Leuc. mesenteroides* subsp. *mesenteroides*）の増殖が促進される（Ohhira *et al.*, 1990）。ブロン・ダラ（Burong dalag）は乳酸発酵を行い，この発酵では *Leuc. mesenteroides*, *Ped. cerevisiae* および *Lb. plantarum* は重要な役割を果たす（Soriano *et al.*, 1986）。

フィリピンのバゴオン（bagoong）に関する研究では，室温での発酵期間中，実際には初期の細菌数の 3.5×10^6 cfu/g が１週間後に 5.8×10^4 cfu/g，２週間で 6.2×10^3 cfu/g，８週間後に 100 cfu/g まで減少したことが明らかになった（Amano, 1962）。一方，日本の食品である「塩辛」では，一般細菌数が初期数の 9.0×10^4 cfu/g から 41 日で 3.2×10^7 cfu/g に増加した（Amano, 1962）。塩辛の発酵期間中，初期には *Bacillus*，*Micrococcus* および *Lactobacillus* などの一連の微生物が出現し，発酵の後期では耐塩性である *Micrococcus* が発生した。また，*Vibrio*，*Achromobacter/Moraxella* および *Flavobacterium* は市販の塩辛から分離され，総細菌数は 1.5×10^3 cfu/g～2.4×10^7 cfu/g であった。さらに，*Vibrio*，*Flavobacterium*，*Achromobacter/Moraxella* および *Micrococcus* は 10～20％の NaCl 濃度でも増殖可能であったが，バチルス属菌のみ５％ NaCl で十分に増殖した（Amano, 1962）。これらいずれの分離株もアンモニア産生能があった。

塩濃度が高い場合，嫌気性菌の増殖は塩辛の特有な香りに役立っていると考えられる。炭水化物源を添加した，塩漬けしたエビや魚などの食品は乳酸発酵を行う。これは *Lb. plantarum*，*Lb. pentoaceticus*，*Strep. faecium* および酵母の増殖に適している（Amano, 1962）。

塩漬けしたエビやエビのペースト状の調味料などの発酵させた魚製品には，ヒスタミンが 500 mg/kg を超えて含有しており（Azudin & Saari, 1990），10 年ものの魚醤では 700 mg/kg 程度含有していると考えられる（Amano, 1962）。塩漬けのカツオは細菌により形成されたヒスタミン中毒に関与していたと報告されたが，適切に調理した魚のペーストやソースはヒスタミン毒性による重大な問題に関連していなかった。しかし，原料として腐りかけた魚を使用する習慣は懸念される問題である。

腐敗・変敗

食塩はこれらの食品では重要な役割を担っており，腐敗・変敗菌や病原菌の増殖を防ぐ保存料として作用する。高含塩量によりほとんどの腐敗・変敗菌の増殖が抑制されるが，バチルス属菌およびブドウ球菌などの中度好塩性菌は腐敗・変敗した魚醤で分離され（Mabesa *et al.*, 1986），*Halobacterium salinarum* の高度好塩性菌株は塩漬けした魚では悪変物質であると報告された（Sanderson *et al.*, 1988）。これらの細菌は不適切な衛生管理と関連がある。発酵させた魚で生存する好塩性菌は，アンモニアを産生しやすいため，腐臭の原因となる（Amano, 1962）。

病原体

高含塩量により病原菌の増殖は抑制される。塩辛による食中毒の報告はまれではあるが，これらの食品の含塩量を減らす傾向は重大な問題を引き起こすと考えられる。減塩により作った自家製の食品で，日本ではボツリヌス菌E型食中毒が発生したと報告された（Amano, 1962）。

エビのペースト状の調味料はカビの増殖を支持せず，*Asp. flavus* やアフラトキシンの検出を試みたが，陰性の結果を示した（Sim *et al*., 1985）。

G　管理

通常では，高塩濃度の魚醤およびペースト状の調味料は，腐敗・変敗菌や病原菌の増殖を抑制するには十分である。しかし，食品の品質管理や標準化は，衛生的に一貫した食品を確保するために必要である。実施基準を作成し，製造加工業者に適正製造規範について指導する必要がある。通常，低温殺菌や加熱調理は，可食期間を延長させる手段として実施される。魚やエビのペースト状の調味料やブレンドした魚醤などの食品では，安息香酸や安息香酸ナトリウムを添加して，可食期間を延長させる。

考慮もしくは使用すべき管理点は以下の通りである。

1．汚染水からの魚やエビの捕獲を避ける。きれいな水，食塩，および用具のみを使用する。捕獲物，設備，および原成分を目視検査によりモニタリングする。発酵には品質の良い魚のみを使う。
2．適正衛生規範および食品の調理および加工に関与する食品取扱者の適切な衛生の強化。食品取扱者，取り扱い，および施設の清潔度を点検することによりモニタリングする。
3．食塩の添加および乾燥による Aw の管理（魚／エビソースでは Aw0.85 未満，魚／エビのペーストでは Aw0.75 未満）。十分な量の食塩を添加して，Aw が低下されることを確かめる。最大値を上回らないように Aw をモニタリングする。
4．正確に設計された設備の使用を含めて，嫌気的発酵の適切な管理。現在使用中の伝統的方法および設備は，嫌気性条件の維持のためには適切に設計されていないことが多い。好気的腐敗・変敗を示す変色部位の目視検査によるモニタリング。理想的には，施設は適切な設備投資をするべきである。

参考文献

Adnan, N.M.A. (1984) Studies on belacan from *Acetes*. Biotechnology Programme Meeting, Food Technology Div., MARDI, Kuala Lumpur, unpublished.

Adnan, N.M.A. and Owens, J.D. (1984) Technical note: microbiology of oriental shrimp paste. *J. Food Technol*., **19**, 499–502.

AIIBP (Association Internationale de l'Industrie des Bouillons et Potages, Commission Technique) (1992) New microbiological specifications for dry soups and bouillons. Alimenta, **31**, 62–5.

Almela, L., Nieto-Sandoval, J.M., Fernandez Lopez , J.A. (2002) Microbial inactivation of paprika by a high- temperature short-X time treatment. Influence on color properties. *J. Agric. Food. Chem*. **50**, 1435–40.

Amano, K. (1962) The influence of fermentation on the nutritive value of fish with special reference to fermented fish products of South-East Asia, in *Fish in Nutrition* (eds H. Heen and R. Kreuzer), Fishing News (Book) Ltd., London, pp. 180–200.

Anema, P.J. and Michels, M.J.M. (1974) Microbiology of instant dry soup mixes, in *Proceedings of an International Symposium on Food Microbiology*, 2, Fed. Assoc. Sci. Tec. (FAST), Milan, (in Italian, English abstracts), 165–82.

Anisa Ath-kar, M., Prakash, H.S. and Shetty, H.S. (1988) Mycoflora of Indian spices with special reference to aflatoxin producing isolates of *Aspergillus flavus*. *Indian J. Microbiol.*, **28**(1 and 2), 125–7.
Anonymous (1974) Soup mix recalled because of *Salmonella* contamination. *Food Chem. News*, October 14th, p. 52.
Anonymous (1979) Soup mix recalled because of *Salmonella*. *Food Chem. News*, June 27th, p. 8.
Awe, M.J. and Schranz, I.L. (1981) High pressure liquid chromatographic determination of aflatoxin in spices. *J. Assoc. Off. Anal. Chem.*, **64**, 1377–82.
Azudin, M.N. and Saari, N. (1990) Histamine content in fermented and cured fish products in Malaysia, in *FAO—Fisheries Report, No.401, Supplement*, Seventh Indo-Pacific Fishery Commission Working Party on Fish Technology and Marketing, pp. 105–11.
Bachman, S. and Gieszczynska, J. (1973) Studies on some microbiological and chemical aspects of irradiated spices, in *Aspects of the Introduction of Food Irradiation in Developing Countries*, IAEA, Vienna, p. 33.
Bahk, J., Yousef, A.E. and Marth, E.H. (1990) Behaviour of *Listeria monocytogenes* in the presence of selected spices. *Lebensm. Wiss. u. Technol.*, **23**, 66–9.
Baxter, R. and Holzapfel, W.H. (1982) A microbial investigation of selected spices, herbs and additives in South Africa. *J. Food Sci.*, **47**, (570–8).
Bean, P.G. and Salvi, A. (1970) The bacteriological quality of some raw materials used in the Italian canning industry. *Ind. Alimenta* (Pinerolo, Italy), **9** (4), 547–63 (in Italian).
Beljaars, P.R., Schumans, J.C.H.M.K. and Koken, P.J. (1975) Quantitative fluorodensitometric determination and survey of aflatoxins in nutmeg. *J. Assoc. Off. Anal. Chem.*, **58**, 263–71.
Benezet, A,. de la Osa, J.M, Pedregal, E., Botas, M., Olmo, N. and Pérez Flórez, F. (2001) Presencia de *Listeria monocytogenes* en especias. *Alimentaria*, **321**, 41–3.
Beuchat, L.R. (1976) Sensitivity of *Vibrio parahaemolyticus* to spices and organic acids. *J. Food Sci.*, **41**, 899–902.
Beuchat, L.R. (1984) Fermented soybean foods. *Food Technol.*, **64**(6), 66–70.
Bhat, R., Geeta, H. and Kulharni, P.R. (1987) Microbial profile of armin seeds and chili powder sold in retail shops in the city of Bombay. *J. Food Protect.*, **50**, 418–9.
Binsted, R. and Devey, J.D. (1970) *Soup Manufacture. Canning, Dehydration and Quick Freezing*, 3rd edn, Food Trade Press, London.
Blake, D.F. and Stumbo, C.R. (1970) Ethylene oxide resistance of microorganisms important in spoilage of acid and high-acid foods. *J. Food Sci.*, **35**, 26–9.
Blum, H.B. and F.W. Fabian (1943) Spice oils and their components for controlling microbial surface growth. *Fruit Prod. J.*, **22**, 326–9, 347.
Bockemühl, J. and Wohlers, B. (1984) Zur Problematik der Kontamination unbehandelter Trockenprodukte der Lebensmittelindustrie mit Salmonellen. *Zbl. Bakt. Hyg. Abt. Orig. B*, **178**, 535–41.
Briggs, A. (1966) The resistance of spores of the genus *Bacillus* to phenol, heat and radiation. *J. Appl. Bacteriol.*, **29**, 490–504.
Bruchmann, M. (1995), Salmonella-Kontamination von Gewurzen. Untersuchungsergebnisse 1993 im Bundesland Brandenburg, *Arch. Lebensm. Hyg.*, **46**, 1–24.
Buchanan, R.L. and Shepherd, A.J. (1982) Inhibition of *Aspergillus parasiticus* by thymol. *J. Food Sci.*, **46**, 976–7.
Campbell, J.V., Mohle-Boetani, J., Reporter, R., Abbott, S., Farrar, J., Brandl, M., Mandrell, R. and Werner, S.H. (2001) An outbreak of *Salmonella* serotype Thompson associated with fresh cilantro. *J. Infect. Dis.*, **183**, 984–7.
Catsaras, M., Sampaio Ramos, M.H. and Buttiaux, R. (1961) Étude microbiologique des potages déshydrates ou concentrés du marché francais. *Ann. Inst. Pasteur, Lille*, **12**, 163–74.
CDC (1982) Outbreak of *Salmonella oranienburg* infection—Norway. *Morb. Mortal. Wkly Rep. Centers Dis. Control*, **31**, 655–6.
Chiba, H. (1977) Bacterial contamination in soy sauce koji and its counterplan. *J. Soc. Brewing* (Japan Nihon Jozo Kyokai Zasshi), **72**, 410.
Christensen, C.M. (1972) Pure spices—how pure? *Am. Soc. Microbiol. News* (ASM News), **38**, 165.
Christensen, C.M., Fanse, H.A., Nelson, G.H., Bates, F. and Mirocha, C.J. (1967) Microflora of black and red pepper. *Appl. Microbiol.*, **15**, 622–6.
CAC (Codex Alimentarius Commission) (1995) Code of Hygienic Practice for Spices and Dried Aromatic Plants, CAC/RCP 42-1995.
Coretti, K. and Inal, T. (1969) Rückstandsprobleme bei der Kaltentkeimung von Gewürzen mit T-Gas (Äthylenoxid). *Fleischwirtschaft*, **49**, 599–604.
Coretti, K. and Müggenburg, H. (1967). Keimgehalt van Trockensuppen und seine Beurteilung. *Feinkostwirtschaft* **4**, 76–8.
Craven, S. (1980) Growth and sporulation of *Clostridium perfringens* in foods. *Food Technol.*, **34**(4), 80–7, 95.
D'Aoust, J.Y. (1994) *Salmonella* and the international food trade. *Int. J. Food Microbiol.*, **24**, 11–31.
D'Aoust, J.-Y. (2000) *Salmonella*, in *The Microbiological Safety and Quality of Food* (eds B.M Lund, T.C. Baird-Parker and G.W. Gould), *volume II*, Chapter 45, pp. 1233–99.
de Boer, E., Spiegelenberg, W.M. and Janssen, F.W. (1985) Microbiology of spices and herbs. *Antonie Van Leeuwenhoek*, **51**(4), 435–8.
Dehne, L.I. and Bögl, K.W. (1993) Pasteurization of spices by microwave and high frequency. *Food Market. Technol*, **7**(5), 35–8.
Dehne, L.I., Reich, E. and Bögl, K.W. (1990) Zum Stand der Entkeimung von Gewürzen mittels Mikrowellen und Hochfrequenz. *Soz.Ep. Hefte* 4/1990. Inst. f. Sozialmedizin und Epidemiologie des Bundesgesundheitsamtes, Berlin.
Dehne, L.I., Wirz, J. and Bögl, K.W. (1992a) Unterschungen zur Entkeimung von Gewürzen mittels Dampf. *Soz. Ep. Hefte* 1/1992. Inst. f. Sozialmedizin und Epidemiologie des Bundesgesundheitsamtes, Berlin.

Dehne, L.I., Wirz, J. and Bögl, K.W. (1992b) Ergänzende Untersuchungen zur Dampfentkeimung von Gewürzen als Alternative zur Bestrahlung. *Soz. Ep. Hefte* 2/1992. Inst. f. Sozialmedizin und Epidemiologie des Bundesgesundheitsamtes, Berlin.
Dorman, H.J. and Deans, S.G. (2000) Antimicrobial agents from plants: antibacterial activity of plant volatile oils. *J. Appl. Microbiol.*, **88**, 308–16.
EEC (1989) Directive 89/365. Ref. L159 of 10 June 1989. Official Journal of the European Communities.
Emerole, G.O., Uwaifo, A.O., Thabrew, M I. and Bababunni, E.A. (1982) The presence of aflatoxin and some polycyclic aromatic hydrocarbons in human foods. *Cancer Lett.*, **15**, 123–9.
Eschmann, K.H. (1965) Gewürze—eine Quelle bakteriologischer Infektionen. *Alimenta*, **4**(3), 83–7.
Evert Ting, W.T. and Deibel, K.E. (1992) Sensitivity of *Listeria monocytogenes* to spices at two temperatures. *J. Food Saf.*, **12**, 129–37.
Fábri, I., Nagel, V., Tabajdi-Pintér, V., Zalavári, Zs., Szabad, J. and Deák, T. (1985) Qualitative and quantitative analysis of aerobic spore-forming bacteria in Hungarian paprika, in *Fundamental and Applied Aspects of Bacterial Spores* (eds G.J. Dring, D.J. Ellar and G.W. Gould), Academic Press, London, pp. 455–62.
Fallesen, K.B. (1976) The bacteriological quality of reconstituted soups, in relation to that of the dried soups from which they are prepared. *Dan. Veterinaertidskr.*, **59** (17), 714–7.
Fanelli, M.J, Peterson, A.C. and Gunderson, M.F. (1965) Microbiology of dehydrated soups. I. A survey. *Food Technol.*, **19**, 83–4.
Farag, D.S., Daw, Z.Y., Hewedi, F.M. and El-Baroty, G.S. (1989a) Antimicrobial activity of some Egyptian spice essential oils. *J. Food Prot.*, **52**, 665–7.
Farag, D.S., Daw, Z.Y. and Abo-Raya, S.H. (1989b) Influence of some spice essential oils on *Aspergillus parasiticus* growth and production of aflatoxins in synthetic medium. *J. Food Sci.*, **54**, 74–6.
Farkas, J. (1988) *Irradiation of Dry Food Ingredients*, CRC Press, Inc., Boca Raton, Florida.
Farkas, J., (1998) Irradiation as a method for decontaminating food. A review. *Int. J. Food Microbiol.*, **44**, 189–204.
Farkas, J. (2000) Spices and Herbs, in *The Microbiological Safety and Quality of Foods* (eds B.M. Lund, T.C. Baird-Parker and G.W. Gould), *volume 1*, Aspen Publication.
Farkas, J. and Andrássy, É. (1984) Comparative investigations of some effects of gamma radiation and ethylene oxide on aerobic bacterial spores in black pepper, in *Proceedings of the of IUMS—ICFMH 12th International Symposium: Microbial Associations and Interactions in Food*, (eds I. Kiss, T. Deák, and K. Incze), Akadémiai Kiadó, Budapest, p. 393.
Farkas, J. and Andrássy, É. (1985) Increased sensitivity of surviving bacterial spores in irradiated spices, in *Fundamental and Applied Aspects of Bacterial Spores*. (eds G.J. Dring, D.J. Ellar and G.W. Gould), Academic Press, London, pp. 397–407.
Farkas, J., Beczner, J., Incze, K. (1973) Feasibility of irradiation of spices with special reference to paprika, in *Radiation Preservation of Food*, IAEA, Vienna, p. 389.
Flannigan, B. and Hui, S.C. (1976) The occurrence of aflatoxin-producing strains of *Aspergillus flavus* in the mould floras of ground spices. *J. Appl. Bacteriol.*, **41**, 411–8.
Fukushima, D. (1989) Industrialization of fermented soy sauce production centering around Japanese shoyu, in *Industrialization of Indigenous Fermented Foods*, (ed K.H. Steinkraus), Marcel Dekker, Inc., New York and Basel, pp. 1–88.
Gál, I.E. (1968). Über die antibakterielle Wirksamkeit von Gewürzpaprika. Aktivitätsprüfung von Capsicidin und Capsaicin. *Z. Lebensm.- Unters. -Forsch.*, **138**, 86–92.
Gál, I.E. (1969). The bacteriostatic effect of capsaicine (in Hungarian). *Élelmiszervizsgálati Közl.*, **15**(2), 80–5.
Garcia, S., Iracheta, F., Galvan, F. and Heredia, N. (2001) Microbiological survey of retail herbs and spices from Mexican markets. *J. Food Protect.*, **64**, 99–103.
Gerhardt, U. (1994) *Gewürze in der Lebensmittelindustrie*, Behr Verlag, Hamburg.
Gerhardt, U. and Ladd Effio, J.C. (1982) Äthyleneoxidanwendung in der Lebensmittelindustrie. Ein Situationsbericht über Für und Wider. *Fleischwirtschaft*, **62**, 1129.
Gerhardt, U. and Ladd Effio, J.C. (1983) Rückstandverhalten von Äthylenoxid in Gewürzen. *Fleischwirtschaft*, **63**, 606–8.
Gilbert, R.J. and Taylor, A.J. (1976) *Bacillus cereus* food poisoning, in *Microbiology in Agriculture, Fisheries and Food* (eds F.A. Skinner and J.G. Carr), Academic Press,London, pp. 197–213.
Goto, A., Yamazaki, K. and Oka, M. (1971) Bacteriology of radiation sterilization of spices. *Food Irrad.*, **6**(1), 35–42.
Guarino, P.A. (1972) Microbiology of spices, herbs and related materials, in *Proceedings of the Annual Symposium on Fungi in Foods*, Sect., Inst. Food Technol., Rochester, NY, pp. 16–18.
Gustavsen, S. and Breen, O. (1984) Investigation of an outbreak of *Salmonella oranienburg* infections in Norway, caused by contaminated black pepper. *Am. J. Epidemiol.*, **119**, 806–12.
Hadlok, R. (1969) Schimmelpilzkontamination von Fleischerzeugnissen durch naturbelassene Gewürze. *Fleischwirtschaft*, **49**, 1601–9.
Hadlok, R. and Toure, B. (1973) Mykologische und bakteriologische Untersuchungen entkeimter Gewürze. *Arch. Lebensmittel Hyg.*, **24**(1), 20.
Haga, H. (1971) Pasteurization and preservation of shoyu, soy sauce. *J. Soc. Brewing* (Japan Nihon Jozo Kyokai Zasshi), **66**(11), 1034–7.
Hamlet, C. (1999) Analysis of hydrolysed vegetable protein for chloropropandiols using selected ion storage. Varian-Chromatography Systems—GCMS Applicat.
Hammer, K.A., Carson, C.F. and Riley, T.V. (1999) Antimicrobial activity of essential oils and other plant extracts. *J. Appl. Microbiol.*, **86**, 985–90.
Härnulv, B.G. and Snygg, B.G. (1973) Radiation resistance of spores of *Bacillus subtilis* and *B. stearothermophilus* at various water activities. *J. Appl. Bacteriol.*, **36**, 677–82.
Hartgen, H. and Kahlan, D.I. (1985) Bedeutung der Koloniezahl bei Haushaltsgewürzen. *Fleischwirtschaft*, **65**(1), 99.
Hayashi, K., Tereda, M., Mizunuma, T. and Yokotsuka, T. (1979) Retarding effect of acetic acid on growth of contaminating

bacteria during shoyu-koji making process. *J. Food Sci.*, **44**, 359–62.
Hirasa, K. and Takemasa, M. (1998) *Spice Science and Technology*, Dekker, Basel.
Ho, C.C., Toh, S.E., Ajan, N. and Cheah, K.P. (1984) Isolation and characterization of halophilic yeasts and bacteria involved in soy sauce fermentation in Malaysia. *Food Technol. Aust.*, **36**, 227–30.
Hoffman, R.K. (1971) Toxic gases, in *Inhibition and Destruction of the Microbial Cell* (ed W.B. Hugo), Academic Press, London, pp. 225–58.
Hose, H. (1992) *Soya sauce*, Nestlé Research Centre, Lausanne, Switzerland, unpublished.
Husin, A. and Yeoh, Q.L. (1989) Progress in oriental food science and technology, in *Trends in Food Science and Technol., Singapore, Oct. 1987* (ed H.G. Ang), Singapore Inst. of Food Science and Technology, Singapore, pp. 291–9.
Huszka, T., Cséfalvy, I. and Incze, K. (1973) Sterilization of powdered paprika by means of hydrochloric acid (in Hungarian). *Konzerv és Paprikaipar*, **6**, 213.
ICGFI (1988) Code of Good irradiation practice for the control of pathogens and other microflora in spices, herbs and other vegetable seasonings, International Consultative Group on Food Irradiation, Document No. 5.
ICMSF (International Commission on Microbiological Specifications for Foods). (1980a) Microbial Ecology of Foods, *Factors Affecting Growth and Death of Microorganisms, volume 1*, Academic Press, New York.
ICMSF (International Commission on Microbiological Specifications for Foods). (1980b) Microbial Ecology of Foods, *Food Commodities, volume 2*, Academic Press, New York.
Inal, T., Keskin, S., Tolgay, Z. and Tezcan, I. (1975) Gewürzsterilization durch Anwendung von Gamma-Strahlen. *Fleischwirtschaft*, **55**, 675–7.
ISO, 1995. Spices and condiments - Botanical nomenclature. ISO 676.
Ismaiel, A.A. and Pierson, M.D. (1990a) Inhibition of germination, outgrowth and vegetative growth of *Clostridium botulinum* 67B by spice oils. *J. Food Prot.*, **53**, 755–8.
Ismaiel, A.A. and Pierson, M.D. (1990b) Effect of sodium nitrite and origanum oil on growth and toxin production of *Clostridium botulinum* in TYG broth and ground pork. *J. Food Prot.*, **53**, 958–60.
Ito, H. and Islam, M. (1994) Effect of dose rate on inactivation of microorganisms in spices by electron-beams and gamma-rays irradiation. *Radiat. Phys. Chem.*, **43**, 545–50.
Ito, H., Watanake, H., Bagiawati, S., Muhamad, L.J. and Tamura, N. (1985) Distribution of microorganisms in spices and their decontamination by gamma-irradiation, in *Food Irradiation Processing*, IAEA, Vienna, pp. 171.
Jacquet, J. and Teherani, M. (1974) An unusual presence of aflatoxin in certain animal products: possible role of pepper. *Bull. Acad. Vet. Fr.*, **47**, 313.
Jephcott, A.E., Barton, B.W., Gilbert, R.J. and Shearer, C.W. (1977) An unusual outbreak of food-poisoning associated with meals-on-wheels. *Lancet*, **ii**(8029), 129–30.
Josephson, S. and Peterson, M.S. (eds) (1982–1983) *Preservation of Food by Ionizing Radiation, volume 1–3*, CRC Press, Inc., Boca Raton, Florida.
Julseth, R.M. and Deibel, R.H. (1974) Microbial profile of selected spices and herbs at import. *J. Milk Food Technol.*, **37**, 414–9.
Kadis, V.W., Hill, D.A. and Pennifold, K.S. (1971) Bacterial content of gravy bases and gravies obtained in restaurants. *Can. Inst. Food Technol. J.*, **4**, 130–2.
Käferstein, F.K. (1976) The microflora of parsley. *J. Milk Food Technol.*, **39**, 837–40.
Kalemba D. and Kunicka A. (2003) Antibacterial and antifungal properties of essential oils. *Curr. Med. Chem.*, **10**, 813–29
Karapinar, M. and Aktug, S.E. (1987) Inhibition of foodborne pathogens by thymol, eugenol, menthol and anethole. *Int. J Food Microbiol.*, **4**, 130–2.
Karlson, K.E. and Gunderson, M.F. (1965) Microbiology of dehydrated soups. II. Adding machine approach. *Food Technol.*, **19**(1), 86–90.
Keoseyan, S.A. (1971) Incidence of *Clostridium perfringens* in dehydrated soup, gravy and spaghetti mixes. *J. Assoc. Off. Anal. Chem.*, **54**, 106–8.
Kiss, I. and Farkas, J. (1981) Combined effect of gamma irradiation and heat treatment on microflora of spices, in *Combination Processes in Food Irradiation*, IAEA, Vienna, p. 107.
Komarik, S.L., Tressler, D.K. and Long, L. (1974) *Meats, Poultry, Fish and Shellfish, volume 1*, Food Products Formulary Series, AVI, Westport, Connecticut.
Kovács-Domján, H. (1988) Microbiological investigations of paprika and pepper with special regard to spore formers including *B. cereus*. *Acta Alimentaria*, **17**, 257–64.
Kramer, J.M., Turnbull, P.C.B., Munshi, G. and Gilbert, R.J. (1982) Identification and characterisation of *Bacillus cereus* and other *Bacillus* species associated with foods and food poisoning, in *Isolation and Identification Methods for Food Poisoning Organisms* (eds J.E.L. Corry, D. Roberts and F.A. Skinner), Technical Series No. 17, Society of Applied Bacteriology, Academic Press, London.
Krishnaswamy, M.A., Patel, J.D., Pathasarathy, N. and Nair, K.K.S. (1973) Some of the types of coliforms, aerobic mesophilic spore formers, yeasts and moulds present in spices. *J. Plant Crops*, **1** (Supplement), 200–3.
Krugers-Dagneux, E.L. and Mossel, D.A.A. (1968) The microbiological condition of dried soups, in *The Microbiology of Dried Foods* (eds E.H. Kampelmacher, M. Ingram and D.A.A. Mossel), Grafische Ind., Haarlem, The Netherlands, pp. 411–25.
Laidley, R., Handzel, S., Severs, D. and Butler, R. (1974) *Salmonella weltevreden* outbreak associated with contaminated pepper. *Epidemiol. Bull.*, **18**, 62.
Lambert, R.J., Skandamis, P.N., Coote, P.J. and Nychas, G.J. (2001) A study of the minimum inhibitory concentration and mode of action of oregano essential oil, thymol and carvacrol. *J. Appl. Microbiol.*, **91**, 453–62.
Lawrence, B.M. (1978) Recent progress in essential oils. *Perfum. Flavorist*, **2**(12), 44–9.
Lehmacher, A., Bockemuhl, J. and Aleksic, S. (1995) Nationwide outbreak of human salmonellosis in Germany due to contami-

nated paprika and paprika-powdered potato chips. *Epidemiol. Infect.*, **115**, 501–11.
Leitao, M.F., Delazari, I. and Mazzoni, H. (1973–1974) Microbiology of dehydrated foods (in Port.). *Coletanea Inst. Technol. Aliment.*, **5**, 223–241 [Food Sci. Technol. Abstr., **7** (9B72), 1975].
Llewellyn, G.C., Burkett, M.L. and Eadie, T. (1981) Potential mold growth, aflatoxin production and antimycotic activity of selected natural spices and herbs. *J. Assoc. Off. Anal. Chem.*, **64**, 955–60.
Lohse, N., Kraghede, P.G. and Molbak, K. (2003) Botulism in a 38-year-old man after ingestion of garlic in chilli oil. *Ugeskr Laeger*, **165**, 2962–3.
Maarse, H. and Nijssen, L.M. (1980) Influence of heat sterilization on the organoleptic quality of spices. *Nahrung*, **24**, 29–38.
Mabesa, R.C., Lagtapon, S.C. and Villaral, M.J.A. (1986) Characterization and identification of some halophilic bacteria in spoiled fish sauce. *Philippine J. Sci.*, **115**(4), 329–34.
MAFF. (1999) Press release. *Industry Alerted to Contaminant Levels in Soy Sauce*, Min. of Agric., Fisheries and Food, U.K.
Masson, A. (1978) Hygienic quality of spices. *Mitteilungen aus dem Gebiete der Lebensmitteluntersuchung und Hygiene*, **69**(4), 544–9.
Matsudo, T., Aoki, T., Abe, K., Fukada, N., Higuchi, T., Sasaki, M. and Uchida, I. (1993) Determination of ethyl carbamate in soy sauce and its possible precursor. *J. Agric. Food Chem.*, **41**, 352–6.
Matsumoto, I. and Imai, S. (1981) Influence of yeasts on lactic acid fermentation in miso and soy sauce (shoyu). *J. Soc. Brewing* (Japan Nihon Jozo Kyokai Zasshi), **76**, 696–700.
Mayr, G.E. and Suhr, H. (1972) Preservation and sterilization of pure and mixed spices, in *Proceedings of a Conference on Spices*, Tropical Products Institute, London, pp. 201–7.
McCall, C.E., Collins, R.N., Jones, D.B., Kaufmann, A.F. and Brachman, P.S. (1966) An interstate outbreak of salmonellosis traced to a contaminated food supplement. *Am. J. Epidemiol.*, **84**, 32–9.
Merican, Z. (1978) Status of soya sauce research in Malaysia, in *Proceedings of ASEAN Workshop on Soya Sauce Manufacturing Techniques*, Sub-Committee on Protein, Singapore, pp. 101–5.
Merican, Z., Yeoh, Q.L. and Idrus, A.Z. (1984) Malaysian fermented foods. Occasional Papers No. 10, Science Council of Singapore.
Michels, M.J. and Visser, F.M.W. (1976) Occurrence and thermoresistance of spores of psychrophylic and psychrotophic aerobic sporeformers in soil and foods. *J. Appl. Bacteriol.*, **41**, 1–11.
Mislivec, P.B., Douglas, R.G. and Kautter, D.A. (1972) Toxic moulds in black and white peppercorns. *Abstr. Annu. Meet. Am. Soc. Microbiol.*, **72**, 27.
Misra, N. (1987) Mycotoxins in spices. III. Investigation on the natural occurrence of aflatoxins in *Coriandrum sativum* L. *J. Food Sci. Technol.*, **24**, 324–5.
Misra, N., Rathore, A. and Miskra, D. (1989) Mycotoxins in spices. II. Investigation on natural occurrence of aflatoxins in *Cuminum cyminum* L. *Int. J. Tropical Plant Dis.*, **7**, 81–3.
Modlich, G. and Weber, H. (1993) Vergleich verschiedener Verfahren zur Gewürzentkeimung. Mikrobiologische und Sensorische Aspekte. *Fleischwirtsch.*, **73**, 337–43.
Morse, D.L., Pickard, L.K., Guzewich, J.J., Devine, B.D. and Shayegani, M. (1990) Garlic-in-oil associated botulism: episode leads to product modification. *Am. J. Public Health*, **80**(11), 1372–3.
Munasiri, M.A., Parte, M.N., Ghanehar, A.S., Sharma, A., Padwal-Desai, S.R. and Nadkarni, G.B. (1987) Sterilization of ground prepackaged Indian spices by gamma irradiation. *J. Food Sci.*, **52**, 823–4, 826.
Nakamura, M. and Kelly, K.D. (1968) *Clostridium perfringens* in dehydrated soups and sauces. *J. Food Sci.*, **33**, 424–6.
Narvaiz, P., Lescano, G., Kairiyama, E. and Kaupert, N. (1989) Decontamination of spices by irradiation. *J. Food Saf.*, **10**, 49–61.
Neumayr, L. and Leistner, L. (1981) Mitteilungsbl. Bundesanstalt f. Fleischforsch., Kulmbach, 72, 4600.
Neumayr, L., Promeuschel, L., Arnold, I. and Leistner, L. (1983) Gewürzentkeimung. Verfahren und Notwendigkeit. Abschlussbericht für die Adalbert-Raps-Stiftung zum Forschungsvorhaben, Institut für Fleischforschung, Kulmbach.
Nieto-Sandoval, J.M., Almela, L., Fernandez-Lopez, J.A. and Munoz, J.A. (2000) Effect of electron beam irradiation on color and microbial bioburden of red paprika. *J. Food Prot.*, **63**, 633–7.
Noda, F., Hayashi, K. and Mizunuma, T. (1980) Antagonism between osmophilic lactic acid bacteria and yeasts in brine fermentation of soy sauce. *Appl. Environ. Microbiol.*, **40**, 452–7.
Ohhira, I., Jeong, C.M., Miyamoto, T. and Kataoka, K. (1990) Isolation and identification of lactic acid bacteria from traditional fermented sauce in Southeast Asia. *J. Dairy Food Sci.*, **39**(5), 175–82.
Ohnishi, H. (1957) Studies on osmophilic yeasts. Part II. Factors affecting growth of soy yeasts and others in the environment of a high concentration of sodium chloride. *Bull. Agric. Chem. Soc. Jpn*, **21**, 143.
Orillo, C.A. and Pederson, C.S. (1968) Lactic acid bacterial fermentation of burong. *Appl. Microbiol.*, **16**, 1669–71.
OSHA (1984) Occupational exposure to ethylene oxide. *Occup. Saf. Health Admin. Fed. Reg.*, 49 (122), 25734.
Otofuji, T., Tokiwa, H. and Takahashi K. (1987) A food-poisoning incident caused by *Clostridium botulinum* toxin A in Japan. *Epidemiol. Infect.*, **99**, 167–72.
Pafumi, J. (1986) Assessment of the microbiological quality of spices and herbs. *J. Food Protect.*, **49**, 958–63.
Pal, N. and Kundu, A.K. (1972) Studies on *Aspergillus* spp. from Indian spices in relation to aflatoxin production. *Sci. Cult.*, **38**, 252–4.
Palumbo, S.A., Rivenburgh, A.I., Smith, J. L. and Kissinger, J.C. (1975) Identification of *Bacillus subtilis* from sausage products and spices. *J. Appl. Bacteriol.*, **38**, 99–105.
Peter, K.V. (2001) *Handbook of Herbs and Spices*, CRC Press, Woodhead Publishing Limited.
Pirie, D.G. and Clayson, D.H.F. (1964) Some causes of unreliability of essential oils as microbial inhibitors in foods, in *Microbial Inhibitors in Foods* (ed N. Molin), Almqvist & Wiksell, Stockholm, pp. 145–50.
Powers, E.M., Ay, C., El-Bisi, H.M. and Rowley, D. B. (1971) Bacteriology of dehydrated space foods. *Appl. Microbiol.*, **22**(3),

441–5.
Powers, E.M., Lawyer, R. and Masuoka, Y. (1975) Microbiology of processed spices. *J. Milk Food Technol.*, **38**, 683–7.
Powers, E.M., Latt, T.G. and Brown, T. (1976) Incidence and levels of *Bacillus cereus* in processed spices. *J. Milk Food Technol.*, **39**, 668–70.
Pruthi, J.S. (1983) *Spices and Condiments Chemistry, Microbiology, Technology*, Academic Pess, New York.
Raksakulthai, N. and Haard, C.S. (1992) Correlation between the concentration of peptides and amino acids and the flavour of fish sauce. *ASEAN Food J.*, **7**(2), 86–90.
Roberts, D., Watson, G.N. and Gilbert, R.J. (1982) Contamination of food plants and plant products with bacteria of public health significance, in *Bacteria and Plants* (eds M.E. Rhodes-Roberts and F.A. Skinner), The Society for Applied Bacteriology Symposium Series No. 10, Academic Press, London, pp. 169–95.
Roling, W.F.M., Timotius, K.H., Stouthamer, A.A. and van Verseveld, H.W. (1994) Physical factors influencing microbial interactions and biochemical changes during the Baceman stage of Indonesian kecap (soy sauce) production. *J. Ferm. Bioeng.*, **77**(3), 293–300.
Russell, A.D. (1971) The destruction of bacterial spores, in *Inhibition and Destruction of the Microbial Cell* (ed W.B. Hugo), Academic Press, London, pp. 451–612.
Sahay, S.S. and Prasad, T. (1990) The occurrence of aflatoxins in mustard and mustard products. *Food Addit. Contam.*, **7**, 509–13.
Salmeron, J., Jordano, R., Ros, G. and Pozo-Lora, R. (1987) Microbiological quality of pepper (*Piper nigrum*) II. Food poisoning bacteria. *Microbiol. Aliments Nutr.*, **5**, 83–6.
Salzer, U., Bröker, U., Klie, H. and Liepe, H. (1977) Wirkung von Pfeffer und Pfefferinhaltsstoffen auf die Mikroflora von Wurstware. *Fleischwirtschaft*, **57**, 2011–4, 2017–21.
Sanderson, K., McMeekin, T.A., Indriati, N., Anggawati, A.M. and Sudrajat, Y. (1988) Taxonomy of halophilic and halotolerant bacteria from Indonesian fish and brine samples. *ASEAN Food J.*, **4**(1), 31–7.
Satchell, F.B., Bruce, V.R., Allen, G. Andrews, W.H. and Gerber, H.R. (1989) Microbiological survey of selected imported spices and associated fecal pellet specimens. *J. Assoc. Off. Anal. Chem.*, **72**, 632–7.
Scharf, M.M. (1967) Sterilization of spices by in situ salt formation. US Patent 3,316,100, Ser. no. 455, 327, April 25, 1967.
Schwab, A.H., Harpestad, A.D., Schwarzentruber, A., Lanier, J.M., Wentz, B.A., Duran, A.P., Barnard, R.J. and Read, R.B., Jr. (1982) Microbiological quality of some spices and herbs in retail markets. *Appl. Environ. Microbiol.*, **44**, 627–30.
Scott, P.M. and Kennedy, B.P.C. (1973) Analysis and survey of ground black, white and capsicum peppers for aflatoxins. *J. Assoc. Off. Anal. Chem.*, **56**, 1452–7.
Scott, P.M. and Kennedy, B.P.C. (1975) The analysis of spices and herbs for aflatoxins. *Can. Inst. Food Sci. Technol. J.*, **8**, 124–5.
Seenappa, M. and Kempton, A.G. (1980a) *Aspergillus* growth and aflatoxin production on black pepper. *Mycopathologia*, **70**, 135–7.
Seenappa, M. and Kempton, A.G. (1980b) Application of minicolumn detection method for screening spices for aflatoxin. *J. Environ. Sci. Health*, **15**, 219–31.
Seenappa, M., Stobbs, L.W. and Kempton, A.G. (1979) The role of insects in the biodeterioration of Indian red peppers by fungi. *Int. Biodeterioration Bull.*, **15**, 96–102.
Severs, D. (1974) Salmonella food poisoning from contaminated white pepper. *Epidemiol. Bull.*, **18**, 80.
Shamshad, S.I., Zuberi, R. and Qadri, K. (1985) Microbiological studies on some commonly used spices in Pakistan. *Pak. J. Sci. Ind. Res.*, **28**(6), 395–9.
Shank, R.C., Wogan, G.N. and Gibson, J.F. (1972a) Dietary aflatoxins and human liver cancer. I. Toxigenic moulds in foods and foodstuffs of tropical South East Asia. *Food Cosmet. Toxicol.*, **10**(1), 51–60.
Shank, R.C., Wogan, G.N., Gibson, J.B. and Nondasuta, A. (1972b) Dietary aflatoxins and human liver cancer. II. Aflatoxins in market foods and foodstuffs of Thailand and Hong Kong. *Food Cosmet. Toxicol.*, **10**, 61–79.
Shelef, L.A. (1983) Antimicrobial effect of spices. *J. Food Saf.*, **6**, 29–44.
Sheneman, J. (1973) Survey of aerobic mesophilic bacteria in dehydrated onion products. *J. Food Sci.*, **38**, 206–9.
Sim, T.S., Teo, T. and Sim, T.F. (1985) A note on the screening of dried shrimps, shrimp paste and raw groundnut kernels for aflatoxin-producing *Aspergillus flavus*. *J. Appl. Bacteriol.*, **59**(1), 29–34.
Singh, L., Mohan, M.S., Padwal-Desai, S.R., Sankaran, R. and Sharma, T.R. (1988) The use of gamma irradiation for improving microbiological qualities of spices. *J. Food Sci. Technol.*, **25**, 357–60.
Smith-Palmer, A., Stewart, J. and Fyfe, L. (1998) Antimicrobial properties of plant essential oils and essences against five important food-borne pathogens. *Lett. Appl. Microbiol.*, **26**, 118–22.
Soedarman, H., Stegeman, H., Farkas, J. and Mossel, D.A.A. (1984) Decontamination of black pepper by gamma radiation, in *Microbial Associations and Interactions in Foods* (eds I. Kiss, T. Deak, and K. Incze). D. Reidel Publishing Co., Dordrecht, The Netherlands, pp. 401–8.
Sorensen, S. (1987) Spice encapsulation, safe and sound. *Food*, **9**(1), 41–3.
Sorensen, S. (1989) Heat sterilization of spices. Paper presented at the First Meeting of Pepper Exporters/ Importers/ Traders/ Grinders, organized by the International Pepper Community, Bali, Indonesia, June 1–2, 1989.
Soriano, M.R. and Pardo, L.V. (1978) Studies on the improvement of soy sauce manufacture in the Philippines, in *Proceedings of the ASEAN Workshop on Soya Sauce Manufacturing Techniques*, Sub-Commitee on Protein, Singapore, pp. 121–34,
Soriano, M.R., Navarro, N.S. and Parel, S.O. (1986) Solid Substrate Food Fermentation Technology in the Philippines, in *Proceedings of the 2nd ASEAN Workshop on Solid Substrate Fermentation*, ASEAN S/C on Proteins, pp. 82–94.
Steele, J.H. (2001) Food irradiation: a public health challenge for the 21st century. *Clin. Infect. Dis.*, **33**, 376–7.
Steinkraus, K.H., Cullen, E.C., Pederson, C.S., Nellis, L.F. and Cavitt, B.K. (eds) (1983) *Handbook of Indigenous Fermented*

Foods. Marcel Dekker, Inc., New York, pp. 494–8.

St. Louis, M.E., Peck, S.H.S., Bowering, D., Morgan, G.B., Blatherwick, J., Banerjee, S., Kettyls, G.D.M., Black, W.A., Milling, M.E., Hauschild, A.H.W., Tauxe, R.V. and Blake, P.A. (1988). Botulism from chopped garlic: delayed recognition of a major outbreak. *Ann. Intern. Med.*, **108**, 363–8.

Stratton, J.E., Hutkins, R.W. and Taylor, S.L. (1991) Biogenic amines in cheese and other fermented foods: a review. *J. Food Protect.*, **54**, 460–70.

Sugimoto, T., Hayashi, T., Kawashima, K. and Aoki, S. (1986) Reduction of microbial population in spices by gamma-irradiation. *Rep. Natl. Food Res. Inst.*, **48**, 82–5.

Sugiyama, S. (1984) Selection of micro-organisms for use in the fermentation of soy sauce. *Food Microbiol.*, **1**, 339–47.

Sundhagul, M., Piyapongse, S., Munsakul, S. and Bhuntumnomo, K. (1978) Soya sauce industry in Thailand: techno-economic consideration, in *Proc. of ASEAN Workshop on Soya Sauce Manufacturing Techniques*, pp. 37–47.

Surkiewicz, B.F., Johnston, R.W., Elliott, R.P. and Simmons, E.R. (1972) Bacteriological survey of fresh pork sausage produced at establishments under Federal inspection. *Appl. Microbiol.*, **23**, 515–20.

Surkiewicz, B.F., Johnston, R.W. and Carossella, J.M. (1976) Bacteriological survey of frankfurters produced at establishments under federal inspection. *J. Milk Food Technol.*, **39**, 7–9.

Sveum, W.H. and Kraft, A.A. (1981) Recovery of salmonellae from foods using a combined enrichment technique. *J. Food Sci.*, **46**(1), 94–9.

Tainter, D.R. and Grenis, A.T. (2001) *Spices and Seasonings—A Food Technology Handbook*, 2nd edn, John Wiley & Sons Inc., Publications.

Tamagawa, Y., Yamada, K., Takinami, K., Kodama, K. and Suga, T. (1975) *Proceedings of the Annual Meeting on Fermentation Technology*, p. 212.

Thiessen, F.M. (1971) Effect of heat on spices. *Fleischerei*, **22** (11), 15.

Thiessen, F.M. and Hoffmann, K. (1970) Aromatisierung: Veränderung von Gewürzen und Essenzen durch Hitzebehandlung, *Ernährungswirtsch.*, **50**, 317.

Tochikura, T. and Nakadai, T. (1988) *Science and Technology of Soy Sauce* (ed T. Tochikura), Brewing Society of Japan, p. 171.

Tschappe, N., Prager, R., Streckel, W., Fruth, A., Tietze, E. and Bohme, G. (1995) Verotoxigenic *Citrobacter freundii* associated with severe gastroenteritis and cases of haemolytic uraemic syndrome in a nursery school: green butter as the infection source. *Epidemiol. Infect.*, **114**, 441–50.

Tuley, L. (1991) Life after EO, *Food Manufacture*, April, 36–7.

Tuomi, S., Matthews, M.E. and Marth, E.H. (1974) Behaviour of *Clostridium perfringens* in precooled chilled ground beef gravy during cooling, holding, and reheating. *J. Milk Food Technol.*, **37** (10), 494–8.

Tynecka, Z. and Gos, Z. (1973) The inhibitory action of garlic (*Allium sativum* L.) on growth and respiration of some microorganisms. *Acta Microbiol. Pol.*, **5**(l), 51–62.

Uchida, K. (1982) Diversity of lactic acid bacteria in soy sauce brewing and its application. *J. Soc. Brewing* (Japan Nihon Jozo Kyokai Zasshi), **77**, 740.

Ultee, A., Gorris, L.G. and Smid, E.J. (1998) Bactericidal activity of carvacrol towards the food-borne pathogen. *Bacillus cereus. J. Appl. Microbiol.*, **85**, 211–8.

Ultee, A., Kets, E.P. and Smid, E.J. (1999) Mechanisms of action of carvacrol on the food-borne pathogen *Bacillus cereus. Appl. Environ. Microbiol.*, **65**, 4606–10.

Urbain, W.M. (1986) *Food Irradiation*, Academic Press, Orlando, Florida.

USP (1985) United States Patent 4,210,678.

Vajdi, M. and Pereira, R.R. (1973) Comparative effects of ethylene oxide, gamma irradiation and microwave treatments of selected spices. *J. Food Sci.*, **38**, 893–5.

Walkowiak, E., Aleksandrowska, I., Wityk, A. and Walkowicz, I. (1971) Sterilization of spices used in the meat industry by UV irradiation (In Pol.). *Med. Water.*, **27** (11), 694 (Food Sci. Technol. Abstr., **6**, 5S569).

Walsh, S.E., Maillard, J.Y., Russell, A.D., Catrenich, C.E., Charbonneau, D.L. and Bartolo, R.G. (2003) Activity and mechanisms of action of selected biocidal agents on Gram-positive and -negative bacteria. *J. Appl. Microbiol.*, **94**, 240–7.

Werner, H.-P., Klein, H.-J. and Rotter, M. (1970) Die Empfindlichkeit verschiedener Mikroorganismen gegen Äthylenoxyd. *Zentralbl. Bakteriol, Parasitenkd., Infektionskr. Hyg.*, Abt. 1, Orig. 214, 262–271.

WHO. (1973) *Wkly Epidemiol. Rec. World Health Organization Geneva*, (48), 377.

WHO. (1974) *Salmonella* surveillance. *Wkly Epidemiol. Rec. World Health Organization Geneva*, (42) 351.

WHO. (1982) Food-borne disease surveillance: outbreak of *Salmonella oranienburg* infection. *Wkly Epidemiol. Record. World Health Organization Geneva*, 57, 329.

Wilson, C.R. and Andrews, W.H. (1976) Sulfite compounds as neutralizers of spice toxicity for *Salmonella. J. Milk Food Technol.*, **39**, 464–6.

Wistreich, H.E., Thundivil, G.J. and Juhn, H. (1975) Ethanol vapor sterilization of natural spices and other foods. U.S. Patent 3,908,031-1975.

Wood, G.E. (1989) Aflatoxins in domestic and imported foods and feeds. *J. Assoc. Off. Anal. Chem.*, **72**, 543–8.

Yokotsuka, T. (1960) Aroma and flavor of Japanese soy sauce. *Adv. Food Res.*, **10**, 75–134.

Yokotsuka, T. (1986a) Chemical and microbiological stability of shoyu (fermented soy sauce), in *Handbook of Food and Beverage Stability: Chemical, Biochemical, Microbiological, and Nutritional Aspects* (ed G. Charalambous), Academic Press, Orlando, etc., pp. 517–619.

Yokotsuka, T. (1986b) Soy sauce biochemistry, in *Advances in Food Research* (eds C.O. Chichester, E.M. Mrak and B.S. Sweigert), Academic Press, Orlando, pp. 195–329.

Yong, F.M. and Wood, B.J.B. (1976) Microbial succession in experimental soy sauce fermentations. *J. Food Technol.*, **11**, 525–36.
Yoshii, H. (1979) Brewed food and water activity. *J. Soc. Brewing* (Japan Nihon Jozo Kyokai Zasshi), **74**, 213.
Zaika, L.L. (1988) Spices and herbs: their antimicrobial activity and its determination. *J. Food Saf.*, **9**(2), 97–118.
Zehnder, M.J. and Ettel, W. (1982) Zur Keimzahlverminderung in Gewürzen mit Hilfe ionisierender Strahlen. 3. Mitt.: Mikrobiologische, sensorische and physikalisch-chemische Untersuchungen verschiedener Gewürze. *Alimenta*, **20**(4), 95–100.

第 8 章
穀類および穀物食品

CHAPTER 8
Cereals and cereal products

I　はじめに

穀類は，エネルギー供給や栄養の点からみて，最も効率的なヒトの食料源である。あらゆる人種が主食として穀類に頼っており，主食として米（rice）を食しているのは世界人口の半数以上である。そのため，生産者，加工業者，および公的あるいは政府当局は，これら基本的食品の腐敗・変敗，変質および公衆衛生の問題について注意を払う必要がある。本章では商業生産における主要な穀物のみを対象とし，小規模な農業や加工についてはあまり注意を払わない（Iizuka, 1957, 1958）。アジアおよびインドの発酵穀物食品の微生物学の総説については Hesseltine（1965, 1979）および Beuchat（1987）の論文を参照されたい。また，穀類は多くの家畜の飼料（第 4 章参照）の基礎原料であるが，本章ではヒト用の食物のみを対象とする。

A　定義

穀類は種々の草の子実体（fruiting structure）である。今回取り上げられる穀物には，小麦，トウモロコシ，オート麦，ライ麦，米，大麦，キビ（アワ）およびソルガム（sorghum）がある。生鮮トウモロコシは厳密に言えば穀類であるが，乾燥状態で用いられないため，第 5 章で野菜として取り上げる。これら主な穀物製品は以下のいくつかの方法で利用される。

「小麦粉」は，小麦粒を粉砕して製造され，様々な食品に用いられる。

「バッター」は，小麦粉，牛乳もしくは水，砂糖，塩，卵，膨脹剤および脂肪などのその他の材料の流動状混合物である。バッターはケーキやマフィンを作るために焼かれたり加熱調理されるか，食肉，魚あるいは野菜などその他の食品を衣で覆う料理のために用いられる。

「スポンジ」は，バッターに酵母を加えたものである。スポンジの工程では，その他の材料が加えられる前に，酵母がバッターのような混合物の中で作用する。

「生地」は，そのまま扱えるくらい堅いという点でバッターとは異なる。バッターの材料のほかに，パンではパン酵母を加える。

「パン」は，生地が酵母により発酵して空気を含む混合生地となり，さらにそれが加熱されて（焼かれて）堅く少し乾燥した食品となったものである。一部の種類のパン，特に中東では，酵母を使用せずに作られる。

「パスタ」は，小麦粉，水，セモリナ粉，穀粉，水分約 30％の堅いパスタを作るために混ぜられたその他の材料から作られる。パスタは様々な形状に押し出されたり伸ばされたりする。パスタの中には食肉やチーズミックスが詰められるものがある。パスタは冷凍あるいは冷蔵保存されるか，あるいは水分が 10～12％になるまで約 40℃で乾燥される。

「ヌードル」は，卵や卵黄を加えたパスタの一種であり，米から作られるものもある。

「ペストリー」は，ケーキマフィン，ドーナツおよびパン生地やバッター生地から焼かれたパイ状の製品であり，「詰め物をしたペストリー」は焼いたパン生地の外殻の中に，カスタード，果物，クリームもしくはイミテーションクリーム，蜂蜜，ナッツ類，食肉，香辛料のきいた詰め物あるいはソースなどを詰めたものであり，砂糖，果実あるいはメレンゲでトッピングされることがある。詰め物は外皮と一緒に焼いてフルーツパイなど完全に加熱調理されるか，まとめて別途調理され，焼いた外皮（エクレアもしくはクリームパイ）に詰めるなど，あるいは焼いたケーキに飾られる（クリームケーキなど）。

これらの製品において，懸念される主な微生物は真菌および芽胞形成菌である。

「圃場の真菌（field fungi）」が，収穫時に穀物内部あるいは外部から検出される。その中には穀物に対して病原性であるものがあり，胴枯れ病，傷や変色を起こすか，あるいはマイコトキシンを産生することがある。水分活性が 0.90 以下で増殖可能な真菌はほとんどない。

「貯蔵施設での真菌（storage fungi）」は，収穫後の穀物中に侵入し，品質，重量，発芽力および栄養価などの低下を起こす。ほとんどの場合，好乾性であり，中にはマイコトキシンを産生するものもある。

「侵入性真菌（invasive fungi）」は，穀物の穀粒内で増殖する真菌であるため劣化を起こす上で重要である。この真菌は，通常穀物の表面を殺菌した後，適切な寒天培地上に穀物を直接塗布することにより検出される。

「汚染真菌（contaminant fungi）」は，穀物の表面に検出され，穀物が小麦粉にされるか加熱処理なしに原料として使用されない限りほとんど影響はない。通常，この菌は希釈平板法により検出される。

懸念される細菌は，加熱調理しても生存する芽胞形成菌（セレウス菌など）および穀類や小麦粉に汚染することがあるサルモネラ属菌などの芽胞非形成菌である。このような菌種は，特に水分分布が均一でなく，水分の多い部位ができた場合，パスタ生地の製造中に増殖することがある。

B　重要な特性

穀物および穀物食品は微生物増殖の豊富な栄養源となるが，穀物や穀物食品の水分活性の低下により，ほとんどの細菌の増殖が妨げられる。穀物は，炭水化物，たんぱく質，脂肪，繊維（Table 8.1），無機質，およびビタミン B，D および E 群を含有し，その pH はほぼ中性である。

焼成後の穀類食品が，細菌による食品由来疾病の原因となるのはまれである。食品の構造的機能

Table 8.1　代表的な食料穀物の分析概算値

Cereal grain	Carbohydrate (%)	Protein (%)	Fat (%)	Fiber (%)	Water (%)
Wheat (hard)	69.0	14.0	2.2	2.3	13.0
Maize (dry)	72.2	8.9	3.9	2.0	13.8
Rice (brown)	77.4	7.5	1.9	0.9	12.0
Oats (rolled)	68.2	14.2	7.4	1.2	8.3
Rye	73.4	12.1	1.7	2.0	11.0

の上から必要である温度により増殖形菌や真菌が不活性化されるため，焼成後の穀類食品内部には実質的には増殖形病原体はいない。細菌性芽胞は加熱調理しても生存可能であるが，焼成過程により食品から水が消失し，とりわけ表面の水分活性を低下させる。水分活性の低下のために，概して病原体が増殖する前に，食品は真菌増殖により腐敗・変敗する。炊飯，水分の多い生のパン生地およびバッター生地などの穀物食品は，適切にコントロールされない場合，細菌を増殖させることがある。真菌増殖を抑制する方法による焼成後の穀類食品の長期保存については，汚染しうる病原体の増殖が抑制されることを慎重に検討しなければならない。

真菌は，世界のすべての地域においてより重要な問題である。真菌は細菌と比べて水分活性の低下に対して耐性があるため，種々の穀物食品において増殖して腐敗・変敗を起こす。さらに重要なことは，収穫前，乾燥中もしくは不適切な乾燥・保存時の真菌のマイコトキシン産生能である。

C　加工方法

Kent & Evers（1994）は，穀物加工で使用される一般的な方法について述べている。収穫および製粉はほとんどの穀物に共通の段階である。製粉された穀物は他の材料と混ぜられ，焼かれ，ゆでられ，揚げられ，押出成形され，あるいは発酵により様々な食品となる。これらの過程については，各食品の項目でさらに詳しく記述する。

収穫

先進国では，広大な穀物生産農場での収穫は，ほぼすべてコンバインなどの刈り取りおよび脱穀機により行われる。しかし，比較的狭い耕地や発展途上国では，刈り取りは専用ではない機械もしくは手で行われる。脱穀は動物や人間による力および唐箕（とうみ）を必要とすることがある。乾燥は，圃場，農場の乾燥場もしくは集中（しばしば共同）収集場への輸送後に行われる。小麦，大麦，ライ麦およびその他温帯気候の穀物は，通常では圃場で適切に乾燥される。概して，熱帯もしくは亜熱帯地域で生育された米は湿った状態で収穫され，その後コンクリート・パッドの上で天日や機械によって乾燥される。トウモロコシは適切な気候であれば圃場乾燥されるが，気象条件によっては，湿った状態の収穫物が機械によって乾燥されることもある。

穀物の保存は気候や経済要因により大きく異なる。主要な穀物生産地域では，保存はバルクで大規模なコンクリート製もしくはスチール製のサイロで行われ，害虫やげっ歯類の防除には効果的である。温度（およびガスの）モニタリング・管理は多くの最新の施設で導入されている。発展途上国では保存は主に袋詰めであるが，倉庫で保存されることがあり，場合により高度なコントロールシステムで行われる。地方レベルでは，倉庫内の袋詰めもしくは陶製の容器で保存される。

精米

製粉過程には，残物や異物の除去，水分量を調節するための散布や乾燥，内胚乳から外皮（ふすま）や胚の除去，および小麦粉，穀粉，あらびき穀物などへの粉砕などがある。製粉過程は穀物の種類や対象とする最終製品により異なる。

追加加工

穀物の加工および消費は大きく異なる。ほとんどの場合，穀物は製粉により外皮が除去され，穀粒を整えもしくは研磨される。一部の主要な穀物，特に米，オート麦やトウモロコシもしばしば，製粉後に簡単に加熱調理された後食される。その他の穀物は製粉後に小麦粉あるいは穀粉にされた後，他の原料を混ぜ合わせて，パン，ビスケット，ケーキ，ペストリーなどを焼くため，あるいはパスタとして乾燥するために，パン生地やバッター生地とされる。また，小麦粉は種々のドライミックス類，ソース，グレービーソース，ソーセージ，ミート・ローフ，缶詰食品，および菓子類の基礎材料となる。穀物の中には，あらかじめ加熱調理され，一部製粉されて，朝食用の食品，スナックおよび乳児食の材料となる。大麦は発酵されてビールを製造し，その他の発酵食品は小麦，米，ソルガムおよびトウモロコシから作られる。

D　最終製品の種類

世界中で，種々の穀物食品が入手可能である。小麦粉，澱粉や穀粉，ドライミックス，パン生地，バッター生地，ころも，パン，パスタ，朝食用シリアル，スナック食品，詰め物をしたもしくは詰め物をしていないペストリーについて，順に説明する。ビールなどの発酵飲料は対象としない。

Ⅱ　初期のミクロフローラ

A　真菌

真菌は穀物製品に特有な微生物学的問題のほとんどの原因となる。穀類では，真菌は便宜上，圃場型真菌と貯蔵型真菌の２つのグループに分類される（Christensen, 1987）。圃場型真菌は収穫前に種子や穀物に侵入し，多くの場合，穀物に付着する病原真菌や共生菌である。生育に関しては，真菌は通常，20～25％の水分量（湿重量ベース）に相当する水分活性値0.90を超えることを必要とする（Christensen & Kaufmann, 1974 ; Magan & Lacey, 1984 ; Pitt & Hocking, 1997）。圃場型真菌の増殖による種子の損傷には，傷，発芽力の低下，しわ（shriveling），変色およびマイコトキシンの産生などがあり，収穫前や乾燥時に発生するが，保存時には発生しない（Christensen, 1965 ; Christensen & Kaufmann, 1974 ; Sauer *et al.*, 1992）。トウモロコシなどの穀類を湿ったまま冷蔵保存した場合を除いて，圃場型真菌は例外的に増殖し続けることがある。

乾燥しても生存するか，あるいは乾燥後に穀物を再汚染する圃場型真菌は増殖することができない。しかし，それら真菌は，保存中，数カ月間生存可能である。状況によるが，圃場型真菌は保存中に徐々に死滅するか，長期間生存する。生存期間は低温および低湿度で最も長い（Christensen,

Table 8.2 穀物中に発生する主なマイコトキシン産生性の圃場型真菌

Crop	Fungus	Mycotoxins
Maize	*Fusarium verticillioides*	Fumonisins
	Aspergillus flavus	Aflatoxins
Wheat	*Fus. graminearum*	Deoxynivalenol, nivalenol and zearalenone
	Fus. culmorum	Deoxynivalenol and zearalenone
	Fus. crookwellense	Nivalenol and zearalenone
	Fus. equiseti	Diacetoxyscirpenol
	Fus. avenaceum	Moniliformin
Rye, wheat	*Fus. sporotrichioides*	T-2, HT-2
	Fus. poae	Diacetoxyscirpenol, T-2
Sorghum	*Alternaria alternata*	Tenuazonic acid
Barley	*Penicillium verrucosum*	Ochratoxin A

From Miller, 1994.

1987 ; Sauer *et al.*, 1992)。

あらゆる穀物は，圃場で埃，水，発病した植物，昆虫，土壌，堆肥および動物の排泄物に由来する様々な微生物に接触している。収穫時，穀物の表面は無数の微生物に汚染されることがある（Hill & Lacey, 1983)。収穫時の穀物の品質を査定する場合，表面汚染菌は重要ではない。そのため，望ましい分析法は，穀類表面殺菌後の直接平板法である（Samson *et al.*, 1992 ; Pitt & Hocking, 1997)。しかし，特に小麦粉を製造する場合，汚染真菌の分析は全真菌汚染量の評価において重要である。多くの汚染真菌は小麦粉由来の製品において増殖可能である。このような環境での穀物の品質を検討する方法は，穀物全粒か小麦粉に対する表面殺菌や希釈を行わない直接平板法である（Samson *et al.*, 1992 ; Pitt & Hocking, 1997)。

圃場型真菌は収穫前に増殖し，特定の作物と関連があると考えられるため，特定の商品に発生する主な真菌は極めて特異的である（Table 8.2)。このような多くの圃場型真菌は真菌毒素産生性であり，収穫後の処理や保存法により制御することができないため，世界の食糧供給に対する重大な脅威となる。このことは貯蔵菌によって引き起こされる問題とは大きく異なっている。

あらゆる穀物は圃場型真菌に侵入されやすい。特定の種類の真菌による感染は，主に気候因子（特に，地理的位置や降雨のパターン）により左右される。大量の情報が利用可能であるが，現在まで世界中の穀物の真菌感染の全体像はほとんどまとめられなかった。圃場の穀物に侵入する最も重要な種について以下に述べる。

小麦，大麦およびオート麦

スコットランド産の小麦，大麦およびオート麦の真菌フローラ（mycoflora）はほぼ同一である（Flannigan, 1970)。発生頻度の最も高い真菌は *Alternaria alternata*（= *Alt. tenuis*）であり，検査された穀粒の 85 %を超えて検出された。また，*Cladosporium* spp. は大麦およびオート麦で非常によくみられるが（それぞれ，穀物の 85 %および 95 %)，小麦ではそれほどでもない（77 %)。その他，発生頻度の高い真菌は *Epicoccum nigrum* および *Penicillium* spp. であった。

Alt. alternata もまたイギリス産の大麦における優性種であり，3 シーズンにわたって採取された大型実験用サンプルの 75％を超えて認められた（Hill & Lacey, 1983）。*Cladosporium cladosporioides*, *Aureobasidium pullulans* および *Epi. nigrum* もよくみられた。イギリスの大麦は，多種の *Penicillium* spp. に汚染されていると報告され，主な種は *Penicillium verrucosum*, *Pen. aurantiogriseum*, *Pen. hordei*, *Pen. piceum* および *Pen. roqueforti* であった（Hill & Lacey, 1984）。*Alt. alternata* は灰色変色およびマイコトキシン産生が原因で，穀物の品質を低下させる（Watson, 1984）。また，灰色変色は *Cladosporium* spp. および *Epi. nigrum* の増殖によって起こる。

エジプトの収穫直後の小麦では，26 の属に由来する 77 の真菌種が分離された（Moubasher *et al.*, 1972）。これらには，16 の *Aspergillus* spp. および 21 の *Penicillium* spp. が含まれた。その他，重要な属は *Alternaria*, *Cladosporium* および *Fusarium* であった。これらの種のいずれかが腐敗・変敗や許容し難い劣化を引き起こしたということは示されていない。優性種は *Aspergillus niger* および *Pen. chrysogenum* であった。

エジプトにおける収穫直後の大麦に関する研究では，37 の属および 109 の種が発見された（Abdel-Kader *et al.*, 1979）。優性な属は *Aspergillus* で 25 の種が認められ，他は *Penicillium*（32 種），*Rhizopus*, *Alternaria*, *Fusarium* および *Drechslera* であった。

日本では小麦および大麦の重大な病害は赤カビ病（red mold disease）と呼ばれ，その原因は *Fusarium* spp. である（Yoshizawa *et al.*, 1979）。彼らは原因となる優性な種は *Fus. graminearum* であることを発見した。穀類はトリコテセンマイコトキシンを含有していた。

韓国の大麦でも，*Fusarium* spp. による重度な感染が示され（Park & Lee, 1990），個々の試料での感染率は 4 ～72％であった。1987 年の作物から採取した 23 サンプルでは，平均は約 40％であったが，1989 年の作物から採取した 34 サンプルでは 19％にすぎなかった。

対照的に，タイの小麦では *Fusarium* spp. による侵入をほとんど示さなかった（Pitt *et al.*, 1994）。検出された主な真菌は *Alt. alternata*（全感染の 13％），*Clad. cladosporioides*（19％）および *Pen. aurantiogriseum*（36％）であった。貯蔵型真菌，特に *Eurotium chevalieri* および *Eur. rubrum* は，今回報告したその他の試料に比べて，より高いレベル（それぞれ，検査した穀類の 46％）で存在し，タイでの保存状態は温帯で生存している場合よりも，このような腐敗・変敗真菌が増殖しやすいことを示す。

米国の小麦および大麦における主な侵入性の圃場型真菌は，*Alternaria*, *Fusarium*, *Drechslera* および *Cladosporium* であると報告された。*Alternaria* はほぼすべての小麦の穀粒（果皮の下）および大麦の穀粒（外皮の下）に存在した（Christensen, 1965, 1978, 1987）。

約 100 種の真菌が，1992～1994 年に収穫されたオーストラリア産の小麦，1993～1994 年に収穫された米国産の小麦，および 1994 年に収穫されたヨーロッパ産の小麦から採取された試料で検出された（Pitt *et al.*, 1998b）。発生頻度の高い菌種は *Epi. nigrum*, *Clad. cladosporioides*, *Bipolaris sorokiana*, *Drechslera tritici-repentis*, *Nigrospora oryzae*, および一部の地域では *Fus. graminearum* およびその他の *Fusarium* spp. であった。しかし，*Alternaria* spp. による感染の程度は他のすべての真菌汚染を総合したものを上回った。頻繁に検出された *Alternaria* spp. は *Alt. alter-*

nata および *Alt. infectoria* の2種であったが，感染率はサンプルにより大きく異なった。

Alt. alternata はオーストラリア産および米国産いずれからも分離されることが多く，単一の試料（500 g の試料から取り出した 200 の穀粒）中の個々の穀粒で検出されたこの菌種による感染の程度は 80％を上回ることがあった。感染の程度はヨーロッパの試料では低く，最高で 14％であった。*Alt. infectoria* のレベルはほぼ同様に幅を持ち，オーストラリアの試料では 100％程度に，ヨーロッパの試料では 90％に，米国の試料では 70％に達した。

オーストラリアでは，*Alt. alternata* および *Alt. infectoria* による感染分布は明確に地理的な影響を受けている。北東部のオーストラリア小麦地帯（Queensland & New South Wales）では，*Alt. alternata* は堅い小麦でよくみられ，*Alt. infectoria* は軟らかく多目的かつ飼料用の小麦でみられるが，全般的な平均レベルは全体でほぼ同程度であった。個々の試料の感染の範囲は非常に広く，*Alt. alternata* では 0 ～83％，*Alt. infectoria* では 0 ～100％であった（Pitt *et al.*, 1998b）。

Alt. alternata の発生率は，オーストラリア南部の州（Victoria & South Australia）から採取された試料では低く，また西部オーストラリア州から採取された試料ではさらに低く，試料中の *Alt. alternata* の平均レベルは通常 2％以下であった。対照的に，*Alt. infectoria* の発生率は南部および西部オーストラリア州産の小麦では常に高く，1992～1993 年の時期に得られた試料では感染レベルが常に 45％以上であった。

北米で採取された試料では，顕著な地理的傾向をほとんど示さなかった。全体的に，*Alt. alternata* および *Alt. infectoria* による感染率はほぼ同程度であった。ヨーロッパの小麦は *Alt. infectoria* により極めて均一に感染しているが，小麦の原産国や種類とは関係なく，ほとんど *Alt. alternata* はみられなかった（Pitt *et al.*, 1998b）。

前記の状況の重要な点は，特に *Alt. alternata* がマイコトキシン，テヌアゾン酸を産生することが知られていることであり，*Alt. infectoria* は変色や格下げを引き起こすが，毒素産生性ではないという点である（Webley *et al.*, 1997）。

トウモロコシ

トウモロコシの成長中の穂は堅い保護殻に包まれており，空気汚染または粉塵汚染に由来する真菌の侵入を大幅に減らす。真菌の主な侵入経路は植物体全体への感染症もしくは成長中のトウモロコシの穂軸への虫害であると考えられる。以降の考察は，生鮮トウモロコシではなく，乾燥トウモロコシのみに関するものである。生鮮トウモロコシは成熟の初期に収穫されるため，乾燥トウモロコシほど重度の真菌感染症にかかりやすくない。*Fusarium* はトウモロコシの穂の腐敗・変敗を引き起こす病原真菌の優性な属であり，最も発生頻度の高い菌種は *Fus. verticillioides*（＝ *Fus. moniliforme*），*Fus. graminearum* および *Fus. subglutinans* である（Burgess *et al.*, 1981；Marasas *et al.*, 1984）。*Fus. graminearum* は，通常全体的な腐敗・変敗を起こし，穀物や殻の顕著な赤色変化および穀物表面にも現れるピンクから赤色の菌糸体を形成する。

Fus. verticillioides は，当初には *Fus. moniliforme* として報告されたが，米国（Cole *et al.*, 1973），南アフリカ（Marasas *et al.*, 1979），ザンビア（Marasas *et al.*, 1978），タイ（Pitt *et al.*, 1993），オース

トラリア（Burgess *et al.*, 1994），インドネシア（Pitt *et al.*, 1998a）およびその他すべてのトウモロコシ栽培地域で感染が流行している。

トウモロコシにおけるフザリウム病の経済的な重要性は，いずれもヒトおよび家畜の健康に極めて重要である強力なマイコトキシンを産生しうるという事実に基づいている。このことは以下で述べる。

フザリウム病と同様に重要なのはマイコトキシン産生性真菌の *Asp. flavus* である。以前は，*Asp. flavus* は貯蔵型真菌とみなされたが，1970 年代中期に米国東南部で収穫した直後のトウモロコシが，時折 *Asp. flavus* に感染していることが分かった（Lillehøj *et al.*, 1976a, b ; Shotwell, 1977）。しかし，北米中西部の寒冷地域に由来するトウモロコシは，ほとんど収穫前に感染がみられなかった。高い生育温度（＞30℃）は侵入に適していた。また，植物のストレスも，少なくとも実験室条件下では重要であることが示された（Lillehøj, 1983）。

東南アジアに由来するトウモロコシも高率に *Asp. flavus* に侵されており，タイ産トウモロコシの 150 以上の試料の 85％，感染した穀物では最大 100％，および検査した全穀物の 17％に存在した（Pitt *et al.*, 1993）。同様の数値がインドネシアから報告され，検査された全穀物の 38％が感染していた（Pitt *et al.*, 1998a）。

Asp. flavus は，若いトウモロコシで増殖可能であることが分かってきた（Kelly & Wallin, 1986）。穀物全体での増殖が穂軸への侵入を起こす可能性がある。また，トウモロコシは収穫前に *Penicillium* spp. に感染することがある。米国中西部のトウモロコシの数百の試料のうち，6％以上は *Penicillium* 属に感染し，最もよくみられた菌種は *Pen. oxalicum* および *Pen. funiculosum* であった（Mislivec & Tuite, 1970）。*Pen. citrinum* は最もよくみられる菌種であり，タイ産のトウモロコシの 154 試料から分離され，試料の 67％，感染した試料中の穀粒の最大 60％および検査した全穀粒の 6％で検出された。*Pen. funiculosum* は試料の 42％，感染した試料の最大 56％，全穀粒の 4％で検出された（Pitt *et al.*, 1993）。インドネシア産のトウモロコシでは *Pen. citrinum* もまた頻繁にみられ，82 試料の 45％，全穀粒の 4％で検出された。*Pen. oxalicum* は試料の 10％，全穀粒の 1％で検出されたが，*Pen. funiculosum* はまれであった（Pitt *et al.*, 1998a）。その後の腐敗・変敗における *Penicillium* 属の役割については不明である。

東南アジア産のトウモロコシから高い頻度で分離されるその他の真菌には *Lasiodiplodia theobromae* および *Fus. semitectum* があり，*Rhizoctonia solani*，*Rhizopus oryzae* および *Trichoderma harzianum* はタイ産のトウモロコシでも高濃度にみられた（Pitt *et al.*, 1993）。さらに，インドネシア産のトウモロコシは高濃度の *Asp. niger* および *Eurotium* spp. を含有し，これは保存が長期であることを反映していると考えられる（Pitt *et al.*, 1998a）。

真菌フローラはエジプト産のトウモロコシでは小麦に比べてさほど多種類はなく，属および種いずれの数も小麦における真菌フローラの 50％にすぎなかった（Moubasher *et al.*, 1972）。優性な菌種は *Asp. niger* および *Pen. chrysogenum* であった。

米

耕作中およびもみ殻除去の時点まで，東南アジア産の米は種々の真菌，特に *Trichoconiella padwickii*（= *Alt. padwickii*），*Curvularia* spp., *Fus. semitectum*, *Nigrospora oryzae*, *Chaetomium* spp., *Phoma* spp. および *Diplodia maydis* を含んでいる（Iizuka, 1957, 1958 ; Majumder, 1974 ; Kuthubutheen, 1979 ; Pitt *et al.*, 1998a）。収穫したばかりのインド産の米でも，同一の属が優性な真菌として報告された（Mallick & Nandi, 1981）。

ソルガム

タイ産のソルガムにみられる真菌フローラは，その他ほとんどの穀物でみられる真菌フローラとは大きく異なっていた。*Asp. flavus* は，その他の小穀物とは対照的に，トウモロコシとは同程度に非常に高濃度で存在した。しかし，*Curvularia lunata*, *Curv. pallescens*, その他 *Curvularia* spp., *Alt. alternata*, *Alt. longissima*, *Fus. moniliforme*, *Fus. semitectum*, *Las. theobromae*, *Nigrospora oryzae* および *Phoma* spp. がいずれも多数存在することから，ソルガムは非常に種々の圃場型真菌に侵害されることが示唆される（Pitt *et al.*, 1994）。

通常，穀物は酵母や真菌に汚染され，その数や種類は主に気象因子に依存する。ほとんどの場合，増殖に高い水分活性を必要とする *Basidiomycetes* であり，通常では貯蔵中に重大な問題を起こさない。

B　細菌

穀類で検出される細菌は，*Bacillus*, *Lactobacillus*, *Pseudomonas*, *Streptococcus*, *Achromobacter*, *Flavobacterium*, *Micrococcus* および *Alcaligenes* である（Fung, 1995）。芽胞形成桿菌は加熱調理しても生存し，水分活性による抑制を受けない限り増殖可能であるため，最も重要な菌群である。ロープ菌芽胞（rope spore）はウエットタイプのパン製品には特に懸念される。

圃場における動物の活動が高くない限り，圃場の穀類では糞便系指標菌は低レベルである。大腸菌群の多くは植物の自然なフローラの一部であるため，圃場の穀類に対する糞便汚染として適した指標ではない。*Bacillus subtilis* および *B. cereus* は少数存在する。

生育期間中の天候は細菌レベルに影響し，比較的高レベルの細菌汚染が湿気の多い生育期の収穫まで続く（Legan, 2000）。一部の細菌群は常に存在し（Deibel & Swanson, 2000），以下の通りである。

1．好気性菌数：10^2 ～10^6 cfu/g
2．低温細菌：10^4 ～＞ 10^5 cfu/g
3．放線菌類：10^6 cfu/g 程度
4．好気性芽胞形成菌：10^0 ～10^5 cfu/g
5．大腸菌群：10^2 ～10^4 cfu/g

米では，*Pseudomonas*，*Enterobacter*，*Micrococcus*，*Brevibacterium* および *Bacillus* spp. が検出されている（Iizuka, 1957, 1958）。セレウス菌は米で存在頻度の高い病原菌である（Johnson, 1984；Kramer & Goepfert, 1989）。

Ⅲ　一次加工

A　微生物に対する加工の影響

米を除くほとんどの穀類は圃場で乾燥され，場合により脱水されるが，小売り用製品となるまでにさらに加工されることはない。穀類は，しばしば長期間保存され，乾燥状態で輸送される。保存および輸送は本章で述べる内容以降の加工段階と考えられる。その理由は，ミクロフローラ，特に真菌フローラに対する影響が生じるからである。

その他の穀類とは異なり，米は粒子の分裂を防ぐため，完熟前に水分量 20〜24％で収穫される。その後，微生物学的に安全な保存のために水分量 14％以下まで乾燥されなければならない。通常は長期保存前に脱穀される。殻を除去する脱穀過程で多くの汚染物質が取り除かれる。その過程で相当な熱を発生するため，精米した米は乾燥され，効果的に殺菌される（Pitt *et al.*, 1994）。

貯蔵

前述のとおり，圃場型真菌は貯蔵中に増殖することができないため，水分活性が 0.90 以下に減少した場合，変色やマイコトキシン産生を引き起こすような品質への影響はほとんど起こらない。圃場型真菌は最終的には死滅するため（Lutey & Christensen, 1963），貯蔵や国際的な輸送後，真菌のレベルは通常は重要ではない。このことは，国境を越えて植物病原真菌が伝播する危険性が減少するという面で好都合である（Wallace & Sinha, 1975）。

低い水分活性で増殖可能な真菌は，収穫後すぐに穀物を汚染する。原因として，トラック，コンベアー，穀物袋および特に貯蔵タンクなどがある。粉塵は穀物を処理するたびに発生するが，貯蔵施設や工場の環境では真菌胞子の主な汚染源である。さらに，穀物粉塵が穀物を再汚染することがある。ある研究では，米国産のトウモロコシを処理した際の粉塵は，3×10^4/g 程度の細菌芽胞を含有していた。粉塵中の粒子の数は 1.7×10^9/g，真菌胞子数は 2.7×10^6/g と推測された。中程度に真菌の生えた穀物を処理すると，より高濃度の胞子が粉塵に含まれるようになると考えられる（Martin & Sauer, 1976）。

貯蔵した穀物は植物としての活動をせず，新鮮な穀物にみられる防御機序が欠如している。作物種と特有の真菌との関連性はない。腐敗・変敗真菌は作物を代謝分解する菌（saprophyte）であるため，貯蔵した穀物の腐敗・変敗は主に物理的な因子により異なる（Pitt & Hocking, 1997）。その意味から，最も重要な因子は水分活性，温度およびガス組成であり，これら因子の影響については以下の項で説明する。

Table 8.3　穀物における貯蔵型真菌の発育のための最低水分活性および水分量

Fungus	Minimum a_w for growth	Moisture content (%)[a]
Eur. halophilicum	0.68	13.4–14.3
Wallemia sebi	0.69	14.5–15.0
Eur. rubrum	0.70	15.0
Asp. penicillioides	0.73	15.0–15.5
Asp. candidus	0.75	16.5
Asp. ochraceus	0.77	17.0
Asp. flavus	0.80	18.0
Pen. verrucosum	0.78	17.3

From Christensen and Kaufmann (1974, 1977a); Pitt (1975); Pitt and Hocking (1997).
[a]Percentages for wheat. Maize, barley, oats, rye and sorghum are similar.

水分活性（*Aw*）

貯蔵型真菌は植物の種類とは関連がなく，通常では収穫後にのみ穀物に侵入する。*Asp. flavus* は例外であり，収穫前にトウモロコシ（ピーナッツおよび綿実も同様，第9章参照）に侵入することができる。圃場型真菌とは異なり，貯蔵型真菌は低い水分活性値で増殖可能である。例えば，圃場の *Penicillium* spp. は *Aw* 0.86 以下では発育しないが，貯蔵型真菌は *Aw* 0.81〜0.83 が最低発育レベルである（Mislivec & Tuite, 1970）。

水分活性は，貯蔵中の穀物における真菌増殖を抑制する最も重要なパラメータである。貯蔵した穀物に対する真菌の生育能は，その水分との関係，特に増殖に関する最低水分活性により大きく異なる。一部の代表的な貯蔵型真菌の増殖可能な最低水分活性値を Table 8.3 に示す。

穀物で最も重要な貯蔵型真菌は *Aspergillus* spp.，特に *Eurotium* として知られる子嚢菌状態をもたらす菌種である。*Eurotium* spp. は以前は "*Asp. glaucus* 群" もしくは "*Asp. glaucus*" として知られていたが，いずれも不適切な用語である。また，一部の *Penicillium* spp. は，特により寒冷な気候では重要な腐敗・変敗真菌である。貯蔵した穀類で検出されるその他の真菌は *Wallemia sebi* および種々のそれほど重要ではない属である。これらの真菌はいずれも好乾性菌の定義に適合する（Pitt, 1975）。

Table 8.4 に示すように，真菌増殖を可能にする最低水分量の情報として，真菌増殖の水分活性の上限に関するデータは貯蔵穀物にとって有用である。研究室条件下で得られた真菌増殖の最低水分活性値と貯蔵した穀物の真菌増殖との間に広範な関連が示された。例えば，米国産の小麦は水分含量 13.8〜14.3％で貯蔵した場合，最も好乾性のある *Eurotium* spp. の1つである *Eur. halophilicum* に特に侵入されるが，この真菌は穀物の水分活性値が少しでも高くなると，その他の貯蔵型真菌と競合することができない（Christensen *et al.*, 1959）。*Asp. penicillioides* の検出は，ほとんどの米国の文献では誤って *Asp. restrictus* と呼ばれたが，小麦が水分量 14.0〜14.5％で数カ月間貯蔵されたことを示唆する（Sauer *et al.*, 1992）。

その他の *Eurotium* spp., *Aspergillus* spp. および *W. sebi* は *Aw* ＞ 0.75（水分量＞ 14.5％に相当）

Table 8.4　穀物における真菌の発育に影響する水分レベルと温度

	No mold growth			Mold growth			
Grain	Moisture (%)	Temperature (°C)	Time (days)	Moisture (%)	Temperature (°C)	Time (days)	Reference
Wheat	15.0–15.5	5, 10	365	16.0–16.5	5, 10	365	Papavisas and Christensen, 1958
Maize	<17.5	35	32	16.5	25–35	32	López and Christensen, 1967
	15.5	10	365	15.5	25	365	Sauer and Christensen, 1968
	18.5	5	120	18.5	25–30	120	Christensen and Kaufmann, 1977a
Rice	13.5	20–25	120	14.5	20–25	120	Fanse and Christensen, 1966
	14	5–15	465	14.5	30	465	Christensen, 1965
	14	25	150	14.5	30	60	Ito *et al.*, 1971

で増殖可能である（Christensen & Kaufmann, 1974）。

温度

ほとんどの真菌は温暖～熱帯の温度（10～35℃以上）で最もよく増殖する。しかし，最適条件は大きな幅を持つ。多くの *Aspergillus* spp. および *Eurotium* spp. の最適条件は 30～40℃であるが（ICMSF, 1996），*Penicillium* spp. の最適条件は通常では 20～30℃と低い。概して，熱帯の穀物の腐敗・変敗原因は *Aspergillus* spp. であるが，寒冷気候では *Penicillium* が優性である。

貯蔵中の穀物で発熱が起こることがあり，その場合，好熱性菌は増殖して優性となる（後記参照）。その他のパラメータ，特に水分活性は真菌増殖の温度域に大きく影響する。水分活性の低下は増殖の温度域を制限するため（Ayerst, 1969），前述の適温条件の差異は穀物の貯蔵において非常に重要である。通常の酸素圧下では，穀物における真菌増殖は温度，水分活性および貯蔵期間の相互関係に依存する（Table 8.4）。種類，気候因子および成熟度などの種々の因子が穀類の組成や吸着等温線に影響するため，一定の水分率の数字は概算であると考えられる（ICMSF, 1980）。短い貯蔵期間では，高い水分量や高い温度が許容されることがある。しかし，このような処理により，ロットはそれ以上の貯蔵においてリスクを負う（Christensen & Kaufmann, 1964）。

これらのことを考慮して，短期間（1年未満）および長期間貯蔵で保持されるべき穀物の推奨最高水分量が設定された（Table 8.5）。

一部の国では，穀物，特にトウモロコシを湿った状態で収穫する必要があり，様々な理由から急速に乾燥することができない場合，低温が穀物の貯蔵に用いられる。米国では，収穫直後のトウモロコシは水分量が 20％を上回ることがあるが，収穫後直ちに冷蔵される。しかし，一部の真菌，特に *Pen. aurantiogriseum*（= *Pen. cyclopium*，*Pen. martensii*）は増殖し続け，長期貯蔵中に腐敗・変敗やマイコトキシン産生を引き起こすことがある（Ciegler & Kurtzman, 1970）。

中国北部の吉林省では，トウモロコシは冬の到来直前に湿った状態で収穫され，冷凍される。その後，冬期中に冷凍状態で乾燥が行われる。

Table 8.5　主な穀物の短期および長期間貯蔵のために推奨される最高水分レベル

	Maximum moisture for storage stability (% moisture)	
	Short-term (1 year)	Long-term
Wheat	13–14	11–12
Maize	13	11
Barley	13	11
Oats	11	10
Rice	14	–

From ICMSF, 1980.

ガス組成

酸素分圧の低減は，穀物の真菌増殖を予防する方法として低い水分活性や低温に比べてあまり期待できない。食品由来真菌は主に好気性であるが，多くの場合，微量の酸素が存在すれば徐々に増殖することができる。嫌気状態を，特に保存料と共に用いることにより，米国（Meiering *et al.*, 1966）およびフランス（Pelhate, 1976）では，20℃で約 2 週間，湿気のある穀物の保存に成功した。このような保存を延長させてはならない。*Pen. roqueforti* は，保存料が使用され，O_2 が低くても穀物で増殖可能である（Le Bars & Escoule, 1974）。マイコトキシン産生が起こることがある（Häggblom, 1990）。

B　腐敗・変敗

真菌被害

圃場の真菌は穀物に大きな被害をもたらす。主な影響は変色であり，農産物としての品質低下やマイコトキシン産生をもたらす。小麦のピンク色または黒色の先端変色は，それぞれ *Fusarium* もしくは *Alternaria* による感染の徴候である。マイコトキシンの濃度が許容範囲であれば，穀物は少なくとも一部の用途に適していると考えられる。著しく真菌の生えた穀物は独特のカビ臭を発生する。深刻な真菌増殖の結果，小麦粉や小麦粉から作られたパンのグルテンの質が低下する。真菌の著しい穀物は発芽力が低く，麦芽特性が劣っているため，醸造や蒸留には好ましくない。このような穀物の栄養価は減少するが，動物の飼料には利用可能かもしれない。栄養価の喪失が著しいかどうか，また，特にマイコトキシン濃度が増殖遅延を引き起こさないかどうかを見極めるための検討を行い，そのバッチを排除するか低い飼料効率を許容するかを判断する。

真菌は保存した穀物に様々な経緯により劣化を起こす。その経緯には発芽力の低下，変色，悪臭，乾物減量，異常増殖，化学変化・栄養変化，発熱，固化およびマイコトキシン生成などがある（Sauer *et al.*, 1992）。これらの影響については総説がある（Christensen & Meronuck, 1986 ; Sauer, 1988 ; Mills, 1989）。

自然発熱

十分にコントロールされない場合，貯蔵した穀物における真菌増殖による発熱やさらに多くの損失が生じることがある。温度が，種子の発芽能が破壊されるレベル，穀物が変色するレベルもしくは実際には自然発火が起こるレベルまで上昇することがある。発熱の原因や発熱をモニタリングする能力が大きく改善されているため，現在では壊滅的な損失はまれである。ほとんどの場合，穀物における発熱は真菌増殖および代謝の直接の結果である。

温度が一定である場合，水分量10〜12％の穀物は常温保存でも安全であるが，貯蔵バルク内の温度勾配の影響によっては安全ではない。これは，日中または季節ごとの気温の変化の大きい地域では問題である。バルク内の温度差がわずか0.5〜1℃であっても，湿気が容器の温かい部分から冷たい部分に移動することがある。これにより，冷たい部分の水分量が真菌の増殖を可能にするのに十分なほど増加するかもしれない（Wallace *et al*., 1976）。

発熱した穀物では，真菌の変遷が起こることが知られている。それぞれの真菌は，耐えることができるレベルまで温度を上げ（Christensen & Gordon, 1948），その際，代謝の結果として水を生成し，好乾性の弱い菌類も増殖できるレベルまで水分活性を上昇させる。好乾性 *Eurotium* spp. は35℃まで温度を上昇させることができるため，*Asp. candidus* および *Asp. flavus* が増殖するのに十分な湿度となる。一方，これらの真菌は50℃まで温度を上昇させ，数週間持続することができる。熱および水が消散すると，微生物作用が消失する。しかし，場合により，*Thermoascus aurantiacus* などの好熱性真菌が継承し，60〜65℃まで温度を上昇させることがある。この時点で穀物は黒ずみ，黒こげのように見えることがある。その後，好熱性細菌が増殖して70〜75℃まで温度を上昇させ，低い発火温度の酸化炭化水素化合物を生成する（Milner *et al*., 1947）。まれな場合では，その後化学的酸化によりこれらの化合物が発火することがある。自然発火は，穀物種子よりも大豆，綿実，アマニおよびヒマワリの種子などの脂肪種子でよくみられる（Milner & Geddes, 1946）。壊滅的な損失が場合により起こることがある（Sauer *et al*., 1992）。

50〜55℃の温度は，穀物の固化や黒色化（焼けた外観をしている）を起こすのに十分であるが，発火温度に達していない。発火と微生物学的損傷のどちらがこのような外観をもたらしたかは，保険目的では非常に重要となる。

化学変化

腐敗・変敗中，化学変化が起き，最も重要なことは脂質グリセリドに対する真菌のリパーゼ活性の結果として，遊離脂肪酸が産生されることである。真菌が認められない場合でも遊離脂肪酸が生成されるという一部の報告もあるが（Loeb & Mayne, 1952），遊離脂肪酸は穀物における真菌損傷の客観的な所見であると考えられる。

穀物保存中の遊離脂肪酸の増加は水分量上昇，貯蔵時間の延長，温度上昇および真菌侵入の増加に比例する。脂肪酸値はトウモロコシの細粒では砕粒の場合よりもはるかに急速に増加し，高い最終値まで上昇し，砕粒では傷んでいないトウモロコシの場合よりも急速に増加し，最終レベルまで上昇する（Sauer & Christensen, 1969）。

真菌増殖の際の呼吸の過程は穀物自体の呼吸とほぼ同様である。そのため，非汚染穀物では安定かつ遅い速度で炭酸ガスの生成が起こるが，真菌が侵入して増殖した場合，この基準値以上に上昇する。乾物減量は大気に消失した炭酸ガスを測定して概算され，真菌の活動量と関連している（Steele, 1969）。真菌増殖により重量が1～2％減少したときには，通常では穀物は食品として認められないが，不許可のポイントは地方の習慣や代替な食糧供給の可能性により異なる（Saul & Harris, 1979）。

C　病原体および毒素

マイコトキシン

マイコトキシンは，一般的な真菌増殖中に産生される毒性代謝物であり，穀物や穀物製品における微生物的健康危害の中で最も重要である。穀物は多くの最も重要なマイコトキシンを含むことがある。マイコトキシンは分子量の低い化合物であり，細菌毒素とは異なり，経口摂食した場合に中毒症状をすぐには起こさない。最近の知見は，マイコトキシンは歴史を通じて人類の健康に重要な役割を果たしていることが示唆され（Matossian, 1981, 1989 ; Austwick, 1984），特に発展途上国では未だにヒトの病気や死に関わっている。

麦角中毒

麦角中毒は歴史的に認知される最初のマイコトキシン中毒症であった。麦角中毒の原因は，真菌の *Claviceps purpurea* が増殖しているライ麦パンの摂食である。疾患と成熟穀物における麦角の生成との関連は10世紀に確立され，1700年までに穀物（特にライ麦）の子房における麦角（真菌性菌核）の生成と疾患の関連性が確立された。製粉中，麦角は傷んでいない穀物から容易に分離されないが，細片化して小麦粉全体に分散する。毒素はパン焼成中に破壊されない（Fuller, 1968 ; Matossian, 1989）。

麦角中の毒素はリセルグ酸の誘導体である一連のアルカロイドであり，末梢血管の収縮，皮膚の振戦や最終的に閉塞や壊死を引き起こす。18世紀後半の英国における十分に立証されている死亡率の減少は，ライ麦中心の食事から小麦中心の食事への変化と一致している。この結果が麦角による中毒の減少によるものであったと示唆された（Matossian, 1981）。ヨーロッパでは，中世の時代に何万人という人が麦角中毒で死亡したことは間違いないと考えられる。

ヨーロッパでの最も最近知られている麦角中毒の集団発生は1954年にフランスで起こった（Fuller, 1968）。200名以上が身体の不調や幻覚を経験し，数例が麦角の混入したライ麦から焼かれたパンの摂食により死亡した。1978年，エチオピアでは140名以上が麦角の混入した野生カラス麦に由来する麦角中毒に罹患した（King, 1979）。

Claviceps に感染したトウジンヒエの摂食による中毒が，インドで1956～1957年と1975年に起こった（Patel *et al.*, 1958 ; Krishnamachari & Bhat, 1976）。いくつかの集団感染で数百名が罹患した。

急性心臓脚気

穀物におけるマイコトキシンによる2番目に主要な疾患は急性心臓脚気として知られており，19世紀後半に日本で発生した。急性心臓脚気は心臓痛を引き起こし，その後悪心や嘔吐，疼痛や苦悶および極端な例では呼吸不全や死亡を引き起こした。この疾患の原因は，米の真菌増殖すなわち *Pen. citrinum* および *Pen. islandicum* に由来する毒素による黄変米症候群“yellow rice syndrome”であることが明らかである（Uraguchi, 1969）。20世紀初頭，急性心臓脚気の存在感が低下した。これは，政府の検査計画の実施と一致し，日本では真菌の生えた米の販売が急激に減少した（Uraguchi, 1969）。

食中毒性無白血球症

穀物中のマイコトキシンによる3番目に重要なヒトの疾患は食中毒性無白血球症（alimentary toxic aleukia；ATA）であり，ロシア特にカスピ海北部のオレンブルグ地区では1944～1948年に何千人もの人が死亡した疾患である。一部の地域では死亡率は発症例の60％程度であった。ATAは非常に重症の疾患であり，その症状には発熱，鼻，咽喉や歯肉からの出血および壊死性皮膚病変などがあり，その他の真菌中毒症や細菌性中毒症の場合に比べて，むしろ放射能中毒症による症状と類似の症状を呈する（Joffe, 1978）。

ATAは，戦時や戦後の急激な労働力不足のため，冬期に圃場に残されたライ麦において *Fusarium* spp. の増殖時に産生したトリコテセンであるT-2毒素が原因であった。また，ATAの集団発生が旧ソビエト連邦で1913年と1932年に起きたことが示された（Matossian, 1981）。もっと以前には，疑わしい事例は見つからなかった。

現在では，前述した毒素が重大な問題を引き起こすことはない。穀物中のマイコトキシンに関して現在懸念されることは以下の通りである（Table 8.2）。

1．アフラトキシン：*Asp. flavus* および割合は低いが *Asp. parasiticus* によりトウモロコシで産生される。アフラトキシンはナッツ類でも発生する（第9章参照）。
2．トリコテセン系化合物およびゼアラレノン：小麦およびその他の小穀物，まれではあるがトウモロコシ中の *Fusarium* spp. によって産生される。
3．フモニシン：トウモロコシ中の *Fus. verticillioides*（= *Fus. moniliforme*）によって産生される。
4．オクラトキシンA：大麦中の *Pen. verrucosum* によって産生される。オクラトキシンAは *Asp. ochraceus* およびその近縁種によって長期保存された穀物で産生されることがあるが，ヒトの摂食を目的とした穀物では商業的にほとんど問題ではない。
5．毒素，特にテヌアゾン酸：小穀物中の *Alternaria* spp. によって産生される。

前記の各問題について以下の項で述べる。

トウモロコシ中のアフラトキシン

アフラトキシンは第9章のナッツ類で詳述する。ここでの考察は，特にトウモロコシにおけるアフラトキシン産生に関連するものである。アフラトキシンは *Asp. flavus* および近縁種である *Asp.*

Table 8.6 各国のトウモロコシおよびトウモロコシ食品で報告されている総アフラトキシンのレベル

Country	Period	No. of samples	Total aflatoxin Incidence (%)	Average level (μg/kg)[a]	Reference
Argentina	1983–1994	2271	20	Low	Resnik *et al.*, 1996
Australia, Qld	1978, 1983	979	2	<1	Blaney, 1981; Blaney *et al.*, 1986
Brazil	1985–1986	328	13	9	Sabino *et al.*, 1989
Costa Rica	?	3000	80	70–270[c]	Mora and Lacey, 1997
India	?	2074	26[b]	5–35[c]	Bhat *et al.*, 1997
Indonesia	1988–1992	71	49	65	Pitt *et al.*, 1998a,b
Mexico	1989–1995	?	?	66	Carvajal and Arroyo, 1997
Philippines	1967–1969	98	97	110	Stoloff, 1987
	1988–1992	155	78	53	Pitt, personal communication
Thailand	1967–1969	62	35	93	Stoloff, 1987
	1988–1991	89	64	188	Pitt *et al.*, 1993
Uganda	1966–1967	48	40	53	Stoloff, 1987
US, maize belt	1964–1965, 1967, 1974	1763	2.5	<1	Stoloff, 1987
US, Southeast	1968–1970, 1974	175	4.1	18	Stoloff, 1987

[a]Average of all samples. Figures for total aflatoxin on average would be 10% higher.
[b]Percentage exceeding 30 μg/kg aflatoxin B_1.
[c]Depending on district.

parasiticus によって産生される。トウモロコシでは *Asp. flavus* が優性な真菌であり，無作為に抽出された試料から分離された株の 80～90％を占める。通常，トウモロコシはアフラトキシンBのみを含有し，*Asp. flavus* が優性であることと一致する（Davis & Diener, 1983）。当初は，*Asp. flavus* は貯蔵型真菌と考えられた。しかし，米国の南東部で収穫した直後のトウモロコシ中からアフラトキシンが発見されたことにより，この真菌が収穫前に侵入した可能性があることが示された（Lillehøj *et al.*, 1976a, b ; Shotwell, 1977）。穂軸への虫害（Lillehøj *et al.*, 1980 ; Hesseltine *et al.*, 1981 ; Setamou *et al.*, 1998 ; Hell *et al.*, 2000）は収穫前の主な汚染原因であると考えられているが，*Asp. flavus* は媒介昆虫なしでトウモロコシの毛（絹糸）から穂軸に侵入可能であり（Jones *et al.*, 1980），トウモロコシは全体に汚染しうる（Kelly & Wallin, 1986）。気候因子などの植物ストレスも重要である（Lillehøj, 1983）。

アフラトキシンは，ほとんどのトウモロコシ生産国における主要な問題である（Table 8.6）。アフラトキシン濃度の低下を目的とした次のいくつかの方法が近年提言された。効果的な乾燥および貯蔵による低下（Siriacha *et al.*, 1991），*Asp. flavus* 侵入に対するトウモロコシ品種の感受性の多様性に関する検査，耐性因子の探査（Brown *et al.*, 1993 ; Windham & Williams, 1998 ; Brown *et al.*, 1995, 1999, 2001 ; Tubajika & Damann, 2001），競合菌として *Asp. niger* などのその他の真菌の使用（Wicklow *et al.*, 1987, 1988），および自然発生の毒素産生菌と競合する非毒素産生性 *Asp. flavus* の使用（Brown *et al.*, 1991）や *Asp. flavus* 感染を減少させるため，dusky sap beetle（ケシキスイ科の甲虫）への *B. subtilis* の散布（Dowd *et al.*, 1998）などである。

小麦およびその他小穀物中のトリコテセン系

小麦，大麦およびその他小穀物に関連する主なマイコトキシン産生真菌は*Fusarium* spp.であり，種々のトリコテセン毒素を産生する。最も重要なのはデオキシニバレノール（deoxynivalenol；DON）やニバレノール（nivalenol；NIV），そしてエストロゲン産生性毒素であるゼアラレノン（zearalenone）である。

前述のとおり，真菌による穀物の感染は気候因子（特に地域や降雨パターン）によって大きく影響される。通常，*Fus. graminearum*は北米産および中国産の小麦では最も一般的な*Fusarium* spp.であるが（Wang & Miller, 1988），フィンランド，フランス，ポーランドおよびオランダなどの寒冷地では*Fus. culmorum*が優性である（Snijders & Perkowski, 1990；Saur, 1991）。*Fus. avenaceum*は調査したすべての地域において小麦でよくみられた（Miller, 1994）。*Fus. crookwellense*はカナダおよびポーランドではまれであるが，南アフリカの灌漑用小麦ではよくみられる（Scott *et al.*, 1988）。*Fus. poae*および*Fus. sporotrichioides*は，いずれもATAの最も可能性の高い原因であると考えられており（Joffe, 1978），寒冷地では一般的に検出される（Miller, 1994）。

近年，世界中の小麦中のトリコテセン毒素（特にDONおよびNIV）の発生率に関する文献が増加している（Wilson & Abramson, 1992による総説を参照）。DONに関する主な問題は北米であると考えられ，オンタリオおよびケベックで冬の小麦から最初に報告された（Scott *et al.*, 1981；Trenholm *et al.*, 1983）。その後，広範な地域での発生が報告された（Abramson *et al.*, 1987；Scott *et al.*, 1989；Trucksess *et al.*, 1995；Trigostockli *et al.*, 1996, 1998）。また，DONは英国（Osborne & Willis, 1984），アルゼンチン（Gonzalez *et al.*, 1996；Dalcero *et al.*, 1997），オーストリア（Adler *et al.*, 1995），ハンガリー（Fazekas *et al.*, 2000；Rafai *et al.*, 2000）およびスカンディナビア（Pettersson *et al.*, 1986；Langseth & Elen, 1996；Eskola *et al.*, 2001）の小麦からも報告された。

NIVはアジア北部およびヨーロッパではDONよりもよく認められ，日本（Tanaka *et al.*, 1985；Yoshizawa & Jin, 1985），韓国（Lee *et al.*, 1985, 1986），英国（Tanaka *et al.*, 1986），ポーランド（Ueno *et al.*, 1986；Grabarkiewicz-Szczesna *et al.*, 2001），カナダ（Scott, 1997），ドイツ（Müller & Schwadorf, 1993），スウェーデン（Pettersson *et al.*, 1995）およびその他各国で報告されている。

エストロゲン産生性毒素であるゼアラレノンも広範な地域でみられる。通常，ゼアラレノンはDONまたはNIVが存在する場合に検出される（Miller, 1994；Vrabcheva *et al.*, 1996）。ゼアラレノンがヒト発ガン性物質であるかどうかは不明である（Kuiper-Goodman *et al.*, 1987）。カナダではゼアラレノンの検出率が相対的に高いが，推定摂取量は１日許容摂取量を越えていない（Kuiper-Goodman, 1994）。

小穀物で発生するその他の*Fusarium* spp.はそれほど重要ではない。

トウモロコシ中のフモニシン（fumonisin）

*Fus. verticillioides*は以前は*Fus. moniliforme*として知られたが，100年以上前にトウモロコシから検出された。ヒトもしくは動物の疾患に関連している可能性があるという報告は古く，1904年までにイタリア，ロシアおよび米国において報告されている（Marasas *et al.*, 1984）。

ウマの白質脳軟化症（leukoencephalomalacia : LEM）として知られるウマおよび近縁種の疾患が米国のトウモロコシ地帯で 1850 年に知られ，1900 年，1930 年代およびごく最近では 1978〜1979 年に数百〜数千頭のウマが感染した。また，オーストラリア，アルゼンチン，中国，エジプト，ニューカレドニアおよび南アフリカなどでも発生している（Marasas *et al.*, 1984）。*Fus. moniliforme* は，1971 年までは LEM の原因であると明確に特定されなかった（Wilson, 1971）。

Fus. verticillioides によって産生される最も重要な毒素はフモニシン B であり（Bezuidenhout *et al.*, 1988），2 本のエステル結合親水性側鎖を有する 20 炭素脂肪族鎖から構成される。フモニシンが LEM の原因毒素であると確認された（Marasas *et al.*, 1988）。

動物ではフモニシン B の急性毒性は低いが，ラットではガンを引き起こすことから（Gelderblom *et al.*, 1988 ; NCTR, 2001），フモニシンはヒト食道ガンに関与すると示唆される。トウモロコシは食道ガンが風土病であるトランスケイ地域では主食であり，発生率が低い地域と高い地域との最も顕著な差異は，発生率の高い地域では *Fus. moniliforme* によるトウモロコシの感染が非常に多かった点である（Marasas *et al.*, 1981）。発生率の高い地域由来の *Fus. moniliforme* のいくつかの分離株は子ガモに対して急性毒性を示したが，モニリホルミン（moniliformin）などのその他既知の毒素を産生しなかった（Kriek *et al.*, 1981）。フモニシンは，アフラトキシンなどの発ガン物質の増強因子 potentiator としての役割を持つかもしれないが，これら化合物の毒性に関する長期間の研究は未だ完了していない（Kuiper-Goodman, 1994）。

大麦中のオクラトキシン A

寒冷地域で栽培される大麦およびその他の穀物はオクラトキシン A に汚染されることが多い（Krøgh, 1987 ; Table 8.7）。オクラトキシン A は数種の一般的な真菌により産生され，寒冷地域では汚染源に関する混乱がごく最近まで続いていた。オクラトキシン A を産生する *Asp. ochraceus*（*Asp. alutaceus* と呼ばれることもある）は寒冷地域ではまれである。

Table 8.7　植物を原料とする食品中のオクラトキシン A の汚染[a]

Food	Country	No. of samples	Positive (%)	Range (μg/kg)	Year
Maize	US	293	1.0	83–166	1971
	France	461	1.3	20–200	1974
	Yugoslavia	542	8.3	6–140	1979
	UK	29	38	50–500	1980
Barley	US	127	14	10–40	1971
	Denmark	50	6	10–190	1974
	Yugoslavia	64	12	14–27	1979
	USSR	48	2	3800	1978
	Poland	296	7	20–470	1981
Wheat	US	577	2	5–115	1976
	Yugoslavia	130	8	14–135	1979
	Denmark	151	1	15–50	1981
Bread	UK	50	2	210	1980
Coffee beans	US	267	7	20–360	1974

[a] Adapted from Krøgh, 1987.

以前の報告では，*Pen. viridicatum* はオクラトキシンＡの産生菌であると報告され（Scott *et al.*, 1972 ; Krøgh *et al.*, 1973 ; Northolt *et al.*, 1979），最近までそう信じられてきた（例：Krøgh, 1987）。現在では，大麦やその他の穀物との特別な関連があると考えられる低温菌である *Pen. verrucosum* が真の原因であると証明されている（Pitt, 1987 ; Frisvad, 1989）。

大麦は世界中で醸造用として用いられる。オクラトキシンはヨーロッパのビールに検出されるが（El-Dessouki, 1992 ; Jiao *et al.*, 1994 ; Weddeling *et al.*, 1994 ; Gareis, 1999），通常ではその濃度は低い。

また，ヨーロッパおよび北米では，大麦はブタの飼料の主要成分として用いられ，大麦，オクラトキシンＡおよび豚腎炎の関連性は25年前に確認あるいは立証された（Krøgh *et al.*, 1973）。大麦を含む飼料に存在するオクラトキシンＡは，腎臓，赤身肉，肝臓および脂肪などの豚の体組織に伝達され（Hald, 1991a），これらの食肉部分は多くのヨーロッパ諸国ではヒトの食物における重要な食材である。

ヨーロッパおよびカナダでの研究では，オクラトキシンＡはヒトの血液中（Frolich *et al.*, 1991 ; Hald, 1991b ; Petkova-Bocharova & Castegnaro, 1991）および母乳中（Gareis *et al.*, 1988 ; Micco *et al.*, 1991, 1995 ; Breitholtz-Emanuelsson *et al.*, 1993 ; Hohler, 1998 ; Skaug *et al.*, 1998, 2001）にすでに検出可能なレベルで存在することが示されている。

さらに驚くべきことは，アフリカでの母乳中における多量なオクラトキシン濃度に関する報告である（Jonsyn *et al.*, 1995）。ヒトに対する毒素としてのオクラトキシンＡの重要性はまだよくわからない。オクラトキシンＡが主として慢性的な腎臓毒素であり，発ガン効果はさほど重要ではないということに基づいて，FAO/WHO 合同食品添加物専門家委員会（JECFA）は１日許容摂取量を 100 ng/kg bw/週と設定した。これは，欧州委員会が，より発ガン性を重視し，１日推奨許容摂取量を 5ng/kg bw/週と設定した（Walker, 2002）のに対してはるかに高レベルである。

特にヨーロッパでは，小麦およびライ麦などの穀物にもオクラトキシンＡが含まれていると考えられる。汚染された穀物から作られたパンには高濃度のオクラトキシンが含まれ，実際にヨーロッパでは，パンはヒト血液中のオクラトキシンの主な源であると考えられる（Frank, 1991）。

小穀物中のアルタナリア（alternaria）毒素

Alternaria spp.（特に *Alt. alternata*）は世界中の小麦に広く感染しており，オーストラリア（Rees *et al.*, 1984），イラン（Lacey, 1988），イラク（Sulaiman & Husain, 1985），韓国（Lee *et al.*, 1986）およびスペイン（Jimenez *et al.*, 1987）からの報告がある。*Alt. alternata* は，最も重要であるテヌアゾン酸をはじめ一連のマイコトキシンを産生する。この化合物は種々の動物に対して急性毒性を有する（Visconti & Sibilia, 1994）。ヒトに対するテヌアゾン酸やその他 *Alternaria* 毒素の効果についてはほとんど不明である。

病原細菌

適切に処理された穀物は乾燥しているため，細菌は増殖できない。しかし，穀物が動物もしくはヒト由来の汚染に暴露された場合，多くの病原体を機械的に運搬することができる。昆虫，げっ歯類，トリまたはヒトは *Salmonella*，*Escherichia*，*Shigella* または *Klebsiella* を持ち込む可能性がある（Brooks, 1969）。そのうち，サルモネラ属菌は第一に懸念される菌属である。原因は圃場での動物との接触，トラック，以前に動物，くず肉，魚粉，家禽またはその製品を運搬した貨車，工場内の害虫，ネズミ，ラットやトリ，および保菌者などであると考えられる。穀物が低い水分活性まで乾燥されると，微生物は不活性で菌数が経時的に減少しても，ほぼ永久に生存可能である。その後，穀物が湿潤環境に晒された場合，サルモネラ属菌は増殖することができる。

加熱調理された米を調理場の温度で放置したため，米によるセレウス菌食中毒が起きる（Schiemann, 1978）。芽胞は加熱調理しても生存し，米が数時間 10〜49℃に保持されると発芽・増殖する（Johnson *et al.*, 1984）。米は少量で調理し，食べるまで冷蔵するか，または60℃以上で保持する必要がある（Gilbert *et al.*, 1974）。その他の食物を米に加えると，セレウス菌の増殖が促進されるため，危害要因が増加する（Morita & Woodburn, 1977）。

D　管理（穀類）

要約

重大な危害要因	• オーストラリア以外の小麦ではトリコテセン，DON，NIV • 北米北部およびヨーロッパの大麦中では，オクラトキシンA • トウモロコシ中のフモニシン，トリコテセンおよびアフラトキシン類
管理手段	
初期レベル（H_0）	• 可能であれば，作物ストレスが少ない地域から穀物を収穫 • 作物を迅速かつ完全に乾燥
増加（ΣI）	• 湿度12％以下で保存・輸送 • 保存中の温度変動を避ける • くん蒸およびその他の害虫管理対策により，その後の真菌増殖を促進する損傷が最小限に抑えられる
減少（ΣR）	• 通常では不可能である
検査	• 真菌増殖，製品の損傷および害虫の侵入の目視検査 • 保存中の温度変化や真菌増殖の指標として炭酸ガス生成のモニタリング • 技術的に実行可能であれば，同様の目的で電気的センサーの使用 • 収穫後，マイコトキシン濃度の化学分析および濃度の高いロットと低いロットの分別は重要である
腐敗・変敗	• マイコトキシン産生を防ぐ管理手段により，ほとんどの悪変真菌および細菌が抑制される

Table 8.8　25℃における穀物のガス処理の指標量

Gas	Time (days)[a]	Concentration[b]	Concentration×time
Carbon dioxide	15	>35%	–
Oxygen	20	<1%	–
Phosphine	7	100 mg/m^3	–
Methyl bromide[c]	1–2	–	150 g h/m^3
Hydrogen cyanide	1	–[d]	–

From Annis, 1990a.
[a]In cases of slow gas introduction or poor gas distribution, increased exposure times may be necessary.
[b]Minimum concentration achieved at end of exposure.
[c]Regulartory prohibition in certain regions owing to safety concerns.
[d]Concentration necessary not well defined.

コメント

穀物における微生物増殖を防ぐ従来の方法は，穀物を完全に乾燥させ，乾燥状態を保つことである。保存容器の適切な通気は湿気を除去して凝縮を防ぎ，温度を低下・平衡化して発熱を防ぐ。穀物の袋積みおよび手作業は大量管理や保存に変わり，その結果熱帯地域では害虫の制御や真菌による損傷が大幅に改善された（Champ & Highley, 1988）。乾燥技術は大幅な進歩を示し，現在先進国では乾燥率や温度管理に精巧なコンピュータ制御が用いられている。

温度の上昇や炭酸ガスの発生について，保存穀物をモニタリングすることにより効果的な警戒システムが得られる。2m 間隔以内に置かれた熱電対は，腐敗・変敗による発熱箇所を検出するのに効果的な方法である。穀物は最適な保温材であるため，熱電対の位置でのわずかな温度上昇は，近くに発熱箇所があることを示す（Christensen & Kaufmann, 1977a, b）。

特に虫害が主要な問題である熱帯地域および亜熱帯地域では，最新の穀物保存方法はくん蒸およびガス制御下での密閉保存である（Champ *et al.*, 1990）。くん蒸剤は殺虫用に特別に添加された気体であり，場合によって真菌も死滅させる。通常，くん蒸剤は迅速な殺虫方法として用いられ，その後通気により除去される。二塩化エチレン，四塩化炭素，二硫化炭素，二臭化エチレン，クロロピクリン，シアン化水素，エチレンオキシド，塩化メチル，一酸化炭素，臭化メチルおよびホスフィンなどの種々の気体が単独または併用されて，くん蒸剤として用いられる。様々な理由から，広く用いられているのは臭化メチルおよびホスフィンのみである（Annis, 1990a）。推奨使用濃度を Table 8.8 に示す。環境への配慮は臭化メチルの段階的な使用の減少をもたらしており，代わりとなるくん蒸剤を探している。

ガス制御は穀物の保存に用いられる。この技術は，低 O_2 濃度もしくはそれに加え高 CO_2 濃度ガスの連続使用に依存する。推奨される方法は，密閉保管庫にこれらの混合ガスを添加し，完全な密閉方式で穀物を保存することである。この方法が利用できない場合，このような混合ガスの連続通気が可能であると言われている（Annis, 1990a）。推奨 O_2 および CO_2 濃度を Table 8.8 に示す。

くん蒸およびガス制御は，芽胞を直接破壊もしくは穀粒に損傷を与える害虫の生育阻害や死滅により，穀物に付着する真菌の増殖を抑制するのに役立つ。くん蒸剤は，害虫を死滅させるだけであり，持続的な効果はないが（Vandegraft *et al.*, 1973），臭化メチルは害虫同様に真菌を死滅させ（Majumder, 1974），ホスフィンにも真菌に対する殺菌特性がある（Hocking & Banks, 1993）。EU および米国では，毒性を懸念して臭化メチルの使用が制限されている。また，害虫を抑制するガス制御法（混合ガス）には真菌を制御する上でも一定の効果があると考えられる（Hocking, 1990）。

ほとんどの場合，穀物を封入やくん蒸には適さない倉庫に袋で保存する熱帯地方では，穀物貯蔵庫での害虫や真菌による損傷の抑制は特に重要である。最近，このような貯蔵庫で，密閉してくん蒸し，その後ガス制御下で密閉した貯蔵穀類を保存する方法により，穀物の損失を顕著に減少させる可能性が示された（Annis, 1990b ; Graver, 1990）。

多くの研究者が，穀物中の微生物を殺菌するために熱または塩素を使用することを示唆した。しかし，この技術は，そのような処理法がマイコトキシンを破壊せず，汚染されていない穀物の代わりにはなり得ないという認識があるため，ほとんど使用されていない。

同様に，線量2～3kGy での電離放射線により，通常米を腐敗・変敗させる真菌が死滅する（Iizuka & Ito, 1968 ; Ito *et al.*, 1971）が，多くの国では，このような処理法は未だ認められていないかあるいは消費者に受け入れられていない。

Ⅳ　小麦粉，澱粉および穀粉

A　微生物に対する加工の影響

小麦から作られた小麦粉は国際貿易では主要な穀粉製品であるが，穀粉は米，トウモロコシおよびその他の穀物からも製造される。製粉用の穀物は固くなる前に多くの清浄処理や吸引処理が行われる。これらの処理により，穀物は製粉加工に入る時点で，穀物の微生物レベルが低減されると考えられている。しかし，オーストラリアの5カ所の小麦粉工場から得られた試料の分析では，従来の小麦の選別や研磨により著しく微生物汚染量が変化しなかったこと，さらに，研磨により小麦粉の微生物数が影響されないことが示唆された（Eyles *et al.*, 1989）。加水中に小麦の汚染が起こることもある。所定時間の加水後，穀物は内胚乳から外皮（ふすま）と胚芽を分ける製粉および精査の過程を経て小麦粉に粉砕される。トウモロコシは場合により，加水段階なしで，製粉，穀粉もしくは粗挽きされる。

健全かつ汚染されていない穀物（特に適切に選別・調製された穀物）にはほとんど微生物が含まれない。しかし，製粉機械との接触により汚染が生じ，その量および種類は製粉設備の清潔度によって影響される。製品中の微生物レベルと工場の衛生レベルには関連性がある。手入れの悪い工場では真菌数は高く，設備に残留した小麦粉では 3.4×10^6/g 程度であり（Christensen & Cohen, 1950），工場の塵では 10^8/g 程度である（Semeniuk, 1954）。

Table 8.9　各国の小麦粉で報告された総好気性菌数および真菌数

Country	Period	No. of samples	Total aerobic colony count/g	Yeast and mold count/g	Reference
Australia	1986	24	4 000	930	Eyles *et al.*, 1989
UK	1988–94	41–66/year	42 000–370 000	1 400–4 900	Legan, 1994
US	1989	>1300	3300–42000	930	Richter *et al.*, 1993

水分12％以下の小麦粉中では微生物は増殖しない（Hesseltine & Graves, 1966）。しかし，何らかの原因による水分の増加により，小麦粉および工場の機械の残留物における微生物増殖が生じる。このような残留物は，高い大気湿度，冷えた表面上の結露，不適切な洗浄法（Hesseltine & Graves, 1966；Graves *et al.*, 1967）あるいは害虫の活動（Thatcher *et al.*, 1953）により湿めり気を持つようになる。

小麦粉は二酸化塩素や塩素といった酸化剤により処理され，さらに過酸化ベンゾイルによる処理により漂白される（Thatcher *et al.*, 1953）。漂白することにより，ある程度微生物数は減少されるが，芽胞はほとんど影響されない。

小麦粉の細菌フローラは，小麦粉の原料となる小麦のフローラよりも多様である。小麦および小麦粉はいずれも，多くの低温細菌，フラットサワー菌および好熱性芽胞形成菌を含有する（Hesseltine, 1968）。これは，小麦粉が原料である缶詰および冷凍食品の製造加工者にとって特に関心の対象である。ロープ菌（rope bacilli）は害虫および非衛生的な設備に由来し基本的に土壌菌である。

様々な地域から得られた小麦粉における好気性菌数は 10^2～10^5/g であり（Table 8.9），ほとんどの試料では 10^4/g 台である（Eyles *et al.*, 1989；Legan, 1994；Richter *et al.*, 1993）。製粉状態および生育中や収穫時の天候は微生物レベルに影響する。大腸菌群は，場合により衛生状態の指標として用いられるが，小麦粉の場合，大腸菌群指標の使用は有用性に問題がある。大腸菌群は小麦粉の自然フローラの一部であり，1988～1994年の収穫期の英国産の小麦粉の72～100％から分離された（Legan, 1994）。最確数測定により得られた結果は，Petrifilm™ などの最新の方法により得られた結果よりも少ないことがあるため，文献で報告された大腸菌群数の解釈に当たっては，使用された方法を考慮しなければならない。未発表のデータでは，確認用の培地（Brilliant Green Bile Broth）は，小麦粉中の一部の乳糖発酵性グラム陰性菌を抑制することが示唆される（Swanson, 私信）。大腸菌は，英国産の小麦粉の28～56％（Legan, 1994），米国産の小麦粉の13％（Richter *et al.*, 1993）に検出された。

真菌数（酵母および糸状菌数）は通常1,000/gに達する（Table 8.9）。製粉された小麦粉中の真菌は，主に *Penicillium* ならびに *Eurotium* 属および *Asp. candidus* である。小麦粉から検出される真菌の菌属は，小麦粉の原料である小麦から検出される真菌と著しく異なり，微生物の汚染源として製粉工場の重要性を示す。小麦粉が湿っている場合のみ，酵母が重要な意味を持つ。

小麦粉および澱粉は多くのドライミックス製品の原料となる。小麦粉は，粉末卵，粉ミルク，香辛料や調味料および膨張剤などのその他の乾燥原料と混合される。これらの製品は，その後の使用を目的として食品製造業，調理業および消費者に乾燥状態で販売される。ドライミックスの加工は微生物数にほとんど影響しない。乾燥状態を維持することは，予期せぬ汚染を防ぐ上で重要である。

B　腐生菌および腐敗・変敗

小麦粉およびトウモロコシ粉の場合，水分12％は微生物が増殖しない臨界値である。12％以上の場合，一部の好乾性糸状菌は増殖可能であり，17％では一部の細菌が増殖可能である（Hesseltine & Graves, 1966）。増殖率は水分活性および温度に比例する（Kent-Jones & Amos, 1957）。水分量が高い場合，小麦粉と水による練り物におけるのと同様，細菌は真菌よりも速く増殖するため優性となる。乳酸菌は酸発酵を始め，その後酵母によるアルコール発酵，*Acetobacter* による酸化に伴う酢酸産生が続く。しかし，保存中の生菌数の減少のため，この一連の過程は保存された小麦粉では可能性は低い。乳酸菌が存在しない場合，ミクロコッカス属菌は湿気のある小麦粉を酸性にし，さらにミクロコッカス属菌も存在しない場合，バチルス属菌が増殖し，乳酸，ガス，アルコール，アセトインおよび少量のエステルや芳香族化合物を産生する。ほとんどの小麦粉の練り物における腐敗・変敗の特徴は酢酸臭やエステル臭が生じることである。

缶詰業者は，缶詰処理を施しても残存し製品を腐敗させる芽胞形成菌に対する規制値を低く設定する。適正衛生規範は芽胞レベルを抑制するうえで必要である。

C　病原体および毒素

穀物中に存在するマイコトキシンは小麦粉で残存し，加熱処理や殺菌を目的としたその他の処理でも残存するため，小麦粉および穀粉では重要な危害要因である。また，湿気のある小麦粉およびトウモロコシ粉（水分14％以上）は，他の穀物と同様に真菌増殖が可能であり，マイコトキシンが産生されることがある（Seeder *et al.*, 1969 ; Bullerman *et al.*, 1975）。

小麦粉およびパンから分離された70種の真菌のうち，16種は *Aspergillus*，48種は *Penicillium* および6種はその他の菌属であった。48種の *Penicillium* のうち15種と *Asp. ochraceus* の1株は実験用培地でマイコトキシンを産生した（Bullerman & Hartung, 1973）。真菌は水分活性が低いと増殖しないため，マイコトキシン産生が小麦粉および穀粉でコントロールされる場合，マイコトキシンはドライミックスでは危害要因とならない。

小麦粉，穀粉およびドライミックスではサルモネラ属菌も危害要因となる。サルモネラ属菌は小麦粉の0.3〜3.0％に存在したが，収穫時期や小麦の品種により変化する（Richter *et al.*, 1993）。サルモネラ属菌は乾燥した小麦粉で数カ月間生存する（Dack, 1961）。しかし，サルモネラ属菌は熱に対して非常に感受性がある。水分量10〜15％のトウモロコシ粉にサルモネラ属菌 10^5/g を噴霧接種して49℃で保存した場合，菌の99.9％は24時間で不活性された（van Cauwenberge *et al.*, 1981）。小麦粉を使用した製品に対する通常の加熱によりサルモネラ属菌は不活化される。

セレウス菌は小麦粉でよくみられるが，通常では非常に少数である（Eyles *et al.*, 1989）。Kaur

（1986）は小麦粉中のセレウス菌レベルは低く，ごくまれに 10/g 以上であったと報告した。乾燥小麦粉では微生物は増殖できないため，この段階では危害を示さない。

D　管理（小麦粉，澱粉および穀粉）

要約

重大な危害要因	• 穀物ではマイコトキシン
	• サルモネラ属菌
管理手段	
初期レベル（H_0）	• マイコトキシンを抑制すべく，作物ストレスが最小である地域から収穫された穀物を使用
	• 必要に応じてマイコトキシンを検査（穀物の項を参照）
増加（ΣI）	• マイコトキシン制御のため，水分量 12% 未満で穀物および小麦粉を保存
	• 最少限の水を使用して，加工工場を乾燥状態に保つ
	• 機械に対しドライクリーニング法を使用
減少（ΣR）	• 製粉前に塩素水で穀物を処理することにより，危害レベルを微減
	• 加工中に，ある程度のマイコトキシンの減少
検査	• 入荷穀物における真菌増殖，製品損傷および害虫侵入の目視検査
	• トウモロコシの紫外線スクリーニング
	• サルモネラ属菌に対する環境モニタリング
	• 大腸菌群は有用な指標菌ではない
	• 缶詰製品に用いる場合，芽胞形成菌
腐敗・変敗	• マイコトキシン産生を防ぐ管理手段により，ほとんどの悪変真菌や細菌が抑制される

管理手段

小麦粉製造における最も重要な管理方法は穀物，設備や加工環境における水分量の調節である。適切に乾燥された穀物（水分量 14 % 未満）では，細菌およびマイコトキシン産生真菌の増殖が効果的に阻害される。小麦粉や穀粉の生産において，生物的危害要因を効果的に排除する処理ステップはないが，以下の処理を行い，未加工の商品の潜在的な危害要因の発生率を減少する必要がある。

特に低レベルの微生物が存在する場合，小麦粉製造に使われる穀物を塩素水処理することがある。塩素は存在する有機物によって容易に不活化されるため効果はわずかである。製粉機械を定期的に洗浄し，真菌や害虫を発生させる物質の蓄積を避ける必要がある。乾燥製品製造の全区域の清浄化は水を使わずに行う必要がある。真菌増殖を減少させるため，小麦粉の水分量は 15 % 未満（できれば，14 % 未満）の必要がある。工場はげっ歯類や害虫の防除プログラムを作り，湿気が製品に戻るか，もしくは容器の側面，ホッパー，コンベアーなどで小麦粉が蓄積する所で結露を避ける必要がある。

小麦粉製造システム内で使用する長靴やエレベーターを燻蒸消毒した後はすぐに洗浄し，害虫を除去する必要がある。さもなければ，害虫は繁殖してさらに多数の微生物の原因となる。

検査

入荷穀物における真菌増殖，製品損傷および害虫侵入の目視検査により，マイコトキシン産生が可能となる状態が発見される。トウモロコシの紫外線スクリーニングは真菌増殖の場を確認する特に有用な手段である。入荷穀物のマイコトキシン検査は，マイコトキシン問題が持続する地域，もしくは環境条件がマイコトキシン産生に適した年に収穫された穀物に対して適切である。

小麦粉／穀物の加工工場では，サルモネラ属菌は濡れた，または湿気のある場所に定着する。製造環境モニタリングは，サルモネラ属菌の増殖場所をつくらせないのに有用である。環境サンプリングは，湿気の濃縮および設備に蓄積した物質など濡れたもしくは湿気のある場所に焦点を当てる。

大腸菌群を指標として使用することは，入荷物における変動の大きさおよび汚染レベルを低下させる処理ステップが無いため，ほとんど有効ではない。

缶詰製品で用いられる澱粉は，処理後の腐敗・変敗を防ぐため芽胞が低レベルであることが要求される。

V　パン生地

A　微生物に対する加工の影響

パン生地は，種々の焼き物，煮物もしくは揚げ物を作るために用いられる，小麦粉，液体および脂肪やその他の成分によるやや固い混合物である。パン生地は主に小麦粉から作られるが，国際的にはその他の穀物に由来する穀粉も使われることがある。米はアジア諸国で用いられる注目すべき例である。また，ジャガイモ，カッサバおよび大豆などのその他の穀物以外の澱粉状材料を用いて，パン生地を作ることがある。パン，パスタおよびペストリーに関する以下の項で特定のパン生地製品の独特の特性についてさらに詳述する。本項ではパン生地の一般的な特性について述べる。

乾燥小麦粉または穀粉に水を加えることで，微生物増殖を容易にする基質が得られる。酵母はパン生地を発酵するのに用いられるが，管理されない場合は，小麦粉や穀粉に水を加えると，腐敗・変敗や病原体の増殖を引き起こす可能性がある。温度，水分活性および菌の競合作用による排除（競合排除）は主な制御因子である。

加工時の温度はパン生地の取り扱い上の特性や微生物増殖の可能性にも大きな影響を及ぼす。柔らかく，成形しやすい湿ったパン生地および高脂肪パン生地は低温（約 15℃）で取り扱われることが多い。反対に，固い乾燥したパン生地は目的により高温（30～40℃）で取り扱われる。例えば，酵母パン生地は酵母活性を促進するため高温で取り扱われる。競合排除があるため，病原体は酵母発酵したパン生地では懸念される危害要因ではない。黄色ブドウ球菌は小麦粉からほとんど分離されないが（Richter *et al.*, 1993），水分活性が増殖に適している場合，酵母なしで高温で加工されるパン生地では問題となりうる。

最近よくみられるのは専門的なパン小売店でのパン焼成である。中心となる施設で混合されたパン生地は冷凍され小売店に配布され，そこでパン生地は冷凍もしくは解凍されて保存され，発酵されてすぐに焼かれる。さらに，冷凍されたパン生地は消費者に直接販売される。その場合，適切な発酵活性を維持しながら，長ければ18週間という長期の冷凍保存期間を可能にするため酵母数を高くされている（Kulp, 1991）。多くの欧米諸国では，消費者が焼成することを目的としたチルドの生もしくは一部焼いたパン生地も人気が高くなっている。製品は，主に食パンとロールパン，クッキー，ピザおよびベーキングパウダービスケットであり，主として密閉された厚紙，ビニールフィルムおよび金属製の容器で包装される。すべてのチルドパン生地は，通常では酸性ピロリン酸ナトリウムや重炭酸ナトリウムにより化学的に膨化される。酵母の働きは保存中も続き，容器が破裂することがある（Lannuier & Matz, 1967 ; Lamprech, 1968）。ほとんどの場合，パン生地はすぐに焼かれるが，チルドパン生地は真菌増殖に適した温度でしばらく保存されることがある。チルドパン生地の水分活性は，クッキー用生地の0.80未満からロールパンおよびビスケット生地の約0.94〜0.95の範囲である。材料が高度に汚染されていないか，あるいは水分活性の高いパン生地の温度管理不良のために微生物増殖が起きない限り，パン生地における真菌および細菌数は低い。汚染源は，小麦粉，粉ミルク，卵，砂糖，香辛料，水，調味料およびパン生地製造設備器具などである（Deibel & Swanson, 2000）。通常，パン生地の真菌フローラは小麦粉の真菌フローラを反映する（Graves & Hesseltine, 1966）。焼きたてのパン生地製品の細菌レベルは，ロールパンで10^3/gからバターミルクビスケットで10^8/g（乳酸菌）と大きく異なる。すべての生のパン生地は天然酵母を含有している（Hesseltine *et al.*, 1969）。

B　腐敗・変敗

製造直後に使用されるパン生地の場合，腐敗・変敗は問題ではない。冷蔵中のパン生地の安定性は以下の因子に起因するものである（Lannuier & Matz, 1967 ; Lamprech, 1968）。

- 状態が嫌気性であるため，糸状菌や好気性細菌の増殖を阻害する。
- 膨張剤はCO_2を発生する。
- 水分活性が低くなるように材料が調合されている。
- 冷蔵により微生物および酵素活性が低くなる。
- 製造業者は原料に対する厳格な微生物規格を設けており，製造作業における完全な衛生を維持する。

適切に管理されている場合，パン生地中の乳酸菌は良質の酸味のあるパン生地を作る。しかし，

Table 8.10　腐敗・変敗したパン生地から分離された細菌

Species	No. of isolates	Percentage
Leuconostoc mesenteroides	390	35
Leuc. dextranicum	21	2
Lactobacillus spp.	597	53
Streptococcus spp.	45	3
Bacillus spp.	15	1
Micrococcus spp.	51	5
Gram-negative rods	13	1

From Hesseltine *et al*. (1969).

乳酸菌が冷蔵したパン生地で過度に増殖することが認められる場合，ガス圧により容器が裂けるか，もしくは破裂する場合があり，パン生地は不快なにおいや臭気がする（Lannuier & Matz, 1967；Hesseltine *et al.*, 1969）。腐敗・変敗したパン生地には Table 8.10 に示すフローラが含まれる。

6～7カ月保存後でも，真菌が冷蔵したパン生地の腐敗・変敗に関与していることはまれである。通常，真菌は，保存されたパン生地においても，できたてのパン生地の真菌数と同程度にしか存在しない（Graves & Hesseltine, 1966）。

C　病原体および毒素

卵などの材料が汚染されている場合，冷蔵されたパン生地はサルモネラ属菌に汚染されている。また，乾燥酵母製剤もサルモネラ属菌で汚染されていることがある。セレウス菌は冷凍したパン生地の極めて一般的な汚染菌であるが（Rogers, 1978），この汚染源による食中毒は報告されていない。原料の小麦粉に存在するマイコトキシンはそのまま存続すると考えられる。パン生地も焼成した製品を作るのに必要な温度は病原体の増殖を不活性化する。小麦粉で検出された低レベルのセレウス菌も焼成中に死滅する（Kaur, 1986）。

D　管理（パン生地）

要約

重大な危害要因	• サルモネラ属菌
管理手段	
初期レベル（H_0）	• 卵や牛乳など，殺菌された材料を使用する • その他汚染を受けやすい材料に対する製造者の管理プログラムを確認する
増加（ΣI）	• 水の使用を制御して乾燥加工条件を維持する
減少（ΣR）	• パン製品を作るその後の焼成によりサルモネラ属菌を死滅させる

検査	• サルモネラ属菌に対する環境モニタリング • 冷蔵したパン生地に対する乳酸菌 • パン生地に対するその他の日常検査は推奨されない • 指標として大腸菌群はほとんど重要ではない
腐敗・変敗	• 徹底的な設備の洗浄や消毒および乾燥状態の維持は，冷蔵パン生地における潜在的な腐敗・変敗菌を制御する上で必要である

管理手段

パン生地の微生物品質は良質の材料（特に小麦粉）を使用し，適正な製パン衛生を維持することで保たれる。環境中の湿気のある箇所はサルモネラ属菌の増殖を容易に可能にする。その後の焼成工程では，パンの構造を満たすため温度が約90℃に達し，サルモネラ属菌を死滅させるのに必要な致死温度をはるかに上回る。

冷蔵したパン生地が腐敗・変敗する前に，小売店における陳列をやめて貯蔵期間を一定にする必要がある。酸味のあるパンの品質は，従来の方法の十分な順守もしくは純粋培養酵母の使用により維持される。

検査

サルモネラ属菌に対する製造環境モニタリングは，増殖可能箇所を生じさせないために有用であり，結露や設備に蓄積した物質など濡れていたり湿気のある場所に焦点を当てる。乳酸菌に対する監視は，乳酸菌を増殖させる冷蔵したパン生地製品では有用である。その他パン生地に対する日常的な検査は推奨されない。大腸菌群を指標とし使用することは，材料による差異があることやそれ以前に汚染濃度を低下させる処理ステップがないことから，ほとんど意味がない。

Ⅵ　パン

A　微生物に対する加工の影響

標準的なパン生地

一般的に，パンには小麦粉，水もしくは牛乳，塩，油脂，砂糖，および酵母（通常では，*Saccharomyces cerevisiae*）が含まれる。材料が混合された後，パン生地は，24～29℃で数時間寝かせてから分割，成形および発酵の後，焼成される。この約20時間の間に，酵母の酵素により砂糖が発酵してパン生地中に炭酸ガスが産生する。

経済的な理由から，一部の製品では一次発酵が短縮もしくは省略されて発酵時間が短縮される。従来のパン製品では，パン酵母の特性が完全に利用されるが，高速製パンの場合，酵母の弾力機能の一部が高密度ミキサーに置きかわる。風味を出すのに必要な代謝反応に要する時間が十分に経過しないため，この工程で生産されるパンは微生物作用のみでは十分ではない（Sugihara, 1977）。発酵終了時に，パン生地には非常に多くの酵母や原料に由来する種々のその他の微生物が含まれる。酵母は風味の主な因子である。細菌（通常は乳酸菌）は，発酵時間が8時間以上のパンに風味を生じる（Kent-Jones & Amos, 1957）。乳酸菌は短鎖脂肪酸を生産し，おそらく少量では良い風味を生じるが，大量では好ましくない風味や香りが生成されると考えられる（Robinson *et al*., 1958）。

焼成時には，パンの内部温度が約100℃に達する。パンの内部が98℃に達すると最適な焼成時間になる（Stear, 1990）。微生物はいずれも，この工程時に死滅する。その後の真菌による腐敗・変敗の問題は焼成後の空気汚染，スライサーおよび冷却・包装装置に起因する。パン製造工場における空気中の真菌胞子レベルは100～2,500個/m^3であると報告された（Knight & Menlove, 1961）。しかし，最新の施設では胞子数が大幅に抑制されている。

芽胞形成細菌だけが焼いた後でも生残する。パン生地の材料が“ロープ菌種”である*B. subtilis*の芽胞に高度に汚染されていた場合，焼成時に菌が生残することがある。芽胞の発生源は複数であるが，最も多くは以前に焼成したパンによって汚染された設備に由来すると考えられる。

ソルトライジングブレッド

このパンは，膨張剤が酵母ではなくウエルシュ菌であるという点で独特である（Robinson, 1967）。この菌種は食品由来の胃腸炎を引き起こすことがあるが，焼成時に死滅するため，膨張剤として用いても無害である。ソルトライジングブレッドによる食中毒は全く起こっていない（Dack, 1961）。セレウス菌も同様の目的で用いられることがある（Goepfert *et al*., 1972）。

ソーダクラッカー

ソーダクラッカーの組成は，重曹が添加されていることを除いてはパンとほぼ同様である。酵母（*Sacc. cerevisiae*）は主な材料であるが，1840年に製パン産業が始まって以来，製造業者は24時間の発酵期間における酸産生を，乳酸菌の偶発的な混入に頼っていた。その後の研究で，*Lactobacillus plantarum*の優性および本菌の混入における*Lb. delbruckii*と*Lb. leishmannii*の二次的な役割が示された。これらの菌種の純粋培養スタータにより発酵期間が約6時間短縮され，高い品質が維持され，風味の変化が抑えられる（Sugihara, 1977, 1978a, b）。

クラッカーおよび類似のビスケットの場合，混合酵母や乳酸菌培養を用いて連続する発酵工程が発展してきた。使用される細菌は*Lb. plantarurm*，*Lb. fermentans*および*Lb. casei*である（Fox *et al*., 1989）。

サワードウによるパン

酸味のあるパンの従来の製法では，8時間ごとに前のバッチから作られた“スタータ”を使用する。各バッチの新しいスタータには高い割合（約40％）の活性スタータ生パンが必要であり，その後27℃で7～8時間の発酵が行われる。初期のpH値は4.4～4.5であり，最終的にはpHは

3.8〜3.9になる。パン生地は，最終パン生地ミックスの約11％のスタータを必要とする。その後，同様に7〜8時間の発酵を行うとpHが低下する。非常に高率のスタータ生パンはスタータ菌を大量導入することとなり，大量の酢酸を含有する酸性の環境を確実にもたらす。低いpH値と酢酸により，腐敗・変敗菌の増殖やスタータの損失は防止される（Kline *et al.*, 1970）。

サンフランシスコの酸味のあるパンでは，酸味酵母は *Sacc. exiguus*（*Torulopsis holmii*）であり，ヘテロ型発酵菌は *Lb. sanfrancisco* である（Sugihara, 1977）。*Sacc. exiguus* はマルトースを発酵しないが，*Lb. sanfrancisco* はマルトースのみを発酵する。そのため，おそらく2つの微生物が同一の炭水化物では競合しないためにスタータにおいて両方の菌種が生存できる。酵母は酢酸に非常に耐性がある（Sugihara *et al.*, 1970）。乳酸菌によって生じる過度の酸性化はパン生地の弾性に悪影響を及ぼし，スタータに酵母が存在することでパンの品質が良くなった（Collar *et al.*, 1994）。

酸味のあるライ麦パン

紀元前800年に初めて記述され，紀元前5世紀以来，発酵された穀物の乾燥固形物からできた乾燥スタータをパン職人が利用していた。酸産生微生物は *Lb. plantarum*，*Lb. brevis* および *Lb. fermentans* である。また，*Lb. sanfrancisco*, *Lb. pontis*, *Lb. amylovorus*, *Lb. reuteri*, *Lb. johnsonii* および *Lb. acidophilus* が一部の培養で検出される（Vogel, 1997）。乳酸および酢酸は生成される主な化合物である。スタータの技術的な重要性はpH，酸性度および乳酸：酢酸の比率によって異なる。*Lb. brevis* var. *lindneri* だけが広範囲の工程条件に対して適切な酸性度を示すことが知られている（Spicher, 1982）。酵母の添加により発酵工程が促進される。発酵時間が長くなるにつれて乳酸菌数は増加し，酵母数は減少し，それぞれ10^8ならびに10^7cfu/gのオーダーとなる（Rosenquist & Hansen, 2000）。通常，このパンは自生して継代されるスタータ生パンから作られるが，純粋培養や前述の乾燥スタータ固形物が市販されている（Sugihara, 1977）。

イタリアン・パネトーネ

イタリアでは，パネトーネ生地はクリスマス・フルーツケーキ，コロンバ（イースター・ケーキ），朝食用ロールパンおよびスナックケーキの基礎である。同様に，パネトーネ製品は酵母（*Sacc. exiguus*）および細菌（*Lb. brevis*，*Enterobacter* および *Citrobacter* spp.）のうち1種あるいは複数の種によって作られる。マードレ，すなわちマザースポンジは，専門のスタッフにより非常に清潔な環境で何百年間も維持されている（Sugihara, 1977）。製造方法は，サワードウフランスパンの方法と著しく似ている。

イドゥリー（*idli*）

イドゥリーとはインドの発酵パンであり，その他のアジア諸国や中東諸国の製品と同様，米やマメ科植物であるケツルアズキ（*Phaseolus mungo*）から作られる。材料を水に浸し，混合し，一晩発酵させ，その後蒸して熱いまま提供される。膨張および酸性化は主に *Leuc. mesenteroides* により行われ，*Streptococcus faecalis* および *Pediococcus cerevisiae* が二次的な酸性化の役割を果たす

(Mukherjee *et al.*, 1965)。イドゥリーは，膨張作用が単に乳酸菌（*Leuc. mesenteroides*）の活性によるものであるという点で独特である。

B　腐敗・変敗

パンの可食期間は老化もしくは真菌の増殖が起こるため短い。パンの内部やパン粉の水分活性は約0.94～0.95であるが，外皮の水分活性は0.70未満である。乾燥した気候では真菌増殖は比較的に遅く，真菌増殖が起こる前にパンの表面が乾燥する。しかし，湿気のある状態もしくは包装したパンでは真菌増殖が数日で生じる。

ライ麦，小麦あるいはそれらの混合物で作られた，包装したスライスパンに関するドイツでの2年間の研究では，437の試料が25℃，相対湿度70％で7日間保存され，真菌増殖について分析された（Spicher, 1984a)。65％以上の試料で目に見える真菌の増殖がみられた。優性な菌種は*Pen. roqueforti*（分離株の85％）であり，その他は*Penicillium*および*Aspergillus*属の真菌であった。防腐処理をしたパンでは腐敗・変敗はみられなかったが，*Pen. roqueforti*のみがプロピオン酸あるいはソルビン酸を保存剤として使用したパンで増殖可能であった。

24℃で10週間保存したオランダのライ麦パンの204の試料を対象とした研究でも，同様の結果が得られた（Hartog & Kuik, 1984)。初期の真菌数は低く，90％以上の試料では菌数は10^3/g未満であった。比較的小規模なパン屋から得られた試料の可食期間は短く（6週間以内に42％の腐敗・変敗，その他の規模のパン屋では5％)，それはpHが高く，使用した保存料の濃度が低かったためである。やはり*Pen. roqueforti*が優性であり，この菌の弱酸性の保存料に対する耐性は十分に立証されている（Engel & Teuber, 1973；Pitt & Hocking, 1997)。

また，ヨーロッパでは，“白亜の真菌”がパンの腐敗・変敗の重要な原因である（Spicher, 1984b)。この腐敗・変敗の原因は，*Endomyces fibuliger*（分離株の32％)，*Zygosaccharomyces bailii*（24％)，*Hyphopichia burtonii*（20％）および*Sacc. cerevisiae*（10％）である。これらの菌種の最も低い増殖温度は5℃であった。腐敗・変敗は，プロピオン酸カルシウム（0.3％）により遅延し，ソルビン酸（0.05％）により阻害された。

同様の研究が種々のパン製品で行われた（Spicher & Isfort, 1987)。25℃，相対湿度70％で7日間保存した焼いたロールパンあるいはバゲットの150の試料のうち，CO_2下で包装したパンの92％，保存料を使用していないパンの62％およびプロピオン酸で保存しさらにCO_2下で包装したパンの50％を含めて，約60％で真菌の増殖がみられた。優性な腐敗・変敗菌は*Pen. roqueforti*（38％)，*Paecilomyces variotii*（14％)，*Asp. niger*（8％)，*Eur. amstelodami*（6％）および*Moniliella suaveolans*（6％）であった。CO_2下での包装の失敗はおそらく包装材料の漏れによるものであろう。

パン製品への食酢または希釈酢酸（5～8％，0.9～1.8mL/100cm^2の濃度で）の添加により，保存時のほとんどの真菌の増殖が防止された（Spicher & Isfort, 1988)。しかし，*Pen. roqueforti*および*Paec. variotii*の増殖は高い散布量で10％食酢を添加した場合にのみ防止された。また，棒状のフランスパンの表面もしくは包装材料にエタノール（1.5％ w/w）を加えることで，真菌が発生せず可食期間が延長した（Doulia *et al.*, 2000）。

ロープ菌の問題は，*B. subtilis*（*B. subtilis* var. *mesentericus*）または *B. licheniformis* によって起こるパンの細菌性腐敗・変敗の問題である。これら細菌の最も一般的な汚染源は小麦粉や汚染したパン生地と接触した調理器具である（Stear, 1990）。また，全粒粉パンはその他の製品と比べて芽胞数が多い。芽胞は焼成しても生残し，パン内部で36～48時間以内に発芽・増殖し，熟れたメロン臭の特徴的な軟らかい繊維状の茶色の塊を形成する。菌体は厚い莢膜で覆われおり，それが粘性のあるムコイド特性をもたらす。また，パン構造を破壊するアミラーゼやプロテアーゼを産生する。ロープ菌の出現に適した条件は，(i)ゆっくりした冷却や25℃以上での保存，(ii) pH 値5以上，(iii)高い芽胞レベルおよび(iv)湿気のあるパンである。パン内部の水分活性は *B. subtilis* には不十分であるため，ロープ菌は水分量が高い部位でみられることがある。プロピオン酸カルシウムの添加，適正衛生規範および適正製パン規範によりロープ菌はコントロールされる（Graves *et al.*, 1967；Pyler, 1973）。

通常，赤パン（red bread）の原因は *Serratia marcescens* であり，水分量が十分に高い場合に増殖すると考えられる。これは，現在ではまれなことであるが，赤色のために「血を流したパン」と呼ばれていた（Legan, 2000）。

チャパティ（chapatti）は軟らかく成形しやすい未発酵の扁平なパンであり，インドでは一般的な小麦食品である。気温が40～45℃になる熱帯地域では，ポリエチレン袋に包装されたチャパティは平衡相対湿度が90～95％に達した場合，*Aspergillus* spp. が増殖するため約7日後に腐敗・変敗する（Kameswara Rao *et al.*, 1964, 1966）。

トルティヤ（tortilla）は薄いトウモロコシのパンケーキであり，中央アメリカでは主要な穀物食品である。乾燥トウモロコシを石灰と一緒に加熱した後約14時間水に浸し，湿った練り状の粉末にして，丸めて軽くたたいてパンケーキの形にし，その後コンロの上または石炭で4～5分間焼く。未調理のトルティヤは一般的に菌数が高いが，それらの大部分は調理により死滅する。トルティヤは微生物にとって非常に栄養豊富で湿気のある媒体であり，腐敗・変敗は熱帯条件下で24時間以内に起こり（Capparelli & Mata, 1975），室温でも8日以内に起こる。プロピオン酸やフマル酸などの保存料の添加もしくは冷蔵により可食期間が延長する（Haney, 1989）。

C　病原体および毒素

パンで増殖する一部の真菌はマイコトキシンを産生する（Robinson, 1967；Bullerman & Hartung, 1973）。そのうち，最も重要な菌種は *Pen. crustosum* であり，真菌の生えたパンやハンバーガー用のパンにおけるペニトレムA（penitrem A）の産生により，イヌにおける中毒を何度も引き起こした（Arp & Richard, 1979；Richard *et al.*, 1981；Hocking *et al.*, 1988）。しかし，このことは，通常真菌の生えたもしくは古くなったパンを食べない人間にとっては問題ではない。25℃，相対湿度70％で保存されたパンの試料をマイコトキシン産生について調査した（Spicher, 1984c）。110の検査した真菌の生えた試料のうち，11の試料でシトリニン（5μg/kg未満）を含有し，4つの試料ではオクラトキシン（8μg/kg未満）を含有し，5つの試料ではゼアラレノン（5μg/kg未満）を含有した。これらのレベルは懸念される濃度ではない。アフラトキシン，パツリン，ステリグマトシスチンおよびペニシリン酸は検出されなかった。

事前にボツリヌス菌の芽胞を接種された缶詰の非酸性パンでは，パンの Aw が0.95以上であった場合，保存中に毒素が産生された。この水分活性は水分量約40％に相当する。水分量が36％を上回らない限り毒素は産生されなかった（Wagenaar & Dack, 1954 ; Denny *et al.*, 1969）。この製品によるボツリヌス中毒症の報告はない。

酸性パン（acid bread）のpHは4.8以下であり，水分量が40％である場合でもボツリヌス中毒症の恐れはない（Wagenaar & Dack, 1954 ; Ingram & Handford, 1957 ; Weckel *et al.*, 1964）。

包装された“半焼成”パンが相当量流通している。1つの懸念は，ボツリヌス菌およびその他芽胞が部分的に加熱調理しても生残する可能性があるということである。しかし，冷蔵せずに90日間の小売販売期間が一般的である。芽胞の増殖は水分活性の低下とpHの低下の組み合わせにより予防される。

トルティヤは，特に中央アメリカの農村部で，非常に原始的な状況下で作られることが多い。幸いにも，石灰によるトウモロコシのアルカリ処理，およびトルティヤの加熱調理により原材料のトウモロコシに存在する可能性のあるアフラトキシンが破壊されることは，ラテンアメリカの多くの人々にとって重要な事実である（Ulloa-Sosa & Schroeder, 1969）。また，加熱調理により病原体が死滅するが，通常トルティヤはすぐに再汚染され，水分量が高く環境が温暖であるため，大腸菌，黄色ブドウ球菌，セレウス菌およびその他病原体の増殖を促進する可能性がある。加熱調理後，トルティヤがすぐに消費されない場合，広範囲に及ぶ病気の集団発生の原因となると考えられる（Capparelli & Mata, 1975）。

Kaur（1986）は小麦粉中のセレウス菌のレベルは低く，ごくまれに10/gを超えたと報告した。本菌は，約 10^4/gを含有するパン生地で作られた400gの焼いたパンから分離されなかったが，800gのパンでは残存していた。自然に汚染した低レベルのセレウス菌が焼成工程で生残して焼成後のパンで増殖する可能性は低い。

D　管理（パン）

要約

重大な危害要因	• 従来のパンでは特にない
管理手段	
初期レベル（H_0）	• 適用せず
増加（ΣI）	• 水分活性の低下（0.86未満）により，焼成後，外側面での増殖が予防される

	• 内部 pH，水分活性および必要に応じて保存料を組み合わせ，ボツリヌス菌の増殖を予防
減少（ΣR）	• パン生地構造を作るのに必要な温度（90℃超）により病原体を破壊
検査	• 定着部位を検出するため，サルモネラ属菌の環境モニタリング • 焼成後の汚染を減らすため，大気環境中の真菌胞子のモニタリング • パンの日常的検査は推奨されない
腐敗・変敗	• 真菌による腐敗・変敗を減らすため，パンや加工環境を乾燥状態に維持する • 腐敗・変敗を促進する結露を避けるために，プラスチック包装する前にパンを冷却する • 可能であれば，冷却・包装領域で使用する空気をろ過する • 一部の国では，保存料を用いて可食期間を延長する • 潜在的な腐敗・変敗菌やロープ菌芽胞の発生を最小限に抑えるため設備を清潔に維持する

考慮すべき危害要因

病原体の制御は従来のパン製造法に元々備わっているため，懸念は極めて少ない。焼成工程では，パンの機能構造をもたらすのに必要な温度で増殖形の病原体は不活化される。また，焼成によりパンの表面や程度は低いが内部が脱水され，病原体の増殖を阻害しあるいは遅らせる。そのため，従来のパン製造における重大な危害要因は認められない。

混合ガスまたは包装加熱処理などの新しい包装方法の適用は，ボツリヌス菌の増殖を可能とする環境を作り出すと考えられる。新しい技術を評価する際，その可能性を検討することが重要である。基本的な制御を前述の要約に示す。

腐敗・変敗

乾燥した焼成製品における真菌の腐敗・変敗を防ぐ最善の方法は乾燥を保つことである。パン表面の低い水分活性は，蒸気防止包装や，包装内部の結露を促進する温度変化を避けることで維持される。パンの長期保存や水分活性の高いケーキの場合，冷凍が最善であるが，特に水分活性が相対的に低い場合，冷蔵により可食期間が延長する（Seiler, 1964）。しかし，パンを冷蔵することで劣化が促進される。

パンに付着する真菌胞子数は可食期間に反比例する（Seiler, 1964）。焼成製品の真菌汚染は，返却された焼成製品の保存施設と処理施設の区別，パンの冷却・包装領域でのろ過空気の使用，包装前に焼成製品に接触するスライサーやその他設備の頻繁な洗浄および包装機械など重要部位での紫外線の使用により減少する（ICMSF, 1980）。

一部の国ではパンへの保存料の添加が認められている。プロピオン酸，ソルビン酸もしくはその他弱有機酸あるいはその塩化合物は一般的に使用される。パンの真菌の制御において，プロピオン酸カルシウムの量は使用する小麦粉の重量の0.1〜0.32％が一般的である。通常，推奨される量は0.2％であるが（Seiler, 1964），この量で酵母の発酵が妨げられるかもしくはチーズ臭が発生する場合，0.1〜0.15％に減少するのが望ましい。*Pen. roqueforti* は弱酸性の保存料に強い耐性を示すことから（Pitt & Hocking, 1997）問題である。

通常，チャパティの可食期間は熱帯条件下では7日であるが，ソルビン酸0.3％および塩1.5％の場合，チャパティは180日以上長持ちする（Kameswara Rao *et al.*, 1964, 1966）。クエン酸0.4％および塩2.5％を追加することにより，ソルビン酸のレベルは0.2％に低減できる（Vijaya Rao *et al.*, 1979）。

ロープ菌の制御は，適切な衛生管理や芽胞レベルの低い材料の選択，焼成後および包装前の迅速な冷却，パンのpHの低下および保存料の使用に依存する。パン生地は適切な量の酵母で作成し正常な温度で活発に発酵させ，パン生地のpHをロープ菌の発生を抑制するのに十分なだけ低下（例：pH 5程度）させる必要がある。有機酸もこの目的で使用される。

焼成は，ロープ形成菌の増殖を遅らせる程度までパンの中心の水分量を低下させるのに十分でなければならない。パンを急速に冷却し，中心部分の温度が33℃以下に達するまで包装すべきではない（Pyler, 1973）。芽胞がパンに汚染しないように，製パン機械を清潔に保つ必要がある。

Ⅶ　パスタおよびヌードル

A　微生物に対する加工の影響

パスタは，小麦粉，水，セモリナ，ファリナおよびその他を混合した材料から作られる硬めの生地である。その生地は様々な形に押し出されたり巻かれる。ヌードルは卵や卵黄を加えたパスタの一種である。また，アジアのヌードルは米，小麦およびアルカリ性小麦から作られる。

従来の乾燥パスタの製造には加熱段階がなく，細菌は混合および乾燥作業中に増殖する可能性がある。パスタの製造設備は洗浄や消毒するのが困難である場合があり，概して生地の十分な弾性特性の促進には温暖な気温が必要である。押出形成時点での微生物数の増加は特に問題であり，カナダ（Rayman *et al.*, 1981），ドイツ（Spicher, 1985）およびイタリア（Massa *et al.*, 1986）で実施した小売パスタの調査で示されたとおり，最終乾燥製品には非常に多数の微生物が存在している。米国では，細菌レベルは10^3〜7×10^7/gまで様々であった。*Asp. flavus* は検査した47の試料のうち44で検出され，優性な真菌であった。*Penicillium* 種はすべての試料に存在し，その他数種の菌属が検出された。真菌数は75〜1,400/gであった（Christensen & Kennedy, 1971）。パスタを茹でることで，すべての重要な真菌および増殖形細菌が死滅する。

通常，パスタの乾燥温度は最高でも55℃程度である。一部の国では，75℃もしくは100℃まで上昇し，その結果，乾燥時間が短縮して品質が改善した（Donnelly, 1991）。また，これにより乾燥中の微生物増殖の可能性が低減した。

そのままの状態および詰め物（食肉，チーズなどで）をした生パスタの小売が増加している。生パスタはほとんど乾燥せず，冷蔵保存もしくはガス置換包装を必要とすると考えられる。水分活性は 0.92～0.99 である。通常では，詰め物をしたパスタは殺菌段階を経て生地構造が完成する。85℃で 10 分間殺菌することでサルモネラ属菌は効果的に排除されたが，バチルス属菌の芽胞は生残した（Zardetto *et al.*, 1999）。詰め物をしたパスタの微生物レベルは一貫して詰め物をしないパスタよりも低かった（Magri *et al.*, 1996）。

B　腐敗・変敗

従来の乾燥パスタの腐敗・変敗はまれである。乾燥が非常に遅いか，製造後のパスタが湿るか湿ったままであるか，もしくは長期間冷蔵保存されていた場合，パスタは細菌あるいは真菌増殖により腐敗・変敗する。例えば，湿ったマカロニでは *Enterobacter*（*Aerobacter*）*cloacae* がガス産生を引き起こした。もちろん，液卵などの腐敗・変敗した材料がパスタミックスに入る可能性がある。

ガス置換包装システムが機能しない場合，真菌増殖により生パスタが腐敗・変敗する場合がある。

C　病原体および毒素

乾燥パスタおよびヌードルは殺菌温度以下で押し出され乾燥されるため，病原体が最終製品で生残することがある。卵成分に由来するサルモネラ属菌は特に問題である。サルモネラ属菌のレベルは加工時に減少するが，最初の汚染が高度である場合，相当数の菌が生残する（Hsieh *et al.*, 1976b）。生残するサルモネラ属菌の耐熱性は乾燥時に起こる水分活性の減少とともに上昇する（Hsieh *et al.*, 1976a）。パスタが完全に乾燥すると，サルモネラ属菌は数カ月間生残することがある（Walsh *et al.*, 1974；Lee *et al.*, 1975）。*Salmonella* Infantis および *S.* Typhimurium が，室温で 360 日間保存後のパスタから検出された（Rayman *et al.*, 1979）。茹でることで細菌は死滅するが，乾燥パスタ中のサルモネラ属菌の存在は，多くの国の法律に基づいて法的制御の対象となると考えられる。サルモネラ属菌，黄色ブドウ球菌，セレウス菌およびウエルシュ菌はイタリアの生パスタでは一般的に分離されず（Magri *et al.*, 1996, Meloni *et al.*, 1996），分離された場合は一般的には詰め物をしたパスタからの検出であった。サルモネラ属菌は生パスタ生産における適切な殺菌温度により死滅する（Zardetto *et al.*, 1999）。また，消費者が調理の際に 30 秒以上食肉詰めパスタを茹でることで細菌数が 10^6 個減少する（Zardetto & Fresco, 2000）。

ブドウ球菌毒素は，パスタ生地で黄色ブドウ球菌が増殖することにより産生され，長期間乾燥パスタ中で残存する。黄色ブドウ球菌は水分活性が 0.86 以下のパスタでは増殖できなかった（Valik & Gorner, 1993）。パスタによるブドウ球菌食中毒の広範囲に及ぶ集団発生が少なくとも 1 件起きた（Woolaway *et al.*, 1986）。パスタ工場の混合機は通常週 1 回以上洗浄されることはなく，乾燥の初期段階では条件がほぼ理想的であるため（35～40℃，水分活性 0.90～0.95，pH 約 6），黄色ブドウ球菌は増殖可能である。不適正あるいは非効率な混合はこの危害要因をさらに大きくする。サルモネラ属菌と同様に，乾燥は細菌の安定性を高め，保存中の死滅は不完全である（Walsh & Funke, 1975）。米国の小売店の乾燥パスタ製品の調査では，黄色ブドウ球菌が 1,533 袋のマカロニのうち 42 袋で，1,417 袋のヌードルのうち 49 袋で検出され，関連工場の検査では 350 の試料のうち 179 で検出された（Walsh & Funke, 1975）。

ラザニアやラビオリなどの冷凍パスタ料理は，増殖可能な黄色ブドウ球菌で汚染されていることがあり，パスタは汚染源の 1 つである（Ostovar & Ward, 1976）。パスタ生地におけるブドウ球菌数が約 10^6 個/g で毒素が検出可能なレベルに達する（Ottaviani & Arvati, 1986）。このようなレベルに達するのは，25℃で 18 時間あるいは 35℃で 13 時間の保存など不適切な扱いが起こったためであるが，結果として生じる毒素は乾燥パスタ中で安定であり，パスタを茹でても部分的にしか失活されないと考えられる。

イタリア（Trovatelli *et al.*, 1988）およびカナダ（Park *et al.*, 1988）での調査により示されたとおり，生パスタも黄色ブドウ球菌で汚染されていることがある。不適切な条件下（16℃で 4 週間）で黄色ブドウ球菌毒素が産生された。Glass & Doyle（1991）は，水分活性が 0.95 を超える詰め物をした冷蔵用パスタでは長期の不適切な保存条件下（27℃）でボツリヌス菌毒素が産生されることを示した。熱湯での加熱調理により，産生されたボツリヌス毒素は不活化されるが，これを適切な安全対策であると考えるべきではない。これらの製品は安全性を確保するため冷蔵する必要がある。一部の国では，劣化を早めるとして小売業者はパスタ（特に米を成分としたパスタ）を冷蔵するのを避ける。しかし，熱湯での加熱調理は澱粉の劣化を回復する。

また，パスタ生地は生の小麦粉を含むため，小麦粉由来の多くの真菌で汚染されている。適当な条件下で，これら一部の菌種はマイコトキシンを産生する（Christensen & Kennedy, 1971）。しかし，製品が見た目にもすでに腐敗・変敗してしまうため，マイコトキシン産生はパスタ加工時の危害要因となるものではない（Stoloff *et al.*, 1978）。

乾燥スパゲッティーがウエルシュ菌芽胞の発生源であると報告され（Keoseyan, 1971），このことを，パスタを含み好ましい増殖培地となりうるスープやその他加工食品を取り扱う上で考慮する必要がある。

中国の米ヌードルである“lo si fan（老鼠粉）”により，1988 年にマレーシアで 13 人が死亡し，アフラトキシンが検出された（Z. Merican, 私信）。

D　管理（パスタおよびヌードル）

要約

重大な危害要因	• 黄色ブドウ球菌 • サルモネラ属菌 • ボツリヌス菌（ガス置換包装された冷蔵用生パスタでのみ）

管理手段

初期レベル（H_0）	• サルモネラ属菌汚染の可能性を減らすため，殺菌された卵の成分を使用する • 黄色ブドウ球菌対策のため素手でのパン生地の取り扱いを最小限に抑える
増加（ΣI）	• 機械（特に，ミキサーの車軸や押出機の先端）の頻繁で徹底的な洗浄 • 製造後，すぐに乾燥もしくは冷蔵 • 冷蔵用パスタを7℃未満まで急速に冷蔵する • ガス置換包装冷蔵用パスタでは，Aw と pH の適切な組み合わせによりボツリヌス菌の増殖が予防される
減少（ΣR）	• 殺菌により，サルモネラ属菌および黄色ブドウ球菌のレベルが減少する • 消費前にパスタ生地や乾燥パスタを茹でることで，サルモネラ属菌が不活化される • パスタ製造過程においてボツリヌス菌芽胞や黄色ブドウ球菌毒素のレベルを低下させることは不可能である
検査	• 黄色ブドウ球菌に対する定期的な工程内検査は工程管理を評価するのに有用である • サルモネラ属菌の環境サンプリングは潜在的な汚染部位を特定するのに有用である • 成分の管理が冷蔵製品の安全性を担保する場合，pH および Aw の検査は適切である

Ⅷ　朝食用シリアルおよびスナック食品

A　微生物に対する加工の影響

加工された乾燥朝食用シリアル製品は通常，西洋諸国で朝食用に食されている。それらは主に，小麦，トウモロコシ，オート麦および米から作られる。穀物に水を加え，フレーク状にして，膨化もしくは押出により加工される。湿気のある段階で微生物の増殖が起こるが，その後の加工には微生物数を低下させる熱処理が含まれる。ビタミン，ミネラル，甘味料，香味料および着色料が加熱後に添加される。これにより，熱処理後包装前に汚染が起こる可能性がある。適正衛生規範の下で加工された朝食用シリアルの好気性細菌数は通常 1,000/g 未満である（Deibel & Swanson, 2001）。

朝食用全粒穀シリアルは，前述のような熱処理を行っていないその他の種類の製品である。全粒穀シリアル製品のミクロフローラに関するドイツでの研究では，好気性細菌数は 10^6 cfu/g 程度で

Table 8.11　全粒穀シリアル製品184例における1g当たりの細菌数の平均値[a]

Bacterial type	Product			
	Whole dehusked grain	Single grain products in husk	Cereal mixtures	Rye and wheat flakes
Mesophiles	0.9×10^6	3.3×10^6	5.5×10^6	1.1×10^4
Coliforms	1	183	697	1
Faecal streptococci	5	50	42	2
Molds	4	1.6×10^5	2.0×10^5	1.4×10^3
Spore-formers	66	116	307	–
Escherichia coli	0	60	3	–
Staphylococcus aureus	0	0	0	–

[a]From Spicher (1979).

あり，真菌数は 2.0×10^5/g 以下であった（Table 8.11）（Spicher, 1979）。細菌および真菌はいずれも菌数が高いが病原体数は低かった。

シリアル製品の真菌フローラは非常に多様である。ある研究では，シリアルフレーク（小麦，オート麦，大麦およびライ麦）由来の60以上の真菌種が分離された。*Eurotium* 属および *Aspergillus* 属が優性であった（Weidenbörner & Kunz, 1995）。

B　腐敗・変敗

朝食用シリアルでは水分活性が非常に低いため，微生物による腐敗・変敗はまれである。加工された朝食用シリアルに必要なパリパリ感を維持するため，水分活性を一定レベル以下に保たなければならず，そのため微生物は増殖のための湿気を利用できない。

C　病原体および毒素

シリアルによる食品由来疾患の集団発生はまれである。腐敗・変敗と同様に，製品の低い水分活性により微生物増殖が妨げられる。しかし，トーストしたカラス麦により，米国で複数の州にわたる大規模サルモネラ食中毒の集団発生が起きた（CDC, 1998）。集団発生後，サルモネラ属菌が製造環境から分離された（Breuer, 1999）。原料の穀物が管理されていない場合，穀物の項で既述したマイコトキシンの問題が朝食用シリアルにも当てはまる。

D　管理（朝食用シリアルおよびスナック食品）

要約

重大な危害要因	• 適正衛生規範が実施される場合，重大な危害要因はない
管理手段	

初期レベル（H_0）	• 原料供給者の品質および規格プログラム
増加（ΣI）	• 朝食用穀物の低い Aw 特性により微生物増殖が妨げられる
減少（ΣR）	• 加工された朝食用シリアルでは，製品の機能性に必要な加熱処理により病原体が効果的に破壊される
検査	• サルモネラ属菌に対する定期的な製造環境サンプリングは潜在的な増殖部位を特定するのに有用である
腐敗・変敗	• 水分活性が低いため製品に関する腐敗・変敗の懸念はない

Ⅸ　ペストリーおよび詰め物食品

A　微生物に対する加工の影響

詰め物をしたりしていないケーキ，マフィン，ドーナツおよびシュークリームなど種々の菓子製品が世界中で市販されている。風味のある詰め物製品には，アジアでは春巻，ワンタンおよび点心，インドではミモザ，中南米およびスペインではエンパナーダおよびタパス，ヨーロッパではピロシキ，ミートパイ，ピザおよびソーセージロールなどがある。これらの製品はいずれも，パン生地あるいはバッターとその他の種類の食品が混ぜ合わされる可能性があり，水分活性に影響し，新たな食品安全上の懸念を生じる場合がある。

詰め物をしたペストリーの製造には，以下の３つの基本的な製法がある。

1．詰め物の材料が混ぜ合わされ，調理され，あらかじめ焼いた筒状の皮，殻またはケーキ（チョコレートエクレア，ナポレオンパイ，クリームパイなど）に注入される。
2．成形され，焼いたあるいは焼いていないペストリー皮もしくは包み皮に混合された未調理の詰め物が加えられ，その後ペストリー全体を焼き，冷やし，包装する（ココナッツカスタードパイや点心など）。
3．あらかじめ焼いたペストリー皮に，一部は１または２と同様に混合され調理された詰め物が，また一部は加熱調理なしの詰め物が加えられる。完成したペストリーはそれ以上焼かない（ネッスルロードパイなど）。

詰め物の多くは最適な微生物増殖培地である。その他の詰め物では最小の基質であるかあるいは低い水分活性，pH や栄養分などいくつかの制限因子があるため，微生物増殖に対して抑制作用がある場合もある。室温で保存・販売される製品では，詰め物と穀物製品の接触面には特に注意しなければならない。例えば，詰め物からの水分により微生物が増殖できるレベルまでパン生地の水分活性が上昇し，パン生地は酸性詰め物の pH を中和する。これらの因果関係を慎重に検討し，製品を安定化させる必要がある。保存には材料の変更，冷蔵および保存料の使用などが考慮される。

詰め物の76～82℃での加熱調理により，バッチ全体がこの温度に到達すると推測されれば，芽胞を除くすべての微生物が死滅する。しかし，前記のタイプ1のペストリーでは，冷却，運搬および注入時に再汚染される危険性がある（Silliker, 1969）。タイプ3のペストリーでは，一部の材料は全く加熱調理されないため，さらに汚染される可能性がある。このような製法は危険である（Silliker, 1969 ; Deibel & Swanson, 2000）。製品全体が適切に高温に達しない場合，加熱調理や再加熱の失敗が起こることがある。

熱に弱い詰め物に乗せたメレンゲの焼成では（オーブンで約230℃で約6分間加熱），表面部分以外の細菌を死滅させるほど熱は加わらない。泡を構成する気泡があるため，メレンゲは最適な熱絶縁体である。焼成時にも，メレンゲと詰め物の接合面の温度はしばしば44℃以下である（Bryan, 1976）。メレンゲは加熱をしていないペストリーやデザートに分類されるかもしれない。

ペストリーの冷凍や冷凍保存は一部細菌の生存を損なうかもしれないが，ほとんど細菌数を減らさない。菌数がわずか12日で最初のレベルの半分に減少した酸性度の高いレモンライムパイを除いて，種々のカスタードパイの好気性細菌数および大腸菌群数は，－20℃で76日後にようやく最初の菌数の半分に減少した（Kramer & Farquhar, 1977）。

B　腐敗・変敗

パンと同様に，ペストリーでは真菌の増殖は腐敗・変敗の主要な問題である。しかし，ペストリーの詰め物やトッピングは穀物製品よりも微生物増殖を起こしやすい。特に，詰め物の水分活性が高く，pHがほぼ中性であり，食肉，卵もしくは牛乳など高たんぱく質の材料を含む場合，その多くは腐敗・変敗菌の増殖を促進する。加熱料理した詰め物は，加熱しても生残する芽胞形成菌や加熱調理後に汚染されるその他の細菌，不十分な加熱調理により生残する細菌により腐敗・変敗する。クリームケーキに関するドイツでの調査では，50％が好気性細菌数1～5 × 10^6 cfu/g，16％では10^6 cfu/gを超え，6.5％では10^7 cfu/gを超え，最も高い菌数は10^9 cfu/gを超えていた（Hartgen, 1983）。ベルギーでは，好気性細菌数は若干高く，試料の12％では10^1～10^2 cfu/gの黄色ブドウ球菌，22％では10^5 cfu/gを超えるセレウス菌を保有していた（Yde, 1982）。

イミテーションクリームパイは室温（22℃）で48時間以内に腐敗・変敗し，好気性細菌数は10^7～＞10^8 cfu/g，大腸菌群数は10^6 cfu/gを超え，黄色ブドウ球菌は10^6 cfu/g程度にまで増殖した（Surkiewicz, 1966）。大腸菌群および大腸菌が様々な製造業者の生クリーム／イミテーションクリームパイやペストリーで検出された（Greenwood *et al*., 1984 ; Pinegar & Cooke, 1985 ; Schwab *et al*., 1985 ; Michard *et al*., 1986）。

糖分の高いアイシングやpHの低いトッピング（フルーツなど）は腐敗・変敗菌の増殖を起こしやすくはないが，最終的に真菌が増殖可能となる（Silliker, 1969）。

C　病原体

クリームおよびカスタード入りペストリーは食品由来疾患を引き起こす場合がある。1993〜1997年の5年間では，報告された2,751件の食品由来事例のうち35件は焼き菓子製品が原因であった（CDC, 2000）。サルモネラ属菌はこれらの事例の34％，黄色ブドウ球菌は9％，ウイルスは6％で原因となり，その他は原因不明であった。報告では，製品の種類は特定されていない。しかし，1938〜1972年の報告では，クリーム入りペストリーが主要な媒体として確認され，うち黄色ブドウ球菌が85.2％およびサルモネラ属菌が12.5％の原因を占めていた（Bryan, 1976）。

黄色ブドウ球菌，セレウス菌（Fenton *et al.*, 1984）およびサルモネラ属菌（Barnes & Edwards, 1992）は，クリーム入りペストリーによる食中毒の原因菌であり，温度管理の不備および不十分な加熱調理は集団発生の原因であった。ブドウ球菌による食中毒は，ブドウ球菌が最適な条件下で増殖し，数百万個/gに達した後にのみ起こる。エンテロトキシン産生の最低温度は10℃である（ICMSF, 1996）。そのため，クリーム入りペストリーによる食品由来疾患の発生が，主に製造あるいは保存時の不適切な冷蔵によるものであることは驚くことではない（McKinley & Clarke, 1964, Bryan, 1976）。

サルモネラ属菌は，小麦粉，牛乳，卵，バター，クリーム，チーズ，ナッツ類，ココナッツおよび乾燥フルーツなど，多くの材料で汚染が報告されている。そのため，加熱調理された詰め物がこのような原材料に直接あるいは間接的に接触しないようにすることが重要である。特に小児や高齢者すなわち免疫的弱者は，増殖が起こる前のペストリーで検出されるようなわずかな菌数でも感染症にかかりやすい。

Listeria monocytogenes は，乳および乳製品（第16章参照），未殺菌卵および卵製品（第15章参照），食肉（第1章参照）および家禽肉（第2章参照）など，ペストリーの製造で使用する原材料に存在する場合がある。詰め物をしていないペストリーの表面水分活性は，*L. monocytogenes* 増殖に必要な最低値を下回っており，焼成された製品に必要な加熱により *L. monocytogenes* は死滅する。しかし，詰め物を個々に検討し，*L. monocytogenes* 増殖の可能性について判断しなければならない。例えば，*L. monocytogenes* は，ホイップされたクリームでは4℃での増殖は非常に遅かったものの4℃から35℃の間では増殖すると報告された（Rosenow & Marth, 1986）。

D　管理（ペストリーおよび詰め物食品）

要約

重大な危害要因	• サルモネラ属菌
	• 黄色ブドウ球菌
管理手段	
初期レベル（H_0）	• 非加熱の詰め物には，殺菌した卵や乳製品を使用する

増加（ΣI）	• 二次汚染を最小限に抑えるため，加熱調理された製品を取り扱う前に手を洗い消毒する • 加熱調理した製品には素手で触れないようにし，感染者を調理済み製品を扱う場所に近づけないようにする • 温度が管理される場合を除いて，4時間ごとに調理済み詰め物の器具・設備を洗浄・消毒する • 病原体が増殖できる調理済み詰め物は急速に冷却して5℃未満に維持する • 詰め物の保存は7～46℃では4時間未満とする • pH低下，水分活性および保存料の組み合わせは，病原体の増殖を抑制する • 原材料やそれらを扱う工程を調理済み製品と分ける • 病原体や腐敗・変敗菌による汚染の可能性を除くため，塵やエーロゾルを抑制する
減少（ΣR）	• 詰め物の焼成や加熱調理により増殖形病原体が破壊される
検査	• ペストリー製品の日常的な細菌検査は推奨されない • 増殖部位を検出するための，サルモネラ属菌の環境モニタリング • 焼成後の汚染を低減するため，真菌胞子に関して空気をモニタリングする
腐敗・変敗	• 真菌による腐敗・変敗を低減するため，工程環境を乾燥状態に維持する • 腐敗・変敗を促進する結露を避けるため，ビニール等で包装する前にペストリーを冷却する • 可能であれば，冷却・包装領域で使用する空気をろ過する • 一部の国では，可食期間を延長する保存料を用いている • 腐敗・変敗真菌の発生の可能性を最少限に抑えるため，設備を清潔に維持する

考慮すべき危害要因

集団発生の歴史からは，ペストリーでは黄色ブドウ球菌およびサルモネラ属菌が懸念される主要な微生物である。セレウス菌および *L. monocytogenes* は特定の詰め物の製品では懸念されるが（食肉の詰め物では *L. monocytogenes* など），集団発生のデータは，これらの微生物がすべてのペストリー製品に対する重大な懸念であることを示していない。

管理手段

加熱調理

適切な加熱調理工程により，クリームまたはカスタード詰め物中の食品由来病原体が死滅する。*L. monocytogenes*，黄色ブドウ球菌およびサルモネラ属菌は，凝固過程の後，カスタードを再度ボイルすることで死滅する。また，カスタードをパイの皮ごと焼くことで，これらの細菌が死滅することもあるが，加熱調理が不十分で一部の細菌が生残する場合がある。例えば，卵が固まる最低温度（78℃）ではすべてのブドウ球菌は死滅せず，91～93℃で死滅する（Kintner & Mangel, 1953）。

カスタードの場合，60℃では10^7個のサルモネラ属菌を死滅させるのに19分を要し，10^7個の黄色ブドウ球菌を死滅させるのに59分を要した。この時間は65.7℃では短縮し，10^7個のサルモネラ属菌を死滅させるのに3.5分，10^7個のブドウ球菌を死滅させるのに6.6分であった（Angelotti *et al*., 1961b）。

卵白の供給者は卵白を殺菌する必要があり，ほとんどの国では殺菌が必要であるが，サルモネラ属菌がペストリーのトッピングに使用されるメレンゲで生残していることがある。ホイップした卵白に熱いシロップを加え，再度ホイップすることで一部のサルモネラ属菌は死滅するが，この加工に依存することはできない。

衛生

ほとんどの場合，汚染は詰め物を冷やしている最中に，あるいは取り扱い中に起こる。約半数の人間は皮膚や粘膜にブドウ球菌を保菌しているため，人間と詰め物が直接接触することで黄色ブドウ球菌が持ち込まれる可能性がある（Surkiewicz, 1966）。最良の衛生条件下で行う製パン法では，黄色ブドウ球菌を全く含有しないクリーム入りペストリーを作ることができるが，衛生条件の悪い場合には通常作ることはできない（Surkiewicz, 1966）。加熱調理され，冷却された詰め物中の黄色ブドウ球菌のレベルは，人間との接触の程度の指標として使用することができる。

最も高いレベルの衛生規範のみが，加熱調理後に冷却されるクリームやカスタードの詰め物を処理するのに適合する。詰め物は，埃や材料として使用される乾燥食品および混合されたバッターからの汚染から守られなければならない。加熱済み食品区域の設備および従業員は原材料と接触するべきではない。調理器具はステンレス製であり，設備が特に定置洗浄プログラム用に設計されていない限り，毎日の洗浄時に解体する必要がある（ICMSF, 1980；第17章）。温度管理または成分調製などの他の管理手段が用いられていない場合，4時間ごとに器具を洗浄・消毒して微生物の増殖を防ぐ必要がある。一部の設備（例えばコンベアーベルト）は継続的に洗浄・消毒する。製品と接触する従業員は最少人数にし，完全な衛生規範を守る必要がある。加熱調理後のペストリーやその他焼成された製品が，病原細菌やA型肝炎などのウイルスの保菌者による不衛生な取り扱いにより汚染された場合，深刻な結果をもたらす（ICMSF, 1980；第17章）。

冷蔵

潜在的な病原体の増殖および毒素産生を防ぐため，5℃以下での冷蔵がほとんどの詰め物には必要である。技術の進んだ国の食品保護当局では，このような冷蔵法を求めている（Silliker & McHugh, 1967 ; IFT, 2002）。

最初に適切な冷蔵が必要であるのは，加熱調理した詰め物の冷却工程である。室温での予冷は不十分である（Longrée, 1964）。また，中央部が数時間温かいままであり，その間に病原体が増殖する可能性があるため，大量に冷蔵庫で冷却しても効率が悪い。材料変更など他の方法での増殖の制御を確認する場合を除いて，製品は4時間以内に黄色ブドウ球菌およびサルモネラ属菌が増殖する温度域（7～46℃）を通過する必要がある（Hodge, 1960 ; Angelotti *et al.*, 1961a）。これを達成するために，冷却を促進させる冷蔵チューブ撹拌機あるいはその他装置による撹拌が必要である（Longrée, 1964）。また，熱い詰め物をペストリーの皮に注入し，その後直ちに冷蔵すべきである。

冷却された詰め物の一部が数分以上危険温度域まで温まらないように，その後，詰め物を迅速に処理する必要がある。器具を頻繁に洗浄しないと，器具に残存する食品原材料が数時間残る場合がある。最終的には，完成したペストリーの運搬や小売店での保存は5℃以下の冷蔵温度で維持される必要がある。

材料

従来のクリーム詰め物は卵，ミルク，ショートニング，砂糖，トウモロコシ澱粉もしくは小麦粉，塩，バニラや他の調味料および水を含んでいる（Bryan, 1976）。合成クリーム詰め物は，主として植物油，安定化剤，乳化剤および水で作られる。それらはさらに，砂糖，着色剤，調味料，果実ピューレ，粉ミルクおよび澱粉を含む場合がある（Surkiewicz, 1966）。水分活性が十分に高い場合，大部分は黄色ブドウ球菌を含む種々の細菌の増殖を促進すると考えられる（Crisley *et al.*, 1964 ; Surkiewicz, 1966 ; Silliker, 1969）。ミルクあるいは少量の卵を加えることで，黄色ブドウ球菌の増殖が著しく促進される（Crisley *et al.*, 1964）。

培養条件によるが，黄色ブドウ球菌の毒素産生の最低pHは4.5であり，サルモネラ属菌の増殖では3.8である（ICMSF, 1996）。製パン施設で使用される多くのカスタードのpHは5.8～6.6であり（Bryan, 1976），これらの細菌にはほぼ最適な範囲である。pH調整剤が病原体の増殖を防ぐために，これらのカスタードのpHを低下させるよう使用される場合がある。

材料の変化は，水分活性や，病原体が増殖することを可能にするその他の要因に変化をもたらすことがある。例えば，ショートニングを高い比率で使用することにより，その他の場合と比べてケーキ用バッターにより多くの水を取り込むことができる。この増加が糖度の増加を伴わない場合，最終製品の水分活性の上昇により病原体が増殖する場合がある（Bryan, 1976）。

水分活性が0.87未満の場合，黄色ブドウ球菌は毒素生産を起こすことができない（ICMSF, 1996）。黄色ブドウ球菌は湿ったカスタードでは比較的急速に増殖するが，焼いたカスタード・パイの表面は著しく脱水されるため，黄色ブドウ球菌は極めて遅い増殖しかできない（Preonas *et al.*, 1969）。

室温で長期間保存されるにもかかわらず，“バター・クリーム”詰め物は極めて安全性に優れている。バター・クリームの水分活性は，糖：水比を変えることで細菌増殖を抑制するのに十分に低くできる。黄色ブドウ球菌の増殖は，時には1.8：1の比率（あるいはグルコースまたは転化糖が使用される場合は0.9：1の比率）で起こる。しかし，2.1：1〜3.0：1のショ糖：水比では，通常増殖は起こらない。しかし，比率2.7：1の“バター・クリーム”詰め物と水分活性が詰め物よりも高かったケーキとの接触部分では増殖が生じた（Silliker & McHugh, 1967）。

食肉とカレーの詰め物は一般的に世界的に使用される。例として，春巻，タパス，ピザ，点心，ソーセージロール，ピロシキ，エンパナーダなどである。温度管理の不備で，病原体がこれらの製品中で増殖する場合がある。加熱食肉製品に使用される管理手段は，この種の製品での腐敗・変敗および病原体の増殖を防ぐのにも適切である（第1章および第2章）。

保存料

ケーキの場合，ソルビン酸はバッター全体の0.03〜0.125％のレベルで有効であるが，風味に悪影響を及ぼす場合がある（Pyler, 1973；Seiler, 1964）。

最適な微生物培地である詰め物での黄色ブドウ球菌の増殖は，保存料（詰め物や皮に入れられるか，あるいは表面に散布される）を添加することで予防される。最も効果的なのは，プロピオン酸，ソルビン酸や安息香酸などの弱酸もしくはその塩類であり，通常約0.1％の濃度で添加される（Schmidt *et al.*, 1969；Preonas *et al.*, 1969；Pyler, 1973）。詰め物のpHを，高い割合で酸が解離されないpH 3〜5に低下させることでその有効性が高くなる。

検査

サルモネラ属菌に対する製造環境の定期的なサンプル採取は，潜在的な増殖部位を特定するのに有用である。同様のモニタリングは，*L. monocytogenes*の増殖を促進する冷蔵調理済み製品にも有用である。焼成により増殖形病原体が死滅し，脱水された外皮は増殖を防ぐため，完全に焼かれたペストリーの定期的な検査はほとんど意味がない。好気性細菌数あるいは大腸菌群数は，加熱調理後の詰め物を含む製品の工程管理をモニタリングするのに有用な指標となる。

腐敗・変敗

ペストリー製品は，パンの項で記述した他の焼成製品と同様の腐敗・変敗フローラに影響を受けやすい。真菌の増殖は管理の不備の第一の指標である。

参考文献

Abdel-Kader, M.I.A., Moubasher, A.H. and Abdel-Hafez, S.I.I. (1979). Survey of the mycoflora of barley grains in Egypt. *Mycopathologia*, **69**, 143–7.

Abramson, D., Clear, R.M. and Nowicki, T.W. (1987). *Fusarium* species and trichothecene mycotoxins in suspect samples of

1985 Manitoba wheat. *Can. J. Plant Sci.*, **67**, 611–9.
Adler, A., Lew, H., Brodacz, W., Edinger, W. and Oberforster, M. (1995) Occurrence of moniliformin, deoxynivalenol, and zearalenone in durum wheat (*Triticum durum* Desf.). *Mycotoxin Res.*, **11**, 9–15.
Angelotti, R., Foter, M.J. and Lewis, K.H. (1961a). Time–temperature effects on salmonellae and staphylococci in foods. I. Behavior in refrigerated foods. II. Behavior at warm holding temperatures. *Am. J. Public Health*, **51**, 76–88.
Angelotti, R., Foter, M.J. and Lewis, K.H. (1961b). Time–temperature effects on salmonellae and staphylococci in foods. III. Thermal death time studies. *App. Microbiol.*, **9**, 308–15.
Annis, P. (1990a) Requirements for fumigation and controlled atmospheres as options for pest and quality control in stored grain, in *Fumigation and Controlled Atmosphere Storage of Grain. Proceedings of an International Conference* (eds B.R. Champ, E. Highley and H.J. Banks), Australian Center for International Agricultural Research, Canberra, A.C.T., pp. 20–8.
Annis, P. (1990b) Sealed storage of bag stacks: status of the technology, in *Fumigation and Controlled Atmosphere Storage of Grain. Proceedings of an International Conference* (eds B.R. Champ, E. Highley and H.J. Banks), Australian Center for International Agricultural Research, Canberra. A.C.T., pp. 203–10.
Arp, L.H. and Richard, J.L. (1979). Intoxication of dogs with the mycotoxin penitrem A. *J. Am. Vet. Med. Assoc.*, **175**, 565–6.
Austwick, P. (1984). Human mycotoxicosis—past, present and future. *Chem. Indy (Lond.)*, **15**, 547–51.
Ayerst, G. (1969). The effects of moisture and temperature on growth and spore germination in some fungi. *J. Stored Products Res.*, **5**, 669–87.
Barnes, G.H. and Edwards, A.T. (1992) An investigation into an outbreak of *Salmonella enteritidis* phage type 4 infection and the consumption of custard slices and trifles. *Epidemiol. Infect.* **109**, 397–403.
Beuchat, L.R. (1987) Traditional fermented food products, in *Food and Beverage Mycology* (ed L.R. Beuchat), Van Nostrand Reinhold, New York, pp. 269–306.
Bezuidenhout, S.C., Gelderblom, W.C.A., Gorst-Allman, C.P., Horak, R.M., Marasas, W.F.O., Spiteller, G. and Vleggaar, R. (1988). Structure elucidation of fumonisins, mycotoxins from *Fusarium moniliforme. J. Chem. Soc., Chem. Commun., 1988*, 743–5.
Bhat, R.V., Vasanthi, S., Rao, B.S., Rao, N.R., Rao, V.S., Nagaraja, K.V., Bai, R.G., Prasad, C.A.K., van Chinathan, S., Roy, R., Saha, S., Mukherjee, A., Ghosh, P.K., Toteja, G.S. and Saxena, B.N. (1997) Aflatoxin B_1 contamination in maize samples collected from different geographical regions of India: a multicentre study. *Food Addit. Contam.*, **14**, 151–6.
Blaney, B.J. (1981). Aflatoxin survey of maize from the 1978 crop in the South Burnett region of Queensland. *Queensland J. Agric. Animal Sci.*, **38**, 7–12.
Blaney, B.J., Ramsey, M.D. and Tyler, A.L. (1986). Mycotoxins and toxigenic fungi in insect-damaged maize harvested during 1983 in Far North Queensland. *Aust. J. Agric. Sci.*, **37**, 235–44.
Breitholtz-Emanuelsson, A., Olsen, M., Oskarsson, A., Palminger, I. and Hult, K. (1993) Ochratoxin A in cow's milk and human milk with corresponding human blood samples. *J. Assoc. Off. Anal. Chem. Int.*, **76**, 842–6.
Breuer, T. (1999) CDC investigations: the May 1998 outbreak of *Salmonella agona* linked to cereal. *Cereal Foods World*, **44**, 185–6.
Brooks, M.A. (1969) General relationships between microorganisms and insects, in *Proceedings, Symposium on Biological Contamination of Grain and Animal Byproducts*, University of Minnesota, Minneapolis, MN, pp. 17–20.
Brown, R.L., Cotty, P.J. and Cleveland, T.E. (1991). Reduction in aflatoxin content of maize by atoxigenic strains of *Aspergillus flavus. J. Food Protect.*, **54**, 623–6.
Brown, R.L., Cotty, P.J., Cleveland, T.E. and Widstrom, N.W. (1993). Living maize embryo influences accumulation of aflatoxin in maize kernels. *J. Food Protect,.* **56**, 967–71.
Brown, R.L., Cleveland, T.E., Payne, G.A., Woloshuk, C.P., Campbell, K.W. and White, D.G. (1995) Determination of resistance to aflatoxin production in maize kernels and detection of fungal colonization using an *Aspergillus flavus* transformant expressing *Escherichia coli* β-glucuronidase. *Phytopathology*, **85**, 983–9.
Brown, R.L., Chen, Z.Y., Cleveland, T.E. and Russin, J.S. (1999) Advances in the development of host resistance in corn to aflatoxin contamination by *Aspergillus flavus. Phytopathology*, **89**, 113–7.
Brown, R.L., Chen, Z.Y., Menkir, A., Cleveland, T.E., Cardwell, K., Kling, J. and White, D.G. (2001) Resistance to aflatoxin accumulation in kernels of maize inbreds selected for ear rot resistance in West and Central Africa. *J. Food Protect.*, **64**, 396–400.
Bryan, F.L. (1976). Public health aspects of cream-filled pastries. A review. *J. Milk Food Technol.*, **39**, 289–96.
Bullerman, L.B. and Hartung, T.E. (1973). Mycotoxin-producing potential of molds isolated from flour and bread. *Cereal Sci. Today*, **18**, 346–7.
Bullerman, L.B., Baca, J.M. and Stott, W.T. (1975). An evaluation of potential mycotoxin-producing molds in corn meal. *Cereal Foods World*, **20**, 248–50, 253.
Burgess, L.W., Dodman, R.L., Pont, W. and Mayers P. (1981). *Fusarium* diseases of wheat, maize and grain sorghum in Eastern Australia, in *Fusarium: Diseases, Biology and Taxonomy* (eds P.E. Nelson, T.A. Toussoun and R.J. Cook), Pennsylvania State University Press, University Park, Pennsylvania, pp. 64–76.
Burgess, L.W., Summerell, B.A., Bullock, S., Gott, K.P. and Backhouse, D. (1994) *Laboratory Manual for Fusarium Research*, 3rd edn, University of Sydney, Sydney.
Carvajal, M. and Arroyo, G. (1997) Management of aflatoxin contaminated maize in Tamaulipas, Mexico. *J. Agric. Food Chem.*, **45**, 1301–5.
Capparelli, E. and Mata, L. (1975) Microflora of maize prepared as tortillas. *Appl. Microbiol.*, **26**, 802–6.
CDC (Centers for Disease Control and Prevention). (1998) Multistate outbreak of *Salmonella* serotype Agona infections linked to toasted oats cereal—United States, April–May, 1998. *Morbid. Mortal. Wkly Rep.*, **47**, 462–4.

CDC. (2000) CDC Surveillance summaries, March 17, 2000. *Morbid. Mortal. Wkly Rep. 2000*, **49** (No. SS-1), 27–45.
Champ, B.R. and Highley, E. (eds) (1988) *Bulk Handling and Storage of Grain*, ACIAR Proceedings No. 22. Australian Center for International Agricultural Research, Canberra, A.C.T.
Champ, B.R., Highley, E. and Banks, H.J. (eds) (1990) *Fumigation and Controlled Atmosphere Storage of Grain*, ACIAR Proceedings No. 25, Australian Center for International Agricultural Research, Canberra, A.C.T.
Christensen. C.M. (1965) Deterioration of stored grains by molds. *Wallerstein Lab. Commun.*, **19**, 31–48.
Christensen, C.M. (1978) Moisture and seed decay, in *Water Deficits and Plant Growth* (ed T.T. Koslowski), *volume 5, Water and Plant Diseases*, Academic Press, New York. pp. 199–219.
Christensen, C.M. (1987) Field and storage fungi, in *Food and Beverage Mycology* (ed L.R. Beuchat), 2nd edn, Van Nostrand Reinhold, New York. pp. 211–32.
Christensen, C.M. and Cohen, M. (1950) Numbers, kinds and sources of molds in flour. *Cereal Chem.*, **27**, 178–85.
Christensen, C.M. and Gordon, DR. (1948) Mold flora of stored wheat and corn and its relation to heating of moist grain. *Cereal Chem.*, **25**, 40–51.
Christensen, C.M. and Kaufmann, H.H. (1964) *Questions and Answers Concerning Spoilage of Stored Grains by Storage Fungi*, Agricultural Extension Service, US Dept of Agriculture, University of Minnesota, St Paul, Minnesota.
Christensen, C.M. and Kaufmann, H.H. (1974) Microflora, in *Storage of Cereal Grains and Their Products*, Monograph Ser. 5, Am. Assoc. Cer. Chem., St. Paul, Minnesota, pp. 158–92.
Christensen, C.M. and Kaufmann, H.H. (1977a) Good grain storage. Agricultural Extension Service, Extension Folder 226. University of Minnesota, St. Paul, Minnesota.
Christensen, C.M. and Kaufmann, H.H. (1977b) Spoilage, heating, binburning and fireburning: their nature, cause and prevention in grain. *Feedstuffs*, **49**, 39, 47.
Christensen, C.M. and Kennedy. B.W. (1971) Filamentous fungi and bacteria in macaroni and spaghetti products. *Appl. Microbiol.*, **21**, 144–6.
Christensen, C.M. and Meronuck, R.A. (1986) *Quality Maintenance in Stored Grains and Seeds*, University of Minnesota Press, Minneapolis, Minnesota.
Christensen, C.M., Papavisas, G.C. and Benjamin, C.R. (1959) A new halophilic species of *Eurotium*. *Mycologia*, **51**, 636–40.
Ciegler, A. and Kurtzman, C.P. (1970) Penicillic acid production by blue-eye fungi on various agricultural commodities. *App. Microbiol.*, **20**, 761–4.
Cole, R.J., Kirksey, J.W., Cutler, H.G., Doupoik, B.L. and Peckham, J.C. (1973) Toxin from *Fusarium moniliforme*: effects on plants and animals. *Science, N.Y*. **179**, 1324–6.
Collar, E.C., Benedito de Barber, C. and Martinez-Anaya, M.A. (1994) Microbial sour doughs influence acidification properties and breadmaking potential of wheat dough. *J. Food Sci.*, **59**, 629–33.
Crisley, F.D., Angelotti, R. and Foter, M.J. (1964) Multiplication of *Staphylococcus aureus* in synthetic cream fillings and pies. *Public Health Rep.*. **79**, 369–76.
Dack, G.M. (1961) Public health significance of flour bacteriology. *Cereal Sci. Today*, **6**, 9–10.
Davis, N.D. and Diener, U.L. (1983) Some characteristics of toxigenic and nontoxigenic isolates of *Aspergillus flavus* and *Aspergillus parasiticus*, in *Aflatoxin and Aspergillus flavus in Corn* (eds U.L. Diener, R.L. Asquith and J.W. Dickens), Auburn University, Auburn, AL, pp. 1–5.
Denny, C.B., Goeke, D.J. and Steinberg, R. (1969) *Inoculation Tests of Clostridium botulinum in Canned Breads with Special Reference to Water Activity*. Research Report 4–69, Washington Research Laboratories, National Canners Association. Washington, DC.
Deibel, K.E. and Swanson, K.M.J. (2001) Cereal and cereal products, in *Compendium of Methods for the Microbiological Examination of Foods* (eds F.P. Downes and K. Ito), 4th edn, Am. Public Health Assoc., Washington, DC, pp. 549–53.
Donnelly, B.J. (1991) Pasta: raw materials and processing, in *Handbook of Cereal Science and Technology* (eds K.J. Lorenz and K. Kulp), Marcel Dekker, New York, pp. 763–92.
Doulia, D., Katsinis, G. and Mougin, B. (2000) Prolongation of the microbial shelf life of wrapped part baked baguettes. *Int. J. Food Prop.*, **3**, 447–57.
Dowd, P.F., Vega, F.E., Nelsen, T.C. and Richard, J.L. (1998) Dusky sap beetle mediated dispersal of *Bacillus subtilis* to inhibit *Aspergillus flavus* and aflatoxin production in maize (*Zea mays* L). *Biocontrol Sci. Technol.*, **8**, 221–35.
Dalcero, A., Torres, A., Etcheverry, M., Chulze, S. and Varsavsky, E. (1997) Occurrence of deoxynivalenol and *Fusarium graminearum* in Argentinian wheat. *Food Additives Contaminants*, **14**, 11–4.
El-Dessouki, S. (1992) Ochratoxin A in beer. *Deutsche Lebensmittel-Rundschau*, **88**, 354–5.
Engel, G. and Teuber, M. (1973) Simple aid for the identification of *Penicillium roqueforti* Thom. *Eur. J. Appl. Microbiol. Biotechnol.*, **6**, 107–11.
Eskola, M., Parikka, P. and Rizzo, A. (2001) Trichothecenes, ochratoxin A and zearalenone contamination and *Fusarium* infection in Finnish cereal samples in 1998. *Food Addit. Contaminants*, **18**, 707–18.
Eyles, M.J., Moss, R. and Hocking, A.D. (1989) The microbiological status of Australian flour and the effects of milling procedures on the microflora of wheat and flour. *Food Aust.*, **41**, 704–8.
Fanse, H.A. and Christensen, C.M. (1966) Invasion of fungi of rice stored at moisture contents of 13.5–15.5%. *Phytopathology*, **56**, 1162–4.
Fazekas, B., Hajdu, E.T., Tar, A.K. and Tanyi, J. (2000) Natural deoxynivalenol (DON) contamination of wheat samples grown in 1998 as determined by high-performance liquid chromatography. *Acta Vet. Hungarica*, **48**, 151–60.
Fenton, P.A., Dobson, K.W., Eyre, A. and McKendrick, M.W. (1984) Unusually severe food poisoning from vanilla slices. *J. Hyg. (Camb.)*, **93**, 377–80.
Flannigan, B. (1970) Comparison of seed-borne mycofloras of barley, oats and wheat. *Trans. Br. Mycol. Soc.*, **55**, 267–76.

Fox, D., Andrade, M., Depalo, M. *et al.* (1989) Arnott's continuous fermentation process. *Aust. J. Biotechnol.*, **3**, 139, 141–2.

Frank, H.K. (1991) Food contamination by ochratoxin A in Germany, in *Mycotoxins, Endemic Nephropathy and Urinary Tract Tumours* (eds M. Castegnaro, R. Pleština, G. Durheimer, I.N. Chenozemsky and H. Bartsch), International Agency for Research on Cancer, Lyon, pp. 77–81.

Frisvad, J.C. (1989) The connection between the Penicillia and Aspergilli and mycotoxins with special emphasis on misidentified isolates. *Arch. Environ. Contamin. Toxicol.*, **18**, 452–67.

Frolich, A.A., Marquardt, R.R. and Omiuski, K.H. (1991) Ochratoxin A as a contaminant in the human food chain: a Canadian perspective, in *Mycotoxins, Endemic Nephropathy and Urinary Tract Tumours* (eds M. Castegnaro, R. Pleština, G. Durheimer, I.N. Chenozemsky and H. Bartsch), International Agency for Research on Cancer, Lyon, pp. 139–43.

Fuller, J.G. (1968) *The Day of St. Anthony's Fire*, McMillan Co., New York.

Fung, D.Y.C. (1995) Microbiological considerations in freezing and refrigeration of bakery foods, in *Frozen and Refrigerated Doughs and Batters* (eds K. Kulp, K. Lorenz and J. Brummer), American Association of Cereal Chemists, pp. 119–254.

Gareis, M., Martlbauer, E., Bauer, J. and Gedek, B. (1988) Bestimmung von Ochratoxin A, in Muttermilch. *Zeitschrift für Lebensmittel-Untersuchung und-Forschung*, **186**, 114–7.

Gareis, M. (1999) [Contamination of German malting barley and of malt-produced from it with the mycotoxins ochratoxin A and B]. *Archiv fur Lebensmittelhygiene*, **50**, 83–7.

Gelderblom, W.C.A., Jaskiewicz, K., Marasas, W.F.O. *et al.* (1988) Fumonisins—novel mycotoxins with cancer-promoting activity produced by *Fusarium moniliforme*. *Appl. Environ. Microbiol.*, **54**, 1806–11.

Gilbert, R.J., Stringer, M.F. and Peace, T.C. (1974) The survival and growth of *Bacillus cereus* in boiled and fried rice in relation to outbreaks of food poisoning. *J. Hyg.*, **73**, 433–44.

Glass, K.H. and Doyle, M.P. (1991) Relationship between water activity of fresh pasta and toxin production by proteolytic *Clostridium botulinum*. *J. Food Prot.*, **54**, 162–5.

Goepfert, J.M., Spira, W.M. and Kim, H.U. (1972) *Bacillus cereus*: food poisoning organism. A review. *J. Milk Food Technol.*, **35**, 213–27.

Gonzalez, H.H.L., Pacin, A., Resnik, S.L. and Martinez, E.J. (1996) Deoxynivalenol and contaminant mycoflora in freshly harvested Argentinian wheat in 1993. *Mycopathologia*, **135**, 129–34.

Grabarkiewicz-Szczesna, J., Kostecki, M., Golinski, P. and Kiecana, I. (2001) Fusariotoxins in kernels of winter wheat cultivars field samples collected during 1993 in Poland. *Nahrung*, **45**, 28–30.

Graver, J.E. van S. (1990) Fumigation and controlled atmospheres as components of integrated commodity management in the tropics, in *Fumigation and Controlled Atmosphere Storage of Grain. Proceedings of an International Conference* (eds B.R. Champ, E. Highley and H.J. Banks), Australian Center for International Agricultural Research, Canberra, A.C.T., pp. 38–52.

Graves, R.R. and Hesseltine, C.W. (1966) Fungi in flour and refrigerated dough products. *Mycopathologia Mycologia Applicata*, **29**, 277–90.

Graves, R.R., Rogers, R.F., Lyons, A.J. and Hesseltine, C.W. (1967) Bacterial and actinocycete flora of Kansas-Nebraska and Pacific Northwest wheat and wheat flour. *Cereal Chem.*, **44**, 288–99.

Greenwood, M.H., Coetzee, E.F.C., Ford, B.M. *et al.* (1984) The microbiology of selected retail food products with an evaluation of viable counting methods. *J. Hyg., Camb.*, **92**, 67–77.

Häggblom, P. (1990) Isolation of roquefortine C from feed grain. *Appl. Environ. Microbiol.*, **56**, 2924–6.

Hald, B. (1991a) Porcine nephropathy in Europe, in *Mycotoxins, Endemic Nephropathy and Urinary Tract Tumours* (eds M. Castegnaro, R. Pleština, G. Durheimer, I.N. Chenozemsky and H. Bartsch), International Agency for Research on Cancer, Lyon, pp. 49–56.

Hald, B. (1991b) Ochratoxin A inhuman blood in European countries, in *Mycotoxins, Endemic Nephropathy and Urinary Tract Tumours* (eds M. Castegnaro, R. Pleština, G. Durheimer, I.N. Chenozemsky and H. Bartsch), International Agency for Research on Cancer, Lyon, pp. 159–64.

Haney, R.L. (1989) Shelf life of corn tortilla extended by preservatives. *Dairy, Food and Environmental Sanitation*, **9**, 552–3.

Hartgen, H. (1983) Mikrobiologische Aspekte zum Keimstatus bei cremehaltigen Konditoreiwaren. *Arch. Lebensm. Hyg.*, **34**, 10–4.

Hartog, B.J. and Kuik, D. (1984) Mycological studies on Dutch rye-bread, in *Microbial Associations and Interactions* (eds I. Kiss, T. Deák and K. Incze), D. Reidel, Dordrecht, Germany, pp. 241–6.

Hell, K., Cardwell, K.F., Setamou, M. and Schulthess, F. (2000) Influence of insect infestation on aflatoxin contamination of stored maize in four agroecological regions in Benin. *African Entomology*, **8**, 169–77.

Hesseltine, C.W. (1965) A millennium of fungi, food and fermentation. *Mycologia*, **57**, 149–97.

Hesseltine, C.W. (1968) Flour and wheat: research on their microbiological flora. *Baker's Digest*, **42**, 40–2, 66.

Hesseltine, C.W. (1979) Some important fermented foods of mid-Asia, the Middle East, and Africa. *J. Am. Oil Chem. Soc.*, **56**, 367–74.

Hesseltine, C.W. and Graves, R.R. (1966) Microbiology of flours. *Econ. Bot.*, **20**, 156–68.

Hesseltine, C.W., Graves, R.R., Rogers, R.F. and Burmeister, H.R. (1969) Aerobic and facultative microflora of fresh and spoiled refrigerated dough products. *App. Microbiol.*, **18**, 848–53.

Hesseltine, C.W., Rogers, R.F. and Shotwell, O.L. (1981) Aflatoxin and mold flora in North Carolina in 1977 corn crop. *Mycologia*, **73**, 216–28.

Hill, R.A. and Lacey, J. (1983) The microflora of ripening barley grain and effects of pre-harvest fungicide application. *Ann. Appl. Biol.*, **102**, 455–65.

Hill, R.A. and Lacey, J. (1984) *Penicillium* species associated with barley grain in the U.K. *Trans. Br. Mycol. Soc.*, **82**, 297–303.

Hocking, A.D. (1990) Responses of fungi to modified atmospheres, in *Fumigation and Controlled Atmosphere Storage of Grain.*

Proceedings of an International Conference (eds B.R. Champ, E. Highley and H.J. Banks), Australian Center for International Agricultural Research. Canberra, A.C.T., pp. 70–82.
Hocking, A.D. and Banks, H.J. (1993) The use of phosphine for inhibition of fungal growth in stored grains, in *Controlled Atmosphere and Fumigation in Grain Storages, an International Conference* (eds S. Navarro and F. Donayahe), Caspit Press, Jerusalem, pp. 173–82.
Hocking, A.D., Holds, K. and Tobin, N.F. (1988) Intoxication by tremorgenic mycotoxin (penitrem A) in a dog. *Aust. Vet. J.*, **65**, 82–5.
Hodge, B.E. (1960) Control of staphylococcal food poisoning. *Public Health Rep.*, **75**, 355–61.
Hohler, D. 1998. Ochratoxin A in food and feed: occurrence, legislation and mode of action. *Zeitschrift fur Ernahrungswissenschaft*, **37**, 2–12.
Hsieh, F., Acott, K. and Labuza, T.P. (1976a) Death kinetics of a pathogen in a pasta product. *J. Food Sci.*, **41**, 516–9.
Hsieh, F., Acott, K. and Labuza, T.P. (1976b) Prediction of microbial death during drying of a macaroni product. *J. Milk Food Technol.* **39**, 619–23.
ICMSF (International Commission on Microbiological Specifications for Foods) (1980) *Microbial Ecology of Foods 1, Factors Affecting Life and Death of Microorganisms*, Academic Press, New York, NY.
ICMSF (1996) *Microorganisms in Foods 5, Characteristics of Microbial Pathogens*, Blackie Academic & Professional, London.
IFT (Institute of Food Technologists) (2001) Evaluation and Definition of Potentially Hazardous Foods. IFT/FDA Contract No. 223-98-2333 Task Order No. 4. www.ift.org/cms/?pid=1000633.
Iizuka, H. (1957) Studies on the microorganisms found in Thai rice and Burma rice. *J. Gen. Appl. Microbiol.*, **3**, 146–61.
Iizuka, H. (1958) Studies on the microorganisms found in Thai rice and Burma rice. Part II. On the microflora of Burma rice. *J. Gen. Appl. Microbiol.*, **4**, 108–19.
Iizuka, H. and Ito, H. (1968) Effect of gamma-irradiation on the microflora of rice. *Cereal Chem.*, **45**, 503–11.
Ingram, M. and Handford, P.M. (1957) The influence of moisture and temperature on the destruction of *Cl. botulinum* in acid bread. *J. Appl. Bacteriol.*, **20**, 442–53.
Ito, H., Shibabe, S. and Iizuka, H. (1971) Effect of storage studies of microorganisms on gamma-irradiated rice. *Cereal Chem.*, **48**, 140–9.
Jiao, Y., Blaas, W., Ruhl, C. and Weber, R. (1994) [Ochratoxin A in foodstuffs (vegetables, cereals, cereal products and beer)]. *Deutsche Lebensmittel-Rundschau*, **90**, 318–21.
Jimenez, M., Santamarina, M.P., Sanchis, V. and Hernandez, E. (1987) Investigation of mycoflora and mycotoxins in stored cereals. *Microbiol. Ailments Nutr.*, **5**, 105–9.
Joffe, A.Z. (1978) *Fusarium poae* and *F. sporotrichioldes* as principal causal agents of Alimentary Toxic Aleukia, in *Mycotoxigenic Fungi, Mycotoxins, Mycotoxicoses—an Encyclopedic Handbook* (eds R.D. Wyllie and L.G. Morehouse), *Volume 3*, Marcel Dekker, New York, pp. 21–86.
Johnson, K.M. (1984) *Bacillus cereus* foodborne illness: an update. *J. Food Protect.*, **47**, 145–53.
Johnson, K.M., Nelson, C.L. and Busta, F.F. (1984) Influence of heating and cooling rates on *Bacillus cereus* spore survival and growth in a broth medium and in rice. *J. Food Sci.*, **49**, 34–9.
Jones, R.H., Duncan, H.E., Payne, G.A. and Leonard, J.L. (1980) Factors influencing infection by *Aspergillus flavus* in silk-inoculated corn. *Plant Dis.*, **64**, 859–63.
Jonsyn, F.E., Maxwell, S.M. and Hendrickse, R.G. (1995) Ochratoxin A and aflatoxins in breast milk samples from Sierra Leone. *Mycopathologia*, **131**, 121–6.
Kameswara Rao, G., Malathi, M.A. and Vijayaraghavan, P.K. (1964) Preservation and packaging of Indian foods. I. Preservation of chapaties. *Food Technol.*, **18**, 108–10.
Kameswara Rao, G., Malathi, M.A. and Vijayaraghavan, P.K. (1966) Preservation and packaging of Indian foods. II. Storage studies on preserved chapaties. *Food Technol.*, **20**, 1070–3.
Kaur, P. (1986) Survival and growth of *Bacillus cereus* in bread, *J. Appl. Bacteriol.*, **60**, 513–6.
Kelly, S.M. and Wallin, J.R. (1986) Systemic infection of maize plants by *Aspergillus flavus*, in *Aflatoxin in Maize, a Proceedings of the Workshop* (eds M.S. Zuber, E.B. Lillehøj and B.L. Renfro), International Maize Improvement and Wheat Improvement Center, Mexico, pp. 187–93.
Kent-Jones, D.W. and Amos, A.J. (1957) *Modern Cereal Chemistry*, 5th edn, Northern Publishers, Liverpool, UK.
Kent, N.L. and Evers, A.D. (1994) *Technology of Cereals*, Pergamon Press, Oxford, New York.
Keoseyan, S.A. (1971) Incidence of *Clostridium perfringens* in dehydrated soup, gravy, and spaghetti mixes. *J. Assoc. Off. Anal. Chem.*, **54**, 106–8.
King, B. (1979) Outbreak of ergotism in Wollo, Ethiopia. Lancet, **i**. 1411.
Kintner, T.C. and Mangel, M. (1953) Survival of staphylococci and salmonellae in puddings and custards prepared with experimentally inoculated dried egg. *Food Res.*, **18**, 492–6.
Kline, L., Sugihara, T.F. and McCready, L.B. (1970) Nature of the San Francisco sour dough French bread process. I. Mechanics of the process. *Baker's Digest*, **44**, 48–50.
Knight, R.A. and Menlove, E.M. (1961) Effect of the bread-baking process on destruction of certain mold spores. *J. Sci. Food Agric.*, **12**, 653–6
Kramer, A. and Farquar, J. (1977) Fate of microorganisms during frozen storage of custard pies. *J. Food Sci.*, **42**, 1138–9.
Kramer, J.M. and Goepfert, R.J. (1989) *Bacillus cereus* and other *Bacillus* species, in *Foodborne Bacterial Pathogens* (ed. M.P. Doyle), Marcel Dekker, New York, pp. 21–70.
Kriek, N.P.J., Marasas, W.F.O. and Thiel, P.G. (1981) Hepato- and cardiotoxicity of *Fusarium verticillioides* (*F. moniliforme*) isolates from southern African maize. *Food and Cosmetics Toxicol.*, **19**, 447–56.
Krishnamachari, K.A.V.R. and Bhat, R.V. (1976) Poisoning by ergoty bajra (pearl millet) in man. *Indian J. Med. Sci.*, **64**, 1624–8.

Krøgh, P. (1987) Ochratoxins in food, in *Mycotoxins in Food* (ed. P. Krøgh), Academic Press, London, pp. 97–121.
Krøgh, P., Hald, B. and Pedersen, E.J. (1973) Occurrence of ochratoxin A and citrinin in cereals associated with mycotoxic porcine nephropathy. *Acta Pathol. Microbiol. Scand. B*, **81**, 689–95.
Kuiper-Goodman, T. (1994) Prevention of human mycotoxicoses through risk assessment and risk management. in *Mycotoxins in Grains: Compounds Other than Aflatoxin* (eds J.D. Miller and H.L. Trenholm), Eagan Press, St Paul, MN, pp. 439–68.
Kuiper-Goodman, T., Scott, PM. and Watanabe, H. (1987) Risk assessment of the mycotoxin zearalenone. *Regulatory Toxicol. Pharmacol.*, **7**, 253–306.
Kulp, K. (1991) Breads and yeast-leavened bakery foods, in *Handbook of Cereal Science and Technology* (eds K.J. Lorenz and K. Kulp), Marcel Dekker, New York, pp. 639–82.
Kuthubutheen, A.J. (1979) Thermophilic fungi associated with freshly harvested rice seeds. *Trans. Br. Mycol. Soc.*, **73**, 357–9.
Lacey, J. (1988) The microbiology of cereal grains from areas of Iran with a high incidence of oesophageal cancer. *J. Stored Products Res.*, **24**, 39–50.
Langseth, W. and Elen, O. (1996) Differences between barley, oats and wheat in the occurrence of deoxynivalenol and other trichothecenes in Norwegian grain. *Phytopathol. Zeitsch.*, **144**, 113–8.
Lamprech, E.D. (1968) Refrigerated dough. *Bulletin of the Association of Food and Drug Officials U.S.*, **32**, 168–73.
Lannuier, G.L. and Matz, S.A. (1967) Refrigerated dough products. *Cereal Sci. Today*, **12**, 478–80.
Le Bars, J. and Escoule, G. (1974) Champignons contaminant les fourrages. Aspects toxicologiques. *Alimentation et in Vie*, **62**, 125–42.
Lee, W.H., Staples, C.L. and Olson, J.C. (1975) *Staphylococcus aureus* growth and survival in macaroni dough and the persistence of enterotoxins in the dried products. *J. Food Sci.*, **40**, 119–20.
Lee, W.Y., Mirocha, C.J., Schroeder, D.J. and Walser, M.M. (1985) TDP-1, a toxic component causing tibial dyschondroplasia in broiler chickens and trichothecenes from *Fusarium roseum* 'Graminearum'. *Appl. Environ. Microbiol.*, **50**, 102–7.
Lee, U.S., Jang, H.S., Tanaka, T., Toyasaki, N. and Sugiura, Y. (1986) Mycological survey of Korean cereals and production of mycotoxins by *Fusarium* isolates. *Appl. Environ. Microbiol.*, **52**, 1258–60.
Legan, J.D. (1994) The microbiological condition of 1994 harvest flours. *Chorleywood Digest*, December, 112–3.
Legan, J.D. (2000) Cereals and cereal products, in *The Microbiological Safety and Quality of Food* (eds B.M. Lund, T.C. Baird-Parker and G.W. Gould), Aspen Publishers, Inc., Gaithersburg, MD.
Lillehøj, E.B. (1983) Effect of environmental and cultural factors on aflatoxin contamination of developing corn kernels, in *Aflatoxin and Aspergillus flavus in Corn* (eds U.L. Diener, R.L. Asquith and J.W. Dickens), Alabama Agricultural Experiment Station, Auburn. AL, pp. 27–34.
Lillehøj, E.B., Fennell, D.I. and Kwolek, W.F. (1976a) *Aspergillus flavus* and aflatoxin in Iowa corn before harvest. *Science, N.Y.*, **193**, 495–6.
Lillehøj, E.B., Kwolek, W.F., Peterson, R.E., Shotwell, O.L. and Hesseltine, C.W. (1976b) Aflatoxin contamination, fluorescence, and insect damage in corn infected a with *Aspergillus flavus* before harvest. *Cereal Chem.*, **53**, 505–12.
Lillehøj, E.B., Kwolek, W.F., Homer, E.S. *et al.* (1980) Aflatoxin contamination of preharvest corn: role of *Aspergillus flavus* inoculum and insect damage. *Cereal Chem.*, **57**, 255–7.
Loeb, J.R. and Mayne, R.Y. (1952) Effect of moisture on the microflora and formation of free fatty acids in rice bran. *Cereal Chem.*, **29**, 163–75.
Longrée, K. (1964) Cooling fluid food under agitation. *J. Am. Dietetic Assoc.*, **31**, 124–32.
López, L.C. and Christensen, C.M. (1967) Effect of moisture content and temperature on invasion of stored corn by *Aspergillus flavus*. *Phytopathology*, **57**, 588–90.
Lutey, R.W. and Christensen, C.M. (1963) Influence of moisture content, temperature and length of storage upon survival of fungi in barley kernels. *Phytopathology*, **53**, 713–17.
Magan, N. and Lacey, J. (1984) Effect of temperature and pH on water relations of field and storage fungi. *Trans. Br. Mycol. Soc.*, **82**, 71–81.
Magri, I., Berveglieri, M., Kumer, E., Contato, E., Sartea, A. and Martinelli, G. (1996) Microbiological quality of alimentary pasta sold in Ferrara. *Igiene Moderna*, **106**, 511–28.
Majumder, S.K. (1974) Control of Microflora and Related Production of Mycotoxins in Stored Sorghum, Rice and Groundnut. Wesley Press, Mysore, India.
Mallick, A.K. and Nandi, B. (198 1) Research: rice. *Rice J.*, **84**, 10–3.
Marasas, W.F.O., Kriek, N.P.J., Steyn, M., van Rensburg, S.J. and van Schalkwyk, D.J. (1978) Mycotoxological investigations on Zambian maize. *Food Cosmet. Toxicol.*, **16**, 39–45.
Marasas, W.F.O., van Rensburg, S.J. and Mirocha, C.J. (1979) Incidence of *Fusarium* species and the mycotoxins, deoxynivalenol and zearalenone, in corn produced in esophageal cancer areas in Transkei. *J. Agric. Food Chem.*, **27**, 1108–12.
Marasas, W.F.O., Wehner, F.C., van Rensburg, S.J. and van Schalkwyk, D.J. (1981) Mycoflora of corn produced in human esophageal cancer areas in Transkei, southern Africa. *Phytopathology*, **71**, 792–6.
Marasas, W.F.O., Nelson, P.E. and Tousson, T.A. (1984) *Toxigenic Fusarium Species: Identity and Mycotoxicology*, Pennsylvania State University Press, University Park, PA.
Marasas, W.F.O., Kellerman, T.S., Gelderblom, W.C.A., Coetzer, J.A.W., Thiel, P.G. and van der Lugt, J.J. (1988) Leukoencephalomalacia in a horse induced by fumonisin B_1 isolated from *Fusarium moniliforme*. *Onderspoort J. Vet. Res.*, **55**, 197–203.
Martin, C.R. and Sauer, D.B. (1976) Physical and biological characteristics of grain dust. *Trans. ASAE*, **19**, 720–3.
Massa, S., Trovatelli, L.D. and Vasta, E. (1986) [Microbiological testing of pasta made with eggs]. *Tecnica Molitoria*, **37**, 267–72.
Matossian, M.K. (1981) Mold poisoning: an unrecognized English health problem, 1550–1800. *Med. His.*, **25**, 73–84.
Matossian, M.K. (1989) *Poisons of the Past: Molds, Epidemics, and History*. Yale University Press, New Haven. CT.

McKinley, T.W. and Clarke, E.J. (1964) Imitation cream filling as a vehicle of staphylococcal food poisoning. *J. Milk Food Technol.* **27**, 302–4.
Meiering, A.G., Bakker-Arkema, F.W. and Bickert, W.G. (1966) Short time scaled storage of high moisture small grains. *Michigan Agricultural Experiment Station, Q. Bull.*, **48**, 465–70.
Meloni, P., Sau, M., Schintu, M. and Contu, A. (1996) Microbial counts in fresh pasta with or without filling. *Igiene Moderna*, **105**, 55–62.
Micco, C., Ambruzzi, M.A., Miraglia, M., Brera, C., Onori, R. and Benelli, L. (1991) Contamination of human milk with ochratoxin A, in *Mycotoxins, Endemic Nephropathy and Urinary Tract Tumours* (eds M. Castegnaro, R. Pleština, G. Dirheimer, I.N. Chernozemsky and H. Bartsch), International Agency for Research on Cancer, Lyon, pp.105–8.
Micco, C., Miraglia, M., Brera, C., Corneli, S. and Ambruzzi, A. 1995. Evaluation of ochratoxin A level in human milk in Italy. *Food Additives and Contaminants*, **12**, 351–354.
Michard, J., Jardy, N., Audiger, M.-T. and Gey, J.L. (1986) Coliforms and fecal coliforms in cream-filled pastries. *Microbial Aliment. Nutrition*, **4**, 205–16.
Miller, J.D. (1994) Epidemiology of *Fusarium* ear diseases of cereals, in *Mycotoxins in Grain: Compounds other than Aflatoxin* (eds J.D. Miller and H.L. Trenholm), Eagan Press, St Paul, MN, pp.19–36.
Mills, J.T. (1989) *Spoilage and Heating of Stored Agricultural Products*, Canadian Government Publishing Center, Ottawa, Ontario.
Milner, M. and Geddes, W.F. (1946) Grain storage studies. IV. Biological and chemical factors involved in the spontaneous heating of soybeans. *Cereal Chem.*, **23**, 449–70.
Milner, M., Christensen, C.M. and Geddes, W.F. (1947) Grain storage studies. VI. Wheat respiration in relation to moisture content, mold growth, chemical deterioration, and heating. *Cereal Chem.*, **24**, 182–9.
Mislivec, P.B. and Tuite, J. (1970) Species of *Penicillium* occurring in freshly-harvested and in stored dent corn kernels. *Mycologia*, **62**, 67–74.
Mora, M. and Lacey, J. (1997) Handling and aflatoxin contamination of white maize in Costa Rica. *Mycopathologia*, **138**, 77–89.
Morita, T.N. and Woodburn, M.J. (1977) Stimulation of *Bacillus cereus* growth by protein in cooked rice combinations. *J. Food Sci.*, **42**, 1232–5.
Moubasher, A.H., Elnaghy, M.A. and Abdel-Hafez, S.I. (1972) Studies on the fungus flora of three grains in Egypt. *Mycopathol. Mycol. Appl.*, **47**, 261–74.
Mukherjee, S.K., Albury, M.N., Pederson, C.S., van Veen, A.G. and Steinkraus, K.H. (1965) Role of *Leuconostoc mesenteroides* in leavening the batter of idli, a fermented food of India. *App. Microbiol.*, **13**, 227–31.
Müller, H.M. and Schwadorf, K. (1993) A survey of the natural occurrence of *Fusarium* toxins in wheat grown in a southwestern area of Germany. *Mycopathologia*, **121**, 115–21.
NCTR (National Center for Toxicological Research) (2001) *TR-496. Toxicology and Carcinogenesis Studies of Fumonisin B_1 (CAS No. 116355-83-0) in F3441N Rats and B6C3F$_1$ Mice (Feed Studies).* NIH Publication No. 01-3955, Washington.
Northolt, M.D., van Egmond, H.P. and Paulsch, W.E. (1979) Ochratoxin A production by some fungal species in relation to water activity and temperature. *J. Food Prot.*, **40**, 778–81.
Osborne, B.G. and Willis, K.H. (1984) Studies into the occurrence of some trichothecene mycotoxins in UK home-grown wheat and imported wheat. *J. Sci. Food Agric.*, **35**, 579–83.
Ostovar, K. and Ward, K. (1976) Detection of *Staphylococcus aureus* from frozen and thawed convenience pasta products. *Lebensmittel Wissenschaft und Technologie*, **9**, 218–19.
Ottaviani, F. and Arvati, G. (1986) Experimental evaluation of the possibility of formation of *Staphylococcus aureus* toxins in egg pasta. *Tecnica Molitoria*, **37**, 902–8.
Papavisas, G.C. and Christensen, C.M. (1958) Grain storage studies. XXVI. Fungus invasion and deterioration of wheats stored at low temperatures and moisture contents of 15 to 18 percent. *Cereal Chem.*, **35**, 27–34.
Park, C.E., Szabo, R. and Jean, A. (1988) A survey of wet pasta packaged under a CO_2:N (20:80) mixture for staphylococci and their enterotoxins. *Can. Inst. Food Sci. Technol. J.*, **21**, 109–11.
Park, K.-J. and Lee, Y.-W. (1990) National occurrence of *Fusarium* mycotoxins in Korean barley samples harvested in 1987 and 1989. *Proc. Japn. Assoc. Mycotoxicol.*, **31**, 37–41.
Patel, T.B., Bowman, T.J. and Dallal, U.C. (1958) An epidemic of ergot poisoning through infected bajra (*Pennisetum typhoideum*) in southern parts of Bombay state. *Indian J. Med. Sci.*, **12**, 257–61.
Pelhate, J. (1976) Microflora of moist maize: determination of its development. *Bull. Org. Eur. Mediterr. Prot. Plant. (European and Mediterranean Plant Protection Organization Bulletin)*, **6**, 91–100.
Petkova-Bocharova, T. and Castegnaro, M. (1991) Ochratoxin A in human blood in relation to Balkan Endemic Nephropathy and urinary tract tumours in Bulgaria, in *Mycotoxins, Endemic Nephropathy and Urinary Tract Tumours* (eds M. Castegnaro, R. Pleština, G. Dirheimer, I.N. Chernozemsky and H. Bartsch), International Agency for Research on Cancer, Lyon, pp. 135–7.
Pettersson, H., Hedman, R., Engstrom, B., Elwinger, K. and Fossum, O. (1995) Nivalenol in Swedish cereals: occurrence, production and toxicity towards chickens. *Food Addit. Contaminants*, **12**, 373–6.
Pettersson, H., Kiessling, K.H. and Sandholm, K. (1986) Occurrence of the trichothecene mycotoxin deoxynivalenol (vomitoxin) in Swedish-grown cereals. *Swed. J. Agric. Res.*, **16**, 179–82.
Pinegar, J.A. and Cooke, E.M. (1985) *Escherichia coli* in retail processed food. *J. Hyg., Camb.*, **95**, 39–46.
Pitt, J.I. (1975) Xerophilic fungi and the spoilage of foods of plant origin, in *Water Relations of Foods* (ed. R.B. Duckworth), Academic Press, London, pp. 273–307.
Pitt, J.I. (1987) *Penicillium viridicatum. Penicillium verrucosum* and production of ochratoxin A. *Appl. Environ. Microbiol.*, **53**, 266–9.
Pitt, J.I. and Hocking, A.D. (1997) *Fungi and Food Spoilage*, 2nd edn, Aspen Publishers, Gaithersburg, MD.

Pitt, J.I., Hocking, A.D., Bhudhasamai, K., Miscamble, B.F., Wheeler, K.A. and Tanboon-Ek, P. (1993) The normal mycoflora of commodities from Thailand. 1. Nuts and oilseeds. *Int. J. Food Microbiol.*, **20**, 211–26.
Pitt, J.I., Hocking, A.D., Bhudhasamai, K., Miscamble, B.F., Wheeler, K.A. and Tanboon-Ek, P. (1994) The normal mycoflora of commodities from Thailand. 2. Beans, rice, small grains and other commodities. *Int. J. Food Microbiol.*, **23**, 35–53.
Pitt, J.I., Hocking, A.D., Miscamble, B.F., Dharmaputra, O.S., Kuswanto, K.R., Rahayu, E.S. and Sardjono. (1998a) The mycoflora of food commodities from Indonesia. *J. Food Mycol.*, **1**, 41–60.
Pitt, J.I., Hocking, A.D., Jackson, K.L., Mullins, J.D. and Webley, D.J. (1998b) The occurrence of *Alternaria* species and related mycotoxins in international wheat. *J. Food Mycol.*, **1**, 103–13.
Preonas, D.L., Nelson, A.I., Ordal, Z.J., Steinberg, M.P. and Wei, L.S. (1969) Growth of *Staphylococcus aureus* MF31 on the top and cut surfaces of southern custard pies. *App. Microbiol.*, **18**, 68–75.
Pyler, E.J. (1973) *Baking Science and Technology*, Siebel, Chicago, IL, pp. 210–21.
Rafai, P., Bata, A., Jakab, L. and Vanyi, A. 2000. Evaluation of mycotoxin-contaminated cereals for their use in animal feeds in Hungary. *Food Addit. Contaminants*, **17**, 799–808.
Rayman, M.K., D'Aoust, J.-Y., Aris, B., Maishment, C. and Wasik, R. (1979) Survival of microorganisms in stored pasta. *J. Food Prot.*, **44**, 330–4.
Rayman, M.K., Weiss, K.F. and Reidel, G.W. (1981) Microbiological quality of pasta products sold in Canada. *J. Food Prot.*, **44**, 746–9.
Rees, R.G., Martin. D.J. and Law, D.P. (1984) Black point in bread wheat: effects on quality and germination, and fungal associations. *Aust. J. Exper. Agric. Animal Husb.*, **24**, 601–5.
Resnik, S., Neira, S., Pacin, A., Martinez, E., Apro, N. and Latreite, S.A. (1996) A survey of the natural occurrence of aflatoxins and zearalenone in Argentine field maize – 1983–1994. *Food Addit. Contam*, **13**, 115–20.
Richard, J.L., Bacchetti, P. and Arp, L.H. (1981) Moldy walnut toxicosis in a dog, caused by the mycotoxin, penitrem A. *Mycopathologia*, **76**, 55–8.
Richter, K.S., Dorneanu, E., Eskridge, K.M. and Rao, C.S. (1993) Microbiological quality of flour. *Cereals Foods World*, **38**, 367–9.
Robinson, R.J. (1967) Microbiological problems in baking. *Baker's Digest*, **41**, 80–3.
Robinson, R.J., Lord, T.H., Johnson, I.A. and Miller, B.S. (1958) The aerobic microbiological population of pre-ferments and the use of selected bacteria for flavor production. *Cereal Chem.*, **35**, 295–305.
Rogers, R.F. (1978) *Bacillus* isolates from refrigerated doughs, wheat flour and wheat. *Cereal Chem.*, **55**, 671–4.
Rosenow, E.M. and Marth, E.H. (1986) Growth patterns of *Listeria monocytogenes* in skim, whole and chocolate milk and in whipping cream. *J. Food Prot.*, **49**, 847–8.
Rosenquist, H. and Hansen, A. (2000) The microbial stability of two bakery sourdoughs made from conventionally and organically grown rye. *Food Microbiol.*, **17**, 241–50.
Sabino, M., Prado, G., Inomata, El., Pedroso, M. de O. and Garcia, R.V. (1989) Natural occurrence of aflatoxins and zearalenone in maize in Brazil. Part II. *Food Addit. Contam.*, **6**, 327–31.
Samson, RA., Hocking, A.D., Pitt, J.I. and King, A.D. (eds) (1992) *Modern Methods in Food Mycology*, Elsevier Bioscience, Amsterdam.
Sauer, D.B. (1988) Effects of fungal deterioration on grain: nutritional value, toxicity, germination. *Int. J. Food Microbiol.*, **7**, 267–75.
Sauer, D.B. and Christensen, C.M. (1968) Germination percentage, storage fungi isolated from, and fat acidity values of export corn. *Phytopathology*, **58**, 1356–9.
Sauer, D.B. and Christensen, C.M. (1969) Some factors affecting increase in fat acidity values in corn. *Phytopathology*, **59**, 108–10.
Sauer, D.B., Meronuck, R.A. and Christensen, C.M. (1992) Microflora, in *Storage of Cereal Grains and Their Products* (ed. D.B. Sauer), American Association of Cereal Chemists, St Paul, Minnesota, pp. 313–40.
Saul, R.A. and Harris, K.L. (1979) Losses in grain due to respiration of grain and molds and other organisms, in *Postharvest Grain Loss Assessment Methods* (eds K.L. Harris and C.J. Lindblad), American Oil Chemists' Society, St Paul, MN, pp. 95–9.
Saur, L. (1991) Recherche de geniteurs de resistance à la fusariose de l'épi causée par *Fusarium culmorum* chez le blé et les espèces voisines. *Agronomie*, **11**, 535–41.
Schiemann, DA. (1978) Occurrence of *Bacillus cereus* and the bacteriological quality of Chinese 'take-out' foods. *J. Food Prot.*, **41**, 450–4.
Schmidt, E.W., Gould, W.A. and Weiser, H.H. (1969) Chemical preservatives to inhibit the growth of *Staphylococcus aureus* in synthetic cream pies acidified to pH 4.5 to 5.0. *Food Technol.*, **23**, 1197–9.
Schwab, A.H., Wentz, B.A., Jagow, J.A. *et al.* (1985) Microbiological quality of cream-type pies during processing. *J. Food Prot.*, **48**, 70–5.
Scott, D.B., De Jager, E.J.H. and van Wyk, P.S. (1988) Head blight of irrigated wheat in South Africa. *Phytophylactica*, **20**, 317–19.
Scott, P.M. (1997) Multi-year monitoring of Canadian grains and grain- based foods for trichothecenes and zearalenone. *Food Addit. Contam.*, **14**, 333–9.
Scott, P.M., van Walbeek, W., Kennedy, B. and Anyeti, D. (1972) Mycotoxins (ochratoxin A, citrinin and sterigmatocystin) and toxigenic fungi in grains and other agricultural products. *J. Agric. Food Chem.*, **20**, 1103–9.
Scott, P.M., Lau, P.-Y. and Kanhere, S.R. (1981) Gas chromatography with electron capture and mass spectrometric detection of deoxynivalenol in wheat and other grains. *J. Assoc. Off. Anal. Chem.*, **64**,1364–71.
Scott, P.M., Lombaert, G.A., Pellaers, P. *et al.* (1989) Application of capillary gas chromatography to a survey of wheat for five

trichothecenes. *Food Addit. Contam.*, **6**, 489–500.
Seeder, W.A., Mossel, D.A.A. and van Zijl, F.H. (1969) About the growth of molds, especially of *Asp. flavus* on wheat flour with different water content. *Zeitschrift für Lebensmittel-Untersuchung und -Forschung*, **140**, 276–8.
Seiler, D.A.L. (1964) Factors affecting the use of mold inhibitors in bread and cake, in *Microbial Inhibitors in Food* (ed. N. Molin), Almqvist and Wiksell, Stockholm, Sweden, pp. 211–20.
Semeniuk, G. (1954) Microflora, in *Storage of Cereal Grains and Their Products* (eds J.A. Anderson and A.E. Alcock), Monograph Ser. 2, American Society of Cereal Chemists, St Paul, Minnesota, pp. 77–151.
Setamou, M., Cardwell, K.F., Schulthess, F. and Hell, K. (1998) Effect of insect damage to maize ears, with special reference to *Mussidia nigrivenella* (Lepidoptera, Pyralidae), on *Aspergillus flavus* (Deuteromycetes, Monoliales) infection and aflatoxin production in maize before harvest in the Republic of Benin. *J. Econ. Entomol.*, **91**, 433–8.
Shotwell, O.L. (1977) Aflatoxin in corn. *J. Am. Oil Chemists' Soc.*, **54**, 216A–224A.
Silliker, J.H. (1969) Some guidelines for the safe use of fillings, toppings. and icings. *Baker's Digest*, **43**, 51–4.
Silliker, J.H. and McHugh, S.A. (1967) Factors influencing microbial stability of butter-cream type fillings. *Cereal Sci. Tod.*, **12**, 63–5, 73–4.
Siriacha, P., Tanboon-Ek, P. and Buangsuwon, D. (1991) Aflatoxin in maize in Thailand, in Fungi and Mycotoxins, in *Stored Products: Proceedings of an International Conference* (eds B.R. Champ, H. Highley, A.D. Hocking and J.I. Pitt), ACIAR Proceedings No. 36. Canberra, Australian Center for International Agricultural Research, pp. 187–93.
Skaug, M.A., Stormer, F.C. and Saugstad, O.D. 1998. Ochratoxin A: a naturally occurring mycotoxin found in human milk samples from Norway. *Acta Paediatrica*, **87**, 1275–8.
Skaug, M.A., Helland, I., Solvoll, K. and Saugstad, O.D. 2001. Presence of ochratoxin A in human milk in relation to dietary intake. *Food Addit. Contam.*, **18**, 321–7.
Snijders, C.H.A. and Perkowski. J. (1990) Effects of head blight caused by *Fusarium culmorum* on toxin production and weight of wheat kernels. *Phytopathology*, **80**, 566–70.
Spicher, G. (1979) Die mikrobiologische Qualität der derzeit gehandelten Getreidevollkornerzeugnisse. *Getreide, Mehl Brot*, **33**, 290–4.
Spicher, G. (1982) Einige neue Aspekte der Biologic der Sauerteiggärung. *Getreide, Mehl Brot*, **36**, 12–6.
Spicher, G. (1984a) Die Erreger der Schimmelbildung bei Backwaren. I. Die auf verpackten Schnittbroten aufretenden Schimmelpilze. *Getreide, Mehl Brot*, **38**, 77–80.
Spicher, G. (1984b) Die Erreger der Schimmelbildung bei Backwaren. III. Einige Beobachtungen ueber die Biologie der Erreger der 'Kreidekrankheit' des Brotes. *Getreide, Mehl Brot*, **38**, 178–82.
Spicher, G. (1984c) Die Erreger der Schimmelbildung bei Backwaren. II. in verschimmelten Schnittbroten aufretende Mycotoxine. *Deutsche Lebensmittel-Rundschau*, **80**, 35–8.
Spicher, G. (1985) Zur Frage der Hygiene von Teigwaren. 3. Mittelung: Die rnikrobiologisch-hygienische Qualität der derzeit im Handel erhältichen Teigwaren. *Getreide, Mehl Brot*, **39**, 212–5.
Spicher, G. and Isfort, G. (1987) Die Erreger der Schimmelbildung bei Backwaren. IX. Die auf vorgebackenen Broetchen. Toast und Weichbroetchen auftretenden Schimmelpilze. *Deutsche Lebensmittel-Rundschau*, **83**, 246–9.
Spicher, G. and Isfort, G. (1988) Die Erreger der Schimmelbildung bei Backwaren. X. Einfluss von Essigen auf das Wachsturn von Schimmelpilze. *Getreide, Mehl Brot*, **42**, 57–60.
Stear, C.A. (1990) *Handbook of Breadmaking Technology*, Elsevier Science Publishers, Barking, UK.
Steele, J.L. (1969) Deterioration of shelled corn as measured by carbon dioxide production. *Trans. ASAE*, **12**, 685–9.
Stoloff, L. (1987) Aflatoxins – an overview, in *Mycotoxins in Human and Animal Health* (eds J.V. Rodricks, C.W. Hesseltine and M.A. Mehlman), Pathotox Publishers, Park Forest South, IL, pp. 7–28.
Stoloff, L., Trucksess, M., Anderson, P.W., Glabe, E.F. and Aldridge, J.G. (1978) Determination of the potential for mycotoxin contamination of pasta products. *J. Food Sci.*, **43**, 228–30.
Sugihara, T.F. (1977) Non-traditional fermentations in the production of baked goods. Baker's Digest, **51**, 76, 78, 80, 142.
Sugihara, T.F. (1978a) Microbiology of the soda cracker process. I. Isolation and identification of microflora. *J. Food Prot.*, **41**, 977–9.
Sugihara, T.F. (1978b) Microbiology of the soda cracker process. II. Pure culture fermentation studies. *J. Food Prot.*, **41**, 980–2.
Sugihara, T.F., Kline, L. and McCready, L.B. (1970) Nature of the San Francisco sour dough French bread process. II. Microbiological aspects. *Baker's Digest*, **44**, 51–3, 56–7.
Sulaiman, E.D. and Husain, S.S. (1985) Survey of fungi associated with stored food grains in silos in Iraq. *Pakistan J. Sci. Ind. Res.*, **28**, 33–6.
Surkiewicz, B.F. (1966) Bacteriological survey of the frozen prepared foods industry. I. Frozen cream-type pies. *App. Microbiol.*, **14**, 21–6.
Tanaka, T., Hasegawa, A., Matsuki, Y. and Ueno, Y. (1985) A survey of the occurrence of nivalenol, deoxynivalenol and zearalenone in foodstuffs and health foods in Japan. *Food Addit. Contam.*, **2**, 259–65.
Tanaka, T., Hasegawa, A., Matsuki, Y., Lee, U.S. and Ueno, Y. (1986) A limited survey of *Fusarium* mycotoxins nivalenol, deoxynivalenol and zearalenone in 1984 UK-harvested wheat and barley. *Food Addit. Contam.*, **2**, 247–52.
Thatcher, F.S., Coutu, C. and Stevens, F. (1953) The sanitation of Canadian flour mills and its relationship to the microbial content of flour. *Cereal Chem.*, **30**, 71–102.
Trenholm, H.L., Cochrane, W.P., Cohen, H. *et al.* (1983) Survey of vomitoxin contamination of 1980 Ontario, white winter wheat crop: results of survey and feeding trials. *J. Assoc. Official Anal. Chem.*, **66**, 92–7.
Trigostockli, D.M., Deyoe, C.W., Satumbaga, R.F. and Pedersen, J.R. (1996) Distribution of deoxynivalenol and zearalenone in milled fractions of wheat. *Cereal Chem.*, **73**, 388–91.
Trigostockli, D.M., Sanchez-Marinez, R.I., Cortez-Rocha, M.O. and Pedersen, J.R. (1998) Comparison of the distribution and

occurrence of *Fusarium graminearum* and deoxynivalenol in hard red winter wheat for 1993–1996. *Cereal Chem.*, **75**, 841–6.
Trovatelli, L.D., Schiesser, A., Massa, S., *et al.* (1988) Microbiological quality of fresh pasta dumplings sold in Bologna and the surrounding district. *Int. J. Food Microbiol.*, **7**, 19–24.
Trucksess, M.W., Thomas, F., Young, K., Stack, M.E., Fulgueras, W.J. and Page, S.W. (1995) Survey of deoxynivalenol in US 1993 wheat and barley crops by enzyme-linked immunosorbent assay. *J. AOAC Int.*, **78**, 631–6.
Tubajika, K.M. and Damann, K.E. (2001) Sources of resistance to aflatoxin production in maize. *J. Agric. Food Chem.*, **49**, 2652–6.
Ueno, Y., Lee, U.S., Tanaka, T., Hasegawa, A. and Strzelecki, F. (1986) Natural occurrence of nivalenol and deoxynivalenol in Polish cereals. *Microbiol. Ailment. Nutr.*, **3**, 321–6.
Ulloa-Sosa, M. and Schroeder, H.W. (1969) Note on aflatoxin decomposition in the process of making tortillas from corn. *Cereal Chem.*, **46**, 397–400.
Uraguchi, K. (1969) Mycotoxic origin of cardiac beriberi. *J. Stored Products Res.*, **5**, 227–36.
Valik, L. and Gorner, F. (1993) Growth of *Staphylococcus aureus* in pasta in relation to its water activity. *Int. J. Food Microbiol.*, **20**, 45–8.
van Cauwenberge, J.E., Bothast. R.J. and Kwolek, W.F. (1981) Thermal inactivation of eight *Salmonella* serotypes on dry corn-flour. *Appl. Environ. Microbiol.*, **42**, 688–91.
Vandegraft, E.E., Shotwell, D.L., Smith, M.L. and Hesseltine, C.W. (1973) Mycotoxin formation affected by fumigation of wheat. *Cereal Sci. Tod.*, **18**, 412–4.
Vijaya Rao, D., Leela, R.K. and Sankaran, R. (1979) Microbial studies on inpack processed chapaties. *J. Food Sci. Technol., India*, **16**, 166–8.
Visconti, A. and Sibilia, A. (1994) *Alternaria* toxins, in *Mycotoxins in Grain: Compounds other than Aflatoxin* (eds J.D. Miller and H.L. Trenholm), Eagan Press. St Paul, MN, pp. 315–36.
Vogel, R.F. (1997) Microbial ecology of cereal fermentations. *Food Technol. Biotechnol.*, **35**, 51–54.
Vrabcheva, T., Gessler, R., Usleber, E. and Martlbauer, E. (1996) First survey on the natural occurrence of *Fusarium* mycotoxins in Bulgarian wheat. *Mycopathologia*, **136**, 47–52.
Wagenaar, R.O. and Dack, G.M. (1954) Further studies on the effect of experimentally inoculating canned bread with spores of *Clostridium botulinum*. *Food Res.*, **19**, 521–9.
Walker, R. 2002. Risk assessment of ochratoxin: current views of the European Scientific Committee on Food, the JECFA and the Codex Committee on Food Additives and Contaminants. *Adv. Exp. Med. Biol.*, **504**, 249–55.
Wallace, H.A.H. and Sinha, R.N. (1975) Microflora of stored grain in international trade. *Mycopathologia*, **57**, 171–6.
Wallace, H.A.H., Sinha, R.N. and Mills, J.T. (1976) Fungi associated with small wheat bulks during prolonged storage in Manitoba. *Can. J. Bot.*, **54**, 1332–43.
Walsh, D.E. and Funke, B.R. (1975) The influence of spaghetti extruding, drying, and storage on survival of *Staphylococcus aureus*. *J. Food Sci.*, **40**, 714–6.
Walsh, D.E., Funke, B.R. and Graalum, K.R. (1974) Influence of spaghetti extruding conditions, drying and storage on the survival of *Salmonella typhimurium*. *J. Food Sci.*, **39**, 1105–6.
Wang, Y.Z. and Miller, J.D. (1988) Screening techniques and sources of resistance to *Fusarium* head blight, in *Wheat Production: Constraints in Tropical Environments* (ed. A.R. Khlatt), Centro Intenacional de Mejoramiento de Maiz Trigo (CIMMYT), Mexico City, pp. 239–50.
Watson, D.H. (1984) An assessment of food contamination by toxic products of *Alternaria*. *J. Food Prot.*, **47**, 485–8.
Webley, D.J., Jackson, K.L., Mullins, J.D., Hocking, A.D. and Pitt, J.I. (1997) *Alternaria* toxins in weather-damaged wheat and sorghum in the 1995–1996 Australian harvest. *Aust. J. Agric. Res.*, **48**, 1249–55.
Weckel, K.G., Hawley, R. and McCoy, E. (1964) Translocation and equilibration of moisture in canned frozen bread. *Food Technol.*, **18**, 1480–2.
Weddeling, K., Bassler, H.M.S., Doerk, H. and Baron, G. (1994) [Orientated tests for the application of the enzyme immunological process for determining deoxynivalenol, ochratoxin A and zearalenone in brewing barley, malt and beer.] *Monatsschrift für Brauwissenschaft*, **47**, 94–8.
Weidenbörner, M. and Kunz, B. (1995) Mycoflora of cereal flakes. *J. Food Prot.*, **58**, 809–12.
Wicklow, D.T., Horn, B.W. and Shotwell, DL. (1987) Aflatoxin formation in pre-harvest maize ears co-inoculated with *Aspergillus flavus* and *Aspergillus niger*. *Mycologia*, **79**, 679–82.
Wicklow, D.T., Horn, B.W., Shotwell, O.L., Hesseltine, C.W. and Caldwell, R.W. (1988) Fungal interference with *Aspergillus flavus* infection and aflatoxin contamination of maize grown in a controlled environment. *Phytopathology*, **78**, 68–74.
Windham, G.L. and Williams, W.P. (1998) *Aspergillus flavus* infection and aflatoxin accumulation in resistant and susceptible maize hybrids. *Plant Dis.*, **82**, 281–4.
Wilson, B.J. (1971). Recently discovered metabolites with unusual toxic manifestations, in *Mycotoxins in Human Health* (ed. I.F.H. Purchase), Macmillan: London, pp. 223–9.
Wilson, D.M. and Abramson, D. (1992) Mycotoxins, in *Storage of Cereal Grains and Their Products* (ed. D.B. Sauer). American Association of Cereal Chemists, St Paul, MN, pp, 341–91.
Woolaway, M.C., Bartlett, C.L.R., Weinhe, A.A., Gilbert, R.J., Murrell, H.C. and Durrell, P. (1986) International outbreak of staphylococcal food poisoning caused by contaminated lasagne. *J. Hyg.*, **96**, 67–73.
Yde, M. (1982) [Microbiological quality of pastries filled with creme patisserie]. *Archives Belges Medicine Sociale, Hygiene, Medicine du Travail et Medecine Legale*, **40**, 455–66.
Yoshizawa, T. and Jin, Y.Z. (1995) Natural occurrence of acetylated derivatives of deoxy-nivalenol and nivalenol in wheat and barley in Japan. *Food Addit. Contam.*, **12**, 689–94.
Yoshizawa, Y., Matsuura, Y., Tsuchiya, Y., Morooka, N., Kitani, K., Ichinoe, M. and Kurata, H. (1979) On the toxigenic Fusaria

invading barley and wheat in southern Japan. *J. Food Hyg. Soc. Jpn*, **20**, 216.
Zardetto, S. and Fresco, S. di. (2000) Influence of storage modality on *Salmonella enteritidis* in experimentally inoculated fresh filled pasta. *Tecnica-Molitoria*, **51**, 609–21.
Zardetto, S., Fresco, S. di and Pasqualetto, K. (1999) Heat treatment of fresh filled pasta. II. Influence of heat treatment on normal microbiological content and on inoculated microorganisms. *Tecnica-Molitoria*, **50**, 643–50, 658.

第 9 章

堅果類（ナッツ），脂肪種子類 および乾燥マメ科植物類

CHAPTER 9
Nuts, oilseeds, and dried legumes

I　はじめに

A　定義

堅果類は乾燥した有核果で，熟成時に裂開せず，通常，堅い外殻に覆われている。堅果類のほとんどは大きな灌木もしくは樹木に生育し，「ツリーナッツ」として知られている。ツリーナッツにはアーモンド（*Prunus amygdalus*），ヘーゼルナッツ（*Corylus avellana*），ピスタチオ（*Pistachia vera*），ブラジルナッツ（*Bertholletia excelsa*），ペカンナッツ（*Carya illinoensis*），ココナッツ（*Cocos mucifera*），マカデミアナッツ（*Macadamia ternifolia*）などがある。植物学的な定義で厳密に分類されてはいないが，クルミ（*Juglans regia*）も一般には堅果類と考える。樹木に生育しない唯一の堅果類として挙げられるのはピーナッツ（*Arachis hypogaea*）で，国によっては落花生として認識されている。ピーナッツは植物学的にはマメ科植物であるが，本章では堅果類の1つとして取り上げる。イリッペナッツ（*Shorea aptera* および関連種）は50～70％の脂質を含有し，カカオバターの代替品として東南アジアから輸出されている。

ピーナッツバターは（通常では）炒りピーナッツから作られた非常に細かい粉末をペースト状にしたものである。国によっては，ピーナッツバターにその他の食用油もしくは原材料を添加するところもあるが，微生物学的にはほとんど影響はない。

ピーナッツソースはサテーソースとして知られ，殻付乾燥ピーナッツ，スパイス，水（通常は，他の成分も添加されて）から作られるペーストである。ピーナッツソースは，アジア諸国で広く使用され，そのほとんどが生で摂食され，取引量も国際的に増加している。通常，低酸性食品として殺菌処理が行われている。

脂肪種子類の多くは小さな種子作物で，主に油を生産するために栽培されている。これらは植物類から派生したものである。脂肪種子類にはパームナッツ（*Elaeis guineensis*，*Ela. oleifera* および交配種），菜種もしくはキャノーラ（*Brassica rapa*，*B. campestris*），ゴマ（*Sesamum indicum*），ヒマワリ（*Helianthus annuus*），サフラワー（*Carthamus tinctorius*），綿実（*Gossypium* spp.），カカオ種子（*Theobroma cacao*）がある。カカオ種子については，カカオバターとともに第10章で取り上げる。トウモロコシ（*Zea mays*）からとれる油はトウモロコシ油もしくはコーン油として知られ，重要な日用食品でもある。乾燥ココナッツは粗切りで販売されるときはコプラとして知られるが，細く削って乾燥ココナッツとして販売される場合もある。粉末状になったココナッツはココナッツクリームとして知られ，通常，低酸性食品として缶詰で販売される。噴霧乾燥してココナッツパウダーとして販売されることもある。

乾燥マメ科植物類はマメ科植物の種子で，*Leguminosae* 科に属する。本章において，乾燥マメ科植物類は，大豆など圃場乾燥する豆類を指すものとする。生のマメ科植物類は第5章「野菜類」で取り上げるものとする。

コーヒーは，コーヒーの木（*Cafea arabica*，*C. canephora* var. *robusta* もしくは交配種）からとれ

た豆を煎ってから蒸らして作る飲料である。コーヒーは世界中で消費され，コーヒーの栽培製造業は国際取引において大きな割合を占めている。「インスタントコーヒー」は，蒸したコーヒーをフリーズあるいは噴霧乾燥して作られる。

B　重要な特性

堅果類の栄養価とカロリー価は非常に高い。すべての堅果類と脂肪種子類の pH は中性で，あらゆる種類の微生物は，論理的には，生育時，さらに成熟時における自然乾燥前に，増殖可能であると考えられる。実際には，外殻が非常に有効なバリアとなって生育時における細菌の侵入を阻止する。自然乾燥後，多くの堅果類は Aw が低いため，細菌による腐敗・変敗もしくは毒素の産生に制限をもたらす。しかし，堅果類は，収穫後，サルモネラ属菌などに汚染されることもあり，そのために堅果類そのもの，堅果類が添加される高 Aw 製品（乳製品など）が，微生物学的な懸念の対象となる。

微生物学的見地から見れば，堅果類および脂肪種子類における最も重要な特性は，脂肪含有量が高いことである。そのため脂肪分解菌や腐敗・変敗菌の汚染を受けやすく，マイコトキシンの産生される可能性が極めて高い。

土中で生育するという独特の習性を持つピーナッツは，特に収穫前に真菌が侵入しやすい。ピーナッツから検出される真菌は様々であるが，主に懸念されるのは *Aspergillus flavus* とアフラトキシンの産生である。

腐敗・変敗菌やマイコトキシン産生菌がその他の堅果類に侵入することもあるが，通常はツリーナッツが虫や機械による損傷を受けるケース，あるいはピスタチオが乾燥および加工時に汚染されるケースが多い。

多くの乾燥マメ科植物類は炭水化物が豊富で脂肪分が少なく，そのため微生物学的には穀類に類似する。しかし，大豆の脂肪分は無水ベースで 20％までであるため（Waggle & Kolar, 1979），微生物学的にはむしろ脂肪種子に似ている。また，大豆はたんぱく質も豊富（40％以上，Waggle & Kolar, 1979）で，栄養価が高いことから微生物学上，魅力的な特性を有している（Richert & Kolar, 1987）。

生のコーヒー豆はコーヒーチェリーとして知られているが，栄養価は比較的低い。果実の果肉は豆が完全に乾燥する前に，機械的手法もしくは発酵によって取り除かれる。

C　加工処理方法

本章で取り上げる典型的な農産物の主な加工処理は，乾燥処理である。一般には圃場で行われ，機械による乾燥処理は特定の地域に限定される。

ツリーナッツ

ツリーナッツは，大概，木に生育している状態のままで乾燥され，その後機械あるいは手作業で収穫される。中には収穫前に地面に落ちてしまうものもあり，その結果表面が細菌や真菌に汚染される。悪天候や季節によっては，脱水して乾燥処理を行う場合もある。

ココナッツは，未成熟なもの（生鮮消費用）または成熟したものを高木から収穫する。堅果に穴を開けるか割って，水分を抜き，種子を薄切りにして天日乾燥し，油を精製するためにコプラを作る。そのほかにも伝統的な手法や最新技術を使い，様々なココナッツ製品が作られている（Hagenmaier, 1980）。

ピーナッツ

ピーナッツは水分を多く含んだ状態で地中から引き抜いて収穫し，その後乾燥処理をする。先進国では，掘取作業を機械で行う。実を支える茎（ペグ＝花床）は強く，それほど枯れていないため，木から実をとる脱穀前に，木を掘り返して少なくとも部分的には実を乾燥させてペグを弱める必要がある。新型の脱穀機では，掘取後すぐに機械で実を採り，機械による乾燥処理を行う。湿気の多い地域や季節では，脱穀後機械で乾燥させ，微生物学的安定性を確保することも多い。ピーナッツを微生物学的に安全な状態に保つには水分量が約８％（Aw0.70未満）になるまで乾燥する必要がある。

圃場乾燥処理は，通常，極めてゆっくりと行う。オーストラリアでは好条件下でも６～10日間かけて乾燥させる（Pitt, 1989）。

発展途上国では，収穫は一般的に手作業で行われている。掘取作業はくわや鋤を使って行われ，通常，実は手作業で木から採り，粗い麻布もしくはビニールシートの上で天日乾燥する。気象条件がよければ，２～３日で乾燥する。天候が悪い場合は，もう少し長く乾燥させる必要がある。

脂肪種子類

脂肪種子類は，通常すべて圃場乾燥する。

乾燥マメ科植物類

圃場乾燥が一般的だが，地域によっては最終段階に貯蔵所内で機械により乾燥するところもある。

コーヒー

コーヒーチェリーの摘み取りは，通常手作業で行い，大農場では機械で行う場合もある。天日乾燥が多く，機械を用いて乾燥することはあまりない。豆はすぐに乾燥し，その後外皮と分離する。機械的に外皮を取り除き乾燥することもあれば，発酵により外皮を取り除くこともある。

D　最終製品の種類

堅果類の多くは，さらに加工をすることもなく，外殻を除去した後，スナック食品として販売されることが多い。また，ローストあるいはフライ加工された後，再びスナック食品として消費される堅果類も多い。一部は菓子類に使われ，チョコレート，タフィー，ミューズリーはよく知られる三大製品である。

ピーナッツの主な最終用途は，ピーナッツバターとその関連製品である。乾燥させたピーナッツをローストして細かく挽き，通常，塩を加えるが他の油分を添加することもある。東南アジアでは，ピーナッツをローストして細かく挽き，水を加えてサテーソースを作る国もあるが，特に輸出する場合は，低酸性食品として加熱処理をする。ピーナッツ生産国の中には，ピーナッツを塩水でボイルして，スナック食品として食する国もあるが，こうした製品は可食期間が短い。殻付きピーナッツをボイルした後ローストし，その後，真空包装して，保存性の安定した製品を作ることもある。

乾燥させたココナッツは大きな形状ではコプラとして販売され，主に油の採取を目的に使用したり，細切りして加工用もしくは家庭用に乾燥ココナッツとして販売される。国際市場でみられる他のココナッツ製品には，低酸性食品として加工された缶もしくは袋入りのココナッツミルクあるいはココナッツクリーム，たんぱく質フィルムにカプセル化された油球のパウダーである噴霧乾燥ココナッツクリーム，ココナッツミルクの加工副産物である圧縮乾燥ココナッツ，生のココナッツもしくはコプラから作るココナッツ粉，ココナッツ油などがある（Hagenmaier, 1980）。

ココナッツの花芽の樹液からできたヤシ砂糖や酒は，東南アジアやインドでよくみられる。若いココナッツから作られることの多いその他のココナッツ製品も同地域で販売されている。インドネシアの「tempeh bongkrek」と呼ばれるココナッツケーキは，発酵させたココナッツもしくはココナッツに *Rhizopus oligosporus* で発酵させた大豆を加えて作るものである（Ko *et al.*, 1979）。

脂肪種子類は，通常，油をとるためにさらに加工をする。残留物は，一般的に動物の飼料成分として使用される。

乾燥マメ科植物類は，通常，ボイルして柔らかくしてから摂食する。家庭用，市販用どちらの場合もスープの原料として用いられる。

大豆粉は，高たんぱくで高価値飼料原料であるため，当初は安価な日用食品としての大豆油に対する需要もあって，米国およびブラジルで大量に流通するようになった。1950年代以降，大豆は大豆粉，濃縮大豆たんぱく，分離大豆たんぱくなどの食品用原料に加工されるようになった（Waggle & Kolar, 1979）。たんぱく質を90％以上含み，高い栄養価と消化率を有し，栄養バランスに優れた分離大豆たんぱくは，比較的安価な食用たんぱく源として重要性を増してきている（Kolar *et al.*, 1985 ; Richert & Kolar, 1987）。

コーヒー豆は乾燥後（“グリーン”コーヒー：「生豆」として）貯蔵し，等級を付けて製造業者のもとに搬送される。その後，求められる風味の種類や程度によって様々な度合いに焙煎される。焙煎された豆は，コーヒー豆，もしくは，お湯で抽出した後，乾燥させてインスタントコーヒーとなるコーヒー粉として，通常，不活性ガス下で包装後，市場に出る。

Ⅱ　初期のミクロフローラ

A　堅果類

圃場の堅果類におけるミクロフローラに関して，体系的に行われた研究は少ない。収穫したばかりのツリーナッツのミクロフローラについての情報は，ほとんどない。しかし，外殻の存在は，真菌および細菌どちらの感染に対しても非常に強力な保護バリアとなっている。木そのものからの内因性真菌感染症の可能性を別にすれば，収穫前のツリーナッツは本質的には無菌である。乾燥堅果類に関する研究では，ツリーナッツの真菌感染の時期についての明確な情報を得ることはできなかった。

極めてまれな研究結果として，収穫したばかりのピーナッツの真菌フローラに関する調査がある。Table 9.1に，ナイジェリアで行われた調査で得られたデータを記載する（McDonald, 1970）。低レベルで検出された *Asp. flavus* を別にすれば，検出された真菌は *Fusarium* spp.，*Lasiodiplodia theobromae*，*Macrophomina phaseolina* など土壌真菌が優位を占めている。

B　脂肪種子類

収穫前の脂肪種子類におけるミクロフローラに関して，公表されている情報はほとんどない。細菌フローラは穀物類（第8章）とよく似ており，特定の土壌真菌は，穀物類でよく検出される細菌と共に存在すると予測される。

C　マメ科植物類

収穫したばかりのマメ科植物類は，さやの外側がすでに細菌および真菌に汚染されている。しかし，生育段階においては，さやが微生物の侵入を防ぐ役目を果たす。収穫したばかりのマメ科植物類の重大な病害としては，*Alternaria alternata* による黒枯病，*Colletotrichum* spp. による炭疽病，

Table 9.1　収穫前および直後のピーナッツを汚染する一般的な真菌

Species	At harvest: average infection (%)	After 2–13 days drying: average infection (%)
Aspergillus flavus	<1	1.6
Lasiodiplodia theobromae	0.9	0.8
Fusarium spp.	13.2	17.0
Macrophomina phaseolina	10.6	24.7
Penicillium funiculosum	1.6	1.4
Rhizoctonia solani	0.9	2.4
Rhizopus spp.	2.1	4.7

From McDonald (1970).

Ascochyta spp. によるさや枯病，*Pseudomonas* および *Xanthomonas* spp. による軟腐病などが挙げられる（Snowdon, 1991）。

D　コーヒー

収穫したばかりのコーヒーチェリーのミクロフローラに関して，これまでに行われた研究はほとんどない。実は新鮮で傷がなければ，汚染物質以外の微生物はほとんど存在しない。収穫したばかりのコーヒーチェリーに関連するものとして最もよく知られる糸状菌類は *Aureobasidium pullulans*, *Fusarium stilboides* および *Penicillium brevicompactum* であり，酵母菌には *Candida edax* および *Cryptococcus album* がある（Frank, 2001）。コーヒーチェリーを樹上で乾燥させると“boia”と呼ばれる豆ができるが，そこには一般的に *Alternaria* および *Cladosporium* などの土壌真菌が存在する（M. H. Taniwaki, unpublished）。

Ⅲ　初期の工程

A　加工処理の微生物への影響

堅果類，脂肪種子類およびマメ科植物類における初期の加工処理には，通常，自然乾燥がある。効果的な天日乾燥を行うことで，初期のミクロフローラを減少することができる。しかし，悪条件下で乾燥させると，ミクロフローラの種類も数も増加し，マイコトキシンが産生し始める。これらの生の食品における細菌フローラは，堅果類が生育および収穫される環境を反映する。存在する細菌の種類や数は，土壌や加工設備からの汚染や他の環境要因に左右される。

ツリーナッツ

ピスタチオ

ピスタチオを汚染する *Aspergillus* 属は 14 種ほど知られている（Doster & Michailides, 1994）。分離株のほとんどは，果樹園で破損もしくは昆虫による損傷を受けた実から検出されたものである。最もよく検出されるのは *Aspergillus niger* で，こうした実の 30％に存在する。アフラトキシン産生の可能性がある *Aspergillus flavus* および *Asp. parasiticus* や，オクラトキシンAを産生する可能性がある *Asp. ochraceus* および *Asp. melleus* なども検出されている（Doster & Michailides, 1994）。トルコでは収穫されたばかりのピスタチオ 143 サンプルから検出された糸状菌数は 10^3 ～10^4/g であるが，貯蔵後の数は 10^5 ～10^6/g であった（Heperkan *et al.*, 1994）。かなりの割合の種子（6～16％）に *Asp. flavus* が侵入していた。割れて実がむき出しになっている果樹園のピスタチオナッツは，*Asp. flavus* に感染しやすく，そのためにアフラトキシンを含有する可能性がある。ピスタチオナッツが割れる時期は品種によるところが大きい。アフラトキシン汚

Table 9.2　表面を消毒した21サンプルのタイ産のコプラの真菌感染

Fungus	No. of infected samples (%)	Average infected particles in infected samples (%)	Range of infection in infected samples (%)	Percent of particles infected averaged over all samples
Aspergillus clavatus	3 (14)	23	2–46	3
Asp. flavus	18 (86)	23	2–73	20
Asp. niger	9 (43)	42	3–86	18
Asp. tamarii	5 (24)	8	6–14	2
Endomycopsis fibuliger	4 (19)	11	8–14	3
Eurotium amstelodami	3 (14)	16	12–20	2
Eur. chevalieri	9 (43)	31	2–80	13
Eur. repens	4 (19)	15	5–30	3
Eur. rubrum	8 (38)	29	5–83	11
Mucor spp.	3 (14)	35	10–83	5
Nigrospora oryzae	6 (29)	6	2–14	2
Penicillium citrinum	8 (38)	18	2–48	7
Rhizopus oryzae	11 (52)	48	14–98	25
Sordaria fimicola	8 (38)	29	3–50	11
Samples infected	21 (100)	76	6–100	76

Data of Pitt *et al*. (1993).

染は，naval orange worm（*Amyelois transitella*）に感染された実によくみられる（Sommer *et al*., 1986）。

コプラ

ココナッツの果肉は，実が割れる前ではおそらく無菌である。しかし，果肉が厚いためゆっくりと乾燥し，その間に細菌や真菌が増殖する。

コプラにおける真菌感染率は非常に高い（Pitt *et al*., 1993 ; Table 9.2）。検出された主な真菌は *Asp. flavus*（真菌陽性 21 サンプル中 86％／検査された全コプラ中 20％），*Asp. niger*（同 21 サンプル中 43％／検査された全コプラ中 18％），*Rhizopus oryzae*（同 21 サンプル中 52％／検査された全コプラ中 25％），および貯蔵真菌の *Eurotium chevalieri* と *Eur. rubrum*（同 21 サンプル中 38～43％／検査された全コプラ中 11～13％）である。

カシューナッツ

乾燥カシューナッツには一連の腐敗・変敗菌が含まれるが，通常，その量は少ない（Table 9.3）。これは，カシューナッツが樹上で生育し，非常に厚い外殻を持っているためである。悪条件下での乾燥中に真菌感染が起こる可能性があるが，感染レベルは限られている。タイのカシューナッツの 45 サンプルにおける *Asp. flavus* の全体の感染率はわずか 5％であった（Pitt *et al*., 1993）。

その他

ヘーゼルナッツの 149 サンプルから 33 種の真菌が分離され，最もよくみられたのは *Rhi. stolonifer* および *Penicillium aurantiogriseum* であった（Senser, 1979）。ペカン（37 サンプル）には 44 属 119 種と多種多様な真菌が存在した。検出された 1,300 以上の分離株中 48％を占めたの

Table 9.3　表面を消毒した45サンプルのタイ産のカシューナッツの真菌感染

Fungus	No. of infected samples (%)	Average infected particles in infected samples (%)	Range of infection in infected samples (%)	Particles infected averaged over all samples (%)
Aspergillus flavus	27 (60)	8	2–35	5
Asp. Niger	24 (53)	10	2–66	5
Asp. Sydowii	5 (11)	18	4–70	2
Chaetomium globosum	21 (47)	7	2–30	3
C. fumicola	6 (13)	5	2–10	1
Cladosporium cladosporioides	17 (38)	6	2–22	2
Eurotium amstelodami	7 (16)	20	2–35	3
Eur. chevalieri	18 (40)	8	2–24	3
Eur. rubrum	14 (31)	20	2–90	6
Nigrospora oryzae	26 (58)	8	2–22	5
Penicillium citrinum	13 (29)	7	2–20	2
Pen. olsonii	3 (7)	30	8–40	2
Samples infected	45 (100)	40	6–90	40

Data of Pitt *et al.* (1993).

が*Aspergillus*属で，次に*Penicillium*（19％），*Eurotium*（18％），*Rhizopus*（8％）と続く。優勢な種は*Asp. niger*（293分離株）で，続いて順に*Asp. flavus*（207株），*Eur. repens*（132株），*Eur. rubrum*（109株），*Asp. parasiticus*（100株），*Rhi. oryzae*（68株），*Penicillium expansum*（61株）であった（Huang & Hanlin, 1975）。

圃場でゾウムシの侵入したペカンからは，普通ではみられないほど幅広い属種が検出された（Wells & Payne, 1976）。真菌の付着した数百の実から検出された2,300分離株の約半数は，*Alternaria*属もしくは*Epicoccum*属であった。また，*Penicillium*属が全体の25％を占め，*Aspergillus*はわずか1.0％であった。

ピーナッツ

乾燥ピーナッツの真菌フローラに関する大規模調査の結果が，Joffe（1969）により公表されている。調査期間は5年間，イスラエルで収穫したばかりのピーナッツと貯蔵されていたピーナッツ合わせて400以上のサンプルから真菌が分離された。群を抜いて最も多く検出された種は*Asp. niger*で，少ない時で1年間に8％，多い時で71％の実から分離されている。そのほかに優勢な種としては*Asp. flavus*（0～8％），*Penicillium funiculosum*（3～16％），*Pen. purpurogenum*（2～8％），*Fusarium solani*（0～9％）などが挙げられる。

Pitt *et al.*（1993）は，タイで収穫された乾燥ピーナッツの100以上のサンプルを調査した（Table 9.4）。31種の真菌が一般に検出されたが，時にはそのほかに26種が検出されることもあった。優勢な真菌種は*Asp. flavus*と*Asp. niger*でそれぞれ95％と86％のサンプルから検出されている。*Asp. tamarii*（サンプル中31％）および*Asp. wentii*（20％）もまたよく確認されている。*Asp. candidus*（4％）以外の*Aspergillus* spp.はあまりみられなかった。*Fusarium semitectum*（19％）および*Fus. equiseti*（10％）は検出された*Fusarium* spp.の中で唯一よくみられた種類であるが，

Table 9.4　表面を消毒した109サンプルのタイ産のピーナッツの主な真菌感染

Fungus	No. of infected samples (%)	Average infected particles in infected samples (%)	Range of infection in infected samples (%)	Particles infected averaged over all samples (%)
Aspergillus flavus	103 (95)	44	2–100	41
Asp. niger	94 (86)	38	3–100	33
Asp. tamarii	34 (31)	11	2–40	3
Asp. wentii	22 (20)	22	2–80	4
Chaetomium fumicola	5 (5)	9	2–20	2
Eurotium chevalieri	50 (46)	33	4–100	15
Eur. repens	7 (6)	11	4–20	1
Eur. rubrum	56 (51)	28	2–85	14
Lasiodiplodia theobromae	36 (33)	12	2–40	4
Macrophomina phaseolina	53 (49)	16	2–55	8
Penicillium aurantiogriseum	6 (5)	36	2–100	2
Pen. citrinum	50 (46)	14	2–60	6
Pen. funiculosum	15 (14)	18	2–92	2
Rhizopus oryzae	65 (60)	25	2–95	15
Wallemia sebi	13 (12)	42	18–98	6
Samples infected	109 (100)	84	6–100	84

From Pitt *et al.* (1993).

すべてのサンプル中で感染していた実の割合は非常に低い。

Macrophomina phaseolina（サンプル中 49％）および *Lasi. theobromae*（33％）はよく検出された土壌真菌である。*Nigrospora oryzae* がサンプル中 22％に存在していたが，感染していた実の数は少なかった。そのほかに注目すべき真菌は *Rhizopus oryzae*（60％）と *Wallemia sebi*（12％）である。*Pen. citrinum*（46％）は非常によく確認され，そのほかにも種々多様な *Penicillium* spp. が検出された（Pitt *et al.*, 1993）。

貯蔵真菌の中では *Eur. rubrum*（51％）および *Eur. chevalieri*（46％）が非常によくみられた。検出率はかなり少ないが *Eur. amstelodami*（9％）および *Eur. repens*（6％）も検出された。

インドネシアで採取したピーナッツの 250 以上のサンプルにみられる感染率は，タイのものと類似していた（Pitt *et al.*, 1998）。*Asp. flavus* への感染率が非常に高く，この種に感染された実は 12,500 中 40％を占めていた。

土壌・貯蔵真菌の検出率については，タイの圃場，中間業者，小売業者からそれぞれ採取したピーナッツのサンプルはどれもほぼ同様であった（Pitt *et al.*, 1993；Table 9.5）。*Fus. solani* および *Macrophomina phaseolina* など土壌真菌としてよくみられた種による感染率は貯蔵中に減少した。通常，貯蔵真菌としてみなされる *Pen. brevicompactum*，*Pen. janthinellum* および *Pen. pinophilum* に代表される *Penicillium* spp. もまた貯蔵中に急速に減少した。貯蔵真菌としてこれらの種に関する従来の見解は，ここではあてはまらないと考えられる。対照的に，*Pen. glabrum* の数は貯蔵中に増加し，*Pen. citrinum* の数はサンプル採取時間に影響されることはなかった。

Table 9.5 タイの圃場，中間業者から集めた消毒したピーナッツと，小売業者から集めた消毒したピーナッツの真菌フローラの比較

Fungus	Farm and middleman		Retail	
	No. of infected samples (%)	Average infected particles in infected samples (%)	No. of infected samples (%)	Average infected particles in infected samples (%)
Aspergillus candidus	2 (4)	26	2 (3)	2
Asp. niger	43 (91)	41	51 (82)	35
Asp. Wentii	8 (17)	29	14 (23)	18
Chaetomium fumicola	5 (11)	9	0 (0)	0
Chaetomium spp.	5 (11)	8	5 (8)	3
Cladosporium cladosporioides	6 (13)	6	10 (16)	6
Eurotium amstelodami	3 (6)	21	7 (11)	14
Fusarium solani	3 (6)	6	0 (0)	0
Macrophomina phaseolina	22 (47)	26	32 (52)	11
Penicillium aethiopicum	2 (4)	14	2 (3)	10
Pen. aurantiogriseum	5 (11)	41	1 (2)	2
Pen. brevicompactum	2 (4)	10	0 (0)	0
Pen. citrinum	22 (47)	20	28 (45)	9
Pen. funiculosum	11 (23)	22	4 (6)	8
Pen. glabrum	0 (0)	0	3 (5)	6
Pen. janthinellum	3 (6)	13	0 (0)	0
Pen. pinophilum	4 (9)	17	0 (0)	0
Syncephalastrum racemosum	4 (9)	7	5 (8)	12
Samples infected	47 (100)	90	62 (100)	80

Data of Pitt *et al.* (1993).
Only fungi with notable differences are included. For more complete overall data see Table 9.2.

脂肪種子類

乾燥脂肪種子類のミクロフローラに関して公表されている情報はほとんどないと考えられる。

マメ科植物類

乾燥マメ科植物類の場合，これらの食品はボイルあるいは他の加熱処理後に食されるため，細菌が問題となることはほとんどない。マメ科植物類がスープなど他の高 *Aw* 製品に組み込まれるときに問題となる可能性がある。

マメ科植物類は乾燥処理中に真菌が侵入しやすい。しかし，腐敗・変敗することはまれで，マイコトキシン産生に関しても重要性はほとんどない。Pitt *et al.*（1994）はタイの多種多様な豆のミクロフローラについて調査した（Table 9.6）。検出された真菌種には，おそらく収穫前および乾燥処理の初期に侵入したと思われる土壌真菌と，乾燥処理の後期に侵入あるいは貯蔵期に増殖した貯蔵真菌の両方が含まれていた。最もよく検出された土壌真菌は *Fus. semitectum* で，サヤインゲンのサンプルの 55 %，黒豆サンプルの 52 %，大豆サンプルの 29 %に検出された。マイコトキシン産生種の *Fus. verticillioides*（= *Fus. moniliforme*）はサヤインゲンのサンプルから 13 %検出されたが，大豆からの検出率は極めて少なく，黒豆からは検出されなかった。

“一般的な”土壌真菌である *Lasiodiplodia theobromae* はサヤインゲンのサンプルでは 30 %，その他の豆類では 18〜22 %確認された。熱帯地域の豆類によくみられる病原体である *Macrophomina*

Table 9.6 タイ産の乾燥豆に一般的にみられる真菌

	Mung beans		Soybeans		Black beans	
Fungus	Samples infected (%)	Infected particles in infected samples (Av. %)	Samples infected (%)	Infected particles in infected samples (Av. %)	Samples infected (%)	Infected particles in infected samples (Av. %)
Aspergillus flavus	45	4	67	8	61	6
Asp. niger	14	10	12	3	35	7
Asp. penicillioides	0	–	6	20	0	–
Asp. restrictus	0	–	16	12	0	–
Chaetomium globosum	14	5	33	5	26	2
Cladosporium cladosporioides	13	2	49	18	39	4
Eurotium amstelodami	0	–	16	12	13	2
Eur. chevalieri	18	6	33	12	26	4
Eur. rubrum	11	2	51	13	22	3
Fusarium moniliforme	13	7	6	3	0	–
F. semitectum	55	27	29	5	52	11
Lasiodiplodia theobromae	30	6	18	7	22	12
Macrophomina phaseolina	23	9	22	9	1	–
Nigrospora oryzae	11	2	39	5	13	2
Penicillium citrinum	13	5	22	13	17	2

Data from Pitt *et al.* (1994).

phaseolina はサヤインゲン・大豆サンプルの 22〜23％で検出されたが，黒豆で確認されたのは1例のみであった。

タイで収穫した他の日用食品と同様，豆類からも *Asp. flavus* がよくみられた（Pitt *et al.*, 1994）。本菌種が収穫前に侵入できるのか，あるいはこうした食品では貯蔵真菌としてのみ検出されるのかは明らかでない。汚染されたサンプルの割合は高い（45〜67％）が，サンプル内の個々の豆の感染レベルは低い（3〜6％）。

貯蔵真菌の中で *Eurotium* 属の一般的な3種の検出率は，さやえんどう豆で 11〜18％，大豆で 16〜51％，他の黒豆では 13〜26％であった。大豆での高い検出率の原因として，タイでは，他のマメ科植物類よりも大豆の貯蔵期間が長いことが挙げられる。また，大豆では，*Asp. penicillioides* や *Asp. restrictus* などの他の貯蔵真菌も高い確率で検出される可能性がある。

コーヒー

実を摘み取り乾燥場に広げる作業において，コーヒーチェリーを傷つけ，微生物，特に真菌の侵入を許してしまうことがよくある。地面に落ちた実を拾うと汚染率が高まると考えられる。特にコーヒーの生育環境による理由から，乾燥に時間がかかることが多い。コーヒーの木は 19℃以上では開花しないが，熟成するには高温が求められるため，一般には熱帯の高地で栽培される。したがって，そうした栽培地域の中には朝霧や雨がよく降るなど，決して理想的とはいえない条件で乾燥作業が行われることも多い（Teixera *et al.*, 2001）。十分に加熱した状態で真菌が増殖することもある。乾燥後，ほとんどの実が *Penicillium*，*Cladosporium*，*Mucor*，*Fusarium* および酵母に汚染されていたが（Taniwaki *et al.*, 1999, 2001），詳細についてはほとんど明らかになっていない。多くの研究がオクラトキシンA産生の原因特定に費やされてきたが，毒素は乾燥時に産生し始めると考えられる。

B　腐敗・変敗

堅果類

ツリーナッツ

収穫時にツリーナッツが腐敗・変敗することはほとんどない。通常，原因は収穫時期における過度の雨によるものだが，これにより外殻が割れて，真菌の侵入と果肉を損傷させる結果となる。通常，変色を呈して腐敗・変敗する。

ツリーナッツでは可溶性炭水化物含有量は少ないため，わずかな水分含量の増加により *Aw* は急激に高まる。結果的に，貯蔵中の乾燥ナッツは非常に腐敗・変敗しやすくなる。貯蔵温度が不均一な場合にも水分が移動し *Aw* は高まるが，これは断熱が不十分な貯蔵施設や輸送コンテナで起こることがある。貯蔵中のツリーナッツにおける酸敗臭を防止するために冷蔵保存が幅広く用いられているが，効果的な除湿処理を行わないと，貯蔵中に水分含量が増加することになる。多くの腐敗・変敗菌は低温では増殖しにくいが，輸送時に常温に戻ってしまうと，急速に腐敗・変敗することになる。

ほんのわずかでも水分が増加すると，*Eurotium* spp. が増殖可能となる。熱帯地方からのツリーナッツのコンテナ輸送は特に危険であり，デッキやエンジン近くへ不適切な積載をすると水分が移動して，散在的あるいは積荷全体の腐敗・変敗を招く可能性がある。このような条件下では，*Asp. flavus* の蔓延とアフラトキシンの高産生の事例が観測されている。

熱帯におけるツリーナッツの貯蔵には問題がある。不適切な施設では，湿潤な空気，湿った床，換気不良による水分上昇や，不十分な天日乾燥による水分の移動が発生する。その結果，腐敗・変敗やマイコトキシン産生を招くことになる。

ピーナッツ

変色を呈するピーナッツの腐敗・変敗はツリーナッツよりもかなり一般的で，これは収穫前に真菌が侵入しやすいためである。変色したピーナッツは，先進国では通常，小売用包装の前に，自動色彩選別機により選別され，発展途上国では手作業による選別が行われている。品質管理の手段として導入された色彩選別は，アフラトキシンの量を抑制する効果的な方法でもあることが証明されている。不合格品は，精製過程で真菌もアフラトキシンも除去できるピーナッツ油の製造に利用される。

ココナッツ

ココナッツは乾燥のために実を開いたりカットするため，細菌および真菌に汚染される。Zori & Saber（1993）はココナッツの25サンプルより50種以上の真菌を分離した。最もよくみられ

たのが *Asp. flavus*, *Asp. niger*, *Asp. sydowii*, *Pen. chrysogenum*, *Cladosporium cladosporioides*, *Alt. alternata*, *Rhi. stolonifer*, *Eur. chevalieri* であった。

ココナッツの脂肪分解臭は，乾燥工程の初期における *Micrococcus candidus*, *M. luteus*, *M. flavus*, *Achromobacter lipolyticum*, *Bacillus subtilis* の増殖によるものである（Minifie, 1989）。乾燥ココナッツの酸敗臭の原因は好乾性真菌，特にケトン生成によって異臭をつくりだす *Eurotium* spp. だと考えられる（Kinderlerer, 1984）。まれな腐敗・変敗の種類として，*Chrysosporium farinicola* の増殖によるチーズのような酪酸の異臭がある（Kinderlerer, 1984）。

ココナッツミルク・クリームの製造において，搾取したミルクには一般的に 10^5 ～10^6 cfu/g の細菌が含まれている。搾取後2時間以内に75℃で10分間の低温殺菌により，微生物濃度を低減することが推奨される（Hagenmaier, 1980）。

脂肪種子類

すべての脂肪種子類は，圃場での栽培および乾燥時において真菌に多少汚染されやすい。しかし，この問題に関して公表されている情報はほとんどない。

綿実

綿生産時の副産物である綿実は，保存食に使われる油や余剰食の貴重な原料である。綿実は，内側は堅固で不浸透性の球となり，このため真菌の攻撃に対して高い耐性を持つ。にもかかわらず，綿実は *Asp. flavus* の侵入を受けやすいことが知られている。これは虫害，例えばアメリカタバコガ（cotton bollworm）による損傷によって起こるが，主な侵入路は，授粉のために虫を惹きつける花の近くにある，綿の木の分泌腺（蜜腺）であることが明らかにされている（Klich *et al.*, 1984）。

マメ科植物類

乾燥マメ科植物類が腐敗・変敗することはあまりない。貯蔵菌の増殖によって変色することがよくあるが，これは堅果類の場合と同じような重大な要因とは考えられておらず，また品質低下につながることもない。

コーヒー

コーヒーは通常，腐敗・変敗により異臭を発生する。この問題の原因に関してはほとんどわかっていないが，乾燥時における真菌の増殖が原因と考えられる。

C　病原体

病原細菌

ツリーナッツからの細菌検出が報告されているが，生菌数から推測される総菌数は通常は少ない。

アーモンドで生菌数が多く検出されたのは，外殻の損傷もしくは土壌による汚染が原因であった（King *et al.*, 1970）。バチルス属菌，*Brevibacterium*，連鎖球菌，大腸菌，*Xanthomonas* など種々の菌属が分離された。連鎖球菌および大腸菌など総生菌数はアーモンドの貯蔵初期には減少し，その後3カ月以上にわたってそのままの数を維持していた（King *et al.*, 1970）。

動物由来の病原菌による圃場や加工処理施設での汚染が，重大な問題となる可能性がある。*Aw*，pH，温度などの好条件がそろって初めて細菌は増殖することができるが，サルモネラ属菌などの細菌は非常に少量でも危害要因となり，摂食後は油分によって保護されることがわかっている。1996年オーストラリアでピーナッツによるサルモネラ症の集団発生が報告されているが（Ng *et al.*, 1996；Oliver, 1996；Scheil *et al.*, 1998），このときの感染者は50名以上，1名が死亡している（Rouch, 1996；Burnett *et al.*, 2000）。*Salmonella* Mbandaka および *S.* Senftenberg が，感染源の疑いのあるピーナッツバターの瓶から検出されているが，その量は3cell/g と少なかった。この発生事例の原因は，おそらくピーナッツの脱穀作業施設において洗浄が不十分な設備に付着していた鳥類あるいはげっ歯類の排泄物によるものであったと考えられる。

1986年，台湾で無認可の缶詰工場で加工されたピーナッツ缶詰が原因で，ボツリヌス菌による食中毒が発生した。9名が感染し，そのうち2名が死亡した。明らかに汚染されていたのはわずか1ロットで，原因は特定されなかった。販売記録がなかったために回収することはできなかったが，報道機関の発表のおかげで大型事例に発展することはなかった（Chou *et al.*, 1988）。英国では，ボツリヌス菌に汚染されたヘーゼルナッツから，ヨーグルトによるボツリヌス症が発生したが，このときは十分に加工処理されなかったヘーゼルナッツピューレがヨーグルトに添加されていた（O'Mahoney *et al.*, 1990）。

アフラトキシン

堅果類や脂肪種子類に関係する主要な微生物危害要因としては，マイコトキシン，特にアフラトキシン産生が挙げられる。アフラトキシンは，食品や飼料中で増殖する *Asp. flavus* および密接に関連のある *Asp. parasiticus* によって産生される。これらの菌種に感染しやすくアフラトキシンを産生しやすい作物は，脂肪含有量が高いが，その生理学的原因はまだ解明されていない。ピーナッツ，トウモロコシ，綿実は，アフラトキシンの影響を受ける重要な3大流通作物である。

アフラトキシンは，1960年英国で100,000羽の若七面鳥が死亡したことから発見された（Sargent *et al.*, 1961）。この毒性の由来を追った結果，ブラジルで生産されたピーナッツ食品にたどりついた。さらなる調査から，原因はよく知られる真菌の *Asp. flavus* と，近縁種である *Asp. parasiticus* であることが判明した。新型の薄層クロマトグラフィー（TLC）の利用により，すぐに4種の毒素が関係していることが認められ，アフラトキシン B_1・B_2・G_1・G_2 と名付けられた。それらの名前は，紫外線照射下で化合物が発する青色か緑色，またTLC プレートでの位置をもとにつけられている（Broadbent *et al.*, 1963）。

Asp. flavus が産生するのはアフラトキシンBのみで，熱帯および亜熱帯地方で発生するのに対し，*Asp. parasiticus* はアフラトキシンBもGも産生し，発生地域も狭いことが後に明らかとなった

（Klich & Pitt, 1988 ; Pitt & Hocking, 1997）。最近になってから *Asp. nomius*（Kurtzman *et al.*, 1987），*Asp. ochraceoroseus*（Klich *et al.*, 2000），*Asp. pseudotamarii*（Ito *et al.*, 2001）など他の種も，アフラトキシンを産生できることが発見された。しかし，これら3種は非常に珍しく，食品安全性上の重要性は不明で，本書においても取り上げない。*Aspergillus flavus*，*Asp. parasiticus*，*Asp. nomius* は密接に関連しており，その生理機能も類似している（ICMSF, 1996b ; Pitt & Miscamble, 1995）。

これらの発見後すぐに，家畜全種に対するアフラトキシンの急性毒性が確認された。数年後には，動物に対する発ガン性（暗に，ヒトに対する発ガン性）が明らかとなった（Stoloff, 1977）。ヒトのガンにおいて予想される結果は，疫学調査によって立証された（Peers & Linsell, 1973 ; Peers *et al.*, 1976 など）。しかし，これらの明らかに説得力のあるデータは，すぐに混乱した。なぜなら，肝ガン発生率の高い地域に固有のB型肝炎ウイルスもまた，肝ガンの原因物質であること，あるいは少なくとも肝ガン発生のリスクを高めることが解明されたからである。実際に，ヒトの肝ガンにおけるアフラトキシンの役割を否定する研究者もいる（Stoloff, 1989 ; Campbell *et al.*, 1990）。

最近の多くの研究によって，ヒトの肝ガンにおけるアフラトキシンの果たす役割が再び裏付けられた。疫学調査を注意深く行った結果，スワジランドの様々な地域における肝ガン発生率は，アフラトキシン摂取量と十分な相関性を持つが，地理的領域によってほとんど変化がみられないB型肝炎とは独立性が認められた（Peers *et al.*, 1987）。また中国広西自治区において，肝ガン発生数と，食品中のアフラトキシンによる汚染範囲または程度にも，十分な相関性があったことが報告されている（Yeh *et al.*, 1989）。IARC（1993；WHO 国際ガン研究機関）はアフラトキシン B_1 をクラス1のヒト発ガン物質であると認定したことを報告している。

一方，世界の一部の地域，特にアフリカ，東南アジアおよび中国の地域では，アフラトキシンおよびB型肝炎ウイルスのどちらもが，原発性肝ガンの高い発生率に関連しているという裏付けが発表されている（Wild *et al.*, 1993）。

このように，アフラトキシンのヒトへの毒性に関しては，依然はっきりしない部分がある。FAO/WHO 合同食品添加物専門家会議（JECFA）では，見解を次のようにまとめている。「（ヒトにおける）アフラトキシン暴露によるリスクを推定・予測することは困難である。ヒト発ガン物質としてのアフラトキシンの独立性，B型・C型肝炎ウイルスおよび他の要因によるアフラトキシンへの影響度，肝ガン発生率・有病率の高い国と低い国における研究結果の比較検討の方法，世界中で検出されている広範囲なアフラトキシン暴露における用量反応曲線の記述方法に関しては疑問が残る（JECFA, 1997）」

ヒトにおけるB型肝炎とアフラトキシンの相互作用に関する疫学結果から，アフラトキシンには2つの発ガン性の違いが見出され，1つは慢性B型肝炎への感染率が多い地域住民が暴露した場合，もう1つはそのような感染がめったに起きない地域の住民が暴露した場合にみられることが示唆されている。したがって，JECFA では毒性データと疫学データをもとに分析した2つの発ガン性評価をB型肝炎への感染の有無によって基本的に2つのグループに分けた（JECFA, 1997）。発ガン性については，B型肝炎ウイルス陽性者のほうが陰性者に比べ30倍高かったことから，B型肝炎とアフラトキシンとの間には30倍の相乗作用があるといえる。

現在では非常に感度の高い技術が開発され，細胞におけるDNA-アフラトキシン結合体，血清中および尿中のアフラトキシン結合体（Harrison *et al.*, 1993），母乳中のアフラトキシン M_1 排出（Wild *et al.*, 1987）をはじめ，ヒトのアフラトキシン摂取量をモニターすることができる。

こうした技術を使って検出できるアフラトキシンは，先進国ではオーストラリア（El-Nazami *et al.*, 1995），デンマーク（Autrup *et al.*, 1991），英国（Harrison *et al.*, 1993）で，発展途上国ではケニヤ（Autrup *et al.*, 1987），中国（Ross *et al.*, 1992），ガンビア（Allen *et al.*, 1992），台湾（Hatch *et al.*, 1993），タイ（El-Nazami *et al.*, 1995）において，ヒト血清あるいは母乳から検出されている。台湾での研究では，B型肝炎ウイルスへの暴露より，アフラトキシン摂取との間に，原発性肝ガンとの相関性が強くみられた（Hatch *et al.*, 1993）。

東南アジアでは，ヒトの食事におけるアフラトキシン暴露の主要原因は，乾燥したピーナッツおよびトウモロコシである（Pitt & Hocking, 1996）。これらのデータおよびアフラトキシン摂取と肝ガン発生率との関係を示す式（Kuiper-Goodman, 1991）を用いた結果，インドネシアでは年間100,000名のうち12名がアフラトキシンによる肝ガンで死亡すると推定され，その中でトウモロコシによるものが7名，ピーナッツによるものが5名と予測された。この数字から求められるインドネシアのアフラトキシンによる年間死亡推定数は20,000名以上である（Lubulwa & Davis, 1994）。

アフラトキシンについては，世界中で取引される食品において規制値が設けられている。各国では総アフラトキシンの許容量を1μg/kgから50μg/kgの幅で規制しているが（van Egmond, 1992），発展途上国の中には国内で消費される製品への規制が機能していないところもある。コーデックス委員会では，ピーナッツ，および国際的に流通する他の農産物に含まれる総アフラトキシンの許容量を15μg/kgとする予定である。こうした国際的規制のもとでは，各国が国内で消費される食品の許容量を独自にさらに低く設定することは許されるが，国際基準をクリアしている食品の輸入を排除することはできない。より低量に制限された国内基準を満たすのは，国内の製造加工業者の責任であり，海外の製造加工業者や貿易業者の責任ではない。

ピーナッツや他の感染を受けやすい食品中に自然に発生するアフラトキシンの量は非常に高い。干ばつの影響を受けたピーナッツの木から生産される実には，見た目には被害がなくても最高1,000μg/kgのアフラトキシンが含まれている可能性がある（Hill *et al.*, 1983）。こうした被害を受けた実を外観や色彩選別機で検出するのは難しいが，非常に深刻な汚染の原因となり得る。変色した実ではさらに多くのアフラトキシンが確認されているが，その量は20,000μg/kg以上に達する（Urano *et al.*, 1992）。

アフラトキシンは非常に熱に強い。水分量6.6％の綿実を二重釜の中で100℃で2時間加熱したときのアフラトキシン減少率は50％（Mann *et al.*, 1967），100℃で30分間の煮沸では30％（Stoloff & Trucksess, 1981），商業用のロースト処理では40〜50％であった（Waltking, 1971；ICMSF, 1996b）。しかし，圧力鍋において5％の塩を加え116℃で煮沸するのは，ブラジルの商業的な処理方法であるが，この場合アフラトキシンの減少率は80〜100％であった（Farah *et al.*, 1983）。

オクラトキシンA

コーヒーに関する主要な公衆衛生上の危害要因は，オクラトキシンAの産生である。この毒素に関しては第8章「穀類」を参照のこと。

堅果類

ピーナッツ

ピーナッツにおける *Asp. flavus* の存在とそれによるアフラトキシン産生は，主に不十分な乾燥処理と不適切な貯蔵が原因であることは初期の研究から予測されていた（Austwick & Ayerse, 1963）。不適切な貯蔵によってアフラトキシンが産生されることは明らかだが，真菌が侵入する時期は主に収穫前であることが判明した（McDonald & Harkness, 1967 ; Pettit *et al*., 1971 ; Cole *et al*., 1982）。実際には，米国やオーストラリアなど先進国では収穫後のピーナッツに *Asp. flavus* が侵入するのはまれなことが証明されている（Pitt, 1989）。虫による損傷や外殻の亀裂によってピーナッツの実は感染するが（Graham, 1982），そうした感染は *Asp. flavus* がピーナッツの外殻へ侵入するための必要条件にはならない。収穫前のピーナッツの種子には，周囲の土壌から直接外殻を通じて侵入することがよく起こる。

Asp. flavus は成長中のピーナッツの花やペグ（花床）を通じて（Griffin & Garren, 1976），あるいは植物のどこからでも（Pitt *et al*., 1991）成長過程のピーナッツに侵入する。

ピーナッツへの侵入およびその後のアフラトキシンの産生は，収穫後の雨よりも，収穫前の干ばつ，高温によって促進されるが（Sanders *et al*., 1981, 1984, 1985 ; Cole *et al*., 1982, 1989），それには2つの仮説がある。第一に，干ばつがない場合，健全に成長したピーナッツの木は，フィトアレキシンを産生するなど菌の侵入に対して様々な防御機能を備えている（Dorner *et al*., 1989, 1991）。こうした防御機能は，木が干ばつのストレスによって生理学的に弱くなると役に立たなくなる。第二に，*Asp. flavus* は好乾性であり，干ばつのストレスによって細菌やアメーバ，土壌真菌など土壌中の競合微生物（natural enemies）の競争力が弱まると増殖する能力を有している（Pitt, 1989）。

Asp. flavus および *Asp. parasiticus* は，*Aw* が約0.8に至るまで増殖できる（Pitt & Miscamble, 1995）。毒素は高 *Aw*（0.95超）で最も盛んに産生され，*Aw* の下限は0.85である。両種の増殖の至適温度は30～37℃で，最低温度が8℃前後，最高温度が約42℃でも増殖可能である（ICMSF, 1996b）。

Asp. flavus および *Asp. parasiticus* の両種が侵入したピーナッツでは，トウモロコシとは対照的に，*Asp. flavus* によってアフラトキシンの類似体（B_1，B_2，G_1，G_2）のほとんどが産生される。米国およびオーストラリアでは，ピーナッツにおける50％以上は *Asp. parasiticus* 由来のアフラトキシンで，そのため通常はアフラトキシン B_1，B_2，G_1，G_2 が存在する（Read, 1989）。しかし，他の地域では *Asp. parasiticus* は珍しい種であると考えられる（*Pitt et al*., 1993 ; Pitt & Hocking, 2004）。タイ，インドネシア，フィリピンで採取したアフラトキシンを含有する農産物のサンプルを400以上調べたところ，その95％はアフラトキシン B_1，B_2 のみであった（Pitt *et al*., 未発表）。

アーモンド

1972年のシーズン中におけるカリフォルニア産アーモンドの調査では，74サンプル中14％がアフラトキシンに汚染されていたが，その量はほとんど20μg/kg未満と少なかった。商業的選別法によって，アフラトキシンを含有するアーモンドを効果的に除去できたが，スライスされたアーモンドはより均一に汚染された（Schade *et al.*, 1975）。後に，アーモンドおよびクルミに関するさらに包括的な調査によって，汚染された実の割合は25,000個に1個以下であることがわかった（Fuller *et al.*, 1977）。1980～1984年にかけて米国食品医薬品局（FDA）遵守プログラムのもとでアーモンドの256サンプルを調査したところ，検出可能なアフラトキシンを含有していたのは2.3％で，20μg/kgを超えていたのはわずか0.8％であった（Pohland & Wood, 1987）。

ピスタチオ

入手可能な証拠によると，収穫前のピスタチオナッツは厚い外殻と周囲の組織のために本質的には無菌であることが示されている。しかし，ピスタチオの中には，成熟時に外殻が裂開し微生物に侵入されてしまう種類もある。またピスタチオは機械的に研磨，洗浄し外殻の外層を除去してしまうため，外殻が裂開すると微生物は侵入しやすくなる（Doster & Michailides, 1994；Heperkan *et al.*, 1994）。

ピスタチオナッツには，通常，アフラトキシンがないと報告されている（Burdaspal & Gorostidi, 1989；Abdel-Gawad & Zohri, 1993；Taguchi *et al.*, 1995）。しかし，1980～1984年にかけてFDA遵守プログラムのもとで輸入ピスタチオの835サンプルを調査したところ，2.0％が20μg/kgを超えるアフラトキシンを含有していた（Pohland & Wood, 1987）。他国では，400～800μg/kg（Shah & Hamid, 1989），さらには1,300μg/kg（Tabata *et al.*, 1993）などの高レベルの報告例もある。

ペカンナッツ

1980～1984年にかけて，FDA遵守プログラムのもとでペカンナッツの446サンプルを調べたところ，検出可能なアフラトキシンを含有していたのはわずか1.1％で，20μg/kgを超えていたのは1サンプルのみであった（Pohland & Wood, 1987）。ペカンナッツにおけるアフラトキシン汚染の原因は特定されておらず，損傷の有無にかかわらず，実際にはアフラトキシンを含有する可能性がある（Pohland & Wood, 1987）。

ブラジル産堅果類

ブラジル産堅果類は，1980年以前はアフラトキシン問題の原因と認識されていた。ドイツで135サンプルを分析したところ，アフラトキシンが存在しなかったのは58％，5μg/kg以下のアフラトキシンを含有していたのが22％，8,000μg/kgまでの高い含有量だったのは21％だった（Woller & Majerus, 1979）。米国では，1980年にFDA遵守プログラムのもとで158ロットを検査したところ，4.4％が許容できないレベル（20μg/kg超）のアフラトキシンを含有していることがわかった。しかし，生産国の品質管理が改善された結果，1983〜1984 年には 300 以上のサンプルにおいて許容量以上のアフラトキシンが確認されたロットはなかった（Pohland & Wood, 1987）。

カシューナッツ

カシューナッツにおいては，真菌による腐敗・変敗やマイコトキシンの産生は非常にまれである。

ココナッツ

生産地域における，決して理想的ではないココナッツの乾燥条件のために，細菌汚染およびアフラトキシンの産生は，コプラや乾燥ココナッツ製品において最大の問題である。

サルモネラ属菌は，頻繁に乾燥ココナッツから分離された（Schaffner *et al.*, 1967 ; Gilbert, 1982）。これをたどると，農場での不衛生な採取センターに行き着くが，そこでは放し飼いの家禽類が汚染の原因であった。このサルモネラ属菌の問題は，管理体制を改善した結果，大部分は克服された。

インドネシア産の発酵させたココナッツの油かすである“tempeh bongkrek”を原因とするボンクレキン酸中毒は 1895 年および 1901 年に初めて報告され，また 1951〜1975 年には合計 850 名の死亡例，1977 年には 69 名の死亡例がインドネシアの無防備な消費者間で発生した（Arbianto, 1979）。この食中毒の原因は現在では *Burkholderia cocovenenans* として知られる *Pseudomonas cocovenenans* に汚染された発酵ココナッツの油かすで（Zhao *et al.*, 1990），中央ジャワの Seraryu 渓谷に限定される（Cox *et al.*, 1997）。*Burkholderia cocovenenans* はボンクレキン酸とトキソフラビンという 2 つの強力な毒素を産生する（Arbianto, 1979 ; ICMSF, 1996a ; Cox *et al.*, 1997）。発病は摂食後 4 〜 6 時間で，発症後 1 〜20 時間で死に至る（Cox *et al.*, 1997）。致死率が高いため，インドネシア政府は 1988 年 11 月“tempeh bongkrek”の製造は違法であると宣言したが，これによって問題が根本から解決されるとは考えられない（Buckle & Kartadarma, 1990）。

他の堅果類や脂肪種子類と同様に，ココナッツも乾燥時に *Asp. flavus* が侵入しやすい。コプラにおけるアフラトキシンはよく知られるリスク要因だが，定量的データは限られている（Saxena & Mehrotra, 1990 ; Zohri & Saber, 1993）。

脂肪種子類

脂肪種子作物における主要な微生物学的問題は，*Asp. flavus* 汚染とそれに続くアフラトキシンの産生である。大量のアフラトキシンが，種々の脂肪種子類から検出されている。南アフリカでは，多種の脂肪種子類の 73 サンプル中 43 %が陽性で，アフラトキシン量も最高 2,000μg/kg に及んでいた（Dutton & Westlake, 1985）。また，インドでは，亜麻仁油の 105 サンプル中 44 %がアフラトキシンを含有し，その量は 120〜810μg/kg であった（Sahay *et al.*, 1990）。パキスタンでは，ごま油の 24 サンプル中 55 %が陽性で，アフラトキシン量は最高 440μg/kg に達していた

（Dawar & Ghaffar, 1991）。油製造用のトウモロコシの45サンプルでは，87％が最高2,300 μg/kg（平均250μg/kg）のアフラトキシンを含有し，同じく油用ピーナッツの50サンプル中100％が最高22,000μg/kg，平均1,600μg/kgのアフラトキシンを含有していた（Urano *et al.*, 1992）。

乾燥マメ科植物類

前記のように，*Asp. flavus*や他のマイコトキシンの産生菌が（ピーナッツ以外の）乾燥マメ科植物類中で増殖し，規制値以上のマイコトキシンを産生することはまれである。しかし，アフラトキシンは，インゲンマメ，ソラマメ（Abdalla, 1988 ; Abdel-Rahim *et al.*, 1989 ; Mahmoud & Abdalla, 1994），日本に輸入されたライマメ（Tabata *et al.*, 1993），大豆（Pinto *et al.*, 1991 ; El-Kady & Youssef, 1993 ; Jacobsen *et al.*, 1995）など種々の豆類から報告されている。一般的に報告されたレベルは低く，貿易との関連性はほとんどない。

豆類と密接な関係のある*Fusarium semitectum*は，重要なマイコトキシンの産生菌ではないと考えられている（Miller, 1994）。マイコトキシン産生の可能性がある*Fus. verticillioides*（= *Fus. moniliforme*）が東南アジアのグリーンビーンズのサンプルから13％検出されたが（Pitt *et al.*, 1994），毒素の産生が潜在的な問題であるかは不明である。東南アジアの豆類全種から検出された*Asp. flavus*の量は少なく，規制値以上のアフラトキシンが産生される可能性はあまりない（Pitt *et al.*, 1994, 1998）。

脂肪分の多い大豆は，アフラトキシン産生の最適な基質となることが予測される。しかし，入手可能な情報によると，大豆および大豆製品におけるアフラトキシンの産生は商業上問題とならないことが示されている。他の豆類同様，大豆は，毒素産生に必要な真菌の過度な増殖を強力に抑制する機能を備えている。

コーヒー

コーヒーに関する主な問題は，真菌毒オクラトキシンAの産生である。コーヒー豆にこの毒素がかなり存在するという可能性が何度か示されてきたが，*Asp. ochraceus*がブラジル産コーヒーにおけるオクラトキシンAの主要な原因であり，世界中で主な原因となることがわかったのはつい最近である（Pitt *et al.*, 2001）。ほかにもオクラトキシンAの産生菌である*Asp. niger*および*Asp. carbonarius*がコーヒーから分離されているが，重要ではないと考えられている（Frank, 2001 ; Pitt *et al.*, 2001）。入手可能な証拠によると，これら真菌の感染源は環境要因であり，摘取および乾燥中にコーヒーの実に侵入したことは明らかである（Taniwaki *et al.*, 1999 ; Pitt *et al.*, 2001）。オクラトキシンAは乾燥中に産生される（Taniwaki *et al.*, 1999 ; Bucheli *et al.*, 2001 ; Teixera *et al.*, 2001）。適正な農作業の下で摘取・乾燥したコーヒーが，オクラトキシンAを含有することは非常にまれである（Taniwaki *et al.*, 1999 ; Pitt *et al.*, 2001）。ほとんどすべてのオクラトキシンAは，コーヒー豆よりむしろ豆の殻の中で産生され，未成熟の実のほうが，成熟した実や熟し過ぎた実より汚染は少ない。不良品（損傷を受けた豆）の除去と殻を注意深く取り除くことで，乾燥した生豆のオクラトキシンAの量は減少する（Bucheli *et al.*, 2001）。コーヒーの生豆から大量のオクラトキシンAが検出される場合は，乾燥処理に時間がかかる，残留物が加工処理中に流入する，乾燥が不十分である，貯蔵方法が不適切であるなど，製造上の悪条件が原因である（Teixera *et al.*, 2001）。

D　管理（ツリーナッツ，ピーナッツ，ココナッツ，脂肪種子類，乾燥マメ科植物類およびコーヒーの初期の加工処理）

要約

重大な危害要因[a]	• アフラトキシン（脂肪種子類，ココナッツ，ツリーナッツ，特にピーナッツ） • オクラトキシンA（コーヒー） • サルモネラ属菌
管理手段	
初期レベル（H_0）	• ツリーナッツ，ココナッツ，脂肪種子類，乾燥マメ科植物類，コーヒーにおける初期の危害要因レベルは非常に低い • 深刻な干ばつがあった場合，収穫時にはすでにアフラトキシンが存在している可能性がある • 未成熟な実や損傷を受けた実を正常な実と分離すること • できれば，ツリーナッツは木から直接収穫すること • 適正な農作業規範を使用すること
増加（ΣI）	• 乾燥作業は迅速に行うこと。ピーナッツの圃場乾燥により，アフラトキシンレベルが上昇する可能性がある。 • 貯蔵時の水分量は8％未満とする • げっ歯類および鳥類による，設備機器および貯蔵中の農産物への接触を防止すること
減少（ΣR）	• 損傷・未成熟なツリーナッツおよびピーナッツを除去するために選別すること • ピーナッツにおけるアフラトキシン除去に関しては，色彩選別が有効である
検査	• 大量サンプルを用いたアフラトキシン検査は，ツリーナッツ，ピーナッツ，ココナッツの管理には不可欠である • ピーナッツおよびココナッツの場合には，サルモネラ属菌の試験を行うことができる • オクラトキシンAの検査は，コーヒーに不可欠である
腐敗・変敗	• 重大な危害要因を抑制すれば，通常，腐敗・変敗を管理できる

[a] 特定の状況下では，他の危害要因も考慮する必要があると思われる。

コメント

ツリーナッツ，ピーナッツ，脂肪種子類，ココナッツ，乾燥マメ科植物類およびコーヒーに関する一般的な管理手段については，前記にまとめた通りである。各食品に固有の管理手段については，以下にまとめることとする。

ツリーナッツ・ピーナッツ

感染を受けやすい作物において，アフラトキシン産生を阻止することは，実際，非常に難しい。ツリーナッツは，できれば木から直接収穫するか，あるいは地面に落ちた物を収集する場合は，頻繁に行うことが必要である。真菌の付着や虫による損傷を受けた実，あるいは未成熟の実は，分別することが求められる。ツリーナッツの種類によっては色彩選別が有効である。

ピーナッツは，生理学的に，成熟前あるいは成熟時に掘取し，できるだけ効果的に脱穀・乾燥することが必要である。アフラトキシン検査を行い，脱穀機に入れるときに陽性のピーナッツを分離することが推奨される（Read, 1989）。脱穀前は，低温で乾燥した，虫のいない状態で貯蔵することが求められる。

脱穀後は，未成熟であったり損傷した実を除外するために等級選別され，等級外となった実はこの時点で，ピーナッツバターの製造にまわされることが多い。堅果は機械，手作業またその両方で色彩選別し，適切な検査実施計画のもとでサンプル抽出し，アフラトキシン検査を行う必要がある（Tiemestra, 1977）。サンプルが陽性のときは，再度色彩選別をして再検査する。ブランチング（皮の除去）とロースト処理は色彩選別の効果を向上させるために用いられている。ローストしたピーナッツは密封包装しないかぎり，可食期間が短いことに留意しなければならない。

脱穀した堅果は，水分がなく，相対湿度65％以下，できれば温度は約10℃の適正な条件下で貯蔵し，酸敗を阻止することが求められる。水分の侵入を防ぐためには品質の高い包装技術を用いることが必要である。

アフラトキシン検査のためのピーナッツのサンプル抽出は，管理対策において非常に重要な手順である。特に，ピーナッツバターやサテー製品のように均質化されている場合には，汚染度の高いわずかな数の実が，アフラトキシンのレベルを許容以上に増加させることになる。サンプル抽出法は米国（Whitaker *et al.*, 1972；Tiemestra, 1977），オーストラリア（Brown, 1984；Read, 1989），英国（Coker, 1989）など各国で発展してきた。２段階抽出法を使用する場合，効果的に行うには大量のサンプル（８kg以上）が必要である。最良の抽出法を使っても加工したピーナッツあるいはピーナッツ製品のサンプル一式にアフラトキシンが存在していないことを保証することはできない。そのため適正な商業規範では，ピーナッツのサンプル抽出とアフラトキシン検査は脱穀時と加工時の両工程で行う。小売販売されるピーナッツおよびピーナッツ製品のアフラトキシンを効果的に管理できるのは，唯一この方法だけである。

外殻に包まれたピーナッツ，ピスタチオ，綿実におけるアフラトキシン汚染を軽減するために効果的な選別技術はない。アフラトキシン量を測定する方法として，トウモロコシに紫外線下での蛍光発光を用いることができる以外，本章で取り上げるいかなる食品でも用いることができる非破壊な化学検査法は存在しない（Steiner *et al.*, 1992）。

アフラトキシン以外のマイコトキシンが，ツリーナッツおよびピーナッツで報告されることはほとんどない。アフラトキシン以外の毒素に対する防除策は，現段階での見解では推奨されていない。

ココナッツ

アフラトキシンはココナッツから検出されており，特に迅速な乾燥処理などこれまで示した防除策はこの問題を管理する目的で利用することができる。オクラトキシンAもまたココナッツから報告されている（Zohri & Saber, 1993）。

“tempeh bongkrek”に含まれるボンクレキン酸の毒素を抑制するためには，その製造過程における工程管理が必要となる。毒素の産生には製品中のココナッツ脂肪の濃縮度が関連していると考えられている（Garcia *et al.*, 1999）。ココナッツの油かすに酢を加えて pH4.5～5.0 の酸性にし，*Rhi. stolonifer* の至適温度である37℃で培養するのが，毒素産生菌を抑制するための最適な方法である。製品が *Burk. cocovenenans* に汚染されていると，真菌の増殖が阻害されるため，真菌の増殖があまりみられない製品は，疑わしい物として食べてはいけない（Arbianto, 1979；Cox *et al.*, 1997）。

塩化ナトリウム（0.5～0.6％；NaCl）は，*Rhi. oligosporus* の成長に対する *Burk. cocovenenans* の阻害作用を無力化し，ボンクレキン酸の産生を大幅に減少させる（Ko *et al.*, 1979）。塩化ナトリウム量が多いと，10^7 個の *Burk. cocovenenans* が存在する状態でもボンクレキン酸の産生は阻害された。高塩化ナトリウム（2％），pH4.5～5.5 の状態で *R. oligosporus* の胞子を多量に（10^4～10^5/g）接種した“tempeh bongkrek”ではボンクレキン酸もトキソフラビンも検出されなかった（Buckle & Kartadarma, 1990）。

脂肪種子類

脂肪種子類を圧搾すると，油と油かすに，ほぼ同量の割合でアフラトキシンが分布する（Sashidhar, 1993）。しかし，アフラトキシンは，精製によって効果的に油から除去される。遊離脂肪酸を除去するためにアルカリ処理が利用され，また他の精製法でもアフラトキシンは解毒もしくは除去される（Parker & Melnick, 1966）。ごま油（Dawar & Ghaffar, 1991）および亜麻仁油（Sahay *et al.*, 1990）におけるアフラトキシンの存在は，食用油の精製が不十分であることを示唆している。

油かすからアフラトキシンを除去するのは，それほど容易ではない。加熱など物理的手法はあまり効果がない。かなりのアフラトキシンレベルを削減するには100℃を超える温度が必要である（Samarajeewa *et al.*, 1990 参照）。

解毒のために様々な化学技術が提案されてきた。最初に効果を発揮した手法は，アセトン：ヘキサン：水の割合を 54：44：2 とする溶液（Gardner *et al.*, 1968），もしくは 80％のイソプロパノール水（Rayner & Dollear, 1968）を使った溶媒抽出法であったが，費用が高く実用性に欠けていた。

塩素処理は表面やガラス製品に付着したアフラトキシンに対しては除染効果を発揮するが（Trager & Stoloff, 1967），有機物によって塩素が急速に変性する食品中の汚染に対してはほとんど効果がない。塩素による除染の安全性に対してもいまだ懸念が残るが（Samarajeewa *et al.*, 1990），塩素ガスの使用により，75％以上のアフラトキシンの削減に成功した（Samarajeewa *et al.*, 1991）。

pH4 の過酸化水素（0.5％）はピーナッツのたんぱく質分離物を解毒するが（Rhee *et al.*, 1976），ピーナッツ食品を解毒するためには pH9.5 の過酸化水素（6％）を要する（Sreenivasamurthy *et al.*, 1967）。こうした処理では食品はほとんど変性しないため，条件によっては，過酸化水素は実用的な処理方法となる。

アフラトキシンの解毒処理に最も一般的に推奨されてきた方法が，アンモニア処理である（Park *et al.*, 1988 および Samarajeewa *et al.*, 1990 のレビューを参照）。2つの方法が確立されている：常温常圧下でのアンモニア処理では，製品をビニール袋もしくは瓶で2～3週間密封する。高温高圧下でのアンモニア処理では，1時間の処理で十分である（Park, 1993）。

米国の州での汚染された綿実やトウモロコシの商業的利用，あるいは他国での動物用飼料に，アンモニア処理が認可されている（Park, 1993）。しかし，アンモニア処理もその他の方法も商業的にはあまり幅広く利用されてこなかった。これまでに発見された最も効果的なアフラトキシンの除染技術は，汚染食品／油かすを飼料とし，乳牛以外の反芻動物に与えることである。肉牛においては成長や肉への汚染に影響なく 400μg/kg までのアフラトキシンを許容できる（Pohland & Wood, 1987）。また，飼料原料を混合し，総アフラトキシン量 200～300μg/kg 以下の飼料を製造することは今も幅広く行われている。

アフラトキシンに汚染された飼料の乳牛への給餌禁止は，特に重要である。哺乳動物の解毒機能によってアフラトキシンは水酸化され，水酸化物の中には乳中に移行するものがある。アフラトキシン B_1 から代謝された水酸化体であるアフラトキシン M_1 は，B_1 よりは少ないものの毒性は十分であるため，幼児の食事に含まれる量はごく微量しか許容されない。牛乳に含まれるアフラトキシン M_1 の規制値は非常に低く，ヨーロッパでは 0.1μg/kg が一般的である（van Egmond, 1992, 訳者注：2006 年時点では 0.05μg/kg が一般的）。アフラトキシン B_1 のおよそ1％が，アフラトキシン M_1 に変化するため（Frobish *et al.*, 1986），餌に含まれる総アフラトキシン量は1日当たり 10μg/kg 未満に制限されている。アフラトキシン以外のマイコトキシンが，脂肪種子類から報告されるのは極めてまれである。

乾燥マメ科植物類

乾燥マメ科植物類における微生物問題を管理するには，相対湿度 65％で虫のいない条件下で貯蔵することが必要である。ピーナッツ以外の乾燥マメ科植物類において，微生物学的安全性の重大な問題に関する情報はない。

コーヒー

コーヒーにおけるオクラトキシンAの産生は，品質管理手段と適正な作業規範によって管理できる。コーヒー豆は木の上ではオクラトキシンAの産生能を持つ真菌に感染しない（訳者注：昆虫によって運ばれ感染すると考えられている）と考えられるため，乾燥・貯蔵時に注意深く管理することで本問題を削減もしくは排除することができる。

コーヒーの実は，地面に落ちたものではなく，必ず木から直接収穫し，収穫したばかりの実が毒素産生菌に汚染されるのを低減すること，収穫したばかりのコーヒーの実の損傷をできるだけ少なくすることが重要である。

洗浄機あるいは他の機器から落ちた実を分けること。可能ならば機械的手法により迅速な乾燥処理を確実に実施すること。乾燥場に霧や雨などが降ることによって，水分の侵入が可能となる状況にコーヒーの実を晒さないこと。天日乾燥時には頻繁に実を反転させること。乾燥時の実は必ず1～2cmの厚みに並べることが推奨される。

乾燥した生豆から不良品や殻などを除去するよう注意深く洗浄することによって，オクラトキシンAの量を効果的に低減することができる。重量選別機や色彩選別機の使用を推奨する。

Ⅳ　ツリーナッツ，ピーナッツおよびココナッツの加工処理

A　加工処理の微生物への影響

ツリーナッツおよびピーナッツ

微生物学的観点からみた場合，堅果類における最も重要な処理工程は，ロースト処理である。スナックフードとして使用される堅果類のほとんどは小売用包装前にローストされる。微生物は，この高温処理の間にその数も種類も大幅に減少する。ロースト処理後は乾燥処理を行うことやメイラード反応により阻害化合物が生成されるため，ローストされた堅果は微生物が生存しにくい環境となる。これはサルモネラ属菌など腸管内の病原体を殺滅する効果的な方法である。

ローストされた堅果類は Aw が低いため，ピーナッツバター製造における粉砕時に出た熱が微生物数を変化させることはほとんどないが，大量の製品バルクに細菌や毒素をばらまいてしまう作用がある。このことは，少量の堅果類に含まれる多くの微生物によってバッチ全体に許容できないほどの汚染をもたらすアフラトキシンの場合には特に重要なことである。

ココナッツ

乾燥ココナッツ（コプラ）において行われる追加加工は一般的に細断のみであるが，これによって細菌量が減少することはなく，実際，細菌数が増加するおそれがある。防腐剤の有無にかかわらず，殺菌処理したココナッツミルクは *Bacillus* spp., *Ps. fluorescens*, *E. coli*, *Streptococcus faecalis*, *Saccharomyces cerecvisiae*, *Clostridium* spp., *Lactobacillus plantarum*, *Salmonella* Typhimurium などの増殖を促進することがわかった。防腐剤は微生物の増殖を遅延させることはあって

も阻止することはなかった。流通するココナッツミルクのサンプルに，バチルス属菌およびクロストリジウム属菌が発見された（Uboldi-Eiroa *et al.*, 1975）。

B　腐敗・変敗

微生物による腐敗・変敗は，多くの堅果製品において重大な問題ではない。包装前の不十分な乾燥もしくは不適切な包装処理による貯蔵不良から，真菌の増殖による可視の腐敗・変敗，さらにはアフラトキシン産生などの結果を招く可能性がある。

C　病原体

加工された堅果類製品におけるマイコトキシンの問題は，前記に詳述した乾燥未加工堅果類と同様である。アフラトキシンなどの毒素が増加することはないが，著しく減少することもない。わずかな堅果における高レベルの汚染によって，ピーナッツバターや類似製品の製造中に大量バッチを汚染することになる。この問題は加工製品の大量損失を招く危険性がある。

病原菌汚染は，設備の不適切な洗浄や維持管理によってロースト処理および包装処理時に発生する。このようにしてピーナッツのサルモネラ属菌による低レベルの汚染が発生することが知られている（Oliver, 1996 ; Scheil *et al.*, 1988）。加工された堅果類の病原菌は，それがヨーグルトなど Aw の高い製品の原料として使われる場合にもまた重要になってくる。ヨーグルトに配合されたクルミによる食中毒が発生してきている（O'Mahoney *et al.*, 1990）。

サルモネラ属菌は，乾燥ココナッツから頻繁に分離されている（Schaffner *et al.*, 1967 ; McCoy, 1975 ; Gillbert, 1982）。汚染源をたどると，ココナッツが山積みされていた工場内の製粉施設で発見された動物の排泄物であった。その後汚染は，製造工程の後続の段階を通じて広がったものと思われる。*S.* Senftenberg の2つの菌株がスリランカ産の乾燥ココナッツの汚染物として最も頻繁に検出された（Coconut Board, 1969）。10^2/g を超えるコアグラーゼ陽性黄色ブドウ球菌による汚染が，流通しているブラジル産の乾燥ココナッツから報告されている（Leitao *et al.*, 1973, 1974）。

D　管理（ツリーナッツ，ピーナッツおよびココナッツの加工処理）

要約

重大な危害要因[a]	• アフラトキシン • サルモネラ属菌
管理手段	
初期レベル（H_0）	• 最も効果的に管理するために，初期の工程に記述した防除策をすべて実践すること

	• 新しく入ってくる材料や設備を，鳥類やげっ歯類から保護すること
増加（ΣI）	• 水分レベル8％未満で防湿容器に貯蔵すること（アフラトキシン） • 加工設備および環境を乾燥した状態に保つこと • サルモネラ属菌は乾燥ツリーナッツ，ピーナッツ，ココナッツ中で増えることはない
減少（ΣR）	• サルモネラ属菌はロースト処理によって，水分量に応じてある程度低減する
検査	• 堅果類およびピーナッツの色彩選別は，原料にとって有用である • ピーナッツバターなど均質な製品以外の最終製品におけるアフラトキシン検査では，サンプル抽出法に問題がある • サルモネラ属菌の検査は有益である • 大腸菌検査は有効な指標となり得る
腐敗・変敗	• 水分不透過性フィルムによる包装により，適切に保護できる

[a] 特定の状況下では，他の危害要因も考慮する必要があると思われる。

コメント

堅果製品のマイコトキシンを防除するには，特に生の原材料もしくは初期の加工工程における管理が基本となる。これまで述べたように，変色し不良となった実を他の用途に選別・転用することは，最終製品のマイコトキシン量を許容範囲に抑えるために用いられる一般的な方法である。

最終製品の検査は，製造業者および監督機関の両方で広く施行されている。アフラトキシンを含有するピーナッツの割合は，通常，非常に少ないが，各ピーナッツに含まれる量はかなり多い可能性があるため，加工中のロットにアフラトキシンがないとは保証できない。そのため，最終製品を検査することによって，アフラトキシンが存在しないという保証を確実にしていくことができる。程度の差はあるものの均質な製品であるピーナッツバターの検査は，加工前のバッチに行われる色彩選別やその他の手順のための有益なチェック方法である。

加工処理において病原細菌（サルモネラ属菌など）の増殖のリスクを軽減するには，設備機器および環境での水分管理が必要である。設備機器の維持・交換・洗浄・殺菌作業においては，こうした潜在的なリスクへ対処する必要がある。湿式洗浄よりもさらに信頼のおける乾式洗浄は，効果的な方法の1つである。ロースト処理によって腸管系病原菌を殺滅することができる。ロースト処理の工程は，生の堅果類の貯蔵，取り扱い，さらに製品加工の環境とは分離して行わなければならない。

乾燥ココナッツにおけるサルモネラ属菌のリスクは，生のココナッツ果肉を80℃の水に8～10分間浸漬し（Schaffiner *et al.*, 1967），その後オーブン乾燥および後続の処理過程における再汚染を防止する（Simonsen *et al.*, 1987）ことによって管理することができる。

V　脂肪種子製品

A　加工処理の微生物への影響

最新の工場では，脂肪種子類から油を抽出するには通常，溶媒として n-ヘキサンを使用することが多い。その結果，微生物学的問題はないと考えられる。

B　腐敗・変敗

ココナッツ，乳製品，卵アルブミン，カカオなどの原料に存在する真菌から脂肪分解酵素が分泌されることによって，脂肪を含有する菓子では加水分解もしくは“せっけんのような”酸敗臭が発生する。これはラウリン酸が多く含まれる脂肪，すなわちココナッツ油，パーム種子油，バターオイルの中の脂肪にとっては特に深刻な問題であるが，ラウリン酸を含有しないカカオバター，イリッペバター，パーム油（椰子油），ピーナッツなどでは問題にならない（Minifie, 1989）。

C　病原体

病原体は，脂肪種子製品において問題とはならないと考えられる。アフラトキシンが産生されることもあるが，商業上重要な問題となることはほとんどない。

D　管理（脂肪種子製品）

要約

重大な危害要因[a]	• 確認されていない
管理手段	
初期レベル（H_0）	• 適用しない
減少（ΣR）	• 適用しない
増加（ΣI）	• 適用しない
検査	• 日常検査は推奨されない
腐敗・変敗	• 乾燥条件によって，微生物による腐敗・変敗を防止する

[a] 特定の状況下では，他の危害要因も考慮する必要があると思われる。

Ⅵ　マメ科植物製品

A　加工処理の微生物への影響

乾燥マメ科植物のほとんどの加工処理では，細菌または真菌の微生物の数を増やすことはないと考えられる。

大豆加工の第1段階は，ほとんどの微生物を除去するn-ヘキサンなどの溶媒を使用した油の抽出である（Waggle & Kolar, 1979）。しかし，分離大豆たんぱく質など高価値製品にするための追加加工では，高湿度条件もしくは水の添加によって微生物の汚染および増殖などを招く可能性がある。そのため，追加加工には，非芽胞形成性細菌を死滅させる追加加熱がある。食品原料として使用される種々の大豆製品製造において，考慮すべき微生物学的問題に関する情報は，ほとんど存在しない。

B　腐敗・変敗

マメ科植物製品の微生物による腐敗・変敗は，ほとんど報告されたことがない。

C　病原体

食品原料用の乾燥マメ科植物製品が，食中毒の原因となったことはない。栽培あるいは初期の工程時に産生されるマイコトキシンが，製品中に持ち越される可能性はあるが，通常その量は取るに足らないものである。

大豆たんぱく質を製造するための湿式加工中に，サルモネラ属菌などの病原菌に再汚染される可能性がある。未加工大豆に存在する可能性のある低レベルのマイコトキシンは，大豆たんぱく質の製造中に除去あるいは抽出される。

D　管理（マメ科植物製品）

要約

重大な危害要因[a]	• 確認されていない
管理手段	
初期レベル（H_0）	• 適用しない
減少（ΣR）	• 適用しない
増加（ΣI）	• 適用しない

検査	• マメ科植物製品の微生物を防除するための具体的な方法は公表されていない
腐敗・変敗	

[a] 特定の状況下では，他の危害要因も考慮する必要があると思われる。

Ⅷ　コーヒー製品

オクラトキシンAを低レベルで含有する加工コーヒーでの可能性以外に，コーヒーの加工製品に存在する潜在的危害要因はない。最も効果的に管理するために，初期の工程に記述した管理策をすべて実行することが推奨される。乾燥条件を維持することによって，腐敗・変敗を防ぐことができる。

参考文献

Abdalla, M.H. (1988) Isolation of aflatoxin from *Acacia* and the incidence of *Aspergillus flavus* in the Sudan. *Mycopathologia*, **104**, 143–7.

Abdel-Gawad, K.M. and Zohri, A.A. (1993) Fungal flora and mycotoxins of six kinds of nut seeds for human consumption in Saudi Arabia. *Mycopathologia*, **124**, 55–64.

Abdel-Rahim, A.M., Osman, N.A. and Idris, M.O. (1989) Survey of some cereal grains and legume seeds for aflatoxin contamination in the Sudan. *Zentralblatt für Mikrobiologie und Hygiene,* **144**, 115–21.

Allen, S.J., Wild, C.P., Wheeler, J.G., Riley, E.M., Montesano, R., Bennett, S., Whittle, H.C., Hall, A.J. and Greenwood, B.M. (1992) Aflatoxin exposure, malaria and hepatitis B infection in rural Gambian children. *Trans. R. Soc. Trop. Med. Hyg*., **86**, 426–30.

Arbianto, P. (1979) Bongkrek food poisoning in Java, in *Proceedings of the Fifth International Conference on the Impacts of Appl. Microbiol.* (ed P. Matangkasombut), pp. 371–4.

Austwick, P.K.C. and Ayerst, G. (1963) Toxic products in groundnuts: groundnut microflora and toxicity. *Chem. Ind.*, **1963**, 55–61.

Autrup, H., Seremet, T., Wakhisi, J. and Wasunna, A. (1987) Aflatoxin exposure measured by urinary excretion of aflatoxin B_1-guanine adduct and hepatitis B virus infection in areas with different liver cancer incidence in Kenya. *Cancer Res*., **47**, 3430–3.

Autrup, J.L., Schmidt, J., Seremet, T. and Autrup, H. (1991) Determination of exposure to aflatoxins among Danish workers in animal-feed production through the analysis of aflatoxin B_1 adducts to serum albumin. *Scand. J. Work, Environ. Health*, **17**, 436–40.

Brown, G.H. (1984) The distribution of total aflatoxin levels in composited samples of peanuts. *Food Technol., Aust*., **36**, 128–30.

Bucheli, P., Kanchanomai, C., Pittet, A., Goetz, J. and Joosten, H. (2001) Development of ochratoxin A (OTA) during robusta (*Coffea canephora)* coffee cherry drying, and isolation of *Aspergillus carbonarius* strains that produce OTA *in vitro* on coffee cherries, in *Proceedings of 19th Internationa; Science Colloquium on Coffee*, Trieste, Italy, 14–18 May 2001. Published on compact disc, not paginated.

Buckle, K.A. and Kartadarma, E.K. (1990) Inhibition of bongkrek acid and toxoflavin production in tempe bonkrek containing *Pseudomonas cocovenenans*. *J. Appl. Bacteriol*., **68**, 571–6.

Burdaspal, P.A. and Gorostidi, A. (1989) Aflatoxin contamination of peanuts and other nuts. *Alimentaria* (Madrid), **26**, 51–3.

Burnett, S.L., Gehm, E.R., Weissinger, W.R. and Beuchat, L.R. (2000) Survival of *Salmonella* in peanut butter and peanut butter spread. *Journal of Appl. Microbiol*., **89**, 472–7.

Campbell, T.C., Chen, J., Liu, C., Li, J. and Parpia, B. (1990) Nonassociation of aflatoxin with primary liver cancer in a cross-sectional ecological survey in the People's Republic of China. *Cancer Res*., **50**, 6882–93.

Coconut Board. (1969) Investigations into the contamination of Ceylon desiccated coconut. *J. Hyg*., **67**, 719–29.

Chou, J.H., Hwang, P.H. and Malison, M.D. (1988) An outbreak of type A foodborne botulism in Taiwan due to commercially

preserved peanuts. *Int. J. Epidemiol.*, **17**, 899–902.
Coker, R.D. (1989) Control of aflatoxin in groundnut products with emphasis on sampling, analysis, and detoxification, in *Aflatoxins in groundnut: Proceedings of the International Workshop,* 6–9 October, 1987, ICRISAT Center, India, ICRISAT, Patancheru, India, pp. 123–32.
Cole, R.J., Hill, R.A., Blankenship, P.D., Sanders, T.H. and Garren, K.H. (1982) Influence of irrigation and drought stress on invasion by *Aspergillus flavus* of corn kernels and peanut pods. *Dev. Ind. Microbiol.*, **23**, 229–36.
Cole, R.J., Sanders, T.H., Dorner, J.W. and Blankenship, P.D. (1989) Environmental conditions required to induce preharvest aflatoxin contamination of groundnuts: summary of six years' research, in *Aflatoxins in groundnut: Proceedings of the International Workshop,* 6–9 October, 1987, ICRISAT Center, India, ICRISAT, Patancheru, India, pp. 279–87.
Cox, J., Khartadarma, E. and Buckle, K. (1997) *Burkholderia cocovenenans*, in *Foodborne Microorganisms of Public Health Significance* (eds A.D. Hocking, G. Arnold, I. Jenson, K.G. Newton and P. Sutherland), 5th edn, Australian Institute of Food Science and Technology Food Microbiology Group, Sydney, pp. 521–30.
Dawar, S. and Ghaffar, A. (1991) Detection of aflatoxin in sunflower seed. *Pakistan J. Bot.*, **23**, 123–6.
Dorner, J.W., Cole, R.J., Sanders, T.H. and Blankenship, P.D. (1989) Interrelationship of kernel water activity, soil temperature, maturity, and phytoalexin production in preharvest aflatoxin contamination of drought-stressed peanuts. *Mycopathologia* **105**, 117–28.
Dorner, J.W., Cole, R.J., Yagen, B. and Christiansen, B. (1991) Bioregulation of preharvest aflatoxin contamination of peanuts. Role of stilbene phytoalexins, in *Naturally Occurring Pest Bioregulators* (ed P.A. Hedin), *American Chemical Society, Symposium Series, Volume* 449, 352–60.
Doster, M.A. and Michailides, T.J. (1994) *Aspergillus* molds and aflatoxins in pistachio nuts in California. *Phytopathology*, **84**, 583–90.
Dutton, M.F. and Westlake, K. (1985) Occurrence of mycotoxins in cereals and animal feedstuffs in Natal, South Africa. *J. Assoc. Off. Anal. Chem.*, **68**, 839–42.
El-Kady, I.A. and Youssef, M.S. (1993) Survey of mycoflora and mycotoxins in Egyptian soybean seeds. *J. Basic Microbiol.*, **33**, 371–8.
El-Nazami, H.S., Nicoletti, G., Neal, G.E., Donohue, D.C. and Ahokas, J.T. (1995) Aflatoxin M_1 in human breast milk samples from Victoria, Australia and Thailand. *Food Chem.Toxicol.*, **33**, 173–9.
Farah, Z., Martins, M.J.R. and Bachmann, M.R. (1983) Removal of aflatoxin in raw unshelled peanuts by a traditional salt boiling process practiced in the North East of Brazil. *Lebensmittel Wissenschaft und Technologie*, **16**, 122–4.
Frank, J.M. (2001) On the activity of fungi in coffee in relation to ochratoxin A production, in *Proceedings of 19th International Science Colloquium on Coffee*, Trieste, Italy, 14–18 May 2001. Published on compact disc, not paginated.
Frobish. R.A., Bradley, B.D., Wagner, D.D., Long-Bradley, P.E. and Hairston, H. (1986) Aflatoxin residues in milk of dairy cows after ingestion of naturally contaminated grain. *J. Food Prot.*, **49**, 781–5.
Fuller, G, Spooncer, W.W., King, A.D., Schade, J. and Mackey, B. (1977) Survey of aflatoxins in California tree nuts. *J. Am. Oil Chem. Soc.*, **54**, 231A–4A.
Garcia, R.A., Hotchkiss, J.H. and Steinkraus, K.H. (1999) The effect of lipids on bongkrekic (Bonkrek) acid toxin production by *Burkholderia cocovenenans* in coconut media. *Food Addit. Contam.*, **16**, 63–9.
Gardner, H.K., Koltun, S.P. and Vix, H.L.E. (1968) Solvent extraction of aflatoxins from oilseed meals. *Agric. Food Chem.*, **16**, 990–3.
Gilbert, R.J. (1982) The microbiology of some foods imported into England and through the port of London and Heathrow (London) airport, in *Control of the Microbial Contamination of Foods and Feeds in International Trade: Microbial Standards and Specifications* (eds H. Kurata and C.W. Hesseltine), Saikon Publishing Co., Tokyo, pp. 105–119.
Graham, J. (1982) The occurrence of aflatoxin in peanuts in relation to soil type and pod splitting. *Food Technol., Aust.*, **34**, 208–12.
Griffin, G.J. and Garren, K.H. (1976) Colonization of aerial peanut pegs by *Aspergillus flavus* and *A. niger*-group fungi under field conditions. *Phytopathology*, **66**, 1161–2.
Hagenmaier, R.D. (1980) *Coconut Aqueous Processing*, 2nd ed, San Carlos Publishers, University of San Carlos, Cebu City, Philippines.
Harrison, J.C., Carvajal, M. and Garner, R.C. (1993) Does aflatoxin exposure in the United Kingdom constitute a cancer risk? *Environ. Health Perspect.*, **99**, 99–105.
Hatch, M.C., Chen, C.-J., Levin, B., Ji, B.-T., Yang, G.-Y., Hsu, S.-W., Wang, L.-W., Hsieh, L.-L. and Santella, R.M. (1993) Urinary aflatoxin levels, hepatitis-B virus infection and hepatocellular carcinoma in Taiwan. *Int. J. Cancer*, **54**, 931–4.
Heperkan, D., Aran, N. and Ayfer, M. (1994) Mycoflora and mycotoxin contamination in shelled pistachio nuts. *J. Sci. Food Agric.*, **66**, 273–8.
Hill, R.A., P.D. Blankenship, R.J. Cole and T.A. Saunders. (1983) Effects of soil moisture and temperature on preharvest invasion of peanuts by the *Aspergillus flavus* group and subsequent aflatoxin development. *Appl. Environ. Microbiol.*, **45**, 628–33.
Huang, L.H. and Hanlin, R.T. (1975) Fungi occurring in freshly harvested and in-market pecans. *Mycologia*, **67**, 689–700.
IARC (International Agency for Research on Cancer) (1993) Some naturally occurring substances: food items and constituents, heterocyclic aromatic amines and mycotoxins. Monograph 56. Lyon, France: International Agency for Research on Cancer.
ICMSF (International Commission on Microbiological Specifications for Foods) (1996a) *Pseudomonas cocovenenans,* in *Microorganisms in Foods 5. Characteristics of Food Pathogens,* Blackie Academic and Professional, London, pp. 214–6.
ICMSF (International Commission on Microbiological Specifications for Foods) (1996b) Toxigenic fungi: *Aspergillus*, in *Mi-*

croorganisms in Foods 5. Characteristics of Food Pathogens, Blackie Academic and Professional, London, pp. 347–81.
Ito, Y., Peterson, S.W., Wicklow, D.T. and Goto, T. (2001) *Aspergillus pseudotamarii*, a new aflatoxin producing species in *Aspergillus* section *Flavi*. *Mycol. Res.*, **105**, 233–9.
Jacobsen, B.J., Harlin, K.S., Swanson, S.P., Lambert, R.J., Beasley, V.R., Sinclair, J.B. and Wei, L.S. (1995) Occurrence of fungi and mycotoxins associated with field mold damaged soybeans in the Midwest. *Plant Dis.*, **79**, 86–9.
JECFA (Joint FAO/WHO Expert Committee on Food Additives). (1997) Aflatoxins B, G and M. 49th Joint FAO/WHO Expert Committee on Food Additives, Rome 17–26 June, 1997. WHO Document PCS/FA/97.17.
Joffe, A.Z. (1969) The mycoflora of fresh and stored groundnut kernels in Israel. *Mycopathol. Mycol. Appl.*, **39**, 255–64.
Kinderlerer, J.L. (1984) Spoilage in desiccated coconut resulting from growth of xerophilic fungi. *Food Microbiol.*, **1**, 23–8.
King, A.D., Miller, M.J. and Eldridge, L.C. (1970) Almond harvesting, processing, and microbial flora. *Appl. Microbiol.*, **20**, 208–14.
Klich, M.A. and Pitt, J.I. (1988) Differentiation of *Aspergillus flavus* from *A. parasiticus* and other closely related species. *Trans. Br. Mycol. Soc.*, **91**, 99–108.
Klich, M.A., Thomas, S.H. and Mellon, J.E. (1984) Field studies on the mode of entry of *Aspergillus flavus* into cotton seeds. *Mycologia*, **76**, 665–9.
Klich, M.A., Mullaney, E.J., Daly, C.B. and Cary, J.W. (2000) Molecular and physiological aspects of aflatoxin and sterigmatocystin biosynthesis by *Aspergillus tamarii* and *A. ochraceoroseus*. *Appl. Microbiol. Biotechnol.*, **53**, 605–9.
Ko, S.D., Kelholt, A.J. and Kampelmacher, E.H. (1979) Inhibition of toxin production in tempe bongkrek, in *Proceedings of the Fifth International Conference on the Impacts of Applied Microbiology* (ed P. Matangkasombut), pp. 375–88.
Kolar, C.W., Richert, S.H., Decker, C.D., Steinke, F.H. and van der Zander, R.J. (1985) Isolated soy protein, in *New Protein Foods, Seed Storage Proteins* (eds A.M. Altschul and H.L. Wilcke), *Voume 5*, Academic Press, New York, pp. 260–99.
Kuiper-Goodman, T. (1991) Approaches to risk assessment for mycotoxins in foods: aflatoxins, in *Mycotoxins, Cancer and Health* (eds G.A. Gray and D.H. Ryan), Louisiana State University Press, Baton Rouge, LA, pp. 65–86.
Kurtzman, C.P., Horn, B.W. and Hesseltine, C.W. (1987) *Aspergillus nomius*, a new aflatoxin-producing species related to *Aspergillus flavus* and *Aspergillus tamarii*. *Antonie van Leeuwenhoek*, **53**, 147–58.
Leitao, M.E. de F., Delazari, I. and Mazzoni, H. (1973–74) Microbiology of dehydrated foods. *Colet. Inst. Tecnol. Aliment*, **5**, 223–41.
Lubulwa, A.S.G. and Davis, J.S. (1994) Estimating the social costs of the impacts of fungi and aflatoxins in maize and peanuts, in *Stored Product Protection: Proceedings of the 6th International Working Conference on Stored-product Protection* (eds E. Highley, E.J. Wright, H.J. Banks and B.R. Champ), CAB International, Wallingford, Oxon, UK, pp. 1017–42.
Mahmoud, A.-L. E. and Abdalla, M.H. (1994) Natural occurrence of mycotoxins in broad bean (*Vicia faba* L.) seeds and their effect on *Rhizobium*-legume symbiosis. *J. Basic Microbiol.*, **34**, 97–103.
McCoy, J.H. (1975) Trends in *Salmonella* food poisoning in England and Wales 1942–72. *J. Hyg.*, **74**, 271–82.
McDonald, D. (1970) Fungal infection of groundnut fruit before harvest. *Trans. Br. Mycol. Soc.*, **54**, 453–60.
McDonald, D. and Harkness, C. (1967) Aflatoxin in the groundnut at harvest in northern Nigeria. *Trop. Sci.*, **9**, 148–61.
Mann, G.E., Codifer, L.P. and Dollear, F.G. (1967) Effect of heat on aflatoxins in oilseed meals. *Agric. Food Chem.*, **15**, 1090–2.
Miller, J.D. (1994) Epidemiology of *Fusarium* ear diseases of cereals, in *Mycotoxins in Grain: Compounds other than Aflatoxin* (eds J.D. Miller and L.H. Trenholm), Eagan Press, St. Paul, MN, pp. 19–36.
Minifie, B.W. (1989) *Chocolate, Cocoa and Confectionery—Science and Technology,* AVI Publishing Co., Westport, CN.
Ng, S., Rouch, G., Dedman, R., Harries, B., Boyden, A., McLennan, L., Beaton, S., Tan, A., Heaton, S., Lightfoot, D., Vulcanis, M., Hogg, G., Scheil, W., Cameron, S., Kirk, M., Feldheim, J., Holland, R., Murray, C., Rose, N. and Eckert, P. (1996) Human salmonellosis and peanut butter. *Commun. Dis. Intell.*, **20**, 326.
Oliver, D. (1996) The *Salmonella* Mbandaka outbreak—an Australian overview. *Commun. Dis. Intell.*, **20**, 326–7.
O'Mahoney, M., Mitchell, E., Gilbert, R.J., Hutchinson, D.N., Begg, N.T., Rodhouse, J.C. and Morris, J.E. (1990) An outbreak of foodborne botulism associated with contaminated hazelnut yoghurt. *Epidemiol. Inf.*, **104**, 389–95.
Park, D.L., Lee, L.S., Price, R.L. and Pohland, A.E. (1988) Review of the decontamination of aflatoxins by ammoniation: current status and regulation. *J. Assoc. Off. Anal. Chem.*, **71**, 685–703.
Park, D.L. (1993) Perspectives on mycotoxin decontamination procedures. *Food Addit. Contam.*, **10**, 49–60.
Parker, W.A. and Melnick, D. (1966) Absence of aflatoxins from refined vegetable oils. *J. Am. Oil Chem. Soc.*, **43**, 635–8.
Peers, F.G. and Linsell, C.A. (1973) Dietary aflatoxins and liver cancer: a population based study in Kenya. *Br. J. Cancer*, **27**, 473–84.
Peers, F.G., Gilman, G.A. and Linsell, C.A. (1976) Dietary aflatoxins and human liver cancer: a study in Swaziland. *Int. J. Cancer*, **17**, 167–76.
Peers, F., Bosch, X., Kaldor, J., Linsell, A. and Pluumen, M. (1987) Aflatoxin exposure, hepatitis B virus infection and liver cancer in Swaziland. *Int. J. Cancer*, **39**, 545–53.
Pettit, R.E, Taber, R.A, Schroeder, H.W. and Harrison, A.L. (1971) Influence of fungicides and irrigation practice on aflatoxin in peanuts before digging. *Appl. Microbiol.*, **22**, 629–34.
Pinto, V.E.F, Vaamonde, G. and Montani, M.L. (1991) Influence of water activity, temperature and incubation time on the accumulation of aflatoxin B_1 in soybeans. *Food Microbiol.*, **8**, 195–201.
Pitt, J.I. (1989) Field studies on *Aspergillus flavus* and aflatoxins in Australian groundnuts, in *Aflatoxins in groundnut: Proceedings of the International Workshop,* 6–9 October, 1987, ICRISAT Center, India, ICRISAT, Patancheru, India, pp. 223–35.
Pitt, J.I. and Hocking, A.D. (1996) Current knowledge of fungi and mycotoxins associated with food commodities in Southeast Asia, in *Mycotoxin contamination in grains* (eds E. Highley and G.I. Johnson), Australian Centre for International Agricultural

Research. ACIAR Technical Reports, Canberra, **37**, 5–10.
Pitt, J.I. and Hocking, A.D. (1997) *Fungi and Food Spoilage*, 2nd edn, Aspen Publishers, Gaithersburg, MD.
Pitt, J.I. and Miscamble, B.F. (1995) Water relations of *Aspergillus flavus* and closely related species. *J. Food Prot.*, **58**, 86–90.
Pitt, J.I., Dyer, S.K. and McCammon, S. (1991) Systemic invasion of developing peanut plants by *Aspergillus flavus*. *Lett. Appl. Microbiol.*, **13**, 16–20.
Pitt, J.I., Hocking, A.D., Bhudhasamai, K., Miscamble, B.F., Wheeler, K.A. and Tanboon-Ek, P. (1993) The normal mycoflora of commodities from Thailand. 1. Nuts and oilseeds. *Int. J. Food Microbiol.*, **20**, 211–26.
Pitt, J.I., Hocking, A.D., Bhudhasamai, K., Miscamble, B.F., Wheeler, K.A. and Tanboon-Ek, P. (1994) The normal mycoflora of commodities from Thailand. 2. Beans, rice, small grains and other commodities. *Int. J. Food Microbiol.*, **23**, 35–53.
Pitt, J.I., Hocking, A.D., Miscamble, B.F., Dharmaputra, O.S., Kuswanto, K.R., Rahayu, E.S. and Sardjono. (1998) The mycoflora of food commodities from Indonesia. *J. Food Mycol.*, **1**, 41–60.
Pitt, J.I., Taniwaki, M.H., Teixiera, A.A. and Iamanka, B.T. (2001) Distribution of *Aspergillus ochraceus, A. niger* and *A. carbonarius* in coffee in four regions in Brazil, in *Proceedings of the 19th International Science Colloquium on Coffee*, 14–18 May 2001, Trieste, Italy. Published on compact disc, not paginated.
Pitt, J.I. and Hocking, A.D. (2004) Current mycotoxin issues in Australia and Southeast Asia, in *Meeting the Mycotoxin Menace* (eds D. Barug, H. van Egmond, R. Lopez-Garcia, T. van Osenbruggen and A. Visconti), Wageningen Academic Publishers, Wageningen, Netherlands, pp. 67–77.
Pohland, A.E. and Wood, G.E. (1987) Occurrence of mycotoxins in food, in *Mycotoxins in Food* (ed P. Krogh), Academic Press, London, pp. 35–64.
Rayner, E.T. and Dollear, F.G. (1968) Removal of aflatoxins from oilseed meals by extraction with aqueous isopropanol. *J. Am. Oil Chem. Soc.*, **45**, 622–4.
Read, M. (1989) Removal of aflatoxin contamination from the Australian groundnut crop, in *Aflatoxins in groundnut: Proceedings of the International Workshop,* 6–9 October, 1987, ICRISAT Center, India, ICRISAT, Patancheru, India, pp. 133–140.
Rhee, K.C., Natarajan, K.R., Cater, C.M. and Mattil, K.F. (1976) Processing edible peanut protein concentrates and isolates to inactivate aflatoxin. *J. Am. Oil Chem. Soc.*, **42**, 467–71.
Richet, S.H. and Kolar, C.W. (1987) Value of isolated soy protein in food products, in *Cereals and Legumes in the Food Supply* (eds J. Dupont and E.M. Osman), Iowa State University Press, Ames, Iowa, pp. 73–90.
Rouch, G. (1996) Salmonellosis and peanut butter—Australia. Promed—Edr. Http://www.satellife.org/programs/promed-hma/9607/msg00038.htm. As reported in Burnett *et al.* (2000).
Ross, R.K., Yuan, J.-M., Yu, M.C., Wogan, G.N., Qian, G.-S., Tu, J.-T., Groopman, J.D., Gao, Y.-T. and Henderson, B.E. (1992) Urinary aflatoxin biomarkers and risk of hepatocellular carcinoma. *Lancet*, **339**, 943–6.
Sahay, S.S., Prasad, T. and Sinha, K.K. (1990) Post-harvest incidence of aflatoxins in *Linum usitatissimum* seeds. *J. Sci. Food Agric.*, **53**, 169–74.
Samarajeewa, U., Sen, A.C., Cohen, M.D. and Wei, C.I. (1990) Detoxification of aflatoxins in foods and feeds by physical and chemical methods. *J. Food Prot.*, **53**, 489–501.
Samarajeewa, U., Sen, A.C., Fernando, S.Y., Ahmed, E.M. and Wei, C.I. (1991) Inactivation of aflatoxin B_1 in corn meal, copra meal and peanuts by chlorine gas treatment. *Food Cosmetics Toxicol.*, **29**, 41–7.
Sanders, T.H., Hill, R.A., Cole, R.J. and Blankenship, P.D. (1981) Effect of drought on occurrence of *Aspergillus flavus* in maturing peanuts. *J. Am. Oil Chem. Soc.*, **58**, 966A–70A.
Sanders, T.H., Blankenship, P.D., Cole, R.J. and Hill, R.A. (1984) Effect of soil temperature and drought on peanut pod and stem temperatures relative to *Aspergillus flavus* invasion and aflatoxin contamination. *Mycopathologia*, **86**, 51–4.
Sanders, T.H., Cole, R.J., Blankenship, P.D. and Hill, R.A. (1985) Relation of environmental stress duration to *Aspergillus flavus* invasion and aflatoxin production in preharvest peanuts. *Peanut Sci.*, **12**, 90–3.
Sargent, K., Allcroft, R. and Carnaghan, R.B.A. (1961) Groundnut toxicity. *Vet. Rec.*, **73**, 865.
Sashidhar, R.B. (1993) Fate of aflatoxin B_1 during the industrial production of edible defatted peanut protein flour from raw peanuts. *Food Chem.*, **48**, 349–52.
Saxena, J. and Mehrotra, B.S. (1990) The occurrence of mycotoxins in some dry fruits retail marketed in Nainital district of India. *Acta Alimentaria*, **19**, 221–4.
Schade, J.E., McGreevy, K., King, A.D., Mackey, B. and Fuller, G. (1975) Incidence of aflatoxins in California almonds. *Appl. Microbiol.*, **29**, 48–53.
Schaffner, C.P., Mosbach, K., Bibit, V.C. and Watson, C.H. (1967) Coconut and *Salmonella* infection. *Appl. Microbiol.*, **15**, 471–5.
Scheil, W., Cameron, S., Dalton, C., Murray, C. and Wilson, D. (1998) A South Australian *Salmonella* Mbandaka outbreak investigation using a database to select controls. *Aust. NZ J. Public Health*, **22**, 536–9.
Senser, F. (1979) Untersuchungen zum Aflatoxingehalt in Haselnüssen. *Gordian*, **79**, 117–23.
Shah, F.H. and Hamid, A. (1989) Aflatoxins in various foods and feed ingredients. *Pak. J. Sci. Ind. Res.*, **32**, 733–6.
Simonsen, B., Bryan, F.L., Christian, J.H.B., Roberts, T.A., Tompkin, R.B. and Silliker, J.H. (1987) Prevention and control of food-borne salmonellosis through application of Hazard Analysis Critical Control Point (HACCP). *Int. J. Food Microbiol.*, **4**, 227–47.
Snowdon, A.L. (1991) *A Colour Atlas of Post-harvest Diseases and Disorders of Fruits and Vegetables. 2. Vegetables.* Wolfe Scientific, London.
Sommer, N.F., Buchanan, J.R. and Fortlage, R.J. (1986) Relation of early splitting and tattering of pistachio nuts to aflatoxin in the orchard. *Phytopathology*, **76**, 692–4.
Sreenivasamurthy, V.H., Parpia, A.B., Srikanta, S. and Murti, A.S. (1967) Detoxification of aflatoxin in peanut meal by hydrogen

peroxide. *J. Assoc. Off. Anal. Chem.*, **50**, 350–4.
Steiner, W.E., Brunschweiler, K., Leimbacher, E. and Schneider, R. (1992) Aflatoxins and fluorescence in Brazil nuts and pistachio nuts. *J. Agric. Food Chem.*, **40**, 2453–7.
Stoloff, L. (1977) Aflatoxins—an overview, in *Mycotoxins in Human and Animal Health* (eds J.V. Rodricks, C.W. Hesseltine and M.A. Mehlman), Pathotox Publishers, Park Forest South, Illinois, pp. 7–28.
Stoloff, L. (1989) Aflatoxin is not a probable human carcinogen: the published evidence is sufficient. *Regul. Toxicol. Pharmacol.*, **10**, 272–83.
Stoloff, L. and Trucksess, M.W. (1981) Effect of boiling, frying, and baking on recovery of aflatoxin from naturally contaminated corn grits or cornmeal. *J. Assoc. Off. Anal. Chem.*, **64**, 678–80.
Tabata, S., Kamimura, H., Ibe, A., Hashimoto, H., Iida, M., Tamura, Y. and Nishima, T. (1993) Aflatoxin contamination in foods and foodstuffs in Tokyo: 1986–1990. *J. Assoc. Off. Anal. Chem. Int.*, **76**, 32–5.
Taguchi, S., Fukushima, S., Sumimoto, T., Yoshida, S and Nishimune, T. (1995) Aflatoxins in foods collected in Osaka, Japan, from 1988 to 1992. *J. Assoc. Off. Anal. Chem. Int.*, **78**, 325–7.
Taniwaki, M.H., Pitt, J.I., Urbano, G.R., Teixeira, A.A. and Leitão, M.F.F. (1999) Fungi producing ochratoxin A in coffee, in *Proceedings of the 18th International Scientific Colloqium on Coffee*, 2–6 August, 1999, Helsinki, Finland, pp. 239–47.
Teixera, A.A., Taniwaki, M.H., Pitt, J.I. and Martins, C.P. (2001) The presence of ochratoxin A in coffee due to local conditions and processing in four regions in Brazil, in *Proceedings of the 19th International Scientific Colloquium on Coffee*, 14–18 May 2001, Trieste, Italy. Published on compact disc, not paginated.
Tiemstra, P.J. (1977) Aflatoxin control during food processing of peanuts, in *Mycotoxins in Human and Animal Health* (eds J.V. Rodricks, C.W. Hesseltine and M.A. Mehlman), Pathotox Publishers, Park Forest South, Illinois, pp. 121–37.
Trager, W.T. and Stoloff, L. (1967) Possible reactions for aflatoxin detoxification. *J. Agric. Food Chem.*, **15**, 679–81.
Uboldi-Eiroa, M.N., Freitas-Leitao, M.F. de, Martin, Z. J. de and Kato, K. (1975) Microbiology of coconut milk. *Colet. Indt. Tecnol. Aliment.*, *6*, 1–10.
Urano, T., Trucksess, M.W., Beaver, R.W., Wilson, D.M., Dorner, J.W. and Dowell, F.E. (1992) Co-occurrence of cyclopiazonic acid and aflatoxins in corn and peanuts. *J. Assoc. Off. Anal. Chem. Int.*, **7**, 838–41.
van Egmond, H.P. (1992) Aflatoxin M_1: occurrence, toxicity, regulation, in *Mycotoxins in Dairy Products* (ed H.P. van Egmond). Elsevier Applied Science, Amsterdam, pp. 11–55.
Waggle, D.H. and Kolar, C.W. (1979) Types of soy protein products, in *Soy Protein and Human Nutrition* (eds H.L. Wilke, D. T. Hopkins and D.H. Waggle), Academic Press, New York, pp. 99–51.
Waltking, A.E. (1971) Fate of aflatoxin during roasting and storage of contaminated peanut products. *J. Assoc. Off. Anal. Chem.*, **54**, 533–9.
Wells, J.M. and Payne, J.A. (1976) Toxigenic species of *Penicillium*, *Fusarium* and *Aspergillus* from weevil-damaged pecans. *Can. J. Microbiol.*, **22**, 281–5.
Whitaker, T.B., Dickens, J.W., Monroe, R.J. and Wiser, E.H. (1972) Comparison of the observed distribution of aflatoxin in shelled peanuts to the negative binomial distribution. *J. Am. Oil Chem. Soc.*, **49**, 590–3.
Wild, C.P., Jansen, L.A.M., Cova, L. and Montesano, R. (1993) Molecular dosimetry of aflatoxin exposure: contribution to understanding the multifactorial etiopathogenesis of primary hepatocellular carcinoma with particular reference to hepatitis B virus. *Environ. Health Perspect.*, **99**, 115–22.
Wild, C.P., Pionneau, F.A., Montesano, R., Mutiro, C.F. and Chetsanga, C.J. (1987) Aflatoxin detected in human breast milk by immunoassay. *Int. J. Cancer*, **40**, 328–33.
Woller, R. and Majerus, P. (1979) Aflatoxine in Paranüssen und Pistazien. *Lebensmittelchemie und Gerichtliche Chemie*, **33**, 115–6.
Yeh, F.-S., Yu, M.C., Mo, C.-C., Luo, S., Tong, M.J. and Henderson, B.E. (1989) Hepatitis B virus, aflatoxins, and hepatocellular carcinoma in Southern Guangxi, China. *Cancer Res.*, **49**, 2506–9.
Zhao, N.X., Ma, M.S., Zhang, Y.P. and Xu, D.C. (1990) Comparative description of *Pseudomonas cocovenenans* (van Damme, Johannes, Cox and Berends 196) NCIB 9450^T and strains isolated from cases of food poisoning caused by consumption of fermented corn flour in China. *Int. J. Syst. Bacteriol.*, **40**, 452–5.
Zohri, A.A. and Saber, M.M. (1993) Filamentous fungi and mycotoxins detected in coconut. *Zentralblatt für Mikrobiologie und Hygiene*, **148**, 325–32.

第 10 章
カカオ，チョコレートおよび菓子類

CHAPTER 10
Cocoa, chocolate, and confectionery

I　はじめに

A　定義

カカオ豆は *Theobroma cacao* L の木の種子である。種子は鞘の中で発育し，それぞれの鞘には無菌状態の果肉につつまれて約 30 の豆が存在する。果肉は，80〜90％の水分，8〜13％の発酵性糖（主にグルコースとスクロース），約 0.5％の酢酸を主とした非揮発性酸，そして少量のアミノ酸から構成された実質細胞でできている。pH は 3.6〜4.0 の範囲である（Lehrian & Patterson, 1983；Biehl *et al.*,1989）。

生の豆は，2 枚の子葉，幼根（胚），種皮（外被膜）で構成されている。子葉は約 1/3 が水分，1/3 が脂肪（ココアバター），残りは澱粉，糖，プリン塩基（プリン体），フェノール成分，非揮発性酸でできている。

ココアパウダー（cocoas）はコーデックス規格 105-1981（Codex Alimentarius, 1981）において，カカオニブ（粗挽きカカオ豆）あるいはカカオの実から機械的手法により脂肪を一部取り除いて製造されるココアプレスケーキを，機械を用いて粉末状にした食品と定義されている。ココアバターも，この生産過程で製造され，コーデックス規格 86-1981（Codex Alimentarius, 1981）に定義されている。

チョコレートは，カカオニブ，カカオマス，ココアプレスケーキ，低脂肪のものを含むココアパウダーのうち 1 つ以上を混ぜ合わせ，場合によっては認可された成分および香味剤を添加し，適切な生産過程により製造される，質の一定した食品と，コーデックス規格 87-1981（Codex Alimentarius, 1981）により定義されている。

菓子類（Confectionery）は国によって意味が異なり（Minifie, 1989），様々な方法で製造される非常に多くの異なる食品を指す。板チョコ，ブロック状のもの，ボンボンなどのチョコレート菓子，フルーツキャンディー，タフィー，ファッジ，フォンダン，ゼリー，ドロップなどの砂糖菓子についてはこの章で述べるが，主だった食品に関する記述と定義はコーデックス規格 142-1983，147-1985 で参照可能である。欧州の菓子業界団体，欧州チョコレート・ビスケット・菓子工業協会（CAOBISCO），ヨーロッパ共同体（EC）の菓子貿易協会機構（Organisation of Confectionery Trade Association）により，すべての種類の食品リストが Nuttall (1999) によって作成された。ケーキ，クッキーなど小麦粉を使用した菓子については第 8 章で考察した。

B　重要な特性

後述する発酵や，乾燥などの予備的処理の後，次の処理のための準備ができたカカオ豆の構成要素は，水分をわずかに 4〜5％含む子葉が 87％，8〜10％の水分を含む殻が 12％，胚が 1％となっている。

Table 10.1　チョコレートの基本的な成分と品質要素

Product	Constituents (in % milk on the dry matter)						
	Cocoa butter	Fat free cocoa solids	Total cocoa solids	Milk fat	Fat free milk	Total fat solids	Sugars
Chocolate	≥18	≥14	≥35	–	–	–	–
Unsweetened chocolate	≥50/ ≥58	–	–	–	–	–	–
Couverture chocolate	≥31	≥2.5	≥35	–	–	–	–
Sweet (plain) chocolate	≥18	≥12	≥30	–	–	–	–
Milk chocolate	–	≥2.5	≥25	≥3.5	≥10.5	≥25	≤55
Milk couverture chocolate	–	≥2.5	≥25	≥3.5	≥10.5	≥31	≤55
Milk chocolate with high milk content	–	≥2.5	≥20	≥5	≥15	≥25	≤55
Skimmed milk chocolate	–	≥2.5	≥25	≤0.5	≥14	≥25	≤55
Skimmed milk couverture chocolate	–	≥2.5	≥25	≤0.5	≥14	≥31	≤55
Cream chocolate	–	≥2.5	≥25	≥7	≥3&≤14	≥25	≤55
Chocolate vermicelli or flakes	≥12	≥14	≥32	–	–	–	–
Milk chocolate vermicelli or flakes	–	≥2.5	≥20	≥3.5	≥10.5	≥12	≤66

ココアパウダーは9～36％の脂肪と8％未満の水分を含有し，pH値は5.5～6.2（天然のココア）または7.0～8.0（アルカリ処理したもの）である。チョコレートの基本的な成分と品質要素はTable 10.1で定義した。これは前述のコーデックス規格87-1981に一致するものである。

菓子製品は，粉乳やその他の乳製品，カカオとチョコレート製品，砂糖・蜂蜜・シロップまたは甘味料，ナッツ・フルーツ・ジャム，澱粉・ゼラチンやペクチン・その他の増粘剤，卵アルブミン，香辛料・着色料・香味料・酸味料から作られ，非常に多くの種類がある。

Ⅱ　初期のミクロフローラ

カカオ豆は生の農産物であり，収穫およびその後の発酵の際に，サルモネラ属菌を含む多数の微生物に暴露される。

発育がよく傷のない豆では，微生物は，あるとしても子葉の内部にごく少数みられるだけである（Meursing & Slot, 1968）。鞘を切り開いて無菌の果肉を除去した直後に，豆は土壌や空気からではなく，鞘の表面や刈り取り作業員の手指，器具に由来する細菌および真菌に汚染される（Ostovar & Keeney, 1973）。特定の微生物による汚染は，絶えず再利用される発酵用の箱，かごまたはトレイから発生する。

カカオの発酵は，農園の規模や伝統により様々な方法で，世界中で行われている。主な形態には，（バナナの葉の上などに）積み重ねて包む方法と，かご，木の箱，トレイなどの中で行うものがある（Shaugnessy, 1992）。

チョコレートと菓子類には，非常に多くの種類の原材料が使用される。これらの食品に伝播される初期のフローラに関するデータについては，各章を参照されたい。

Ⅲ　初期の工程

A　加工処理の微生物への影響

豆の周囲に残った果肉の発酵には，内部の酵素によるものだけではなく，外部の微生物によるものも含まれており，風味を最初に形成する上で重要な段階である（Schwan *et al.*, 1995）。発酵中，熱と酸を組み合わせて用いることにより，胚を破壊し，発芽と関係するカカオ油脂の品質低下を防ぐことにつながる。

分離される微生物の60％以上は，発酵を完了するために必要なものではない（Rombouts, 1952）。サンプリング方法が異なること，発酵する重量が均一でないこと，豆を混合する場合もあることなど様々な理由から，ミクロフローラの構成には相違がみられるが，(i)アルコールの生成，(ii)酸の生成，(iii)酸の利用の，３つの主な段階に区別することができる。ほとんどの場合，これらの一連の段階は明瞭に区別できるものではなく，時期が移り変わったり重複したりする（Hansen & Welty, 1970 ; Ostovar & Keeney, 1973）。

酵母

初めの数日間（１～２日），酵母は優勢な菌数を形成し，糖類をエタノールに急速に変化させ，排出されたペクチン分解酵素により粘液質の果肉を分解し，水分の排出を促進する（Schwan *et al.*, 1997）。酢酸の異化作用により，pHは約4.0となる（Gauthier *et al.*, 1977 ; Sanchez *et al.*, 1984, 1985）。

３日目までに発酵力のある酵母は減少し，低酸素濃度または高炭酸ガス濃度などの様相が認められ，これが乳酸菌の発育を促進する（Passos *et al.*, 1984a,b）。

細菌

発酵中の豆の堆積のうち空気に触れている部分では，酢酸菌が優勢となり，エタノールを酢酸に変化させる（Carr *et al.*, 1980, Passos *et al.*, 1984a, b）。酢酸，乳酸の両方がさらに酸化されて炭酸ガスと水になり，それによってpHも変化する。これらの発熱酸化反応により発酵中の堆積の温度は，芽胞形成性であるバチルス属菌にとって最適の45～50℃に上昇する。その発育は，着実に変化しているpH値によっても促進される。カカオの風味の重要な香り成分であるテトラメチルピラジンは，*Bacillus subtilis*により合成されることがわかった（Ostiovar & Keeney, 1972 ; Zak *et al.*, 1972）。

ガーナおよびマレーシアで，発酵中のカカオに検出された微生物は，*Kloeckera*, *Candida*, *Saccharomyces*, *Hanseniaspora*, *Rhodotorula*, *Debaryomyces*, *Pichia*, *Schizosaccharomyces*などの酵母；*Aerobacter rancens*, *Aer. xylinum*, *Aer. ascendens*, *Gluconobacter oxydans*などの酢酸菌；*Lactobacillus collinoides*, *Lb. plantarum*, *Lb. fermentum*, *Lb. mali*などの乳酸菌；*Bacillus cereus*, *B. licheniformis*, *B. coagulans*などのバチルス属菌であった（Carr *et al.*, 1979）。発酵は複雑な工程であり，どの微生物が必要であるかは必ずしも十分に認識されてはいない。確立している菌株を組

み合わせて，限定発酵を行う試みはほとんど行われていない（Schwan, 1998）。

発酵中のカカオ豆に存在するその他の乳酸菌は，*Lb. casei*，*Lb. lactis*，*Lb. bulgaricus*，*Lb. acidophilus*，*Streptococcus lactis* であった。他の *Acetobacter* spp. には，*Acetobacter lovaniensis*（マレーシア由来），*Aceto. aceti*, *Aceto. roseum* などがあった。その他報告された細菌は，*B. sphaericus*, *Arthrobacter* spp., *Micrococcus* spp., *Sarcina* spp. であった。これらの細菌はすべて，カカオの発酵と関係する種々の有機酸を産生し，その主なものは酢酸と乳酸であった（Jinap, 1994）。マレーシア産，ブラジル産のカカオは酸が多すぎることが難点であり，この品質上の問題（微生物学的問題と考えられる）を解決するため，多くの研究が行われている（Carr *et al.*, 1979, 1980 ; Chick *et al.*, 1981）。

発酵中に pH が 5.0 以上に上昇した場合，発酵中の豆の劣化は，*Aerobacter* spp. と *Pseudomonas* spp. の増殖による可能性がある（Ostovar & Keeney, 1973）。

糸状菌（カビ）

豆を 2 ～ 3 日ひっくり返していない場合は特に，カビが発酵中の堆積の外表面で豆を劣化させる可能性がある（Roelofsen, 1958）。しかし，果肉の残渣が退化し温度が低下した後，十分な酸素が供給される場合は，菌糸体が堆積に浸透し，特に脂肪酸の組成の変化を引き起こす（Hansen *et al.*, 1973 ; Hansen, 1975）。

発酵中に最も頻繁にみられるカビである *Aspergillus fumigatus* は，特に外被膜を破壊し，*Asp. niger*，*Asp. flavus*，*Asp. tamani*，*Eurotium* spp.，*Penicillium* spp.，*Mucor* spp. などの他のカビによる浸透を可能にする点で有害である（Chatt, 1953 ; Roelofsen, 1958）。しかしマイコトキシンの存在は，ごくまれにしか報告されていない（Lenovich, 1979）。これは恐らくメチルキサンチンなどの抑制因子によるもの（Buchanan & Fletcher, 1978），あるいは汚染された層（殻など）が，その後の処理で除去されるためと思われる。

次の乾燥過程で豆の水分含有量は，約 60 % から 6 ～ 8 % に減少する。人工的な乾燥はごく短時間で済むため，カビが増殖する余地はないが，日光による乾燥は，気象条件次第で 7 日以上を要することがある。乾燥した豆の表面に検出される微生物群は，主に中温発育性胞子および高温発育性胞子で形成されている（10^6 ～ 10^7/g）。酵母およびカビだけでなく（10^3 ～ 10^7 cfu/g），*Enterobacter* spp.，*Flavobacterium* spp.，*Microbacterium* spp.，*Streptococcus* spp.，*Micrococcus* spp.，*Streptomyces* spp. などの熱に弱い細菌（約 10^5 cfu/g）も検出されている（Hansen & Welty, 1970 ; Barrile *et al.*, 1971 ; Niles, 1981）。カカオ豆から検出された唯一の好乾性のカビ種は *Asp. glaucus* であり，これは用いられた分離技術が原因となる場合がある。

不適切な条件下での麻袋，あるいはサイロでの保管により，豆に劣化が生じる可能性がある。カビ，特に好乾性のものは，豆に傷があったり乾燥が不適切な場合や，また湿度が 8 % 以上に上昇した時に増殖する可能性がある（Maravalhas, 1966 ; Hansen & Welty, 1970）。カビの生えた豆は異臭の源となる。

カカオの発酵によくみられる真菌，特に *Asp. flavus* は，著しい脂肪分解活性を持ち，発酵済みカカオ豆の劣化を引き起こす主たる原因であるとの報告がある（Kavanagh *et al.*, 1970 ; Hansen *et al.*,

1973)。

またカビの生えた豆において，*Aspergillus* および *Penicillium* は，カルボニル化合物，メチルケトン，2-enals，2,4-dienals を大幅に増大させるとの報告があった（Hansen & Keeney, 1970）。ほとんどのカルボニル基は脂肪相に溶解し，豆が絞られる時にカカオバターに残留する（Hansen & Keeney, 1969）。

B　加工法

加工前，異物を除去するために，豆は，ふるい，空気流，磁石により汚れが落とされる。発育が良く傷のない豆は，子葉の内部にほとんど微生物を持たない（Meursing & Slot, 1968）。

焙煎の工程で基本的な化学反応が起こるため，焙煎は，チョコレートの風味を引き出すために重要な段階といえる（Zak, 1988 ; Cros, 1995）。焙煎（105～150℃で15分から2時間の処理）は，チョコレート製造において，増殖する微生物，特にサルモネラ属菌などの病原体を完全に死滅させることのできる唯一の処理段階である。

最も古くから広く用いられている方法では，汚れを落とした豆を丸ごと利用して行う。使用される機器の種類，製造する食品の特性により，皮を剥いたカカオニブあるいはすり潰した生の（液状の）カカオマスを焙煎する方法もある（Heemskerk, 1999）。芽胞数（全生菌数など）の大部分は，皮を吹き飛ばして除去することにより十分に減少する（Lindley, 1972）。

本来皮をうまく選り分け，脂肪の消失を最小限にするため考案された赤外線加熱（微粒化）あるいは蒸気処理のような予備処理にも，ある程度の殺菌効果がある（Minson, 1992 ; Heemskerk, 1999）。

焙煎後に，*B. subtilis*，*B. coagulans*，*B. stearothermophilus*，*B. licheniformis*，*B. megaterium* などの芽胞菌が検出されることもある（Barrile *et al*., 1971 ; Ostovar & Keeney, 1973）。

Ⅳ　加工された食品

A　加工処理の微生物への影響

チョコレート

焙煎したカカオ豆，カカオニブ，あるいはココアリカー（液状カカオマス）のその後の工程は，粉砕・精製・混合・精錬（コンチング）・調温（テンパリング）・成形など，チョコレートの最終的なフローラに対してわずかな効果しか持たない。仮に粉砕や精錬の際に温度が60～80℃に達したとしても，微生物は低 Aw と高濃度の脂肪により保護される。

最終的なフローラは，主にバチルス属菌により形成されており（Collins-Thompson *et al*., 1981），その量は生の豆の菌数と，適用される焙煎法に大いに左右される。粉乳，砂糖などの材料の添加後に，菌種の分布にわずかな変化が観察されることもある。

糞便系大腸菌群やサルモネラ属菌などの無芽胞細菌が存在するのは，環境あるいは添加した材料由来の再汚染によるものである。

ココアパウダー

ココアパウダーの製造において，アルカリ処理あるいはダッチング（dutching）と呼ばれる工程が1800年代初期に行われた。Kleinert（1988），Meursing & Zijderveld（1999）が要約したように，この工程では望ましい物理化学的変化（風味，色）をもたらすために，ココアニブを，（また頻度は低いが）ココアリカーやココアパウダー，ココアプレスケーキを85～115℃の温度でアルカリ（通常は，水酸化ナトリウムあるいは炭酸カリウム）を加えて加熱する。この処置は，水，アルカリ，熱の複合的な効果により，強い殺菌力を持つ（Minifie, 1989 ; Meursing & Zijderveld, 1999）。

ココアパウダーの場合，最終的なフローラは，ココアバターを抽出するための圧縮，ココアケーキの粉砕，その後の粉をさらに細かく挽く作業，パウダーの冷却と包装など，ほぼ無菌状態のアルカリ性の液体のその先の工程中に，もっぱら伝播する（Minifie, 1989）。主な再汚染源は芽胞菌である（Gabis *et al.*, 1970 ; Mossel *et al.*, 1974）。粉砕の際は熱が発せられるため，ダクトおよびコンベアーのカビの増殖を防止するために，冷却のための空気は乾燥している必要がある（Minifie, 1989）。したがって，全体の好気性菌数は，ココアパウダーの再汚染の指標として大変適切である。10^3cfu/g未満の食品は問題ないが，10^4cfu/gを超えるものは品質管理基準が守られていないことを示している（Meursing & Slot, 1968 ; Collins-Thompson *et al.*, 1978）。

ココアパウダーの放射線照射は効率良く微生物を死滅させることが明らかになっているが，官能特性（organoleptic quality）は満足のいくものではなくなる（Grünewald & Münzner, 1972）。

菓子製品

食品は多様であるため，処理も，微生物の殺菌効果をほとんど，もしくは全く持たないものから，沸騰のように生菌を完全に死滅させる強力なものまで様々である（Slater, 1986 ; Vendrell *et al.*, 2000）。

B　腐敗・変敗

チョコレート

チョコレートの微生物による劣化は，0.4～0.5の低 Aw（Richardson, 1987）のため起こりえない。非常に高い相対湿度下で，異なるタイプの糖類を用いてチョコレートを調製し，その結果，食品の Aw の特性が変化し，食品と包装材料との接触面にカビが増殖することがOgunmoyela & Birch（1984）により報告されている。*Bettsia alvei*，*Chrysosporium xerophilum*，*Neosartorya glabra* などの好乾性カビが，劣化したチョコレートおよびチョコレート菓子から分離されている。*Chrysosporium* spp. によるチョコレートの劣化はKinderlerer（1997）により研究が行われ，著述もされている。

脂肪分が白く固まる現象は，甘味料を添加していないチョコレートまたはホワイトチョコレートの化学的欠陥であり（Table 10.1），短鎖脂肪酸および中鎖脂肪酸が豊富なココナッツおよびパーム油（椰子油）を含んだ食品に，最も頻繁にみられる。ココアリカーや粉乳などの原材料に残存するバチルス属菌やカビから発生する高レベルの脂肪分解酵素は，チョコレート製品および菓子製品に用いられている脂肪に有害な影響を与える可能性がある（Witlin & Smyth, 1957）。

ココアパウダー

カビによるココアの劣化は，湿度を吸収した場合のみ観察される。トリクロラニゾール（trichloranisole）とそこから派生した細菌の存在など，包装材料のカビ汚染による異臭の発生例が報告されている（Whitfield *et al.*, 1984）。

菓子製品

菓子製品の微生物劣化は，Table 10.2で考察されている。

水分活性が0.5から0.8までの菓子製品は好乾性の酵母およびカビにより劣化しやすく，ガス形成により製品の破損や破裂を引き起こし，また粘液，色・臭い・風味の変化をもたらし，酵素の分泌により製品の液化を引き起こすことがある（Mossel & Sand, 1968 ; Blaschke-Hellmessen & Teuschel, 1970 ; Windisch, 1977 ; Pitt & Hocking, 1985 ; Miller *et al.*, 1986 ; Jermini *et al.*, 1987）。最も重大な劣化性酵母は *Zygosaccharomyces rouxii* であり，可溶性固形成分を非常に多く含むシュガー・シロップで増殖することができる（Pitt & Hocking, 1985）。

腐敗・変敗性の真菌は，乳製品，小麦粉や澱粉，砂糖，ナッツ，ドライフルーツ，ジャムのような原材料を通して侵入する可能性がある（Zeller, 1963 ; Mossel & Sand, 1968 ; Legan & Voysey, 1991 ; Finoli *et al.*, 1994）。これらの菌は保存加工した果物における例のように，加工の不手際により生存したり（Walker & Ayres, 1970），あるいは環境からの再汚染により（Dragoni *et al.*, 1989）生

Table 10.2　各種タイプの菓子製品の水分活性[a]

Type of product	Water activity
Wafer biscuits	0.15–0.25
Hard candy	0.20–0.35
Roasted nuts	0.4
Caramel	0.4–0.5
Chocolate	0.4–0.5
Raisins	0.5–0.55
Fudge	0.65–0.75
Fondant	0.76
Jellies	0.65–0.75
Nougat	0.4–0.7
Marshmallow	0.6–0.75
Mints	0.75–0.8

[a]From Richardson (1987).

存する可能性がある。

C　病原体

別の食品の調査で立証され（D'Aoust, 1977），近年疫学的に確認されているように，チョコレートおよびココアパウダーに懸念される唯一の病原体はサルモネラ属菌である。1970〜1973年の間に2回の集団感染が発生して，これらの食品はサルモネラ症の原因として認識された。スウェーデンで110名が感染した集団発生の原因は，*Salmonella* Durhamに汚染され，菓子製品に使用されたココアパウダーであった（Gästrin *et al.*, 1972）。カナダと米国では200名（ほとんどは子供であり，平均年齢は3歳）が，*S.* Eastbourneに汚染されたチョコレートが原因で食中毒を起こした（Craven *et al.*, 1975；D'Aoust *et al.*, 1975）。汚染は，工場内の無菌ゾーンとそうでない場所の分離が不徹底であったことによる，工場内での交差汚染が原因であることが明らかになった。

英国で1982年から1983年にかけて，多くの子供を含む245名が感染する事例が発生したが，原因はイタリアで製造され*S.* Napoliに汚染した2種類の板チョコであることがすぐに突きとめられた（Gill *et al.*, 1983）。機器のわずかな漏れ口から侵入した汚染水が，可能性のある汚染源として議論された。カナダで報告された*S.* Nimaによる事例は，ベルギーから輸入されたコインチョコレートが原因であると突きとめられた（Hockin *et al.*, 1989）。別の事例では，*S.* Typhimuriumに汚染したチョコレートに関連した事例において，300名以上の子供が感染した（Kapperud *et al.*, 1989a）。疫学的研究によると，菌株は同じ地域でトリから分離された菌株と同一のものであった（Kapperud *et al.*, 1989b, 1990）。さらに長期にわたって集団発生の報告はないが，メキシコでの調査では，完成した食品にサルモネラ属菌が検出される可能性が未だにあることが明らかになっている（Torres-Vitela *et al.*, 1995）。最も最近では2001年に数百名が感染した例が報告されており，ドイツで製造され*S.* Oranienburgに汚染されたチョコレートが原因とされた（Anonymous, 2002）。ほとんどの例において経済的打撃に関するデータは比較的少ないが，Todd（1985）およびRobertsら（1989）がまとめた数値により，関連した会社には致命的な結果をもたらす可能性があることが示されている。

チョコレート製品におけるサルモネラ属菌の特別な性質は，非常に長期にわたる生存であり，自然汚染された食品の例で数年に及んでいる（Dockstäder & Groomes, 1971；Rieschel & Schenkel, 1971；Tamminga, 1979）。さらにサルモネラ属菌はチョコレートでは非常に高度の耐熱性を示すが，これは低Awと，脂肪の保護効果によるものである。耐熱性の増加は低減したAwへの馴化によるものである可能性がある（Mattick *et al.*, 2000）。*S.* Anatumは，チョコレートから分離される最も耐熱性の強い菌であることがわかっている（Barrile *et al.*, 1970）。

豆の粉砕，精製，精錬の際に温度が70〜80℃に達しても，効果的に菌を破壊することはできず（Goepfert & Biggie, 1968），高温加熱（100℃以上）によっても少数の*S.* Senftenbergを完全に死滅させるには至らない（Rieschel & Schenkel, 1971）。水を2％加えると，71℃で汚染除去が可能となった（Barrile & Cone, 1970）。

注目すべき特徴の1つは，報告されている非常に低い感染量であり，*S.* Napoliでは平均1.6 cells/g（Greenwood & Hooper, 1983），*S.* Eastbourneでは0.2〜1.0cells/g（D'Aoust & Pivnick, 1976），*S.* Nimaではわずか0.005〜0.025cells/gと判定されている（Hockin *et al*, 1989）。汚染されたチョコレートから検出された*S.* Oranienburgの量は，1cfu/g以下といった程度である。

報告された感染量の低さは，菌が胃内に留まる時間が短く，チョコレートに含まれる脂肪による胃酸に対する保護効果によると考えられる（Tamminga *et al.*, 1976；D'Aoust, 1977）。

イタリアの伝統菓子トローネ（ヌガー）（De Grandi *et al.*, 1987），マシュマロ（Lewis *et al.*, 1996）などの汚染された菓子製品が原因であると判明した集団事例も若干存在する。初めの2例は，食品の製造に用いられた卵が汚染源として識別された。最近では，東地中海諸国および中東に広く普及する低水分の菓子であるハルヴァ（halva）が，*S.* Typhimuriumに汚染され集団発生の原因となっている（Anonymous, 2001）。1996年にオーストラリアの複数の州で発生した*S.* Mbandakaによるサルモネラ症の発生は，わずか3 cfu/g汚染されたピーナッツバターが原因であった（Ng *et al.*, 1996；Scheil *et al.*, 1998）。味付きの成型スナックの原料となった汚染されたピーナッツバターは，その数年前，英国と米国での集団発生の原因となっていた（Killalea *et al.*, 1996；Shohat *et al.*, 1996）。ピーナッツバターにおける病原体の生態は，チョコレートのものと同じである（Burnett *et al.*, 2000）。

黄色ブドウ球菌はチョコレート中で数カ月生存するが，増殖することはできないため相当量の毒素を産生することはないものと考えられる（Ostovar, 1973）。

菓子類が，疾患の原因となる細菌の増殖をもたらすことはあまりなく，ごくまれにマイコトキシン産生カビの増殖を引き起こす。サルモネラ属菌は普通の糖菓のAwでは増殖することができない。しかし，サルモネラ属菌が材料を通して糖菓に入り込んだ場合，4℃で保管されたチョコレート，エッグリキュール中で8日までの長期間生存する可能性がある（Warburton *et al.*, 1993）。糖菓の低Aw下では，これらの細菌は熱処理の段階を生存する場合もある（Goepfert *et al.*, 1970；Gibson, 1973；De Grandi *et al.*, 1987）。

Bresch *et al.*（2000）が証明したように，マイコトキシンは汚染された材料を使用することによって侵入する可能性がある。

様々な糖菓の材料はサルモネラ属菌の一因になることがある。それらは主として，ナッツとココナッツ（第9章），チョコレート（本章），牛乳（第16章），卵アルブミン（第15章），小麦粉と澱粉（第8章），香辛料（第7章），ゼラチン（第1章）である。カビの生えたナッツはマイコトキシンをもたらす可能性がある（第9章）。

D　管理（ココア，チョコレートおよび菓子）

要約

重大な危害要因[a]	• サルモネラ属菌

管理手段	
初期レベル（H_0）	• 生のカカオ豆における菌の存在は不可避のものである。しかし定量的なデータはない。菓子製品に使用されている材料については，該当する章を参照のこと
減少（ΣR）	• 生のカカオ豆の焙煎（チョコレート，ココアパウダー） • ココアリカーのアルカリ化あるいはダッチング（dutching）（ココアパウダー） • 低温殺菌，加熱調理，煮沸（菓子類） • しかし，減少レベルの正確な数字は公表されていない
増加（ΣI）	• 添加する原材料の選別 • 適正衛生規範（GHP）
検査	• 区画など防止対策の有効性を立証するための，環境，生産ライン，完成した食品，重要な成分を含むサルモネラ属菌監視プログラム • 大腸菌群や腸内細菌数，または総生菌数などの指標の利用が推奨される
腐敗・変敗	• フィリング（filling）など特定の菓子製品では，耐浸透圧性酵母または好乾性カビによる劣化が知られている

[a] 特定の状況下では，他の危害要因も考慮する必要があると思われる。

考慮すべき危害要因

カカオ，チョコレートおよび菓子製品に対する，唯一確認されている重大な健康危害要因はサルモネラ属菌である。

管理手段

危害要因の初期レベル（H_0）

生のカカオ豆は常にサルモネラ属菌の感染源であり，これを避けることはほとんど不可能である。このことは，生の豆の保管場所および手作業を行う場所で採取された環境サンプル（塵，残留物）から恒常的に検出されることで裏付けられた事実である。しかし，検出量についての定量的なデータは入手困難である。

危害要因の減少（ΣR）

生のカカオ豆の焙煎は，望ましい感覚的特性を得るために行われる。しかし，焙煎は，サルモネラ属菌に対する唯一の殺菌の段階（重要管理点）である（Simonsen *et al.*, 1987；Cordier, 1994）。焙煎用機器の設計と保守により，未焙煎の豆が次の工程に侵入することのないようにするのが重要である。種々の工程および加工条件が開発されているが，殺菌効果を証明する微生物学的データはごくわずかしか公表されていない。殺菌効果は過去の実際の経験により確認されるが，データから正確なD値を算出することはできない。

ココアパウダーの場合，パウダーの望ましい官能特性（organoleptic characteristics）を得るために，まずアルカリ処理またはダッチング（dutching）が適用される。しかし適用される条件は，殺菌とほぼ同等の効果をもたらす（CCP；Meursing & Zijderveld, 1999）。ここでもまた，正確なD値を算出するための量的データは一切公表されていない。

菓子製品の場合，程度の差はあれ，厳重な低温殺菌，煮沸あるいは加熱調理の条件が食品の製造中・調理中に適用され，そのほとんどが十分な死滅をもたらす（Minifie, 1989）。しかし，多様な食品と工程があるため，それぞれを調査する必要がある。

危害要因の増加（ΣI）

完成した食品中にサルモネラ属菌が存在する場合，原因は，後工程中での再汚染である。長期にわたり生存すると思われるが，食品のAwが低いため，保管期間中あるいは流通中でのそれ以上の増殖はあり得ない。

原材料は，サルモネラ属菌の潜在的感染源となる可能性があり，原材料の潜在的リスクに従って区別され，分類される（IOCCC, 1991）。乳製品，ココアリカーとココアパウダー，パン粉とカカオバター，卵製品，ゼラチン，小麦粉，レシチン，ココナッツ，澱粉などの加工済み原材料には定期的検査が必要と考えられるが，これは納入業者（supplier）の品質保証システムと定期的な検査に対する信頼に代わるものではない。再検査は，特に重大であり，注意深く扱う必要がある。

チョコレート工場では，水は温度調整（tempering）や冷却のためだけでなく，管や貯蔵タンクの中の大量の液状のカカオマスの温度維持に重要な役割を果たしている。小さな漏水が食品の汚染に発展する可能性があるため，適切な消毒法により，サルモネラ属菌の汚染がないことを保証する必要がある。洗浄のための水の使用は最小限にすべきである。水による洗浄が必要な場合は，粉乳，砂糖などの湿った残留物における細菌あるいは病原体の増殖を回避するために，入念な乾燥が不可欠である。

加工環境から再汚染がさらに起こる可能性があるが，汚染が起こりそうな消毒していない区域を，焙煎した豆に後処理を行う消毒済みの区域から物理的に分離することができるよう適切に生産ラインを配置することにより，管理することができる。職員，およびフォークリフトなどの乗り物の移動は，この分離を維持するために制限する必要がある。

カカオ，チョコレートや，菓子製品のためのHACCPは，適正製造規範（GMP）についての補足的文書（IOCCC, 1993）と共に，IOCCCにより発行された国際事務局・ココア・チョコレート・および糖の菓子類製品（IOCCC）衛生実施規範（1991）や，国際食品微生物規格委員会（ICMSF, 1988），Cordier（1994）によっても広く議論されている。

検査

製造業者レベルでは，予防的手段（GMP，HACCP）の有効性を検証する環境サンプリング・プログラムの実施がさらに効果的である。このプログラムは重大な原材料，ライン，完成品のサンプルを適宜検査することで完全なものとなる。大腸菌群や腸内細菌のような衛生指標菌は，プログラムからの逸脱と再汚染を検知するために利用可能であり，全生菌数も，ある程度，その指針となる。

ココアおよびココアが主成分の食品のサルモネラ属菌に対する検査に利用される方法には，特別の注意が必要である。これは，ココアに存在する抗菌性の成分がサルモネラ属菌の増殖を抑制し，その結果検出が難しくなるからである。したがって，抑制効果を克服するために，濃縮される前の液体に脱脂粉乳やカゼインを添加する必要がある（Busta & Speck, 1968 ; Zapatka *et al.*, 1977）。総菌数を検査する際に利用されるような高希釈では，抗菌性の効果は観察されない（Park *et al.*, 1979）。

腐敗・変敗

耐浸透圧性の酵母あるいは好乾性のカビによる劣化は，菓子製品のみに見受けられ，食品の *Aw* によって異なる。完成した食品にこれらが存在する場合，その原因の大部分は，汚染された材料の使用による再汚染か，カビが空中に浮遊している環境，または食品が接触した表面の汚染残留物である。さらに増殖は，保管と流通の条件や食品の可食期間だけでなく，食品の特性によって決定する。

発酵性酵母に対しては，施設の衛生状況の厳重な観察と残留物の検査が重要である。ナッツやドライフルーツのようなある種の原料には，目で見る検査で十分な場合が多いが，原料を選別するために最新の測光装置も利用される（Finoli *et al.*, 1994）。空中浮遊のカビの低減（Dragoni *et al.*, 1989），職員の個人衛生管理（Kleinert-Zollinger, 1988），未加工食品の加工済み食品からの分離，微生物含有量に対する計画的検査などのその他の方法は，工程と食品により多少の差はあるが重要である（IOCCC, 1991, 1993）。

参考文献

Anonymous (2001) Communicable disease report. *CDR Wkly*, **11**.

Anonymous (2002) International outbreak of *Salmonella oranienburg*, October-December 2001. *WHO Surveill. Newslett.*, March, 3–4.

Barrile, J.C. and Cone. J.F. (1970) Effect of added moisture on the heat resistance of *Salmonella anatum* in milk chocolate. *Appl. Microbiol.*, **19**, 177–8.

Barrile, J.C., Cone, J.F. and Keeney, P.G. (1970) A study of salmonellae survival in milk chocolate. *Manufact.' Conf.*, September.

Barrile, J.C., Ostovar, K. and Keeney, P.G. (1971) Microflora of cocoa beans before and after roasting at 150°C. *J. Milk Food Technol.*, **34**, 369–1.

Biehl, B., Meyer, B., Crone, G., Pallmann, L. and Said, M.B. (1989) Chemical and physical changes in the pulp during ripening and postharvest storage of cocoa pods. *J. Sci. Food Agric.*, **48**, 189–208.

Blaschke-Hellmessen, R. and Teuschel, G. (1970) *Saccharomyces rouxii* Boutroux als Ursache von Gärungserscheinungen in geformten Marzipan- und Persipanartikeln und deren Verhütung im Herstellerbetrieb. *Nahrung*, **18**, 250–67.

Bresch, H., Urbanek, M. and Nusser, M. (2000) Ochratoxin A in food containing liquorice. *Nahrung*, **44**, 276–8.

Busta, F.F. and Speck, M.L. (1968) Antimicrobial effect of cocoa on salmonellae. *Appl. Microbiol.*, **16**, 424–5.

Buchanan, R.L. and Fletcher, A.M. (1978) Methylxanthine inhibition of aflatoxin production. *J. Food Sci.*, **43**, 654–5.

Burnett, S.L., Gehm, E.R., Weissinger, W.R. and Beuchat, L.R. (2000) Survival of *Salmonella* in peanut butter and peanut butter spread. *J. Appl. Microbiol.*, **89**, 472–7.

Carr, J.G., Davies, P.A. and Dougan. J. (1979) Cocoa fermentation in Ghana and Malaysia, in *Proc. 7th Int. Cocoa Res. Conf.*, pp. 573–6.

Carr, J.G., Davies, P.A. and Dougan, J. (1980) Cocoa fermentation in Ghana and Malaysia–further microbial methods and results. University of Bristol, Bristol.

Chan, E.S., Aramini, J., Ciebin, B., Middleton, D., Ahmed, R., Howes, M., Brophy, I., Mentis, I., Jamieson, F., Rodgers, F., Nazarowec-White, M., Pichette, S.C., Farrar, J., Gutierrez, M., Weis, W.J., Lior, L., Ellis, A. and Isaacs, S. (2002) Natural or raw almonds and an outbreak of a rare phage type of *Salmonella enteritidis* infection. *Can. Commun. Dis. Rep.*, **28**, 97–9.

Chatt, E.M. (1953) *Cocoa Cultivation, Processing Analysis*, Wiley Interscience, New York.

Chick, W.H., Mainstone, B.J. and Wai, S.T. (1981) Mitigation of cocoa acidity in Peninsular Malaysia, in *Proc. 8th Int. Cocoa Res. Conf.*, Cartagena, Columbia, October 1981, pp. 759–64.

Codex Alimentarius. (1981) Codex standards for cocoa products and chocolate. Standards 86-1981; 87-1981 and 105-1981.

Collins-Thompson, D.L., Weiss, K.F., Riedel, G.W. and Charbonneau, S. (1978) Sampling plans and guidelines for domestic and imported cocoa from a Canadian national microbiological survey. *Can. Inst. Food Sci. Technol. J.*, **11**, 177–9.

Collins-Thompson, D.L., Weiss, K.F., Riedel, G.W. and Cushing, C.B. (1981) Survey of and microbiological guidelines for chocolate and chocolate products in Canada. *J. Inst. Can. Sci. Technol. Aliment.*, **14**, 203–7.

Cordier, J.L. (1994) HACCP in the chocolate industry. *Food Control*, **5**, 171–5.

Craven, P.C., Mackel, D.C., Baine, W.B., Barker, W.H. and Gangarosa, E.J. (1975) International outbreak of *Salmonella eastbourne* infection traced to contaminated chocolate. *Lancet*, **i**, 788–93.

Cros E. (1995) *Cocoa aroma formation,* in *Cocoa Meetings, Seminar Proceedings"* CIRAD CP Montpellier, pp. 169–79.

D'Aoust, J.Y. (1977) *Salmonella* and the chocolate industry. A review. *J. Food Prot.*, **40**, 718–27.

D'Aoust, J.Y. and Pivnick, H. (1976) Small infection doses of *Salmonella. Lancet*, **i**, 866.

D'Aoust, J.Y., Aris, B.J., Thisdele, P., Durante, A., Brisson, N., Dragon, D., Lachapelle, G., Johnston, M. and Laidely, P. (1975) *Salmonella eastbourne* outbreak associated with chocolate. *Can. Inst. Food Sci.Technol. J.*, **6**, 41–4.

De Grandi, D.M., Mistretta, A. and Lelo, S. (1987) Nougat contamination with salmonellae. *Pasticceria Int.*, **58**, 139.

Dockstäder, W.B. and Groomes, R.J. (1971) Detection and survival of salmonellae in milk chocolate. *Bacteriol. Proc.*, **A36**, 7.

Dragoni, J., Balzaretti, C. and Ravaretto, R. (1989) Stagionalita della microflora in ambienti di produzione dolciaria. *Ind. Aliment.*, **28**, 481–6.

Finoli, C., Galli, A., Vecchio, A. and Locatelli, D.P. (1994) Aspetti igienici di prodotti dolciari a base di frutta. *Ind. Aliment.*, **33**, 1201–6.

Gabis, D.A., Langlois, B.E. and Rudnick, W.E. (1970) Microbiological examination of cocoa. *Appl. Microbiol.*, **20**, 644–5.

Gästrin, B., Kaempe, A. and Nystroem, K.G. (1972) *Salmonella durham* epidemi spridd genom kakaopulver. *Laekartidingen.*, **69**, 5335–8.

Gauthier, B., Guiraud, J., Vincent, J.C., Parvais, J.P. and Galzy, P. (1977) Comments on yeast flora from the traditional fermentation of cocoa in the Ivory Coast. *Rev. Ferment. Ind. Aliment.*, **32**, 160–3.

Gibson, B. (1973) The effect of high sugar concentrations on the heat resistance of vegetative micro-organisms. *J. Appl. Bacteriol.*, **36**, 365–76.

Gill, O.N., Sockett, P.N., Bartlett, C.L., Vaile, M.S., Rowe, B., Gilbert, R.J., Dulake, C., Murrell, H.C. and Salmaso, S. (1983) Outbreak of *Salmonella napoli* infection caused by contaminated chocolate bars. *Lancet*, **i**, 574–7.

Goepfert, J.M. and Biggie, R.A. (1968) Heat resistance of *Salmonella typhimurium* and *Salmonella senftenberg* 775W in milk chocolate. *Appl. Microbiol.*, **16**, 1939–40.

Goepfert. J.M., Iskander, J.K. and Amundson, C.H. (1970) Relation of the heat resistance of salmonellae to the water activity of the environment. *Appl. Microbiol.*, **19**, 429–33.

Greenwood,. M.H. and Hooper, W.L. (1983) Chocolate bars contaminated with *Salmonella napoli*: an infectivity study. *Br. Med. J.*, **26**, 139–44.

Grünewald, T. and Münzner, R. (1972) Strahlenbehandlung von Kakaopulver. *Lebensm. Wiss. Technol.*, **5**, 203–6.

Hansen, A.P. (1975) Understanding the microbiological deterioration of cacao. *Candy Snack Ind.*, **140**(Sept), 46–7.

Hansen, A.P. and Keeney, P.G. (1969) Distribution of carbonyls of moldy cacao beans between cocoa butter and cocoa cake fractions. *Int. Chocolate Rev.*, **24**, 2–5.

Hansen. A.P. and Keeney. P.G. (1970) Comparison of carbonyl compounds in moldy and non-moldy cacao beans. *J. Food Sci.*, **35**, 37–40.

Hansen, A.P. and Welty, R.E. (1970) Microflora of raw cocoa beans. *Mycopathol. Mycol. Appl.*, **44**, 309–16.

Hansen, A.P., Welty, R.E. and Shen, R. (1973) Free fatty acid content of cocoa beans infested with storage fungi. *J. Agric. Food Chem.*, **21**, 665–70.

Hansen, A.P., Welty, R.E. and Shen. R. (1973) Free fatty acid content of cacao beans infested with storage fungi. *J. Agric. Food Chem.*, **21**, 665–70.

Heemskerk, R.F.M. (1999) Cleaning, roasting and winnowing, in *Industrial Chocolate Manufacture and Use*, (ed. S.T. Beckett), 3rd edn, Chapter 5, pp. 78–100.

Hockin, J.C., D'Aoust, J.J., Bowering. D., Jessop, J.H., Khama, B., Liar, H. and Milling. M.E. (1989) An international outbreak of *Salmonella nima* from imported chocolate. *J. Food Prot.*, **52**, 51–4.

ICMSF (Intemational Commission on Microbiological Specifications for Foods). (1988) Application of the hazard analysis critical control point (HACCP) system to ensure microbiological safety and quality, *Microorganisms in Foods*, *Volume 4*, Blackwell Scientific Publications, Oxford.

IOCCC (International Office of Cocoa, Chocolate and Confectionery). (1991) The IOCCC Code of Hygienic Practice based on HACCP for the Prevention of *Salmonella* Contamination in Cocoa, Chocolate and Confectionery Products, IOCCC, Brussels.

IOCCC (International Office of Cocoa. Chocolate and Confectionery). (1993) The IOCCC Code of Good Manufacturing Practice. Specific GMP for the Cocoa, Chocolate and Confectionery Industry, IOCCC, Brussels.

Jermini, M.F., Geiges, O. and Schmidt-Lorenz, W. (1987) Detection. isolation and identification of osmotolerant yeasts from

high sugar products. *J. Food Prot.*, **50**, 468–72.
Jinap, S. (1994) Organic acids in cocoa beans–a review. *ASEAN Food J.*,**9**, 3–12.
Kapperud, G., Lassen, J., Aasen. S., Gustavsen, S. and Hellesnes, I. (1989a) Sjokoladeepidemien i 1987. *Tidsshr. Nor Loegeforen*, **109**, 1982–85.
Kapperud, G., Lassen, J., Demmarsnes, K., Kristiansen, B.E., Cougant. D.A., Ask, E. and Jakkola, M. (1989b) Comparison of epidemiological marker methods for identification of *Salmonella typhimurium* isolates from an outbreak caused by contaminated chocolate. *J. Clin. Microbiol.*, **27**, 2019–21.
Kapperud, G., Gustavsen, S., Hellesnes, I., Hansen, A.H., Lassen, J., Him. J., Jakkola, M., Montenegro, M.A. and Helmuth, R. (1990) Outbreak of *Salmonella typhimurium* infection traced to contaminated chocolate and caused by a strain lacking the 60-megadalton virulence plasmid. *J. Clin. Microbiol.*, **28**, 2597–604.
Kavanagh, T.E., Reineccius, G.A., Keeney, P.G. and Weissberger. W. (1970) Mold induced changes in cacao lipids. *J. Am. Oil Chem. Soc.*, **47**, 344–64.
Killalea, D., Ward, L.R., Roberts, D., de Louvois, J., Sufi, F., Stuart, J.M., Wall, P.G., Susman, M., Schweiger, M., Sanderson, P.J., Fisher, I.S.T., Mead, P.S., Gill, O.N., Bartlett, C.L.R. and Rowe, B. (1996) International epidemiological and microbiological study of an outbreak of *Salmonella agona* infection from a ready to eat savoury snack. I. England and Wales and the United States. *Br. Med. J.*, **313**, 1105–7.
Kinderlerer, J.L. (1997) *Chrysosporium* species, potential spoilage organisms of chocolate. *J. Appl. Microbiol.*, **83**, 771–8.
Kleinert, J. (1988) Cocoa mass, cocoa powder, cocoa butter, in *Industrial Chocolate Manufacture and Use* (ed. S. Beckett), Van Nostrand Reinhold Co., New York, pp 58–88.
Kleinert-Zollinger, J. (1988) Hygiene und Qualität in Süsswaren-Betrieben. *Zucker Süsswaren Wirtschaft*, 136–42.
Legan, J.D. and Voysey, P.A. (1991) Yeast spoilage of bakery products and ingredients. *J. Appl. Bacteriol.*, **70**, 361–71.
Lehrian, D.W. and Patterson, G.R. (1983) Cocoa fermentation, in *Biotechnology, a Comprehensive Treatise, Volume 5*, Verlag Chemie, Basel, Switzerland, pp. 529–75.
Lenovich, L.M. (1979) Production of aflatoxin in cocoa beans. *J. Assoc. Anal. Chem.*, **62**, 1076–7.
Lewis, D.A., Paramathasan, R., White, D.G., Neil, L.S., Tanner, A.C., Hill, S.D., Bruce, J.C., Stuart, J.M., Ridley, A.M. and Threlfall, E.J. (1996) Marshmallows cause an outbreak of infection with *Salmonella enteritidis* phage type 4. *Commun. Dis. Rep. CDR Rev.*, **6**, R183–6.
Lindley, P. (1972) Chocolate and sugar confectionery, jams and jellies, in *Quality Control in the Food Industry* (ed. S.M. Herschdoerfer), Volume 3, Academic Press, New York, pp. 259–95.
Maravalhas, N. (1966) Mycological deterioration of cocoa beans during fermentation and storage in Bahia. *Rev. Int. Choc.*, **21**, 375–6.
Mattick, K.L., Joergensen, F., Legan, J.D., Lappin-Scott, H.M. and Humphrey, T.J. (2000) Habituation of *Salmonella* spp. at reduced water activity and its effect on heat tolerance. *Appl. Env. Microbiol.*, **66**, 4921–5.
Meursing, E.H. and Slot. H. (1968) The microbiological condition of cocoa powder, in *The Microbiology of Dried Foods* (eds. E.R. Kampelmacher, M. Ingram and D.A.A. Mossel), Bilthoven, The Netherlands, pp.433–45.
Meursing, E.H. and Zijderveld, J.A. (1999) Cocoa mass, cocoa butter and cocoa powder, in *Industrial Chocolate Manufacture and Use* (ed. by S.T. Beckett), 3rd edn, Chapter 6, pp. 101–14.
Miller, N., Pretorius, H.F. and Van Der, R.W.B. (1986) The effect of storage conditions on mould growth and oil quality of confectionery and high-oil sunflower seeds. *Lebensm. Technol.*, **19**, 101–3.
Minifie, B.W. (1989) *Chocolate, Cocoa and Confectionery–Science and Technology*, AVI Publishing Co., Connecticut.
Minson, E. (1992) Chocolate manufacture–beans through liquor production. *Manuf Conf.*, **72**, 61–7.
Mossel, D.A.A. and Sand, F.E.M.J. (1968) Occurrence and prevention of microbial deterioration of confectionery products. *Conserva*, **17**, 23–33.
Mossel, D.A.A., Meursing, E.H. and Slot, H. (1974) An investigation on the numbers and types of aerobic spores in cocoa powder and whole milk. *Neth. Milk Dairy J.*, **28**, 149–54.
Ng, S., Rouch, G., Dedman, R., Harries, B., Boyden, A., McLennan, L., Beaton, S., Tan, A., Heaton, S., Lightfoot, D., Vulcanis, M., Hogg, G., Scheil, W., Cameron, S., Kirk, M., Feldheim, J., Holland, R., Murray, C., Rose, N. and Eckert, P. (1996) Human salmonellosis and peanut butter. *Commun. Dis. Intell.*, **20**, July.
Niles, E.V. (1981) Microflora of imported cocoa beans. *J. Stored Prod. Res.*, **17**, 147–50.
Nuttall, C. (1999) Chocolate marketing and other aspects of the confectionery industry world-wide, in *Industrial Chocolate Manufacture and Use* (ed. S.T. Beckett), 3rd ed, Chapter 24, pp. 439–59.
Ogunmoyela, G.A. and Birch. G.G. (1984) Effect of sweetener type and lecithin on hygroscopicity and mould growth in dark chocolate. *J. Food Sci.*, **49**, 1088–9, 1142.
Ostovar, K. (1973) A study on survival of *Staphylococcus aureus* in dark and milk chocolate. *J. Food Sci.*, **38**, 663–4.
Ostovar, K. and Keeney, P.G. (1972) Implication of *Bacillus subtilis* in the synthesis of tetramethylpyrazine during fermentation of cocoa beans. *J. Food Sci.*, **37**, 96–7.
Ostovar, K. and Keeney, P.G. (1973) Isolation and characterisation of microorganisms involved in the fermentation of Trinidad's cacao beans. *J. Food Sci.*, **38**, 611–7.
Park, C.E., Stankiewicz, Z.K., Rayman, M.K. and Hauschild, A. (1979) Inhibitory effect of cocoa powder on the growth of a variety of bacteria in different media. *Can. J. Microbiol.*, **25**, 233–5.
Passos. F.M., Lopez, A.S. and Silva, D.O. (1984a) Aeration and its influence on the microbial sequence in cacao fermentations in Bahia with emphasis on lactic acid bacteria. *J. Food Sci.*, **49**, 1470–4.
Passos, F.M., Silva, D.O., Lopez, A., Ferreira, C.L.L.F. and Guimaraes, W.V.G. (1984b) Characterization and distribution of lactic acid bacteria from traditional cocoa bean fermentation in Bahia. *J. Food Sci.*, **49**, 205–8.
Pitt. J.L. and Hocking, A.D. (1985) *Fungi and Food Spoilage*, Academic Press, Sydney.

Richardson, T. (1987) ERH of confectionery food products. *Manuf Conf.*, 65–70.

Rieschel, H. and Schenkel, J. (1971) Das Verhalten von Mikroorganismen, speziell Salmonellen, in Schokoladenwaren. *Alimenta*, **10**, 57–66.

Roberts, J.A., Sockett, P.N. and Gill, O.N. (1989) Economic impact of a nationwide outbreak of salmonellosis: cost–benefit of early intervention. *Br. Med. J.*, **298**, 1227–30.

Roelofsen, P.A. (1958) Fermentation, drying and storage of cacao beans. *Adv. Food Res.*, **8**, 225–96.

Rombouts, JE. (1952) Observation on the microflora of fermenting cacao beans. *Trinidad. Proc. Soc. Appl. Bacteriol.*, **15**, 103–10.

Sanchez. J., Guiraud, J.P. and Galzy. P. (1984) A study of the polygalacturonase activity of several yeast strains isolated from cocoa. *Appl. Microbiol. Biotechnol.*, **20**, 262–7.

Sanchez, J., Daguenet, G., Vincent, J.C. and Galzy, P. (1985) A study of the yeast flora and the effect of pure culture seeding during the fermentation of cocoa beans. *Lebensm. Wiss. Technol.*, **18**, 69–76.

Scheil, W., Carmeron, S., Dalton, C., Murray, C. and Wilson, D. (1998) A South Australian *Salmonella mbandaka* outbreak investigation using a database to select controls. *Aust. NZ J. Public Health*, **22**, 536–9.

Schwan, R.F. (1998) Cocoa fermentation conducted with a defined microbial cocktail inoculum. *Appl. Env. Microbiol.*, **64**, 1477–83.

Schwan, R.F., Rose, A.H. and Board, R.G. (1995) Microbial fermentation of cocoa beans, with emphasis on enzymatic degradation of the pulp. *J. Appl. Bacteriol. Symp. Suppl.*, **79**, 965–1073.

Schwan, R.F., Cooper, R.M. and Wheals, A.E. (1997) Endopolygalacturonidase secretion by *Kluyveromyces marxianus* and other cocoa pulp degrading yeasts. *Enzyme Microb. Technol.*, **21**, 234–44.

Shaughnessy. W.J. (1992) Cocoa beans–planting through fermentation its effect on flavor. *Manuf Conf.*, **72**, 51–8.

Shohat, T., Green, M.S., Merom, D., Gill, O.N., Reisfeld, A., Matas, A., Blau, D., Gal, N. and Slater, P.E. (1996) International epidemiological and microbiological study of an outbreak of *Salmonella agona* infection from a ready to eat savoury snack. II. Israel. *Br. Med. J.*, **313**, 1107–9.

Simonsen, B., Bryan, F.L., Christian. J.H.B., Roberts, T.A., Tompkin, B.R. and Silliker, J.H. (1987) Prevention and control of food-borne salmonellosis through application of HACCP. *Int. J. Food Microbiol.*, **4**, 227–47.

Slater, CA. (1986) Chocolate and sugar confectionery, jams and jellies, in *Quality Control in the Food Industry* (ed. S.M. Herschdoerfer), Volume 3, 2nd ed, Academic Press, London, pp. 139–81.

Tamminga, S.K. (1979) The longevity of *Salmonella* in chocolate. *Antonie van Leeuwenhoek*, **45**, 153–7.

Tamminga, S.K., Beumer, R.R., Kampelmacher, E.R. and van Leusden, F.M. (1976) Survival of *Salmonella eastbourne* and *Salmonella typhimurium* in chocolate. *J. Hyg.*, **76**, 41–7.

Todd, E.D. (1985) Economic loss from foodborne disease and non-illness related recalls because of mishandling by food processors. *J. Food Prot.*, **48**, 621–33.

Torres-Vitela, M.R., Escartin, E.F. and Castillo, A. (1995) Risk of salmonellosis associated with consumption of chocolate in Mexico. *J. Food Prot.*, **58**, 478–81.

Vendrell, M.C., Gallego, A.R., Acosta, F. and Rodriguez, L.A. (2000) Microbiological analysis of confectionery foodstuff: hard candies. *Alimentaria*, **April**, 121–4.

Walker, H.W. and Ayres, J.C. (1970) Yeasts as spoilage organisms, in *The Yeasts* (eds. A.H. Rose and J.S. Harrison), *Volume 3*, Academic Press, New York, pp. 463–527.

Warburton, D.W., Harwig, J. and Bowen, B. (1993) The survival of salmonellae in homemade chocolate and egg liqueur. *Food Microbiol.*, **10**, 4105–10.

Whitfield, F.B., Tindale, C.R., Shaw, K. and Stanley, G. (1984) Contamination of cocoa powder by chlorophenols and chloroanisoles adsorbed from packaging materials. *Chem. Ind.*

Windisch, S. (1977) Nachweis und Wirkung von Hefen in zuckerhaltigen. Lebensmittel. *Alimenta*, 23–9.

Witlin, B. and Smyth. R. D. (1957) "Soapiness" in "white" chocolate candies. *Am. J. Pharm. Sci. Support Public Health*, **129**, 135–42.

Zak, D.L. (1988) The development of chocolate flavor. *Manuf. Conf.*, **68**, 69–74.

Zak, D.L., Ostovar, K. and Keeney. P.G. (1972) Implication of *Bacillus subtilis* in the synthesis of tetramethylpyrazine during fermentation of cocoa beans. *J. Food Sci.*, **37**, 967–8.

Zapatka, F.A., Varney, G.W. and Sioskey, A.J. (1977) Neutralization of the bactericidal effect of cocoa powder on *Salmonella* by casein. *J. Appl Bacteriol.*, **42**, 21–5.

Zeller. M. (1963) Hefeninfizierte Kondensmilch als Ursache von Fehlfabrikaten bei Schokolade. *Arch. Lebensmittelhyg.*, **14**, 6–10.

第 11 章
油脂性食品

CHAPTER 11
Oil-and fat-based foods

I　はじめに

世界中のほぼすべての消費者が，エネルギー摂取量の大部分を油脂性食品から摂っている。栄養学的には，食品の中で脂肪，とりわけ飽和脂肪の摂取量を制限することが求められている。その結果，過去10年間，先進国における1人当たりの油脂性食品の消費量は減少し，低脂肪・低カロリー製品へと移行している。油脂は，温度，湿度，豊富な低分子栄養物など微生物増殖に好適な条件が整うと，脂肪を分解する種々の微生物から侵襲を受ける。脂肪分解フローラ汚染により産生される酵素は，脂肪を加水分解して遊離脂肪酸を生成し脂肪酸を酸化させる。同時に，油脂は微生物を保護する機能もあるため，かなりの期間生存する可能性がある（Troller & Christian, 1978 ; Hersom & Hulland, 1980 ; Gaze, 1985）。これは，特に微生物が感染性病原体である場合，危害要因となる危険性がある。

油脂性食品の多くは，一定量の水分と無脂肪栄養素を含んでいる。それらの食品の物理的構造は，非常に重要なパラメータである。これらの製品は，脂肪相（連続脂肪相）系（バター・マーガリンなどの黄色油脂スプレッド，あるいは他の乳製品および非乳製品スプレッド・減脂肪スプレッドなど）あるいは水相（連続水相）系（マヨネーズ・サラダドレッシング・他の連続水相スプレッドなど）として存在する。物理的構造は，食品の微生物学的安定性に強い影響力を持つ。マーガリンなどの油中水滴型製品では，水分が脂肪相全体に微粒子滴として十分に分散している状態で存在する。微生物が液滴間を移動できないということが，そのような製品に特有な保存因子の主なものである。脂肪は微生物増殖に対して障害となる働きをするため，連続脂肪相系は連続水相系に比べて，通常，安定性が高い。油脂製品には，水分含有量が非常に低い（バターオイル・無塩バター・バナスパチ・ココアバター代用品・クッキングオイルなど）という特徴を持つ部類もあり，一般的に微生物増殖が抑制されるが，極端な条件下での増殖は起こりうる。

現在市場に出ている油中水滴型エマルションは，脂肪含有レベルの範囲が20％から80％であるが，最近，脂肪レベルを3％まで下げた製品が米国，英国，オランダで順調に売り出された（van Zijl & Klapwijk, 2000）。水中油滴型エマルションでも同様に脂肪含有量にはかなりの幅がある。現在安全に流通している油脂製品の脂肪含有量は様々であり，その保存特性にもばらつきがある。スパイスや新鮮なハーブを混合するなど革新的な油中水滴型製品は製品構造に影響を与えるとともに，おそらく微生物数にも影響を与えると考えられる。

バターの組成は厳格な規定があるため数年にわたり変わらないが，バター製造工程には新しいやり方が導入されている。バターの脂肪分を減らした改良型製品が市場に出荷され，ほとんどの場合，バター脂肪含有量は40％である。バター・バター脂肪と植物油のブレンド（混合物）を混合した高脂肪・中脂肪・低脂肪の各種製品が開発されている（Madsen, 1990）。バターまたはマーガリンの標準的な製造工程では，そうした製品も製造可能である。

工業生産される油脂性食品が，食中毒において重要な役割を果たすことを示すものは何もない（Delamarre & Batt, 1999 ; Michels & Koning, 2000 ; Smittle, 2000 ; van Zijl & Klapwijk, 2000）。しか

し，製品の多くは腐敗・変敗性微生物（酸耐性型）に対して脆弱である。食品製造時の衛生管理（Mostert & Lelieveld, 2000），生原料の品質，適用する低温殺菌の処理条件のすべてが整って初めて非常に高い安全性を持つ製品／加工工程設計を実現できる。適切な食品製造を確実にするHACCP（危害分析重要管理点）を実施することが不可欠である。安全性と品質に関して常時注意することが求められるが，特に製品開発をする際には気をつける必要がある。

フィンランドでは，工場の衛生管理が不十分であったためにリステリア属菌に汚染されたバターによる事例が発生した（Lyytikäinen *et al.*, 1999, 2000）。米国では1993年に，大腸菌O157：H7による食中毒が発生し，疫学的証拠から大量生産されたマヨネーズが感染の媒介物だとされ（Anonymous, 1993a），その微生物は以前は主要な原因と考えられていたサルモネラ属菌あるいは*Listeria monocytogenes*より酸性条件に耐性のあることが明らかとなった。その後行われた多くの研究により，リステリア属菌，サルモネラ属菌，大腸菌O157：H7などの病原体は，一定の条件下では多くの因子の中でとりわけ殺菌レベルに達していない酸に対し，暴露することで耐性が強化され生存可能であることが証明された（Leyer & Johnson, 1993；Leyer *et al.*, 1995；Grahan *et al.*, 1996；Duffy *et al.*, 2000；Smith, 2003）。こうしたストレスを強化する条件は回避すべきであるが，そのためには食品製造または製造環境における生態学的条件が，病原体の増殖や生存にどのように影響するかを知ることが必要である。酸性食品内でも胃（pH1.0～3.0）を通過しても生残可能である病原体，あるいは低温殺菌により十分に不活性化できない病原体など，ストレスで強化された病原体の発生によって，可能であれば酸培地を用いた微生物の潜在的な生残を評価する研究の必要性が重視されている。

専門の食品業者として，常に病原微生物の増殖能力に関する最新情報を得ることは必要不可欠である。製造方法や販売方法を変更する場合や新製品の開発を実施する場合，本章で詳細に解説するように，適切な運用・管理と同様，安全な製品／工程設計も考慮する必要がある。

II　マヨネーズおよびドレッシング

A　定義

マヨネーズ

マヨネーズは，油（最低52％），卵黄（最低6％），塩（最低1％），酸総量（最低0.75％），pH（最高4.5）などの特定値が国などにより規定され，非常に明確に定義された製品である（Michels & Koning, 2000）。使用する油脂の種類は，主に大豆，菜種，ヒマワリ油であるが，綿実油とオリーブ油も使用される。低脂肪マヨネーズ製品は1980年代から売り出されている。これに伴って，製品には脂肪含有量を示す特別なラベルを添付することになり，低脂肪マヨネーズまたは低カロリーマヨネーズ（または類似の表現）とラベルに明記されている。多くの国で，本来のマヨネーズの配合原材料を表示するよう規制しているが，低脂肪マヨネーズ，ドレッシング，乳化ソースの場合にはそうした規制は少ない。

マヨネーズのコーデックス・ヨーロッパ地域基準（The Codex Alimentarius Regional European Standard for Mayonnaise）によると，マヨネーズの定義は，酢からなる水相の中に食用植物油を乳化させ，鶏卵黄により安定化させて得られる水中油滴型エマルションの調味料ソースである（FAO/WHO, 1989）。このコーデックス基準では，次の原材料をオプションとして認めている。卵白，卵製品，砂糖，食塩，調味料，ハーブ，香辛料，果物／野菜ジュースを含む果実と野菜，マスタード，乳製品などである。酢酸，クエン酸，乳酸，リンゴ酸，酒石酸およびそれらのナトリウム塩などの使用が酸化剤として許可されている。安息香酸，ソルビン酸およびそれらのナトリウム塩は保存料として使用できる。他の添加物としては安定剤，酸化防止剤，着色料，香料（グルタミン酸1ナトリウムなどの調味料との混用）などがある。さらに基準では，マヨネーズの総脂肪量（油・卵黄）は78.5％（w/w）であり，技術的に純粋な卵黄量は6％未満であってはならないと規定している。EECマヨネーズおよび調味料ソース工業協会（the Association of the Mayonnaise and Condiment Sauce Industry of the EEC）では，総脂肪量は最低70％（w/w），最低卵黄量は5％（w/w）としている（CIMSCEE, 1991）。

米国基準ではマヨネーズの定義を，植物油含有量は最低65％，全製品の0.29～0.5％に使用される主要な酸である酢酸を添加している場合のpH値は約3.6～4.0としている（US-DHEW, 1975a）。水相は9～12％の食塩と7～10％の砂糖を含んでいる必要がある。

低脂肪または低カロリーマヨネーズ，サラダドレッシング，サラダクリーム，その他の油脂，乳化剤，酢から作られる乳化製品の脂肪含有量はマヨネーズより少ない。サラダドレッシングは，“注ぎやすく”するために液状の性質を持つが，マヨネーズのほとんどは“スプーンですくえる”形状である。それらは通常卵黄を含んでいるが，乳製品ベースの乳化剤で製造することもある。

ドレッシング

米国ではFDAにより，サラダドレッシングは植物油，酢，レモンジュースあるいはライムジュース，卵黄を含む原材料，加熱調理済みまたは一部加熱調理済みの澱粉ペーストなどから作る乳化された半固形食品であると定義している（US-DHEW, 1975b）。最終製品は，食用植物油を30％以上，液状卵黄を4％含有する（US-FDA, 1993）。pH値は3.2～3.9，酢酸は総製品量の0.9～1.2％を占める。水相は，食塩3～4％，砂糖20～30％を含有する（Smittle, 1977）。

ドレッシングまたは他の乳化ソース（ミートソース，フィッシュソース）については配合原材料の規格はほとんどない。一般的にマヨネーズおよびサラダドレッシングよりも油分含有量は少ないが，すべて乳化剤として通常卵黄を使用する水中油滴型エマルションである。ほとんどのマヨネーズ，ドレッシング，乳化ソースには，酢または他の弱酸が存在するためpH値は低く，微生物学的安定性に関して重大な影響力を持っている。低カロリーまたは低ナトリウムの配合は，従来の製品より腐敗・変敗への感受性が高い。

B　重要な特性

欧州では，マヨネーズの pH は通常 3.0 から 4.2 の間で，容認できる最高値は 4.5 である（これは法的にデンマークで認められる最高値である）。食塩と砂糖の割合に法的規制はないが，ほとんどの場合，水相の 1％から 12％の間である。一般的な水相中の酢酸レベルは 0.8％から 3.0％の間である。ドレッシングは，一般的にマヨネーズより小さい油相と澱粉相を持ち，これにより必要な濃度が得られる。水相はマヨネーズより大きく，そこに食塩と砂糖が希釈されるため，食塩と砂糖の濃度が低下して微生物による腐敗・変敗への感受性が高くなる。ドレッシングの一般的な酢酸含有量は水相の 0.5～1.5％であり，pH 値は 1.0～4.2 である。水相の食塩レベル（1～4％）と砂糖レベル（1～30％）は微生物学的安定性に影響することはほとんどない。

マヨネーズ，低脂肪マヨネーズ，サラダドレッシング，および油・乳化剤・酢などで作る他の乳状化製品に，世界規模で見ても明確な識別はない。これらの製品は，通常は卵黄を含むが，乳製品ベースの乳化剤を用いるものや，油を全く含まないものもあり，乳状化されず二相に分離したビネグレットのようなものもある。このようなドレッシングの多くは，（澱粉含有量により）“注ぐことが可能な”または“スプーンですくえる”グループに分類することができる。

マヨネーズ，ドレッシング，その他の乳状化ソースは，水相の組成と可食期間に基づき，本質的に安定した食品もしくは不安定な食品に分類される。

安定した食品

これらの食品は開封・未開封状態にかかわらず常温で安定であり，腐敗・変敗を受けにくいが，それは水相構成成分により，関連するすべての腐敗・変敗性微生物，特に酢酸耐性の乳酸菌，酵母，カビの増殖が阻害されるためである。密閉状態での可食期間は 6 カ月から 1 年で官能的（風味など）な理由によってのみ制限される。開封後，ソースは腐敗・変敗に対する感受性はなく，その品質が容認できる限り常温または冷蔵で保存が可能である。

不安定な食品

これらの食品においては，乳酸菌や酵母が増殖（緩慢から急速まで）できる。使用する原材料は，初期汚染を最小限に抑えるよう選択する必要がある。優れた加工工程設計と衛生管理により，製造中の（再）汚染を排除または予防することができる。保存システムの特性によっては，密閉容器中で比較的長い常温可食期間を持ちうる（6 カ月から 1 年）。しかし，消費者の使用期間中の再汚染で，開封後の可食期間は数週間（常温）もしくは数カ月（冷蔵保存）に制限される。食品自体がもつ保存能力が最低の場合は密閉状態での保存期間は数週間に留まる。

C　処理方法と保存方法

低酸性マヨネーズ，サラダドレッシング，サウザンド・アイランド・ドレッシングの製造は，マ

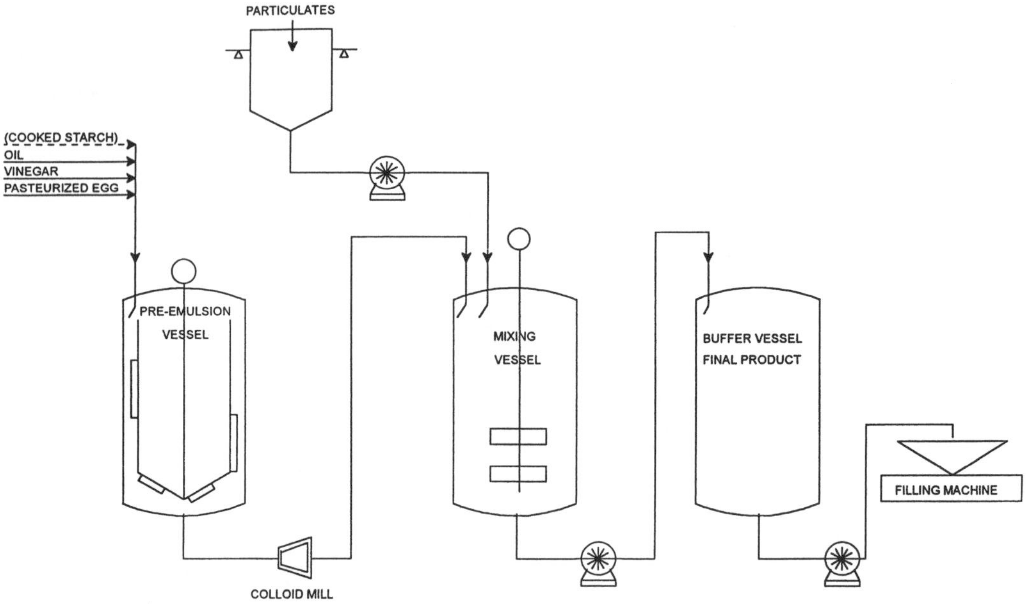

Figure 11.1　ドレッシングのバッチ処理製造ラインのレイアウト

ヨネーズの製造方法と類似している。その中には食品に必要な濃度を与えるために(加熱調理済み)澱粉相を持つものもあるが，澱粉相をマヨネーズ相へ単に組み込んで製造し，結果として低脂肪製品となるものもある。製造方法は，バッチ処理または連続処理となる（Lopez, 1987）。

バッチ処理製造では（Figure 11.1），（食塩入り）液状卵黄を，酢，香辛料，香料，食塩や砂糖から構成する酸性水相と，オプションとして（加熱調理済み）澱粉相に混合する。油は集中的混合処理を受けながら加えられ，得られた粗粒子エマルションは通常コロイドミルを通して，適切な濃度を得るために必要な微粒子油滴（主に5～10μm）にする。“スプーンですくえる”マヨネーズ濃度は，決められた速度で食品に測定器を押しつけて抵抗をグラムの単位で記録して測定するSteven値で表わされる。一般的なSteven値は50～200gの間である。液状製品に関してはBostwick値を用いる。これは，計測トレーに流出し，30秒以内に計測してcm単位で表す製品のランレングス（run length）である。一般的な値は5～10cmである。（調理済み）澱粉含有量はオプションであり，マヨネーズの油含有量にかなり依存している。製造直後のマヨネーズは受容器へポンプで送り込まれ，消費者用・業務用にガラス容器，小型容器，バケツ，その他の容器で包装される。微粒子を含むドレッシングのバッチ製造処理では，微粒子はコロイドミル処理後にドレッシングベースと混合することが可能である。製品の損害を防ぐための代替処理法は，コロイドミルの処理を省略し，ドレッシングベースを準備した後，最初の混合機に微粒子を混入することである。

連続処理法では（Figure 11.2），一連の定量ポンプが，液卵，油，（酢入り）水相，加熱調理済み澱粉相（オプション）などの正確な量を混合する。これらは，乳化タンクの中で液状化され，最後にコロイドミルを通過させられる。澱粉相の安全性を確保するため，通常pH値は，酢によってpH

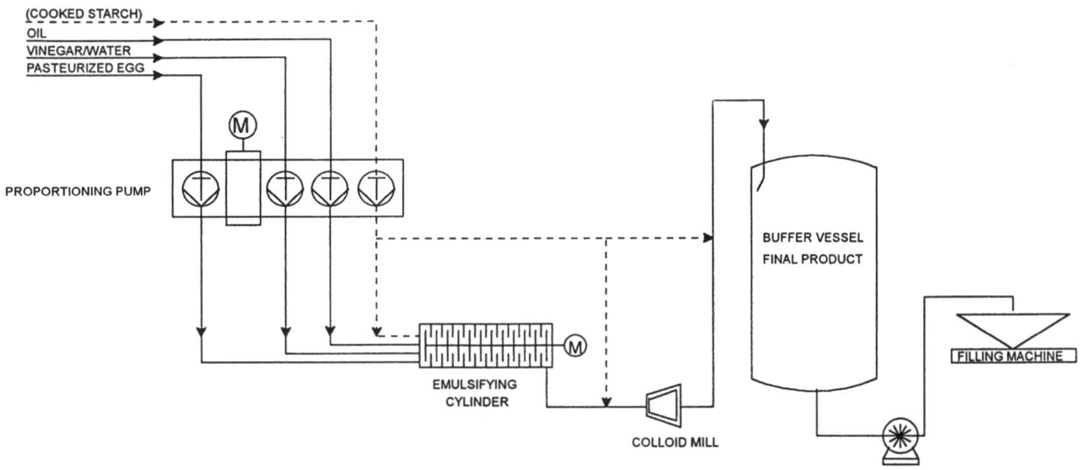

Figure 11.2　マヨネーズの連続製造ラインのレイアウト

値4.5以下に調整され，あらゆる病原体による危害要因を避けるために管理する。微粒子がある場合，澱粉相を最終食品のバッファ容器に直接（ラインミキサーを通して）追加することも可能である。

いずれの処理方法においても，処理ラインは処理の開始から関連する微生物汚染のないように保護されている必要があり，また，衛生的に良く設計されている処理機器と包装機器を使用することが，被害を受けやすい食品の製造において鍵となる（EHEDG, 2003；3-A, 2003）。マヨネーズとドレッシングの従来から使用されてきた製造機器は清掃が困難であった。しかし，より多くの種類の衛生的なミキサー，コロイドミル，バルブ，ポンプ，充填機器がますます利用できるようになり，定置洗浄（CIP）が可能となった。これにより洗浄と殺菌に最適な管理が可能になるため，こうした機器を使用することが推奨される。しかし，コロイドミル，充填機，その他の機器などはCIPだけでは洗浄が困難な場合もあり（平滑でない表面など），現在も適切な手作業による清掃が求められるのが通常である。冷蔵製品の衛生的な処理には，希望する可食期間を得るために，清潔な（汚染除去済み）原材料と適切な冷蔵保管が必要である。

微生物学的に安定したマヨネーズの製造では，酢または香辛料のような原材料から酵素を排除する必要がない限り，技術的に加熱処理を適用する必要はない。これらの酵素が存在すると，澱粉を破壊する可能性がある。ハーブやマスタードなどの原材料を含む水相は，病原体や腐敗・変敗微生物を含有している可能性があるため，混合前に低温加熱処理をする。また，液状卵黄または他の卵製品も加工処理に使用する前に（供給業者などにより）低温加熱処理をする必要がある。

原材料の初期微生物に関する製造処理の全体的な影響は，低温加工処理法を使用する場合には無視できる程度である。各種の乳状化製品は，連続水相を持ち，微生物数は油滴の存在に影響を受けない。マヨネーズとドレッシングの安全性と安定性の特性は，主に低pH値（使用しているpH値は3.0～4.5）と，酢酸（酢として添加）または乳酸の保存料としての効果により決定される。マヨネーズ中では，食塩と微量な砂糖が水分活性を減少することができるため，腐敗・変敗微生物を抑制する。水分含有量が少ないため，水相中の食塩水の食塩は12％にもなり，結果的に水分活性は約0.92となる。ソルビン酸などの保存料は，法的に認可されているところでは使用可能だが，酸の主要な部分は油相中に溶解され，酵母（および乳酸菌）から保護する水相中で，活性をもつ非解離形態で残るのはわずか40〜60％程度である。安息香酸を使用する場合，さらに大きな割合の保存料が脂肪相に溶解するため，効果はさらに低下する。

Michels & Koningは共同論文（2000）で，各種食品の製品と加工工程の設計に関して，有機酸保存料の効果と製品全体の安定性を評価するための手順と計算方法を含む詳細な研究を発表した。商業的に生産された食品について検討し，通常のマヨネーズと低カロリー（“ライト”）マヨネーズ，黄色脂肪スプレッドなどの中の感染病原体の不活性化に関するいくつかの研究から，脂肪含有量が高いと病原体の生存を保護する効果があり，保存温度が高いと不活性化が増進することが示されている（Hathcox *et al.*, 1995；Holliday *et al.*, 2003）。他の研究では，冷蔵温度では，室温と比較して，病原体の生存が増進すると報告されている（Weagant *et al.*, 1994）。これらの研究結果を解釈するには，実験に使用された製品の化学的・物理的に厳密な組成を正確に把握することが大切である。これらの実験では，一般的に製品にかなり多数の病原体を接種する傾向があるため，低レベルの病原体の接種または自然汚染による実験の方が現実的な評価が得られる。Leuschner & Boughtflowerの共同研究（2001）によると，低レベル（最終製品中10〜1,000 cfu/g）の *Salmonella* Enteritidisを含むマヨネーズを準備するため，再現可能な実験室規模の測定手順を発表した。このような，低いレベルで自然に汚染されたマヨネーズを真似たシステムは，革新的な配合の安定性と安全性における評価や，新規の保存方法を使用した試作品の検査に利用することができる。予測モデルは，ニューラル・ネットワークなどの新規のアプローチを持ち（Xiong *et al.*, 2002），製品の配合と環境条件の関数としての病原体不活性化率を模擬的に示すために（Membré *et al.*, 1997），これまで使用されている。

D　微生物による腐敗・変敗と病原体

マヨネーズとドレッシング製品は，低温加工法を使用して生産され，微生物の増殖は配合が持つ個々の特性にのみ管理される。これらの特性（低pH・酢酸の存在など）によって，ある特定の酸耐性微生物に対する潜在的な問題に限定される。

初期のミクロフローラ

マヨネーズ，ドレッシング，乳状化ソースの微生物は，各種の原材料から，および加工処理と包装処理中の汚染からもたらされる。腐敗・変敗微生物を持ち込む可能性のある一般的な成分には，マスタード，ピクルス，乾燥野菜と乾燥ハーブ，ブルーチーズなどがある。水，精製油，酢，低温殺菌した卵などは，通常，『食品衛生の一般的原則に関する規則』（CAC, 2001a）に基づいた適正製造規範（GMP）条件に従って処理している限り，関連する汚染源を持たない。

- 使用する精製油は，通常，精製工程で100℃を十分に超える温度の水蒸気による処理があるため，微生物汚染の可能性はなくなる。油の水分含有量は非常に低く，0.1％以下であるため微生物の増殖は不可能である。
- 卵を使用する場合は主に，保存料として食塩（8～11％）または食塩とソルビン酸カリウム（例：卵黄92％，食塩7％，ソルビン酸1％）を含む低温殺菌済みの液卵黄を使用する。低温殺菌をしない卵調理品を使用した場合，*S.* Enteritidisにより汚染される危険があり，使用しないように勧告されている。欧州委員会（EC）の規制では，低温殺菌した卵を4℃以下で搬送し保存すること，また25gの5サンプルにサルモネラ属菌が存在しないことを要求している。好気性菌数（APC）は10^5cfu/g以下とし，大腸菌群数は100cfu/g以下とする必要がある。市販用に低温殺菌した液卵製品は，これらの数値を大幅に下回ることが多い。APC値は，一般的に製品1g当たりで，細菌数が数百から数千個である。大腸菌群のAPC値も同様であるが，0.1g当たりでは存在しないことが多い。
- 酢は，様々な原材料（アルコール，ワイン，モルト，リンゴ酒など）の発酵により得られる。酢酸含有量は一般的に約8～11％であるため，通常，酢は腐敗・変敗を受けにくい。酢酸量が低い手作り酢は，ときどき腐敗・変敗微生物が混入することがある。酢は，しばしば低温殺菌を受け，発酵工程で生ずる酵素活性を排除する。これにより，まれに存在するが，非常に強い酢酸耐性であるカビ *Moniliella acetoabutans* と酢酸抵抗性のある *Lactobacillus acetotolerans* を確実に排除する（pH値5.0の酢酸9～11％の中で増殖可能；Entani *et al.*, 1986）。
- 一般的な配合に含まれている酢酸1.8～2.5％とマスタードを共に用いる場合，感染性病原体の生存を阻害するが，酢酸耐性の乳酸菌が高レベルで発生することも知られている。多くの種のマスタードに存在するアリルイソチオシアネート（揮発性カラシ油）は，抗カビ性があるため，通常，酵母が混入していることはない。
- ハーブと香辛料はサルモネラ属菌と大腸菌O157：H7などの腐敗・変敗微生物や病原体による汚染を受けやすい。産業上の統計によると（Michels & Koning, 2000），生の香辛料とハーブ中のサルモネラ属菌汚染率は約1％である。
- 乳化製品には乳製品を原材料として使用することが多いが，ほとんどの場合，生産者により低温殺菌されている。例えば，ヨーグルトとチーズなどの発酵製品は乳酸菌が多量に含まれ，酵母も含まれている可能性がある。ブルーチーズには，酢酸耐性のカビと乳酸菌が高レベルで存在するため，特別に注意を払う必要がある。特に，ソフトチーズには *Listeria monocytogenes* が存在する可能性がある。
- クエン酸や酢酸または酢以外の酸が，乳化製品に使用される場合もある。一般的に，乳酸は重大な微生物の混入なしに，50％または80％のDL型乳酸の溶液から構成されている。クエン酸は，低pH値の±3.1の酸または濃縮柑橘系ジュース（Brix糖度30°）として使用される。腐敗・変敗は，濃縮物の低温殺菌（または亜硫酸塩剤を用いた保存料添加）により腐敗酵母とカビを排除することで防止する。他の弱酸（リンゴ酸など）または強酸（リン酸など）を使用することもあるが，これらに関連する汚染はない。

- 乳化製品では澱粉がよく使用されるが，添加するために85～90℃で加熱調理する必要のある“天然”の澱粉と，調理を必要としない“インスタント”の澱粉がある。天然とインスタントの澱粉に含まれる微生物は一般的に非常に低く，バチルス属菌とクロストリジウム属菌の数株を見るのみであり病原体は全くない。しかし，何らかの加工処理を施した澱粉には，サルモネラ属菌が存在している可能性がある。
- 通常，よく使用される砂糖や食塩などの原材料や，ソルビン酸，安息香酸またはそれらのナトリウム塩などの保存料については，その中に存在する微生物量は非常に低い。小規模工場で生産される砂糖には，*Zygosaccharomyces rouxii* または *Z. bailii* などの耐浸透圧性酵母が発生し，酢酸を含む乳化製品の腐敗・変敗を起こす原因となる可能性がある。
- すべての加工食品は，病原体や酢酸耐性微生物の混入がない，飲料適の水を使用して製造する必要がある。

腐敗・変敗

微生物による腐敗・変敗は，主に酸耐性酵母と乳酸菌の少数のグループにより引き起こされる。また，ほとんどのカビ類は酢酸への耐性が限られているため，カビによる腐敗・変敗はまれである（Smittle & Flowers, 1982）。

酵母

マヨネーズとドレッシングに対して腐敗・変敗の問題となるのは，酢酸に抵抗を示す酵母のみであると考えられる。広く知られている種は±3％酢酸の中で増殖可能な *Z. bailii* および *Pichia membranaefaciens* である（Thomas & Davenport, 1985）。後者の酵母の名称は，媒介物の表面で薄膜として増殖することを示している。実際には，十分な酸素が存在する場合に限り増殖がみられる（Smittle & Flowers, 1982）。この2種は，おそらく酵母による腐敗・変敗の原因の大部分を占めていると思われる。その他，時折観察される種としては，*Z. rouxii*，*Saccharomyces cerevisiae*，*Candida magnolia* などがある。酵母はガスを形成して腐敗・変敗させるか，マヨネーズ表面に小さい油滴として現れる，茶色のコロニーとして増殖することで腐敗・変敗させる。増殖は酸素の枯渇が原因と思われるが，± 10^4 cfu/g程度に制限されることもある。

乳酸菌

マヨネーズタイプの製品を腐敗・変敗させる乳酸菌の主要な種は，*Lb. fructivorans* であると報告されている（Smittle & Flowers, 1982）。その他，欧州では腐敗・変敗製品から多く分離される微生物は，*Lb. plantarum* と *Lb. buchneri* であるが *Lb. fructivorans* はそれほど頻繁に分離されていないという報告もある（Michels & Koning, 2000）。乳酸菌は，明らかな腐敗・変敗を起こさずに，非常に高い数値にまで増殖することがある。ヘテロ型発酵乳酸菌が増殖すると，ガス形成により，目に見える腐敗・変敗を起こし，pH値が低下する。

カビ

カビの大部分は，0.5％以上の酢酸の中では増殖できない。ビン容器は蒸気で密閉し，油の酸化により酸素が消耗されるため，一般的に酸素の残留は少量である。このため，カビの増殖も制限される。マヨネーズ表面に *Geotrichum* spp. が観察されるのは，密閉に問題があるときであった。カビによる腐敗・変敗は非常にまれではあるが，いくつかの酸耐性型について報告がある。Tuynenburg Muys（1971）は，酢酸保存料の中で発見された *M. acetoabutans* について報告した。これは，酢酸が8～9％存在する中で増殖する独特の能力を持つ。また *Monascus ruber* と *Penicillium glaucumi* についても言及し，酢酸1％以上の中で増殖可能であるとしている。ブルーチーズに存在する *Pen. roqueforti* もまた，このグループに属している。

病原体

最終的な pH 値が 4.1 以上となるマヨネーズとドレッシングには，サルモネラ属菌または他の感染性病原体（大腸菌 O157：H7；*L. monocytogenes*）による食中毒の潜在的リスクがある。その理由は，これらの病原体株が特に酸耐性であるため，または，製品が弱酸性型で，その最終濃度が，これらの病原体を殺菌するには十分でないためである。さらに悪いことに，製品特性が感染性病原体や黄色ブドウ球菌の増殖を阻止するには不十分である可能性もある。このことは，製品設計の一部として病原体の殺菌を考慮し，適切に配合されるため，市場用に生産される食品に関してはあまり問題ではないが，自家製の場合に問題となる。さらに，市販のマヨネーズとドレッシングをサラダに使用することは，病原体の増殖を遅延させ，問題を軽減すると考えられている（Smittle, 1977；Doyle *et al*., 1982）。Smittle（2000）は，米国で生産されているマヨネーズ，サラダドレッシング，ソースの微生物学的安全性を，製品の配合と関連づけた食品由来病原体の死滅と生存に焦点を当てて再調査した。報告書データの詳細な統計的分析を通して，この研究は，安全な製品配合を守り，GMP と HACCP システムを実施し続けながら市場用に生産した場合，これらの製品には優れた安全性があると報告した。食品提供サービス施設で，マヨネーズベースのデリカテッセン食品の安全性を確実なものとするためには，適切な食品の取り扱いと保管を実施することもまた重要な鍵である。Bornemeier *et al*.（2003）の報告にあるように，多くの食料品店で販売されている一般的なデリサラダの温度条件と製品特性は，病原体の増殖と関連している。

サルモネラ属菌

サルモネラ属菌が関係するほとんどすべての事例は，家庭，レストラン，各種施設の調理場で作ったマヨネーズが原因である。低温殺菌した卵黄，十分な量の酢（一般的には，水相中に1％以上の酢酸を使用）の一般的使用と 4.5 以下の pH 値を遵守することにより，過去40年間，市場用に生産されるマヨネーズから食品由来の病気を防いでいる。

デンマークでは 1955 年に 10,000 名の大規模な集団食中毒が発生し，マヨネーズの pH 値を 4.5 未満にするよう規定が変更された。その後，デンマークでは大規模工場でサルモネラ属菌に汚染されたマヨネーズによる事例が2件起きている（2事例とも *S.* Typhimurium バイオタイプ

17)。第1の事例では，分析時点が食後4日目であるマヨネーズのpH値は5.1，サルモネラ属菌数は1.8 × 10^5cfu/gであった（Petersen, 1964)。第2の事例では，41名が発症し2名の死亡例が確認された。マヨネーズには生卵を使用しpH値は6.0であり，食中毒事例の2日後におけるマヨネーズ中のサルモネラ属菌数は6 × 10^6cfu/gであった（Meyer & Oxhøj, 1964)。

1976年，スペインのラスパルマスからの往復4便の航空機の乗客に重大なサルモネラ中毒症が発生した。乗客の約500名が感染し6名が死亡した。問題となるフライトで使用されたマヨネーズ（pHは不明）とマヨネーズ製造に関与した食品取扱業者から *S.* Typhimurium ファージ型96が分離された（Davies & Wahba, 1976)。

サルモネラ腸炎（*Salmonella* Enteritidis）は，米国，英国，アルゼンチンをはじめ他の諸外国で家庭やレストランの自家製マヨネーズによる食中毒の原因であった（Anonymous, 1988 ; St Louis *et al.*, 1988 ; Eiguer *et al.*, 1990)。スペインでの事例のうち，原因が判明している食中毒の78％がこの血清型のサルモネラ属菌であった（Perales & Audicana, 1988)。米国における集団発生事例では，ニューヨーク・シティ・ホスピタルのリスクの高い965名（平均年齢64.2歳）中，404名が感染し，9名（平均年齢77.5歳）が死亡した。原因は，病院で調理された生卵を使用したマヨネーズであった。*S.* Enteritidisの汚染の原因は，農業法人であると判明した（Telzak *et al.*, 1990)。マヨネーズに生卵を使用した食中毒の他の発生事例では，1992年に結婚披露宴で *S.* Enteritidis により81名のゲストと11名のケータリングスタッフが感染した事例がある（Chandrakumer, 1995)。1995年ウルグアイでは600名のサルモネラ食中毒があり，少量のマヨネーズを使用したサンドイッチが原因であった。このときの汚染源は低温殺菌していない卵からの *S.* Enteritidis であった（Anonymous, 1995)。

自家製マヨネーズの酸化に酢を使用してpH値を5.0にすると，*S.* Enteritidisの増殖を阻止できるが，酸味料としてクエン酸または少量の酢酸を使用した場合，病原体は20℃または30℃で数日間生存できる（Perales & Garcíe, 1990 ; Kurihara *et al.*, 1994 ; Lock & Board, 1994, 1995)。*S.* Enteritidisは，酢酸0.1％（水相中に0.85％の酢酸）の自家製マヨネーズ中において30℃で5～6日生存可能であるが，水相中の酢酸2.26％をもつ市販のマヨネーズの中では，1日の生存に留まる。自家製マヨネーズを10℃で冷蔵保存した場合，9日間で10^3以下に減少したが，サルモネラ属菌は市販のマヨネーズ（5$\log_{10}$減少）では3～6日で殺菌される。

Lock & Board (1994) は，pH値2.6～4.8の市販のマヨネーズを24種類と様々な酸を研究した結果，すべてのケースについて *S.* Enteritidis PT 4（2.5 × 10^4/gで植菌）の急速な不活性化が認められた。8サンプルで，サルモネラ属菌は，20℃で保存した製品から48時間後に回復することはなかった。また，サルモネラ属菌はpH値2.6の無脂肪マヨネーズ中では，20分後には検出不可能であった。4℃ではサルモネラ属菌は，一般的に，より長い期間，生残可能であった。

S. Enteritidisがすべての食中毒の原因ではないことは興味深い。卵には *S.* Typhimurium による発生は少ない。英国では，700名中120名が大都市のビルで食事をした後，胃腸に異常を訴えたと報告された（Mitchell *et al.*, 1989)。食事の残留物中の，マヨネーズで作られたタルタルソースから *Salmonella* Typhimurium ファージ型49が分離された。そのマヨネーズは新鮮な卵，油，

酢を使用して作られていた。全く同一のサルモネラ属菌が，患者と，卵を提供した農場のトリの糞便から分離された。その他の *S.* Typhimurium による事例に関しては，Radford & Board（1993）が調査報告している。

市販マヨネーズに使用する酢酸の濃度により，サルモネラ属菌と *L. monocytogenes* の急速な不活性化をもたらすことができ，低温殺菌した卵の低レベルの病原体による（再）汚染の危険性をも減少できる。一般的な米国の低カロリーマヨネーズは，pH 値 4.1 以下で水相の酢酸 0.7％であり，サルモネラ属菌と *L. monocytogenes* を 3 日間で不活性化した（Glass & Doyle, 1991）。このように，製品が消費者に届く時には安全であっても，汚染混入の機会はまだ生じる。市販のマヨネーズの中で 7 日間生残した，酸抵抗性を持つ大腸菌 O157：H7 を，十分に不活性化する方法は少ないといえる（Glass *et al.*, 1993）。1993 年に発生した食中毒を調査するため，市販のマヨネーズに 6.5 × 10^3 の大腸菌 O157：H7 を植菌した実験では，20℃では 8 日以上，5℃では 34 日以上生残した（Zhao & Doyle, 1994）。常温または 37℃で保管したサラダドレッシング（pH 値 3.2〜3.3；± 1％酢酸；不活性化 1 〜 6 時間以内），またはマヨネーズ（pH 値 3.8〜4.0；± 0.5％酢酸；1 〜18 時間以内に不活性化）において，サルモネラ属菌の急速な不活性化が認められた。

マヨネーズ内のサルモネラ属菌の殺菌率に影響を与えるもう 1 つの要因は，使用する油の種類である。エキストラバージンオリーブ油は，高レベルのフェノール化合物が存在することで知られ，自家製マヨネーズにおいて急速な不活性化を示すことが証明されている（Radford *et al.*, 1991；ICMSF, 1996, pp. 242〜3）。

FDA は，生卵の準備を含むマヨネーズとドレッシング中の pH 値と酢酸に対する要件を確立し（US-FDA, 1990, 1994），製品を消費者に出荷する前に 72 時間の待機時間を設け，サルモネラ属菌の不活性化を確実にした。この法律の目標は，生卵または生卵黄を含む原材料は，最終 pH 値が 4.1 以上でないこと，さらに，酢酸で代表される水相の酸性度が 1.4％以下でない場合には使用してもよいということである（US-FDA, 1990）。しかし，サルモネラ中毒は生卵が関係しているため，この最後のオプションは米国でも欧州でもほとんど使用されていない。

黄色ブドウ球菌

マヨネーズ内での黄色ブドウ球菌の生残と潜在的な増殖は，深く研究されてきた（Smittle, 1977）。これらの製品の低 pH 値と酢酸の存在により，この微生物が増殖することは不可能であり，通常，マヨネーズとドレッシングへの重大な危険性はない。しかし，デンマークで発生した事例の 1 つに，サルモネラ属菌に汚染された，pH 値が 6.0 に上昇したマヨネーズの中からデルタ毒素（δ-toxin）産生型ブドウ球菌が 100 万個観察された（Meyer & Oxhøj, 1964）。自家製マヨネーズ中の黄色ブドウ球菌の増殖能力と毒素産生に関しては，Gomez-Lucia *et al.*（1987, 1990）の詳細な研究発表がある。毒素が認められたのは，pH 値 5.0 以上の酢によって酸性化したマヨネーズに限定されていた。pH4.5 では毒素は形成されなかった。

Listeria monocytogenes

L. monocytogenes による生卵黄の汚染も，これまでに報告されており，低カロリーマヨネーズ内の病原体の行動も研究されている（Leasor & Foegeding, 1990）。水相の酢酸0.7％では，23.9℃で *L. monocytogenes* は増殖せず，3日以内に 10^4 不活性化した（Glass & Doyl, 1991）。市販のpH値3.3〜3.9のマヨネーズ4種類を調査した結果，26.6℃でリステリア属菌は不活性化したが，これは水相の酢酸濃度に直接関係していた。酢酸2.2％では，病原体は72時間以内に 10^8 減少し，酢酸0.67％では192時間以内に同様に減少した（Erickson & Jenkins, 1991）。

大腸菌O157:H7

1993年米国オレゴン州で発生した食中毒では，マヨネーズが疫学的に大腸菌O157:H7の汚染経路であるとみられている。この発生では，62名が，汚染されたランチドレッシングとブルーチーズドレッシングと，汚染された海鮮サラダを摂食していた。入手可能な証拠から，マヨネーズ（pH3.9）は小売り業者が使用した汚染食肉によって汚染されたことが示唆された。その時に納入された大量販売のマヨネーズが疑われることはなかった（Anonymous, 1993b）。Erickson *et al.*（1995）の研究では，低温殺菌された卵黄，およびマヨネーズや他の乳化ソースを加工している3工場の湿潤な処理環境などからも病原体は検出されなかった。腸管出血性大腸菌（EHEC）の主要な汚染源は家畜であると考えられる。家畜由来の食肉と牛乳は，多くの食中毒の発生と直接関連づけられているが，オレゴン州の集団発生では，こうした病原体のマヨネーズとドレッシングへの二次汚染が予想しなかった大発生へとつながったと考えられている。その他にも，1988年東ドイツで300名が感染した集団発生では非運動性大腸菌O101により汚染されたマヨネーズが原因で発生した可能性が報告されている（Bülte, 1995）。

この事例をきっかけに，酸性環境の中での病原体の生残に焦点を置いてマヨネーズ中の大腸菌O157:H7に関する研究が盛んに行われるようになった。大腸菌O157:H7はリンゴ酒の摂取に関連した食中毒（Besser *et al.*, 1993），および大腸菌O157:H7を接種したリンゴ酒（Zhao *et al.*, 1993）の研究から示唆されたように，酸性pH値に非常に強い抵抗性を示した。大腸菌O157:H7は低pHでの大腸菌の対照菌株より遙かに長く生残し，pH値3と4のトリプトケース・ソイブイヨン培地での24時間後の生菌数にも変化が認められなかった（Miller & Kaspar, 1994）。この病原体は酸性の食品や飲料の中で十分な生残が確認されているように，有機酸または抗菌剤により強い耐性をもっていると考えられる（Duffy *et al.*, 2000；Koodie & Dhople, 2001；Mayerhauser, 2001）。市販の通常のマヨネーズと低カロリーマヨネーズドレッシングの中で，大腸菌O157:H7は23.9℃で7日間生存しており，サルモネラ属菌と *L. monocytogenes* より生存能力が強いことを示唆している（Glass *et al.*, 1993）。

Weagant *et al.*（1994）は，オレゴン州の食中毒に関係したマヨネーズから採取した大腸菌O157:H7の3株の分離株を研究した。研究には，pH値3.65のマヨネーズ製品の，接種量 10^8 cfu/gのものを使用した。その結果，病原体が常温で急速に死滅したことは注目に値する。菌は25℃で最高72時間まで生残し，また7℃では最高35日間までは回復が可能であった。次に，このマヨネーズから4種類の異なるソースを作成して検査した。サウザンド・アイランド・ドレッシング（pH3.76）の1EHEC菌株の生残は，約5℃で35日であった。シーフードソース（pH4.38）とブルーチーズドレッシング（pH4.44）では，実験結果時の生菌数は約500倍以上高かった。4番目のマヨネーズ・マスタードソース（pH3.68）では，5℃で不活性化したが，これは大変急速であり，5日後生残した菌はなかった。大腸菌O157:H7の2種類の株を接種量10^6cfu/g以上のレベルで，市販マヨネーズ（pH3.91）に接種した実験では，22℃で96時間後，生残した菌はないという，同様の結果が報告されている（Raghubeer *et al.*, 1995）。Zhao & Doyleの共同研究（1994）では，6.5 × 10^3大腸菌O157:H7を1993年のオレゴン州の大量発生に関係した，市販のマヨネーズ（pH値3.6～3.8および滴定酸0.37％）に接種した結果，20℃で8～21日の生残，5℃で34～55日の生残が認められた。

4℃で保存したpH4.51のランチサラダドレッシングでは，大腸菌O157:H7は，参考として使用した一般的な大腸菌と *Enterobacter aerogenes*（14日後，生残菌は認められなかった）よりも長く生残した（17日以上）。しかし，参考として使用した株は，生卵を含む製品のpH値と酢酸量について，FDA要件を満たしたマヨネーズ製品の中では4日間生存できなかった（US-FDA, 1994）。EHECの急速な不活性化は，Erickson *et al.*（1995）の研究により，pH4.0以下の市販のマヨネーズで確認された。いずれの研究者も，市販のマヨネーズとドレッシングは，工場出荷時の包装のままであれば無視できる程度のEHEC汚染と健康危害要因を与えるリスクしかないと結論づけている。

大腸菌O157:H7と他の病原体について，弱酸の抗菌作用に関するほとんどの研究は，酢酸が乳酸より優れた抑制力があること，またクエン酸の抑制力は最小限であることを証明した（Smittle 1977 ; Conner *et al.*, 1990 ; Conner & Kotrola, 1995）。乳酸で酸化したpH5.0のブレインハートインヒュージョン培養液中で，大腸菌O157:H7の増殖は，25℃で2～3日中に明らかに視認可能であるが，酢酸で酸化したAll Purpose Tween培養液では同じpH値であったが，増殖は70日間確認できなかった（Davies *et al.*, 1992）。冷蔵庫の温度での生残と増殖は，細菌学的培地の組成により異なり，最終的には食品の配合により異なってくるものと思われる（Kauppi *et al.*, 1996）。

他の病原体

ボツリヌス菌，ウエルシュ菌，そして，セレウス菌などの食品由来病原体は，pH値4.5以下のマヨネーズやドレッシングの中で増殖することは不可能であるため，これらは重大な問題とはならない（Michels & Koning, 2000）。英国でセレウス菌（および黄色ブドウ球菌）が原因となって発生した食中毒が1件報告されているが，このとき関係した製品のpH値は4.6以上であると考えられる（Radford & Board, 1993）。*Campylobacter jejuni* は，卵黄中に存在が観察されてきたが，この微生物に熱耐性はなく，30℃以下では増殖不可能であり，酢酸が存在する中では急速に不活性化すると思われる。

E　管理（マヨネーズおよびドレッシング）

要約

重大な危害要因[a]	• サルモネラ属菌 • 大腸菌 O157:H7 • *L. monocytogenes* • 黄色ブドウ球菌
管理手段	
初期レベル（H_0）	• 低温殺菌した原材料（卵・ハーブ・香辛料），また認可供給業者から適切な仕様のソース原材料を使用する
減少（ΣR）	• 澱粉または水相を低温加熱する • 感染病原体を死滅させる安定した配合（主にpH値，酢酸に依存）を使用する
増加（ΣI）	• 安定した製品配合（pH4.5以下，水相に非解離の酢酸を0.2%以上）を使用する • 二次汚染を避ける。原材料と加工済み食品を物理的に分離する • 安定的，衛生的な機器（適切な洗浄を含む）を使用し，衛生的に加工を行う • 最終製品を乾燥状態におく。結露を防止する
検査	• 原材料は少量でも懸念すべき病原体(サルモネラ属菌, 生の香辛料とハーブには約1%）に汚染されている可能性がある。合理的なサンプル数を用いたサンプリングと検査は実現可能ではない • 安定的な製品配合を使用している場合，加工工程管理が消費者の安全性確保に十分である
腐敗・変敗	• 酢酸に抵抗性を持つ微生物により腐敗・変敗が発生する可能性がある（一部の酵母や乳酸菌)。主要な腐敗・変敗の問題は，適切で安定的な配合の選択，生材料による感染の予防，衛生的な包装方法，冷蔵保管，冷蔵配送などにより管理可能である

[a] 特定の状況下では，他の危害要因も考慮する必要があると思われる。

管理手段

低温加工法に基づいた加工工程設計は，一般的に，微生物学的に安全で安定した食品を提供するために十分である。製品の安全性に関しては，原材料や製造中に汚染が発生しない場合，病原体を増殖させない配合であること，また消費する時点で製品中に生存能力のある感染性病原体が存在しないことを確実にする必要がある。微生物学的に影響を受けやすい製品に対しては，生の原材料または加工処理環境から発生する汚染を防止することが最も重要である。このことは，それぞれの製品において，使用する原料に汚染の可能性があるかどうか考慮する必要があることを意味する。澱粉または水相中には，殺菌した原材料を使用すること，または汚染した原材料を低温殺菌することでこうした危害要因を管理する。さらに，冷蔵保管と冷蔵輸送も必要である。

食品加工処理

マヨネーズ，ドレッシング，その他の乳化ソースの製造・加工では，病原体による（再）汚染は回避すべきであり，最終製品の腐敗・変敗が発生しないようにすべきである。実際の食品製造工程は，HACCP の原則を遵守した，生産・加工設計とその運用を実施すべきである（APHA, 1972；NRC, 1985；ICMSF, 1988）。乳化製品では，卵やその他の原材料を使用するため，考慮すべき病原体は，特にサルモネラ属菌，大腸菌 O157 : H7，*L. monocytogenes*，黄色ブドウ球菌である。

配合

乳化ソースの病原体の増殖を押さえるため，関連するいかなる病原体の増殖をも許さない食品成分を選択することが重要である。ほとんどの乳化製品では，病原体の増殖を管理するためには pH 値だけの調整では不十分である。例えば，至適条件下では，サルモネラ属菌と *L. monocytogenes* は pH 値がそれぞれ ± 3.8，4.4〜4.6 で増殖可能である。しかし，十分な酢酸との組み合わせにより，それより高い pH 値においても増殖を阻止できる。製品の水相成分が計算または分析により判明している場合，安定な配合を選択することが可能である。非解離の酢酸，食塩，砂糖の量は，Tuynenburg Muys（1971）が開発した腐敗・変敗予測表を使用して，安定性の予測に利用できる。他の酸（乳酸など），保存料（ソルビン酸など），天然抗菌剤（マスタード，オリーブ油）なども考慮することができる。現在の知識の範囲を大きく超えるような，新規の配合を考慮する場合，その安全性と安定性は，できれば選択した酢酸抵抗性のある酵母と乳酸菌を使用して，菌接種検査により確立すべきである。

Michels & Koning（2000）は，原則的に，乳化製品が水相に最大平衡 pH4.5 と最小でも 0.2％の非解離の酢酸を持つ場合，病原体の増殖が皆無になることを考案した。これは，およそ pH 値 3.0 で 0.2％の総酢酸量または pH 値 4.5 で 0.3％に対応しているが，これは市販のほとんどの食品に使用されている量より低い。

殺菌した原材料

食品製造業の場合，最終製品から感染性病原体がなくなるようにする最善の方法は，必ず，低温殺菌した卵調理品を使用すること，また，いくつかの乳製品の原材料，ハーブや香辛料のような微生物学的危害要因が存在する可能性のある，他のすべての原材料を低温殺菌することである。食品を生産しているほとんどの製造業者は，承認を得た原材料供給者（HACCP をベースとする，検証済みのシステムにより病原体危害要因を管理している会社）から提供される，低温殺菌した卵を使用している。また必要に応じて，加工工程に入る前に，卵は直接もう一度低温殺菌を受けているが，その理由は，確率は大変低いが，市場で販売される低温殺菌した液卵でも，サルモネラ属菌と *L. monocytogenes* よる発生事例が報告されているためである。液卵に推奨されている低温殺菌温度は55.6～69℃と幅があり，暴露時間も1.5～10分となっている。多くの国では，特定の最短時間と温度の組み合わせを規定している。澱粉相の加熱調理に必要な加熱温度は，一般的に85℃で数分となっている。これは，微生物学的に殺菌するために必要とされる温度より十分に高い。酢酸を混合してある水相の中で，原材料を加熱する場合，70℃で数分加熱することにより，ほとんどの乳酸菌と酵母は不活性化され，65℃でも十分なことが多い。

衛生的な加工処理

酢酸耐性腐敗・変敗細菌に共通している汚染源は，マヨネーズとドレッシングの製造に使用する製造機械の不適切または不十分な洗浄である。加工処理環境についても同様のことがいえる。加工工程の設計時に，CIPに十分に適合した適切で衛生的な機械を選択すべきである。加工ラインのレイアウトも，工場環境を簡単に清掃できるように配置し，生材料と殺菌した製品との交差汚染が発生しないように考慮すべきである。伝統的なコロイドミル，充填機，その他の機器には，現在でも適切な手作業による洗浄が必要である。これらは，例えば，機器の中に隙間があるため，CIPだけで洗浄するのは困難であるからである。

包装

マヨネーズとドレッシングの包装に使用する，ガラス瓶，小型容器，または他の容器類は，通常，酢酸耐性を持つ腐敗・変敗細菌が存在しないため，二次汚染の危惧や極端に清潔な包装材料を使用する必要性はない。

流通

環境的に安定したマヨネーズとドレッシングの流通に関しては全く問題はない。冷蔵を必要とする製品では，輸送時と小売り時の温度は管理上のポイントであり，低温流通における温度を監視することで，変位の検出と適切な修正処理の参考になると思われる。

消費者

個々で議論したほとんどの乳化ソースの腐敗・変敗原因は，酢酸に耐性を持つ微生物だけであり，一般家庭で広く存在していることはない。このため，これらの製品は消費者が使用している間に腐敗・変敗することはない。しかし，酢酸量が少ないマイルドな組成の製品が市場で販売された場合，消費者の使用期間中に腐敗・変敗する可能性を考慮する必要がある。こうした腐敗・変敗は開封後の常温での可食期間を制限することにより，または開封後冷蔵庫での保存を推奨することにより，おおむね管理可能であるが，完全には管理できない。それゆえ，感受性の高い製品についてはラベル表示での取扱説明が重要である。

Ⅲ　マヨネーズベースのサラダ

A　定義

食品として提供するマヨネーズベースのサラダ，またはドレッシングをかけたサラダとは，単純にこれまで本書を通して，他の章で解説してきた各種食品とマヨネーズベースを混合したものである。構成材料には，鶏肉，食肉，卵，魚肉，貝，ジャガイモ，野菜，ハーブ，パスタ，果実，豆類などがある。マヨネーズと前記の主要な構成材料以外では，澱粉，砂糖，香辛料，有機酸，保存料，香料，色素などがある。これに関しては明確な定義は存在しない。

B　重要な特性

マヨネーズベースの酢，または他の酸性材料の使用により，ドレッシングをかけたサラダの pH 値は，一般的に，4.0～5.5 である。水相における酢酸含有量（0.2～0.5％が多い）は，マヨネーズ自体よりもかなり低い。マヨネーズベースのサラダは，ほとんどの場合，冷蔵庫で保管して可食期間を延長している。

C　処理方法と保存方法

マヨネーズベースのサラダは，特別に濃度の高いマヨネーズまたはドレッシングを使用して，常温または低温環境で原材料と混合する。鶏肉または食肉などの材料は加熱調理されるが，その他の材料は加熱調理しないことが多い。加熱処理をしない代表的な材料は生野菜である。生野菜は非常に範囲の広い微生物を汚染させるため，十分に洗浄し，必要に応じて微生物数を軽減するため特別な塩水の中に漬け込む。サラダを完全に混合した後は販売するために，小売業者が消費者用の小容器や大きな容器に包装する。十分な低温環境にある冷蔵した材料から用意する場合，サラダは直接パックされ箱詰めされる。その他の条件では，包装後すぐに冷蔵する必要がある。マヨネーズベースのサラダの水相における酢酸含有量はまだ非常に十分に低いため，腐敗・変敗に対する感受性が高いと考えられる。保存料（ソルビン酸と安息香酸）は安定性の向上に役立つ。マヨネーズベースのサラダを冷蔵保存した場合の可食期間は，初期汚染の程度，pH 値，腐敗・変敗阻害性のある酸含有量，保存料（がある場合）の量と種類などにより異なり２～８週間と開きがある。

D　微生物による腐敗・変敗と病原体

マヨネーズベースのサラダの初期ミクロフローラは，使用する原材料の微生物数により決定される。使用する生材料による病原体，または腐敗・変敗細菌の大量の汚染は避けるべきである。初期ミクロフローラの潜在的な増殖の管理は，製品の配合，低温殺菌の使用の有無，衛生条件の遵守状況などに依存している。製品配合における低いpH値と有機酸の適性含有量により，ほとんどの腐敗・変敗細菌と病原体の増殖を最小限に抑制することができる。生材料は低温殺菌したもの，さらには殺菌処理したものを使用することが望ましい。低温殺菌処理された材料を環境的に安定させるためには酸性の塩水に漬けるか，または塩漬けにする。多くの生材料（手で剥いた調理済みエビ，野菜，ハーブ，香辛料）は，十分に低い生菌数で入手することは困難であるため，食品工場に配達された時点で微生物数を減らすための企業内対策（ハーブと香辛料の蒸気による汚染除去など）を実施すべきである。腐敗・変敗微生物（生ニシンの酵母と乳酸菌など）を効果的に除去することが可能でない場合，病原体がないことを確実にするため，安全性が確認されている供給業者から生材料を購入するのが望ましい。生材料に対するGAPと他の特別な管理手段に加えて，製品配合，加工処理，予定される保存期間の予想などはすべて，予想される初期汚染レベルを管理するために十分である必要がある。

腐敗・変敗

ある種の酵母，乳酸菌，カビなどは，pH値が低く特定量の有機酸が存在するため，マヨネーズベースのサラダを腐敗・変敗に導く原因のほとんどである。例えば，コールスローに特徴的な腐敗・変敗酵母は，*Saccharomyces exiguus* と *Sacc. dairensis* である（Brocklehurst *et al.*, 1983）。その他多くの酵母（*Sacc. cerevisiae, Pichia membranaefaciens, Z. bailii, Z. rouxii, Sporobolomyces odorus, Trichosporon beigelli*，*Torulaspora delbrueckii*，*Can. sake*，*Can. lambica*，*Can. Vini*，*Yarrowia lipolytica*）もまたサラダから分離されている（Baumgart *et al.*, 1983；Brocklehurst & Lund, 1984；Bonestroo, 1992）。カビ類は視覚的に明確な腐敗・変敗の原因となり，酵母は風味を落とし，ガスを発生する，あるいは表面で増殖して目に見えるコロニーを形成する。

マヨネーズベースのサラダに存在する乳酸菌は，増殖して高い生菌数になるが，必ずしも常に腐敗・変敗を起こすとは限らない。ガスを産生する乳酸菌または糸状物質を形成する菌株は，明確な腐敗・変敗の兆候を示す。ドレッシングをかけたサラダ中で増殖する乳酸菌のうち，最もよく観察されるものは，*Lb. plantarum*，*Lb. buchneri*，*Lb. brevis* などである。それほど多く観察されないものには，*Lb. leichmannii*，*Lb. delbrueckii*，*Lb. casei*，*Lb. fructivorans*，*Lb. confusus*，*Leuconostoc mesenteroides*，*Pediococcus damnosus* などがある（Baumgart *et al.*, 1983；Erickson *et al.*, 1993）。これらすべての微生物の主要な発生元は，野菜とピクルス，または加工処理工場の環境である。ソルビン酸と安息香酸は酵母を抑制するが，乳酸菌への殺菌効果は薄い。安息香酸の場合，添加したそのほとんどがサラダの油相に加わるためである。サラダのpH値が高いと，水相中における非解離の安息香酸が減少する。

安全性と安定性の両方に関して十分に考慮すべきことは，食肉の塊が大きい場合，酸は固形食品の中では非常に緩慢に拡散するため，サラダ材料は相対的に高いpH値を維持する可能性があることである。平衡pH値は作りたての製品のそれより高い可能性があるため，多種類の微生物が増殖する可能性がある。混合する前に十分なpH値に達するまで，食肉や魚肉（例えばニシン）の肉片を漬け込み，食品の製造直後に適切に冷却すれば，腐敗・変敗微生物や病原体を十分に減少できると考えられる。

病原体

汚染されたマヨネーズベースのサラダの摂食による食品由来の病気は，毒素を含む（例：ボツリヌス毒素が混入しているポテトサラダ，Seals *et al.*, 1981），あるいは感染性病原体に汚染された生材料または材料を使用した場合に発生する。1974 年ドイツでの腸チフスの大発生は，汚染されたポテトサラダが原因であり，結果的に 417 名の感染と 5 名の死亡を引き起こした（Hüpper, 1975）。2 件の互いに関連したサルモネラ中毒が，サラダ中の *S.* Indiana により発生した。1 件はマーストリヒトにおける EU サミット会議で提供されたサラダ製品，もう 1 件は家庭での夕食に提供されたコールドビュッフェであった（Beckers *et al.*, 1985）。最初の事例では *S.* Indiana の生菌数が 10^7 cfu/g に達し，2 番目の事例では *S.* Indiana は重大な増殖はないが，主に少量の感染量が交差汚染したものと考えられている。明らかに，食品由来の細菌性病原体は冷蔵したサラダの中で十分に生残可能である。pH 値を高くして，22℃または 32℃で保存したサラダの中では，チキンサラダ（pH6.1）とハムサラダ（pH5.2）の中で 24 時間以内にサルモネラ属菌と黄色ブドウ球菌が十分に増殖したが，4℃では増殖は全く認められなかった（Doyle *et al.*, 1982）。Kurihara *et al.*（1994）は，25℃で保存した 15％の自家製マヨネーズ（pH4.75）で作ったポテトサラダ，エッグサラダ，蟹サラダ（pH 値は，それぞれ 5.72，7.11，6.51）の中で *S.* Enteritidis が急速に増殖することを証明した。このマヨネーズは，30％レベルの乾燥物質を想定し，酢酸 0.1％を含んでいたため，結果として，サラダの水相中の総酢酸量は 0.02％に過ぎず，病原体の増殖を抑制するための非解離の酢酸は微量であった（pH5.7 で 0.002％，他の pH 値ではさらに少なかった）。

サルモネラ属菌以外の病原体も，マヨネーズベースのサラダによる食品由来の病気と関係してきた。1981 年に，侵入性大腸菌が遊覧船上で出されたポテトサラダの摂食と関連していた（Snyder *et al.*, 1984）。*Shigella* は中毒に関するもう 1 つの重大な原因であり，Smith（1987）は 1975 年から 1981 年にかけて米国で発生した少なくとも 11 例の集団中毒を研究した。その期間に，*Shigella flexneri* または *Shig. sonnei* が原因となる，8 件のポテトサラダを含む各種のサラダによる中毒が発生し，1,500 名が感染した。米国で発生したブドウ球菌による食中毒のうち 10 件は，ポテトサラダが原因であった（Bryan, 1988）。Bryan（1988）が記録したポテトサラダが原因の食中毒は，総数 41 件であった。この高率で発生する食品由来の病気の原因は，サラダの中の比較的大きな割合を占める中性のポテトと少量の酢酸により，また特に温度が不適切であったため，病原体の生残と増殖を長時間にわたり許す結果となった。1981 年にカナダでは，リステリア症が周産期の妊婦 34 名と成人 7 名に発症した事例で，コールスローが *L. monocytogenes* の媒介物として同定された（Schlech *et al.*, 1983）。Erickson *et al.*（1993）の研究によると，家庭で作られたチキンサラダ（pH5.7）から 12.8℃で大量増殖したサルモネラ属菌と *L. monocytogenes* を検出したが，4℃では増殖は全くみられなかったと報告している。pH4.6 のマカロニサラダからは，増殖は全くみられなかった。

E　管理（マヨネーズベースのサラダ）

要約

重大な危害要因[a]
- サルモネラ属菌
- *L. monocytogenes*
- 大腸菌 O157：H7
- 黄色ブドウ球菌
- ボツリヌス菌（野菜材料の数例から）

管理手段

初期レベル（H_0）
- 管理不可能な感染性病原体のリスク要因となる原材料を使用しない
- 低温殺菌した卵調理品だけを使用し，エビ，野菜，ハーブ，調味料などは信頼できる仕入れ業者から購入し（合意した仕様に従って），殺菌（加熱調理，湯通し，低温殺菌，化学的消毒，物理的消毒）してから使用する
- 必要に応じて，材料の到着時に施設内で消毒する

減少（ΣR）
- 生野菜は十分に洗浄する。調理前の畜肉と鶏肉を小さく切り，他の材料と混合する前に酸に漬けておく

増加（ΣI）
- 目標とする（冷蔵）保管条件下で，いかなる病原体の増殖をも防止する配合を使用して，マヨネーズベースのサラダの中での増殖を防止する。通常の pH 値（4.0〜5.5），非解離の濃度の酢酸（全製品中の酢酸含有量はしばしば 0.2〜0.5％）と食塩含有量を考慮する
- 加工処理済み製品を生の原材料，包装材料，他の汚染源などから分離しておく。二次汚染を防止する
- サラダが製造工程にある間は，前処理，混合，包装，保管などの処理に，厳格な衛生管理を実施する。衛生的に設計された機器を使用し，CIP を確実に行う
- 食品の可食期間は，達成可能な安全性の範囲に設定する
- 低温流通温度が，目標とする可食期間に適切であることを確認する（例えば，目標とする可食期間が 7℃での保存を要する場合には，この温度がチェーンを通じて達成されているかをチェックするなど）

検査
- 原材料の仕様と水質は検証しておく。処理結果を検証するため，仕掛品と最終製品を定期的に検査する。ルーチン化した最終製品検査は推奨できない

腐敗・変敗
- 酵母，乳酸菌，カビが，最も関係が深い腐敗・変敗微生物である。一般的に，製品の安全性に関する管理と対策は，製品の安定性にも十分寄与

する。最終製品は冷蔵保存する

[a] 特定の状況下では，他の危害要因も考慮する必要があると思われる。

コメント

サルモネラ属菌，*L. monocytogenes*，大腸菌 O157 : H7，黄色ブドウ球菌は，重大な危害要因であり，原材料または環境を経路として導入されると考えられる。特別な状況の下では，他の病原体も関係する可能性がある。例えば，ボツリヌス菌毒素は，野菜材料をサラダに使用した場合に，危害要因となり得る。

Ⅳ　マーガリン

A　定義

マーガリンは，高い油脂含有量をもつ油中水滴型エマルションである。米国ではマーガリンを“マーガリン（またはオレオマーガリン）は，油脂分 80％以上を含有する可塑性形態または流動性エマルションの食品である”と定義している（US-FDA, 1991）。西ヨーロッパでは，バター以外の黄色油脂製品とブレンド製品は，“固形で伸展性のあるエマルションの形態をとる製品で，基本的に油中水滴型であり，ヒトの食用に適する固形または液体の植物油と動物性脂肪の一方または両方を原料としており，脂肪含有量の 3％を超えない乳脂肪を持つ”として記述している。マーガリンのカテゴリーとして“脂肪含有量 80％以上，90％以下で，植物油と動物性脂肪の一方または両方を原料として得られる製品”と記述している（EC, 1994）。

B　重要な特性

例えば，ダイズ油，パーム油（椰子油），サンフラワー油といった，広範囲の油脂を使用することが可能である。使用する脂肪の種類は，多くの考慮すべき内容により異なる。ブレンド脂肪の混合は，今日では供給安定性と費用などの経済的制約の範囲内で，調理効率，冷蔵庫温度での伸展性，エマルション安定性，風味，外見，可食期間などに関して必須の機能的仕様に適合するように，線形計画法を使用して決定される（Madsen, 1989, 1990 ; Moustafa, 1990）。ブレンド脂肪に加えて，水（製品の 15～20％）と乳化剤が必要である。マーガリンの水相の pH 値は，通常，酸化剤としてクエン酸と乳酸（単独にまたは両方）を使用して，pH3.5 と 6.0 の間に設定される。英国をはじめとして，いくつかの国では，高い含有量の食塩を含む製品が好まれるが，例えば食事制限などの理由により，食塩は完全に取り除かれる場合もある。その結果，一般的に最終製品中の NaCl 濃度は 0 ～ 2％ w/w（時々 2.5％ w/w まで）であり，これは水相の 0 ～11％ w/w に相当する。通常，牛乳または乳製品（無塩または発酵スキムミルク，バターミルク粉末，無塩または酸性化乳清粉末，乳たんぱく）を，製品の0.1〜1.0％の濃度で粉末として追加する。その他の原材料としては，ビタミンAとD，香料，ベータカロテンなどの色素がある。米国においては，許可されている抗菌性保存料には，ソルビン酸（製品の最高0.1％まで）と安息香酸（最高0.1％），またはそれらを組み合わせたものなどがある。西ヨーロッパでは，ソルビン酸とソルビン酸塩だけが許可されている（酸濃度は製品の最高0.1％；EC, 1995）。風味に当たり触りがなく，油中水滴型エマルションにおいて都合のよい酸の分配係数を持つため，ソルビン酸カリウム，ソルビン酸は広く使用されている。

C　処理方法と保存方法

Figure 11.3に，典型的なマーガリンの製造工程を示す。定量ポンプ内の水相は温度10〜20℃に維持され，すべての水溶性原材料（一般的に食塩水または原液由来，あるいは乳清やスキムミルクなどの粉末状・液状の乳製品由来）を含んでおり，そのポンプの中で45〜60℃に保たれ，油溶性原材料（乳化剤・香料・保存料）を含んだ油相と混合される。得られたプリエマルションは，全体に水相が分散している安定した連続脂肪相の混合物である。高圧ポンプで，この混合物をかきとり面形熱交換機と混合機の閉鎖システムに送り込み，10〜20℃に冷却して，微粒子エマルションを生成する。この結果，油相は晶析装置（ピンスターラー）の中で，ある程度結晶化する。熱交換機と混合機の順番，大きさ，構造は，油脂結晶の性質に関し，適した物理的製品特性をもたらすように設計する。次に，製品は桶（柔らかい伸張性のある製品）または包装紙（ベーク用や料理用の堅いマーガリン）で包装される。パン・ケーキ製造業者が使用するマーガリンは，乳製品の材料を省略することが多い。

製造工程は，食品製造の間，病原体が全く増殖できず，腐敗・変敗微生物が許容範囲を超えて増殖しないように設計すべきである。製造工程中に低温殺菌処理を含めることは，選択肢の1つである。低温殺菌処理を組み込む場合，原液，水相，およびプリエマルションの段階が適当であると思われる。マーガリンの場合，プリエマルションに低温殺菌を行うよりは水相に行う方がより一般的である。水相とプリエマルションの両方の段階で低温殺菌を実施することはほとんどない。目標とする可食期間については，溶液の組成，微生物数，保存の時間と温度，製品の衛生管理，最終製品の微生物学的安定性などが，低温殺菌を必要とするか，また，どの程度の不活性化を確実にするかなどの決定要因となる。塩水だけの水相をもつマーガリンは，低温加熱処理は必要ない。例えば，原液と乳製品の原材料（やや感受性が高い）を混合する場合などは，牛乳に最低限必要とされる低温殺菌（72℃で15秒；IDF, 1986a）を適用することで十分であると考えられる。場合によって，感染性病原体（*L. monocytogenes*，大腸菌O157：H7，サルモネラ属菌，黄色ブドウ球菌）とほとんどの腐敗・変敗微生物（酵母，増殖形細菌，カビ）を管理するためには6*D*低温加熱と同等の加熱処理で十分であるが，細菌の芽胞を不活性化するには不十分である。

油脂は，微生物を熱処理から保護する（Hersom & Hulland, 1980；Troller & Christian, 1978；Gaze, 1985）。マーガリンにおいて，こうした保護効果は，関連する微生物がプリエマルション段階で不活

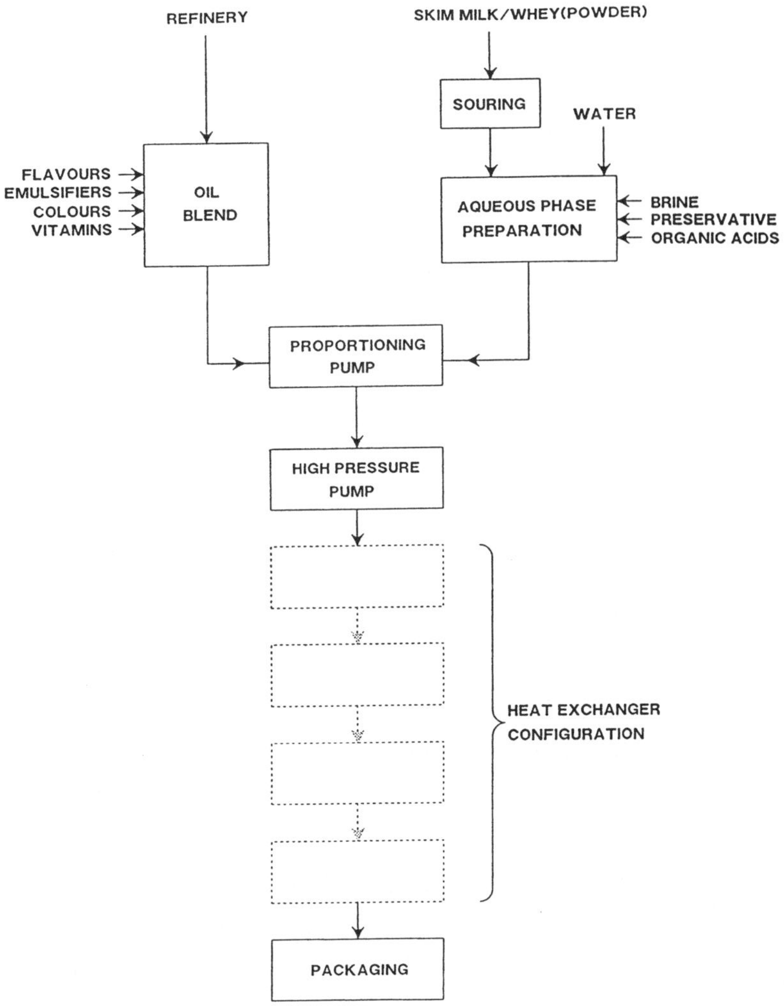

Figure 11.3　マーガリンの製造工程図

性化されていなければならない場合，リスク要因となる可能性がある。ただし，油脂が保護効果を持つのは水分が全くないか，非常に低い場合に限られている。マーガリンのように，水分を多く含む場合（製品の 15〜20％），強い保護効果があるとは考えにくい。

連続式マーガリン製造工程においては，包装段階で少しでも停滞すると連続性が途切れ，作業をやり直さなければならない。プリエマルションの形成以後は，加工ラインは通常閉鎖され，工場環境からの汚染を排除する。二次包装処理の終了後，最終製品は輸送され，製品の感受性，汚染レベル，包装材料，気候条件などにより常温または冷温で保管される。微生物的観点から見ると，通常，密閉状態であれば，可食期間を制限する必要はない。しかし，化学的な安定性の理由により可食期間は一般的に 3 〜 6 カ月に制限されている。開封したパックや容器は冷蔵庫で保存することを推奨する。消費者が使用中に製品の汚染が発生する可能性はあるが，製品の連続脂肪相の特性，製品中の水相粒子の小ささなどにより，さらに，低温度で保存することにより汚染微生物の増殖を抑制することができる。実際，マーガリンは，密閉していても開封していても，可食期間において非常に安定した製品とみなされる。

マーガリンは，非常に特別な微生物学的保存原則によって安定化された，真性の油中水滴型エマルションである。連続脂肪相マトリックスの中で，水分は水相粒子として分散している（Tuynenburg Muys, 1969；Gander, 1976；Charteris, 1996；Delamarre & Batt, 1999；van Zijl & Klapwijk, 2000；Holliday & Beuchat, 2003）。水相粒子の細かな分散により，水相粒子中の汚染微生物は，空間的制限または水相中で利用可能な栄養物の枯渇により増殖を抑制される。これはマーガリンが持つバターと共通した特徴だが，バターのエマルションはもっと粗い。脂肪結晶の網状組織を持つ連続脂肪相が，製品に濃度を与える。水相と油相の接触面にある乳化剤は，構造の物理的な安定性に重要な役割を果たす。マーガリン製品に含まれている水分のほとんどは，通常，広く分散した直径 10 μm 以下の粒子の状態で存在し，総水分の 50 % は直径 3 μm（幾何平均直径で計測した量，μm 単位の $\bar{D}_{3.3}$）以下の粒子である。総水分の 5 %以下が直径 10 μm 以上である。水分微粒子を被覆している油脂結晶のシェルは，これらが混合することを防止する（Juriaanse & Heertje, 1988）。

微生物学的安定性を定量的に予測するモデルが開発されている（Verrips & Zaalberg, 1980；Verrips *et al.*, 1980；Verrips, 1989）。予測モデルは製品設計をするときに，微生物増殖特性，栄養濃度，エマルション特性，抗菌因子の存在などが既知である場合，関連する微生物の成長・増殖因子を定義するために，効果的に利用することができる（Verrips, 1989；Klapwijk, 1992；ter Steeg *et al.*, 1995, 2001；Guerzoni *et al.*, 1997）。エマルション特性を説明するパラメータは，幾何平均直径（μm 単位で $\bar{D}_{3.3}$）と粒子サイズの分散に関する幾何標準偏差（e^{σ}）で重みをつけた量である（Alderliesten 1990；1991）。これらのパラメータは，パルス磁場勾配 NMR を使用して決定する（Packer & Rees, 1972；van de Enden *et al.*, 1990；Mooren *et al.*, 1995）。もう 1 つの方法は，粒子のサイズを顕微鏡で観察して推定するものだが，定量的な意味における粒子サイズの量を記述するには，正確さに問題が残る。

Figure 11.4 は，低 $\bar{D}_{3.3}$ であるが高 e^{σ} であるマーガリンのエマルションが，どのようにして大量のより大きい粒子を構成し，食品にカビ感受性を与えうるかを図示している。推定した $D_{\min}$（カビの発芽と大量増殖の開始を許す最小粒子直径）は，いかに粒子サイズの分布がカビの安定性に貢献するか視覚的に説明している。カビ安定性への e^{σ} の貢献度は，$\bar{D}_{3.3}$ が増加する場合には減少する。e^{σ} が高くなると，$\bar{D}_{3.3}$ が高くなるほど，カビによる腐敗・変敗を受けやすい粒子量部分がほとんど増加しないことを示している。

予期する保管・輸送温度における，関連する微生物の増加が予測可能になると，こうした製品が，目標とする可食期間内に，微生物学的制限を超えないようにするために，加工工程の衛生管理要件と低温殺菌要件の厳重性を指定できる。次の段階は，加工工程がこれらの要件を満たすことができるかどうかの評価である。現行の加工処理機器が十分に衛生的でない場合，微生物的問題が予想されるため，改善対策が必要となる。改善方法としては，他の原料の使用や加工機器の衛生的改良，低温殺菌ステップの追加，製品の配合の変更，またはこれらの対策を組み合わせて実行する。

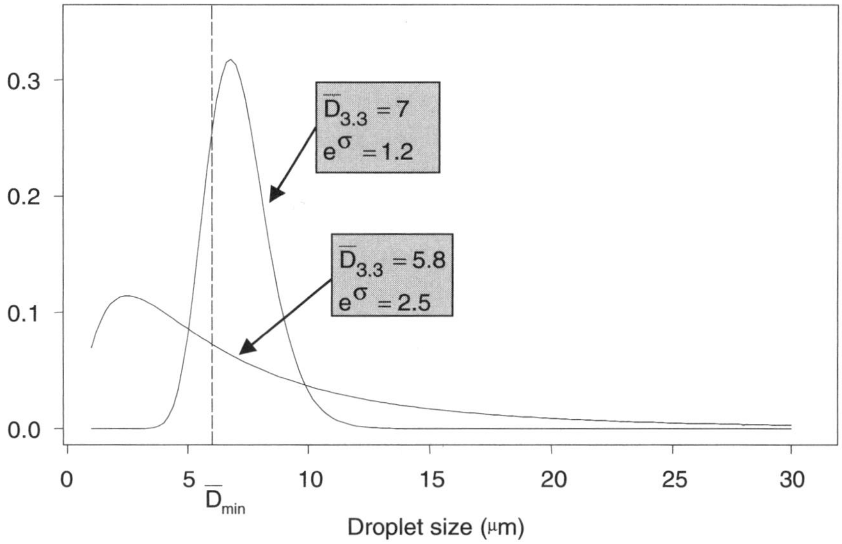

Figure 11.4　カビの発生とエマルション粒子の大きさ

水相と原液の準備は，微生物学的に弱いステップである。環境からの汚染や人的な汚染の可能性がある。40℃を超える温度を長時間使用すると，好熱性微生物が増殖することが考えられる。感受性の高い原料，例えば腐敗・変敗と病原微生物が宿りやすい乳製品やたんぱく製品などの原材料は，常に工程の途中で何度か熱処理を実施する必要がある。場合により水相あるいはエマルション全体（プリエマルションまたはプリミックス）を低温殺菌するが，一般的に微生物汚染に脆弱な，低脂肪スプレッドと超低脂肪スプレッドの製造では，エマルションを処理するのが通例である。低温殺菌した製品はその後の製造工程では熱処理がないため，二次汚染を避ける必要があることは明白である。

マーガリンの安定性に対するエマルションの効果についてこれまで解説してきたが，これは，あくまで微生物学的に不安定な水相を使用した場合に適合するものである。しかし，高い食塩含有量，低 pH 値，栄養源の欠如，またこれらの組み合わせにより適合できないケースも多い。低カロリースプレッドは，粗粒子エマルションと相まって不安定な水相を構成していることが多い。低脂肪スプレッドの開発には，水相の安定性とエマルションの安定化効果に関して，予測を可能にするモデルの確立が必要であった。

D　微生物による腐敗・変敗と病原体

腐敗・変敗

カビの増殖は，マーガリンの安定性に影響する主要な問題である。多くのカビ（*Trichoderma viride*，*Tr. harzianum*，*Aspergillus* spp.，*Alternaria* spp.，*Pen. roqueforti*，*Pen. expansum*，*Paecylomyces variotti*，*Geotrichum candidum*，*Cladosporium* spp.）は，食品の腐敗・変敗と関係し

ている（Beerens, 1980；Hocking, 1994）。他の食品腐敗・変敗微生物とは対照的に，カビは製品の脂肪マトリックスを経由して増殖する。このため，カビ胞子数がかなり低くても（時々検出限界以下），十分に製品を腐敗・変敗させうる。水相組成（食塩含有量，pH 値，保存料）がカビ増殖に影響を与え，微粒子エマルションは腐敗・変敗しにくいと考えられる。カビ発生を促進する条件は，高い環境温度（10℃以上），衛生的配慮を欠く包装処理，製品表面の遊離水分などである。製品と気温の差は水分の濃縮を起こすため，温度変化を繰り返すと製品の品質劣化につながる。包装紙としては，パーチメント紙を使用することが多く，大きな容器の内ぶたに用いられる場合もある。パーチメント紙が水分を吸収した場合，セルロース分解菌（特に *Tr. viride*）が増殖する可能性がある。ソルビン酸カリウムを浸みこませたパーチメント紙を使用するとカビ増殖の危険性を減少できる。

マーガリンに含まれるカビは，培養が困難な *Cladosporium* spp. を例外として，オキシテトラサイクリン・ブドウ糖・酵母エキス寒天（OGYE 寒天）のような媒体を用いて，簡単に検出可能である（Tuynenburg Muys *et al.*, 1966；Tuynenburg Muys, 1971）。いくつかの例では，カビ増殖についての問題は，カビ・コロニーの存在が視覚で確認できるため明らかだが，通常，異臭の苦情を受けた後で，微生物学的検査により検出されるのみである。機会は少ないが，真菌の菌糸体から分泌される小さな結露が製品表面に形成されてカビ増殖を示唆することがある。

増殖する間に，カビは異臭を生じ，遊離脂肪酸を生成し，エマルションを破壊し，保存料の効果を下げる。Liewen & Marth（1984, 1985）の研究によると，*Pen. roqueforti* と *Tr. harzianum* は 300 ppm 以上の非解離のソルビン酸の中で適応し，増殖が可能であった。*Penicillium* spp. はソルビン酸を代謝し，脱炭酸反応ステップの中でトランス 1,3-ペンタジエンへと変化させることを示した（Finol *et al.*, 1982）。*Paecilomyces variotii* は，ペンタジエンを含有しているマーガリンから分離され，ソルビン酸をペンタジエンへ変換できることが証明された（Sensidoni *et al.*, 1994）。また，*Trichoderma* spp. と *Aspergillus* spp. 中にもこの作用を持つ株がある。ペンタジエンは鋭い異臭を放つため，カビ増殖が視覚的に明らかになる前に検出可能であり，消費者がこの化合物の存在を見逃すことは考えられない。安息香酸塩からベンズアルデヒドへの分解も起こるが，それを観察できる機会は少ない。

脂肪分解酵母（*Can. lipolytica* など）は，時々，腐敗・変敗に関する問題を起こす。糸状菌とは反対に，酵母は脂肪マトリックスを経由して増殖しないため，増殖は微粒子エマルションの中に制限される。酵母は，非常に高い濃度の食塩および酸の中でも増殖するため，異味などの異常や脂肪の加水分解の原因となる。腐敗・変敗は，カビほど劇的ではない。適切に乳化した製品の中で酵母の生菌数が高い場合は，加工ラインの衛生状態が不十分であるなど，衛生的な予防処置が不適切であることを示唆している。酵母の増殖を許すようなある特定の水相組成はあるが細菌にはない。細菌と酵母の両方が増殖可能な場合は，細菌の増殖が酵母の増殖より遙かに速いために，細菌の問題が発生すると考えられる。

ミクロコッカス科，シュードモナス科（*Pseudomonas*, *Flavobacterium*），桿菌などの脂肪分解菌は，粗粒子エマルションまたは不安定エマルションの中で増殖可能である。このため，原因不明の腐敗・変敗問題が起きた場合，マーガリンは，アイクマンプレート（Eijkman-plate）のような媒体に載せて，脂肪分解微生物の存在を検査すべきである（Tuynenburg Muys & Willemse, 1965）。時々，腐敗・変敗は *Enterobacter* spp. などの腸内細菌科の菌により起こされるが，一般的に低温殺菌後の二次汚染の結果である。これらの微生物は，一般的に増殖により腐敗・変敗を引き起こすのではなく，もし起こったとしても連続脂肪相により制限される。腸内細菌科の菌と酵母は，ともに生産ラインの衛生状態を示す良好な指標菌として実際に機能する。

病原体

純粋にマーガリンの摂食に関連した食品由来の病気について，報告された例はない（Beerens, 1980）。不安定な高塩分マーガリンの中で，ブドウ球菌エンテロトキシン形成の可能性は危害要因であり考慮すべきことである。マーガリンとバターのブレンド製品の中には，こうしたエンテロトキシン汚染のために製品を市場から回収した例が報告されている（Anonymous, 1992a）。米国南西部の2州で発生し，食中毒による病状を訴えた例が265件以上あった。そのうち15例では，患者と原因食品から分離した細菌は，単一の *Staph. intermedius* のエンテロトキシンA産生株であり，病因学的媒介物として同定された。*Staph. intermedius* は，マーガリン，植物性マーガリン，バターブレンドの異なるサンプルから分離された（Khambaty *et al.*, 1994）。しかし，バターはブドウ球菌による食中毒の潜在的な媒介食品として知られているため，毒素はバター由来であると考えられている（Charteris, 1996）。英国で女性高齢者が，*L. monocytogenes* に汚染されたマーガリンによる食中毒により死亡したとされる事例では，製品が市場から回収された。原因とされた食品サンプルと嫌疑のかかったロットのサンプルを分析し，公的衛生研究機関で検査した結果，*L. monocytogenes* はすべて陰性だった。最終的に，マーガリンのバッチはリステリア属菌に汚染されていないという結論に達した（Barnes, 1989）。

E　管理（マーガリン）

要約

重大な危害要因[a]	マーガリンの摂食に関連する食品由来の病気が発生したという報告はないが，十分な管理と対策が必要とされる重大な危険要因は下記の通りである。 • サルモネラ属菌 • 大腸菌 O157 : H7 • *L. monocytogenes*
管理手段	
初期レベル（H_0）	• 適切な原材料を使用する（合意した仕様に基づいた，信頼できる供給業者からの購入） • 使用する前に，懸念する病原体の汚染を排除できないときは，原材料の低温殺菌を自社で励行する

	• 信頼できる業者からの飲料水を使用する
減少（ΣR）	• 必要に応じて保存料を使用する • 水またはプリエマルション相を低温殺菌する
増加（ΣI）	• 適切な製品成分構造を使用する。例として，微生物増殖の予防または抑制のため微粒子油中水滴を分散する • （再）汚染を回避する（GMP の遵守。原材料と加工済み製品の分離保管） • 適切で衛生的な機器を使用し，衛生的な製造を励行する（適切な洗浄を含む） • 最終製品を乾燥状態に置く。結露の防止
検査	• 原材料の仕様と水質は検証する • 安定的な製品配合・構造が使用され，加工工程の管理が十分である場合，最終製品の検査は推奨しない
腐敗・変敗	• 一般的に，腐敗・変敗の問題は安定性のある配合の使用と適切な製品成分組成により管理できる。例として，正しい pH 値，清潔な原材料，適切な（微粒子）水相の分散など。開封後の可食期間中は，製品を冷蔵保管することを推奨する

[a] 特定の状況下では，他の危害要因も考慮する必要があると思われる。

管理手段

低温加工法をベースにした工程設計は，一般的に，適切な原材料を使用する場合，微生物学的に安全で安定した食品を製造するには十分である。正しい製品成分組成とエマルション特性は，消費者が摂食する時点でマーガリン製品の安全性を保証しなければならない（Charteris, 1995 ; van Zijl & Klapwijk *et. al*., 2000)。微生物学的に感受性のある製品に対しては，原材料または加工処理環境からの汚染を予防することが最も重要である。このことは，食品製造の担当者は，使用する原材料の汚染可能性について常に考慮する必要があることを示している。こうした危害要因は，殺菌した原材料の使用，または澱粉または水相中の汚染された原材料の低温殺菌の実施により管理する。感受性の非常に高い製品の場合，冷蔵輸送を考慮すべきである。

原材料

原材料の微生物学的品質は，微生物学的な仕様（van Zijl & Klapwijk, 2000）に基づいて，安全性が信頼できる供給業者から購買することにより確保できる。供給業者からの納入時，原材料が関連する病原体によって汚染されている危険性が危惧され，マーガリン製造の使用前に殺菌しない場合，原材料の品質管理は HACCP プランの CCP（重要管理点）の 1 つであると考えられる。

精製油は精製工程で高温により処理されるため，事実上殺菌は完了している。微生物学的な問題は，油の保管と輸送システムの間，水と接触させないことで予防できる。したがって，油は水分がないことを監視する必要がある。水は油より重いため，タンクの下層で凝縮水が蓄積され，または加工機器の不十分な乾燥により蓄積されるカビのため，不測の問題や不慮の問題が発生する。こうしたことは，油処理システムの不適切な設計が唯一の原因である。

いくつかの原材料は，油に追加することができる（香料，色素，ビタミン，乳化剤）。風味を出すために添加される香辛料とハーブは，懸念される病原体（サルモネラ属菌，*L. monocytogenes*, 大腸菌 O157:H7 など）によって汚染されている可能性があり，また，多量の腐敗・変敗微生物が含まれている可能性もある（第7章）。香辛料とハーブは，供給業者により殺菌されるか，あるいはマーガリン製造業者より直接，処理直前に殺菌処理を受ける必要がある。例えば，ダイズ油などからのレシチンには，サルモネラ属菌同様に脂肪分解菌による汚染の可能性があるため，特別に注意を払う必要がある。

乳製品の原材料は，常に低温殺菌した牛乳から作る必要がある。このため，乳製品原材料には厳格な微生物学的基準を適用する。粉末の基準例（代表的な製造業者から提供を受けたもので，法律的な要件ではない）として，例えば，好気性平板菌数は 10,000 cfu/g 以下，腸内細菌（衛生管理指標菌として）100 cfu/g 以下，酵母とカビ 100 cfu/g 以下，セレウス菌 1,000 cfu/g 以下，病原体ゼロとしている。液状乳製品原材料の基準例は，好気性平板菌数 1,000 cfu/g 以下，腸内細菌（衛生管理指標菌として）10 cfu/g 以下，好熱性細菌 100 cfu/g 以下，酵母とカビ 100 cfu/g 以下，セレウス菌 100 cfu/g 以下，感染性病原体ゼロとしている。バターミルク粉末は，多数の好熱性芽胞形成細菌を含有している可能性があり，原液，水相，または混合前製品が，増殖可能な温度で保管されている場合には重大である。最終製品内の細菌性芽胞の混入は予防できないため，最終製品の成分と物理的組成により大量増殖を防止すべきである。

食塩，保存料，酸味料をはじめ，その他の原材料は，一般的に微生物の汚染は受けていない。水は常に飲料水品質のものを使用し，信頼できる業者から提供を受ける。微生物数は定期的に監視する必要がある。

成分構成

マーガリンの安定性は，製品の成分組成により影響を受ける（正しい pH 値，原材料の適正量，水相微粒子分散）。このため，加工処理はこれらの必要な特性を得るために管理する必要がある。油相との平衡後の製品の pH 値は，特に保存料を使用する場合，重要であると思われる。重要な製品特性には，常に監視プログラムと検証プログラムを併用し，結果の傾向分析を行うべきである。

加工処理

食品製造工場では，製造ラインの徹底した洗浄と殺菌が必要である。洗浄手順と殺菌手順の実行には，一つひとつきめ細かく注意を払うことが大切である。機械設備はできるだけ設置場所で洗浄できることが望まれる。洗浄と殺菌処理の有効性は，始動時のサンプルを分析して検証すべきである。環境とヒトからの汚染は，製造工程全体を通して防止すべきである。機械設備の設計に問題があり（無駄な空間がある），また，メンテナンスに問題がある場合，製品の残余物の蓄積や機械遊休時の不十分な乾燥などにより，汚染源となる可能性がある。さらに，（ポンプ中の）往復シャフトまたは回転シャフトが外部からの汚染物質を製品の流れに持ち込むことがある。このため，機械設備の状態は，次の洗浄サイクルまでの製造時間を決定する上で重要な要因となる（Lelieveld & Mostert, 1992）。

水相と原液の準備は，微生物学的に危険に晒されやすいステップである。感受性の高い原材料は，製造工程のいくつかの段階で熱処理をすべきである。低温殺菌した材料は，それ以降の加工処理で熱処理殺菌ステップがない段階で工程に入れる。この段階では，許容時間と許容温度を明示し管理する。この時点での微生物学的状態は，定期的な間隔でサンプルをとって検証する。40℃以上の温度を長時間使用する場合も，サンプルをとって好熱性微生物の増殖を検査する。

安定的な最終製品を製造するためには，適切な配合を使用し，エマルション特性を適切に管理する。安定した製品では，汚染した細菌または酵母の増殖は不可能であり，さらにこれらを死滅させることができる。この場合，それほど規制の強くない微生物学的な仕様とサンプリング計画が適用可能である。しかし，エマルション特性の管理が不十分で，かつ，エマルションが非常に粗くて微生物の増殖を許す場合，新製品の仕様とサンプリング計画は厳格に設定すべきである。保管してあるサンプル（20℃で 2 週間など）と新しいサンプルの微生物の増殖を比較することにより，製品の安定性を確認することができる。

包装処理

包装機械は容易に洗浄できないことが多い。手作業による洗浄は，細かい監督と監視が必要である。最終製品は包装工程で環境に暴露されるため，注意深い衛生管理が必要である。工場内の空気の品質が適切であり（必要に応じて，エアフィルターにより製品のカビ胞子汚染を抑制する。例外的なケースでは層流キャビネットが必要），包装材料は，十分な微生物学的品質（カビ数に関する仕様に準拠。冷凍食品には適切な保管，輸送，取り扱い）を満たしていることが必要である。二次的包装材料，特にリサイクルした段ボール（Scholte, 1995）は，カビ胞子の特定源であり，包装工程では取り扱わないことが最善の策である。包装作業，保管，輸送などの条件は，製品表面または包装材料に遊離水分が生じないようにすべきである。

製造後，製品を直ちに包装できない事態が発生することもある。包装機械が故障した場合，または製品の包装が正常でない場合など，包装工程の開始時点で発生する場合もある。製品の微生物学的品質に関しては，この時点での製造ラインへの対処方法が非常に重大な意味を持つ。未包装製品が，密閉された返却パイプラインを経由して作業をやり直し，衛生管理が適切な場合，製品を殺菌処理ステップを経ないで主ラインに戻すことが可能である。包装した製品は，油をもう一度得るために精製工程へ返却する必要がある。これは，加熱ステップが加わるため，微生物学的に健全な方法である。環境へ暴露した再作業は，環境汚染物質に汚染されやすく，衛生的に取り扱われるべきである。

V　減脂肪スプレッド

A　定義

前記の情報の多くはマーガリン（脂肪分 80％以上）に関するものであるが，脂肪含有量を減少させた多くのスプレッドにも同様に適用可能である。スプレッドが真の油中水滴型エマルションである限り，違いは絶対的というよりむしろ相対的である。一般的に，油中水滴型スプレッドは，脂肪含有量が 20％と 80％の間で様々である。脂肪含有量 20％以下のスプレッドは水中油滴型エマルションである。脂肪含有量が 41％と 62％の間の製品は，普通，減脂肪スプレッドとして扱われ，脂肪含有量が 10％と 41％の間の製品は，低脂肪スプレッドまたはライトスプレッドと呼ばれる（EC, 1994）。乳脂肪だけから作るスプレッドは，普通，乳製品スプレッドといわれる（EC, 1994；CAC, 2001b）。植物油または動物脂肪から作り，全脂肪含有量の 10～80％の乳脂肪を持つスプレッドは，“ブレンド”と呼ばれる（EC, 1994）。その他のスプレッドは，全脂肪含有量のうち乳脂肪含有量が 3％以下の場合，“ファットスプレッド”（EC, 1994；CAC, 2003）または“非乳製品スプレッド”と呼ばれる。以下では一般的な減脂肪スプレッドについて説明する（油中水滴型；脂肪含有量約 40％）。その他のスプレッドに関しては別途説明する。

B　重要な特性

脂質 80％と脂質 40％の油中水滴型エマルションの間には，以下に説明するとおり，多くの違いがある（Keogh *et al.*, 1988）。

- 減脂肪製品の水分含有量は多く，食塩と他の水溶性保存料（有機酸など）は微生物学的安定性の効果を失うほど希釈されている。この希釈係数は，食塩や酸を追加しても，結果的に風味が損なわれるため，補填することはできない。
- 減脂肪製品の水相を構成するため，バイオポリマー（植物性たんぱくまたは動物たんぱく，増粘剤）を添加する傾向がある。これは水相の微生物学的脆弱性を増加させると思われる。
- 減脂肪スプレッドの水相粒子サイズの分布は，マーガリン製品と比較すると，物理的効果により，平均直径はより大きく，分布幅が広くなる。

結論として，減脂肪スプレッドは微生物の問題に関しては，マーガリンより脆弱である。脆弱性が増加したのは，一部には，インライン低温殺菌の導入，保存料の使用，処理ラインの衛生管理と機器設計への監視強化による反作用であると思われる。一般的に許可されている保存料は，ソルビン酸（EC, 1995），安息香酸またはそれらのナトリウム塩である。許容濃度は，例えば，脂肪分 60％以上のスプレッドで 0.1％，および脂肪分 60％以下のスプレッドで 0.2％である。十分な量の非解離の酸を確定するため，pH 値は十分に低い必要がある（例：5.3 以下，最適は 5.0 以下）。pH 値

4.5 以下は乳たんぱくが沈澱するため，一般的に達成可能ではない。減脂肪スプレッドの水相内食塩量は，脂肪含有量が 70～80 % のスプレッドを例外として，一般的にマーガリンやバターより低い。製品の食塩含有量は，ふつう 0 ～ 1 % の範囲であり，スプレッドの微生物学的安定性にはほとんど影響しない。

減脂肪スプレッドの構造は，原則的にバターとマーガリンの構成に近いが，水相は複数の増粘剤により構成され，水相粒子が大きいため水粒子分散はそれらより粗くなる場合がある（Keogh *et al.*, 1988 ; Madsen 1990 ; van Zijl & Klapwijk, 2000）。例えば，たんぱくを含む脂肪分 40 % のスプレッドの合理的なエマルション特性は，直径 15μm 以下の水相粒子 50 % と，直径 90μm 以上の水相粒子 5 % である（$\bar{D}_{3.3}$ = 15μm，e^{σ} = 3.0）。たんぱくのない減脂肪スプレッドは製造がより容易であり，しばしば水相分散がよりきめ細かい。例えば，直径 10μm 以下の水相粒子 50 % と直径 45μm 以上の水相粒子 5 % 以下（$\bar{D}_{3.3}$ = 10μm，e^{σ} = 2.5）である。脂肪含有率 20 % の連続脂肪性スプレッドは，しばしば水粒子分散が非常に粗く，例えば直径 50μm 以下の水相粒子 50 % と直径 300μm 以上の水相粒子 5 % 以下である（$\bar{D}_{3.3}$ = 50μm，e^{σ} = 30）。微生物学的安定にとっては，水粒子分散の次にエマルションの安定性が重要である。水相粒子の凝集により水分が製品表面に放出されるため，例えばカビの増殖を許すことになる。

C　処理方法と保存方法

減脂肪スプレッドの製造工程はマーガリンの製造工程と類似している。水相が連続水相（プリエマルション相）を形成するときには厳格な衛生管理が必要である。また，完成された配合がもつ微生物学的安定性もまた，生産工程の衛生管理上の必要条件を決定する（Klapwijk, 1992）。脆弱な配合である場合は，完成したエマルションを製造ライン中で低温殺菌処理する。低温殺菌の目的は，例えば 70℃を 2 分間適用することにより，増殖形微生物を 5 ～ 6log 減少させることである。低温殺菌前に微生物が増殖すると，代謝産生物（酵素・異臭・毒素など）が残り，スプレッドの安定性，品質，安全性に影響するため，増殖は予防すべきである。潜在的に危険性のある原材料は，水相またはプリエマルションに添加する前に殺菌処理することが望ましい。仕掛品または最終製品は定期的に検査して，最後の加熱殺菌ステップの間に微生物増殖（好熱性細菌を含む）が認められないことを検証するべきである。加工機器は，加工工程中に，特に最終加熱殺菌ステップの後は汚染を受けないように，また生産ラインが適切に洗浄・殺菌処理できるように設計されていなければならない。低温殺菌処理以降の機器が閉鎖システムであり，外部からの汚染を防止していれば，微生物学的安定を得ることができる（Lelieveld & Mostert, 1992）。低温殺菌装置および付随する配管は不十分な低温殺菌を防ぐべきであり，また，冷却システムから製品へ漏出することによる低温殺菌後の再汚染なども避けるべきである。特にカビによる汚染に関しては，包装処理中の適切な衛生管理もまた重要である。最も脆弱な製品については，無菌の空気による層流キャビネット，包装材料の殺菌などの特別な対策が必要であると思われる（液状製品の無菌包装に相当）。

製造処理後の温度管理が不適切であると，スプレッド表面に結露を生じ，物理的製品構造の不安定性の原因となるため，このことは言及すべきもう1つの要因である。両要因とも偶発的（二次）汚染物質の増殖の機会を増やし，小分けに区切られた容器構造の持つ保存効果を下げる可能性を持つ。このことは，フードサービス業ではよく使用され，国によっては一般家庭でもよく使用されている，大きめの多目的容器の場合は特に関連すると思われる。不適切な条件下においても，製品の配合が十分な堅牢性を維持するかどうかは菌接種検査により評価が可能である。Cirigliano & Keller（2001）は，市販されている数種類のマーガリンと減脂肪スプレッドの表面に *L. monocytogenes* を植菌し研究した結果，5～23℃に保管した場合は7日間増殖が全く認められなかった。Holliday *et al.*（2003）は，すべての保存料を含む2種類の減脂肪スプレッド（脂肪分49％，pH値4.05；脂肪分61％，pH値5.37）と1種類のライトマーガリン（脂肪分31％，pH値5.34）を，不適切な温度設定（製品を相対湿度85％，37℃で1時間保管）と物理的に不適切な取り扱いをした後，4.4℃または21℃で21日間保管した。これらの製品は，保管した期間中，どちらの温度設定でも病原体を増殖させることなく，十分な堅牢性があることを証明した。関連する研究で，Holliday & Beuchat（2003）は，市販されている黄色油脂スプレッド製品にある個々の病原体の不活性化率が，製品の配合（pH値，エマルション特性，塩分，脂肪分，保存料の有無）と保管温度により異なることを証明した。

減脂肪スプレッドの密閉状態での可食期間は，多くの場合，微生物学的な理由ではないが，一般的に3カ月から6カ月である。感受性の高い配合では，特に消費者の使用の間は，冷蔵保管することが必要である。消費者が使用する間，製品は空気，パンくず，他の食品などからの多くの微生物による汚染が考えられる。例えば，保存料を含有しない，原材料に乳製品をもつ低脂肪スプレッドや連続水相スプレッドなどの非常に脆弱な製品の場合，微生物学的な理由により，密閉状態の可食期間は非常に限定される（2～3週間）と思われる。しかし，ほとんどのスプレッドは開封後の可食期間については制限していない。

D　微生物による腐敗・変敗と病原体

腐敗・変敗

原則的に，多くの減脂肪スプレッドは製造中や開封後の可食期間中に微生物が混入すると，酵母，カビ，腐敗・変敗細菌（腸内細菌，シュードモナス属菌，好気性芽胞形成細菌）をはじめ病原体（以下で解説）さえも増殖を可能にする。マーガリンと比較すると，水相がより一層脆弱であり，そのため最終的なエマルションの保護機能は低い。バターやマーガリンを腐敗・変敗させるものと同一種類のカビが原因となる微生物学的な問題が，最も頻繁に発生する。減脂肪スプレッドの安定性の低い粗粒子エマルションでは，カビ胞子発芽，菌糸形成，胞子形成などが発生しやすい。安息香酸塩やソルビン酸塩などの保存料は，濃度とpH値が適切であれば，輸送中や消費者使用期間中のカビ問題を大きく軽減する。

病原体

減脂肪スプレッドの摂食が原因となる食品由来の病気は報告されていないが，この種の製品は微生物学的に脆弱であるため，適切な原材料の使用，感染性増殖形病原体の存在が皆無であることを確実にする必要がある場合の低温殺菌処理，また製造工程中に，こうした病原体による汚染への注意が必要である。

E　管理（減脂肪スプレッド）

要約

重大な危害要因[a]	減脂肪スプレッドの摂食が原因となる食品由来の病気は報告されていないが，十分な管理と対策の確立が要求される重大な危害要因は下記の通りである。 • サルモネラ属菌 • 大腸菌 O157 : H7 • *L. monocytogenes*
管理手段	
初期レベル（H_0）	• 適切な原材料を使用する（承認された供給業者からの購入する，および使用前に工場内で原材料を低温殺菌する） • 信頼できる業者からの飲料水を使用する
減少（ΣR）	• 必要に応じて保存料を使用する • 水またはプリエマルション相を低温殺菌する。脆弱な配合には，完全なエマルションのインライン低温殺菌が必要と思われる
増加（ΣI）	• 適切な成分構造を使用する。すなわち，微生物増殖の予防または抑制のため微粒子油中水滴を分散する • （再）汚染を回避する。非常に脆弱性の高い配合は，無菌処理に特別な施設が必要である • 適切で衛生的な機器を使用し，衛生的な処理を行う（適切な洗浄を含む） • 最終製品を冷蔵保管する（密閉と開封後の可食期間）。乾燥状態の保管と結露の防止をする
検査	• 原材料の仕様と水質は検証すべきである • 仕掛品と最終製品は，処理結果を検証するために，定期的に検査すべきである • 安定的な製品配合・成分組成が使用され，工程管理が十分である場合，ルーチン化した最終製品の検査は推奨しない
腐敗・変敗	• 一般的に，腐敗・変敗の問題は安定な配合の使用と適切な製品成分組成

により管理できる。正しい pH 値，清潔な原材料，適切な水相の分散など。安定化剤の品質（仕様）には特別な管理が必要である

[a] 特定の状況下では，他の危害要因も考慮する必要があると思われる。

管理手段

減脂肪スプレッドの配合が比較的に脆弱な性質であることを考慮すると，低温加工法に基づいた工程設計だけでは，微生物学的に十分な安全性と安定性を持った製品を製造することは困難であると思われる。適切な（低温殺菌した）原材料を使用することが必須条件であり，製造工程での低温殺菌を必ず取り入れて，製造工程（包装段階を含む）での二次汚染は絶対に避けるべきである。非常に感受性の高い製品の場合は，冷蔵輸送を考慮する必要がある。

原材料

正しい微生物学的基準を満たすため，原材料はマーガリンの場合と同様な選択基準を適用すべきである。増粘剤，たんぱく，ゼラチンなどの，水相の安定化に使用する材料には特別に注意を払うべきである（van Zijl & Klapwijk, 2000）。一般的に，ゼラチンはその製造方法から，好熱性芽胞形成細菌の含有量は少ないが，例えば，50～55℃の湯に漬けたゼラチン原液の中では急速に増殖可能である。少量のソルビン酸カリウム添加によりゼラチン原液の保存が促進される場合もある。澱粉はサルモネラ属菌を含有することがあり，時々，バチルス属菌などの芽胞形成細菌（特にライススターチ中などのセレウス菌）を多量に含有していることもある。澱粉とガムの一般的な微生物学的規格は，好気性平板菌数は 10^4 cfu/g 以下であり，腸内細菌 100 cfu/g 以下，酵母とカビ 500 cfu/g 以下，セレウス菌 1,000 cfu/g 以下，感染性病原体は皆無である。最終製品は，細菌芽胞を含有していることがあるため，その成分組成と物理的構造で大量増殖させないよう管理する必要がある。

加工処理

製造工程の中で低温殺菌を適用することは多いが，低温殺菌前の原材料の微生物学的状態と加工処理設備の状態は適切である必要がある。増殖形微生物が低温殺菌により死滅していても，代謝産生物（破壊されているとは限らない）は残っている。仕掛品は，水相に微生物増殖（好熱性細菌を含む）が発生していないことを確認するために検査する必要がある。潜在的な汚染が懸念される原材料には殺菌処理をし，水相または完成したエマルションへの加熱殺菌処理を実施し，病原体危害要因を効率的に管理する効果的な物理的手段により二次汚染を避けることが望ましい。

成分構成

減脂肪スプレッドは保存料の含有量が多くない。このため，その脆弱性を，微生物学的腐敗・

変敗に向けて促しうる製品組成をあらゆる角度から監視することが重要である。保存料のレベル，最終製品の水相の平衡 pH 値，有機酸，エマルション特性は，すべて検証する必要がある重要な特性である。

包装

減脂肪スプレッドは特にカビ感受性が高いため，低温殺菌段階と包装処理の後（空気と包装材料品質の管理を含む），特別にカビ汚染を管理する十分な対策が必要である。実際に包装処理中の適切な衛生管理は，一般的に腐敗・変敗を管理・制御するが，管理手段の有効性（包装機械の洗浄と殺菌を含む）は監視すべきである。

流通

冷蔵輸送は，密閉状態での可食期間でカビが発生する機会を減少させ，また，ほとんどの場合，他の汚染微生物の増殖も抑制する。消費者環境では，例えば腐敗・変敗微生物などによる汚染が考えられるが，開封後の冷蔵保管は可食期間の間，確実な効果がある。製品の望ましい物理的特性を維持するためにも，低温で保管することが望まれる。

Ⅵ　バター

A　定義

バターの構成は，最低 80％の乳脂肪，少量の無脂乳固形分，水分，そして，ほとんどの場合，食塩（塩化ナトリウム）も加える。脂肪相は連続相である。牛乳スタータ菌，色素，中和剤は製造工程で使用されることがある。米国，西ヨーロッパ，また他の多くの国では，バターの構成は法律により厳格に規定されている。例えば，“80％以上，90％以下の乳脂肪を含有し，最大水分含有量 16％，乾燥無脂乳固形分を最高 2％含有する製品”（EC, 1994）。通常，食塩またはバター用酸化防止剤以外の保存料の使用を認めていない（Murphy, 1990）。

欧州における消費者の嗜好は，無塩または塩分の最高が 0.5％（w/w）までの発酵バターである。塩分含有量 1.5～2％（w/w）の甘性クリームバターは，英国，米国，オーストラリア，日本，インドなど販売地域が限定されている。時により，消費者は無塩の甘性バターを好む。発酵バターは，ラクトースの代わりに乳酸を含有している。中性 pH 値の場合もあるが，通常は pH 値 4.6～5.3 である。バターの主な原材料はクリームであるため，バターの初期ミクロフローラはほとんどがクリームに由来している。微生物学的な意味では，無塩の甘性バターは最も不安定な種類のバターである。

B　重要な特性

マーガリン同様，バターは水微粒子が分散する油中水滴型エマルションである（Keogh *et al.*, 1988；Madsen 1990；van Zijl & Klapwijk, 2000）。加工計画が異なると，微細構造も異なる。バター内の水微粒子分散の特性を明らかにするために顕微鏡観察法が発展した。電子顕微鏡検査により，適切に製造したバターでは，水相のほとんどが高溶解性バター脂肪結晶に覆われた直径 30μm 未満の円形または細長い微粒子としてのみ存在していることが証明された（Buchheim & Dejmek, 1990）。バター中の水分が，十分に小さい微粒子中に区分された状態で製品全体によく分散している場合は，微生物の急増殖は抑制され，保管している間に死滅が起こることもある。微粒子が非常に粗い場合，または水路が形成された場合，水相組成（とりわけ，pH 値と水分中の塩分濃度）が品質を維持するために重要となる（Jensen *et al.*, 1983）。

C　処理方法と保存方法

バター製造工程は，バッチ式製法から連続式製法へと移行している（IDF, 1986b, 1987；Murphy, 1990，van Zijl & Klapwijk, 2000）。技術は著しく進歩しており，定置で洗浄できる，ステンレス製機械などが現在主流である（IDF, 1996）。クリームの中性化処理は，いくつかの国では，酸化カルシウム，炭酸ナトリウム，水酸化ナトリウムなどのアルカリ塩を追加することで実現している。中性化処理はチャーニング中の過剰な脂肪損失を防ぎ，好ましくない油臭や魚臭を取り除く。この処理は，クリームの微生物について殺菌効果はない。

バターの生産工程は大きく分けると２段階ある。⑴チャーニング（churning）段階。ここではクリーム中の脂肪が，いわゆるバターミルクを分離した後，約 80％に濃縮される。⑵ワーキング（練圧）段階。ここでは濃縮されたクリームからバターが作られる。この２つの段階の間で，食塩，色素，濃縮スタータ菌などの原材料を添加してもよい。

バター製造工程は，低温殺菌したクリームから始まる。低温殺菌は関連する増殖形微生物，特に病原体を死滅するように設計されているが，芽胞形成細菌と数種類の高い熱耐性を持つ増殖形腐敗・変敗フローラを絶滅することはできない。低温殺菌のもう１つの目的は，生クリーム中の酵素を除去することである。この酵素は，製品の官能特性を許容範囲を超えて低下させ，また，以降の結晶化の管理に対して，脂肪を完全に液化する（IDF, 1986b；Varnam & Sutherland, 1994）。クリームは，元の牛乳がすでに低温殺菌されていても分離後に低温殺菌することが普通である（Murphy, 1990）。熱処理（平板熱交換器）は，85～112℃の範囲（IDF, 1986b）がある。85～95℃で 10～30 秒が最も多く使用されている（Varnam & Sutherland, 1994）。適用時間の長いバッチ式低温殺菌法は旧式であり，現在では世界の一部地域で低技術力の工場での利用に限定されている（van den Berg, 1988）。低温加熱ステップ以降では殺菌処理がないため，以降の処理ステップでは，低温殺菌処理に生残した微生物の増殖を防止して，二次汚染を最小化するように設計すべきである。

クリームのチャーニングは，クリームの脂肪球を破壊して脂肪粒に変換するために，５～７℃で強力に撹拌する作業である。次に，クリームの他の成分を分離してバター粒を作り残留物がバターミルクとなる。この結果，クリーム中の脂肪は 2 倍に濃縮される。ほとんどの微生物はバターミルクに残り，その水相はクリームまたはクリームから作るバターより細菌数が多い。食塩を追加する場合，バターミルクを分離した後の，最終段階で追加する。製品の塩分濃度 2％と水分 16％では，結果的に水相の塩分 11％[食塩／(食塩＋水)]となる。この塩分濃度の増加は微生物を抑止するが，塩分が細かく区分された水相全体に均一に分散しない場合，塩分含有量の多いバターでも，微生物による劣化が発生する可能性がある。

欧州大陸では，伝統的にバターはスタータ菌と水相の pH 値約 4.6 を使用したサワークリームから作っている。結果としてできるサワーバターミルクは市場価値が限定されているため，徐々に甘性クリームを使用して甘性バターミルクを産出する，いわゆる NIZO プロセスを使用するケースが増加している。このプロセスでは，(濃縮) 乳製品スタータが浸透し (高濃度の乳酸を含有)，また別作業で，チャーニング後，芳香族スタータ菌が直接バターに作用する (Veringa *et al.*, 1976 ; IDF, 1986b)。これらの天然濃縮物は商業的に販売されている。分離された甘性バターミルクは乾燥後，乾燥した酸性バターミルクより高い市場価値を持つ。このプロセスから作られるバターは，好ましい酸味と芳香を持つ。また，銅の含有量も減少するため，酸化にあまり反応しなくなる。

バターはチャーニング後，連続脂肪性マトリックス中に水微粒子を分散させて，適切な物理特性を得るため機械的に作業を受ける。マーガリンと同様，この処理は製品の可食安定性を大きく増加させる。工程の主要な目的は，水微粒子を作ることである。作業が不足でも過剰でも，最終的なバターは非常に粗い水微粒子が分散し，または遊離水分さえも持つこととなる。微粒子サイズの分散は，分布の裾に存在する，より大きな微粒子により歪められるため，このことは全水分含有量の約 50％は，直径 3μm 以下の粒子でなければならず，さらに同時に直径 10μm 以上の水粒子は水分含有量の 5％以下でなければならない (van Zijl & Klapwijk, 2000)。

バターは，大きな容器に包装 (通常 25kg 単位まで) しても，消費者サイズの小型容器 (10～500 g) に包装してもよい。パーチメント紙は主な包装材料として伝統的に使用されてきたが，他の包装材料も利用されるようになってきた (IDF, 1987)。大量包装したバターは，例えば，−15℃で 6 カ月，−30℃では 1 年間など，超低温で保管すると長期間保管が可能である。消費者用サイズのバターは常に冷蔵保管 (10℃以下) するべきであり，一般的に可食期間の期限は 6 ～12 週間になる。バターの詰め替えや再包装は，水微粒子が拡大する原因となり，製品の微生物学的安定性を低下させる。

D　微生物による腐敗・変敗と病原体

初期のミクロフローラ

バターのミクロフローラは，主に，使用するクリームに由来している。工業的に生産される新鮮な牛乳やクリームに存在すると思われる微生物の性質，汚染源，管理は第 16 章で説明する。現代の酪農状況では，農場で収集された牛乳は冷蔵した大きなタンクに保管し，タンクトラックにより酪農食品工場へ輸送される。農場で分離されたクリームの微生物学的品質は，酪農工場で分離した新鮮なクリームとは大きく異なるが，農場での分離は今日では農業の技術が比較的劣る地域に限られてきている。例えば，クリームを農場において衛生管理が悪い状態で冷蔵保存せずに，1週間保管した場合，酸味が強くなるサワーリングが発生し（例えば *Lactococcus lactis* や他の好ましくない微生物などにより），酵母やカビ（*Geotrichum candidum* など）も大量増殖し，グラム陰性好気性細菌（*Pseudomanas*，*Alcaligenes*，*Acinetobacter/Moraxella*，*Flavobacterium* 属などの菌種）も増殖しており，結果としてたんぱく質分解と脂肪分解が起こる（Foster *et al.*, 1957）。

腐敗・変敗

バターの製造は，微生物学的観点からは非常に慎重に扱うべきプロセスであり，このため，微生物的腐敗・変敗については十分な管理が必要である。農場で分離したクリームは衛生的にはかなり劣化するが，中和処理，真空処理，バター菌の使用などのその後の処理により，異臭の除去や抑制が可能である。しかし，この種のクリームから製造するバターは合格の範囲内であるが，工場で分離する良質のクリームから製造するバターに比較すると品質は遙かに劣る。

酵母とカビは，バターの重要な腐敗・変敗微生物であり，表面の変色と異臭の原因である（Varnam & Sutherland, 1994；van Zijl & Klapwijk, 2000 を参照）。多くのカビ属（*Penicillium*，*Oospora*，*Mucor*，*Geotrichum*，*Aspergillus*，*Cladosporium*）が関与している。酵母のいくつかは脂肪分解性であり高濃度の食塩含有，低 pH 値，低温などの条件下でも増殖可能である。バターの小売店からのサンプル中においては，*Rhodotorula* spp.，*Saccharomycopsis lipolytica*，*Cryptococcus laurentii*，*Can. diffluens* などが主要な酵母として報告されている（Fleet & Mian, 1987）。

Pseudomonas spp. および *Flavobacterium* spp. などのグラム陰性低温細菌は発育し，異臭発生と酸敗の原因となる（Driessen, 1983；Jooste *et al.*, 1986；Champagne *et al.*, 1993）。*Alteromonas putrefaciens* あるいは *Flavobacterium malodoris* が増殖すると，表面の汚染（Foster *et al.*, 1957；Jooste *et al.*, 1986）が急速に広がり，製品全体に影響を与え，悪臭，腐敗・変敗，チーズ味の発現を伴う（明らかにイソ吉草酸または密接に関連する化合物による）。また，ある種の *Pseudomonas* spp. は，バターの果実味または黒色変色の形成に関係している（Foster *et al.*, 1957）。*Lactococcus lactis* の異種株（以前は *Streptococcus lactis* var. *maltigenes* と呼ばれていた）は，3-メチルブタナールの形成に関連している，いわゆる，ビール味の劣化を起こす可能性がある（Jackson & Morgan, 1954）。低温殺菌の処理前にクリームの中で菌が広く増殖する場合，変質した味は低温殺菌後のクリームにも引き継がれる。

異臭は主に，バター脂肪の加水分解に起因する遊離酪酸が原因である。この反応は，牛乳に含まれる天然のリパーゼが触媒となり発現するか，微生物が産生する酵素により発現する。牛乳リパーゼは低温殺菌により死滅する（Driessen, 1983）。低温殺菌は，必ずしも完全にではないがほとんどの微生物由来のリパーゼを十分に不活性化する。残余の酵素活性，細菌毒素，異味などが低温殺菌したクリームへ持ち越されるのを防ぐために，これまでに言及した微生物が適切な低温殺菌によりすべて死滅していたとしても，低温殺菌していないクリーム中の微生物増殖は厳しく制限しなければならない。

病原体

バターの製造に使用する牛乳は，増殖形の病原体（*L. monocytogenes*，大腸菌 O157 : H7 など，第16 章参照）を含有している可能性があるため，酪農工場に配送されると同時の低温殺菌処理と，低温殺菌後の再汚染を管理する手段が微生物学安全性には重要である（Murphy, 1990 ; van Zijl & Klapwijk, 2000）。基本的に，市販されているバターはすべて，低温殺菌したクリームから製造している。バターの持つ物理的・化学的特性（とりわけ，水微粒子分散と脂肪連続性）は，低温殺菌した牛乳に比べ抑制効果が強力であるため，食品由来の病気の問題は低温殺菌した牛乳よりも非常に少ないはずである。Sims *et al.*（1969）の報告によると，菌接種したクリームから製造したバターは，25℃でサルモネラ属菌の増殖を促進したが，4.4℃以下の保管では生菌数の減少が認められた。El-Gazzar & Marth（1992）の報告では，−17.8℃および −23.3℃で保管した無塩バターのサルモネラ属菌数はさらに少数であった。Lanciotti *et al.*（1992）の研究によると，ライトバターの *L. monocytogenes* 増殖を観察し，病原体は，区分された構造での空間的及び栄養上の制限による影響を，バターと比較するとそれほど受けないという結論を出している。Holliday *et al.*（2003）は，市販されているスイートクリームを泡立てた有塩バター（pH6.4 ; 脂肪分 78 %），スイートクリームを泡立てた無塩バター（pH4.51 ; 脂肪分 78 %），有塩ライトバター（pH4.58 ; 脂肪分 43 %，保存料）の3 種のバターを使用して，サルモネラ属菌の 5 血清型，大腸菌 O157 : H7 の 5 株，*L. monocytogenes* の 6 株を混合して生残特性と増殖特性を研究した。各製品は，はじめに 37℃で高い相対湿度（85 %）環境に 1 時間保管して表面に結露を発現させてから，4.4℃または 21℃で 21 日間保存するという劣悪な温度環境に晒された。有塩で泡立てたスイートクリームからのバターは，21℃では表面に 3 種類の病原体がすべて増殖したが，4.4℃では *L. monocytogenes* だけであった。他の 2 種類の製品は，保管期間中どちらの温度においても，3 種類の病原体すべてに関して増殖は認められなかった。実験した病原体はすべて不活性化したが，4.4℃よりも 21℃で保存した場合に急速に不活性化し，また保存料および酸化剤を含有した製品で急速に不活性化した。バター中，特に劣悪な状況下での病原体の生残と増殖を決定するための菌接種研究を実施し，病原体増殖に対する更なる障害となる条件も含めた製品特性を確保することが望ましい。ガーリックバターが関与した *Campylobacter enteritidis* の食中毒の報告もあるが（Anonymous, 1996），ニンニクなどの抗菌性材料として知られているものは，ある種の病原体の増殖をさらに阻害するとみなされる場合がある（Zhao *et al.*, 1990）。Adler & Beuchat（2002）は，3 種類の病原体の異なる血清型と株（*Salmonella* 5 血清型，大腸菌 O157 : H7　5 株，*L. monocytogenes*　6 株）を混合して，ニンニクを含有するものと含有しない無塩バターに植菌し，保管温度に基づいてその生存能力の研究を行った。その結果，病原体の増殖は全く認められなかったが，ニンニクの存在の有無にかかわらず 4.4℃ではすべて生存能力を維持していた。21℃と 37℃では，ニンニクの添加により，不活性化は加速した。

黄色ブドウ球菌およびその毒素による汚染に関する事例が多くあるが，長年にわたり，様々な増殖形の病原体も同様に関与している。いずれにせよ，バターの市場への出荷量が非常に大量であることを考慮すると，今日まで報告されているバターに関連する食品由来の感染例は，相対的にはほとんどないと考えられる。

米国では1970年に，細菌数が非常に多く，ブドウ球菌による汚染が疑われるという理由で，製造会社がバターを市場から自主回収したことがあった（Anonymous, 1970）。同年，黄色ブドウ球菌に汚染されたバターから作った，泡立てバターを提供したレストランで，食中毒が報告された（US-DHEW, 1970）。とりわけ，同銘柄のバターが典型的なブドウ球菌食中毒の1つの事例の原因として関連しているとみなされ，ブドウ球菌エンテロトキシンAを含有することが証明された（US-DHEW, 1970）。1977年には，米国の一製造工場で製造していた泡立てバターが多数の州でブドウ球菌によると思われる食中毒に関与した。この例では100名以上が感染した。原因とみられる泡立てバターから多数，最大10^7cfu/gの黄色ブドウ球菌が分離された（US-DHEW, 1977）。バターを泡立てる時には，泡立て作業の準備段階で水か牛乳をバターに追加するため，またそれにより最終製品の塩分が減少するため黄色ブドウ球菌増殖の危険性が増加する。このため，製品の衛生管理は厳格にすべきであり，冷蔵保管（7℃以下）し，可食期間も制限する必要がある。黄色ブドウ球菌の毒素は熱安定性が非常に高く（Brunner *et al.*, 1991），このため低温殺菌段階前の衛生状態が貧弱な場合などに，ひとたび毒素が形成されると，低温殺菌した後の製品に持ち込まれると考えられている。

1991年に米国では，*Staph. intermedius*に汚染されたバターとマーガリンをブレンドした製品を摂食したことによる食中毒が発生し，265名以上が感染した。原因菌として1株だけが同定されたため，製造後の感染ではなく，汚染源が共通していることが示唆された（Anonymous, 1992b；Khambaty *et al.*, 1994；Bennet, 1996）。ドイツでは，*Citrobacter freundii*に汚染されたグリーンバターの事例が報告された。有機栽培されたパセリを添加して作られたバターで，ほとんどの感染者と，有機農場のパセリから遺伝学的に同一である*Cit. freundii*が分離された（Tschäpe *et al.*, 1995）。1995年にルイジアナ州で発生した*C. enteritis*が関係する食中毒では，自家製ガーリックバターを調理しているレストランで食事をした約30名が感染した（Anonymous, 1996）。多くの事例で*L. monocytogenes*（Marth & Ryser, 1990；Massae *et al.*, 1990；Harvey & Gilmore *et al.*, 1992）またはサルモネラ属菌（Cavalcante dos Santos *et al.*, 1995）汚染が疑われたが，これらの細菌は，サンプルを調査した結果，検出できなかった。1987〜1988年にカリフォルニア州で，6カ月間にわたり実施された周産期リステリア症の集団の症例対照研究では，バターが潜在的な感染媒介物として同定された（Chun *et al.*, 1990）が，それを裏付ける直接的な証拠は得られなかった。米国で1994年，*L. monocytogenes*に汚染された無塩バターと低塩バターの市場からの回収があったが（Anonymous, 1994；Proctor *et al.*, 1995），この汚染に関連する食中毒は発生していない。

1999年に起きた重大な食中毒の発生では，フィンランドの農場からのバターが関係していた。小型パッケージ（7gと10g）内のバターが，*L. monocytogens*血清型3Aに汚染されていると判明された（Lyytikäinen *et al.*, 1999, 2000）。工場内の不十分な衛生管理により，バターの包装が汚染されていた。18名がリステリア症に感染し，そのうち4名が死亡した。患者の平均年齢は57歳（範囲は18〜85歳）であった。全員が重症の基礎疾患を持っており，多くの病院で治療中であった。原因となる株のほとんどは（18 例中 14 例），サンプルを分離した結果，まれな種である血清型 3a であった。サンプルの採取は，環境面を含め，バター製造工場の各種の場所から取ったサンプル，また酪農工場からのバターサンプル，そしてその酪農場の冷蔵倉庫からのバターのサンプルから行った。病院の厨房からも分離菌は得られた。バターからの分離菌と疫学的分離菌は，パルスフィールドゲル電気泳動法（PFGE）により区別不可能であった。また，それらの PFGE 型は，以前にいかなる食品からもフィンランドでは分離されていなかった。検査したほとんどのバターの少量パックから *L. monocytogenes* が少量（10^2cfu/g 以下）検出された。1 つのパックは 10^4cfu/g 以上含有していたが，食品中のこの量はリステリア症を発症させることが証明されている。実際に摂食した病原体の推定量は 14〜2,200 cfu/day であり，病院の厨房データによると 2.2×10^4，小売りされている製品のサンプルから検出された汚染によると 3.1×10^5 の範囲であった（Maijala *et al.*, 2001）。*L. monocytogenes* は，保管温度が非常に低い場合（−18℃）バターの中で数カ月間の生残が可能であり，温度が 4℃または 13℃の場合緩慢に増殖する（Olsen *et al.*, 1988）。EU 指令では，バター 1 g から *L. monocytogenes* が検出されてはならないと規定している。

E　管理（バター）

要約

重大な危害要因[a]
- サルモネラ属菌
- 大腸菌 O157 : H7
- *L. monocytogenes*
- 黄色ブドウ球菌

管理手段

初期レベル（H_0）
- 使用前には保管場所の時間・温度を管理して，原料のクリームや牛乳の中の微生物増殖を制限する
- 使用する牛乳またはクリームは，バターの製造開始時に十分に低温殺菌されていること
- 適切な原料を使用する（承認された供給業者からの仕入れ，または使用前に原材料を自社工場内で十分に低温殺菌する）

減少（ΣR）
- 必要に応じて保存料を使用する
- チャーニングの前に低温殺菌する

増加（ΣI）
- 低温殺菌前の牛乳・クリーム中の潜在的な増殖を最小限にする（冷蔵保管する）
- 微生物の増殖を予防または制限するため，適切な成分構造を使用する。製品全体の水分と塩分の適切な分散を確実にする
- 低温殺菌後の（再）汚染を回避する

	• 適切で衛生的な機器を使用し，衛生的な製造を励行する（適切な洗浄を含む）ことが重要である
	• 最終製品を乾燥状態で保管し，結露を防止する
検査	• 原材料の仕様と水質は検証する
	• 仕掛品と最終製品は，処理結果を検証するために，定期的に検査すべきである
	• 安定的な製品配合・成分構造が使用され，工程管理が十分である場合，ルーチン化した最終製品の検査は推奨しない
腐敗・変敗	• 酵母とカビが，関係する頻度が最も高い腐敗・変敗微生物である。最終製品は開封後の可食期間のあいだ，冷蔵庫で保管すべきである。可食期間が非常に長い場合は，冷凍保存も可能である

[a] 特定の状況下では，他の危害要因も考慮する必要があると思われる。

管理手段

微生物学的に安全で安定している製品を製造するためには，低温加工に基づいた工程設計は完璧であるが，生の乳製品と原材料は，適切な品質でなければならない。クリームの低温殺菌を必ず適用する。バターは微生物学的にやや脆弱な製品であるため，厳格な製造ラインの衛生管理，製造工場環境の微生物学的品質，空気中の湿度などすべて，注意深く管理する必要がある。製品の成分組成と最終製品のエマルション特性の適切性を確かめる必要がある。特に脂肪含有量が80％以下の種類のバター製品の場合，製造処理後の不適切な温度管理の可能性を考慮に入れる。開封後の可食期間中は，冷蔵保管が必要である。

原材料

クリームは，適切な微生物学的品質の状態を維持している必要がある。クリームについて提唱されている微生物学的品質基準は，好気性生菌数は1,000 cfu/mL以下，酵母，カビ，大腸菌群数は1 cfu/mL以下である（Murphy, 1990）。セレウス菌は甘性，無塩または低塩で粗い水微粒子を持つ製品に関連しているが，牛乳中で増殖する点や，いくつかの菌株は冷蔵温度で発芽し増殖する能力を持つ点などを考慮して，監視を検討する必要があると思われる（te Giffel *et al.*, 1996）。今日まで，セレウス菌に関係した中毒の発生は報告されていない。バターに使用する前の牛乳やクリーム中の微生物増殖は，保管場所の時間と温度を管理して最小限（CCP）に留めるべきである。

クリームのサワーリングに使用するスタータ菌は，乳酸の形成とそれに伴うpH値の低下に関与している。商業的に販売されている乳酸球菌とleuconostocの純粋なまたは混合した濃縮培地は，酸性化プロセスを大幅に制御する。スタータ菌が，汚染源となるべきではない。このため，スタータ菌の数は制限する必要がある。

食塩，色素剤（ベータカロテンなど），中和剤（炭酸ナトリウムなど）といった原材料は，それらの製造方法から，一般的に，微生物汚染とは関連性がない。化学物質の品質は食品等級である必要がある。例えば，洗浄など，低温殺菌後にバター製造業者が水を使用する場合，使用する水質は飲料水と同等品質である。

バターには保存料の使用を考慮すべきである。例えば，水相上に濃度0.033％の非解離のソルビン酸は，密閉可食期間と開封後可食期間の間，たんぱく含有40％脂肪スプレッド（製品に0.12％ソルビン酸カリウム，pH4.9）のカビの腐敗・変敗を管理するために十分である（van Zijl & Klapwijk, 2000）。カビによる汚染を抑制するため，包装段階では層流キャビネットが必要であると思われる。製品の（カビ）腐敗・変敗は，冷蔵温度（7℃以下）で保管することにより更なる抑制が可能である。

加工処理

クリームは，ふつうチャーニング前に低温殺菌している。低温殺菌前に微生物数が非常に多い場合，通常の低温殺菌条件では，危害性のある微生物または代謝活動の産生物をすべて不活性化することは不可能である。細菌の芽胞は，低温殺菌では不活性化できない。また，中性pH値の牛乳またはクリームを十分に冷却しない場合，芽胞は発芽し増殖可能である。低温殺菌が十分に実行できない場合，病原体の生残につながる。バターのそれ以降の製造工程で，汚染除去処理がないときには，低温殺菌は，重要な管理ポイントとなる。以降の製造工程は，これら低温殺菌を生残した微生物の増殖を抑止し，二次汚染を最小限に留めるように設計する必要がある。

水分と塩分分布は，バターの微生物学的安定性に関して重要である。pH値は，サワークリームバターの重要な製品パラメータである。検証プログラムは，これらの因子の計測を組み入れて，傾向分析を含める必要がある。泡立ちバターまたはスパイスバターの製造に使用する場合，貧弱な衛生管理や汚染された原材料により，病原体が侵入しないように注意が必要である。泡立て後または低温で混合後，冷蔵保管していても，製品を使用するまでの時間は厳格に制限する必要がある。

微生物によるバターの再汚染は，通常，低温殺菌後の不十分な衛生管理が原因である（van Zijl & Klapwijk, 2000）。機械設備は，各プロセスを開始する前に，適切に洗浄し，殺菌するように配慮しなければならない。二次汚染の防止も，機械設計，保守整備，洗浄，殺菌手順，適切な管理などの各作業が果たすべき役割の1つである。製造ラインの衛生管理は，微生物学的検証プログラムにとり重要である。工程の開始時点で採取したサンプルと，終了時点で採取したサンプルの両方を分析する必要がある。

包装

製品は包装処理の間に環境に暴露されるため，この段階での二次汚染を避けなければならない。室内湿度が高く，適切な換気が欠如している場合，壁や天井にカビが増殖するため汚染微生物の巣をつくり，そこから気流によりカビ胞子が製品へと運搬される。包装材料は，微生物に強い品質が望まれる。特に重要なことは，カビの汚染レベル（胞子数など）である。搬送時に箱として使用する段ボール，特にリサイクルした段ボールを使用するときは，深刻なカビ胞子による汚染源となり得る。つまり，包装材料としての段ボールは包装処理環境中ではなく，別の部屋で取り扱うべきである。バターが低温環境から高湿度の場所に移動する時，例えば印刷処理やラッピング処理時に，表面に結露を生ずる傾向があり，これがカビ胞子の増殖を誘発する可能性がある。包装材料に損傷を与えないように注意深い作業が必要である。バターの再包装（大きな単位から小さい単位へ移すなど）の際，局所的な領域での微生物増殖が生産ロット全体に拡大する可能性がある。このため，再包装するバターは新鮮であるか，微生物に極端なほど強力な品質を持つことが必要である。冷凍バターは，バターに結露ができるのを防止するため，乾燥した十分に換気のよい部屋で解凍すべきである。バターは出荷配達中，水分のない状態を保たなければならない。輸送中に必要となる保管条件は，カビによる腐敗・変敗を予防するため，高湿度への暴露がなく，冷温で乾燥していることである。

Ⅶ　連続水性スプレッド

脂肪含有量が3％と低い連続水性製品が，市場で販売され成功している。これらの水中油滴製品は，パンに塗るこれまでの製品に代替する低カロリー製品として開発された。連続水性スプレッドは，脂肪の持つバリアーとしての保護効果に欠けるが，このことは，保存料を増量することでいくぶん補正可能である。しかし，それでもやはり製品は微生物増殖に感受性が高いと思われる。これらの製品は，連続脂肪性黄色油脂スプレッドであるかのように使用されるが，その保存は，一部異なる原理に基づいていることを認識しておくべきである。連続水性スプレッドは，実際，カビ腐敗・変敗にあまりに脆弱であるため，無菌包装処理に相当する，無菌空気による層流キャビネットや包装材料の殺菌などの特別な対処が必要である。連続水性スプレッドは常に冷蔵保存する必要がある。これらの製品の一般的な可食期間は，微生物学的理由により２～３週間に制限されている。

物理的構造は，製品の安定性にとって重要であり，これは本章の前のセクションで説明した，エマルションの物理的な安定性に基づいている。物理的安定性は，適切な製品設計，保管・輸送中の温度と時間の適切な組み合わせ，密閉状態と開封後の可食期間中の適切な取り扱いなどにより確実なものとできる。

その他の安定性に影響する固有な要因は，単独であっても組み合わせてもよいが，水相の塩分含有量，pH値，栄養物の量制限，保存料の存在（ソルビン酸，安息香酸，牛乳発酵物に含まれている乳酸菌からのバクテリオシンまたはジアセチル）などである。たんぱくを含有する無菌包装された脂肪分40％のスプレッドの0.033％の非解離の水相のソルビン酸は，冷蔵での可食期間中にカビ腐敗・変敗を制御するために十分であると考えられるが（製品毎のソルビン酸カリウム0.12％，pH値4.9），連続水性スプレッドは，同一条件の下で，カビ腐敗・変敗を予防するためには，より高い非解離のソルビン酸カリウム濃度が必要であると思われる（すなわち0.04％以上）。非解離のソルビン酸カリウム濃度を高めるためには，ソルビン酸の増量またはpH値の低下が必要である。しかし，連続水性スプレッドのpH値レベルは，4.9より低下すると牛乳たんぱくの沈下を起こすため，4.9より低下させることはできない。

今日まで，連続水性スプレッドが，重大な微生物学的問題に関与したことはないが，おそらく製品の製造に相当の注意を払ってきた（注意深い製品設計，高品質の原材料，適切な工程衛生管理などを含む）結果であり，また，市場をあまり拡大していないためと思われる。しかし，この分野における主要な製品開発技術革新の傾向，および，新しい感受性の高い種の製品の市場への出現などを考慮すると，連続水性スプレッドのような潜在的に問題を抱えている製品のために，微生物学的知識と調査は常に最新のものでなければならない。さらに，適切なチャレンジテストを使用して新製品および製造概念を検証することを推奨する。

Ⅷ　その他の製品

このグループには，バターオイル，ギー（ghee），バナスパチ（vanaspati），ココアバター代用品，クッキングオイルなどがある。これらの製品は，いずれも水分含有量が極端に低く（0.5％未満），したがって，一般的に微生物の増殖はない。しかし，湿潤な条件下に保管すると，製品の表面にカビによる腐敗・変敗が発生する可能性がある。感染性病原体の生残も原則的に可能であるが，実際に発生することを示唆する疫学的証拠はない。

特殊な性質を下記に示す。

- バターオイルは，熱処理による不安定化後，クリームまたはバターから分離した乳脂肪である。非乳脂肪のミルクソリッド（固形乳分）のない純粋な乳脂肪である。
- ギーは，バターまたは濃縮クリームの水分を蒸発させるために，大気圧の下で加熱（最高120℃まで）して分離したものであり，結果としてギーはバターオイルとは，味と非乳脂肪のミルクソリッドの存在の点において異なる。
- バナスパチは，バターオイルと植物油をブレンドしたものである。ギーからのバターオイルまた発酵したクリームを使用して，製品に好ましい風味を与える。
- ココアバター代用品は，一部の料理で高価なココアバターの代わりに使用する目的で，純粋に植物油から作った製品である。クッキングオイルは，全部ではないがほとんどを植物油から構成されている。

参考文献

3-A (3-A Sanitary Standards Inc.). (2003) http://www.3-a.org/standards/standards.htm.
Adler, B.B. and Beuchat, L.R. (2002). Death of *Salmonella*, *Escherichia coli* 0157:H7, and *Listeria monocytogenes* in garlic

butter as affected by storage temperature. *J. Food Prot.*, **65,** 1976–80.
Alderliesten, M. (1990) Mean particle diameters. Part I: Evaluation of definition systems. *Particle Particle Syst. Charact.*, **7**, 233–41.
Alderliesten, M. (1991) Mean particle diameters. Part II: Standardization of nomenclature. *Particle Particle Syst. Charact.*, **8**, 237–41.
Anonymous. (1970) Firm voluntarily recalls butter because of contamination. *Food Chem. News*, **12** (13), 33.
Anonymous. (1988) *Salmonella enteritidis* phage type 4: chicken and egg. *Lancet*, **ii**, 720–2.
Anonymous. (1992a) FDA Enforcement Report, February, **26**, 3.
Anonymous. (1992c) Outbreak that didn't seem right spread like butter. *Food Prot. Rep.*, **8**, (7–8), 5–6.
Anonymous. (1993a) Cross-contamination/different strain in Oregon *E. coli* case. *Food Chem. News*, **35** (8), 32–3.
Anonymous. (1993b) Tainted mayo blamed in Sizzler *E. coli* cases. *Nation's-Restaurant-News*, April, **19**, 3.
Anonymous. (1994) Two class 1 recalls caused by *Listeria*. *Food Chem. News*, **35** (48), 14.
Anonymous. (1995) El emporio de los sandwiches ofreció sus garantías para erradicar la "Salmonella". *El Pais*, 9 May.
Anonymous. (1996) *Campylobacter* retains viability in butter. *At a Glance* (Center for Food Safety and Quality Enhancement of the University of Georgia), **5** (2), 2.
APHA (American Public Health Association). (1972) *Proceedings of the 1971 National Conference on Food Protection*. Food and Drug Administration, USA.
Barnes, P.J. (1989) *Listeria*. A threat to margarine? *Lipid Technol.*, **1** (2), 46–7.
Baumgart, J., Weber, B. and Hanekamp, B. (1983) Mikrobiologische Stabilität von Feinkosterzeugnisse. *Fleischwirtschaft*, **63**, 93–4.
Beckers, H.J., Daniels-Bosman, M.S.M., Ament, A., Daenen, J., Hanekamp, A.W.J., Knipschild, R, Schuurman, A.H.H. and Bijkerk, H. (1985) Two outbreaks of salmonellosis caused by *Salmonella indiana*. A survey of the European Summit outbreak and its consequences. *Int. J. Food Microbiol.*, **2**, 185–95.
Beerens, H. (1980) Hygiène des fabrications et propriétés bactériologiques des margarines. *Revue Française des Corps Gras*, **27**, 221–3.
Bennett, R. W., 1996. Atypical toxigenic Staphplococcus and *non-Staphylococcus aureus* species on the horizon? An update. *J. Food Protect.*, **59**, 1123–6.
van den Berg, J.C.T. (1988) *Dairy technology in the tropics and subtropics*. PUDOC, Wageningen.
Besser, R.E., Lett, S.M., Weber, J.T., Doyle, M.P., Barren, T.J., Wells, J.G. and Griffin, P.M. (1993) An outbreak of diarrhea and hemolytic uremic syndrome from *Escherichia coli* O157:H7 in fresh-pressed apple cider. *J. Am. Med. Assoc.*, **269**, 2217–20.
Bonestroo, M.H. (1992) Development of fermented sauce-based salads—assessment of safety and stability, *Doctoral Thesis*, Agricultural University, Wageningen, The Netherlands.
Bornemeier, V.L., Albrecht, J.A., and Sumner, S.S. (2003) Survey of mayonnaise-based salads for microbial safety and quality. *Food Prot. Trends*, **23** (5), 387–92.
Brocklehurst, T.F. and Lund, B.M. (1984) Microbiological changes in mayonnaise-based salads during storage. *Food Microbiol.*, **1**, 5–12.
Brocklehurst, T.F., White, C.A. and Dennis, C. (1983) The microflora of stored coleslaw and factors affecting the growth of spoilage yeasts in coleslaw. *J. Appl. Bacteriol.*, **55**, 57–63.
Brunner, K., Rodriguez, R. and Wang, A. (1991) *Staphylococcus enterotoxin production and thermal stability in mushrooms*. Food Research Institute, Wisconsin, Annual Report, 58–9.
Bryan, F.L. (1988) Risks associated with vehicles of foodborne pathogens and toxins. *J. Food Prot.*, **51**, 498–508.
Buchheim, W. and Dejmek, P. (1990) Milk and dairy-type emulsions, in *Food Emulsions* (eds K. Larsson and S.E. Friberg), Marcel Dekker, New York, pp. 203–46.
Bülte, M. (1995) Enterohämorrhagische *E. coli*-Stämme (EHEC)-Aktuell in der Bundesrepublik Deutschland? 1. Pathogenitätspotential von EHEC-Stämmen-Bedeutung als Lebensmittelinfektionserreger. *Fleischwirtschaft*, **75**, 1430–2.
CAC (Codex Alimentarius Commission). (2001a) Codex Alimentarius—Joint FAO/WHO Food Standards Programme. Food Hygiene—Basic Texts, 2nd ed (revised 2001), ISBN 9251046190.
CAC (Codex Alimentarius Commission). (2001b) *Fats, Oils and Related Products*, 2nd ed (Revised 2001), Joint FAO/WHO Food Standards Programme, *Volume 8*, ISBN 9251046824.
CAC (Codex Alimentarius Commission). (2003) Proposed draft standard for fat spreads and blended spreads (at step 6 of the procedure). Report of the eighteenth session of the codex committee on fats and oils, London, United Kingdom, 3—7 February 2003. Alinorm 3/17. Appendix IV. Available: ftp://ftp.fao.org/codex/alinorm03/Al03_17e.pdf.
Cavalcante dos Santos, E.G., da Costa Raimondo, S.M. and Guimaraes Robbs, P. (1995) Microbiological evaluation of butter purchased from the market of Rio de Janeiro. I. Indicator and pathogenic microorganisms. *Rev. Microbiol. Sao Paulo*, **26** (3), 224–9.
Champagne, P.C., Laing, R.R., Roy, D., Mafu, A.A. and Griffiths, M.W. (1993) Psychrotrophs in dairy products: their effects and their control. *Crit. Rev. Food Sci. Nutr.*, **34**, 1–30.
Chandrakumer, M. (1995) From outbreak to prosecution. *Int. Food Hyg.*, **5**, 27, 29.
Charteris, W.P. (1996) Microbiological quality assurance of edible table spreads in new product development. *Intl. J. Dairy Technol*. **49,** 87–98.
Chateris, W. P. (1995) Physicochemical aspects of the microbiology of edible table spreads. *Intl. J. Dairy Technol.* **48,** 87–96.
CIMSCEE (Comité des Industries des Mayonnaises et Sauces Condimentaires de la Communauté Économique Européenne. (1991) Code of Practice Mayonnaise, CIMSCEE.
Chun, L., Mascola, L., Thomas, J.C., Bibb, W.F., Schwartz, B., Salminen, C. and Heseltine, P. (1990) A case-control study of a cluster of perinatal listeriosis identified by an active surveillance system in Los Angeles County, California, September

1987–February 1988, in *Foodborne Listeriosis* (eds A.J. Miller, J.L. Smith and G.A. Somkuti), Elsevier, Amsterdam, 75–9.
Cirigliano, M.C. and Keller, A.M. (2001) Death kinetics of *Listeria monocytogenes* in margarine, yellow fat spreads, and toppings. *Program Abstracts Book, 88th Annual Meeting International Association of Food Protection*. p. 102.
Conner, D.E. and Kotrola, J.S. (1995) Growth and survival of *Escherichia coli* O157:H7 under acidic conditions. *Appl. Environ. Microbiol.*, **61**, 382–5.
Conner, D.E., Scott, V.N. and Bernard, D.T. (1990) Growth, inhibition, and survival of *Listeria monocytogenes* as affected by acidic conditions. *J. Food Prot.*, **53**, 652–5.
Davies, A.R., Slade, A., Blood, R. and Gibbs, P.A. (1992) *Effect of temperature and pH value on the growth of verotoxigenic E. coli*. Leatherhead Food Research Association, Report No. 691.
Davies, R.F. and Wahba, A.H. (1976) *Salmonella* infections of charter flight passengers. Report on a visit to Spain (Canary Islands) 26 February-2 March 1976. WHO Regional Office for Europe, Copenhagen.
Delamarre, S. and Batt, C.A. (1999) The microbiology and historical safety of margarine. *Food Microbiol.*, **16**, 327–33.
Doyle, M.P., Bains, N.J., Schoeni, J.L. and Foster, E.M. (1982) Fate of *Salmonella typhimurium* and *Staphylococcus aureus* in meat salads prepared with mayonnaise. *J. Food Prot.*, **45**, 152–6.
Driessen, F.M. (1983) Lipases and proteases in milk, *Doctoral Thesis*, Agricultural University, Wageningen, The Netherlands.
Duffy, G., Riordan, D.C.R, Sheridan, J.J., Call, J.E., Whiting, R.E., Blair, I.S. and McDowell, D.A. (2000) Effect of pH on survival, thermotolerance, and verotoxin production of *Escherichia coli* O157:H7 during simulated fermentation and storage. *J. Food Prot.*, **63**, 12–8.
EC (European Commission). (1994) European parliament and council regulation No 2991/94/EC laying down standards for spreadable fats. *Off. J. Eur. Commun.*, **L 316**, 2–7.
EC (European Commission). (1995) European parliament and council directive 95/2/EC on food additives other than colours and sweeteners. *Off. J. Eur. Commun.*, **L 61**, 1–40.
EHEDG (European Hygienic Engineering and Design Group). (2003) http://www.ehedg.org/guidelines.htm.
Eiguer, T., Caffer, M.I. and Fronchkowsky, G.B. (1990) Importancia de la *Salmonella enteritidis* en brotes de enfermedades transmitidas por alimentos en Argentina, años 1986–1988. *Rev. Argen. Microbiol.*, **22**, 31–6.
El-Gazzar, F.E. and Marth, E.H. (1992) Salmonellae, Salmonellosis, and dairy foods: a review. *J. Dairy Sci.*, **75**, 2327–43.
van de Enden, J.C., Waddington, D., van Aalst, H., van Kralingen C.G. and Packer, K.J. (1990) Rapid determination of water droplet size distributions by pulse field gradient-NMR. *J. Colloid Interf. Sci.*, **140**, 105–13.
Entani, E., Masai, H. and Suzuki, K.-I., (1986) *Lactobacillus acetotolerans*, a new species from fermented vinegar broth. *Int. J. Syst. Bacteriol.*, **36**, 544–9.
Erickson, J.P. and Jenkins, P. (1991) Comparative *Salmonella* spp. and *Listeria monocytogenes* inactivation rates in four commercial mayonnaise products. *J. Food Prot.*, **54**, 913–6.
Erickson, J.P., McKenna, D.N., Woodruff, M.A. and Bloom, J.S. (1993) Fate of *Salmonella* spp., *Listeria monocytogenes*, and indigenous spoilage microorganisms in home-style salads prepared with commercial real mayonnaise or reduced calorie mayonnaise dressings. *J. Food Prot.*, **56**, 1015–21.
Erickson, J.P., Stamer J.W., Hayes, M., McKenna, D.N. and Van Alstine, L.A. (1995) An assessment of *Escherichia coli* O157:H7 contamination risks in commercial mayonnaise from pasteurized eggs and environmental sources, and behavior in low-pH dressings. *J. Food Prot.*, **58**, 1059–64.
Finol, M.L., Marth, E.H. and Lindsay, R.C. (1982) Depletion of sorbate from different media during growth of *Penicillium* species. *J. Food Prot.*, **45**, 398–404.
Fleet, G.H. and Mian, M.A. (1987) The occurrence and growth of yeasts in dairy products. *Int. J. Food Microbiol.*, **4**, 145–55.
FAO/WHO (Food and Agriculture Organisation/World Health Organization). (1989) CODEX standard for mayonnaise (Regional European Standard) CODEX STAN 168-1989. ftp://ftp.fao.org/codex/standard/en/CXS_168e.pdf.
Foster, E.M., Nelson, F.E., Speck, M.L., Doetsch, R.N. and Olson, J.C. (1957) *Dairy Microbiology*, Prentice-Hall, Englewood Cliffs, New Jersey, USA.
Gander, K.-F. (1976) Margarine oils, shortenings and vanaspati. *J. Am. Oil Chem. Soc.*, **53**, 417–20.
Gaze, J.E. (1985) The effect of oil on the heat resistance of *Staphylococcus aureus*. *Food Microbiol.*, **2**, 277–83.
te Giffel, M.C., Beumer, R.R., Bonestroo, M.H. and Rombouts, F.M. (1996) Incidence and characterization of *Bacillus cereus* in two dairy processing plants. *Neth. Milk Dairy J.*, **50**, 479–92.
Glass, K.A. and Doyle, M.P. (1991) Fate of *Salmonella* and *Listeria monocytogenes* in commercial, reduced-calorie mayonnaise. *J. Food Prot.*, **54**, 691–5.
Glass, K.A., Loeffelholz, J., Harried, M. and Nelson, J.H. (1993) Survival of *Escherichia coli* O157:H7 in mayonnaise and mayonnaise dressing. Food Research Institute Annual Meeting, May 13.
Gomez-Lucia, E., Goyache, J.H., Blanco, J.L., Garayzabal, J.F.F., Orden, J.A. and Suárez, G. (1987) Growth of *Staphylococcus aureus* and enterotoxin production in homemade mayonnaise prepared with different pH values. *J. Food Prot.*, **50**, 872–5.
Gomez-Lucia, E., Goyache, J.H., Orden, J.A., Doménech, A., Hernández, F.J., Ruiz-Santa-Quiteria, J.A. and Suárez, G. (1990) Influence of temperature of incubation on *Staphylococcus aureus* growth and enterotoxin production in homemade mayonnaise. *J. Food Prot.*, **53**, 386–90.
Grahan, C.G.M., O'Driscoll, B. and Hill, C. (1996) Acid adaptation of *Listeria monocytogenes* can enhance survival in acid foods and during milk fermentation. *Appl. Environ. Microbiol.*, **62**, 3128–32.
Guerzoni, M.E., Lanciotti R., Westall, F. and Pittia, P. 1997. Interrelationship between chemico-physical variables, microstructure and growth of *Listeria monocytogenes* and *Yarrowia lipolytica* in food model system. *Sci. Alim.*, **17**, 507–22.
Harvey, J. and Gilmour, A. (1992) Occurrence of *Listeria* species in raw milk and dairy products produced in Northern Ireland.

J. Appl. Bacteriol., **72**, 119–25.

Hathcox, A.K., Beuchat, L.R. and Doyle, M.P. (1995) Death of enterohemorrhagic *Escherichia coli* O157:H7 in real mayonnaise and reduced-calorie mayonnaise dressing as influenced by initial population and storage temperature. *Appl Environ. Microbiol.*, **61**, 4172–7.

Hersom, A.C. and Hulland, ED. (1980) *Canned Foods. Thermal Processing and Microbiology*, Churchill Livingstone, London.

Hocking, A. D. (1994) Fungal spoilage of high-fat foods. *Food Australia*, **46**, 3–33.

Holliday, S.L. and Beuchat, L.R. (2003) Viability of *Salmonella*, *Escherichia coli* O157:H7, and *Listeria monocytogenes* in yellow fat spreads as affected by storage temperature. *J. Food Prot.*, **66**, 549–58.

Holliday, S.L., Adler, B.B., Beuchat, L.R. (2003) Viability of *Salmonella*, *Escherichia coli* O157 : H7, and *Listeria monocytogenes* in butter, yellow fat spreads, and margarine as affected by temperature and physical abuse. *Food Microbiol.*, **20**, 159–168.

Hüpper, H. (1975) Typhusepidemie in Baden-Württenberg 1974. *Bundesgesundheidsblatt*, **18** (9), 142–5.

ICMSF (International Commission on Microbiological Specifications for Foods). (1988) *Microorganisms in Foods 4: Application of the hazard analysis critical control point (HACCP) system to ensure microbiological safety and quality*, Blackwell, Oxford.

ICMSF (International Commission on Microbiological Specifications for Foods). (1996) *Microorganisms in Foods 5: Characteristics of Microbial Pathogens*, Blackie Academic & Professional, London.

IDF (International Dairy Federation). (1986a) Monograph on pasteurized milk. *Int. Dairy Fed. Bull.*, **200**.

IDF (International Dairy Federation). (1986b) Continuous Butter Manufacture. *Int. Dairy Fed. Bull.*, **204**, 1–36.

IDF (International Dairy Federation). (1987) Packaging of butter, soft cheese, fresh cheese. *Int. Dairy Fed. Bull.*, **214**, 3–11.

IDF, 1996. Codex standards in the context of world trade agreements—IDF General Recommandations for the Hygienic Design of Dairy Equipment. IDF Bulletin 310.

Jackson, H.W. and Morgan, M.E. (1954) Identity and origin of the malty aroma substance from milk cultures of *Streptococcis lactis*, var. *maltigenes*. *J. Dairy Sci.*, **37**, 1316–24.

Jensen, H., Danmark, H. and Mogensen, G. (1983) Effect of storage temperature on microbiological changes in different types of butter. *Milchwissenschaft*, **38**, 482–4.

Jooste, P.J., Butz, T.J. and Lategan, P.M. (1986) The prevalence and significance of *Flavobacterium* strains in commercial salted butter. *Milchwissenschaft*, **41**, 69–73.

Juriaanse, A.C. and Heertje, I. (1988) Microstructure of shortenings, margarine and butter—a review. *Food Microstruct.*, **7**, 181–8.

Kauppi, K.L., Tatini, S.R., Harrell, F. and Feng, P. (1996) Influence of substrate and low temperature on growth and survival of verotoxigenic *Escherichia coli*. *Food Microbiol.*, **13**, 397–405.

Keogh, M.K., Quigley, T., Connelly, J.F. and Phelan, J.A. (1988) Anhydrous milk fat. 4. Low-fat spreads. *Irish J. Food Sci. Technol.*, **12**, 53–75.

Khambaty, F.M., Bennett, R.W. and Shah, D.B. (1994) Application of pulsed-field gel electrophoresis to the epidemiological characterization of *Staphylococcus intermedius* implicated in a food-related outbreak. *Epidemiol. Infect.*, **113**, 75–81.

Klapwijk, P.M. (1992) Hygienic production of low-fat spreads and the application of HACCP during their development. *Food Control*, **3**, 183–9.

Koodie, L. and Dhople, A.M. (2001) Acid tolerance of *Escherichia coli* O157:H7 and its survival in apple juice. *Microbios*, **104**, 167–175.

Kurihara, K., Mizutani, H., Nomura, H. *et al.* (1994) Behavior of *Salmonella enteritidis* in home-made mayonnaise and salads. *Jpn. J. Food Microbiol.*, **11**, 35–41.

Lanciotti, R., Massa, S., Guerzoni, M.E. and DiFabio, G. (1992) Light butter: natural microbial population and potential growth of *Listeria monocytogenes* and *Yersinia enterocolitica*. *Lett. Appl. Microbiol.*, **15**, 256–8.

Leasor S.B. and Foegeding, P.M. (1990) *Listeria* species in commercially broken raw liquid whole egg. *J. Food Prot.*, **52**, 777–80.

Lelieveld, H.L.M. and Mostert, M.A. (1992) Hygienic aspects of the design of food plants,in *Food Production, Preservation and Safety* (ed P. Palet), Ellis Horwood Ltd., Chichester, UK.

Leuschner, R.G.K. and Broughtflower M.P. (2001) Standardized laboratory-scale preparation of mayonnaise containing low levels of *Salmonella enterica* serovar *enteritidis*. *J. Food Prot.*, **64**, 623–9.

Leyer, G.E. and Johnson, E.A. (1993) Acid adaptation induces cross-protection against environmental stresses in *Salmonella typhimurium*. *Appl. Environ. Microbiol.*, **59**, 1842–7.

Leyer, G.E., Wang, L.L. and Johnson, E.A. (1995) Acid adaptation of *Escherichia coli* O157:H7 increases survival in acid foods. *Appl. Environ. Microbiol.*, **61**, 3752–5.

Liewen, M.B. and Marth, E.H. (1984) Inhibition of penicillia and aspergilli by potassium sorbate. *J. Food Prot.*, **47**, 554–6.

Liewen, M.B. and Marth, E.H. (1985) Growth of sorbate-resistent and -sensitive strains of *Penicillium roqueforti* in the presence of sorbate. *J. Food Prot.*, **48**, 525–9.

Lock, J.L. and Board, R.G. (1994) The fate of *Salmonella enteritidis* PT4 in deliberately infected commercial mayonnaise. *Food Microbiol.*, **11**, 499–504.

Lock, J.L. and Board, R.G. (1995) The fate of *Salmonella enteritidis* PT4 in home-made mayonnaise prepared from artificially inoculated eggs. *Food Microbiol.*, **12**, 181–6.

Lopez, A. (1987) Mayonnaise and salad dressing products, in *A complete course in canning*, 12th ed, *Book III, Processing Procedures for Canned Food Products*, Canning Trade Inc, Baltimore, MD, 420–36.

Lyytikäinen, O., Ruutu, P., Mikkola, J., Siitonen, A., Maijala, R., Hatakka, M. and Autio, T. (1999) An out-break of listeriosis due to *Listeria monocytogenes* serotype 3a from butter in Finland. *Eurosurveill. Wkly*, **3** (11), 1–2.

Lyytikäinen, O., Autio, T., Maijala, R., Ruutu, P., Honkanen-Buzalski, T., Miettinen, M., Hatakka, M., Mikkola, J., Anttila, V.J., Johansson, T., Rantala, L., Aalto, T., Korkeala, H. and Siitonen, A. (2000) An outbreak of *Listeria monocytogenes* serotype

3a infections from butter in Finland. *J. Infect. Dis.*, **181**(5), 1838–41.
Madsen, J. (1989) Technological problems in margarine and low-calorie spreads, in *Food Colloids; Second International Symposium* (eds R.D. Bee, P. Richmond and J. Mingins), Royal Society of Chemistry, Cambridge, UK, pp. 267–71.
Madsen, J. (1990) Low-calorie spread and melange production in Europe, in *Edible Fats and Oils Processing. Basic Principles and Modern Practices* (ed D.R. Erickson), American Oil Chemists' Society, Champaign, Illinois, pp. 221–7.
Maijala, R., Lyytikäinen, O., Autio, T., Aalto, T., Haavisto, L. and Honkanen-Buzalski. (2001) Exposure to *Listeria monocytogenes* within an epidemic caused by butter in Finland. *Journal of Food Microbiol.*, **70**, 97–107.
Marth, E.H. and Ryser, E.T. (1990) Occurrence of *Listeria* in foods: milk and dairy foods, in *Foodborne Listeriosis* (eds A.J. Miller, J.L. Smith and G.A. Somkuti), Elsevier, Amsterdam, 151–64.
Massa, S., Cesaroni, D., Poda, G. and Trovatelli, L.D. (1990) The incidence of *Listeria* spp. in soft cheeses, butter and raw milk in the province of Bologna. *J. Appl. Bacteriol.*, **68**, 153–6.
Mayerhauser, C.M. (2001) Survival of enterohemorrhagic *Escherichia coli* O157:H7 in retail mustard. *J. Food Prot.*, **64**, 783–7.
Meyer, M. and Oxhøj, P. (1964) En musetyfusepidemi. *Medlemsblad Danske Dyrlaegeforening*, **47**, 810–9.
Membré, J.-M., Majchrzak H.M. and Jolly, I. (1997) Effects of temperature, pH, glucose, and citric acid on the inactivation of *Salmonella typhimurium* in reduced-calorie mayonnaise. *J. Food Prot.*, **60**, 1497–1501.
Michels, M.J.M. and Koning, W. (2000) Mayonnaise, dressings, mustard, mayonnaise-based salads, and acid sauces, in *The Microbiological Safety and Quality of Food* (eds B.M. Lund, T.C. Baird-Parker and G.W. Gould), , *Volume I*, Aspen Publishers Inc, Gaithersburg, Maryland, pp. 807–35.
Miller, L.G. and Kaspar, W. (1994) *Escherichia coli* O157:H7. Acid tolerance and survival in apple cider. *J. Food Prot.*, **57**, 460–4.
Mitchell, E., O'Mahoney, M., Lynch, D., Ward, L.R., Rowe, B., Uttley, A., Rogers, T., Cunningham, D.G. and Watson, R. (1989) Large outbreak of food poisoning caused by *Salmonella typhimurium* definitive type 49 in mayonnaise. *Br. Med. J.*, **298**, 99–101.
Mooren, M.M.W., Gribnau, M.C.M. and Voorbach, M.A. (1995) Determination of droplet size distributions in emulsions by pulsed field gradient NMR, in *Characterization of Food: Emerging Methods* (ed A.G. Gaonkar), Elsevier Science B.V., Amsterdam, pp. 151–62.
Mostert, M.A. and Lelieveld, H.L.M. (2000) Overall approach to hygienic processing in *Encycl. Food Microbiol.* (eds R.K. Robinson, C.A. Batt and P.D. Patel), Academic Press, London, pp. 1802–5.
Moustafa, A. (1990) Margarines and spreads in the United States, in *Edible Fats and Oils Processing. Basic Principles and Modern Practices* (ed D.R. Erickson), American Oil Chemists' Society, Champaign, Illinois, pp. 214–20.
Murphy, M.F. (1990) Microbiology of butter, in *Dairy Microbiology, Volume 2, The Microbiology of Milk Products* (ed R.K. Robinson), 2nd edn, Elsevier, London, pp. 109–30.
NRC (US National Research Council) *Food Protection Committee. Subcommittee on Microbiological Criteria (1985) An evaluation of the role of microbiological criteria for foods and food ingredients.* National Academy Press, Washington, DC.
Olsen, J.A., Yousef, A.E. and Marth, E.H. (1988) Growth and survival of *Listeria monocytogenes* during making and storage of butter. *Milchwissenschaft*, **43**, 487–9.
Packer, K.J. and Rees, C.J. (1972) Pulsed NMR studies of restricted diffusion I. Droplet size distributions in emulsions. *J. Colloid Interf. Sci.*, **40**, 206–18.
Perales, I. and Audicana, A. (1988) Salmonella enteritidis and eggs. *Lancet*, ii, 1133z.
Perales, I. and García, M.I. (1990) The influence of pH and temperature on the behaviour of *Salmonella enteritidis* phage type 4 in home-made mayonnaise. *Lett. Appl. Microbiol.*, **10**, 19–22.
Petersen, P.J. (1964) Et udbrud af levnedsmidelinfektion fremkaldt af mayonnaise inficeret med *Salmonella typhimurium. Medlemsblad Danske Dyrlaegeforening*, **47**, 284–7.
Proctor, M.E., Brosch, R., Mellen, J.W., Garrett, L.A., Kaspar C.W. and Luchansky, J.B. (1995) Use of pulsed-field gel electrophoresis to link sporadic cases of invasive listeriosis with recalled chocolate milk. *Appl. Environ. Microbiol.*, **61**, 3177–9.
Radford, S.A., Tassou, C.C., Nychas, G.J.E. and Board, R.G. (1991) The influence of different oils on the death rate of *Salmonella enteritidis* in homemade mayonnaise. *Lett. Appl. Microbiol.*, **12**, 125–8.
Radford, S.A. and Board, R.G. (1993) Review: fate of pathogens in home-made mayonnaise and related products. *Food Microbiol.*, **10**, 269–78.
Raghubeer, E.V., Ke, J.S., Campbell, M.L. and Meyer, R.S. (1995) Fate of *Escherichia coli* O157:H7 and other coliforms in commercial mayonnaise and refrigerated salad dressing. *J. Food Prot.*, **58**, 13–8.
Schlech, W.F. III, Lavigne, P.M., Bortolussi, R.A., Allen, A.C., Haldane, E.V., Wort, A.J., Hightower, A.W., Johnson, S.E., King, S.H., Nicholls, E.S. and Broome C. (1983) Epidemic listeriosis—evidence for transmission by food. *N. Eng. J. Med.*, **308**, 203–6.
Scholte, R.P.M. (1995) Spoilage fungi in the industrial processing of food, in *Introduction to Food-borne Fungi* (eds R.A. Samson, E.S. Hoekstra, J.C. Frisvad and O. Filtenborg), Ponsen & Looyen, Wageningen, pp. 275–88.
Seals, J.E., Snyder, J.D., Edell, T.A., Hatheway, C.L., Johnson, C.J., Swanson, R.C. and Hughes, J.H. (1981) Restaurant-associated type A botulism: transmission by potato salad. *Am. J. Epidemiol.*, **113**, 436–45.
Sensidoni, A., Rondinini, G., Peressini, D., Maifreni, M. and Bortolomeazzi, R. (1994) Presence of an off-flavour associated with the use of sorbates in cheese and margarine. *Italian J. Food Sci.*, **2**, 237–42.
Sims, J.E., Kelley, D.C. and Foltz, V.D. (1969) Effect of time and temperature on salmonellae in inoculated butter. *J. Milk Food Technol.*, **32**, 485–8.
Smith, J.L. (1987) *Shigella* as a foodborne pathogen. *J. Food Prot.*, **50**, 788–801.
Smith, J.L. (2003) The role of gastric acid in preventing foodborne disease and how bacteria overcome acid conditions. *J. Food Prot.*, **66**, 1292–1303.

Smittle, R.B. (1977) Microbiology of mayonnaise and salad dressing: a review. *J. Food Prot.*, **40**, 415–22.
Smittle, R.B. (2000) Microbiological safety of mayonnaise, salad dressings and sauces produced in the United States: a review. *J. Food Prot.*,**63**, 1144–53.
Smittle, R.B. and Flowers R.S. (1982) Acid tolerant microorganisms involved in the spoilage of salad dressings. *J. Food Prot.*, **45**, 977–83.
Snyder, J.D., Wells, J.G., Yashuk, J., Puhr, N. and Blake P.A. (1984) Outbreak of invasive *Escherichia coli* gastroenteritis on a cruise ship. *Am. J. Trop. Med.Hyg.*, **33**, 281–4.
St. Louis, M.E., Morse, D.L., Potter, M.E., Demelfi, T.M., Guzewich, J.J., Tauxe, R.V. and Blake, P.A. (1988) The emergence of grade A eggs as a major source of *Salmonella enteritidis* infections. New implications for the control of salmonellosis. *J. Am. Med. Assoc.*, **259**, 2103–7.
ter Steeg, P.F., Otten, G.D., Alderliesten, M., de Weijer, R., Naaktgeboren, G., Bijl, J., Kershof, I. and van Duijvendijk, A.M. (2001) Modelling the effects of (green) antifungals, droplet size distribution and temperature on mold outgrowth in water-in-oil emulsions. *Int. J. Food Microbiol.*, **67**, 227–39.
ter Steeg, P.F., Pieterman, F.H. and Hellemons, J.C. (1995) Effects of air/nitrogen, temperature and pH on energy-dependent growth and survival of *Listeria innocua* in continuous culture and water-in-oil emulsions. *Food Microbiol.*, **12**, 471–85.
Telzak, E.E., Budnick, L.D., Zweig Greenberg, M.S., Blum, S., Shayegani, M., Benson, C.E. and Schultz, S. (1990) A nosocomial outbreak of *Salmonella enteritidis* infection due to the consumption of raw eggs. *N. Eng. J. Med.*, **323**, 394–7.
Thomas, D.S. and Davenport R.R. (1985) *Zygosaccharomyces bailii*—a profile of characteristics and spoilage activities. *Food Microbiol.*, **2**, 157–69.
Troller, J.A. and Christian, J.H.B. (1978) *Water Activity and Food*, Academic Press, New York.
Tschäpe, H., Prager, R., Streckel, W., Fruth, A., Tietze, E. and Bohme, G. (1995) Verotoxigenic *Citrobacter freundii* associated with severe gastroenteritis and cases of haemolytic uraemic syndrome in a nursery school: green butter as the infection source. *Epidemiol. Inf.*, **114**, 441–50.
Tuynenburg Muys, G. (1969) Microbiology of margarine. *Process Biochem.*, **4**, 31–4.
Tuynenburg Muys, G. (1971) Microbial safety in emulsions. *Process Biochem.*, **6**, 25–8.
Tuynenburg Muys, G. and Willemse, R. (1965) The detection and enumeration of lipolytic microorganisms by means of a modified Eykman-plate method. *Antonie van Leeuwenhoek*, **31**, 103–12.
Tuynenburg Muys, G., van Gils, H.W. and de Vogel, P. (1966) The determination and enumeration of associate microflora of edible emulsions. Part II: the microbiological investigation of margarine. *Lab. Practice*, **15**, 975–84.
US-D HEW (US Department of Health, Education and Welfare). (1970) Staphylococcal food poisoning traced to butter-Alabama. *Morb. Mort. Wkly Rep.*, **19**, 271.
US-DHEW (US Department of Health, Education and Welfare). (1975a) *Dressings for food. Mayonnaise*, 21 CFR 25.1, US Government Printers Office, Washington, DC.
US-DHEW (US Department of Health, Education and Welfare). (1975b) *Dressings for Food. Salad. Dressing*, 21 CFR 25.3, US Government Printers Office, Washington, DC.
US-DHEW (US Department of Health, Education and Welfare). (1977) Presumed staphylococcal food poisoning associated with whipped butter. Morb. Mort. Wkly Rep., **26**, 268.
US-FDA (US Food and Drug Administration). (1990) *Code of Federal Regulations Title 21*, Parts 101.100 and 169.140, US Government. Printing Office, Washington, DC.
US-FDA (US Food and Drug Administration). (1991) *Code of Federal Regulations. Margarine. Title 21, Chapter 1, Part 166 revised as of April 1, 1991 of the Code of Federal Regulations*, US Government Printing Office, Washington, DC.
US-FDA (U.S. Food and Drug Administration). (1993) *Code of Federal Regulations, Title 21, Part 169. Food Dressings and Flavorings*. U.S. Government Printing Office, Washington, DC.
US-FDA (U.S. Food and Drug Administration). (1994) *Code of Federal Regulations, Title 21, 1. Subpart G. Exemptions from food labelling requirements § 101.100*. U.S. Government Printing Office, Washington, DC.
Varnam, A.H. and Sutherland, J.P. (1994) Butter, margarine and spreads, in *Milk and Milk Products. Technology, Chemistry and Microbiology* (eds A.H. Varnam and J.P. Sutherland), Chapman & Hall, London, 224–73.
Veringa, H.A., van den Berg, G. and Stadhouders, J. (1976) An alternative method for the production of cultured butter. *Milchwissenschaft*, **31**, 658–62.
Verrips, C.T. (1989) Growth of microorganisms in compartmentalized products, in *Mechanisms of Action of Food Preservation Procedures* (ed G.W. Gould), Elsevier, London, New York, pp. 363–99.
Verrips, C.T. and Zaalberg, J. (1980) The intrinsic microbiological stability of water-in-oil emulsions. I. Theory. *Eur. J. Appl. Microbiol. Biotechnol.*, **10** (3), 187–96.
Verrips, C.T., Smid, D. and Kerkhof, A. (1980) The intrinsic microbiological stability of water-in-oil emulsions. II. Experimental. *Eur. J. Appl. Microbiol. Biotechnol.*, **10** (1–2), 73–85.
Weagant, S.D., Bryant, J.L. and Bark, D.H (1994) Survival of *Escherichia coli* O157:H7 in mayonnaise and mayonnaise-based sauces at room and refrigerated temperatures. *J. Food Prot.*, **57**, 629–31.
Xiong, R, Xie, G., Edmondson, A.S. and Meullenet, J.-F. (2002) Neural network modelling of the fate of *Salmonella enterica* serovar Enteritidis PT4 in home-made mayonnaise prepared with citric acid. *Food Control*, **13**, 525–33.
Zhao, T., Doyle, M.P. and Berg, D.E. (1990) Fate of *Campylobacter jejuni* in butter. *J. Food Prot.*, **63**, 120–2.
Zhao, T. and Doyle, M.P. (1994) Fate of enterohemorrhagic *Escherichia coli* O157:H7 in commercial mayonnaise. *J. Food Prot.*, **57**, 780–3.
Zhao, T., Doyle, M.P. and Besser, R.E. (1993) Fate of enterohemorrhagic *Escherichia coli* O157:H7 in apple cider with and without preservatives. *Appl. Environ. Microbiol.*, **59**, 2526–30.

van Zijl, M.M. and Klapwijk, P.M. (2000) Yellow fat products (butter, margarine, dairy and nondairy spreads). *The Microbiological Safety and Quality of Food* (eds B.M. Lund, T.C. Baird-Parker and G.W. Gould), *Volume I*, Aspen Publishers Inc, Gaithersburg, Maryland, pp. 784–806.

第 12 章
砂糖，シロップおよび蜂蜜

CHAPTER 12
Sugar, syrups, and honey

I　はじめに

スクロース（ショ糖）は，市場では，通常，砂糖といわれる。最も広く自然界に分布している砂糖の種類で，簡単に大量生産が可能である。また，経済的観点から重要なものに，デキストロース（グルコース：ブドウ糖），フラクトース（果糖），ラクトース（乳糖）などの単糖類，さらにマンニトール，ソルビトール，キシリトールなどの多糖類がある。

世界のショ糖の99％は，主にサトウキビ（*Saccharum officinarum*）とサトウダイコン（*Beta vulgaris*）の2種類を原料として生産される。ショ糖は，ヤシ科の栽培地域により，ナツメヤシ（*Phoenix sylvestris*），ココヤシ（*Cocos nucifera*），パルミラヤシ（*Borassus flabellifera*）など多種類のヤシからも産出される（世界の生産高の最高1％まで）。その他には，スイートソルガム，*Sorghum bicolor*（L.）Moench（同じく最高0.05％まで），あるいは，*Acer saccharum* および *A. rubrum* のようなカエデの木からも得られる（同じく最高0.01％まで）（FAO, 1998）。

果糖は，ブドウ糖と果糖を含有したショ糖の加水分解物である転化糖からイオン交換分離するか，高果糖メイズ（トウモロコシ）シロップを精製して作る。ブドウ糖は，完全に加水分解した後，澱粉から製造する。一方，乳糖は乳清から市場向けに生産される。ポリオールは，通常，ブドウ糖シロップや果糖，ヘミセルロースを異性化させたキシロースのような，容易に手に入る炭水化物の水素化処理により製造される。ショ糖，ブドウ糖，乳糖，果糖の詳細は，コーデックス規格4-1981，7-1981または8-1981，11-1981，102-1981（Codex, 1994）に記載されている。

ショ糖シロップは，ショ糖，カエデの木の樹液などから製造した水溶液を濃縮して作るが，ジャガイモ，トウモロコシ，小麦の澱粉を加水分解しても作ることができる。ブドウ糖シロップの詳細は，コーデックス規格9-1981（Codex, 1994）に記載されている。蜂蜜は，主に，ミツバチが植物の花蜜から作る。蜂蜜の糖分構成は，植物の種類により大きく異なり，蜂蜜の詳細は，コーデックス規格12-1981（Codex, 1994）に記載されている。

II　サトウキビ糖

A　初期のミクロフローラ

気候条件により，緑色サトウキビの茎の表面と浸出物の中には，多くの微生物を観察することができるが，*Bacillus* spp.，*Enterobacter* spp.，*Flavobacterium* spp.，*Pseudomonas* spp.，*Xanthomonas* spp.，*Lactobacillus* spp.，酵母，カビなどが10^3～10^9の範囲で報告されている（Nuñez & Colmer, 1968；Tilbury, 1970；Klaushofer *et al.*, 1998）。詳細な研究によると，密度構成は，ショ糖内容物質と浸出物のpH値とに関係があった（Duncan & Colmer, 1964；Bevan & Bond, 1971）。サトウキビ畑でよくみられるピンク色のサトウキビのコナカイガラムシ（*Saccharococcus sacchari*）は酸

性の糖液を排出し（約 pH3），これは好酸性細菌と酵母の発育に適している（Ashbolt & Inkerman, 1990）。コナカイガラムシが死滅した後，これらの微生物は，*Erwinia* spp. および *Leuconostoc* spp. などの比較的耐性の弱い種類の微生物に取って代わる。昆虫，霜または他の原因によるサトウキビへの損傷は，微生物の内部増殖へとつながる。この微生物増殖と，特に組織にデキストランを貯留させる *Leuconostoc mesenteroides* の増殖は，ショ糖の生産高に悪い影響を与える（Chen & Chung, 1993）。

B　加工処理の微生物への影響

微生物学から見た，サトウキビ製糖業の主な製造段階と微生物に与える影響を，Table 12.1 にまとめた。近年の知見を含めたショ糖の加工に関する詳細な論文は，Belotti *et al.*（2002）および Blackwell（2002）が発表している。

収穫段階

熟成したサトウキビは，生のままか葉を除去するために燃やした後に，ナタを用いて手で収穫するか機械で収穫する。場合によっては，機械的に切られたサトウキビは，地面の上で 30 cm 以下の大きさに切断されるので，切断された表面の多くが汚染される。

Leuconostoc mesenteroides は大量に増殖すると，酸，デキストラン，粘液などを形成し，最大 1.5

Table 12.1　サトウキビ製糖における各種製造段階と微生物

Process step	Temperature (°C)	pH	% Dry matter	Predominant microflora	Microorganisms	Results/problems
Post-harvesting	25–30	5.7–7.7	19	Mesophilic	*Leuconostoc*	Souring, Sugar loss/ dextran formation
Crushing and extraction	25–30	5.0–5.6	10–18	Mesophilic	*Leuconostoc*, Enterobacter Yeasts	Souring, Sugar-loss, Alcohol production
Clarification	80–100	8.0	10–18	None	None	NA
Evaporation/ crystallization/ centrifugation	60–100	5.0–6.0	NA	None	Survival of thermophilic spores	NA
Microorganisms from Processing equipment						
Recontamination of raw sugar	25–30	5.6–6.0	70–90+	Osmophiles if $a_w > 0.65$	*Z. rouxii*, Xerophilic molds	Sugar loss, Invert sugars produced, Acid produced, a_w, rises
Refining	70–90	5.0–8.0	70–90+	None	Surviving thermophilic spores	NA
Refined sugar	25–30	N/A	99+	None	Surviving thermophilic spores	Introduction of spores into final products

Data from various sources.
N/A, not available.

%までショ糖の産生量を減少させるため，非常に注意の求められる微生物である（Tilbury, 1975；Salunkhe & Desai, 1988；Cerutti de Guglielmone *et al.*, 2000）。Tilbury（1970）は，サトウキビの茎から綿棒に採取したサンプルのうち最高25%，菌数にして1,000〜50,000個の *Leuc. mesenteroides* を検出した。生菌数は，サトウキビの葉の焼却後，収穫後（Bevan & Bond, 1971）そして生育後，急速に増加する。このため，損失を最小限に留めるためには，収穫以後の処理を迅速に遂行することである。制菌剤により損失を最小限にする実験も研究されたが，結果はあまり芳しいものではなかった（Desai & Salunkhe, 1991）。温暖で乾燥した条件下では，酵母が主な微生物になると考えられる（Lionnet & Pillay, 1988）。

抽出と加工処理

サトウキビは，各種の処理を経て粗糖へと加工される。これらの処理に関しては，Desai & Salunkhe（1991），さらに van der Poel *et al.*（1998）により，詳細に概要が示されている。これらの処理工程には，(i)切断，(ii)原液と絞りかす（バガス）とに分離するための粉砕と製粉，(iii)石灰処理，(iv)熱処理，(v)沈殿物を分離するための浄化処理，(vi)原液を濃縮するための乾燥，(vii)白下を得るための結晶化，そして最後に(viii)遠心分離が含まれる。こうした製造ステップのほとんどが，ミクロフローラに影響を与える。

粉砕と製粉処理の間，サトウキビは小片に切断され，処理進行方向と逆方向に流した抽出水溶液とともに，一連のローラーを順番に通過する。切断後最初のローラーから採取される原液は最高19%のショ糖を含み，最後のローラーでは5%以下のショ糖となる。また，別のローラーからの原液は未精製の原液が含まれ，バガスと呼ばれるサトウキビの繊維質の残渣として抽出される。未精製の原液は，多くの微生物の発育にとって理想的な環境であるが，微生物のほんの一部しか生存できない。未精製の原液は，10〜18の糖度（ショ糖のパーセント w/w，または可溶性の固形物に相当），5.0〜5.6のpHを持ち，無機塩類および有機塩類，アミノ酸，その他の栄養素が豊富であり，温度は通常約25〜30℃である。最初に圧搾した原液中の微生物濃度は，通常のサトウキビでは1mL当たり10^5〜10^7の範囲であり，*Leuconostoc* spp.や他の酸を産生する微生物が増殖している酸敗したサトウキビでは，1mL当たり約10^8である。そのため，pH値は下がってくる。抽出および製粉中の微生物フローラにおける変化は，特に *Leuconostoc* spp.に焦点を当て，Lillehoj *et al.*（1984）が研究を行っている。

Leuconostoc spp.（粘液生成能を持つ）の二次汚染は，衛生管理が不十分な製粉工場においてみられる。特に，製粉工程で生成されたバガスの堆積により，微生物は増殖する（Klaushofer *et al.*, 1998）。製粉工場によっては，*Enterobacter* spp.が多く観察され，また他の工場では酵母が多くみられた。

抽出工程後すぐに行う浄化処理に遅れがなければ，ショ糖の損失を最小限にすることができる。この工程では，石灰を添加してpH値を約8.0に増加させることと，80〜100℃への急速な熱処理を行うことにより，増殖形微生物を死滅させることも含まれている。浸出工場において高温を維持することは，微生物管理に有効な手段である。さらに，沈殿およびろ過の工程は，フィルターケーキ泥（脱水された汚泥状のかたまり）であるクズ，沈殿物，浮遊物を除去するために行う。浄化処理

Table 12.2　加工処理中のサトウキビの細菌数[a]

Product	Mesophiles/mL (range)	Thermophiles/mL (range)
Raw juice (early)[b]	8×10^6–1.6×10^7	1×10^1–1×10^2
Raw juice (late)[b]	6×10^8–8×10^8	–
Clarified effluent	0–11	0–8
Press juice	0–5×10^4	3×10^3–2×10^5
Evaporator	2×10^2–3×10^4	2×10^2–2×10^3
Storage tank	1×10^3–7×10^3	2×10^4–4×10^4
Crystallizer	2×10^3–4×10^4	3×10^2–2×10^4
Massecuite[c]	1×10^3–1×10^4[d]	2×10^3–2×10^4
Raw sugar	3×10^2–5×10^3[d]	2×10^2–2×10^3
Molasses	3×10^3–3×10^5	1×10^3–2×10^4

[a]Adapted from Owen (1977).
[b]Early in season and late in season.
[c]Mixture of sugar crystals and molasses.
[d]Per gram.

は，微生物数を99.999％減少させる（Table 12.2）が，デキストランや中温性あるいは好熱性芽胞は残存する（Chen & Chung, 1993）。浄化された原液からは，さらに蒸発して水分を取り除き，約60℃で結晶化した後，白下と呼ばれる濃縮ショ糖懸濁液が得られる。この懸濁液は，液相の残渣を除去し，糖蜜（モラス）として知られるサトウキビ粗糖結晶を得るため，遠心分離により洗糖される。糖蜜（モラス）は，ショ糖，転化糖，有機酸，アミノ酸，窒素化合物，ミネラル，多糖類などから構成される結晶である。

サトウキビ粗糖は，サトウキビ製粉工程での最終産物であり，製糖工程への原材料となる（Desai & Salunkhe, 1991 ; van der Poel *et al.*, 1998）。pH 値が5.0～6.0，*Aw* が約0.65，ショ糖濃度が95～99％の糖蜜（モラス）残渣約0.5％を結晶の周りに有する。

粗糖の微生物フローラは，細菌芽胞から構成されており，これらの芽胞は熱処理を行っても残存する（Chen & Chung, 1993）。貯蔵タンク中，あるいは加工工程での増殖を助長する白下（wet sugar residue）による二次汚染のため，好乾燥性酵母がしばしば存在する。これは，装置の衛生管理設計に問題があるために発生することが多い。洗浄から白下までの時間が長いと，グラムあたりの酵母数は10^6のレベルまで達する（Tilbury, 1980）。これらの凝縮された条件下では，これらの酵母の多くは耐熱性もあり（Bärwald & Hamad, 1984 ; Anderson *et al.*, 1988），また真空結晶缶による結晶処理の間，死滅しないこともしばしばある。*Aspergillus* および *Penicillium* spp. などの空気中のカビは，結晶化処理，遠心分離処理，乾燥処理の間に製品を汚染することがある。

糖蜜膜中の酵母は，遠心分離処理が不十分なサトウキビ中や吸湿により増殖する。これは，転化糖を形成して重大な経済的損失をもたらすことがある。また，主要な関心事ではないが，カビによる変敗は，麻袋を過去に何度も使用したためではなく，おそらくサイロ中の酸素不足が原因であると考えられる。

精製

サトウキビ粗糖を精製して食品用の結晶糖にするためには，不純物を取り除き，純度99.9％以上のショ糖結晶とする（Desai & Salunkhe, 1991 ; van der Poel *et al.*, 1998）。原料サトウキビの精製には，最終製品の微生物学的品質に影響を与える工程も含まれている。洗糖工程では，遠心分離機により原料ショ糖と糖蜜（モラス）を分離し，同時に高水圧で放水して結晶表面を洗う。この段階で，微生物を含んだ糖蜜残渣は除去される。洗浄されたショ糖はさらにBrix糖度66°の糖蜜液を得るため，約70℃の熱水で溶解する。この糖蜜液を炭酸カルシウムと炭酸ガス，またはリン酸と混合して，細菌をはじめ不純物を沈殿させ，ろ過処理により取り除く。

脱イオン処理は，活性炭層とイオン交換樹脂を通して脱色し，灰分を取り除くために行う。最終ステップである蒸発，結晶，乾燥工程を終了すると，微生物数が100から1,000cfu/g以下の範囲の結晶糖ができる（Müller *et al.*, 1988）。

C　変敗

収穫したサトウキビに，*Leuconostoc* spp.および他の酸を形成する細菌が増殖すると，酸敗したサトウキビの原因となる（Tilbury, 1968 ; McCowage & Atkins, 1984）。これらの細菌は，転化糖，乳酸，酢酸を産生し，特にデキストランを産生する頻度が高く，このデキストランはサトウキビの変敗や鮮度を調べる指標として使用される。収穫と切断の間の期間を迅速にすることで，ショ糖の重大な損失は免れると思われる。高温多湿の気候条件下では，収穫と切断処理の間に，1日当たり，ショ糖全体の最高15％を損失していると考えられる（Tilbury, 1975）。一方，温暖であるが乾燥している地域では，通常，損失は遙かに少なく，こうした条件下では，推奨される指標としてエタノールが使用される（Lionnet & Pillay, 1988）。

デキストランは，原料糖工場と製糖工場での処理工程に重大な問題を起こす多糖類である。デキストランは処理中の糖液粘性を増加させるため，処理の低速化が必要となる。また，デキストランはポンプに損傷を与える可能性があり，真空結晶缶などの装置の洗浄頻度を増やす必要がある。さらに，ショ糖結晶化の増進を阻害するため結晶化を緩慢にする。

デキストランは，ショ糖の生産高と品質だけでなく，処理効率にも影響する。ショ糖加工工程における，この多糖類の問題原因と影響に関する論文がいくつか発表されている（McCowage & Atkins, 1984 ; Clarke *et al.*, 1996 ; Clarke, 1997）。

サトウキビ用の浸出機内では，好熱性菌が転化糖を発酵させて，乳酸（95％）と少量の蟻酸，酢酸，グリコール酸を産生する。これは，サトウキビ加工処理における重大な問題である（Oldfield *et al.*, 1974a ; McMaster, 1975）。酸を産生する主要な細菌は，*Bacillus stearothermophilus*および*B. coagulans*である（McMaster & Ravnö, 1977）。いくつかの事例では，気体（炭酸ガスと水素）も産生する場合があり，バッテリー浸出機中では，ショ糖抽出に影響するレベルまで気圧を上昇させる。

粗糖は，多くの場合，長距離輸送する前に何カ月も保管される。このときに十分な予防対策を実施しないと，変敗によって，大きな経済的損失を招くおそれがある。

Table 12.3　粗糖由来の好稠性酵母の増殖を促す最低水分活性[a, b]

Yeast	Water activity
Zygosaccharomyces rouxii	0.65
Saccharomyces bisporus var. *mellis*	0.70
Torulopsis candida (1)	0.65
Torulopsis candida (2)	0.70
Torulopsis etchellsii	0.70
Torulopsis versatilis	0.70
Hansenula anomala	0.75

[a]From Tilbury (1967).
[b]Tested in sucrose/glycerol syrups for 12 weeks at 27°C.

好乾燥性酵母が最も活性化しているように見えるが，好乾燥性カビ類も変敗の原因，あるいは変敗を助長している可能性がある。以下に，変敗の理由とその防止策を説明する。

粗糖にみられる酵母は主に好乾燥性である。それらの天然フローラは，工場内のサトウキビ，バガス，懸濁物のろ過ケーキ，水分を含む糖分物質などである。*Zygosaccharomyces rouxii* が最も一般的に観察されるが，*Zygosaccharomyces* の他の種あるいは *Pichia*，*Candida*，*Dekkeromyces* および *Endomycopsis* などの属も観察されている（Tilbury, 1968；Skole *et al.*, 1977）。粗糖で一般的に観察される酵母の増殖を促す最低限の Aw を Table 12.3 に示す。

変敗の原因は，これら好乾燥性酵母が粗糖の糖蜜膜中で増殖することであり，増殖率は，主に Aw 値に依存している。粗糖の Aw は，0.575～0.825 と大きく変化する。変敗は 0.65 以下では発生しないが，0.7 以上になると急速に進行すると考えられている。貯蔵している間，糖分の低下（主に転化糖）と大気中の相対湿度の増加が原因となり，Aw は上昇する（Klaushofer *et al.*, 1998）。糖蜜膜中で増殖する間，転化糖の果糖は代謝され，水と有機酸を産生する。Aw の上昇と pH の低下で，好乾燥性酵母の増殖はさらに有利になり，pH 値が低下することにより，ショ糖の加水分解を引き起こし，転化糖をさらに産生する。転化の原因としては，酵母のうち数種の好乾燥性属菌が産生する転化酵素が活性化した結果であると考えられる（Klaushofer *et al.*, 1998）。

大量に保管されている間と輸送の間は酵母の増殖に有利な条件下であり，菌数は最終生産物の官能特性（においなどの感覚）に影響する水準 10^7 ～10^8 cfu/g に達するものと思われる。最大値に達した後，数カ月以内に，生存可能な酵母の数は 99.99％以上減少する（Tilbury, 1968）。

Tilbury（1968）は，他の条件による影響および他の酵母との相互作用に関して，実験室での条件下で研究調査し，その結果を公表した。

精製した糖生産物で変敗した記録を持つのは糖液のみである。グラニュー糖はまれに変敗報告があり，その他には偶発的に精製糖を濡らしたという報告があるにすぎない（Müller, 1989）。保管中の品質劣化に影響を与える主な要素は温度である。

D　病原体

サトウキビからのショ糖は，これまで食中毒の発生と全く関わりがなく，ショ糖以外の製品を生産するために使用される原材料に適用される微生物学的基準（Chen & Chung, 1993）と関連してサルモネラ属菌の検査を行うことは，必要な検証の一部とみなされている。ショ糖の加工と精製により，増殖形微生物や，おそらく，原材料に存在する病原性微生物も排除あるいは殺菌される。粗糖，モラス（糖蜜），茶色の角砂糖，ミツバチのえさとして使用されるショ糖からのボツリヌス菌の単離方法が，Nakano *et al.*（1992）により報告された。しかしながら，この病原体の芽胞は，精製されたショ糖あるいは製造中に採取されたサンプルからは検出されなかった。

E　管理（サトウキビショ糖）

要約

重大な危害要因[a]	• 重大な危害要因はない
管理手段	
初期レベル（H_0）	• 適用しない
減少（ΣR）	• 適用しない
増加（ΣI）	• 適用しない
検査	• ほとんどの場合，サルモネラ属菌に対する検査または衛生状態の指標菌としての大腸菌群あるいは腸内細菌に対する検査は，食品の処理と取り扱い中に，良好な衛生状態を検証するためにだけ実施されている • 特定のパラメータに対する検査は，特別な場合，例えば，缶詰に使用するショ糖の芽胞菌の検査に実施される
変敗	• Aw が0.65以上であると，好乾燥性酵母の増殖が可能になる

[a] 特定の製品または加工処理のために原材料としてショ糖を使用する場合など，特定の状況下では，他の危害要因も考慮する必要があると思われる。

コメント

原材料

サトウキビ畑では，収穫から処理工程の間隔を短縮することにより，微生物が増殖する機会を減少できる。この間隔は，切断していないサトウキビでは24～36時間以内，切断したサトウキビは高温多湿な気候では8～12時間以内，冷涼で乾燥した気候では18時間以下とすべきである。収穫時に鋭利なナイフで切断すると滑らかな切り口が得られ，細菌の侵入を最低限に留めることができる。機械を使用して収穫する場合，収納する箱を清潔に保ち消毒しておくことが望ましいが，こうした配慮は最低限の必要事項である。

加工処理中の対策

粉砕片にホルムアルデヒドを散布することにより変敗は減少するが経済的ではない（Egan, 1971）。また，米国食品医薬品局（FDA）の規則では，ホルムアルデヒドを食品処理添加物として認めていない。加工処理中，良好な衛生状態を維持し，粘液形成細菌の増殖を避けるため，機械装置を清潔に保つように十分な注意を払う（Klaushofer *et al.*, 1998）。バガス（絞りカス）残留物の蓄積は避けるべきであり，圧搾機は定期的に蒸気で洗浄し，圧搾機を停止している間または電源を切った時に洗浄すべきである。浸出機内の温度設定は，70℃を十分に超える温度，できれば85℃前後に保つことにより，微生物の増殖とショ糖量の減少を最小限に留められる。これは，高価な静菌剤を使用することに比べ遙かに効果的である。

粗糖

粗糖の変敗予防は，*Aw* を 0.65 未満に維持することにかかっている。これが達成されると，微生物は増殖できなくなるため，汚染原因の微生物の数と種類はほとんど問題にならなくなる。このため，*Aw* を管理する手順は重要であり，良好な衛生状態を維持する助けとなる。これらの手順を以下に示す。

(i)　*Aw* の上昇を少なくするため，十分に遠心分離して，できる限り洗浄水を取り除く。

(ii)　必要に応じて，*Aw* を 0.65 未満に抑えるため，粗糖を人工的に乾燥する。

(iii)　相対湿度 65％ RH 以下の密閉されたサイロに保管する。

最終製品の保管安定性

最も重要な要件は，水分の吸収を避けることである。このため，適切な包装をするか，または *Aw* を 0.65 以上に上昇させない温度と相対湿度の条件を維持できる保管場所を選択することである。

Ⅲ　甜菜糖

A　初期のミクロフローラ

ミクロフローラは，甜菜（サトウダイコン）に付着している土壌からもたらされる。甜菜の細胞組織から同定される属は，中温性あるいは好熱性細菌のバチルス属菌およびクロストリジウム属菌に加え，*Pseudomonas*, *Arthrobacter*, *Erwinia*, *Flavobacterium*, *Streptomyces*, 酵母などがある（Bugbee *et al.*, 1976）。バチルス属菌は，特に加工処理の過程で変敗の原因となる可能性が高い。

B　保管と加工処理の微生物への影響

主な加工処理工程と甜菜糖の微生物に与える影響を Table 12.4 に記載した。加工処理工程の詳細は，Desai & Salunkhe（1991），van der Poel *et al.*（1998）がそれぞれ説明している。

保管，フルーミング（水で押し流す），洗浄

甜菜は冬が始まる前に収穫する。先端の葉の部分を切り落とし洗浄した後，しばしば数日から数カ月間，畑に積んで保管される。通常，甜菜の山は，適切な方法で覆い通気を確保すれば，外気温が −35℃に下がっても約 1.5～ 5℃の温度に保たれている。

畑に積み上げた甜菜の管理が十分でないと，氷点下の温度または50℃までの加熱により，損傷して変敗の原因となる。保管するときの換気が十分でない場合，主に，付着したゴミや土砂の小塊が原因で，2 日以内に 50℃近くまで温度が上昇し，それ以降は微生物による変敗の進行が明確に現れる（Bugbee & Cole, 1976 ; Cole & Bugbee, 1976）。変敗が始まると，デキストラン，レバンまたは転化糖が産生される（Oldfield *et al.*, 1971 ; Cole & Bugbee, 1976）。

工場では，甜菜は 30～40℃の温水とともに洗浄機へと送られ，残った土砂が取り除かれる。微生物数は，新鮮な水または塩素消毒をした循環水を使用することにより，減少する（Carruthers & Oldfield, 1955 ; Moroz, 1963）。土壌残渣とショ糖のろ過操作の影響により，微生物数は 10^6 ～10^7 /mL まで急速に増殖する。一般的に，甜菜を押し流す温水中（フルーミング）に微生物数が多い場合，甜菜の糖汁に含まれる微生物数も多くなる。

Table 12.4　甜菜の各種製造段階での特性

Process step	Temperature (°C)	pH	%Dry matter	Predominant/ microflora	Microorganisms	Results/problems
Beet storage	0–15	7.5	25	Psychrophilic/ mesophillic	*Bacillus* spp., *Leuconostoc* spp.	Slime formation, dextrans, levans
Beet fluming	0–15	7.5–9.0	N/A	Psychrophilic	*Pseudomonas* spp., *Flavobacterium* spp.	Acid production, corrosion
Beet washing	0–15	7.0	N/A	Psychrophilic	As above	As above
Extraction system	70	6.0–6.5	0.5–15	Thermophilic	*B.stearothermophilus*, *Clostridium* spp., thermophilic cocci	Acid production, sugar loss, hydrogen sulfide production
Raw juice system	35–40	6.0–6.5	14–15	Mesophillic		None
Raw juice cistern	25 or 55	6.0–6.5	14–15	Meso/thermophilic		None
Preliminary	60	6.0–11.0	14–15	Thermophilic	*B.licheniformis*	Acid production, sugar loss
Mainlining	80	12.5	14–15	None		
Thin juice system	70–128	9.2	14–15	None		
Thick juice system	70	8.6–8.8	70	None		
Boiling crystallization	70–80	8.8	70–92	None		
Crystal/syrup	40–50	7.2	99/90	None	Survival of thermophilic spores	Introduction of spores into final products

Adapted from Nystrand (1984).
N/A, not available

抽出

甜菜をコセットと呼ばれる薄いV字形に細長く切断し，浸出機に送る。浸出機内では，コセットの処理方向とは反対方向に熱水を流しながら糖分を抽出する。

浸出機は，通常，抽出温水用と糖汁用の2つの補助装置をもつシステムで，ポンプ，移送，ろ過，裏ごし，熱処理をし，処理中に生成された糖液を保管する。Salunkhe & Desai（1988）が，各種の甜菜加工処理について詳細に説明している。

浸出機内では，ショ糖（下端0.5％～上端15.0％）転化糖，ミネラル，窒素化合物，温度（25～75℃），溶存酸素，pH（5.0～8.0）の値において勾配差が生じる。

浸出機の先端に付着する微生物は，甜菜を栽培した土壌のミクロフローラを反映している。しかしながら，これらの傾向の中では，微生物のほんの数種類のグループのみが増殖すると考えられている。Hollaus *et al.*,（1997）は，フローラの大部分は，主に乳酸菌および *Leuconostoc* spp. などの中温発育性微生物から構成されているが，大腸菌群も存在するだろうと述べている。酵母も増殖可能であるが，一般的にカビと酵母は経済的損失を招くほど十分には増殖しない。

数種類の好熱性微生物は，特に重要である。温度が65～75℃に達するような抽出工場では，*Bacillus stearothermophilus* または *B. coagulans* などの増殖に適している（Klaushofer *et al.* 1971）。細菌数は，数時間の内に10^6～10^7 cfu/mL のレベルに達し，pH 値を6.5または7.0から5.2～5.4まで低下させるに十分な酸を産生する（Oldfield *et al.*, 1974a）。しかしながら，バッチ浸出機（一括処理を行う浸出機）のような，より嫌気的な抽出システム内では，硫化水素を産生する好熱性のクロストリジウム属菌などが増殖する（Belamri *et al.*, 1991, 1993；Pollach *et al.*, 2002）。そして，より低温で処理を行った場合，抽出中のショ糖の損失は大きくなる。

pH 値の減少を避けることは重要である。例えば，pH6.5以下では pH 値が0.5減少すると，バチルス属菌が多く増殖し，0.16～0.19％のショ糖の損失が生じる。クロストリジウム属菌の場合では，ショ糖の損失は0.10～0.13％である（Hollaus, 1977）。

浸出機で使用する温水は，新鮮なものか，抽出の最終ステップから再利用されるものである。再利用する水は，0.5～1.0％の回収可能なショ糖がまだ含まれているため，パイプ，ストレーナー（ろ過装置），フィルター，タンク，浸出機のセル中の微生物を増殖させる。微生物の増殖は，水を80℃以上に加熱するか，殺菌剤を使用することにより防ぐことが可能である（Brigidi *et al.*, 1985；Franchi & Bocchi, 1994）。

石灰処理，炭酸化，蒸発乾燥，ろ過，結晶化

糖原液は80～90℃まで加熱され，そしてコロイド状物質を凝結させるために水溶性の懸濁液（ミルク）あるいは，サッカラートカルシウムのスラリー（流動性のある混合溶液）を添加し石灰化させる。炭酸ガスを二段階に分けて（気泡として）添加し，一段階目には非糖分凝集物の除去を促進し，二段階目は残留した石灰を沈殿させる。沈殿物はろ過により取り除き，ろ液（薄い糖液）は pH 値の低下と脱色のため二酸化硫黄で処理される。次に糖液はイオン交換処理を施され，その後，蒸発乾燥処理をし，Aw0.88の濃厚な糖液となる。糖液は，さらにろ過され，得られた溶液は結晶化された後，甜菜糖原料あるいは白下となる。濃縮された抽出物の細菌学に関しては，Hein *et al.*（2002）により報告されている。工業的加工処理のその他の方法については，Desai & Salunkhe（1991），van der Poel *et al.*（1998）による詳細な報告がある。

精製

精製工程では，微生物の増殖が発生する機会は，脱イオン化層，活性炭層，スイートウォーター（糖を含む淡水）の主に3カ所にある。洗浄済み糖溶液の脱イオン化は，好熱菌の増殖可能な低濃度（Brix糖度55°）で温度50℃の条件下で行われる。活性炭層では，*Aw*と温度が微生物の増殖を阻害するが，高温で熱して活性炭層を再生成する前に，糖分の溶出により，大量の粘性物質と粘液を産生する好熱性*C. thermosaccharolyticum*の増殖を促す（Belamri *et al.*, 1991）。

スイートウォーターは，バッグウォッシャー（予備洗浄），集塵装置，流出物，ろ過装置の洗浄水，活性炭脱色層および脱イオン化装置などに由来する糖分を含有する水である。pHの範囲は4.5〜7.5（通常約5.5），Brix糖度0〜60°，温度15〜75℃である。温度により増殖可能な微生物の種類が決定され，*Leuconostoc*，*Lactobacillus*，*Streptococcus*，*Bacillus* spp.などの中温性細菌または好熱性細菌が10^4〜10^7 cfu/mLのレベルで報告されている（Tilbury, 1975；Tilbury *et al.*, 1976）。最もよくみられる酵母は，*Candida*，*Zygosaccharomyces*，*Pichia* spp.などであるが，他の酵母も存在する。多くは好乾性であり，いくつかの種類は転化酵素を活発に産生する。適温であると，10^5〜10^6/mLの酵母がみられる。スイートウォーターは，例えば糖分の溶解，Brix糖度の高い溶液の希釈のために精製工程で使用するため，スイートウォーターの微生物の種類は重要である。

芽胞形成細菌は，芽胞非形成の乳酸菌に不適な条件でも十分に生存できる。これらは高温で生存可能であり，通常，*Aw*と温度が微生物増殖に適切になるときにみられる唯一の微生物である。これは，主として中温性または好熱性，好気性または嫌気性のバチルス属菌またはクロストリジウム属菌などにより形成される精製ショ糖のフローラに反映されている（Hollaus, 1977；de Lucca *et al.*, 1992；Hollaus *et al.*, 1997）。その他の二次汚染源は，空気，汚染された塵，包装材料などである（Pollach *et al.*, 1998）。

C　変敗

抽出処理の間，微生物活性は以下の問題を生ずる。

酸形成とショ糖損失

原料の糖液のpHの範囲は6.0と6.7の間である。抽出処理における微生物増殖と酸形成は，ショ糖損失をもたらす主要な原因である。どの程度ショ糖の等級を下げるかは，細菌種により大きく異なる（Table 12.5）。例えば，好熱性細菌は，浸出処理の糖液では70℃で増殖し，その数は10^6〜10^7 cfu/mLの範囲に達し，pHを5.2〜5.4に下げる。浸出機の中で増殖する微生物の代謝と，ショ糖損失への影響に関する多くの研究が報告されている。その結果はKlaushofer *et al.*（1998）に

Table 12.5　甜菜糖液由来の微生物によるショ糖分解の割合

Organism	Temperature (°C)	Sucrose destroyed (mg/10^9 cells/h)
Desulfotomaculum (Clostridium) nigrificans[a]	55	0
Enterobacter (Aerobacter) aerogenes	35	0.1–0.4
Flavobacterium, Micrococcus,[b]		
Streptococcus[b]		
Leuconostoc mesenteroides[b]	35	2–8
Lactobacillus[b]		
Clostridium thermohydrosulfuricum[a,c]	66	2–3
Clostridium thermohydrosulfuricum[a,c]	70	7–8
Clostridium thermosaccharolyticum[a]	66	2–3
Bacillus thermophilus[b,c]	55	10–40
Bacillus stearothermophilus[a]	65	108–160
Bacillus subtilis[b]	55	20–60
Saccharomyces[b]	35	1500–3000

[a]From Klaushofer and Parkkinen (1966).
[b]Devillers (1955).
[c]Not listed in the eighth edition of Bergey's Manual (Buchanan and Gibbons, 1974).

より要約され，論述されている。

金属の腐食

浸出機とその付属機器から構成するシステム内の鉄製部分は，乳酸反応により腐食する。70℃における腐食率は20℃における約2倍であり，pHが6.2から4.2の範囲ではpHを1低下させるごとに4倍まで増加する（Allen *et al.*, 1948; Carruthers & Oldfield, 1955)。供給タンクの中で拡散水のpH値を上昇させる目的で石灰を使用するため，全体の腐食率は減速するが，孔食の深度を深くする。拡散水に塩素を加えて微生物増殖を阻止することは，循環システムにおける腐食を阻止するが，浸出機では無効である。

粘液形成

Leuconostoc mesenteroides などの中温性細菌の増殖は，温度が40℃以下になるような場合に限られる。例えば，糖液／コセットを逆流させる熱交換機内，残余繊維（パルプ）の排出口，パルプ圧縮部などである。しかし，以上のことは，現在では周知の事実であるため，例外的に発生しているに過ぎない（Chen & Chung, 1993, Tallgren *et al.*, 1999)。

亜硝酸塩形成

硝酸塩は甜菜に存在し，硝酸性窒素は通常20〜200ppmであるが，亜硝酸塩はない。粗糖液の亜硝酸塩は通常2〜15ppmであり，時折，75ppmまで上昇する。連続式浸出機内では *B. stearothermophilus* が優勢な好熱性菌であり，菌株によっては，硝酸塩から亜硝酸塩あるいは窒素ガスになる。非常に好熱性で非芽胞形成型のグラム陰性細菌である *Thermus* による加工処理の他の段階での，硝酸塩から亜硝酸塩への変換については Hollaus *et al.*（1997）により解説されている。

これらの微生物により形成された亜硝酸塩は，他の化学物質，例えば加工処理中に添加される二酸化硫黄から形成される亜硫酸水素塩などと結合するかもしれない（Carruthers *et al.*, 1958 ; Oldfield *et al.*, 1974b）。亜硝酸塩が亜硫酸水素塩と結合すると，その有効性を減弱し，ショ糖と共結晶化するイミドジスルホナート（イミド二硫酸塩）も形成するため，石灰分を増加し，白下を遠心分離処理するときに妨げとなる奇形結晶を作る原因となる。

D　病原体

Ⅱ項を参照。

E　管理（甜菜糖）

要約

重大な危害要因[a]	• 重大な危害要因はない
管理手段	
初期レベル（H_0）	• 適用しない
減少（ΣR）	• 適用しない
増加（ΣI）	• 適用しない
検査	• ほとんどの場合，サルモネラ属菌に対する検査，または衛生状態を示す指標としての大腸菌群すなわち腸内細菌科に対する検査は，食品の処理と取り扱い中に，良好な衛生状態を実証するためにだけ実施されている • 特定のパラメータに対する検査は，特別な場合，例えば缶詰に使用するショ糖の芽胞菌の検査に実施される
変敗	• Aw が 0.65 以上であると，好乾燥性酵母の増殖が可能になる

[a] 特定の製品または加工処理のために原材料としてショ糖を使用する場合など，特定の状況下では，他の危害要因も考慮する必要があると思われる。

コメント

原材料

洗浄（フルーミング）するときの水の細菌数は，循環再使用された水の代わりに，新鮮な水を使用することにより減少することができるが，これはあまり実用的ではない。損傷を受けた甜菜をフルーミングするとき，十分に塩素消毒することは良い方法であるが（Moroz, 1963），塩素消毒では芽胞を形成する好熱性菌は死滅できない（Carruthers & Oldfield, 1955）。

加工処理中に適用できる対策

理想的には，微生物の増殖を最低限にするためには，浸出機とその付属機器から構成するシステム内の温度を75℃で一定に維持すべきである。70℃では *B. stearothermophilus* が大量に増殖し，また，80℃ではペクチンの過剰な抽出が洗浄により抑制される。抽出を70℃以上で処理すると，パイプラインおよび抽出工場の流れの悪い箇所を除去し，砂糖損失も最低限となり，ホルマリンを使用しない運用が可能である（Hollaus & Pollach, 1993）。しかしながら，抽出を60～72℃の範囲の温度で実行するときは細菌の増殖がみられるため，管理手段の重要な部分である。例えば，第4級アンモニア化合物，安息香酸エステル，ホルムアルデヒド，メタ重亜硫酸塩など多くの防腐剤が有効である。法律的に許可されている化合物のメタ重亜硫酸塩などは一番経済的に見える。ホルムアルデヒドは効果的ではあるが，浸出機内での使用が許可されているだけで，精製工程では許可されていない。

浸出機内で細菌を除去する最も効果的な除菌剤は，現在でもホルマリン（30～50％のホルムアルデヒド水溶液）である（Klaushofer *et al.*, 1998）。ホルマリンは，低pH値で証明されるように，微生物増殖に対して最も感受性の高い浸出機のセルへ加えられる。ホルマリンは，継続的な投薬より，断続的な投薬の方が一層効果的である。甜菜処理工場では，加工処理する甜菜1t当たり約0.25kgのホルマリン（40％ホルムアルデヒド）を使用する（Guerin *et al.*, 1972）。

その他，二酸化硫黄（Chen & Rauh, 1990），陽イオン物質（Franchi & Bocchi, 1994），グルタルアルデヒド（Accorsi, 1994），過酸化水素（Duffaut & Godshall, 2002）をはじめ多くの除菌剤がこれまで検討されている。現在のところ，過酸化水素のみが良好な結果を出しているに過ぎない。過酸化水素または過酢酸などの酸化剤と界面活性剤の混合物も同様に提案されている（Bowler *et al.*, 1996）。

微生物による乳酸産生と無機酸（できれば硫酸）の拡散水への添加のどちらかによる殺菌管理が可能である。連続式浸出機の補給水のpHは7.0～9.0であり，コセットが最終セルを出るときのpHは，圧搾による水を効果的に取り除いた場合，6.0以下でなければならず，乾燥したコセットは家畜の飼料として利用される。操作方法によっては，目標とする低pHを実現するため，発酵により十分な乳酸が生成されるが，浸出処理の間は乳酸の産生に関して十分に管理することはできない。つまり，処理済みコセットのpHが6.0以下であることを確実に予測することは困難である（Oldfield *et al.*, 1974a）。

微生物の増殖および製糖処理による損失を最小限にするための管理手段は，Pollach *et al.*（1998），Day（2000），Trost & Steele（2002）により研究されている。

最終生産物の保管安定性

主要となる要件は，サトウキビショ糖の場合，水分の吸収を避けることである。さらに付け加えると，甜菜を栽培し処理する場所の環境温度が低ければ，製品の水分吸収や凝縮の原因となる可能性があるだろう。

F　他の食品を腐敗・変敗させる精製糖の微生物

抽出および精製時に増殖する特定の微生物は，処理中も生存し，処理後も精製糖の中に入り込むことができる。細菌数は通常 10^2/g 以下であるが，精製糖に食品の腐敗・変敗を引き起こすのに十分な菌数が存在すると，砂糖を原材料の一部とする食品に重大な腐敗・変敗を引き起こす原因となる（Chen & Chung, 1993）。

ショ糖に最も多く存在する細菌はバチルス属菌であり，粗糖内では増殖しないが，精製処理の時，希釈した糖液内で増殖する。*Desulfotomaculum*（以前はクロストリジウム属菌）*nigrificans*，*Cl. butyricum*，好熱性のバチルス属菌なども存在し，これらは，精製処理工程を生き延びた場合，缶詰食品に使用された精製糖の中に存在していることが確認されている。

最も注意を要する細菌は，以下の通りである（Goldoin *et al*., 1982）。

1．*Bacillus stearothermophilus* および *B. coagulans* は，缶詰食品中で増殖する可能性があり，気体を伴わず酸を産生する。この場合，缶は膨張しないため，“フラットサワー（缶内発酵）”の状態になり，この2種類の細菌がフラットサワー有機体（微生物）として関与している。*Bacillus stearothermophilus* は，熱に対する抵抗性が非常に強い芽胞を形成するため特に有害であり，75℃の温度でも増殖する。ただし，pH が5.2以下であれば増殖しない。反対に，*B. coagulans* は65℃以上では増殖せず，*B. stearothermophilus* より耐熱は弱いが，pH が4.2でも増殖可能である。
2．*Clostridium thermosaccharolyticum* は72℃でも十分に増殖可能であるが，75℃では増殖能力が低下する。缶詰食品中では水素膨張を引き起こし，大量の酸を産生することがある。
3．*Desulfotomaculum nigrificans* の最適増殖温度は55℃である。缶詰食品中で硫化物の悪臭を放つ腐敗・変敗を起こす。
4．好熱性細菌，酵母，カビなどは，清涼飲料水の pH 値で増殖可能である。よくみられるカビは *Aspergillus* と *Penicillium* spp. であるが，その他の属の微生物はそれほど多く観察されていない（Tilbury, 1968）。

Ⅳ　パーム糖

A　初期のミクロフローラ

椰子のミクロフローラは，主に花序および仏炎苞，または幹で作られる細長い穴（スリット）から発生する。微生物としては，*Acetobacter aceti*，*Aceto. rancens*，*Aceto. suboxydans*，*Leuconostoc dextranicum*，*Lactobacillus* spp.，*Micrococcus* spp.，*Pediococcus* spp.，*Bacillus* spp. などが同定されている。また，酵母では *Saccharomyces cerevisiae* および *Schizosaccharomyces pombe* が同定されている（Faparusi & Bassir, 1971；Shamala & Skreekantiah, 1988）。樹液の pH は中性に近く，濃縮

工程が遅れると乳酸菌が増殖して，pH 値を急速に 4 まで低下させ，アルコール性酵母の発酵に好条件となる（Faparusi & Bassir, 1971）。

B　加工処理の微生物への影響

樹液を作る椰子の木とその加工方法は，国により大きく異なる。一般的に，花序は切除して柔らかくした後，樹液を抽出するか，幹につけた細長い切り口から樹液を収集する。樹液に石灰を加えることで発酵を防止する。炭酸カルシウムを沈澱し，樹液を裏ごしした後，蓋のない鍋で煮詰めて濃縮処理をすることが多い。結晶化が始まり，シロップを成形容器に入れて急速に凝固させる（Naim & Husin, 1986 ; Hamilton & Murphy, 1988）。沸騰処理を長時間実行すると増殖形微生物が死滅し，結晶化のための濃縮処理工程において Aw を 0.80〜0.83 に低下でき，芽胞形成細菌を含めた細菌の増殖を阻害する。産生物は吸湿性であるため，包装が不十分なまま湿度の高い状態で保管された場合，カビが増殖する可能性がある（Naim & Husin, 1986）。

C　変敗

加工処理中のいずれの時点をとっても，汚染が発生する可能性があり，樹液の変敗へとつながる。

D　病原体

Ⅱ項を参照。

E　管理（パーム糖）

要約

重大な危害要因[a]	• 重大な危害要因はない
管理手段	
初期レベル（H_0）	• 適用しない
減少（ΣR）	• 適用しない
増加（ΣI）	• 適用しない
検査	• ほとんどの場合，サルモネラ属菌に対する検査，または衛生状態を示す指標菌としての大腸菌群あるいは腸内細菌に対する検査は，食品の処理と取り扱い中に，良好な衛生状態を検証するためにだけ実施されている • 特定のパラメータに対する検査は，特別な場合，例えば，缶詰に使用するショ糖の芽胞菌の検査に実施される

変敗	• Aw が 0.65 以上であると，好乾燥性酵母の増殖が可能になる

[a] 特定の製品または加工処理のために原材料としてショ糖を使用する場合など，特定の状況下では，他の危害要因も考慮する必要があると思われる。

コメント

石灰水は，酵母を使用して発酵飲料を作る場合を除いて，発酵を制御するために抽出処理工程において使用する。変敗原因となる微生物の管理は，沸騰処理により実施する。夕方集めた樹液は，保存するため煮詰めておき，次の処理のため一晩寝かせておく。沸騰処理は，ショ糖を転化させる転化酵素を不活性化するため，また最終的なショ糖の濃縮処理までカビを排除しておくためにも必要である（Naim *et al.*, 1985）。吸湿を遅延または防止する包装技術は，結晶ショ糖の表面でカビが増殖するのを防止する。

V　糖蜜（シロップ）

A　初期のミクロフローラ

糖蜜（シロップ）に関しては，主要なカテゴリーを次の3つに分けている。(i)精製糖を水に溶解して作ったシロップ，(ii)澱粉（ジャガイモ，トウモロコシ，小麦）を化学的または酵素的に加水分解して作ったシロップ，(iii)メープルシロップなど，天然由来の樹液。

糖蜜またはリキッドシュガー（液糖）は，広範囲の消費者や製品に適用できるように製造された原材料である。このため，濃縮，組成配合，異なる種類のショ糖の割合，技術的特性，添加物など様々な要件を満たす必要がある（Blanchard & Katz, 1995 ; Kearsley & Dziedzic, 1995）。液糖の初期ミクロフローラは，Ⅱ項およびⅢ項で解説しているサトウキビおよび甜菜糖と同様である。

メープルシロップの主要生産地は，カナダと米国北東部である。カエデの木から直接採取される樹液（*Acer. saccharum* または *Acer. rubrum*）は無菌状態である。しかし，通常の収集条件では，酵母と細菌の存在が確認されている。細菌のほとんどは，*Pseudomonas fluorescens* と同定されている（Morselli & Feldheim, 1988）が，これは採取の際の衛生状態が良くないためであると考えられている。原料樹液も時間が経過すると，*Pseudomonas*，*Aerobacter*，*Leuconostoc*，*Bacillus* spp. などを含んでいる（Kissinger, 1974）。他の研究では，カエデの木の樹液中の微生物は，バチルス属菌と放線菌類など木の表面にあるものと関連しているという報告がある（Parker *et al.*, 1994）。収穫条件と温度は，微生物の急速な増殖と変敗を誘導すると考えられている。例えば，緑の樹液は，蛍光性シュードモナス属菌の増殖，赤の樹液は，酵母と他の細菌の増殖，乳白色の樹液は，バチルス属菌の増殖，粘度の高い樹液は，細胞外ポリサッカライド（多糖類）を分泌する *Enterobacter agglomerans* の増殖が原因とされている（Britteen & Morin, 1995）。

B　加工処理の微生物への影響

液糖は，脱色処理終了後，濃縮された糖を精製して，あるいは結晶化した精製糖を水に溶解して作られるものである。糖度はBrix糖度66～76°である。

転化シロップは，微生物の転化酵素，塩酸，または強酸性陽イオン樹脂でのイオン交換を使用して製造される（Pancoast & Junk, 1980）。これらの処理は，65℃（酵素による場合）～90℃（化学薬品による場合）の温度範囲で行う。トウモロコシ，小麦，ジャガイモ，タピオカ由来の澱粉は，ブドウ糖，果糖，麦芽糖などのシロップを製造するときに使用する。処理の詳細に関しては，Blanchard & Katz（1995），Olsen（1995），Le Bot & Gouy（1995）が報告している。

現在のところ，前記以外の処理に関する正確な微生物学的データはない。処理条件の観点からは，増殖形細菌と芽胞形成細菌の殺菌方法以外，大きな変化をもたらすとは考えにくい。

液糖と糖蜜の両者とも，タンク内の一時保管中，パイプやポンプ，トラックの輸送中などに，好乾性酵母による二次汚染が発生する可能性がある。

メープル樹液は，１～９％のショ糖を含む水溶液である（Morselli & Feldheim, 1988）。その樹液は，シロップとショ糖を得るために濃縮される。これは，Salunkhe & Desai（1988）が解説しているように，通常，特殊な鍋と成形容器を使用する。

C　変敗

糖度によって，シロップは0.70～0.85のAw範囲を持つ。このため，好乾性酵母による変敗を生じやすい（Vindelov & Arneborg, 2002）。

糖蜜の中では，各種の好乾性酵母やカビが増殖する。特に，*Zygosaccharomyces rouxii*はAwが0.65と低い値でも増殖可能である（Tokuoka, 1993）。通常，ラグタイム（遅滞期）があるため，増殖は緩慢であり，平均増殖時間はAwに反比例する。細菌は増殖しない。酵母とカビの増殖は，次の３要素により決定される。

- 汚染菌数
- ショ糖以外の栄養源の存在
- Awの上昇に伴う増殖速度

Awに差がある液糖は，最も変敗に対しての影響を受けやすい。その理由は，やや好乾燥性の特性を持つ酵母が，高いAwを持つ溶液中（糖分濃度が低い）では急速に増殖でき，適応や選択によってAwの幅を超えて最も低いAw（糖分濃度が最高）のもとでも増殖できるようになるからである。好乾性酵母の数は多量になり，ショ糖の濃縮水溶液中に定着する可能性がある。撹拌しない限り，水が砂糖の高濃縮溶液と十分に交わらないため，Awの勾配（変化）が発生する。このため，処理装置の乾燥が不適切であると，一部に水分が残り，さらにタンク内の天井や壁に結露が形成され，糖分濃縮物の表面へと流れ，Aw値の濃度勾配を発生させることになる。また，低濃度の砂糖溶液が残っているパイプやバルブの洗浄が不十分であると，酵母の増殖に適した場所を提供する結果になる。

好乾性酵母の存在は，シロップ自体に，また，こうしたシロップを使用する製品にも有害である。酵母の増殖は，シロップの官能特性またはテクスチャ特性に変化をもたらす一方，菓子製品に汚染した場合は，発酵による腐敗・変敗やガス産生を引き起こす（Pitt & Hocking, 1997）。

カビの増殖が明確に認識できる，あるいは酵母の増殖により容器が破裂するなど，包装されたメープルシロップ製品の品質低下は，不適切な包装技術や保存方法の結果である。

D　病原体

サトウキビ糖および甜菜糖と同様，この製品群は食品由来の病気の集団発生に関係したことはない。

トウモロコシシロップを 1,010 例サンプリングした結果，13 例に 1 g 当たり芽胞約 50 個のボツリヌス菌の存在が報告された（Kautter *et al.*, 1982）。その後，他の種類のシロップとそれを原材料とする製品に対し 2 つの調査が実施されたが，芽胞は検出されなかった（Hauschild *et al.*, 1988；Lilly *et al.*, 1991）。糖蜜に関連したボツリヌス症は報告されていない。

メープルシロップの製造方法は，病原体の存続を誘導するものではなく，包装したシロップに対する Aw が 0.83〜0.86 であれば（Troller & Christian, 1978），病原細菌の増殖は考えにくい。

E　管理（シロップ）

要約

重大な危害要因[a]	• 重大な危害要因はない
管理手段	
初期レベル（H_0）	• 適用しない
減少（ΣR）	• 適用しない
増加（ΣI）	• 適用しない
検査	• ほとんどの場合，サルモネラ属菌に対する検査または衛生状態を示す指標菌としての大腸菌群あるいは腸内細菌に対する検査は，食品の処理と取り扱い中に，良好な衛生状態を検証するためにだけ実施されている • 特定のパラメータに対する検査は，特別な場合，例えば，缶詰に使用するショ糖の芽胞菌の検査に実施される
変敗	• Aw が 0.65 以上であると，好乾燥性酵母の増殖が可能になる

[a] 特定の製品または加工処理のために原材料としてショ糖を使用する場合など，特定の状況下では，他の危害要因も考慮する必要があると思われる。

コメント

変敗を予防する基本は，二次汚染を防止することである。これは，設備と加工ラインの適正な衛生設計を含むGMPとGHPの適用により達成される。結露とそれに伴う*Aw*の上昇を避けることが非常に重要である。加工処理装置の蒸気殺菌と殺菌剤により，細菌の殺滅は可能である。保管時の二次汚染は，適切な保護策とエアフィルターと紫外線ランプを備えるタンクを使用することによりその可能性を低減できる（Fiedler, 1994）。

カエデの場合，メープルシロップ商品のグレードを最高にするために，また包装後の品質劣化を防ぐためにもシロップの管理が重要である。伝統的にメープルシロップは，乾燥鍋または最終加工鍋から取り出して，99〜103℃の温度で直接包装する。シロップを詰めた容器は，並べられ，容器内の上部空間（ヘッドスペース）を消毒するため密閉される。変敗原因となる微生物の死滅は，包装する前に製品を消毒することにより（Dumont *et al.* 1993），または保管期間中にシロップの表面を紫外線による照射殺菌（Dumont *et al.*, 1991）することにより達成できるが，オゾンはこれまで一部で使用されているにすぎない（Labbe *et al.*, 2001）。

Ⅵ　蜂蜜

セイヨウミツバチ（*Apis mellifera*）が世界中の蜂蜜の大部分を作っている。南アジアと東アジアのトウヨウミツバチ（*Apis cerana*）も重要なミツバチ種である（Crane, 1979）。ミツバチは，顕花植物の蜜腺から花蜜を集める。花蜜の糖度は植物により異なり，約5％〜約80％までと，ショ糖の量や濃度により大きな違いがある。ミツバチが水分を蒸発させるため，水分20％以下の十分に熟成した蜂蜜が作られる。化学変化としては，特にショ糖からブドウ糖と果糖への転化が起こる。ミツバチのろう状の巣は，密閉され，水分の吸収と発酵のリスクを防ぐ。

蜂蜜は，液状，結晶状，液状と結晶状の混合物，結晶化した固体あるいは粒状のもの，ブドウ糖による固形結晶，クリーム状に広げられたもの，さらに巣，塊状など種々の形態で取引される。国際的に利用されている蜂蜜の標準規格は，コーデックス規格の12-1981（Codex, 1994）に記載されている。

重要な特性

蜂蜜の成分構成は製品により大きく異なり，ほとんど花蜜の成分構成に依存している。気候条件と抽出操作の影響は少ない。構成成分は，生産国によっても大きく異なるが，一般的にブドウ糖の含有量（約30〜35％）は果糖の含有量（約35〜45％）より少ない。水分量は通常15〜21％，ショ糖の含有量は約1〜3％，石灰分0.09〜0.33％，pH値が3.2〜4.5である（White, 1978, 1987）。蜂蜜の主な物理学的特徴は，ショ糖の種類と濃縮度により決定される。発酵による変敗に関して，*Aw*が主に重要である。

Table 12.6は，代表的なクローバー蜂蜜の水分と平衡相対湿度ERHの関係を示している（Mar-

Table 12.6 クローバー蜂蜜の平衡相対湿度と水分量の概算値[a]

ERH (%)	Water content (%)
50	15.9
55	16.8
60	18.3
65	20.9
70	24.2
75	28.3
80	33.1

[a]From the data of Martin (1958).

tin, 1958)。気温が4～43℃の範囲では，蜂蜜は水分18％でERH59 ± 4％を維持している。

処理方法と保存方法

抽出前に，蓋状の薄いろう（キャッピング），あるいは熟成した蜂蜜を密閉しているフタを，熱したナイフで取り除く。キャッピングもかなりの蜂蜜を含んでいるため，裏ごし，遠心分離，キャッピングの溶解などの方法により採取する。

蜂蜜は，通常，キャッピングを取り外した巣を遠心分離機にかけて抽出するが，ヘザーの蜂蜜は，揺変性（チキソトロピー）のため，この方法では抽出できない。蜂蜜はタンクに流し込み，バッフル板，上澄みの除去，沈澱などにより粗いロウ状の物質を取り除く。次に，裏ごしして管に通して容器に入れる。蜂蜜を抽出および取り扱うときは，どの段階でも熱処理を欠かすことはできないが，加熱しすぎると有害になる。特に，蜂蜜の色を濃くするヒドロキシメチルフルフラールの産生へとつながり，品質を低下させる（Townsend, 1975）。短期間の間，温度を71～77℃にすると，ほとんどの好乾性酵母を死滅させる効果があり，色合いをほとんど変えずに結晶化傾向を減少できる。加工処理に関しては，Crane（1979）が詳細に説明している。

A　初期のミクロフローラ

蜂蜜の微生物学は，Snowdown & Cliver（1996）により十分に検討されてきた。2人の研究者は，蜂蜜業界において注目されてきた微生物は，高い糖分含有量，酸性度，抗菌作用などの蜂蜜の特性に順応する微生物であると強調している。

各種の調査で示されたように，蜂蜜に含まれる微生物数は一般的に100cfu/g以下であるが，例外的に1,000個あるいは10,000個まで増えることがある（Snowdown & Cliver 1996）。ほとんどの研究では，花粉，花蜜，蜂などに由来するバチルス属菌が主要なミクロフローラとして同定されているが，蜂に餌として与えるショ糖水溶液など，本来の環境以外に由来するものもある。バチルス属菌は，また，蜂の幼虫や成虫の糞に優勢なフローラを形成し，グラム不定性の多形性細菌がそれに続くフローラを形成する。クロストリジウム属菌以外のカビ，放線菌，グラム陰性桿菌，酵母なども分離される（Gilliam & Valentine, 1976 ; Gilliam & Prest, 1987 ; Gilliam *et al*., 1988）。

蜂蜜熟成の間の変化により，*Gluconobacter* spp. や乳酸菌のような増殖形細菌は *Aw* が低下するため，死滅しはじめる（Ruiz-Argüeso & Rodriguez-Navarro, 1975 ; Snowdown & Cliver, 1996）。

商業的に重要なミクロフローラは，*Aw* が十分に高くなると発酵を始める好乾性酵母，蜂に対しては病原性があり人間に対しては毒性がある細菌芽胞および真菌類の胞子である。

頻繁に報告される酵母は *Zygosaccharomyces* spp. であるが，加工処理前の蜂蜜には，他の属も多種類みられる（Tysset & Rousseau, 1981 ; Snowdown & Cliver, 1996）。蜂蜜にみられるカビは，通常，数百 cfu/g の低レベルであり，最も頻繁に分離されるのは *Aspergillus* と *Penicillium* spp. である（Tysset *et al*., 1970 ; Gilliam & Prest, 1987）。好乾性真菌類に関してはまだ報告されていない。2種類の芽胞形成細菌の *B. larvae* およびボツリヌス菌は一般的ではない。しかしながら，*B. larvae* は蜂の“腐蛆病（foul brood）”または“アメリカンペスト（American plague）”の病原体であり，経済的には高い重要性を持つ。ボツリヌス菌の芽胞は 1 kg 当たりの芽胞数が 140～80,000 であり，多種類の蜂蜜試料全体の 7～16％において分離された（Sugiyama *et al*,. 1978 ; Huhtanen *et al*., 1981 ; Hauschild *et al*., 1988 ; Criseo *et al*., 1993 ; Lund & Peck, 2000 ; Nevas *et al*., 2002）。ボツリヌス菌の芽胞は，蜂蜜の中で長期間生存すると考えられており（Nakano *et al*. 1992），これは巣の中で感染した蜂の体内で増殖し芽胞が形成されたことに関連していると思われる（Nakano *et al*., 1994）。

B　加工処理の微生物への影響

蜂蜜を蜂の巣から抽出するとき，通常，*Aw* 約 0.60 に相当する水分 18％あまりを含んでいる。蜂蜜から分離した *Zygosaccharomyces bailii* として報告された菌種は，*Aw* 0.65 で増殖したとの報告があったが（Leveau & Bouix, 1979），より正確にはおそらく *Z. rouxii* であり，*Zygosaccharomyces* 属だけが低 *Aw* で増殖可能な唯一の菌種である（Pitt & Hocking, 1997）。蜂蜜に添加した好乾性酵母群が，増殖に必要とされる最低 *Aw* は 0.68 以上である（Esteban-Quilez & Marcos-Barrado, 1976）。蜂蜜の抽出後，結晶化を管理するために加熱処理すると，*Aw* の低下により熱耐性が増加するにもかかわらず，殺菌処理を行う（Gibson, 1973）。しかしながら，ボツリヌス菌の芽胞はこの処理によっても不活性化できない。

C　変敗

蜂蜜中の多くの酵母は，通常蜂蜜中の水分量に依存していて，水分が上昇すると菌数も増加する。10^6 cfu/g までの酵母数が報告されている（Graham, 1992）。*Zygosaccharomyces* spp. はよくみられるが，特に好乾性種の *Z. rouxii* がよく観察され（Jermini *et al*., 1987），おそらく蜂蜜の最も一般的な変敗原因であると考えられる（Pitt & Hocking, 1997）。蜂蜜中にみられるこの属で，その他の重要な種は *Z. bisporus* である（Hocking, 1988）。酵母の増殖は発酵の原因となり，感覚的に受け入れがたい変化（異臭など）をもたらす。

D　病原体

蜂蜜中のボツリヌス菌は，これまで多くの乳児ボツリヌス症事例に関与しているとされてきた（Dodds, 1993；Aureli *et al.*, 2002；Tanzi & Gabay, 2002）。最近，乳児ボツリヌス症に関しては Midura（1996），Cox & Hinkel（2002）によりまとめられている。一方，乳児ボツリヌス症の感染の中で，他の環境要因に比べ蜂蜜の重要性が低下しているとの報告もある（Long *et al.*, 1985）。一般的に，食中毒の発生は非常に汚染度の高い蜂蜜と関係している。詳細な解説として，Kautter *et al.*（1982），Guilfoyle & Yager（1983），Hauschild *et al.*（1988），Lilly *et al.*（1991）などの文献がある。

E　管理（蜂蜜）

要約

重大な危害要因[a]	• ボツリヌス菌
管理手段	
初期レベル（H_0）	• 蜂蜜中への混入は不可避であると考えられる。蜂蜜サンプルの 7 ～16 %において菌汚染が，また最高レベルの 80,000 cfu/kg の芽胞が報告されている
減少（ΣR）	• 原料蜂蜜中で菌を減少できる可能性は，現在，全くない
増加（ΣI）	• 低 Aw のため，菌数は増加しない
検査	• ボツリヌス菌検査は推奨できない
	• 亜硫酸塩還元芽胞の検査により，蜂蜜の一般的衛生状態に関する情報を得ることができるが，芽胞が低レベルまたは陰性の場合でもボツリヌス菌の存在を否定するものではない
変敗	• Aw が 0.65 以上であると，好乾燥性酵母の増殖が可能になる

[a] 特定の状況下では，他の危害要因も考慮する必要があると思われる。

コメント

時折発生するボツリヌス菌の芽胞による巣内の蜂蜜汚染を予防する実用的な方法は未だ存在しない（Hazzard & Murrell, 1989）。また，通常の加工処理中に芽胞を死滅させる方法もない。除菌が必要な場合には，効果的な方法は加圧滅菌温度で加熱することであるが，おそらく，処理前の希釈と処理後の再濃縮が必要だろう。いずれの場合も，殺菌効果を検証すべきである。

乳児ボツリヌス症の予防に米国栄養協会（American Dietetic Association）が推奨しているように，9 ～12 カ月以下の乳児に甘味料として蜂蜜を使用しないことが重要である（Anonymous, 2003；CDC, 2004）。

変敗

加工処理中に蜂蜜を加熱することで，重要な変敗作用因子である好乾性酵母の汚染能力を不活性化しなければならない。しかしながら，加工処理場の装置や空気による二次汚染もよく発生する。このことは，良好な衛生管理を徹底することで最小限にすることが可能である。抽出処理後の酵母の存在は，Aw を 0.65，あるいはそれ以下に維持することで管理できる。このことを達成するためには，適切な包装により水分吸収を防止しなければならない。

参考文献

Accorsi, C.A. (1994) Glutaraldehyd als Desinfektionsmittel in Extraktionsanlagen. *Zuckerind.*, **119**, 124–8.

Allen, L.A., Cairns, A., Eden, G.E., Wheatland. A.B., Wormwell, F. and Nurse, T.J. (1948) Microbiological problems in the manufacture of sugar from beet. Part I. Corrosion in the diffusion battery and in the recirculation system. *J. Soc. Chem. Ind. London.*, **67**, 70–7.

Anderson, P.J., McNeil, K.E. and Watson, K. (1988) Isolation and identification of thermotolerant yeasts from Australian sugar cane mills. *J. Gen. Microbiol.*, **134**, 1691–8.

Anonymous (2003) Position of the American Dietetic Association: Food and water safety. *J. Am. Diet. Assoc.*, **103**, 1203–18.

Ashbolt, N.J. and Inkerman, P.A. (1990) Acetic acid bacterial biota of the pink sugar cane mealybug, *Saccharococcus sacchari*, and its environs. *Appl. Environ. Microbiol.*, **56**, 707–12.

Aureli, P., Franciosa, G. and Fenicia, L. (2002) Infant botulism and honey in Europe: a commentary. *Pediatr. Infect. Dis. J.*, **21**, 866–8.

Bärwald, G. and Hamad S.H. (1984) The presence of yeasts in Sudanese cane sugar factories. *Zuckerind*, **109**, 1014–6.

Belamri, M., Mekkaoui, A.K. and Tantaoui-Elaeaki, A. (1991) Saccharolytic bacteria in beet juices. *Int. Sugar J.*, **93**, 210–5.

Belamri, M., Douiri, K., Fakhereddine, L. and Tantaoui-Elakari, A. (1993) Preliminary study on the saccharolytic activity of thermophilic bacteria from extraction beet juice. *Int. Sugar J.*, **95**, 17–22.

Belotti, A., Journet, G., Neve, H. and Urbaniack, J. (2002) Some recent sugar manufacturing equipment design innovations. *Intern. Sugar J.*, **104**, 214–20.

Bevan, D. and Bond, J. (1971) Microorganisms in field and mill–a preliminary survey, in *Proceedings 38th Conference of the Queensland Society of Sugar Cane Technologists*, pp. 137–43.

Blackwell, J. (2002) Recent developments in sugar processing. *Int. Sugar J.*, **104**, 28–42.

Blanchard, P.H. and Katz, F.R. (1995) Starch hydrolysates, in *Food Polysaccharides and their Applications* (ed. A.M. Stephen), Marcel Dekker, Inc., New York, 99–122.

Bowler, G., Malone, J.W.G. and Pehrson, R. (1996) Recent advances in the application of peracetic acid formulations in the European beet sugar industry. *Zuckerind*, **121**, 414–6.

Brigidi, P., Marzola, M.G. and Trotta, F. (1985) Inhibition of thermophilic aerobic sporeformers from diffusion juices by antiseptic substances based on quaternary ammonium compounds. *Zuckerind*, **110**, 302–4.

Britteen, M. and Morin, A. (1995) Functional characterization of the exopolysaccharide from *Enterobacter agglomerans* grown on low-grade maple sap. *Lebensm. Wiss. Technol.*, **28**, 264–71.

Buchanan, R.E. and Gibbons, N.E. (eds.) (1974) *Bergey's Manual of Determinative Bacteriology,* 8th edn., Williams & Wilkins, Baltimore Maryland.

Bugbee, W.M. and Cole, D.F. (1976) Sugarbeet storage rot in the Red River Valley 1974-75. *J. Am. Soc. Sugar Beet Technol.*, **19**, 19–24.

Bugbee, W.M., Cole. D.F. and Nielsen, G. (1975) Microflora and invert sugars in juice from healthy tissue of stored sugar beets. *Appl. Microbiol.*, **29**, 780–1.

Carruthers, A. and Oldfield, J.F.T. (1955) The activity of thermophilic bacteria in sugar-beet diffusion systems. *8th Ann. Tech. Conf. Br.*, Sugar Corp., Nottingham, England.

Carruthers, A., Gallagher, P.J. and Oldfield, J.F.T. (1958) *Nitrate reduction by thermophilic bacteria in sugar beet diffusion systems.* Report of British Sugar Corporation, Nottingham, England.

CDC (2004) Botulism–General Information. www.cdc.gov/ncidod/dbmd/diseaseinfo/botulism_g.htm.

Cerutti de Guglielmone, G., Diez, O., Cardenas, G. and Oliver, G. (2000) Sucrose utilization and dextran production by *Leuconostoc mesenteroides* isolated from the sugar industry. *Sugar J.*, **62**, 36–40.

Chen, J.C.P. and Chung, C.C. (1993) *Cane Sugar Handbook. A Manual for Cane Sugar Manufacturers and their Chemists*, 12th edn, John Wiley & Sons Ltd., Chichester, UK.

Chen, J.C.P. and Rauh, J.S. (1990) Technical and economic justification for the use of sugar process chemicals, in 49th Annual Conference of the Hawaiian Sugar Technologists. F48–57.

Clarke, M.A. (1997) Dextran in sugar factories: causes and control part II. *Sugar Azucar*, *Nov*, 22–34.
Clarke, M.A., Roberts, E.J and Garegg, P.J. (1996) Sugarbeet and sugarcane polysaccharides: a brief review. *Proc. Sugar Process. Conf. Res.*, 368–88.
Codex (Codex Alimentarius Commission) (1994) *Sugars, Cocoa Products and Chocolate and Miscellaneous Products, volume 11*, 2nd edn, Joint FAO/WHO Food Standards Programme, Codex Alimentarius Commission, Rome.
Cole, D.F. and Bugbee, W.M. (1976) Changes in resident bacteria, pH, sucrose and invert sugar levels in sugarbeet roots during storage. *Appl. Environ. Microbiol.*, **31**, 754–7.
Cox, N. and Hinkle, R. (2002) Infant botulism. *Am. Fam. Physician*, **65**, 1388–92.
Crane, E. (1979) *Honey. A Comprehensive Survey*, Heinemann, London.
Criseo, G., Bolignano, M.S. and de Leo, F. (1993) Isolazione di *Clostridium botulinum* tipo B da campioni di miele di origine Siciliane. *Riv. Sci. Aliment.*, **22**, 175–81.
Day, D.F. (2000) Microbiological control in sugar manufacturing and refining, in *Handbook of Sugar Refining: A Manual for the Design and Operation of Sugar Refining Facilities*.
De Lucca, A.J., II, Kitchen, R.A., Clarke, M.A. and Goynes, W.R. (1992) Mesophilic and thermophilic bacteria in a cane sugar refinery. *Zuckerind*, **117**, 237–40.
Desai, B.B. and Salunkhe, D.K. (1991) Sugar crops, in *Foods of Plant Origin: Production, Technology, and Human Nutrition* (eds. by D.J.C. Salunkhe and S.S. Deshpande), Van Nostrand Reinhold, New York, pp. 413–89.
Duffaut, E. and Godshall, M.A. (2002) Hydrogen peroxide as a processing aid in the cane factory, in Proceedings of the 2002 Sugar Processing Research Conference, New Orleans. pp. 189–202.
Dumont, J., Lessard, D. and Allard, G.B. (1991) Treatment of spring maple sap using ultraviolet radiation. *Can. Inst. Food Sci. Technol. J.*, **24**, 259–63.
Dumont, J., Saucier, L., Allard, G.B. and Aurouze, B. (1993) Microbiological, physocochemical and sensory quality of maple syrup aseptically packaged in paper-based laminate. *Int. J. Food Sci. Technol.*, **28**, 83–93.
Duncan, C.L. and Colmer, A.R. (1964) Coliforms associated with sugarcane plants and juices. *Appl. Microbiol.*, **12**, 173–7.
Dodds, K.L. (1993) Worldwide incidence and ecology of infant botulism, in *Clostridium botulinum*. Ecology and control in foods (eds. A.H.W. Hauschild and K.L. Dodds), Marcel Dekker, New York, pp. 105–17.
Egan, B.T. (1971) Post harvest deterioration losses in sugar cane. *Sugar J.* **33**, 9–13.
Esteban-Quilez, M.A. and Marcos-Barrado. A. (1976) Actividad de agua de miel y desarollo de levaduaras osmotolerantes. *Anal. Bromotol.*, **28**, 33–44.
FAO (Food and Agriculture Organisation of the United Nations) (1998) *Production Yearbook*, *volume 51*, Food and Agriculture Organisation, Rome.
Faparusi, S.I. and Bassir, O. (1971) Microflora of fermenting palm sap. *J. Food Sci. Technol.* (Mysore), **8**, 206.
Fiedler, B. (1994) Effekt von Desinfektionsmitteln auf osmophile Hefen während der Herstellung und Verarbeitung von Zucker. *Zuckerind*, **119**, 130–3.
Franchi, F. and Bocchi, A. (1994) Control of diffusion juice and press water. *Int. Sugar J.*, **96**, 80–3.
Gibson, B. (1973) The effect of high sugar concentrations on the heat resistance of vegetative microorganisms. *J. Appl. Bacteriol.*, **36**, 365–76.
Gilliam, M. and Prest, D.B. (1987) Microbiology of feces of the larval honey bee, *Apis mellifera*. *J. Invert. Pathol.*, **49**, 70–5.
Gilliam, M. and Valentine, D.K. (1976) Bacteria isolated from the intestinal contents of foraging worker honey bees, *Apis mellifera*: the genus *Bacillus*. *J. Invert. Pathol.*, **28**, 275–6.
Gilliam, M., Lorenz, B.J. and Richardson, G.V. (1988) Digestive enzymes and micro-organisms in honey bees, *Apis mellifera*: influence of streptomycin, age, season and pollen. *Microbios*, **55**, 95–114.
Goldoin, D.S., Souza, L.G., da Costa, S.M. and da Silva, A.A. (1982) Microbiology of crystal sugar distributed in commerce (in Portuguese). *Brasil Açucareiro* **100**, 331–35. (Abstract 83-2-12-10866-FSTA).
Graham, J.M. (1992) *The Hive and the Honey Bee*, Dadant and Sons, Hamilton, IL.
Guerin, B., Guerin, M.-S. and Loilier, M. (1972) Emploi en sucrerie d'un nouvel inhibiteur de développements microbiens. *Sucr. Fr.*, **113**, 203–11.
Guilfoyle, D.E. and Yager, J.F. (1983) Survey of infant foods for *Clostridium botulinum* spores. *J. Assoc. Off. Anal. Chem.*, **66**, 1302–4.
Hamilton, L.S. and Murphy, D.H. (1988) Use and management of nipa palm (*Nypa fruticans* Arecaceae): a review. *Econ. Bot.*, **42**, 206–13.
Hauschild, A.H.W., Hilsheimer, R., Weiss, K.F. and Burke, R.B. (1988) *Clostridium botulinum* in honey, syrups and dry infant cereals. *J. Food Prot.*, **51**, 892–4.
Hazzard, A.R. and Murrell, W.G. (1989) *Clostridium botulinum*, in *Foodborne Microorganisms of Public Health Significance* (eds. K.A. Buckle *et al.*), 4th edn, Australian Institute of Food Science and Technology (NSW Branch) Food Microbiology Group, Pymble, NSW, Australia, pp. 177–208.
Hein, W., Pollach, G. and Rösner, G. (2002) Studien zu mikrobiologischen Aktivitäten bei der Dicksaftlagerung. *Zuckerind*, **127**, 243–57.
Hocking, A.D. (1988) Moulds and yeasts associated with foods of reduced water activity: ecological considerations, in *Food Preservation by Moisture Control* (ed. C.C. Seow), Proc. Conference Penang, Malaysia 21–24 September 1987, Elsevier Applied Science, Barking, UK, pp. 57–72.
Hollaus, F. (1977) Die Mikrobiologie bei der Rübenzuckergewinnung: Praxis der Betriebskontrolle und Massnahmen gegen Mikroorganismen. *Zschrft. Zuckerind.*, **27**, 722–6.

Hollaus, F. and Pollach, G. (1993) Untersuchungen über den Monosaccharid-Abbau während der Rübenextraktion. *Zuckerind*, **118**, 169–79.
Hollaus, F., Hein, W., Pollach, G., Scheberl, A. and Messner, P. (1997) Nitritbildung im Dünnsaftbereich durch *Thermus*-Arten. *Zuckerind*, **122**, 365–8.
Huhtanen, C.N., Knox, D. and Shimanuki, H. (1981) Incidence and origin of *Clostridium botulinum* spores in honey. *J. Food Prot.*, **44**, 812–4.
Jermini, M.F.G., Geiges, O. and Schmidt-Lorenz, W. (1987) Detection, isolation and identification of osmotolerant yeasts from high-sugar products. *J. Food Prot.*, **50**, 468–72, 478.
Kautter, D.A., Lilly, T., Jr., Solomon, H.M. and Lynt, R.K. (1982) *Clostridium botulinum* spores in infant foods: a survey. *J. Food Prot.*, **45**, 1028–9.
Kearsley, M.W. and Dziedzic, S.Z. (1995) *Handbook of Starch Hydrolysis Products and their Derivatives*, Blackie Academic and Professional, Glasgow.
Kissinger, J.C. (1974) Collaborative study of a modified resazurin test for estimating bacterial count in maple sap. *J. Assoc. Off. Anal. Chem.*, **57**, 544–7.
Klaushofer, H. and Parkkinen, E. (1966) Concerning taxonomy of highly thermophilic aerobic sporeformers found in juices from sugar factories. *Z. Zuckerind.*, **16**, 125–30.
Klaushofer, H., Hollaus, F. and Pollach, G. (1971) Microbiology of beet sugar manufacture. *Process Biochem.*, **6**, 39–41.
Klaushofer, H., Clarke, M.A. Rein, P.W. and Mauch, W. (1998) Microbiology, in *Sugar Technology–Beet and Cane Sugar Manufacture*. (eds. P.W. Van der Poel, H. Schiweck and T. Schwartz), Verlag Dr. Albert Bartens KG, Berlin.
Labbe, R.G., Kinsley, M. and Wu, J. (2001) Limitations in the use of ozone to disinfect maple sap. *J. Food Prot.*, **64**, 104–7.
Le Bot, Y. and Gouy, P.A. (1995) Polyols from starch, in *Handbook of Starch Hydrolysis Products and their Derivatives*, Blackie Academic & Professional, Glasgow.
Leveau, J.Y. and Bouix, M. (1979) Etude des conditions extrèmes de croissance de levures osmophiles. *Ind. Alim. Agric.*, **96**, 1147–50.
Lillehoj, E.B., Clarke, M.A. and Tsang, W.S.C. (1984) *Leuconostoc* spp. in sugarcane processing samples. *Proc. Sugar Process. Res. Conf.*, 141–51.
Lilly, T., Jr., Rhodehamel, E.J., Kautter, D.A. and Solomon, H.M. (1991) *Clostridium botulinum* spores in corn syrup and other syrups. *J. Food Prot.*, **54**, 585–7.
Lionnet, G.R.E. and Pillay, J.V. (1988) Ethanol as an indicator of cane delays under industrial conditions *Proc. Annu. Congr. S. Afr. Sugar Technol. Assoc.*, **62**, 6–8.
Long, S.S., Gajewski, J.L., Brown, L.W. and Gilligan, P.H. (1985) Clinical, laboratory and environmental features of infant botulism in Southeastern Pennsylvania. *Pediatrics*, **75**, 935–41.
Lund, B.M. and Peck, M.W. (2000) *Clostridium botulinum*, in *The Microbiological Safety and Quality of Food* (eds. B.M. Lund, T.C. Baird-Parker and G.W. Gould), *volume 2*, Aspen Publishers, Maryland.
Martin, E.C. (1958) Some aspects of hygroscopic properties and fermentation of honey. *Bee World*, **39**, 165–78.
McCowage, R.J. and Atkins, P.C. (1984) Dextran–an overview. The Australian experience *Proc. Res. Int. Dextran Workshop.*, 7–39.
McMaster, L. (1975) Thermophilic bacteria associated with the cane sugar diffusion process. *M.Sc. Thesis*, University of Natal, Durban, South Africa.
McMaster, L. and Ravnö, A.B. (1977) The occurrence of lactic acid and associated microorganisms in cane sugar processing. *Proc. Int. Soc. Sugar Cane Technol.*, **16**, 1–15.
Midura, T.F. (1996) Update: infant botulism (review). *Clin. Microbiol. Rev.*, **9**, 119–25.
Moroz, R. (1963) Methods and procedures for the analyses of microorganisms in sugar, in *Principles of Sugar Technology* (ed. P. Honig), *volume 3*, Elsevier, Amsterdam, pp. 373–449.
Morselli, M.F. and Fedheim, W. (1988) Ahornsirup–eine Übersicht. (Maple syrup–a review.). *Zschr. Lebensmitt. Unters. Forschung*, **186**, 6–10.
Naim, S.H. and Husin, A. (1986) Coconut palm sugar. Cocoa and coconut: progress and outlook pp. 943–94. Rajaratnam and Chew Poh Soon eds.
Müller, G. (1989) Microbial counts in sugar (sucrose) and the influence of humid storage conditions. *Lebensmittelind*, **36**, 253–5.
Müller,G., Gertknecht, E.and Strubel, S. (1988) Microbiological and physicochemical analyses of cane sugar and manufactured affinated sugars. *Lebensmittelind*, **35**, 169–71.
Naim, S.H. and Husim, A. (1986) Coconut palm sugar. Cocoa and coconut: progress and outlook pp. 943–94. Rajaratnam and Chew Poh Soon eds.
Nakano, H., Yoshikuni, Y., Hashimoto, H. and Sakaguchi, G. (1992) Detection of *Clostridium botulinum* in natural sweetening. *Int. J. Food Microbiol.*, **16**, 117–21.
Nakano, H., Kizaki, H. and Sakaguchi, G. (1994) Multiplication of *Clostridium botulinum* in dead honey-bees and bee pupae, a likely source of heavy contamination of honey. *Int. J. Food Microciol.*, **16**, 117–21.
Nevas, M., Hielm, S., Lindström, M., Horn, H., Koivuletho, K. and Korkeala, H. (2002) High prevalence of *Clostridium botulinum* type A and B in honey samples detected by polymerase chain reaction. *Int. J. Food Microbiol.*, **72**, 45–52.
Nuñez, W.J. and Colmer. A.R. (1968). Differentiation of *Aerobacter-Klebsiella* isolated from sugarcane. *Appl. Microbiol.*, **16**, 1875–8.
Nystrand, R. (1984) Microflora in beet sugar extraction. PhD Thesis, University of Lund, Sweden.

Oldfield, J.F.T., Dutton, J.V. and Teague, H.I. (1971) The significance of invert and gum formation in deteriorated beet. *Int. Sugar J.*, **73**, 3–8, 35–40, 66–8.
Oldfield, J.F.T., Dutton, J.V. and Shore, M. (1974a) Effects of thermophilic activity in diffusion on sugar beet processing. Part I. *Int. Sugar J.*, **76**, 260–3.
Oldfield, J.F.T., Dutton, J.V. and Shore, M. (1974b) Effects of thermophilic activity in diffusion on sugar beet processing. Part II. *Int. Sugar J.*, **76**, 301–5.
Olsen, H.S. (1995) Enzymatic production of glucose syrups, in *Handbook of Starch Hydrolysis Products and their Derivatives* (eds. M.W. Kearsley, and S.Z. Dziedzic), Blackie Academic & professional, Glasgow, 26–64.
Owen, W.L. (1977) Microbiology of sugar manufacture and refining, in *Cane Sugar Handbook* (eds. Meade, G.P. and Chen, J.C.P.), 10th edn., Wiley, New York pp. 405–22.
Pancoast, H.M. and Junk, W. (1980) Handbook of Sugars. 2nd ed. Westport, CT, AVI Publishing Co., Inc.
Parker, S., Shortle, W.C. and Smith, K.T. (1994) Identification of Gram-positive bacteria isolated from initial stages of wound-initiated discoloration of red maple. *Eur. J. Forest Pathol.*, **24**, 48–54.
Pitt, J.I. and Hocking, A.D. (1997) *Fungi and Food Spoilage*, 2nd edn, Blackie Academic and Professional, London.
Pollach, G., Hein, W. and Rösner, G. (1998) New findings towards solving microbial problems in sugar factories. *Zuckerind*, **124**, 622–37.
Pollach, G., Hein, W., Leitner, A. and Zöllner, P. (2002) Detection and control of strictly anaerobic sporeforming bacteria in sugar beet tower extractors. *Zuckerind*, **7**, 530–7.
Ruiz-Argüeso, T. and Rodriguez-Navarro. A. (1975) Microbiology of ripening honey. *Appl. Microbiol.*, **30**, 893–6.
Salunkhe, D.K. and Desai, B.B. (1988) *Postharvest Biotechnology of Sugar Crop*. CRC Press, Boca Raton, FL.
Scarr, M.P. and Rose, D. (1966) Study of osmophilic yeasts producing invertase. *J. Gen. Microbiol.*, **45**, 9–16.
Shamala, T.R. and Skreekantiah, K.R. (1988) Microbiological and biochemical studies on traditional Indian palm wine fermentation. *Food Microbiol.*, **5**, 157–62.
Skole, R.D., Hogu, J.N. and Rizzuto, A.B. (1977) Microbiology of sugar: a taxonomic study. *Tech. Sess. Cane Sugar Refin. Res.*, New Orleans.
Snowdown, J.A. and Cliver, D.O. (1996) Microorganisms in honey. *Int. J. Food Microbiol.*, **31**, 1–26.
Sugiyama, H., Mills, D.C., and Kuo, L.J.C. (1978) Number of *Clostridium botulinum* in honey. *J. Food Prot.*, **41**, 848–50.
Tallgren, A.H., Airaksinen, U., von Weissenberg U., Ojamo, H., Kuresito, J. and Leisola, M. (1999) Exopolysaccharide-producing bacteria from sugar beets. *Appl. Environ. Microbiol.*, **65**, 862–4.
Tilbury, R.H. (1967) Studies on the microbiological deterioration of raw cane sugar, with special reference to osmophilic yeasts and the preferential utilisation of laevulose in invert. MSc Thesis, University of Bristol, UK.
Tilbury, R.H. (1968) Biodeterioration of harvested sugar cane, in *Biodeterioration of Materials. Microbiological and Allied Aspects* (eds. A.H. Walters and J.J. Elphick), Elsevier, Amsterdam, pp. 717–30.
Tilbury, R.H. (1970) Biodeterioration of harvested sugar cane in Jamaica. *Ph.D. Thesis*, Aston University, Birmingham, UK.
Tilbury, R.H. (1975) Occurrence and effects of lactic acid bacteria in the sugar industry, in *Lactic Acid Bacteria in Beverages and Food* (eds. J.G. Carr, C.V. Cutting and G.C. Whiting), Academic Press, London, pp. 177–91.
Tilbury, R.H. (1980) Xerotolerant yeasts at high sugar concentrations, in *Microbial Growth and Survival in Extremes of Environment* (eds. G.W. Gould and J.E.L. Corry), Academic Press, London, 103–28.
Tilbury, R.H., Orbell, C.J., Owen, J.W. and Hutchinson, M. (1976) Biodeterioration of sweetwaters in sugar refining. *Proc. 3rd Int. Biodegrad. Symp., Applied Science*, London, pp. 533–43.
Tokuoka, K. (1993) Sugar- and salt-tolerant yeasts. *J. Appl. Bacteriol.*, **74**, 101–10.
Townsend, G.F. (1975) Processing and storing liquid honey, in Honey: a comprehensive survey. (ed. Crane, E.), Heinemann, London, UK. pp. 269–92.
Troller, J.A. and Christian, J.H.B. (1978) *Water Activity and Food*, Academic Press, London.
Trost, L.W. and Steele, M. (2002) Control of microbiological losses prior to cane delivery, and during sugar processing. *Int. Sugar J.*, **104**, 118, 120–3.
Tysset, C. and Rousseau, M. (1981) Problem of microbes and hygiene of commercial honey. *Rev. Med. Vet.*, **132**, 591–600.
Tysset, C., Brisou, J., Durand, C. and Malaussene, J. (1970) Contribution to the study of the microbial infection of healthy honey bees (*Apis mellifera*): inventory of bacterial populations by negative Gram. *Assoc. Diplom. Microbiol. Fac. Pharm. Univ. Nancy Bull.*, **116**, 41–53.
Van der Poel, P.W., Schiweck, H. and Schwartz, T. (1998) *Sugar Technology–Beet and Cane Sugar Manufacture*, Verlag Dr. Albert Bartens KG, Berlin.
Vindelov, J. and Arneborg, N. (2002) Effects of temperature, water activity, and syrup film composition on the growth of *Wallemia sebi*: development and assessment of a model predicting growth lags in syrup agar and crystalline sugar.
White. J.W., Jr. (1978) Honey. *Adv. Food Res.*, **24**, 287–374.
White, J.W., Jr. (1987) Wiley led the way: a century of federal honey research. *J. Assoc. Off Anal. Chem.*, **70**, 181–9.

第 13 章

清涼飲料，果汁，濃縮果汁および果実保存食品

CHAPTER 13

Soft drinks, fruit juices, concentrates, and fruit preserves

I　はじめに

清涼飲料，果汁，果実保存食品（プリザーブ）は，物理学的特徴と化学的特徴を組み合わせた独特な性質を持っているため，明確でユニークな生態系である。その微生物学的安定性は主として，低pH値，低酸素含量，加熱殺菌処理，保存料添加処理などによるものである。本章では，これらの食品の成分組成の特徴と，原料および最終製品のミクロフローラに与える影響をとりまとめた。また，それぞれの製品について，衛生条件，保存，そして求められる管理手段などの点から解説する。

A　本章で扱う食品

炭酸飲料

コーラ，発泡果汁飲料，トニック，ジンジャーエール，シャンディー，炭酸入り紅茶などの炭酸飲料は，清涼飲料市場の約50％を占める。これらは炭酸ガスを吸収して製造されるノンアルコール飲料で，果汁，果肉，果皮抽出物などを含んでいることもある。炭酸ガス量は，圧力1バール（1気圧；～100 kPa），気温15℃条件で飲料が吸収できる量より多くなければならない（通常，1～4 v/v）。多くの国では，炭酸飲料に添加できる材料として，甘味料，香料，色素，酸化剤，発泡剤および乳化剤，安定剤または増粘剤，カフェイン，キニーネ，化学保存料などを規定している。アルコールを含む清涼飲料の製品では，主に4～6％のアルコールを含むものが市場で販売されている。これらの製品の微生物学的規格は，通常の清涼飲料とほぼ同様である。

非炭酸飲料

従来，これらの製品の大部分は，果汁100％飲料，果汁飲料，果汁スカッシュなど，果実を基本としたもので，炭酸ガスを含まない。

果汁

果汁は，未発酵ではあるが，発酵が可能な液体である。果汁は，損傷がなく，適度に成熟した新鮮な果実，あるいは物理的手段または他の適切な処理によって新鮮な状態を維持されている果実の可食部分から得られる。果汁は，機械による抽出処理，または濃縮果汁の飲料適水による加水還元により得ることができる。果汁は，濁っていても澄んでいてもよいが，その原料である果実の果汁に典型的にみられるような根本的な特徴を有していなければならない。多くの果汁は，飲料として楽しむには酸度や味が強すぎるため，希釈またはブレンドするのが一般的である。果汁飲料として販売されているものは一般的に20％以上の果汁を含む。

濃縮果汁

濃縮果汁とは，例えば蒸発などにより水分を物理的に除去する場合を除き，果汁の定義に準拠した食品である。濃縮果汁の製造工程では，適切な加工処理を行うが，水で抽出した果汁を生産工程で主果汁と混合する場合，濃縮処理の前に，水による子房または果肉の同時拡散処理をすることもある。多種類の果汁濃縮物を混合することもある。果汁濃縮物には芳香剤，揮発性風味成分，果肉または子房などを添加・還元することが認可されている。ただし，これらはすべて同種の果実から得られたものであることと，物理的手段により得られたものでなければならない。濃縮した果汁の水分活性が低下すると，その微生物学的性質は大きく影響を受ける。

フルーツネクターとコーディアル

フルーツネクターとコーディアルは，1種類以上の果実から得られた，発酵可能であるが未発酵な果肉を含むどろどろとした液体の飲料で，1種類以上の甘味料と，その他の原材料を加えて作られる。フルーツネクターは，砂糖やその他の糖質甘味料（蜂蜜や他の甘味料など）が添加された水，または添加されていない水を濃縮果汁に加えることによっても作られる。フルーツネクターは，一般的に純粋な果汁を50％以上含有する。コーディアルは果実（果汁，細かく砕いた果実，オレンジ果皮の抽出分など），水，砂糖から作る。

フルーツピューレ

フルーツピューレは，発酵可能であるが未発酵な可食部全体の，あるいは皮を剥いた果実に，果汁を除くことなく適切な加工処理（篩(ふる)いがけ，粉砕，粉末化など）を施して得られる製品である。果実は傷んでおらず，適度に成熟し，新鮮なものであるか，または物理的手段もしくはコーデックス委員会の食品規格に準拠した処理によって保存されたものでなければならない。濃縮フルーツピューレは，フルーツピューレから物理的に水分を取り除くことにより作られる。

茶をベースとしたReady-to-drink（そのまま飲める）清涼飲料水

これらの飲料には，相対的に組成が規定されていない，茶葉から直接抽出して作られたもので，レモンや他の果実によって甘味や香料などを多少加えたものから，インスタント粉末茶や低pH値で弱酸で保存されたレモンジュースから作られた炭酸飲料まで含む。その多様性から，これらの食品は広い微生物学的感受性を持つ。

果実保存食品またはジャム類

果実保存食品またはジャム類は，粘性または半固形食品で1種類以上の果実に，認可されている甘味料とゲル化材料のペクチン，カラギーナン，寒天，グアーガム，アルギン酸塩，メチルセルロースなどが添加されている。

ココナッツミルクとココナッツ水

ココナッツミルクとココナッツ水は，ココヤシの木（ラテン語で*Cocos nucifera*）の分離された内胚乳（種子）から作られる製品である。ココナッツミルクは，細かく砕いて粉末状にしたココナッツの内胚乳を水に希釈した薄い乳液である。水を含むココナッツ製品のDraft標準規格（Anonymous, 2002）では，複数の種類のココナッツ製品（標準ミルク，ライトミルク，スキムミルク，クリーム）の基準が記載されており，特に，ココナッツミルクは加熱殺菌処理，滅菌処理または超高温（UHT）処理などが必要であると規定されている。ココナッツ水はココナッツの胚乳である。白い乳状の液体で，果実が熟するとそれは果肉へと変化する。

前記の多くの製品を規定する標準規格は，コーデックス委員会により一部は作成済みであり，他の部分は現在作成中である（CAC, 1991a, b；FAO/WHO 2003）。

B　重要な特性

酸味

果汁，清涼飲料，保存食品などに使用する主要な原材料である果実のpH値は，通常2.0～4.5である。これは有機酸の含有量が高いためであり，洋なしにおける0.2％から，ライムでの8.5％までの例がある。最も高いpH値を示すのはトマトである（平均4.3，範囲3.5～5.0；Powers, 1976）。pH値が6.4～6.5であるウチワサボテン（Gurrieri *et al*., 2000）や，メロン類（例：カンタロープ6.2～6.7；Banwart, 1979）のような例外も存在する。バナナは，およそpH5.0である。クエン酸（柑橘類に含まれる酸の95％と思われる）の他に，アスコルビン酸，リンゴ酸，酒石酸，キナ酸などがある（Gurrieri *et al*., 2000；Stratford *et al*., 2000）。清涼飲料および果実保存食品（プリザーブ）の原材料として使用されることの多い濃縮果汁のpH範囲は果実と同じである。また，コーラをベースとする飲料はリン酸を含んでいる。Table 13.1から13.3に，市場に出ている清涼飲料，濃縮飲料，保存食品（プリザーブ）の構成成分と代表的なpH値の例を示した。

水分活性

水分活性（*Aw*）は，清涼飲料と果実保存食品の保存について重要な役割を果たす。それらの多くは，特にジャム，マーマレード，濃縮清涼飲料などは砂糖の含有量が高い。ジャムでは，通常，砂糖の含有量は55～65％ w/wである。濃縮果汁飲料は，微生物学的観点からはゲル化剤を含まないジャムとみなすことができ，砂糖含有量は40～65％ w/wの範囲である。その結果，これらの製品の*Aw*は0.90以下になることが多い。清涼飲料と果汁に含まれる砂糖分は5～15％ w/w，すなわちBrix糖度5～15°である。ショ糖，ブドウ糖，転化糖，ブドウ糖シロップなど砂糖溶液の各種類別の実際のデータは，ICMSF（1980）第4章のTable 4.2に示している。溶質間相互作用が存在しない条件を仮定すると，2つ以上の溶質を含む混合溶液の*Aw*は，以下の方程式により計算できる（Ross, 1975）。

$$a_w = a_{w.1} \times a_{w.2} \times a_{w.3}, \ldots, \text{etc.}$$

ここで，$a_{w.1}$は最初の溶液の*Aw*を表し，$a_{w.2}$は2番目，以下同様とする。この方程式とICMSF（1980）文書のTable 4.2のデータを使用することにより，40％ w/wショ糖（$a_{w.1}$ = 0.959）に40

Table 13.1　清涼飲料水の組成，添加物，pH 値の例

Orange drink (with fruit)	g/kg	Cola drink(without fruit)	g/kg
Orange concentrate (60°Brix)	13.20	Cola concentrate	6.4
Citric acid	1.4	Cola essence	0.3
Sucrose syrup (67°Brix)	141.0	Sucrose (powder)	84.1
Benzoic acid	0.07	Tartaric acid	2.2
Water	844	Caffeine	0.131
Refraction: 10°Brix[a]		Orthophosphoric acid	0.652
Carbonated (2.5 v/v of CO_2)[b]: pH = 2.95		Water	906
Noncarbonated: pH = 3.2		Refraction: 8.6°Brix	
		Carbonated (3.5 v/v of CO_2): pH = 2.6	
Other examples, using lemon, pineapple, cherry, raspberry, etc. as the fruit, show a mean pH of 3.0 when carbonated and 3.3 when not		Other examples like tonic, lemon-lime, etc. show a mean pH of 2.8–2.9	

[a]The dry matter content of a particular product is often expressed as "°Brix"; this refers to that sucrose concentration which has the same refraction as the formula concerned: 15EBrix means, for example, that the product has the same refraction as a 15% (*w/w*) sucrose solution.
[b]The CO_2 content is often expressed in "volumes of CO_2 dissolved in one volume of water": when the CO_2 content is 2.5 *v/v*, this means that 2.5 volumes of CO_2 are dissolved in 1 volume of water at the specified temperature.

Table 13.2　濃縮飲料の組成，添加物，pH 値の例[a]

Orange squash (with fruit)	g/kg	Grenadine drink (without fruit)	g/kg
Orange concentrate (61°Brix)	55	Grenadine aroma	4
Citric acid	15	Sucrose syrup (67°Brix)	955
Sucrose (powder)	509	Coloring agents	0.4
Sorbic acid	0.5	Tartaric acid	2.5
Water	434	Sorbic acid	0.300
		Water	42
Refraction: 59°Brix; pH 2.5		Refraction: 64°Brix; pH 2.4	
Other examples, with different types of fruit concentrates (apple, cherry, black currant, grapefruit, lemon, pineapple, etc.) have a mean pH of 2.7		Other examples, like peppermint syrup and other artificially flavored concentrated drinks have a mean pH of 2.4	

[a]W. Kooiman and W. Baggerman (unpublished data).

Table 13.3　果実保存食品の組成，添加物，pH 値の例[a]

Strawberry jam	g/kg	Low-calorie strawberry spread	g/kg
Strawberries	400	Strawberries	422
Sucrose	600	Sucrose	331
Pectin	4	Pectin	7.5
Citric acid	5	Citric acid	2.5
Sorbic acid	0.3	Coloring agent	0.24
Refraction: 65°Brix; pH 3.3		Sorbic acid	0.5
		Refraction: 33°Brix; pH 3.5	
Other types of jam mostly have pH 3.2–3.8		Most low-calorie spreads have pH 3.4–4.0	

[a]W. Kooiman and W. Baggerman (unpublished data).

Table 13.4 柑橘系飲料のモデル型組成における Aw の計算例

Ingredient	Weight in formulation (g/100g)	Water content[a] (g/100g)	Concentration of individual components g/kg of total water	Molality	a_w
Citrus concentrate (60°Brix)	12.0	4.8	(12/42.8)1000 = 280		0.976[b]
Sucrose	40.0		(40/42.8)1000 = 935	2.73	0.940[c]
Glucose	10.0		(10/42.8)1000 = 234	1.30	0.975[c]
Water	38.0	38.0			

[a]The water content of the final mixture is 38.0 g plus the 4.8 g, which comes from the citrus concentrate, i.e., 42.8/100 g.
[b]The $a_{w,1}$ is calculated, using the experimental datum that the concentrate has an a_w value of 0.9000. Because this concentrate is diluted with water over a factor of 12/50 (i.e. 0.24×), the interpolated a_w value equals 0.976.
[c]Calculated by interpolation in Table 4.2. (ICMSF, 1980).

% w/w ブドウ糖（$a_{w.2}$ = 0.933）を加えた特定混合液の Aw を次の計算により求めることができる。

$$a_w = 0.959 \times 0.933 = 0.895$$

Table 13.4 は，代表的な濃縮柑橘系飲料の Aw の計算を示している。

栄養素

清涼飲料と果実保存食品の炭水化物含有量は高いことが多く，主に簡単に代謝するヘキソース（例：ブドウ糖と果糖），ペントース，ペクチンなどで構成されている。有機酸の含有量は，通常高いが幅があり，pH 値に強く影響を及ぼす。多くの真菌は，好気性条件下では炭素源として有機酸を利用する（ICMSF（1980）第7章を参照）。有機性窒素も含まれることが多いが，非常に低レベルである。すなわち，0.05〜0.15％の範囲で，その約60％が遊離アミノ酸の形態である。一般に信じられていることと大きく異なるのは，清涼飲料と果実保存食品のビタミン含有量はかなり低いということである。例外は，クロフサスグリの果汁とローズヒップで，生来，ビタミンCを多量に含んでいる。オレンジジュースは，ビタミンC，葉酸，カリウムの含有量が高い。国によっては，他の果実製品または果実濃縮製品に，栄養的な理由からだけでなく香料と着色料を安定化させる目的から，アスコルビン酸（ビタミンC）の添加を許可している。これらの果実製品には，ビタミンB群はほとんど含まれていない。

酸素と酸化還元電位

溶存酸素は，果実粒子または亜硫酸塩によりすぐに消費されるか，アスコルビン酸と結合するか，あるいは加熱殺菌するときに排除される。その結果，酸化還元電位は極めて低い。炭酸飲料の中では，酸素が CO_2 に置き換えられるため，特有の生態系が作られる。酸素透過性の包装材料に無菌充填する場合，また，上部に大きな空間ができるような包装システムを用いる場合にも，溶存酸素または酸化還元電位のレベルは著しく増加する。これもまた，生態系に強い影響を与える。

天然由来の抗菌物質

柑橘系果実やクランベリーなどの多くの果実は，精油，安息香酸，ソルビン酸などのような抗菌物質を生来，含有している。茶は，アルカロイド（プリン，カフェイン，テオブロミン，テオフィリンなどのメチル誘導体）と，病原体に対して非常に特徴的な静菌作用を持つカテキン（フラボノール）を含有する（Vanos *et al.*, 1987）。茶の種類によって，抗ボツリヌス毒素特性でさえも有する茶の存在が報告されている（Hara *et al.*, 1989 ; Horiba *et al.*, 1991）。ただし，牛乳と砂糖を含む茶の場合，ボツリヌス菌の増殖と毒素生成を助長するため（M. B. Cole, 私信），これらの報告が茶をベースとする飲料すべてに当てはまると誤解されないように注意すべきである。各成分は微生物の増殖を完全に阻害するために十分な濃度を確実に保つことはまれであるが，付加的な保存要因として用いられることが多い。

熱処理をしなくても安定した清涼飲料もある。例えば，炭酸コーラ飲料の中には，pH（2.6）が低くて，CO_2 レベルが高い（3.5 % v/v）ために，そしてオルトリン酸と，特にテルペンなどのコーラオイル成分の抗菌活性によって安定なものがある。

C　初期のミクロフローラ

多くの種類の微生物は，新鮮な果実の表面および内部に存在し（第6章参照），その果実は，清涼飲料，果汁，果実保存食品などの製造に用いられる原材料となる。この種の製品は，公衆衛生上のリスクは低いが，それらの製造に用いられる各種の原材料は，少数の病原体や外来の汚染物質を含有している可能性がある（第6章Ⅲ項Cを参照）。真菌類，特に酵母は，酸性 pH 環境の結果として，加工処理前に優勢なフローラを果実に形成する。

酵母

110 種類以上の酵母が食品と関連があるものとして確認されており，その大部分は果実に存在し，また，40 種類以上が清涼飲料と関連している（Barnett *et al.*, 2000）。主要な属には，*Candida*, *Dekkera*（無性世代 *Brettanomyces*），*Hanseniaspora*（無性世代 *Kloeckera*），*Pichia*, *Saccharomyces*, *Zygosaccharomyces* などがある。これらの多くは偶発的なものであり，熱処理や保存料に弱いため，果実製品からは時折分離される程度である。注意の必要な主な酵母について腐敗・変敗の項で解説する（Ⅲ項）。

果実のミクロフローラの大部分は，殺菌処理または適切なレベルでの保存料添加により除去される。耐熱性真菌，保存料抵抗性酵母，耐熱性好酸性細菌の *Alicyclobacillus* のみが，これまで述べた保存技術でも生存の可能性を持つ。こうした例外的な微生物について以下に述べる。

糸状菌（カビ）

新鮮な果実と果汁から非常に一般的に分離される糸状菌は，*Penicillium*, *Byssochlamys*, *Aspergillus*, *Paecilomyces*, *Mucor*, *Cladosporium*, *Fusarium*, *Botrytis*, *Talaromyces*, *Neosar-*

torya（第6章も参照）に属する。酵母同様，多くの種類が加工処理で生存不能であるか，保存料に耐性を持たないため，果実製品の変敗に関して重要な種は比較的少数である（Ⅱ項およびⅢ項を参照）。

細菌

多くの細菌が新鮮な果実とその果汁から分離されている。乳酸菌（*Lactobacillus* および *Leuconostoc* spp.），酢酸菌（*Gluconobacter* および *Acetobacter* spp.），さらに *Bacillus coagulans*，*Clostridium butyricum*，*Cl. pasteurianum*（後者は特にトマトをベースとする製品）などの芽胞形成細菌は，清涼飲料の変敗に関わっている。*Streptococcus* と *Pediococcus* などの菌種は，加工処理した果汁から検出される頻度は低い。近年，劣化したオレンジジュースから分離されたと報告された細菌 *Propionibacterium cyclohexanicum* などの偏性嫌気性微生物もオレンジジュースを劣化させる（Kusano *et al*., 1997）。

耐熱好酸性芽胞形成細菌である *Alicyclobacillus acidoterrestris* も，果汁類を変敗させる（Ⅲ項Cを参照）。

Ⅱ　食品の安全性に関する潜在的危害要因

果実表面の上に，あるいは皮下に存在する微生物はすべて，潜在的に果汁，濃縮果汁，果実保存食品を汚染する可能性がある。果汁は，特に加熱殺菌処理されていない場合，人間の健康に危害を及ぼすと考えられている（NACMCF, 1997）。汚染された果汁を消費した結果，いくつかの食中毒が発生したと報告されている（Parish, 1997, 2000；Burnett & Beuchat, 2000；FDA, 2000；Orlandi *et al*., 2002；Dawson, 2003）。変敗酵母が健康な消費者に危害を及ぼすとは一般的には考えられていないが，医療分野における最近の発展から，これまで無害と思われていた多くの酵母が人体に損傷を与える可能性があるとの指摘もある（Stratford *et al*., 2000）。

A　マイコトキシン

果実ベースの製品に真菌類が増殖する際，時おり，同時にマイコトキシンが形成されることがある。適切な品質の原材料を使用することにより，加工食品へのマイコトキシンの侵入を最低限に抑えることができる。果実製品において現在重要であると考えられているマイコトキシンは，リンゴと洋なしの中に *Pen. expansum* が増殖することで産生されるパツリンと，ブドウに *Asp. carbonarius* が増殖する際に生じるオクラトキシンAだけである。パツリンは現在，人類への毒性は低いとみなされている。しかし，果汁にパツリンが認められる場合は，果汁生産時に傷んだ果実が使用された証拠となる。WHOは，果汁および果汁製品におけるパツリンを50μg/kgまでに制限することを推奨している。

Asp. carbonarius（および少量ではあるが分離される近縁の種 *Asp. niger*）によるオクラトキシンAの形成は最近まで発見されていなかった（Abarca *et al.*, 1994; Téren *et al.*, 1996; Heenan *et al.*, 1998）。主に影響を受ける果実はブドウである。オクラトキシンAは，干しぶどうとブドウ酒だけでなく赤ブドウの果汁（Zimmerli & Dick, 1996）からも検出されている（第6章参照）。

B　病原細菌

果汁とアップルサイダーにサルモネラ属菌が検出されたという報告が，過去何回かなされている。1975年，米国疾病対策予防センター（Centers for Disease Control & Prevention, CDC）が，*Salmonella* Typhimuriumによる集団食中毒の発生原因を調査した結果，市販のアップルサイダーであったと報告した（CDC, 1975）。総数300名の感染が報告され，堆肥を使用している果樹園の地面に落ちたリンゴが，アップルサイダー作りに使用されていたことが立証された（FDA, 2000）。1991年には，米国マサチューセッツ州フォールリバー市で23名がリンゴ果汁から罹患した（16名は下痢による血便，4名が溶血性尿毒症症候群（HUS））。道端で，非加熱殺菌のアップルサイダーを販売していた地元の農家が，地面に落ちたリンゴと不適切な洗浄システムを使用したのである（FDA, 2000）。1993年，米国で *Salmonella* Typhiが原因とみられる食中毒が，69件発生した。汚染した還元オレンジジュースを飲んだ結果であるとわかったが，そもそもの汚染源は病気に感染した食品取扱業者であるとみられた（Birkhead *et al.*, 1993）。D'Aoust（1994）は，*S.* Typhimuriumを含んだアップルサイダーにより，286名の集団食中毒が発生したと報告している。1995年には，米国フロリダ州オーランドにあるテーマパークで，入場者に *S. enterica* のserotype Hartford（*S.* Hartford）による集団感染が発生した。原因は，地元で製造した加熱殺菌未処理のオレンジジュースであった。衛生管理が不十分な機器の使用による汚染であった（CDC, 1995, Parish, 1997, 1998b; Cook *et al.*, 1998）。両生類が汚染源とみられるケースもあった（Parish, 2000）。1999年，たった1社の製造業者によって製造された，*S.* Muenchenに汚染された加熱殺菌未処理のオレンジジュースが原因の集団食中毒が2件発生し，300名が感染し，1名は死亡した（CDC, 1999）。同年，オーストラリアのアデレードで集団食中毒が発生し，検査室で確認されたおよそ500名のサルモネラ感染者が，新鮮，冷蔵で加熱殺菌未処理のオレンジジュースと関係があることがわかった（Parish, 2000）。2000年には，米国7州で発生したサルモネラ食中毒の47件が，*S.* Enteritidisに汚染された加熱殺菌未処理の市販オレンジジュースによるものであると正式に発表された（Anonymous, 2000）。

大腸菌O157:H7は，果汁において憂慮すべきもう1つの病原体である。この耐酸性病原菌は，幅広い範囲の動物（家畜を含む）の糞と関係していることが知られている。カナダのトロントで1980年に新鮮なリンゴジュースを飲んだ子供14名が感染し，13名が血便の下痢とHUSになり，1名は死亡した。汚染源は不明であるが，リンゴへの糞便汚染が自明であるとされた（Parish, 2000）。米国の多くの州が大腸菌O157:H7汚染例は，原因を遡ると糞便物質に汚染されたリンゴから絞り出した果汁に関連していると報告した（McLellan & Splittstoesser, 1996）。1996年，米国コネチカット州では，小さなアップルサイダー工場のアップルサイダーを飲んだ14名が感染（うち3

名はHUSを発症）した。これは，明らかに大腸菌O157:H7により汚染された地面に落ちたリンゴを使用したためである（FDA, 2002）。米国西部とカナダのブリティッシュコロンビア州で大腸菌O157:H7に関連する2件の集団食中毒が発生し，疫学的に加熱殺菌未処理のリンゴジュースの特定商品に関連すると発表された。この集団食中毒では70名が感染し，うち子供1名はHUSを発症して死亡した。果汁の汚染源は，シカが頻繁に通る農園であった。そのシカは，後に大腸菌O157:H7を保菌していることが確認された（Besser *et al.*, 1993; Anonymous 1996a; Mshar *et al.*, 1997; Cody *et al.*, 1999）。

Salmonella Typhimurium DTI04および大腸菌O157:H7は，保存料を含まないアップルサイダー（pH3.3〜3.5）では，4℃，10℃で最高21日間生存することが確認されている（Zhao *et al.*, 1993; Parish *et al.*, 1997; Roering *et al.*, 1999）。大腸菌O157:H7は農園で地面に落ちたリンゴ表面で生存可能であり，アップルサイダーの製造に使用され，4℃，10℃，または25℃で貯蔵されていたことから，pH値が上昇してカビが増殖したことも示された（Fisher & Golden, 1998）。

スライスしたトマト，角切りトマト，トマトジュース，濃縮トマトなどは，pH値が比較的高いため，病原体の増殖と毒素の形成を助長する。この理由により，トマト製品はpH4.1または4.2になるように酸性化処理されるのが一般的である。サルモネラ属菌が増殖可能な最低pH値は，酸の性質と温度により3.8〜4.0である（Ferreira & Lund, 1987）。リンゴジュースなどの適度に酸性である製品においては（米国厚生教育局，1975），サルモネラ属菌は増殖はしないが，温度または酸化還元電位，*Aw*などが不利な条件の下であっても生存し，サルモネラ食中毒を起こす可能性がある（Chung & Goepfert, 1970）。pH値が高い，貯蔵庫の温度が低い，もしくは砂糖濃度が高いなどの条件ではさらに生存が長引く（Mossel, 1963）。

高い感染能力を持つ大腸菌O157:H7と，果汁とアップルサイダーに関連した食品由来疾病である様々なサルモネラ属菌の重要性を考慮すると，適切な加熱殺菌処理または同等の（組み合わせた）処理を実施することが重要である（Uljas & Ingham, 1999; FDA 2001）。

食品由来病原体の媒体としてのココナッツミルクあるいはココナッツ水に関する情報はほとんどないが，サルモネラ属菌と大腸菌O157:H7は，特に加熱殺菌を全く実施しない，または十分に実施しない場合，重大な危害要因として考慮すべきである。新鮮な冷凍ココナッツミルクが，1991年に発生したコレラ菌O1の事例に関与していることは明らかである（Taylor, 1993）。

C　ウイルス

ウイルスは，加熱殺菌処理をしない果汁や不適切に加熱処理された果汁の摂取，あるいは汚染された水を使用した還元果汁が原因で発生する集団食中毒と関連している。例えば，ノロウイルス（カリシウイルス科ノロウイルス属）のいる廃水や下水で汚染された飲料水を使用した結果，加熱殺菌未処理のオレンジジュースにより，3,000名以上のノロウイルス感染例がオーストラリアで発生した（Fleet *et al.*, 2000）。様々な果実や果汁は，A型肝炎（Cliver, 1983）や，ノロウイルスを含む小型球形ウイルス（SRSV）が引き起こすウイルス性胃腸炎を感染させる（Caul, 1993）。

一般に，報告されたほとんどの食品由来のウイルス性集団食中毒は，工業的に加工された食品ではなく，感染した食品取扱業者が手作業で処理をした食品，加熱処理を受けていない食品，そうでなければ加熱後に処理された食品が原因である（Koopmans & Duizer, 2002）。ウイルスが原材料に付着したり食品製造環境の中に侵入するのを防ぐためには，適正農業規範（GAP）と適正製造規範（GMP）に十分な注意を払うことが重要である。もし加工前に，食品中にウイルスが存在している場合，そのウイルスの感染力は，なんらかの加工処理後も残存していると考えられる。加工処理後の食品中にウイルスが存在している場合は，感染力はほとんどの状況下で，かつ，ほとんどの食品中で数日から数週間残り，低温（4℃）で保存した場合は特に維持される。HACCP システムでは，加工処理準備段階では作業員の衛生状態を厳しく管理するとともに，ウイルスの存在と存続の可能性を十分に考慮すべきである（Koopmans & Duizer, 2002）。

果汁中のウイルスの死滅については様々である。例えば，ブドウ果汁とリンゴ果汁は，ポリオウイルス１型を不活性化するが，パイナップル，トマト，グレープフルーツ，オレンジなどの果汁は不活性化しない。アスコルビン酸水溶液はウイルスを破壊するが，果汁に添加した場合は効果がなかった（Konowalchuk & Speirs, 1978a, b）。果汁を酸性化しても，ノロウイルスやＡ型肝炎ウイルスを完全には不活性化しないという報告もある（Koopmans & Duizer, 2002）。

D　寄生虫

腸内寄生虫原虫と環境，食品汚染，人間の病気との間には非常に複雑な関係がある（Orlandi *et al*., 2002）。環境的要因は，ほとんどの食品由来寄生虫による病気の感染に重大な役割を果たしている。この影響力は特に，汚染された水の媒介により，直ちに食品へと伝播される原虫などで明確である（Slifko *et al*., 2000a）。穀物の灌漑，食品加工，食品の調理などに使用される水源の排泄物汚染はヒトへの重大な感染源である。この点に関して，新鮮な果実や野菜への汚染は，大きな懸案事項である。生食用果実または加熱殺菌が十分でない果実では，食品由来性寄生虫が長期間生存可能な被嚢を形成することがあるため，特に潜在的危害要因とみなされるべきである。

果汁とアップルサイダーは，クリプトスポリジウム症の食品由来の集団発生に関与している（Orlandi *et al*., 2002 ; Dawson 2003）。寄生虫は，多くの場合，新鮮な果実に関連した集団食中毒の原因となるため（Orlandi *et al*., 2002），果実への汚染の管理は重要である。また，果汁にみられる問題のほとんどは，環境汚染，または不十分な作業員の衛生管理が加熱殺菌未処理，加熱殺菌処理不足と結びついたことが原因であった。米国での加熱殺菌をしないリンゴジュースとアップルサイダーの摂取が原因で起きた集団食中毒では，*Cryptosporidium* spp. と *Cryp. parvum* が病因であった（Millard *et al*., 1994 ; CDC 1997 ; Mshar *et al*., 1997）。これらの集団食中毒の１つに，少なくとも 191 件の症例がみられた。この時のアップルサイダーに使用したリンゴは，おそらく，ウシの放牧場で地面に落ちた時に排泄物により汚染されたものであった（Millard *et al*., 1994 ; FDA, 2000）。米国のメイン州で発生したある集団食中毒では，汚染したアップルサイダーを飲んだ子供たちが，クリプトスポリジウム症を発症した。このアップルサイダーに使用したリンゴは，井戸水で洗浄したときに汚染されたと思われる（CDC, 1997 ; FDA, 2000）。

食品由来の寄生虫は，果汁やアップルサイダーにおいては重大な危害要因となり，適正衛生規範（GHP），従業員の衛生管理，加工処理などにより徹底管理する必要がある。Orlandi *et al.*（2002）と Dawson（2003）は，食品由来の寄生虫に対する食品加工処理技術の効用について，概要を記述している。

Ⅲ　腐敗・変敗

清涼飲料および果汁は，通常，多量の発酵性糖を含む酸性の製品であるため，多種類の変敗を誘引する酵母，カビ，数種の耐酸性菌の攻撃を受けやすい（Stratford *et al.*, 2000）。変敗微生物の種類は，低 pH 値，低 Aw，弱酸性保存料などの抑制因子により限定される。酵母の中でも，重要な変敗微生物は *Zygosaccharomyces bailii* である。これは化学的保存料に対して強い抵抗性を示す。いくつかの真菌類も，清涼飲料，果汁，果実保存食品などの低 pH，低 Aw の製品中でも増殖可能である。細菌では，乳酸菌と酢酸菌に限り増殖可能である。果汁中では，耐熱好酸性芽胞形成細菌 *Alicyclobacillus acidoterrestris* も増殖可能である。

A　保存料耐性酵母

酸性の果実製品の変敗原因は，ほとんどが酵母である。その理由は，耐酸性が高く，多くが嫌気的条件で増殖可能であり，特定の種では保存料抵抗性を示すものもあるためである。酵母は，大部分の糸状真菌と比較すると，生化学的経路が限られており，要求する栄養条件は非常に限定されている。果汁は一般的に単純な炭水化物と窒素複合体が豊富であるため，酵母には理想的な基質である。しかし，純粋に合成した清涼飲料は，通常，窒素源が欠乏し，酵母には適さないため変敗はほとんどない。

Table 13.5　胞子形成酵母と非胞子形成酵母の熱抵抗性[a]

Temperature of heating (°C)	Percentage of non-sporing (A) and sporing (S) strains[b] showing survival after heating for			
	10 min		20 min	
	A	S	A	S
65°	None	16	None	None
62.5°	25	60	3	30
60°	75	~100	40	~80

[a]From Put *et al.* (1976).
[b]The non-sporogenous yeasts belonged to the genera *Brettanomyces*, *Candida*, *Kloeckera*, and *Torulopsis* (35 strains). The sporogenous yeasts belonged to the genera *Debaryomyces*, *Hansenula*, *Kluyveromyces*, *Lodderomyces*; *Pichia* and *Saccharomyces* (85 strains).

子嚢胞子を形成する酵母は，そうでないものと比べて熱抵抗力が強い（Table 13.5）。*Sacc. cerevisiae* および *Sacc. chevalieri* は，缶詰の果実製品中によくみられる変敗酵母であるが，それらの子嚢胞子の *D* 値は増殖形細胞の 10 倍であった（Put *et al.*, 1976）。また一方で，これらの子嚢胞子は，糸状菌または細菌芽胞に比べ，熱抵抗性が非常に弱い。例えば，上に記した種の酵母は両方とも，子嚢胞子の $D_{60℃}$ 値は約 10 分，*z* 値は約 5℃であった。

酵母の増殖は，通常，CO_2 とアルコールの生成を伴う。酵母は，濁り，綿状沈殿物，菌膜，凝集なども形成する。ペクチンエステラーゼが産生される場合は，変敗の原因となるペクチン分解が起こり，天然のペクチン懸濁が損なわれる可能性もある。“発酵した風味”を作り出す有機酸とアセトアルデヒドも形成される。

果汁と清涼飲料の変敗の原因となる，非常に重要な酵母を下記に記載した（Fleet, 1992；Deak & Beuchat, 1996；Pitt & Hocking, 1997；Barnett *et al.*, 2000）。

胞子形成酵母	左記と同一種の無性世代の名称
Debaryomyces hansenii	—
Dekkera anomala, D. bruxellensis	*Brettanomyces anomalus, Bret, bruxellensis*
Henseniaspora uvarum	*Kloeckera apiculatum*
Issatchenkia orientalis	*Candida krusei*
Kluyveromyces thermotolerans	*Candida dattila*
Lodderomyces elongisporus	—
Pichia anomala, P. fermentans, P. guilliermondii	*Candida pelliculosa, Cand. lambica, Cand. guilliermondii*
Saccharomyces cerevisiae, Sacc. Kluyveri	*Candida robusta*
Torulaspora delbrueckii	
Zygosaccharomyces bailii, Z. fermentati	*Candida colliculosa*
Z. microellipsoides, Z. rouxii	—
有性世代不明	*Candida boidinii, Cand. etchellsii, Cand. inconspicua, Cand. sake, Cand. stellata, Cand. tropicalis*

果汁および果汁製品の変敗は，保存料の存在により大きく左右される。多くの酸性食品，流動食品，その他ここで取り上げられている製品は，ソルビン酸，安息香酸，二酸化硫黄などを単独で，あるいは組み合わせて添加され，保存されている。これらの製品はすべて，保存料抵抗性の酵母による変敗を受けやすい。そのような酵母の中で最も重要なのは，間違いなく *Zygosaccharomyces bailii* である。なぜならば，これは 500 kPa（5 バール）を超える気圧下でさえも活発に CO_2 を産生しながらブドウ糖溶液，果糖溶液を発酵させる能力を持つからである。缶やプラスチックボトルが

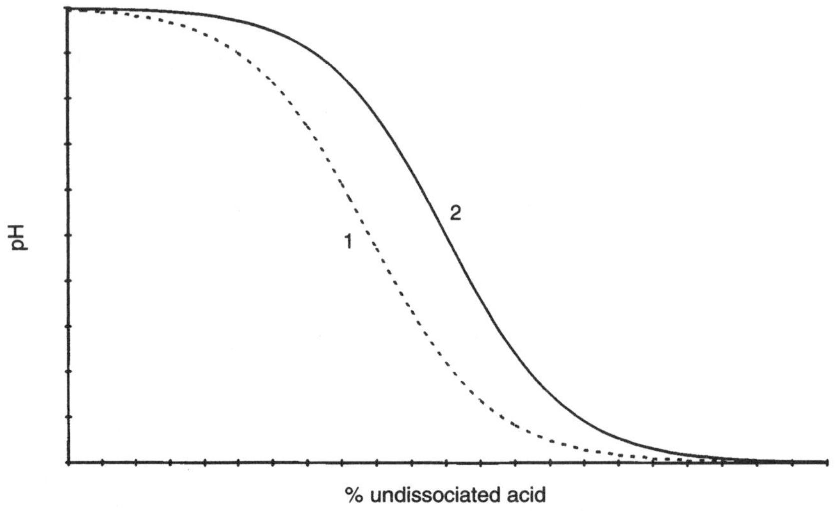

Figure 13.1　非解離型安息香酸(1)とソルビン酸(2)の％に及ぼす pH の影響

歪みや中身の漏出を起こしたり，ガラス容器が粉砕されることさえある。この酵母は耐酸性好乾性で，そして弱酸性保存料に対して非常に強い抵抗力を示す（Pitt & Richardson, 1973 ; Berry 1979 ; Thomas & Davenport, 1985 ; Cole & Keenan, 1986, 1987a, b ; Cole *et al.*, 1987 ; Pitt & Hocking, 1997）。

弱酸による微生物増殖の阻害作用は pH 値に大きく依存しており，低 pH 値でより大きくなる（Freese *et al.*, 1973）（Figure 13.1 参照）。その有効性は，非解離型の酸分子に依存すると推定されている。非解離型酸分子は，細胞膜のリン脂質部位に対し高い溶解性を持つ（Cramer & Presteguard, 1977）ため，微生物細胞に自由に侵入できる（Macris, 1975）と考えられるためである。安息香酸の主な抗真菌作用は，細胞の pH 値を低下させることにより，ホスホフルクトキナーゼと，（多少効果は下がるが）ヘキソキナーゼを不活性化することである（Krebs *et al.*, 1983）。しかしながら，非解離型のみが活性であると推定はできない。実際，陰イオン種に特有の阻害作用がソルビン酸（Eklund, 1983）と安息香酸（Cole & Keenan, 1986）の両方に対して証明されている。

Z. bailii は，弱酸性保存料に対し例外的に強い抵抗力を持つが，これは初めは誘導型のエネルギー要求システムが，細胞から保存料を汲み出すためであると考えられた（Warth, 1977）。しかし，この仮説は誤りであることが証明された（Cole & Keenan, 1987b）。対数増殖期細胞（指数関数的に増殖を続ける細胞）における弱酸の濃度は，細胞内 pH 値とその酸の pK_a 値から予測される値そのものであると示されたためである。それよりむしろ，初期の抵抗性は，pH 抵抗性ホスホフルクトキナーゼ酵素を用いて，細胞が細胞内の慢性的な pH 値低下に対し耐性を持つことが原因であると思われる。その後，細胞は低下した pH 値の補正を，減少したプロトプラストの容積と増加した酸の流出量で調節し，“正常な” pH 値を回復することにより行う（Cole & Keenan, 1987b）。

弱酸に対して，このような抵抗力を持つため，*Z. bailii* が最終産生物に存在した場合，ほとんどの保存食品を変敗させる。この酵母は，非常に低い濃度でも変敗を起こすため（J. I. Pitt, 私信），加工工場で検出することは大変困難である。したがって，この酵母に狙いを定めた効果的な管理手段が必要不可欠である。

Z. bailii による変敗を受けにくい製品もある。例えば，清涼飲料や氷菓子などのような合成製品である。それらは，窒素源に乏しく，通常，*Z. bailii* が吸収できないショ糖から作られている（Pitt & Hocking, 1997）。ただし，pH 値が低い場合（4.0 以下），ショ糖は徐々に果糖とブドウ糖へ転化して，*Z. bailii* の増殖を可能にする。

B　糸状菌（カビ）

ほとんどのカビは，酵母とは違い栄養をそれほど必要としないが，数種の例外を除いて完全に好気性である。果汁および清涼飲料中では低酸化還元電位, 低酸素圧のためカビの発育が制限される。カビは製品の表面にコロニーを形成したり，内部に綿状沈殿物や浮遊菌糸体などを形成するか，ペクチン懸濁を分解することなどにより変敗を起こす。

多くのカビは好乾性でもある。ジャム類や保存食品（プリザーブ）の変敗は，通常，*Eurotium* 種を原因とするが，好乾性ペニシリウム属，特に *Penicillium corylophilum* による変敗も時々発生する（Pitt & Hocking, 1997）。

低温殺菌した果実製品の変敗は，通常，熱抵抗性のある真菌類により起きる。最も重要な種は *Byssochlamys fulva*，*Byss. nivea*，*Neosartorya fischeri* および *Talaromyces* spp. である（Pitt & Hocking, 1997）。こうした種の検出技術と同定技術の概要のまとめが発表されている（Murdock & Hatcher, 1978 ; Hocking & Pitt, 1984 ; Beuchat & Pitt, 2001）。

熱耐性真菌の子嚢胞子は土壌由来であり，食品工場で増殖したものではない。このため，こうした糸状菌へのスクリーニングが必要となる果汁と果汁製品の種類は，収穫前または収穫時に土壌と接触する可能性のあるものに限定でき, 主にブドウ, パッションフルーツ, パイナップル, マンゴー, イチゴ，その他のベリー類が当てはまる（Pitt & Hocking, 1997）。

C　細菌

Gluconobacter（*Acetomonas*）spp. および *Acetobacter* spp. などの酢酸菌は共通して，比較的低い pH 値（3.0〜3.5），および低い栄養水準下でも増殖可能であるため，主要な変敗菌である。これらは完全な好気性細菌であり，包装技術や包装材料に少しでも製品中の酸素量を増加させるような変化でも生じれば，これらの細菌による変敗の発生率は上昇する。食品加工工場では，*Acetomonas* spp. を大量に検出する可能性があるが，その場合，工場での標準的な衛生状態で直ちに封じ込めるべきである（Stratford *et al.*, 2000）。

Lactobacillus および *Leuconostoc* spp. は，果実と腐った清涼飲料からしばしば分離される。これらの乳酸菌は食品工場環境に順応して増殖が可能となり，二次汚染の変敗原因となることもある。分離された乳酸菌のほとんどはヘテロ型発酵菌であり，すなわち，砂糖から CO_2，酢酸，エタノールを産生する。清涼飲料と濃縮果汁中での増殖に有利に働く乳酸菌の性質は以下の通りである。

Table 13.6　原濃度または濃縮オレンジジュースを加熱した時の乳酸菌の熱抵抗性[a]

	Heat resistance when heated in			
	Single-strength juice[b]		Concentrated juice[b]	
Organism bacterium	D ($^{65.5}$ min)	z (°C)	D ($^{65.5}$ min)	z (°C)
Leuconostoc: 13 strains, composite suspension	0.04	3.89	0.23	5.56
Lactobacillus: 2 strains, composite suspension	0.28	3.89	1.20	10.0

[a] Adapted from Murdock *et al.* (1953).
[b] The single strength and the concentrated orange juice had a dry matter content of 98° and 42.0°Brix, respectively, and pH values of 3.7 and 3.45, respectively.

1．低酸化還元電位で十分に増殖が可能である。
2．耐酸性。ほとんどの種は pH3.5 で増殖が可能で，そのうち 5 ～10％は pH3.0～3.5 でも増殖可能である。にもかかわらず，pH4.0 以下の飲料では変敗はほとんど発生しない。
3．高い CO_2 耐性。
4．果実と果汁の加工処理に使用する温度帯で増殖が可能。
5．30％ w/w 以上のショ糖の存在下であっても増殖が可能。

乳酸菌の増殖は，清涼飲料と濃縮果汁の濁り，白濁を引き起こし，時には気泡が見えたり，内圧が上昇して容器が破損することもある。さらには，*Leuconostoc* および *Lactobacillus* spp. のいくつかは，ガム状の粘液や“ネバネバした感触”を形成するデキストラン，レバンを産生する。“バターミルク”の異臭は，果実製品中の乳酸菌の増殖と関連していることが多く，ジアセチルの形成によるものである。製品の風味は，酢酸とグルコン酸などの酸の形成により変化する。

乳酸菌は比較的に熱に弱い（Table 13.6）。例えば，元の濃度に還元された濃縮オレンジジュース（Brix 糖度 42°，pH3.45）中で加熱された *Leuconostoc* および *Lactobacillus* spp. 分離株の $D_{65.5℃}$ 値は，それぞれ 0.04 分と 0.28 分であった（Murdock *et al.*, 1953）。濃縮オレンジジュースでは，より高い D 値と z 値が得られた。

トマトジュースの缶詰中で考慮すべき主要な細菌は *Bacillus coagulans* である。これは“フラットサワー”型変敗を引き起こす可能性がある。*B. coagulans* は，発芽するためには比較的高温を必要とするが，かなり広範囲の温度帯で増殖は可能であり（最低 5 ～20℃，最高 35～50℃）（Holt *et al.*, 1994），高温短時間殺菌処理（HTST 処理）は，この菌数を減少させるために考案された。

耐熱好酸性芽胞形成細菌 *Alicyclobacillus acidoterrestris* は，長期保存用の果汁，ブレンド果汁，レモネードなどの変敗に関しても急速に重要性を増しており，この細菌は，異臭を発生させたり，肉眼で認識可能なほど増殖する性質を持つ（Baumgart *et al.*, 1997, ABECitrus, 1999；Stratford *et al.*, 2000）。最初に Cerny *et al.* (1984) によって劣化したオレンジジュースから分離されたとき，この微生物は *Bacillus acidocaldarius* として分類され，その次に *Bacillus acidoterrestris* と分類され

（Deinhard *et al.*, 1987），さらにその後，新しい属である *Alicyclobacillus* に指定された（Wisotzkey *et al.*, 1992）。この菌は様々な市販の果汁（リンゴ，オレンジ，グレープフルーツ，ライム）やブレンドジュース（レモネード果汁ブレンド，果汁とニンジンジュースのブレンド）から分離されている（Splittstoesser *et al.*, 1994 ; Yamazaki *et al.*, 1996, 1997 ; Baumgart *et al.*, 1997 ; Borlinghaus & Engel, 1997 ; Parish, 1997 ; Pinhatti *et al.*, 1997 ; Splittstoesser *et al.*, 1998a, b ; Wisse & Parish, 1998 ; ABECitrus, 1999）。*Alicyclobacillus acidoterrestris* は，日本でも劣化した酸性飲料とアイソトニック飲料から検出されている（Yamazaki *et al.*, 1996 ; 1997）。外見上は傷んでいない果汁から *Alicyclobacillus* が検出されるということは，劣化は二次的に起こる現象であり，進行させるには適切な条件が整う必要があることを示唆している（Prevedi *et al.*, 1995）。

Alicyclobacillus acidoterrestris は，完全に好気性で，増殖するには高温（最適温度は45～70℃）と低 pH 値（最適範囲は 2.5～4.5）を必要とする（ABECitrus, 1999）。報告されている *D* 値の範囲は，85℃で 60.8～94.5 分，90℃で 10～20.6 分，95℃で 2.5～8.7 分であった。*z* 値は 7.2℃と 11.3℃の間であった（Eiroa *et al.*, 1999 ; ABECitrus, 1999）。果汁の pH 値，酸，加工温度は，*A. acidoterrestris* 芽胞の熱抵抗性に影響を与える（Murakami *et al.*, 1998，Pontius *et al.*, 1998）。芽胞の増殖能力は，酸素の供給量，製品の種類，残余芽胞の数など様々な要因により影響を受ける（Prevedi *et al.*, 1997）。

このタイプの変敗は，細菌の代謝副産物であるグアヤコールが発する薬や消毒剤のような独特な異臭がするため，容易に検出される（Pettipher *et al.*, 1997, Orr *et al.*, 2000）。2,6-ジブロモフェノールによる異臭もまた発生する（Baumgart *et al.*, 1997）。

酸性飲料中の *A. acidoterrestris* を原因とする変敗は，リゾチームの添加により防御可能である（Yamasaki *et al.*, 1997）。ポリリシン，プロタミン，酢酸，ショ糖エステル，ポリグリセロールエステルなどの添加により，pH4.0 の基礎培地のトリプチケースソイ・ブイヨン中で芽胞の増殖を抑制することが証明された（Yamasaki *et al.*, 1997）。

Ⅳ　加工処理

特定の清涼飲料，果汁，果実保存食品の加工方法は，基本的には，官能特性（風味，色，外観，懸濁安定性），果実粒子の分散（マーマレード中の切片，ジャム中の果実など），原材料，処方設計特性（pH 値，*Aw*，保存料など），そして食品加工技術などのバランスを保つことにより決定づけられる。細菌，酵母，カビによる汚染を避けるために，そのまま飲めるお茶や果実飲料は，高温において加工，包装されなければならない（Bakka, 1995 ; Zhao *et al.*, 1997）。加工処理は一般的には熱処理を含むが，最近では高水圧処理法のような非加熱処理を用いて安定化処理される製品（果汁，保存食品）も発達している。

果汁と関連する集団食中毒が発生したことで，米国の行政機関はラベルに関する法律を改正し，適切な加工管理オプションについて勧告し，製造業者には HACCP 原則に基づいた食品安全管理シ

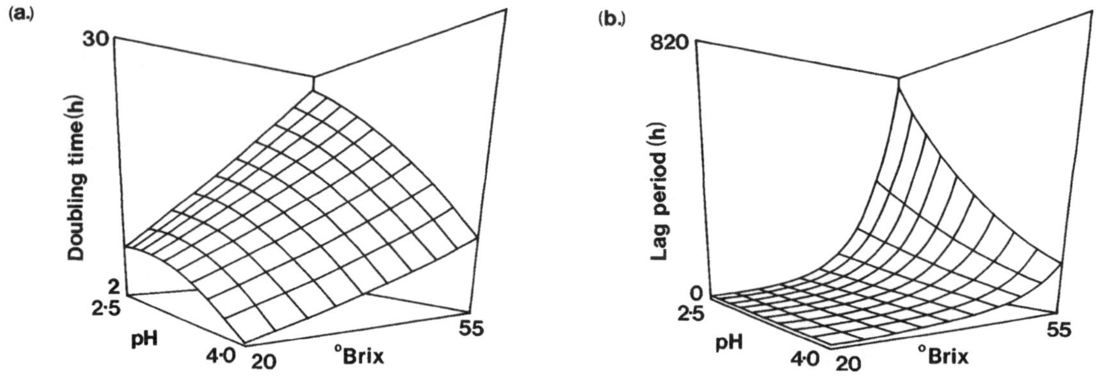

Figure 13.2　*Z. bailii* の予測世代時間と誘導期に及ぼす pH と糖濃度（Brix 糖度）の効果

ステムを導入するよう要求した（FDA, 2001）。この規定により，果汁製造加工業者は，適切な熱殺菌処理またはそれに相当する処理を用いて該当する病原体を最低 $5\log_{10}$ 減少し，さらに彼らの製造加工システムがこの達成基準を満たしているという証明書を提出しなければならない（NACMCF, 1997）。食品加工技術による食品由来の寄生虫への効果に関する概要が報告されている（Orlandi *et al.*, 2002 ; Dawson, 2003）。また，$5\log_{10}$ 減少を達成する加工処理の組み合わせについての調査も行われている（Uljas & Ingham, 1999）。加工処理の衛生管理および果実表面の処理は，微生物が製造工程へ侵入する量を減小させるために役立つ（Bakka 1995 ; Pao & Davis, 2001 ; Pao *et al.*, 2001）。

モデルシステムは，各種清涼飲料や濃縮製品がもつ固有安定性の期待値を推定するための指針として役立つかもしれない。Figure 13.2 に示した予測モデルを作成するために使用したデータは，*Z. bailii*（1,000 cells/mL）を接種して，様々な pH 値に調整した酵母窒素ベースと果糖のモデルシステムを用いて得られたものである。果糖は，他の大部分の酵母とは違って，*Z. bailii* によって選択的に発酵するために使用された（Emmerich & Radler, 1983）。下記の方程式は，*Z. bailii* NCYC 563 の doubling time（世代時間）Dt（h）と lag period（h）（誘導期）について，Brix 糖度［F］および水素イオン濃度［H⁺］（m*M*）の効果を予測するときに利用できる（Figure 13.2）。

$$Dt = -2.47 + 8.30 \times 10^{-2}[F] + 2.07 \times 10^{-2}[H^+] - 1.80 \times 10^{-3}[F]^2 - 8.40 \times 10^{-1}[H^+]^2 + 1.29 \times 10^{-1}[F][H^+]$$

$\mathrm{Lag} = e^x$　ここで

$$x = -2.14 - 1.67 \times 10^{-2}[F] - 2.90 \times 10^{-2}[H^+] + 1.25 \times 10^{-3}[F]^2 - 4.70 \times 10^{-2}[H^+]^2 + 1.29 \times 10^{-1}[F][H^+]$$

以上の方程式に代入すると，双方の因子が組み合わせで働く際の強力な抑制効果を予測することができる。例えば，Brix 糖度 55°，pH2.5 で，初期汚染菌数 1 ～ 2 cells/mL では検出可能な変敗レベルに達するまで 1 カ月以上かかる。

同様に，*Z. bailii* の世代時間について，2 種類の弱酸，安息香酸とソルビン酸の間の相互作用がモデル化され，pH2.5 で著しい相互作用のあることがわかった（Cole & Keenan, 1986）。

$$Dt = 6.46 + 1.57 \times 10^{-3}[\mathrm{Benz}] + 1.14 \times 10^{-3}[\mathrm{Sorb}] + 8.7 \times 10^{-6}[\mathrm{Benz}][\mathrm{Sorb}]$$

ここで，［Benz］と［Sorb］は，安息香酸とソルビン酸の濃度（単位 *μM*）をそれぞれ表す。この例は，予測モデルが，現行の保存料システムを評価するだけではなく，製品を処方している間もずっと *Z. bailii* の増殖に関して，様々な因子の効果を定量化する有用な道具となり得ることを示している。とりわけ Andres *et al.*（2002）は，果汁洗浄の前処理，様々な保存料の使用，最終製品の包装するための様々な包装フィルムの使用を関数として，オレンジジュースの可食期間を予測するモデルを構築した。炭酸ガス自動測定（Guerzoni *et al.*, 1990）と間接伝導度分析（Deak & Beuchat, 1994）の技術が，酵母増殖に関して保存料と他の因子の効果を表す予測モデル構築に利用されている。製品の固有安定性が十分でない場合，真菌類の増殖を制御するためには，（加熱または非加熱の）殺菌処理，冷蔵保存，保存料の添加など，またはこれらの処理を組み合わせる事により成し遂げられる。

A　加熱処理

加熱処理は，通常の状態で保存している間に，製品内で増殖可能な微生物を死滅させる目的で実施される。清涼飲料，果汁，果実保存食品では，加熱殺菌はこの目的にほとんどの場合適合している。ほとんどの果汁製造業では，酵素の不活性化と関連性のある病原体よりさらに耐性のある変敗微生物の不活性化を目標としている。加熱殺菌は，風味を落としたり変えたりすることがあるため，厳密な衛生管理や HACCP，またはそれらの代わりとなるような技術を組み合わせて用いることにより，必要条件とされる菌数まで微生物を減少させる方法が選択されている。大規模な果汁製造業界でも中小の果汁製造業でも，病原体の $5\log_{10}$ 減少（FDA, 2001）など特定の品質基準に適合するために適切な加熱殺菌条件を達成することは容易に可能である。

加熱殺菌は，高温による容器包装詰，包装後の連続式加熱殺菌装置，インライン HTST（加工工程内の高温短時間加熱）殺菌機（例：90～95℃で 4 ～10 秒）などで殺菌した後，無菌包装することにより達成できる。Table 13.7 に，実際に適用される代表的な加熱殺菌時間と温度をまとめた。ただし，一部の糸状菌には加熱殺菌に抵抗性を示す子嚢胞子を産生するものもある。

果実の通常のフローラ，細菌や真菌は，加熱殺菌または適切なレベルの保存料の使用により除去される。しかし，熱抵抗性を示す真菌，保存料抵抗性を示す酵母，そして酸依存性，耐熱性を示す

Table 13.7　清涼飲料水と果実保存食品の殺菌条件の例[a]

Product	Pasteurization treatment: Time (min)	Pasteurization treatment: Temperature (°C)
Carbonated orange drink (2.5 *v*/*v* CO_2)	10–20	65–70
Orange juice, non-carbonated	10–15	70–75
Concentrated drink (orange syrup) pH = 3.0, 50°Brix	1–5	85–90
Strawberry jam (pH = 3.3, 58°Brix)	5–10	80
Low-calorie strawberry jam (pH = 3.5, 30°Brix)	5–15	80–85

[a]These times and temperatures, taken from various sources, should be viewed as examples. They are not recommendations.

Table 13.8 *Z. bailii* の pH4.5における加熱致死（6*D* 値）に及ぼす温度と水分活性の影響[a]

Temperature (°C)	Time (min)	
	a_w 0.963	a_w 0.858
58	56.4	300
59	30.0	165
60	15.6	89.4
61	8.4	41.4
62	4.2	20.4
64	1.2	5.4

[a]From Jermini and Schmidt-Lorenz (1987).

細菌 *Alicyclobacillus* などは，これらの保存技術を施されても，様々な程度に生存する可能性がある。そして，さらに高い熱抵抗性を持ち酸に適応した微生物もまた，加熱殺菌処理では生存する可能性がある（Mazzotta, 2001）。

トマトジュースは pH 値（平均 4.3）が高いため，微生物学的に安定に達するためには，例えば HTST 処理 118℃で 0.5〜1.5 分（それぞれ，F_0 = 0.23 と 0.7）などの，より高温の熱処理をする必要がある。pH 値が 4.1 以下の果汁に対して，特に安定に達するために食用の酸を追加する場合には，それより低い温度，例えば 100℃で 1.5 分の熱処理で十分である。

適用されるべき加熱処理は，*Aw*，pH 値，製品の種類，防腐剤の存在などにより異なる（Corry, 1976；Juven *et al.*, 1978；Beuchat, 1981a, b；Beuchat, 1983；Jermini & Schmidt-Lorenz, 1987）。*Z. bailii* の熱耐性に関する *Aw* の効果を Table 13.8 に示したが，これは，ある温度の範囲で，*Aw*0.86 と 0.96 における 6 倍の *D* 値の推定時間を比較したものである。

加熱殺菌値（*P* 値）は，最適処理の設定に対して，時間―温度処理の同等値を比較するために古くから使用されてきた（Shapton *et al.*, 1971）。*D* 値と *z* 値の使用は，対数死滅の仮定に基づいているが，死滅曲線は全体的に対数曲線に沿っていない。熱死滅時間の使用は，加熱処理の同等値の計算に応用するのは困難であったが，もう 1 つの選択肢として示唆されていた（Put *et al.*, 1976）。例えば Cole *et al.*（1993）のように，広範囲の環境下における増殖形微生物の death kinetics（死滅反応速度）を正確に表すための，選択肢となりうる数学的モデルの開発も，ここでは価値があると思われる。

加熱殺菌は，52℃で 2 分間の処理でほとんどの酵母が死滅し，60℃で 10 分間の処理でほとんどのカビが死滅するため，保存には非常に効果的な方法である（Stratford *et al.*, 2000）。耐熱性のあるカビの子嚢胞子は加熱殺菌では死滅できないことはすでに指摘されている。*Bysschloamys* 嚢胞子を不活性化するには 90℃以上の加熱処理が必要である（Beuchat & Rice, 1979）。

耐熱性の研究により，*Alicyclobacillus* の芽胞は市販の果汁に施されている通常の高熱包装処理でも生残することが明らかになっている（Splittstoesser *et al.*, 1998b）。また，Brix 糖度 18°以上の糖濃度は抑制力を持つ（エタノールレベルが 6％以上であるとして）一方で，Brix 糖度を上げても芽胞の熱への抵抗性は増す。芽胞はpH値が下がると耐性は弱くなるが，有機酸の種類も重要であると考えられる（Pontius *et al.*, 1998）。*Alicyclobacillus* を制御するための良い製造過程としては，5 $\log_{10}$ の殺菌が必要である（Splittstoesser *et al.*, 1998b）。

パツリンなどのマイコトキシンは，比較的に熱安定性があるため，加熱殺菌によりほとんどのカビを効果的に不活性化しても，それ以前に製品中に産生されたマイコトキシンを不活性化できない場合があることに注意すべきである。

B　低温貯蔵

清涼飲料と果汁は，低温貯蔵により一定期間保存することが可能である。加熱殺菌をしていない，または生食用果汁の低温貯蔵での可食期間は制限されるべきである（7日以下）。加熱殺菌した果汁は，低温貯蔵での可食期間は最大45～60日までとする。特に，開封した場合，可食期間は低温保存することが望ましい。変敗を起こす多くの真菌類は，発育速度は抑制されるが，5℃で増殖可能である。低温保存した果汁の中では，細菌は次第に生存能力を失う（Stratford *et al.*, 2000）。

C　食品保存料

多くの果汁，果実保存食品，清涼飲料は，加熱殺菌により食品の持つ物理的，感覚的な特性を損なってしまうため，加熱殺菌により質的な安定化の手段として用いることができないことがある。また，耐熱性微生物が存在し，加熱処理だけでは品質を安定化できない場合もある。これらのような，組成に変質をきたしてしまい，求められる固有の安定性を得られない場合は，化学保存料を通常添加する。これらの保存料は慎重に使用されるべきであり，可食期間の延長，変敗の防止，食中毒による危険を最小限にとどめることが明らかに必要な場合に限定すべきである。特定の清涼飲料や果汁保存食品に，ある一定の濃度で添加された保存料の有効性が，pH値や *Aw* だけではなく他の増殖阻害剤の有無によって異なることもまた，明確に認識しなければならない。複数の保存料をそのように混合した場合，個々の増殖阻害活性は増進することも低減することもある。すなわち，相乗的・相加的に作用することもあり，また相反的に作用することもある。

文献では，防腐剤や各種香料などを含む多くの化合物（Chichester & Tanner, 1972）を，清涼飲料と果実保存食品中の抗菌剤として記載している。しかし，これらのすべての添加物が合法的に使用されているとは限らない。食品中に許可されている保存料の種類とレベルの範囲は非常に広いため，国により認可している保存料を記載していない場合，FAO/WHO（FAO, 2001b）のデータと推奨事項を許可基準の参考とされることもある。国別に弱酸性保存料の許可レベルの例をTable 13.9に示した。各種保存料の物理的，化学的，毒性学的特性に関連するデータは，ICMFS（1980）のTable 7.1に記載されている。保存料の各種微生物への有効性は，ICMSF（1980）のTable 7.2に記載されている。ほとんどの国では，安息香酸，ソルビン酸，亜硫酸塩，*P*-ヒドロキシ安息香酸，安息香酸のエステル類（パラベン），炭酸ガスだけが果実をベースとする製品に使用できる食品保存

Table 13.9　各国における清涼飲料水の保存料の許可濃度[a]

Country	Ba	Sa	PHB	SO_2	Other
Australia	400	400		115	
Austria	30	30			
Benlux	100	100			
Brazil	500	100			
Canada	1000	1000		100	
China	200	200			
Denmark	200	500	200		100 Formic Acid
Eire	160	300	160	70	
Europe	150	300			150Ba + 200Sa
Finland	500	1000	300		
France	160				
Germany	1000	1000			4000 Formic Acid
Greece	1000	1000	500		
Hongkong	160	400	160		
India	120		70		
Indonesia	400	400	100	70	
Italy	160			20	
Japan	600		100		
Malaysia	350	350		140	
Pakistan	600		350		
Philippines	100			100 m-PHB	
Portugal	160	300			300Ba + Sa
Singapore	160	300	160	70	
Spain	600	600			600Ba + Sa
Sweden	1000	1000	1000	50	
Switzerland	100	100			
Taiwan	250				
Thailand	200	200		70	
Turkey	300	700			
UK	160	300	160	70	
USA	1000		1000		

Key Ba = Benzoic acid, Sa = Sorbic acid, PHB = Parahydroxybenzoic acid, SO_2 = Sulfur dioxide.
[a]EC (1995) and other sources.

料として許可されている。一般には，亜硫酸塩とパラベンは，どちらかといえば，酵母よりもカビに対して効果が大きい。安息香酸とソルビン酸の差は，おそらく pK_a における差であると思われる（Figure 22.1）。ソルビン酸，亜硫酸塩，パラベンは，果汁と濃縮果実の pH 値の範囲では，確実に効果をもつ細菌増殖の防止剤である。

変敗を誘起する酵母株 *Z. bailii* は，法律で規制している許容量を超える保存料濃度においても耐性がある（Pitt 1974 ; Splittstoesser *et al.*, 1978 ; Thomas & Davenport, 1985）。弱酸の潜在的な毒性学的効果について関心が高まっている。つまり，食品業界に対して，個々の弱酸性物質を高濃度で使用することに依存しない変敗予防システムを採用するよう，圧力がかかっていることを示している。したがって食品腐敗・変敗予防システムに，低 pH 値（Cole & Keenan, 1986）や糖の高濃度（Brix 糖度）（Tuynenburg Muys, 1971）などのような，保存効果を高める要因をますます活用していかなければならない。また，複数の弱酸性物質間に存在する相乗作用を利用した，複数の保存料を適切に組み合わせての使用も増加している（Moon, 1983 ; Cole & Keenan, 1986, 1987a, b）。*Z. bailii* の増殖確率について，Brix 糖度，pH，保存料の二酸化硫黄，ソルビン酸，安息香酸などを組み合わせた効果を Figure 13.3 に記載した。実験は，果汁の緩衝モデル中で行い，菌の増殖に小型の実験系を

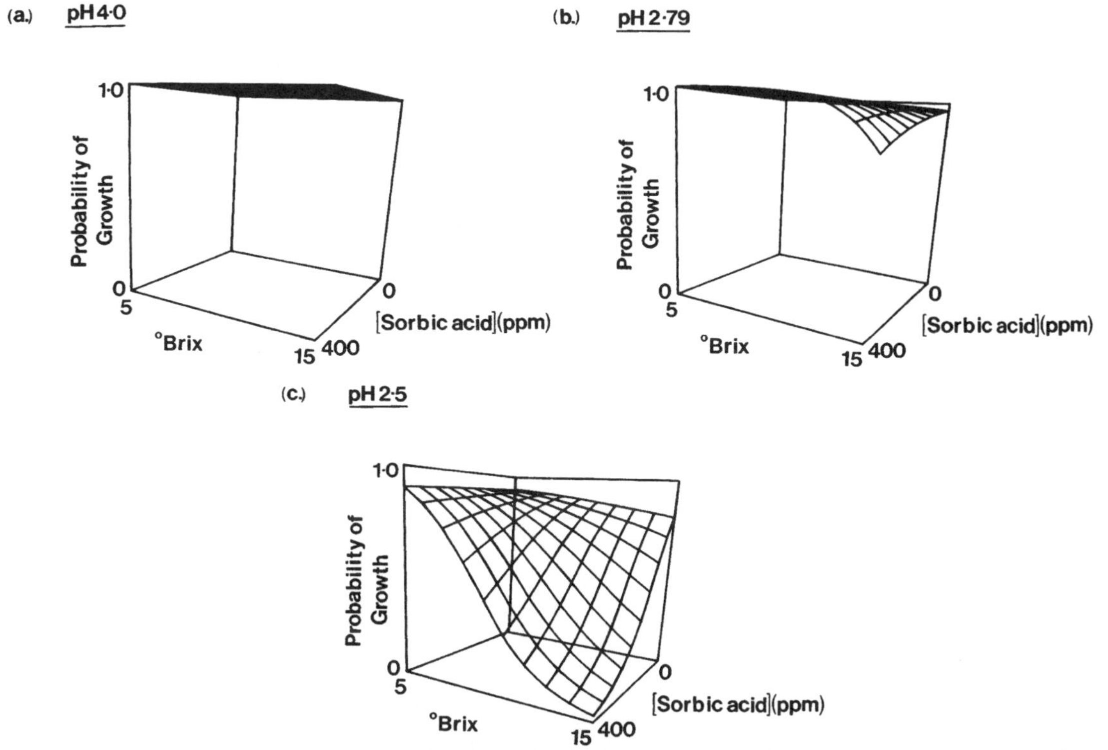

Figure 13.3　(a) pH4.0，(b) pH2.79，(c) pH2.5における *Z. bailii* の増殖確率に及ぼすソルビン酸と糖濃度（Brix 糖度）の組み合わせ効果

使用し，可視できるレベルに増殖した時間を記録した。結果は，予測モデル技法（Cole *et al.*, 1987）を使用して分析した。例えば，Figure 13.3a に示したように，pH4.0 では，この実験で使用した最高濃度まで Brix 糖度またはソルビン酸を増加しても *Z. bailii* の増殖確率は下がらなかった。最低の pH 値である pH2.5（Figure 13.3c）においてさえ，ソルビン酸または Brix 糖度単体では増殖率を大きく減少させることはできなかった。しかし，この 2 つを組み合わせると著しい効果があり，この変化は pH2.79 から始まる（Figure 13.3b）。つまり，Brix 糖度とソルビン酸の間には相乗効果があり，この相乗効果は pH 値に依存していることがわかる。

多くの微生物種は，低 pH，低 *Aw*，低保存料濃度といった，増殖に好ましくない条件に順応できる。いくつかの酵母が，工業的な条件下で安息香酸に耐性を持つことはよく認識されている。この例としては，*Z. bailii* が，pH3.0 で 40％（w/w）ショ糖の存在中で，約 700 mg/kg の安息香酸に耐性を持つが，微生物は同一条件の中で安息香酸濃度 1,200 mg/kg まで適応が可能である（Pitt & Hocking, 1997）。

耐性の型の順応／選択により増えるリスクは，以下の方法により可能な限り減少する。

- 適正製造規範（GMP）の適用。すなわち，衛生的な機器を使用し工場の環境衛生に厳格な注意を

Table 13.10 溶液中 CO_2 に対する酵母の耐性[a]

	Volumes of CO_2				
	Control	1.11	2.23	3.34	4.45
Brettanomyces bruxellensis	+	+	+	+	+
Bret. intermedius	+	+	+	+	+
Bret. naardenensis	+	+	+	+	+
Candida intermedia	+	+	+	+	−
Debaryomyces hansenii	+	+	−	−	−
Dekkera anomala	+	+	+	+	+
Hansenula anomala	+	+	+	+	−
Klyveromyces lactis	+	+	+	−	−
Pichia membranefaciens	+	+	−	−	−
Saccharomyces cerevisiae	+	+	+	−	−
Schizosaccharomyces pombe	+	+	+	−	−
Zygosaccharomyces bailii	+	+	+	+	−
Z. microellipsoides	+	+	+	−	−
Z. rouxii	+	+	−	−	−

+ = visible growth within 40 d.
[a]From Ison and Gutteridge (1987).

払う。

- 食品保存料（安息香酸，ソルビン酸など）をすでに添加している原材料の使用を避ける。殺菌処理にすでに順応して耐性を持った細菌を工場内に持ち込む可能性があるためである。
- 最終製品と保存しているバッチについて，順応した酵母が発生しているかどうかチェックする（日常検査ではなく）。
- 異なる増殖阻害メカニズムを持つ食品保存料，あるいは保存料処理法を混合して使用する。

炭酸飲料の抗菌因子として，100 kPa（1 バール）を超える圧力を使用することにより，徐々に溶解していき，高濃度となった炭酸ガスがある。ただし，酵母は，阻害剤としての炭酸ガスに対して比較的耐性がある（Thom & Marquis, 1984 ; Ison & Gutteridge, 1987）。CO_2 含有量は，通常，指定した温度で水 1 単位量（v/v）に溶解している CO_2 の体積として表わされる。

酵母株別の溶液中 CO_2 に対する耐性を Table 13.10 に示す。

CO_2 の抗菌活性は以下の条件に強く影響を受ける。

- 糖濃度：糖は CO_2 による不活性化を妨害する。
- pH 値および有機酸または無機酸の存在：pH 低下，および非解離酸の増加に比例して，微生物不活性が増加する。
- 初期の汚染物質数：CO_2 は，酵母数が少ない場合には効果的な物質であるが，最初から大量に存在する場合は変敗を防ぎきれないことがある。

炭酸ガスは清涼飲料のカビ増殖を阻害するが，その主な理由は嫌気的の大気を生じるためである。炭酸化法は安息香酸（清涼飲料の約 75 mg/kg まで）や加熱処理との併用で適用されることが多い。CO_2 に関しては，ICMSF（1980）の第 10 章に詳しい解説がある。

C. parvum のオーシストを完全に抑制するために，果汁（リンゴ，オレンジ，ブドウ）に添加した有機酸（リンゴ酸，クエン酸，酒石酸）と過酸化水素（H_2O_2）の効力について，Kniel *et al.*（2003）の報告がある。例えば，H_2O_2を 0.025％添加したバイオアッセイでの寄生虫の感染力を $5\log_{10}$ 以下に減少した。

ジメチルジカーボネート（DMDC）は，水中でメタノールと炭酸ガスを形成するため，急速に加水分解するピロカルボニル酸のアルキルエステルである。DMDC は，濃度 150～250 ppm で酵母と細菌に対して効果を発揮し，低温殺菌剤として非常に有効である。不活性化のメカニズムは，酵素の不活性化と強い関連性があるように思われる（Ough, 1993）。米国では，DMDC は，以前，ワインおよびワイン類似飲料の酵母阻害剤としてのみ許可されていたが，食品添加物に関する法律が改正され，現在では 250 ppm 以下の濃度で，そのまま飲用する（ready-to-drink）茶類にも許可されている（Anonymous, 1996b）。EC ではこれは，同様の濃度で，アルコールを含まないフレーバー飲料，アルコールを含まないワイン，リキッドの濃縮紅茶に対して，食品保存料（E242）として許可されている（EC, 1995）。

D　濃縮果実製品の安定化

濃縮果汁および清涼飲料は炭酸を含まない。安定性を確保するため，以下のような 3 種類の基本システムを使用している。

1. 低 Aw（Brix 糖度 65～70°）と低 pH（2～2.5）を組み合わせて使用する。
2. 高温での容器包装詰，加熱殺菌を実施する。糖の増量を補うために，例えば，85～90℃で 1～5 分間（Table 13.7 参照）のように，熱処理をさらに厳しく実施する。開封後に必要な可食期間を確保するために保存料を追加しても良い。
3. 化学合成保存料を追加する。多くの場合，これは選択肢の 1 つに過ぎない。使用するソルビン酸，安息香酸の量は，他方の固有変量に依存し，関連する管理機関の所要量と一致する必要があるが，通常は 300～1,500 mg/kg である。濃縮製品は，表面での凝結と真菌類の増殖を防ぐために，一定の温度で貯蔵されなければならない。これは，包装内の酸素量を最低にするか，可能であれば，ソルビン酸を濃縮果汁製品の表面に散布することで防ぐことができる。

E　果実保存食品の安定化

ジャムやマーマレードなどほとんどすべての果実保存食品は，果実酵素を変性させるため 80～85℃まで加熱する必要があり，ゲル化する前に高温充填しなければならない。低 pH では発芽を阻害するため，封印後の加熱処理または容器の反転による蓋の殺菌などは，追加の予防処置として行われる。細菌の芽胞だけが加熱処理を生き残るので，製品は比較的安定である。しかし，製品開封後，二次汚染することが考えられるため，ソルビン酸または安息香酸（200～500 mg/kg）を添加して真菌類を抑える。製品本来の風味と色合いを維持する製法（Horie *et al.*, 1991）である高圧処理（400〜600 MPa）を用いることでジャムの保存もまた確保できる。

F　加熱処理と保存料の組み合わせ

加熱処理に食品保存料を追加して組み合わせることにより，熱処理の温度を下げ，保存料の濃度も下げることができる。このような組み合わせの例として低カロリー果実のスプレッドがある（W. J. Kooiman, 未発表：ICMSF，1980 pp. 660〜661 参照）。こうした製品は pH3.8〜4.0 で，30％ショ糖（w/w）を含有し，製造方法は以下のいずれかである。

1．加熱処理，すなわち 80℃で１〜５分間の加熱
2．加熱処理しない場合には，ソルビン酸 800〜1,200 mg/kg を添加
3．低温加熱処理と組み合わせての適用（65℃で 600 mg/kg ソルビン酸を添加しての容器包装詰）

Beuchat（1981b）によって行われた，酵母６属についてソルビン酸カリウムまたは安息香酸ナトリウム 500 ppm を添加した溶媒中で加熱し，保存料を添加せずに加熱した場合と比較した結果，例外なく不活化速度がさらに加速していた。熱処理により損傷を受けた細胞は，回復培地中でソルビン酸カリウムへの感受性が増加していることも示されている（Shibasaki & Tsuchido, 1973）。安息香酸が，ソルビン酸よりも熱との相互作用が大きいと考えられる事実は興味深い（Beuchat, 1983）。

熱帯地方の香辛料は，果実あるいは果汁を保存する際に有用であることがハードル技術の点から証明されるかもしれない。例えば，桂皮アルデヒドはトマトの表面消毒に適切であると発表され（Smid *et al.*, 1996），また一方，55℃で 15 分間加熱したマンゴージュースは，ショウガとナツメグの抽出物を添加すると微生物安定性が遙かに高まる（Ejechi *et al.*, 1998）。

天然保存料を組み合わせる際の適切な使用条件および適合性は，その製品自体によって大いに異なる。多くの天然保存料は，果実製品の官能特性に著しく影響を及ぼすことを認識すべきである（Smid & Gorris, 1999）。桂皮アルデヒドなどの保存料が，官能特性に及ぼす影響として，生食の果実や果実保存食品などの製品の製品本来の特徴に好ましい風味を追加する効果を持つ場合がある。

G　他の非加熱処理による方法

微生物の不活化を温度効果に依存しない高静水圧（HHP），パルス電場（PEF）などのような新技術だけでなく，放射線などの比較的古い技術も，果汁や果汁関連製品において変敗原因となる微生物や病原体を除去するために使用されている（IFT, 2000）。

高静水圧（HHP）

HHP による果実製品の酵母と増殖形細菌の不活化が一般的に有効であるのは，これらの食品本来の pH 値が低いためである。制限となるパラメータは，通常，品質に影響を及ぼす酵素の存在で

ある。なぜなら加熱処理と比較して，HHP 処理で素早く，また十分に不活性化されない酵素も存在するからである。オレンジジュース（Ogawa *et al.*, 1990, 1991）とグレープフルーツジュース（Yuge *et al.*, 1993）の滅菌処理に HHP を適用した例が報告されている。柑橘系ジュースを 40℃において圧力 400 MPa で 10 分間実施した例では，室温で貯蔵した場合 2 ～ 3 カ月後も変敗は認められなかった。また，300 MPa 以上で 10 分間の処理は，酵母とカビの菌数を $3\log_{10}$ まで殺菌するために十分であった（Ogawa *et al.*, 1992）。Parish（1998a）は，Hamlin 社のオレンジジュースの殺菌に HHP を使用し，$\log_{10}D$ 値が下記の通り減少したと報告している。

- *Sacc. cerevisiae* 子嚢胞子に対して：500 MPa で *D* 値 4，350 MPa で *D* 値 76。
- *Sacc. cerevisiae* 増殖形細胞に対して：500 MPa で *D* 値 1，350 MPa で *D* 値 38。
- 常在菌に対して：500 MPa で *D* 値 3，350 MPa で *D* 値 74。

Sacc. cerevisiae を接種したオレンジジュースとリンゴジュースを 500 MPa で HHP 処理した場合，*D* 値は 0.18 分と 0.15 分であった（Zook *et al.*, 1999）。ジャムと保存食品（プリザーブ）の初期接種材料は 10^5 ～10^6 cfu/g であったが，HHP により *Sacc. cerevisiae*，*Z. rouxii*，ブドウ球菌，サルモネラ属菌が死滅したことを示した（Horie *et al.*, 1991）。高静水圧（80,000 ϕ / ; ＞ 60 s）は，リンゴジュースとオレンジジュースの *C. parvum* オーシストを，少なくとも $3\log_{10}$ 不活性化した（Slifko *et al.*, 2000b）。この技術は，濃縮リンゴジュースと濃縮クランベリージュースに浮遊していた *Byssochlamys nivea* 子嚢胞子も不活性化した（Palou *et al.*, 1998）。FDA の性能基準では，果汁に対して不活性化 $5\log_{10}$ の製造段階が必要であるが，HHP は，この基準に準拠した果汁の製造を可能にする非加熱処理であるとも報告されている（FDA, 2001）。実際，圧力 500 MPa で 5 分間処理することにより，リンゴジュース，トマトジュース，オレンジジュースの *L. monocytogenes* と大腸菌 O157 : H7 を不活性化（$5\log_{10}$ 減菌）することが可能であった（Jordan *et al.*, 2001）。

パルス電場（PEF）

PEF 処理によって，オレンジジュース（Jia *et al.*, 1999 ; Yeom *et al.*, 2000）とリンゴジュース（Ortegea-Rivas *et al.*, 1998）の可食期間が延長すると報告されている。高電圧両極パルス電場（電圧 30，26，22，18 kV/cm および処理時間 172，144，115，86 マイクロ秒）は大腸菌 O157 : H7 を含む病原体の $5\log_{10}$ 減少を達成した（Evrendilek *et al.*, 1999）。

紫外線

UV 処理は，果汁中の病原体および変敗原因となる微生物の減少に有効であると報告されている。その有効性は線量や照射時間により様々である。果汁製造業者には，UV 処理と併せた適切な HACCP システムの導入が推奨される（Morris, 2000 ; Sastry *et al.*, 2000）。

放射線

リンゴジュースを 1.8 kGy で放射線照射することで，FDA（2001）が推奨する大腸菌 O157 : H7

の不活性化 $5\log_{10}$ (5*D*) を十分に達成できる。報告された *D* 値は，酸に未適応の大腸菌 O157 : H7 に対して 0.12〜0.21 kGy の範囲であるが，酸に適応した細胞については幾分高く 0.22〜0.31 kGy である（Buchanan *et al.*, 1998）。

管理（清涼飲料，炭酸飲料および非炭酸飲料）

重大な危害要因[a]	• 重大な危害要因はない
管理手段	• 適正製造規範（GMP）
検査	• 日常の検査は推奨しない
腐敗・変敗	• 酵母は十分な加工処理と保存料により管理できる

[a] 特定の状況下では，他の危害要因も考慮する必要があると思われる。

考慮すべき危害要因

製品および製造に使用する加工処理方法の性質上，清涼飲料に関係する重大な微生物学的危害要因はない。

管理手段

適正製造規範（GMP）を適用することにより，重大な健康障害と変敗懸案を管理する。安定化戦略についてはⅣ項で解説する。

水は，清涼飲料，茶，還元果汁，スポーツ飲料などの重要な構成成分である。適切な水質の水は，イオン交換，逆浸透，ろ過，汚染除去（例：塩素処理または UV 処理）をはじめ多くの処理法により入手できる。

包装は，微生物学的な汚染源となる可能性がある。そのため，包装に使用する材料は十分に消毒，汚染除去されている必要があり，とくにリサイクル品または再利用品（例：返却された瓶）などは注意を要する。

検査

病原体またはそれらの指標菌の検査は清涼飲料には推奨しない。実際に適用される処理条件の管理運営は，相応の安定性が不可欠であるため，必要に応じて以下の条件を監視するべきである。

- 加熱処理／殺菌の温度（または加熱処理と同等の非加熱処理方法）。
- 原材料の保管中および容器包装時の温度。
- 包装した製品中の CO_2 圧を日常的に計測することによる炭酸化の管理。
- 製品が正常に調理製造されていることを確認するために，pH 値，固体濃度，充填体積，製品粘度，保存料，酸などの測定。

• 瓶，缶，ガラス瓶，その他の材料の密封の完全性の管理。

腐敗・変敗

炭酸飲料と非炭酸飲料は，発酵性の劣化を引き起こす耐酸性酵母または保存料耐性酵母（*Z. bailii*, その他）の増殖により変敗する。加工処理機械の適切な洗浄と消毒処理（GMP），さらに施設内の徹底した衛生管理が実施されるべきである。

管理（果汁および関連製品）

重大な危害要因[a]	• サルモネラ属菌
	• 大腸菌 O157 : H7
	• *Cryptosporidium parvum*
	• パツリン（リンゴ，洋なし）
	• オクラトキシン A（ブドウ）
管理手段	
初期レベル（H_0）	• 適正農業規範（GAP）の適用
	• 落下した（風で落ちた）果実，または損傷した果実を使用しない
	• 徹底した衛生管理の実施（GHP）
減少（ΣR）	• 果実の清浄と洗浄
	• 加熱殺菌または他の処理方法による殺菌レベル 5$\log_{10}$の減少（Ⅳの加工処理の項参照）
増加（ΣI）	• マイコトキシン発生防止のため，低温保存（8℃以下）する
検査	• 加熱処理果汁用，非加熱処理果汁用の機械の衛生状態の監視
	• 果汁，ピューレ，ネクターの缶詰，または濃縮製品への製品検査は推奨されない
	• 調理と加工処理の監視
腐敗・変敗	• 酵母は加熱処理，使用機械の衛生管理，温度，保存料により管理する
	• 長期保存用製品の *Alicyclobacillus* の管理には，使用機械の衛生管理が要求される

[a] 特定の状況下では，他の危害要因も考慮する必要があると思われる。

考慮すべき危害要因

原則的には，果汁および関連する製品の持つ重大な危害要因とは，それらの製品を製造する際に使用される新鮮な果実について懸念されるものと同じである（第 6 章参照）。特に懸念される危害要因は，耐酸性病原体である大腸菌 O157 : H7 とサルモネラ属菌，リンゴと洋なしで増殖した *Pen.*

expansum が産生するマイコトシンのパツリンや，ブドウの *Asp. carbonarius* 増殖によるオクラトキシンA，また，*Cryptosporidium parvum* などの寄生虫である。その他に危害要因が認められ，時に応じて管理する必要が生ずるものは，小型球形ウイルス（SRSV）とA型肝炎ウイルスであり，果実が広範囲で取り扱われる場合や水質に疑問がある場合は特に注意を要する。

管理手段

初期レベル（H_0）

果実の汚染レベルをできるだけ低く抑えるため，適正農業規範（GAP）を収穫前後に実施することが必要である。土壌に生息する病原体もあり，収穫された果実の表面を容易に汚染する。地面に落ちた（風で落ちた）果実や損傷のある果実は使用すべきでない。収穫に従事する作業者も生産準備段階の果実を扱う間，徹底した衛生管理を行う必要がある。果実の適切な輸送，流通，包装は，危害要因を管理するための重要な手段である。生食用の果実と野菜のために推奨される管理手段（第5章と第6章を参照）は，非加熱処理の果汁の製造の際に使用される管理手段にも適用される。

清涼飲料の場合と同様，還元果汁にも水は重要な構成成分である。適切な品質の水は，イオン交換または逆浸透作用，ろ過または汚染除去など多くの方法により入手することができる（例：塩素またはUV処理）。

包装も微生物汚染を起こす原因となりうるため，十分な洗浄と汚染除去が重要である。特にリサイクルした容器や再利用する容器などを使用する場合に（例：返却した瓶），さらに重要となる。

危害要因の減少（ΣR）

収穫した新鮮な果実の適切な清浄，洗浄，殺菌などが汚染のレベルを減少させる手段である。第6章に果実に適用可能な殺菌剤情報を記載している。殺菌剤の合法的な使用に関しては，国ごとに取り扱いが異なることに注意しなければならない。殺菌済みの果実と未殺菌の果実との間の二次汚染は避けるべきである。

細菌の5$\log_{10}$殺菌は，最低標準値として推奨されている（例：FDA 2001；Al-Taher & Knutson, 2004）が，新鮮な果実の初期汚染レベルは相応に低く抑えるべきである。Ⅳ項では，この殺菌レベルを達成するための方法について解説している。

危害要因の増加（ΣI）

製造工場の衛生管理は，製品の安定性管理における主要な要素である。酵母による劣化の原因は，ほとんどが工場の劣悪な衛生管理にあった。工場の不徹底な衛生管理体制は，果汁が関係する集団疾病の発生とも関連している（Al-Taher & Knutson, 2004）。このため，加熱殺菌装置から下流の作業ライン，充填機，（使用していれば）冷却メーターの洗浄に細心の注意を払うことは，製品の再汚染を防ぐために必要不可欠である。これには，化学的な洗浄と同様に熱処理での洗浄も含まれるべきである。どのような外来の発酵性酵母の混入が変敗を引き起こすかわからないので，こうした処理は，保存料を使用しない製品には欠かすことができない。酵母とカビの空気汚染は，もう１つの重要な管理すべき因子である。主要な媒介物である埃や昆虫などは，近隣の汚染源（果樹農園，ワイン工場，ビール工場，果汁・野菜貯蔵所）から微生物を工場環境へ持ち込むと思われる。

冷却状態（8℃以下）での適切な保管は，真菌類の増殖とそれに続いて起こるマイコトキシン形成を阻害するために必要である。非加熱処理の果汁でトマトやメロンのように酸性度の低いものについて，病原体の増殖を予防するために冷却する必要がある。

しかし，保存料の使用による安定化もまた，危害要因を低下すると考えられる（Ⅳ項参照）。

検査

炭酸飲料の製造に必要とされる工程管理モニタリングシステムは，果汁と果汁関連製品にもまた妥当なものである。長時間の加熱処理を受けるため，缶詰または濃縮製品の果汁，ピューレ，ネクターには，どのような製品検査も推奨されない。

原材料（最終製品ではない）だけは，日常的に微生物学的分析を実施すべきである。その理由は，混合された後の原材料構成成分は，一般的に微生物を死滅させがちな条件下に置かれるためである。そのため最終製品を抜き取り検査しても，それが信頼性のある管理をもたらすことにはならないが，細菌数測定は，非加熱処理した果汁と加熱処理した果汁を比較検証する目的で利用できる。一般生菌数，酵母とカビ計数，直接顕微鏡試験など多くの伝統的な計測手法がこの測定に利用できる（FDA, 1998；Downes & Ito, 2001）。大腸菌は，非加熱処理果汁における腸管病原菌の指標菌として使用できる。

電気抵抗自動測定法は，果汁の酵母数（Zindulis, 1984，Deak & Beuchat, 1994）と製造工程範囲内での耐熱性微生物数を迅速に計測する優れた手法である（Nielsen, 1992）。

保存料耐性酵母を選別する最も単純で最も効果的な方法は，製品を麦芽酢酸寒天培地（MAA）のプレート上に塗抹接種することである（Pitt & Richardson, 1973）。MAAは，酵母が耐性を持つ保存料を含有する原材料，加工処理ライン，製品などの監視に適した培地である。

ジアセチル検査は原材料，特に柑橘類とリンゴの果汁およびそれらの濃縮製品などが製造される間の衛生管理状況を検査する手法であると考えられる（Murdock, 1967, 1968）。この検査は，ジアセチルとアセチルカルビノール（アセトイン）を検出する。これらは微生物増殖により産生される最終産物で，乳酸菌に特有である。

ATP測光法は，迅速に衛生管理検査の結果を求める場合に有用である。

腐敗・変敗

非加熱処理の果汁は，酵素活性と多数の微生物の存在が原因となり，可食期間が短い。製品は低温（8℃以下）で保管すべきである。これらの製品に関連する変敗物質については，Ⅲの腐敗・変敗の項で説明している。保存料を使用した場合の安定化方法に関しては，Ⅳ項の加工処理で説明している。

加熱処理の有効性は，製品の構成成分に影響される。高レベルの糖は保護剤として働くが，低 pH，保存料の添加は加熱処理による致死率を増加させる。耐熱性乳酸菌，耐熱性 *Alicyclobacillus* spp. の胞子，耐熱性真菌類（*Byssochlamys fulva*, *Byss. nivea*, *Talaromyces macrosporus*, *Neosartorya fischeri*）などは，加熱処理により常に死滅するとは限らないことを考慮しなければならない。ほとんどの変敗に共通してみられる徴候は，発酵，CO_2 産生による容器の膨張，白濁形成である。*Alicyclobacillus* spp. はガスを産生しないが，健康を損なう原因となる可能性がある。*Alicyclobacillus* spp. の増殖は，製品を低温に保つことで最小限に抑えられるが，低温酵母および数種の乳酸菌は低温下でも製品を劣化させる可能性がある。

濃縮果汁における変敗微生物の増殖は，pH 値と *Aw* が低いため，最低限に抑えられる。*Alicyclobacillus* spp. は低 pH でも増殖するが，酸素と温暖な環境が必要である。一般に，濃縮果汁には変敗微生物の増殖抑止と製品の可食期間の延長のため，保存料（CO_2，ソルビン酸，安息香酸）が添加される。加工処理後の二次汚染は避けなければならない。そのため，容器包装詰めの際，無菌充填または高温充填がよく使用される。

保存料耐性のある酵母（*Z. bailii*, *Z. rouxii*, *Sacc. cerevisiae*, *Sacc. pombe*）は，フルーツピューレ，ネクター，コーディアル，果実保存食品，ジャムを発酵させて変敗する。増殖の速度は遅いが，大量の CO_2 を産生して包装容器の変形や破裂を起こす。また，順応性に優れているため，*Z. bailii* の菌数が工場環境の中で増大化しないように管理することが重要である。工場内で保存料を含んだ製品残余物に暴露することは，重大な問題につながる可能性がある。二次汚染は避けなければならない（無菌充填または高温充填を使用する頻度が高い）。

H　茶をベースとする清涼飲料

茶をベースとする飲料は種類が非常に多いため，重大な危害要因とその管理について，すべての製品に適合するように一般的に要約することは困難である。茶をベースとする単純な清涼飲料に関しては，十分な加熱殺菌と加工処理後の二次汚染回避により，深刻な安全性と変敗への懸念を防ぐことができる。果汁を添加する場合は，果汁について前記で論じたような管理を行う必要があると思われる。乳および大豆たんぱくなどのような重要なたんぱく源を添加する場合には，ボツリヌス菌など，潜在的な危害要因の管理を十分に検証する必要がある。

参考文献

Abarca, M.L., Bragulat, M.R., Castella, G. and Cabanes, F.J. (1994) Ochratoxin A production by strains of *Aspergillus niger* var. *niger*. *Appl. Environ. Microbiol.*, **60**, 2650–2.

ABECitrus, (1999) Acidothermophilic sporeformimg bacteria (ATSB) in orange juices: detection methods, ecology and involvement in the deterioration of fruit juices. http://www.abecitrus.com.br/pesq_us.html.

Al-Taher, F. and Knutson, K. (2004) Overview of the FDA juice HACCP rule. *Food Prot. Trends*, **24**, 222–38.

Andres, S.C., Giannuzzi, L. and N.E. Zaritsky (2002) Mathematical modelling of microbial growth in packaged refrigerated

orange juice treated with chemical preservatives. *J. Food Sci.*, **55**, 724–8.
Anonymous (1996a) An outbreak of *Escherichia coli* O157:H7 infections associated with drinking unpasteurized commercial apple juice: British Columbia, California, Colorado and Washington. *Morb. Mort. Wkly Rep.*, **45**(44), 975.
Anonymous (1996b) Additive cleared as yeast inhibitor for use in sport and fruit drinks. *Food Chem. News*, **38**(15), 19.
Anonymous (2000) *Juice Recall*, Associated Press, April 21, 2000.
Anonymous (2002) Draft standard for Aqueous Coconut products (Codex CL 2002/19-PFV).
Bakka, R. (1995) Sanitation challenges of hot-fill. *Beverage World*, **114**(1603), 98, 100–2.
Banwart, G.J. (1979) *Basic Food Microbiology*, AVI Publishing Company, Westport.
Barnett, J.A., Payne, R.W. and Yarrow, D. (2000) *The Yeasts: Characteristics and Identification*, 3rd edn, Cambridge University Press, Cambridge, UK.
Baumgart, J., Husemann, M. and Schmidt, C. (1997) *Alicyclobacillus acidoterrestris*: occurrence, importance, and detection in beverages and raw materials for beverages. *Flussiges Obst.*, **64**(4), 178–80.
Berry, J.M. (1979) Yeast problems in the food and beverage industry, in *Food Mycology* (ed M.E. Rhodes), G.K. Hall and Co., Boston, M.A., pp. 82–90.
Besser, R.E., Lett, S.M., Weber, J.T., Doyle, M.P., Barrett, T.J., Wells, J.G. and Griffin, P.M. (1993) An outbreak of diarrhoea and hemolytic uremic syndrome from *Escherichia coli* O157:H7 in fresh-pressed apple cider. *J. Am. Med. Assoc.*, **269**(17), 2217–20.
Beuchat, L.R. (1981a) Effects of potassium sorbate and sodium benzoate on inactivating yeasts heated in broths containing sodium chloride and sucrose. *J. Food Prot.*, **44**, 10, 765–9.
Beuchat, L.R. (1981b) Synergistic effects of potassium sorbate and sodium benzoate on the thermal inactivation of yeasts. *J. Food Sci.*, **46**, 771–7.
Beuchat, L.R. (1983) influence of water activity on growth, metabolic activities and survival of yeasts and molds. *J. Food Prot.*, **46**, 135–41.
Beuchat, L.R. and Pitt, J.I. (2001) Detection and enumeration of heat resistant molds, in *Compendium of Methods for the Microbiological Examination of Foods* (eds F.P. Downes and K. Ito), 4th edn, American Public Health Assn., Washington, DC, pp. 217–22.
Beuchat, L.R. and Rice, S.L. (1979) *Byssochlamys* spp. and their importance in processed fruits. *Adv. Food Res.*, **25**, 237–88.
Birkhead, G.S., Morse, D.L., Levine, W.C., Fudual, J.K., Kondraki, S.F., Chang, H.G., Shayegani, M., Novick, L. and Blake, P.A. (1993) Typhoid fever at a resort hotel in New York: a large outbreak with an unusual vehicle. *J. Infect. Dis.*, **167**, 1228–32.
Borlinghaus, A. and Engel, R. (1997) Incidence of *Alicyclobacillus* sp. in commercial apple juice concentrates—development and validation of test method. *Flussiges Obst.*, **64**(6), 306–9.
Buchanan, R.L., Edelson, S.G., Snipes, K. and Boyd, G. (1998) Inactivation of *Escherichia coli* O157:H7 in apple juice by irradiation. *Appl. Environ. Microbiol.*, **64**, 4533–5.
Burnett, S.L. and Beuchat, L.R. (2000) Human pathogens associated with raw produce and unpasteurized juices, and difficulties in decontamination. *J. Ind. Microbiol. Biotechnol.*, **25**, 281–7.
Caul, E.O. (1993) Outbreaks of gastroenteritis associated with SRSV's. *Public Health Lab. Ser. Microbiol. Digest*, **10**(1), 2–8.
CAC (Codex Alimentarius Commission). (1991a) Guidelines for mixed fruit juices CAC/GL 11. ftp://ftp.fao.org/codex/standard/en/CXG_011e.pdf).
CAC (Codex Alimentarius Commission). (1991b) Guidelines for mixed fruit nectars CAC/GL 12. (ftp://ftp.fao.org/codex/standard/en/CXG_012e.pdf).
CDC (Centers for Disease Control and Prevention). (1975) *Salmonella* Typhimurium outbreak traced to a commercial apple cider—New Jersey. *Morb. Mort. Wkly rep.*, **28**(44), 522–3.
CDC (Centers for Disease Control and Prevention). (1995) Outbreak of *Salmonella* Hartford infections among travellers to Orlando, Florida. EPI-AID Trip Rpt.95–62.
CDC (Centers for Disease Control and Prevention). (1997) Outbreaks of *Escherichia* coli O157:H7 infection and cryptosporidiosis associated with drinking unpasteurised apple cider—Connecticut and New York, October 1996. *Mort. Morb. Wkly Rep. 1997*, **46**, 4–8.
CDC (Centers for Disease Control and Prevention). (1999) Outbreak of *Salmonella* serotype Muenchen infections associated with unpasteurized orange juice. United States and Canada. June 1999. *Morb. Mort. Wkly Rep.*, **48**, 582–5.
Cerny, G., Hennlich, W. and Poralla, K. (1984) Fruchtsaftverderb durch Bacillen: isolierung und charakterisierung des verderserrgers. *Z. Lebens. Unters. Forsh.*, **179**, 224–7.
Chichester, D.V. and Tanner, F.W. (1972) Antimicrobial food additives, in *Handbook of Food Additives* (ed T.E. Furia), 2nd edn, CRC Press, Cleveland, Ohio, pp. 115–84.
Chung, K.C. and Goepfert, J.M. (1970) Growth of *Salmonella* at low pH. *J. Food Sci.*, **35**, 326–8.
Cliver, D.O. (1983) *Manual of Food Virology*.,World Health Organization, Geneva.
Cody, S.H., Glynn, M.K., Farrar, J.A., Cairns, K.L., Griffin, P.M., Kobayashi, J., Fyfe, M., Hoffman, R., King, A.S., Lewis, J.H., Swaminathan B., Bryant, R.G. and Vugia, D.J. (1999) An outbreak of *Escherichia coli* O157:H7 infection from unpasteurised commercial apple juice. *Ann. Int. Med.*, **130**(3), 202–9.
Cole, M.B. and Keenan, M.H.J. (1986) Synergistic effects of weak-acid preservatives and pH on the growth of *Zyosaccharomyces bailii*. *Yeast*, **2**, 93–100.
Cole, M.B., Davies, K.W., Munro, G., Holyoak, C.D. and Kilsby, D.C. (1993) A vitalistic model to describe the thermal inactivation of *Listeria monocytogenes*. *J. Ind. Microbiol.*, **12**, 232–9.
Cole, M.B., Franklin, J.G. and Keenan, M.H.J. (1987) Probability of growth of the spoilage yeast *Zygosaccharomyces bailii* in a model fruit drink system. *Food Microbiol.*, **4**, 115–9.

Cole, M.B. and Keenan, M.H.J. (1987a) Effects of weak acids and external pH on the intracellular pH of *Zygosaccharomyces bailii*, and it implications in weak-acid resistance. *Yeast*, **3**, 23–32.

Cole, M.B. and Keenan, M.H.J. (1987b) A quantitative method for predicting shelf life of soft drinks using a model system. *J. Ind. Microbiol.*, **2**, 59–62.

Cook, K.A., Dobbs, T.E., Hlady, W.G., Wells, J.G., Barrett, T.J., Puhr, N.D., Lancette, G.A., Bodager, D.W., Toth, B.L., Genese, C.A., Highsmith, A.K., Pilot, K.E., Finelli, L. and Swerdlow, D.L. (1998) Outbreak of *Salmonella* serotype Hartford infections associated with unpasteurized orange juice. *J. Am. Med. Assoc.*, **280**(17), 1504–9.

Corry, J.E.L. (1976) The effect of sugars and polyols on the heat resistance and morphology of osmophilic yeasts. *J. App. Bacteriol.*, **40**, 269–76.

Cramer, J.A. and Presteguard, J.H. (1977) NMR studies of pH induced transport of carboxylic acids across phospholipid vesicle membranes. *Biochem. Biophys. Res. Commun.*, **75**, 295–301.

Dawson, D. (2003) Food-borne Protozoan Parasites. ILSI Europe Report Series. ILSI Europe, Brussels. Belgium. ISBN 1-57881-159-7. Available at: http://europe.ilsi.org.

D'Aoust, J.Y. (1994) *Salmonella* and the international food trade. *Int. J. Food Microbiol.*, **24**, 11–31.

Deak, T. and Beuchat, L.R. (1994) Use of indirect conductimetry to predict the growth of spoilage yeasts with special consideration of *Zygosaccharomyces bailii*. *Int. J. Food Microbiol.*, **23**, 405–17.

Deak, T. and Beuchat, L.R. (1996) *Handbook of food spoilage yeasts*, CRC Press, Boca Raton, FL.

Deinhard, G., Blanz, P., Poralla, K. and Altan, E. (1987) *Bacillus acidoterrestris* sp. nov., a new thermotolerant acidophile isolated from different soils. *Syst. Appl. Microbiol.*, **10**, 47–53.

Downes, F.P. and Ito, K. (2001) *Compendium of Methods for the Microbiological Examination of Foods*, 4th edn, American Public Health Association, Washington, DC.

EC (European Commission). (1995) Food additives other than colours and sweetners. European Parliament and Council Directive No. 95/2/EC. *Off. J. Eur. Commun.*, **L61**, 1–40.

Eiroa, M.N.U., Junqueira, V.C.A. and Schmidt, F.L. (1999) *Alicyclobacillus* in orange juice: occurrence and heat resistance of spores. *J. Food Prot.*, **62**, 883–6.

Ejechi, B.O., Souzey, J.A. and Akpomedaye, D.E. (1998) Microbial stability of mango (*Mangifera indica* L.) juice preserved by combined application of mild heat and extracts of two tropical spices. *J. Food Prot.*, **61**, 725–7.

Eklund, T. (1983) The antimicrobial effect of dissociated and undissociated sorbic at different pH levels. *J. Appl. Bacteriol.*, **54**, 383–9.

Emmerich, W. and Radler, F. (1983) The anaerobic metabolism of glucose and fructose by *Saccharomyces bailii*. *J. Gen. Microbiol.*, **129**, 3311–8.

Evrendilek, G.A., Zhang, Q.H. and Richter, E.R. (1999) Inactivation of *Escherichia coli* O157:H7 and *Escherichia coli* 8739 in apple juice by pulsed electric fields. *J. Food Prot.*, **62**, 793–6.

FAO/WHO (Food and Agriculture Organization/World Health Organization). (2001b). Evaluation of certain food additives and contaminants (Fifty-seventh report of the Joint FAO/WHO Expert Committee on Food Additives). WHO Technical Report Series, No. 909, 2002. Available at: http://www.who.int/pcs/jecfa/trs909.pdf.

FAO/WHO (Food and Agriculture Organization/World Health Organization). (2003) Proposed Draft Codex General Standard for Fruit Juices and Nectars (At Step 5/8). FAO/WHO joint FAO/WHO Food Standards Programme ad hoc Codex Intergovernmental Task Force on Fruit and Vegetable Juices. Appendix II. Alinorm 03/39A. Available: ftp://ftp.fao.org/codex/alinorm03/al0339Ae.pdf.

FDA (US Food and Drug Administration). (1998) *Bacteriological Analytical Manual*, 8th edn, Revision A, AOAC International, Gaithersburg, MD, USA.

FDA (US Food and Drug Administration). (2000) Department of Health and Human Services. Available: http://vm.cfsan.fda.gov/~acrobat/fr98424b.pdf.

FDA (US Food and Drug Administration). (2001) Hazard Analysis and Critical Control Point (HAACP); Procedures for the Safe and Sanitary Processing and Importing of Juice; Final Rule. *Fed. Reg.*, **66**, FR 6137–202.

Ferreira, M.A.S.S. and Lund, B.M. (1987) The influence of pH and temperature on initiation of growth of *Salmonella* spp. *Lett. App. Microbiol.*, **5**, 67–70.

Fisher, T.L. and Golden, D.A. (1998) Fate of *Escherichia coli* O157:H7 in ground apples used for cider production. *J. Food Prot.*, **61**, 1372–4.

Fleet, G.H. (1992) Spoilage yeasts. *Crit. Rev. Biotechnol.*, **12**, 1–44.

Fleet, G.H., Heiskanen, P., Reid, I. and Buckle, K.A. (2000) Food-borne viral illness—status in Australia. *Int. J. Food. Microbiol.*, **59**, 127–36.

Freese, E., Sheu, C.W., Galliers, E. (1973) Function of lipophilic acids as antimicrobial food additives. *Nature*, **241**, 321–5.

Guerzoni, M.E., Gardini, F. and Duan, J. (1990) Interactions between inhibitory factors on microbial stability of fruit based systems. *Int. J. Food Microbiol.*, **10**, 1–18.

Gurrieri, S., Miceli, L., Lanza, C.M., Tomaselli, F., Bonomo, R.P. and Rizzarelli, E. (2000) Chemical characterization of sicilian prickly pear (*Opuntia ficus indica*) and perspectives for the storage of its juice. *J. Agric. Food Chem.*, **48**, 5424–31.

Hara, Y., Watanabe, M. and Sakaguchi, G. (1989) Studies of antibacterial effects of tea polyphenols. I. The fate of *Clostridium botulinum* spores inoculated into tea drinks. *J. Jpn. Soc. Food Sci. Technol. [Nippon Shokuhin Kogyo Gakkaishi]*, **36**(5), 375–379. [Food Science & Technology Abstract 90_03_H0047]

Heenan C.N., Shaw K.J. and Pitt J.I. (1998) Ochratoxin A production by *Aspergillus carbonarius* and *A. niger* isolates and detection using coconut cream agar. *J. Food Mycol.*, **1**, 67–72.

Hocking, A.D. and Pitt, J.I. (1984) Food spoilage fungi. II. Heat resistant fungi. *CSIRO Food Res.Q.* **44**, 73–82.

Holt, J.G., Krieg, N.R., Sneath, P.H.A., Staley, J.T. and Williams, S.T. (1994) *Bergey's Manual of Determinative Bacteriology*,

9th edn, Lippincott Williams & Wilkins, Baltimore, Maryland, pp. 787.
Horiba, N. Maekawa, Y., Ito, M., Matsumoto, T. and Nakamura, H. (1991) A pilot study of Japanese green tea as a medicament: Antibacterial and bactericidal effects. *J. Endodont.*, **17**(3), 122–4.
Horie, Y., Kimura, K., Ida, M., Yosida, Y. and Ohki, K. (1991) Jam preparation by pressurization. *Nippon Nogeikagaku Kaishi*, **65**, 975–80.
ICMSF (International Commission on Microbiological Specifications for Foods) (1980) *Microbial Ecology of Foods, Volume 1, Factors Affecting Growth and Death of Microorganisms*, Academic Press, New York.
IFT, 2000, Kinetics of Microbial Inactivation for Alternative Food Processing Technologies. IFT/FDA Contract No. 223-98-2333. Available through: http://vm.cfsan.fda.gov/~comm/ift-hpp.html
Ison, R.W. and Gutteridge, C.S. (1987) Determination of the carbonation tolerance of yeasts. *Lett. Appl. Microbiol.*, **5**, 11–3.
Jermini, M.F.G. and Schmidt-Lorenz, W. (1987) Growth of osmotolerant yeasts at different water activity values. *J. Food Prot.*, **50**, 404–10.
Jia, M., Zhang, Q.H. and Min, D.B. (1999) Pulsed electric field processing effects on flavor compounds and microorganisms of orange juice. *Food Chem.*, **65**, 445–51.
Jordan, S.L., Pascual, C., Bracey, E. and Mackey, B.E. (2001) Inactivation and injury of pressure-resistant strains of *Escherichia coli* O157 and *Listeria monocytogenes* in fruit juices. *J. Appl. Microbiol.*, **91**, 463–9.
Juven, B.J., Kanner, J. and Weisslowicz, H. (1978) Influence of orange juice composition on the thermal resistance of spoilage yeasts. *J. Food Sci.*, **43**, 1074–76.
Kniel, K.E., Sumner, S.S., Lindsay, D.S., Hackney, C.R., Pierson, M.D., Zajac, A.M., Golden, D.A. and Fayer, R. (2003) Effect of organic acids and hydrogen peroxide on *Cryptosporidium parvum* viability in fruit juices. *J. Food Prot.*, **66**, 1650–7.
Konowalchuk, J. and Speirs, J.I. (1978a) Antiviral effects of apple beverages. *Appl. Environ. Microbiol.*, **36**, 798–801.
Konowalchuk, J. and Speirs, J.I (1978b) Antiviral effect of commercial juices and beverages. *Appl. Environ. Microbiol.*, **35**, 1219–20.
Koopmans, M. and Duizer, E. (2002) *Food-borne Viruses: an Emerging Problem, ILSI Europe Report Series*, ILSI Europe, Brussels, Belgium, ISBN 1-57881-130-9. Website: http://europe.ilsi.org.
Krebs, H.A., Wiggins, D., Stubbs, M., Sols, A. and Bedoya, F. (1983) Studies on the mechanism of the antifungal action of benzoate. *Biochem.J.*, **214**, 657–63.
Kusano, H., Hideko, Y., Niwa, M. and Yamasato, K. (1997) *Propionobacterium cyclohexanicum* sp. nov., a new acid-tolerant ω-cyclohexyl fatty acid-containing propionibacterium isolated from spoiled orange juice. *Int. J. Syst. Bacteriol.*, **47**(3), 825–31.
Macris, B.J. (1975) Mechanism of benzoic acid uptake by *Saccharomyces cerevisiae*. *Appl. Microbiol.*, **30**, 503–6.
Mazzotta, A. (2001) Thermal inactivation of stationary-phase and acid-adapted *Escherichia coli* O157:H7, *Salmonella* and *Listeria monocytogenes* in fruit juices. *J. Food Prot.*, **64**, 315–20.
McLellan, M.R. and Splittstoesser, D.F. (1996) Reducing the risk of *E. coli* in apple cider. *Food Technol.*, **50**, 174.
Millard, P.S., Gensheimer, K.F., Addiss, D.G., Sosin, D.M., Beckett, G.A., Houck-Jankoski, A. and Hudson, A. (1994) An outbreak of cryptosporidiosis from fresh-pressed apple cider. *J. Am. Med. Assoc.*, **272**, 1592–6.
Moon, N.J. (1983) Inhibition of the growth of acid tolerant yeasts by acetate, lactate and propionate and their synergistic mixtures. *J. Appl. Bacteriol.*, **55**, 453–60.
Morris, C.E. (2000) US developments in non-thermal juice processing. *Food Eng. Ingredients*, **2000**, 26–7.
Mossel, D.A.A. (1963) La survie des salmonellae dans les differents produits alimentaires. *Ann. Inst. Pasteur, Paris*, **104**, 551–69.
Mshar, P.A., Dembek, Z.F., Cartter, M.L., Hadler, J.L., Fiorentino, T.R., Marcus, R.A., McGuire, J., Shiffrin, M.A., Lewis, A., Feuss, J. Kyke, J. van, Toly, M., Cambridge, M., Gruzewich, J., Keithly, J., Dziewulsky, D., Braun-Howland, E., Ackman, D., Smith, P., Coates, J. and Ferrara, J. (1997) Outbreaks of *Escherichia coli* O157:H7 infection and cryptosporidiosis associated with drinking unpasteurized apple cider—Connecticut and New York, October 1996. *Morb. Mort. Wkly Rep.*, **46**, 4–8.
Murakami, M., Tedzuka, H. and Yamazaki, K. (1998) Thermal resistance of *Alicyclobacillus acidoterrestris* spores in different buffers and pH. *Food Microbiol.*, **15**(6), 577–82.
Murdock, D.I. (1967) Methods employed by the citrus concentrate industry for detecting diacetyl and acetylmethylcarbinol. *Food Technol.*, **21**, 643–7.
Murdock, D.I. (1968) Diacetyl test as a quality control tool in processing frozen concentrated orange juice. *Food Technol.*, **22**, 90–4.
Murdock, D.I. and Hatcher, W.S. (1978) A simple method to screen fruit juices and concentrates for heat-resistant mold. *J. Food Prot.*, **41**, 254–6.
Murdock, D.I., Troy, V.S. and Folinazzo, J.F. (1953) Thermal resistance of lactic acid bacteria and yeast in orange juice and concentrate. *Food Res.*, **18**, 85–9.
NACMCF (National Advisory Committee on Microbiological Criteria for Foods) (1997) Recommendations on fresh juice. Available at http://vm.cfsan.fda.gov/~mow/nacmcf.html.
Nielsen, P.V. (1992) Rapid detection of heat resistant fungi in fruit juices by an impedimetric method, in *Modern methods in Food Mycology* (eds R.A. Samson, A.D. Hocking, J.I. Pitt and A.D. King), Elsevier, Amersterdam, pp. 311–9.
Ogawa, H., Fukuhisa, K., Sugawara, K., Kubo, Y. and Fukumoto, H. (1990) Effect of hydrostatic pressure on sterilization of citrus juice, in *Pressure Processed Food* (ed R. Hayashi), Sanei Press, Kyoto, pp. 179–91.
Ogawa, H., Fukuhisa, K. Sugawara, K., Kubo, Y. and Fukumoto, H. (1991) Effect of hydrostatic pressure on sterilization of citrus juice, in *High Pressure Science for Food* (ed R. Hayashi), Sanei Press, Kyoto, pp. 353–60.
Ogawa, H., Fukuhisa, K. and Fukumoto, H. (1992) Effect of hydrostatic pressure on sterilization and preservation of citrus

juice, in *High Pressure and Biotechnology* (eds C. Balny, R. Hayashi, K. Heremans and P. Masson), *Volume 224*, Colloque INSERM/John Libbey Eurotext Ltd., London, pp. 269–78.

Orlandi, P.A., Chu, D.-M.T., Bier, J.W. and Jackson, G.J. (2002) Parasites and the food supply. Food Technology, **56**(4), 72–81.

Orr, R.V., Shewfelt, R.L., Huang, C.J., Tefera, S. and Beuchat, L. (2000) Detection of guaiacol produced by *Alicyclobacillus acidoterrestris* in apple juice by sensory and chromatographic analyses and comparison with spore and vegetative cell populations. *J. Food Prot.*, **63**, 1517–22.

Ortega-Rivas, E., Zarate-Rodriguez, E. and Barbosa-Canovas, G.V. (1998) Apple juice pasteurisation using ultrafiltration and pulsed electric fields. *Trans. Inst. Chem. Eng.*, **76**, C, 193–7.

Ough, C.S. (1993) Dimethyl dicarbonate and diethyl dicarbonate, in *Antimicrobials in Foods* (eds P.M. Davidson and A.L. Branen), Marcel Dekker Inc., New York, pp. 343–68.

Palou, E., Lopez-Malo, A., Barbosa-Canovas, G.V., Welti-Chanes, J., Davidson, P.M. and Swanson, B.G. (1998) Effect of oscillatory high hydrostatic pressure treatments on *Byssochlamys nivea* ascospores suspended in fruit juice concentrates. *Lett. Appl. Microbiol.*, **27**, 375–8.

Pao, S. and Davis, C.L. (2001) Maximizing microbiological quality of fresh orange juice by processing sanitation and fruit surface treatments. *Dairy, Food Environ. Sanit.*, **21**, 287–91.

Pao, S., C.L. Davis and M.E. Parish (2001) Microscopic observation and processing validation of fruit sanitizing treatments for the enhanced microbiological safety of fresh orange juice. *J. Food Prot.*, **64**, 310–4.

Parish, M.E. (1997) Public health and non-pasteurized fruit juices. *Crit. Rev. Microbiol.*, **23**, 109–19.

Parish, M.E. (1998a) High pressure inactivation of *Saccharomyces cerevisiae*, the endogenous microflora and pectinmethylesterase in orange juice. *J. Food Saf.*, **18**, 57–65.

Parish, M.E. (1998b). Coliforms, *Escherichia coli* and *Salmonella* serovars associated with a citrus-processing facility implicated in a Salmonellosis outbreak. *J. Food Prot.*, **61**, 280–4.

Parish, M.E. (2000) Relevancy of *Salmonella* and pathogenic *E. coli* to fruit juices. *Fruit Processing*, **7**, 246–50.

Parish, M.E., Narciso, J.A. and Friedrich, L.M. (1997) Survival of *Salmonella* in orange juice. *J. Food Saf.*, **17**, 273–81.

Pettipher, G.L., Osmundson, M.E. and Murphy, J.M. (1997) Methods for the detection and enumeration of *Alicyclobacillus acidoterrestris* and investigation of growth and production of taint in fruit juice and fruit juice containing drinks. *Lett. Appl. Microbiol.*, **24**(3), 185–9.

Pinhatti, M.E.M.C., Variane, S., Eguchi, S.Y. and Manfio, G.P. (1997) Detection of acidothermophilic bacilli in industrialized fruit juices. *Fruit Processing*, **7**(9), 350–3.

Pitt, J.I. (1974) Resistance of some food spoilage yeasts to preservatives. *Food Technol. Aust.*, **26**, 238–41.

Pitt, J.I. and Hocking, A.D. (1997) *Fungi and Food Spoilage*, 2nd edn, Aspen Publishers, Gaithersburg, MD.

Pitt, J.I. and Richardson, K.C. (1973) Spoilage by preservative-resistant yeasts. *CSIRO Food Res. Q.*, **33**, 80–5.

Pontius, A.J., Rushing, J.E. and Foegeding, P.M. (1998) Heat resistance of *Alicyclobacillus acidoterrestris* spores as affected by various pH values and organic acids. *J. Food Prot.*, **61**(1), 41–6.

Powers, J.J. (1976) Effect of acidification of canned tomatoes on quality and shelf life. *CRC Crit. Rev. Food Sci. Nutr.*, **7**, 371–95.

Prevedi, P., Colla, F. and Vicini, E. (1995) Characterization of *Alicyclobacillus*, a sporeforming thermophilic acidophilic bacterium. *Industria Conserve*, **70**, 128–32.

Prevedi, P., Quintavalla, S., Lusardi, C. and Vicini, E. (1997) Heat resistance of *Alicyclobacillus* spores in fruit juices. *Industria Conserve*, **72**(4), 353–8.

Put, H.M., De Jong, J. and Sand, F.E.M.J. and van Grinsven, A.M. (1976) Heat resistance studies on yeast spp. causing spoilage in soft drinks. *J. Appl. Bacteriol.*, **50**, 135–52.

Roering, A.M., Luchansky, J.B., Ihnot, A.M., Ansay, S.E., Kaspar, C.W. and Ingham, S.C. (1999) Comparative survival of *Salmonella typhimurium* DT104, *Listeria monocytogenes* and *Escherichia coli* O157:H7 in preservative-free apple cider and simulated gastric juice. *Int. J. Food Microbiol.*, **46**, 262–9.

Ross, K.D. (1975) Estimation of water activity in intermediate moisture foods. *Food Technol.*, **29**(3), 26–34.

Sastry, S.K., Datta, A.K. and Worobo, R.W. (2000) Ultraviolet light. *J. Food Sci.*, (**Supplement**), 90–2.

Shapton, D.A., Lovelock, D.W. and Laurita-Longo, R. (1971) The evaluation of sterilisation and pasteurisation processes from temperature measurements in degrees Celsius (°C). *J. Appl. Bacteriol.*, **34**, 491–500.

Shibasaki, I. and Tsuchido, T. (1973) Enhancing effect of chemicals on the thermal injury of microorganisms. *Acta. Aliment. Acad. Sci. Hung.*, **2**(3), 327–49.

Slifko, T.R., Smith, H.V. and Rose, J.B. (2000a) Emerging parasite zoonoses associated with water and food. *Intl. J. Parasitol*, 12–3, 1379–93.

Slifko, T.R., Raghubeer, E. and Rose, J.B. (2000b) Effect of high hydrostatic pressure on *Cryptosporidium parvum* infectivity. *J. Food. Prot.*, **63**, 1261–7.

Smid, E.J. and Gorris, L.G.M. (1999) *Natural Antimicrobials for Food Preservation. Handbook of Food Preservation* (ed By M.S. Rahman. Marcel Dekker), New York, 1999, pp. 285–308.

Smid, E.J., Hendriks, L., Boerrigter, H.A.M. and Gorris, L.G.M. (1996) Surface disinfection of tomatoes using the natural plant compound *trans*-cinnamaldehyde. *Postharvest Biol. Technol.*, **9**, 343–50.

Splittstoesser, D.E., Queale, D.T. and Mattich, L.P. (1978) Growth of *Saccharomyces bisporus* var *bisporus*, a yeast resistant to sorbic acid. *Am. J. Enol. Viticult.*, **29**, 272–6.

Splittstoesser, D.F., Churey, J.J. and Lee, C.Y. (1994) Growth characteristics of aciduric spore-forming bacilli isolated from fruit juices. *J. Food Prot.*, **57**, 1080–3.

Splittstoesser, D.F., Lee, C.Y. and Churey, JJ. (1998a) Control of *Alicyclobacillus* in the juice industry. *Dairy Food Environ.*

Sanit., **18**, 585–7.

Splittstoesser, D.F., Worobo, R.W. and J.J. Churey (1998b). Food Safety and You: Alicyclobacillus: An Emerging Problem for New York's Processors of Fruit Juices. Venture (The Newsletter of the New York State Venture Center) Summer 1998 Vol. 1 No.3. Available at http://www.nysaes.cornell.edu/fst/fvc/Venture/venture3_safety.html

Stratford M., Hofman, P.D. and Cole, M.B. (2000) Fruit juices, fruit drinks and soft drinks, in *The Microbiological Safety and Quality of Food* (eds B.M. Lund, T.C. Baird-Parker and G.W. Gould), Aspen Publishers, Gaithersburg, MD, USA.

Taylor, J.L., Tutle J., Praukul, T., O'Brien, K., Barrett, T.J., Jolbarito, B., Lim, Y.L., Vugia, D.J., Morris, J.G. Jr., Tauxe, R.V. and Dwyer, M. (1993) An outbreak of cholera in Maryland associated with imported commercial frozen coconut milk. *J. Infect. Dis.*, **167**, 1330–5.

Téren, J., Varga, J., Hamari, Z., Rinyu, E. and Kevei, F. (1996) Immunochemical detection of ochratoxin A in black *Aspergillus* strains. *Mycopathologia*, **134**, 171–6.

Thom, S.R. and Marquis, R.E. (1984) Microbial growth modification by compressed gases and hydrostatic pressures. *Appl. Environ. Microbiol.*, **74**, 780–7.

Thomas, D.S. and Davenport, R. (1985) *Zygosaccharomyces bailii*—a profile of characteristics and spoilage activities. *Food Microbiol.*, **2**, 157–69.

Tuynenburg Muys, G. (1971) Microbial safety of emulsions. *Process Biochem.*, June, 25–8.

U.S. Department of Health, Education and Welfare (1975) *Salmonella typhimurium* outbreak traced to a commercial apple cider—New Jersey. *Morb. Mort. Wkly Rep.*, 24, 87–8.

Uljas, H.H. and Ingham, S.C. (1999) Combinations of intervention treatments resulting in 5-$\log_{10}$-unit reductions in numbers of *Escherichia coli* O157:H7 and *Salmonella typhimurium* DT104 organisms in apple cider. *Appl. Environm. Microbiol.*, **65** (5),1924–9.

Vanos, V., Hofstaetter, S. and Cox, L. (1987) The microbiology of instant tea. *Food Microbiol.*, **4**, 19–33.

Warth, A.D. (1977) Mechanism of resistance of *Saccharomyces bailii* to benzoic, sorbic and other weak acids used as food preservatives. *J. Appl. Bacteriol.*, **43**, 215–30.

Wisse, C.A. and Parish, M.E. (1998) Isolation and enumeration of sporeforming, thermoacidophilic, rod-shaped bacteria from citrus processing environments. *Dairy, Food Environ. Sanit.*, **18**(8), 504–9.

Wisotzkey, J.D., Jurtshuk, P., Fox, G., Deinard, G. and Poralla, K. (1992) Comparative sequence analyses on the 16S rRNA (rDNA) of *Bacillus acidocaldarius, Bacillus acidoterrestris* and *Bacillus cycloheptanicus* and proposal of creation of a new genus *Alicyclobacillus* gen. Nov. *Int. J. Syst. Bacteriol.*, **42**, 263–9.

Yamazaki, K., Teduka, H. and Shinano, H. (1996) Isolation and identification of *Alicyclobacillus acidoterrestris* from acidic beverages. *Biosci., Biotechnol. Biochem.*, **60**, 543–5.

Yamazaki, K., Isoda, C., Tedzuka, H., Kawai, Y. and Shinano, H. (1997) Thermal resistance and prevention of spoilage bacterium, *Alicyclobacillus acidoterrestris*, in acidic beverages. *Nippon Shokuhin Kagaku Kaishi*, **44**(12), 905–11.

Yeom, H.W., Streaker, C.B., Zhang, Q.H. and Min, D.B. (2000) Effects of pulsed electric fields on the activities of microorganisms and pectin methyl esterase in orange juice. *J. Food Sci.*, **65**, 1359–63.

Yuge, N., Mieda, H., Mutsushika, O. and Tamaki, T. (1993) Bitterness inhibition in grapefruit juice by high pressure treatment, in *High Pressure Bioscience and Food Science* (ed R. Hayashi), Sanei Press, Kyoto, pp. 350–4.

Zhao, T., Doyle, M.P. and Besser, R.E. (1993) Fate of enterohemorrhagic *Escherichia coli* O157:H7 in apple cider with and without preservatives. *Appl. Environm. Microbiol.*, **59**, 2526–30.

Zhao, T., Clavero, M.R.S., Doyle, M.P., Beuchat, L.R. (1997) Health relevance of the presence of fecal coliforms in iced tea and in leaf tea. *J. Food Prot.*, **60**, 215–8.

Zimmerli, B. & Dick, R. (1996) Ochratoxin A in table wine and grape-juice: occurrence and risk assessment. *Food Addit. Contam.*, **13**, 655–68.

Zindulis, J. (1984) A medium for the impedimetric detection of yeasts in foods. *Food Microbiol.*, **1**, 159–67.

Zook, C.D., Parish, M.E., Braddock, R.J. and Balaban, M.O. (1999) High pressure inactivation kinetics of *Saccharomyces cerevisiae* ascospores in orange and apple juices. *J. Food Sci.*, **64**, 533–5.

第 14 章
飲料水

CHAPTER 14
Water

I　はじめに

A　重要な特性

水は，生細胞を構成している最も重要な無機成分であり，すべての生命の営みが水に依存している。また，われわれの住む地球では，水は大部分が氷の形態で存在しているが，最も重要な要素の1つであり，気候，輸送，農業に重要な役割を果たしている。

水は，直接的には飲料水として，間接的には食品の構成成分として，われわれの栄養に欠かせない。単に生命に重要であるばかりでなく，多数の発展途上国をはじめ，技術的には先進国と考えられる国でも，疾病と幼児死亡の最も重要な媒介物質でもある（Ford, 1999）。また，微生物にとっては，食品中や他の微生物環境のなかで，生存と増殖に関係するカギとなるパラメータでもある。

B　処理方法と保存方法

水質に関しては，各種の処理方法の効果について膨大な数の研究がなされ，成果が発表されている。研究に際しては，自然環境あるいは人工的環境，物理化学的パラメータ，利用する分析技法など多くの要因があり，結果はそれらの要因により決定される（WHO, 1993）。

原水に適用する物理化学的処理の最大の目的は，安全な飲料水，安全な食品工業用水をユーザーに供給するため病原体を除去することである。国内基準や国際基準では，適用した処理が十分であることを判断する際に，総生菌数や大腸菌群数を基準としている。

水の需要は年々増大しているため，適切な品質の水を生産することがますます困難になってきている。原水の初期品質に適応させるため，しばしば異なる処理方法を組み合わせて適用する必要がある（Olson & Nagy, 1984 ; Payment *et al.*, 1985）。例としては，蓋のない貯水池や池，沈澱池でのろ過方法，活性炭や消毒を用いた処理など，様々な処理の組み合わせが考えられる（Ⅱ項C参照）。

国により，ボトルドウォーター（瓶詰め水）の種類により（自然のミネラルウォーターなど），原水特有のフローラを維持するために，水の調製処理はろ過に限定されることもある。

C　最終製品の種類

下記の種類の水に関して説明する。

- 飲料水
- 食品工業用水
- ミネラルウォーターを含むボトルドウォーター

Ⅱ　飲料水

A　定義

飲料水について世界共通標準を確立することは，世界中でみられる社会学的状況，変動する気候，その他の特殊な環境などがあるため困難である。各国での標準の作成を推進するため，WHO は 1979 年に「飲料水品質ガイドライン」の提供を開始した（WHO, 1993, 1996）。ガイドライン第 1 巻は，全パラメータの値と有理数，水質を左右する成分を記載している。また，ガイドラインの利用法，サンプリング計画，サンプルの取り扱い，遵守，監視，標準から逸脱した場合の対処方法など他の観点からも解説している。第 2 巻は，単一の媒介生物類とパラメータの保健衛生上の基準を取り扱っている。WHO のガイドラインとその中で使用しているパラメータの一覧表は，定期的に改訂・更新され，最新版は WHO のウェブサイトに掲載されている。

飲料水の品質基準は，米国食品規格コード（FDA, 1993），飲料水に関する EU 指令など，多くの国々の国際的な文献で定義されている（EC, 1980a, 1998）。

B　初期のミクロフローラ

飲料水に使用する原水は，地表水または地下水の 2 つの水源から得られる。水源の選択には，年間を通して十分な水量確保の可能性，浄化処理をはじめ多くの要因がある。家庭，工業，農業などの汚染源から水源を守ることも重要である。

河川，湖沼，貯水池からの地表水は，通常，簡単に入手できる。こうした水源のうち，特に低地にある水源では，地下水に比べ浮遊物質や微生物による汚染に暴露している度合いが大きいと考えられる。汚染のレベルと種類は，環境，下水処理施設からの排泄物の排水などにより大きく変化する。微生物数は，気候条件によりかなり迅速に変化することがある。例えば大雨の場合，田畑や野原からの流出量が増えて急速な菌数増加をもたらす。

地表水は，*Flavobacterium* spp.，*Pseudomonas* spp.，*Acinetobacter* spp.，*Moraxella* spp.（以前の *Achromobacter* spp.），*Chromobacterium* spp. をはじめ，さらに多くの同定されていない細菌や同定不可能な細菌まで，非常に多くの安全な従属栄養細菌を含んでいる（Geldreich, 1983 ; Olson & Nagy, 1984）。熱帯地域では，微生物フローラは中温菌と耐熱性菌で占められており，その多様性はさらに大きい（Hazen & Toranzos, 1990）。

潜在的な汚染源となる細菌，ウイルス，原虫，蠕虫などは，水源に侵入する可能性がある（WHO, 1993）。水由来の集団感染につながる病原体は，*Campylobacter jejuni*，*Escherichia coli*，*Salmonella* spp.，*Shigella* spp.，*Vibrio cholerae*，*Yersinia enterocolitica*，*Aeromonas hydrophila*，*Escherichia coli* O157 などである（Jones & Watkins, 1985 ; Szewzyk *et al*., 2000 ; Frost 2001 ; Theron & Cloete, 2002 ; Leclerc *et al*., 2002）。

人間または動物用の下水施設からの汚染では，エンテロウイルス，レオウイルス，アデノウイルス，A型肝炎ウイルス，ロタウイルス，ノーウォーク因子など，腸管内ウイルスの主要な汚染源となる。汚染の発生原因としては，汚水処理タンク，下水や汚泥に利用している土地などによる氾濫や浸潤が挙げられる（Gerba 1987；Gerba & Rose, 1990；Fleet *et al.*, 2000；Schaub & Oshiro, 2000）。

Entamoeba histolytica, *Giardia intestinalis*, *Cryptosporidium parvum* などの原虫類および *Ascaris lumbricoides* などの蠕虫類は熱帯地域に広く生息し，人類に健康被害をもたらす最も重大な脅威の1つであると考えられている。*Cryptosporidium*, *Cyclospora* および *Giardia* による集団食中毒が温帯地域から報告されている（Hibler & Hancock, 1990；Rose, 1990；MacKenzie *et al.*, 1994；Marshall *et al.*, 1997；Wright & Collins, 1997；Steiner *et al.*, 1997；Orlandi *et al.*, 2002；Rose *et al.*, 2002）。近年，シアノバクテリア（cyanobacteria）増殖による有毒物質の発生に関する報告が増加している（Hunter, 1991；Szewzyk *et al.*, 2000）。

地下水は，湧水または井戸から取水する。ポンプにより帯水層から汲み上げるために試錘孔（borehole）を使用する。井戸や試錘孔が深い場合，通常，細菌学的に優れた品質の水が期待できる。このため，地下水は殺菌処理なしに利用することも多いが，通常，物理化学的処理により硬度の低下，味覚やにおいの調整などを実施する。井戸や試錘孔が浅い場合，ポンプで汲み上げた水は，汚染と汚濁に対して暴露されている割合が高い（Wilson *et al.*, 1983）。

水の物理化学的特性およびミクロフローラのレベルは，帯水層の種類，土壌の種類，その汚染に対する効果などにより，かなり低いこともある（Bischofberger *et al.*, 1990）。しかしながら，最高レベルは 10^5 ～10^7 cfu/mL であるとの報告がある。このような場合，微生物学的および化学的汚染は，井戸を通して地下水源にまで達していると考えられる。原因としては，井戸への浸潤，地表工場施設の漏れ，パイプの漏れ，農薬等の農業処理による影響，帯水層間の相互汚染，降雨その他の理由による汚染水の移動などが挙げられる（Wilson *et al.*, 1983；Ghiorse & Wilson, 1988；Kolbel-Boelke *et al.*, 1988）。

C　原水の主要処理

水源により，適用する調製処理は異なる。新たな調製方法も開発されているが，塩素消毒後のハロゲン化合物の形成，原水中の消毒薬や硝酸の存在など新たな問題も出ている。

通常，地中深い帯水層の水は水質が良好なため，消毒段階を経ない唯一の水であるが，金属陽イオンの除去が必要な場合もある。地表水の場合，飲料水として適切な品質を得るまでには多くの段階を経る必要がある。水源により，物理化学的処理をして，色度，濁度，陽イオン除去などの調製を必要とすることがある。現在の水質標準に対応し，微生物学的に安全な水質を得るためには，各種の調製段階があり，これを単独でまたは組み合わせて使用している。

前処理（貯水池）

地表水は，機械的ろ過装置により大きな破片や落ち葉を除去した後，貯水タンクと貯水池へ送られる。これらの貯水施設は渇水時には重要な水源となり，汚染が発生した場合には緩衝池として機能する。

こうした貯水施設は，化学的かつ微生物学的に水質改良に大きく貢献する。不要な化合物の自然低下，沈澱作用，太陽光の効果などの恩恵を受ける（Geldreich *et al*., 1980）。原水が貯水池に留まっている間に，ウイルスと病原体の 99％までが除去できる（Payment *et al*., 1985）。

太陽光に暴露した場合の効果は，貯留時間，温度，水中動植物による再汚染の範囲，細菌の再生産活性などの要因により異なる（Geldreich, 1972；Fennel *et al*., 1974）。安全な飲料水にするために，水を太陽の放射線に少量（例：家庭用）暴露することは，発展途上国において，簡単かつ低価格な方法として提案されている（McGuigan *et al*., 1999）。例えば，この方法により幼児がコレラ菌に感染するリスクを低下することが証明されている（Conroy *et al*., 2001）。

沈澱，凝集，清澄（せいちょう）

自然の沈澱作用は，沈澱剤または凝集剤により加速することができる。この目的のために使用する技術は水中の微粒子に結合させて沈澱させるため，アルミニウムまたは鉄塩，あるいは使用例は多くないが植物抽出物，土壌などを使用する。しかしながら，この方法による水質と処理効率は，水の pH，温度，化学的特性などに依存している。クラリファイヤー（清澄機）は，種類が異なると利用方法も異なる。例えば，上向流クラリファイヤー（upward flow clarifiers）は，水から綿状固形物を分離するために使用する。微生物とウイルスを 50〜95％除去，寄生虫を 90％まで除去が可能である（Payment *et al*., 1985；Logsdon, 1990）。

ろ過処理

自然ろ過

まず，急速重力ろ過（20 m/h，粒子直径 2.5〜15 mm）により，砂利床の上に砂とアンスラサイト（無煙炭）またはどちらかを使用して，クラリファイヤーから運ばれてきた固形物を除去する。水は，人工的に作られた砂床，あるいは自然システムである砂丘や河川の土手を浸透させて緩速ろ過処理される。沈澱，吸着，静電気結合などの物理学的因子と，代謝活性化などの生物学的因子を組み合わせることで，細菌数を 10^3 〜 10^4 分の 1 に減少させ，さらに化学的化合物を低減，除去することが可能になる（Slezak & Sims, 1984；Logsdon & Rice, 1985）。

緩速ろ過法の効率（0.1〜0.4 m/h，粒子直径 0.15〜0.4 mm）は，原水の水質，流速と温度，床の深さ，砂粒子の大きさ，フィルターの安定性と使用期間などに強く依存している（Bellamy *et al*., 1985）。しかし，緩速砂ろ過器を利用する場合，処理水量当たりの広い設備面積が必要であるため，広く一般的に適用できるシステムではない。地域により，砂丘や河川の土手など適当な自然地理的条件が整っている場合，低価格な原水ろ過システムとして利用できる（1 日当たり 0.2m）。

活性炭素によるろ過

活性炭素は味，臭気，不快な色度の原因となる化合物を吸収して低下させる働きがある。このため，地表水をろ過して水質を向上させるために必要である。しかし，活性炭素ろ過器を使用すると，炭素粒子に付着している細菌や細菌性凝集体が溶け込むため，微生物学的には水質に逆効果であると考えられる（Camper *et al.*, 1986, 1987）。

その他のろ過技術

水処理工場では，その他のろ過技術としてマイクロろ過，ウルトラろ過，ナノろ過などもよく使用されている。

消毒

この処理段階は，これまで説明してきた主要な処理に対して，残留微生物，特に病原体の不活性化，残留微生物効果の長期的維持など補足的である。水処理に使用する消毒薬の効果に関する評価については，NSF International（1999）が勧告文書を作成している。

消毒処理が効果を持つためには，原水のうち特に地表水の純粋性と水質レベルが高いこと，また微生物の生残性と消毒薬の不活化を促進する含有物質のレベルが低いことが必要である。さらに，微生物の種類と状態，pH，温度などが消毒処理の効果に大きく影響する。個々の消毒剤，化学的特性，活性メカニズム，殺菌能力，検出用分析方法などの詳細に関しては各種の論文集や著作がある（Safe Drinking Water Committee：安全飲料水協会 1980; Denyer & Stewart, 1998; Russell *et al.*, 1999; Maillard, 2002）。以下に説明する消毒処理は副産物を作り出し，そのいくつかは健康に逆効果になる可能性がある（Boorman, 1999）。

塩素とクロラミン

塩素は，水の消毒剤として最も広く使用されている薬品であるが，常に最良の効果があるというわけではない。消毒処理は，塩素ガス（Cl_2），次亜塩素酸ナトリウム，次亜塩素酸カルシウム（NaOCl, $Ca(OCl)_2$）などにより実施し，これらは，水に反応して，pHにより次亜塩素酸（HOCl）または次亜塩素酸塩イオンを形成する（White, 1992）。最適な結果を達成するために，WHOは遊離塩素の場合，最低0.5ppm，pH8.0以下で最低30分間の暴露を推奨している（WHO, 1996）。塩素処理の間，塩素はアンモニアまたは有機アミンと反応してクロラミンを生ずる。これらの化合物は，酸化力が弱いためさらに水質を安定させ，効果の持続時間が長くなる。水中で優勢な化学物質（塩素，次亜塩素酸，次亜塩素酸塩イオン）により細菌を99.9％以上死滅させることができる。調製処理の効果は，投入量，接触時間，pH，有機化合物の存在などにより影響を受ける。

塩素には，相対的に十分な殺ウイルス活性があるが，クロラミンの不活性化能力はあまりない。原虫嚢子は，一般的に細菌やウイルスより酸化消毒剤に抵抗性を示す。このため，*Cryptosporidium*などの原虫は，凝集処理しても生き残ることができるため，通常，必要とされる暴露時間を適応する（Oppenheimer & Aieta, 1997）。3log単位以上の死滅効果は，かなり高レベルの遊離塩素（80ppm）に2～3時間暴露しなければ達成できない（著者不詳，1997）。塩素殺菌処理中の原虫内での細菌の生存については研究報告があり（King *et al.*, 1988），Barker & Brownが再

Table 14.1　遊離塩素による微生物の不活性化（Huss *et al*., 2003）

Organism	Water	Cl_2 Residues mg/L	Temp. (°C)	pH	Time (min)	Reduction %	Ct[a]
E. coli	BDF[b]	0.2	25	7.0	15	99.997	ND[c]
E. coli	CDF[d]	1.5	4	?	60	99.9	2.5
E. coli + GAC[e]	CDF	1.5	4	?	60	≪10	≫60
L. pneumophila (water grown)	Tap	0.25	20	7.7	58	99	15
L. pneumophila (media grown)	Tap	0.25	20	7.7	4	99	1.1
Acid-fast							
Mycobacterium chelonei	BDF	0.3	25	7.0	60	40	≫60
Virus							
Hepatitis A	BDF	0.5	5	10.0	49.6	99.99	12.3
Hepatitis A	BDF	0.5	5	6.0	6.5	99.99	1.8
Parasites							
G. lamblia	BDF	0.2–0.3	5	6.0	–	99	54–87
G. lamblia	BDF	0.2–0.3	5	7.0	–	99	83–133
G. lamblia	BDF	0.2–0.3	5	8.0	–	99	119–192

[a] *Ct* product of disinfectant concentration (*C*) in mg/L and contact time (*t*) in minutes for 99% inactivation (modified after Sobsey (1989)).
[b] BDF = buffered demand free.
[c] ND = no data.
[d] CDF = chlorine demand free.
[e] GAC = granular activated carbon.

度調査した（1994）。

Table 14.1 に，遊離塩素の効果を微生物ごとにまとめた。

二酸化塩素

二酸化塩素は非常に反応性がよく，したがって通常，亜塩素酸ナトリウム，塩酸，次亜塩素酸塩を混合して注入時に発生させる。その他の化学的物質による調製が詳細に解説されている（Holah, 1997）。二酸化塩素は広範囲の pH（5～9）に効果的であり，通常は目標値 0.3ppm に対し最低 20 分の接触時間が勧告されている。二酸化塩素は微生物とウイルスの消毒剤として有効であり，多くの研究者が *Cryptosporidium* などの原虫には一層効果的であることを証明したが，1.5～ 3log 単位の死滅効果を達成するには，非常に高い濃度と長い暴露時間が必要であった（Liyanage *et al*., 1997）。

臭素

これは，塩素より広い範囲の pH で活性化できる消毒剤であり，近年広く使用されるようになってきた。米国とヨーロッパでは，飲料水用の調製と他の使用目的のため，臭素は冷却水とレトルト水の代替製品として多くの政府機関で採用している。臭素は，水中で固相臭素担体の溶解と加水分解により生成する。臭素は，塩素より高い pH で殺菌活性を維持できる（Holah, 1997）。しかし，臭素は塩素に比較して高価であり，モニタリングも簡単ではない。さらに，天然のフェノール化合物との反応後に生ずる汚染のない（off-taint）化合物は，塩素が形成する類似の化合物に比べてかなり低い閾値レベルを持つ。

オゾン

これは飲料水の消毒に広く使われている，非常に毒性の強い不安定な気体である。消毒効果は，その直接的で強力な酸化能によるが，水中で分解した後，ラジカル（radical）を形成することにもよる。オゾンは，微生物学的反応もウイルス死滅反応もよく，駆虫剤として応用できるため，*Cryptosporidium* のオーシスト（oocysts）の除去に大きな効果がある（Clark *et al.*, 2002）。濃度0.4ppmは，接触時間4分で使用することが多い。分子は，有機物質による不活性化に敏感に反応するため，オゾン消毒効果は水質により異なる。オゾンはその他にも，異臭味を引き起こす有機化合物の酸化，色落ち，沈殿残留物へのある程度の酸化などいくつかの効果を持つ。しかしながら，塩素と違い，残留活性は長時間維持できないため，配水システム内での二次汚染や細菌の増殖などは他の方法によって予防する必要がある。有機化合物が低下すると，微生物の増殖と，特にバイオフィルムの形成を助長する有機炭素が増える可能性が出てくる。

紫外線

波長範囲200～310nm（最適254nm）の紫外線は，微生物の死滅に効果がある。芽胞，色素を産生する微生物，ウイルスは高い抵抗力を示すため，高い紫外線量が必要である。紫外線は原虫類に対して効果はないが，Clancy & Fricker（1998）は別のアプローチからの多くの代替方法を解説している。

紫外線の効用は水質，特に微生物を保護する浮遊粒子に強く依存している。光量，流速，処理した水膜の厚さなどが重要な要因である。pHと温度は紫外線殺菌の成績に影響しない。オゾンと同様，残留活性はないため，太陽光線のもとに回復する（光回復）損傷を受けた細菌の増殖に対しては全く対応できない。

その他の消毒剤

ヨウ素は，弱アルカリ環境で最適な活性を持ち，塩素と同等の消毒剤効果がある。化学の観点からは，ヨウ素は塩素ほど効果的ではなく，健康への長期的影響についても不明である。ヨウ素による水質調製は，他に利用可能な殺菌剤による水質調製より高額である。その他，鉄酸塩，高pH条件，過酸化水素，電離放射線，過マンガン酸カリウム，銀などを使用した消毒技術も報告されている。それらのほとんどは特定の用途にのみ使用されてきた。日常処理に利用されることは非常にまれである。異なる消毒剤を組み合わせて順番に実行し，運営費用を低くする相乗効果が試みられている（Clancy & Fricker, 1998）。

飲料水の配水・給水

消毒の唯一の目的は，病原体を死滅させることである。飲料水に *Pseudomonas* spp.，*Flavobacterium* spp.，*Aeromonas* spp.，*Micrococcus* spp.，*Bacillus* spp. などの生菌が存在することはよくあることである（McFeters *et al.*, 1986）。過去には，100～300cfu/mLのレベルは各国の規格や国際的規格でも許容範囲（EC, 1980a）とされてきたが，数値による厳格な制限は，「通常観察されるより著しく増加しないこと」（英国；著者不詳，1988），「22℃で異常な変化が認められないこと」（例：EC, 1998）などの記述に置き換えている例もある。

消費または使用する時点で微生物数が増加していることは，貯水施設または給配水システムを通して最終消費者に届くまでに，増殖と二次汚染の両方またはいずれかが発生していることを示している。配水ネットワークの距離と設計は，システムの使用年数，距離，消費場所，地域の地理的条件などにより決定する。距離の長い複雑な給配水システムは，汚染リスクを大きくする（Geldreich *et al*., 1980；Maul *et al*., 1992）。

給配水システムで増殖することは，再増殖または後増殖によるものと思われる。例えば，損傷した細胞の回復，元来生息していた微生物の増殖などが考えられ，日和見病原菌として，*Legionella*，*Aeromonas*，*Mycobacterium* 属がある。後増殖は，原虫，甲殻類，線虫などのより高等な生物の発現も促進する。これらは，フィルターを詰まらせるなど感覚的にも技術的にも問題を起こす。

給配水システムで増殖する細菌は，一般的に低温を至適温度とし 15～20℃で増殖する。通常，*Flavobacterium*，*Pseudomonas*，*Arthrobacter*，*Aeromonas* 等に分類される。水の微生物学的な品質の劣化度合いは，消毒剤がほとんど残っていない，または皆無な状態の場合や代謝有機化合物が存在しているかによって決定される（Hutchinson & Ridgway, 1977；Walker & Percival, 2000）。最も多く認められる有機化合物であるフミン酸は，水源や水処理工場由来であるが，水面のスライム（ぬめり）の深刻な増殖，味や風味の劣化などの原因とはならない（Whitfield, 1998）。細菌を増殖する土壌は，貯水池の壁の割れ目，パイプの損傷部から直接，または保守作業中に侵入される可能性もある。不純物は，汚れた水または空気との相互汚染，既存のバイオフィルムからの混入が原因であると考えられている。いくつかの有機物は，建設資材，貯水池の塗料やシーリング剤，給配水ネットワークのパイプまたは器具，地表水との接触時のろ過または暴露などが汚染源であると思われる（Colbourne, 1985；Schoenen & Scholer, 1985）。

細菌の増殖は，浮遊水相中，浮遊粒子の表面，または取水後の配水システムを通して蓄積されたバイオフィルムの中で始まる（LeChevallier *et al*., 1987）。細菌の付着とバイオフィルム形成は，先に説明した給配水システムの各段階の構築で使用した資材により決まる。バイオフィルムは，細菌の分泌物により形成され，固体表面に付着している重合体マトリックス（matrix）に組み込まれた微生物の集合体である。これらの集合体は，例えば好気性と嫌気性ゾーンのように分離され，絶えず補充されている。栄養源は水層から採るかバイオフィルムの中で生成される。バイオフィルムの細胞は消毒剤が作用しない。飲料水システムでは，有機炭素の量を制限することにより（消毒効果も改善され），バイオフィルム形成は最小限に留めることができる（Chandy & Angles, 2001）。クロラミンは，塩素よりバイオフィルムへの浸透性は良いが反応は鈍い（Costerton, 1984；McCoy *et al*., 1991；Ganesh-Kumar & Anand, 1998）。

二次汚染も飲料水の水質を決定する上で重要な要因である。大量の微生物が認められる場合は，おそらく処理施設での故障，または給配水システムの建設中あるいは保守作業中の汚染という単一原因によるものである。従属栄養菌または病原体による二次汚染は，破損または漏洩によって汚染された土壌より発生することはいうまでもない。そして，非飲料水との混合，バックサイフォン

(back-siphoning), 空気混入, バイオフィルムからの細菌の放出により汚染される。典型的な例は, *Cryptosporidium* による多くの集団感染と, この寄生虫が飲料水に存在したことである。後者の例は, 水質の監視中に検出され, 消費者には対策として飲料水の煮沸が勧告された (著者不詳 1995)。

近年, *Cryptosporidium parvum* のリスクアセスメントに関して (Gale, 2001 ; AFSSA, 2002), またロタウイルスや牛海綿状脳症 (BSE) のようなその他の病原体にも関心が集まっている (Gale, 1996 ; Gale *et al.*, 1998)。

D　病原体

水により感染する感染因子は, ウイルスをはじめ細菌, 真菌, 原虫, 寄生虫, 蠕虫まで広い範囲に及ぶ。水由来の大量感染は, Levine & Craun (1990), Furtado *et al.* (1998), Tillett *et al.* (1998) などの多くの研究者が考察し, さらに最近では Szewzyk *et al.*, (2000), Craun *et al.* (2002), Leclerc *et al.* (2002) による研究がある。

E　腐敗・変敗

腐敗は主に水質の官能的劣化によるものであるが, 土壌, カビなどによる化学的な臭気を伴う化合物の放出によっても発生する (Gerber, 1983 ; Montiel *et al.*, 1987 ; Cabral & Fernandez, 2002)。

F　管理 (飲料水)

要約

重大な危害要因	• 細菌：*Campylobacter jejuni*, *E. coli* O157 および他の病原大腸菌, *Salmonella* spp., *Shigella* spp., *Vibrio choletae*, *Yersinia enterocolitica* • ウイルス：A型肝炎, ノロウイルス (SRSV) • 寄生虫：*Entamoeba histolitica*, *Giardia intestinalis*, *Cyclospora cayatenensis*, *Cryptosporidum parvum*, *Ascaris lumbricoides*
管理手段	
初期レベル (H_0)	• 水源により異なる
増加 (ΣI)	• バイオフィルム形成予防のため, 適正衛生規範 (GHP) を実施 • 環境による汚染防止のため検査, 監視, 配水システムの予防保守点検
減少 (ΣR)	• 貯水池 (地表水)：病原体の 99 % まで除去 • 凝集, 沈澱, 清澄：病原体の 50～90 % まで除去 • ろ過 (自然)：減少度合は変動 • ろ過 (フィルター)：病原体の 50～90 % まで除去

	• 消毒：細菌を 99.9％まで除去，寄生虫への効果はかなり限定的
	• 供給水が汚染されていると疑う理由がある場合は，飲む前に煮沸することを勧告する
検査	• 指標菌としての大腸菌，大腸菌群，糞便系大腸菌群
	• 残留消毒剤の分析（必要な場合）
腐敗・変敗	• 飲用に適した飲料水の微生物による腐敗はない

考慮すべき危害要因

飲料水を適切に管理する場合は，数多くの病原体を考慮する必要がある。このことは前記の表に記載した。

管理手段

初期レベル（H_0）

原水に存在する重大な危害要因は，水源により異なる。その種類と初期レベルは非常に広範囲にわたる。病原体に対するリスクは，深層帯水層からの水は最も低く，地表水は最も高い。

増加（ΣI）

増加は，通常，配水システム内での微生物の増殖（例：バイオフィルムからの細菌放出）と環境からの二次汚染（例：細菌，ウイルス，寄生虫による汚染につながる非飲料水との混合または漏洩）の両方またはどちらかである。微生物数が基準以上に増加した場合，適正衛生規範（特に配水システムの予防保守点検）の適用，監視，検査などの実施により管理する必要がある。

減少（ΣR）

病原体レベルの減少は，これまでに説明してきた主要な各調製段階を通して相乗的に減少する。減少ステップの選択と統合は，水源の水質と，必要に応じて行われる調製により異なる。

検査

微生物学的に安全な飲料水の提供を保証することは，水の公的管理機関または提供元（民間の場合）の責任である。水の管理機関や水販売業者が，糞便による汚染などを含め，病原体と二次汚染指標微生物を常に監視することにより，微生物汚染が認められる場合に全ユーザーに情報を提供する。WHO または各国で作成した微生物学的基準のガイドラインがある。

飲料水の使用者による微生物学的検査は，使用現場までの配水が適正衛生規範に準拠していることを検証する程度にすぎない。残留消毒剤の分析の実施は，これらの適用がさらに有効となるため推奨できる。これらの結果は，水の状態と汚染の潜在性に関して，迅速で継続的な情報を提供することができるため，緊急時に即座に対応処置をとることが可能となる。

Table 14.2　飲料水の細菌学的品質（WHO, 1996）

Organisms	Guideline value
All water intended for drinking	
E. coli or thermotolerant coliform bacteria[a]	Not detectable in any 100 mL sample
Treated water entering the distribution system	
E. coli or thermotolerant coliform bacteria[b]	Not detectable in any 100 mL sample
Total coliform bacteria	Not detectable in any 100 mL sample
Treated water in the distribution system	
E. coli or thermotolerant coliform bacteria[c]	Not detectable in any 100 mL sample
Total coliform bacteria	Not detectable in any 100 mL sample. In the case of large supplies, where sufficient samples are examined: Not detectable in 95% of samples taken during any 12-months period

[a]Immediate investigative action must be taken if either *E. coli* or total coliform bacteria are detected. The minimum action in the case of total coliform bacteria is repeat sampling; if these bacteria are detected in the repeat sample, the cause must be determined by immediate further investigation.
[b]Although *E. coli* is the more precise indicator of fecal pollution, the count of thermotolerant coliform bacteria is an acceptable alternative. If necessary, proper confirmatory tests must be carried out. Total coliform bacteria are not acceptable indicators of the sanitary quality of rural water supplies, particularly in tropical areas where many bacteria of no sanitary significance occur in almost all untreated supplies.
[c]It is recognized that in the great majority of rural water supplies in developing countries, fecal contamination is widespread. Under these conditions, the national surveillance agency should set medium-term targets for the progressive improvement of water supplies, as recommended in Volume 3 of *Guidelines for Drinking-water quality*.

Table 14.3　飲料水の微生物学的規格（EC, 1998）

Parameter	Parametric value	Method of examination
E. coli	0/100 mL	ISO, 9308-1
Enterococci	0/100 mL	ISO, 7899-2
Indicator colony count, 22°C	[No abnormal change][a]	Pr EN ISO 6222
Coliform bacteria	0/100 mL	ISO, 9308-1

[a]Former directive 80/778/EC (EC, 1980a) used 100 cfu/mL as guidelines.

通常，飲料水の適正を検証するため，水を定期的にサンプリングして指標細菌などの存在を検査する。糞便汚染の指標として，温帯と熱帯地域では大腸菌が広く使用されている（Barbaras, 1986）。ヒトの糞便には，大腸菌群，糞便連鎖球菌，ガス産生のクロストリジウム属菌（亜硫酸塩還元性クロストリジウム属菌）が共通に認められ，伝統的にヒトや動物の新しい糞便汚染の指標として利用される（Hutchinson & Ridgway, 1977）。最近，Leclerc *et al.*（2001）は，こうした微生物の指標を使用することには限界があることを発表し，腸内細菌の新しいゲノムを監視の手段として利用することの適切性をさらに研究するよう提案した。潜在的な病原体の存在を示す指標として，水の殺菌処理に使用されて検出と同定が簡単にできる消毒剤に強い抵抗力を持ち，かつ大量に検出されることが基準となる。ただし，これらの基準は常に満たされるとは限らない。糞便汚染の指標としてバクテリオファージと腸管系ウイルスの役割が多くの研究者により提案され，Leclerc *et al.*（2000）が詳細に考察した。WHO と EU のガイドラインを Table 14.2 および 14.3 に示した。

以上の問題を考慮して最終製品検査の信頼性の低さを認識すると，水の安全性を保証する手段として HACCP 原則の適用を強調すべきである。管理点は，これまでの各項目の概説と同様，増殖，生存，汚染などを管理する要因に依存する。安全な飲料水を保証するための予防対策は，Havelaar（1994）が詳細に解説している。地理情報，水の供給構造と事故，集団感染などの情報を組み合わせた地球規模での水管理システムの導入により，増大する公衆衛生の安全性確保の要求に対して，遙かに迅速な対応が可能になる（Kisteman *et al.*, 2001）。

地下水の場合，帯水層の保護が重要であり，必要であれば補完的に殺菌も行う。地表水の場合，事態はさらに複雑で，凝固と凝集後の沈澱などの調製を実施して，各種のろ過処理と消毒処理，さらに処理後の保管方法など厳密に管理する必要がある。

給配水において，完璧な給配水システムを維持することで二次汚染は管理でき，最小限に留めることが可能である。

消毒剤の残留殺菌活性（例：利用可能な遊離塩素）の検査は，食品加工工場のラインに組み込むことができ，微生物検査より高い頻度で適用できるため，適切な補完方法と考えられる。こうした検査に，棒を浸すだけの簡単な検査キットがある。しかし，Payment（1999）はこの手法の限界を示し，特に散発的に発生する水由来の疾病を早期検出するためには問題があるとしている。水汚染に対する広範囲な化学的分析は頻繁には実行されていない。Pipes（1990）は，サンプリング計画に関連する問題について，結果と結論の信頼度に影響すると考えられるサンプルの保管場所と調製方法，指標の使用方法，水の分析手法などを解説している。

微生物学的パラメータの検査は，標準化された方法で実行されることが多い（Schmidt, 2003）。DNA マイクロアレイを使用した新しい開発によって，近い将来，多くの病原体と指標菌を迅速にかつ即時に分析することが可能になる（Straub & Chandler, 2003）。

Ⅲ　加工処理水または製造用水

A　定義

水は食品の生産に重要な役割を果たしている。実際，世界中の産業の中で食品加工業界の水消費量は金属，化学，石油，紙などの製造業に次いで5番目である（Emery, 1989）。食品加工に使用する水は，購入する場合，購入先は水の供給会社または公共機関である。また，場所により施設自身で地表水または地下水から調達していると思われる。

飲料水（Ⅱ項参照）またはボトルドウォーター（Ⅳ項参照）としての使用以外に，食品工場では水を多くの目的に使用している。そのほとんどは加工処理と直接結びついている。水の使用目的は，製品との接触に基づいて異なるクラスに分けられる（Terplan & Bierl, 1980）。

例えば，池や河川からの水は飲料用に適さないが，消防，モーター類の冷却などには使用が許可されている。しかし，食品としての安全性に関する影響は，HACCP 研究の範囲内で評価する必要がある。

利用可能な飲料水の減少，水の購入費用と排水費用の増大などの観点から，水の再利用が食品業界から多くの注目を集めている。しかし，再利用には微生物学的リスクと関係しているため，HACCPをふまえた適切な予防対策を考慮する必要がある（Casari & Knøchel, 2002)。

原材料

清涼飲料をはじめ，料理，食料，缶詰など多種類の製品にとって水は大切な原材料である。この原材料である水は氷の形態でも利用されるが，食品を消費者への危害要因へと導く微生物や化学物質による汚染が含まれてはならない。水を原材料として使用する場合，飲料水と同等の規格を満たすべきである。

直接接触

食品の製造中に，水は技術的補助として使用される。包装材料に摂取，吸収，浸透されるため，製品の中に一定量の水を含むことは避けられないことが多い。このため，水に溶解している汚染物質は最終製品の危害要因を示し，腐敗へとつながる可能性がある。このような水の使用例として，野菜や果実の洗浄，搬送，漂白，鶏肉などのと殺した動物の煮沸消毒，清浄，冷却，魚類や肉類の氷冷保管，チーズ・バター製造中に特定の化合物を除去するための洗浄，製品の切断，搬送機ベルトの潤滑用などがある。

間接接触

水は，調理用具および設備機械を洗浄するときの補助としても使用される。機械からの排水が不十分であると，使用している技術にもよるが，製品汚染へとつながる可能性がある。残留水を十分に除去する，使用しているシステムに洗浄しない箇所を残さない，また調理器具を乾燥させるなど，十分な予防処置を講ずることが望ましい。

偶発的接触

偶発的接触は，水と食品が接触することを意図していない場合に，工学的欠陥，作業員の誤操作，装置の欠陥等が原因で接触することである。具体例としては，缶の冷却，閉鎖熱交換システム内を回る水，不適切な管理による洗浄中，または高圧システムのホースからの放水中でのエーロゾルの形成と拡散，不適切な管理による温度差による凝縮などがある。

B　初期のミクロフローラ

原水，調製済みの水，食品処理用として使用される水の初期のミクロフローラは，Ⅱ項に説明したフローラに広く対応している。

C　加工処理水または製造用水の主要処理

加工処理水または製造用水の要件は飲料水と同様である（Jacob, 1988；著者不詳 1993；FDA, 1993）。Ⅱ項の説明と同様の手順が，加工処理水または製造用水として食品製造工場で使用される原水の調製に適用される。公的機関または水販売業者から購入する水は，通常，使用する前にタンクまたは貯水池に貯めておく。使用前に配水施設での汚染または貯水施設での増殖の可能性を考慮して，殺菌剤または紫外線による調製が増加傾向にある。市街地全体に配水するより規模は限定されるが，食品工場でも配水の間に同様の問題が発生する可能性があるため，現場における二次汚染予防の管理が必要である。

しかしながら，食品処理工場では使用する水質は異なる。すなわち，業務内容により，細菌数が高くても容認される場合がある。これは，特に水質が最終製品の品質に影響を与えない場合に当てはまる。水を再利用すると，飲料水の量を大きく節約できる。したがって排水量も減少する。例として，野菜や果実の収穫直後と洗浄・ブランチング前の水による搬送がある。この場合，再利用した水を使用して作業を実行しても，加工される野菜と果実の品質には全く影響しない。

食品の種類により，特定の物理化学的要件を満たす水が必要になる場合もある。脱窒は，イオン交換，電気透析法，植物学的方法などで実行する。有機物または色は，活性炭カラムに水を通すと除去できる。超純水を得るためには各種のろ過法がある。清涼飲料水には脱アルカリ処理が必要である。塩分または鉄とマンガンを除去するためには，イオン交換，逆浸透，酸化などを使用する。以上の最新技術による水の微生物学的品質への影響は，軟化剤（Stamm *et al.*, 1969；Parsons, 2000），活性炭と静電気ろ過（Tobin *et al.*, 1981），使用時ろ過装置（Geldreich *et al.*, 1985），逆浸透法（Payment *et al.*, 1989），活性炭カラム（Camper *et al.*, 1986）など多くの研究者により解明されてきた。

水の調製方法にはミクロフローラに影響を与えないものもあるが，使用する技法により菌数を増加したり減少する方法もある。増加する場合の主な原因は，イオン交換カラムまたはろ過装置などのシステムの保守点検が不適切であることが，相乗的に作用したことによる。増加のレベルは水の初期レベルによって異なるが，増殖の条件（栄養，pH，温度）は流量，撹拌また保守計画などの技術的なパラメータにより決定される。

Legionella pneumophila は，水由来または食品由来の病原体ではないが，水を提供する公的機関，民間会社および食品製造会社は，公的また私的な水の安全性について，その根拠を考慮する必要がある。ASHRAE（2000）および EHEDG（2002）は，関連する状況，監視方法，管理方法について考察している。

D　管理（加工処理水および製造用水）

要約

重大な危害要因	• 飲料水と同様に水源による

管理手段	
初期レベル（H_0）	• 水源により異なる
増加（ΣI）	• 原水から製造する場合は，飲料水と同様
	• 汚水との混合とバイオフィルム形成の予防のためシステムの保守点検
減少（ΣR）	• 加工処理水の再利用では，ろ過と消毒またはどちらかが必要
検査	• 原材料と洗浄処理に関しては，飲料水で解説した検査が適当である
	• リサイクルした水が食品の品質と安全性に有害な影響を与えない限り，微生物数レベルは高くても許容できる
腐敗・変敗	• 加工処理水と製造用水の水質は高く維持し，過剰な微生物増殖を防ぐ

考慮すべき危害要因

加工処理水の調製は，飲料水と同様の重大な危害要因がある。水道用水を使用する場合，施設までの配水と施設内の配水で二次汚染が発生する可能性を考慮して危害分析を実施すべきである。地域の状況を十分に把握しておくことが重要である。

私設給水で（例えば，工場）水を使用する場合は，公的機関からの飲料水と同様の条件を適用する。

管理手段

初期レベル（H_0）

初期の微生物数レベルは，水道水と再利用した水では異なる。公的機関または民間企業が提供する水は低レベルであることが期待される。危害分析を通じて，地域の状況を把握しておくことは大切である。

増加（ΣI）

食品処理施設で使用する水の管理手段は，前項で解説した飲料水に関するものと類似している。非飲料水が，飲料水を提供する配水システムを汚染しないよう注意すべきである。

配水システムでの細菌の増殖，細菌性バイオフィルムの放出，漏洩などによる環境からの二次汚染は重大な危害要因のレベルを引き上げる。飲料水で説明した管理手段が加工処理水にも適用される。再利用する水で有機化合物を補うには，消毒剤のレベルが高くなければならないと認識することは重要である。

減少（ΣR）

使用者が原水から加工処理水を作る場合，飲料水で説明した減少方法を使用すべきである。公的機関や民間の水会社などの水を使用する場合は，さらに殺菌剤処理をして，工場内の使用地点までの配水で，増殖と二次汚染が発生しないように管理する必要があると思われる。紫外線処理も，給水と潜在的な危害要因を考慮した有効な処理方法である。通常，飲料水には水質向上のため，殺菌剤を追加使用している（例：製品の限度を超えた腐敗を起こす水中の微生物を減少させる）。水の供給元を信頼できる場合は，水の安全性を確保するために殺菌剤処理を追加する必要はない。

検査

水を供給する公的機関または民間の供給元は，水の微生物学的な安全性を保証する義務がある。公的機関と民間水会社は，糞便汚染を含む病原体と汚染指標菌について水を常に監視して，微生物学的汚染に関する重要な情報を使用者に提供する。微生物学的基準のガイドラインはWHOと各国が提供している。

使用者による水の微生物学的検査は，使用場所までの配水において，適正衛生規範（GHP）が守られているかどうかを検証しているに過ぎない。残留消毒剤の分析が可能であれば，有効性が高まるため実行すべきである。その分析結果によって，水の状態と潜在的な汚染に関して迅速で継続的な情報が提供され，問題があった場合は，即時に対応処置がとれる。通常，定期的に水のサンプルをとり，飲料用に適しているかを確認するため，指標菌が存在するかどうか検査する。

再利用した加工処理水は，システムが十分に機能して，製造中の食品に関する微生物学的問題を管理しているか確認するための検査が必要である。再利用水を再調製するシステムが管理可能で効果があると実証されたら，再利用水の監視プログラムを確立すべきである。監視するための日常検査プログラムは，検証中に蓄積した情報とシステムで得られた経験をもとに作成する。

腐敗・変敗

微生物の増殖，特にバイオフィルム内での増殖は，水の風味とにおいの劣化をもたらす場合がある。洗浄と消毒処理の工程を含む日常の保守点検作業は，バイオフィルム形成を予防するために必要である。

Ⅳ　ボトルドウォーター

A　定義

ボトルドウォーターは2つのカテゴリーで検討する。

- 湧水またはミネラルウォーター
- その他のボトルドウォーター

湧水とミネラル（天然）ウォーター

湧水とミネラルウォーターは，試錘孔または湧き水などの地下水源から得られる。それらは，構成成分と溶解している無機物により分類される。水の種類により，コーデックス委員会（1993, 1994）または各国が定義している溶解固形物に関する要件を満たす必要がある。ヨーロッパではラベルに「天然」とある場合，ボトルに入れる前に殺菌剤処理を全く実施していないことを意味する。

ヨーロッパ連合の指令（EC, 1980b）によると，天然ミネラルウォーターは，無機物成分，微量元素，健康に影響を及ぼさないその他の成分，その水源などの特性により通常の飲料水とは明確に区別される。

その他のボトルドウォーター

ボトルドウォーターは，各種サイズのボトル，缶，袋などの容器に入れて，市場で販売している水である。また，ボトルドウォーターは，湧水と井戸からの水あるいは水道（給水システム）からの飲料水である。水は炭酸化，蒸留，イオン化，浄化などの調製，また微生物対応処理としてのろ過またはオゾン処理など多くの調製が可能である。他の種類のボトルドウォーターと，認可されている調製方法に関しては Warburton & Austin（2000）の共同研究にまとめられている。国際ボトルドウォーター協会（IBWA, 1995）または各国の政府機関（FDA, 1995），EU（EC, 1995）では規格を定めており，コーデックス委員会でも準備中である。

B　初期のミクロフローラ

ミネラルウォーター

天然湧水または地下水源から得られた水には，10～100 cfu/mL 程度の少ない細菌数が存在する。このミクロフローラは自生（autochthonous）フローラまたは常在（indigenous）フローラとして知られ，これらは *Pseudomonas*, *Moraxella*, *Acinetobacter*, *Flavobacterium*, *Xanthomonas* などの主に非発酵性グラム陰性細菌から構成される（Guillot & Leclerc, 1993a, b ; Elomari *et al.*, 1995 ; Leclerc & Costa, 1998）。*Micrococcus* および *Arthrobacter* などのいくつかのグラム陽性菌も分離されている（Hunter, 1993）。これらの自生細菌は，菌体の大きさは非常に小さく，通常，好気性であり低温で増殖できる。窒素および有機の栄養素への要求は低い。また，独立栄養細菌というよりは有機栄養細菌である。

その他のボトルドウォーター

水源または飲料水用配水システムから得られた水の初期ミクロフローラは，前の項で述べてきた内容と同じである。

C　主要加工処理

ミネラルウォーター

天然ミネラルウォーターは湧水である地下水を水源とし，１つまたは複数の自然の湧出口あるいは人工的に開けた穴から得られなければならない。これらの地下水源は，汚染と汚濁などのリスクが全くないことが必要条件である。

成分構成，温度，その他の特徴は自然の変化の限度内で安定し，貯水と容器詰め処理においても特性を維持しなければならない。例えば，EU指令では，天然ミネラルウォーターは必要に応じて前もって酸化すること，およびろ過または上澄み除去により不安定要素を分離すること以外，いかなる処理や追加もしてはならないとしている。装置の腐食を避けるため，容器詰め処理の間だけ天然の気体を除去し，後で挿入することも可能である。これらの処理が許可されるのは，本来の水の成分と特性を変更しない場合に限られる。

天然ミネラルウォーターの特性に関する情報はラベルに表示している。微生物学上の品質は国際的，地域または各国の法律に準拠する必要がある。例をTable 14.4に記載する。

天然ミネラルウォーターの採取と配水も，法律により規制されている。特に，水を容器に入れて無許可で最終消費者に給水を目的とした輸送を禁止している。同様の原則が，改訂されたコーデックス規格の天然ミネラルウォーターに採用され（CAC, 1996），特に水源，特別な水の特性，許可された処理に関する項目が組み入れられた。しかし，この規格は健康に及ぼす有益性を認識せず，その代わりに微生物学的基準と化学的基準を取り入れた。天然ミネラルウォーターの採取，調製処理，販売への勧告は，コーデックス規格のミネラルウォーターに関する実施規範（Codex Code of Practice for Mineral Water）に記載されている（CAC, 1994）。

ミネラルウォーターの類似の規定が他の国でも採用されているが，未だ採用していない国もある。

Table 14.4　CAC（1993, 1994, 1996）およびEC（1980, 1998）に準拠した天然ミネラルウォーターの微生物学的品質を検査するためのサンプリング計画

Agency	Parameter	Volume (mL)	*n*	*c*	*m*	*M*
CAC	Coliforms	250	5	1	0	2
	Escherichia coli	250	5	0	0	
	Fecal streptococci	250	5	1	0	2
	Sulfite reducing clostridia	250	5	1	0	2
	Pseudomonas aeruginosa	250	5	0		
EC	ACC[a] (20–22°C; at source)	1	(*)[b]	0	20	
	ACC (37°C; at source)	1	(*)	0	5	
	ACC (20–22°C; 12 h after bottling)	1	(*)	0	100	
	ACC (37°C; 12 h after bottling)	1	(*)	0	20	
	Coliforms	250	(*)	0	0	
	Escherichia coli	250	(*)	0	0	
	Fecal streptococci	250	(*)	1	0	
	Sulfite reducing clostridia	250	(*)	1	0	
	Pseudomonas aeruginosa	250	(*)	0		

[a]ACC = Aerobic Colony Count
[b](*) not specified.

Table 14.5 EC（1980a, 1998）および米国（FDA, 1995）によるボトルドミネラルウォーターの法規制の概要

Agency	Parameter	Volume (mL)	*n*	*c*	*m*	*M*
EC	ACC[a] (22°C)	1	(*)[b]	0	100	
	ACC (37°C)	1	(*)	0	20	
	Coliforms	250	(*)	0	0	
	Fecal coliforms	250	(*)	0	0	
	Fecal streptococci	250	(*)	1	0	
	Sulfite reducing clostridia	250	(*)	1	0	
	Pseudomonas aeruginosa	250	(*)	0		
United States	Coliforms (MPN)	100	10	1	2.2	9.2
	Coliforms (membrane filter)	100	10	1	1	4

[a]ACC = Aerobic Colony Count
[b](*) not specified.

しかしながら，採用した国でも天然ミネラルウォーターに対する考え方は，必ずしもヨーロッパ諸国と同じではない。

他のボトルドウォーター

一般的に，他のボトルドウォーターに対する規定は，天然ミネラルウォーターほど厳格ではない。例えば，成分の恒常性は要求されていない。また，水源は，地表水でもよく，微生物殺菌処理も許可されている，というよりむしろ必要とされている。EU では，この部類の水は健康上，安全であるとはみなされていない（EC, 1996）。さらに，本書では「湧水」とは地下水を源とする飲料に適する水で，汚染から保護され，微生物学的に安全であり，微生物学的処理をしなくてもよい水としている。

消費者は，ボトルドウォーターに対して非常に高い品質規格と安全性を求めており，実際ボトルドウォーターは，上水道の飲料水と同一の厳格な衛生管理要件に準拠しなければならない。法令の一部を Table 14.5 に示す。

C　加工処理の微生物への効果

ミネラルウォーター

ミネラルウォーターの場合，天然ミネラルウォーターも含めて，いかなる調製処理段階も許可されていない。このため，帯水層に自然フローラの存在が認められるような変化は，途中の貯水タンクまたは瓶詰め処理までのパイプの衛生管理に問題があることを示している。品質保証期間内に水質に異変がある場合は，ボトル内の汚染物質による自然フローラの増殖が原因である。

瓶詰め後，オープンシステム（原水）がクローズドシステム（瓶詰め）に変化するとき，自所性細菌（autochthonous bacteria）の増殖が始まる。この増殖の特徴は，細菌数の増加と減少を繰り返すことである。特徴的な初期細菌数の増加は瓶詰め後すぐに起こる。増加は，次のような原因があると考えられている。(i)容器表面への有機化合物の吸収により十分な増殖を促す濃縮度の増加，(ii)

瓶詰め処理中の溶解酸素の増加。瓶詰め後12時間以内に検査した場合，20～22℃と37℃で好気性（従属栄養性）平板菌数は，水源から直接得られた水の10倍以下とする必要がある。非炭酸化ミネラルウォーターの配水と貯水期間中，自生細菌が増殖する可能性があり，10^4～10^5/mL（20～22℃で72時間培養）までの菌数が普通に検出される。この程度の増殖は，プラスチックボトルの場合はさらに一般的であり，プラスチックの表面は微生物の増殖に適しているという事実によるものとみなされている（Jones *et al*., 1999）。この程度の増殖は全く正常であり，低栄養分の水に共通する特徴である。しかし，人間が飲む飲料水としての安全性または適合性に全く影響しない（Hunter, 1993；Leclerc & Moreau, 2002）。このような理由により，適正衛生製造規範の指標として，すべての好気性菌数の仕様を使用することはできない。

水源における汚染または容器詰め前の二次汚染は，非自生微生物や，病原体，ウイルス，寄生虫などの腸管系微生物の存在が考えられる。Schmidt-Lorenz（1976）が定義したように，一時的または恒久的汚染物質によるミネラルウォーターの二次汚染は，各調製処理段階で予防すべきである。これらの微生物増殖は，通常，天然のミクロフローラと低栄養により阻害されている。他の菌接種研究で証明されているとおり，数週間後緩慢ではあるが確実に減少することが観察される。*E. coli*, *Pseudomonas aeruginosa*，サルモネラ，*staphylococci*，*Bacillus* spp.，大腸菌O157などに対して多くの菌接種研究が実施された。Warburton & Austin（2000）がそれらの研究を検討してきた。結果の評価および特に出版された研究内容を比較しても，研究者により選択する実験計画が異なるため困難なことが多い。例えば，多くの場合，競合的フローラの存在に関する情報が欠落しており，接種レベルの妥当性に関しては疑う余地が残されている。

その他のボトルドウォーター

主要なフローラに対する加工処理の効果について，Ⅱ項で概要を説明した。容器詰め工場では，ミネラルウォーターの場合と同様，配水用の貯水池またはパイプシステムの中で二次汚染が発生する可能性がある。調製したボトルドウォーターの微生物について，Edberg（1998）が詳細に考察した。

例えば，活性炭，化学物質による軟水化，逆浸透膜を通したろ過などいくつかの調整方法では，大腸菌群と有機栄養性の平板菌数を増やすため，微生物学的水質に不利な影響を与えると考えられている（Geldreich *et al*., 1985；Camper *et al*., 1987）。

安全性が確保されていない水源または地表水からの水は，通常，安全性を確保するための微生物処理が要求される。水の炭酸レベルをCO_2含有量3から4にすると，ほとんどの細菌に対し強力な殺菌効果がある。pHの減少（CO_2含有量を4にするとpHは約3.3に減少する）および炭酸ガスによる殺菌相乗効果によって，サルモネラ属菌，ブドウ球菌，ビブリオ属菌をはじめ多くの細菌に対して数時間内に殺菌することができる（Burge & Hunter, 1990；Hunter, 1993）。炭酸化作用の効果は，炭酸水よりはるかに低い拒否反応を示したボトルドウォーターの水質に関する調査結果に反映されている（Ruskin *et al*., 1991；Warburton *et al*., 1998）。炭酸化作用は，腸管系病原体の死滅に明確な効果が認められるが，炭酸化したボトルドウォーターの調製処理中は高い衛生管理規格を維持するために使用されるべきではない。

考慮すべき 1 つの要素は，消費者レベルでの取り扱いによる二次汚染である。これは一例にすぎないが，ウォータークーラーはボトルの交換中，取り出し中，ウォータークーラー部品との接触など二次汚染が発生する最大の可能性を持つ（Eckner, 1992 ; Levesque *et al.*, 1994 ; Hunter & Barrell, 1999）。

C　病原体

市場のボトルドウォーターの水質に関しては各国で調査が実施され，潜在的な病原性微生物の存在を含め，各国の違いが示されている（Edberg, 1998）。ミネラルウォーターとそれ以外のボトルドウォーターでは，本項で検討したように全く異なる生態系を持つが，膨大な量の文献でこの 2 つを分けて議論することが困難である。

これらの 2 つのカテゴリーの製品は，これまでコレラ（Blake *et al.*, 1977a, b）と腸チフス（Buttiaux & Boudier, 1960）の大量感染に関連している。1974 年のポルトガルにおけるコレラの蔓延では約 3,000 名が影響を受けた。疫学的調査により，ボトルの非炭酸化ミネラルウォーターが媒介物の 1 つである可能性が議論された。ただし，水から病原体は分離されなかった。Bohmer & Resch（2000）により，近年（1985～1997）中央および北西ヨーロッパ，米国，カナダのデータから，大量感染が発生したという報告のないことが調査・確認されている。

D　腐敗・変敗

ボトルドウォーター（全種類）の腐敗が公表されることはまれである。いくつかの報告された事例は，カビまたはストレプトミセス（streptomyces）の可視できる繁殖と関連しており，製品の視覚的あるいは官能的な異変により検出された（Fujikawa *et al.*, 1997, 1999 ; Cabral & Fernandez, 2002）。

E　管理（天然ミネラルウォーター）

要約

重大な危害要因	• 飲料水と同様に水源による
管理手段	
初期レベル（H_0）	• 天然ミネラルウォーター用の貯水池は，汚染されてはならない
	• 貯水池の安全性管理または他の水に使用される飲料水の水質により異なるが，完全に存在しないか，あるいはかなり低い
増加（ΣI）	• 天然ミネラルウォーター用貯水池は，汚染されてはならない

	• 適正衛生規範（GHP）の励行と工場の日常保守点検
減少（ΣR）	• 天然ミネラルウォーターには，処理は許されていない • 他のボトルドウォーターに対しては殺菌処理（各国により異なるが，塩素処理，オゾン処理，UV 処理，ろ過など）が許可される
検査	• 水質分析に特定した方法を使用する。ろ過段階も含む • 大腸菌群は，取り扱うボトルドウォーターの適正製造規範（GMP）の有効な指標である • 原水に対して大腸菌検査を実施することは有効である • 各国の事情により，他の検査も必要になる場合がある
腐敗・変敗	• 許容範囲を超える微生物の増殖を予防するために，二次汚染が発生しないよう十分に管理すべきである

管理手段

ボトルドウォーターの水質と安全性は各段階で管理されるべきである。両方の種類のボトルドウォーターに，詳細な事項がすべて適用される。ただし，天然ミネラルウォーターには殺菌処理による調製は許可されていない。

水源

糞便物質など，環境への公害による地下水の汚染を防ぐことは極めて重要である。特に，浄化処理や微生物学的調製をしない水には不可欠である。

ポンプ，パイプ，貯水槽

これらは不適切な維持管理，遅い流速，長い貯水時間などが汚染源となる。水の流出先がない場合や停滞している場合，バイオフィルムから微生物の放出などにより大量の菌数増加が認められる。自動調整機械の故障などの手作業が加わる処理では，二次汚染を予防すべきである。

包装容器

プラスチック製のボトルと蓋は，通常，高温で成形されるため，細菌数，主に芽胞は非常に少なく問題にならない。再利用したガラス製ボトルが主要な汚染源となるのは，微生物学的，物理学的また化学的な汚染に関して，不十分なあるいは不徹底な洗浄が原因である。

空気

ボトルに空気を勢いよく吹き込む場合，フィルターを通すべきである。フィルターも汚染されないように管理する必要がある。

容器詰め工場

工場には適正衛生規範（GHP）を適用し，全体的な工程管理の一部としてHACCPを適用すべきである。また，水に微生物学的調製を実施する場合，調製処理の有効性を管理し監視すべきである。炭酸水は，最低250 mg/Lの遊離CO_2を含有する必要がある。

殺菌処理をしない場合，潤滑油は二次汚染の原因となる可能性がある。工場のラインに実施する維持管理作業も，必要な予防処理を取らないと汚染源になる可能性が考えられる。

検査

ボトルドウォーターの微生物学的検査は，特に製品としてすでに流通している場合，検査結果を解釈することが困難になる頻度が高いため，それほどの価値を持たない。細菌学的基準を確立する必要があるとき，殺菌処理をした水または炭酸処理した水は，調製をしない水と区別する必要がある。水源（例：汚染から保護された水源または地表水）と検査地点（例：水源）を考慮する必要がある。サンプリングした地点が大切である（すなわち，販売経路にあるか貯水槽，殺菌調製の前か後かなど）。

ミネラルウォーター衛生実施規範（Code of Hygienic Practice for Mineral Water）（CAC, 1994）は，大腸菌と他の大腸菌群，および糞便連鎖球菌に対して微生物学的基準を提示している。水源または市場におけるこうした細菌の存在は，水源での汚染あるいはボトル詰め処理中の不衛生な管理が原因で二次汚染したことを示している。

全く調製しないボトルドウォーターを「総好気性菌数」について検査することは，水源での水検査またはボトル詰め後12時間以内，4℃で低温保管されている場合に限り意味がある。これらの好気性微生物は，ボトル中で増殖することができるため，こうした検査を保管場所や販売経路にあるボトルに対して，適用する必要はないといえる。

参考文献

AFSSA (Agence Française de Sécurité Sanitaire des Aliments). (2002) Rapport sur les infections à protozoaires liées aux aliments et à l'eau: évaluation scientifique des risques associés à *Cryptosporidium* sp.

Anonymous (1988) Operational guidelines for the protection of drinking water supplies. Water Authorities Association.

Anonymous (1993) Council Directive on the Hygiene of Foodstuffs (93/43/EEC). Official Journal of the European Communities no. L 175, Brussels.

Anonymous (1997) Modelling the disinfection of *Cryptosporidium*. *Cryptosporidium Capsule*, **3**, 13–4.

ASHRAE (American Society of Heating, Refrigerating and Air-conditioning Engineers, Inc.). (2000) ASHRAE Standard–Minimizing the risk of legionellosis associated with building water systems. *ASHRAE Guideline* 12-2000.

Barbaras, S. (1986) Monitoring natural waters for drinking water quality. *WHO Statist. Q.*, **39**, 32–45.

Barker, J. and Brown, M.R.W. (1994) Trojan horses of the microbial world: protozoa and the survival of bacterial pathogens in the environment. *Microbiology*, **140**, 1253–9.

Bellamy, W.D., Silverman, G.P., Hendricks, D.W. and Logsdon, G.S. (1985) Removing *Giardia* cysts of the anaerobic dysentery organisms from water. *J. Am. Water Works Assoc.*, **77**, 52–60.

Bischofberger, T., Cha, S.K., Schmitt, R. and Schmidt-Lorenz, W. (1990) The bacterial flora of non-carbonated, natural mineral water from springs to reservoir and glass and plastic bottles. *Int. J. Food Microbiol.*, **11**, 51–72.

Blake, P.A., Rosenberg, M.L., Costa, J.B., *et al.* (1997a) Cholera in Portugal, 1974. I. Modes of transmission. *Am. J. Epidemiol.*, **105**, 337–43.

Blake, P.A., Rosenberg, M.L., Florencia, J., Costa, J.B., Quintino, L.D.P. and Gangarosa, E.J. (1977b) Cholera in Portugal, 1974 II. Transmission by bottled mineral water. *Am. J. Epidemiol.*, **105**, 344–8.
Bohmer, H. and Resch, K.L. (2000) Mineralwasser oder Leitungswasser? Eine systematische Literaturanalyse zur Frage der mikrobiellen Sicherheit. *Forsch. Komplementarmed. Klass. Naturheilkd.*, **7**, 5–11.
Boorman, G.A. (1999) Drinking water disinfection byproducts: review and approach to toxicity evaluation. *Environ. Health Perspect.*, **107**, 207–17.
Burge, S.H. and Hunter, P.R. (1990) The survival of enteropathogenic bacteria in bottled mineral water. *Riv. Italiana Ig.*, **50**, 401–6.
Buttiaux. R. and Boudier, A. (1960) Comportement des bactéries autotrophes dans les eaux minérales conservées en récipients hermétiquement clos. *Ann. Inst. Pasteur, Lille*, **11**, 43–54.
Cabral, D. and Fernandez, P (2002) Fungal spoilage of bottled mineral water. *Int. J. food Microbiol.*, **72**, 73–6.
Camper. A.K., LeChevallier, M.W., Broadaway, S.C. and McFeters, G.A. (1986) Bacteria associated with granular activated carbon particles in drinking water. *Appl. Env. Microbiol.*, **52**, 434–8.
Camper. A.K., LeChevallier, M.W., Broadaway, S.C. and McFeters, G.A. (1987) Operational variables and the release of colonized granular activated carbon particles in drinking water. *J. Am. Water Works Assoc.*, **79**, 70–4.
CAC (Codex Alimentarius Commission). (1993) Conversion of the Codex European regional standard for natural mineral waters to a world-wide Codex standard. CL 1993/4-NMW, FAO, Rome.
CAC (Codex Alimentarius Commission). (1994) Code of Hygienic Practice for Mineral waters, CAC/RCP 33-1985, Vol. 17-1994, FAO, Rome.
CAC (Codex Alimentarius Commission). (1996) Draft revised Standard for Natural Mineral Water. CL 1996/3-NMW,. FAO, Rome.
Casari, S. and Knøchel, S. (2002) Application of HACCP to water reuse in the food industry. *Food Control*, **13**, 315–27.
Chandy, J.P. and Angles, M.L. (2001) Determination of nutrients limiting biofilm formation and the subsequent impact on disinfectant decay. *Water Res.*, **35**, 2677–82.
Clark, R.M., Sivagenesan, M., Rice, E.W. and Chen, J. (2002) Development of a Ct equation for the inactivation of *Cryptosporidium* oocysts with ozone. *Water Res.*, **36**, 3141–9.
Colbourne, J.S. (1985) Materials usage and their effects on the microbiological quality of water supplies. *J Appl. Bacteriol., (Symp. Suppl.)*, **14**, S47–S59.
Conroy, R.M., Meegan, M.E., Joyce, T., McGuigan, K. and Barnes, J. (2001) Solar disinfection of drinking water protects against cholera in children under 6 years of age. *Arch. Dis. Child*, **85**, 293–5.
Costerton, J.W. (1984) The formation of biocide-resistant biofilms in industrial, natural and medical systems. *Dev. Ind. Microbiol.*, **25**, 363–72.
Clancy, J.L. and Fricker, C. (1998) Control of *Cryposporidium*: how effective is drinking water treatment? *Water Quality Int.*, **July/August** 1998.
Craun, G.F., Nwachuku, N., Calderon, R.L. and Craun, M.F. (2002) Outbreaks in drinking-water systems, 1991–1998. *J. Environ. Health*, **65**, 16–23, 28, 31–32.
Denyer, S.P. and Stewart, G.S.A.B. (1998) Mechanism of action of disinfectants. *Int. Biodet. Biodegrad.*, **41**, 261–8.
EC (European Commission). (1980a) Council Directive relating to the quality of water intended for human consumption (80/778/EEC). *Off. J. Eur. Commun.*, **L 229**, 11–28, Brussels.
EC (European Commission). (l980b) Council Directive of 15 July 1980 on the approximation of the laws of Member States relating to the exploitation and marketing of natural mineral waters (80/777/EEC). *Off. J. Eur. Commun.*, **L 229**, 1–10, Brussels.
EC (European Commission). (1996) Common Position (EC) No.7/96, Amending Directive 80/777/EEC on the approximation of the laws of Member States relating to the exploitation and marketing of natural mineral waters. *Off. J. Eur. Commun.*, **C 50**, 44, Brussels.
EC (European Commission). (1998) Proposal for a Council Directive concerning the quality of water intended for Human consumption. *Off. J. Eur. Commun.*, **C91**, 1, Brussels.
Eckner, K.F. (1992) Comparison of resistance to microbial contamination of conventional and modified water dispensers. *J. Food Prot.*, **55**, 627–31.
Edberg, S.C. (1998) Microbiology of treated bottled water, in *Technology of Bottled Water* (eds D.A.G. Senior and P.R. Ashurst), CRC Press, Shefield, UK.
EHEDG (European Hygienic Equipment Design Group). (2002) *The Prevention and Control of Legionella spp. (incl. Legionnaire's disease) in food factories*. Document 24. Published by CCFRA Technology Ltd., Campden, UK.
Elomari. M., Coroler, L., Izard, D., and Leclerc, H. (1995) A numerical taxonomic study of fluorescent *Pseudomonas* strains isolated from natural mineral waters. *J. Appl. Bacteriol.*, **78**, 71–81.
Emery, D.F. (1989) Water quality: problems with an essential resource. *Cereal Foods World*, **34**, 483–6.
FDA (Food and Drug Administration). (1993) *Food Code*. US Public Health Service, Food and Drug Administration, Washington, DC, 20204, USA.
FDA (Food and Drug Administration) (1995) Beverages: Bottled water: Final rule. *Federal Register,*. 21 CFR Part 103, **60**, 57075–130.
Fennel, H., James, D.B. and Morris, J. (1974) Pollution of a storage reservoir by roosting gulls. *J. Soc. Water Treat. Exam.*, **23**, 5–24.
Fleet, G.H., Heiskanen, P., Reid, I. and Buckle, K.A. (2000) Foodborne viral illness–status in Australia. *Int. J. Food Microbiol.*, **59**, 127–36.
Ford, T.E. (1999) Microbiological safety of drinking water: United States and global perspectives. *Environ. Health Perspect.*, **107**

(Suppl. 1), 191–206.
Frost, J.A. (2001) Current epidemiological issues in human campylobacteriosis. *J. Appl. Microbiol. (Symp. Supplement)*, **90**, 85–95.
Fujikawa, H., Wauke, T., Kusunoki, J., Noguchi, G., Takahashi, Y., Ohta, K. and Itoh, T. (1997) Contamination of microbial foreign bodies in bottled mineral water in Tokyo, Japan. *J. Appl. Microbiol.*, **82**, 287–91.
Fujikawa, H., Aketagawa, J., Nakazato, M., Wauke, T., Tanura, H., Morozumi, S. and Itoh, T. (1999) Growth of moulds inoculated into commercial mineral water. *Lett. Appl. Microbiol.*, **28**, 211–5.
Furtado, C., Adak, G.K., Stuart, J.M., Wall, P.G., Evans, H.S. and Casemore, D.P. (1998) Outbreaks of waterborne infectious intestinal disease in England and Wales, 1992–1995. *Epidemiol. Inf.*, **121**, 109–19.
Gale, P. (1996) Developments in microbiological risk assessment models for drinking water–a short review. *J. Appl. Bacteriol.*, **81**, 403–10.
Gale, P. (2001) Developments in microbiological risk assessment for drinking water. *J. Appl. Microbiol.*, **91**, 191–205.
Gale, P., Young, C., Stanfield, G. and Oakes, D. (1998) Development of a risk assessment for BSE in the aquatic environment. *J. Appl. Microbiol.*, **84**, 467–77.
Ganesh-Kumar, C. and Anand, S.K. (1998) Significance of microbial biofilms in food industry: a review. *Int. J. Food Microbiol.*, **42**, 9–27.
Geldreich, E.E. (1972) Buffalo Lake recreational water quality: a study of bacteriological data interpretation. *Water Res.*, **6**, 913–24.
Geldreich, E.E. (1983) Microbiology of water. *J. Wat. Pollut. Control Fed.*, **55**, 869–81.
Geldreich, E.E., Nash. H.D., Spurio, D.F. and Reasoner, D.J. (1980) Bacterial dynamics in a water supply reservoir: a case study. *J. Am. Wat. Works Assoc.*, **72**, 31–40.
Geldreich, E.E., Taylor. R.H., Blamon, J.C. and Reasoner, D.J. (1985) Bacterial colonization of point-of-use water treatment devices. *J. Am. Water Works Assoc.*, **77**, 72–80.
Gerba, C.P. (1987) Transport and fate of viruses in soils: field studies, in *Human Viruses in Sediments, Sludges and Soils* (eds V.C. Rao and J.L. Melnick), CRC Press, Boca Raton. FL, pp. 141–54.
Gerba, C.P. and Rose, J.B. (1990) Viruses in source and drinking water, in *Drinking Water Microbiology* (ed G.A. McFeters), Springer-Verlag, Berlin, pp. 380–96.
Gerber, N.N. (1983) Volatile substances from *Actinomycetes*: their role in the odor pollution of water. *Wat. Sci. Technol.*, **1**, 115–25.
Ghiorse, W.C. and Wilson, J.T. (1988) Microbial ecology of the terrestrial subsurface. *Adv. Appl. Microbiol.*, **33**, 107–72.
Guillot, F. and Leclerc, H. (1993a) Biological specificity of bottled natural mineral waters: characterization by ribosomal ribonucleic acid gene restriction patterns. *J. Appl. Bacteriol.*, **75**, 292–8.
Guillot, F. and Leclerc, H. (1993b) Bacterial flora in natural mineral waters: characterization by ribosomal ribonucleic acid gene restriction patterns. *Syst. Appl. Microbiol.*, **16**, 483–93.
Havelaar, A.H. (1994) Application of HACCP to drinking water supply. *Food Control*, **5**, 145–52.
Hazen, T.C. and Toranzos, G.A. (1990) Tropical source water, in *Drinking Water Microbiology* (ed G.A. McFeters), Springer Verlag, pp. 32–53.
Hibler, C.P. and Hancock, C.M. (1990) Waterborne giardiasis, in *Drinking Water Microbiology* (ed G.A. McFeters), Springer Verlag, pp. 32–53.
Holah, J.T. (1997) Microbiological control of food industry process waters: Guidelines on the use of chlorine dioxide and bromine as alternatives to chlorine. Guideline no. 15. Campden and Chorleywood Food Research Association.
Hunter, P.R. (1991) An introduction to the biology, ecology and potential public health significance of the blue-green algae. *PHLS Microbiol. Digest*, **8**, 13–5.
Hunter, P.R. (1993) The microbiology of bottled natural mineral waters. *J. Appl. Microbiol.*, **74**, 345–52.
Hunter, P.R. and Barrell, R.A. (1999) Microbiological quality of drinking water from office water dispensers. *Commun. Dis. Public Health*, **2**, 67–8.
Huss, H.H., Ababouch, L. and Gram, L. (2003) Assessment and Management of Seafood Safety. FAO Fish Techn. Pap. 444.
Hutchinson, M. and Ridgway, J. (1977) Microbiological aspects of drinking water supplies. *Soc. Appl. Bacteriol., Symp. Ser.*, **6**, 179–218.
IBWA (International Bottled Water Association). (1995) Model Bottled Water Regulation. IBWA, Alexandria, VA.
Jacob, M. (1988) Regulation of water quality for the food industry. *Br. Food J.*, **90**, 114–6.
Jones, F. and Watkins, J. (1985) The water cycle as a source of pathogens. *J. Appl Bacteriol.* (*Symp. Suppl.*), **14**, S27–36.
Jones, C.R., Adams, M.R., Zhdan, P.A. and Chamberlain, A.H. (1999) The role of surface physicochemical properties in determining the distribution of the autochthonous microflora in mineral water bottles. *J. Appl. Microbiol.*, **86**, 917–27.
King, C.H., Shotts, E.B., Jr., Wooley, R.E. and Porter, K.G. (1988) Survival of coliform and bacterial pathogens within protozoa during chlorination. *Appl. Environ. Microbiol.*, **5**, 3023–33.
Kistemann, T., Herbst, S., Dangendorf, F. and Exner, M. (2001) GIS-based analysis of drinking-water supply structures: a module for microbial risk assessment. *Int. J. Hyg. Environ. Health*, **203**, 301–10.
Kolbel-Boelke, J., Anders, E.M. and Nehrkorn, A. (1988) Microbial communities in the saturated groundwater environment. II: Diversity of bacterial communities in a pleistocene sand aquifer and their in vitro activities. *Microbiol. Ecol.*, **16**, 31–48.
LeChevallier, M.W., Babcock, T.M. and Lee, R.G. (1987) Examination and characterization of distribution system biofilms. *Appl. Environ. Microbiol.*, **53**, 2714–24.
Leclerc, H. and da Costa, M.S. (1998) The microbiology of natural mineral waters, in *Technology of Bottled Water* (eds D.A.G. Senior and P.R. Ashurst), CRC Press, Shefield, UK.

Leclerc, H. and Moreau, A. (2002) Microbiological safety of natural mineral water. *FEMS Microbiol. Rev.*, **26**, 207–22.

Leclerc, H., Edberg, S., Pierzo, V. and Delattre, J.M. (2000) Bacteriophages as indicators of enteric viruses and public health risk in groundwaters. *J. Appl. Microbiol.*, **88**, 5–21.

Leclerc, H., Mossel, D.A., Edberg, S.C. and Struijk, C.B. (2001) Advances in the bacteriology of the coliform group: their suitability as markers of microbial water safety. *Annu. Rev. Microbiol.*, **55**, 201–34.

Leclerc, H., Schwartzbrod, L. and Dei-Cas, E. (2002) Microbial agents associated with waterborne diseases. *Crit. Rev. Microbiol.*, **28**, 371–409.

Levesque, B., Simard, P., Gauvin, D. Gingras, S., Dewailly, E. and Letarte, R. (1994) Comparison of the microbiological quality of water coolers and that of municipal water systems. *Appl. Env. Microbiol.*, **60**, 1174–8.

Levine, W.C. and Craun, G.F. (1990) Waterborne disease outbreaks, 1986–1988. *Morb. Mort. Wkly. Rep.*, **39**, 1–13.

Liyanage, L.R.J., Finch, G.R. and Belosevic, M. (1997) Effect of aqueous chlorine and oxychlorine compounds on *Cryptosporidium parvum* oocysts. *Env. Sci. Technol.*, **31**, 1992–4.

Logsdon, G.S. (1990) Microbiology and drinking water filtration, in *Drinking Water Microbiology* (ed GA. McFeters), Springer Verlag, pp. 120–46.

Logsdon, G.S. and Rice, E.W. (1985) Evaluation of sedimentation and filtration for micro-organism removal, in *Proceedings of the* 1985 *American Water Works Association*, *Annual Conference*, American Water Works Association, Denver, Colorado, pp. 1177–97.

MacKenzie, W.R., Hoxie, N.J., Proctor, M.E. *et al.* (1994) A massive outbreak in Milwaukee of *Cryptosporidium* infection transmitted through the public water supply. *N. Engl. J. Med.*, **331**, 161–7.

Maillard, J.Y. (2002) Bacterial target sites for biocide action. *J. Appl. Microbiol. (Symp. Suppl.)*, **92**, 16S–27S.

Marshall, M.M., Naumovitz, D., Ortega, Y. and Sterling, C.R. (1997) Waterborne protozoan pathogens. *Clin. Microbiol. Rev.*, **10**, 67–85.

Maul, A., El-Shaarawi, A.H. and Block, J.C. (1992) Bacterial distribution and sampling strategies for drinking water networks, in *Principles and Practice of Disinfection*, *Preservation and Sterilization* (eds A.D. Russell, W.B. Hugo and G.A.J. Ayliffe), 2nd edn, Blackwell Scientific Publications.

McCoy, W.E., Bryers, J.D., Robbins, J. and Costerton, J.W. (1991) Observations of fouling biofllm formation. *Can. J. Microbiol.*, **27**, 910–7.

McFeters, G.A., LeChevallier, M.W., Singh, A. and Kippin, J.S. (1986) Health significance and occurrence of injured bacteria in drinking water. *Water Sci. Technol.*, **18**, 227–31.

McGuigan, K.G., Joyce, T.M. and Conroy, R.M. (1999) Solar disinfection: use of sunlight to decontaminate drinking water in developping countries. *J. Med. Microbiol.*, **48**, 785–7.

Montiel, A., Ourard, J., Rigal. S. and Bousquet, G. (1987) Etude de l'origine et du mécanisme de formation de composés sapides responsables de goûts de moisi dans les eaux distribuées. *L'eau*, **82**, 3–83.

NSF International (1999) *Protocol for Equipment Verification Testing for Incativation of Microbioloogical Contaminants*, Ann Arbor, MI, USA.

Olson, B.H. and Nagy. L.A. (1984) Microbiology of potable water. *Adv. Appl. Microbiol.*, **30**, 73–132.

Oppenheimer, J. and Aieta, M. (1997) Evaluating disinfectant requirements to inactivate *Cryptosporidium parvum* in potable water supplies. *Cryptosporidum Capsule*, **2**, 7–10.

Orlandi, P.A., Chu, D.M. T., Bier, J.W. and Jackson, G.J. (2002) Parasites and the food supply. *Food Technol.*, **56**, 72–81.

Parsons, S.A. (2000) The effect of domestic ion-exchanger water softeners on the microbiological quality of drinking water. *Water Res.*, **34**, 2369–75.

Payment, P., Trudel, M. and Plante, R. (1985) Elimination of viruses and indicator bacteria at each step of treatment during preparation of drinking water at seven water treatment plants. *Appl. Env. Microbiol.*, **49**, 1418–28.

Payment, P., Gamache, F. and Paquette, G. (1989) Comparison of microbiological data from two water filtration plants and their distribution system. *Water Sci. Technol.*, **21**, 287–9.

Payment, P. (1999) Poor efficacy of residual chlorine disinfectant in drinking water to inactivate waterborne pathogens in distribution systems. *Can. J. Microbiol.*, **45**, 709–15.

Pipes, W.O. (1990) Microbiological methods and monitoring of drinking water. in *Drinking Water Microbiology* (ed GA. McFeters), Springer Verlag, pp. 428–51.

Rose, J.B. (1990) Occurrence and control of *Cryptosporidium* in drinking water, in *Drinking Water Microbiology* (ed G.A. McFeters), Springer Verlag, pp. 294–321.

Rose, J.B., Huffman, D.E. and Gennaccaru, A. (2002) Risk and control of waterborne cryptosporidiosis. *FEMS Microbiol. Rev.*, **26,** 113–23.

Ruskin, R.H., Krishna, J.H. and Beretta, G.A. (1991) Microbiological quality of selected bottled water brands in the US Virgin Islands. In Abstracts of the 91st General Meeting of the American Society for Microbiology, May 5–9, 1991, Dallas, TX, p. 317.

Russell, A.D., Hugo, W.B. and Ayliffe, G.A.J. (eds) (1999) *Principles and Practice of Disinfection, Preservation and Sterilization*, 3rd edn, Blackwell Science.

Safe Drinking Water Committee (eds) (1980) *Drinking Water and Health, Volume 2*, National Academy Press.

Schaub, S.A. and Oshiro, R.K. (2000) Public health concerns about calicivirus as water borne contaminants. *J. Infect. Dis.*, **181**, S374–80.

Schmidt, S. (2003) International standardization of water analysis: basis for comparative assessment of water quality. *Environ. Sci. Pollut. Res. Int.*, **10**, 183–7.

Schmidt-Lorenz, W. (1976) Microbiological characteristics of natural mineral water. *Ann. Inst. Super. Sanitá*, **12**, 93–112.

Schoenen, D. and Schöler, M. (1985) *Drinking Water Materials: Field Observations and Methods of Investigation*, Ellis Horwood Ltd., Chichester, UK.
Slezak, L.A. and Sims, R.C. (1984) The application and effectiveness of slow sand filtration in the United States. *J. Am. Water Works Assoc.*, **76**, 38–43.
Sobsey, M.D. 1989. Inactivation of health-related microorganisms in water by disinfection processes. *Wat. Sci. Technol.*, **21**, 179–95.
Stamm, J.M., Engelhard, W.E. and Parsons, J.E. (1969) Microbiological study of water-softener resins. *Appl. Microbiol.*, **18**, 376–86.
Steiner, T.S., Thielman, N.M. and Guerrant, R.L. (1997) Protozoal agents: what are the dangers for the public water supply? *Annu. Rev. Med.*, **48**, 329–40.
Straub, T.M. and Chandler, D.P. (2003) Towards a unified system for detecting waterborne pathogens. *J. Microbiol. Methods*, **53**, 185–97.
Szewzyk, U., Szewzyk, R., Manz, W. and Schleifer, K.H. (2000) Microbiological safety of drinking water. *Annu. Rev. Microbiol.*, **54**, 81–127.
Terplan, G. and Bierl, J. (1980) Technologisch-mikrobiologische Anforderungen an Trink- und Brauchwasser in Lebensmittelbetrieben. *Swiss Food*, **2**, 28–32.
Theron, J. and Cloete, T.E. (2002) Emerging waterborne infections: contributing factors, agents and detection tools. *Crit. Rev. Microbiol.*, **28**, 1–26.
Tillett, H.E., de Louvois, J. and Wall, P.G. (1998) Surveillance of outbreaks of waterborne infectious disease: categorising levels of evidence. *Epidemiol. Inf.*, **120**, 37–42.
Tobin, R.S., Smith, D.K. and Lindsay, J.A. (1981) Effects of activated carbon and bacteriostatic filters on microbiological quality of drinking water. *Appl. Env. Microbiol.*, **41**, 646–51.
Walker, J.T. and Percival, S.L. (2000) Control of biofouling indrinking water systems, in *Industrial Biofouling* (eds J. Walker, S. Surman and J. Jass), John Wiley & Son Ltd.
Warburton, D.W. and Austin, J.W. (2000) Bottled water, in *The Microbiological Safety and Quality of Food* (eds B.M. Lund, T.C. Baird-Parker and G.W. Gould), *Volume 1*, An Aspen Publication.
Warburton, D., Harrison, B., Crawford, C., Foster, R., Fox, C., Gour, L. and Krol, P. (1998) A further review of the microbiological quality of bottled water sold in Canada: 1992–1997 survey results. *Int. J. Food Microbiol.*, **39**, 221–6.
White, G.C. (1992) *Handbook of Chlorination and Alternative Disinfectants*, 3rd edn, Van Nostrand Reinhold, New York.
Whitfield, F.B. (1998) Microbiology of food taints. *Int. J. Food Sci. Technol.*, **33**, 31–51.
Wilson, J.T., McNabb, J.F., Balkwill, D.L. and Ghiorse, W:C. (1983) Enumeration and characterization of bacteria indigenous to shallow water table aquifer. *Ground Water*, **21**, 134–142.
WHO (World Health Organization). (1993) Recommendations, *Guidelines for Drinking Water Quality*, *Volume 1*, WHO, Geneva.
WHO (World Health Organization). (1996) Health criteria and other supporting information, *Guidelines for Drinking Water Quality*, *Volume 2*, WHO, Geneva.
Wright, M.S. and Collins, P.A. (1997) Waterborne transmission of *Cryptosporidium*, *Cyclospora* and *Giardia*. *Clin. Lab. Sci.*, **10**, 287–90.

第 15 章
卵および卵製品

CHAPTER 15
Eggs and egg products

I　はじめに

A　定義

本章では，主に家畜としてのトリの卵と卵製品の微生物学について説明する。アヒル，七面鳥，ガチョウ，ホロホロ鳥，ウズラ，ダチョウなどの他の鳥類の卵は，国際流通量（トン）は比較的少ない。

B　重要な特性

生物学的に，卵は種の再生産のために機能する。卵は，胚がヒナ鳥を形成し孵化するまで（家畜のニワトリで 21 日）胚に養分を与える必要があり，環境から細菌が侵入するのを防ぐ必要もある。卵の構造には，いくつかの異なる構成要素があり，幾重にも保護バリアを作る（Board *et al.*, 1994）。

卵の構造は，⑴クチクラ層：殻の外部を覆う薄いたんぱく性の膜，⑵殻：主に炭酸カルシウムでできている，⑶外卵殻膜，⑷内卵殻膜，⑸外水様卵白（第 1 卵白層），⑹濃厚卵白（第 2 卵白層），⑺内水様卵白（第 3 卵白層），⑻カラザ層（第 4 卵白層），カラザは卵中央にある卵黄を支えるひも状のもので，その末端がここにある，⑼卵黄を取り巻く卵黄膜，⑽卵黄からなる（Figure 15.1）。卵は産まれてすぐに水分が蒸発し内容物が減少する。そのとき，鈍端の内膜と外膜の間に気室（嚢）が形成される。卵の形成に必要な時間は，卵巣から産卵まで約 24 時間である。卵は，家禽の種類により各構成部分の割合が異なる。

Table 15.1 と 15.2 は，鶏卵の各構成部分のおおよその分析と生卵の栄養成分を示している。脂

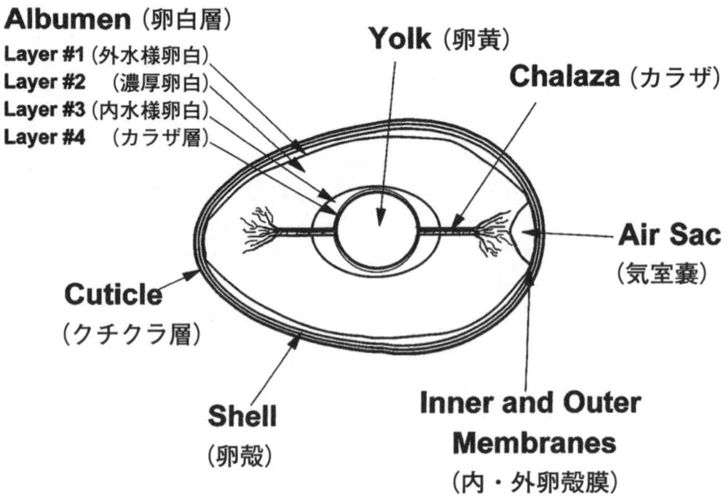

Figure 15.1　鳥類の卵の構造

Table 15.1　トリの卵の組成

Egg component	Percentage
Entire egg	
Water	73.6
Solids	26.4
Organic matter	25.6
Proteins	12.8
Lipids	11.8
Carbohydrates	1.0
Inorganic matter	0.8
Fractions in the yolk	
Water	48.0
Solids	51.3
Organic matter	50.2
Proteins	16.6
Lipids	32.6
Carbohydrates	1.0
Inorganic matter	1.1
Fractions in the albumen (white)	
Water	87.9
Solids	12.2
Organic matter	11.6
Proteins	10.6
Lipids	Trace
Carbohydrates	0.9
Inorganic matter	0.6
Proteins in the albumen[a]	
Ovalbumin	5.4
Conalbumin	13.0
Ovomucoid	11.0
Lysozyme	3.5
Ovomycin	1.5
Flavoprotein–Apoprotein	0.8
Ovoinhibitor	0.1
Avidin	0.05
Globulin and others	8.0

Adapted from Board (1969).
[a]Values are expressed as percentage of egg white solids.

溶性ビタミン類（A，D，E，K）が卵黄に認められる。水溶性ビタミン類（B複合）は，卵白と卵黄のどちらか一方または両方にある。微量元素は卵白と卵黄に約同量存在し，場合によりたんぱく質と脂質との混合も認められる。

卵殻は，優れた天然包装材料である。卵黄は牛乳と同じく急速に腐敗するが，卵殻はもろいものの，損傷を受けずに乾燥している限り，通常は室温で汚染されないままの卵を数カ月間食用に適した状態で保存する。有害微生物が卵の汚染または腐敗を発生させる前に，いくつかの強力な障壁に妨害される：(1)卵殻と卵殻膜が物理的な侵入を防御する，(2)微生物増殖の拮抗媒体となる卵白の抗菌成分の存在がある。しかし，サルモネラ属菌が経卵感染すると，微生物は卵殻と卵殻に関連する複数の膜が形成する障壁を避けられるようになる。卵殻の構造と組成に関するさらに詳しい情報は Solomon *et al.*（1994）と Sparks（1994）の概説がある。

Table 15.2　新鮮生卵および卵成分の食用部分の栄養組成

	Whole egg	Yolk	White	Sugared yolk	Salted yolk
Proximate (g/100 g)					
Water	75.33	48.81	87.81	49.51	49.52
Protein	12.49	16.76	10.52	14.19	14.19
Lipid, total	10.02	30.87	0.00	23.41	23.40
Carbohydrate, total	1.22	1.78	1.03	11.47	1.48
Ash	0.94	1.77	0.64	1.42	11.40
Minerals (mg/100 g)					
Calcium	49	137	6	105	109
Iron	1.4	3.5	0.03	2.7	2.8
Magnesium	10	9	11	8	8
Phosphorous	178	488	13	374	374
Potassium	121	94	143	90	91
Sodium	126	43	164	56	3932
Zinc	1.1	3.1	<0.1	2.4	2.4
Copper	<0.1	<0.1	<0.1	<0.1	<0.1
Manganese	<0.1	<0.1	<0.1	<0.1	0.1
Vitamins					
Ascorbic acid (mg/100 g)	0.00	0.00	0.00	0.00	0.00
Thiamin (mg/100 g)	0.06	0.17	0.01	0.13	0.13
Riboflavin (mg/100 g)	0.51	0.64	0.45	0.55	0.55
Niacin (mg/100 g)	0.07	0.02	0.09	0.03	0.03
Pantothenic acid (mg/100 g)	1.26	3.81	0.12	2.89	2.89
B_6 (mg/100 g)	0.14	0.39	<0.01	0.30	0.30
Folacin (μg/100 g)	47	146	3	110	110
B_{12} (μg/100 g)	1.0	3.1	0.2	2.4	2.4
Vitamin A (IU)	635	1945	–	1475	1475

侵入への抵抗

微生物の侵入防止に寄与している卵の構造物の重要性は，最も重要なものから順にクチクラ層＞内卵殻膜＞卵殻＞外卵殻膜である（Lifshitz *et al.*, 1964）。明らかに，内卵殻膜まで達する割れ目は，微生物がこれらの障壁を通過するのを許し，腐敗微生物や病原微生物を簡単に侵入させる。このため，ほとんどの国では，卵白が外側表面に漏れている卵は食用に不適切なものとして排除している。同様に，卵殻が非常に汚い場合，微生物からの侵入性も高く，微生物がすぐにしかも大量に侵入する可能性がある。

卵殻の外表面は，微量の糖蛋白で薄い球形の層を形成しているクチクラで覆われている。クチクラ層は水の侵入を防御している。クチクラは，ホロホロ鳥の卵では気孔の深部まで達しているが，鶏卵の場合は気孔の深部までは達していない。アヒルの卵では，クチクラは気孔を覆う程度に留まる傾向がある。クチクラが損傷を受けると，微生物侵入に対して抵抗力はかなり弱まる（Board & Halls, 1973；Seviour & Board, 1972；Bruce & Drysdale, 1994）。損傷による浸潤量は，クチクラが気孔を塞いでいる範囲と直接関連している。汚卵を研磨剤で洗うとクチクラは損傷を受けるが，水，洗剤，布による軽い擦りなどには極めて抵抗力がある。卵が局所的に損傷を受けても，数個の気孔から微生物は侵入が可能となる。クチクラが損傷を受けない場合，一般的に 4 日間は保護機能を果たすが，その後は卵の表面が乾燥して生ずるひび割れなどにより機能が落ちてくる（Baker, 1974）。

Table 15.3　卵の初期の蛍光性悪変時間に及ぼす卵殻の比重と細菌の関与時間の影響

	Specific gravity of the shell		
Challenge time (min)	1.070	1.077	1.085
1	8[a]	10	12
3	4	10	12
5	3	11	12

[a]Time in days.

Table 15.4　8週間保存後の卵のシュードモナス属菌汚染に及ぼす卵殻の比重と細菌の関与時間の影響

	Specific gravity		
Challenge time (min)	1.070	1.077	1.085
1	69.2[a]	43.3	21.5
3	77.5	54.2	26.7
5	84.2	75.8	36.7

[a]Percent infected eggs.

Table 15.5　24時間での各種サルモネラ属菌による卵殻の品質と卵への侵入の比率

	Specific gravity of the shell		
Salmonella spp.	1.070	1.080	1.090
S. Anatum	19.4[a]	7.5	3.8
S. Brandenburg	68.1	17.1	7.2
S. Typhimurium	82.1	48.7	21.2
Average of 12 *Salmonella* spp.	47.5	21.4	10.0

[a]Percent infected eggs.

クチクラのない卵や，実験で薬品などによりクチクラを取り除くと，腐敗の速度は正常な場合に比べて遙かに早くなる(Vadehra *et al.*, 1970)。シュードモナス属菌および腸内細菌による汚染事故は，群れの年齢増加に伴って増加する傾向がある（Bruce & Johnson, 1978)。これは，群れの年齢が高くなると，クチクラの効力が落ちた卵の件数が増加することを部分的に説明していると思われる（Bruce & Drysdale, 1994)。

卵殻は多数の気孔をもち，鶏卵は6,000～10,000個の気孔を持つ（Bruce & Drysdale, 1994)。卵の気孔数は群れの加齢に伴い増加する傾向にある（Rahn *et al.*, 1981)。比重の高い卵殻（すなわち気孔数が少ない）は，微生物侵入に対し，より大きな抵抗力があるという報告がある。Table 15.3は，卵殻の比重が低い場合，腐敗は3日以内に始まるが，比重が高い場合は10から12日間過ぎてから始まることを示している。10℃で8週間保管した後の卵の腐敗率を調べた結果，類似の差が認められた(Table 15.4)。サルモネラ属菌に限ると，低比重卵殻への侵入はさらに早かった(Table 15.5)。ただし，他の研究では，*Pseudomonas fluorescens*の侵入は卵殻の気孔率には依存せず，卵年齢と卵殻表面の微生物数により影響を受けると報告されている（Brooks, 1960; Hartung & Stadelman, 1963; Sparks & Board, 1984)。ニワトリの産卵時にストレスをかけると，卵管に損傷を与え，卵殻に超微細構造的欠陥を作る原因となり，微生物の侵入に対して脆弱性を増す（Nascimento & Solomon, 1991)。

2つの卵殻膜の最外層は多孔性であり，微生物の侵入を防御する機能はない。内卵殻膜は，その微細構造により微生物の侵入は，通常，数日間遅らせる（Elliott, 1954; Garibaldi & Stokes, 1958;

Gillespie & Scott, 1950 ; Board, 1965a)。内卵殻膜の保護機能が優れているのは膜の厚さと重さ（外卵殻膜の重さの 1/6, 厚み 1/3 である）によるものではなく（Lifshitz & Baker, 1964），内卵殻膜は気孔が少ないためである。運動性のある微生物のいくつかは，明らかに堅く重なり合っている繊維質の膜を通過していくが（Baker, 1974），電子顕微鏡による研究では，ほとんどの微生物はたんぱく質の粘着性基質を通って膜に侵入していくことを示唆している。膜のケラチン核と多糖類マントルは影響を受けない。膜中に認められる微生物を取り巻く加水分解ゾーンは，膜の透過が酵素を媒介としているという仮説を支持する（Stokes *et al.*, 1956 ; Brown *et al.*, 1965）。Berrang *et al.*（1999）は，研究所環境の中で，商業用養鶏場の鶏群が産卵鶏として養鶏されている間，約 1 カ月間隔で養鶏業者の種卵から採取した卵殻膜を使用して，*Salmonella* Typhimurium による侵入を研究した。*S.* Typhimurium の侵入は明白であったが，卵殻膜の特異的超微細構造要素との関係は明確には認められなかった。

湿潤した汚卵の卵殻は，温度の低下により微生物の侵入が可能になる。温度が低下すると気室が収縮し，負の気圧となる。温度の低下が急速であると，その分だけ卵殻内外の気圧差が拡大する。卵殻の内側と外側の気圧差が等しくなるときに水分と微生物は吸引される形で卵殻を通過し，内卵殻膜の表面で捕らえられる。気圧差による侵入は卵の加齢と気室の増大に従って明確になり，保存中の卵が侵入に対して脆弱になっていく多くの要因の 1 つである。

卵白（白味）の抗微生物因子

卵白は多種類にわたる微生物の殺菌や増殖防止をするが，卵黄または卵黄と卵白の混合物質では抗菌作用がない（Haines, 1939 ; Brooks, 1960）。微生物の増殖を抑止する卵白の主要な因子を Table 15.6 にまとめた。リゾチーム（Lysozyme），コンアルブミン（conalbumin），アルカリ性 pH 値が最も重要である。表に記載されている有害因子は濃厚卵白に対応し，高い pH 値は水様卵白の 2 層に対応する（Baker, 1974）。

リゾチームという名称は，細菌を“溶解（lyse）”することから 1909 年につけられた。リゾチームはムラミダーゼ（muramidase）であり，細菌のムレイン層またはムレイン嚢を攻撃する。グラム陽

Table 15.6　トリの卵白中の抗微生物因子

Component	Activity
Lysozyme (muramidase)	Lysis of cell walls of Gram-positive bacteria; flocculation of bacterial cells; hydrolysis of β-1,4-glycosidic bonds
Conalbumin	Chelation of iron, copper, and zinc, especially at high pH; chelation of cations
pH 9.1–9.6	Provides unsuitable environment for growth of many microorganisms; enhances chelating activity of conalbumin
Avidin	Binds biotin, making it unavailable for bacteria that require it.
Low non-protein nitrogen	Nutritionally fastidious organisms cannot grow
Ovoinhibitor	Inhibits fungal proteases
Ovomucoid	Inhibits trypsin, but does not affect growth of Gram-negative bacteria
Uncharacterized proteins	Inhibit trypsin and chymotrypsin; combine with vitamin B_6; chelate calcium; inhibit ficin and papain

Adapted from Garabaldi (1960) and Board (1969).

性菌は，特にリゾチームに弱い。グラム陰性菌は，それほど敏感ではないが，その理由の1つは，ムレイン層が外細胞膜により保護されているためである。卵中のアルカリ状態は細胞を敏感にさせ，溶解に対しさらに弱くなる。リゾチーム活性は，卵黄が卵白と混ざると低下する（Galyean *et al*., 1972）。

コンアルブミンは，特に鉄，銅，亜鉛などの金属イオンとキレート化合物を生成し，細菌がこれら金属イオンを利用できなくするために重要である。多くの細菌は，コンアルブミンが存在すると増殖が不可能となる。コンアルブミンに対して，一般的にグラム陽性菌はグラム陰性菌より弱い。コンアルブミンの存在にもかかわらず，増殖可能な細菌は，通常，遅滞期は長く増殖速度は遅い。増殖能は，必須微量元素（すなわち親鉄剤）を得るための能動システムを持つ細菌と関連があるようである。例えば，卵白の中で増殖するシュードモナス属菌は，“ピオベルジン（pyoverdine）”と総称される，緑色蛍光性キレートの混合物を産生することが多い。この物質は，シュードモナス属菌の増殖に不可欠な金属イオンに高い親和性を持ち，コンアルブミンと競合して勝つ。コンアルブミンと異なり，ピオベルジンは菌体に金属を放出する（Elliott, 1954；Elliott *et al*., 1964：Garibaldi, 1960, 1970）。ピオベルジンは，コンアルブミンの効果を中和させる蛍光性ヒドロキシル基の（hydroxymate）輸送化合物と関連しているが，その化合物と同一であるとも考えられている（Garibaldi, 1970）。サルモネラ属菌は同様の活性を持ち，侵入し増殖を可能にするフェノラート化合物を産生する（Garibaldi, 1970）。実験的に加えた鉄，アルミニウム，銅，マンガン，亜鉛などの金属塩はコンアルブミンの結合能力を飽和させ，超過分は細菌の増殖を可能にする（Sauter & Peterson, 1969）。

産卵したての新鮮な鶏卵は，pH 値が 7.6〜7.8 である。炭酸ガスが卵から大気中へ放出されるため，室温で保存した場合，1日から3日後には卵白の pH 値は 9.1〜9.6 へ上昇する。このアルカリ性 pH 値では，ほとんどの細菌は十分に増殖できなくなり，またコンアルブミンのキレート化活性を増大させる。

C　製品の種類

ほとんどの卵は，卵殻のまま市場に出され消費される。例えば，米国では卵の 70％までが殻付き卵として消費者に届けられる（AEB, 2003）。ただし，商業的には他の形態の卵製品が重要性を増している。各種加工食品や食品サービス業において商業的に使用するため，割卵され，卵白と卵黄が混合または分離される。場合によっては，各種加工食品の製造時に砂糖，食塩，他の原材料などを添加することもある。商業用の液卵製品は，通常，加熱殺菌する。また，食品の原材料として使用するため，酵素や微生物の作用により糖分を取り除き，乾燥することもできる。液卵製品は加工食品の原材料として広範囲の製品に使用されているが，特にパン，菓子類，飲料，特定食品，幼児食品，ソース，マヨネーズ，麺類などに大量に使用されている。フィルム包装食品，調理済み卵製品（例：“ロングエッグ”）などは卵製品を製造する最新食品加工技術の一例である。

東洋には，例えば“千年保存できる卵”ピータンをはじめ各種の伝統的な特性卵製品がある（Su & Lin, 1993）。これら伝統的なアルカリ化卵は，各種のトリの卵から製造され，NaOH および NaCl に漬けて保存する。

Ⅱ　初期のミクロフローラ

卵への感染は，主に経卵巣感染と経卵殻感染の2通りある（Bruce & Drysdale, 1994）。産卵直後の卵が感染している場合は，卵管を経由して感染した可能性があり，細菌の菌種によっては感染鶏由来であることがわかる。経卵殻感染は，卵表面の初期汚染とそれに続く微生物の卵白への侵入，また場合により卵黄への直接侵入が考えられる。新たに形成された卵の表面は，共通開口部を共用する腸管，尿管，生殖管などトリの生体構造上，各種の腸内細菌により汚染されている。卵の表面は，産卵された環境からの微生物によっても汚染される。

A　経卵巣感染

腐敗微生物の共通点は，卵管を経由する汚染には関係しないことである（Miller & Crawford, 1953 ; Jordan, 1956 ; Philbrook *et al.*, 1960 ; Board *et al.*, 1964）。しかし，サルモネラ属菌については経卵巣感染が起こることがあり，現実に動物の健康（例：*Salmonella enterica* serovar Pullorum，*S. enterica* serovar Gallinarum）やヒトの健康（例：*Salmonella enterica* serovar Enteritidis，すなわち *S.* Enteritidis）に重大な危害をもたらしている。これら3種類の菌は，系統発生的に深く関係していることに注意しておくべきである（Stanley & Baquar, 1994）。*S. enterica* serovar Typhimurium，*S. enterica* serovar Heidelberg，*S.* Typhimurium var. *copenhagen*，その他の血清型も産卵鶏の卵巣から分離されている（Snoeyenbos *et al.*, 1969 ; Barnhart *et al.*, 1991）。ヨーロッパでは1930年から1946年の間に，アヒルの卵中の *S.* Enteritidis がヒトのサルモネラ症感染の原因であったが，これが経卵巣感染であることは証明できなかった（Scott, 1930 ; Humphrey, 1994b）。

1980年代の中頃から，家禽と家禽卵から *S.* Enteritidis が分離される事例が増加し始めた（Dreesen *et al.*, 1992 ; Cogan & Humphrey, 2003）。これは，ヨーロッパ，北米，南米の多数の国で，ヒトへのサルモネラ症の急激な増加と呼応しているが，疫学的には特に生卵または加熱不十分な卵を含む食品の摂食と関わりがあった（Hopper & Mawer, 1988 ; St. Louis *et al.*, 1988 ; Humphrey, 1990a ; Rodriguez *et al.*, 1990 ; Duguid & North, 1991 ; CDC, 1992 ; ACMSF, 1993 ; Binkin *et al.*, 1993 ; Caffer & Eiguer, 1994 ; Fantasia & Filetici, 1994 ; Glosnicka & Kunikowska, 1994 ; Mishu *et al.*, 1994 ; Morse *et al.*, 1994）。2つの大陸において，同時に *S.* Enteritidis による感染者が増加したが，ヨーロッパの感染者は大部分がファージ型4（PT4）によるものであった。北米の場合は，他のファージ型であった（Cowden *et al.*, 1989 ; Khakhria *et al.*, 1991 ; Humphrey, 1994b ; Angulo & Swerdlow, 1999 ; Cogan & Humphrey, 2003）。養鶏場の汚染に関して，1993年から1998年に日本の東部で行った飼料と卵によるサルモネラ属菌調査では，卵から分離した *S.* Enteritidis が，飼料のサルモネラ属菌の汚染と関連していたことを示した（Shirota *et al.*, 2001）。1976年から1996年に，米国において

S. Enteritidis 感染が急激に増加し，年間 10 万人当たり *S.* Enteritidis 分離例が 0.6 人から 3.6 人へ増加した後，1998 年に年間 10 万人当たりの *S.* Enteritidis の分離例は 2.2 人まで著しく減少した（CDC, 2000）。米国では，*S.* Enteritidis によるヒトのサルモネラ症に関連した費用は，年間 1 億 5000 万ドルから 8 億 7000 万ドルの範囲であると推定されている（FSIS, 1998a）。

これまで伝統的に卵関連食品による集団発生に関与したサルモネラ属菌の主体は *Salmonella* Typhimurium であった。鶏卵における *S.* Typhimurium 汚染率は低い（Philbrook *et al.*, 1960；Chapman *et al.*, 1988）。1970 年代後半から，米国，ヨーロッパ，南米で *S.* Enteritidis がサルモネラ症の主要原因として取り上げられるようになってきた。*S.* Enteritidis 感染の例は，ユーゴスラビア，フィンランド，スウェーデン，ノルウェー，英国などでも著しく増加したという報告がある。例えば，1981 年から 1988 年にかけて，英国では，*S.* Enteritidis がヒトから分離された件数は年間 392 件から 12,522 件に増加している。1987 年には，英国で調査した 6 件の卵関連のサルモネラ症のうち *S.* Enteritidis PT4 が原因のものは全くなかった。1988 年では，34 例の卵関連の食中毒のうち 19 例が *S.* Enteritidis の血清型によるものであった。1990 年には，米国北東部における *S.* Enteritidis による食中毒件数は 1976 年以降 6 倍以上に増加したが，特に夏期に顕著であったと報告された（Rodriquez *et al.*, 1990）。同じ血清型の分離率は，中央大西洋地域と南大西洋地域でも増加し，*S.* Enteritidis は 2 番目に最もよく報告された血清型であった。

鶏卵は，病原体の主要な汚染源となった。また，多くの国でヒトのサルモネラ症の有力な原因として *S.* Enteritidis が取り上げられるようになった。この血清型は，ニワトリの卵巣組織に定着し，無菌の卵殻の中に入り込むという独特な能力を持つ（Cogan & Humphrey, 2003）。食品由来の *S.* Enteritidis の感染は，ほとんどの場合，生卵そのものと生卵を原材料とする食品の摂食に関係している。生卵を含む食品の例としては，自家製エッグノック，クッキー生地，自家製アイスクリーム，マヨネーズ，シーザーズサラダ用ドレッシング，オランデーズなどがある。事実，*S.* Enteritidis による食中毒発生の 77～82 %は，グレード A の殻付き卵（Mishu *et al.*, 1994），あるいはその卵を原材料とする食品（St. Louis *et al.*, 1988）と関係している。加熱不十分な卵とそれを使用した食品（例：ソフトカスタード，フレンチトースト，半熟の卵焼き，落とし卵など）も *S.* Enteritidis の重要な源となる。FDA（1997）は，サルモネラ感染の発生件数は，年間 12 万 8000 件から 64 万件の間で，*S.* Enteritidis に汚染された卵の摂食と関連があると報告している。CDC は，サルモネラが原因とみられる食中毒発症例の 75 %は，グレード A の殻付き卵の生または加熱不十分な摂食によると推定している（FDA, 2003）。

これらの発見で，英国と米国では大規模な調査が実施された。英国では産卵鶏の疾病を管理する対策，特にワクチン接種を導入した結果，1990 年以降 *S.* Enteritidis による感染例は著しく減少した（Cogan & Humphrey, 2003）。米国では，1996 年と 1998 年の間，*S.* Enteritidis によるヒトへの感染例が減少したが（CDC, 2000），これは養鶏場における卵の品質保証プログラムの実施と卵の取り扱いの改善によるものとされている。*S.* Enteritidis は卵巣への侵入と感染の後，卵胞（卵黄）へ移行する。一方，卵管の感染は卵白への微生物の移行を生じる。*S.* Enteritidis をニワトリに実験的に感染させると，汚染卵を産卵した（Humphrey *et al.*, 1989b, 1989c；Gast & Beard, 1990a；Gast, 1994）。

産卵鶏における卵巣の感染がより増えたため，卵巣内や卵巣からの卵子の移動中に，卵管漏斗部や卵管内を通って卵殻や卵殻膜が形成される前に感染が起こるようになった（Gast & Beard, 1990b；Barnhart *et al.*, 1991；Clay & Board, 1991；Baskerville *et al.*, 1992）。

卵殻内部の主な感染部位は卵白であると考えられる。卵管の感染部位次第では，卵白の特定の部位に *S.* Enteritidis が認められることがある。初期感染部位が卵巣に近いほど，サルモネラ属菌は卵黄近くに認められる。卵巣の感染は卵巣内での変形や機能障害を起こすと想定され，またこうした感染はニワトリが急速に産卵を停止する自動的な制限であると仮定されているが，一般的にこうした事例はない。急性の *S.* Enteritidis 感染は生後1カ月以内のニワトリに限定されて起こり，この年齢のニワトリは死亡率も高い（最高20％）（Lister, 1988；O'Brien, 1988；Suzuki, 1994）。しかし，ある種の菌種が卵の生産性を落とすことは確かであるが（Shivaprasad *et al.*, 1990；Humphrey *et al.*, 1991b, 1991c；Gast, 1994），英国と米国の事例では *S.* Enteritidis 感染が養鶏場における卵生産に悪影響を及ぼすことはなかった（Hopper & Mawer, 1988；Cooper *et al.*, 1989；ACMSF, 1993；Gast, 1994）。ヨーロッパで卵から分離された *S.* Enteritidis は，ファージ型4が優勢であったが（de Louvois, 1993b），この型は以前からトリの病気と関連していた。産卵鶏において症状がみられない程度の感染は，繁殖力に重大な低下をもたらしていない。

人為的に汚染させた殻付き卵中での感染の速度と範囲は，接種菌量，卵黄の動きに対する相対的な汚染場所，接種部位の鉄の有無により影響を受ける（Clay & Board, 1991）。鉄は通常卵白には少ないが（Table 15.2），卵殻膜繊維上のマントルに存在し，ほんの微量でその下部にある卵白中の微生物の増殖と汚染を引き起こす。これは，不適切な洗浄方法が使用されると発生する可能性がある。鶏糞の抽出物に，*in vitro* で卵白内の微生物を増殖させるに十分な鉄分があることも見出されている（Humphrey, 1994a）。卵白から卵黄への *S.* Enteritidis の移動は，菌接種後，数日以内に人為的に汚染させた卵中で認められた（Braun & Fehlhaber, 1995）。移動の速度は，明らかに汚染レベル，保管温度，卵の鮮度に関係していた。他の研究では，血清抗体陽性のニワトリ由来の卵黄に *S.* Enteritidisを接種したところ，その増殖は感染していないニワトリ由来の卵黄に比べて緩慢であることが認められ（Bradshaw *et al.*, 1990），このことから卵黄への抗体の分泌は，卵が持つ多くの抗微生物バリアの1つであるという仮説が提唱された（Rose *et al.*, 1974）。

産卵鶏群の *Salmonella* Enteritidis 感染によって，ニワトリの100％が病原体に対し陽性を示すわけではない。菌排泄鶏の比率は0.6％以下から30％までの範囲があり，卵殻汚染率は *S.* Enteritidis 感染鶏群で大きく異なる（Table 15.7）。Muller *et al.*（1994）は242日間16羽の放し飼いの産卵鶏が産んだ2,525個の卵を検査したところ，*S.* Enteritidis 陽性の卵は16個に留まった。Humphrey *et al.*（1989b）は，産卵鶏35羽の産んだ全卵1,119個のうち *S.* Enteritidis に感染した卵は1％であること，また35羽のうち10羽のみが *S.* Enteritidis 陽性卵を産むことを認めた。卵殻と卵内容物の両方を検査したところ，卵殻の1.1％と内容物の1.9％が陽性を示した。卵黄と卵白を別々に検査した結果では，19個中12個の卵白から細菌が分離された。この結果は，人為的に感染させた鶏群を用いた研究と一致した（Gast, 1994；Humphrey, 1994a）。病原体は卵白から高い頻度で分離されたが，卵黄のサンプルはすべて陰性を示した。7つの鶏群の580羽から採取した組織を検査

Table 15.7　病原体に感染している鶏群における *S.* Enteritidis 陽性卵の割合

No. of eggs examined	% of *S.* Enteritidis positive eggs	Reference
372	1.1	Perales and Audicana (1989)
998	0.5	Perales and Audicana (1989)
68	7.4	Humphrey *et al.* (1989a)
1119	1.0	Humphrey *et al.* (1989b)
32	19.0	Humphrey *et al.* (1989b)
70	2.8	Buchner *et al.* (1992)
349	1.4	Buchner *et al.* (1992)
630	0.0	Buchner *et al.* (1992)
1070	0.3	Buchner *et al.* (1992)
309	1.3	Buchner *et al.* (1992)
30	3.3	Buchner *et al.* (1992)
16560	0.06	Poppe *et al.* (1992)

したところ，２群について4.5％が *S.* Enteritidis 陽性であった（Poppe *et al.*, 1992）。これらの鶏群の卵について，さらに調査を続けた結果，卵の汚染率は0.06％未満であった（Poppe, 1994）。カナダにおいてニワトリとヒト臨床サンプルから分離された *S.* Enteritidis のファージ型を比較した結果，いずれにおいても PT8，PT13，PT13a が優勢であること（Poppe, 1994），PT8 と PT13 両分離株の 97％は *S.* Typhimurium の 60MDa 病原遺伝子とハイブリダイズする 36MDa プラスミドを有することが示された（Poppe *et al.*, 1989）。しかし，ヒトとトリの *S.* Enteritidis 分離株の病原性を左右する病原因子として，このプラスミドの重要性については不明である（Suzuki, 1994）。

小売市場で販売されている殻付き卵の *S.* Enteritidis 汚染率は非常に低い。例えば，英国における小売市場向けの卵の調査では，*S.* Enteritidis 汚染率は0.04〜0.11％，*S.* Enteritidis PT4 汚染率は0.03〜0.08％であった（de Louvois, 1993a）。全サルモネラ属菌の汚染率は0.15〜0.27％であった。小売市場での *S.* Enteritidis 汚染率が低い理由の１つは，感染していない鶏群からの大量の卵と少数の汚染卵が混在しているためである。米国では，20,000 個に１個の割合で *S.* Enteritidis に汚染していることが推定されている。また，これらの汚染卵の最高 70％までが小売市場に流通することが推定されている（FSIS, 1998a ; Whiting *et al.*, 2000）。

検出法は進歩しているものの（Barrow, 1994 ; Helmuth & Schroeter, 1994 ; McClelland & Pinder, 1994 ; Thorns *et al.*, 1994 ; van der Zee, 1994 ; Gast & Holt, 1995 ; Holt *et al.*, 1995 ; McElroy *et al.*, 1995 ; Wang *et al.*, 1995），感染鶏群からの病原菌陽性卵の比率は低いため，卵の日常的な微生物学検査は実際的でない。卵中に *S.* Enteritidis PT4 を持つ卵殻から *S.* Enteritidis が分離されなかった例も報告されている（Mawer *et al.*, 1989）。ほとんどの場合，汚染卵の初期のサルモネラ属菌の菌数は低く，Humphrey *et al.*（1991a）によると 10〜20cfu ／卵であるが，もっと高い菌数も報告されている（Humphrey, 1994b ; Muller *et al.*, 1994）。例外的に清浄で無傷の卵が 10^7 cfu/g の菌を持つことが報告されている（Salvat *et al.*, 1991）。卵白中の各種抗菌因子が，サルモネラ属菌の検出を複雑にしているため，誤陰性の結果を出すこともある（Humphrey, 1994b）。

飼料がニワトリの主要な *S.* Enteritidis 感染源となることはないが（ACMSF, 1993 ; 1996 Annex E, pp. 131-135），歴史的にはいくつかの飼料成分が他の血清亜型と関連していた（Williams, 1981）。サルモネラ循環を断ち切るために，サルモネラ陰性が保証されている親鶏群由来のトリを使用すること（Cox *et al.*, 1990），孵化卵とその材料の消毒や衛生管理，競合排除の使用（Seuna & Nurmi, 1979），サルモネラ陰性飼料の使用（Marthedal, 1973），ワクチンの使用などが推奨されている。また，トリが受けるストレスの度合いに影響を及ぼす因子は，*S.* Enteritidis 汚染卵の比率に影響するようである（Suzuki, 1994）。

ACMSF（2001）によると，競合排除の技術およびワクチンの接種は，ヒナ鳥のサルモネラ感染を減少するために効果的に利用でき，病原体の伝播と伝染の低減にも利用することができる。競合排除法は，サルモネラ属菌の腸管内定着に対してヒナ鳥の抵抗力を増加し，その結果，ヒナ鳥の中での微生物増殖を抑制し，鶏群における伝染と病原体の生残を制限しようとするものである。競合排除法は，より広範囲なサルモネラ管理プログラムの一部として適用することが最善である。ワクチン接種はニワトリからの *S.* Enteritidis の糞便への排出を減少させ，これにより卵殻表面の汚染と卵内部の汚染を減少させるようである。ワクチン接種によって，ブロイラー種鶏場に定着しているサルモネラ属菌を効果的にかつ急速に排除することができ，また英国における経験から，鶏卵生産（産卵鶏へのワクチン接種）においても有効であると考えられている。ワクチンの接種により，必ずしもサルモネラ属菌を常に完全に取り除くことはできないが，鶏群の感染率の拡大および環境中のサルモネラ菌数を減少させ，他の病原体の管理対策（消毒，ネズミ防除，その他）の効果を補うことができる。英国では，法律により種鶏群と産卵鶏群に対する検査が義務づけられている（ACMSF, 2001）。

FOA と WHO（FAO/WHO, 2002）が推進している定量的リスク評価は，卵の *S.* Enteritidis に関するリスクの低減を分析評価している。リスクモデルの開発に使用したデータと仮定に基づくと，感染鶏群の割合または感染鶏群中の雌鶏の割合が，卵摂食ごとの食中毒発症確率の減少に直接に影響する。しかし，卵の保存期間の短縮（7日以下）と保存温度の低下（7℃以下）は，共に食中毒発症リスクの減少にさらに大きな効果があった。全体的には，卵保存期間と温度は，卵摂食ごとの食中毒発症リスクに影響することが予測できた。リスクモデルでは，増殖を最小限に抑えるための全段階における適正な冷蔵条件を確保することを前提として，卵または卵製品中の *S.* Enteritidis の増殖に関連する要因を予測すると，卵を産んだ時点で存在している初期菌数はそれほど重要ではないようである。サルモネラ陽性鶏群からの卵は市場に出さず，殺菌済み卵製品へ転用することと合わせて，鶏群の検査によって一般消費者へのリスクが基本的に減少することが予測された。これによって，汚染卵を液卵製品に導入することになるが，殺菌前の保存期間と冷蔵保存を管理することによって，卵製品における陽性鶏群由来のリスクを減少することになる。ワクチン接種は食中毒発症リスクを最高75％まで減少すると考えられるが，生産者は陽性鶏群にしかワクチンの接種を実施しないと思われることから一般的に効果は少ない。

フィンランドで実施した全国的サルモネラ管理プログラムからのデータを使用して，主要なブロイラー生産チェーンにおけるサルモネラ属菌の伝達を研究するため，確率モデルが構築されている。これを用いて，例えばサルモネラ陽性を示す鶏群を排除するなど，プログラムで使用した介入効果が数量化されている（Ranta & Maijala, 2002）。

B　総排泄腔汚染

殻付き卵の表面は，いずれにしてもトリの排泄物に混入している微生物により汚染される。*S.* Enteritidis 以外のサルモネラ属菌では，これが一番重要な汚染源である。サルモネラ属菌の多種にわたる血清亜型が産卵鶏群から分離される可能性がある。Ebel *et al.*（1992）は，全サルモネラ属菌と *S.* Enteritidis の頻度を推定するため，406 社の卵業者から集めた廃鶏の盲腸糞便 23,431 サンプルを調査した。集めたサンプルのうち 24％からサルモネラ属菌を検出し，3％から *S.* Enteritidis を検出した。サルモネラ陽性を示した鶏群の全汚染率は 86％であった。卵殻表面のサルモネラ属菌は一般的に急速に死滅する（Baker, 1990）。しかし，卵を高い相対湿度で保存した場合（Lancaster & Crabb, 1953），または低温で保存した場合（Lancaster & Crabb, 1953 ; Rizk *et al.*, 1966 ; Baker, 1990），生存期間が大幅に延びる。

廃鶏となった産卵鶏 42 群の卵巣を調査した結果（腸管は未調査），76％がサルモネラ陽性を示し，14 種類の血清亜型のうち *S.* Heidelberg が最も検出頻度（56.5％）が高かった（Barnhart *et al.*, 1991）。一方，これらの養鶏場から採取したニワトリのうち，*S.* Enteritidis による卵巣感染率は 2.4％に留まった。米国における *S.* Heidelberg 感染の危険因子としては，十分に調理していない卵の摂食があげられている（CDC, 2003）。

トリは *Campylobacter jejuni* に感染する確率が高く，この病原体が卵殻表面から検出されることは珍しくない。しかし，活発に *C. jejuni* を排出するニワトリを実験的に集め，その卵 226 個を調査した結果，陽性を示した卵は 2 個だけであった（Doyle, 1984）。本菌は，ニワトリや七面鳥の卵白に浸透する能力はほとんどないと考えられている（Acuff *et al.*, 1982 ; Doyle, 1984 ; Neill *et al.*, 1985 ; Shane *et al.*, 1986 ; Shanker *et al.*, 1986）。Sahin *et al.*（2003）は，卵殻への浸入能力には限界があるものの，卵黄および卵に接種した場合には最長 14 日間まで生残できることを示した。保管した卵は，常にカンピロバクター陰性であった（Shane *et al.*, 1986）。卵殻表面では，保管中の湿度と温度の条件により急速に死滅する（Kollowa & Kollowa, 1989）。カンピロバクター感染症については，調理不十分な卵に関連した集団発生が 1 件報告されているが（Finch & Blake, 1985），一般的には，この病原体が卵を通して伝播するとは考えられていない（Bruce & Drysdale, 1994 ; Sahin *et al.*, 2003）。

C　生産環境内での汚染

鶏糞，巣材料，埃，飼料，集荷や保管時の容器，ヒト，ネズミ，無脊椎動物などとの接触により，卵の外側表面上に微生物が付着することから，生産環境はもう 1 つの重要な汚染源である。米国で，殻卵処理計画の衛生管理プログラムとして，小規模な調査が行われた。その結果，卵表面と接触している機械の表面上では好気性菌数が多いことが判明した（Jones *et al.*, 2003）。卵の腐敗率は，汚染の度合いが高い環境ほど非常に高くなる（Harry, 1963 ; Smeltzer *et al.*, 1979）。手作業で集卵するような家族経営の小さな農場で生産される卵もあるが，大多数の卵は半自動化された大規模な施設において個別ケージ（鳥かご）の産卵鶏により生産されている。こうした施設では，卵は，ケージから卵の受台へ重力により転がり落ちる。このシステムでは，卵を巣に産むよりも汚染率が低いことが報告されている（Harry, 1963 ; Quarles *et al.*, 1970 ; Carter *et al.*, 1973）。その後，卵はプレスした紙製またはポリエステル製のトレーに手で集められ，箱詰めされた後，透光検卵と重量選別のためケースにおさめて搬送される。卵殻汚染の質と量は，貯蔵システムと集卵までの時間により異なる。最適な環境下でなくても，産卵後から集卵するまでの時間が短いほど，卵殻の汚染は低くなる（North, 1984）。

巣は清潔に保ち，乾燥しておき，卵殻と接触する表面は乾燥して目に見えるような鶏糞や土が付かないようにする（Joyce & Chaplin, 1978 ; Smeltzer *et al.*, 1979 ; Tullet, 1990）。卵は総排泄腔から出て肛門を通るため，完全に鶏糞の影響を受けないようにすることは不可能である。鶏糞に汚れて湿った巣，集卵者の濡れた手，不潔な床への産卵，乾燥していない機械設備などはすべて，表面についた微生物が卵殻中へ侵入するのを助長するが，特に卵を初期温度の40〜42℃から冷却するときに侵入しやすくなる。

産卵環境は，卵表面のサルモネラ属菌の潜在的に重要な汚染源である。例えば，Jones *et al.*（1995）は，エッグベルト，集卵機，換気扇，洗浄用水などから採取したサンプルを調べた結果，サルモネラ属菌がそれぞれ73％，64％，100％，100％分離された。それと比較し，集卵前の卵殻からはサルモネラ属菌の分離は8％に留まり，卵内容物からは全く分離されなかった。産卵施設の環境と卵殻表面からは，*S.* Agona，*S.* Typhimurium，*S.* Infantis，*S.* Derby，*S.* Heidelberg，*S.* California，*S.* Montevideo，*S.* Mbandaka など多様なグループのサルモネラ血清亜型が分離されている。以前の Cantor & McFarlane（1948）の研究では，卵殻から分離されたサルモネラ属菌として *S.* Thompson，*S.* Typhimurium，*S.* Bareilly，*S.* Oranienburg，*S.* Montevideo，*S.* Tennessee，*S.* Derby，*S.* Essen，*S.* Worthington などが報告されている。Poppe *et al.*（1991）の研究によると，カナダの産卵養鶏場を無作為に選択し調査した結果，養鶏場環境の53％がサルモネラ陽性を示し，特に *S.* Enteritidis は3％のレベルであった。孵化過程で発生する埃がサルモネラ属菌の伝播に関わることが強く示唆されたが，このことは養鶏業者の洗浄工程と消毒工程を難しくしている。閉鎖型鶏舎の中で，埃に静電気を帯電させることは，浮遊している埃を減少する手段として有効である。これにより，孵化場内の浮遊微生物を減少し，さらにニワトリの盲腸内のサルモネラ属菌を減少させることになる（Mitchell *et al.*, 2002）。

産卵施設において，産卵鶏への *S.* Enteritidis 伝播を断ち切る重要性を考慮して，これまで各種の提案がされているが，その中でも，生産施設の効果的消毒，ネズミや害虫の駆除，飲料水の塩素消毒処理，交差感染の防止などは重要である（McIlroy *et al.*, 1989 ; O'Brien, 1990 ; Dawson, 1992 ; Edel, 1994 ; Giessen *et al.*, 1994 ; Mason, 1994 ; Davies & Wray, 1995 ; Wierup *et al.*, 1995）。*S.* Enteritidis に対しては，これら様々な管理計画において感染鶏群を特定するため，産卵環境の定期的評価が行われてきた。

L. monocytogenes は，トリに近い環境と鶏群から分離することができる（Gray, 1958 ; Bailey *et al.*, 1989）。したがって，リステリア属菌が産卵直後の卵殻に汚染していることを想定すべきである。

Ⅲ　殻付き卵

A　初期処理の効果

輸送と保管

卵は集卵してケースまたは小容器に包装後，数日中に最終購買者（直接販売），集荷場，（許可されている場合）洗浄場などへ配送する。Davies & Breslin (2003) は，養鶏場での卵の汚染について，包装機械が卵殻表面の汚染に大きく関係している可能性があると結論づけている。さらに，サルモネラ属菌を管理するため，包装環境はできる限り乾燥した状態を保ち，洗浄と消毒を効果的に実施し，十分に乾燥することを提唱している。多数の国で，殻付き卵の品質，重量，包装，取り扱い，ラベル，輸送，日付などに関連して，法的拘束力を持つ標準規格が設定されている。例えば，EC における卵の販売標準規制 1907/90 および EC 委員会規則 1274/91 によると，卵は最低平日の 3 日ごとに，または 18℃以下の温度で保管する場合には週に一度，認可された包装工場に出荷しなければならない。こうした法的規制は各国が独自に制定している。

卵は，鈍端を上にして垂直に立てて保管する。これにより，卵白より比重の低い卵黄が内卵殻膜方向へと動くのを防ぐ。卵黄が内卵殻膜と接触すると，卵が置かれた場所から侵入した微生物が，卵白の保護バリアを回避して直接卵黄を汚染することになり，腐敗が急速に進行する（Board, 1964；Brown *et al.*, 1970）。

卵の保存温度が 8℃未満の場合は，サルモネラ属菌と関連する中温菌の増殖が阻害され，中身の品質劣化が遅くなる。温度が 18℃までは卵の天然バリアの劣化は緩慢である。これらのバリアの効果が低下するに伴い，卵は細菌の侵入と増殖に対し抵抗力が次第に弱くなる（Elliot, 1954；Brown *et al.*, 1970；Humphrey, 1994b）。保存温度が 18℃以上に上昇すると，微生物への抵抗力低下が加速する（Humphrey, 1994b）。米国では，卵の流通と市販の過程において 7.2℃以下の冷蔵保存が義務づけられている（FSIS, 1998b；FDA, 1999）。

低温保存した卵を，温暖で高湿度の環境へ出すと，空気中の水分が凝縮して結露する（発汗）。結露した卵を再び低温保管すると，気圧の差から卵の気室が収縮して表面の細菌が吸引されて卵殻を通り抜ける可能性がある（Forsythe *et al.*, 1953）。しかし，研究によっては，保存温度を何度も切り替えて結露状態を維持しないと細菌侵入の増加を確認できなかったため，細菌侵入増加の手段としてのこうした機構の相対的重要性については議論の余地がある（Vadehra & Baker, 1973）。卵殻が汚れている場合，結露による腐敗の程度は拡大する（Forsythe *et al.*, 1953）。このことは，それぞれの研究結果の相違の主な原因となり，検査の感度も反映していると思われる。例えば，卵を *Yersinia enterocolitica* の 10^6 cfu/mL の菌液につけて汚染させた直後，気圧差や温度差がある場所に置いても，この菌による内部への汚染は認められなかった（Amin & Draughon, 1990）。しかしながら，10℃以下で 14 日間の保存後，卵内の *Yersinia enterocolitica* の総数は 10^6 cfu/mL を超えており，すべての卵が陽性であった。強制対流により急速に空冷すると，卵は *S.* Enteritidis によってさらに汚染しやすくなる傾向がある（Fajardo *et al.*, 1995）。極微少のひびがある卵は，冷蔵の有無に関わりなく，急速に冷却すると汚染の範囲も広くなり微生物数も遙かに多くなる。殻付き卵を急冷する場合，損傷を減らす手段として低温ガスを用いる方法が研究されている（Curtis *et al.*, 1995）。

汚染物質との接触期間が長くなるにつれて細菌の侵入は増加するが，相対的に高湿度で保管している場合に特に増加する。このことは，腐敗細菌とサルモネラ属菌の両方について認められている（Simmons *et al.*, 1970）。保管中の相対湿度は 70～85％とすべきである（Henderson & Lorenz, 1951）。70％以下では，水分の蒸散による急速な重量損失があり，品質に悪い影響を与える。85％以上では，微生物の侵入が大きくなり，特に気室にカビが発生する可能性がある。

洗卵

殻付き卵の洗卵の効果については論議が継続しており，国ごとに対応が異なっている。EU では，グレード A の食用卵の洗浄を禁止しているが，加工製品に使用する前に洗浄（水洗）することは禁止していない（EC, 1991, 2003）。それとは対照的に，米国とカナダでは洗卵を義務づけている（CFIS, 2003；USDA, 2003 参照）。洗卵を義務づけている国では，理由の 1 つとして，卵表面の鶏糞物質を除去することにより，病原体が侵入する危険性を減少できると仮定している。しかし，他の国では，とりわけ卵を長期間保存する場合，表面を洗浄すると微生物の侵入が増加するため，腐敗率が上昇するとされている（Sparks, 1994）。卵製品の製造者は，通常，清浄な卵を好み，しばしば殻付き卵について外見上清潔かつ無傷であり，物理的に劣化していないことの規定を設けている。

卵は，乾式洗浄または水洗することができる。乾式洗浄には，通常，堅いブラシ，紙ヤスリ，スチールウールが使用される。機械的な乾式洗卵機は，しばしば洗卵が困難となり，頻繁にブラシを交換する必要がある。乾式洗卵ではクチクラも除去するため，その後で卵を湿らせると，微生物の侵入と腐敗に対しさらに脆弱になる（Brown *et al.*, 1965）。乾式洗卵の間，卵殻表面の微生物は卵殻の気孔へ押し込められ，侵入が助長される可能性がある。しかし，卵を適切な湿度管理のもとで保存する場合には，乾式洗卵は通常の洗卵と同等の効果を持つ（Table 15.8）。

卵は水槽で洗浄するか，ブラシまたはスチールウールによる機械式洗浄と組み合わせて洗浄する

Table 15.8　1.7～4.4℃，相対湿度65～80％で 9 カ月保存中に腐敗細菌により侵入されたわずかに汚れた卵の割合（洗浄法により異なる）

Cleaning method	Number of eggs tested	Percentage of eggs penetrated
Dry cleaned with mechanical sander	577	3.5
Washed in detergent, rinsed in water	276	7.3
Washed in detergent, no rinse	286	7.0
Washed in detergent-sanitizer, rinsed in water	278	13.3
Washed in detergent-sanitizer, no rinse	284	4.2

From Miller (1959).

こともできる。しかし，最近のほとんどの洗卵機は，シャワーによる洗卵システムを採用している。代表的な連続式洗卵機は3段階から構成される：温水と洗剤を使用して高圧ジェットにより洗浄する洗浄チャンバー，殺菌剤を含むすすぎチャンバー，そして乾燥チャンバーである（Sparks, 1994）。北米にあるほとんどの製造加工業者は，選別するための労働力を省略するため受け取った卵はすべて洗浄するが（Forsythe, 1970），国によっては汚卵に限定して洗浄することが規定されている。卵の品質維持を強化するため，卵殻の洗浄方法や殺菌方法の改良が試行されている。

洗浄用水の温度は，微生物数（Lucore *et al.*, 1997）とサルモネラ属菌などの感染性病原菌の生存に影響を与える（Meckes *et al.*, 2003）。Stadelman（1994）が検討し，以下のように示した洗卵に関係する多数の因子が，微生物の侵入さらには腐敗に影響することが知られている。

- 卵より低い温度の液体中で洗卵すると，気孔から液体（さらに液体中の細菌）が侵入する（Haines, 1938；Haines & Moran, 1940；Brant & Starr, 1962）。溶液の温度は卵の温度より最低12℃高くする。
- 目に見える汚れが付いている卵は，表面が清浄な卵に比較して，より高い腐敗率を示す傾向がある。
- 結露，濡れた布による洗浄など，卵殻を湿潤する工程は腐敗を増加する。おそらく，卵内外での温度や気圧の差がない場合でも水は毛細管現象により気孔に侵入する。
- クチクラの損傷は，最終的に微生物の侵入を増加させる。連続噴霧式洗浄機はクチクラを損傷しないという調査結果がある（Kuhl, 1987）。しかし，Sparks（1994）は，こうした洗浄機は卵が持つクチクラの水分侵入に対する抵抗力を低下させると論じている。
- 鉄分を含む洗浄水は卵白の鉄分を増加させ，コンアルブミンの微生物への抗菌性効果を無効にする。洗浄水は1～2ppm未満のFe（Ⅲ）を含有していることが望ましく，5ppmを超える洗浄水は腐敗の加速と深く関係し（Garibaldi & Bayne, 1962；Board *et al.*, 1968），さらに病原細菌の増殖とも関係が深かった（Becirevic *et al.*, 1988）。
- 洗浄による微生物の影響を減少するためには，高品質の洗浄水に殺菌剤またはアルカリ性洗剤を混入して洗浄水中の微生物数を最小限に留めることが必要である。

市販用の卵の洗浄には，以下の要件を推奨する。

卵の品質

理想的には10～14℃で冷蔵保存されていた新鮮で無傷の卵が洗浄されるべきである。卵を10～14℃に保つことにより，卵と洗浄水の温度差が適切な状態になる。土壌の付着が著しい卵と損傷の激しい卵は，清浄な卵に比較して腐敗の頻度が高くなり速度も速い。さらに，卵は洗浄前に汚卵であるかどうかに関わりなく，洗浄後の保管中に腐敗しやすくなる（Table 15.9）。洗浄する場合は，採卵後できるだけ早く実施すべきである。洗浄時点までに内膜に侵入した微生物類は，洗浄による除去も殺菌もできないためである。卵は物理的な損傷を与えないためにも，また汚染から守るためにも常に注意深く取り扱う必要がある。

Table 15.9　卵の洗浄の保存中および保存後における腐敗への影響

Original condition	Washed	Percent spoiled
Clean	No	0.6
Dirty	No	12.7
Clean	Yes	5.8
Dirty	Yes	19.9

Adapted from Lorenz and Starr (1952).

洗浄要件（機械洗浄）

卵を洗浄する際は，洗浄水のジェット噴射や洗浄ブラシが各卵に完全に届くようにコンベアーで移動させる。機械で使用する洗浄水は飲用水を使用し，金属塩の含有量を低くし，鉄分は 2ppm 未満とする。鉄分 4.8ppm を含む天然水を使用して卵を洗浄した場合，保管中にシュードモナス属菌により 6.2％が腐敗したが，0.2ppm の鉄分を含む洗浄水を使用した場合，腐敗率は 0.8％に留まった（Garibaldi & Bayne, 1962）。カルシウムまたはマグネシウムを多量に含む硬水が腐敗を促進するという報告はない。洗浄温度は，40～42℃あるいは卵より最低 12℃高くすることを推奨するが，これは洗浄に適した温度で，しかもクチクラを損傷する危険のない温度である。洗浄水は汚染のないもので，一般的には有機物と微生物の量を低水準に保つために浄化またはろ過したものを使用する。Meckes *et al.*（2003）は，大腸菌の計数，または大腸菌群総数は，洗浄水によるサルモネラ属菌の潜在的な汚染を示す良い指標であると報告している。アルカリ性の低泡性洗剤は，洗浄水の pH 値を 10～11 まであげて使用することができ，洗浄水の洗浄効率を改善できる。

アルカリ性洗剤を使用する理由は，酸性洗剤では卵殻を損傷する可能性があるためである。1～3％の酢酸を使用した卵の洗浄実験では，多量の微生物を殺菌し卵殻表面を清浄にしたが，卵殻厚を減少し，さらに品質まで落とした（Heath & Wallace, 1978）。リン酸三ナトリウムあるいはメタケイ酸ナトリウムなどの単純なアルカリ化合物は，洗浄に使用するには十分であり，より一層複雑な処方による洗剤と効果は同等である（Swanson, 1959）。良質の洗剤は，卵殻表面から微生物を最高 92％まで物理的に除去する（Forsythe *et al.*, 1953 ; Bierer *et al.*, 1961a, b）。使用する洗浄水の pH 値と温度によって，*S.* Enteritidis とサルモネラ属菌を除去する洗浄効果が異なる（Holley & Proulx, 1986 ; Catalano & Knabel, 1994a, b ; Meckes *et al.*, 2003）。高温（38～43℃）で高 pH（11～12.5）の洗浄水と比較すると，低温（32～35℃）で低 pH（9～10）の洗浄水で病原体が生き残る確率は高い（Catalano & Knabel, 1994a）。洗浄水の *S.* Enteritidis の殺菌率は，卵密度を低く，高濃度の洗剤を多量に用いることにより高めることができる。洗浄水が pH 9 では *S.* Enteritidis の二次汚染が観察されるが，pH11 ではみられない（Catalano & Knabel, 1994b）。*Yersinia enterocolitica*（Southam *et al.*, 1987），*S.* Typhimurium（Meckes *et al.*, 2003）および *L. monocytogenes*（Brackett, 1988 ; Laird *et al.*, 1991）は卵の洗浄水中で生残する。卵の洗浄水中における *L. monocytogenes* および *S.* Typhimurium の不活性化は，温度，pH，塩素濃度，卵密度などの一次関数として表され，この式は，病原体の生存期間の予測に使用することができる（Leclair *et al.*, 1994）。

最終的に，消毒剤を含む清潔な水により洗浄すべきである（USDA, 1975a）。よく使用される消毒剤には，100～200 ppm の塩素，第 4 アンモニウム化合物および次亜塩素酸カルシウムあるいは 12～25 ppm のヨウ素が含有されている。飲用水による最終段階のすすぎにはヨウ素を使用することが必要とされている。紫外線照射との組み合わせ（Favier *et al.*, 2001）をはじめ，その他の消毒剤も研究されている（Knape *et al.*, 1999 ; Kuo *et al.*, 1997 ; McKee *et al.*, 1998）。消毒剤を使用することで生残している多くの細菌を除去する。卵表面の処理に加えて，こうした化合物は循環しているコンベアーも殺菌する。すすぎ用の水温は，卵表面で 43～45℃となるように洗浄水よりも常に幾分高く設定しておく。ヨードフォア，第 4 アンモニウム化合物（Sauter *et al.*, 1962）または塩素／臭素化合物（Forsythe, 1970）はさらに効果的であり，特に卵殻を水洗せずに洗浄剤をそのまま残すことが許されている場合には効果が大きいことが見出されている。また，研究者によっては，一度に洗浄と消毒ができることを理由に洗剤／消毒剤を薦めている。しかし，洗浄水中の有機物は消毒剤の効果をかなり抑制するため 2 段階（洗浄と消毒）に分けた処理の方が効果的である。

市場で販売されている洗浄機は，ほとんどすべて洗剤・消毒剤で処理した熱湯を再循環している。温水は，多くのフィルターを通してほとんどの有機物を取り除くようにしてある。その温水を緩慢にオーバーフローさせて新しい溶剤を混合して終了する。約 4 時間後，機械は空になり再循環を開始する。適切な速度と適量の洗剤を補給することによって，微生物数が適切に維持されるようにしてある。卵加工工場では，給水と配水のコストが高くなってきているので，洗浄水を再利用する傾向にある。適切な水処理基準を採用し，それを再循環するすべての水に適用すべきである。現時点では，水の再利用ガイドラインに関して，地方，州，国により要件が大きく異なるため一般的に共通して利用できるものはない。

後洗浄

すすぎ処理直後，卵は迅速に完全乾燥する。迅速な乾燥により，卵が環境温度へ冷却される際に表面に残留する細菌が侵入するリスクが下がる。洗浄後の卵については，二次汚染を避けるため，注意深く取り扱うことが重要である。完全に乾燥した後，清潔なコンベアーと機器を使用して透光検卵する。透光検卵した卵は新しい清潔な包装用具（トレー）に入れ，卵の表面が乾燥した状態で二次汚染が発生しないように保管し輸送する。卵を結露させないように注意を払う必要がある。

ほとんどの国では，破卵は，中身がすでに病原細菌に暴露されていること，および十分に加熱しない食品に使用される可能性もあることから危険であると判断され，すべて廃棄処分する必要がある。カナダでの破卵の使用のリスク評価では（Todd, 1996），直接消費するため市場に出した場合，あるいは市場向けの食品製造や外食産業で使用する場合，サルモネラ症の集団発生を引き起こす可能性は正常な卵の 3 ～ 9 倍であることが報告されている。

卵殻コーティング

ほとんどの国は，市場向けに生産した新鮮卵に卵殻コーティングを許可していない。洗浄した卵の水分蒸発を防ぐため，およびそれに関連して，冷蔵中の気泡の増大を防ぐために鉱物油（パラフィンオイル）の噴霧が使用されてきた。ただし，古い卵については，腐敗菌の侵入と増殖が起こりやすいため鉱物油の効果はみられない（Elliott, 1954）。また，アルギン酸塩，ポリメタクリル酸，ある種のブチルラバーなどのコーティングは，鉱物油と同様に卵の品質維持に役立つことが実験により証明された（Rutherford & Murray, 1963）。トウモロコシのプロラミン，塩化ポリビニリデン，エポレン乳濁液，加水分解した糖誘導体にセラックを加えたものなどは，*Ps. fluorescens* と *S.* Typhimurium の侵入を大きく阻害するという報告がある（Tryhnew *et al.*, 1973）。

水ガラス（ケイ酸ナトリウム）は，卵殻の中でケイ酸と反応すると不浸透性ケイ酸カルシウムの保護膜を生成する。この保護膜は，保存中の機能的品質の維持に改善効果がある。保存場所の不足が深刻な場合や，長期保存方法が他にない場合に使用されてきた。

殻付き卵の卵殻内低温殺菌

1867年から現在に至るまで，卵殻と卵殻膜の表面上または表面近くの加熱殺菌の効果に関して，科学文献や特許文献に多数の報告がある。熱により，卵殻膜の直下に，不浸透性の凝固たんぱく層が新たに形成される。これは保管中の水分蒸発を低下させる働きがある。しかし，加熱処理の結果，機能特性が失われるという報告がある（Goresline *et al.*, 1950 ; Knowles, 1956）。微生物が卵白に侵入した後では最小限の熱処理では殺菌できないため，加熱処理は採卵後24時間以内に実施すべきである（Feeney *et al.*, 1954）。この処理は，市場では何年もの間実施されていないが，近年 *S.* Enteritidis による集団食中毒の発生が続いていることに刺激されて，改めて産卵後間もない卵への加熱処理技術の開発に関心が高まっている（Hou *et al.*, 1996）。米国と英国では，現在加熱処理をした殻付き卵が市場に出ている。米国では，殻付き卵に3.0kGyまでの電離放射線処理が許可されている（FDA, 2000）。

B　腐敗・変敗

卵の腐敗・変敗は，卵中に侵入してから複数の抗菌作用に打ち勝つ微生物の能力と関係がある。卵表面に最もよく観察される微生物が，必ずしも腐敗・変敗に関係しているとは限らない（Mayes & Takeballi, 1983）（Table 15.10）。卵殻のミクロフローラは，地理的条件とトリの種類によって質的・量的な違いがあるが（Table 15.11），腐敗・変敗に関係する微生物に関しては同一である傾向が認められる。これを一般的に解釈すると，卵環境の中で増殖可能な細菌を選択するという，卵が持つ本来の防御メカニズムが同じであることを示すものと考えられる（Bruce & Drysdale, 1994）。卵を保存場所から移動する間と移動直後に発生する腐敗・変敗の主な原因は，蛍光性シュードモナス属菌である（Lorenz & Starr, 1952 ; Ayres, 1960）。土壌と水の中には，どこにでも存在している蛍光性シュードモナス属菌が，他の細菌より早く卵に侵入し増殖することが多いためである。蛍光性シュードモナス属菌は運動性を有し，卵白のコンアルブミンと金属イオンを取り合う蛍光性色素を産生し，また卵白の他の保護メカニズムに抵抗性を持つ。卵白のほとんどまたは全体に明るい蛍光性を示す卵は，透光検卵機が放射する長波紫外線（ブラックライト）により検査すると，例外なく

Table 15.10　卵殻および腐敗・変敗卵のミクロフローラ

Type of microorganism	Frequency of occurrence[a]	
	On the shell	In rotten eggs
Micrococcus	+++	+
Achromobacter	++	+
Enterobacter	++	−
Alcaligenes	++	+++
Arthrobacter	++	+
Bacillus	++	+
Cytophaga	++	+
Escherichia	++	+++
Flavobacterium	++	+
Pseudomonas	++	+++
Staphylococcus	++	−
Aeromonas	+	++
Proteus	+	+++
Sarcina	+	−
Serratia	+	−
Streptococcus	+	+

[a]Number of plus signs indicates relative frequency of occurrence.
From Mayes and Takeballi, (1983) as adapted from Bruce and Drysdale (1994).

Table 15.11　異なる鳥類の卵のミクロフローラ

Bacterium	Duck[a]	Duck[b]	Waterfowl[a]	Hen[a]	Hen[b]	Turkey[c]
Enterobacteriaceae	65.4[d]	40	66.0	11.8	31.5	71.4
Staphylococcus	2.5	4	11.4	23.0	9.2	7.7
Micrococcus	1.2	0	21.3	63.8	34.6	0
Streptococcus/Enterococcus	0	0	0	1.2	15.3	8.5
Pseudomonas	16.0	56	0	0	2.5	1.5
Acinetobacter	6.2	0	0	0	0	0
Bacillus	8.6	0	0.9	0	1.2	3.9
Molds	0	0	0	0	0.2	1.6
Unidentifited	0	0	0	0	5.5	5.4

[a]Seviour and Board (1972).
[b]Bruce and Johnson (1978).
[c]Bruce and Drysdale (1983).
[d]% of isolates.

多量のこの細菌が認められる。こうした卵は，白色光による透光検卵機ではすぐに検出できないうえ，初期段階での腐敗臭は弱く，軽く火を通す程度の調理後に気づくことが多い（Elliott, 1954）。シュードモナス属菌は卵殻内膜の外側に定着し，菌が実際に侵入する前に蛍光性色素を卵白へ拡散させると考えられる（Elliott, 1954）。シュードモナス属菌は，卵殻膜を卵殻の他の部分から分離して食塩水に浸すと，その膜上で増殖可能であるが（Elliott & Brant, 1957；Board, 1965a），膜における抗菌活性も多数報告されている。卵殻膜におけるリゾチームの存在は（Vadehra *et al.*, 1972），この現象を一部説明していると思われる。ピオベルジンを産生するシュードモナス属菌は，通常，他の細菌群より早く殻付き卵に侵入し増殖を始める。この菌属は，保存中の卵の中に存在する唯一の微生物であることが多い（Lorenz *et al.*, 1952）。

シュードモナス属菌以外では，殻付き卵への主要な侵入細菌は少ない。これらには，*Alcaligenes*，*Proteus*，*Flavobacterium* および *Citrobacter* 属に含まれる菌株がある。さらに，*Acinetobacter*，*Moraxella*，*Alcaligenes*，*Proteus*，*Escherichia*，*Flavobacterium* および *Enterobacter* など多くの属は，最初に侵入した細菌により卵殻の防御が弱体化すると増殖可能になる（Florian & Trussell, 1957；Elliott, 1958；Ayres, 1960）。これらの二次的に侵入する細菌類は，おそらく最初に侵入した細菌が産生した親鉄剤（siderophores）から分離された金属イオンを利用できると考えられる。

卵における細菌性腐敗の状態は，細菌の種または菌株あるいは共存する種や菌株の混合により変化する（Table 15.12）。例えば，たんぱく質を分解しない *Ps. putida* は卵白に蛍光性物質を産生するが，レシチナーゼを産生する *Ps. fluorescens* は卵黄表面にある拡散バリアを破壊して，卵白をピンク色に変化させる。これは，Fe^{3+} オボトランスフェリン色原体によると考えられる。*Ps. maltophilia* は“ナッツ”の特有の風味を作り出し，卵黄表面にすじ状硫化鉄をもつ薄い外皮を形成する。シュードモナス属菌による腐敗は，低温保存された卵で起こりやすい（Lorenz & Starr, 1952；Ayres & Taylor, 1956）。強力なたんぱく分解能力を持つ微生物がアルブミンを消化して卵黄を黒色にする。黒色腐敗に最もよく関係する細菌類は *Alcaligenes*，*Escherichia*，*Aeromonas*，*Proteus* などである（Stadelman, 1994）。その他の微生物類は肉眼的な変化は起こさないが，“腐敗生産者”である細菌と同程度の菌数にまで増殖する可能性がある（Board, 1965b）。これらの細菌には，*Alcaligenes faecalis*，*Enterobacter* spp.（排出腔）といくつかの *Ps. fluorescens* などがある。これらの菌株は，透光検卵時や，割卵したときにも検出できないが，卵製品を汚染していることがある（Johns & Berard, 1945, 1946）。

小規模養鶏場で放し飼いのニワトリから採卵する場合，採卵が極度に遅れたときなど，時折カビが増殖していることがある。カビは，高湿度で冷蔵すると腐敗・変敗の原因となる。卵表面のカビ類は，“ひげ”と呼ばれ，ほとんどの場合，*Cladosporium herbarum* との関係が指摘されている（Board *et al.*, 1994）。菌糸類は，卵殻の気孔と卵殻膜に侵入可能であり，卵内部全体に広がる。

Table 15.12　腐敗した殻付き卵の各種タイプから分離された細菌

Type of rot in decreasing order of frequency	Bacterial genera isolated
Green	*Pseudomonas*
Colorless	*Acinetobacter–Moraxella*
Black	*Pseudomonas*
	Proteus
	Aeromonas
	Alcaligenes
	Enterobacter
Pink	*Pseudomonas*
Red	*Pseudomonas*
	Serratia

From Alford *et al.* (1950); Florian and Trussell (1957); Mayes and Takeballi (1983).

C　病原体

サルモネラ属菌は，長い間卵に関わってきており，卵製品によって媒介されるヒトの病原体として最も重要である（Cogan & Humphrey, 2003）。サルモネラ属菌のいくつかの菌種は経卵感染により卵に侵入する。その他の菌種は，腐敗・変敗細菌と同様な方法で卵表面から侵入する。

培地上または最適条件下では，サルモネラ属菌の増殖至適温度は43～46℃である（Elliott & Heiniger, 1965）。ある菌株は5～7℃で増殖し（Matches & Liston, 1968），それよりも低い温度で増殖する（d'Aoust, 1991）という報告もある。しかし，大多数のサルモネラ属菌の増殖最低温度は±7℃である（Mackey *et al.*, 1980）。サルモネラ属菌は，卵表面または卵中の条件が最適環境でない場合，例えば10℃以下では侵入も増殖もできない（Stokes *et al.*, 1956；Ayres & Taylor, 1956；Simmons *et al.*, 1970；Ruzickova, 1994）。サルモネラ属菌は，卵の伝統的な保冷倉庫の温度（15℃）と産卵直後の卵の温度（40℃）との間の温度帯で，侵入と増殖が可能である（Stokes *et al.*, 1956；Licciardello *et al.*, 1965）。サルモネラ属菌は，通常，卵の臭気や外見に異変を起こさないため（Vadehra & Baker, 1973），本菌を数百万個含む卵が視覚的な検査に合格して健康被害をもたらす場合がある。

卵黄を使用した汚染実験では，*S.* Enteritidisは保管場所の温度を上げると急速に増殖し，24時間以内に卵1個当たり10^9 cfuの生菌数に達した（Braun & Fehlhaber, 1995）。*S.* Enteritidisの世代時間は37℃で最高30分である（Humphrey *et al.*, 1995）。15.5℃では世代時間は3.5時間まで増加し，7～8℃では94日後も増殖は観測されなかった（Ruzickova, 1994）。*S.* Enteritidisについては他にも同様な調査報告があり，13℃では卵中で増殖するが，7℃では増殖しないという（Agger, 1994, Stadelmanにより引用）。*S.* Enteritidisの増殖を可能にする温度範囲は，卵黄より卵白の方が狭い（Ruzickova, 1994）。産卵直後の卵の卵白は*S.* Enteritidisに弊害をもたらす初期効果があり，37℃で4時間置くと菌の生存能力が50％に減少したが（Bradshaw *et al.*, 1990），生残した菌体には卵白の抗菌作用に耐性を持つことが認められている。*S.* Enteritidis分離株については，卵黄中での急速な増殖や，卵白中での数日生存にファージ型（4，8，13a，14b）間での違いがほとんど認められない（Gast & Holt, 2001）。室温で保管している卵の卵白中では，*S.* Enteritidisは他の微生物と拮抗する能力が弱いという研究結果が発表されている（Dolman & Board, 1992）。

自然感染した卵中で，*S.* Enteritidis PT4の増殖は，卵黄と関連する微生物との最初の位置関係，卵の鮮度，保管場所の温度などにより支配される。自然感染した卵の保管についての研究によると，20℃ではおそらく保管期間が21日以前に増殖が開始することはないことが示唆されている（Humphrey, 1994）。卵中の卵白に菌を接種して20℃で保管した実験では，大多数の卵において，ほぼ3週間が経過するまでサルモネラ属菌が急速に増殖することはなかった。室温で保管した場合でも，サルモネラ陽性卵の発生頻度に明白な影響はなかったが，21日以上保管したものは重度の汚染を示した（Humphrey, 1994a）。しかし，接種菌量と菌の接種に先立つ菌の懸濁液の組成が，増殖に明確な影響を与えることも考慮すべきである（Cogan *et al.*, 2001）。

サルモネラ症の発生のピークは，卵を冷蔵庫で保管しなかった場合，環境温度が高くなる夏期に集中している。卵白において，卵黄に最も近い位置では，増殖促進因子は菌の増殖を促して菌数を高めるに十分な濃度に達する。卵黄が *S.* Enteritidis に汚染された気室方向へ移動すると，菌の増殖が促進されることが観察されている。卵の保管に伴い卵白とビテリン膜の条件が徐々に変化し，*S.* Enteritidis の増殖にさらに好適な環境ができあがる（Humphrey *et al.*, 1991c）。保存温度の上昇に伴って，卵の防御メカニズムの崩壊が加速される（Humphrey & Whithead, 1993）。ACMSF（1993）は，殻付き卵の正常な抗微生物防御機能は日齢21日以下では，温度が20℃を超えない限り *S.* Enteritidisの増殖を抑制するに十分であると結論づけた。ただし，どちらかの条件が満たされない場合には，卵は8℃以下の温度で保存すべきである。殻付き卵中のサルモネラ属菌の抑制をさらに保証するためには，すべての卵を低温で保存することである。

卵を卵黄が硬化するまで加熱すると（例：10分），サルモネラ属菌を完全に死滅させられるが，卵黄が液状で残るような加熱（例：半熟卵）では，*S.* Enteritidis とその他のサルモネラ属菌を不活性化するには不十分である（Stafseth *et al.*, 1952 ; Licciardello *et al.*, 1965 ; Baker *et al.*, 1983 ; Humphrey *et al.*, 1989a ; Baker, 1990 ; Humphrey, 1994b）。家庭では，卵をゆでる料理法がいろいろあるため，卵内部の温度曲線にも違いがある。あらかじめ *S.* Enteritidis PT4 を 4 ～ 8℃に暴露しておくと，*S.* Enteritidis PT4（おそらく他のサルモネラ属菌も）の加熱処理に対する感受性が増加する（Humphrey, 1990b）。

D　管理（殻付き卵）

要約

重大な危害要因[a]	• サルモネラ属菌，特に *S.* Enteritidis
管理手段	
初期レベル（H_0）	• 適切な養鶏場対策を維持する（ニワトリ育成管理，養鶏場衛生管理，汚染家禽の排除等）
	• 破卵の排除
増加（ΣI）	• 卵の冷蔵（8℃未満が最適）
	• 卵表面の水分を避ける：洗卵した場合は十分乾燥し，適切な相対湿度（RH）下で保管，温度変化による結露を避ける
減少（ΣR）	• 可能であれば洗卵する：塩素処理した水を使用する。注意：ヨーロッパでは洗卵した卵はグレードAからグレードBに落ちる
検査	• ゾーニングなどの予防対策の効果を検証するため，環境，工場のライン，最終製品，重要な原材料を含むサルモネラ監視プログラム
腐敗・変敗	• 殻付き卵を乾燥状態に維持し，腐敗・変敗を防止するため低温保存する

[a] 特定の状況下では，他の危害要因も考慮する必要があると思われる。

管理手段

殻付き卵の細菌の管理は，養鶏場から最終消費者に至るまで総合的な管理を必要とする。産卵鶏はストレスを最少にし，産卵後の環境による汚染を最少にする条件下で飼育すべきである。ケージ，排泄物，巣などは清潔を保ち，できるだけ糞に触れないようにする。採卵は最低1日1回実施する（理想的には4時間ごとに採卵する）。卵は，産卵後から採卵，運搬，販売のすべての段階において乾燥状態を保つ。保存するときは，尖った方を下にし，卵黄の気室への接近を防ぐ。産卵段階における対策については，Humphrey（1994b）の総説がある。

殻付き卵の低温保存については未だに結論が出ていないが，採卵直後に10℃以下に冷やすと，多くの腐敗・変敗菌と病原性細菌の増殖を防ぐことができる。冷却はクチクラ層と卵殻に損傷を与えないように，また細菌の卵殻内への侵入を防ぐために卵表面が乾燥しているときに行うべきである。

白色光とブラックライトを用いて透光検卵を実施すべきであるが，食用に不適な腐敗・変敗や液漏れ，そのほか基準を満たさない卵を検出できる方法があれば，それでもよい。こうした技術により，卵黄破裂卵や卵殻にひびのある卵を選別でき，実質的な品質管理が実現できる。

洗卵する場合，温水の温度は42℃以上にし，洗浄水を卵より少なくとも12℃以上高い温度にする。洗浄水は飲用に適した，鉄分の含有量が低い水であることが望まれる。温水はメタケイ酸ナトリウム，リン酸三ナトリウムなどのアルカリ性洗剤を含み，絶えず補給し溢れるようにしておく。洗剤による処理後は，100～200 ppmの塩素などの適当な殺菌剤を含む新鮮な水を噴霧してすすぐ。最終段階のすすぎに使用する温水の温度は，洗浄水より1，2℃高くする。最低でも1日1回，洗卵機を空にして洗浄し，新しい洗剤を補給する。洗卵処理はクチクラ層に損傷を与えないように実施する。

卵殻は洗卵後直ちに乾燥して，15℃（できれば10℃）以下に再冷却する。冷凍すると卵殻を損傷するため冷凍してはならない。保管場所への出入りには，卵殻表面に結露（汗）させないよう注意する。卵殻と接触するすべての表面は必ず洗浄し乾燥させる。保管場所の湿度は70～80％RHを維持し，結露を起こすような温度変化は避ける。また，卵からの水分蒸発を加速しない程度に卵殻表面を乾燥させ，汚染による品質の損失がないよう確認する。

特別な配慮

サルモネラ属菌は卵の主な病原体であり，卵巣経由と卵殻経由の両面からの汚染を防ぐ管理が必要である。一般的な注意事項として，これまで解説してきた概要はサルモネラ属菌の管理に関してかなり有効であるが，特に生産段階で，*S.* Enteritidisなどサルモネラ属菌の発生を減らし管理することができる方法が他にも多数ある。感染した産卵鶏の数を減少するために，サルモネラ属菌を保菌しない親鳥由来のニワトリを使用することは重要なことである。その他の管理対策としては，飲料水の塩素消毒，競合排除（Seuna & Nurmi, 1979），産卵鶏がいないときの鶏舎の洗浄と消毒（Schlosser *et al.*, 1999），害虫管理プログラムなどがある。多数の管理プログラムが，感染したニワトリを識別する方法として産卵環境における微生物学的検査を採用しているが（ACMFS, 2001），その効果と陽性ニワトリが確認された際の対処方法に関しては，国際的に一致した見解はない。汚

染卵中での *S.* Enteritidis と他のサルモネラ属菌の増殖は，冷蔵することで簡単に管理可能である。*S.* Enteritidis や他のサルモネラ属菌あるいはその他の病原体を微生物学的に日常検査することは，汚染頻度が低いため推奨できない。しかし，HACCP 確認プログラムの一部として時折検査することによって，一定期間ごとに管理プログラムの妥当性における有益な情報が提供される。カナダ，オランダ，スウェーデン，英国，米国における管理プログラムについては Altekruse *et al.*（1993）がまとめている。また，最近の米国における動向は Schlosser *et al.*（1999）が報告している。

最終消費者は，殻付き卵を十分に加熱し，卵黄が堅くなることで，サルモネラ属菌がすべて不活性化されたことを確認できる。

Ⅳ　液卵

ヒトの消費に適する殻付き卵については，卵殻から分離して，液卵，濃縮卵，乾燥卵，粉末卵，冷凍卵，瞬間冷凍卵，凝固卵，低コレステロール卵などが製造可能である。こうした製品は，ニワトリ，アヒル，七面鳥，ホロホロ鳥，ウズラなどの卵から製造されてきたが，異なる種類のトリの卵を混合することはなかった。全卵または卵黄と卵白に分離したものを均質化することによって液卵とすることができる。液卵に塩，砂糖，酸味料を添加して加工することもできる。液卵製品はすべて加熱殺菌処理をして冷却し，容器またはタンクに入れて冷蔵または冷凍して出荷する。

A　加工処理による微生物への影響

割卵，分離，均質化

液卵の初期ミクロフローラはグラム陽性菌とグラム陰性菌が各種混在している。これらの細菌の起源は，(i)糞やその他物質によりしばしば汚染されている卵殻，(ii)時折発生する汚染された中身，(iii)加工処理機器（割卵機，パイプ，ポンプ，フィルター，バケツ，撹拌機，保存タンク）と処理工場環境，(iv)食品取扱者などである。機器が注意深く設計されていない場合には，長時間連続使用する機器の洗浄が困難なために，細菌が蓄積し増殖をする液体の貯留部分や汚染膜ができることがある。

洗浄されていない卵は，割卵処理直前に洗浄すべきである。割卵は相互汚染を防ぐため別の部屋で行うべきである。洗浄後は，卵殻から液卵に直接水が混入しない程度に水きりをすれば，乾燥する必要はない（USDA, 1975b ; EC, 1989）。割卵前に汚染卵を洗卵することで，液卵の好気性平板菌数を 10 の数乗個分は減少できる（Penniston & Hedrick, 1947）。

卵が 1 個でも腐敗・変敗していると，割卵機を汚染して数万個の細菌を液卵へ持ち込む。割卵前の透光検卵によって大部分の腐敗・変敗卵を検出することが可能であるが，腐敗・変敗の種類によっては検出が困難である。例えば，シュードモナス属菌による蛍光性腐敗は白熱光だけの透光検卵機では発見が困難である。腐敗臭も穏やかなため，臭いによる検出も困難である（Johns & Berard,

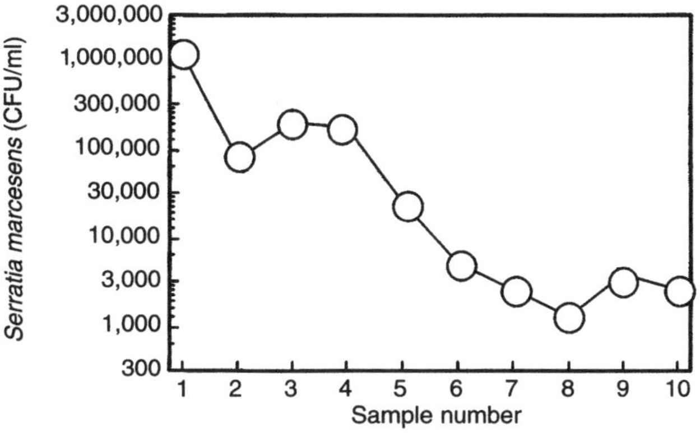

Figure 15.2　*Serratia marcescens* に感染した卵の機械割卵による液卵の汚染

1945；Elliott, 1954；Mercuri *et al.*, 1957）。同様に，*Acinetobacter–Moraxella* 群は無色の腐敗・変敗を示すため，検出されないまま液卵に混入する可能性がある。自動割卵機を使用すると，腐敗・変敗の検出はさらに困難になる。こうした機械を効率よく使用するためには，清潔で腐敗・変敗していない卵を常に供給することが不可欠である（Forsythe, 1970）。割卵済み卵の使用は，液卵のサルモネラ属菌と腐敗・変敗菌による汚染の確率を増加する（Baker, 1974）。無精卵または孵化不可能のために孵卵器から排除された卵を使用することは，いくつかの国では許可されていない（EU，米国，カナダ）。腐敗・変敗卵は割卵機を汚染し，そのため液卵製品も汚染される可能性がある（Figure 15.2）。

卵を殻ごと破砕して，卵殻を遠心分離機で分離する方法は，EU では禁止されているが，液卵製造に使用されてきた。破砕直前に卵殻表面を消毒，すすぎ，乾燥しても，卵殻と中身を混合すると重度の汚染を生じることがある。数カ国において，この破砕技術の使用が禁止されている。

液卵の均質化は，攪拌機と呼ばれる大型の混合容器，または連続式の均質機により行われる。ここで，個々の卵や卵黄と卵白は混合される。この処理において，微生物汚染は製品全体に拡大する。卵を混合してからは，直ちに以降の工程に進めるべきであるが，これが困難な場合，混合した卵は直ちに温度が 4℃以下の短期保存庫へ入れるようにする。

加熱殺菌

卵の加熱処理が目標とする病原体はサルモネラ属菌である。幸いなことに，サルモネラ属菌は耐熱性ではない。しかし，卵製品中では，たんぱく質と脂肪の環境中にあるため，菌の耐熱性は上昇する。サルモネラ属菌の殺菌時間と温度は，卵製品の物理的，機能的特性を低下させる。卵白が最も感受性が高く，60℃以上の温度では数分でその特性が失われる。均質化された全卵と卵黄は，この温度でも比較的安定している。

化学物質を添加していない液卵の加熱殺菌温度の推奨値は 55.6℃から 69℃まで，加熱時間は 1.5 分間から 10 分間である。温度低下と時間短縮に伴い，サルモネラ属菌の生残リスクが増大する

Table 15.13　各国の法令により求められている全液卵の殺菌温度と時間

Country	Time (s)[a]	Temperature (°C)
Australia	150	62
China	150	63
Denmark	90–180	65–69
England	150	64
Poland	180	68
United States	210	60

[a]Times for average particle. With higher temperatures turbulence within the mix must be increased to minimize heat damage to the eggs.

が，温度上昇と時間の延長により機能的特性（起泡，乳化，結合性，凝固性，風味，質感，色，栄養分）の損傷が大きくなる（Forsythe, 1970）。殺菌に必要な最低温度と最短時間は，それぞれの国で大きく異なる（Table 15.13）。

S. Enteritidisを含むサルモネラ属菌の耐熱性は，液卵製品では各製品の持つ物理的・化学的特性により決まる。さらに，耐熱性は，サルモネラ属菌の血清型と菌株によって様々である。*S.* Enteritidisの17菌株を調査したShah *et al.*（1991）は，全液卵における$D_{57.2℃}$値および$D_{60℃}$値は，それぞれ1.21〜2.81分，0.20〜0.52分であると報告している。卵関連集団食中毒からの菌株には，耐熱性の増加は認められなかった。しかし，Humphrey *et al.*（1993, 1995）は，*S.* Enteritidisのファージ型4については臨床分離株の方が，ニワトリあるいは卵からの分離株より発育静止期において熱，酸，過酸化水素に対して強い耐性を示したことを報告している。静止期の菌は，最高10倍まで対数増殖期に比べ耐熱性を持つ。Garibaldi *et al.*（1969b）は，液卵の*S.* Typhimuriumに対する$D_{60℃}$値は，全卵で0.27分および卵黄で0.40分であったと報告している。*S.* Enteritidisの分離株とファージ型の間には耐熱性に違いが認められる。Palumbo *et al.*（1995）は，卵黄内の*S.* Enteritidis株4種に対し，*z*値の範囲が4〜6℃のとき，$D_{60℃}$値では0.5〜0.75分の範囲であったとしている。*S.* Senftenbergおよび*S.* Typhimuriumの単一菌株は，*z*値4.1℃と3.2℃のとき，$D_{60℃}$値はそれぞれ0.73分と0.67分であった。*S.* Enteritidis PT4は，鶏肉に関連するサルモネラ属菌分離株に比較して幾分耐熱性が高いが，加熱殺菌効果に影響するほどではない（Humphrey *et al.*, 1990）。*S.* Enteritidisは，あらかじめ高温（37〜48℃）に暴露されていると，耐熱性と耐酸性が増加する（Shah *et al.*, 1991；Humphrey *et al.*, 1993）。Garibaldi *et al.*（1969b）の報告によると，卵白液卵の中で，*S.* Typhimuriumは$D_{54.8℃}$値で0.64分，$D_{56.7℃}$値で0.25分であった。Palumbo *et al.*（1996）は，卵白液卵の中で耐熱性を評価するため，6種類のサルモネラ属菌を混合して実験した。*z*値が4.0℃で，$D_{56.6℃}$値は1.44分であった。Palumbo *et al.*（1995, 1996）は，密閉検査管で測定した耐熱性とプレート殺菌機で測定した耐熱性の間には十分な一致があることを認めている。Brackett *et al.*（2001）が，液卵と殻付き卵のサルモネラ属菌（*S.* Enteritidis，*S.* Heidelberg，*S.* Typhimuriumを含む）の6種類の菌株を評価したとき，$D_{57.6℃}$値では3.05分から4.09分の範囲があり，菌株間に大幅な差があることを認めている（α値＝0.05）。6菌株を混合した菌を最高7$\log_{10}$ cfu/gまで生

卵の中心部に接種して57.2℃で加熱したとき，混合サルモネラ属菌のD値の範囲は5.49～6.12であった。加熱時間を70分以上にした場合，サルモネラ属菌は検出できなかった（すなわち，卵当たり8.7logの減少）。

現在の卵加熱処理方法で殺菌できない代表的な菌株は，*S.* Senftenberg 775Wである。1946年に初めて卵から分離された菌で，他のサルモネラ属菌に比較して10～20倍という格段に強い耐熱性を持つ（Osborne *et al.*, 1954）。pH9.1での卵白における*S.* Senftenberg 775Wの$D_{57.8℃}$値は2.1～2.4分であったが，*S.* Typhimuriumの$D_{57.8℃}$値は0.125分であった（Corry & Barnes, 1968）。30年以上にわたって検査された何百もの分離株のなかから，誰もこの菌株を分離することはできなかった。また，この菌株に匹敵する強い耐熱性を持つ菌株を発見することができなかった。このため，殺菌時間と温度の設定は，代表的な通常の耐熱性を持つ菌株の殺菌条件によって行われている。

殺菌処理により達成できる殺菌の度合いは，最初に存在するサルモネラ属菌の生菌数に関係している。卵の加熱殺菌処理で最も推奨できる方法は，菌を接種した卵中のサルモネラ属菌の生菌数を1,000～10,000倍減少する（Table 15.14および15.15）。一般的に，十分な殺菌処理（推奨殺菌時間と温度を遵守した場合）は，衛生的な加工処理条件の下では殺菌前に液卵中に存在したすべてのサルモネラ属菌を殺菌するため，十分な安全域があると考えられる。汚染卵1個が，大量のサルモネラ属菌に汚染されていない卵と混合されることを考慮すると，衛生的な加工場では，そのバッチが大量のサルモネラ属菌に汚染された状態になるとは考え難い。しかし，これは生卵の加工処理において汚染卵が1個のみ入り込むようなサルモネラ属菌の汚染率を可能な限り低く抑えた場合であることに留意すべきである。

加熱殺菌処理により，液卵の好気性平板菌数を1/100～1/1,000に，通常は約100cfu/g減少する（Table 15.14および15.15）。生残菌は，*Micrococcus*, *Staphylococcus*, *Bacillus* spp.に加えて少数のグラム陰性腐敗・変敗菌である（Shafi *et al.*, 1970）。Payne *et al.*（1979）は，65℃で3分間の加熱後，生残菌は*Microbacterium lacticum*と*Bacillus* spp.であったと報告している。分離株は5℃で増殖できるものはなかったが，10℃と15℃では相対的に急速な増殖が可能であった。

*L. monocytogenes*が，加熱殺菌した卵製品を介してヒトに感染した例は未だ報告されていないが，本菌と他のリステリア属菌は液卵から分離されている（Leasor & Foegeding, 1989; Moore & Madden, 1993）。*L. monocytogenes*の耐熱性の特徴（Table 15.16）では，現在の米国の最低殺菌要件（60℃で3.5分）で，液卵中の病原体が2.1～2.7$\log_{10}$減少することになる（Foegeding & Leasor, 1990）。現在の卵黄液卵の最低殺菌要件でも同様の推定値（2.5$\log_{10}$減菌）が得られている（Palumbo *et al.*, 1995）。56.6℃と57.7℃で密閉アンプルとプレート式殺菌機を使用した実験では，卵白を加熱したときの*L. innocua*の菌数減少は3.5分で1/10未満であった（Palumbo *et al.*, 1996）。可食期間の長い卵製品については，現行の殺菌最低要件は病原菌の初期菌数が低い場合に限り，*L. monocytogenes*の管理には十分であると結論づけている（Foegeding & Leasor, 1990; Foegeding & Stanley, 1990; Palumbo *et al.*, 1995, 1996）。Moore & Madden（1993）は，殺菌済み製品の1日当たり500サンプル中にリステリア属菌が存在しないことで，現在の殺菌処理方法が十分であるとしている。

Table 15.14　卵白液卵の殺菌中における各種菌の菌数の減少

Pasteurization scheme			Log$_{10}$ reduction of bacterial counts			
°C	Holding time (min)	pH	APC	Salmonellae	Coliforms	Reference
57.2	1	9.0	4	–	>3	Ayres and Slosberg (1949)
57.2	10	9.0	5	–	>3	Ayres and Slosberg (1949)
60	"flash"	9.0	2	–	>3	Ayres and Slosberg (1949)
55.6	4	–	2.6	>4	–	Kline *et al.* (1966)
56.7	2	–	2.6	>4	–	Kline *et al.* (1966)
57.2	2.5	9.2	2.0	–	>5.4	Barnes and Corry (1969)
		9.3	2.7	–	>5.9	

Table 15.15　液卵の殺菌中の各種菌の菌数の減少

Pasteurization scheme		Log$_{10}$ reduction of bacterial counts			
°C	Holding time (min)	Aerobic plate count	Salmonella	Coliforms	Reference
60	10	–	4.3	–	Gibbons *et al.*(1946)
	20	–	5.6	–	
	25	–	>7.3	–	
	30	2	–	–	
62.8	"flash"	0.6–1.3	+	>4.8	Goresline *et al.* (1951)
63.9	2.5	1.3–3.3	–	>4	Murdock *et al.* (1960)
64.4	3	3.5	–	–	Mulder and van der Hulst (1973)
65.2	9	2.2–2.3	–	>2	Murdock *et al.* (1960)
66.1–62.8	2.5	>5.1	>6	>3	Heller *et al.* (1962)
67–68	1.75	1.7–2.8	–	>2	Murdock *et al.* (1960)

Table 15.16　液卵製品中の *L. monocytogenes* の熱抵抗特性

Product	$D_{°C}$ value (min)	*z*-value(°C)	System/strains	Reference
Whole egg	D_{51} 14.3–22.6; $D_{55.5}$ 5.3–8.0; D_{60} 1.3–1.7; D_{66} 0.06–0.20	5.9–7.2	Sealed capillary tube, one strain	Foegeding and Leasor (1990)
Yolk	$D_{61.1}$ 0.7–2.3; $D_{63.3}$ 0.35–1.28; $D_{64.4}$ 0.19–0.82	5.1–11.5	Sealed tubes, five individual strains of *L. monocytogenes* and one of *L. innocua*	Palumbo *et al.* (1995)
White	$D_{55.5}$ 13.0; $D_{56.6}$ 12.0; $D_{57.7}$ 8.3	11.3	Sealed tubes, mixture of five strains of *L. monocytogenes* and one *L. innocua*	Palumbo *et al.* (1996)

連続式加熱殺菌処理システムは，液卵を目標温度まで加熱して適切な長さの保持チューブを使用して，その温度を指定時間保持する。こうした殺菌処理装置には，一定の流速を確保できるなどの十分な管理システムを必要とする。管理システムには，温度の監視と記録を自動化した機器，不十分な加熱を防止する自動制御装置，不十分に加熱された製品を検知して十分加熱した製品と選別する安全管理システム（適切な記録装置を含む）などが含まれる。

液卵製品に添加する保湿剤は，水分活性を低下させてサルモネラ属菌と他の病原体の耐熱性を増加させる。例えば，Palumbo *et al.*（1995）は，その研究の中で卵黄，卵黄＋10％ショ糖，卵黄＋10

% NaCl（水分活性はそれぞれ0.989，0.978，0.965）中のサルモネラ属菌に対する$D_{63.3℃}$値は，それぞれ0.21分，0.72分，11.50分であったと報告した。*L. monocytogenes*に対する$D_{63.3℃}$値は，卵黄と卵黄＋10％ショ糖では，それぞれ0.81分と1.05分であり，卵黄＋10％NaClでは14.8分の初期遅滞期後10.5分であった。初期遅滞期には，病原体の生菌数に減少は認められなかった。

食塩加卵黄を強酸性サラダドレッシングまたは強酸性マヨネーズの製造に使用する場合，加熱殺菌は必要ない。しかし，加工処理後の汚染を防ぐために，多大な注意を払う必要がある。卵黄は，汚染の予防処理として食塩添加前に殺菌してもよい。pHを4.6以下に抑えるとサルモネラ属菌の死滅が加速されるため，酢酸または他の有機酸を添加することができる。*S.* Enteritidisは，*S.* Typhimuriumより酸耐性が強い可能性がある（Humphrey *et al.*, 1993）。酸と食塩を添加した卵黄は60℃1分間で殺菌できる（Garibaldi, 1968）。

加熱殺菌装置の温度により，加熱板の表面で卵が凝縮することが多い（Ling & Lund, 1978）。これは，製品の機能特性と微生物不活性化効果の両方に悪影響を与える。しかし，以下の方向で研究が進められている。

- 使用時に，起泡補助剤などの化学物質を添加することによって品質低下を回復する。
- 化学物質を添加するか，pHを変えることによって，サルモネラ属菌の熱感受性を高める。
- 加熱殺菌前に，化学物質を添加して品質への悪影響を防ぐ。

卵白は，卵の構成成分のうちで最も温度感受性が高い。未加工の卵白を62℃で3.5分間加熱すると，オボムチンの3～5％，リゾチームの90～100％，コンアルブミンの50％を超える部分が変化する（Lineweaver *et al.*, 1967）。米国の最低加熱処理要件である56.7℃で3.5分間加熱すると，メレンゲを作るときの起泡時間は大幅に延びる。最低限の3分間，54.4℃で加熱処理した場合，起泡時間は2倍になり，クエン酸トリエチル，トリアセチンなどの起泡補助剤によって通常レベルにまで修復される（Kline *et al.*, 1965）。この温度帯で2℃上げると卵の損傷は2.5～3倍増加するが，サルモネラ属菌の殺菌効果は2倍に留まる。品質低下対サルモネラ属菌の殺菌という関係から見ると，高温で加熱殺菌装置の加熱板に凝縮物が蓄積することを考え合わせると，60℃を超える温度での殺菌によって未変化の卵を得ることはできそうもない（Kline *et al.*, 1965；Lineweaver *et al.*, 1967）。英国の担当省庁は，57℃で2.5～3分間の加熱処理を推奨している（Corry & Barnes, 1968；Hobbs & Gilbert, 1978）。

未加工の均一化した全卵は，損傷に対する感受性が低い。これは卵黄からの鉄分が，コンアルブミンのキレート作用に十分量存在していて，それによって全卵を安定させていることによる（Cunningham, 1966）。卵黄は比較的安定しているが，粘性が高いために取り扱いが困難である。

卵にH_2O_2を～0.1～1.0％添加してサルモネラ属菌の熱感受性が増加した場合，幾分低い温度で加熱することが可能である。例えば，Palumbo *et al.*（1996）は，卵白液卵の$D_{56.6℃}$値が1.44分であるのに対し，0.875％のH_2O_2で処理した卵白液卵では$D_{53.2℃}$値が1.54分であったと報告している。加熱殺菌処理後にカタラーゼで処理すると，過剰なH_2O_2を分解することができる（Lloyd & Harriman, 1957；Rogers *et al.*, 1966）。Palumbo *et al.*（1996）の報告によると，H_2O_2を添加しても卵

白液卵中の *L. monocytogenes* に対する殺菌効果を高めることはできない。液卵を加熱する別の方法として，商業的には“Electroheating（電気加熱）”が使用されてきた（Reznik & Knipper, 1994）。

細菌の耐熱性は，加熱溶媒の pH により影響を受ける。一般的に，細菌は増殖に最適な pH 近辺で最も耐性が強く，pH がこの最適値から離れるに従って耐性も低くなる。新鮮な鶏卵は pH7.6〜7.8 であるが，卵の加齢に伴い 9.1〜9.6 へと上昇する。卵白の pH を通常値の 9 近辺から 6.5〜6.7 へ調整すると，卵白の安定性とサルモネラ属菌の熱に対する安定性も増加するが，サルモネラ属菌の安定性は卵白より小さい（Lineweaver *et al.*, 1967）。pH7 以下では，サルモネラ属菌は加熱に対して感受性が高まり，特に有機酸があると感受性が高くなる。サルモネラ属菌を殺菌するために必要な加熱温度は，クエン酸，乳酸，酢酸，ギ酸，プロピオン酸などのいずれかを添加して，pH を 5.5 または 6 に調整することにより大幅に下げることが可能である（Lategan & Vaughn, 1964）。卵白の pH が 9 以上であると，サルモネラ属菌の増殖は認められないが，pH を 6.8 へ調整した場合には十分に増殖する（Banwart & Ayres, 1957）。酸を添加した殺菌卵白については，サルモネラ属菌に二次汚染されず，正しい保管温度であることを確認することに注意が払われなければならない。

特に，液卵製品向けの卵の生産が増加していることから，卵白の pH が 9.1〜9.6 に達する前に割卵施設に入る割合が増加している。Cotterill（1968）は，一定の時間内に卵白中の *S.* Oranienburg を 99.99％（4-D）減少させるのに必要な温度は pH9.4 で 55.0℃であったが，pH8.5 では 58.6℃へ増加したと報告している。Garibaldi *et al.*（1969a）は，卵白中の *S.* Typhimurium の *D* 値は pH7 では pH9 より 4.6 倍大きいことを報告している。Palumbo *et al.*（1996）の報告では，卵白の pH を 7.8 へ下げた場合，*S.* Enteritidis の耐熱性は約 3 倍になったという（Figure 15.3）。興味深いことに，逆の関係が *L. monocytogenes* において観察されており，Palumbo *et al.*（1996）はこれをリゾチーム不活化に対する pH の影響によるとしている。

細菌の熱殺菌効果を向上させるために卵白の pH を変更すると，卵白のたんぱく質，主にコンアルブミンには逆効果となる。乳酸の添加により pH を 7 に調整した場合，オブアルブミン，リゾチー

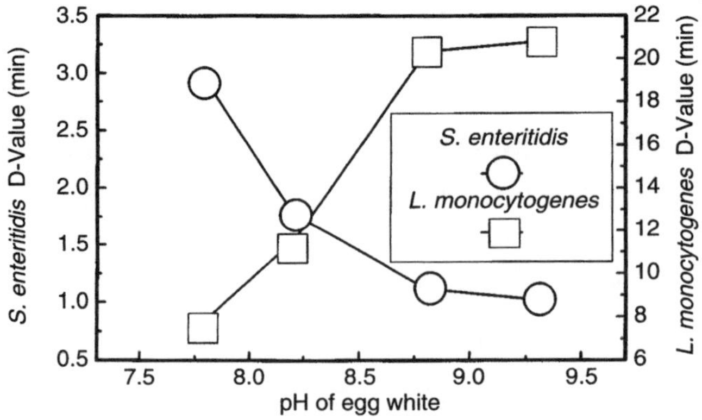

Figure 15.3　卵白液卵中で加熱された *S.* Enteritidis および *L. monocytogenes* の $D_{56.6℃}$ に対する pH の影響

ム，オボムコイドの安定性が強化される（Cunningham & Lineweaver, 1965）。金属塩の添加はコンアルブミンのキレート活性を満たし，相対的に熱安定性が高まる。Fe^{3+} と Al^{3+} はいずれも作用するが，Fe^{3+} は卵白をピンク色に変色するため，硫酸アルミニウムとして Al^{3+} が使われる（Cunningham, 1966）。卵白の pH を 7 に調整して Al^{3+} を添加すると，60〜62℃で 3.5〜4 分の加熱殺菌処理が可能となる。変化したたんぱく質の総量は 1％未満であった。ただし，起泡時間は増加し，卵白は起泡補助剤の添加を必要とする（Lineweaver *et al.*, 1967）。硫酸アルミニウムは，国によっては食品添加物として許可されていない。

他の化合物も，コンアルブミンを安定化して，サルモネラ属菌の耐熱性を低下させる。卵白に 0.5〜0.75％のポリリン酸ナトリウムを添加すると，サルモネラ属菌を 52.2〜55℃を 3.5 分で，卵の機能的な特性を損傷することなく効果的に殺菌することが可能となる（Chang *et al.*, 1970；Kohl, 1971）。卵白にエチレンジアミン四酢酸（EDTA）二ナトリウムを 7 mg/mL 添加すると，28℃で 10^6 のサルモネラ属菌の殺菌には 24 時間以上かかったが，卵白へのポリリン酸ナトリウム 70 mg/mL の添加では，28℃ 60 時間で 10^6 のサルモネラ属菌を死滅させた。卵白に乳酸を添加して pH を 5.3 に調整し，EDTA を 7 mg/mL 添加した場合，サルモネラ属菌の耐熱性は 100 倍下がった。これらの金属イオン封鎖剤は，微生物が Ca^{2+} と Mg^{2+} を利用できなくする。このため，微生物がリゾチームの影響を受けやすくなる（Garibaldi *et al.*, 1969a）。

充填と冷却

卵製品は加熱殺菌した後，未殺菌卵，不衛生な機器，容器，埃，ヒトまたは動物などの汚染源からの二次汚染を防ぐため注意深く取り扱う必要がある。また，可能であれば熱交換機により素早く冷却する必要がある。熱交換機が利用可能でない場合，缶に充填して 1.5 時間以内に 7℃以下に冷却し，すべての生残微生物の増殖を防止する。卵製品は，急速に微生物を増殖とさせる温度帯をできるだけ早く通過させることが必要である（50〜7℃）。

食塩

卵黄に 10％食塩を添加すると，卵黄の水分活性（*Aw*）を約 0.90（すなわち，水層の 100 g に食塩 20.3 g）に低下させる。サルモネラ属菌は，この水分活性（*Aw*）ではいかなる温度でも増殖せず，数週間以内に死滅する（Banwart, 1964；Cotterill & Glauert, 1972；Ijichi *et al.*, 1973）。しかし，加熱殺菌処理をしないで 10％食塩を添加した卵黄を，製造後すぐに出荷して使用した場合，死滅は完璧ではなく，製品は使用する時点でサルモネラ属菌を含んでいる。

冷凍と解凍

冷凍予定の液卵の容器は，冷却直後に −23〜−40℃の冷凍庫に保管しておき，急速に冷凍できるように積み重ねておく。保管が長期になる場合は，保管温度が −18℃以下でもよい。数種類の微生物は −10℃以上で緩慢に増殖できる（Michener & Elliott, 1964）。

凍結時および冷凍保管では微生物数を減少するが，試験菌株の死滅する温度までには至らず，特

Table 15.17 殺菌および未殺菌液卵のミクロフローラに対する凍結の影響

	Unpasteurized		Pasteurized	
Genera	Before freezing	After freezing	Before freezing	After freezing
Acinetobacter–Moraxella	0[a]	2	–	–
Enterobacter	3	0	–	–
Alcaligenes	25	20	4	8
Bacillus	7	2	83	84
Chromobacterium	2	2	–	–
Escherichia	6	7	3	0
Flavobacterium	29	27	4	0
Gram$^+$ cocci	5	4	3	0
Proteus	16	18	4	8
Pseudomonas	7	16	–	–
Salmonella	2	0	–	–
Streptothrix	0	2	–	–

[a]Percent of isolates.

に保護的なたんぱく性卵基質の中では死滅しない。凍結時および冷凍保管ではサルモネラ属菌を減少させるが，病原体を排除するためには，こうした設備だけでは不十分である。*L. monocytogenes* は，凍結液卵中（−18℃）で 6 カ月間の保管期間中，生菌数に変化はみられなかった（Brackett & Beuchat, 1991)。加熱殺菌済みまたは未加熱殺菌の全卵について，冷凍する効果の例は Table 15.17 に記載した。

不適切な解凍処理は，許容範囲を超える細菌の増殖につながる（Forsythe, 1970)。例えば，缶詰液卵は，暖かい室温で完全に解凍される場合，缶の中の外側部分は数時間細菌の増殖を許す温度範囲になっている。冷凍製品は，短時間で温度が 4℃以上になる条件の下で解凍すべきである。液卵を解凍するとき，製造会社によっては，約 4℃の冷蔵庫の中で解凍する方法，冷たい流水の中に浸す方法，粉砕機を導入して凍結した部分を破壊する方法，依然として凍結部分を遠心分離機または他の方法によって取り除く方法を用いている（Lawler, 1965)。

アルコールによる特殊処理

酒類を含む卵製品を使用するとき，卵製品は推奨条件よりも悪い条件で熱処理が行われることがある。アルコールは保存料としての効果があり，アルコールの含有量が 13％以上であると，保管中，サルモネラ属菌を 6 日以内で死滅させる（Bolder *et al.*, 1987 ; Warburton *et al.*, 1993)。

放射線処理

イオン化放射線を利用したサルモネラ属菌の管理は技術的に可能である（Comer *et al.*, 1963 ; Schaffner *et al.*, 1989 ; Slater & Sanderson, 1989 ; Kijowski *et al.*, 1994)。米国では，照射量 3.0kGy までのイオン化放射線処理が殻付き卵に使用されている。3.0kGy は，50％砂糖または 11％食塩の添加・無添加に関わりなく，卵白液卵，卵黄液卵，全液卵からサルモネラ属菌と腸内細菌を除去するために十分である。*S.* Enteritidis は，*S.* Typhimurium より幾分放射線耐性があるようである（Thayer *et al.*, 1990)。放射線と加熱処理を併用すると，液卵の *S.* Enteritidis の除去では，単独に使用する場合よりもゆるい条件で同じ効果が得られることが証明されている（Schaffner *et al*., 1989）。

B　腐敗・変敗

割卵時に汚染する細菌は，主に卵殻表面に存在しているものであるが（Table 15.10），時には腐敗・変敗した卵中の細菌もある。すぐに加熱殺菌しない場合，特に破卵や汚卵を使用した場合は，すぐに7℃以下に冷却すべきである。

液卵は加熱殺菌処理した後，直ちに再冷却することが望まれる。冷蔵庫内の卵を腐敗・変敗させる細菌は，すでに大部分は殺菌されているが（Speck & Tarver, 1967），冷却が遅れると中温細菌を増殖させ，わずかの種類の低温細菌を急速に増殖させる。ある研究では，未殺菌の全卵を4℃で8～10日間保存したところ，3×10^6 cfu/gの生菌数に達した（Steele *et al*., 1967）。殺菌処理した卵を直ちに冷凍して4℃で45日間保存した場合の生菌数は100 cfu/g以下であった。殺菌処理した卵を冷凍前に13℃で24時間保存し，その後4℃で保存した場合，24日後の生菌数は3×10^6 cfu/gであった。

加熱殺菌した卵製品を冷蔵保管した場合には，可食期間（すなわち，腐敗・変敗が明白になるまでの期間）は非常に長くなる。割卵，冷却，混合，殺菌などの処理をして理想的な衛生条件の下で冷蔵されている清潔な卵は，冷蔵庫の中で20～22日間食用に適していた（Wilkin & Winter, 1947 ; Kraft *et al*., 1967a）。卵製品が汚卵から製造された場合，殺菌処理されていても冷蔵での可食期間は2，3日である。最初の汚染レベルが高いために多くの微生物が生き残る（Baker, 1974）。米国において市場から採取した殺菌済み卵のサンプルのほとんどは，可食期間が2℃で12～15日であった（Vadehra *et al*., 1969 ; York & Dawson, 1973）。一般的に殺菌処理が行われる以前の1960年代と1970年代初期のヨーロッパと北米では，冷蔵した全卵の可食期間は5～7日にすぎなかった（Wilkin & Winter, 1947 ; Wrinkle *et al*., 1950）。超高温殺菌システム（60℃以上で3.5分以下の加熱）と無菌包装システムを併せて使用すると，例えば4℃で3～6カ月と可食期間を大幅に延長した全卵製品を製造することが可能となる（Ball *et al*., 1987）。超高温殺菌処理法は，*L. monocytogenes*汚染のない液卵を効果的に製造する方法として使用可能であると結論づけている（Foegeding & Stanley, 1990）。

食塩を添加した卵黄，特にバッチ単位で加熱殺菌して高温で缶詰にしたものは，急冷処理しなくても長い可食期間があり，室温で保存が可能である。10％食塩の中で増殖可能な増殖形細菌は，熱処理ですでに死滅しているためである。最終的には，2～3の芽胞は発芽し増殖する可能性がある（Cotterill *et al*., 1974）。

加熱殺菌処理は，生の卵白中で増殖する*Pseudomonas*，*Acinetobacter*，*Enterobacter* spp.などの微生物を死滅させる。しかし，加熱殺菌処理でも，製品の温度が不適切であると，ミクロコッカス属菌，ブドウ球菌，バチルス属菌，腸球菌，カタラーゼ陰性桿菌などの中温菌が増殖可能な状態で残る（Barnes & Corry, 1969 ; Shafi *et al*., 1970）。ある調査では，超高温殺菌処理を生き残る主な細菌

Table 15.18　液卵から分離された各種細菌を殺菌卵に接種した時に生ずる変化

Genus	Number of strains inoculated	Changes produced
Acinetobacter–Moraxella	1	No change in 72 h
Enterobacter	4	Slight acid odor after 72 h
Alcaligenes	17	12 very sour odor in 60 h, 1 musty odor in 48 h, 4 no detectable change
Bacillus	8	6 coagulation within 18 h, 1 very sour odor in 24 h, 1 no detectable change
Chromobacterium	2	No change in 72 h
Escherichia	15	4 slight acid odor in 60 h, 8 sour odor after 60 h, 3 no detectable change
Flavobacterium	11	2 coagulation in 120 h, 1 fecal odor after 60 h, 4 slight odor in 120 h, 4 no change in 72 h
Proteus	10	3 very flat-sour odor in 60 h, 2 coagulation in 18 h, 4 very sour odor in 60 h, 1 no detectable change
Pseudomonas	7	3 very sour odour in 60 h, 2 gas within 60 h,1 sour odor in 60 h, 1 no detectable change
$Gram^+$ cocci	3	2 produced gas in 18 h, 1 no detectable change

は，*Bacillus circulans*，*Pseudomonas isolate*，*Enterococcus faecalis* であった（Foegeding & Stanley, 1987)。シュードモナス属菌は 4℃で，腸球菌は 10℃で増殖可能であった。

Table 15.18 は，液卵由来の細菌が純粋培地中で増殖するときの変化をリストアップしたものである。ほとんどの菌属は加熱殺菌によって死滅するため，製品中の存在は二次汚染を示唆している。腐敗臭は，卵黄と全卵では卵白よりかなり強い。卵白では，分離された株は悪臭や H_2S の原因とはならかった（Imai, 1976)。ほとんどの腐敗微生物は卵白の pH を少し下げ，トリメチルアミンを少量産生した。それとは反対に，卵黄は高い H_2S とトリメチルアミン，高レベルの全揮発性塩基を伴う魚臭，カビ臭，アンモニア性の異臭を発生した。

C　病原体

サルモネラ属菌は，液卵においては最も重要な病原体である。サルモネラ属菌については，加工処理の微生物に対する効果と管理方法の項で詳細に説明した。液卵製品に使用される加熱処理により，保存時の安定性の高い製品が作られるわけではないため，液卵製品は冷蔵保管する必要がある（Gibbons *et al.*, 1944)。サルモネラ属菌は，卵黄中で好気的または嫌気的条件下で急速に増殖する（Lineweaver *et al.*, 1969 ; Lawler, 1965)。

黄色ブドウ球菌は，15.6℃以上で保管すると液卵中で大量に増殖する。ブドウ球菌は低い水分活性（0.90）で増殖できるため，食塩を添加した卵黄においては潜在的な危害要因となる。これらの菌は，加熱殺菌処理で生残したか，加熱殺菌処理後に混入した場合，毒素を形成する前に 10^5 cfu/mL 以上に達している。こうなるまでには，例えば数日間室温で保管するなど，卵製品の保管場所の不適切な温度設定が考えられる（Ijichi *et al.*, 1973)。また，増殖には十分な酸素が必要である。この水分活性下では，嫌気性条件下でブドウ球菌エンテロトキシンは産生されないと考えられる。

加熱殺菌された液卵製品は，現在までにヒトのリステリア症例に関与したことはないが，*L.*

monocytogenes が未加熱処理卵（Leasor & Foegeding, 1989；Nitcheva *et al.*, 1990；Moore & Madden, 1993），特に長期冷蔵保存用の製品から発見され，大きな関心を集めている。米国で市場向けに割卵した生卵を扱っている 11 施設を調査した結果，サンプルの 36％からリステリア属菌が検出された（Leasor & Foegeding, 1989）。陽性サンプル 15 例のそれぞれから *L. innocua* が検出されたが，*L. monocytogenes* については 2 例（5％）であった。しかし，*L. innocua* が認められるとき，*L. monocytogenes* が少数である場合は検出は困難なことが多い。他の調査では，混合した生の全卵を処理している工場のフィルターの 72％からリステリア属菌，62％から *L. innocua*，38％から *L. monocytogenes* が分離されている（Moore & Madden, 1993）。生液卵中のリステリア属菌の平均レベルは 1/mL であった。

L. monocytogenes は，温度が 5 ～30℃の範囲で，生および加熱殺菌済み全卵と卵黄液卵中で増殖することはすでに観察されていたが，未加熱の卵白液卵中では恐らくリゾチーム活性によって pH7.0～8.9 では死滅した（Khan *et al.*, 1975；Foegeding & Leasor, 1990；Sionkowski & Shelef, 1990）。Schuman & Sheldon（2003）の共同研究によると，pH を調整した液卵にナイシンを使用した結果，バクテリオシンは *L. monocytogenes* の増殖を遅延または阻害した。全液卵における *L. monocytogenes* 菌株の増殖時間は 4℃で 24～51 時間，10℃で 8 ～31 時間であった（Foegeding & Leasor, 1990）。この病原体は，0℃で保管した全液卵中で長時間生残した（Brackett & Beuchat, 1991）。液卵製品は汚染率が低いこと，および現行の殺菌温度が微生物を不活性化するのに十分であるため，腸管出血性大腸菌の汚染源となる可能性は低いと考えられる（Erickson *et al.*, 1995）。

D　管理（液卵）

要約

重大な危害要因[a]	• サルモネラ属菌，特に *S.* Enteritidis • 長期冷蔵保存用製品は *L. monocytogenes*
管理手段	
初期レベル（H_0）	• 殻付き卵と同じ管理対策を適用 • 液卵製品には，通常，品質の劣る卵を使用するため，幾分高い H_0 が期待される。H_0 はサルモネラ属菌が最高 100cfu/g であることが報告されている
増加（ΣI）	• 産卵と加工処理までの時間を限定 • 品質の高い，無傷の卵を使用 • 割卵と加熱処理後，直ちに 7℃以下に冷却 • できるだけ製品は低温で保存。病原体の増殖を最少とするため，理想的には 3℃以下 • 加工処理機械の消毒；適切な衛生管理を行う

	• 長期保存用製品には急速冷凍を使用
減少（ΣR）	• サルモネラ属菌に対し 4 ～ 5D 減少を目標とする加熱殺菌処理
	• 加熱殺菌処理；60℃，3.5 分で 2.1～2.7D 減少を達成（Foegeding & Leasor, 1990）
	• 卵白液卵製品には，全液卵製品（卵黄と卵白を未分離）より低い温度を使用する必要がある
検査	• サルモネラ属菌に対し，定期的な確認検査を実施
	• 大腸菌群，大腸菌，腸内細菌は，製造加工管理の指標菌として利用できる可能性がある
	• 加熱殺菌後の工程には，サルモネラ属菌の環境監視が有効
	• α-アミラーゼ活性検査は，状況により有効である（以下の解説を参照）
腐敗・変敗	• 可食期間を長期化するためには液卵を冷凍
	• 腐敗・変敗の管理には，徹底した衛生管理が不可欠

[a] 特定の状況下では，他の危害要因も考慮する必要があると思われる。

考慮すべき危害要因

サルモネラ属菌は，卵製品における重大な危害要因をもたらすことが十分認識されている。冷蔵長期保存する製品に関しては，液卵に関連したヒトへのリステリア症の疫学的証拠はないが，*L. monocytogenes* を考慮する必要がある。

管理手段

細菌による液卵の大量濃厚汚染を予防するため，割卵する前に洗卵して，腐敗・変敗菌の除去のため透光検卵し，割卵時に異臭と外見について検査を行う。割卵時に汚染した卵と接触する機器は，再使用する前に洗浄と消毒処理を行う（Forsythe, 1970）。理想的には，連続的に洗浄と消毒を自動的に行う機械を使用すべきである。パイプ，攪拌機，タンク，バケツなど製品と接触する機器はすべて，最低でも 1 日 1 回は洗浄し消毒する。例えば，E-3-A Sanitary Standards（衛生基準）に記載されているように，機器は洗浄が簡単に行えるように設計され，配備されているべきである（IAMFES, 1976a-d）。

細菌の増殖を抑制するために，液卵製品は割卵後と加熱処理後直ちに 7℃以下に冷却すべきである。製品を冷凍する場合は，缶詰は −23～−40℃のフリーザーで急速に冷凍して −18℃以下で保管する。

加熱処理は，下記の特性を備えておくべきである（Murdock *et al.*, 1960 ; Lineweaver *et al.*, 1969 ; Forsythe, 1970 ; Kaufman, 1969, 1972）。

- 自動流量管理，加熱不十分な卵を選別する自動選別バルブを含む。
- 自動温度管理。

- 卵殻内容物が漏洩して加熱処理したものに混じらないように，未加熱側よりも加熱済み側を高圧にする。
- 加熱処理機と冷却器の入口と出口で温度を記録する。
- 漏洩検出器。

液卵食品の加熱に使用する加熱処理装置に限界があるため，生製品中のサルモネラ属菌と *L. monocytogenes* ができる限り少ないことが重要である。こうした病原体が過剰に多い場合，完全に死滅させることはできない。したがって，使用する卵については，これら２つの病原体の生菌数と汚染率の両方が低いことが必要である。*L. monocytogenes* は本質的に耐熱性であり，加工処理環境のどこにでも存在し，冷蔵温度での増殖能力を持つために冷蔵保管する期間が長い場合には特別に注意する必要がある。こうした製品は，十分な熱処理に加え，病原体の増殖を抑制して最小限に留めるため，可能な限り低い温度，できれば冷凍温度付近で保管すべきである。温度設定を怠ると，両病原体の増殖の危険性を大幅に増大させる。

検査

液卵製品の製造と加熱を一括処理する統合化された加工処理の有効性は，微生物の不活化を必要なレベルまで達成していることを確認するため，適切な試験検査により評価され定期的に検証する必要がある。卵食品製造産業は，伝統的にサルモネラ属菌に加え大腸菌群，大腸菌または腸内細菌のいずれかの試験に焦点を絞る微生物学的検査プログラムに大きく依存してきた。これらの微生物は，加熱処理後の製品に認められることは許されない。サルモネラ属菌を検査する理由は明白である。すなわち，加熱処理はこの微生物を死滅させるように設計されているからである。しかし，加熱処理するほとんどの卵はサルモネラ属菌を保菌していないため，大腸菌群，大腸菌，腸内細菌が処理の完全性を示す指標菌として使用されてきた（すなわち，加熱が十分であるか）。これらの指標菌は生卵の混合物には実質的に常に存在し，その耐熱性はサルモネラ属菌とほぼ一致する。大腸菌も，製品の温度処理が適切であると，大量増殖することはないため，温度処理の指標菌として使用される。しかし，市場用に生産される卵加工製品は，他の腸内細菌が0.1ｇまたは1ｇのサンプル中に検出されない場合でも，時々（まれではあるが）25ｇ中にサルモネラ属菌を含むことがある（van Schothorst & van Leusden, 1977）。腸内細菌または大腸菌群が陽性で検出されることは，加熱処理が不十分であったか，加熱処理後に汚染が発生したことを意味する。この種の微生物学的検査は，加工処理の妥当性を検証するために役立つが，ロット単位の安全性を保証するためには不十分である。この種の検査に，伝統的に費やされてきた資源は，より優れた加工処理管理の開発，評価，実行のために利用することができたとも考えられる。

いくつかの国（例：英国）では，α-アミラーゼの酵素検査を使用して加熱処理の効力を検証している（Brooks & Shrimpton, 1962 ; Murdock *et al.*, 1960 ; Shrimpton *et al.*, 1962）。英国で採用されている温度と時間設定（全液卵で64.4℃で2.5分）でα-アミラーゼは破壊される。α-アミラーゼ検査は，迅速，正確，便利，低額であるが，微生物検査は低速，高額で検査担当者や研究施設によって結果が異なることも多い。しかし，α-アミラーゼは，米国（60℃で3.5分；Lineweaver *et al.*, 1969）やその他の国で採用されている比較的低い加熱温度では破壊されないために用いることができない。α-アミラーゼ検査は，食塩や砂糖を添加した卵には使用できないし，加熱処理後の汚染を検出することはできない。

孵卵器で不合格となった卵を検出するために2種類の方法が用いられる（Robinson *et al.*, 1975）。

- α-アミラーゼ検査と同等の酵素検査。
- 卵内の胚発生抑止で形成される3-ヒドロキシ酪酸の検査。

V　乾燥卵

A　加工処理による微生物への影響

液卵製品の脱水処理には，下記の3方法が広く使用されている。

- 噴霧乾燥。液卵をノズルから噴出して霧状にする。
- 加熱表面での乾燥（鍋，ドラム乾燥）。
- 凍結乾燥。

水分は最終乾燥前に，超ろ過または逆浸透で取り除くこともある。

前記3種類の方法の微生物学は基本的に同一である。乾燥により，当初液卵に存在していた多くの細菌が死滅する。しかし，卵物質が乾燥すると微生物数は安定し，その後の菌の減少は室温であっても緩慢になる。生残した菌が完全に死滅することはかなりまれである。乾燥製品における主要な微生物は腸球菌と好気性芽胞形成桿菌で，元々いたミクロフローラのうちの最強の抵抗力を持つ菌である。乾燥中にサルモネラ属菌の生菌数は10^4程度は減少する（Gibbons & Moore, 1944）。発酵した卵白または不適切な加熱処理をした全卵は，初期細菌数が多い可能性があるため，細菌が生き残る確率も高い（Ayres & Slosberg, 1949；Gibbons *et al.*, 1944）。乾燥卵の微生物で最も大きな問題はサルモネラ属菌であり，グルコース除去のため発酵させている間に増殖すると，さらに重大な問題となる。

グルコース除去（発酵）

乾燥卵白は，主にグルコースとして約0.6％の遊離炭水化物を含んでいる。保存中，特に15℃以上では，グルコースのアルデヒド基とたんぱく質のアミノ基が結合して溶解性を減少して異味の原因となり，褐色の不溶性化合物を形成する（メイラード反応生成物）。乾燥前に，卵白液卵のグルコース除去を行うと，こうした反応を防ぐことができる。グルコース除去により，乾燥全卵と乾燥卵黄の安定性も多少改善される（Stewart & Kline, 1941；Paul *et al.*, 1957；Forsythe, 1970；Kilara &

Shahini, 1973)。

初期に使用されていたグルコースの除去方法は，天然に存在する卵のミクロフローラを21～29℃の温度で2～7日間増殖させるだけであった。時間の長さは，サンプルの起泡，濃度，清澄性を観察して判断していた。アクと沈殿物は捨て，液体の清澄性を増すためにアンモニアを添加した。反応は十分に管理できず，ひどい臭気とたんぱく質分解につながることも多かった。この方法では，腸球菌，*Enterobacter aerogenes*，その他の細菌の増殖が可能であった。さらに，サルモネラ属菌が増殖できたため健康被害も発生した（Ayres, 1958)。

いくつかの製造企業では，卵白を急速に発酵させるため細菌スタータを添加している。グルコースを12～24時間以内に代謝できるように，温度は35℃まで上げている。腸球菌が好まれ，腸球菌，*Enterobacter* spp.，乳酸菌の3種類は，それぞれ別々の製造企業により使用されているが，*Enterobacter* spp. と乳酸菌は卵白の通常のpH（> 9.0）ではそれほど強力ではない。腸球菌はたんぱく質分解や異臭を発生しないが，卵白を酸化してpHを約6にする。この発酵方法は，pHが8未満に低下すると，サルモネラ属菌の急速な増殖を招く可能性がある。

一般的に，企業では純粋培養のスタータ菌を採用するように推奨されている。第一段階は，酪酸などの有機酸を使用して卵のpHを通常の9.0から7.0～7.5に低下させる。次に，スタータ菌を追加して，利用可能な炭水化物を30～33℃で12～24時間発酵させる。培養物は，最終生産物に高品質の起泡性，良好な芳香，溶解性などを提供するため，最適であると報告されている（Forsythe, 1970)。しかし，他の培養物として，酵母，酵素処理などが使われる場合もある（Table 15.19)。グルコース酸化酵素処理は，液卵の *S.* Enteritidis と他の細菌を不活性化できる方法として現在も研究

Table 15.19　液卵からグルコースを除去するための商業的および実験的方法

Microorganism or agent	Comment	Reference
Natural flora	*Enterobacter*, enterococci, and other bacteria	Ayres (1958)
Coliforms	Early pure culture studies	Stuart and Goresline (1942a, 1942b)
Saccharomyces apiculatis	1% inoculum gave yeasty flavor	Hawthorne and Brooks (1944)
Saccharomyces cerevisiae	Yeasty odor from large inocula can be eliminated by 0.1% yeast extract which stimulates activity of small inocula. Can centrifuge to remove yeast.	Ayes and Stewart (1947), Hawthorne (1950), Carlin and Ayres (1953), Kline and Sonoda (1951), Ayres (1958)
Streptococcus lactis and *Streptococcus faecalis* subsp. *liquefaciens*	Resting cells, 37°C for 3 h, yeast extract at 0.1% inhibits acid production.	Kaplan *et al.* (1950), Ayres (1958), Galuzzo *et al.* (1994)
Glucose oxidase and catalase	Glucose oxidized to gluconic acid, catalase destroys the H_2O_2 that is formed.	Baldwin *et al.* (1953), Carlin and Ayres (1953), Scott (1953), Paul *et al.* (1957), Ayres (1958)
Enterobacter aerogenes	Acetyl methyl carbinol production can be minimized by using small inocula with 0.1% yeast extract for stimulation.	Ayres (1958)
Cell-free yeast extracts	Desugars in 4–5 h at 5°C.	Niewiarowicz *et al.* (1967)
Escherichia coli	Shows antagonism for *Salmonella*.	Mickelson and Flippin (1960), Flippin and Mickelson (1960)
Lactobacillus brevis, *Lactobacillus casei*, *Lactobacillus fermenti*, *Lactobacillus plantarum*	25°C optimal temperature, lactobacilli eliminated by pH adjustment prior to hot room treatment	Mulder and Bolder (1988)

されている（Dobbenie *et al.*, 1995）。

Table 15.19 に多くの発酵手順が示されている中で，サルモネラ属菌は卵白の pH 範囲が 6 ～ 8 に下がると増殖可能であるが，pH を 9 以上に維持すると増殖できない（Banwart & Ayres, 1957）。発酵後，サルモネラ属菌が残り乾燥製品へ入り込むことがないように加熱処理を行い，サルモネラ属菌を死滅させることが不可欠である（Kline & Sonoda, 1951 ; Ayres & Stewart, 1947）。米国では，卵白は，通常，発酵させて乾燥し，その後加熱処理している。

高温保存によるサルモネラ属菌の殺菌

乾燥前の液卵の低温殺菌の有効な方法が開発されているにもかかわらず，サルモネラ属菌が包装済みの最終乾燥製品で発見されることがある。これは不十分な加熱処理，大量の初期菌数，加熱処理後の汚染などが原因で起こる。製品を乾燥した後に，微生物は高温保存によって死滅させることができる（高温室処理）。

微生物は，湿潤状態の時に最も熱感受性が高い。耐熱性は環境が乾燥するに従って高まる。湿った製品の加熱処理時間は，通常，2 ～ 5 分であるが，乾燥卵製品には数日間かかる。乾燥卵白の“低温殺菌”に必要な時間と温度の例を，Table 15.20 に記載した。これらの処理は，機能的品質に重大な影響を及ぼさない。

標準的な湿低温殺菌に比較して，高温保管の利点は，その処理の間および処理後は，容器を密閉状態に維持する限り二次汚染の可能性がほとんどないことである。高温室処理の微生物への影響は，製品の湿り具合，温度，熱処理に先立つ処理方法などに依存する（例：発酵方法，アンモニアまたはクエン酸の使用，乾燥方法）（Banwart & Ayres, 1956 ; Carlson & Snoeyenbos, 1970 ; Northolt *et al.*, 1978）。すべての微生物を不活性化するために必要な時間は，最初に存在していた生菌数によって異なるため，汚染菌数の低い材料には短時間の処理が可能であると考えられる。

粉末卵のサルモネラ属菌も放射線により不活性化できることが研究者たちにより証明されている（Matic *et al.*, 1990 ; Narvaiz *et al.*, 1992）。*S.* Enteritidis，*S.* Typhimurium，*S.* Lille を混合したときの放射線耐性は 0.8 kGy であった。10^3 減少させるためには 2.4 kGy 必要であった。粉末卵への放射線は 1.0 kGy で同程度の不活性化が達成され，製品を 3 週間その状態に維持した。

Table 15.20　乾燥卵白中のサルモネラ属菌を死滅させるための高温室貯蔵の時間と温度

Pretreatment	Temperature (°C)	Time (days)	Reference
Fermented, pan dried	48.9	20	Ayres and Slosberg (1949)
	54.4	8	
	57.2	4	
3% Moisture	50	9	Banwart and Ayres (1956)
6% Moisture	50	6	Banwart and Ayres (1956)
Spray dried	54.4	7	USDA (1975b)
Pan dried	51.7	5	USDA (1975b)
Adjusted to pH 9.8 with ammonia, pan dried	49	14	Northolt *et al.* (1978)
Treated with citric acid	55	14	Northolt *et al.* (1978)
Spray dried	49	14	Northolt *et al.* (1978)

B　腐敗・変敗

微生物は，無期限に生存し続けることは潜在的に可能であるが，増殖することはできない。しかし，細菌は，菌種，温度，pH 値，水分活性，大気など多種類の因子により，時間の経過に伴い徐々に死滅していく。保管中の水による還元または偶発的な湿潤などにより，生き残った細菌は蘇生し増殖して，製品を腐敗・変敗させる。

C　病原体

サルモネラ属菌に汚染された乾燥卵は，直接摂食により食中毒を数多く発生させている。さらに台所で乾燥卵により交差汚染した他の食品を通しても食中毒が発生している。1965 年以前には，乾燥卵はしばしば汚染された。その後，ユーゴスラビアで粉末全卵から *S.* Enteritidis，*S.* Typhimurium，*S.* Lille が少量（0.1～0.01 cfu/g）分離されたことが報告された（Matic *et al.*, 1990）。

それ以来，乾燥または湿潤状態での低温殺菌が一般的になった。各国政府も加熱処理について法令を整備し規制を強化した。乾燥卵のサルモネラ属菌による事例件数は現在では低水準にあり，ほとんどは検出できないレベルである。

L. monocytogenes は，冷蔵温度で保存している乾燥粉末全卵と乾燥粉末卵黄中で，基本的に長期間不変のまま生存可能であるが，20℃で保存すると時間が経つにつれて徐々に死滅する（Brackett & Beuchat, 1991）。

D　管理（乾燥卵）

要約

重大な危害要因[a]	• サルモネラ属菌，特に *S.* Enteritidis
管理手段	
初期レベル（H_0）	• 殻つき卵の項で説明したものと同じ管理対策を適用
増加（ΣI）	• 適切な機械の使用（ひびがないなど，完全で欠陥がないこと）
	• 機械を消毒し，適切な衛生管理を実行する
	• 加工処理中の二次汚染を避ける
	• 製品と施設環境の乾燥状態を維持する
減少（ΣR）	• 湿潤度，温度，その他の因子により影響される菌数減少と共に，高温貯蔵は，サルモネラ属菌の生菌数を下げる
検査	• 施設環境と最終製品までを含むサルモネラ監視プログラム
腐敗・変敗	• 腐敗・変敗を防止するために乾燥状態を維持する

[a] 特定の状況下では，他の危害要因も考慮する必要があると思われる。

管理手段

乾燥により汚染を減らすことができるが，具体的な統計的データはない。これは，おそらく乾燥は汚染を減らすために絶対必要な処理ではなく，製品と処理設計に含めるべきではないかもしれない。

以前の項で解説した方法が乾燥卵にも適用できる。さらに，乾燥機は製品が湿ったまま温暖状態で残るところでは，ひび割れ，裂け目，袋状の部分のない不浸透性材料で製造される必要がある。乾燥卵は，他の乾燥食品と同様に，水分が凝縮して水滴となり，乾燥製品に滴下しないよう保護する必要がある。タンクの蓋，乾燥機の覆い，コンベアカバーなどはコンベアーを流れていく乾燥卵より低い温度であることが多いため，それらの裏側に水滴を生じやすい。乾燥製品からの塵状粉末は，サルモネラ属菌をはじめ細菌への栄養源となり，水滴の中で増殖可能となる。水滴や湿った卵粉末の小塊が製品に落ちると，その周辺はサルモネラ汚染領域となる。こうした，まれなケースやほんの一部の汚染はサンプル採取と分析から検出することは困難である。この問題を管理する最善の方法は，水分の凝結を防止することである。凝結が起きやすい機器の表面を暖めることは，1つの解決策である。

乾燥製品に使用する場所は，水で洗浄することで別の危害要因を招く。真空式掃除機，乾燥したブラシ，乾燥した雑巾などを使用し，その後で，95％エチルアルコールを消毒剤として使用する。水を使用することが推奨されている場合，機器は次に使用する前に全体を迅速に乾燥すべきである。

Ⅵ　その他の卵加工製品

卵を原材料とする加工食品は数多く生産されている。メレンゲパイ，ムース，マジパン，エッグノッグ，乾燥食品ミックスなどの製品は，加熱不十分な調理が行われた場合，加熱処理後の生残か二次汚染によるサルモネラ属菌の危害要因が残る。カスタード，クリームケーキ，エンジェルケーキなどの調理済み食品は，料理を準備する場所で汚染された卵材料，特に乾燥卵製品による交差汚染の可能性が考えられる。71℃以上に達する温度で焼いた食品は，サルモネラ属菌による危険性はない。

参考文献

ACMSF (Advisory Committee on the Microbiological Safety of Food). (1993) *Salmonella in Eggs,* Her Majesty's Stationery Office, London (ISBN 0 11 321568 1).

ACMSF (Advisory Committee on the Microbiological Safety of Food) (1996) *Report on Poultry Meat,* Her Majesty's Stationery Office, London (ISBN 0 11 321969 5).

ACMSF (Advisory Committee on the Microbiological Safety of Food). (2001) *Second Report on Salmonella in Eggs*. Her Majesty's Stationery Office, London (ISBN 0 11 322466 4).

Acuff, G.R.C., Vanderzant, C., Gardner, F.A. and Golan, F.A. (1982) Examination of turkey eggs, poults and brooder house facilities for *Campylobacter jejuni*. *J. Food Prot.*, **45**, 1279–81.

AEB (American Egg Board). (2003) www.aeb.org.
Alford, L.R., Holmes, N.E., Scott, W.J. and Vickery, J.R. (1950) Studies in the preservation of shell eggs. I. The nature of wastage in Australian export eggs. *Aust. J. Appl. Sci.*, **1**, 208–14.
Altekruse, S.F., Tollefson, L.K. and Bögel, K. (1993) Control strategies for *Salmonella enteritidis* in five countries. *Food Control*, **4**(1), 10–6.
Amin, M.K. and Draughon, F.A. (1990) Infection of shell eggs with *Yersinia enterocolitica*. *J. Food Prot.*, **53**, 826–30.
Angulo, F.J. and Swerdlow, D.L. (1999) Epidemiology of human *Salmonella enterica* serovar *enteritidis* in the United States, in *Salmonella enterica Serovar enteritidis in Humans and Animals* (ed A.M. Saeed), Iowa State University Press, Ames, Iowa, pp. 33–42.
Ayres, J.C. (1958) Methods for depleting glucose from egg albumen before drying. *Food Technol.*, **12**, 186–9.
Ayres, J.C. (1960) The relationship of organisms of the genus *Pseudomonas* to the spoilage of meat, poultry, and eggs. *J. Appl. Bacteriol.*, **23**, 471–86.
Ayres, J.C. and Slosberg, H.M. (1949) Destruction of *Salmonella* in egg albumen. *Food Technol.*, **3**, 180–3.
Ayres, J.C. and Stewart, G.F. (1947) Removal of sugar from raw egg white by yeast before drying. *Food Technol.*, **1**, 519–26.
Ayres, J.C. and Taylor, B. (1956) Effect of temperature on microbial proliferation in shell eggs. *Appl. Microbiol.*, **4**, 355–9.
Bailey, J.S., Fletcher, D.L. and Cox, N.A. (1989) Recovery and serotype distribution of *Listeria monocytogenes* from broiler chickens in the southeastern United States. *J. Food Prot.*, **52**, 148–50.
Baker, R.C. (1974) Microbiology of eggs. *J. Milk Food Technol.*, **37**, 265–8.
Baker, R.C. (1990) Survival of *Salmonella enteritidis* on and in shelled eggs, liquid eggs and cooked egg products. *Dairy, Food Environ. San.*, **10**, 273–5.
Baker, R.C., Hogarty, S., Poon, W. and Vadhera, D.V. (1983) Survival of *Salmonella typhimurium* and *Staphylococcus aureus* in eggs cooked by different methods. *Poult. Sci.*, **62**, 1211–6.
Baldwin, R.R., Campbell, H.A., Thiessen, R., Jr. and Lorant, G.J. (1953) The use of glucose oxidase in the processing of foods with special emphasis on the desugaring of egg white. *Food Technol.*, **7**, 275–82.
Ball, H.R., Jr., Hamid-Samimi, M., Foegeding, P.M. and Swartzel, K.R. (1987) Fuctionality and microbial stability of ultrapasteurized, aseptically packaged refrigerated whole egg. *J. Food Sci.*, **52**, 1212–8.
Banwart, G.J. (1964) Effect of sodium chloride and storage temperature on the growth of *Salmonella oranienburg* in egg yolk. *Poult. Sci.*, **43**, 973–6.
Banwart, G.J. and Ayres, J.C. (1956) The effect of high temperature storage on the content of *Salmonella* and on the functional properties of dried egg white. *Food Technol.*, **10**, 68–73.
Banwart, G.J. and Ayres, J.C. (1957) The effect of pH on the growth of *Salmonella* and functional properties of liquid egg white. *Food Technol.*, **11**, 244–6.
Barnes, E.M. and Corry, J.E.L. (1969) Microbial flora of raw and pasteurized egg albumen. *J. Appl. Bacteriol.*, **31**, 97–107.
Barnhart, H.M., Dreesen, D.W., Bastien, R. and Pancorbo, O.C. (1991) Prevalence of *Salmonella enteritidis* and other serovars in ovaries of layer hens at time of slaughter. *J. Food Prot.*, **54**, 488–91.
Barrow, P.A. (1994) Serological diagnosis of *Salmonella* serotype *enteritidis* infections in poultry by ELISA and other tests. *Int. J. Food Microbiol.*, **21**, 55–68.
Baskerville, A., Humphrey, T.J., Fitzgeorge, R.B., Cook, R.W., Chart, H., Rowe, B. and Whitehead, A. (1992) Airborne infection of laying hens with *Salmonella enteritidis* phage type 4. *Vet. Rec.*, **130**(18), 395–8.
Becirevic, M., Popovic, M. and Becirevic, N. (1988) Influence of iron and water on the growth of *S. typhimurium* and enteropathogenic *E. coli* in eggs and albumen. *Vet Yugoslav.*, **37**, 41–9.
Berrang, M.E., Frank, J.F., Buhr, R.J., Bailey, J.S. and Cox, N.A. (1999) Eggshell membrane structure and penetration by *Salmonella typhimurium*. *J. Food Prot.*, **62**, 73–6.
Bierer, B.W., Valentine, H.D., Barnett, B.D. and Rhodes, W.H. (1961a) Germicidal efficiency of egg washing compounds on eggs artificially contaminated with *Salmonella typhimurium*. *Poult. Sci.*, **40**, 148–52.
Bierer, B.W., Barnett, B.D. and Valentine, H.D. (1961b) Experimentally killing *Salmonella typhimurium* on egg shells by washing. *Poult. Sci.*, **40**, 1009–14.
Binkin, N., Scuderi, G., Novaco, F., Giovanardi, G.L., Paganelli, G., Ferrari, G., Cappelli, O., Ravaglia, L., Zilioli, F., Amadei, V., Magliani, W., Viani, I., Ricco, D., Borrini, B., Magri, M., Alessandrini, A., Bursi, G., Barigazzi, G., Fantasia, M., Filetici, E. and Salmaso, S. (1993) Egg-related *Salmonella enteritidis*, Italy, 1991. *Epidemiol. Infect.*, **110**(2), 227–37.
Board, P.A., Hendon, L.P. and Board, R.G. (1968) The influence of iron on the course of bacterial infection of the hen's egg. *Br. Poult. Sci.*, **9**, 211–5.
Board, R.G. (1964) The growth of gram-negative bacteria in the hen's egg. *J. Appl. Bacteriol.*, **27**, 350–64.
Board, R.G. (1965a) Bacterial growth on and penetration of the shell membranes of the hen's egg. *J. Appl. Bacteriol.*, **28**, 197–205.
Board, R.G. (1965b) The properties and classification of the predominant bacteria in rotten eggs. *J. Appl. Bacteriol.*, **28**, 437–53.
Board, R.G. (1969). Microbiology of the hen's egg. *Adv. Appl. Microbiol.*, **11**, 245–81.
Board, R.G. and Halls, N.A. (1973) The cuticle: a barrier to liquid and particle uptake by the shell of the hen's egg. *Br. Poult. Sci.*, **14**, 69–97.
Board, R.G., Ayres, J.C., Kraft, A.A. and Forsythe, R.H. (1964) The microbiological contamination of egg shells and egg packing materials. *Poult. Sci.*, **43**, 584–95.
Board, R.G., Clay, C., Lock, J. and Dolman, J. (1994) The egg: A compartmentalized aseptically packaged food, in *Microbiology of the Avian Egg* (eds R.G. Board and R. Fuller), Chapman and Hall, London, pp. 43–61.
Bolder, N.M., van der Hulst, M.C. and Mulder, R.W.A.W. (1987) Survival of spoilage and potentially pathogenic microorganisms in egg nog. *Lebensmittel Wissenschaft Technol.*, **20**, 151–4.

Brackett, R.E. (1988) Presence and persistence of *Listeria monocytogenes* in food and water. *Food Technol.*, **42**, 162–4.
Brackett, R.E. and Beuchat, L.R. (1991) Survival of *Listeria monocytogenes* in whole egg and egg yolk powders and in liquid whole eggs. *Food Microbiol.*, **8**, 331–7.
Brackett, R.E., Schuman, J.D., Ball, H.R. and Scouten, A.J. (2001) Thermal inactivation kinetics of *Salmonella* spp. within intact eggs heated using humidity-controlled air. *J. Food Prot.*, **64**, 934–8.
Bradshaw, J.D., Shak, D.B., Forney, E. and Madden, J.M. (1990) Growth of *Salmonella enteritidis* in yolk of shell eggs from normal and seropositive hens. *J. Food Prot.*, **53**, 1033–6.
Brant, A.W. and Starr, P.B. (1962) Some physical factors related to egg spoilage. *Poult. Sci.*, **41**, 1468–73.
Braun, P. and Fehlhaber, K. (1995) Migration of *Salmonella enteritidis* from the albumen into the egg yolk. *Int. J. Food Microbiol.*, **25**, 95–9.
Brooks, J. (1960) Mechanism of the multiplication of *Pseudomonas* in the hen's egg. *J. Appl. Bacteriol.*, **23**, 499–503.
Brooks, J. and Shrimpton, D.H. (1962) α-amylase in whole egg and its sensitivity to pasteurization temperatures. *J. Hyg.*, **60**, 145–51.
Brown, W.E., Baker, R.C. and Naylor, H.B. (1965) The role of the inner shell membrane in bacterial penetration of chicken eggs. *Poult. Sci.*, **44**, 1323–7.
Brown, W.E., Baker, R.C. and Naylor, H.B. (1970) The effect of egg position in storage on susceptibility to bacterial spoilage. *Can. Inst. Food Technol. J.*, **3**, 29–32.
Bruce, J. and Drysdale, E.M. (1983) The bacterial flora of candling reject and dead-in-shell turkey eggs. *Br. Poult. Sci.*, **24**, 391–5.
Bruce, J. and Drysdale, E.M. (1994) Trans-shell transmission, in *Microbiology of the Avian Egg* (eds R.G. Board and R. Fuller), Chapman and Hall, London, pp. 63–91.
Bruce, J. and Johnson, A.L. (1978) The bacterial flora of unhatched eggs. *Br. Poult. Sci.*, **19**, 681–9.
Buchner, L., Wermter, R., Henkel, S. and Ahne, B. (1992) Aum Nachweis von *Salmonellen* in Huehnererern unter Berueck-sichligung eines Stichprobenplanes in Jahr 1991 (Detection of *Salmonella* in eggs based on a 1991 sampling survey). *Arch. Lebensmittelhyg.*, **43**, 99–100.
Caffer, M.I. and Eiguer, T. (1994) *Salmonella enteritidis* in Argentina. *Int. J. Food Microbiol.*, **21**, 15–9.
Cantor, A. and McFarlane, V.H. (1948) *Salmonella* organisms on and in chicken eggs. *Poult. Sci.*, **27**, 350–5.
Carlin, A.F. and Ayres, J.C. (1953) Effect of the removal of glucose by enzyme treatment on the whipping properties of dried albumen. *Food Technol.*, **7**, 268–70.
Carlson, V.L. and Snoeyenbos, G.H. (1970) Effect of moisture on salmonellae populations in animal feeds. *Poult. Sci.*, **49**, 717–25.
Carter, T.A., Gentry, R.F. and Bressler, G.O. (1973) Bacterial contamination of hatching eggs and chicks produced by broiler systems. *Poult. Sci.*, **52**, 2226–36.
Catalano, C.R. and Knabel, S.J. (1994a) Incidence of *Salmonella* in Pennsylvania egg processing plants and destruction by high pH. *J. Food Prot.*, **57**, 587–91.
Catalano, C.R. and Knabel, S.J. (1994b) Destruction of *Salmonella enteritidis* by high pH and rapid chilling during simulated commercial egg processing. *J. Food Prot.*, **57**, 592–5.
CDC (Centers for Disease Control). (1992) Outbreak of *Salmonella enteritidis* infection associated with consumption of raw shell eggs, 1991. *Morb. Mort. Wkly Rep.*, **41**, 369–72.
CDC (Centers for Disease Control). (2000) Outbreaks of *Salmonella* serotype Enteritidis infection associated with eating raw or undercooked shell eggs—United States, 1996-1998. *Morb. Mort. Wkly Rep.*, **49**(4), 73–9.
CDC (Centers for Disease Control). (2003) Data provided via FoodNet on www.cdc.gov/foodnet//default/htm.
CFIS (Canadian Food Inspection Service) (2003). www.inspection.gc.ca/english/anima/eggoeu/eggoeue.shtml.
Chang, P.K., Powrie, W.D. and Fennema, O. (1970) Sodium hexametaphosphate effect on the foam performance of heat-treated and yolk-contaminated albumen. *Food Technol.*, **24**, 63–7.
Chapman, P.A., Rhodes, P. and Rylands, W. (1988) *Salmonella typhimurium* phage type 141 infections in Sheffield during 1984 and 1985: Association with hens' eggs. *Epidemiol. Infect.*, **101**, 75–82.
Clay, C.E. and Board, R.G. (1991) Growth of *Salmonella enteritidis* in artificially contaminated hens' shell eggs. *Epidemiol. Infect.*, **106**, 271–81.
Cogan, T.A. and Humphrey T.J. (2003) The rise and fall of *Salmonella* Entertidis in the UK. *J. Appl. Microbiol.*, **94**, 114S–119S (supplement).
Cogan, T.A., Domingue, G., Lappin-Scott, H.M., Benson, C.E., Woodward, M.J. and Humphrey T.J. (2001) Growth of Salmonella enteritidis in artificially contaminated eggs: the effects of inoculum size and suspending media. *Int. J. Food Microbiol.*, **70**, 131–41.
Comer, A.G., Anderson, G.W. and Garrard, E.H. (1963) Gamma irradiation of *Salmonella* species in frozen whole egg. *Can. J. Microbiol.*, **9**, 321.
Cooper, G.L., Nicholas, R.A.J. and Bracewell, C.D. (1989) Serological and bacteriological investigations of chickens from flocks infected with *Salmonella enteritidis*. *Vet. Rec.*, **125**, 567–72.
Corry, J.E.L. and Barnes, E.M. (1968) The heat resistance of salmonellae in egg albumen. *Br. Poult. Sci.*, **9**, 253–60.
Cotterill, O.J. (1968) Equivalent pasteurization temperatures to kill salmonellae in liquid egg products at various pH levels. *Poult. Sci.*, **47**, 354–65.
Cotterill, O.J. and Glauert, J. (1972) Destruction of *Salmonella oranienburg* in egg yolk containing various concentrations of salt at low temperatures. *Poult. Sci.*, **51**, 1060–1.
Cotterill, O.J., Glauert, J., Steinhoff, S.E. and Baldwin, R.E. (1974) Hot-pack pasteurization of salted egg products. *Poult. Sci.*, **53**, 636–45.
Cox, N.A., Bailey, J.S., Maudlin, J.M. and Blakenship, L.C. (1990) Presence and impact of salmonella contamination in commercial broiler hatcheries. *Poult. Sci.*, **69**, 1606–9.

Cowden, J.M., Lynch. D., Joseph, C.A., O'Mahony, M., Mawer, S.L., Rowe, B. and Bartlett, C.L. (1989) Case-control study of infections with *Salmonella enteritidis* phage type 4 in England. *Br. Med. J.*, **299**, 771–3.
Cunningham, F.E. (1966) Process for pasteurizing liquid egg white, in *The Destruction of Salmonellae*, ARS 74-37, USDA Agric. Res. Serv., Albany, CA, pp. 61–5.
Cunningham, F.E. (1990) Egg production pasteurization, in *Egg Science and Technology* (eds W.J. Stadelman and O.J. Cotteril), 3rd edn, Haworth Press, Bringhamton, NY.
Cunningham, F.E. and Lineweaver, H. (1965) Stabilization of egg-white proteins to pasteurizing temperatures above 60°C. *Food Technol.*, **19**, 136–41.
Curtis, P.A., Anderson, K.E. and Jones, F.T. (1995) Cryogenic gas for rapid cooling of shelleggs before packaging. *J. Food Prot.*, **58**, 389–94.
D'Aoust, J.-Y. (1991) Psychrotrophy and foodborne *Salmonella. Int. J. Food Microbiol.*, **13**, 207–16.
Davies, R.H. and Wray, C. (1995) Observations on disinfection regimens used on *Salmonella enteritidis* infected poultry units. *Poult. Sci.*, **74**, 638–47.
Davies, R.H. and Breslin, M. (2003) Investigation of *Salmonella* contamination and disinfection in farm egg-packing plants. *J. Appl. Microbiol.*, **94**, 191–6.
Dawson, P.S. (1992) Control of *Salmonella* in poultry in Great Britain. *Int. J. Food Microbiol.*, **15**, 215–7.
Dobbenie, D., Uyttendaele, M. and Debevere, J. (1995) Antibacterial activity of the glucose oxidase/glucose system in liquid whole egg. *J. Food Prot.*, **58**, 273–9.
Dolman, J. and Board, R.G. (1992) The influence of temperature on the behaviour of mixed bacterial contamination of the shell membrane of the hen's egg. *Epidemiol. Infec.*, **108**, 115–21.
Doyle, M.P. (1984) Association of *Campylobacter jejuni* with laying hens and eggs. *Appl. Environ. Microbiol.*, **47**, 533–6.
Dreesen, D.W., Barnhart, H.M., Burke, J.L., Chen, T. and Johnson, D.C. (1992) Frequency of *Salmonella enteritidis* and other salmonellae in the ceca of spent hens at time of slaughter. *Avian Dis.*, **36**, 247–50.
Duguid, J.P. and North, R.A.E. (1991) Egg and *Salmonella* food-poisoning: An evaluation. *J. Med. Microbiol.*, **34**, 65–72.
Ebel, E.D., David, M.J. and Mason, J. (1992) Occurrence of *Salmonella enteritidis* in the U.S. commercial egg industry: Report of a national spent hen survey. *Avian Dis.*, **36**, 646–54.
Edel, W. (1994) *Salmonella enteritidis* eradication programme in poultry breeder flocks in The Netherlands. *Int. J. Food Microbiol.*, **21**, 171–8.
EC (European Commission) (1991) OJ L 121, 16.5.1991, p. 11. Article 5(2) of Commission Regulation (EEC) No 1274/91 of 15 May 1991 introducing detailed rules for implementing Regulation (EEC) No 1907/90.
EC (European Commission) (1989) Council Directive 89/437/EEC on hygiene and health problems affecting the production and placing on the market of egg products (OJ L211, p87, 2/7/1989).
EC (European Commission) (2003) final report from the commission to the council with regard to developments in consumption, washing and marking of eggs. COM(2003) 479. Brussels 6.8.2003.
Elliott, L.E. and Brant, A.W. (1957) Effect of saline and egg shell membrane on bacterial growth. *Food Res.*, **22**, 241–50.
Elliott, R.P. (1954) Spoilage of shell eggs by pseudomonads. *Appl. Microbiol.*, **2**, 158–64.
Elliott, R.P. (1958) Determination of pyoverdine, the fluorescent pigment of pseudomonads in frozen whole egg. *Appl. Microbiol.*, **6**, 247–51.
Elliott, R.P. and Heiniger, P.K. (1965) Improved temperature-gradient incubator and the maximal growth temperature and heat resistance of *Salmonella. Appl. Microbiol.*, **13**, 73–6.
Elliott, R.P., Straka, R.P. and Garibaldi, J.A. (1964) Polyphosphate inhibition of growth of pseudomonads from poultry meat. *Appl. Microbiol.*, **12**, 517–22.
Erickson, J.P., Stamer, J.W., Hayes, M., McKenna, D.N. and VanAlstine, L.A. (1995) An assessment of *Escherichia coli* O157:H7 contamination risks in commercial mayonnaise from pasteurized eggs and environmental sources, and behavior low-pH dressing. *J. Food Prot.*, **58**, 1059–64.
Fajardo, T.A., Anantheswaran, R.C., Puri, V.M. and Knabel, S.J. (1995) Penetration of *Salmonella enteritidis* into eggs subjected to rapid cooling. *J. Food Prot.*, **58**, 473–7.
Fantasia, M. and Filetici, E. (1994) *Salmonella enteritidis* in Italy. *Int. J. Food Microbiol.*, **21**, 7–13.
FAO/WHO (2002) Risk Assessment on Salmonella in eggs and broiler chickens. Interpretive summary, *Microbiological Risk Assessment Series 1*, FAO/WHO, ISBN 92-5-104873-8 (full report available at: ftp://ftp.fao.org/es/esn/food/RA_Salmonella_report.pdf).
Favier, G.L., Escudero, M.E. and de Guzman, A.M. (2001) Effect of chlorine, sodium chloride, trisodium phosphate, and ultraviolet radiation on the reduction of *Yersinia enterocolitica* and mesophilic aerobic bacteria from eggshell surface. *J. Food Prot.*, **64**, 1621–3.
FDA (U.S. Food and Drug Administration). (1997) Food safety from farm to table: a national food safety initiative. Report to the president. Available at http://vm.cfsan.fda.gov/~mow/chap1.html
FDA (Food and Drug Administration). (1999) Safe handling label statement and refrigeration at retail requirements for shell eggs [Proposed rule]. *Fed. Reg.*, **64**, 36491–516.
FDA (Food and Drug Administration) (2000) Irradiation in the production, processing, and handling of food [Final rule]. *Fed. Reg.*, **65**, 45280–2.
FDA (U.S. Food and Drug Administration) (2003) Foodborne Pathogenic Microorganisms and natural toxins handbook (Bad Bug Book), updated since Jan 1992. *Salmonella* spp. Available at http://vm.cfsan.fda.gov/~mow/chap1.html.
Feeney, R.E., MacDonnell, L.R. and Lorenz, F.W. (1954) High temperature treatment of shell eggs. *Food Technol.*, **8**, 242–5.
Finch, M.J. and Blake, P.A. (1985) Foodborne outbreaks of campylobacteriosis: The U.S. experience, 1980–1982. *Am. J. Epidemiol.*, **122**, 262–8.

Flippin, R.S. and Mickelson, M.N. (1960) Use of salmonellae antagonists in fermenting egg white. I. Microbial antagonists of salmonellae. *Appl. Microbiol.*, **8**, 366–70.
Florian, M.L.E. and Trussell, P.C. (1957) Bacterial spoilage of shell eggs IV. Identification of spoilage organisms. *Food Technol.*, **11**, 56–60.
Foegeding, P.M. and Leasor, S.B. (1990) Heat resistance and growth of *Listeria monocytogenes* in liquid whole egg. *J. Food Prot.*, **53**, 9–14.
Foegeding, P.M. and Stanley, N.W. (1987) Growth and inactivation of microorganisms isolated from ultrapasteurized egg. *J. Food Sci.*, **52**, 1219–23, 27.
Foegeding, P.M. and Stanley, N.W. (1990) *Listeria monocytogenes* F5069 thermal death times in liquid whole egg. *J. Food Prot.*, **53**, 6–8.
Forsythe, R.H. (1970) Egg processing technology—Progress and sanitation programs. *J. Milk Food Technol.*, **33**, 64–73.
Forsythe, R.H., Ayres, J.C. and Radlo, J.L. (1953) Factors affecting the microbiological populations of shell eggs. *Food Technol.*, **7**, 49–56.
FSIS (Food Safety and Inspection Service). (1998a) *Salmonella enteritidis* risk assessment: shell eggs and egg products. Available at: www.fsis.usda.gov/ophs/risk/index.htm.
FSIS (Food Safety Inspection Service). (1998b) Refrigeration and labeling requirements for shell eggs [Final rule]. *Fed. Reg.*, **63**, 45663–75.
Galuzzo, S.J., Cotterill, O.J. and Marshall, R.T. (1994) Fermentation of whole egg by heterofermentative streptococci. *Poult. Sci.*, **53**, 1575–84.
Galyean, R.D., Cotterill, O.J. and Cunningham, F.E. (1972) Yolk inhibition of lysozyme activity in egg white. *Poult. Sci.*, **51**, 1346–53.
Garibaldi, J.A. (1960) Factors in egg white which control growth of bacteria. *Food Res.*, **25**, 337–44.
Garibaldi, J.A. (1968) Acetic acid as a means of lowering the heat resistance of *Salmonella* in yolk products. *Food Technol.*, **22**, 1031–3.
Garibaldi, J.A. (1970) Role of microbial iron transport compounds in the bacterial spoilage of eggs. *Appl. Microbiol.*, **20**, 558–60.
Garibaldi, J.A. and Bayne, H.G. (1962) The effect of iron on the *Pseudomonas* spoilage of farm washed eggs. *Poult. Sci.*, **41**, 850–3.
Garibaldi, J.A. and Stokes, J.L. (1958) Protective role of shell membranes in bacterial spoilage of eggs. *Food Res.*, **23**, 282–90.
Garibaldi, J.A., Ijichi, K. and Bayne, H.G. (1969a) Effect of pH and chelating agents on the heat resistance and viability of *Salmonella typhimurium* Tm-1 and *Salmonella senftenberg* 775W in egg white. *Appl. Microbiol.*, **17**, 491–6.
Garibaldi, J.A., Straka, R.P. and Ijichi, K. (1969b) Heat resistance of *Salmonella* in various egg products. *Appl. Microbiol.*, **17**, 491–6.
Gast, R.K. (1994) Understanding *Salmonella enteritidis* inlaying chickens: The contributions of experimental infections. *Int. J. Food Microbiol.*, **21**, 107–16.
Gast, R.K. and Beard, C.W. (1990a) Production of *Salmonella enteritidis* contaminated eggs by experimentally infected hens. *Avian Dis.*, **34**, 438–46.
Gast, R.K. and Beard, C.W. (1990b) Isolation of *Salmonella enteritidis* from internal organs of experimentally infected hens. *Avian Dis.*, **34**, 991–3.
Gast, R.K. and Holt, P.S. (1995) Iron supplementation to enhance the recovery of *Salmonella enteritidis* from pools of egg contents. *J. Food Prot.*, **58**, 268–72.
Gast, R.K. and Holt, P.S. (2001) Multiplication in egg yolk and survival in egg albumen of *Salmonella enterica* serotype Enteritidis strains of phage types 4, 8, 13a, and 14b. *J. Food Prot.*, **64**, 865–8.
Gibbons, N.E. and Moore, R.L. (1944) Dried whole egg powder. XII. The effect of drying, storage, and cooking on the *Salmonella* content. *Can J. Res.*, Sect. F, **22**, 58–63.
Gibbons, N.E., Moore, R.L. and Fulton, C.O. (1944) Dried whole egg powder. XV. The growth of *Salmonella* and other organisms in liquid and reconstituted egg. *Can. J. Res.*, Sect F, **22**, 169–73.
Gibbons, N.E., Fulton, C.O. and Reid, M. (1946) Dried whole egg powder. XXI. Pasteurization of liquid egg and its effect on quality of the powder. *Can. J. Res.*, Sect. F, **24**, 327–37.
Giessen, A.W., Ament, A.J.H.A and Notermans, S.H.W. (1994) Intervention strategies for *Salmonella enteritidis* in poultry flocks: A basic approach. *Int. J. Food Microbiol.*, **21**, 145–54.
Gillespie, J.M. and Scott, W.J. (1950) Studies in the preservation of shell eggs. IV. Experiments in the mode of infection by bacteria. *Aust. J. Appl. Sci.*, **1**, 514–30.
Glosnicka, R. and Kunikowska, D. (1994) The epidemiological situation of *Salmonella enteritidis* in Poland. *Int. J. Food Microbiol.*, **21**, 21–30.
Goresline, H.E., Moser, R.E. and Hayes, K.M. (1950) A pilot scale study of shell egg thermostabilization. *Food Technol.*, **4**, 426–30.
Goresline, H.E., Hayes, K.M., Moser, R.E., Howe, M.E. and Drewniak, E.E. (1951) Pasteurization of liquid egg under commercial conditions to eliminate *Salmonella*. *US Dept. Agric. Circ.* No. 897.
Gray, M.L. (1958) Listeriosis in fowls—a review. *Avian Dis.*, **2**, 296–314.
Haines, R.B. (1938) Observations on the bacterial flora of the hen's egg, with a description of new species of *Proteus* and *Pseudomonas* causing rots in eggs. *J. Hyg.*, **38**, 338–55.
Haines, R.B. (1939) Microbiology in the preservation of the hen's egg. *G. B. Dep. Sci. Ind. Res. Food Invest. Board, Spec. Rep.*, 47.
Haines, R.B. and Moran, T. (1940) Porosity of, and bacterial invasion through the shell of the hen's egg. *J. Hyg.*, **40**, 453–61.

Harry, E.G. (1963) The relationship between egg spoilage and the environment of the egg when laid. *Br. Poult. Sci.*, **4**, 91–100.
Hartung, T.E. and Stadelman, W.J. (1963) *Pseudomonas fluorescens* penetration of egg shell membranes as influenced by shell porosity, age of egg, and degree of bacterial challenge. *Poult. Sci.*, **42**, 147–50.
Hawthorne, J.R. (1950) Dried albumen: Removal of sugar by yeast before drying. *J. Sci. Food Agric.*, **1**, 199–201.
Hawthorne, J.R. and Brooks, J. (1944) Dried egg. VIII. Removal of the sugar of egg pulp before drying. A method of improving the storage life of spray-dried whole egg. *J. Soc. Chem. Ind.*, **63**, 232–4.
Heath, J.L. and Wallace, J. (1978) Dilute acid immersion as a method of cleaning shell eggs. *Poult. Sci.*, **57**, 149–55.
Heller, C.L., Roberts, B.C., Amos, A.J., Smith, M.E. and Hobbs, B.C. (1962) The pasteurization of liquid whole egg and the evaluation of the baking properties of frozen whole egg. *J. Hyg.*, **60**, 135–43.
Helmuth, R. and Schroeter, A. (1994) Molecular typing methods for *S. enteritidis*. *Int. J. Food Microbiol.*, **21**, 69–77.
Henderson, S.M. and Lorenz, F.W. (1951) Cooling and holding eggs on the ranch. Calif. Agric. Exp. Stn., Circ. No. 405. Univ. California, Davis.
Hobbs, B.C. and Gilbert, R.J. (1978) The vehicle of infection, in *Food Poisoning and Food Hygiene*, 4th edn, Arnold, London, pp. 51–76.
Holley, R.A. and Proulx, M. (1986) Use of egg washwater pH to prevent survival of *Salmonella* at moderate temperatures. *Poult. Sci.*, **65**, 922–8.
Holt, P.S., Gast, R.K. and Greene, C.R. (1995) Rapid detection of *Salmonella enteritidis* in pooled liquid egg samples using a magnetic bead-ELISA system. *J. Food Prot.*, **58**, 967–72.
Hopper, S.A. and Mawer, S.L. (1988) *Salmonella enteritidis* in a commercial layer flock. *Vet. Rec.*, **123**, 351.
Hou, H., Singh, R.K., Muriana, P.M. and Stadelman, W.J. (1996) Pasteurization of intact shell eggs. *Food Microbiol.*, **13**, 93–101.
Humphrey, T.J. (1990a) Public health implications of the infection of egg-laying hens with *Salmonella enteritidis* phage type 4. *World's Poult. Sci.*, **46**, 5–13.
Humphrey, T.J. (1990b) Heat resistance in *Salmonella enteritidis* phage type 4: The influence of storage temperature before heating. *J. Appl. Bacteriol.*, **69**, 493–7.
Humphrey, T.J. (1994a) Contamination of egg shell and contents with *Salmonella enteritidis*: A review. *Int. J. Food Microbiol.*, **21**, 31–40.
Humphrey, T.J. (1994b) Contamination of eggs with potential human pathogens, in *Microbiology of the Avian Egg* (eds R.G. Board and R. Fuller), Chapman & Hall, London, pp. 93–116.
Humphrey, T.J. and Whitehead, A. (1993) Egg age and the growth of *Salmonella enteritidis* PT4 in egg contents. *Epidemiol. Infec.*, **111**, 209–19.
Humphrey, T.J., Greenwood, M., Gilbert, R.J., Rowe, B. and Chapman, P.A. (1989a) The survival of salmonellas in shell eggs cooked under simulated domestic conditions. *Epidemiol. Infec.*, **103**, 35–45.
Humphrey, T.J., Baskerville, A., Mawer, S., Rowe, B. and Hopper, S. (1989b) *Salmonella enteritidis* phage type 4 from the contents of intact eggs. A study involving naturally infected hens. *Epidemiol. Infec.*, **103**, 415–23.
Humphrey, T.J., Baskerville, A., Chart, H. and Rowe, B. (1989c) Infection of egg-laying hens with *Salmonella enteritidis* PT4 by oral inoculation. *Vet. Rec.*, **125**, 531–2.
Humphrey, T.J., Chapman, P.A., Rowe, B. and Gilbert, R.J. (1990) A comparative study of the heat resistance of salmonellas in homogenized whole egg, egg yolk or albumen. *Epidemiol. Infect.*, **104**, 237–41.
Humphrey, T.J., Whitehead, A., Gawler, A.H.L., Henley, A. and Rowe, B. (1991a) Numbers of *Salmonella enteritidis* in the contents of naturally contaminated hens eggs. *Epidemiol. Infec.*, **106**, 489–96.
Humphrey, T.J., Baskerville, A., Chart, H., Rowe, B. and Whitehead, A. (1991b) *Salmonella enteritidis* PT4 infection in specific pathogen free hens: Influence of infecting dose. *Vet. Rec.*, **129**, 482–5.
Humphrey, T.J., Chart, H., Baskerville, A. and Rowe, B. (1991c) The influence of age on the response of SPF hens to infection with *Salmonella enteritidis* PT4. *Epidemiol. Infect.*, **106**, 33–43.
Humphrey, T.J., Richardson, N.P., Stutton, K.M. and Rowbury, R.J. (1993) Effects of temperature shift on acid and heat tolerance in *Salmonella enteritidis* phase type 4. *Appl. Environ. Microbiol.*, **59**, 3120–2.
Humphrey, T.J., Slater, E., McAlpine, K., Rowbury, R.J. and Gilbert, R.J. (1995) *Salmonella enteritidis* phage type 4 isolates more tolerant of heat, acid, or hydrogen peroxide also survive longer on surfaces. *Appl. Environ. Microbiol.*, **61**, 3161–4.
IAMFES (International Association of Milk, Food, and Environmental Sanitarians). (1976a) E-3-A sanitary standards for liquid egg products cooling and holding tanks. No. E-1300. *J. Milk Food Technol.*, **39**, 568–75.
IAMFES (International Association of Milk, Food, and Environmental Sanitarians). (1976b) E-3-A sanitary standards for fillers and sealers of single service containers for liquid egg products. No. E-1700. *J. Milk Food Technol.*, **39**, 576–9.
IAMFES (International Association of Milk, Food, and Environmental Sanitarians). (1976c) E-3-A sanitary standards for egg breaking and separating machines. No. E-0600. *J. Milk Food Technol.*, **39**, 651–3.
IAMFES (International Association of Milk, Food, and Environmental Sanitarians). (1976d) E-3-A sanitary standards for shell egg washers. *J. Milk Food Technol.*, **39**, 654–6.
Ijichi, K., Garibaldi, J.A., Kaufman, V.F., Hudson, C.A and Lineweaver, H. (1973) Microbiology of a modified procedure for cooling pasteurized salt yolk. *J. Food Sci.*, **38**, 1241–3.
Imai, C. (1976) Some characteristics of psychrophilic bacteria isolated from green rotten eggs. *Poult. Sci.*, **55**, 606–10.
Johns, C.K. and Berard, H.L. (1945) Further bacteriological studies relating to egg drying. *Sci. Agric.*, **25**, 551–65.
Johns, C.K. and Berard, H.L. (1946) Effect of certain methods of handling upon the bacterial content of dirty eggs. *Sci. Agric.*, **26**, 11–5.
Jones, F.T., Rives, D.V. and Carey, J.B. (1995) *Salmonella* contamination in commercial eggs and an egg production facility. *Poult. Sci.*, **74**, 753–7.

Jones, D.R., Northcutt, J.K., Musgrove, M.T., Curtis, P.A., Anderson, K.E., Fletcher, D.L. and Cox, N.A. (2003) Survey of shell egg processing plant sanitation programs: effects on egg contact surfaces. *J. Food Prot.*, **66**, 1486–9.
Jordan, F.T.W. (1956) The transmission of *Salmonella gallinarum* through the egg. *Poult. Sci.*, **35**, 1019–25.
Joyce, D.A. and Chaplin, N.R.C. (1978) Hygiene and hatchability of duck eggs—a field study. *Vet. Rec.*, **103**, 9–12.
Kaplan, A.M., Solowey, M., Osborne, W.W. and Tubiash, H. (1950) Resting cell fermentation of egg white by streptococci. *Food Technol.*, **4**, 474–7.
Kaufman, V.F. (1969) Detection of leaks in the regeneration section of egg pasteurizers. *J. Milk Food Technol.*, **32**, 94–8.
Kaufman, V.F. (1972) Locating leaks in egg pasteurizers. *J. Milk Food Technol.*, **35**, 461–3.
Khakhria, R., Duck, D. and Lior, H. (1991) Distribution of *Salmonella enteritidis* phage types in Canada. *Epidemiol. Infect.*, **106**, 25–32.
Khan, M.A., Newton, J.A., Seaman, A. and Woodbine, M. (1975) The survival of *Listeria monocytogenes* inside and outside its host, in *Problems of Listeriosis* (ed M. Woodbine), Leicester University Press, Leicester, England, p. 75.
Kijowski, J., Lesnierowski, G., Zabielski, J., Fiszer, W. and Magnuski, T. (1994) Radiation pasteurization of frozen whole egg, in *Egg Uses and Processing Technologies* (eds J.S. Sim and S. Nakai), CAB International, Wallingford, UK, pp. 340–8.
Kilara, A. and Shahani, K.M. (1973) Removal of glucose from eggs: A review. *J. Milk Food Technol.*, **36**, 509–13.
Kline, L. and Sonoda, T.T. (1951) Role of glucose in the storage deterioration of whole egg powder. I. Removal of glucose from whole egg melange by yeast fermentation before drying. *Food Technol.*, **5**, 90–4.
Kline, L., Sugihara, T.F., Bean, M.L. and Ijichi, K. (1965) Heat pasteurization of raw liquid egg white. *Food Technol.*, **19**, 1709–18.
Kline, L., Sugihara, T.F. and Ijichi, K. (1966) Further studies on heat pasteurization of raw liquid egg white. *Food Technol.*, **20**, 1604–6.
Knape, K.D., Carey, J.B., Burgess, R.P., Kwon, Y.M. and Ricke, S.C. (1999) Comparison of chlorine with an iodine-based compound on eggshell surface microbial populations in a commercial egg washer. *J. Food Saf.*, **19**, 185–94.
Knowles, N.R. (1956) The prevention of microbial spoilage in whole shell eggs by heat treatment methods. *J. Appl. Bacteriol.*, **16**, 107–18.
Kollowa, J. and Kollowa, C. (1989) Occurrence and survival of *Campylobacter jejuni* on the shell surface of hen eggs. *Monatshefte für Veterinarmedizin*, **44**, 63–5.
Kohl, W.F. (1971) A new process for pasteurizing egg whites. *Food Technol.*, **25**, 1176–84.
Kraft, A.A., Ayres, J.C., Forsythe, R.H. and Schultz, J.R. (1967a) Keeping quality of pasteurized liquid egg yolk. *Poult. Sci.*, **46**, 1282.
Kraft, A.A., Torrey, G.S., Ayres, J.C. and Forsythe, R.H. (1967b) Factors influencing bacterial contamination of commercially produced liquid egg. *Poult. Sci.*, **46**, 1204–10.
Kuhl, H. (1987) Washing and sanitizing hatching eggs. *Int. Hatch. Prac.*, **2**(3), 20–1.
Kuo, F.-L., Kwon, Y.M., Carey, J.B., Hargis, B.M., Krieg, D.P. and Ricke, S.C. (1997) Reduction of salmonella contamination on chicken egg shells by a peroxidase-catalyzed sanitizer. *J. Food Sci.*, **62**, 873–84.
Laird, J.M., Bartlett, F.M. and McKellar, R.C. (1991) Survival of *Listeria monocytogenes* in egg washwater. *Int. J. Food Microbiol.*, **12**, 115–22.
Lancaster, J.E. and Crabb, W.E. (1953) Studies on disinfection of eggs and incubators. *Br. Vet. J.*, **109**, 139–48.
Lategan, P.M. and Vaughn, R.H. (1964) The influence of chemical additives on the heat resistance of *Salmonella typhimurium* in liquid whole egg. *J. Food Sci.*, **29**, 339–44.
Lawler, F.K. (1965) Thaw frozen eggs fast. *Food Eng.*, **37**(8), 72, 75–6.
Leasor, S.B. and Foegeding, P.M. (1989) *Listeria* species in commercially broken raw liquid whole egg. *J. Food Prot.*, **52**, 777–80.
Leclair, K., Heggart, H., Oggel, M., Bartlett, F.M. and McKellar, R.C. (1994) Modelling the inactivation of *Listeria monocytogenes* and *Salmonella typhimurium* in simulated egg wash water. *Food Microbiol.*, **11**, 345–53.
Licciardello, J.J., Nickerson, J.T.R. and Goldblith, S.A. (1965) Destruction of salmonellae in hard boiled eggs. *Am. J. Public Health*, **55**, 1622–8.
Lifshitz, A. and Baker, R.C. (1964) Some physical properties of the egg shell membranes in relation to their resistance to bacterial penetration. *Poult. Sci.*, **43**, 527–8.
Lifshitz, A., Baker, R.C. and Naylor, H.B. (1964) The relative importance of chicken egg exterior structures in resisting bacterial penetration. *J. Food Sci.*, **29**, 94–9.
Lineweaver, H., Cunningham, H.E., Garibaldi, J.A. and Ijichi, K. (1967) *Heat Stability of Egg White Proteins under Minimal Conditions that kill Salmonellae, ARS 74-39*, USDA Agric. Res. Serv. Albany, California.
Lineweaver, H., Palmer, H.H., Putnam, G.W., Garibaldi, J.A. and Kaufman, V.F. (1969) *Egg Pasteurization Manual. ARS 74-48*, USDA Agric. Res. Serv., Albany, California.
Ling, A.C. and Lund, D.B. (1978) Fouling of heat transfer surfaces by solutions of egg albumen. *J. Food Prot.*, **41**, 187–94.
Lister, S.A. (1988) *Salmonella enteritidis* infection in broilers and broiler breeders. *Vet. Rec.*, **123**, 350.
Lloyd, W.E. and Harriman, L.A. (1957) Method of treating egg whites. U.S. Patent 2,776,214.
Lorenz, F.W. and Starr, P.B. (1952) Spoilage of washed eggs. I. Effect of sprayed versus static water under different washing temperatures. *Poult. Sci.*, **31**, 204–14.
Lorenz, F.W., Starr, P.B., Starr, M.P. and Ogasawara, F.X. (1952) The development of *Pseudomonas* spoilage in shell eggs. I. Penetration through the shell. *Food Res.*, **17**, 351–60.
de Louvois, J. (1993a) *Salmonella* contamination of eggs: A potential source of human salmonellosis. *PHLS Microbiol. Digest*, **10**, 158–62.
de Louvois, J. (1993b) *Salmonella* contamination of eggs. *Lancet*, **342**, 366–7.
Lucore, L.A., Jones, F.T., Anderson, K.E. and Curtis, P.A. (1997) Internal and external bacterial counts from shells of eggs washed in a commercial-type processor at various wash-water temperatures. *J. Food Prot.*, **60**, 1324–8.

Mackey, B.M., Roberts, T.A., Mansfield, J. and Farkas, G. (1980) Growth of *Salmonella* on chilled meat. *J. Hyg., Camb.*, **85**, 115–24.

Mason, J. (1994) *Salmonella enteritidis* control programs in the United States. *Int. J. Food Microbiol.*, **21**, 155–69.

Matches, J.R. and Liston, J. (1968) Low temperature growth of *Salmonella. J. Food Sci.*, **33**, 641–5.

Matic, S., Mihokovic, V., Katusin-Razem, B. and Razem, D. (1990) The eradication of *Salmonella* in egg powder by gamma irradiation. *J. Food Prot.*, **53**, 111–4.

Marthedal, H.E. (1973) The occurrence of salmonellosis in poultry in Denmark, 1935—1971 and the eradication programme established, in *The Microbiological Safety of Foods* (eds B.C. Hobbs and J.H.B. Christian), Academic Press, New York, pp. 211–27.

Mawer, S.L., Spain, G.E. and Rowe, B. (1989) *Salmonella enteritidis* phage type 4 and hens' eggs. *Lancet*, **i**, 280–1.

Mayes, F.J. and Takeballi, M.A. (1983) Microbial contamination of the hen's egg: A review. *J. Food Prot.*, **46**, 1092–8.

McClelland, R.G. and Pinder, A.C. (1994) Detection of *Salmonella typhimurium* in dairy products with flow cytometry and monoclonal antibodies. *Appl. Environ. Microbiol.*, **60**, 4255–62.

McElroy, A.P., Cohen, N.D. and Hargis, B.M. (1995) Evaluation of a centrifugation method for the detection of *Salmonella enteritidis* in experimentally contaminated chicken eggs. *J. Food Prot.*, **58**, 931–3.

McIloy, S.G., McCracken, R.M., Neill, S.D. and O'Brien, J.J. (1989) Control, prevention and eradication of *Salmonella enteritidis* infection in broiler and broiler breeder flocks. *Vet. Rec.*, **125**, 545–8.

McKee, S.R., Kwon, Y.M., Carey, J.B., Sams, A.R. and Ricke, S.C. (1998) Comparison of a peroxide-catalysed sanitizer with other egg sanitizers using a laboratory-scale sprayer. *J. Food Saf.*, **18**, 173–83.

Meckes, M.C., Johnson, C.H. and Rice, E.W. (2003) Survival of *Salmonella* in waste egg wash water. *J. Food Prot.*, **66**, 233–6.

Mercuri, A.J., Thompson, E., Rown, J.D. and Norris, K.H. (1957) Use of the automatic green-rot detector to improve the quality of liquid egg. *Food Technol.*, **11**, 374–7.

Michener, H.D. and Elliott, R.P. (1964) Minimum growth temperatures for food-poisoning, fecal-indicator and psychrophilic microorganisms. *Adv. Food Res.*, **13**, 349–96.

Mickelson, M.N. and Flippin, R.S. (1960) Use of salmonellae antagonists in fermenting egg white. II. Microbiological methods for the elimination of salmonellae from egg white. *Appl. Microbiol.*, **8**, 371–7.

Miller, W.A. (1959) Dry cleaning slightly soiled eggs versus washing to prevent penetration of spoilage bacteria. *Poult. Sci.*, **38**, 906–10.

Miller, W.A. and Crawford, L.B. (1953) Some factors influencing bacterial penetration of eggs. *Poult. Sci.*, **32**, 303–9.

Mishu, B., Koehler, J., Lee, L.A., Rodrigue, D., Brenner, F.H., Blake, P. and Tauxe, R.V. (1994) Outbreaks of Salmonella enteritidis infections in the United States, 1985–1991. *J. Infect. Dis.*, **169**(3), 547–52.

Mitchell, B.W., Buhr, R.J., Berrang, M.E., Bailey, J.S. and Cox, N.A.(2002) Reducing airborne pathogens, dust and *Salmonella* transmission in experimental hatching cabinets using an electrostatic space charge system. *Poult. Sci.*, **81**, 49–55.

Moore, J. and Madden, R.H. (1993) Detection and incidence of *Listeria* species in blended raw egg. *J. Food Prot.*, **56**, 652–4, 60.

Morse, D.L., Birkhead, G.S., Guardino, J., Kondracki, S.F. and Guzewich, J.J. (1994) Outbreak and sporadic egg-associated cases of *Salmonella enteritidis*: New York's experience. *Am. J. Public Health*, **84**, 859–60.

Mulder, R.W.A.W. and Bolder, N.M. (1988) Removal of glucose from egg white products by *Lactobacillus* strains. *Archiv für Geflügelkunde*, **52**, 251–4.

Mulder, R.W.A.W. and van der Hulst, M.C. (1973) The microflora of liquid whole egg made from incubator reject eggs. *J. Appl. Bacteriol.*, **36**, 157–63.

Muller, C., Haberthur, F. and Hoop, R.K. (1994) Monitoring of *Salmonella enteritidis* in eggs from a naturally infected free-range laying hen flock. *Mitteilungen aus dem Gebiete der Lebensmitteluntersuchung und Hygiene*, **85**, 235–44.

Murdock, C.R., Crossley, E.L., Robb, R., Smith, M.E. and Hobbs, B.C. (1960) The pasteurization of liquid whole egg. *Mon. Bull. Minist. Health Public Health Lab. Serv.*, **19**, 134–52.

Narvaiz, P., Lescano, G. and Kairiyama, E. (1992) Physiochemical and sensory analyses on eggpowder irradiated to inactivate *Salmonella* and reduce microbial load. *J. Food Saf.*, **12**, 263–82.

Nascimento, V.P. and Solomon, S.E. (1991) The transfer of bacteria (*Salmonella enteritidis*) across the eggshell wall of eggs classified as poor quality. *Animal Technol.*, **42**, 157–65.

Neill, S.D., Campbell, J.N. and O'Brien, J.J. (1985) Egg penetration by *Salmonella enteritidis. Avian Pathol.*, **14**, 313–20.

Niewiarowicz, A., Trojan, M. and Zielinska, T. (1967) Removal of glucose from raw egg white with the aid of enzyme containing yeast extract. *Przem. Spozyw.*, **21**, 15–7.

Nitcheva, L., Yonkova, V., Popov, V. and Manev, C. (1990) *Listeria* isolation from foods of animal origin. *Acta Microbiol. Hung.*, **37**, 223–5.

North, M.O. (1984) Maintaining hatching egg quality, in *Commercial Chicken Production Manual*, 3rd edn, AVI Pub. Co, Inc., Westport, CN, pp. 71–84.

Northolt, M.D., Wiegersma, N. and van Schothorst, M. (1978) Pasteurization of dried egg white by high temperature storage. *J. Food Technol.*, **13**, 25–30.

O'Brien, J.D.P. (1988) *Salmonella enteritidis* infection in broiler chickens. *Vet. Rec.*, **122**, 214.

O'Brien, J.D.P. (1990) Aspects of *Salmonella enteritidis* control in poultry. *World's Poult. Sci. J.*, **46**, 119–24.

Osborne, W.W., Straka, R.P. and Lineweaver, H. (1954) Heat resistance of strains of *Salmonella* in liquid whole egg, egg yolk, and egg white. *Food Res.*, **19**, 451–65.

Palumbo, M.S., Beers, S.M., Bhaduri, S. and Palumbo, S.A. (1995) Thermal resistance of *Salmonella* spp. and *Listeria monocytogenes* in liquid egg yolk and egg yolk products. *J. Food Prot.*, **58**, 960–6.

Palumbo, M.S., Beers, S.M., Bhaduri, S. and Palumbo, S.A. (1996) Thermal resistance of *Listeria monocytogenes* and *Salmonella*

spp. in liquid egg white. *J. Food Prot.*, **59**, 1182–6.
Paul, P., Symonds, H., Varozza, A. and Stewart, G.F. (1957) Effect of glucose removal on storage stability of egg yolk solids. *Food Technol.*, **11**, 494–8.
Payne, J., Gooch, J.E.T. and Barnes, E.M. (1979) Heat-resistant bacteria in pasteurized whole egg. *J. Appl. Bacteriol.*, **46**, 601–23.
Penniston, V.A. and Hedrick, L.R. (1947) The reduction of bacterial count in egg pulp by use of germicides in washing dirty eggs. *Food Technol.*, **1**, 240–4.
Perales, I. and Audicana, A. (1989) The role of hens' eggs in outbreaks of salmonellosis in north Spain. *Int. J. Food Microbiol.*, **8**, 175–80.
Philbrook, F.R., MacCready, R., van Roekel, H., Anderson, E.S., Smyser, C.F., Sanen, F.J. and Groton, W.M. (1960) Salmonellosis spread by a dietary supplement of avian source. *N. Engl. J. Med.*, **263**, 713–8.
Poppe, C. (1994) *Salmonella enteritidis* in Canada. *Int. J. Food Microbiol.*, **21**, 1–5.
Poppe, C., Curtiss, R., Gulig, P.A. and Gyles, C.L. (1989) Hybridization studies with a DNA probe derived from the virulence region of the 60 MDa plasmid of *Salmonella typhimurium. Can J. Vet. Res.*, **53**, 378–84.
Poppe, C., Irwin, R.J., Forsberg, C.M., Clarke, R.C. and Oggel, J. (1991) The prevalence of *Salmonella enteritidis* and other *Salmonella* spp. among Canadian registered commercial layer flocks. *Epidemiol. Infect.*, **106**, 259–76.
Poppe, C., Johnson, R.P., Forsberg, C.M. and Irwin, R.J. (1992) *Salmonella enteritidis* and other *Salmonella* in laying hens and eggs from flocks with *Salm*onella in their environment. *Can. J. Vet. Res.*, **56**, 226–32.
Quarles, C.L., Gentry, R.F. and Bressler, G.O. (1970) Bacterial contamination in poultry houses and its relationship to egg hatchability. *Poult. Sci.*, **49**, 60–6.
Rahn, H., Christensen, V.L. and Edens, F.W. (1981) Changes in shell conductance, pores and physical dimensions of egg and shell during the first breeding cycle of turkey hens. *Poult. Sci.*, **60**, 2536–41.
Ranta, J. and Maijala, R. (2002) A probabilistic transmission model of *Salmonella* in the primary broiler production chain. *Risk Analysis*, **22**, 47–58.
Reznik, D. and Knipper, A. (1994) Method of eletroheating liquid egg and product thereof. U. S. Patent 5,290,583. March 1, 1994.
Rizk, S.S., Ayres, J.C. and Kraft, A.A. (1966) Effect of holding condition on the development of salmonellae in artificially inoculated hens' eggs. *Poult. Sci.*, **45**, 823–9.
Robinson, D.S., Barnes, E.M. and Taylor, J. (1975) Occurrence of β-hydroxybutyric acid in incubator reject eggs. *J. Sci. Food Agric.*, **26**, 91–8.
Rodriguez, D.C., Tauxe, R.V. and Rowe, B. (1990) International increase in *Salmonella enteritidis*: A new pandemic. *Epidemiol. Infec.*, **105**, 21–7.
Rogers, A.B., Sebring, M. and Kline, R.W. (1966) Hydrogen peroxide pasteurization process for egg white, in *The Destruction of Salmonellae*, ARS 74-37, USDA Agric. Res. Serv., Albany, California, pp68–72.
Rose, M., Orlans, E. and Buttress, N. (1974) Immunoglobulin classes in the hen's egg; their secretion in yolk and white. *Eur. J. Immunol.*, **4**, 521–3.
Rutherford, P.P. and Murray, W.W. (1963) The effect of selected polymers upon the albumen quality of eggs after storage for short periods. *Poult. Sci.*, **42**, 499–505.
Ruzickova, V. (1994) Growth and survival of *Salmonella enteritidis* in selected egg foods. *Vet. Med.*, **39**(4), 187–95.
Sahin, O, Kobalka, P. and Zhang, Q. (2003) Detection and survival of *Campylobacter* in chicken eggs. *J. Appl. Microbiol.*, **95**, 1070–9.
Salvat, G., Protais, J., Lahellec, C. and Colin, P. (1991) Excretion rate of *Salmonella enteritidis* in laying hens following a production of *Salm. enteritidis* contaminated eggs responsible for foodborne disease, in *Quality of Poultry Products III, Safety and Marketing Aspects* (eds R.W.A.W. Mulder and A.W. De Vries), Spelderholt Centre for Poultry Research and Information Serveces, Beekbergen, The Netherlands, pp. 35–42.
Sauter, E.A. and Peterson, C.F. (1969) The effect of egg shell quality on penetration by *Pseudomonas fluorescens*. *Poult. Sci.*, **48**, 1525–8.
Sauter, E.A. and Peterson, C.F. (1974) The effect of egg shell quality on penetration by various salmonellae. *Poult. Sci.*, **53**, 2159–62.
Sauter, E.A., Peterson, C.F. and Lampman, C.E. (1962) The effectiveness of various sanitizing agents in the reduction of green rot spoilage in washed eggs. *Poult. Sci.*, **41**, 468–73.
Schaffner, D.F., Hamdy, M.K., Toledo, R.T. and Tift, M.L. (1989) *Salmonella* inactivation in liquid egg by thermoradiation. *J. Food Sci.*, **54**, 902–5.
Schlosser, W.D, Henzler, D.J., Mason J., Kradel D., Shipman L., Trock S.,Hurd S.H., Hogue A.T., Sischo W., and Ebel E.D. (1999) The *Salmonella enterica* Serovar Enteritidis Pilot Project, Chapter 32, in *Salmonella enterica Serovar Enteritidis in Humans and Animals: Epidemiology, Pathogenesis, and Control* (ed A.M. Saeed), Iowa State University Press, Ames, IA, USA.
Schuman, J.D. and B.W. Sheldon (2003) Inhibition of *Listeria monocytogenes* in pH-adjusted pasteurized liquid whole egg. *J. Food Prot.*, **66**, 999–1006.
Scott, D. (1953) Glucose conversion in the preparation of albumen solids by glucose oxidase-catalase system. *J. Sci. Food Agric.*, **1**, 727–30.
Scott, W.M. (1930) Food poisoning due to eggs. *Br. Med. J.*, **11**, 56–8.
Seuna, E. and Nurmi. E. (1979) Therapeutic trials with antimicrobial agents and cultured caecal microflora in *Salmonella infantis* infections in chickens. *Poult. Sci.*, **58**, 1171–4.
Seviour, E.M. and Board, R.G. (1972) The behaviour of mixed bacterial infections in the shell membranes of the hen's egg. *Br.*

Poult. Sci., **13**, 33–43.
Shafi, R., Cotterill, O.J. and Nichols, M.L. (1970) Microbial flora of commercially pasteurized egg products. *Poult. Sci.*, **49**, 578–85.
Shah, D.B., Bradshaw, J.G. and Peeler, J.T. (1991) Thermal resistance of egg-associated epidemic strains of *Salmonella enteritidis*. *J. Food Sci.*, **56**, 391–3.
Shane, M., Gifford, D.H. and Yogasundrum, Y. (1986) *Campylobacter jejuni* contamination of eggs. *Vet. Res. Commun.*, **10**, 487–92.
Shanker, S., Lee, A. and Sorrell, T.C. (1986) *Campylobacter jejuni* in broilers: the role of vertical transmission. *J. Hyg.*, **96**, 153–9.
Shirota. K., Katoh, H., Murase, T., Ito, T. and Otsuki, K. (2001) Monitoring of layer feed and eggs for Salmonella in eastern Japan between 1993 and 1998. *J. Food Protection*, **64**, 734–7.
Shivaprasad, H.L., Timoney, J.F., Morales, S., Lucio, B. and Baker, R.C. (1990) Pathogenesis of *Salmonella enteritidis* infection in laying chickens. I. Studies on egg transmission, clinical signs, fecal shedding, and serologic responses. *Avian Dis.*, **34**, 548–57.
Shrimpton, D.H., Monsey, J.B., Hobbs, B.C. and Smith, M.E. (1962) A laboratory determination of the destruction of α-amylase and salmonellae in whole egg by heat pasteurization. *J. Hyg.*, **60**, 153–62.
Simmons, E.R., Ayres, J.C. and Kraft, A.A. (1970) Effect of moisture and temperature on ability of salmonellae to infect shell eggs. *Poult. Sci.*, **49**, 761–8.
Sionkowski, P.J. and Shelef, L.A. (1990) Viability of *Listeria monocytogenes* in egg wash water. *J. Food Prot.*, **50**, 103–7.
Slater, C. and Sanderson, D.C.W. (1989) Salmonellosis and eggs. *Br. Med. J.*, **298**, 322.
Smeltzer, T.I., Orange, K., Peel, B. and Range, G.I. (1979) Bacterial penetration in floor and nest-box eggs from meat and layer birds. *Aust. Vet. J.*, **55**, 592–3.
Snoeyenbos, G.H., Smyser, C.F. and van Roekel, H. (1969) *Salmonella* infections of the ovary and peritoneum of chickens. *Avian Dis.*, **13**, 668–70.
Solomon, S.E., Bain, M.M, Cranstoun, S. and Nascimento, V. (1994) Hen's egg structure and function, in *Microbiology of the Avian Egg* (eds R.G. Board and R. Fuller), Chapman and Hall, London, pp. 1–24.
Southam, G., Pearson, J. and Holley, R.A. (1987) Survival and growth of *Yersinia enterocolitica* in egg wash water. *J. Food Prot.*, **50**, 103–7.
Sparks, H.C. (1994) Shell accessory materials: Structure and function, in *Microbiology of the Avian Egg* (eds R.G. Board and R. Fuller), Chapman and Hall, London, pp. 25–42.
Sparks, N.H.C. and Board, R.G. (1984) Cuticle, shell porosity, and water uptake through hens' eggshells. *Br. Poult. Sci.*, **25**, 267–76.
Speck, M.L. and Tarver, F.R. Jr. (1967) Microbiological populations in blended eggs before and after commercial pasteurization. *Poult. Sci.*, **46**, 1321.
Stadelman, W.J. (1994) Contaminants of liquid egg products, in *Microbiology of the Avian Egg* (eds R.G. Board and R. Fuller), Chapman and Hall, Ltd., London, pp. 139–51.
Stafseth, H.J., Cooper, M.M. and Wallbank, A.M. (1952) Survival of *Salmonella pullorum* on the skin of human beings and in eggs during storage and various methods of cooking. *J. Milk Food Technol.*, **15**, 70–3.
St. Louis, M.E., Morse, D.L., Potter, M.E., DeMelfi, T.M., Guzewich, J.J., Tauxe, R.V. and Blake, P.A. and the *Salmonella enteritidis* Working Group. (1988) The emergence of Grade A eggs as a major source of *Salmonella enteritidis* infections. *J. Am. Med. Assoc.*, **259**, 2103–7.
Stanley, J. and Baquar, N. (1994) Phylogenetics of *Salmonella enteritidis*. *Int. J. Food Microbiol.*, **21**, 79–87.
Steele, F.R. Jr., Vadehra, D.V. and Baker, R.C. (1967) Recovery of bacteria following pasteurization of liquid whole egg. *Poult. Sci.*, **46**, 1322.
Stewart, G.R. and Kline, R.W. (1941) Dried egg albumen. I. Solubility and color denaturation. Proc. *Inst. Food Technol.*, pp. 48–56.
Stokes, J.L., Osborne, W.W. and Bayne, H.G. (1956) Penetration and growth of *Salmonella* in shell eggs. *Food Res.*, **21**, 510–8.
Stuart, L.S. and Goresline, H.E. (1942a) Bacteriological studies on the "natural" fermentation process of preparing egg white for drying. *J. Bacteriol.*, **44**, 541–9.
Stuart, L.S. and Goresline, H.E. (1942b) Studies of bacteria from fermenting egg white and the production of pure culture fermentations. *J. Bacteriol.*, **44**, 625–32.
Su, H.P. and Lin, C.W. (1993) Manufacture of pidan from various poultry eggs and their physico-chemical properties, in *Quality of Poultry Products* (ed Y. Nys.), (World Poultry Science Assoc.), Blanche Francaise de la W.P.S.A., pp. 314–20.
Suzuki, S. (1994) Pathogenicity of *Salmonella enteritidis* in poultry. *Int. J. Food Microbiol.*, **21**, 89–105.
Swanson, M. (1959) Shell egg preservation in the midwest: Progress in shell treatments, in *Conference on Eggs and Poultry*, ARS 74-12, USDA Agric. Res. Serv. Albany, California, pp. 41–2.
Thayer, D.W., Boyd, G., Muller, W.S., Lipson, C.A., Hayne, W.C. and Baer, S.H. (1990) Radiation resistance of *Salmonella*. *J. Indus. Microbiol.*, **5**, 383–90.
Thorns, C.J., McLaren, I.M. and Sojka, M.G. (1994) The use of latex particle agglutination to specifically detect *Salmonella enteritidis*. *Int. J. Food Microbiol.*, **21**, 47–53.
Todd E.C.D. (1996) Risk assessment of use of cracked eggs in Canada. *Int. J. Food Microbiol.*, **30**, 125–43.
Tryhnew, L.J., Gunaratne, K.W.B. and Spencer, J.V. (1973) Effect of selected coating materials on the bacterial penetration of the avian egg shell. *J. Milk Food Technol.*, **6**, 272–5.
Tullet, S.G. (1990) Science and the art of incubation. *Poult. Sci.*, **69**, 1–15.
USDA (U.S. Department of Agriculture) (1975a) *Regulations Governing the Grading of Shell Eggs and United States Standards, Grades, and Weight Classes of Shell Eggs*. 7 CFR Part 56, U.S. Govt. Print. Off., Washington, DC.
USDA (U.S. Department of Agriculture) (1975b) *Regulations Governing the Inspection of Eggs and Egg Products*, 7 CFR Part 59, U.S. Govt. Print. Off., Washington, DC.

USDA (U.S. Department of Agriculture) (1991) *Composition of Foods*, Agricultural Handbook Number 8, U.S. Govt. Print. Off., Washington, DC.
USDA (U.S. Department of Agriculture) (2003) *Code of Federal Regulation §590.515 Egg cleaning operations and §590.516 Sanitizing and drying of shell eggs prior to breaking*, 9 CFR part 590, U.S. Govt. Print. Off., Washington, DC.
Vadehra, D.V. and Baker, R.C. (1973) Effect of egg shell sweating on microbial spoilage of chicken eggs. *J. Milk Food Technol.*, **36**, 321–2.
Vadehra, D.V., Steele, F.R. Jr. and Baker, R.C. (1969) Shelf life and culinary properties of thawed frozen pasteurized whole egg. *J. Milk Food Technol.* **32**, 362–4.
Vadehra, D.V., Baker, R.C. and Naylor, H.B. (1970) Infection routes of bacteria into chicken eggs. *J. Food Sci.*, **35**, 61–2.
Vadehra, D.V., Baker, R.C. and Naylor, H.B. (1972) Distribution of lysozyme activity in the exteriors of eggs from *Gallus gallus*. *Comp. Biochem. Physiol. B*, **43**, 503–8.
van Schothorst, M. and van Leusden, F.M. (1977) Microbiologische specificaties van eiprodukten. (Microbiological specifications for egg products.) *Voedingsmiddelentechnologie.*, **10**(22), 16–9.
Wang, H., Blais, B.W. and Yamazaki, H. (1995) Raid and economical detection of *Salmonella enteritidis* in eggs by the polymyxin-cloth enzyme immunoassay. *Int. J. Food Microbiol.*, **24**, 397–406.
Warburton, D.W., Harwig, J. and Bowen, B. (1993) The survival of *Salmonella* in homemade chocolate and egg liquer. *Food Microbiol.*, **10**, 405–10.
Whiting, R.C., Hogue, A., Schlosser, W.D., Ebel, E.D. Morales, R.A., Baker, A. and Mcdowell, A.R.M. (2000) A quantitative process model for *Salmonella* Enteritidis in shell eggs. *J. Food Sci.*, **65**, 864–9.
Wierup, M.B., Engstrom, A. Engvall and Wahlstrom, H. (1995) Control of *Salmonella enteritidis* in Sweden. *Int. J. Food Microbiol.*, **25**, 219–26.
Wilkin, M. and Winter, A.R. (1947) Pasteurization of egg yolk and white. *Poult. Sci.*, **26**, 136–42.
Williams, J.E. (1981) Salmonellas in poultry foods—a worldwide review. Part 1. *Worlds Poult. Sci. J.*, **37**, 16–9.
Wrinkle, C., Weiser, H.H. and Winter, A.R. (1950) Bacterial flora of frozen egg products. *Food Res.*, **15**, 91–8.
York, L.R. and Dawson, L.E. (1973) Shelf life of pasteurized liquid whole egg. *Poult. Sci.*, **52**, 1657–8.
van der Zee, H. (1994) Conventional methods for the detection and isolation of *Salmonella enteritidis*. *Int. J. Food Microbiol.*, **21**, 41–6.

第 16 章
乳および乳製品

CHAPTER 16
Milk and dairy products

I　はじめに

本章の目的は，微生物と乳製品との複雑な関係を正しく認識してもらうことである。乳製品の加工技術の多くは長い間に確立され，詳細が解説されている（Varnam & Sutherland, 1994 ; Spreer, 1998 ; Robinson, 2002 ; Tetra Pak, 2003）。バターの微生物学については，第11章で扱う。本章は人間が飲用する乳（未殺菌乳または加熱処理乳），濃縮乳，粉乳および発酵乳などについて考察する。

A　定義

“乳”とは，哺乳類の乳腺からの正常な分泌物である。本章は牛乳を中心に，ヒツジ，ヤギ，水牛，ラクダ，ウマなど他の動物の乳についても適宜触れていく。

“飲用乳”は消費者に直接販売される。これには，法的に認可されている未殺菌乳や加工乳が含まれる。しかし，微生物学的考察では，殺菌温度以上まで加熱されていない乳は未殺菌乳と考える。そのほか，飲用乳は低温殺菌，高温殺菌，超高温熱処理殺菌（UHT）が行われており，全乳，低脂肪乳，脱脂乳，フレーバーミルクが含まれる。

“クリーム”とは，脂肪の豊富な部分をすくい取ることにより乳から分離したものである。脂肪含有率により（〜10〜50％），地域の規則に従って様々な種類に分類される。

“濃縮乳”とは，水分を除去した乳であり，濃縮乳，無糖れん乳または加糖れん乳がある。これは還元して使用することもあれば，濃縮した形で使用することもある。このカテゴリーの製品規格は，コーデックス委員会（1999a, b）によって定められている。

“粉乳製品”とは，普通は残留水分5％未満で，全粉乳，脱脂乳または脱脂粉乳（NFDM），クリームパウダー，バターミルクパウダー，チーズパウダーおよびホエイパウダーが含まれる。低温加熱してインスタント化された乳は粉乳の特殊な形である。このカテゴリーの製品規格はコーデックス委員会（1999c）によって定められている。

“培養乳または発酵乳”とは，乳酸菌のみ，または真菌と乳酸菌によって発酵させた後に飲用する乳製品である。

“チーズ”とは，乳中のカゼインを凝固させて分離させ，凝乳（カード）からホエイを排除した製品である。乳中のカゼインは，レンネットの添加（大部分のチーズ），酸の添加（ハルツァーチーズ）または両者の併用（例：スパイゼクワルク）によって凝固させる。この製品規格はコーデックス委員会（2001，2003）によって定められている。

“ホエイチーズ”とは，ホエイを加熱処理してホエイたんぱく質を凝固させ，発酵スタータによって熟成させた製品である。カードの形成とその後の凝固は，スタータ菌を発酵させることによって酸性化する方法が代表的であり，他に乳に酸を直接添加する方法もある。一部のフレッシュチーズ以外は，その後カードに適切な食感を与えて加塩，形成，圧搾を行い，最後に熟成する。チーズには，フレッシュ，軟質，半軟質，硬質，プロセス，ブレンドなどの違いで様々な種類がある。このカテゴリーの製品規格はコーデックス委員会（1999d）によって定められている。

“アイスクリームおよびアイスミルク”とは，冷凍または半冷凍状態で摂食するよう製造された乳製品である。

乳製品のあらゆる定義について詳細な一覧が，コーデックス委員会による“乳用語に係る一般的基準”に記載されている。

B　微生物の重要性およびその他の重要な性状

様々な哺乳類の乳腺内で合成される乳は，本来，哺乳仔牛の栄養上の必要性を満たすためのものである。“平均的”牛乳の組成は，水分87.3％，脂肪分4.2％，乳糖4.6％，たんぱく質3.25％および無機質0.65％である（Walstra & Jenness, 1984 ; Nickerson, 1995 ; Schlimme & Buchheim 1999 ; Walstra *et al.*, 1999）。しかし，乳の組成はウシの種類によって，さらに同じ種類のなかでも非常に多様である。また，給餌方法，年齢，乳汁分泌期によっても異なる（Toppino *et al.*, 2001）。分娩直後（通常5日間）の分泌乳は初乳と呼ばれ，たんぱく質（最高27％），特に免疫グロブリンが極めて豊富であるため，生まれた直後の反芻動物の様々な感染症に対して抵抗力を持つ（Barrington & Parish, 2001）。初乳を人間の食用にすることはまれで，一部の地域でのみ用いられている。水牛，ヒツジ，ウマ，ラクダなど他の動物の乳は，組成や物理的性状が牛乳とはかなり異なる。

泌乳動物の代謝異常，不適切な搾乳・取り扱い・輸送・保存により，未殺菌乳に官能的，化学的ならびに物理的な品質異常が生じることがある。不顕性の場合も含む乳腺の炎症性変化により，乳の組成や加工技術への適性が変化する（例：ホエイたんぱく質の耐熱性の低下，チーズ産生量の減少，乳製品の異味異臭）。飼育中に使用された動物用医薬品が残留していると，発酵乳製品やチーズの生産に有害な影響が出る。残留動物用医薬品は違法となる場合があり，消費者に健康危害をもたらすこともある。

微生物は，主に次の3つの理由から乳および乳製品にとって重要である。

- 病原体またはその毒素が健康危害をもたらす。
- 腐敗・変敗微生物またはその代謝産物が腐敗・変敗を引き起こす。
- 乳酸菌などは，乳の保存，望ましい風味や物理的特性の生成に役立つ。

乳による食中毒や腐敗・変敗の問題を最小限にするためには，有害な微生物の汚染経路，微生物の死滅や増殖に影響を及ぼす因子を解明する必要がある。さらに，新しい製品や新しい加工技術については，その安全性や有効性を評価しなければならない。

食品由来疾患の集団事例の統計によると，乳・乳製品による疾患は他の動物性食品よりも少ない。1990年から2001年までの米国の食品由来疾患の調査によると，食品と原因物質の両者が特定された集団事例は全部で1,589件，患者は73,425名であった。このうち，乳製品と関連があったのは65件（患者2,866名）であった（De Buyser *et al.*, 2001）。European Surveillance Programe for Control of Food-borne Infections and Intoxicationsの報告によると，原因食品が特定された集団事例のうち乳・乳製品によるものが7.8%，チーズによるものが0.6%であった。乳由来疾患の主な原因は，未殺菌乳やクリームを詰めた製品のように，加工や混合の際に再汚染された乳製品の飲用であった（FAO/WHO Collaborating Centre for Research and Training in Food Hygiene and Zoonoses, Berlin, 2001）。1992年から2000年までの間にイングランドおよびウェールズで発生した食品由来疾患のうち，乳による集団事例は27件で2%を占め，Gillepsie *et al.*（2003）がこれを解説している。そのなかで，ヒトの疾患におけるVTEC O157の重要性と未殺菌乳が問題であることが強調された。

C　加工方法と保存方法

乳製品工場における未殺菌乳の加工は次のことを目的としている。

- 適切な可食期間内において，微生物学的に安全な製品を製造する。
- 望ましい官能的特性（外観，風味および食感）を生成し維持する。
- 直接使用，他の食品の一部として使用または食品以外に使用するために，特定の成分を乳から分離する。

次のような加工方法が適用される。

- バッチ式殺菌，高温短時間殺菌（HTST），超高温加熱処理殺菌（UHT），殺菌，チルド／冷蔵，冷凍などの高温処理または低温処理あるいは両者の併用
- 分離，遠心分離，均質化，ろ過，精密／ナノろ過，高圧処理，逆浸透圧などの機械的処理
- 濃縮製品や乾燥製品，チーズの熟成などで行われる濃縮，脱水，限外ろ過，熟成などによる水分の排除
- 微生物的発酵または化学的酸化
- 以上のような加工技術の組み合わせ

D　最終製品のタイプ

乳製品製造で行われる様々な処理や加工により，極めて多様な製品ができる。ここに挙げる各種製品は，乳または乳成分が主要成分であり，それが最終製品の特徴を決定付けている。製品の種類は製造技術や加工法に従って分類され，制御すべき微生物学的危害要因と腐敗・変敗微生物にも関係がある。

II　未殺菌乳―初期のミクロフローラ

未殺菌乳には，乳房内部，農場環境，搾乳環境，乳と接触する人間や機器からのミクロフローラが混在している。乳は，病原体や腐敗・変敗微生物などあらゆる微生物の増殖に好適な培養基である。微生物のレベルから，搾乳およびその後の工程の衛生状況に関する情報が得られる。乳の衛生状況を改善するためのプログラムにより，搾乳直後の乳の総菌数は減少してきた。多くの国で，当初は10^6cfu/mL以上であった農場での菌数が2×10^4未満に減少した。ドイツでは，1977年には平均500,000cfu/mLであったが，2002年には平均菌数が20,000cfu/mLとなった（Suhren & Reichmuth, 2003）。

初期のミクロフローラの由来

- 乳房内部
- 乳房および乳頭の表面
- 搾乳器具，乳の輸送ラインおよび貯乳タンク
- 大気や水などの環境
- 乳を取り扱う人間

初期のミクロフローラのレベルと組成は，乳に本来備わっている抗菌成分，乳房の健康維持や疾患動物の治療に使用される阻害物質／動物用医薬品の影響を直接受ける。

A　乳房内部

乳は，乳管網の毛細管作用と乳頭管末端の括約筋によって乳房内に保持されている。搾乳時には，ホルモンの影響と，乳頭への間欠的圧力（手絞り搾乳）または吸引（機械搾乳）によって乳が乳頭管を通り，乳頭口は微生物が乳房に侵入する入口となる。無菌的に搾乳した乳でTolle & Heeschen（1975）が示したように，健康な動物の乳房の分泌組織に微生物は存在しない。しかし，乳頭管の粘膜には，連鎖球菌，ブドウ球菌およびミクロコッカス属菌を含むミクロフローラ（普通は50%超）のほか，*Corynebacterium* spp.，大腸菌群，乳酸菌などが存在する。乳頭管の汚染レベルは，10^2cfu/mLから10^4cfu/mLまで様々である。

乳房の感染は，乳のミクロフローラに影響を及ぼす。臨床型乳腺炎の乳房からの乳は，通常外観に変化がみられる（凝固，変色，粘稠性）。この変化は，前絞り乳の日常的検査で発見される。そのような動物からの乳は，分別し人間の消費用に使用するべきではない。

多くの動物が潜在性乳腺炎に罹患しており，乳房組織の慢性炎症疾患となっていることも多い（炎症を起こしている乳房では乳の産生が減少する）。これが乳中の微生物や体細胞数が増加する理由の1つである。乳に排出される微生物の数は乳腺炎の程度によって異なる。ウシの乳腺炎に関する詳細な考察がいくつか発表されている（Tolle, 1980 ; O'Shea, 1987 ; Watts, 1988 ; Harmon, 1995 ; IDF,

2001；Bradley, 2002)。酪農用小型反芻動物の乳腺炎についてはBergonier *et al.*（2003）が解説している。潜在性乳腺炎の原因となることの多い微生物には，*Streptococcus qureus*，*Streptococcus agalactiae*，*Strep. dysgalactiae*，*Strep. uberis*，コアグラーゼ陰性ブドウ球菌，*Mycoplasma*がある（Gonzalez & Wilson, 2003)。その他，大腸菌と大腸菌群，*Corynebacterium bovis*，*Arcanobacterium pyogenes*，*Listeria monocytogenes*，*Pseudomonas aeruginosa*，酵母も乳腺炎の原因となる。ウシの乳腺炎におけるウイルスの役割についてはWellenberg *et al.*（2002）が解説している。

乳腺炎の原因となる微生物は，以下の理由で重要である。

- 乳の組成を変化させる。
- ヒトにとって病原体となりうる（ブルセラ属菌，黄色ブドウ球菌など)。
- 乳腺炎の治療に使用された抗生物質が，乳中に残留することがある。

乳房内の炎症により，乳の組成，特にカゼインの含有量のほか，酵素，加工技術に係わる成分も変化する（Le Roux *et al.*, 2003；Pyorala, 2003)。

乳腺炎の動物からの乳であることを確認するには，染色塗抹標本の鏡検が重要な役割を果たす。菌の多くは，多形核白血球とマクロファージによって貪食される。正常な乳に多形核白血球が見つかることはほとんどないが，感染直後にはその数が激増し，1mL当たり数百万を超えることも多い。通常，感染した動物を特定するスクリーニングテストでは，マクロファージ，リンパ球，多形核白血球，乳腺の上皮細胞からなる乳中の体細胞数を測定する（Le Roux *et al.*, 2003；Schukken *et al.*, 2003；de Haas *et al.*, 2004)。バルクタンク乳の体細胞数によって，農場主への支払い額を決めている国があり，動物の健康状態を維持するのに役立っている。感染していない健康な乳房の体細胞数は100,000cells/mL未満とされている（Hamann & Reichmuth, 1990；Peeler *et al.*, 2003)。

反芻動物は，*Mycobacterium bovis*，*Brucella abortus*，*Br. melitensis*，*Br. suis*，*L. monocytogenes*，salmonellae，*Coxiella burnetii*などの人獣共通感染症の病原体にも感染することがあり，病原体を乳中に排出する。泌乳動物の結核とブルセラ病は家畜における経済的重要性が高いため，計画的に管理されている。国際獣疫局（OIE）によって定められた基準（OIE, 2003）によると，多くの国がすでにこれらの疾患の存在しない国に分類されている。

乳中に排出されるウイルスのうち，口蹄疫ウイルスは適切な予防策を採らないと国中の他の家畜に容易に拡散するため最も重要である。予防管理対策は，Schagemann (1994)，Crispin *et al.* (2002)，James & Rushton（2002)，Bouma *et al.*（2003）およびOIE（2003）によって考察されている。口蹄疫ウイルスは人獣共通感染症の病原体として分類されているが，ヒトについてはほとんどが労働衛生上の問題に限られている（Lopez-Sanchez *et al.*, 2003)。

B　乳房および乳頭表面

乳房の外表面の洗浄と消毒が十分でないと，搾乳時に乳の汚染が起こる。このような原因によって搾乳直後の乳が微生物に汚染された場合，その菌数は搾乳前の乳房表面の洗浄と消毒の状態により，1 mL 当たり 100 cfu 以下から数千 cfu の範囲である。

搾乳機械によっては，乳が乳首の外表面と接触することがある。その際に，皮膚のミクロフローラが洗い流されて乳を汚染する。通常，この一次汚染は牧場で飼育されているウシの方が厩舎より少ない。屋内で飼育した場合は，乳中の嫌気性細菌が多くなる。認可された消毒剤を用いて乳頭の洗浄と消毒を行うことにより，微生物数，主にブドウ球菌と連鎖球菌が減少する。

乳房と乳頭，その近くの体表面には，土壌，敷きわら，飼料の残渣および堆肥も存在する（Kotimaa *et al.*, 1991）。このような物質には，病原体と腐敗・変敗微生物が汚染している。土壌，飼料，堆肥由来のバチルス属菌やクロストリジウム属菌のような芽胞形成細菌は，容易に乳中に移行する（Driehuis & Oude Elferink, 2000 ; te Giffel *et al.*, 2002）。サルモネラ属菌，リステリア属菌，カンピロバクター属菌，エルシニア属菌，病原大腸菌などの病原体によって乳腺炎が起こることもあるが，乳中にこのような菌が存在する場合，その主な原因は，感染したウシまたは無症候で保菌しているウシの糞便による分泌後の汚染である。糞便によって *Mycobacterium avium* subsp. *paratuberculosis* に汚染された乳は，哺乳仔牛の主要な感染経路である（Kennedy *et al.*, 2001）。このような数少ない偶発的な汚染は，搾乳の衛生状況を改善しても排除することは困難である。

乳の加工において特に重要な役割を果たす腐敗・変敗微生物もある。そのような腐敗・変敗微生物には，殺菌乳から作る製品にとって重要な *Microbacterium* spp.，腸球菌などの耐熱性菌，UHT 乳製品や硬質チーズ製造に重要なサイレージや堆肥由来の *Bacillus sporothermodurans*，*Clostridium tyrobutyricum*，*Cl. butyricum* がそれぞれ含まれる（Ingham *et al.*, 1998 ; Vaerewijck *et al.*, 2001 ; Scheldemann *et al.*, 2002）。

C　乳用機器

乳用機器には，ティートカップインフレーション，ミルクホース，送気ホースなど搾乳機器の部品，搾乳バケツ，ろ過器，ミルク缶，大型ミルク缶，冷却器，バルククーラータンク，ミルク輸送パイプライン，タンク輸送車，その他の機器や付属品などがある。このような機器が，未殺菌乳のミクロフローラに大きな影響を及ぼすことがよく知られている（Druce & Thomas, 1972 ; Thomas & Thomas, 1977 ; Palmer, 1980 ; McKinnon *et al.*, 1988 ; Rasmussen *et al.*, 2002 ; Schreiner & Ruegg, 2002 ; IDF, 2004a）。

機器の洗浄と消毒は，未殺菌乳の品質保持に非常に重要な役割を果たす。十分な洗浄を行えば，機器表面の残留物や微生物は効果的に除去される。残った微生物は，その後の消毒剤または加熱処理（蒸気または熱水）によって容易に死滅する。しかし，表面が長時間湿潤した状態であると，生残した少数の微生物が大量に増殖できる。洗浄が不十分なために機器の表面に残った乳は，微生物が増殖するための豊富な栄養源となり，環境温度は増殖に好都合である。洗浄が不十分な機器の表面には，乳石や無機物が徐々に沈積して洗浄と消毒の効果が低下する。非常に硬度の高い水またはアルカリ性の強い洗浄剤を使用すると乳石の形成が促進されるため，乳石の削減または除去には酸性の洗浄剤を定期的に使用しなければならない。

未殺菌乳の汚染は機器の使用中に起こる。汚染された機器表面から未殺菌乳に移行する微生物の種類と数は，事前の洗浄と消毒の効果に大きく左右される（Mackenzie, 1973 ; Faille *et al.*, 2003）。スチールなどの固体表面に容易に付着する *Pseudomonas*，*Alcaligenes*，*Flavobacterium*，*Chromobacterium* spp. などのグラム陰性低温細菌や耐熱性細菌が，洗浄不十分な機器から乳に移行する（Lewis & Gilmour, 1987 ; Barnes *et al.*, 1999 ; Jayarao & Wang, 1999）。

機器の不十分な洗浄が長期間にわたると，バイオフィルムが形成されることもある。ミクロコッカス属菌，腸球菌，好気性芽胞形成細菌，一部の乳酸桿菌などの微生物がバイオフィルム中に入り込んで，その中で増殖して洗浄剤や消毒剤の作用から保護される。バイオフィルム中の微生物の総数は，通常，10^3～10^{11} cfu/g である。沈積したミクロフローラは，一般的に連鎖球菌（5～20％），ミクロコッカス属菌（20～50％），corynebacteria（10～16％），大腸菌群（0.8～30％），その他のグラム陰性菌（11～27％），好気性芽胞形成細菌（0.5～3.6％）から構成される（Austin & Bergeron, 1995 ; de Jong *et al.*, 2002）。これらの菌の多くは耐熱性で，後の加工時に問題となる可能性がある（Thomas & Thomas, 1977 ; Meers *et al.*, 1991 ; Wong, 1998 ; Flint *et al.*, 2002 ; Yoo & Chen, 2002）。

D　環境

搾乳環境の大気中から乳に入る微生物数は，埃が極端に多くない限り無視できる。大気由来の汚染の場合，重要なことは菌数より菌種である。大気中に多い微生物は，ミクロコッカス属菌，酵母，バチルス属菌とクロストリジウム属菌の芽胞，真菌であり（Palmer, 1980），これらはすべて加熱処理で生残し，加工製品の風味または物理的特性を損なう。換気扇，排出管，埃および作業者の行動が大気由来の汚染の原因となる（Cousin, 1982）。また，農場の給水は大腸菌群や低温細菌に汚染されていることが多く（Palmer, 1980 ; Cousin, 1982），器具をすすぐ際に汚染源となることがある。すすぎ水には飲料用水を使用すべきである。

E　乳を取り扱う作業者

以前は，不衛生な状況下での手絞り搾乳や，感染している作業者による搾乳で乳が汚染され，ジフテリアや猩紅熱の感染源となっていた。現代でも，乳房を取り扱う作業者によって乳腺炎の病原体が群れの中で拡散する可能性がある。

F　乳に備わっている抗菌性因子

乳には固有の抗菌性因子が含まれており，亜熱帯や熱帯諸国のように乳の取り扱いが困難な地域では，この抗菌性因子が輸送時や保存時に起こりやすい微生物の増殖を阻止または最小限にする（Ekstrand, 1989 ; IDF, 1986a, 1991a）。乳の抗菌成分の発生，機能および性状について，最近いくつかの文献が発表されている（Isaacs, 2001 ; Clare *et al.*, 2003 ; Florisa *et al.*, 2003 ; Kilara & Panyam,

2003 ; Pellegrini, 2003)。リゾチームは菌の細胞壁成分の大部分を占めるペプチドグリカンの結合を切断する酵素であるため，グラム陽性菌が最も感受性が高い。グラム陰性菌はペプチドグリカンが非常に少なく，リポ多糖の外層によって保護されている（Masschalck & Michiels, 2003)。リゾチームによって発芽する菌（ボツリヌス菌のたんぱく非分解性株やウエルシュ菌の一部の株など）もあるが，ほとんどの菌の芽胞はリゾチームに耐性である。ラクトフェリンは，菌の必須無機物である鉄をキレート化して奪う鉄結合たんぱく質である。そのほか，ビタミン B_{12} と葉酸を結合する乳たんぱく質があり，一部の微生物を抑制する。ラクトペルオキシダーゼには直接的な抗菌作用はないが，その存在下で H_2O_2 が，もともと存在するチオシアン酸を酸化し，主にヒポチオシアン酸など反応性が高く寿命の短い抗菌物質を生成する。このような抗菌物質が微生物膜にある必須たんぱく質のスルフヒドリル基を酸化し，細胞機能を変化させることで広範囲の菌の増殖を抑制したり死滅させる（Wolfson & Sumner, 1993 ; Haddadin *et al*., 1996 ; Kussendrager & van Hooijdonk, 2000)。細菌の芽胞と真菌は影響を受けない。乳中には母体由来の免疫グロブリンが存在し，微生物またはその毒素を凝集して不活性化する（Korhonen *et al*., 2000 ; Tizard, 2001)。

G　抑制物質および残留動物用医薬品

動物には，疾患治療と成長促進という主に２つの目的で抗生物質が使用される。しかし，病原体に抗生物質耐性が発現することへの懸念から，飼料への抗生物質使用は減少しており，飼料添加物に関する新しい規則が作成されている。

乳中の残留抗生物質は次のような悪影響を及ぼす可能性がある。

- 乳の微生物学的品質を判別する微生物学的方法への影響
- 発酵乳製品の発酵と製造への影響
- 公衆衛生上の潜在的な問題

乳中の残留抗生物質を検出するために多くの方法が開発され，それらの方法は Suhren & Heeschen（1996)，IDF（2004b）が解説している。

発酵乳製品とチーズの製造に使用するスタータ菌は，一般的に残留抗菌性物質に感受性がある。最小発育阻止濃度（MIC）は，残留物質の種類と，使用されるスタータ菌の種／株によって異なる。一般に中温性スタータ菌の方が高温性スタータ菌より感受性が低い。残留抗生物質によってスタータ菌が抑制されると発酵不足が起こり，エメンタールチーズの風味の劣化や，ヨーグルト製造過程における pH 低下などが生じる。未殺菌乳の自然発酵にも同様の影響があり，未殺菌乳チーズの官能的特性を劣化させる（Mäkinen, 1995 ; Suhren, 1996)。

多くの国では，後の使用に当たって技術的問題を起こすような残留抗菌性物質が含まれている乳には，品質支払い制度（quality payment scheme）により価格引下げという罰則がある。

消費者保護のため，食品中の残留動物用医薬品については“安全水準”または最大残留基準値（MRL）が定められている。これは，消費者への健康被害の可能性を考慮した“無作用量（NEL)”

または1日許容摂取量（ADI）（コーデックス委員会，1993，1995；WHO, 2002b）に基づいており，次の事項が含まれる。

- 微生物学的見地（腸内フローラの淘汰圧，耐性菌の増殖，病原微生物の耐性発現）
- 薬理学的—毒性学的見地
- 免疫病理学的（アレルギー性）見地

現在の知見からは，最大残留基準値が定められた抗感染薬すべてを乳中から検出できる単一の方法はないことがわかっている。抗菌薬耐性菌，なかでも特に病原体の影響，ウシの感染症治療について解説した文献がある（van den Bogaard & Stobberingh, 1999, 2000 ; Lathers, 2001 ; McDermott *et al.*, 2002 ; Robertson, 2003 ; Makovec & Ruegg, 2003）。

Ⅲ　直接飲用する未殺菌乳

直接飲用する未殺菌乳には，一次汚染または二次汚染からの病原体や腐敗・変敗微生物を減少させる機会がない。腐敗・変敗微生物を含むミクロフローラが増殖するため，可食期間は短い。未殺菌乳本来の特徴を維持しつつ可食期間を延長させる唯一の手段は冷蔵である（Ⅳ項参照）。

一部の地域や国では，未殺菌乳が農場から直接販売されるか，あるいは認可され，定期的な監視を受けている群れから製造されて，その地域で小売りされている。しかし，公衆衛生上のリスクがあるため，多くの国は未殺菌乳の小売販売を制限，または全面的に禁止する厳重な規則を設けている（Ⅳ項参照）。

A　未殺菌乳の取り扱いが微生物に及ぼす影響

集乳と輸送

小規模の農場では未殺菌乳を家庭内で処理するか，または近所に直接配送することが多い。乳を取り扱う大規模な基盤がある地域では，まず，農場または協同組合に貯蔵してから定期的にタンカーで集乳し，加工するために乳製品工場に直接輸送する。

乳の組成は，多くの微生物にとって最高の増殖培地である。加熱処理（詳細な規則は国によって異なる）を行わない場合は，搾乳後2時間以内に4℃以下に冷却するべきである。加工前の保存温度が0℃に近いほど，微生物学的品質が良好に保持される。0℃から5℃の範囲では菌の増殖は緩慢であるが，数日以内に望ましくない変化が起こる。変化の程度は，微生物の種類と数，それらが産生する酵素に左右される。冷却が不十分な乳では，乳酸生成菌，特に乳酸球菌が産生する乳酸が急速に増加して，乳成分のたんぱく質と脂質を分解するグラム陰性菌の初期の増殖を迅速に抑制する。乳が腐敗・変敗する前に，乳の官能的特性に影響を与える多くの相互作用，相乗作用，拮抗作用が起こる。そのようなミクロフローラの代表的なものには，*Pseudomonas*，*Aeromonas*，*Flavo-*

bacterium，*Alcaligenes* および *Acinetobacter* がある（Dogan & Boor, 2003）。

農場，集乳センターおよび乳製品工場が遠く離れていると，未殺菌乳は長時間輸送されることになり，菌が増殖して腐敗・変敗する可能性が高くなる。

ろ過，分離および清浄化

ろ過布で未殺菌乳をこすことは頻用される手法で，現在でも一部の場所で行われている。ろ過によって目に見える澱（おり）や汚染微粒子は除去されるが，微生物はほとんど減少しない。搾乳時にろ過布を交換しないと，清潔な乳に交差汚染が生じる。現代の搾乳機器にはろ過装置が備わっている。

未殺菌乳が加工工場に到着すると，清浄化後に冷却し，加工するまで6℃以下で保存する。乳を分離すると，脱脂乳，クリームおよび沈殿物（分離器または清浄器における“スライム”）の３つの分画ができる。微生物の大部分は物理的に乳から除去されて他の微粒子とともにスライム中に集まるため，スライムには1g当たり数百万の菌や芽胞が含まれている。リステリア属菌や低温細菌のような望ましくない微生物が多数存在しているため，スライムは他の区域を汚染しないよう分離して除去しなければならない（Vernam & Sutherland, 1994）。

清浄化の過程で，遠心分離によって浮遊粒子や付着微生物が除去される。未殺菌乳中の菌を除去するように設計されている特殊な清浄器（Bactofuge®など）を用いると，例えば *Cl. tyrobutyricum* や *Cl. butyricum* によるチーズのガス発生など，後に腐敗・変敗が起こる可能性が低下する（Lembke *et al.*, 1984；Kirschenmann, 1989；Spreer, 1998）。分離と清浄化の際の撹拌によって菌塊が粉砕されるため，寒天培地上でコロニー形成が可能な菌，または顕微鏡視野で観察できる菌の見かけ上の数が増加する。

B　腐敗・変敗

微生物によって，未殺菌乳中には望ましくない様々な官能的変化と物理的変化が生じる（Cousin, 1982；Suhren, 1988；Meers *et al.*, 1991；Muir, 1996a, b, c；Sorhaug & Stepaniak, 1997）。未殺菌乳の冷蔵保存により，乳酸菌などほとんどの中温細菌の増殖は阻害されるが，*Pseudomonas*，*Flavobacterium*，*Micrococcus*，*Bacillus*，*Enterobacter*，*Aeromonas* および *Alcaligenes* などの低温細菌は増殖できる。最初に存在する菌数が少なくても，衛生状況によっては，長期にわたる冷蔵保存中に大量に増殖することが可能である。低温細菌が増殖すると，耐熱性プロテイナーゼやリパーゼのような酵素が産生される。このため，麦芽臭，酸敗臭，酵母臭，苦味，果実臭，腐敗・変敗臭などの欠陥，および紫色（*Chromobacterium* spp.）や赤色（*Serratia* spp.）の変色は低温発育性微生物の発育と関係している。また，*Alcaligenes viscolactis* の菌体外多糖産生により粘稠性が生じる（Champagne *et al.*, 1994）。官能的欠陥が明らかになるまでには，通常，10^6 cfu/mL から 10^7 cfu/mL の菌が必要である。

C　病原体

泌乳動物，取扱者，機器および環境からの病原体はいずれも偶発的に乳を汚染することがある。

未殺菌乳の飲用による集団事例に関しては多数の文献がある。まだ殺菌が普及していなかった1930年代以前，腸チフス，ジフテリア，敗血症性咽頭炎，結核，ブルセラ症などのヒトの疾患では，乳と乳製品が主要な感染源であった（Bryan, 1983）。しかし，殺菌の実施と家畜の健康状態の向上により，このような集団事例は激減した。1990年から2001年までの間に米国で起きた食品由来疾患の集団事例のうち，乳によるものは19件で，このうち11件が未殺菌乳によるものであった（CSPI, 2004）。イングランドおよびウェールズの乳由来疾患は，1990年代後期までは，ほとんどが未殺菌乳の飲用によるものであった。スコットランドでは，規則を変更して未殺菌乳の販売を禁止したことで，未殺菌乳によるサルモネラ症の患者数が激減した（Sharp *et al.*, 1988）。

Mycobacterium bovis, *M. tuberculosis*, *Br. abortus* および *Br. melitensis* は，乳由来疾患の起因菌となることが多い。一部の国では，反芻動物の牛結核とブルセラ症が見つかった際に厳重な処分方針を実施したことにより根絶した。また，家畜のブルセラ症の根絶にワクチンを使用している国もある。OIE（国際獣疫事務局）は，家畜の有病率に従って，様々な国のこのような疾患の症例を報告している。

未殺菌乳はヒトのサルモネラ症の重要な感染源である（Vogt *et al.*, 1981 ; Bryan, 1983 ; Potter *et al.*, 1984 ; Anonymous, 2003）。*Salmonella* Dublin および *S.* Typhimurium は，英国，米国およびフランスのウシに多くみられる血清型であり（McManus & Lanier, 1987 ; D'Aoust, 1989a, b），この2つの血清型はこれまで何度か集団事例の感染源となった（Vlaemynck, 1994）。*S.* Dublin は比較的少ないが，特に病原性が強く，主に基礎疾患のある40歳以上のヒトが感染する。カリフォルニア州では，未殺菌乳を飲用したヒトが *S.* Dublin に感染するリスクは，飲用しなかったヒトの84倍であったと算出された（Potter *et al.*, 1984 ; Richwald *et al.*, 1988）。一般的に，感染したヒトの80％以上が入院し，全体の死亡率は25％である（Blaser & Feldman, 1981 ; Potter *et al.*, 1984）。未殺菌乳からは，*S.* Anatum，*S.* Thompson，*S.* Heidelberg，*S.* Enteritidis，*S.* Newport など他の血清型も頻繁に検出されており（Marth, 1987 ; D'Aoust，1989a，b ; Fitzgerald *et al.*, 2003），*S.* Newport は臨床で使用される抗生物質に対して多剤耐性であった。

カンピロバクター症と未殺菌乳の飲用との間には明らかに関連性があると考えられていたが，1978年まで証拠は示されなかった（Potter *et al.*, 1983）。これは，おそらく未殺菌乳中で *C. jejuni* が急速に死滅するためであると考えられ，間接的に疫学的関係が示されることとなった（Hahn, 1994）。1980〜1982年までの間に米国疾病管理予防センター（CDC）に報告されたカンピロバクター症集団事例のうち，61％が未殺菌乳によるものであった（Potter *et al.*, 1983）。集団事例には，発症した消費者が多数である（500〜3,500名）という特徴があり，おそらく乳の配送地域が広いためと考えられる。カンピロバクター症の多数の患者と集団事例が多くの国から報告されている（Jones *et al.*, 1981 ; Robinson & Jones, 1981 ; Stalder *et al.*, 1983 ; Kornblatt *et al.*, 1985 ; Thurm & Dinger, 1998 ; Thurm *et al.*, 1999, Kalman *et al.*, 2000, Anonymous, 2002 ; Neimann *et al.*, 2003 ; Peterson, 2003）。

病原大腸菌には，腸管病原性大腸菌（EPEC），腸管毒素原性大腸菌（ETEC），腸管侵入性大腸菌（EIEC），腸管出血性大腸菌またはベロ毒素産生性大腸菌（EHEC/VTEC）という種類があり，食品由来疾患を引き起こす（Kornacki & Marth, 1982；Doyle & Cliver, 1990；Olsvik *et al.*, 1991；Molenda, 1994；Thielman, 1994；Willshaw *et al.*, 2000）。大腸菌 O157：H7 は，発症菌量が少ないが重症化するため，特に問題であるが（Karmali, 1989；Tarr, 1994；Burnens, 1996；Su & Brandt, 1996），他の血清型による報告も増えている。これらの病原体は仔羊肉，豚肉およびシカ肉からも分離されるが（Doyle, 1991），主要な保菌動物はウシであることが確認されている（Martin *et al.*, 1986；Orskov *et al.*, 1987；Blanco *et al.*, 1995；Chapman, 1995；Willshaw *et al.*, 2000）。未殺菌乳は，糞便に暴露することによって病原大腸菌に汚染される。大腸菌による乳腺炎の症例は容易に識別できるため，適切な搾乳法が適用されていれば問題にはならない（Bryan, 1983；Chapman *et al.*, 1993；Bleem, 1994；Kuntze *et al.*, 1996）。未殺菌乳が感染源であった病原大腸菌による集団事例が何例かあり，ほとんどの患者が腸管出血性大腸菌 O157：H7 感染であった（de Buyser *et al.*, 2001；CSPI, 2001；Gillepsie *et al.*, 2003）。米国，英国，スコットランド，ドイツおよび旧ソ連から患者が報告されている（Bryan, 1983；Martin *et al.*, 1986；Beutin 1995, 1996；Keene *et al.*, 1997；Sharp *et al.*, 1994；Gillepsie *et al.*, 2003）。カナダ（McIntyre *et al.*, 2002）および 1995 年のチェコ共和国（Bielaszewska *et al.*, 1997）で発生した小児の溶血性尿毒症症候群患者 4 名の感染源は未殺菌の山羊乳であった。Klinger & Rosenthal（1997）はヒツジとヤギの乳・乳製品の安全性を考察している。

未殺菌乳中に見つかる黄色ブドウ球菌の由来は，感染したウシの乳房である可能性が高い。乳 1/4 ポンドのサンプル中の黄色ブドウ球菌の保有率は 5 ～22.4％であり（IDF, 1980a），この数値は他の研究や調査によっても確認されている（Gilmour & Harvey, 1990）。潜在性乳腺炎の症例では 10^4 ～10^5 cfu/mL，臨床型乳腺炎の症例では最高 10^8 cfu/mL という数値が報告されている。様々な研究者が，菌数の 30％までがエンテロトキシンを産生することができ，主に C 型と D 型であることを示している（Jarvis & Lawrence, 1970；Olson *et al.*, 1970；Garcia *et al.*, 1980）。本菌は競合には弱く，他の菌ほど増殖しないが，乳の急速冷却や殺菌が実用化される以前には，未殺菌乳がブドウ球菌中毒の集団事例の原因であった（Bryan, 1983）。例えば，1960 年に，15.6℃（60°F）で大型ミルク缶に保存されていた乳の飲用による集団事例があった。加熱殺菌により黄色ブドウ球菌は死滅するが，産生されたエンテロトキシンは失活しない（Bennett, 1991）。

Listeria monocytogenes は，汚染率は様々であるが，未殺菌乳からたびたび検出される。Hayes *et al.*（1986）は，未殺菌乳 121 サンプルのうち 15 サンプル（12％）からその病原体を検出した。Lovett *et al.*（1987）は，米国の 3 つの地域で未殺菌乳の *L. monocytogenes* 汚染率を調査した。全体的汚染率は 4.2％，最高はマサチューセッツ州の 7％，カリフォルニア州のサンプルでは認められなかったが，一般的に 1 mL 当たり 1 個以下の菌数であった。Dominguez-Rodriguez *et al.*（1985）はスペインの乳製品工場から採集した未殺菌乳サンプルの 45.3％から *L. monocytogenes* を分離し，Beumer *et al.*（1988）がオランダのバルク乳から分離したのはわずか 4.5％であった。乳腺炎が原因であることは少なく，乳腺炎のウシから無菌的に搾乳した乳サンプル中の *L. monocytogenes* の汚染率が非常に低いことが様々な研究によって示され，0.02～0.2％であるとした研究もある

(Prentice, 1994)。Farber & Peterkin (2000) は，未殺菌乳の7,000サンプル以上を対象とした複数の調査で陽性となったのは0～81％であったと報告した。農場でのリステリア属菌の主な由来は，貯蔵状況が不良なサイレージや糞便汚染であり，洗浄が不適切，特に乾燥が不十分な機器でリステリア属菌が増殖する。

Potel (1951) は，汚染された未殺菌乳を飲用した母親と死産の双生児から *L. monocytogenes* を分離し，未殺菌乳の飲用とリステリア症との疫学的関係を初めて報告した。その後，ヒトの別のリステリア症集団事例で，未殺菌乳の飲用との関係が疫学的に示された (Seeliger 1961 ; Gray & Killinger, 1966)。しかし，乳製品によるリステリア症の集団事例は，大部分がチーズの摂食による（後述のチーズの解説を参照)。

未殺菌乳中の *Yersinia enterocolitica* 汚染率に関する調査が，オーストラリア，カナダ，ブラジル，旧チェコスロバキア，フランス，日本および米国など多くの国で行われた (Schiemann & Toma, 1978 ; Hughes, 1979 ; Vidon & Delmas, 1981 ; Delmas, 1983 ; Moustafa *et al.*, 1983)。汚染率は10～81.4％まで様々であった。また，山羊乳の汚染率が高いことが報告された (Jensen & Hughes, 1980 ; Walker & Gilmour, 1986)。しかし，未殺菌乳からは非病原性の血清型は分離されるが，ヒトに病原性のある *Y. enterocolitica* の菌株や疾患の原因となる生物型・血清型が分離されることはまれである (Moustafa *et al.*, 1983 ; Jayarao & Henning, 2001)。

乳由来疾患の集団事例の起因菌には，他に *Strep. agalactiae*，溶血性連鎖球菌および *Coxiella burnetii* があり詳細に解説されている (IDF, 1994)。

未殺菌乳は，ヒトのウイルス感染症の集団事例においても感染源となっている。未殺菌乳がA型肝炎，急性灰白髄炎，脳炎および胃腸炎の原因ウイルスの感染源となった事例を Bryan (1983) および Schagemann (1994) が解説している。

未殺菌乳にはマイコトキシンが存在していることがあり，特に多いアフラトキシン M_1 (AFM_1) のほか，アフラトキシン B_1，G_1，ステリグマトシスチン，オクラトキシンなども報告されている (Galvano *et al.*, 1996)。乳牛のほかヒツジ，ヤギ，水牛およびラクダの乳にも AFM_1 が存在することが報告されている (Saad *et al.*, 1989 ; Vandana *et al.*, 1991)。AFM_1 は，哺乳動物によるアフラトキシン B_1 の水酸化代謝物であり，乳中の主にたんぱく質分画中に排出される (Piva *et al.*, 1995)。汚染率は，季節，飼料の種類，農業システムなど複数の因子の影響を受け，Galvano *et al.* (1996) が解説している。通常，AFM_1 は，汚染飼料を排除して約3～4日後に乳から消失する。コーデックス委員会 (2001a) は，乳中の AFM_1 の最大濃度を規定し，ほとんどの国がそれぞれ限度を設定しているが，0～1.0μg/kg と極めて範囲が広い。多くの国でアフラトキシンに汚染された飼料を排除したことによって乳の汚染が減少し，例えばドイツでは1976年には平均35ng/mLであったが，2000年には農場外の乳サンプルの95％が事実上アフラトキシン陰性となった (Blüthgen & Ubben, 2000)。

他のヨーロッパ諸国の調査でも同様の結果が得られ，Gareis & Wolff (2000)，Martins & Martins (2000)，Roussi *et al.* (2002)，Rodriguez Velasco *et al.* (2003) によって発表されている。一方，インド南部と西部における乳中の AFM_1 発生を調べたところ，0.05～3.0μg/L の濃度を示し，この高い数値は汚染飼料の使用が原因であることが示された（Vasanthi & Bath, 1998）。この結果は，一部の地域では AFM_1 が依然として問題であることを示している。

D　管理（直接飲用する未殺菌乳）

要約

重大な危害要因[a]	• 未殺菌乳には，地域，飼育方法，衛生状況により，Table 16.1 に挙げられている病原体が 1 種類以上見つかることがある
管理手段	• 未殺菌乳の直接販売の禁止または特殊な条件 • リスクコミュニケーション
初期レベル（H_0）	• 国内／国際的な結核／ブルセラ症と口蹄疫ウイルスの根絶プログラムや，臨床型ならびに潜在性乳房炎などの動物衛生監視プログラムによる泌乳動物の健康状態 • 搾乳時の適正衛生規範の適用 • 適切な給水（飲料用水質） • アフラトキシンの存在しない飼料の使用 • 獣医師の勧告に従った抗菌薬の慎重な使用
減少（ΣR）	• 危害要因を低下させる過程はない • 可能な場合には，乳に備わっている抗菌成分（ラクトペルオキシダーゼなど）の使用
増加（ΣI）	• ≦ 4 ～ 6℃での乳の冷却
検査	• これまでに挙げた病原体に関する監視活動 • 体細胞数と微生物学的分析による乳腺炎の診断 • 衛生対策（洗浄，消毒および冷却）の検証のため，バルクタンク内の乳の微生物数の測定 • 動物用医薬品とアフラトキシンの検査
腐敗・変敗	• 伝統的方法または自動化法による総生菌数の測定（IDF, 1990a；ISO, 2002）。低温細菌の測定（IDF, 1991d）または耐熱性細菌の測定（Frank *et al.*, 1985）

[a] 特定の状況下では，他の危害要因も考慮する必要があると思われる。

考慮すべき危害要因

19 世紀および 20 世紀の中央ヨーロッパで発生した小児の食事性結核は，牛結核菌を含む未殺菌乳の飲用が主要原因であった。現在も未殺菌乳を飲用している地域では，1980 年以降に認可された群れの乳によるものも含めた未殺菌乳によるサルモネラ症やカンピロバクター症の多数の集団事

Table 16.1　乳により伝播される疾病およびそれらの最も重要な汚染源

Causative agent	Disease	Man	Milking animal	Environment
Ba. anthracis	Anthrax		×	×
Cl. botulinum	Botulism			×
Br. melitensis, B. abortus	Brucellosis		×	
Campylobacter jejuni	Campylobacteriosis		×	×
Vibrio cholerae	Cholera	×		×
E. coli spp.	Pathogenic *E. coli* infections	×	×	×
Cl. perfringens	*Cl. perfringens* infections			×
Corynebacterium diphteriae	Diphtheria	×		
Listeria monocytogenes	Listeriosis		×	×
Salmonella Paratyphi	Paratyphus	×	×	×
Salmonella Enterica serovars	Salmonellosis (exclusively typhus and paratyphus)	×	×	×
Shigella spp.	Shigellosis	×		×
Staph. aureus	*Staph. aureus* intoxication		×	
Streptococcus spp.	*Streptococcus* infections	×	×	×
Mycobacterium bovis, M. tuberculosis	Tuberculosis	×	×	
Adenoviruses	Adenovirus-infection	×		
Various enteric viruses	Enterovirus infection incl. Poliomyelitis and Coxsackie Virus	×		
Food and Mouth Disease Virus	Food and Mouth Disease		×	
Hepatitis A virus	Hepatitis	×?[1]		
Tick-encephalitis virus	Tick-encephalitis		×	
Coxiella burnetti	Q-fever		×	
Entamoeba hystolytica	Amoebiasis	×		×
Cryptosporidiae spp.	Cryptosporidiosis	×	×	×
Toxoplasma gondii	Toxoplasmosis	×		×

Modified from Kaplan *et al.* (1962).
[1] Not fully demonstrated.

例，腸管出血性大腸菌による感染例が報告されている（Sharpe, 1987 ; D'Aoust, 1989b）。このように，未殺菌乳の飲用は，ヒトの健康にとって非常に危険である。WHO の会議では，リスクのある人々は未殺菌乳の飲用をやめるべきであると強く勧告した（WHO, 1995）。

未殺菌乳中に最初から存在する微生物（Table 16.1 参照）による危害要因は重要な問題である。未殺菌乳に菌が存在する可能性は，動物の健康状態，搾乳時の衛生状況，流通／販売システムなどに左右されるため地域によって様々である。過去の事例によると，未殺菌乳は低レベルの病原体に汚染されていることが多い。このため，殺菌以外の方法によって，ヒトの飲用に安全な未殺菌乳を大量生産することはできない。

管理手段

危害要因の初期レベル（H_0）

国際獣疫事務局（OIE）は，動物の結核とブルセラ病に関する国際的推奨事項と統計を発表している。OIE は国内に病原体が存在しない状態を定義し，"存在しない国"という認定を行っている。ほとんどの国のプログラムは OIE の詳細な推奨事項に従っている。

他の病原体の初期レベルをできるだけ低く維持するためには，複数の対策を適用する必要がある。IDF（1994），FAO/WHO，コーデックス委員会などの国際機関，または米国の National Mastitis Council（1987）のような国内機関が，未殺菌乳製造を管理するための総括的な衛生プログラムを作成している。

動物の健康を維持し，アフラトキシンが存在しないなど，衛生上良質な飼料を使用しなければならない。適切な乳腺炎制御プログラムの実施により，未殺菌乳の汚染は減少する。搾乳時に適正衛生規範を適用することはさらに重要である。作業者は，衛生的な搾乳法と機器の正しい使用法を熟知していなければならない。搾乳室が独立していない場合は，敷きわら，サイレージ，飼料の運搬を制限して，搾乳時の大気を介した粒子汚染を最小限にする。壁，天井，床には浮遊物質がないようにすべきである。乳頭表面とその周辺部分を適切に洗浄し，可能な場合は消毒を行う。増殖を防ぐためには，乳房を乾燥させることが非常に重要である。機器，特に未殺菌乳に直接接触する表面は，搾乳ごとに念入りな洗浄と消毒を行わなければならない。

危害要因の減少（ΣR）

直接飲用する未殺菌乳の場合，汚染菌数を減少させる工程はない。

未殺菌乳のろ過は，土，干し草など大きい粒子を除去するのみで，細菌数を大幅に減少させることはない。ラクトペルオキシダーゼ・システムの活性化は，主に亜熱帯または熱帯地域において，冷却システムが使用できない状況に限られる。

危害要因の増加（ΣI）

搾乳直後から微生物の増殖が始まるため，増殖を抑制するには搾乳後速やかに 4 ～ 6℃に（規則で義務付けられていない場合でも），できればそれ以下に冷却すべきである。しかし，望ましくない物理化学的変化を誘発するため冷凍は避ける。

検査

多くの国が，微生物数，体細胞数，沈殿物の含有量など品質と衛生に関する基準を設定している。様々な種類の未殺菌乳について法的基準が公表されており，Milner（1995）および Otte-Südi（1996a）によって解説されている。伝統的な微生物学的方法は国際的に標準化されており（ISO, 2002），または Bactoscan® のような自動化技術も使用されている。

EU と米国において，加熱処理乳製品の製造に使用される未殺菌乳の基準値は次のとおりである。

	EU		米国	
総生菌数	配送時	1×10^5/mL 未満	配送時	1×10^5/mL 未満
	加工前	3×10^5/mL 未満	加工前	3×10^5/mL 未満
体細胞数	4.0×10^5/mL 未満		7.5×10^5/mL 未満	

阻害物質／動物用医薬品については，加工技術に関わる良好な品質と消費者にとっての安全性を確保するために，1つの統合システムが提案されている（Suhren, 1996）。それは，様々な方法と，関与するあらゆる機関の分担とを組み合せたハードルシステムであり，リスクを最小限にして安全な製品の確保を目指すHACCP概念の要素を取り入れて，次の2つの要素を組み合わせている。

1．広範囲の阻害物質を検出するために各標的に適した様々な検出方法の適用
2．獣医，畜産業者，加工施設および食品監視機関による任務の分担

この統合システムの有効性は多くの国で立証された。例えば，ドイツでは農場における未殺菌乳サンプルの“阻害物質陽性”の割合は，一般的に0.1％未満で，タンク乳より少し高い。β-ラクタム系薬剤とスルホンアミド剤が多く検出される。

腐敗・変敗

未殺菌乳の使用目的によっては，後の加工時に起こる特定菌による汚染が，ある種の微生物によって確認されることがある。例えば，搾乳機器のバイオフィルムに耐熱性細菌がよくみられる場合は，洗浄と消毒に問題があることを示している。細菌学的方法は国際的に標準化されており（IDF, 1990a），低温細菌に関しても標準化され（IDF, 1991d），耐熱性細菌（Frank *et al.*, 1985）などに関しては該当する文献に従って使用されている。

Ⅳ　加工液状乳

A　概説

乳製品は，バランスのとれた食事に欠くことのできないものであり，直接飲用する液状乳は重要な部分を占める。市販されている様々な乳の組成（Table 16.2）は，通常，乳脂肪分と無脂乳固形分パーセントについて表示されている（NFMS）。この表示については，国内または国際機関の法律や規則に明記されている（Staal, 1981, 1986）。

B　初期の処理

均質化

この工程は後の加工の前に行うこともあれば，後に行う場合もある。乳脂肪のほとんど（98％）はトリグリセリドであり，その他はモノグリセリドとジグリセリドの小分画，リン脂質などである。脂肪はリン脂質膜に覆われた脂肪球を形成している。均質化されていない未殺菌乳では，脂肪球が融合してクリームの緻密な層ができる。上昇する脂肪球群の清浄作用によって微生物が上方へ運ばれ，クリーム層に蓄積する。ホモジナイザーは，高圧をかけて小さい穴に乳を通過させるポンプで

Table 16.2　液状乳の典型的な組成

Product	Milk fat (%)	NFMS (%)
Whole milk	3.25 minimum	8.25
Low-fat milk	1.5–2.0	8.25
Skim milk	0.5 maximum	8.25
Flavored low-fat milks	0.5–2.0	8.25

ある。このため，脂肪球は小さくなって乳中に長時間浮遊する。しかし，未殺菌乳を均質化すると，リパーゼによる乳脂肪の加水分解が促進されて酸敗臭が生じ，細菌による腐敗・変敗と混同されることがある。均質化が液状乳製品の微生物に及ぼす影響は，菌塊を粉砕する以外にほとんどない（Lanciotti *et al.*, 1994）。

加熱またはその他の加工を行った乳は，加熱処理後，無菌包装される前に滅菌装置の中で均質化される場合がある。ホモジナイザーの洗浄や消毒が不十分な場合や滅菌が不完全な場合，製品の品質と安全性に有害な影響があり，再汚染の可能性を招く。

C　初期のミクロフローラを減少させる基本的方法

乳・乳製品に適用する加熱処理の定義は，IDF によって議論されてきている（1985）。

サーミゼーション

シュードモナス属菌のような低温細菌が増殖して菌数が多くなると，耐熱性のプロテアーゼとリパーゼが産生される。このような酵素が高濃度になった乳を乳製品の製造に使用すると，酵素によって製品が劣化する可能性がある。低温保存中の品質保持性を高めるために，未殺菌乳にはサーミゼーションという連続フロー方式による弱い加熱処理，すなわち 57～68℃で最大 30 秒間加熱し，その後 6℃未満に急速冷却する方法を行うことがある。一般的に 3 ～ $4\log_{10}$ の菌数減少が期待されるが，増殖形病原菌が十分に制御されることはない。*L. monocytogenes* はサーミゼーションでは生残し（Mackey & Bratchell, 1989），後の冷蔵保存中に増殖することを特に留意すべきである。また，サーミゼーションはバチルス属菌の芽胞に熱ショックを与える場合がある。その後の保存条件によっては発芽することがあるが，後に殺菌される際に失活すると考えられる（van den Berg, 1984）。

サーミゼーションは弱い加熱であるため，未殺菌乳の物理的特性に与える影響は極めて少ない。乳中に存在する酵素の熱失活は，酵素とその由来により様々である。アルカリ性ホスファターゼはサーミゼーションにより活性が低下するが，引き続き存在する。

殺菌

IDF/WHO/FAO の殺菌の定義に従い（IDF, 1995），増殖形病原菌数を公衆衛生上安全と考えられる最小限のレベルまで減少させて安全性を確保するため，乳製品の殺菌を行う。多くの腐敗・変敗菌と酵母も制御される。殺菌を行うのは，微生物学的安全性を確保して冷蔵輸送時の可食期間を延長するためだけでなく（IDF, 1986），後の加工における適切性のための基準を満たすためでもある。

殺菌は，低温保持殺菌（LTLT）とも呼ばれ，バッチ式で密閉タンク内で乳を加熱して行われることがある。産業用乳の処理では，通常，62〜65℃の間で30〜32分間のLTLTが行われる。また，強力な方法である高温短時間殺菌（HTST）も行われる。この場合は熱交換器で加熱した後，殺菌効果を確保するためにホールディングチューブ内で乱流状態におきながら適切な温度で保持する。現在，最も一般的なHTST条件は71〜78℃の間で少なくとも15秒（30〜40秒の場合が多い），または85〜127℃で数秒間という短時間の加熱である（Kessler, 1987）。温度―時間条件は国によって異なり，加熱装置の設置や操作と同様，規制によって管理されていることが多い（Staal, 1986）。

通常，脂肪分の多い製品や固形製品には最も強力な処理，標準的液状乳には最も弱い処理を適用する。実際には，加熱条件を確実に満たすため幾分強い処理を行うことが多い。

殺菌およびUHT処理

缶や瓶などの密閉容器，または無菌包装されたものには，さらに高温の処理をバッチ式で行う。乳の殺菌は，通常，119.5〜120℃で10〜30分間，密閉容器への充填と殺菌の前にUHT処理を行う場合には，これより弱い方法を適用する。1回のUHT処理は135℃以上で1秒以上であり，通常は，135〜150℃で1〜5秒間の組み合せが適用される。

その他の方法

乳製品産業用に，マイクロフィルトレーション（Trouve *et al.*, 1991；Grandison & Glover, 1994；Corredig *et al.*, 2003；Papadatos *et al.*, 2003など），高圧殺菌（Garcia-Graells *et al.*, 2003；Hayes & Kelly, 2003；Harte *et al.*, 2003など），超音波殺菌（Vercet *et al.*, 2002など），電磁波殺菌（Bendicho *et al.*, 2002など），炭酸ガスの添加（Ma *et al.*, 2003など）といった食品処理技術が研究されている。先端技術の1つであるマイクロフィルトレーションはすでに適用されており，乳をろ過で殺菌処理しながら様々な乳成分を分離することも可能である。しかし，この技術はまだ広く普及はしていない。ろ過と加熱処理の併用により，非常に可食期間の長い“新鮮な”乳ができる。この方法では，脱脂乳とクリームに異なる加熱処理を行い，脱脂乳分画には還元の前にさらにろ過し，主に腐敗・変敗の原因となっている耐熱性細菌を除去する。

D　洗浄および消毒

食品と接触する表面は重要な汚染源であるが，接触しない面も不衛生であると塵粒やエーロゾルによる汚染の原因となる。乳・乳製品製造施設では，洗剤，酸剤またはアルカリ剤を用いる手作業による洗浄，すすぎ，消毒が日常的に行われている。

洗浄と消毒の効果を高めるため，乳製品産業では定置洗浄（CIP）システムが頻用されている。このシステムは，最小限の手作業によって高度で再現可能な清潔性が得られるように考案されている。CIP では効果的に洗浄できない複雑で汚れやすいフィルターなどの部品は，分解して手で洗浄する必要がある。また，自動化されたシステムでは製造と洗浄のスケジュールを調整することが容易である。高い効果を確保するためには，CIP システムを設置する際に機器の設計，除去する廃棄物の種類，水質，洗剤と消毒剤の使用法を考慮しなければならない。乳製品産業における CIP システムの設計と使用法は国際酪農連盟によって解説されており（IDF, 1979），その内容は現在も有効である。義務づけられてはいないが，CIP システムは未殺菌乳用と加熱処理乳用に厳重に区別することが強く推奨されている。

洗浄と消毒プログラムの正しい操作法を文書化する必要がある。文書はマニュアルとするか，または時間，温度，流速，消毒剤の濃度，pH などの記録チャートを用いる。

E　処理が微生物に及ぼす影響

殺菌の目的は，病原性となる増殖形細菌の数を公衆衛生上の問題とならないレベルまで減少させることである。後の加熱処理の効果を高めるため，分離された脱脂乳にはマイクロフィルトレーションと細菌の遠心沈殿などの追加処理を行うことがある（IDF, 1995）。このような処理は可食期間の長い製品に適用する。後の取り扱い時や充填時の再汚染のリスクはさらに重要である。

通常，殺菌直後の乳に含まれる菌は 1,000 cfu/mL 未満であるが，未殺菌乳に最初に含まれていた菌数が 10^6 cfu/mL を大幅に超える場合はこれより多くなる。超高温殺菌乳（可食期間の長い（ESL））の場合は，初期レベルはこれよりかなり低い。最低限の LTLT 法や HTST 法では耐熱性細菌と芽胞形成細菌が生残し，特に高レベルで存在している場合には殺菌製品の基準を満たすことが難しくなる。耐熱性細菌には，*Micrococcus* spp.，*Enterococcus faecalis*，*Ent. faecium*，一部の乳酸桿菌などの高い耐熱性を示す増殖形微生物が含まれる（Deibei & Hartman, 1984）。バチルス属菌とクロストリジウム属菌の芽胞は様々な耐熱性を示す。

殺菌乳中に微生物が存在する重要な原因は，殺菌処理後の汚染である。殺菌処理後の汚染菌としてはシュードモナス属菌が代表的であるが（Eneroth *et al.*, 2000），バチルス属菌も加熱処理後に再び汚染することがある（Schraft *et al.*, 1996）。生残した耐熱性細菌が殺菌装置の冷却部に付着して増殖することがあるため，施設では定期的にバイオフィルムの存否を調べ，HTST 装置を長期間洗浄しないで使用することがないように注意しなければならない（Bouman *et al.*, Sharma & Anand, 2002）。殺菌乳の冷却，充填，低温保存によって微生物が不活化されることはないが，生残した微生物の増殖，再汚染，殺菌処理後の汚染菌の増殖を最小限にするためにこのような工程を管理する必要がある。

F　腐敗・変敗

近代的な設備が整い，適切に操業されている施設で製造された殺菌乳の可食期間は，冷蔵下で 10

日を超える（Otte-Südi, 1996b）。商業用に製造された超高温殺菌乳は，さらに安定性が高く，冷蔵下で 10 週間安定性が保たれる（Boor, 2001）。

未殺菌乳と同じく，殺菌液状乳と超高温殺菌液状乳も，汚染された場合には微生物にとって格好の増殖の場となる。

腐敗・変敗には，次の事項が関与する。

- 生残した芽胞形成細菌（バチルス属菌とクロストリジウム属菌）の増殖
- 耐熱性細菌の増殖
- 汚染している低温（グラム陰性）細菌の増殖
- 殺菌前に産生された耐熱性酵素の活性

腐敗・変敗を引き起こす微生物は，通常，殺菌処理において生残した芽胞形成細菌または耐熱性細菌（Meers *et al*., 1991），バイオフィルムなどの機器由来の汚染微生物（Bouman *et al*., 1982；Carpentier & Cerf, 1993；Wong, 1997），殺菌処理後の汚染による腸内細菌のような環境微生物（Varnam & Sutherland, 1994）である。*Pseudomonasu*, *Flavobacterium*, *Chromobacterium*, *Alcaligenes*, *Bacillus*, 大腸菌群などよくみられる腐敗・変敗フローラについては詳細に解説されている（Cousin, 1982；Meers *et al*., 1991；Ternstrom *et al*., 1993；Deeth *et al*., 2002）。耐熱性細菌または芽胞形成細菌の低温性株は 5℃でも増殖して腐敗・変敗を招き，健康危害となる（Crielly *et al*., 1994）。最初に多数の菌が存在すると，冷蔵保存でも 10～14 日間以内に腐敗・変敗を起こすのに十分な菌数まで増殖する。

冷蔵で市販される乳製品の微生物による腐敗・変敗は，主に悪臭，腐敗臭，果実臭といわれる異臭によって認識され，粘稠性や部分的凝固など物理的変化はあまりみられない。異臭の程度は，微生物の酵素が乳中のたんぱく質や脂肪と多少の乳糖を分解する程度に依存する。シュードモナス属菌などの低温細菌が産生した耐熱性リパーゼまたはプロテアーゼなどの酵素による腐敗・変敗もあり（Champagne *et al*., 1994；Muir, 1996a, b, c；Stevenson *et al*., 2003），通常製品に苦味を与える。セレウス菌はレシチナーゼを産生し，これが脂肪球のリン脂質に作用してガラス表面に付着する小さいたんぱく質脂肪粒子が形成されるため，特に厄介である（IDF, 1992）。セレウス菌の増殖による腐敗・変敗は“甘性凝固”と呼ばれ，特に夏期に起こりやすい（Christiansson *et al*., 1999）。変化が生じるのに要する期間は，存在する微生物の初期の菌数と種類，殺菌条件，保存温度によって異なる（Schröder *et al*., 1982；Mourgues *et al*., 1983；Schröder & Bland, 1984）。例えば，HTST 殺菌乳を 1.7℃，5.6℃，10℃で保存した場合，腐敗・変敗に要した平均日数はそれぞれ 17，12，6.9 日であった（Hankin *et al*., 1977）。近代的設備が整い，適切に操業されている施設で製造された殺菌乳の場合，冷蔵下での可食期間は 10 日間を超え，無菌包装されている場合はさらに長くなる（Otte-Südi, 1996b）。

G　病原体

法律や規則で定められている最低殺菌処理は，通常，未殺菌乳中に存在する病原体を十分安全なレベルまで死滅させる。市販されている殺菌済み乳製品は極めて安全で健康危害要因はほとんどないが，殺菌乳による（カンピロバクター症，サルモネラ症，エルシニア症などの）集団事例が何件か起こっている。このような集団事例は，不十分な殺菌，殺菌後の汚染，使用中の不適切な温度管理による場合が多い（Snyder *et al.*, 1978 ; Sharpe, 1987 ; Doyle, 1989）。

サルモネラ属菌は殺菌処理において生残しないため，殺菌乳中に存在した場合には，加熱処理が不十分であったか，あるいは殺菌後の汚染である。不適切な加熱処理による事例として，英国（*Salmonella* Braenderup ; Rampling *et al.*, 1987）と米国（Adams *et al.*, 1984）で起きた集団事例がある。米国の事例では，54.5℃で30分間の加熱処理が記録されていた。

米国史上最大のサルモネラ症の集団事例がイリノイ州北部で起こった。*S.* Typhimuriumに汚染された殺菌低脂肪乳（2％）が感染源で，16,000名以上が罹患した（Anonymous, 1985a, b ; Ryan *et al.*, 1987）。感染源となった乳製品工場の検査では殺菌が不適切であった証拠はなく，Bradshaw *et al.*（1987）は原因となった菌株の耐熱性が異常でなかったことを確認した。原因は完全には解明されなかったが，工場と製造ラインの徹底的な調査により，未殺菌乳用パイプと殺菌乳用パイプの間で交差汚染が起こった可能性のあることがわかった（Lecos, 1986）。

現在の最低殺菌基準（71.7℃で15秒または62.8℃で30分）は，乳中の*L. monocytogenes*を不活性化するのに十分であると認められている（Donnelly *et al.*, 1987 ; Bunning *et al.*, 1988）。しかし，様々な国で，*L. monocytogenes*などリステリア属菌の生菌が0.9から約5％の割合で殺菌乳から分離されている（Harvey & Gilmour, 1992 ; Moura *et al.*, 1993 ; Ahrabi *et al.*, 1998）。78℃で15秒間処理した殺菌乳のサンプルの21.4％に*L. monocytogenes*が存在していたが，Fernandez-Garayzabal *et al.*（1986）は，これをA型白血球による保護作用によるものとした。49名が感染したマサチューセッツ州の*L. monocytogenes* 4bの集団事例でも同様の説明がなされた（Fleming *et al.*, 1985）。しかし，この説明は他の研究者らから疑問視された（Donnelly, 1990 ; Lovett *et al.*, 1990）。

*L. monocytogenes*は，乳製品工場の湿潤な環境にしばしば存在し（Jung & Busse, 1988 ; Jeong & Frank, 1994a, b ; Pritchard *et al.*, 1995），殺菌処理後の汚染の原因となる。

殺菌の不十分な乳により，110名が*Campylobacter jejuni*に感染した集団事例があった（Fahey *et al.*, 1995）。英国で発生した散発性カンピロバクター症患者でも，牛乳瓶の蓋をつついたトリが感染源であった。この事例では，コクマルガラスとカササギのくちばし，汚染された乳からカンピロバクター属菌が分離された（Hudson *et al.*, 1990 ; Southern *et al.*, 1990 ; Stuart *et al.*, 1997）。

*Y. enterocolitica*の宿主は，主にブタであるとされているが（Doyle *et al.*, 1981），殺菌乳に存在していることが複数の研究で示され，集団感染も報告されている（CSPI, 2004）。Schiemann & Toma（1978）が，カナダのオンタリオ州で製造された殺菌乳製品の165のサンプルから*Y. enterocolitica*を検出したのはわずか1サンプルであった。同様に，Moustafa *et al.*（1983）は殺菌乳サンプルのうち1％から*Y. enterocolitica*を，Tibana *et al.*（1987）はブラジルのリオデジャネイロで製造された

殺菌乳サンプルの 13.7％から病原体を検出した。分離された 41 菌株のうち 22 菌株が，培地で耐熱性毒素を産生したが，無菌の全乳内では産生しなかった。

Y. enterocolitica は，殺菌温度で速やかに失活するため（Francis *et al.*, 1980；Lovett *et al.*, 1982），最終製品に存在した場合は殺菌後の汚染による可能性が高い。これは，報告された集団事例にも当てはまる（Ackers *et al.*, 2000）。1976 年，学校で出されたチョコレートミルクにより生徒 36 名が *Y. enterocolitica* 血清型 O8 に感染した。乳から同じ血清型が分離され，殺菌乳とチョコレートシロップとを手で混ぜているときに汚染されたと考えられ，その後に加熱処理が行われていなかった（Black *et al.*, 1978）。他に殺菌乳が感染源であった集団事例は 3 州で 148 名が感染したもの（Tacket *et al.*, 1984），1996 年にネバダ州で 19 名が感染したものがある（CSPI, 2004）。非常に大規模の集団事例が 1 件あり，ブタの糞で汚染された包装材の使用が感染源であると考えられたが，原因となった血清型はブタからは分離されなかった（Schiemann, 1989）。Greenwood *et al.*（1990）が瓶詰め乳製品工場を調査し，充填機のバルブが感染源である可能性を示した。

殺菌乳の飲用による腸管出血性大腸菌 O157：H7 感染の大規模な集団事例（患者 100 名以上）があった。加工工場の検査で，瓶詰め機に通じるパイプと瓶詰め機のゴムシールから同じファージ型の菌が分離され，加工後の汚染が示唆された（Upton & Coia, 1994）。114 名が感染した別の集団事例では原因はわかっておらず，乳は農場で加工されたため，不十分な加熱処理または加熱処理後の汚染が起こった可能性がある（Goh *et al.*, 2002）。

オランダで 250 名以上が発症した集団事例が起こったことはあるが，全体的に殺菌乳中のセレウス菌によって産生されるエンテロトキシンが胃腸疾患を引き起こすリスクは非常に低い（van Netten *et al.*, 1990）。殺菌乳の販売量を考慮すると，世界中のセレウス菌感染患者数は極めて少なく，その理由は腐敗・変敗に気づいて消費者が飲用しないことや，発症に必要な毒素量が多いためと考えられる（IDF, 1992；Langeveld *et al.*, 1996）。乳のセレウス菌の汚染率は非常に幅があり，2％の国もあれば（Wong *et al.*, 1988），全サンプルが陽性の国もある（Notermans *et al.*, 1997）。セレウス菌の中には，冷蔵温度（7℃未満）で増殖してエンテロトキシンを産生できる菌株がある（Dufrenne *et al.*, 1995；Notermans *et al.*, 1997）。6℃で保存した場合はセレウス菌が高レベルまで増殖しないうちに腐敗・変敗が起こるが，8～12℃の場合には大幅に増殖して 10^5 cfu/mL を超えるまでになる（Notermans *et al.*, 1997）。ボランティア被験者が，10^7 cfu/mL を超えるセレウス菌を含む乳を飲用した検査では，極めて弱い症状が観察された（Langeveld *et al.*, 1996）。この芽胞形成菌の由来を明らかにする調査により，最終製品に存在する原因は殺菌処理後の汚染であることが多いとされた（Lin *et al.*, 1998；Eneroth *et al.*, 2001）。

1990 年代中期，PCR 法によって英国の小売殺菌乳から *Mycobacterium avium* subsp. *paratuberculosis*（MAP）が検出された（Millar *et al.*, 1996；Grant *et al.*, 2002a）。MAP はウシとヒツジにヨーネ病と呼ばれる消化管の炎症性慢性感染症を起こすために多くの議論が起こった。ヒトでは，同様の症状のクローン病（CD）患者が増えている。MAP と CD との間に明確な関連性は見つかっておらず，複数の要因（遺伝的素因，異常免疫反応）が疾患の発現に影響を及ぼしていると考えられる。しかし，MAP が CD に関与していないことを示した研究はない（欧州委員会，2000；Harris &

Lammerding, 2001 ; Chamberlin *et al.*, 2001 ; Bernstein *et al.*, 2004)。*Mycobacterium avium* subsp. *paratuberculosis* は，増殖速度が非常に遅いため，培養が非常に困難である。最長１年間の培養が提言されている。MAP は商業用殺菌により 4 ～ 6$\log_{10}$ 減少するが，一部が乳の殺菌処理において生残することが示されている（Grant *et al.*, 2002b ; Hammer *et al.*, 2002)。殺菌温度 73℃で 15 秒から 25 秒に時間を延長，あるいは温度を 90℃まで上昇させても，殺菌効果の増加はないようである（Lund *et al.*, 2002 ; Hammer *et al.*, 2002)。

加工後の汚染によって殺菌乳にその他の病原体が存在する可能性はあるが，そのような汚染による疾病の報告はほとんどない。殺菌乳による黄色ブドウ球菌中毒が報告され，容器への充填時の再汚染が原因であると考えられた（Geringer, 1983)。１箱当たり A 型毒素 94～184 ng を含むチョコレートミルクにより，ブドウ球菌エンテロトキシン食中毒の大規模な集団事例があった（Evenson *et al.*, 1988)。未殺菌乳中にブドウ球菌エンテロトキシンまたはアフラトキシン M_1 が存在する場合には，殺菌乳にも存在することになる。

H　管理（加工液状乳）

要約

重大な危害要因[a]

- 未殺菌乳中の危害要因は Table 16.1 にまとめてあり，その一部は殺菌液状乳においても重要である
- 病原体は乳の加工ラインの環境中にも存在する

管理手段

初期レベル（H_0）

- 未殺菌乳中には，低レベルの病原体が存在している可能性がある。健康な動物から適切な方法によって搾乳した乳の使用
- 農場での中間貯蔵時と乳製品工場までの輸送時の冷蔵（6℃以下が推奨される）
- 冷蔵できない地域では，暫定的解決策として活性化ラクトペルオキシダーゼ・システムの利用を検討

減少（ΣR）

- 72～75℃で少なくとも 15 秒の殺菌により，増殖形細菌が少なくとも 5 $\log_{10}$ 減少する
- 超高温殺菌処理は，増殖形細菌と大部分の芽胞を死滅させる
- 殺菌乳を入れるために使用する包装材料は，過酸化水素などで処理すべきである

増加（ΣI）

- 殺菌処理後に使用する機器に適用する厳重な洗浄法と消毒法
- 破損した包装材によって，充填時や包装時または配送時に起こる加工後の汚染（ミクロ漏えい）
- 保存時や配送時に起こる生残した低温性の耐熱性菌または芽胞形成細菌

	の増殖
	• 高温での保存によって増殖が促進される
検査	• 殺菌乳に日常的な病原体検査は推奨されない。規定されたサンプリングプランと傾向分析に従い，検証のために包装ごと培養してモニタリングを行う
腐敗・変敗	• 殺菌処理後に生残する低温芽胞形成細菌または再汚染した微生物

[a] 特定の状況下では，他の危害要因も考慮する必要があると思われる。

検討すべき危害要因

未殺菌乳中に 10^5 cfu/mL を超える増殖形病原体が存在する場合，殺菌処理後も少数の増殖形病原体が生残することがある。加工環境や洗浄不十分な加工ライン由来の病原菌（*L. monocytogenes* など）によって殺菌後の汚染が起こる。

管理手段

危害要因の初期レベル（H_0）

殺菌液状乳の製造には，高品質の未殺菌乳を使用すべきである。

危害要因の減少（ΣR）

病原体の増殖形細胞を確実に除去し，腐敗・変敗微生物の数を減少させるためには，殺菌は不可欠な処理工程である。

危害要因の増加（ΣI）

感受性の高い微生物を除去するための加熱処理では，温度と流量（保持時間）が極めて重要な指標である。温度が設定限度以下に低下した場合，温度計や流量計，吸排気バルブなどのモニタリング装置を適切に使用することが非常に重要である。プレート式熱交換器の場合，加熱処理乳の再汚染を避けなければならない。向流システムでは，加熱処理乳側に加圧することによって，高度に汚染されている可能性のある未殺菌乳や冷却液の侵入を妨げ，未殺菌側からの再汚染を防止している（Strantz *et al.*, 1989）。殺菌乳の殺菌後の汚染はシュードモナス属菌などグラム陰性低温細菌が極めて一般的であり，これらがおそらく殺菌乳で最も多い腐敗・変敗の原因である（後述する解説を参照）（Eneroth *et al.*, 2000）。ポンプ，パイプ，バランスタンク，中間貯蔵タンク，充填機などの加熱処理乳と接触するあらゆる機器の表面は，使用後または使用再開前に洗浄と消毒を行わなければならない。残留の化学物質を除去するためには，義務づけられてはいないが微生物学的品質の高い水で洗浄することが強く推奨されている。包装済み殺菌乳の保存時や配送時は，適切な冷蔵状態を維持しなければならない（Mottar & Waes, 1986）。殺菌乳製品を管理するための総括的なHACCPプログラムの詳細が，ICMSFによって提示されている（1988）。

検査

殺菌乳には病原体の日常的な検査は推奨されていない。製品の可食期間が短いことから，出荷前の検査は，普通，行われない。生残した芽胞形成細菌が存在しているため，包装単位の培養は有用ではない。殺菌の効果と取り扱い時や充填時に汚染がなかったことを検証するため，好気性中温菌数または大腸菌群などの指標菌の検査が使用できる。

殺菌後の好気性平板菌数は，10,000 cfu/mL または 20,000 cfu/mL 以下，大腸菌群は，1 cfu/mL または 10 cfu/mL 以下と規定されていることが多い（USPHS FDA, 1978 ; Heeschen, 1992 ; Milner, 1995 ; Otte-Südi, 1996b）。大腸菌群が存在しなくても，それは必ずしも販売時の殺菌乳の品質を反映しないので，可食期間の安定性を予測するには，グラム陰性低温細菌の測定値がよく使用される（Bishop & White, 1986 ; Otte-Südi, 1996a, b）。

未殺菌乳にはサルモネラ属菌や *L. monocytogenes* などの病原体が存在する可能性があり，このような菌が乳製品加工環境に侵入することがある。環境汚染の管理対策を実施し，加工工場の殺菌後区域においてこのような病原体を検出する環境監視プログラムを行って，管理対策の効果を検証することが重要である（Flowers *et al.*, 1992 ; Stahl *et al.*, 1996）。

腐敗・変敗

通常，腐敗・変敗の原因は，生残または汚染している低温細菌，特にシュードモナス属菌の増殖である。腐敗・変敗の特徴は，製品の異味・異臭と物理的変化（凝乳または凝固）である。使用された未殺菌乳が高度に汚染されていたために，多数の菌が生残した場合や殺菌工程で酵素が生残した場合，配送中に腐敗・変敗が起こることがある。このような場合，消費者からの苦情がないように製品の可食期間が短縮されることがある。

6℃で6日間保存した後の殺菌乳の基準は，21℃で25時間後の乳1mL中の好気性中温菌数では，$n = 5$，$c = 1$，$m = 50{,}000$，$M = 500{,}000$，および乳1mL中の大腸菌群では，$n = 5$，$c = 1$，$m = < 0.3$，$M = 5$ とされていることが多い。

I　長期保存乳

殺菌処理が微生物に及ぼす効果

殺菌の目的は，*B. stearothermophilus* とこれに類似した高温性芽胞形成細菌を $9\log_{10}$ 減少させることである。このような加熱処理はボツリヌス菌を確実に $12\log_{10}$ 減少させ，殺菌製品の安全性を確保するのに十分である（Westhoff, 1981）。時間と温度のパラメータは，芽胞の種類（ボツリヌス菌，バチルス属菌）の耐熱性によって，認定されている数学的公式を用いて算出される（Burton, 1988）。加熱処理の効果は，最初に存在する総芽胞数によって異なり，これは原料乳の品質に左右される。芽胞の特徴と死滅に関する基本パラメータが解説されている（Russell, 1982 ; Russell *et al.*, 1992 ; Holdsworth, 1992）。

液状乳の殺菌は瓶または缶などの密閉容器の中で行うことができる。しかし，多用されているのは，蒸気噴射による直接加熱または熱交換器による間接加熱でUHTを行い，その後無菌包装する方法である（Burton, 1988；Robinson, 2002）。目的は，消費されるまでの配送時と保存時に安定性が保たれる製品を製造することである。しかし，統計学的見地からみて，UHT法の強力な加熱処理を行っても絶対的無菌が得られることはない。温帯から熱帯で非常に異なる保存と配送の様々に予測される条件下で，病原体の存在しない安定した製品を表示するのに“商業的殺菌”または“生物学的安定性”という用語が用いられている。

腐敗・変敗

近代的設備を最適条件で操作すれば，UHT製品の腐敗・変敗率は，通常，1/5,000～1/10,000（Cerf, 1989）まで低下させることができる。

原料乳中の芽胞が異常に多くなければ，UHT製品の腐敗・変敗は耐熱性が非常に高い微生物の生残よりも殺菌処理後の汚染によることが多い。腐敗・変敗の例としては，チョコレートドリンクに使用されるココアパウダーのような原材料による場合が多い（Antoine & Donawa, 1990）。ほとんどの腐敗・変敗は，加熱処理後の加工ラインにおいて清潔にすることが困難であること，不完全な密栓や容器の穴による漏れ，密栓前または密栓時での再汚染が原因である。このような場合は，環境由来の微生物によるあらゆる種類の腐敗・変敗が予想される。

バチルス属菌やシュードモナス属菌などの低温細菌は，UHT処理によって容易に死滅する。しかし，これらが加熱処理前に産生した脂質分解酵素とたんぱく質分解酵素は，保存中の製品を劣化させるのに十分な量，残存することがある（Law, 1979）。保存温度によっては，たんぱく質分解の程度により，乳のゲル化またはUHT乳の苦味が生じる（Collins *et al.*, 1993）。

過去10年間，耐熱性の高い菌の芽胞によるUHT乳の腐敗・変敗事例が増加している。このような事例の特徴は，中温性芽胞形成細菌の増殖が約10^5cfu/mL程度までであり，それ以上の増殖や目に見える変化が起こっていないことである（Kessler *et al.*, 1994；Hammer *et al.*, 1996）。これに関与している新しい菌種の*Bacillus sporothermodurans*は，従来のUHT処理において生残できる芽胞を形成するが病原性ではない（Hammer & Walte, 1996；Petterson *et al.*, 1996）。最近の分子検出法および識別法により，菌株や感染源が多様であることが明らかとなっている（Guillaume-Gentil *et al.*, 2002）。その由来は飼料と乳製品加工工場の環境であり，加工乳の再加工により耐熱性の高い菌が選別されているようである（Scheldeman *et al.*, 2002）。

病原体

適切な加熱処理により，長期保存乳の病原体は確実に死滅する。UHT乳が加熱処理後に病原体に汚染される可能性を完全に否定することはできないが，適切な計画と管理が行われている加工処理ではその可能性は極めて低くなる。UHT製品による大規模な集団事例はなく，少人数の食品由来疾患の患者が繰り返し発生したこともない（Bryan, 1983, WHO-Surveillance Programme for Europe）。de Buyser *et al.*（2001）による最近の調査では，UHT製品による集団事例は乳製品全体の1.5％あるが，その原因と由来は不明であった。

管理（長期保存乳）

要約

重大な危害要因[a]	• ボツリヌス菌と毒素産生桿菌
管理手段	
初期レベル（H_0）	• 未殺菌乳中には，低レベルの病原体が存在している可能性がある（未殺菌乳に関する項参照）。健康な動物から適切な方法によって搾乳した乳の使用 • 農場での中間貯蔵時と乳製品工場までの輸送時の乳の冷蔵（6℃以下が推奨される）
減少（ΣR）	• 加熱処理は増殖形微生物を死滅させ，ボツリヌス菌を約 $12\log_{10}$ 減少させるのに十分である • 加熱と無菌充填の管理に特に注意し，HACCP の原則に従った乳の加工 • 加工後の洗浄と消毒は必須である
増加（ΣI）	• 包装材が破損していた場合，無菌充填時，包装時，配送時に加工後の汚染が起こることがある • 保存時と配送時に起こる微生物の増殖
検査	• 病原体の日常的な検査は推奨されていない • 適正衛生規範の違反を見つけるための培養検査。感受性のある製品（ベビーフードなど）の場合，製品すべてに非破壊的方法による検査を行う（真空試験など）
腐敗・変敗	• 汚染している微生物の増殖によって腐敗が起こることがある。パラメータは，異味・異臭，凝乳／凝固である

[a] 特定の状況下では，他の危害要因も考慮する必要があると思われる。

考慮すべき危害要因

未殺菌乳由来の微生物危害要因を管理するために加熱処理を行う。汚染された未殺菌乳によって問題が発生した場合は，加熱方法が不適切であったことを示している。瓶またはパックなどに加熱済み製品を充填する際に，再汚染が起こることがある。

管理手段

危害要因の初期レベル（H_0）

加工乳の初期レベルは，未殺菌状態から UHT 処理に至る過程に左右される。

危害要因の減少（ΣR）

殺菌処理は芽胞の D 値によって決まる。UHT 処理の時間—温度パラメータはほぼ一定で決まっているため，生残する芽胞数に関しては最初に存在する数が極めて重要である。未殺菌乳中の芽胞数は季節によって変動する（Phillips & Griffiths, 1986）。芽胞の耐熱性は，種類によって異なり，乳，カカオパウダー，麦芽抽出物，カラギーナンなど原因となる原材料によっても変わる。新製品を開発する際や製法を変更する際には，このようなことを考慮すべきである。その結果，殺菌処理のパラメータの変更が必要になることがある（Brown, 2000）。

製造作業の開始前には，乳と接触するあらゆる機器を洗浄して殺菌する必要がある。熱交換器は維持管理や分解を行うときに念入りに観察すべきである。熱交換器の不備は交差汚染の原因となることがある。水などの冷媒も，缶の冷却時などに汚染の原因となる可能性があるため消毒すべきである。

危害要因の増加（ΣI）

加工機器の設計と維持管理は最も重要であり，材料を慎重に選択すべきである。パイプの接合部，湾曲部，閉塞部，弁の洗浄可能性，ポンプなどには特に注意を払う必要がある。効果的な洗浄を確保するには技術的側面が重要であり，特に定置洗浄（CIP）では，流量，液体温度，化学薬品の濃度など物理化学的パラメータが極めて重要である。

充填機は UHT ラインの“開放されている無防備な部分”と考えられる。殺菌処理区域から分離した場所に設置することが汚染リスクの最小限化に役立つ。エアロックによる殺菌，蒸気密封などを利用すれば，殺菌処理区域に設置することは可能である。充填区域において汚染微生物の付着を回避するための適切な環境衛生，大気や作業者の衛生状態も製品の保護に重要である。

包装材料は原材料に分類され，微生物学的品質はその製造工程の影響を受ける（Reuter, 1987）。輸送，取り扱い，保管の際に，塵粒子によって微生物に汚染されないようにしなければならない。容器の殺菌は重要であり，厳しく管理するべきである。時間，温度，用量，濃度，殺菌剤などの重要なパラメータに注意して逸脱を修正すれば効果的に処理できる。

UHT 処理された乳を，最終的な瓶内殺菌の前に無菌でない状態で充填する場合は，50～70℃で充填することができる。この方法では充填機内で高温性桿菌の芽胞形成が生じることがあり，芽胞は時間を経てからの殺菌処理では失活しない。バチルス属菌の付着を防止し，芽胞形成周期の開始を避けるため，6～8時間毎の洗浄と消毒が必要である。

検査

製品の品質と安全性を保証するには培養検査のみでは十分でなく，HACCP に基づいた予防システムの中に培養検査を組み込むべきである（ICMSF, 1988；Cordier, 1990）。最終製品の検査は，技術上および実践上の理由から可能ではなく，多数のサンプルを分析しても完全な安全性の保証にはならない。製造単位すべての分析を行うのは，通常，新しい機器やラインの稼動時のみである。しかし，新しい機器やラインの使用が増えるに従い，サンプルの採集頻度は，例えば0.1％以下またはロットあたりの固定ユニット数まで徐々に減らされる。検証のため，定期的に採集される日常的なサンプル，製造の開始後または終了時，製造ラインの停止後，ローラーまたはストリップの交換時に採集される随時サンプルの分析を行う。

最終製品の品質と安全性は，適切な密栓作業と密栓の完全性に左右される。目視検査は効果的な監視方法である。製造業者から消費者の手にわたるまで，完全な密栓状態が維持されることが不可欠である。

腐敗・変敗

腐敗・変敗の特徴は異味・異臭や物理的変化（凝乳または凝固）であり，殺菌製品の場合と類似している。30℃で5日間の培養検査では，37℃で72時間の寒天平板培養後の総菌数が0.1mL当たり10以下でなければならない。この検査は，*B. sporothermodurans*の検査としても適用できる。殺菌処理の検証として，最高100％（感受性の高い製品の場合）までの設定サンプル数の培養検査を実施する。培養後の微生物学検査によって腐敗・変敗微生物が特定され，問題解決のための有用な情報が得られる。指標菌検査には，中温細菌の総菌数が含まれる。

V　クリーム

クリームは乳中の脂肪分の多い分画で，すくい取るなどの方法によって分離される。法律によって分類されており，通常は，脂肪含量を基準にハーフクリーム（12％）からダブルクリームまたはクロテッドクリーム（48％，53％）に分類される。クリームの加工については，Davis & Wilbey（1990），Bøgh-Sørensen（1992），Jöckel（1996）および Walstra *et al.*（1999）が解説している。

A　加工が微生物に及ぼす影響

脂肪分は遠心機や分離機によって分離し，その結果として微生物が脂肪層に集積される。通常，分離工程は微生物の増殖を抑制するために45～50℃以上で行う。しかし，低温（5℃）で分離する方が物理化学的性質のより良いクリームが得られる。分離後にクリームを標準化し，望ましい脂肪含量にする。クリームには，基本的に乳の場合と同等の効果が得られるように，低温殺菌から高温殺菌またはUHT処理までの範囲の処理を行う。加熱処理の前または後に均質化を行い，製造するクリームの種類に適した状態に調整する。充填後，物理的特徴を高めるために冷却する。Driessen & van den Berg（1992）が，クリーム，特に殺菌クリームの微生物学を解説している。

B　変敗

未殺菌クリームの微生物学的品質は製造に使用された乳の品質に左右される。クリームは乳より変敗することが多く，これは消費習慣の違いによる。乳は開封されると定期的かつ早く消費されるが，クリームが使用されるのは特別な機会で，パックは開封された状態が長時間続く。

芽胞形成細菌の挙動は乳の場合と同様であり，セレウス菌の増殖によって甘性凝固または苦味が生じるが，他の芽胞形成細菌も官能的変敗の原因となる（Davis & Wilbey, 1990）。

加熱処理後の乳に再汚染が起こることがあり，変敗の程度は製品と保存の状態に左右される。脂肪含量が多いため，シュードモナス属菌などの脂質分解菌または酵母が品質に大きな影響を与える。

C　病原体

豊富な脂肪分が微生物を保護するため，クリームには液状乳より強い加熱処理を適用する。サルモネラ症の集団事例は，クリームを用いたデザートや料理によるものがほとんどで，調理中の汚染が示唆される。これは黄色ブドウ球菌など他の病原体にも当てはまる（Jöckel, 1996）。Becker & Terplan（1986）がサルモネラ属菌による集団事例を解説している。ホイップクリームの再汚染の原因としては，レストランやパン屋で使用される泡立て機が重要である。集団事例の予防は，衛生的設計と衛生規範の厳重な遵守によってのみ可能である（Jöckel, 1996）。

D　管理

液状乳のための対策と推奨事項がクリームにも適用できる。ホイップクリームの再汚染の原因は，レストランやパン屋で使用される泡立て機であることが多い。このような再汚染を防ぐため，泡立て機は衛生的な設計条件と維持管理の推奨事項を守ることが重要である。

Ⅵ　濃縮乳

濃縮製品は，３つの主要グループに分類される。(ⅰ)練乳とエバミルク，(ⅱ)加糖練乳，(ⅲ)逆浸透圧法，精密ろ過，限外ろ過によって得られる製品（濃縮液）。このような乳製品の製造，技術および微生物学的側面について，Nelson（1990），Caric（1994），Spreer（1998），Bylund（2001），De Jong & Verdurmen（2001）などによる多くの総説がある。

前記３グループ中の製品の特徴は，蒸発によって水分含量が減少していることである。加熱処理後に加糖されるという“ハードル”の組み合せのため，または初期製品（バターミルク，酸ホエイなど）のpHが低いため微生物学的に安定である。濃縮乳は，小売用には少量単位で，業務用にはアイスクリーム・菓子・パンなどの材料として輸送費用と貯蔵費用を節約できる大量単位で販売される。

A　加工が微生物に及ぼす影響

すべてのタイプの濃縮製品に行う清浄化，貯蔵，標準化などの初期処理およびミクロフローラに対する効果はⅢ-A項と同じである。

濃縮乳は1950年代には重要な製品であったが，その後重要性は失われた。小売用製品は，脂肪分10～12％，総乳固形分約36％になるまで原材料としての基準を満たす格付けAの液状乳を約1：3に濃縮したもので，普通は水で希釈して使用される。酸乳，酸ホエイ，バターミルクのような酸性製品も濃縮されることがある。増加した固形分の保護効果のため，最終的殺菌は液状乳より多少高い温度，例えば80℃/25秒で行う（U. S. Department of Health Education and Welfare, 1994b）。低温保存によって品質を保持することは殺菌乳と同じである。バルク濃縮乳は，通常，原材料としての基準を満たす乳から製造し，材料としての最終使用目的に応じて濃縮するが（2.5：1から4：1），望ましい官能的特性が得られるように65～90℃で，あらかじめ加熱後濃縮する。衛生状態が最適でないと，高温菌が高レベルに増殖する。その後，加熱処理するが，常温での可食期間が短い製品の殺菌法より低い温度で行う。

無糖練乳またはエバミルクは，少なくとも乳脂肪分7.5～9％と総乳固形分25.9～31％を含み，全乳または粉乳からの還元乳から製造する（EEC, 1992；U. S. Department of Health Education and Welfare, 1995b；コーデックス委員会，1999a）。最終製品の種類に応じて標準化した後，あらかじめ加熱を行い（100～120℃で1～3分），たんぱく質を安定させるために70℃まで冷却される。次に，約45～70℃で薄膜下降式熱圧縮機を用い濃縮する（Milner, 1995；Tetra Pak, 2003）。濃縮後，均質化して認可された安定剤を添加し，直ちに包装する場合は14℃まで，中間貯蔵する場合は5～8℃まで冷却する。乳は缶に充填されて，バッチ式または連続式の高圧殺菌器により殺菌（110～120℃で15～20分）する。UHT処理（140℃で約3秒）も適用される。このような加熱処理はすべて，芽胞形成細菌を死滅させるのに十分である。

あらかじめ加熱することは乳の成分を安定させるために必要な工程であるが，増殖形微生物と耐熱性の低い芽胞が失活するという効果もある。濃縮加工に菌を死滅させる効果はない。逆に，この種類の製品に特有の約40～50℃での蒸発処理は，衛生的な状態で行わなければ中温細菌と高温性芽胞形成細菌が増殖するというリスクが増加する（Milner, 1995）。約70℃に達する装置もあるが，それでも芽胞を死滅させるには十分ではなく，一部の高温性芽胞形成細菌または*Thermus thermophilus*などの増殖形細菌が増殖することがあり，そのような報告が増えている（Langeveld, 1995）。

加糖練乳は，通常は，乳脂肪分8％と総乳固形分28％，製品によっては42～64％の糖分（ショ糖）を含み，全乳または還元乳から製造される（U. S. Department of Health Education and Welfare, 1995b）。濃縮前に糖を加えるか，または濃縮過程の後期にシロップとして加える。その後冷却し，乳糖の微細な結晶化を促進するためにシード用乳糖を添加してシーディングを行い充填する。水分活性が約0.85であるため，殺菌しなくても室温で保存できる。

糖分の少ない製品，例えば菓子店やパン屋向けの半製品は，芽胞形成菌，耐熱性菌などの汚染微生物の増殖を避けるために冷蔵しなければならない。

乳，バターミルクまたはホエイなどの原材料から選択性膜によって望ましい成分を濃縮するために，逆浸透圧，精密ろ過，限外ろ過を利用して濃縮液を製造する。この濃縮液は，菓子店やパン屋の製品，アイスクリーム，ヨーグルト，チーズの固形材料としても使用できる。逆浸透圧は，通常は水である溶媒から低分子量（分画分子量約500Da）の成分を分離するのに適用される。限外ろ過は水分と溶質が除去されて，たんぱく質などの分子が残るろ過工程である。微生物学的に見ると，濃縮液ではほとんどの種類の微生物数が増加する（Veillet-Poncet *et al*., 1980）。その程度は，ろ過時間，温度，使用した原材料の品質に左右される。微生物の増殖または抑制は未処理の原材料の状態によって異なり，イオンまたはたんぱく質のような成分の濃度の変化と関連する。適用に関しては，Glover（1986），El-Gazzar & Marth（1991），Caric（1994）およびSpreer（1995）が解説している。

B　腐敗・変敗

濃縮乳は微生物の増殖に好適な培地であり，殺菌乳と同様の腐敗・変敗問題がある（Ⅳ-F項参照）。可食期間は数日から数週間と幅があり，耐熱性の生残菌数と殺菌処理後の汚染微生物数によって異なる。濃縮酸性製品は，pHが低いため安定性がより高い。真菌の発生は生残している胞子によることもあるが，殺菌処理後の汚染による可能性の方が高い。

長期保存のエバミルクの腐敗・変敗問題は，殺菌製品またはUHT製品と類似している（Ⅳ-Ⅰ項参照）。腐敗・変敗微生物では，*Bacillus stearothermophilus*，*B. coagulans* および *B. licheniformis* が最も多く分離される（Kalogridou-Vassiliadou *et al*., 1989 ; Kalogridou-Vassiliadou, 1992）。偏性高温細菌は，製品が高温で保存された場合にのみ問題となる。

加糖練乳の場合は，水分活性が低いため（～0.85），増殖できるのはミクロコッカス属菌や真菌など好塩性菌と好乾性菌のみである（Tudor & Board, 1993）。好乾性酵母が増殖すると，缶の膨張や異臭が生じることがある。充填空積が多すぎたり充填後に窒素充填が行われないと，茶色の真菌の *Wallemia sebi* により，製品表面に“ボタン”と呼ばれる菌糸類の小さい茶色の斑点が形成されたりカゼインが凝固することがある。

C　病原体

濃縮乳，練乳，濃縮酸性製品およびエバミルクの病原体については，殺菌乳または滅菌乳と同じである（Ⅳ-G項参照）。大きな問題は殺菌処理後の汚染の管理である。

これまでに加糖練乳による食品由来疾病患者は報告されたことはない。水分活性が約0.85であることは，あらゆる病原体に抑制効果がある。ただし，この0.85という水分活性は，～0.85で増殖する黄色ブドウ球菌にとっては限界線にすぎない。しかし，加糖練乳は無酸素環境であるため，増殖とエンテロトキシン産生は抑制される。

糖含量が比較的少ない，すなわち水分活性が高い加糖練乳もあり，ペストリーや菓子などに使用される。このような製品が増殖に好適な温度下に置かれ不適切に使用された場合，黄色ブドウ球菌などの病原体の増殖が可能である。加糖練乳にはクロストリジウム属菌とバチルス属菌の芽胞が存在することがあるが（Bhale *et al.*, 1989），*Aw* が低いため，発芽後発育と増殖は阻止される。

限外ろ過された乳中の病原体の生存と増殖については，Haggerty & Potter（1986）が研究しており，*L. monocytogenes* が比較的速く増殖して高レベルに達する（El-Gazzar *et al.*, 1991）以外は，乳の場合とほぼ同じであることを示した。

D　管理（濃縮乳）

要約

重大な危害要因[a]	• ボツリヌス菌および桿菌
管理手段	
初期レベル（H_0）	• 未処理乳中には低レベルの病原体が存在している可能性がある（未殺菌乳の初期のミクロフローラに関する項を参照）
減少（ΣR）	• 加熱処理は，増殖形微生物を死滅させるのに十分である
	• 加熱と無菌充填の管理に特に注意し，HACCP の原則に従った加工
	• 加工後の洗浄と消毒は必須である
増加（ΣI）	• 包装材が破損していた場合，充填時，包装時，配送時に加工後の汚染が起こることがある
	• 保存時と配送時に起こる微生物の増殖
検査	• 病原体の日常的な検査は推奨されない
	• 適正衛生規範の違反を調べるための培養検査
腐敗・変敗	• 蒸発，逆浸透圧または限外ろ過を行う際に，汚染微生物（ほとんどが中温細菌と通性高温桿菌）の増殖により腐敗・変敗が起こることがある。パラメータは，異味，異臭，凝乳／凝固である

[a] 特定の状況下では，他の危害要因も考慮する必要があると思われる。

考慮すべき危害要因

理論的に存在するボツリヌス菌は別として，製品中に生残している桿菌が問題である。

管理手段

危害要因の初期レベル（H_0）

低レベルである可能性が高いが，定量的データはない。

危害要因の減少（ΣR）

微生物に対する減少効果は，UHT 乳の場合とほぼ同じである。

危害要因の増加（ΣI）

衛生的でない条件下で蒸発機器を約 40～50℃で使用すると，芽胞形成細菌が増殖し，製品の安定性に影響を及ぼすことがある。加糖練乳は粘稠性であるため機器の洗浄が困難で，残留物があると全ラインを通じて問題が生じる可能性がある。特に，もともと十分な洗浄が困難である結晶化タンク内や複合充填機内などではその可能性が高い。充填後の製品には加熱処理が行われないため，充填前に缶，蓋，チューブなどの包装材を洗浄して殺菌すべきである。生残している芽胞や加工後の汚染微生物が増殖できないように，水分活性を低く維持することが極めて重要である。

逆浸透圧と限外ろ過の場合，微生物の増殖という点で重要なことはバイオフィルムの形成に好都合となる膜表面の拡大である。液相において菌数が増加するのは，微生物が継続的に放出され，または微生物数が急激に増加したバイオフィルムの断片が放出されるためである。このため，洗浄と消毒は非常に重要であり，バイオフィルムに入り込んだ細菌が洗浄や消毒剤に対して耐性が高いことに注意して，膜の種類に適応した方法で行わなければならない（Defrise & Gekas, 1988；Carpentier & Cerf, 1993）。

検査

病原体の日常的な検査は推奨されない。疑いがある場合（容器の密栓が不適切であるなど）は，増殖形細菌の検出が確認に役立つと考えられる。検査手順の一環として容器の完全性に関する検査を行うこともある。

腐敗・変敗

濃縮乳と練乳，糖分の少ない加糖練乳に関する微生物学的腐敗・変敗の問題は，殺菌乳またはUHT 乳と同様である。管理手段，特に容器における管理手段もほぼ同じである。

Ⅶ　粉末乳製品

全乳，脱脂乳，ホエイ，バターミルク，チーズ，クリームなど多くの乳製品は，加熱によって乾燥されることがある。粉末乳製品の製造過程は，Masters (1985)，Knipschildt (1986)，Caric (1994)，Anonymous（1995a），Spreer（1998）および Bylund（2001）が詳しく解説している。

粉乳は還元されて直接飲用されることもあるが，パン，チョコレート，菓子，ベビーフード，アイスクリーム，動物飼料，調理食品など多くの製品の材料として使用されることが多い。

A　加工が微生物に及ぼす影響

乾燥前に，乳の清浄化，標準化，加熱などの前処理を行う（Ⅲ-A項，Ⅳ-B～E項参照）。噴霧乾燥または回転（ドラム）乾燥によって2種類の粉乳が製造される。噴霧乾燥製品の方が可溶性は高い。また，加熱処理の強さによっても違いが生じる。低温加熱タイプ粉乳の場合，加熱処理は低温殺菌と同等である。中温加熱タイプでは，85～95℃で20～30秒，高温加熱タイプには120℃より高温で最高30秒を適用する。

乾燥には殺菌作用はない。乾燥中に微生物が死滅する程度は，存在する微生物の種類，噴霧乾燥の場合は吹出大気の温度，ドラム乾燥の場合は温度と滞留時間によって異なる。乾燥工程では，グラム陰性腸内細菌など様々な増殖形細菌が生残する（Daemen & van der Stege, 1982）。Doyle *et al.*（1985）は，*L. monocytogenes* も代表的な噴霧乾燥において生残することを明らかにした。このため，乾燥乳製品には低温殺菌と同等以上の加熱処理を行う必要があり，殺菌，乾燥および包装時の汚染を防がなければならない。脱水後の製品中では微生物の増殖は困難である。

インスタント粉乳は，飲料に使用するため溶解しやすい粉乳が必要であったことから開発された。粉乳は湿潤せずに，水に加えられると容易に分散する。インスタント化の工程では，蒸気中または噴霧された水滴中で乾燥粒子の表面を再加湿して粒子の塊をつくる。その後，湿度5％以下まで再び乾燥させる。乾燥製品では水分活性が非常に低く菌が増殖できないため，インスタント粉乳における微生物学的問題は，主に再加湿時または還元後に偶発的に起こる汚染である。

粉末の冷却，中間保存，混合，包装などの工程で，製造ラインまたは環境由来の微生物に再汚染され，微生物学的品質が変化することがある。粉乳の保存中に，徐々にではあるが大量に死滅する増殖形微生物もあるが（Thompson *et al.*, 1978），長期間にわたって生存するものもある。芽胞形成細菌は最も耐性が高いため，無期限に生存能力を維持する。

B　腐敗・変敗

粉末乳製品の水分活性は極めて低いため（0.3～0.4），腐敗・変敗微生物の増殖は可能ではない。しかし，包装材が湿っていると結露由来の水分により，糸状菌または細菌が増殖することがあり，これを避けなければならない。還元製品には，殺菌乳と同様の腐敗・変敗が起こる可能性がある（Ⅳ-F項参照）。

C　病原体

サルモネラ属菌

粉末乳製品によるサルモネラ症の集団事例がいくつか報告されている。1964～1965年，米国で初めて全国的な集団事例が起こり（Collins *et al.*, 1968；ICMSF, 1980），1カ所の工場で製造されて別の複数の工場でインスタント化された脱脂粉乳が感染源であった。23州156カ所の工場で行われた調査により，乳サンプルと環境サンプルからサルモネラ属菌が検出され，加工方法と衛生対策に多くの改善が開始された。1979 年にオレゴン州（米国）で，*S.* Typhimurium と *S.* Agona に汚染された脱脂粉乳による集団事例が起こった（Anonymous, 1979）。様々な研究者らが作成した予防策についての推奨事項（IDF, 1991b ; Burgess *et al.*, 1994 など）と HACCP の実施が改善に大きく寄与した。しかし，同様の方法で製造される乳児用調製粉乳も含めた集団事例が様々な国から時々報告されている（Becker & Terplan, 1986 ; Rowe *et al.*, 1987 ; Gelosa, 1994 ; Usera *et al.*, 1996 ; Anonymous, 1997a ; Threlfall *et al.*, 1998 ; Bornemann *et al.*, 2002 ; Forsyth *et al.*, 2003）。これらの集団事例から，サルモネラ属菌の増殖を可能にする水分の存在，維持管理や洗浄が困難な区域（乾燥塔からの分離）などの予防策に欠点のあった場所が汚染源であったこと，特別な性質（乳糖陽性）のあるサルモネラ属菌が関与していたことが示された。1992 年にカナダで米国産の乳児用調製粉乳による小規模な集団事例があり，同じ会社が製造した粉乳の複数のロットを含む様々な製品が回収された（Anonymous, 1993）。Mettler（1994）が，その他の集団事例を解説している。

Listeria monocytogenes

粉乳製品によるリステリア症の集団事例は，これまでに起こっていない。Doyle *et al.*（1985）が，噴霧乾燥時と乾燥製品の常温保存時の *L. monocytogenes* の挙動を調べたところ，乾燥過程で 1 g 当たり約 1.0～1.5$\log_{10}$ の菌数が減少し，保存時にも徐々に死滅したが，最高 12 週間まで *L. monocytogenes* 陽性であったサンプルもあった。しかし，*L. monocytogenes* は，乾燥前に適用される加熱処理によって容易に死滅し，最終的に存在する可能性は低い。

適切な加熱処理と予防策を行えば，粉末加工場の乾燥区域にリステリア属菌は存在しなくなる。*L. monocytogenes* またはリステリア属菌の汚染について，Gabis *et al.*（1989）が粉末乳製品製造工場 18 カ所で調査を行ったところ，乾燥区域の全サンプルが陰性であった。10 年以上にわたる *L. monocytogenes* の発生調査では，粉末乳製品中からは検出されなかった（Pak *et al.*, 2002）。

黄色ブドウ球菌

粉乳中にあらかじめ産生されたブドウ球菌エンテロトキシンによって，患者数 13,000 名の極めて大規模な集団事例が，最近日本から報告された（Asao *et al.*, 2003）。これは，液状乳の加工過程において衛生状況と製造方法，特に，保存条件が不適切であったことが原因であった。そのほか，還元製品の汚染と誤用による疾病の報告があった（Umoh *et al.*, 1985 ; El Dairouty, 1989）。

セレウス菌

粉乳中にセレウス菌が低レベルで存在することが報告されており（Becker *et al.*, 1989, 1994），米国の粉乳の 60％以上がセレウス菌陽性であった。セレウス菌による食中毒の集団事例において粉末乳製品が直接的な原因にはならなかったが，還元製品の不適切な温度管理は重要な問題である。乳児用調製粉乳におけるセレウス菌の存在についての解説とリスクアセスメントが，Food Standards Australia and New Zealand（2004）によって発表されている。

Cronobacter sakazakii

Cronobacter sakazakii は，新生児髄膜炎の原因となった散発性集団感染を起こした。汚染された乳児用調製粉乳が感染源であった症例もある。いくつかの症例研究で，集団事例の主要原因として病院での環境汚染と不適切な温度—時間管理が強調された。Nazarowec-White & Farber（1997），Lai（2001）および Iversen & Forsythe（2003）が *C. sakazakii* による集団事例を解説している。

病原性となる可能性のある *Pandoraea norimbergensis* が粉乳中に存在することが Moore *et al.*（2001）によって報告されたが，集団事例が報告されたことはない。

マイコトキシン

時々，粉乳にアフラトキシン M_1 が含まれていることがある（Galvano *et al.*, 1996）。液状乳中に存在していた毒素の量は乾燥処理によって幾分減少するが，その多くは残存し，長期間にわたって乾燥製品中に残存する（Marth, 1987）。粉乳中から他のマイコトキシンが無視できない濃度で見つかったことはなく，発生する可能性は低いと考えられる。

D　管理（粉末乳製品）

要約

重大な危害要因[a]	• 未殺菌乳中には病原体が存在している可能性がある（Table 16.1 参照） • 病原体は乳の加工環境内にも存在する可能性がある
管理手段	
初期レベル（H_0）	• 未殺菌乳中には低レベルの病原体が存在している可能性がある（未殺菌乳に関する項参照） • 健康な動物から適切な方法によって搾乳した乳の使用 • 農場での中間貯蔵時と乳製品工場までの輸送時の乳の冷蔵（6℃以下が推奨される）
減少（ΣR）	• 加工過程における殺菌または高温殺菌など様々な加熱処理が増殖形微生物を死滅させ，セレウス菌などの病原性芽胞形成細菌を非常に低いレベルまで確実に減少させる
増加（ΣI）	• 密閉された加工環境中にサルモネラ属菌が存在すると，粉乳の冷却，中間保存，充填および包装の際に，後工程でのサルモネラ属菌による汚染が起こる。しかし，水分活性が低いため製品中のサルモネラ属菌は増殖できない
検査	• 最終製品の証明のため，（乾燥混合工程に用いられる）原材料の検査，製造ラインの衛生状態を評価するための工程試料の検査，サルモネラ属菌などの病原体が存在しないことを評価するための加工環境の検査を製造

	業者が行う。製造ラインと環境の衛生状態は，大腸菌群または腸内細菌のような衛生指標菌を用いても評価される
腐敗・変敗	• 粉乳とその類似製品は水分活性が低いため腐敗・変敗しない

[a] 特定の状況下では，他の危害要因も考慮する必要があると思われる。

考慮すべき危害要因

加工のパラメータによっては，細菌の芽胞が生残して粉乳中に存在することがある。加工中または加工後に環境中の病原体（サルモネラ属菌）によって汚染されることを考慮するべきである。

管理手段

危害要因の初期レベル（H_0）

未殺菌乳の品質が重要であり，特に芽胞形成細菌や耐熱性細菌などの菌数は，微生物が一部しか死滅していない低温加熱製品と中温加熱製品などの最終的な品質に影響を及ぼす（Muir *et al.*, 1986）。

危害要因の減少（ΣR）

粉乳の製造には，病原体を死滅させるのに十分な様々な加熱処理が含まれている。加熱方法は様々であるが，通常は少なくとも殺菌に始まり，40℃から90℃での濃縮，その後加熱ドラム（150〜160℃で1秒）または噴霧乾燥（180〜220℃）による高温での最終乾燥がある。

粉乳の最終的品質は，原材料の品質，加工のパラメータ，環境因子に左右される。噴霧乾燥乳，カゼインおよびホエイ製品の衛生的製造について詳細な推奨事項が発表されている（IDF, 1991b；Mettler, 1994）。

危害要因の増加（ΣI）

未殺菌乳が取り扱われる区域内にサルモネラ属菌などの病原体が侵入することがある。噴霧乾燥または回転乾燥，その後の加工過程から未殺菌乳区域を厳重に分離し，乾燥区域への病原体の拡散を避けなければならない。製造ラインの配置，建物と機器の維持管理，作業者と原材料の移動管理，大気のろ過，乾式洗浄などを適切に行うことによって拡散を防ぐことができる。

作業者の衛生状態，乾式洗浄，湿式洗浄および害虫防除には監視が必要である。相対湿度と大気ろ過の有効性は，目視または物理化学的方法によって確認できる。濃縮または他の原因によって上昇した湿度は，微生物の増殖と汚染の原因となる可能性がある。

検査

衛生システムの適用とその有効性を検証するため，製造工程と環境サンプル（大気フィルター，換気装置，部屋と機器の表面，下水設備など）のサルモネラ属菌の分析を行う。腸内細菌または大腸菌群の分析結果では，サルモネラ属菌の存在と直接的な相関関係はないが，衛生システムの効果に関して情報が得られる。

腐敗・変敗

乾燥製品は水分活性が低いため，細菌または真菌による腐敗・変敗は起こらない。この状態を維持するために，最終製品の保存には注意を払わなければならない。

Ⅷ　アイスクリームおよび冷凍乳製品デザート

アイスクリームと冷凍デザートは多くの種類が製造されており，国によって表示が異なる。

アイスクリームは，主成分により次の4種類に大別される。(i)乳製品のみから製造されるアイスクリーム，(ii)植物性脂肪分を含むアイスクリーム，(iii)果汁，乳および無脂乳固形分を含むシャーベットアイスクリーム，(iv)水，砂糖および果汁または濃縮果汁から製造される氷菓。(i)と(ii)が製品の80％以上を占める。Papademas & Bintsis（2000）などによる他の分類法もある。

様々な製品の組成は，国際的規則または国内規則によって規定されている（Pappas, 1988b ; U. S. Department Health Education and Welfare, 1995c ; FSA, 1995）。最低脂肪分基準は国によって異なり，米国ではアイスクリームは最低10％の乳脂肪分を含んでいなければならない。冷凍デザートはこれらの製品に風味を加えて成形され，チョコレートをコーティングされたアイスクリームバーやアイスキャンディー（Table 16.3）のように棒付きで販売されることがある。パフェ，カスタード，フレンチアイスクリームは卵黄固形分約1.5％を含む。ムースは香料，色素，安定剤，甘味料を加えて冷凍したホイップクリームである。

殺菌前のアイスクリームのミクロフローラは，個々の混合された成分のものと同じである。詳細については，本章の乳，クリーム，濃縮乳，粉乳およびバターミルクに関する項を参照。添加される成分のミクロフローラについては，バターは第11章，砂糖は第12章，チョコレートは第10章，果物は第6章，ナッツは第9章，卵は第15章で解説している。

Table 16.3　冷凍乳製品の典型的な組成（％）

	Ice cream	Ice milk	Sherbet	Frozen yogurt
Fat	8–18	3–6	1–2	2.5
NFMS[a]	9–12	11–12	2–5	9
Sugar	13–16	15–16	26	25
Stabilizer/Emulsifier	0.3–0.5	0.5	0.3	0.3

US Department of Health Education and Welfare (1995c); Walstra *et al.* (1999); Bylund (2000).
[a]Non-fat milk solids.

A　加工が微生物に及ぼす影響

最近のアイスクリームや冷凍デザートの製造技術については多数の文献があり（Rothwell, 1985；Arbuckle, 1986；Marshall & Arbuckle, 1996；Robinson, 2002），様々な冷凍製品に同じような方法が用いられている。乳脂肪の由来は生クリーム，バターオイル，甘性バター，全乳などの乳製品である。無脂乳固形分は全乳，脱脂乳，練乳，乾燥ホエイ，バターミルク，脱脂粉乳に由来する。糖分はショ糖またはショ糖の混合物，コーンシロップ固形分として添加する。少量の乳化剤を添加すると，泡立ちが良くなり，安定剤を添加すると品質と適切な食感をもたせて氷晶化を阻止できる。認可されている成分は，国によって様々である。イタリアやアイルランドなど一部の国では，使用する成分は伝統的に規定されていない（Pappas, 1988b）。

成分を混合し,安定剤を水和させるために短時間保持する。時間—温度規定は国によって異なる。米国では，殺菌のパラメータは，乳に使用される時間—温度規定を基にするか，これより高くなっている。通常，加熱処理は，各最少保持時間で乳のみに使用される場合より3℃高くしなければならない。アイスクリームミックスの殺菌に関しては広範囲の法規制があり，一部がPapademas & Bintsis（2002）によって要約されている。アイスミックスはpHが低いため（4.5以下），殺菌は行わない。

アイスクリームミックスは予熱し，冷凍食品の品質と食感を持たせるために均質化した後，殺菌する。ホモジナイザーはHTST殺菌のための計量ポンプとして機能することが多い。殺菌と均質化の前または後に香料を添加する。着色料，果実，キャンディ，チョコレートおよびナッツは一般に殺菌後に添加する。殺菌したミックスは冷却し，熟成タンクに移して2～5℃で少なくとも4時間保持する。これはミックスの安定化，脂肪の固化，脂肪球へのたんぱく質の吸着に必要な工程である。熟成後，ソフトクリームに使用する場合以外は，アイスクリームミックスを速やかに冷凍する。硬いアイスクリームは二段階で冷凍する。まず,ミックスに空気を混ぜ込みながら −5～−8℃で部分凍結を行う。オーバーラン，すなわち空気が含まれたことによるアイスクリームの量の増加率は，ミックスの量の30～100％である。部分凍結したミックスは包装し，すぐに硬化室または冷凍回路で −25～−30℃に冷凍する。冷凍アイスクリームは低温であるため微生物は全く増殖できない。通常，ソフトクリームは約 −6～−7℃で冷凍室から出し，オーバーランは約40％である。

B　腐敗・変敗

アイスクリームミックスの加熱処理は最低条件より強い処理を行うことが多い。広範囲の微生物が死滅し，生残するのは主に芽胞である。通常，殺菌後の好気性平板菌数は1mL当たり数百以下である。殺菌後に添加される果実，ナッツ，香料，着色料などは汚染の重要な原因となる。アイスクリームミックスを速やかに冷凍した場合には，微生物による変敗は起こらない。殺菌後冷凍するまで適切に管理されずに長時間保持された場合，微生物が増殖して変敗が起こることがある。

ソフトクリームは，ミックスを小売店に配送し，柔らかい冷凍状態で消費者に供するまで小売店が保存する。ミックスは温度管理が不適切になりやすく汚染が起こりやすい。冷凍庫やその付属機器を洗浄して消毒するための設備が不十分であることも多い（Holm *et al.*, 2002）。冷蔵が不適切であると，菌が増殖して規制限度を超えて変敗が起こることがある。Martin & Blackwood（1971）は，140.6℃でUHT殺菌した直後のミックスの好気性平板菌数が80 cfu/mL以下であることを示した。4.4℃，10℃および15℃でのミックスの可食期間は，それぞれ3〜4週間，2〜3週間および1〜2週間であった。4.4℃で2週間保存したミックスの好気性平板菌数はアイスクリームの微生物基準を超えた。殺菌後の汚染を防ぐために，殺菌装置から無菌的にUHT殺菌ミックスのサンプルが採取され，別の検査が行われた。殺菌直後に微生物が存在していなかったことは明らかであったが，4.4℃，10℃および15℃で8週間保存した後は20 cfu/mL以下の微生物が検出された。ミックスにセレウス菌の芽胞約10^6/mLを接種して137.7℃でUHT処理した場合，約10^4/mLの芽胞が生残し，その数は4.4℃の保存で6週間は変化せず，その後徐々に減少した。10℃および15℃で保存した場合は，1週間でそれぞれ2×10^7/mLおよび2×10^8/mLを超えるまで増加した。さらに保存すると，凝乳とたんぱく質の分解が肉眼でも明らかとなった。殺菌後のミックスの微生物学的品質は，冷蔵保存（例：3〜5℃）によって限られた期間は維持されると考えられる。

C　病原体

未殺菌乳とクリームから製造されたアイスクリームを摂食する場合は，未殺菌乳の場合と同じリスクがある。少数の例外はあるが，アイスクリームによる集団事例では，ほとんどの場合家庭で作るアイスクリームが感染源であり（Taylor *et al.*, 1984 ; Barrett, 1986），未殺菌の乳・クリーム・卵の使用，不十分な加熱処理，感染した取扱者による汚染が原因である。同様の問題により，商業用に製造されたアイスクリームによる集団事例が時々起こっている（Snyder *et al.*, 1978 ; U. S. Department of Health Education and Welfare, 1994a）。ある集団事例では，生または殺菌不十分でサルモネラ属菌を汚染していた卵が感染源であった。別の集団事例では，ミックスが黄色ブドウ球菌に汚染され，その後の不適切な温度管理によって増殖しエンテロトキシンが産生されていた。病原体が存在した場合，アイスクリーム中で何カ月もの間生存することがあり（Wallace, 1938），サルモネラ属菌はアイスクリーム中で7年間生存した（Georgala & Hurst, 1963）。米国では，1985年以降*L. monocytogenes*汚染により冷凍小型カップ製品，アイスクリーム，アイスミルク，シャーベットなどの冷凍乳製品が何度か回収された（Ryser & Marth, 1991）。数百万ガロンの製品が回収されたが，リステリア症との直接的関連性は報告されていない。WHOによる調理済み食品に関するリスク評価（2002a）で示されたように，アイスクリームは*L. monocytogenes*による集団事例の感染源とはなっていない（Pak *et al.*, 2002 ; FDA, 2003）。*L. monocytogenes*は殺菌処理において生残しないため，殺菌後の加工環境が汚染源となる（Miettinen *et al.*, 1999）。冷凍温度では増殖が不可能であるため，本菌や他の病原体によるリスクは最小限である（Kozak *et al.*, 1996）。

1994年10月に米国で起こった食品由来の*S.* Enteritidis感染の集団事例は，米国中に配送されたアイスクリームが感染源であった（Oemichen, 1995）。20日間にわたって患者80名がミネソタ州保健部局に報告され，患者数は最終的に約 225,000 名と推定された（O'Ryan *et al.*, 1996 ; Vought & Tatini, 1998）。殺菌済みアイスクリームミックスが，未殺菌の生卵の輸送にも使用されたタンクローリーで輸送された際に汚染されたと考えられた。その後ミックスに再殺菌は行われていなかった（Hennessy *et al.*, 1996 ; O'Ryan *et al.*, 1996）。

D　管理（アイスクリームおよび冷凍乳製品デザート）

要約

重大な危害要因[a]	• 乳，クリーム，乳由来物質，果実，卵などアイスクリームの製造に使用される成分に，それぞれの章で記載されているような病原体が存在する
管理手段	
初期レベル（H_0）	• 生の成分中に低レベルの病原体が存在している可能性がある―各成分の項を参照
減少（ΣR）	• 通常適用される加熱殺菌処理は，サルモネラ属菌や *L. monocytogenes* などの病原体の増殖形微生物を死滅させるのに十分である
増加（ΣI）	• 閉鎖された加工環境中にサルモネラ属菌や *L. monocytogenes* などが存在すると，アイスクリームの冷却，熟成，冷凍，充填などの様々な工程で，殺菌処理後の汚染が起こる。アイスクリーム中では低温であるため増殖できない
検査	• （使用前に加熱処理されていない）原材料の検査に加え，確認のために製造業者が最終製品の検査を行う。*L. monocytogenes* などの病原体が存在しないことを確認するため，工程でサンプルを採集して製造工程と加工環境の衛生状態を評価する。製造工程と環境の衛生状態は，大腸菌群または腸内細菌のような衛生指標菌を用いても評価される • 代表的な規格（EEC, 1992 など）には，*L. monocytogenes* とサルモネラ属菌，同時に総生菌数や大腸菌群などの衛生指標菌などの必須規格が含まれる
腐敗・変敗	• アイスクリームおよび類似製品は，低温で保存されるため微生物による腐敗・変敗は起こらない

[a] 特定の状況下では，他の危害要因も考慮する必要があると思われる。

考慮すべき危害要因

サルモネラ属菌は，アイスクリームにおいて最も問題となる病原体である。*L. monocytogenes* は規制に含まれることは多いが，集団事例に関連したことはない。

管理手段

危害要因の初期レベル（H_0）

未処理の成分に低レベルの病原体が存在している可能性がある。

危害要因の減少（ΣR）

サルモネラ属菌は，アイスクリームミックスと成分の適切な加熱処理によって十分に制御される。管理手段では，殺菌後に添加する他の重要な成分について供給業者を慎重に選ぶことが重要である。

危害要因の増加（ΣI）

通常，アイスクリームミックスの取り扱いや加工時に起こる加熱処理後の汚染，洗浄不十分な機器または加工環境によって危害要因が増強される。汚染微生物が徐々に増殖できるのは，アイスクリームミックスが高い温度（0～5℃）に暴露した場合のみである。

検査

高品質のアイスクリームを製造するには，いくつか重要な要因がある（Bigalke & Chappel, 1984）。適正衛生規範の遵守状況は，加熱処理によって容易に死滅する総生菌数，大腸菌群または腸内細菌などの衛生指標菌を用いて監視することができる。

環境の監視（*Listeria* spp. と *L. monocytogenes*）により，区域設定などの予防策の有効性について有用な情報が得られる（IDF, 1994 ; U. S. Department of Health Education and Welfare, 1995c）。

腐敗・変敗

アイスクリームに適用される保存と配送の条件では，腐敗・変敗は起こらない。

Ⅸ　発酵乳

発酵乳または酸性乳は最も古くからある乳製品であり，何世紀もの間，乳はかなりの割合がこの形態で消費されてきた。発酵乳製品には世界中で約 400 種類の名前がある（Kurmann *et al.*, 1992）。しかし，非常に類似している製品や限られた地域でのみ重要な製品が多く，商業的に重要なものはわずかである。

フローラの代謝に基づき，発酵乳は，乳酸菌発酵，酵母と乳酸菌の併用発酵，糸状菌と乳酸菌の併用発酵の 3 グループに分類するのが最良である（Robinson & Tamime, 1990）。乳酸菌発酵グループは，乳酸菌フローラの特徴により中温性発酵と高温性発酵に細分され，治療用製品もこれに含まれる。

全製品とも乳糖が主に乳酸に変化した産物であり，これにより発酵乳の典型的な味が生じる。

様々な種類の製品は，発酵微生物の代謝産物と，生成される風味物質によって識別される。アセテート，アセトアルデヒド，乳酸塩，脂肪酸，ペプチド，エタノール，CO_2またはジアセチルが，乳糖と窒素の代表的な代謝産物である（Desmazeaud, 1990；Marshall & Tamime, 1997）。製品の粘稠度も重要なパラメータである。ポリマー（粘性株）を産生するスタータ菌の使用，乳固形分の強化，場合によっては規定された増粘剤または糖分の添加により（Pappas, 1988a）望ましい特徴が得られる。

発酵乳製造の初期工程は，Ⅲ項で概説したものと同じである。発酵乳に特有な点は，最終製品中の約14％まで無脂乳固形分を強化し，たんぱく質約5％，1.5％未満の脂肪分にすることである。これは，粉乳，特に脱脂粉乳を添加することによって強化できる（Robinson & Tamime, 1993；Tamime & Marshall, 1997a, b）。還元後，溶解していない粒子を除去するため，そして，スタータ菌の増殖条件を最適にするために，ろ過と脱気が推奨されている。

サーミゼーションからUHT処理までの範囲の加熱処理が解説されており（Tamime & Robinson, 1985），この加熱処理は，製品の官能的特性に影響を及ぼすことがある。最適な発酵温度まで冷却した後，製品の種類によって2～3％まで，または10～30％までの割合でスタータ菌を添加する（Marshall, 1987；Tamime & Robinson, 1988a；Tamime *et al.*, 1995；Robinson *et al.*, 2002）。発酵により望ましい食感が得られ，その複雑なメカニズムの詳細をTamime & Marshall（1997a, b）が解説している。静置型製品は容器内でゲルが形成され，撹拌型製品はゲルを破壊した後に加工するバルク製品である。

発酵乳の技術と微生物学については，Driessen & Puhan（1988），IDF（1988），Kurmann & Rasic（1988），Robinson & Tamime（1990, 1993），Spreer（1995）およびTeuber（2000）がさらに詳しく解説している。

A　加工が微生物に及ぼす影響

前項で述べたように，発酵乳の製造に使用する乳は，清浄化，均質化および加熱処理などの工程を踏む。このような様々な技術工程の効果は前述した（Ⅲ-AおよびⅣ-B，C項）。

殺菌は増殖形細菌を死滅させるのに十分であり，スタータ菌が急速に生育すると芽胞形成細菌の発芽後，発育と増殖が十分抑制される。これは，有機酸，特に乳酸の生成，一部のバクテリオシン産生株による効果である（Hoover, 1993；Klaenhammer, 1993；de Vuyst & Vandamme, 1994）。

特に，生育の遅い発酵株が使用される場合には，芽胞形成細菌の方が速く増殖し，製品の品質に影響を及ぼして商品価値が失われる（Chandan, 1982；Alm, 1983）。このような場合には乳の殺菌（例：UHT）が必要である。

加熱処理は，存在している可能性のあるファージ（バクテリオファージ）も死滅させる。乳の脱気と同じく加熱処理も，スタータ菌の活性に有利な条件を与える（Tamime & Marshall, 1997a, b）。

中温性乳酸発酵による製品

培養バターミルクおよびクリーム

これらの製品は，発酵脱脂乳（無脂固形分約 9.5％）が基質である。最終製品に望ましい粘稠性を持たせるため，脱脂粉乳と脂肪を添加して強化することが多い。乳を予熱して均質化した後，85℃で 30 分または 95℃で最大 5 分加熱する。その後 22℃まで冷却して，スタータ菌を添加する（1％）。*Lactococcus lactis* subsp. *lactis* や *Lc. lactis* subsp. *cremoris* などの中温性乳酸菌および *Lc. lactis* biovar. *diacetylactis* や *Leuconostoc mesenteroides* subsp. *cremoris* などの風味生成菌を組み合わせて使用する（Vedamuthu, 1985；Marshall, 1987）。乳の酸素含量を増加させると，ジアセチルによる風味が強化される。乳の pH が 4.6～4.7 になるまで 22℃で 12～14 時間培養する。その後，冷却して充填し，地域の法規制によって異なるが，通常は 10℃以下の冷蔵状態で配送する。培養したクリームは，サワークリームとも呼ばれ，バターミルクの風味と香りのある脂肪分豊富な製品（10～40％）である。発酵乳は，ヤギや水牛の乳からも製造され，IDF（1986b），Anifantakis（1990）および Abrahamsen & Rysstad（1991）が解説している。

高温性乳酸発酵による製品

最適増殖温度が 37～45℃のスタータ菌で製造される製品には“高温性”という用語が用いられる。

ヨーグルト

ヨーグルトは非常に多様であり，法規制による分類（全脂，半脱脂，軽脱脂），ゲルの種類による分類（静置型，攪拌型，飲料型），プレーンまたはフレーバーという分類，発酵後の加工の種類による分類など，様々な基準によって分類される。

ヨーグルトは，全乳，脱脂乳，部分的脱脂乳，還元した脱脂粉乳などから製造する。最終製品に流動性を持たせるために，無脂肪脱脂乳を 11～15％まで添加することが多い（IDF, 1988；U. S. Department of Health Education and Welfare, 1995a）。

Ⅲ-AおよびⅣ-B，C項で解説したように，乳を処理してヨーグルトの種類に適した加熱処理を行う。40～45℃（一部は 30～35℃）まで冷却した後，スタータ菌を添加する（1～3％）。通常，*Lactobacillus delbrueckii* subsp. *bulgaricus* と *Strep. thermophilus* の規定混合物を用いるが，他の菌株を使用する国もある（Weber, 1996a, b；Tamime & Marshall, 1997a, b）。菌株の選択と比率は，風味と粘性の生成能力によって決定する（Rohm *et al.*, 1994；Rohm & Kovac, 1994, 1995）。望ましい pH である 4.0～4.5 に達するまで，発酵を続ける。その後の加工前に，攪拌型ヨーグルトは 12～15℃，静置型ヨーグルトは 2～5℃まで冷却することによって，増殖と酸化の進行は最小限になるかまたは阻止される。

限外ろ過，逆浸透圧，半連続的ならびに連続的方法などの技術を用いる新しい工程，低酸性ヨーグルトの製造，豆乳やホエイなど乳の代替品の使用，果実を基質とする製品の製造などについて，Wegner（1996），Tamime & Marshall（1997a, b）が解説している。

プロバイオティック株菌を基質にした製品

発酵乳の飲用がもたらす健康への効果が，20 世紀初頭に初めて発表された（Metchnikoff, 1907,

1908)。その後，乳酸菌の代謝産物または菌自身による健康増進効果について多数の文献が発表された（Hitchins & McDonough, 1989 ; O'Sullivan *et al.*, 1992 ; Fuller, 1994）。ほとんどの意見には慎重な検討が必要であるが（Tamime & Marshall, 1997a, b），腸内細菌フローラにおける発酵微生物バランスの確立，プロバイオティック菌株の確立，病原体の抑制，乳糖などの食品成分の再吸収量増加の効果が報告されている。プロバイオティックスの概念と，食事による大腸ミクロフローラの調節を，Gibson & Roberfroid（1995）が考察している。

ヒトと動物におけるプロバイオティックスという言葉（ギリシャ語で“生命を助ける”の意味）は，Fuller（1989）によって“腸内フローラのバランスを改善することによって宿主動物の健康に有益な効果をもたらす，生きている微生物補助食品”と定義されている。Tamime *et al.*（1995）の解説によると，ヒトの正常な腸内フローラは極めて多様で，複雑な生態系を形成している。その役割を果たすには，正常な腸内フローラに属する株菌が発酵製品内と胃の酸性 pH 環境内で生残しなければならず，できれば腸内に定着して増殖すると一層よい。このため，使用される菌株はほとんどが *Bifidobacterium* spp.，*Lb. acidophilus* および *Lb. casei* であり，純粋培養としてまたは他菌種と組み合わせて使用する。

Bifidobacterium 属の様々な種，特に *Bif. bifidum* と *Bif. longum*，また他の乳酸菌を含む多くの製品が販売されている。加工過程はヨーグルトと類似している。培養条件が難しいため，増殖には特殊なスタータ培地を使用することが多い（Klaver *et al.*, 1993）。酸の生成の遅延と望ましくない味の原因となる酢酸生成の問題を解決するために混合培養を使用する。

乳酸桿菌を基本とする製品には，*Lb. paracasei* subsp. *paracasei*，*Lb. paracasei* subsp. *rhamnosus*，*Lb. acidophilus* および *Lactobacillus* GG 株を用いる。ヤクルトというラベル付きで多数の製品が販売され，保健用製品として世界中に流通している。*Lb. acidophilus* による緩徐な発酵後に得られる滴定酸度が 0.8％未満の乳酸菌牛乳は，腸の異常を軽減させると報告されている（Salji, 1992）。スタータ菌は競合性が低く，芽胞形成細菌を死滅させるために最初に 95℃で 60 分の高温加熱処理または UHT 処理が必要と考えられる。37℃まで冷却後，スタータ菌（2～5％）を接種して最高 24 時間培養し，5℃まで冷却して包装する（Chandan, 1982 ; Alm, 1983）。菌株の生残性は酸含有量と温度（乳酸約 0.65％，5℃以下），時には大気の変化に左右される（Tamime & Robinson, 1988b）。可食期間は一般に数日間である。多数の様々な製品について Tamime & Marshall（1997a, b）が詳細に解説している。

その他の発酵乳

乳酸菌と酵母の併用発酵による製品には，最高 2％のエタノールと CO_2 を含むという特徴がある。代表的な製品には，ケフィア，クミス（馬乳），shubat（ラクダの乳），乳酸菌・酵母併用乳があり，その由来はカフカースとモンゴル周辺地域である。

ケフィアの場合，スタータ菌は不規則なケフィア穀粒で，大きさは増殖条件により直径 1～6 mm またはそれ以上である（Koroleva, 1991）。フローラは複雑多様であるが，通常，*Lc. lactis* subsp. *lactis*，*Lb. delbrueckii* subsp. *bulgaricus* などの細菌と，*Torulaspora delbrueckii*，*Candida kefir*,

Saccharomyces cerevisiae, *Kluyveromyces marxianuus* などの酵母からなり（IDF, 1991a；Tamime & Marshall, 1997a, b），このため大規模には製造しにくい。Koroleva（1988, 1991）がケフィアの製造の詳細を解説している。クミス，乳酸菌・酵母併用乳，アシドフィリンなど他の類似製品についてはKoroleva（1991）とLozovich（1995）が解説している。

糸状菌の *Geotrichum candidum* と乳酸菌の併用はフィンランドの製品Viiliに特有のものである（Meriläinen, 1984）。濃縮または裏ごしした発酵乳製品は，Ymer（デンマーク），Skyr（アイスランド），Labneh（レバノン）などと呼ばれ一部の国で人気がある。これらの製品は発酵後に布袋（伝統的方法）や機械（ノズルや膜）を用いて，または還元と成分調整によってホエイを排除する。組成と加工についてはKurmann *et al.*（1992），Akin & Rice（1994），Tamime & Marshall（1997a, b）が詳細に解説している。

B　腐敗・変敗

発酵乳の製造には良質の乳が必要である。汚染微生物が高レベルであると，酵素の産生増加やペプチドとアミノ酸生成のような代謝の変化が起こり，スタータ菌の活性に影響を及ぼす。このような代謝産物の結果として，促進（過剰な酸化）と抑制の両者が観察される。また，耐熱性酵素が存在していると，保存時と配送時に製品の官能的特性が変化する（Riber, 1989）。

他の製品と同様，発酵乳は衛生的な状況のもとで製造しなければならない。pH（3.9～4.6）が低く，保存と配送が低温で行われるため細菌が増殖する可能性は低い。しかし，酸性化が遅延した場合，芽胞形成細菌や再汚染による微生物が増殖することがある。

ファージは望ましくない汚染物質であり，加熱処理後に再汚染された場合にはスタータ菌の死滅につながり，大きな損害となる（IDF, 1991c；Smaczny & Krämer, 1984；Batt *et al.*, 1995）。汚染している乳酸菌の野生株が急速に増殖すると，製品にとって望ましくない強い後酸化が起こる場合がある。

最もよくみられる腐敗・変敗微生物は，耐酸性真菌，特に低いpHと低温で増殖できる酵母である。酵母が増殖した場合は発泡（CO_2の発生），異味，異臭が生じるが，糸状菌が増殖した場合は，通常，目に見える変化である。汚染は大気を介して起こることもあるが，濃縮果汁，シリアル，蜂蜜，チョコレートとココア，ナッツ，スパイス，増粘剤など安定剤の成分，（塵によって）汚染された包装材，不衛生な加工ラインなどによる場合が主である（Spillmann & Geiges, 1983；Foschino & Ottogalli, 1988；IDF, 1988；Maimer & Busse, 1990；Seiler & Wendt, 1992；Deak & Beuchat, 1995；Filtenborg *et al.*, 1996）。

C　病原体

低いpH，乳酸や他の有機酸，場合によってはバクテリオシンなどの抑制物質などが病原体にとって不利な環境となる。このため，発酵乳による集団事例は極めて少ない。

正常な発酵を妨げる因子は，健康危害にもつながるおそれがある。フランスで起こった黄色ブドウ球菌による食中毒では（Mocquot & Hurel, 1970），高い糖含有率が乳酸菌を抑制すると同時に黄色ブドウ球菌の増殖と毒素の産生に好都合となった。

英国では，ヘーゼルナッツなどナッツ入りヨーグルトによるボツリヌス症の集団事例があった。調査により，添加されたナッツの裏ごし処理が不十分で砂糖の代わりに人工甘味料で製造されていたことがわかった。これによりボツリヌス菌の芽胞が発芽し，増殖して毒素を産生していた（O' Mahony *et al.*, 1990）。

発酵後の汚染が起こった場合，病原体が短期間生残することがある。Minor & Marth（1972）が培養バターミルク，サワークリームおよびヨーグルトに黄色ブドウ球菌を接種したところ，最初の菌数が 10^2/g の場合，24 時間後にブドウ球菌は検出されなかった。しかし，10^5/g の菌数の場合には，増殖はしなかったが 1 週間後までブドウ球菌が検出された。菌はサワークリーム内で最も長く生残し，ついでバターミルク，ヨーグルトの順であった。Choi *et al.*（1988）は，培養バターミルクに *L. monocytogenes* を接種し，保存 3 週間後まで検出できたことを示した。Ryser & Marth（1991）が発酵乳中の *L. monocytogenes* の挙動を解説している。*L. monocytogenes* は中温および高温スタータ菌による発酵乳中で生残した。保存されたバターミルクとヨーグルト中での生残期間は，スタータ菌と最終 pH に関連性がみられ，pH が低いほど生残期間は短かった。

S. Typhimurium の汚染した乳で発酵製品を製造した場合，スタータ菌の種類，接種量，培養温度によって，検出状況は異なった（Park & Marth, 1972a）。酸の生成が少ないほど，長期間検出できた。11℃で保存した培養乳から分離できた期間の長さは，使用したスタータ菌により異なった（Park & Marth, 1972b）。*Yersinia enterocolitica* はヨーグルト製造工程において生残し，5℃で保存したヨーグルトから 1 週間検出できた（Ahmed *et al.*, 1986）。ヨーグルトに *Enterobacter aerogenes* と大腸菌を別々に添加した場合，7.2℃で 4 日間で急速に不活化した（Goel *et al.*, 1971）。Frank & Marth（1977a, b）は，大腸菌が乳酸発酵によって抑制されることを示した。しかし，1991 年にヨーグルトの摂食による腸管出血性大腸菌 O157 : H7 感染の集団事例が発生した。腸管出血性大腸菌 O157 : H7 は乳からもヨーグルトからも分離できなかったが，疫学的には感染とヨーグルトとの間に関連性が認められた（Morgan *et al.*, 1993）。

D　管理（発酵乳）

要約

重大な危害要因[a]	• 未殺菌乳中に数種類の病原体が存在している可能性がある（Table 16.1 参照） • 乳の加工環境中にサルモネラ属菌，リステリア属菌などの病原体が存在することがある • 原材料から病原体が侵入することがある（各成分の章を参照）

管理手段	
初期レベル（H_0）	• 殺菌乳と各材料に関する章を参照
減少（ΣR）	• 殺菌乳製品の主な管理方法が発酵乳にも適用される
増加（ΣI）	• 汚染と保存後の増殖
検査	• 日常的な病原菌検査は推奨されない
腐敗・変敗	• 再汚染の結果として，真菌，特に酵母による腐敗・変敗

[a] 特定の状況下では，他の危害要因も考慮する必要があると思われる。

考慮すべき危害要因

加工環境に定着したサルモネラ属菌，リステリア属菌，セレウス菌などの病原体が加工時または加工後に発酵製品を汚染することがある。

管理手段

危害要因の初期レベル（H_0）

殺菌乳に当てはまるすべての事項を考慮しなければならない（Ⅳ項H参照）。未殺菌乳の品質が重要であり，それは総生菌数，体細胞数，抑制物質の存在しないことによって判断される。抑制物質の不在が乳中の病原体発生に直接影響することはないが，抑制物質が存在すると発酵過程に大きな影響を及ぼす。適切な輸送や保存，乳工場での適切な加熱処理も，品質の確かな製品の製造に欠くことができない。殺菌後に添加する成分は，増殖形病原菌を含んでいてはならない。

危害要因の減少（ΣR）

未殺菌乳の殺菌と，殺菌後に添加する果実や香料などの成分の品質が最も重要である。適切なスタータを選出してスタータの活性を管理すること，ファージ感染の防止，酸の生成の監視も極めて重要である。

危害要因の増加（ΣI）

包装時に大気や容器からの汚染を防ぐこと，配送時に適切な温度で保存することは品質上の問題を最小限にする。

検査

最終の発酵乳製品には微生物規格が推奨されており，管理対策を検証するのに有用である（Robinson, 2002）。

腐敗・変敗

殺菌後に添加する成分に含まれる腐敗・変敗真菌，特に酵母は極めて少数でなければならない。

発酵乳の最も重要な問題は，殺菌処理後に加工環境や添加された成分由来の真菌に汚染されることである。加工環境の酵母と糸状菌について定期的に監視すべきである。

X　チーズ

様々な研究によると，世界中で400～1,000種類のチーズが製造されている（Burkhalter, 1981；Kalantzopoulos, 1993；Fox, 2004）。チーズは，乳を長期間保存するためにいろいろ試みられた結果，約8,000年前にイラクで開発されたと考えられている。チーズの製造方法と種類は長期間を経て発達し多様化したが，長年チーズの製造は科学的加工というより技能的加工に止まっていた。チーズの種類の区別は1つまたは複数の基本的製造工程の違いによって生じる。安定した特徴を持つ多様な製品を製造するため，9世紀に製造工程の標準化が始まった（Scott, 1986）。しかし，現在でも製造業者や使用する乳の由来と種類により，同じ種類のチーズにも多様性がみられる。代表的なチーズの種類をTable 16.4に挙げる。

チーズの製造は，非常に腐敗・変敗しやすい乳を腐敗・変敗しにくい製品に加工することである。いくつかの特徴がチーズの保存に役立っており，製造法は様々な段階に細分することができる。

- 未殺菌乳または加熱処理乳を酸性化してフレッシュチーズカードを形成
- 凝乳
- 脱水
- 成型および加塩

脱水の工程では，凝固物の切断除去，加熱処理，撹拌，予備圧搾および加塩を行い，脂肪とカゼインを6倍から12倍まで濃縮する。カードを型に詰め，圧搾した後熟成する。この段階でミクロフローラ，湿度，pHおよび塩分を調整することにより，様々な種類に特有の風味，香り，食感が決まる。製造技術と，製造中に起こる微生物学的・生物化学的・物理化学的変化は複雑で，Eckhoff-Stork（1976），Kosikowski（1977），Eck（1987），Spreer（1995），Zickrick（1996）およびFox（2004）が解説している。

Table 16.4　代表的なチーズの分類[a]

Category	Cheese/Country of origin
Fresh (unripened)	Cottage (UK); Quarg; Cream (UK); Ricotta (I); Petit Suisse (F)
Soft (ripened)	Brie (F); Camembert (F); Bel Paese (I); Neufchatel (F)
Semisoft	Munster (F); Limburger (B); Roquefort (F); Stilton (UK); Port Salut (F); Gorgonzola (I); Tilsit (CH); Brick (USA); Vacherin Mont d'Or (CH)
Hard	Edam (NL); Gouda (NL); Cheddar (UK); Grana (I); Emmental (CH); Gruyère (CH); Provolone (I); Fontina (I)

Adapted from IDF (1981) and Fox (2004), Processed cheese.
[a]Further varieties such as heavily salted Feta or Domiati may be classified differently.

多くのチーズの組成基準が国際的ならびに国内の規制機関によって詳細に規定されている（コーデックス委員会，2001b；IDF, 1981 ; U. S. Department of Health Education and Welfare, 1984）。チーズの分類は，水分含量，カルシウム濃度，流動性，加熱処理温度，二次的ミクロフローラ，熟成の種類などの様々な基準に基づいており，いろいろな面からFox（2004）が考察している。

A　加工が微生物に及ぼす影響

良質のチーズを製造するには，化学的ならびに微生物学的に高品質の乳を使用することが重要である。未殺菌乳のミクロフローラについては本章Ⅱで解説した。乳に抑制物質が含まれてはならず，特定の条件が適用されることがある。例えば一部の硬質チーズの製造に使用する乳はクロストリジウム属菌の芽胞を含まないという条件がある（Zangerl & Ginzinger, 1993）。冷却された未殺菌乳は，通常，本章ⅢとⅣとで解説したものと同じように取り扱われる。

ろ過，清浄化，遠心除菌などの前処理がミクロフローラに及ぼす影響は，Ⅲ項に説明した。加熱処理において生残し，その後の加工時に発芽して増殖する可能性のある芽胞を減少させる手段として，遠心除菌はチーズ製造にとって特に有益である（Zickrick, 1996）。

加熱

現在でも様々な国がチーズ製造に未殺菌乳を使用しているが，他の国では加工前に乳を必ず加熱処理している。加熱処理は慎重に管理する必要があり，凝固してカードを形成する性質を損なわないために過熱を避けなければならない。サーミゼーション，予備殺菌，低温殺菌などを適用する（本章Ⅳ-C参照）。予備殺菌は，チーズの種類によるが64～70℃で15～20秒である。Johnson *et al.*（1990a, b, c）が予備殺菌を解説しており，これにより増殖形微生物，特に病原体の数が減少する（Zottola & Jezeski, 1969 ; D'Aoust *et al.*, 1987 ; Farber *et al.*, 1988）。しかし，この処理は低温殺菌ほど強くないため，多くの酵素が活性を維持し，このような乳から製造するチーズの風味は未殺菌乳で製造するチーズと似ている。

酸性化とスタータ菌

熟成の初期段階までの初期工程で酸性化させることが，チーズ製造の基本的で重要な工程であり，通常は，スタータ菌によって乳酸を生成させる。しかし，モッツァレラ，UFフェタ，マスカルポーネ，カッテージチーズなど一部のチーズには酸を直接添加する。

長年，自然の常在ミクロフローラを増殖させて使用していた。しかし，製品が均質でなく，異味，異臭，ガスの発生など望ましくない影響もあるため，現在では特別に選定したスタータ菌を用いている。スタータ菌の量と種類，液体・冷凍・凍結乾燥・乾燥培養など添加時の形態はチーズの種類によって異なる。スタータ菌に関する文献は豊富で，総括的な解説が発表されている（Cogan & Hill, 1993 ; Zickrick, 1996）。

使用するスタータ菌の種類を決める重要な因子は，カードを調製する際の温度である。加熱処理温度が40℃以下の場合は中温性スタータ菌を使用する。中温性スタータ菌は，*Lc. lactis* subsp. *lactis*，*Lc. lactis* subsp. *cremoris*，*Lc. lactis* subsp. *lactis* biovar *diacetylactis* および *Leuconostoc* spp. を単独または組み合せて使用することが多い。これらはいずれも乳糖からL（+）乳酸を生成する。また，*Lc. lactis* subsp. *lactis* biovar *diacetylactis* はクエン酸からフレーバー物質，主にジアセチルとCO_2を生成する。カードの加熱処理温度が高い場合は（45〜54℃），高温性スタータ菌を使用する。チーズの種類により，*Strep. salivarius* subsp. *thermophilus* と *Lb. delbrueckii* subsp. *bulgaricus* を単一または混合して使用する。中間の温度には中温性培養と高温性培養の混合培養も使用できる。

チーズの種類による特徴を出すために，さらに微生物を使用することがある。エメンタールチーズの製造には，チーズアイと呼ばれるガス孔の形成に必要なガス，プロピオン酸，重要な風味物質を生成するために，*Propionibacterium freudenreichii* subsp. *shermanii* などの種類を使用する（Britz & Riedel, 1991）。

一部の熟成チーズでは，lactobacilli，Leuconostoc および Pediococci などのスタータ菌以外の乳酸菌を使用して風味を生成する（Law, 1984 ; Thomas, 1986 ; Khalid & Marth, 1990）。ある種のチーズの官能的特性には *Ent. faecalis* や *Ent. faecium* など特定の腸球菌が重要であると考えているチーズ製造業者もいる（Jensen *et al.*, 1975 ; Asperger, 1992）。リンブルガーのようないわゆる塗抹表面の（smear surface）チーズの熟成には，オレンジ染色性 *Brevibacterium linens* を使用する（Seiler, 1988）。

生化学的特徴によって“乳酸菌”を識別することは困難である。Aguirre & Collins（1993）が心内膜炎，菌血症，尿路感染症などのヒトの臨床感染者からの乳酸菌を16S rRNA配列を用いて識別したところ，その多くがバンコマイシンに耐性であった。分離株の多くが食品産業で用いられる種と区別がつかなかったという彼らの結論には，当初は反対意見が多かった。この報告以降，スタータ菌とスタータ菌以外の乳酸菌の識別，チーズ製造におけるその役割，病原性因子，健康への影響に多くの注意が向けられるようになった（Franz *et al.*, 1999 ; Giraffa, 2003 ; Klein, 2003）。

未殺菌乳中に最初に存在する増殖形病原体はチーズの保存中と熟成中に生存能力を失うと長い間考えられていたが，サルモネラ属菌や *L. monocytogenes* など一部の病原体がこのような保存条件で生残することがあると報告された（D'Aoust *et al.*, 1985 ; Ryser & Marth, 1991 ; Spahr & Url. 1993）。殺菌による利点として，腐敗・変敗微生物の不活化および風味と食感を損なわせる酵素の不活化がある。スタータ菌以外の微生物が殺菌によって死滅すると，望ましい風味が幾分失われるものの，チーズ製造工程の管理は比較的容易であり，製品の均質性がより高くなる。

チーズによっては，独自の特徴を出すために酵母や糸状菌など二次スタータ菌を使用することがある。

酵母は，カマンベールまたはRomadurなどの表面における乳酸の劣化に関与し，corynebacteriaの増殖に適するようpHを上昇させる。また，香気成分の生成にも関与する（Siewert, 1979）。*Geotrichum candidum* の脂質分解とたんぱく質分解が，香気の生成に寄与する。

多くの種類のチーズでは独自の特徴を出すために，乳酸スタータ菌のほか真菌（糸状菌）を使用する（Eck, 1987）。ロックフォール，ゴルゴンゾーラおよびスティルトンのようなブルーチーズの

製造には *Penicillium roqueforti* を使用する。カマンベールとブリーチーズには *Pen. camemberti* を使用し，また *Geotrichum* や *Mucor* spp. などの真菌も使用する。液体または粉状の芽胞や菌糸類の調整品を容器内の乳に添加するか，カットしたカード小片または成型したチーズの表面に使用する（Moimard & Spinnler, 1996）。

カードの形成

加熱しながら緩やかなたんぱく質分解を起こさせるかまたは pH4.6 付近まで酸化させ，乳のカゼイン分画を凝固させて水性ゲルを形成させる。この過程で脂肪はゲルの中に包み込まれる。通常は，レンネットを添加して酵素的に凝固させる。レンネットは工場で製造される凝固剤であり，若い反芻動物などの胃から採取されるキモシンまたは（ウシまたはブタの）ペプシンなどの代替物質，真菌由来の酸性プロテイナーゼ，遺伝子組み換え微生物によって生成されたキモシンなどである（Dalgleish, 1993 ; Foltmann, 1993 ; Fox & McSweeney, 1997）。カードは一定時間静置するが，その時間はチーズの種類によって異なり，長時間静置のカッテージチーズの場合は 16 時間，ほとんどの半硬質チーズや硬質チーズは 1 時間以下，スイスチーズは 5 分である。

ホエイの排除

ゲルを小片（1 ～ 2cm^3）に切り分けた後，収縮が起こってホエイが排除される。この工程は乳の組成，ホエイの pH，加熱処理温度，撹拌速度および時間によって異なる。これは最終製品の特徴を出すための重要な工程であり，製造業者によっても異なる（Walstra, 1993）。加熱してカード粒子が十分硬くなり，適切な酸度に達するとカードを成型する。形と成型するために行う圧搾の強さは，チーズの種類によって異なる。

フレッシュチーズの場合は加熱したカードを洗浄し，除水，仕上げを行って包装する。このため，発酵乳について解説したものと同じ影響がある。

加塩

最後の作業は加塩である（成型と圧搾の前または後）。塩化ナトリウムの添加は，微生物の増殖と代謝の調節，酵素活性の調節などの効果があり，食感に影響を与える（Guinee & Fox, 1993）。

熟成

新鮮な状態で摂食される一部のチーズは消費全体のなかで重要な部分を占めるが（IDF, 1990c），ほとんどの種類は熟成を必要とする。熟成中に水分が失われ，凝固剤，原材料乳中の酵素，スターター菌，二次的微生物とその酵素が相互作用して複雑な生化学反応が起こる。この生化学的変化により，風味や食感の特徴が生成される（Fox,1989 ; Fox *et al.*, 1993）。

熟成期間は，チーズの種類によって異なる。一般に，軟らかく水分の多いチーズは熟成期間が比較的短く，熟成度が高く香りの強いチーズは 1 年以上熟成される。熟成温度と湿度も，チーズの種類によって異なる。湿度を高くすると，チーズの表面熟成に関与する微生物の増殖が促進されるため，ほとんどの硬質チーズの熟成では湿度を低くする必要があり，低湿度にすることによって，内部の酵素活性が上昇して表面微生物の増殖が抑制される。

モッツァレラチーズの伸長作業のように，高温での製造工程が含まれるチーズもある。高温によりカードを汚染している多くの腐敗・変敗菌や病原体が死滅する。チーズを高濃度のNaCl溶液に浸漬して細菌を死滅させるか，あるいはチーズにNaClを添加する場合もある。スタータ菌によって産生されるプロピオン酸のような代謝産物も，微生物の抑制に寄与する。ブルーチーズは，糸状菌の増殖に必要な酸素を入れるため組織内に空間を作るように製造される。ガス交換を助けるため，熟成の初期の頃にチーズホイールを用い，直径約3mmと約20mmの金属ロッドを通す“スパイキング”を行う。

プロセスチーズ

コールドパックチーズはナチュラルチーズを粉砕し，混合して製造する。加熱処理を行わないため，殺菌乳から製造されたチーズを使用するか，1.7℃以上で少なくとも60日間熟成しなければならない（熟成中の病原体の生存に関してはX-C項を参照）。コールドパックチーズは，クリーム，乳，ホエイ，バターミルクなど液体または乾燥状態で添加される特定の乳成分や酸味料，塩，着色料，香料，糸状菌抑制剤を含むことがある。

プロセスチーズは，1種類以上のナチュラルチーズを粉砕して混合し，型詰めして製造する。プロセスチーズの組成は，製造に使用されたチーズの組成となる。成分であるチーズを洗浄して形を整えて機械によって粉砕または砕屑し，ポリリン酸塩などの溶融塩や乳化剤，種類によってはクリーム，乳，脱脂乳，バターミルク，脱脂粉乳，ホエイと混合する。

これらの成分を溶融し，85～95℃，または加圧下で110℃以上で数分間加熱処理する。その後，高温の半液体チーズを防湿容器に入れるか，またはローラー上で冷却してスライス済みプロセスチーズとして包装する。加熱中は脂肪が微生物を保護するが，115℃以上になると適切な死滅効果が得られる。熟成に関与する酵素も不活化する。冷蔵または室温でのプロセスチーズの安定性は，加熱処理，塩・亜硝酸塩・ソルビン酸カリウム・乳酸・リン酸塩などの添加，pH，充填法，包装法に左右される。

プロセスチーズスプレッドは，室温で塗りやすいように十分な水分を含んでいる。砂糖，ブドウ糖，コーンシロップのほか，ガム，ゼラチン，アルギン酸塩などの食用安定剤を添加することもある。プロセスチーズと同じく，プロセスチーズスプレッドも重量の少なくとも51％がチーズでなければならない。

B　腐敗・変敗

チーズの腐敗・変敗は，様々な加工工程において生残している，あるいは再汚染として侵入した細菌や真菌によって起こる。凝乳やカード形成など多くの作業工程があるため，汚染微生物，特に低温細菌が侵入する機会も多い。例えば適切に消毒されていない水でカッテージチーズカードを洗浄すると，低温性のグラム陰性菌に汚染されて容易に悪変し，緑または黄色の粘質物や果実臭，腐敗・変敗臭など視覚的ならびに物理的な欠陥が起こることがある（ICMSF, 1988）。腐敗・変敗微生物の種類とその作用は，チーズの特徴によって異なり，表面や内部に視覚的または官能的悪変が生じる。

多くのチーズにとって，真菌の増殖は，望ましい官能的特性を生成するために必要な工程の一部である。しかし，他の菌類の増殖（特に *Penicillium*, *Mucor*, *Monilia*, *Aspergillus*, *Cladosporium* など）は，製品の品質に望ましくない変化をもたらす。さらに，チーズを悪変させる真菌の多くはマイコトキシンを産生する。チーズ表面の目に見える糸状菌の発生は，悪変の最初の徴候であり，その後変色やカビ臭が発生する。酵母によるフレッシュチーズの腐敗・変敗の特徴は，ガスの発生，異臭，視覚的欠陥である。

細菌による悪変は，チーズの“初期のガス発酵”と“後期のガス発酵”に分かれる。初期のガス発酵は，フレッシュチーズまたは熟成数日後のチーズにみられる。このような欠陥の原因は，酵母の場合もあるが，大腸菌群，または乳糖を発酵させる *Bacillus subtilis* などの細菌であることが多い。後期のガス発酵は，硬質チーズの保存中や熟成中に起こり，ゴーダチーズやエダムチーズでは10日後，エメンタールチーズでは最大5カ月後に観察される。後期のガス発酵は酪酸の生成が原因で，ガスの発生と異味・異臭をもたらす。これに関与するのはクロストリジウム属菌の主に *Cl. tyrobutyricum* であるが，*Cl. butyricum* の場合もある（IDF, 1990b）。*Clostridium tyrobutyricum* の発生は冬季に多く，サイレージを給餌されるウシの乳に存在し，*Cl. butyricum* は夏季に多い。乳1L当たり芽胞10個でも後期のガス発酵が生じる。

逆説的になるが，スイスチーズとエメンタールチーズのガス発生は，これらのチーズの特徴であるチーズアイを形成するプロピオン酸菌によって起こることが多い。スイスチーズ，エダムチーズなどでは，クロストリジウム属菌による後期のガス発酵をある程度制御するために，ナイシン，亜硝酸塩またはリゾチームが使用されている。スイスチーズや同種のチーズの欠陥については広く研究されている（Langsrud & Reinbold, 1974 ; Hettinga & Reinbold, 1975 ; IDF, 1990b）。バチルス属菌の菌数を減少させる手段として，高い流水圧と，ナイシンまたはリゾチームなどの発芽誘導物質の使用が研究されている（Lopez-Pedemonte *et al.*, 2003）。

コールドパックチーズには，いかなる加熱処理も行われない。このため，原材料由来の微生物，特に真菌が，腐敗・変敗の主要な原因である（Marth, 1987）。配合を安定させるために，ソルビン酸カリウムや乳酸などの保存剤がよく使用される。このため，チーズ由来のソルビン酸塩耐性が比較的高い乳酸桿菌の増殖とガスの発生が大きな問題となる。コールドパック製品では組成と厳重な冷蔵配送により，通常はクロストリジウム属菌などの増殖形細菌は問題にはならない。コールドパック製品は，大気または適切に消毒されていない包装装置によって腐敗・変敗微生物に汚染され，この悪変微生物が保存剤耐性の場合に好気的条件下または抑制物質不在下で欠陥が生じる。

C　病原体

チーズ中の病原体の存在と生残性は，複数の因子に左右される。病原体の耐熱性，耐酸性，耐塩性などの特性，最初に存在する菌数，生理的条件などがチーズの製造過程における生残能力に影響を及ぼす。また，製造工程に含まれる様々な処理も病原体の生残性に影響する。保存時と加工時の温度，スタータ菌による酸の生成，塩の添加，阻害物質，熟成過程が重要なパラメータである（Bachmann & Spahr, 1995）。

世界中で大量に生産されていることを考慮すると，チーズは昔から微生物学的安全性の高い食品である。しかし，チーズが感染源であった食品由来疾患の集団事例がいくつかある（Johnson *et al.*, 1990a, b, c；Zottola & Smith, 1991, 1993；Flowers *et al.*, 1992；Kerr *et al.*, 1996 および Rampling, 1996）。Johnson *et al.*（1990a, b,c）は疫学的データ，乳中での発生および各病原体の特徴に基づき病原体を3つのリスクグループに分類した。サルモネラ属菌，*L. monocytogenes* および大腸菌 O157：H7 がハイリスクの微生物とされ，いずれもチーズの摂食が集団事例の原因となっている。リスクが中程度の微生物は，連鎖球菌グループAとC，*Y. enterocolitica*，*Br. abortus*，*M. bovis*，*Ps. aeruginosa*，*Cox. burnetii* および *Aeromonas hydrophila* とされた。家庭で未殺菌乳から作ったチーズによる，連鎖球菌グループAが起因菌となった集団事例が1件ある。この種の菌は，商業的重要性が低い。リスクの低いグループには，黄色ブドウ球菌とボツリヌス菌がある。1950年代と1960年代に黄色ブドウ球菌による集団事例が数件あったが，製造技術の向上によりこのリスクは最小限となった。リスクが中程度と低度のグループの細菌が集団事例の原因になったことはほとんどないが，乳中で増殖でき，乳から分離されたことがあるため，やはり問題である。乳製品特にチーズでのボツリヌス菌の制御について Collins-Thompson & Wood（1993）が解説している。スタータ活性または他の製造パラメータにおいて，*M. bovis*，*Br. abortus*，*C. jejuni*，*Y. enterocolitica*，*Cl. perfringens* および *Cl. botulinus* は，チーズの発酵中に増殖できるとした報告はない（Northolt, 1984）。*M. avium* subsp. *paratuberculosis* の生残性について研究するための試験室内システムが開発されつつある（Donaghy *et al.*, 2003）。

Brucella melitensis は，主に地中海諸国で，ヤギやヒツジの未殺菌乳から製造される白チーズやフレッシュチーズにおいて問題となる菌である（Kaufmann & Martone, 1980）。本菌に汚染されたヤギの未殺菌乳から製造されたチーズによって，スペイン（Mendez Martinez *et al.*, 2003）とマルタ（Anonymous, 1995b）で集団事例が起こり，また未殺菌乳から製造されたメキシコのチーズによる集団事例もある（Eckman, 1975；Thapar & Young, 1986）。

サルモネラ属菌

商業的に製造されるチーズからサルモネラ属菌が分離されることはまれであるが，製造中に増殖することがあり（Hargrove *et al.*, 1969），様々なチーズ中で60日以上生存することができる（Goepfert *et al.*, 1968；White & Custer, 1976；D'Aoust *et al.*, 1985）。汚染されたチーズによるサルモネラ症の集団事例がいくつかあり，製造過程の不適切な管理（Fontaine *et al.*, 1980；D'Aoust *et al.*,

1985)，または汚染された未殺菌乳の使用が原因であった（Wood *et al.*, 1984 ; Sharpe, 1987 ; D'Aoust, 1989b）。

1976年，*S.* Heidelbergに汚染された殺菌チェダーチーズ7ロットが感染源となった集団事例が米国で起こり，28,000～36,000名が感染した（Fontaine *et al.*, 1980）。1982年，カナダで*S.* Muensterに汚染されたチェダーチーズによる集団事例が起こった（Wood *et al.*, 1984）。2年後，再びカナダでチェダーチーズによるサルモネラ症の集団事例が起こり，*S.* Typhimurium感染患者が1,500名以上確認された。カナダで起こったこの2件の集団事例は，サルモネラ属菌が冷蔵保存で60日以上生存して増殖できるとした研究報告を裏付けている（Goepfert *et al.*, 1968 ; Hargrove *et al.*, 1969 ; White & Custer, 1976）。未殺菌乳から製造されたフレッシュソフトチーズによる集団事例が複数の国で7件あり，未殺菌乳が*S.* Enteritidis，*S.* Typhimurium DT104（3件），サルモネラ属菌および*S.* Newportに汚染されていた（Altekruse *et al.*, 1998 ; Cody *et al.*, 1999 ; Villar *et al.*, 1999 ; de Valk *et al.*, 2000）。ヨーロッパでは，イングランドとウェールズで*S.* Dublinに汚染されたアイルランドのソフトチーズによる複数の集団事例があり（Maguire *et al.*, 1992），フランスでは*S.* Paratyphi Bに汚染された山羊乳のチーズ（Desenclos *et al.*, 1996），*S.* Dublinに汚染されたDoubs地域のチーズ（Vaillant *et al.*, 1996），*S.* Enteritidis PT 8に汚染されたCantalチーズ（2件）（Haeghebaert *et al.*, 2003）による集団事例がある。これらの集団事例の感染源となったチーズは未殺菌乳から製造されていた。

Listeria monocytogenes

1985年，カリフォルニア州でメキシコ風チーズによるリステリア症の集団事例が発生した（James *et al.*, 1985 ; Linnan *et al.*, 1988）。この事例では工場の機器や環境が，*L. monocytogenes*にひどく汚染されていた。乳の殺菌が不適切であったと主張されたが確認はされなかった（Johnson, 1990a, b, c）。その後も数年間，Vacherin Mont d'Orなどの汚染されたソフトチーズによる集団事例が続いた（Bille & Glauser, 1988 ; Bannister, 1987）。米国，フランス，イタリア，デンマーク，キプロス，スペイン，スイスおよび旧西ドイツのその後の調査により，*L. monocytogenes*汚染は硬質チーズより軟質の糸状菌熟成チーズに高率に発生することが確認された（Ryser & Marth, 1991）。糸状菌熟成チーズは，糸状菌の乳酸代謝によって，水分率とpHが高く，熟成中に表面が極めて汚染されやすい。特に，熟成中に食塩溶液に浸した布で表面を擦ることの繰り返しが，バッチ全体さらに製造環境全体へリステリア属菌を拡散する。乳産業における*L. monocytogenes*の重要性について詳細に解説した文献がいくつか発表されている（Ryser & Marth, 1991 ; Pearson & Marth, 1990 ; Gellin & Broome, 1989 ; Griffiths, 1989）。*L. monocytogenes*は，カマンベール，ブリー，ブルー，フェタチーズの製造過程中に増殖する。熟成中にpHが上昇するため菌数が増加するのである。*L. monocytogenes*はブリーおよびフェタチーズの製造に使用された塩水や，長期間保存中のコルビー，チェダーおよびコールドパックチーズから検出された。チーズのスライス中や詰めなおす際にも重大な交差汚染が起こる。チーズの種類によっては，その後の保存中に菌が増殖することがある。

腸管病原性大腸菌

腸管病原性大腸菌（EPEC）は，ヒトと動物の胃腸疾患の原因となる。Willshaw *et al.*（2000）が大腸菌による食品由来疾患を解説している。一般に，大腸菌は，チーズの製造工程ではあまり増殖しない。pH の低さと塩により増殖が抑制されるが，スタータ活性が不十分な場合には増殖して製造工程において生残することができる（Park *et al.*, 1973 ; Frank & Marth, 1977a, b ; Frank & Marth, 1978）。殺菌後に汚染されたチーズによる EPEC 感染胃腸疾患の複数の集団事例が報告され（Marier *et al.*, 1973），船積み時または配送時の不適切な取り扱いが原因であった（MacDonald *et al.*, 1985）。

腸管出血性大腸菌（EHEC）

腸管出血性大腸菌 O157 : H7 は他の種類と異なって比較的耐酸性であり，このことは Reitsema & Henning（1996）によってチーズの製造工程で確認された。腸管出血性大腸菌 O157 : H7 は調査中に認められ（Djuretic *et al.*, 1997 ; Quinto & Capeda, 1997），集団事例は汚染された軟質チーズによるもの（Deschenes *et al.*, 1996），ウィスコンシン州のチェダーチーズのカードによるもの（Anonymous, 2000），フランスのフロマージュ・フレによるもの（Anonymous, 1994a），スコットランドの農場で製造された山羊乳のチーズによるもの（Anonymous, 1994b），イングランドのランカシアチーズによるもの（Anonymous, 1997b）が報告された。

黄色ブドウ球菌

乳には低レベルの黄色ブドウ球菌が頻繁に認められる。乳中に認められる黄色ブドウ球菌のエンテロトキシン産生株は主に乳腺炎のウシ由来であるが（Olson *et al.*, 1970），乳の殺菌と予備殺菌によって死滅し（Zottola *et al.*, 1970），乳酸発酵によって発育が抑制される（Auclair *et al.*, 1981）。1965 年以来，黄色ブドウ球菌による少数の集団事例が報告されており，汚染されたスタータ菌または製造工程の管理不十分によるものであった（Zehren & Zehren, 1968a, b ; Johnson *et al.*, 1990a, b, c）。スタータ菌による酸の生成が遅いと，ブドウ球菌が多量のエンテロトキシンを産生できるまで増殖する。黄色ブドウ球菌が多数になると（チーズ 1 g またはホエイ 1 mL 当たり 10^6 超）毒素が産生される（Tatini *et al.*, 1971a, b）。酸性度の低いチーズバットは，黄色ブドウ球菌の菌数とエンテロトキシンの存否を分析するべきである。しかし，黄色ブドウ球菌の菌数は熟成中に急速に減少するため，ブドウ球菌の増殖を評価するには耐熱性ヌクレアーゼ・アッセイ（TNA）が用いられる（Stadhouders *et al.*, 1978 ; Park *et al.*, 1978）。非熟成チーズ中の黄色ブドウ球菌による疾患のリスクと，最も重要なリスク因子の予測が試みられている（Lindqvist *et al.*, 2002）。

ボツリヌス菌

乳中にボツリヌス菌の芽胞が存在して殺菌処理において生残することがあるが，チーズの条件によって毒素産生に必要な発芽や増殖は妨げられる。水分活性，塩，pH，およびスタータ菌によって産生される抗菌成分の相互作用が，芽胞の発芽後発育を阻害する。Collins-Thompson & Wood

(1993), Lund & Peck (2000) が，チーズによる集団事例の一覧表を作成した。アルゼンチンの de Lagarde (1974) によって市販チーズスプレッドによる集団事例1件が報告され，材料として使用された玉ねぎによって芽胞が侵入したことが示された。1973～1978年までの間にスイスとフランスから，熟成ブリーチーズの摂食後にボツリヌス中毒を発症した患者数人が報告された。疫学的調査により，熟成中にチーズが置かれていたワラによって芽胞に汚染されたと考えられた (Billon *et al.*, 1980)。イタリアでは不適切な温度管理により，マスカルポーネが感染源となった集団事例があった (Aureli *et al.*, 1996 ; Simini, 1996)。

プロセスチーズ中での生残性，増殖および毒素産生は，加工条件，pH や *Aw* などのパラメータ，保存剤の有無に左右される。最近の様々なパラメータの相互作用について研究が行われている (Tanaka *et al.*, 1979 ; Tanaka, 1982 ; Tanaka *et al.*, 1986a, b ; Ter Steeg & Cuppers, 1995 ; Ter Steeg *et al.*, 1995)。

その他の病原体

その他の病原体に汚染されたチーズによる疾患の散発性集団事例が，何件か起こっている。*Shigella* spp. による胃腸疾患でチーズが感染源であることは多くないが，感染したヒトによる乳の不適切な取り扱いにより，乳やチーズが直接汚染されることがある (Rubinstein-Szturn *et al.*, 1964)。1982年，北欧から赤痢の集団事例が1件報告され，フランスで購入されたブリーチーズが *Shigella sonnei* に汚染されていた。

生体アミン

食品中の生体アミンの生成，生成のメカニズム，異化作用が解説されており (Joosten, 1988 ; Stratton *et al.*, 1991 ; Petridis & Steinhart, 1996)，その重要性について Santos (1996) による文献がある。チーズ中にチラミンおよびヒスタミンが頻繁に認められるが，モノアミンオキシダーゼとジアミンオキシダーゼ欠乏症以外にヒトにはほとんど危害はない。このような酵素欠乏症は，遺伝性がありアミンオキシダーゼ抑制剤を用いる治療によるところがある。チラミンおよびヒスタミンは血管に作用する。高濃度のチラミンは，血圧を危険値まで上昇させる。ヒスタミンは強力な毛細血管拡張剤であり，降血圧作用がある。ヒスタミン中毒症状は，食物アレルギー反応に似ており，紅潮，速脈，血圧低下，頭痛などを示す。

チラミンとヒスタミンは，チーズの熟成中に，前駆アミノ酸であるチロシンとヒスチジンの酵素的脱炭酸反応により生合成される。原因微生物は中温性乳酸桿菌と腸内細菌であることが多い。しかし，影響が出るほどのアミンの生成に必要な前駆物質（ヒスチジンおよびチロシン）は熟成チーズにのみ大量に存在する。特に，未殺菌乳や糸状菌熟成チーズから高レベルで見つかる。

マイコトキシン

チーズのマイコトキシン汚染は2つの基本的原因によって起こる。それは，チーズの製造に使用される乳中にマイコトキシンが存在すること，あるいはチーズ中で真菌が増殖することである

（Morris & Tatini, 1987）。例えば，飼料中にアフラトキシン B_1 が検出可能な濃度で存在すると，乳がアフラトキシン M_1 に汚染される。このため，特に乳牛にはアフラトキシンを含んでいる可能性のある綿実などを飼料として与えるべきではない。

毒素産生真菌の増殖は，特に，熟成室の念入りな洗浄と消毒，大気のフィルター処理を行うことによって制御できる。腐敗・変敗真菌，特に *Penicillium commune* や他の多くの *Penicillium* spp. がチーズ中でマイコトキシンを産生する。大量の糸状菌が発生したチーズは販売や再加工には適さない。チーズをナタマイシンで処理することにより，表面の糸状菌の増殖を抑制できる。一部のスタータ菌がマイコトキシンを産生することが報告されている。*Penicillium camemberti* は，シクロピアゾン酸を産生するが（Still *et al.*, 1978），通常はチーズ中では産生しない（Schoch *et al.*, 1984）。*Penicillium roqueforti* は純粋培養中で PR 毒素を産生するが（Lafont *et al.*, 1976），チーズ中での産生は非常に低レベルである（Finoli *et al.*, 2001）。また，roquefortine C とミコフェノール酸も産生されるが，その毒性は非常に低い（Finoli *et al.*, 2001）。これまでにチーズからマイコトキシンが分離されたことはまれであり，そのようなチーズには大量に糸状菌が発生していたため摂食される可能性は低い。

D　管理（フレッシュチーズおよび熟成チーズ）

プロセスチーズに関する問題と管理手段は，フレッシュチーズおよび熟成チーズの場合と異なるため別に検討する。

要約

重大な危害要因[a]
- 未殺菌乳中に存在している可能性のある病原体（Table 16.1 参照）
- 乳の加工環境，熟成のための貯蔵などチーズの製造環境に存在している可能性のある病原体

管理手段

初期レベル（H_0）
- 未殺菌乳中には低レベルの病原体が存在している可能性がある—未殺菌乳の項を参照。健康な動物から適切な方法によって搾乳した乳の使用。農場での中間貯蔵時と乳製品工場までの輸送時の乳の冷蔵（6℃以下が推奨される）
- 熟成軟質チーズの製造に使用する乳の場合，動物の健康状態と衛生的な搾乳が特に重要である

減少（ΣR）
- チーズ製造用の乳に適用される殺菌処理は，増殖形微生物を死滅させるのに十分である
- 未殺菌乳チーズに使用する乳には，微生物を大幅に減少させるような当初の処理が行われない

増加（ΣI）
- ホエイの排除，加塩，熟成など様々な工程中に，サルモネラ属菌，*Lis-*

	*teria monocytogenes*および大腸菌などの病原体による加熱処理後の汚染が起こる可能性がある • 洗浄可能で容易に消毒できるように設計された機器の使用
検査	• 未殺菌乳チーズ製造用の泌乳動物について，人獣共通感染症病原体の特別サーベイランスを実施 • EU（EEC, 1992），米国（US FDA CFSAN, 1998），オーストラリアおよびニュージーランド（ANZFA, 2002）などでは微生物規格が規定されている • サルモネラ属菌，*Listeria monocytogenes*およびVTECに関するサンプリングプランと検査によって，製造ラインと環境の衛生状況を評価する。 • 糸状菌熟成チーズ以外は，環境検査と，最終製品の定期的な検査が推奨されている
腐敗・変敗	• 加熱処理後に汚染した酵母，大腸菌群または望ましくない糸状菌などの微生物，カードの洗浄時に汚染した低温細菌。酵母と糸状菌による表面汚染が問題となる • 乳の加熱処理において生残した*Clostridium butyricum*，*Cl.tyrobutyricum*または熱抵抗性乳酸菌によって起こる“後期のガス発酵”

[a] 特定の状況下では，他の危害要因も考慮する必要があると思われる。

考慮するべき危害要因

病原体の種類はチーズのタイプによって異なるが，*L. monocytogenes*，サルモネラ属菌および病原大腸菌が最も多い。黄色ブドウ球菌とボツリヌス菌が問題となる場合もある。

管理手段

危害要因の初期レベル（H_0）および危害要因の減少（ΣR）

ほとんどの乳製品についてすでに説明したように，チーズの品質管理も高品質の乳を使用することから始まる。高品質の乳に適切な加熱処理を行うことにより，危害要因の可能性が低下する。殺菌乳からチーズを製造する場合，あらゆる標準的予防策を行うべきである。未殺菌乳中に存在する増殖形病原菌はチーズの保存中に生存能力を失うと考えられていたが，一部の病原体はこの保存条件において生残することがある（D'Aoust *et al.*, 1985 ; Ryser & Marth, 1991 ; Spahr & Url, 1993）。殺菌処理によって，腐敗・変敗微生物や風味や食感を損なわせる酵素が失活する。スタータ菌以外の微生物が殺菌によって死滅すると，チーズ製造工程の管理は比較的容易で，望ましい風味が幾分失われるものの製品の均質性が一層高くなる。

スタータ菌の活性は，非常に重要な因子である。スタータ菌の添加時には，乳をスタータ菌の増殖に適切な温度にし，滴定酸度の上昇またはpHの低下を測定して，酸の生成を監視しなければならない。抗生物質による乳腺炎治療を受けたウシの乳に含まれる残留抗生物質など複数の因子により，スタータ菌により不適切な酸度上昇が起こる可能性がある（Cogan & Hill, 1993）。また，低レベルの残留消毒剤もスタータ菌を抑制することがある（IDF, 1980）。ラクトペルオキシダーゼシステム，高濃度の酸素，乳中の免疫グロブリンも，スタータ菌の培養不足の原因となる（IDF, 1991a）。酸の生成が遅延する大きな原因は，スタータ菌，特にファージ感受性のある *Lc. lactis* subsp. *lactis* や *Lc. lactis* subsp. *cremoris* がバクテリオファージに感染することである。スタータ菌の取り扱いシステムの開発には，使用する各菌株のファージ感受性を知っておくことが不可欠である。Cogan & Hill（1993）が管理手段を概説している。多種類の菌株を含むスタータ菌には，1種の菌株が感染しても他の菌株が酸を生成するようにファージ感受性の異なる菌株を使用すべきである。バクテリオファージが溶菌性になると酸の生成が低下するため，使用するスタータ菌に溶原性ファージが含まれていてはならない。規定された菌株培養プログラムを用いる必要がある。機器の洗浄と消毒のプログラムでは，塩素または過酢酸ベースの消毒剤を使用すべきである。培養調整室は分離し，特に大気由来の汚染を妨げるように建設する。また，バルクスタータの調整には，ファージ増殖阻害培地を使用すべきである。乳酸菌ファージは最低限の殺菌処理では生残するため（Zottola & Marth, 1966），バルクスタータ乳にはファージを確実に死滅させるような加熱処理が必要である。ファージが失活する温度と時間はファージの種類によって異なるが，82～88℃で少なくとも1時間の加熱処理が一般的である。濃縮冷凍または凍結乾燥のスタータ菌が市販されている。そのまま容器に添加できる培養製品（DVS）も利用できる。

未殺菌乳から熟成60日以下のチーズを製造する際には，ウシが保菌していて搾乳時に乳に移行する病原体や不要な微生物，保存時や農場から工場への輸送時に起こる汚染を管理しなければならない。乳酸菌と真菌の培養による効果以外に，汚染が管理されるような過程はない。pH5以下になるまで酸が生成されると，病原体の増殖が低下または阻止される（Mossel, 1983）。あいにく，多くの軟質チーズではそこまで酸が生成されず，熟成中にpHが上昇する。検査室では乳酸菌，encerococci，brevibacteria，*Geotrichum* spp.や他のチーズの培養微生物が，*L. monocytogenes* などの病原体に対してかなりの抑制作用を示すことがある（Barnby-Smith, 1992）。乳酸菌は，熟成中の病原体の増殖を抑制する（Sulzer & Busse, 1991）。乳とチーズには病原体（*Brucella* など）に対して生体内（*in vivo*）で産生された抗体が存在し，ほかの不要な微生物にも多少作用する（Plommet *et al.*, 1988）。

一部の国（例：米国）では，少なくとも60日間の熟成を行わない軟質チーズの場合，規則によって製造に使用する乳に殺菌を義務づけている。この規則は，微生物学的安全性を検討した結果に基づいている（Johnson *et al.*, 1990a, b, c）。ヨーロッパの先進国を含む一部の国では，未殺菌乳（40℃以上で加熱されていない）を用いた軟質チーズの製造と消費が一般的である（EEC, 1992）。残念ながら，軟質チーズが60日間熟成される間に，望ましくない官能的特性が発現して市場価値が大きく低下することがある。60日間の熟成にサーミゼーション（63～65℃で15～20秒）を併用することが推奨されてきているが（Johnson *et al.*, 1990a, b, c），未殺菌乳チーズの熟成と同じような品質上の問題が起こる。このように，未殺菌乳を用いるチーズの製造は世界各地で続いており，60日間の熟成が行われていない場合がある。

危害要因の増加（ΣI）

適切な洗浄と消毒など工場の厳重な衛生管理により，ホエイの排除，熟成，切断，包装時に起こる殺菌後と発酵後の汚染は最小限になる。製品が接触する機器と使用水に，腐敗・変敗菌と病原体が存在してはならない。洗浄水は５～10 ppm の塩素で消毒し，食品用リン酸を用いてpH5.0に酸性化しなければならない。熟成室の衛生管理は，特に重要である。パラフィン紙またはビニールでチーズを覆い，貯蔵棚を清潔に保ち，厳密な湿度管理を行うことにより，汚染が最小限となる。ナタマイシンやソルビン酸塩などの保存剤スプレーも表面の糸状菌の増殖を抑制する。

検査

従来から，未殺菌乳から製造される軟質チーズは，最終製品の分析を行って汚染された製品のバッチを排除することにより管理されている。病原体が効果的に制御されていることを証明するために，保存期間を延長する悪条件での菌接種試験後の微生物学的分析も使用されている。大規模製造ではこのような方法を適用できることもあるが，小規模の施設や農場では不可能である。未殺菌乳のチーズが製造されている国では，公衆衛生に関する国内サーベイランスネットワークがあり，少数の集団事例と感染者数が示されている（Huchot *et al.*, 1993）。

腐敗・変敗

プロセスチーズには糸状菌が増殖しやすく，通常ほとんどの種類が冷蔵される。小売包装品の多くは真空包装またはガス置換包装されている。このため，通常は低温または低酸素で増殖できる糸状菌による腐敗・変敗に限られる。

市販チーズでは *Penicillium commune* と *Pen. roqueforti* による腐敗・変敗が最も多いが，*Penicillium* subgenus *Penicillium* の他の種によるものも多い。チーズ上には酵母と酵母様真菌が存在することが多く，特に“スメア”チーズなどでは風味の生成に利用される。しかし，チェダーまたはゴーダのような種類のチーズ上にこのような酵母が存在すると，脂質分解とたんぱく分解により変色や異味異臭が生じる（Pitt & Hocking, 1997）。加熱処理した軟質チーズが耐熱性糸状菌によって腐敗・変敗することがある。未殺菌乳には（塵汚染によって）*Byssochlamys fulva* の子嚢形成菌糸や他の耐熱性菌種が存在することがあり，殺菌処理でも容易に生残する。その後長期間保存されたり冷却が不十分であると，増殖が可能となる（Pitt & Hocking, 1997）。

チーズの種類によっては，一部の国でソルビン酸塩などの保存剤が許可されており，ソルビン酸塩は *Pen. roqueforti* など多くの真菌種によって脱炭酸反応を起こし，1-3-ペンタジエンなどの化合物が生成されてチーズなどの食品に“灯油”臭が発生する（Pitt & Hocking, 1997）。

糸状菌の発生したチーズは，販売または再製品化には不適である。*Penicillium* の増殖と悪変を予防するには，低温保存，低酸素状態，包装材の完全性，チーズの表皮に損傷が無いこと，保存剤をしみ込ませてある包装材の使用，在庫品の早い回転などが重要である。

管理（プロセスチーズ）

要約

重大な危害要因[a]	• サルモネラ属菌，*Listeria monocytogenes*，大腸菌 O157：H7，ボツリヌス菌などの，加工されるチーズに存在する病原体。プロセスチーズの製造に使用される乳，クリーム由来の成分，ガムなどの成分中に存在する病原体については，それぞれの章で解説している
管理手段	
初期レベル（H_0）	• 加工されるチーズ中に低レベルの病原体または毒素が存在する可能性は他の原材料中より低い。原材料は認可された供給業者から購入し，検査を行うべきである
減少（ΣR）	• 通常，加熱処理は増殖形細菌を死滅させるのに十分である。コールドパックのプロセスチーズの加工には，微生物を減少させる工程はない
増加（ΣI）	• プロセスチーズが不適切な調製方法で製造されると，ボツリヌス菌の増殖が促進される。調製方法の詳細事項を厳守することが重要である。加工環境にサルモネラ属菌または *Listeria monocytogenes* が存在すると，加熱処理後に汚染される可能性がある。洗浄可能で容易に消毒できるように設計された機器の使用
検査	• 必要に応じてリスクのある原材料，成分，最終製品に関する微生物規格を利用
腐敗・変敗	• ボツリヌス菌以外のクロストリジウム属菌の芽胞は，加熱処理において生残し，常温保存で発芽できる。重要な原材料中の芽胞の量を監視すべきである

[a] 特定の状況下では，他の危害要因も考慮する必要があると思われる。

考慮するべき危害要因

可能性のある危害要因として，ボツリヌス菌の増殖が最も大きな問題である。

管理手段

危害要因の初期レベル（H_0）

ボツリヌス菌は，適切な組成を選択することによって制御できる（Tanaka, 1986a, b）。サルモネラ属菌，*Listeria monocytogenes*，大腸菌 O157 : H7 など他の病原体が，加工されるチーズや成分中に存在していることがある。

危害要因の減少（ΣR）

加熱による汚染除去と熱い間に充填されるため，微生物学的問題が発生した場合は，原材料由来で生残している芽胞形成細菌（クロストリジウム属菌）または殺菌処理後の汚染が原因である（Collins-Thompson & Wood, 1993）。細菌の芽胞は加熱処理において生残するため，調製方法は，保存と配送の条件下で芽胞の発芽後発育を妨げるものでなければならない。クロストリジウム属菌による腐敗・変敗のリスクは，菌を遠心沈殿した乳からのチーズを使用することによって幾分低下する。しかし，可能性のある危害要因として，ボツリヌス菌の増殖が最大の問題である。ボツリヌス菌は適切な製品組成を選択することによって制御できる（Tanaka, 1986a, b）。安定性と安全性を決定する主要な因子は，pH，*Aw*，脱脂粉乳，保存剤の存在および温度である。ボツリヌス菌など嫌気性芽胞形成細菌の制御に関して，配合の安定性にはナイシンが有用であることを示した報告が多い。

危害要因の増加（ΣI）

サルモネラ属菌や *L. monocytogenes* などの病原体による殺菌処理後の汚染を防ぐには，環境の監視が推奨される。最終製品の安定性と安全性を決定する主要な因子は，pH，*Aw*，脱脂粉乳，保存剤の存在および温度である。

検査

欧州連合（EEC, 1992, US FDA/CFSAN, 1998）により，*L. monocytogenes*，サルモネラ属菌，黄色ブドウ球菌，大腸菌 Type I および大腸菌群などに関するチーズの微生物規格が提案された（30℃）。酵母と糸状菌については推奨されている規格はないが，表面の汚染が最大の問題である。このため，糸状菌熟成チーズを除き，酵母と糸状菌について日常的な環境検査と最終製品の定期的検査が推奨されている。

腐敗・変敗

プロセスチーズの配合を安定させるために，ソルビン酸カリウムなどの保存剤や乳酸が頻用される。ほかに起こる可能性のある腐敗・変敗の危害要因は，チーズ由来で比較的ソルビン酸塩耐性である乳酸桿菌の増殖とガスの発生である。

このため，プロセスチーズの調製方法は，次のように分けられる。

- 適切な殺菌と充填を行えば，常温で安定している。
- 保存時と配送時には，冷蔵を必要とする。

一部の製品は非常に不安定であるため，短時間でも不適切な温度に置かれると，クロストリジウム属菌の増殖が誘発されることがある。これを防止できない場合は，容認できないリスクと考え，製品を殺菌すべきである。

殺菌処理後に増殖形腐敗・変敗微生物（糸状菌，腸内細菌および乳酸桿菌）に汚染されると，悪変が起こる可能性がある。

このため，プロセスチーズは，主に次のような点で管理する。

- 原材料中の芽胞数：重要な原材料（エメンタールチーズなど）については，多数の芽胞が存在するのを防ぐために厳重な管理手段を適用すべきである。
- pH，湿度，NaCl濃度およびリン酸塩濃度の管理
- 加熱方法：時間と温度を記録すべきである（通常は，開始時点で汚染が起こりやすい）。
- 充填作業：時間―温度を管理して記録すべきである。これが適用できない機器の場合，施設と従業員の衛生が最も重要である。適切な密栓が極めて重要であり，通常，このような場合のチーズは大気の状態を調整して包装する。殺菌処理後の汚染を防ぐため，いずれの段階でも細心の注意を払わなければならない。保存時と配送時の時間と温度を記録する必要がある。

参考文献

Abrahamsen, R.K. and Rysstad, G. (1991) Fermentation of goat's milk with yoghurt starter culture bacteria: a review. *Cult. Dairy Products J.*, **26**, 20–6.

Ackers, M.L., Schoenfeld, S., Markman, J., Smith, M.G., Nicholson, M.A., De Witt, W., Cameron, D.N., Griffin, P.M. and Slutsker, L. (2000) An outbreak of *Yersinia enterocolitica* 0:8 infection associated with pasteurized milk. *J. Infect. Dis.*, **181**, 1834–7.

Adams, D., Well, S., Brown, R.F., Gregorio, S., Townsend, L., Scags, J.W. and Hinds, M.W. (1984) Salmonellosis from inadequately pasteurised milk: Kentucky. *Morb. Mortal. Wkly Rep.*, **33**, 504–5.

Aguirre, M. and Collins, M.D. (1993) Lactic acid bacteria and clinical infection. *J. Appl. Bacteriol.*, **75** (1), 95–107.

Ahmed, A.-H.A., Moustafa, M.K. and El-Bassiony, T.A. (1986) Growth and survival of *Yersinia enterocolitica* in yogurt. *J. Food Prot.*, **49**, 983–5.

Ahrabi, S.S., Erguven, S. and Gunalp, A. (1998) Detection of *Listeria* in raw and pasteurized milk. *Cent. Eur. J. Public Health*, **6**, 254–5.

Akin, N. and Rice, P. (1994) Main yoghurt and related products in Turkey. *Cult. Dairy Products J.*, **29**, 23–9.

Alm, L. (1983) Arla acidophilus—an updated product with a promising future. *Nordisk Mejerindustri*, **10**, 395–7.

Altekruse, S.F., Timbo, B.B., Mowbray, J.C., Bean, N.H. and Potter, M.E. (1998) Cheese-associated outbreaks of human illness in the United States, 1973 to 1992: sanitary manufacturing practices protect consumers. *J. Food Prot.*, **61**, 1405–7.

Anifantakis, E.M. (1990) Manufacture of sheep's milk products, in *Proceedings, XXIII International Dairy Congress, volume 1*, Mutual Press, Ottawa, pp. 420–32.

Anonymous. (1979) Salmonellosis associated with consumption of nonfat powdered milk: Oregon. *Morb. Mortal. Wkly Rep.*, **28**, 129–30.

Anonymous. (1985a) Milk-borne salmonellosis: Illinois. *Morb. Mortal. Wkly Rep.*, **34**, 200.

Anonymous. (1985b) Update: milk-borne salmonellosis: Illinois. *Morb. Mortal. Wkly Rep.*, **34**, 215–6.

Anonymous. (1993) *Salmonella* serotype Tennessee in powdered milk products and infant formulae–Canada and United States, 1993. *Morb. Mortal. Wkly Rep.*, **42**, 516–7.

Anonymous. (1994a) Two clusters of haemolytic uraemic syndrome in France. *Commun. Dis. Rep.*, **4**, 29.

Anonymous. (1994b) *Escherichia coli* O157 phage type 28 infections in Grampian. Communicable Diseases and Environmental Health, Scotland, *Wkly Rep.*, **28**, 1.

Anonymous. (1995b) Brucellosis associated with unpasteurised milk products abroad. *Commun. Dis. Rep.*, **5**, 1.

Anonymous. (1997a) *Salmonella anatum* infection in infants linked to dried milk. *Commun. Dis. Rep.*, **7**, 33 and 36.

Anonymous. (1997b) Verocytotoxin producing *Escherichia coli* O157. *Commun. Dis. Rep., Rev.*, **7**, 409 and 412.

Anonymous. (2000) Outbreak of *Escherichia coli* O157:H7 infection associated with eating fresh cheese curds–Wisconsin, June 1998. *J. Am. Med. Assoc.*, **284**, 2991–2.

Anonymous. (2002) Outbreak of *Campylobacter jejuni* infections associated with drinking unpasteurized milk procured through a cow-leasing program–Wisconsin 2001. *Morb. Mortal. Wkly. Rep.*, **51**, 548–9.

Anonymous. (2003) Multistate outbreak of *Salmonella* serotype *typhimurium* infections associated with drinking unpasteurized milk–Illinois, Indiana, Ohio, and Tennessee, 2002-2003. *Morb. Mortal. Wkly Rep.*, **52**, 613–5.

Antoine, J.C. and Donawa, A.L. (1990) The spoilage of UHT-treated chocolate milk by thermoduric bacteria. *J. Food Prot.*, **53**, 1050–1.

ANZFA (Australia New Zealand Food Standards). (2002) Code Standard 1.6.1 Microbiological limits for food.

Arbuckle, W.S. (1986) *Ice Cream*, AVI Publishing Company, Westport, CT.

Asao, T., Kumeda, Y., Kawai, T., Shibata, T., Oda, H., Haruki, K., Nakazawa, H. and Kozaki, S. (2003) An extensive outbreak of staphylococcal food poisoning due to low-fat milk in Japan: estimation of enterotoxin A in the incriminated milk and powdered skim milk. *Epidemiol. Infect.*, **130**, 33–40.

Asperger, H. (1992) Zur Bedeutung des mikrobiologischen Kriteriums Enterokokken für fermentierte Milchprodukte. *Lebensmittelindustrie und Milchwirtschaft*, **113**, 900–5.

Auclair, J., Accolas, J.-P., Vassal, L. and Mocquot, G. (1981) Microbiological problems in cheese manufacture. *Bull. Int. Dairy Fed.*, **136**, 20–6.

Aureli, P., Franciosa, G. and Pourshaban, M. (1996) Foodborne botulism in Italy, *Lancet*, **348**, 1594.

Austin, J.W. and Bergeron, G. (1995) Development of bacterial biofilms in dairy processing lines. *J. Dairy Res.*, **62**, 509–19.

Bachmann, H.P. and Spahr, U. (1995) The fate of potentially pathogenic bacteria in Swiss hard and semihard cheeses made from raw milk. *J. Dairy Sci.*, **78**, 476–83.

Bannister, B.A. (1987) *Listeria monocytogenes* meningitis associated with eating soft cheese. *J. Infect.*, **15**, 165–8.

Barnby-Smith, F.M. (1992) Bacteriocins: applications in food preservation. *Trends Food Sci. Technol.*, **3**, 133–7.

Barnes, L.M., Lo, M.F., Adams, M.R. and Chamberlain, A.H. (1999) Effect of milk proteins on adhesion of bacteria to stainless steel surfaces. *Appl. Environ. Microbiol.*, **65**, 4543–8.

Barrett, N.J. (1986) Communicable disease associated with milk and dairy products in England and Wales: 1983–1984. *J. Infect.*, **12**, 265–72.

Barrington, G.M. and Parish, S.M. (2001) Bovine neonatal immunology. *Vet. Clin. North Am. Food Anim. Pract.*, **17**, 463–76.

Batt, C.A., Erlandson, K. and Bsat, N. (1995) Design and implementation of a strategy to reduce bacteriophage infection of dairy starter cultures. *Int. Dairy J.*, **5**, 949–62.

Becker, H. and Terplan, G. (1986) Salmonellen in Milchtrockenprodukten. *Deutsche Molkerei Zeitung*, **42**, 1398–403.

Becker, H., El-Bassiony, T.A. and Terplan, G. (1989) Incidence of *Bacillus cereus* and other pathogenic microorganisms in infant food. *Zentralblatt der Bakteriologie und Hygiene, 1. Abteilung.*, **179**, 198–216.

Becker, H., Shaller, G., von Wiese, W. and Terplan, G. (1994) *Bacillus cereus* in infant foods and dried milk powders. *Int. J. Food Microbiol.*, **23**, 1–15.

Bendicho, S., Espachs, A., Arantegui, J. and Martin, O. (2002) Effect of high intensity pulsed electric fields and heat treatments on vitamins of milk. *J. Dairy Res.*, **69**, 113–23.

Bennett, R.W. (1991) Effects of thermal processing on *Staphylococcus aureus* enterotoxins, in *Proceedings,10th International Congress of Canned Foods* (ed L. Mermaz), Paris, pp. 441–52.

Bergonier, D., de Cremoux, R., Rupp, R., Lagriffoul, G. and Berthelot, X. (2003) Mastitis of dairy small ruminants. *Vet. Res.*, **34**, 689–716.

Bernstein, C.N., Blanchard, J.F., Rawsthorne, P. and Collins, M.T. (2004) Population-based case control study of seroprevalence of *Mycobacterium paratuberculosis* in patients with Crohn's disease and ulcerative colitis. *J. Clin. Microbiol.*, **42**, 1129–35.

Beumer, R.R., Cruysen, J.J.M. and Birtantie, I.R.K. (1988) The occurrence of *Campylobacter jejuni* in raw cow's milk. *J. Appl. Bacteriol.*, **65**, 93–6.

Beutin, L. (1995) Zur Epidemiologie von Infektionen durch enterohaemorrhagische *E. coli* (EHEC) in der BRD. *Bundesgesundheitsblatt*, **38**, 428–9.

Beutin, L. (1996) Infektionen mit enterohaemorrhagischen *Escherichia coli* (EHEC). *Bundesgesundheitsblatt*, **39**, 426–9.

Bhale, P., Sharma, S. and Smika, R.N. (1989) Clostridia in sweetened condensed milk and other associated deteriorative changes. *J. Food Science Technol.*, **26**, 46–8.

Bielaszewska, M., Janda, J., Blahova, K., Minarikova, H., Jikova, E., Karmali, M.A., Laubova, J., Sikulova, J., Preston, M.A., Khakhria, R., Karch, H., Klazarova, H. and Nyc, O. (1997) Human *Escherichia coli* O157:H7 infection associated with the consumption of unpasteurized goat's milk. *Epidemiol. Infect.*, **119**, 299–305.

Bigalke, D. and Chapple, R. (1984) Ice cream microbiological quality. Part I. Controlling coliform and other microbial contamination in ice cream. *Dairy Food Sanit.*, **4**, 318–9.

Bille, J. and Glauser, M.P. (1988) Zur Listeriose-Situation in der Schweiz. *Bulletin des Bundesamtes für Gesundheitswesens*, **3**, 28–9.

Billon, J., Guérin, J. and Sebald, M. (1980) Etude de la toxinogénèse de *Clostridium botulinum* au cours de la maturation de fromages à pâte molle. *Le Lait*, **60**, 392–6.

Bishop, J.R. and White, C.H. (1986) Assessment of dairy product quality and potential shelf-life–a review. *J. Food Prot.*, **49**, 739–53.

Black, R.E., Jackson, R.J., Tsai, T., Medvesky, M., Shayegani, M., Feeley, J.C., MacLeod, K.I.E. and Wakelee, A.M. (1978) Epidemic *Yersinia enterocolitica* infection due to contaminated chocolate milk. *N. Engl. J. Med.*, **298**, 76–9.

Blanco, J.E., Blanco, M. and Blanco, J. (1995) Enterotoxigenic, verotoxigenic and necrotoxigenic *Escherichia coli* in foods and clinical samples. Role of animals as reservoir of pathogenic strains for humans. *Microbiologia*, **11**, 97–110.

Blaser, M.J. and Feldman, R.A. (1981) *Salmonella* bacteremia: reports to the Center of Disease Control. 1968–1979. *J. Infect. Dis.*, **143**, 743–6.

Bleem, A. (1994) *Escherichia coli* O157:H7 in raw milk. A review. *Animal Health Insight*, **Spring/Summer**, 1–8.

Blüthgen, A. and Ubben, E.-H. (2000) Zur Kontamination von Futtermitteln und Tankwagensammelmilch mit den Aflatoxinen B1 and M1 in Schleswig-Holstein–ein aktueller Überblick. *Kieler Milchwirtschaftliche Forschungsberichte*, **52**, 335–54.

Bøgh-Sørensen, T. (1992) Cream pasteurization technology. *Bulletin of the IDF*, **271**, Chapter 7.

Boor, K.J. (2001) Fluid dairy product quality and safety: looking to the future. *J. Dairy Sci.*, **84,** 1–11.

Bornemann, R., Zerr, D.M., Heath, J., Koehler, J., Grandjean, M., Pallipamu, R. and Duchin, J. (2002) An outbreak of *Salmonella* serotype Saintpaul in a children's hospital. *Infect. Control Hosp. Epidemiol.*, **23**, 671–6.

Bouma, A., Elbers, A.R., Dekker, A., de Koeijer, A., Bartels, C., Vellema, P., van der Wal, P., van Rooij, E.M., Pluimers, F.H. and de Jong, M.C. (2003) The foot-and-mouth disease epidemic in The Netherlands in 2001. *Prevent. Vet. Med.*, **57**, 155–66.

Bouman, S., Lund, D., Driessen, F.M. and Schmidt, D.G. (1982) Growth of thermoresistant streptococci and deposition of milk constituents on plates of heat exchangers during long operating times. *J. Food Prot.*, **45**, 806–12, 815.

Bradley, A. (2002) Bovine mastitis: an evolving disease**.** *Vet. J.*, **164**, 116–28.

Bradshaw, J.G., Peeler, J.T., Corwin, J.J., Barnett, J.E. and Twedt, R.M. (1987) Thermal resistance of disease-associated *Salmonella typhimurium* in milk. *J. Food Prot.*, **50**, 95–6.

Britz, T.J. and Riedel, K.H.J. (1991) A numerical taxonomic study of *Propionibacterium* strains from dairy sources. *J. Appl. Bacteriol.*, **71**, 407–16.

Brown, K.L. (2000) Control of bacterial spores. *Br. Med. Bull.*, **56**, 158–71.

Bryan, F.L. (1983) Epidemiology of milk-borne diseases. *J. Food Prot.*, **46**, 637–49.

Bunning, V.K., Donnelly, C.W., Peeler, J.T., Briggs, E.H., Bradshaw, J.G., Crawford, R.G., Beliveau, C.M. and Tierney, J.T. (1988) Thermal inactivation of *Listeria monocytogenes* within bovine milk phagocytes. *Appl. Environ. Microbiol.*, **54**, 364–70.

Burkhalter, G. (1981) Catalogue of Cheese. International Dairy Federation, Bulletin no. 141, Brussels.

Burgess, K., Heggum, C., Walker, S. and van Schothorst, M. (1994) Recommendations for the hygienic manufacture of milk and milk-based products. Bulletin of the International Dairy Federation no. 292, Brussels.

Burnens, A.P. (1996) Bedeutung von *Escherichia coli* O157 und anderen Verotoxin bildenden *E. coli*. *Mitteilungen auf dem Gebiete der Lebensmitteluntersuchung und Hygiene*, **87**, 73–83.

Burton, H. (1988) *Ultra-high-temperature Processing of Milk and Milk Products*. Elsevier Applied Science, New York, USA.

Bylund, G. (2001) *Dairy Processing Handbook*, 2nd Edn, Tetra Pak Processing Systems AB, S-221 86 Lund Sweden.

Caric, M. (ed) (1994) *Concentrated and Dried Dairy Products*. VCH Publishers, Inc., New York.

Carpentier, B. and Cerf, O. (1993) Biofilms and their consequences with particular reference to hygiene in the food industry. *J. Appl. Bacteriol.*, **75**, 499–511.

Center for Science in the Public Interest (CSPI). (2004) Outbreak alert–closing the gap in our Federal Food Safety Net. 24pp.

Cerf, O. (1989) Statistical Control of UHT Milk, in *Aseptic Packaging of Food* (ed H. Reuter), Technomic Pub. Corp., Lancaster (Pennsylvania), pp. 244—57.

Chamberlin, W., Graham, D.Y., Hutten, K., El-Zimaity, H.H., Schwartz, M.R., Naser, S., Shafran, I. and El-Zaatari, F.A. (2001) Review article: *Mycobacterium avium* subsp. *Paratuberculosis* as one cause of Crohn's disease. *Aliment. Pharmacol. Ther.*, **15**, 337–46.

Champagne, C.P., Laing, R.R., Roy, D., Mafu, A.A. and Griffiths, M.W. (1994) Psychrotrophs in dairy products: their effects and their control. *CRC Crit. Rev. Food Sci. Nutr.*, **34**, 1–30.

Chandan, R.C. (1982) Other fermented dairy products, in *Prescott and Dunn's Industrial Microbiology* (ed G. Reed), 4th edn, AVI, Wesport, pp. 113–84.

Chapman, P.A. (1995) Verocytotoxin-producing *Escherichia coli*: an overview with emphasis on the epidemiology and prospects for control of *E. coli* O157. *Food Control*, **6**, 187–93.

Chapman, P.A., Wright, D.J. and Higgins, R. (1993) Untreated milk as a source of verotoxigenic *Escherichia coli* O157. *Vet. Rec.*, **133**, 171–2.

Choi, H.K., Schaak, M.M. and Marth, E.H. (1988) Survival of *Listeria monocytogenes* in cultured buttermilk and yogurt. *Milchwissenschaft*, **43**, 790–2.

Clare, D.A., Catignani, G.L. and Swaisgood, H.E. (2003) Biodefense properties of milk: the role of antimicrobial proteins and peptides. *Current Pharm. Des.*, **9**, 1239–55.

Codex Alimentarius. (1993) *Guidelines for the Establishment of a Regulatory Programme for Control of Veterinary Drug Residues in Foods*. Codex Standard 16–1993.

Codex Alimentarius. (1995) *Residues of Veterinary Drugs in Foods*, *volume 3*, 2nd edn, revised.

Codex Alimentarius. (1999a) *Evaporated milks*. Codex Standard A-3, 1971, Rev. 1-1999.

Codex Alimentarius. (1999b) *Sweetened condensed milks*. Codex Standard A-4, 1971, Rev. 1, 1999.

Codex Alimentarius. (1999c) *Milk powders and cream powders*. Codex Standard 207.

Codex Alimentarius. (1999d) *Whey Cheeses*. Codex Standard A-7, Rev. 1, 1999.

Codex Alimentarius. (1999e) *General standard for the use of dairy terms*. Codex Standard 206.

Codex Alimentarius. (2001a) Maximum level for aflatoxin M_1 in milk. Codex Standard 232.

Codex Alimentarius. (2001b) Group standard for unripened cheese including fresh cheese. Codex Standard 221.

Codex Alimentarius. (2003) General standard for cheese. A6, 1978, Rev-1, 1999, Amended 2003.

Cody, S.H., Abbott, S.L., Marfin, A.A., Schulz, B., Wagner, P., Robbins, K., Mohle-Boetani, J.C. and Vugia, D.J. (1999) Two outbreaks of multidrug-resistant *Salmonella* serotype *typhimurium* DT104 infections linked to raw-milk cheese in Northern California. *J. Am. Med. Assoc.*, **281**, 1805–10.

Cogan, T.M. and Hill, C. (1993) Cheese starter cultures, in *Cheese: Chemistry, Physics and Microbiology* (ed P.F. Fox), *volume 1*, *General Aspects*, Chapman and Hall, London, Chapter 6, pp. 193–255.

Collins, E.B., Traeger, M.D., Goldsby, J.B., Borig, J.R., III, Cohoon, D.B. and Barr, R.N. (1968) Interstate outbreak of *Salmonella newbrunswick* infection traced to powdered milk. *J. Am. Med. Assoc.*, **203**, 838–44.

Collins, S.J., Bester, B.H. and McGill, A.E.J. (1993) Influence of psychrotrophic bacterial growth in raw milk on the sensory acceptance of UHT skim milk. *J. Food Prot.*, **56**, 418–25.

Collins-Thompson, D.L. and Wood, D.S. (1993) Control in Dairy Products, in *Clostridium botulinum: Ecology and Control in Foods* (eds. A.H.W. Hauschild and K.L. Dodds), Marcel Dekker, N.Y., pp. 261–77.

Cordier, J.L. (1990) Quality assurance and quality monitoring of UHT-products. *J. Soc. Dairy Technol.*, **43**, 42–5.

Corredig, M., Roesch, R.R. and Dalgleish, D.G. (2003) Production of a novel ingredient from buttermilk. *J. Dairy Sci.*, **86**, 2744–50.

Cousin, M.A. (1982) Presence and activity of psychrotrophic microorganisms in milk and dairy products: a review. *J. Food Prot.*, **45**, 172–207.

Crielly, E.M., Logan, N.A. and Anderton, A. (1994) Studies on the *Bacillus* flora of milk and milk products. *J. Appl. Bacteriol.*, **77**, 256–63.

Crispin, S.M., Roger, P.A., O'Hare, H. and Binns, S.H. (2002) The 2001 foot and mouth disease epidemic in the United Kingdom: animal welfare perspectives. *Rev. Sci. Technol.*, **21**, 877–83.

D'Aoust, J.Y. (1989a) Salmonella, in *Foodborne Bacterial Pathogens* (ed M.P. Doyle), Marcel Dekker Inc., New York, pp. 321–445.

D'Aoust, J.Y. (1989b) Manufacture of dairy products from unpasteurized milk: a safety assessment. *J. Food Prot.*, **52**, 906–14.

D'Aoust, J.Y., Warburton, D.W. and Sewell, A.M. (1985) *Salmonella typhimurium* phage-type 10 from Cheddar cheese implicated in a major Canadian foodborne outbreak. *J. Food Prot.*, **48**, 1062–6.

D'Aoust, J.Y., Emmons, D.B., McKellar, R., Timbers, G.E., Todd, E.C.D., Sewell, A.M. and Warburton, D.W. (1987) Thermal inactivation of *Salmonella* species in fluid milk. *J. Food Prot.*, **50**, 494–501.

Daemen, A.L.M. and van der Stege, H.J. (1982) The destruction of enzymes and bacteria during the spray drying of milk and whey. 2. The effect of the drying conditions. *Netherlands Milk Dairy J.*, **36**, 211–29.

Dalgleish, D.G. (1993) The enzymatic coagulation of milk, in *Cheese: Chemistry, Physics and Microbiology* (ed P.F. Fox), *volume 1, General Aspects*, Chapman and Hall, London, Chapter 3, pp. 69–100.

Davis, J.G. and Wilbey, R.A. (1990) Microbiology of cream and dairy desserts, in *Dairy Microbiology* (ed R.K. Robinson), *volume 2, The Microbiology of Milk Products,* Elsevier Applied Science Publishers, pp. 41–108.

De Buyser, M.L., Dufour, B., Maire, M. and Lafarge, V. (2001) Implication of milk and milk products in food-borne diseases in France and in different industrialised countries. *Int. J. Food Microbiol.*, **20**, 1–17.

De Jong, P. and Verdurmen, R.E.M. (2001) Concentrated and dried dairy products, in *Mechanisation and Automation in Dairy Technology* (eds. Y.T. Adnan and B.A. Law), CRC Press, Sheffield, Chapter 4.

de Jong, P., te Giffel, M.C. and Kiezebrink, E.A. (2002) Prediction of the adherence, growth and release of microorganisms in production chains. *Int. J. Food Microbiol.*, **74**, 13–25.

de Haas, Y., Veerkamp, R.F., Barkema, H.W., Grohn, Y.T. and Schukken, Y.H. (2004) Associations between pathogen-specific cases of clinical mastitis and somatic cell count patterns. *J. Dairy Sci.*, **87**, 95–105.

de Lagarde, E.A. (1974) *Boletin Informativo del Centro Panamericano de Zoonosis, volume 1*, Centro Panamericano de Zoonosis, Buenos Aires, Argentina.

De Valk, H., Delarocque-Astagneau, E., Colomb, G., Ple, S., Godard, E., Vaillant, V., Haeghebaert, S., Bouvet, P.H., Grimont, F., Grimont, P. and Desenclos, J.C. (2000) A community-wide outbreak of *Salmonella enterica* serotype *typhimurium* infection associated with eating a raw milk soft cheese in France. *Epidemiol. Infect.*, **124**, 1–7.

de Vuyst, L. and Vandamme, E.J. (eds) (1994) *Bacteriocins of Lactic Acid Bacteria*, Blackie Academic and Professional, London.

Deak, T. and Beuchat, L.R. (eds) (1995) *Handbook of Food Spoilage Yeasts*. CRC Press, Boca Raton, FL.

Deeth, H.C., Khusniati, T., Datta, N. and Wallace, R.B. (2002) Spoilage patterns of skim and whole milk. *J. Dairy Res.*, **69**, 227–41.

Defrise, D. and Gekas, V. (1988) Microfiltration membranes and the problem of microbial adhesion. *Process. Biochem.*, **August**, 105–16.

Deibel, R.H. and Hartman, P.A. (1984) The enterococci, in *Compendium of Methods for the Microbiological Examination of Foods* (ed M.L. Speck), 2nd ed, American Public Health Association, Washington, DC, pp. 405–7.

Delmas, C. (1983) La contamination du lait par *Yersinia enterocolitica*. *Med. Nutr.*, **19**, 208–10.

Deschenes, G., Casenave, C., Grimont, F., Desenclos, J.C., Benoit, S., Collin, M., Baron, S., Mariani, P., Grimont, P.A. and Nivet, H. (1996) Cluster of cases of haemolytic uraemic syndrome due to unpasteurised cheese. *Pediatr. Nephrol.*, **10**, 203–5.

Desenclos, J.C., Bouvet, P., Benz-Lemoine, E., Grimont, F., Desqueyroux, H., Rebierem, I. and Grimont, P.A. (1996) Large outbreak of *Salmonella enterica* serotype *paratyphi* B infection caused by a goats' milk cheese, France, 1993: a case finding and epidemiological study. *Br. Med. J.*, **312**, 91–4.

Desmazeaud, M.J. (1990) Rôle des cultures de micro-organismes dans la flaveur et la texture des produits laitiers fermentés, in *Proceedings*, *XXIII International Dairy Congress*, *volume 2*, Huhest Press, Ottawa, pp. 1155–77.

Djuretic, T., Wall, P.G. and Nichols, G. (1997) General outbreaks of infectious intestinal disease associated with milk and dairy products in England and Wales: 1992 to 1996. *Commun. Dis. Rep.*, **7**, R41–R45.

Dogan, B. and Boor, K.J. (2003) Genetic diversity and spoilage potentials among *Pseudomonas* spp. isolated from fluid milk products and dairy processing plants. *Appl. Environ. Microbiol.*, **69**, 130–8.

Dominguez-Rodriguez, L., Garayzabal, J.F.F., Boland, J.A.V., Ferri, E.R. and Fernandez, G.S. (1985) Isolation de microorganismes du genre *Listeria* à partir de lait crû destiné à la consommation humaine. *Can. J. Microbiol.*, **31**, 938–41.

Donaghy, J.A., Totton, N.L. and Rowe, M.T. (2003) Iodixanol development of a laboratory-scale technique to monitor the persistence of *Mycobacterium avium* subsp. *paratuberculosis* in Cheddar cheese. *Sci. World J.*, **3**, 1241–8.

Donnelly, C.W. (1990) Concerns of microbial pathogens in association with dairy foods. *J. Dairy Sci.*, **73**, 1656–61.

Donnelly, C.W., Briggs, E.J. and Donnelly, L.S. (1987) Comparison of heat resistance of *Listeria monocytogenes* in milk as determined by two methods. *J. Food Protect.*, **50**, 14–7.

Doyle, M.P. (ed) (1989) *Foodborne Bacterial Pathogens*, Marcel Dekker, Inc., New York.

Doyle, M.P. (1991) *Escherichia coli* O157:H7 and its significance in foods. *Int. J. Food Microbiol.*, **12**, 289–302.
Doyle, M.P. and Cliver, D.O. (1990) *Escherichia coli*, in *Foodborne-Diseases* (ed D.O. Cliver), Academic Press, London, pp. 210–5.
Doyle, M.P., Hugdahl, M.B. and Taylor, S.L. (1981) Isolation of virulent *Y. enterocolitica* from porcine tongues. *Appl. Environ. Microbiol.*, **42**, 661–6.
Doyle, M.P., Meske, L.M. and Marth, E.H. (1985) Survival of *Listeria monocytogenes* during the manufacture and storage of nonfat dry milk. *J. Food Prot.*, **48**, 740–2.
Driehuis, F. and Oude Elferink, S.J. (2000) The impact of the quality of silage on animal health and food safety: a review. *Vet. Q.*, **22**, 212–6.
Driessen, F.M. and Puhan, Z. (1988) Technology of mesophilic fermented milk. *Bull. Int. Dairy Fed.*, **227**, 75–81.
Driessen, F.M. and van den Berg, M.G. (1992) Microbiological aspects of pasteurized cream. Bulletin of the International Dairy Federation. no. 271, Chapter 2.
Druce, R.G. and Thomas, S.B. (1972) Bacteriological studies on bulk milk collection: pipeline milking plants and bulk milk tanks as sources of bacterial contamination of milk–a review. *J. Appl. Bacteriol.*, **35**, 253–70.
Dufrenne, J., Bijwaard, M., te Giffel, M., Beumer, R. and Notermans, S. (1995) Characteristics of some psychotrophic *Bacillus cereus* isolates. *Int. J. Food Microbiol.*, **27**, 175–83.
Eck, A. (1987) *Cheesemaking—Science and Technology*. Lavoisier Publishing Inc., New York/Paris.
Eckhoff-Stork, N.M. (1976) *The World Atlas of Cheese* (A. Bailey, transl.). Paddington Press, London.
Eckman, M.R. (1975) Brucellosis linked to Mexican cheese. *J. Am. Med. Assoc.*, **232**, 636–7.
EEC (1992) Sanitary rules for the production and the market of raw milk, heat treated milk and milk based products. Directive 92/46/EEC, 16 June 1992, OJ L268 of 14 September 1992.
Ekstrand, B. (1989) Antimicrobial factors in milk–a review. *Food Biotechnol.*, **3**, 105–26.
El Dairouty, K.R. (1989) Staphylococcal intoxication traced to non-fat dried milk. *J. Food Protect.*, **52**, 901–2.
El-Gazzar, F.E. and Marth, E.H. (1991) Ultrafiltration and reverse osmosis in dairy technology: a review. *J. Food Prot.*, **54**, 801–9.
El-Gazzar, F.E., Bohner, H.F. and Marth, E.H. (1991) Growth of *Listeria monocytogenes* at pH 4.32 and 40°C in skim milk and in retentate and permeate from ultrafiltered skim milk. *J. Food Prot.*, **54**, 338–42.
Eneroth, A., Ahrne, S. and Molin, G. (2000) Contamination routes of Gram-negative spoilage bacteria in the production of pasteurized milk, evaluated by randomly amplified polymorphic DNA (RAPD). *Int. Dairy J.*, **10**, 325–31.
Eneroth, A., Svensson, B., Molin, G. and Christiansson, A. (2001) Contamination of pasteurized milk by *Bacillus cereus* in the filling machine. *J. Dairy Res.*, **68**, 189–96.
European Commission (2000) Possible links between Crohn's disease and Paratuberculosis. *SANCO/B3/R16/2000*, Brussels.
Evenson, M.L., Hinds, M.W., Bernstein, R.S. and Bergdoll, M.S. (1988) Estimation of human dose of staphylococcal food poisoning involving chocolate milk. *Int. J. Food Microbiol.*, **31**, 311–6.
Fahey, T., Morgan, D., Gunneburg, C., Adak, G.K. and Kaczmarski, E. (1995) An outbreak of *Campylobacter jejuni* enteritis associated with failed milk pasteurization. *J. Infect.*, **31**, 137–43.
Faille, C., Fontaine, F., Lelievre, C. and Benezech, T. (2003) Adhesion of *Escherichia coli*, *Citrobacter freundii* and *Klebsiella pneumoniae* isolated from milk: consequence on the efficiency of sanitation procedures. *Water Sci. Technol.*, **47**, 225–31.
FAO/WHO Collaborating Centre for Research and Training in Food Hygiene and Zoonoses (2001) WHO Surveillance Programme for control of foodborne infections and intoxications in Europe, 17th report 1993–1998 (eds. Schmidt K. and Tirado C.), Berlin, ISSN0948-0307 ISBN 3-9311675-70-X.
FDA (Food and Drug Administration) (2003) Quantitative assessment of relative risk to Public Health from foodborne *Listeria monocytogenes* among selected categories of ready-to-eat foods. FDA/Center for Food Safety and Applied Nutrition. September 2003.
Farber, J. and Peterkin (2000) Listeria monocytogenes, in *The microbiological Safety and Quality of Food* (eds. B. M. Lund, T. C. Baird-Parker and G. W. Gould), Aspen Publishers Inc., Maryland, United States, Chapter 44.
Farber, J.M., Sanders, G.W., Speirs, J.I., D'Aoust, J.Y., Emmons, D.B. and McKellar, R. (1988) Thermal resistance of *Listeria monocytogenes* in inoculated and naturally contaminated raw milk. *Int. J. Food Microbiol.*, **7**, 227–36.
Fernandez-Garayzạbal, J.F., Dominguez-Rodriguez, L., Vazquez-Boland, J.A., Blanco-Cancelo, J.L. and Suarez-Fernandez, G. (1986) *Listeria monocytogenes* dans le lait pasteurisé. *Can. J. Microbiol.*, **32**, 149–50.
Filtenborg, O., Frisvad, J.C. and Thrane, U. (1996) Moulds in food spoilage. *Int. J. Food Microbiol.*, **33**, 85–102.
Finoli, C., Vecchio, A., Galli, A. and Dragoni, I. (2001) Roquefortine C occurence in blue cheese. *J. Food Prot.*, **64**, 246–51.
Fitzgerald, A. C., Edrington, T. S., Looper, M. L., Callaway, T. R., Genovese, K. J., Bischoff, K. M., McReynolds, J. L., Thomas, J. D., Anderson, R. C., and Nisbet, D. J. (2003) Antimicrobial susceptibility and factors affecting the shedding of *E. coli* O157:H7 and *Salmonella* in dairy cattle. *Lett. Appl. Microbiol.*, 37, 392–98.
Fleming, D.W., Cochi, S.L., MacDonald, K.L., Brondum, J., Hayes, P.S., Plikaytis, B.D., Holmes, M.B., Audurier, A., Broom, C.V. and Reingold, A.L. (1985) Pasteurized milk as a vehicle of infection in an outbreak of listeriosis. *N. Engl. J. Med.*, **312**, 404–7.
Flint, S., Brooks, J., Bremer, P., Walker, K. and Hausman, E. (2002) The resistance to heat of thermo-resistant streptococci attached to stainless steel in the presence of milk. *J. Ind. Microbiol. Biotechnol.*, **28**, 134–6.
Florisa, R., Recio, I., Berkhout, B. and Visser, S. (2003) Antibacterial and antiviral effects of milk proteins and derivatives thereof. *Curr. Pharm. Des.*, **9**, 1257–75.
Flowers, R.S., Andrews, W., Donnelly, C.W. and Koenig, E. (1992) Pathogens in milk and milk products, in *Standard Methods for the Examination of Dairy Products*, 16th edn, American Public Health Association.
Foltmann, B. (1993) General and molecular aspects of rennets, in *Cheese: Chemistry, Physics and Microbiology* (ed P.F. Fox), *volume 1*, *General Aspects*, Chapman and Hall, London, Chapter 2, pp 37–68.

Fontaine, R.E., Cohen, M.L., Matrin, W.T. and Vernon, M.T. (1980) Epidemic salmonellosis from Cheddar cheese: surveillance and prevention. *Am. J. Epidemiol.*, **111**, 247–53.
Forsyth, J.R., Bennett, N.M., Hogben, S., Hutchinson, E.M., Rouch, G., Tan, A. and Taplin, J. (2003) The year of the *Salmonella* seekers–1977. *Austr. NZ J. Public Health*, **27**, 385–9.
Foschino, R. and Ottogalli, G. (1988) Episodio di bombaggio in yogurt ai cereali causato da muffe del genere *Mucor*. *Annali. Microbiologia ed. Enzymologia*, **38**, 147–53.
Fox, P.F. (1989) Proteolysis during cheese manufacture and ripening. *J. Dairy Sci.*, **72**, 1379–400.
Fox, P.F. (2004) Cheese: an overview, in *Cheese: Chemistry, Physics and Microbiology* (ed P.F. Fox), *volume 1*, Chapman and Hall, London, Chapter 1, pp. 1–36.
Fox, P.F. and McSweeney, P.L.H. (1997) Rennets: their role in milk coagulation and cheese ripening, in *Microbiology and Biochemistry of Cheese and Fermented Milk* (ed B.A. Law), Blackie Academic and Professional, Chapter 1, pp. 1–49.
Fox, P.F., Law, J., McSweeney, P.L.H. and Wallace, J. (1993) Biochemistry of cheese ripening, in *Cheese: Chemistry, Physics and Microbiology* (ed P.F. Fox),*volume 1*, Chapman and Hall, Chapter 10, pp. 389–438.
Francis, D.W., Spaulding, P.L. and Lovett, J. (1980) Enterotoxin production and thermal resistance of *Yersinia enterocolitica* in milk. *Appl. Environ. Microbiol.*, **40**, 174–6.
Frank, F.J. and Marth, E.H. (1977a) Inhibition of enteropathogenic *Escherichia coli* by homofermentative lactic acid bacteria in skim milk. I. Comparison of strains of *Escherichia coli*. *J. Food Prot.*, **40**, 749–53.
Frank, F.J. and Marth, E.H. (1977b) Inhibition of enteropathogenic *Escherichia coli* by homofermentative lactic acid bacteria in skim milk. I. Comparison of strains of lactic acid bacteria and enumeration of methods. *J. Food Prot.*, **40**, 754–9.
Frank, F.J. and Marth, E.H. (1978) Survey of soft and semisoft cheese for the presence of fecal coliforms and serotypes of enteropathogenic *E. coli*. *J. Food Prot.*, **41**, 198–200.
Frank, J.F., Hankin, L., Koburger, J.A. and Marth, E.H. (1985) Tests for groups of microorganisms, in *Standard Methods for the Examination of Dairy Products* (ed G.H. Richardson), American Public Health Association, Washington, DC.
Franz, C.M., Holzapfel, W.H. and Stiles, M.E. (1999) Enterococci at the crossroads of food safety? *Int. J. Food Microbiol.*, **47**(1–2), 1–24.
FSA (Food Standards Agency) (1995) The Food Safety (General Food Hygiene) Regulations 1995.
Fuller, R. (1989) A review–probiotics in man and animals. *J. Appl. Bacteriol.*, **66**, 365–78.
Fuller, R. (1994) Probiotics: an overview, in *Human Health: the Contribution of Microorganisms* (ed S.A.W. Gibson), Springer Verlag, London, pp. 63–73.
Gabis, D.A., Flowers, R.S., Evanson, D. and Faust, R.E. (1989) A survey of 18 dry dairy product processing plant environments for *Salmonella*, *Listeria* and *Yersinia*. *J. Food Prot.*, **52**, 122–4.
Galvano, F., Galofaro, V. and Galvano, G. (1996) Occurrence and stability of aflatoxin M_1 in milk and milk products: a worldwide review. *J. Food Prot.*, **59**, 1079–90.
Garcia, M.L., Moreno, B. and Bergdoll, M.S. (1980) Characterization of staphylococci isolated from mastitic cows in Spain. *Appl. Environ. Microbiol.*, **39**, 548–53.
Garcia-Graells, C., Van Opstalm, I., Vanmuysen, S.C. and Michiels, CW. (2003) The lactoperoxidase system increases efficacy of high-pressure inactivation of foodborne bacteria. *Int. J. Food Microbiol.*, **81**, 211–21.
Gareis, M. and Wolff, J. (2000) Relevance of mycotoxin contaminated feed for farm animals and carryover of mycotoxins to food of animal origin. *Mycoses*, **43**, 79–83.
Gellin, B.G. and Broome, C.V. (1989) Listeriosis. *J. Am. Med. Assoc.*, **261**, 1313–20.
Gelosa, L. (1994) Latte in polvere per la prima infanzia contaminato da *Salmonella bovis morbificans*. *Ind. Alimen.*, **33**, 20–4.
Georgala, D.L. and Hurst, A. (1963) The survival of food poisoning bacteria in frozen foods. *J. Appl. Bacteriol.*, **26**, 346–58.
Geringer, M. (1983) Lebensmittelvergiftungen durch enterotoxinbildende *Staphylococcus aureus* Stämme in H-Milch und einem UHT-Milchmischgetränk. *Tieraerztliche Umschau*, **38**(2), 98–109.
Gibson, G.R. and Roberfroid, M.B. (1995) Dietary modulation of the human colonic microbiota: introducing the concept of prebiotics. *J. Nutr.*, **125**, 1401–12.
Giraffa, G. (2003) Functionality of enterococci in dairy products. *Int. J. Food Microbiol.*, **88**, 215–22.
Gillepsie, I.A., Adak, G.K., O. Brien, S.J. and Bolton, F.J. (2003) Milkborne general outbreaks of infectious intestinal disease, England and Wales, 1992–2000. *Epidemiol. Infect.*, **30**, 461–8.
Gilmour, A. and Harvey, J. (1990) Staphylococci in milk and milk products. *J. Appl. Bacteriol.*, **Symposium Supplement**, 147S–166S.
Glover, F.A. (1986) Modifications in the composition of milk, in *Modern Dairy Technology* (ed R.K. Robinson), *volume 1*, *Advances in Milk Processing*, Elsevier Applied Science Publishers, New York, pp. 235–71.
Goel, M.C., Kulshrestha, D.C., Marth, E.H., Francis, D.W., Bradshaw, J.G. and Read, R.B., Jr. (1971) Fate of coliforms in yogurt, buttermilk, sour cream and cottage cheese during refrigerated storage. *J. Milk Food Technol.*, **34**, 54–8.
Goepfert, J.M., Olson, N.F. and Marth, E.H. (1968) Behavior of *Salmonella typhimurium* during the manufacture and curing of Cheddar cheese. *Appl. Microbiol.*, **16**, 862–6.
Goh, S., Newman, C., Knowles, M., Bolton, F.J., Hollyoak, V., Richards, S., Daley, P., Counter, D., Smith, H.R. and Keppie, N. (2002) *E. coli* O157 phage type 21/28 outbreak in North Cumbria associated with pasteurized milk. *Epidemiol. Infect.*, **129**, 421–57.
Gonzalez, R.N. and Wilson, D.J. (2003) Mycoplasmal mastitis in dairy herds. *Vet. Clin. North Am. Food Anim. Pract.*, **19**, 199–221.
Grandison, A.S. and Glover, F.A. (1994) Membrane processing of milk, in *Modern Dairy Technology* (ed R.K. Robinson), *volume 1*, Chapman & Hall, London, pp. 273–312.

Grant, I.R., Ball, H.J. and Rowe, M.T. (2002a) Incidence of *Mycobacterium paratuberculosis* in bulk raw milk and commercially pasteurized cow's milk from approved dairy processing establishments in the United Kingdom. *Appl. Environ. Microbiol.*, **68**, 2428–35.

Grant, I.R., Hitchings, E.I., McCartney, A., Ferguson, F. and Rowe, M.T. (2002b) Effect of commercial-scale high-temperature, short-time pasteurisation on the viability of *Mycobacterium paratuberculosis* in naturally infected cow's milk. *Appl. Environ. Microbiol.*, **68**, 602–7.

Gray, M.L. and Killinger, A.H. (1966) *Listeria monocytogenes* infections. *Bacteriol. Rev.*, **30**, 309–82.

Greenwood, M.H., Hooper, W.L. and Rodhouse, J.C. (1990) The source of *Yersinia* spp. in pasteurized milk and investigation at a dairy. *Epidemiol. Infect.*, **104**, 351–60.

Griffiths, M.W. (1989) *Listeria monocytogenes*: its importance in the dairy industry. *J. Sci. Food Agric.*, **47**, 133–57.

Guillaume-Gentil, O., Scheldeman, P., Marugg, J., Herman, L., Joosten, H., and Heyndrickx, M. (2002) Genetic heterogeneity in *Bacillus sporothermodurans* documented by ribotyping and repetitive extragenic palindromic PCR fingerprinting. *Appl. Environ. Microbiol.*, **68**, 4216–24.

Guinee, T.P. and Fox, P.F. (1993) Salt in cheese: physical, chemical and biological aspects, in *Cheese: Chemistry, Physics and Microbiology* (ed P.F. Fox), *volume 1, General Aspects*, Chapman and Hall, London, Chapter 7, pp. 257–302.

Haddadin, M.S., Ibrahim, S.A. and Robinson, R.K. (1996) Preservation of raw milk by activation of the natural lactoperoxidase system. *Food Control*, **7**, 149–52.

Haeghebaert, S., Sulem, P., Deroudille, L., Vanneroy-Adenot, E., Bagnis, O., Bouvet, P., Grimont, F., Brisabois, A., Le Querrec, F., Hervy, C., Espie, E., de Valk, H. and Vaillant, V. (2003) Two outbreaks of *Salmonella enteritidis* phage type 8 linked to the consumption of Cantal cheese made with raw milk, France, 2001. *Euro Surveill.*, **8**, 151–6.

Haggerty, P. and Potter, N.N. (1986) Growth and death of selected microorganisms in ultrafiltered milk. *J. Food Prot.*, **49**, 233–5.

Hahn, G. (1994) Campylobacter jejuni, in *The Significance of Pathogenic Microorganisms in Raw Milk*, Monograph of International Dairy Federation, Brussels.

Hamann, J. and Reichmuth, J. (1990) Exogene Einflüsse auf den Zellgehalt der Milch unter Berücksichtigung des Gesundheitszustandes der Milchdrüse. *Milchwissenschaft*, **45**, 286–90.

Hammer, P. and Walte, H.G. (1996) Zur Pathogenität hitzeresistenter mesophiler Sporenbildner aus UHT-Milch. *Kieler Milchwirtschaftliche Forschungsberichte*, **48**, 151–61.

Hammer, P., Lembke, F., Suhren, G. and Heeschen, W. (1996) Characterization of a heat-resistant mesophilic *Bacillus* species affecting quality of UHT-milk. *Kieler Milchwirtschaftliche Forschungsberichte*, **47**, 303–11.

Hammer, P., Kiesner, C., Walte, H.-G., Knappstein, K. and Teufel, P. (2002) Heat resistance of *Mycobacterium avium* ssp. *paratuberculosis* in raw milk tested in a pilot plant pasteuriser. *Kieler Milchwirtschaftliche Forschungsberichte*, **54**, 275–303.

Hankin, L., Dillman, W.F. and Stephens, G.R. (1977) Keeping quality of pasteurized milk for retail sale related to code date, storage temperature and microbial counts. *J. Food Prot.*, **40**, 848–53.

Hargrove, R.E., McDonough, F.E. and Mattingly, J.A. (1969) Factors affecting survival of *Salmonella* in cheddar and Colby cheese. *J. Milk Food Technol.*, **32**, 480–4.

Harmon, R. (1995) Mastitis and milk quality, in *Milk Quality* (ed F. Harding), Blackie Academic and Professional, London. pp. 25–39.

Harris, J.E. and Lammerding, A.M. (2001) Crohn's Disease and *Mycobacterium avium* subsp. *paratuberculosis*: current issues. *J. Food Prot.*, **64**, 2103–10.

Harte, F., Luedecke, L., Swanson, B. and Barbosa-Canovas, G.V. (2003) Low-fat set yogurt made from milk subjected to combinations of high hydrostatic pressure and thermal processing. *J. Dairy Sci.*, **86**, 1074–82.

Harvey, J. and Gilmour, A. (1992) Occurrence of *Listeria* species in raw milk and dairy products produced in Northern Ireland. *J. Appl. Bacteriol.*, **72**, 119–25.

Hayes, M.G. and Kelly, A.L. (2003) High pressure homogenisation of milk (b) effects on indigenous enzymatic activity. *J. Dairy Res.*, **70**, 307–13.

Hayes, P.S., Feeley, J.C., Graves, L.M., Ajello, G.W., Fleming, D.W. (1986) Isolation of *Listeria monocytogenes* from raw milk. *Appl. Environ. Microbiol.*, **51**, 438–40.

Heeschen, W.H. (1992) Part 2. End-product criteria for milk and milk products: 2.1 The European Community, *Int. Dairy Fed. Bull.*, **276**, 20–8.

Hennessy, T.W., Hedberg, C.W., Slutsker, L., White, K.E., Besser-Wie, J.M., Moen, M.E., Coleman, W.W., Edmonson, L.M., MacDonald, K.L. and Osterjholm, M.T. (1996) A national outbreak of *Salmonella enteritidis* infections from ice cream. The investigation team. *N. Engl. J. Med.*, **334**, 1281–6.

Hettinga, D.H. and Reinbold, G.W. (1975) Split defect of Swiss cheese. II. Effect of low temperatures on the metabolic activity of *Propionibacterium. J. Milk Food Technol.*, **38**, 31–5.

Hitchins, A.D. and McDonough, F.E. (1989) Prophylactic and therapeutic aspects of fermented milk. *Am. J. Clin. Nutr.*, **49**, 675–84.

Holdsworth, S.D. (1992) *Aseptic Processing and Packaging of Food Products*, Elsevier Applied Science, London.

Holm, S., Toma, R.B., Reiboldt, W., Newcomer, C. and Calicchia, M. (2002) Cleaning frequency and the microbial load in ice cream. *Int. J. Food Sci. Nutr.*, **53**, 337–42.

Hoover, D.G. (1993) Bacteriocins with potential for use in foods, in *Antimicrobials in Foods* (eds. P.M. Davidson and A.L. Branen), Marcel Dekker, New York, pp. 181–90.

Huchot, B., Bohnert, M., Cerf, O., Farrokh, C. and Lahellec, C. (1993) Does cheese made from raw milk pose a health problem? HF-Doc 223 Supplement, International Dairy Federation: a review of international epidemiological data.

Hudson, S.J., Sobo, A.O., Russell, K. and Lightfoot, N.F. (1990) Jackdaws as potential source of milk-borne *Campylobacter jejuni* infection. *Lancet*, **335**, 1160.

Hughes, D. (1979) Isolation of *Yersinia enterocolitica* from milk and a dairy farm in Australia. *J. Appl. Bacteriol.*, **46**, 125–30.
ICMSF (International Commission on Microbiological Specifications for Foods). (1980) *Microbial Ecology of Foods, volume 2, Food Commodities*, Academic Press, New York, NY.
ICMSF (International Commission on Microbiological Specifications for Foods). (1988) *Microorganisms in Foods 4. Application of the Hazard Analysis Critical Control Point (HACCP) System to Ensure Microbiological Safety and Quality*, Blackwell Scientific Publications, Ltd., Oxford.
IDF (International Dairy Federation). (1979) Design and use of CIP systems in the dairy industry. *Bull. Int. Dairy Fed.*, no. 117.
IDF (International Dairy Federation). (1980) Starters in the manufacture of cheese. *Bull. Int. Dairy Fed.*, no. 120, Brussels, Belgium.
IDF (International Dairy Federation). (1981) IDF-Catalogue of cheeses. *Bull. Int. Dairy Fed.*, no. 141, Brussels, Belgium.
IDF (International Dairy Federation). (1986) Pasteurized milk. *Bull. Int. Dairy Fed.*, no. 200.
IDF (International Dairy Federation). (1986a) Protective proteins in milk-Biological significance and exploitation. *Bull. Int. Daily Fed.*, no. 191.
IDF (International Dairy Federation). (1986b) Ewe's and goat's milk and milk products. *Bull. Int. Daily Fed.*, no. 202.
IDF (International Dairy Federation). (1988) Fermented milks-Science and Technology. *Bull. Int. Daily Fed.*, no. 227, Brussels, Belgium.
IDF (International Dairy Federation). (1990a) Methods for assessing the bacteriological quality of raw milk from the farm. *Bull. Int. Daily Fed.*, 256.
IDF (International Dairy Federation). (1990b) Methods of detection and prevention of anaerobic sporeformers in relation to the quality of cheese. *Bull. Int. Daily Fed.*, no. 251.
IDF (International Dairy Federation). (1990c) Consumption statisitcs for milk and milk products (1988). *Bull. Int. Daily Fed.*, no. 246, Brussels, Belgium.
IDF (International Dairy Federation). (1991a) Significance of the indigenous antimicrobial agents of milk to the dairy industry. *Bull. Int. Daily Fed.*, no. 264, Brussels, Belgium.
IDF (International Dairy Federation). (1991b) IDF recommendations for the hygienic manufacture of spray dried milk powders. *Bull. Int. Daily Fed.*, no. 267, Brussels, Belgium.
IDF (International Dairy Federation). (1991c) Practical phage control. *Bull. Int. Daily Fed.*, no. 263, Brussels, Belgium.
IDF (International Dairy Federation). (1991d) Milk—Enumeration of psychotrophic micro-organisms—Colony count technique at 6.5°C. International IDF Standard 101A:1991.
IDF (International Dairy Federation). (1992) *Bacillus cereus* in milk and milk products. *Bull. Int. Daily Fed.*, no. 275, Brussels, Belgium.
IDF (International Dairy Federation). (1994) Recommendations for the hygienic manufacture of milk and milk based products. *Bull. Int. Daily Fed.*, no. 292, Brussels, Belgium.
IDF (International Dairy Federation). (1995) Heat induced changes in milk. Second edition–Revision of bulletin 238/1989.
IDF (International Dairy Federation). (2001) Mastitis Newsletter no. 24. *Bull. Int. Daily Fed.*, no. 367, Brussels, Belgium.
IDF (International Dairy Federation). (2004a) Quality management at farm level—code of good hygienic practices for milking with automatic milking systems. *Bull. Int. Daily Fed.*, no. 386, Brussels, Belgium.
IDF (International Dairy Federation). (2004b) Suitability and application of available test kits for the detection of residues of antimicrobials in milk from species other than the cow–a review. *Bull. Int. Daily Fed.*, no. 390, Brussels, Belgium.
Ingham, S.C., Hassler, J.R., Tsai, Y.W. and Ingham, B.H. (1998) Differentiation of lactate-fermenting, gas-producing *Clostridium* spp. isolated from milk. *Int. J. Food Microbiol.*, **43**, 173–183.
Isaacs, C.E. (2001) The antimicrobial function of milk lipids. *Adv. Nutr. Res.*, **10**, 271–285.
ISO. (2002) Microbiology—horizontal method for the enumeration of micro-organisms—colony count technique at 30°C, ISO 4833.
Iversen, C. and Forsythe, S. (2003) Risk profile of *Enterobacter sakazakii*, an emergent pathogen associated with infant milk formula. *Trends Food Sci. Technol.*, **14**, 443–54.
James, A.D. and Rushton, J. (2002) The economics of foot and mouth disease. *Rev. Sci. Technol.*, **21**, 637–44.
James, S.M., Fannon, S.L., Agree, B.A., Hall, B., Parker, E., Vogt, J., Run, G., Williams, J., Lieb, L., Prendergast, T., Werner, S.B. and Chin, J. (1985) Listeriosis associated with Mexican-style cheese: California. *Morb. Mortal. Wkly Rep.*, **34**, 357–9.
Jarvis, A.W. and Lawrence, R.C. (1970) Production of high titers of enterotoxins for the routine testing of staphylococci. *Appl. Microbiol.*, **19**, 698–9.
Jayarao, B.M. and Wang, L. (1999) A study on the prevalence of Gram-negative bacteria in bulk tank milk.*J. Dairy Sci.*, **82**, 2620–4.
Jayarao, B.M. and Henning, D.R. (2001) Prevalence of foodborne pathogens in bulk tank milk. *J. Dairy Sci.,* **84,** 2157–62.
Jensen, J.P., Reinbold, G.W., Washam, C.J. and Vedamuthu, E.R. (1975) Role of enterococci in Cheddar cheese: organoleptic considerations. *J. Milk Food Technol.*, **38**, 142–5.
Jensen, N. and Hughes, D. (1980) Public health aspects of raw goat's milk production throughout New South Wales. *Food Technol. Austr.*, **32**, 336–8.
Jeong, D.K. and Frank, J.F. (1994a) Growth of *Listeria monocytogenes* at 10°C in biofilms with microorganisms isolated from meat and dairy processing environments. *J. Food Prot.*, **57**, 576–86.
Jeong, D.K. and Frank, J.F. (1994b) Growth of *Listeria monocytogenes* at 21°C in biofilms with microorganisms isolated from meat and dairy processing environments. *Lebensmittel Wissenschaft und Technologie*, **27**, 415–24.
Jöckel, J. (1996) Mikrobiologie der Sahnererzeugnisse, in *Milch und Milchprodukte* (ed H. Weber), Behr's Verlag Hamburg, Chapter 3, pp. 69–104.

Johnson, E.A., Nelson, J.H. and Johnson, M . (1990a) Microbial safety of cheese made from heat-treated milk, Part I. Executive summary, introduction and history. *J. Food Prot.*, **53**, 441–52.

Johnson, E.A., Nelson, J.H. and Johnson, M. (1990b) Microbial safety of cheese made from heat-treated milk, Part II. Microbiology. *J. Food Prot.*, **53**, 519–40.

Johnson, E.A., Nelson, J.H. and Johnson, M. (1990c) Microbial safety of cheese made from heat-treated milk, Part III. Technology, discussion, recommendations, bibliography. *J. Food Prot.*, **53**, 610–23.

Jones, P.H., Willis, A.T., Robinson, D.A., Skirrow, M.B. and Josephs, D.S. (1981) *Campylobacter enteritis* associated with the consumption of free school milk. *J. Hyg. (Camb.)*, **87**, 155–62.

Joosten, H.M.L.J. (1988) The biogenic amine contents of Dutch cheese and their toxicological significance. *Netherlands Milk Dairy J.*, **42**, 25–42.

Jung, W. and Busse, M. (1988) Bekämpfung von Listerien im Molkereibetrieb. *Deutsche Milchwirtschaft* **12**, 393.

Kalantzopoulos, G.C. (1993) Cheeses from ewes' and goats' milk, in *Cheese: Chemistry, Physics and Microbiology* (ed P.F. Fox), *volume 2*, Chapman and Hall, London, pp. 507–53.

Kalman, M., Szollosi, E., Czermann, B., Zimanyi, M., Szekeres, S. and Kalman, M. (2000) Milkborne campylobacter infection in Hungary. *J. Food Prot.*, **63**, 1426–9.

Kalogridou-Vassiliadou, D. (1992) Biochemical activities of *Bacillus* species isolated from flat sour evaporated milk. *J. Dairy Sci.*, **75**, 2681–6.

Kalogridou-Vassiliadou, D., Tzanetakis, N. and Manolkidis, K. (1989) *Bacillus* species isolated from flat sour evaporated milk. *Lebensmittel Wissenschaften und Technologie*, **22**, 287–91.

Kaplan, M.M., Abdussalam, M. and Bijlenga, G. (1962) Diseased transmitted through milk. *WHO*, Monograph Series, **48**, 11–74.

Karmali, M.A. (1989) Infection by verotoxin-producing *Escherichia coli. Clin. Microbiol. Rev.*, **2**, 15–38.

Kaufmann, A.F. and Martone, W.J. (1980) Brucellosis, in *Maxcy-Rosenau Public Health and Preventive Medicine* (ed J.M. Last), 11th edn, Appleton-Century Crofts, New York, pp. 419–22.

Keene, W.E., Hedberg, K., Herriott, D.E., Hancock, D.D., McKay, R.W., Barrett, T.J. and Fleming, D.W. (1997) A prolonged outbreak of *Escherichia coli* O157:H7 infections caused by commercially distributed raw milk. *J. Infect. Dis.*, **176**, 815–8.

Kennedy, D., Holmstroem, A., Plym Forshell, K., Vindel, E. and Suarez Fernandez, G. (2001) On-farm management of paratuberculosis in dairy herds. *Bull. IDF*, no. 362, 18–31.

Kerr, K.G., Nice, C.S. and Lacey, R.W. (1996) Cheese and salmonella infection. *Br. Med. J.*, **312**, 1099–100.

Kessler, H.G. (1987) Pasteurisieren und Thermisieren von Milch - eine kritische Analyse der Erhitzungsbedingungen. *Deutsche Molkerei Zeitung*, **6**, 146–53.

Kessler, H.G., Pfeifer, C. and Schwöppe, C. (1994) Untersuchungen über hitzeresistente mesophile *Bacillus*-Sporen in UHT-Milch. Konsequenzen für Erhitzungsbedingungen. *Deutsche Milchwirtschaft*, **13**, 588–92.

Khalid, N.M. and Marth, E.H. (1990) Lactobacilli–their enzymes and role in ripening and spoilage of cheese. *J. Dairy Sci.*, **73**, 2669–84.

Kilara, A. and Panyam, D. (2003) Peptides from milk proteins and their properties. *Crit. Rev. Food Sci. Nutr.*, **43**, 607–33.

Kirschenmann, B. (1989) Bactofugation. *Deutsche Molkerei Zeitung*, **21**, 654–7.

Klaenhammer, T.R. (1993) Genetics of bacteriocins produced by lactic acid bacteria. *FEMS Microbiol. Rev.*, **12**, 39–85.

Klaver, F.A.M., Kingma, F., Martin, J., Timmer, K. and Weerkamp, A.H. (1993) Growth and survival of bifidobacteria in milk. *Netherlands Milk Dairy J.*, **47**, 151–64.

Klein, G. (2003) Taxonomy, ecology and antibiotic resistance of enterococci from food and the gastro-intestinal tract. *Int. J. Food Microbiol.*, **88**(2–3), 123–31.

Klinger, I. and Rosenthal, I. (1997) Public health and the safety of milk and milk products from sheep and goats. *Rev. Sci. Tech.*, **16**, 482–8.

Knipschildt, M.E. (1986) Drying of milk and milk products, in *Modern Dairy Technology* (ed R.K. Robinson), *volume 1, Advances in Milk Processing*, Elsevier Applied Science Publishers, New York, pp. 131–234.

Korhonen, H., Marnila, P. and Gill, H.S. (2000) Milk immunoglobulins and complement factors. *British J. Nutr.*, **84**, S75–S80.

Kornacki, J.L. and Marth, E.H. (1982) Foodborne illness caused by *Escherichia coli*: a review. *J. Food Prot.*, **45**, 1051–67.

Kornblatt, A.N., Barett, T., Morris, G.K. and Tosh, F.E. (1985) Epidemiologic and laboratory investigation of an outbreak of *Campylobacter enteritis* in a rural area. *Am. J. Epidemiol.*, **122**, 844–9.

Koroleva, N.S. (1988) Technology of kefir and kumys. *Bull. Int. Dairy Fed.*, no. 227, 96–100.

Koroleva, N.S. (1991) Products prepared with lactic acid bacteria and yeasts, in *Therapeutic Properties of Fermented Milks* (ed. R.K. Robinson), Elsevier Applied Science, London, pp. 159–79.

Kosikowski, F.V. (1977) *Cheese and Fermented Milk Foods*, 2nd edn, Edwards, Ann Arbor, Michigan.

Kotimaa, M.H., Oksanen, L. and Koskela, P. (1991) Feeding and bedding materials as sources of microbial exposure on dairy farms. *Scand. J. Work Environ. Health*, **17**, 117–22.

Kozak, J., Balmer, T. Byrne, R. and Fisher, K. (1996) Prevalence of *Listeria monocytogenes* in foods-Incidence in dairy products. *Food Control*, **7**, 215–21.

Kuntze, U., Becker, H., Maertlbauer, E., Baumann, C. and Burow, H. (1996) Nachweis von verotoxinbildenden *E. coli*–Stämmen in Rohmilch und Rohmilchkäse. *Archiv für Lebensmittelhygiene*, **47**, 141–4.

Kurmann, J., Rasic, A.J.L. and Kroger, M. (1992) *Encyclopedia of Fermented Fresh Milk Products*, Van Nostrand Reinhold, New York.

Kurmann, J.A. and Rasic, J.L. (1988) Technology of fermented special products. *Bull. Int. Dairy Fed.*, no. 227, 101–9.

Kussendrager, K.D. and van Hooijdonk, A.C. (2000) Lactoperoxidase: physico-chemical properties, occurrence, mechanism of action and applications. *Br. J. Nutr.*, **84**, S19–S25.

Lafont, P., Lafont, J., Payen, J., Chany, E., Bertin, G. and Frayssinet, C. (1976) Toxin production by 50 strains of *Penicillium* used in the cheese industry. *Food Cosmet. Toxicol.*, **14**, 137–9.

Lai, K.K. (2001) *Enterobacter sakazakii* infections among neonates, infants, children and adults. Case reports and a review of the literature. *Medicine*, **80**, 113–22.

Lanciotti, R., Sinigaglia, M., Angelini, P. and Guerzoni, M.E. (1994) Effects of homogenization pressure on the survival and growth of some food spoilage and pathogenic micro-organisms. *Lett. Appl. Microbiol.*, **18**, 319–22.

Langeveld, L.P. (1995) Adherence, growth and release of bacteria in a tube heat exchanger for milk. *Netherland Milk Dairy J.*, **49**, 207–20.

Langeveld, L.P.M., van Spronsen, W.A., van Berestejin, C.H. and Notermans, S.H.W. (1996) Consumption by healthy adults of pasteurized milk with a high concentration of *Bacillus cereus*: a double-blind study. *J. Food Prot.*, **59**, 723–6.

Langsrud, T. and Reinbold, G.W. (1974) Flavor development and microbiology of Swiss cheese–a review. IV. Defects. *J. Milk Food Technol.*, **37**, 26–41.

Lathers, C.M. (2001) Role of veterinary medicine in public health: antibiotic use in food animals and humans and the effect on evolution of antibacterial resistance. *J. Clin. Pharmacol.*, **41**, 595–9.

Law, B.A. (1979) Reviews of the progress of dairy science: enzymes of psychrotrophic bacteria and their effects on milk and milk products. *J. Dairy Res.*, **46**, 573–88.

Law, B.A. (1984) Microorganisms and their enzymes in the maturation of cheeses. *Prog. Ind. Microbiol.*, **19**, 245–83.

Lecos, C. (1986) Of microbes and milk: probing America's worst *Salmonella* outbreak. *Dairy Food Sanit.*, **6**, 136–40.

Lembke, F., Krusch, U., Prokopek, D., Rathjen, G. and Teuber, M. (1984) Use of centrifuges to reduce the added nitrite content in semi-hard cheese. *Kieler Milchwirtch. Forschungsber.*, **36**, 3–64.

Le Roux, Y., Laurent, F. and Moussaoui, F. (2003) Polymorphonuclear proteolytic activity and milk composition change. *Vet. Res.*, **34**, 629–45.

Lewis, S.J. and Gilmour, A. (1987) Microflora associated with the internal surfaces of rubber and stainless steel milk transfer pipelines. *J. Appl. Bacteriol.*, **62**, 327–33.

Lin, S., Schraft, H., Odumeru, J.A. and Griffiths, M.W. (1998) Identification of contamination sources of *Bacillus cereus* in pasteurized milk. *Int. J. Food Microbiol.*, **43**, 159–71.

Lindqvist, R., Sylven, S. and Vagsholm, I. (2002) Quantitative microbial risk assessment exemplified by *Staphylococcus aureus* in unripened cheese made from raw milk. *Int. J. Food Microbiol.*, **78**, 155–70.

Linnan, M.F., Mascola, L., Lou, X.O., Goulet, V., May, S., Salminen, C., Hird, D.W., Yonekura, L., Hayes, P., Weaver, R., Andurier, A., Plikaytis, B.D., Fannin, S.L., Kleks, A. and Broome, C.V. (1988) Epidemic listeriosis associated with Mexican-style cheese. *N. Engl. J. Med.*, **319**, 823–8.

Lopez-Pedemonte, T.J., Roig-Sagues, A.X., Trujillo, A.J., Capellas, M. and Guamis, B. (2003) Inactivation of spores of *Bacillus cereus* in cheese by high hydrostatic pressure with the addition of nisin or lysozyme. *J. Dairy Sci.*, **86**, 3075–81.

Lopez-Sanchez, A., Guijarro Guijarro, B. and Hernandez Vallejo, G. (2003) Human repercussions of foot and mouth disease and other similar viral diseases. *Med. Oral*, **8**, 26–32.

Lovett, J., Bradshaw, J.G. and Peeler, J.T. (1982) Thermal inactivation of *Yersinia enterocolitica* in milk. *Appl. Environ. Microbiol.*, **44**, 517–9.

Lovett, J., Francis, D.W. and Hunt, J.M. (1987) *Listeria monocytogenes* in raw milk: detection, incidence and pathogenicity. *J. Food Prot.*, **50**, 188–92.

Lovett, J., Wesley, I.V., Vandermaaten, M.J. Bradshaw, J.G., Francis, D.W., Crawford, R.G., Donnelly, C.W. and Messer, J.W. (1990) High-temperature short-time pasteurization inactivates *Listeria monocytogenes*. *J. Food Prot.*, **53**, 743–8.

Lozovich, A. (1995) Medical use of whole and fermented mare milk in Russia. *Cult. Dairy Products J.*, **30**, 18–21.

Lund, B.M., Gould, G.W. and Rampling, A.M. (2002) Pasteurisation of milk and the heat resistance of *Mycobacterium avium* subsp. *paratuberculosis*: a critical review of the data. *Int. J. Food Microbiol.*, **77**, 135–45.

Lund, B.M. and Peck, M.W (2000) Clostridium botulinum, in *The Microbiological Safety and Quality of Food* (eds. B.M. Lund, T.C. Baird-Parker and G.W. Gould), *volume II*, Aspen Publishers Inc., Gaithersburg, MD, Chapter 41, pp. 1057–109.

Ma, Y., Barbano, D.M. and Santos, M. (2003) Effect of CO_2 addition to raw milk on proteolysis and lipolysis at 4 degrees C. *J. Dairy Sci.*, **86**, 1616–31.

MacDonald, K.L., Edison, M., Strohmeyer, C., Levy, M.E., Wells, J.G., Puhr, N.D., Wachsmuth, K., Nargett, N.T. and Cohen, M.L. (1985) A multistate outbreak of gastrointestinal illness caused by enterotoxigenic *Escherichia coli* in imported semisoft cheese. *J. Infect. Dis.*, **151**, 716–20.

Mackenzie, E. (1973) Thermoduric and psychrotrophic organisms on poorly cleansed milking plants and farm bulk milk tanks. *J. Appl. Bacteriol.*, **36**, 457–63.

Mackey, B.M. and Bratchell, N. (1989) The heat resistance of *Listeria monocytogenes*–A review. *Lett. Appl. Microbiol.*, **9**, 89–94.

Maimer, E. and Busse, M. (1990) Die Hefen von Fruchtzubereitungen. *Deutsche Milchwirtschaft*, **41**, 847, 850–1.

Maguire, H., Cowden, J., Jacob, M., Rowe, B., Roberts, D., Bruce, J. and Mitchell, E. (1992) An outbreak of *Salmonella dublin* infection in England and Wales associated with a soft unpasteurized cows' milk cheese. *Epidemiol. Infect.*, **109**, 389–96.

Mäkinen, M. (1995) Technological significance of residues for the dairy industry, in *Proceedings of the symposium: Residue of antimicrobial drugs and other inhibitors in milk*, Kiel 1995, 136-143.IDF, Brussels, ISBN 92 9098 021 4.

Makovec, J.A. and Ruegg, P.L. (2003) Antimicrobial resistance of bacteria isolated from dairy cow milk samples submitted for bacterial culture: 8 905 samples (1994–2001). *J. Am. Vet. Med. Assoc.*, **222**, 1582–9.

Marier, R., Wells, J.G., Swanson, R.C., Callahan, W. and Mehlman, I.J. (1973) An outbreak of enteropathogenic *Escherichia coli* foodborne disease traced to imported French cheese. *Lancet*, **ii**, 1376–8.

Marshall, R.T. and Arbuckle, W.S. (1996) *Ice Cream*, Chapman and Hall, New York.

Marshall, V.M.E. (1987) Fermented milks and their future trends: I. Microbiological aspects. *J. Dairy Res.*, **54**, 559–74.

Marshall, V.M.E. and Tamime, A.Y. (1997) Physiology and biochemistry of fermented milk, in *Microbiology and Biochemistry of Cheese and Fermented Milk* (ed B.A. Law), Blackie Academic and Professional, Chapter 4, pp. 153–92.
Marth, E.H. (1987) Dairy Products, in *Food and Beverage Mycology* (ed L.R. Beuchat), Van Nostrand Reinhold, New York.
Martin, J.H. and Blackwood, P.W. (1971) Effect of pasteurization conditions, type of bacteria, and storage temperature on the keeping quality of UHT-processed soft-serve frozen dessert mixes. *J. Milk Food Technol.*, **34**, 256–9.
Martin, M.L., Shipman, L.D., Wells, J.G., Potter, M.E., Hedberg, K., Wachsmuth, I.K., Tauxe, R.V., Davis, J.P., Arnolai, J. and Tilleli, J. (1986) Isolation of *Escherichia coli* O157:H7 from dairy cattle associated with two cases of haemolytic-uremic syndrome. *Lancet*, **ii**, 1043.
Martins, M.L. and Martins, H.M. (2000) Aflatoxin M_1 in raw and ultra high temperature-treated milk commercialized in Portugal. *Food Addit. Contam.*, **17**, 871–4.
Masters, K. (1985) Spray drying, in *Evaporation, Membrane Filtration and Spray Drying in Milk Powder and Cheese Production* (ed R. Hansen), North European Dairy Journal, Copenhagen, Denmark, pp. 299–346.
Masschalck, B. and Michiels, C.W. (2003) Antimicrobial properties of lysozyme in relation to foodborne vegetative bacteria. *Crit. Rev. Microbiol.*, **29**, 191–214.
McDermott, P.F., Zhao, S., Wagner, D.D., Simjee, S., Walker, R.D. and White, D.G. (2002) The food safety perspective of antibiotic resistance. *Anim. Biotechnol.*, **13**, 71–84.
McKinnon, C.H., Bramley, A.J. and Morant, S.V. (1988) An in-line sampling technique to measure the bacterial contamination of milk during milking. *J. Dairy Res.*, **55**, 33–40.
McIntyre, L., Fung, J., Paccagnella, A., Isaac-Renton, J., Rockwell, F., Emerson, B. and Preston, T. (2002) *Escherichia coli* O157 outbreak associated with the ingestion of unpasteurized goat's milk in British Columbia, 2001. *Can. Commun. Dis. Rep.*, **28**, 6–8.
McManus, C. and Lanier, J.M. (1987) *Salmonella*, *Campylobacter jejuni* and *Yersinia enterocolitica* in raw milk. *J. Food Prot.*, **50**, 51–5.
Meers, R.R., Baker, J., Bodyfelt, F.W. and Griffiths, M.W. (1991) Psychrotrophic *Bacillus* spp. in fluid milk products: a review. *J. Food Prot.*, **54**, 969–78.
Mendez-Martinez, C., Paez-Jimenez, A., Cortes-Blanco, M., Salmoral-Chamizo, E., Mohedano-Mohedano, E., Plata, C., Varo Baena, A. and Martinez-Navarro, F. (2003) Brucellosis outbreak due to unpasteurized raw goat cheese in Andalucia (Spain), January–March 2002. *Euro Surveill.*, **8**, 164–8.
Meriläinen, V.T. (1984) Yoghurt and cultured buttermilk, in *Milk–The Vital Force XXI. International Dairy Congress*, D. Reidel Publishing Company, Dordrecht, pp. 661–72.
Metchnikoff, E. (1907) Quelques remarques sur le lait aigri (Scientifically Soured Milk and its Influence in Arresting Intestinal Putrefaction), Putnam, New York.
Metchnikoff, E. (1908) *The Prolongation of Life*., Putnam, New York.
Mettler, A.E. (1994) Present day requirements for effective pathogen control in spray dried milk powder production. *J. Soc. Dairy Technol.*, **47**, 95–107.
Miettinen, M.K., Bjørkroth, K.J. and Korkeala, H.J. (1999) Characterization of *Listeria monocytogenes* from an ice cream plant by serotyping and pulsed field gel electrophoresis. *Int. J. Food Microbiol.*, **46**, 187–92.
Millar, D., Ford, J., Sanderson, J., Withey, S., Tizard, M., Doran, T. and Hermon-Taylor, J. (1996) IS900 PCR to detect *Mycobacterium paratuberculosis* in retail supplies of whole pasteurised cow's milk in England and Wales. *Appl. Environ. Microbiol.*, **62**, 3446–52.
Milner, J. (1995) *LFRA Microbiology Handbook. 1. Dairy Products*, Leatherhead Food Research Association, Leatherhead, UK.
Minor, T.E. and Marth, E.H. (1972) Fate of *Staphylococcus aureus* in cultured buttermilk, sour cream, and yogurt during storage. *J. Milk Food Technol.*, **35**, 302–6.
Mocquot, G. and Hurel, C. (1970) The selection and use of some microorganisms for the manufacture of fermented and acidified milk products. *J. Soc. Dairy Technol.*, **23**, 130–6.
Molenda, J.R. (1994) *Escherichia coli* (including O157:H7): an environmental health perspective. *Dairy Food Environ. Sanit.*, **14**, 742–7.
Molimard, P. and Spinnler, H.E. (1996) Review: compounds involved in the flavor of surface mold-ripened cheeses: origins and properties. *J. Dairy Sci*, **79**, 169–84.
Moore, J.E., Coenye, T., Vandamme, P. and Elboren, J.S. (2001) First report of *Pandoraea norimbergensis* isolated from food–potential clinical significance. *Food Microbiol.*, **18**, 113–4.
Morgan, D., Newman, C.P., Hutchinson, D.N., Walker, A.M., Rowe, B. and Majid, F. (1993) Verotoxin producing *Escherichia coli* infections associated with yogurt. *Epidemiol. Infect.*, **111**, 181–7.
Morris, H.A. and Tatini, S.R. (1987) Progress in cheese technology - safety aspects with microbiological emphasis, in *Milk–The Vital Force* (ed Organizing Committee of the XXII International Dairy Congress), Reidel Publishing Co., pp. 187–94 D.
Mossel, D.A.A. (1983) Seventy-five years of longitudinally microbial safety assurance in the dairy industry in the Netherlands. *Netherlands Milk Dairy J.*, **37**, 240–5.
Mottar, J. and Waes, G. (1986) Quality control of pasteurized milks. *Bull. Int. Dairy Fed.*, no. 200, 66–70.
Moura, S.M., Destro, M.T. and Franco, B.D. (1993) Incidence of *Listeria* spp. in raw and pasteurized milk produced in Sao Paulo, Brazil. *Int. J. Food Microbiol.*, **19**, 229–37.
Mourgues, R., Deschamps, N. and Auclair, J. (1983) Influence de la flore thrmorésistante du lait cru sur la qualité de conservation du lait pasteurisé exempt de recontaminations post-pasteurisation. *Le Lait.*, **63**, 391–404.
Moustafa, M.K., Ahmed, A.A.-H. and Marth, E.H. (1983) Occurrence of *Yersinia enterocolitica* in raw and pasteurized milk. *J. Food Prot.*, **46**, 276–8.

Muir, D.D. (1996a) The shelf-life of dairy products. 1. Factors influencing raw milk and fresh products. *J. Soc. Dairy Technol.*, **49**, 24–32.

Muir, D.D. (1996b) The shelf-life of dairy products. 2. Raw milk and fresh products. *J. Soc. Dairy Technol.*, **49**, 44–8.

Muir, D.D. (1996c) The shelf life of dairy products. 3. Factors influencing intermediate and long life dairy product. *J. Soc. Dairy Technol.*, **49**, 67–72.

Muir, D.D., Griffiths, M.W., Philips, J.D., Sweetsur, A.W.H. and West, J.G. (1986) Effect of the bacterial quality of raw milk on the bacterial quality and some other properties of low heat and high heat dried milk. *J. Soc. Dairy Technol.*, **39**, 115–8.

National Mastitis Council (1987) *Laboratory and Field Handbook on Bovine Mastitis*, Arlington, VA.

Nazarowec-White, M. and Farber, J.M. (1997) *Enterobacter sakazakii*: a review. *Int. J. Food Microbiol.*, **34**, 103–13.

Neimann, J., Engberg, J., Molback, K. and Wegener, H.C. (2003) A case-control study of risk-factors for sporadic campylobacter infections in Denmark. *Epidemiol. Infect.*, **130**, 353–66.

Nelson, F.E. (1990) The microbiology of concentrated milks, in *Dairy Microbiology* (ed. R.K. Robinson), *volume 1, The Microbiology of Milk Products*, Elsevier Applied Science Publishers, London, pp. 271–88.

Nickerson, S.C. (1995) Milk production: factors affecting milk composition in *Milk Quality* (ed. F. Harding), Blackie Academic and Professional, London, pp. 3–24.

Northolt, M.D. (1984) Growth and inactivation of pathogenic micro-organisms during manufacture and storage of fermented dairy products. A review. *Netherlands Milk Dairy J.*, **38**, 135–50.

Notermans, S., Dufrenne, J., Teunis, P., Beumer, R., Te Giffel, M. and Weem, P. (1997) A risk assessment study of *Bacillus cereus* present in pasteurized milk. *Food Microbiol.*, **14**, 143–151.

O'Ryan, M.D., Djuretic, T., Wall, P.G. and Nichols, G. (1996) An outbreak of *Salmonella* infection from ice cream. *N. Engl. J. Med.*, **33**, 824–5.

O'Sullivan, M.G., Thornton, G., O'Sullivan, G.C. and Collins, J.K. (1992) Probiotic bacteria: myth or reality. *Trends Food Sci. Technol.*, **3**, 309–14.

Oemichen, W.L. (1995) The Schwan's *Salmonella enteritidis* experience. *J. Assoc. Food Drug Off.*, **59**, 48–68.

OIE (Office International des Epizooties) (2003) *Terrestrial Animal Health Code*, 12th edn, ISBN 92–9044–583–1.

Olson, J.C., Jr., Casman, E.P., Baer, E.F. and Stone, J.E. (1970) Enterotoxigenicity of *Staphylococcus* cultures isolated from acute cases of bovine mastitis. *Appl. Microbiol.*, **20**, 605–7.

Olsvik, O., Wateson, Y., Lund, A. and Hornes, E. (1991) Pathogenic *Escherichia coli* found in food. *Int. J. Food Microbiol*, **12**, 103–14.

O'Mahony, M., Mitchell, E., Gilbert, R.J., Hutchinson, D.N., Begg, N.T., Rodhouse, J.C. and Morris, J.E. (1990) An outbreak of foodborne botulism associated with contaminated hazelnut yoghurt. *Epidemiol. Infect.*, **104**, 389–95.

Orskov, F., Orskov, I. and Villar, J.A. (1987) Cattle as reservoir of verotoxin-producing *Escherichia coli* O157:H7. *Lancet*, **11**, 276.

O'Shea, J. (1987) Machine milking factors affecting mastitis-A literature review. *Bull. Int. Dairy Fed.*, no. 215, 5–32.

Otte-Südi, I. (1996a) Mikrobiologie der Rohmilch, in *Mikrobiologie der Lebensmittel, Milch und Milchprodukte* (ed. H. Weber), Behr's Verlag, Hamburg, pp. 1–35.

Otte-Südi, I. (1996b) Mikrobiologie der pasteurisierten Trinkmilch, *in Mikrobiologie der Lebensmittel, Milch und Milchprodukte* (ed. H. Weber), Behr's Verlag, Hamburg, pp. 39–65.

Pak, S.J., Spahr, U., Jemmi, T. and Salman, M.D. (2002) Risk factors for *L. monocytogenes* contamination of dairy products in Switzerland 1990–1999. *Prev. Vet. Med.*, **53**, 55–65.

Palmer, J. (1980) Contamination of milk from the milking environment. *Bull. Int. Dairy Fed.*, no. 120, 16–21.

Papadatos, A., Neocleous, M., Berger, A.M. and Barbano, D.M. (2003) Economic feasibility evaluation of microfiltration of milk prior to cheesemaking. *J. Dairy Sci*, **86**, 1564–77.

Papademas, P. and Bintsis, T. (2002) *Dairy Microbiol. Handbook*, 3rd edn.

Pappas, C.P. (1988a) A comparative study of laws and regulations on compositional requirements for yogurt in EC member states. *Br. Food J.*, **90**, 195–8.

Pappas, C.P. (1988b) Comparative laws and regulations on compositional requirements for ice-cream in the EC. *Br. Food J.*, **90**, 250–4.

Park, C.E., El Derea, H.B. and Rayman, M.K. (1978) Evaluation of staphylococcal thermonuclease (TNA) assay as a means of screening foods for growth of staphylococci and possible enterotoxin production. *Can. J. Microbiol.*, **24**, 1135–9.

Park, H.S. and Marth, E.H. (1972a) Behavior of *Salmonella typhimurium* in skimmilk during fermentation by lactic acid bacteria. *J. Milk Food Technol.*, **35**, 482–8.

Park, H.S. and Marth, E.H. (1972b) Survival of *Salmonella typhimurium* in refrigerated cultured milks. *J. Milk Food Technol.*, **35**, 489–95.

Park, H.S., Marth, E.H. and Olson, N.F. (1973) Fate of enteropathogenic strains of *Escherichia coli* during the manufacture and ripening of Camembert cheese. *J. Milk Food Technol.*, **36**, 543–6.

Pearson, L.J. and Marth, E.H. (1990) *Listeria monocytogenes*–threat to a safe food supply: a review. *J. Dairy Sci.*, **73**, 912–28.

Peeler, E.J., Green, M.J., Fitzpatrick, J.L. and Green, L.E. (2003) The association between quarter somatic-cell counts and clinical mastitis in three British dairy herds. *Prev. Vet. Med.*, **59**, 169–80.

Pellegrini, A. (2003) Antimicrobial peptides from food proteins. *Curr. Pharm. Des.*, **9**, 1225–38.

Peterson, M.C. (2003) *Campylobacter jejuni* enteritis associated with consumption of raw milk. *J. Environ. Health,* **65**, 20–1, 24, 26.

Petridis, K.D. and Steinhart, H. (1996) Biogenic amines in hard cheese production II. Control points study in standardised Swiss cheese production. *Deutsche Lebensm. Rundsch.*, **92**, 142–6.

Petterson, B., Lembke, F., Hammer, P., Stackebrandt, E., Priest, F.G. (1996) *Bacillus sporothermodurans*, a new species producing

highly heat resistant endospores. *Int. J. Syst. Bacteriol.*, **46**, 759–64.
Phillips, J.D. and Griffiths, M.W. (1986) Factors contributing to the seasonal variation of *Bacillus* spp. in pasteurized dairy products. *J. Appl. Bacteriol.*, **61**, 275–85.
Pitt, J.I. and Hocking, A.D. (1997) *Fungi and Food Spoilage*, 2nd edn, Aspen Publishers, Gaithersburg, MD.
Piva, G., Galvano, F. and Carini, E. (1995) Detoxification methods of aflatoxin. A review. *Nutr. Res.*, **15**, 689–715.
Plommet, M., Fensterbank, R., Vassal, L., Auclair, J. and Mocquot, G. (1988) Survival of *Brucella abortus* in ripened soft cheese made from a naturally infected cow's milk. *Lait*, **68**, 115–20.
Potel, J. (1951) Die Morphologie, Kultur und Tierpathogenität des *Corynebacterium infantiseptum. Zeitschrift der Bakteriologie Parasitenkunde und Infektionskrankheiten. Hygiene Abteilung. 1 Originale*, **156**, 490–3.
Potter, M.E., Blaser, M.J., Sikes, R.K. and Kaufmann, A.F. (1983) Human *Campylobacter* infection associated with certified raw milk. *Am. J. Epidemiol.*, **117**, 475–83.
Potter, M.E., Kaufman, A.F., Blake, P.A., and Feldman, R.A. (1984) Unpasteurized milk: the hazards of a health fetish. *J. Am. Med. Assoc.*, **252**, 2048–52.
Prentice, G.A. (1994) Listeria monocytogenes, in *The Significance of Pathogenic Microorganisms in Raw Milk*, Monogr Int. Dairy Fed., Brussels.
Pritchard, T.J., Flanders, K.J. and Donnelly, C.W. (1995) Comparison of the incidence of *Listeria* on equipment versus environmental sites within dairy processing plants. *Int. J. Food Microbiol.*, **26**, 375–84.
Pyorala, S. (2003) Indicators of inflammation in the diagnosis of mastitis. *Vet. Res.*, **34**, 565–78.
Quinto, E.J. and Capeda, A. (1997) Incidence of toxigenic *Escherichia coli* in soft cheese made with raw or pasteurised milk. *Lett. Appl. Microbiol.*, **24**, 291–5.
Rampling, A. (1996) Raw milk: cheese and *Salmonella*. *Br. Med. J.* **312**, 67–8.
Rampling, A., Taylor, C.E.D. and Warren, J.E. (1987) Safety of pasteurised milk. *Lancet*, **ii**, 1209.
Rasmussen, M.D., Bjerring, M., Justesen, P. and Jepsen, L. (2002) Milk quality on Danish farms with automatic milking systems. *J. Dairy Sci.*, **85**, 2869–978.
Reitsema, C.J. and Henning, D.R. (1996) Survival of enterohemorrhagic *Escherichia coli* O157:H7 during the manufacture and curing of cheese. *J. Food Prot.*, **59**, 460–4.
Reuter, H. (1987) Kriterien zur Beurteilung von aseptischen Abfüll-und Verpackungssystemen, in *Aseptiches Verpacken von Lebensmitteln* (ed. Reuter, H.), Hamburg, Behr's Verlag, pp. 121–33.
Riber, R.F. (1989) Three major areas that causes defects in cultured dairy products. *Cult. Dairy Products J.*, **24**, 4, 6, 7–9.
Richwald, G.A., Greenland, S., Johnson, B.J., Friedland, J.M., Goldsteink, E.J. and Plichta, D.T. (1988) Assessment of the excess risk of *Salmonella dublin* infection associated with the use of certified raw milk. *Public Health Rep.*, **103**, 489–93.
Robertson, J.R. (2003) Establishing treatment protocols for clinical mastitis. *Vet. Clin. North Am. Food Anim. Pract.*, **19**, 223–34.
Robinson, D.A. and Jones, D.M. (1981) Milk-borne *Campylobacter* infection. *Br. Med. J.*, **282**, 1374–6.
Robinson, R.K. (ed) (2002) The microbiology of milk and milk products, in *Dairy Microbiology Handbook*, 3rd edn, John Wiley & Sons, Inc., Publication, New York.
Robinson, R.K. and Tamime, A.Y. (1990) Microbiology of fermented milks, *in Dairy Microbiology–The Microbiology of Milk Products* (ed. R.K. Robinson), *volume* 2, 2nd edn, Elsevier Applied Science Publisher, London, pp. 291–343.
Robinson, R.K. and Tamime, A.Y. (1993) Manufacture of yoghurt and other fermented milks *in Modern Dairy Technology–Advances in Milk Products* (ed. R.K. Robinson), *volume 2*, 2nd edn, Elsevier Applied Science Publishers, London, pp. 1–48.
Robinson, R.K., Tamime, A.Y. and Wsolek, M. (2002) Microbiology of fermented milks, in *Dairy Microbiology Handbook* (ed. R.K. Robinson), John Wiley & Sons, Inc., Publication, New York.
Rodriguez Velasco, M.L., Calonge Delso, M.M. and Ordonez Escudero, D. (2003) ELISA and HPLC determination of the occurrence of aflatoxin M(1) in raw cow's milk. *Food Addit. Contam.*, **20**, 276–280.
Rohm, H. and Kovac, A. (1994) Effects of starter cultures on linear viscoelastic and physical properties of yogurt gels. *J. Texture Stud.*, **25**, 311–29.
Rohm, H. and Kovac, A. (1995) Effects of starter cultures on small deformation rheology of stirred yoghurt: 1. Evaluation of flow curves. *Lebensmittel-Wisenschaft und -Technologie*, **28**, 319–22.
Rohm, H., Kovac, A. and Kneifel, W. (1994) Effects of starter cultures on sensory properties of set-style yoghurt determined by quantitative descriptive analysis. *J. Sens. Stud.*, **9**, 171–86.
Rothwell, J. (1985) Microbiology of frozen dairy products, in *Microbiology of Frozen Foods* (ed. R.K. Robinson), Elsevier Applied Science Publishers, New York, pp. 209–231.
Roussi, V., Govaris, A., Varagouli, A. and Botsoglou, N.A. (2002) Occurrence of aflatoxin M(1) in raw and market milk commercialized in Greece. *Food Addit. Contam.*, **19**, 863–8.
Rowe, B., Hutchinson, D.N., Gilbert, R.J., Hales, B.H., Begg, N.T., Dawkins, H.C., Jacob, M. and Rae, F.A. (1987) *Salmonella ealing* infections associated with consumption of infant dried milk. *Lancet*, **i**, 900–3.
Rubinstein-Szturn, S., Courterier, A.L. and Maka, G. (1964) A cheese contaminated with *Shigella sonnei* as a cause of food poisoning. *Bull. Acad. Natl. Med. Paris*, **148**, 480–2.
Russell, A.D. (1982) *The Destruction of Bacterial Spores*, Academic Press, London.
Russell, A.D., Hugo, W.B. and Ayliffe, G.A.J. (1992) *Principles and Practice of Disinfection, Preservation and Sterilization*, Blackwell Scientific Publications, Oxford.
Ryan, C.A., Nickles, M.K., Hargett-Bean, N.T., Potter, M.E., Endo, T., Mayer, L., Langkop, C.W., Gibson, C., McDonald, R.C., Kenney, R.T., Puhr, N.D., McDonnell, P.J., Martin, R.J., Cohen, M.L. and Blake, P.A. (1987) Massive outbreak of antimicrobial resistant salmonellosis traced to pasteurized milk. *J. Am. Med. Assoc.*, **258**, 3269–74.
Ryser, E.T. and Marth, E.H. (1991) *Listeria, listeriosis, and food safety*, Marcel Dekker, Inc., New York.

Saad, A.M., Abdelgadir, A.M. and Moss, M.O. (1989) Aflatoxin in human and camel milk in Abu Dhabi, United Arab Emirates. *Mycotoxins Res.*, **5**, 57–60.

Salji, J. (1992) Acidophilus milk products: food with a third dimension. *Food Sci. Technol. Today*, **6**, 142–7.

Santos, M.H.S. (1996) Biogenic amines–their importance in foods. *Int. J. Food Microbiol.*, **29**, 213–31.

Schagemann, G. (1994) Viruses, in *The Significance of Pathogenic Microorganisms in Raw Milk*, Monograph of International Dairy Federation, Brussels.

Scheldeman, P., Herman, L., Goris, J., De Vos, P. and Heyndrickx, M. (2002) Polymerase chain reaction identification of *Bacillus sporothermodurans* from dairy sources. *J. Appl. Microbiol.*, **92**, 983–91.

Schiemann, D.A. (1989) Yersinia enterocolitica and Yersinia pseudotuberculosis, in *Foodborne Bacterial Pathogens* (ed. M.P. Doyle), Marcel Dekker, Inc., New York, pp. 601–72.

Schiemann, D.A. and Toma, S. (1978) Isolation of *Yersinia enterocolitica* from raw milk. *Appl. Environ. Microbiol.*, **35**, 54–58.

Schlimme, E. and Buchheim, W. (1999) *Milch und ihre Inhaltsstoffe*, Th. Mann Verlag, Gelsenkirchen.

Schoch, U., Lüthy, J. and Schlatter, C. (1984) Mutagenitätsprüfung industriell verwendeter *Penicillium camemberti*- und *P. roqueforti* - Stämme. *Z. Lebensm.-Unters. Forsch.*, **178**, 351–5.

Schraft, H., Steele, M., McNab, B., Odumeru, J., and Griffiths, M.W. (1996) Epidemiological typing of *Bacillus* spp. isolated from food. *Appl. Environ. Microbiol.*, **62**, 4229–32.

Schreiner, D.A. and Ruegg, P.L. (2002) Effects of tail docking on milk quality and cow cleanliness. *J. Dairy Sci.*, **85**, 2503–11.

Schröder, M.J.A. and Bland, M.A. (1984) Effect of pasteurization temperature on the keeping quality of whole milk. *J. Dairy Res.*, **51**, 569–78.

Schröder, M.J.A., Cousins, C.M. and McKinnon, C.H. (1982) Effect of psychrotrophic post-pasteurization contamination on the keeping quality at 11°C and 5°C of HTST-pasteurized milk in the UK. *J. Dairy Res.*, **49**, 619–30.

Schukken, Y.H., Wilson, D.J., Welcome, F., Garrison-Tikofsky, L. and Gonzalez, R.N. (2003) Monitoring udder health and milk quality using somatic cell counts. *Vet. Res.*, **34**, 579–96.

Scott, R. (ed) (1986) *Cheesemaking Practice*, Elsevier Applied Science Publisher, London.

Seeliger, H.P.R. (1961) *Listeriosis*, Hafner Publishing Co., New York, NY.

Seiler, G. (1988) Identification of cheese-smear coryneform bacteria. *J. Dairy Res.*, **53**, 439–49.

Seiler, H. and Wendt, A. (1992) Die CO_2—Messung in Fruchtcontainern. *Deutsche Milchwirtschaft*, **43**, 158, 159–62.

Sharma, M. and Anand, S.K. (2002) Bacterial biofilm on food contact surfaces: a review. *J. Food Sci. Technol.*, **39**, 573–93.

Sharp, J.C., Collier, P.W., Forbes, G.I. and Hill, T.W. (1988) Surveillance programme for the control of foodborne infections and intoxications in Europe: the first 6 year's experience in Scotland, 1980–1985. *Bull. World Health Organ.*, **66,** 471–476.

Sharp, J.C.M., Cola, J.E., Curnow, J. and. Reilly, W.J. (1994) *Escherichia Coli* O157 infections in Scotland. *J. Clin. Microbiol.*, **40**, 3–9.

Sharpe, J.C.M. (1987) Infections associated with milk and dairy products in Europe and North America, 1980-856. *Bull. WHO*, **65**, 397–406.

Siewert, R. (1979) Zur Bedeutung von Hefen bei der Reifung von Camembert und Brie. *Deutsche Molkerei Zeitung*, **107**, 1134–8.

Simini, B. (1996) Outbreak of foodborne botulism continues in Italy. *Lancet*, **348**, 813.

Smaczny, T. and Krämer, J. (1984) Säuerungsstörungen in der Joghurt-, Bioghurt- und Biogarde-Produktion, bedingt durch Bakteriocine und Bakteriophagen von *Streptococcus thermophilus*. II. Verbreitung und Charakterisierung der Bakteriophagen. *Deutsche Molkerei Zeitung*, **105**, 614–8.

Snyder, I.S., Johnson, W. and Zottola, E.A. (1978) Significant pathogens in dairy products. in *Standard Methods for the Examination of Dairy Products* (ed. E.H. Marth), American Public Health Association, Washington, DC, pp. 11–32.

Sorhaug, T. and Stepaniak, L. (1997) Psychrotrophs and their enzymes in milk and dairy products: quality aspects. *Trends Food Sci. Technol.*, **8**, 35–41.

Southern, J.P., Smith, R.M.M. and Palmer, S.R. (1990) Bird attack on milk bottles: possible mode of transmission of *Campylobacter jejuni* to man. *Lancet*, **336**, 1425–7.

Spahr, U. and Url, B. (1993) Behavior of pathogenic bacteria in cheese. *Int. Dairy Fed.*, no. 223, **Supplement**, Brussels, Belgium.

Spillmann, H. and Geiges, O. (1983) Identifikation von Hefen und Schimmelpilzen aus bombierten Joghurt-Packungen. *Milchwissenschaft*, **38**, 129–32.

Spreer, E. (ed) (1995) *Technologie der Milchverarbeitung*, Behr's Verlag, Hamburg.

Spreer, E. (1998) *Milk and Dairy Technology*, Marcel Dekker.

Staal, P.F.J. (1981) Legislative aspects. *Bull. Int. Dairy Fed.*, no. 133, 122–8.

Staal, P.F.J. (1986) Legislation/statutory regulations applicable to pasteurized fluid milk in a selected number of countries. *Bull. Int. Dairy Fed.*, no. 200, 71–9.

Stadhouders, J., Cordes, M.M. and van Schouwenberg-van Foeken, A.W.J. (1978) The effect of manufacturing conditions on the development of staphylococci in cheese. Their inhibition by starter bacteria. *Netherlands Milk Dairy J.*, **32**, 193–203.

Stahl, V., Garcia, E., Hezard, B. and Fassel, C. (1996) Prevention of *Listeria monocytogenes* in dairy farms and dairy processing plants. *Pathol. Biol.*, **44**, 816–24.

Stalder, H., Isler, R., Stutz, W., Salfinger, M., Lauwers, S. and Vischer, W. (1983) Beitrag zur Epidemiologie von *Campylobacter jejuni. Schweiz. Med. Wochenschr.*, **113**, 245–9.

Stevenson, R.G., Rowe, M.T., Wisdom, G.B. and Kilpatrick, D. (2003) Growth kinetics and hydrolytic enzyme production of *Pseudomonas* spp. isolated from pasteurized milk. *J. Dairy Sci.*, **70**, 293–6.

Still, P., C. Eckardt and L. Leistner. (1978) Bildung von Cyclopazonsäure durch *Penicillium camembertii*-isolate von Käse. *Fleischwirtschaft*, **58**, 876–8.

Strantz, A.A., Zottola, E.A., Petran, R.L., Overdahl, B.J. and Smith, L.B. (1989) The microbiology of sweet water and glycol cooling systems used in HTST pasteurizers in fluid milk processing plants in the United States. *J. Food Prot.*, **52**, 799–804.

Stratton, J.E., Hutkins, R.W. and Taylor, S.L. (1991) Biogenic amines in cheese and other fermented foods: a review. *J. Food Prot.*, **54**, 460–70.

Stuart, J., Sufi, F., McNulty, C. and Park, P. (1997) Outbreak of *Campylobacter enteritis* in a residential school associated with bird pecked bottle tops. *Commun. Dis. Rep CDC Rev.*, **7**, R38–R40.

Su, C. and Brandt, L.J. (1996) *Escherichia coli* O157:H7 infection in humans. *Ann. Int. Med.*, **123**, 698–714.

Suhren, G. (1988) Producer microorganisms, in *Enzymes of Psychrotrophs in Raw Food* (ed. R.C. Mekeller), Elsevier Applied Science, New York, pp. 3–34.

Suhren, G. (1996) Untersuchungen zum Einfluss von Rückständen von antimikrobiell wirksamen Substanzen in Mich auf kommerziell eingesetzte Starterkulturen in Modellversuchen (Influence of residues of antimicrobials in milk on commercially applied starter cultures–model trials). *Kieler Milchwirtschaftliche Forschungsberichte*, **96**, 131–49.

Suhren, G. and Heeschen, W. (1996) Detection of inhibitors in milk by microbial tests. A review. *Nahrung*, **40**, 1–7.

Suhren, G. and Reichmuth, J. (2003) Measurability and development of the hygienic value of the raw material milk. *Kieler Milchwirtschaftliche Forschungsberichte*, **55**, 5–36.

Sulzer, G. and Busse, M. (1991) Die Entwicklung von Listerien auf Camembert und deren Beeinflussung durch Keime mit einer Hemmwirkung auf Listerien. *DMZ-Lebensmittelindustrie und Michwirtschaft* (112), 82–4.

Tacket, C.O., Narain, J.P., Sattin, R., Lofgren, J.P., Konigsberg, C., Renøtorff, R.C., Rausa, A., Davis, B.R. and Cohen, M.L. (1984) A multistate outbreak of infections caused by *Yersinia enterocolitica* transmitted by pasteurized milk. *J. Am. Med. Assoc.*, **251**, 483–6.

Tamime, A.Y. and Marshall, V.M.E. (1997a) Microbiology and technology of fermented milks, in *Microbiology and Biochemistry of Cheese and Fermented Milk* (ed. B.A. Law), Blackie Academic and Professional, Chapter 1, pp. 1–49.

Tamime, A.Y. and Marshall, V.M.E. (1997b) Microbiology and technology of fermented milks, in *Microbiology and Biochemistry of Cheese and Fermented Milk* (ed. B.A. Law), Blackie Academic and Professional, Chapter 3, pp. 57–72.

Tamime, A.Y. and Robinson, R.K. (1985) *Yoghurt–Science and Technology*, Pergamon Press, Oxford.

Tamine, A.Y. and Robinson, R.K . (1988a) Technology of thermophilic fermented milk. *Bull. Int. Dairy Fed.*, no. 227, 82–95.

Tamime, A.Y. and Robinson, R.K. (1988b) Fermented milks and their future trends: II. Technological aspects. *J. Dairy Res.*, **55**, 281–307.

Tamime, A.Y., Marshall, V.M. and Robinson, R.K. (1995) Microbiology and technological aspects of milk fermented by bifidobacteria. *J. Dairy Res.*, **62**, 151–87.

Tanaka, N. (1982) Challenge of pasteurized process cheese spreads with *Clostridium botulinum* using in-process and post-process inoculation. *J. Food Prot.*, **45**, 1044–50.

Tanaka, N., Goepfert, J.M., Traisman, E. and Hoffbeck, W.M. (1979) A challenge of pasteurized process cheese spread with *Clostridium botulinum* spores. *J. Food Prot.*, **42**, 787–9.

Tanaka, N., Traisman, E., Plantinga, P., Finn, L., Flom, W., Meske, L. and Guggisberg, J. (1986a) Evaluation of factors involved in antibotulinal properties of pasteurized process cheese spreads. *J. Food Prot.*, **49**, 526–31.

Tanaka, N., Traisman, E., Plantinga, P., Finn, L., Flom, W., Meske, L. and Guggisberg, J. (1986b) Erratum: evaluation of factors involved in antibotulinal properties of pasteurized process cheese spreads. *J. Food Prot.*, **49**, 754.

Tarr, P.I. (1994) *Escherichia coli* O157:H7: overview of clinical and epidemiological issues. *J. Food Prot.*, **57**, 632–6.

Tatini, S.R., Jezeski, J.J., Olson, J.J., Jr. and Casman, E.P. (1971a) Factors influencing the production of staphylococcal enterotoxin A in milk. *J. Dairy Sci.*, **54**, 312–20.

Tatini, S.R., Jezeski, J.J., Morris, H.A., Olson, J.J., Jr. and Casman, E.P. (1971b) Production of staphylococcal enterotoxin A in Cheddar and Colby cheeses. *J. Dairy Sci.*, **54**, 815–25.

Taylor, D.N., Bopp, C., Birkness, K. and Cohen, M.L. (1984) An outbreak of salmonellosis associated with a fatality in a healthy child: a large dose and severe illness. *Am. J. Epidemiol.*, **119**, 907–12.

te Giffel, M.C., Wagendorp, A., Herrewegh, A. and Driehuis, F. (2002) Bacterial spores in silage and raw milk. *Antonie Van Leeuwenhoek*, **81**, 625–30.

Ter Steeg, P.F. and Cuppers, H.G.A.M. (1995) Growth of proteolytic *Clostridium botulinum* in process cheese products. II. Predictive modelling. *J. Food Prot.*, **58**, 1100–8.

Ter Steeg, P.F., Cuppers, H.G.A.M., Hellemons, J.C. and Rijke, G. (1995) Growth of proteolytic *Clostridium botulinum* in process cheese products. I. Data acquisition for modeling the influence of pH, sodium chloride, emulsifying salts, fat dry basis, and temperature. *J. Food Prot.*, **58**, 1091–9.

Ternstrom, A., Lindberg, A.M. and Molin, G. (1993) Classification of the spoilage flora of raw and pasteurized bovine milk, with special reference to *Pseudomonas* and *Bacillus*. *J. Appl. Bacteriol.*, **75**, 25–34.

Tetra Pak (2003) *Dairy Processing Handbook*, Tetra Pak, Lund.

Teuber, M. (2000) Fermented Milk Products, in *The Microbiological Safety and Quality of Food* (eds. B.M. Lund, T.C. Baird-Parker and G.W. Gould), Aspen Publishers Inc., Gaithersburg, MD., Chapter 23, pp. 535–89.

Thapar, M.K. and Young, E.J. (1986) Urban outbreak of goat cheese brucellosis. *Pediatr. Infect. Dis.*, **5**, 640–3.

Thielman, N.M. (1994) Enteric *Escherichia coli* infections. *Infect. Dis.*, **7**, 582–91.

Thomas, S.B. and Thomas, B.F. (1977) The bacterial content of milking machines and pipeline milking plants. Part II of a review. *Dairy Ind. Int.*, **42**, 16–23.

Thomas, T.D. (1986) Oxidative activity of bacteria from Cheddar cheese. *NZ J. Dairy Sci. Technol.*, **21**, 37–47.

Thompson, S.S., Harmon, L.G. and Stine, C.M. (1978) Survival of selected organisms during the spray drying of skimmilk and storage of nonfat dry milk. *J. Food Prot.*, **41**, 16–9.

Threlfall, E.J., Ward, L.R., Hampton, M.D., Ridley, A.M., Rowe, B., Roberts, D., Gilbert, R.J., Van Someren, P., Wall, P.G. and Grimont, P. (1998) Molecular fingerprinting defines a strain of *Salmonella* enterica serotype Anatum responsible for an

international outbreak associated with formula dried milk. *Epidemiol. Infect.*, **121**, 289–93.
Thurm, V. and Dinger, E. (1998) Subtyping of outbreak related strains as a useful method in the surveillance of *Campylobacter* infections, in *Proceedings, 4th World Congress Foodborne Infections and Intoxications*, 7–12 June 1998 (eds. K. Noeckler, P. Teufel, K. Schmidt and E. Weise), ISBN 3-931675-34-3.
Thurm, V., Dinger, E. Lyytikäinen O., Petersen L., Wiebelitz A., Lange D., Fischer R., Oppermann H. and Mäde D. (1999) Infektionsepidemiologie lebensmittelbedingter *Campylobacter*-Infektionen–Untersuchung eines Ausbruchs in Sachsen-Anhalt mittels epidemiologischer, mikrobiologischer und molekularbiologischer Methoden. *Bundesgesundheitsblatt*, **42**, 206–11.
Tibana, A., Warnken, M.B., Nunes, M.P., Ricciardi, I.D. and Noleto, A.L.S. (1987) Occurrence of *Listeria* species in raw and pasteurized milk in Rio de Janeiro, Brazil. *J. Food Prot.*, **50**, 580–3.
Tizard, I. (2001) The protective properties of milk and colostrum in non-human species. *Advan. Nutr. Res.*, **10**, 139–66.
Tolle, A. (1980) The microflora of the udder. *Bull. Int. Dairy Fed.*, no. 120, 4–10.
Tolle, A. and Heeschen, W. (1975) Der aseptische Milchentzug über implantierte Dauerkatheter als Modell einer pulsierungsfreien Melktechnik und als Grundlage zum Studium der spezifischen und unspezifischen Infektionsabwehr. *Berichte über Landwirtschaft* **190**, Special Issue, 60–92.
Toppino, P.M., Degano, L., Itabashi, H., Boevre, L., Tamminga, S., Kennelly, J.J., Erasmus, L.J., Hermansen, J.B.H. and Rulquin, H. (2001) Influence of feed in major components of milk. *Bull. Int. Dairy Fed.*, no. 366, Brussels, Belgium.
Trouve, E., Maubois, J.L., Piot, M., Madec, M.N., Fauquant, J., Rouault, A., Tabard, J. and Brinkman, G. (1991) Rétention de différentes espèces microbiennes lors de l'épuration du lait par microfiltration en flux tangentiel. *Lait*, **71**, 1–13.
Tudor, E.A. and Board, R.G. (1993) Food spoilage yeasts, in *The yeasts* (eds. A.H. Rose and J.S. Harrison), *volume 5, Yeast Technology*, Academic Press, London, pp. 435–516.
US Department of Health, Education and Welfare. (1984) Cheeses and related cheese products, Code of Federal Regulations, Title 21, Chapter 1, Part 133. US Gov. Print. Off., Washington, D.C.
US Department of Health Education and Welfare. (1994a) Outbreak of *Salmonella enteritidis* associated with nationally distributed ice cream products–Minnesota, South Dakota, and Wisconsin 1994. *Mort. Morb. Wkly Rep.*, **43**(40), 740–1.
US Department of Health Education and Welfare. (1994b) General Specifications for Dairy Plants Approved for USDA Inspection and Grading Service, Quality Specifications for raw milk. Code of Federal Regulations, Title 7, Subtitle B, Chapter 1, Part 58. 132–141. US Gov. Print. Off., Washington, D.C.
US Department of Health Education and Welfare. (1995a) Requirements for specific standardized milk and cream, Code of Federal Regulations, Title 21, Chapter 1, Part 131, Subpart A.
US Department of Health Education and Welfare. (1995b) Requirements for specific standardized milk and cream, Code of Federal Regulations, Title 21, Chapter 1, Part 131, Subpart B.
US FDA CFSAN (1998) Food Compliance Program. Domestic and imported cheese and cheese products, Chapter 3.
US Department of Health Education and Welfare. (1995c) Frozen Desserts, Requirements for Specific Standardized Frozen Desserts, Code of Federal Regulations, Title 21, Chapter 1, Part 135, Subpart B.
Umoh, V.J., Obawede, K.S. and Umoh, J.U. (1985) Contamination of infant powdered milk in use with enterotoxigenic *Staphylococcus aureus*. *Food Microbiol.*, **2**, 255–61.
Upton, P. and Coia, J.E. (1994) Outbreak of *Escherichia coli* O157:H7 infection associated with pasteurised milk supply. *Lancet*, **344**, 1015.
Usera, M.A., Echeita, A., Aladuena, A., Blanco, M.C., Reymundo, R., Prieto, M.I., Tello, O., Cano, R., Herrera, D. and Martinez-Navarro, F. (1996) Interregional foodborne salmonellosis outbreak due to powdered infant formula contaminated with lactose-fermenting *Salmonella virchow*. *Eur. J. Epidemiol.*, **12**, 377–81.
USPHS, FDA (United States Public Health Service, Food and Drugs Administration). (1978) Grade A Pasteurized Milk Ordinance, 1978. Recommendations of the US Public Health Service/Food and Drug Administration. US Government Printing Office, Washington, D.C.
Vaerewijck, M.J., De Vos, P., Lebbe, L., Scheidemann, P., Hoste, B. and Heyndrickx, M. (2001) Occurrence of *Bacillus sporothermodurans* and other aerobic spore-forming species in feed concentrates for dairy cattle. *J. Appl. Microbiol.*, **91**, 1074–84.
Vaillant, V., Haeghebaert, S., Desenclos, J.C., Bouvet, P., Grimont, F., Grimont, P.A. and Burnens, A.P. (1996) Outbreak of *Salmonella dublin* infection in France, November-December 1995. *Eur. Surveillance*, **1**, 9–10.
van den Berg., L. (1984) The thermization of milk. *Bull. Int. Dairy Fed.*, no. 182, 3–12.
van den Bogaard, A.E. and Stobberingh, E.E. (1999) Antibiotic usage in animals: impact on bacterial resistance and public health. *Drugs*, **58**, 589–607.
van den Bogaard, A.E. and Stobberingh, E.E. (2000) Epidemiology of resistance to antibiotics. Links between animals and humans. *Int. J. Antmicrobial Agents*, **14**, 327–35.
van Netten, P., van de Moosdijk, A., van Itoensel, P., Mossel, D.A.A. and Perales, I. (1990) Psychrotrophic strains of *Bacillus cereus* producing enterotoxin. *J. Appl. Bacteriol.*, **69**, 73–9.
Vandana, T., Chauhan, R.K.S. and Tiwari, V. (1991) Aflatoxin detection in milk samples of cattle . *Natl. Acad. Sci. Lett.*, **14**, 391–2.
Varnam, A.H. and Sutherland, J.P. (1994) *Milk and Milk Products. Technology, Chemistry, and Microbiology*, Chapman & Hall, London.
Vasanthi, S. and Bhat, R.V. (1998) Mycotoxins in foods–Occurrence, health and economic significance and food control measures. *Indian J. Med. Res.*, **108**, 212–24.
Vedamuthu, E.R. (1985) What is wrong with cultured buttermilk? *Dairy Food Sanit.*, **5**, 8–13.
Veillet-Poncet, L., Tayfour, A. and Millière, J.B. (1980) Etude bactériologique de l'ultrafiltration du lait et du stockage au froid du rétentat. *Lait*, **60**, 351–74.

Vercet, A., Oria, R., Marquina, P., Crelier, S. and Lopez-Buesa, P. (2002) Rheological properties of yoghurt made with milk submitted to manothermosonication. *J. Agric. Food Chem.*, **50**, 6165–71.

Vidon, D.J.M. and Delmas, C.L. (1981) Incidence of *Yersinia enterocolitica* in raw milk in Eastern France. *Appl. Environ. Microbiol.*, **41**, 355–9.

Villar, R.G., Macek, M.D., Simons, S., Hayes, P.S., Goldoft, M.J., Lewis, J.H., Rowan, L.L., Hursh, D., Patnode, M. and Mead, P.S. (1999) Investigation of multidrug-resistant *Salmonella* serotype *typhimurium* DT104 infections linked to raw-milk cheese in Washington state. *J. Am. Med. Assoc.*, **281**, 1811–6.

Vlaemynck, G. (1994) Salmonella, in *The Significance of Pathogenic Microorganisms in Raw Milk*, Monograph of International Dairy Federation, Brussels.

Vogt, R.L., Hackey, A. and Allen, J. (1981) *Salmonella enteritidis* serotype derby and consumption of raw milk. *J. Infect. Dis.*, **144**, 608.

Vought, K.J. and Tatini, S.R: (1998) *Salmonella enteritidis* contamination of ice cream associated with a 1994 multistate outbreak. *J. Food Prot.*, **61**, 5–10.

Walker, S.J. and Gilmour, A. (1986) The incidence of *Yersinia enterocolitica* and *Yersinia enterocolitica*-like bacteria in goats milk in Northern Ireland. *Lett. Appl. Microbiol.*, **3**, 49–52.

Wallace, G.I. (1938) The survival of pathogenic microorganisms in ice cream. *J. Dairy Sci.*, **21**, 35–6.

Walstra, P. (1993) The Synthesis of Curd, in *Cheese: Chemistry, Physics and Microbiology* (ed P.F. Fox), *volume 1, General Aspects*, Chapman and Hall, London, Chapter 5, pp. 141–91.

Walstra, P. and Jenness, R. (1984) *Dairy Chemistry and Physics*. John Wiley and Sons. New York.

Walstra, P., Geurts, T.J., Noomen, A., Jellema and van Boekel, M.A.J.S. (1999) *Dairy Technology–Principles of Milk Properties and Processes*. Marcel Dekker, Inc., Basel.

Watts, J.L. (1988) Etiological agents of bovine mastitis. *Vet. Microbiol.*, **16**, 41–66.

Weber, H. (ed) (1996a) *Mikrobiologie der Lebensmittel - Milch und Milchprodukte*, Behr's Verlag, Hamburg.

Weber, H. (1996b) Starterkulturen in der milchverarbeitenden Industrie, in *Milch und Milchprodukte* (ed. H. Weber), Behr's Verlag, Hamburg, Chapter 4, pp. 105–52.

Wegner, K. (1996) Mikrobiologie der Sauermilcherzeugnisse, in *Milch und Milchprodukte* (ed. H. Weber), Behr's Verlag, Chapter 5, pp. 153–230.

Wellenberg, G.J., van der Poel, W.H. and Van Oirschot, J.T. (2002) Viral infections and bovine mastitis: a review. *Vet. Microbiol.*, **88**, 27–45.

Westhoff, D.D. (1981) Microbiology of ultrahigh temperature milk. *J. Dairy Sci.*, **64**, 167–73.

White, C.H. and Custer, E.W. (1976) Survival of *Salmonella* in Cheddar cheese. *J. Milk Food Technol.*, **39**, 328–31.

Wilshaw, G.A., Cheasty, T. and Smith, G. (2000) Escherichia coli., in *The Microbiological Safety and Quality of Food* (eds. B.M. Lund, T.C. Baird-Parker and G.W. Gould), *volume II*, Aspen Publishers Inc., Gaithersburg, MD, Chapter 43, pp. 1136–77.

Wolfson, L.M. and Sumner, S.S. (1993) Antibacterial activity of the lactoperoxidase system: a review. *J. Food Prot.*, **56**, 887–92.

Wong, A.C. (1998) Biofilms in food processing environments. *J. Dairy Sci.*, **81**, 2765–70.

Wong, H.C., Chang, M.H. and Fan, J.Y. (1988) Incidence and characterization of *Bacillus cereus* isolates contaminating dairy products. *Appl. Environ. Microbiol.*, **54**, 699–702.

Wood, D.S., Collins-Thompson, D.L., Irvine, D.M. and Myhr, A.N. (1984) Source and persistence of *Salmonella muenster* in naturally contaminated Cheddar cheese. *J. Food Prot.*, **47**, 20–2.

World Health Organisation (1995) Report of a WHO consultation on public health implications of consumption of raw milk and meat and their products. Kiel, Germany, 17–20 December 1995.

World Health Organisation (2002a) Exposure assessment of *Listeria monocytogenes* in ready-to eat foods (ed. T. Ross, E. Todd and M. Smith), WHO MRA-00/02, Geneva.

World Health Organisation (2002b) Evaluation of certain veterinary drug residues in food. Joint FAO/WHO Expert Committee on Food Additives. World Health Organisation Technical Reports Series, 911, pp. 66.

Yoo, J.A. and Chen, X.D. (2002) An emission pattern of a thermophilic bacteria attached to or imbedded in porous supports. *Int. J. Food Microbiol.*, **73**, 11–21.

Zangerl, P. and Ginzinger, W. (1993) Ein HACCP-Konzept für Hartkäsereien. *Milchwirtschaftliche Berichte*, **115**, 99–102.

Zehren, V.L. and Zehren, V.F. (1968a) Examination of large quantities of cheese for staphylococcal enterotoxin A. *J. Dairy Sci.*, **51**, 635–44.

Zehren, V.L. and Zehren, V.F. (1968b) Relation of acid development during cheese making to development of staphylococcal enterotoxin A. *J. Dairy Sci.*, **51**, 645–9.

Zickrick, K. (1996) Mikrobiologie der Käse, in *Milch und Milchprodukte* (ed. H. Weber), Chapter 7, pp. 255–351.

Zottola, E.A. and Jezeski, J.J. (1969) Comparisons of short-time holding procedures to determine thermal resistance of *Staphylococcus aureus*. *J. Dairy Sci.*, **52**, 1855–7.

Zottola, E.A. and Marth, E.H. (1966) Thermal inactivation of bacteriophages active against lactic streptococci. *J. Dairy Sci.*, **49**, 1388–1342.

Zottola, E.A. and Smith, L.B. (1991) Pathogens in cheese. *Food Microbiol.*, **8**, 171–82.

Zottola, E.A. and Smith, L.B. (1993) Growth and survival of undesirable bacteria in cheese, in *Cheese: Chemistry, Physics and Microbiology* (ed. P.F. Fox), *volume 1*, Chapman and Hall, Chapter 12, pp. 471–92.

Zottola, E.A., Schmeltz, D.L. and Jezeski, J.J. (1970) Effect of short-time subpasteurization treatments on the destruction of *Staphylococcus aureus* in milk for cheese manufacture. *J. Dairy Sci.*, **52**, 1707–14.

第 17 章
発酵飲料

CHAPTER 17
Fermented beverages

I　はじめに

A　定義

発酵とは，微生物の酵素がエネルギー源を1つ以上の化学物質に変換する過程であり，食品，工業製品，薬品に利用される。ヨーグルトなどの一部の乳製品には細菌が使用されるが，液体発酵では酵母が特に重要な微生物である。

最も重要な酵母発酵製品はアルコールで，本章ではその主要製品であるビールとワインについて考察する。

果実と野菜など，固型物の発酵については他の章で扱う。

B　重要な性質

ビール，ワインなどのアルコール飲料は，通常，4％以上のアルコール分を含み，これがこれらの製品の特徴である。ブドウから製造される製品（ワイン）は酸性で，望ましいpHは白ワインが3.0〜3.4，赤ワインが3.3〜3.7である（Rankine, 1989）。アルコール分を含有し，pH値が低いことから，ほとんどの微生物に対して安定性が維持できる。リンゴから製造される製品（サイダー）も酸性である。穀物から製造される製品（ビール）は一般にこれらよりpHが高く4.0〜4.5であり，炭酸ガスが加わることにより微生物学的安定性が得られる。蜂蜜から製造される製品（蜂蜜酒）もpHが高い。

C　醸造方法

ビール

ビールの製造には小麦も使用するが，主原料は大麦である。麦芽を製造するため，大麦を十分な水に「浸漬」し，発芽を誘発する。発芽中に産生される酵素が穀粒内の澱粉を分子量の小さいポリサッカライドに分解すると，酵母による発酵が可能となる。この工程の後，麦芽を製造するために窯で大麦を乾燥させる。温水に乾燥麦芽，ホップ，場合によっては添加物（米，トウモロコシなどの澱粉）を加えて煮沸し麦汁を製造する。

その後，麦汁を冷却して酸素を添加し，特定の酵母種や菌株，通常は，*Saccharomyces cerevisiae* または *Sacc. pasteurianus* を用いて発酵させるとラガービール（lager beer）またはエール（ale）になる。Figure 17.1は，温度，pHの低下および発酵抽出物（°Plato）を経時的に表したラガービールの発酵チャートの一例である（醸造業者は，麦汁とビールの糖度の測定単位として，比重ではなくPlato（°P）を用いることが多い）。比重（SG）1.004が1°Plato（1％ショ糖）に，1.040が10°Plato（10％ショ糖）に相当する。すなわち，1°Platoは0.004SGである。SGを°Platoに変換する

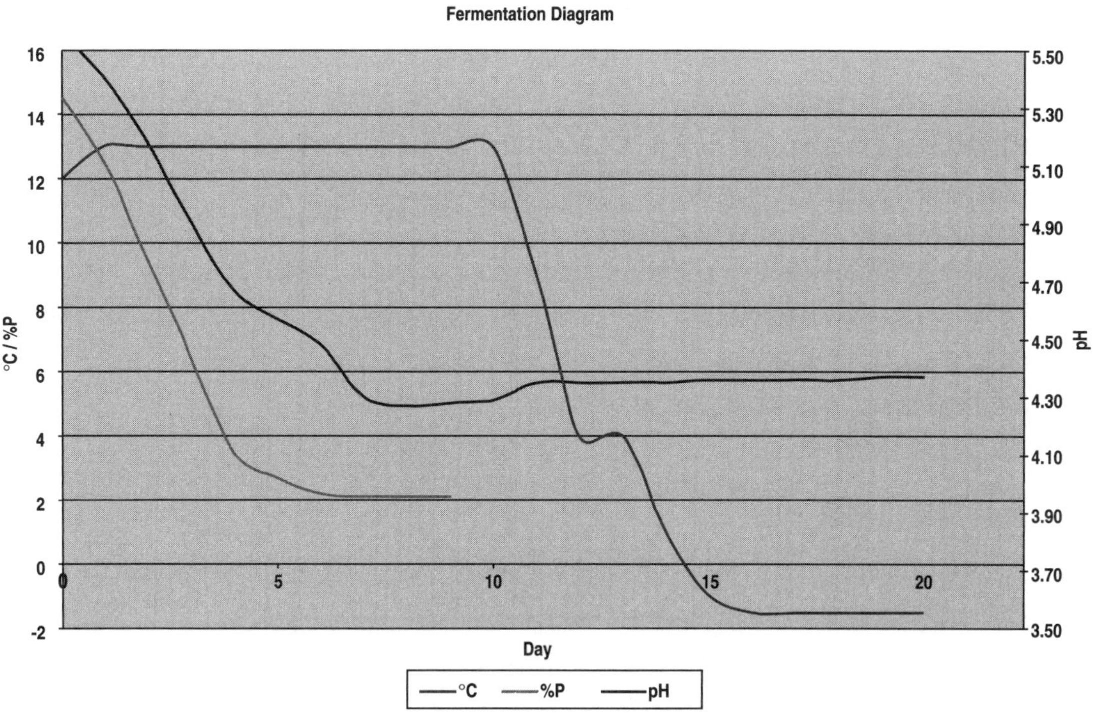

Figure 17.1　ラガービールの発酵チャート：温度，pH，発酵抽出物

には，小数点以下の数字を 4 で割る。例えば，1.044 は 11° Plato に，1.054 は 13.5° Plato になる。発酵と熟成（低温での二次発酵）後，ビールはろ過滅菌か，プレート式殺菌で処理して瓶または缶に充填するか，あるいは充填して密栓した後にトンネル式殺菌法で殺菌する。

ワイン

ブドウを破砕し，多くの場合は浸漬させてブドウ果汁（「マスト」）を抽出する。*Sacc. cerevisiae* などのスタータ菌を添加するか，またはブドウ中にもともと存在する酵母によって発酵させる。スタータ菌を用いる方が，発酵過程の管理は容易である。白ワインの製造では発酵前にマストからブドウの皮を除去するが，赤ワインは皮を付けたまま発酵させる。特に白ワインでは，温度管理を行う場合がある。

望ましくない微生物の制御や，酵素活性による変色（褐色化）を避けるため，従来 SO_2 が使用されてきた。しかし，健康問題の関心が高まったため，SO_2 の使用は減少している。発酵にはスタータ菌として加えられたものの他，ブドウや醸造環境由来の主に *Saccharomyces* spp. などの微生物が関与する。スタータ菌の使用目的は，もともとのミクロフローラに対する培養酵母の優位性を保つようにすることである。

比較的酸度の低いワインを醸造するためには，主発酵の後にリンゴ酸—乳酸発酵が行われることが多く，これにより L-リンゴ酸が L-乳酸に変換される。リンゴ酸—乳酸発酵を担う微生物は，*Lactobacillus* spp.（*Lactobacillus casei*，*Lb. plantarum*，*Lb. sake*，*Lb. brevis*，*Lb. fructivorans* など），*Pediococcus* spp.（*Pediococcus parvulus*，*Ped. pentosaceus*，*Ped. damnosus*）および *Leuconostoc* spp. などの乳酸菌（LAB）である。加熱殺菌は可食期間に有害な影響を及ぼすため，瓶詰め前のワインを微生物学的に安定させるためには，ろ過による除菌が頻用される。

酒精強化ワイン，シェリー酒および蒸留製品

シェリー酒は，アルコール耐性の特別な酵母株を用いて醸造する。発酵中に酸素を使用することにより，ワインより高濃度のアルコール生成が助長される。酒精強化ワインは，ワインに蒸留アルコールを添加して造る。蒸留製品は，様々な基本原料にアルコールを添加して造る。このような製品には微生物学的問題がないため，ここでは触れないことにする。

D　最終製品の種類

ビールのうち，エールは主に英国で醸造されており，ヨーロッパの伝統的なラガーとは麦芽の種類，酵母の種類，発酵温度など多くの要件が異なる。エール用の酵母（*Sacc. cerevisiae*）は，通常，上面発酵株で，20～23℃で発酵させる。ラガー用の株（*Sacc. pasteurianus*）は，12～17℃で下面発酵させる。

ビールはアルコール含有率で分類され，その含有率は0％から6％が代表的であるが，この分類法に国際的な基準はない。

ワインは，一般に色（赤，白およびロゼ）とアルコール含有率で分類される。テーブルワインはアルコール含有率7～14％ v/v である。ポート，シェリーおよびマデイラなどの酒精強化ワインのアルコール含有率は，通常，14～21％ v/v である。また，ブドウの種類，味（辛口，やや辛口，やや甘口および甘口），CO_2 の含有（スティルまたはスパークリング）によっても分類される。

Ⅱ　初期のミクロフローラ

A　穀物

麦芽の初期のミクロフローラは，大麦由来の微生物が優勢である（Flannigan, 1969, 1996；第8章参照）。一部の醸造所で添加されるトウモロコシや米などの初期のミクロフローラについても第8章で解説している。

麦芽製造の前に，様々な真菌（特に *Fusarium* および *Aspergillus* spp.）が大麦に侵入する。*Fusarium* spp. は，寒冷多湿の気候のもとで大麦の成長期に穀粒に侵入する。*Fusarium* spp. に汚染された穀粒は，最終的にビールの噴出（泡立ち過ぎ）の原因になる（Flannigan, 1996）。

一部の微生物は浸漬の間に増殖する。最もよくみられる菌属は *Aureobacterium*，*Alcaligenes*，

Clavibacterium, *Flavobacterium*, *Erwinia* および *Pseudomonas* であり，増殖の程度は温度や *Aw* によって様々である（Petters *et al.*, 1988）。また，真菌では *Fusarium*, *Mucor*, *Eurotium*, *Alternaria* および *Rhizopus* 属が増殖する（Flannigan, 1996）。製麦温度が上昇するかまたは自然発熱が起こった場合に，*Aspergillus clavatus* は容認できないレベルまで増殖するため，特に問題となる（Flannigan *et al.*, 1984 ; Flannigan, 1986）。極端な場合，麦芽製造中に穀物上に *Asp. clavatus* の青緑色の膜が形成されることがある（Shlosberg *et al.*, 1991）。このような状態になると，*Asp. clavatus* はアレルゲンになる可能性があり，"麦芽労働者肺"の原因になると報告されている（Riddle *et al.*, 1968 ; Flannigan, 1986）。

窯での乾燥により，微生物数は大幅に減少するが，ミクロフローラは通常，死滅しない（Flannigan, 1996）。

最終的な麦芽のミクロフローラは，普通 10^6 ～10^8 cfu/g であり，大部分は *Erwinia*, *Pseudomonas* および *Bacillus* である。乳酸桿菌は 10^4/g のオーダーである（Flannigan, 1996）。真菌は普通 10^3 ～10^4 cfu/g であり，非常に多様な属の存在が報告されている（Flannigan, 1996）。

麦芽は使用前に貯蔵または輸送されるが，その際に水分を吸収すると，*Asp. candidus* や *Asp. versicolor* などの真菌が貯蔵中に増殖する（Flannigan, 1996）。

B　ブドウ

ブドウのミクロフローラについては多数の文献が発表されているが，信頼できる定量的データがさらに必要である（Fleet & Heard, 1992）。一般に，ブドウのミクロフローラは酵母（*Kloeckera*, *Hanseniaspora*, *Candida*, *Pichia* および *Kluyveromyces* spp.），乳酸菌，酢酸菌（*Gluconobacter* および *Acetobacter* spp.），真菌（*Botrytis*, *Penicillium*, *Aspergillus*, *Mucor*, *Rhizopus*, *Alternaria*, *Ucinula* および *Cladosporium* spp.）が優勢である（Walker, 2000）。

Ⅲ　主な加工処理

A　加工処理が微生物に及ぼす影響

ビールの醸造

麦芽と添加物の加熱処理（麦汁を作るための煮沸）により，芽胞形成細菌と真菌以外の最初のミクロフローラは死滅する。芽胞形成細菌と真菌は，通常，ほとんど関連性はないが，酸度の低いワインでは問題を起こすことがある。

ビールの発酵に使用する酵母は，ラガービールであれば *Sacc. pastorianus*，エールビールであれば *Sacc. cerevisiae* の厳選した株の純粋培養で調製する。

ビールやワイン中の微生物の増殖は，アルコール含有率，低 pH，酵母代謝産物（有機酸，脂肪酸およびアセトアルデヒド）の存在，CO_2産生によって低下した酸化還元電位などによって抑制される。ビールの酸素含量は，一般に0.5mg/L未満である。ビールのミクロフローラは，CO_2（～0.5％w/v）によっても制御される。さらに，ホップには，α酸，β酸，イソフムロン，トランスイソフムロン，トランスイソフムロン酸，コルポロン（colupolone）など多くの抗菌成分が含まれている。ほとんどの乳酸菌は，ホップの苦味成分（15～55mg/Lのイソα酸）によって抑制される。*Leuconostoc*と*Lactococcus* spp.は，ほとんどの*Lactobacillus*と*Pediococcus* spp.と同じく，このような酸に感受性がある。しかし，腐敗・変敗したビールから分離される一部の*Lactobacillus*と*Pediococcus* spp.は，65mg/Lを超える濃度でこれらの酸に耐性である（Simpson, 1993）。

ワインの醸造

熟した正常なブドウの殺菌搾汁では，10^3～10^5cfu/mLの酵母が産出される。*Kloeckera apiculata*と*Hanseniaspora* spp.の先の尖った（apiculate）酵母が優勢で，菌数の50～70％を占める。これより少ないが，*Candida*, *Cryptococcus*, *Rhodotorula*, *Pichia*および*Kluyveromyces* spp.も存在する。発酵種，すなわち，*Saccharomyces*はほんのわずかである（Martini & Martini, 1990）。酵母の数は，収穫時の気候と天候，ブドウ畑での防カビ剤の使用，ブドウの物理的損傷など多くの因子の影響を受ける（Fleet & Heard, 1992）。醸造機器の表面も，酵母や他の汚染菌の原因として重要である。スタータ菌として添加するしないにかかわらず，ワイン醸造機器からの*Sacc. cerevisiae*の供給は重要である。

発酵中，酵母の生菌数は，バッチ培養したときの内生微生物の典型的な増殖曲線に沿って，10^8～10^9cfu/mLまで増加する。スタータ菌を使用しない場合，*Kloeckera*, *Hanseniaspora*, *Candida*および*Pichia*など様々な酵母が定着するようになる。これらの属は発酵開始から2～3日以内に死滅し，高濃度のアルコールに耐性である*Saccharomyces* spp.に代わる（Fleet & Heard, 1992）。

発酵過程では，発酵に使用される二酸化硫黄の影響により，*Saccharomyces*以外の酵母の増殖が抑制されるとこれまで考えられている。最近，この見解について異議が唱えられている（Heard & Fleet, 1988a）。発酵温度は，発酵速度と発酵過程の生態の両者に影響を及ぼし，後者の影響がより重要と考えられる（Heard & Fleet, 1988b ; Fleet & Heard, 1992）。

また，乳酸菌もワイン製造の生態学において不可欠な要素である。ブドウの発酵には，主に，*Leuconostoc oenos*, *Pediococcus parvulus*, *Ped. pentosaceus*および多様な*Lactobacillus* spp.が関与している（Fleet & Heard, 1992）。

B　腐敗・変敗

ビールの変敗

発酵初期の麦汁は，酸素が豊富でpHが比較的高いため（5.0～5.5），腸内細菌（*Obesumbacterium proteus*, *Hafnia protea*, *Rahnella aquatilis*, *Enterobacter agglomerans*および*Klebsiella terrigena*など）が増殖して，発酵過程に影響を与え，最終製品であるビールに硫黄臭を発生させる

Table 17.1 ビール変敗の重要性における *Lactobacillus* と *Pediococcus* 菌種のランク付け[a]

Lactobacillus			
Group 1	Group 2	Group 3	Pediococcus
Lb. brevis	*Lb. brevisimilis*	*Lb. delbrueckii*	*Ped. damnosus*
Lb. lindneri	*Lb. malefermentans*	*Lb. fermentum*	*Ped. inopinatus*
Lb. curvatus	*Lb. parabuchneri*	*Lb. fructivorans*	*Ped. dextrinicus*[b]
Lb. casei			*Ped. pentosaceus*[b]
Lb. buchneri			
Lb. coryneformis			
Lb. plantarum			

[a]From Back (1987), Farrow *et al.* (1988), and Priest (1996). It should be noted that not all of the *Lactobacillus* species are now recognized as valid (Hammes and Vogel, 1995).
[b]Usually, no growth occurs in beer due to sensitivity to low pH, but may occur in pitching yeast and fermenting wort.

ことがある。また，*Pichia*, *Brettanomyces*, *Dekkera*, *Debaromyces*, *Filobasidium* および *Candida* spp. などの好気性酵母が増殖して，酢酸やエステルを産生し，最終製品であるビールの風味を変化させることがある。

乳酸菌は，ビールのあらゆる変敗微生物のなかで最も有害であると考えられており，特に *Ped. damnosus* の危害度が高い。発酵時であっても瓶詰め時であっても，乳酸菌が侵入するとビール内で増殖し，*Ped. damnosus* や *Lb. brevis* などがジアセチルを産生したり，*Micrococcus kristinae* が果実臭を生じさせることがある。*Lactobacillus* の最も重要な変敗菌種を Table 17.1 に挙げる。

野生酵母は「意図的に添加されておらず，十分な管理が行われていない酵母」と定義され（Priest, 1981），発酵中のビール内で増殖して発酵に影響を及ぼし，フェノール臭などの異臭を生じさせる。ビールを変敗させる野生酵母群は非常に多様で，通常，*Saccharomyces* と *Saccharomyces* 以外の野生酵母に分けられる。*Sacc. cerevisiae* と *Sacc. pastorianus* が優勢である *Saccharomyces* の野生酵母が，最も有害であると考えられている（Jespersen *et al.*, 2000）。ラガービール醸造所 45 カ所からの酵母サンプルの検査では，分離された野生酵母株の 50％以上が *Sacc. cerevisiae* に分類された（van der Kühle & Jespersen, 1988）。*Saccharomyces* 以外の野生酵母は，*Pichia*, *Candida*, *Kluyveromyces*, *Torulaspora*, *Brettanomyces* および *Zygosaccharomyces* 属であった（Campell & Msongo, 1991 ; Campell, 1996 ; van der Kühle & Jespersen, 1998）。

長年，醸造業者は良い味を一層安定させるために研究を重ね，ビール中の酸素濃度を低下させることに成功した。未殺菌ビールまたは短時間殺菌ビールの醸造も増えている。このような技術の進歩に伴い，ビールの変敗菌として *Pectinatus cerevisiiphilius* や *Megashaera* spp. などの偏性嫌気性グラム陰性菌がますます重要になってきており，pH が 4.1～4.3 より高く，アルコール濃度が 5％（w/v）未満のビールでは特に重要である。このような菌は熟成中に増殖するが，ほとんどが瓶詰め時の汚染微生物であることが多い。嫌気性細菌によって脂肪酸（プロピオン酸，酢酸，コハク酸，酪酸），メルカプタン，硫化ジメチルおよび硫化水素が産生され，ビールの風味が大きく損なわれてしまう（Seidel-Rüfer, 1990）。

ワインの変敗

ブドウやマスト内の不要な微生物が発酵中や熟成中に増殖すると風味が損なわれ，一次発酵および二次発酵に影響を及ぼすことがある。ビールと同じく，*Zygosaccharomyces*，*Brettanomyces* および *Schizosaccharomyces* などの野生酵母が，変敗に重要な役割を演じ，エステル臭，下水臭，フェノール臭，濁りなどを引き起こす。一部の酵母は，低いレベルの多種の硫黄化合物を産生し，香りや味に悪影響を与える（Rauhut, 1992）。

発酵中のブドウやワインの酸素濃度はビールより高く，このため *Gluconobacter* や *Acetobacter* spp. などの酢酸菌が酢酸を生成し，粘性を生じさせることもある。乳酸菌（*Lactobacillus*, *Pediococcus* および *Leuconostoc* spp.）は，アルコールによってかなり制御されるが，酸味，ジアセチル臭，くすみなどの原因となり，粘性をあげることがある。特に酸度の低いワインでは，芽胞形成クロストリジウム属菌とバチルス属菌も異味異臭をもたらす。

ワインにとって大きな問題は，変敗酵母 *Zygosaccharomyces bailii* の増殖である。この酵母はエタノールと保存剤の両者に対して高い耐性を持ち，高濃度の糖の中でも増殖することができる（Sponholz, 1992）。このため，残留糖分（グルコース）を含んでいる白ワインでは，この酵母が瓶内で炭酸ガスを発生したり，増殖し望ましくない濁りが生じ，変敗を起こす。温暖な地域では，この酵母によるリスクを減らすため，瓶詰め前に白ワインをろ過滅菌することが多い。*Brettanomyces* によっても濁りまたは揮発性の酸味のある異臭を生じ，ワインが変敗する（Sponholz, 1992）。その他の一部の酵母（*Candida*, *Metschnikowia* および *Pichia* spp.）は瓶詰めワインに薄膜を形成し，アセトアルデヒドを産生して異味異臭を生じさせる（Sponholz, 1992）。

酢酸菌や乳酸菌も，ワインを変敗させることがある（Sponholz, 1992）。

様々なカビがコルクや木樽などで増殖して，土臭やコルク臭が生じることがある（Lee & Simpson, 1993 ; Chattonet *et al.*, 1994）。そのようなカビは主に *Penicillium glabrum* および *Pen. spinulosum* である（Lee & Simpson, 1992）。コルクの変敗には複数のメカニズムがあり，Lee & Simpson が解説している（1992）。

C　病原体

ビールまたはワイン中の腸管病原性微生物による疾患は，これまで報告されていない。

Table 17.2　ビール中のオクラトキシンAの汚染

Origin of sample	Incidence (%)	Detection limit (μg/kg)	Positives (μg/kg) Mean	Positives (μg/kg) Range
Germany	111/358 (31)	0.1	NS	0.1–1.5
Canada (11 were imports)	26/41 (63)	0.01	0.06	0.01–0.2
United Kingdom (14 were imports)	14/16 (88)	0.002	0.014	0.002–0.052
Switzerland	7/7 (100)	0.01	0.012 (median)	0.01–0.033
Total	158/422 (37)			

Adapted from Scott (1996).

Table 17.3　ヨーロッパ・ワインの主なタイプ中のオクラトキシンAの汚染

Type	Number of samples	Number (%) positive	90th percentile	Maximum
White	58	14 (24)	400	1400
Rosé	51	18 (35)	200	2400
Red	172	79 (46)	500	7000
Total	281	112 (40)	400	7000

From Majerus *et al*. (2000). Limit of detection 10 ng/L.

Table 17.4　世界のワインにおけるオクラトキシンAの汚染

Country	No. of samples	Positive (%)	Median	Maximum
Germany	11	3 (27)	30	240
Switzerland	1	1 (100)	–	70
France	20	6 (30)	130	780
Italy	10	7 (70)	300	7000
Spain	6	3 (50)	130	190
Greece	2	1 (50)	–	110
Portugal	2	2 (100)	320	340
Macedonia	6	4 (67)	430	890
Tunisia	5	5 (100)	1630	1850
South Africa	2	1 (50)	–	50
USA	2	1 (50)	–	80
Chile	9	2 (20)	210	210
Australia	5	1 (20)		220
Total	81	37 (46)		7000

From Höhler (1998).

ビール中のマイコトキシン

ビールは大麦から製造されるため，オクラトキシンAを含んでいる可能性があると考えられる。ビールの422サンプルのデータをTable 17.2にまとめた。このうち，158サンプル（37％）がオクラトキシンA陽性であったが，最大濃度はわずか1.5μg/kg，範囲は0.06から0.8μg/kgであった。0.8μg/kgという数値は例外的なもので，ヨーロッパのビールの平均はほぼ0.1μg/kgと考えられる（Table 17.2）。ビールの発酵過程で，オクラトキシンAの汚染は2～13％低下する（Scott *et al*., 1995；Scott, 1996）。

ワイン中のマイコトキシン

ワイン中のオクラトキシンA汚染については，Zimmerli & Dick（1995, 1996）が研究しており，高感度のオクラトキシン検出法を開発した。ヨーロッパなど世界各地のワインにおけるオクラトキシンAについて大量のデータがあり，Table 17.3および17.4にまとめた。多くのワインがオクラトキシンAを含んでいることは明らかであったが，ほとんどすべてが低濃度であった。

Table 17.3に挙げた200サンプル以上のうち，イタリアの赤ワインの7μg/Lが最も高濃度であった。この報告の方法から定量的な考察をするのは困難であるが，7μg/Lという数値はおそらく例外的なものであると考えられる。このほか，ヨーロッパや他の地域から報告された多数のサンプルのうち，1μg/L を超えるオクラトキシン A を含んでいたものは，ほとんどなかった。Höhler（1998）が，ドイツ，フランスおよびスペインのワインではオクラトキシン A 濃度の中央値が 0.15 μg/L 未満であり，イタリア，ポルトガルおよびマケドニアのワインの中央値は少々高く 0.3〜0.4 μg/L，チュニジアからの 5 サンプルの中央値が 1.6μg/kg であったことを報告した（Table 17.4）。オーストラリアのワイン 600 本を対象にした最近の研究では，0.5μg/kg を超えたものはわずか 1 本であった（Hocking *et al*., 2003）。

しかし，大量のワインを消費する人々もいるため，オクラトキシン A の原因食品として無視することはできず，特に他の食品にもこの毒素が存在する地域では重要な問題である（Pitt & Tomaska, 2002）。

D　管理（発酵飲料）

要約

重大な危害要因	• オクラトキシン A（ワイン）
管理手段	
初期レベル（H_0）	• 健全な果実の使用
増加（ΣI）	• なし
減少（ΣR）	• 発酵によりオクラトキシン濃度が低下する
検査	• 普通の状況では日常的な検査は推奨されていない
	• 使用された果実の状態が不明の場合は，オクラトキシン A の検査が必要なことがある。
腐敗・変敗	• 酵母スタータの管理
	• 殺菌およびろ過により変敗の可能性が低下する

コメント

ビール

ビール中のオクラトキシン A の存在が報告されたことがあるが，濃度は低いため通常のビール製造で厳しい管理が必要とは考えられていない。高品質の穀物原料を使用することにより，容易に危害要因を管理できる。ビールの変敗の制御における微生物学的考察を次に記す。

培養酵母

培養酵母が細菌または野生酵母に汚染されていてはならない。発酵中に増殖した酵母は，採取されて数世代にわたり再利用される。利用されるごとに酵母が汚染される可能性が上昇する。10^8 cfu/mL までの酵母培養液中の細菌や *Saccharomyces* spp. を含む野生酵母による低レベルの汚染を検出できる検査法を用い，酵母培養の分析的品質管理を行う。頻用される方法の1つは，培養酵母を抑制しつつ汚染微生物の増殖が可能な濃度の $CuSO_4$ を含む培地を用いる方法である。

機器からの，麦汁，酵母，発酵中の麦汁またはビールの汚染

微生物による汚染を避けるため，醸造所で麦汁煮沸後に使用されるあらゆる加工機器の衛生状態を良好に維持しなければならない。ろ過滅菌またはプレート式殺菌されたビールの無菌瓶詰めでは，瓶詰め区域の衛生状態を厳しく管理する必要がある。製造ラインの洗浄には，高温洗浄および化学洗浄が含まれることが多い。瓶詰め時に侵入し，後に機械油や排水管などに定着する菌として，乳酸菌や嫌気性グラム陰性菌（*Pectinatus* と *Megashaera*）が知られている。

効果的な処理を確保するためには，殺菌装置を適切に維持管理しなければならない。プレート式殺菌装置のプレートにひびや小さい穴があると，殺菌されたビールが殺菌されていないビールや水と混じり，殺菌効果が失われる。また，殺菌装置の洗浄や維持管理が不十分な場合，配送時に温度が一定でないとトンネル式殺菌装置での殺菌効果が失われる。

ワイン

ワインの醸造において，天然乳酸菌と酢酸菌を制御して，天然酵母に対する培養酵母の数の優勢を確保するには，発酵中の適切な SO_2 の使用と温度管理が重要な役割を果たす（Fugelsang, 1997）。ビールの醸造所と同様，微生物による変敗を防ぐには，あらゆる機器や設備の衛生状態を良好に維持しなければならない。ワイン，特にアルコール分を含まないワイン中の微生物の増殖を抑制するには，多少のソルビン酸，ソルビン酸カリウム，SO_2 などの保存剤およびそれより少ない量でジメチルカーボネートが使用される。

特に，*Zygosacc. bailii* の増殖を防ぐために，白ワインのろ過滅菌を行う国もある。

参考文献

Back, W. (1987) Neubeschreibung einer bierschaedlichen Laktobazillen—Art. *Lactobacillus brevisimilis* spec. nov. Monatsschr. Brau, **17**, 484–8.

Campell, I. (1996) Wild yeast in brewing and distilling, in *Brewing Microbiology* (eds F.G. Priest, I Campell), 2nd ed, Chapman and Hall, London, pp. 193–208.

Campell, I. and Msongo, H.S. (1991) Growth of aerobic wild yeast. *J. Inst. Brew.*, **97**, 279–82.

Chattonet, P., Guimberteau, D., Dubourdieu, D. and Boidron, J.N. (1994) Nature et origine des odeurs de ‘moisi’ dans les caves. Incidences sur la contamination des vins. *J. Int. Sci. Vigne Vin*, **28**(2), 131–51.

Farrow, J.A.E., Phillips, B.A. and Collins, M.D. (1988). Nucleic acid studies on some heterofermentative lactobacilli: description of *Lactobacillus malefermentans* sp. nov. and *Lactobacillus parabuchneri* sp. nov. *FEMS Microbiol. Lett.*, **55**, 163–8.

Flannigan, B. (1969) Microflora of dried barley grain. *Trans. Br. Mycol. Soc.*, **53**, 371–9.

Flannigan, B. (1986) *Aspergillus clavatus*—an allergenic, toxigenic deteriogen of cereals and cereal products. *Int. Biodeterior.*, **22**, 79–89.

Flannigan, B. (1996) The microflora of barley and malt, in *Brewing Microbiology* (eds F.G. Priest and I. Campbell), Chapman and Hall, London, pp. 83–125.

Flannigan, B., Day, S.W., Douglas, P.E. and McFarlane, G.B. (1984) Growth of mycotoxin-producing fungi associated with malting of barley, in *Toxigenic Fungi—their Toxins and Health Hazard* (eds H. Kurata and Y. Ueno), Elsevier, Amsterdam, pp. 52–60.

Fleet, G.H. (ed). (1992) *Wine Microbiology and Biotechnology,* Harwood Academic Publishers, Chur, Switzerland.

Fleet, G.H. and Heard, G.M. (1992) Yeasts—growth during fermentation, in *Wine Microbiology and Biotechnology* (ed. G.H. Fleet), Harwood Academic Publishers, Chur, Switzerland, pp. 27–54.

Fugelsang, K.L. (1997) *Wine microbiology,* Chapman and Hall, London, pp. 117–42.

Hammes, W.P. and Vogel, R.F. (1995) The genus *Lactobacillus,* in *The Lactic Acid Bacteria. 2. The Genera of Lactic Acid Bacteria* (eds B.J.B. Wood and W.H.Holzapfel), Blackie Academic and Professional, London, pp. 19–54.

Heard, G.M. and Fleet, G.H. (1988a) The effect of sulfur dioxide on yeast growth during natural and inoculated wine fermentation. *Aust. NZ Wine Ind. J.,* **3**, 57–60.

Heard, G.M. and Fleet, G.H. (1988b) The effects of temperature and pH on the growth of yeast species during the fermentation of grape juice. *J. Appl. Bacteriol.,* **65**, 23–8.

Höhler, D. (1998) Ochratoxin A in food and feed: occurrence, legislation and mode of action. *Z. Ernähringswiss.*, **37**, 2–12.

Hocking, A.D., Varelis, P., Pitt, J.I., Cameron, S.F. and Leong, S.-L.L. (2003) Occurrence of ochratoxin A in Australian wine. *Aust. J. Grape Wine Res.,* **9**, 72–8.

Jespersen, L., van der Kühle, A. and Petersen, K.M. (2000) Phenotypic and genetic diversity of *Saccharomyces* contaminants isolated from lager breweries and their phylogenetic relationship with brewing yeasts. *Int. J. Food Microbiol.,* **60**, 43–53.

Lee, T.H. and Simpson, R.F. (1992) Microbiology and chemistry of cork taints in wine, in *Wine Microbiology and Biotechnology* (ed G.H. Fleet), Harwood Academic Publishers, Chur, Switzerland, pp. 353–72.

Majerus, P., Bresch, H. and Otteneder, H. (2000) Ochratoxin A in wines, fruit juices and seasonings. *Arch. Lebensmittelhyg.*, **51**, 95–7.

Martini, A. and Martini, A.V. (1990) Grape must fermentation past and present, in *Yeast Technology* (eds J.F.T. Spencer and D.M. Spencer), Springer Verlag, Berlin, pp. 105–23.

Petters, H.I., Flannigan, B. and Austin, B. (1988) Quantitative and qualitative studies of the microflora of barley malt production. *J. Appl. Bacteriol.,* **65**, 279–97.

Priest, F.G. (1981) in *An Introduction to Brewing Science and Technology, Part II.* The Institute of Brewing, London, pp. 23–31.

Priest, F.G. (1996) Gram-positive brewery bacteria, in *Brewing Microbiology.* (eds F.G. Priest and I. Campell), 2nd edn, Chapman and London, pp. 127–61.

Rankine, B. (1989) Making Good Wine, in *A Manual of Winemaking Practice for Australia and New Zealand,* Sun Books, Sydney.

Rauhut, D. (1992). Yeasts—production of sulfur compounds, in *Wine Microbiology and Biotechnology* (ed G.H. Fleet), Harwood Academic Publishers, Chur, Switzerland, pp. 183–203.

Riddle, H.F.V., Channell, S., Blyth, W., Weir, D.M., Lloyd, M., Amos, W.M.G. and Grant, I.W.B. (1968) Allergic alveolitis in a maltworker. *Thorax,* **23**, 271–80.

Scott, P. (1996) Mycotoxins transmitted into beer from contaminated grains during brewing. *J. AOAC Int.,* **79**, 875–82.

Scott, P.M., Kanhere, S.R., Lawrence, G.A., Daley, E.F. and Farber, J.M. (1995) Fermentation of wort containing added ochratoxin A and fumonisins B_1 and B_2. *Food Addit. Contam.*, **12**, 31–40.

Seidel-Rüfer, H. (1990) Pectinatus und andere morphologisch ähnliche Gram-negative, anaerobe Stäbchen aud dem Brauereibereich. *Monatsschr. Brau.*, **43**, 101–5.

Shlosberg, A., Zadikov, I., Perl, S., Yakobson, B., Varod, Y., Elad, D., Rapoport, E. and Handji, V. (1991) *Aspergillus clavatus* as the probable cause of a lethal mass mycotoxicosis in sheep. *Mycopathologia,* **114**, 35–9.

Simpson, W.J. (1993) Studies on the sensitivity of lactic acid bacteria to hop bitter acids. *J. Inst. Brew.*, **99**, 405–11.

Van der Kühle, A. and Jespersen, L. (1998) Detection and identification of wild yeasts in lager breweries. *Int. J. Food Microbiol.*, **43**, 205–13.

Walker, G.M. (2000) Microbiology of wine making in *Encyclopoedia of Food Microbiology* (eds R.K.Robinson, C.A.Batt and P.D. Patel), Academic Press, London.

Zimmerli, B. and Dick, R. (1995) Determination of ochratoxin A at the ppt level in human blood, serum, milk and some foodstuffs by high-performance liquid chromatography with enhanced fluorescence detection and immunoaffinity column cleanup methodology and Swiss data. *J. Chromatogr. B*, **666**, 85–99.

Zimmerli, B. and Dick, R. (1996) Ochratoxin A in table wine and grape-juice: occurrence and risk assessment. *Food Addit. Contam.*, **13**, 655–68.

付属Ⅰ　ICMSFの目標と実績

歴史と目的

国際食品微生物規格委員会（ICMSF，以下「委員会」）は1962年，国際微生物学連合（IUMS）の構成組織である国際食品微生物衛生委員会（ICFMH）の方針によって設立された。IUMSを通じ，ICMSFは国際生物学連合（IUBS），そして世界保健機関（WHO）と連携している。

1960年代，食品由来疾病に対する関心が大きくなり，またそれに伴って食品の微生物学的検査も顕著に増えた。このことは，一方では，食品の国際流通において予期しなかった問題を引き起こした。様々な検査法や統計学的に疑わしいサンプリングプランが使われるようになった。さらに，検査結果も様々な生物学的考え方と基準によってまちまちに解釈され，その結果，食品産業にとっても規制官庁にとっても混乱と不満に満ちた状況が生み出された。

このような状況の下，ICMSFは，(i)食品の微生物学的安全性と品質に関する情報や根拠を収集し，関連付け，評価すること，(ii)微生物基準がある特定の食品の微生物学的安全性を改善し担保するかどうかの判断を行うこと，(iii)妥当であればそのような微生物基準を提案すること，(iv)サンプリングや検査の方法を提唱することを目的に設立された。

40年が経過した今も，委員会の役割は，(i)食品の微生物学的安全性の評価と制御，ならびに(ii)微生物学的品質に関する指針を提示することである。後者については，食品の腐敗・変敗が，消費者がその食品を購入するかどうかに影響するからである。これらの目標を満たすことにより，ICMSFは国際貿易，各国の規制機関，食品産業，そして食品流通と消費生活に関わる国際機関を支援している。

機能と構成員

ICMSFは綿密な調査検討に基づき基礎的な科学情報を提供し，先入観を持たず，情報に基づいて提言を発信する。調査検討の結果は，書籍，論点をまとめた文書，そして各種論文の形で発表している。委員会の主な出版物は，付属Ⅲに掲載する。

ICMSFは『実動部隊』として機能しており，単なる文献調査の収集機関ではない。委員会の会合では，テーマ別の小グループ討論，コンセンサスを得るための議論，文書の執筆と編集，そして将来の活動企画などを行う。活動の多くは，年次の会合と会合の間にも，委員会内の編集委員会とその他のメンバーによって担われ，しばしば外部の協力者であるコンサルタントの支援も得る。

1962年以来，20カ国（オーストラリア，ブラジル，カナダ，チリ，デンマーク，ドミニカ共和国，エジプト，イギリス，フランス，ドイツ，イタリア，メキシコ，南アフリカ，スペイン，スイス，オランダ，アメリカ，旧ソ連，ベネズエラ，旧ユーゴスラビア）で33回の年次会合を開いてきた。それら会合の際には，その国の微生物学会あるいは公衆衛生当局が主催するシンポジウムが開かれ，委員会のメンバーがしばしばそこで講演を行っている。

現在，11 カ国 16 名のメンバーから構成されている。これらのメンバーの研究テーマは，公衆衛生，食品の規制，教育，生産工程開発，品質管理など様々であり，所属機関も衛生部局や農生部局，あるいは食品工学関係の研究機関，大学，そしてまた企業など様々である（付属Ⅱを参照）。委員会は各種微生物学の専門家であるコンサルタントに支えられており，コンサルタントは委員会の活動の成功のために不可欠な役割を果たしている。新しいメンバーやコンサルタントは，専門性によって選出され，国を代表するものではない。そして委員会の仕事は全て無報酬の貢献によって支えられている。

地域支部（ラテンアメリカと東南アジア）は，ICMSF の活動をその地域の食品微生物学界の中に浸透させ，世界に拡大するための役割を担う（付属Ⅱを参照）。

ICMSF は年次会合開催のために，各国政府，WHO，IUMS，IUBS，そして食品企業（13 カ国の 80 を超える企業）から資金援助を受けている。特定のプロジェクトやセミナー／講演会のための助成金も受ける。出版書籍の売り上げも活動資金となる。

最近のプロジェクト

「食品の微生物シリーズ 5 」(Microorganisms in Foods 5).『病原微生物の特性』(1996) は，食品由来病原微生物の増殖，生残，死滅反応に関する文献の詳細で簡潔な総括である。HACCP プランの策定や食品安全のための意思決定にあたり，簡便な参照マニュアルとされることを意図している。

「食品の微生物シリーズ 6 」(Microorganisms in Foods 6).『食品微生物の生態』(1998) は前著 ICMSF (1980b) を更新したものである。17 の食品群に関し，原材料におけるミクロフローラと病原体の汚染実態，加工による微生物の変化，典型的な腐敗・変敗のパターン，食中毒の原因になった事例，そして病原体制御法を紹介している。

「食品の微生物シリーズ 7 」(Microorganisms in Foods 7).『食品安全管理における微生物学的検査』(2002) では，摂食時安全目標値 (Food Safety Objectives : FSO) の概念と，HACCP プランや微生物学的規格基準におけるその適用について紹介している。本書は，サンプリングの統計学的側面とサンプリングプランの実効性を決定するための“ケース”選択について解説する。「食品の微生物シリーズ 2 」(Microorganisms in Foods 2)『微生物検査のためのサンプリング：原則と応用』(1986) の第一部を更新したものである。本書では，微生物学的検査よりも HACCP や GHP などのシステムの方がいかに食品の安全性を保証するかを説明すると同時に，微生物検査が有用であるような条件についても指摘する。

「食品の微生物シリーズ 6，第 2 版」(Microorganisms in Foods 2, 2nd edition).『食品微生物の生態：第 2 版』(2005) は初版の各章の構成は変えず，病原体に関する最新知見，特に病原体の系統的な制御法について，追加を行っている。

国連食料農業機関 (FAO) 世界保健機関 (WHO) 合同食品規格計画，コーデックス委員会のために作成した文書は以下のとおりである。

1．国際貿易における食品の微生物学的安全基準のためのサンプリングプランの設定
2．食品国際貿易のための *L. monocytogenes*，サルモネラ，カンピロバクター，ベロ毒素産生大腸菌のサンプリングプランに関する議論
3．食品国際貿易における将来の微生物学的危害要因の管理に関する提言
4．FSO ならびに関連の制御指標設定の原則

L. monocytogenes に関するサンプリングと許容基準についての ICMSF の提言は，“*L. monocytogenes* のサンプリング”（*Int. J. Food Microbiol.*, 1994, 22, 89-96），“国際貿易のための食品の微生物学的安全基準の設定”（*World Health Stat. Q.*, 1997, 50, 119-23）にも発表されている。

コーデックス事務局の依頼により，ICMSF は，コーデックス手順書（Codex Procedural Manual）の「食品微生物規格基準の設定と応用の原則」の改訂に関する提言をまとめた。

リスクアセスメントにおける科学的基礎のニーズに対応し，ICMSF のワーキンググループは，“食品と食品製品の国際貿易に関する微生物学的問題に対するリスクアセスメント技術の応用の可能性について”（*J. Food Protect.*, 1998, 61(8), 1075-86）を発表した。

過去と将来

約 25 年間，ICMSF の主たる労力は方法論に注がれてきた。その成果は微生物学的手法の比較方法の向上とより良い標準化として公表された（17 編の参考論文）。重要な発見の 1 つには，例えばサルモネラ検査の際，検査に使うための多数のサンプルを，感度を低下させることなく混合できる方法論があった。このことにより，サンプリングプランの中で推奨される非常に多数のサンプルを現実的に採取し分析することが可能となった。

その後，代替法と迅速な検査キットが急速に開発され，また食品由来疾病の原因となる微生物のリストが拡大し続ける状況から，委員会は検査法の比較と評価を行うプログラムから手を引くこととした。このような方法論は他の組織が効率的に扱えると考えたからでもある。

委員会の長期的な目標は国際貿易において食品の安全性を向上させることである。このことは当初，共通の検査法を推奨した本（ICMSF，1978），科学的なサンプリングプランと基準を示した本（ICMSF，1974，1978，第 2 版 1986）の 2 種類の書籍に示された。委員会はその後，食品の微生物学的生態について本を出版し（ICMSF，1980a, b），検査担当者に食品企業における製造工程や検査室に持ち込まれる食品の微生物学的背景について知識を持ってもらうことを意図した。主な食品群の微生物学とそれら食品中の微生物に影響する因子についての知識を持つことで，検査担当者は検査結果の解釈に役立てている。

以前から，ICMSF は，いかなるサンプリングプランも食品中に病原体が存在しないことを証明できないと認識していた。輸入の時点やその他フードチェーンのいかなる時点での食品の検査も，食品の安全性を保証できない。このことから，ICMSF は食品安全を向上させる上での HACCP の

潜在的な有効性について追求することとした。1980年のWHOでの会議をきっかけに，食品中の微生物学的ハザードの制御のためのHACCPの利用，特に途上国における応用についてのレポートがまとめられた（ICMSF, 1982）。続いて委員会は，HACCPの原理とHACCPプラン作成のための手順についての書籍を出版し（ICMSF, 1988），食品の製造／収穫，加工，取り扱いなどの条件を制御することの重要性を訴えた。HACCPを製造／収穫から消費に至るまで適用することを推奨し，フードチェーンの各所におけるHACCPの応用事例を示した。

委員会が次に認識したことは，HACCPプランの策定における最大の弱点は危害（要因）分析の部分であるという点である。食品由来疾病の原因となる多くの病原体について常に最新の知識を持つことは次第に難しくなってきている。ICMSF（1996）では，しばしば食品由来疾病の原因となる微生物の特性について重要な情報をまとめ，その増殖，生残，死滅に関する判断にあたり簡便に参照できるマニュアルとした。

続いて，委員会は食品群の微生物学的生態に関する書籍を更新した（ICMSF, 1998）。

「食品の微生物シリーズ7」（Microorganisms in Foods 7），『食品安全管理における微生物学的検査』（2002）では，HACCPやGHPなどのシステムが微生物的検査よりも食品の安全性をより強く保証することを示す一方，どのような場合に微生物的検査が有効に役立つかをも示した。この本はまた，適正な保護水準を満たすための公衆衛生上の目標値に対応するFSOの概念を紹介した。

我々は，委員会の当初の目標は今日でもなお不変であると信じている。EUをはじめ世界中で政治的変化が起こり，GATTやNAFTAでの議論に示されるように，途上国が輸出市場を求め食品の国際貿易が増大している状況が示唆するように，ICMSFのような独立公正な観点からの助言が引き続き求められている。輸出／輸入の基準は，健全な科学に基づき可能な限り世界共通の形で設定されることが必要である。委員会の総合的な目標は，引き続き，国際的に取引きされる食品の安全性を向上させることである。委員会はこの目標を目指して，啓発のための資料作成，微生物学的FSOやHACCPそしてGHPを使用した食品安全管理システムの利用の推進，またコーデックスの原則に基づいて設定され食品の微生物学的安全性の保証を高めるためのサンプリングプランと微生物学的規格基準の推奨，そしてこれらの活動を複合して行う努力を続けるものである。ICMSFの将来の成功は，メンバーの貢献，コンサルタントの支援，そして委員会の活動に不可欠な資金の援助にかかっている。

付属Ⅱ　ICMSF participants

Officers

Dr. M. B. Cole (from 2000), National Center for Food Safety and Technology (NCFST), 6502 S. Archer Road, Summit-Argo, Illinois 60501, USA.

Secretary

Prof. Lone Gram (from 2003), Danish Institute for Fisheries Research, Department of Seafood Research, Soltofts Plads, c/o Danish Technical University Bldg 221, DK-2800 Kgs. Lyngby, Denmark.
Prof. Mike van Schothorst, Food Safety Consultant, Ch. du Grammont 20, La Tour-de-Peilz, CH-1814, Switzerland (retired 2003).

Treasurer

Dr. Jeffrey M. Farber (from 2000), Health Canada, Food Directorate, Microbiology Research Division, Banting Research Centre, Tunney's Pasture, Ottawa, Ontario K1A OL2, Canada.

Members

Dr. Robert L. Buchanan, U.S. Food and Drug Administration, Center for Food Safety and Applied Nutrition, 5100 Paint Branch Parkway, College Park, MD 20740, USA.
Dr. Jean-Louis Cordier, Quality Management, Nestec. SA, Av. Nestlé, CH-1800, Vevey, Switzerland.
Dr. Susanne Dahms, COE Biometrics Europe, Schering AG, D-13342 Berlin, Germany.
Dr. R.S. Flowers, Silliker Laboratories, 900 Maple Road, Homewood, Illinois 80430, USA.
Prof. Bernadette D.G.M. Franco, Departamento de Alimentos e Nutricao Experimental, Faculdade de Ciencias Farmaceuticas, Universidade de São Paulo, Av. Prof. Lineu Prestes 580, 05508-900, São Paulo, SP, Brazil.
Prof. Leon Gorris, Quantitative Hazard Assessment, Unilever, Colworth House, Sharnbrook (Bedford) MK44 1LQ, England.
Prof. Jean-Louis Jouve, Food Quality and Standard Service, Food and Nutrition Division, Food and Agriculture Organization of the United Nations, Via delle Terme di Caracalla, 0100 Rome, Italy.
Dr. Fumiko Kasuga, Section Chief, Division of Safety Information on Drugs, Food and Chemicals, National Institute of Health Sciences, 1-18-1 Kamiyoga, Setagaya-ku, Tokyo 158-8501, Japan.
Dr. Anna M. Lammerding, Food Safety Risk Assessment Unit, Laboratory for Zoonosis, Health Canada, 160 Research Lane, Guelph, Ontario N1G 5BZ, Canada.
Ms. Zahara Merican, ZM Consultancy, 56 B Jalan TR 2/2 Tropicana G&C Resort, 47410 Petaling Jaya, Selangor, Malaysia.
Dr. John I. Pitt, Honorary Research Fellow, Food Science Australia, P.O. Box 52, North Ryde NSW 1670, Australia (retired 2002).
Dr. Morris Potter, Center for Food Safety and Applied Nutrition, FDA, 60 Eighth Street, NE, Atlanta, GA 30309, USA.
Dr. Terry A. Roberts, Food Safety Consultant, 59 Edenham Crescent, Reading RG1 6HU, UK (retired 2000).
Dr. Katherine M.J. Swanson, Mendota Heights, MN 55120, USA.

Dr. Paul Teufel, Institute for Hygiene and Food Safety, Federal Dairy Research Centre, Hermann-Weigmann Strasse 1, D-24103 Kiel, Germany.

Dr. R. Bruce Tompkin, Food Safety Consultant, 1319 West 54th Street, La Grange, IL 60525, USA (retired 2002).

Past members of the ICMSF

Dr. A.C. Baird-Parker	UK	1974–1999
Dr. M.T. Bartram	USA	1967–1968
Dr. H.E. Bauman	USA	196–1977
Dr. F.L. Bryan	USA	1974–1996[a]
Dr. L.Buchbinder*	USA	1962–1965
Prof. F.F. Busta	USA	1985–2000[b]
Dr. R. Buttiaux	France	1962–1967
Dr. J.H.B. Christian	Australia	1971–1991[c]
Dr. D.S.Clark	Canada	1963–1985[d]
Dr. C. Cominazzini	Italy	1962–1983
Dr. C.E. Dolman*	Canada	1962–1973
Dr. M.P. Doyle	USA	1989–1999
Dr. R.P. Elliott*	USA	1962–1977
Dr. Otto Emberger	Czechoslovakia	1971–1986
Dr. M. Eyles	Australia	1996–1999
Dr. J.Farkas	Hungary	1991–1998
Mrs. Mildred Galton*	USA	1962–1968
Dr. E.J. Gangarosa	USA	1969–1970
Dr. F. Grau	Australia	1985–1999
Dr. J.M. Goepfert	Canada	1985–1989[e]
Dr. H.E. Goresline*	USA/Austria	1962–1970
Dr. Betty C. Hobbs*	UK	1962–1996
Dr. A. Hurst	UK/Canada	1963–1969
Dr. H. Iida	Japan	1966–1977
Dr. M. Ingram*	UK	1962–1974[f]
Dr. M. Kalember-Radosavljevic	Former Yugoslavia	1983–1992
Dr. K. Lewis*	USA	1962–1982
Dr. John Liston	USA	1978–1991
Dr. Holger Lundbeck*	Sweden	1962–1983[g]
Dr. S. Mendoza	Venezuela	1992–1998
Dr. G. Mocquot	France	1964–1980
Dr. G.K. Morris	USA	1971–1974
Dr. D.A.A. Mossel*	The Netherlands	1962–1975
Dr. N.P. Nefedjeva	USSR	1964–1979
Dr. C.F. Niven, Jr.	USA	1974–1981
Dr. P.M. Nottingham	New Zealand	1974–1986
Dr. J.C. Olson, Jr.	USA	1968–1982
Dr. John I. Pitt	Australia	1987–2002
Dr. H. Pivnick	Canada	1974–1983
Dr. T.A. Roberts	UK	1978–2000[h]
Dr. F. Quevedo	Peru	1965–1998
Dr. A.N. Sharpe	Canada	1985–1998[i]
Dr. J. Silliker	USA	1974–1987[j]

Bent Simonsen	Denmark	1963–1987
Dr. H.J. Sinell	Germany	1971–1992
Dr. G.G. Slocum*	USA	1962–1968
Dr. F.S. Thatcher*	Canada	1962–1973[k]
Dr. R.B. Tompkin	USA	1982–2002
Prof. M. van Schothorst	Switzerland	1973–2003

*Founding member.
[a]Secretary, 1981–1991.
[b]Treasurer, 1989–1998.
[c]Chairman, 1980–1991.
[d]Secretary–Treasurer, 1963–1981.
[e]Treasurer, 1987–1989.
[f]Ex-offimember, 1962–1968.
[g]Chairman, 1973–1980.
[h]Chairman, 1991–2000.
[i]Treasurer, 1989–1998.
[j]Treasurer, 1981–1987.
[k]Chairman, 1962–1973.
[l]Secretary, 1991–2003.

Members of the Latin American Subcommission

Chairperson

Dra. Maria Alina Ratto, General Manager, Microbiol S.A., Joaquin Capello 222, Lima 18, Peru. E-mail:microbl@terra.com.pe.

Secretary/Treasurer

Lic. Ricardo A, Sobol, Director Tecnico, Food Control S.A., Santiago del Estero 1154, 1075 Buenos Aires, Argentina. E-mail: 50601@foodcontrol.com.

Honorary members

Prof. Fernando Quevedo, Food Quality and Safety Assurance International, Buenos Aires 188, Miraflores, Lima 18, Peru. E-mail: fquevedo@amauta.rcp.net.pe.

Prof. Sebastião Timo Iaria, Av. Angelica 2206, apto 141, 01228-200, São Paulo, SP, Brazil. E-mail: stiaria@aol.com.br.

Prof. Silvia Mendoza, Conjunto Residencial E1, Av. Washington Torre 1A, piso 12 apto 123, Caracas, Venezuela. E-mail: silmendoza@cantr.net.

Prof. Nenufar Sosa de Caruso, Alimentarius, Tomas de Tezanos 1323, Montevideo, Uruguay. E-mail: alimenta@adinet.com.uy.

Members

Prof. Bernadette D.G.M. Franco, Departamento de Alimentos e Nutricao Experimental, Faculdade de Ciencias Farmaceuticas, Universidade de São Paulo, Av. Prof. Lineu Prestes 580, 05508-900, São Paulo, SP, Brazil. E-mail: bfranco@usp.br.

Dra. Eliana Marambio, Coventry 1046, Depto 405, Ñuñoa, Santiago, Chile. E-mail: emarambio@entelchile.net.

Profa. Janeth Luna Cortéz, Universidad de Bogota, Carrera 4 No. 22-61 Of 436, Santafé de Bogotá, DC, Colombia. E-mail: ingeneria.alimentos@utadeo.edu.co.

Dra. Dora Martha González, Sarmiento 2323, Montevideo, Uruguay. E-mail: dmgonzal@adinet.com.uy.

Profa. Pilar Hernandez S., Universidad Central de Venezuela, Apartado 40109, Caracas 1040-A, Venezuela. E-mail: hernands@camelot.rect.ucv.ve.

Former members of the Latin American Subcommission

Dra. Ethel G.V. Amato de Lagarde	Argentina
Dr. Rafael Camperchioli	Paraguay
Dr. Cesar Davila Saa	Ecuador
Dr. Mauro Faber de Freitas Leitao	Brazil
Dra. Josefina Gomez-Ruiz*	Venezuela
Dra. Yolanda Ortega de Gutierrez	Mexico
Dr. Hernan Puerta Cardona	Colombia
Dra. Elvira Regus de Pons	Dominican Republic

*Former Chairperson.

Members of the South-East Asian Subcommission

Chairperson

Ms. Zahara Merican, ZM Consultancy, 56 B Jalan TR 2/2 Tropicana G&C Resort, 47410 Petaling Jaya, Selangor, Malaysia.

Secretary

Ms. Quee Lan Yeoh, Biotechnology Research Centre, Malaysian Agricultural Research and Development Institute, P.O. Box 12301, GPO 50774 Kuala Lumpur, Malaysia.

Treasurer

Dr. Lay Koon Pho, School of Chemical and Life Sciences, Singapore Polytechnic, 500 Dover Road, Singapore 13951.

Members

Dr. Ir. Ratih Dewanti-Hariyadi, Department of Food Technology and Human Nutrition, Faculty of Agricultural Technology, Bogor Agricultural University (IBP), P.O. Box 220, Bogor, Indonesia.

Dr. Kim Loon Lor, Senior Manager, Food Research and Development, SATS Catering Pte Ltd., SATS Inflight Catering Centre, P.O. Box 3, Singapore Changi Airport, Singapore 918141

Dr. Reynaldo C. Mabesa, Assoc. Professor, Institute of Food Science and Technology, University of the Philippines at Los Banos, Los Banos, Laguna 4031, Philippines.

Ms. Wongkhalaung Chakamas, Deputy Director, Institute of Food Research and Product Development (IFRPD), Kasetsart University, P.O. Box 1043, Kasetsart, Bangkok 10903, Thailand.

付属Ⅲ　Publications of the ICMSF

Books

Food and Agriculture Organization and International Atomic Energy Agency/ICMSF (1970) Microbiological specifications and testing methods for irradiated foods. Technical Report Series No. 104, Vienna: Atomic Energy Commission.

ICMSF. (1978) *Microorganisms in Foods 1. Their Significance and Methods of Enumeration*, 2nd edn, University of Toronto Press, Toronto (ISBN 0-8020-2293-6, reprinted 1982, 1988 with revisions).

ICMSF. (1980a) *Microbial Ecology of Foods. Volume 1. Factors Affecting Life and Death of Microorganisms*,Academic Press, New York (IBSN 0-12-363501-2).

ICMSF (1980b) *Microbial Ecology of Foods. Volume 2. Food Commodities*, Academic Press: New York (IBSN 0-12-363502-0).

ICMSF (1986) *Microorganisms in Foods 2. Sampling for Microbiological Analysis: Principles and Specific Applications*, 2nd edn, University of Toronto Press, Toronto (ISBN 0-8020-5693-8). (Available outside North America from Blackwell Scientific Publications, Ltd., Osney Mead, Oxford OX2 0EL, UK, first edition: 1974; revised with corrections, 1978.)

ICMSF (1988) *Microorganisms in Foods 4. Application of the Hazard Analysis Critical Control Point (HACCP) System to Ensure Microbiological Safety and Quality*, Blackwell Scientific Publications, Oxford (ISBN 0-632-02181-0). (Also published in paperback under the title HACCP in Microbiological Safety and Quality 1988, ISBN 0 632 02181 0.)

ICMSF (1996) *Microorganisms in Foods 5. Characteristics of Microbial Pathogens*, Blackie Academic & Professional, London (ISBN 0 412 47350 X).*

ICMSF (1998) *Microorganisms in Foods 6. Microbial Ecology of Food Commodities*, Blackie Academic & Professional: London (ISBN 0 412 47350 X).*

ICMSF (2002) *Microorganisms in Foods 7. Microbial Testing in Food Safety Management*, Kluwer Academic/Plenum Publishers, New York (ISBN 0 306 47262 7).

*Available from Springer at http://www.springeronline.com.

WHO publications

1. ICMSF (Authors: Silliker, J.H., Baird-Parker, A.C., Bryan, F.L., Olson, J.C., Jr., Simonsen, B. and van Schothorst, M.)/WHO. (1982) Report of the WHO/ICMSF meeting on Hazard Analysis: Critical Control Point System in Food Hygiene, WHO/VPH/82.37, World Health Organization, Geneva (also available in French).
2. ICMSF (Authors: Simonsen, B., Bryan, F.L., Christian, J.H.B., Roberts, T.A., Silliker, J.H. and Tompkin, R.B.). (1986) Prevention and control of foodborne salmonellosis through application of the hazard analysis critical control point system. Report, International Commission on Microbiological Specifications for Foods (ICMSF), WHO/CDS/VPH/86.65, World Health Organization, Geneva.
3. Christian, J.H.B. (1983) *Microbiological Criteria for Foods* (Summary of recommendations of FAO/WHO expert consultations and working groups 1975-1981), WHO/VPH/83.54, World Health Organization, Geneva.

Other ICMSF technical papers

1. Thatcher, F.S. (1963) The microbiology of specific frozen foods in relation to public health: report

of an international committee. *J. Appl. Bacteriol.*, **26**, 266–85.

2. Simonsen, B., Bryan, F.L., Christian, J.H.B., Roberts, T.A., Tompkin, R.B. and Silliker, J.H. (1987) Report from the International Commission on Microbiological Specifications for Foods (ICMSF). Prevention and control of foodborne salmonellosis through application of hazard analysis critical control point (HACCP). *Int. J. Food Microbiol.*, **4**, 227–47.
3. International Commission on Microbiological Specifications for Foods (ICMSF). (1994) Choice of sampling plan and criteria for *Listeria monocytogenes*. *Int. J. Food Microbiol.*, **22**, 89–96.
4. International Commission on Microbiological Specifications for Foods (ICMSF). (1997) Establishment of microbiological safety criteria for foods in international trade. *World Health Stat. Q.*, **50**, 119–23.
5. International Commission on Microbiological Specifications for Foods (ICMSF). (1998) Potential application of risk assessment techniques to microbiological issues related to international trade in food and food products. *J. Food Protect.*, **61** (8): 1075–86.
6. International Commission on Microbiological Specifications for Foods (ICMSF) [M van Schothorst, Secretary]. (1998) Principles for the establishment of microbiological food safety objectives and related control measures. *Food Control*, **9** (6), 379–84.

Translations

Thatcher, F.S. and Clark, D.S. (1973) *Microorganisms in Foods 1. Their Significance and Methods of Enumeration* [in Spanish: Garcia, B. (translator)], Editorial Acribia, Zaragoza, Spain.

ICMSF (1981) Microorganismos de los Alimentos 2. Métodos de Muestreo para Análisis Microbiológicos: Principios y Aplicaciones Especificas, Ordonez Pereda, J.A. and Diaz Hernandez, M.A. (translators), Editorial Acribia , Zaragoza, Spain.

ICMSF (1983) Ecología Microbiana de los Alimentos 1. Factores que Afectan a la Supervivencia de los Microorganismos en los Alimentos, Burgos Gonzalez, J. *et al.* (translators), Editorial Acribia, Zaragoza, Spain.

ICMSF (1984) Ecología Microbiana de los Alimentos 2. Productos Alimenticios, Sanz Perez, B. *et al.* (translators), Editorial Acribia, Zaragoza, Spain.

ICMSF (1988) El sistema de análisis de riesgos y puntos críticos. Su aplicación a las industrias de alimentos, Malmenda, P.D. and Garcia, B.M. (translators), Editorial Acribia, Zaragoza, Spain.

ICMSF (1996) Microorganismos de los Alimentos: Caraterísticas de los patógenos microbianos. Manuel Ramis Vergés (translator), Editorial Acribia, SA, Zaragoza, Spain.

ICMSF (1998) Microorganismos de los Alimentos: Ecología microbiana de los productos alimentarios. Bernabé Sanz Pérez, José Fernandez Salguero, Manuel Ramis Vergés, Francisco León Crespo, Juan Antonio Ordoñez Pereda (translators), Editorial Acribia, SA, Zaragoza, Spain (ISBN 84 200 0934 2).

About the ICMSF

Bartram, M.T. (1967) International microbiological standards for foods. *J. Milk Food Technol.*, **30**, 349–51.

Saa, C.C. (1968) The Latin American Subcommittee on microbiological standards and specifications for foods. *Rev. Facultad Quím. Farm.*, **7**, 8.

Cominazzini, C. (1969) The International Committee on microbiological specifications for foods and its contribution to the maintenance of food hygiene (in Italian). *Croniche Chimico*, **25**, 16.

Saa, C.C. (1969) El Comité Internacional de Especificaciones Microbiológicas de los Alimentos de la IAMS. Rev. *Facultad Quím. Farm.*, **8**, 6.

Mendoza, S. and Quevedo, F. (1971) Comisión Internacional de Especificaciones Microbiológicas de los Alimentos. *Bol. Inst. Bacteriol. Chile*, **13**, 45.

Thatcher, F.S. (1971) The International Committee on microbiological specifications for foods. Its purposes and accomplishments. *J. Assoc. Off. Anal. Chem.*, 54, 814–36.

Clark, D.S. (1977) The International Commission on Microbiological Specifications for Foods. *Food Technol.*, **32**, 51–4, 67.

Clark, D.S. (1982) International perspectives for microbiological sampling and testing of foods. *J. Food Protect.*, **45**, 667–71.

Anonymous (1984) International Commission on Microbiological Specifications for Foods. *Food Lab. Newslett.*, **1** (1), 23–25 (Box 622, S-751 26 Uppsala, Sweden).

Quevedo, F. (1985) Normalización de alimentos y salud para América Latina y el Caribe. 3. Importancia de los criterios microbiológicos. *Boletín de la Oficina Sanitaria Panamericana*, **99**, 632–40.

Bryan, F.L. and Tompkin, B.T. (1991) The International Commission on Microbiological Specifications for Foods (ICMSF). *Dairy Food Environ. Sanit.*, **11**, 66–8.

Anonymous (1996) The International Commission on Microbiological Specifications for Foods (ICMSF): update. *Food Control*, **7**, 99–101.

監訳・翻訳者一覧

●監訳者

山本茂貴	国立医薬品食品衛生研究所食品衛生管理部長
丸山　務	社団法人日本食品衛生協会学術顧問
春日文子	国立医薬品食品衛生研究所食品衛生管理部第三室長
小久保彌太郎	社団法人日本食品衛生協会技術参与

●翻訳者

一色賢司	北海道大学大学院水産科学研究院教授	第5・6章
五十君靜信	国立医薬品食品衛生研究所食品衛生管理部第一室長	第16・17章
春日文子	国立医薬品食品衛生研究所食品衛生管理部第三室長	第8章・付属
熊谷　進	東京大学大学院農学生命科学研究科特任教授	第4・15章
小久保彌太郎	社団法人日本食品衛生協会技術参与	第1章
小西良子	国立医薬品食品衛生研究所衛生微生物部長	第7・9・12章
品川邦汎	岩手大学農学部特任教授	第2章
高鳥浩介	NPO法人カビ相談センター理事長	第13・14章
藤井建夫	東京家政大学生活科学研究所長	第3章
山本茂貴	国立医薬品食品衛生研究所食品衛生管理部長	第10・11章

花岡頼子
土井葉子

食品微生物の生態——微生物制御の全貌

2011年2月1日　初版発行

編集——ICMSF（国際食品微生物規格委員会）

監訳——山本茂貴・丸山務・春日文子・小久保彌太郎

発行者——荘村明彦

発行所——中央法規出版株式会社

〒151-0053　東京都渋谷区代々木2-27-4
販売 TEL 03-3379-3861　FAX 03-5358-3719
編集 TEL 03-3379-3784　FAX 03-5351-7855
http://www.chuohoki.co.jp/

印刷・製本—株式会社太洋社

装幀——ケイ・アイ・エス

定価はカバーに表示してあります。

ISBN978-4-8058-3395-7

落丁本・乱丁本はお取替えいたします。